国家卫生健康委员会"十四五"规划教材
全国高等学校药学类专业研究生规划教材
供药学类专业用

高等药理学

主　　编　杨宝峰

副 主 编　陈红专　缪朝玉　张　勇

编　　委　（按姓氏笔画排序）

白云龙　哈尔滨医科大学

皮荣标　中山大学医学院

曲卫敏　复旦大学基础医学院

曲显俊　首都医科大学

朱依谆　澳门科技大学药学院

乔海灵　郑州大学基础医学院

许超干　哈尔滨医科大学

孙慧君　大连医科大学

苏素文　河北医科大学

杜俊蓉　四川大学华西药学院

杜冠华　中国医学科学院药物研究所

李　俊　安徽医科大学

李春莉　沈阳药科大学

李晓辉　陆军军医大学

杨宝峰　哈尔滨医科大学

吴希美　浙江大学基础医学院

何朝勇　中国药科大学

余　鹰　天津医科大学

邹莉波　沈阳药科大学

张　勇　哈尔滨医科大学

陈　立　吉林大学基础医学院

陈红专　上海中医药大学

陈建国　华中科技大学同济医学院基础医学院

季　勇　南京医科大学

胡　刚　南京中医药大学

胡长平　中南大学湘雅药学院

耿美玉　中国科学院上海药物研究所肿瘤研究中心

贾庆忠　河北医科大学

郭秀丽　山东大学药学院

黄　卓　北京大学药学院

童　静　武汉大学药学院

谢作权　中国科学院上海药物研究所

臧伟进　西安交通大学医学院

缪朝玉　海军军医大学

魏敏杰　中国医科大学

秘　　书　刘妍妍　暨南大学附属珠海医院

刘　鑫　哈尔滨医科大学

人民卫生出版社
·北　京·

图书在版编目（CIP）数据

高等药理学 / 杨宝峰主编 . —北京：人民卫生出版社，2021.11

ISBN 978-7-117-31943-0

Ⅰ.①高… Ⅱ.①杨… Ⅲ.①药理学 —研究生 —教材

Ⅳ.①R96

中国版本图书馆 CIP 数据核字（2021）第 162385 号

人卫智网	www.ipmph.com	医学教育、学术、考试、健康，
		购书智慧智能综合服务平台
人卫官网	www.pmph.com	人卫官方资讯发布平台

高等药理学
Gaodeng Yaolixue

主　　编：杨宝峰
出版发行：人民卫生出版社（中继线 010-59780011）
地　　址：北京市朝阳区潘家园南里 19 号
邮　　编：100021
E - mail：pmph @ pmph.com
购书热线：010-59787592　010-59787584　010-65264830
印　　刷：人卫印务（北京）有限公司
经　　销：新华书店
开　　本：850×1168　1/16　印张：58
字　　数：1470 千字
版　　次：2021 年 11 月第 1 版
印　　次：2021 年 11 月第 1 次印刷
标准书号：ISBN 978-7-117-31943-0
定　　价：238.00 元

打击盗版举报电话：010-59787491　E-mail：WQ @ pmph.com
质量问题联系电话：010-59787234　E-mail：zhiliang @ pmph.com

出版说明

　　研究生教育是高等教育体系的重要组成部分,承担着我国高层次拔尖创新型人才培养的艰巨使命,代表着国家科学研究潜力的发展水平,对于实现创新驱动发展、促进经济提质增效具有重大意义。我国的研究生教育经历了从无到有、从小到大、高速规模化发展的时期,正在逐渐步入"内涵式发展,以提高质量为主线"的全新阶段。为顺应新时期药学类专业研究生教育教学改革需要,深入贯彻习近平总书记关于研究生教育工作的重要指示精神,充分发挥教材在医药人才培养过程中的载体作用,更好地满足教学与科研的需要,人民卫生出版社经过一系列细致、广泛的前期调研工作,启动了国内首套专门定位于研究生层次的药学类专业规划教材的编写出版工作。全套教材为国家卫生健康委员会"十四五"规划教材。

　　针对当前药学类专业研究生教育概况,特别是研究生课程设置与教学情况,本套教材重点突出如下特点:

　　1. 以科学性为根本,展现学科发展趋势　科学性是教材建设的根本要求,也是教材实现教学载体功能的必然需求。因此,本套教材原则上不编入学术争议较大、不确定性较高的内容。同时,作为培养高层次创新人才的规划教材,本套教材特别强调反映所属学术领域的发展势态和前沿问题,在本领域内起到指导和引领作用,体现时代特色。

　　2. 以问题为导向,合理规划教材内容　与本科生相比,研究生阶段更注重的是培养学生发现、分析和解决问题的能力。从问题出发,以最终解决问题为目标,培养学生形成分析、综合、概括、质疑、发现与创新的思维模式。因此,教材在内容组织上,坚持以问题为导向,强调对理论知识进行评析,帮助学生通过案例进行思考,从而不断提升分析和解决问题的能力。

　　3. 以适用性为基础,避免教材"本科化"　本套教材建设特别注重适用性,体现教材适用于研究生层次的定位。知识内容的选择与组织立足于为学生创新性思维的培养提供必要的基础知识与基本技能。区别于本科教材,本套教材强调方法与技术的应用,在做好与本科教材衔接的同时,适当增加理论内容的深度与广度,反映学科发展的最新研究动向与热点。

　　4. 以实践性为纽带,打造参考书型教材　当前我国药学类专业研究生阶段人才培养已经能与科研实践紧密对接,研究生阶段的学习与实验过程中的知识需求与实际科研工作中的需求具有相通性。因此,本套教材强化能力培养类内容,由"知识传授为主"向"能力培养为主"转变,强调理论学习与实际应用相结合,使其也可以为科研人员提供日常案头参考。

5. 以信息平台为依托,升级教材使用模式 为适应新时期教学模式数字化、信息化的需要,本套教材倡导以纸质教材内容为核心,借用二维码的方式,突破传统纸质教材的容量限制与内容表现形式的单一,从广度和深度上拓展教材内容,增加相关的数字资源,以满足读者多元化的使用需求。

作为国内首套药学类专业研究生规划教材,编写过程中必然会存在诸多难点与困惑,来自全国相关院校、科研院所、企事业单位的众多学术水平一流、教学经验丰富的专家教授,以高度负责的科学精神、开拓进取的创新思维、求真务实的治学态度积极参与了本套教材的编写工作,从而使教材得以高质量地如期付梓,在此对于有关单位和专家教授表示诚挚的感谢! 教材出版后,各位老师、学生和其他广大读者在使用过程中,如发现问题请反馈给我们(renweiyaoxue2019@163.com),以便及时更正和修订完善。

人民卫生出版社

2021 年 1 月

主编简介

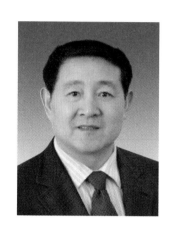

　　杨宝峰教授,博士生导师,中国工程院院士,英国皇家生物学会会士,中国医学科学院学部委员。美国、澳大利亚、俄罗斯、日本等国家的 20 余所著名院校荣誉教授和荣誉博士;中俄医科大学联盟(共 120 所大学)中方主席、黑龙江省欧美同学会会长和科协副主席、中国心血管药理专业委员会名誉主任委员;中国共产党第十七、十八、十九届党代表,心脏疾病研究"973"项目首席科学家,药理学国家重点学科、国家级教学团队及国家科技创新群体带头人,制定中国工程科技 2035 发展战略规划负责人,牵头主持工程院 2020 和 2021《全球工程前沿》项目;国家级教学名师,获首届全国创新争先奖、国家自然科学奖二等奖及首届十佳全国优秀科技工作者等荣誉称号。

　　杨宝峰院士从事心血管疾病相关研究近 40 年,在重大心脏疾病(心肌缺血 / 心律失常 / 心力衰竭)领域处于国际领先水平。首次发现调控重大心脏疾病发生的重要分子和药物靶点,提出药物作用的离子通道靶点学说,分别编入本科生及研究生教材。主编规划教材《药理学》(6、7、8、9 版),并获首届全国优秀教材(高等教育类)一等奖。在 *Nature Medicine*,*Circulation*,*Journal of Clinical Investigation*,*Journal of the American College of Cardiology*,*Circulation Research* 等国际著名期刊发表 300 余篇研究论文,为药物研发提供了新思路,推动了制药行业的发展。自主研发了大明胶囊、康欣胶囊、粘连平等多种新药,取得了重大经济和社会效益。为企业解决瓶颈问题,间接经济效益数百亿元。

前　言

本书是全国高等学校研究生规划教材,供药学类专业用。我们在编写过程中,特别强调和注重"五性":科学性、先进性、适用性、实践性和启发性。

其中科学性(亦即客观性、真实性和可靠性)乃是本教材的基础,它贯穿了全书内容。

本教材的先进性在于其反映了药理学学科和研究的发展势态、前沿趋势、最新理念及其在本领域中所起到的指导和引领作用。

本教材适用于药学类专业研究生教育二级学科,教材知识内容的选择与组织均有别于本科教材,将理论、技术与实验方法融合在一起编写,立足于教授方法与技术的应用,为学生创新性思维的培养提供必要的基础知识与基本技能,目的是满足我国药学事业对高层次创新人才培养的需要。

本教材强调由"知识传授为主"向"能力培养为主"的转变,注重理论学习与实际应用相结合。

最后,本教材坚持问题导向,启发、引导和培养学生和科研人员独立思考、大胆质疑、勤于分析、善于发现问题和解决问题的能力和创新思维模式。

在内容安排方面,尽量涵盖药理学的各主要分支,特别是一些核心、前沿的新兴分支学科。在此基础上,本教材添加了如下新内容:肿瘤细胞的基因和靶向治疗、肿瘤免疫治疗、脑血管疾病、抗骨质疏松药、抗衰老药、生物制药、肽类药、小分子药、药物的安全性评价、安全药理学(毒理学)、毒物代谢动力学,并将病毒、真菌、细菌分章编写。

伴随着生命科学的纵向与横向的高速发展,跨学科之间的交叉渗透,以及相关技术的发明日臻成熟,药理学不断衍生出新兴的分支学科。由于版面的限制和出于适用性的考量,这部教材未能囊括所有药理学分支,故此,简明介绍几个新分支。这些新分支不仅代表药理学的最新进展和未来发展方向,也反映出药理学科近年来出现的一些最新理念和技术。这些分支包括:多靶点药物药理学、网络药理学、精神药理学、分子药理学、药物基因组学、表观遗传药理学和抗衰老药理学,其中前三个分支在本教材中有专门的章节加以详细介绍。

编写团队成员皆为来自各医学和药学相关院校的专家教授,他们各自在自己的教学研究实践中积累了丰富的经验,无论是在基础理论的认识理解方面,还是在科研思维以及科学技术的掌握方面,都有各自独到之处,他们也在药理学研究领域和教学方面作出过杰出贡献。在编写本教材的过程中,专家们都本着认真负责的态度和精益求精的精神,基于共同遵守的写作原则,加之各自的专长和独特的体系,用心尽力参与编写。

　　本书既是研究生规划教材,又可作为科研人员参考用书,它适用于药学类专业硕士科学学位、专业学位研究生,以及药学科研人员。

杨宝峰

2021 年 7 月

目　录

第二十六章　治疗脑血管疾病的药物 481

第四十七章　肿瘤靶向治疗药物　835

第一章　药理学绪论

第一节　概　　述

一、药理学研究范畴和目的

药理学是一个专门研究药物治疗疾病时与机体(含病原体)发生相互作用及其作用机制的学科,是生命科学的重要组成部分,也是医药院校的一门必修课。药理学也是药学和医学、化学与生命科学、基础医学与临床医学的连接桥梁,是一个交叉性、综合性极强的学科。药理学大体上可分为传统药理学与现代药理学,后者又可分为经典药理学和分子药理学。

现代药理学主要包括两大部分:药物效应动力学(简称药效学,pharmacodynamics)和药物代谢动力学(简称药动学,pharmacokinetics)。前者探究药物对机体的影响,包括药物的作用和效应、作用机制及临床应用等;后者则注重机体对药物的影响,包括药物在体内的吸收、分布、代谢和排泄过程,特别是血药浓度随时间变化的规律和影响药物疗效的因素等。

药理学还可分为基础药理学和临床药理学两大分支:前者是为阐明药物作用及作用机制,改善药物质量,提高药物疗效,防治不良反应提供理论依据;研究开发新药,发现药物新用途并为探索细胞生理生化及病理过程提供实验资料。后者是以临床患者为研究和服务对象的应用科学,其任务是将药理学基本理论转化为临床用药技术,即将药理效应转化为实际疗效,是基础药理学的后继部分。

学习药理学的主要目的是要理解药物有什么作用、作用机制及如何充分发挥其临床疗效,要理论联系实际了解药物在发挥疗效过程中的因果关系。

二、药理学发展简史

药理学从药物学发展而来,而药物学则是基于古代记载流传下来的传统医药学的总结。早在公元前1550年,古埃及就出现了世界上第一部药物学著作《埃伯斯医药籍》(*Ebers' Papyrus*);公元1世纪前后,神农氏撰写了《神农本草经》,这是我国最早的一部药物学专著;到了隋唐时期,素有"药王"之誉的孙思邈先后完成了《千金要方》和《千金翼方》两部书,之后苏敬等人又于唐高宗时期完成了第一部国家药典《新修本草》;明朝李时珍所著的被誉为"东方药学巨典"的《本草纲目》是我国传统医药学的又一部伟大的经典巨著。

这些古代药物学著作,基本上是建立在对著者自身的口尝身受的实际体验,以及对民间医药实践经验的累积和流传的基础上,加以朴素的唯物论哲学思想而集成、总结出来的。这些著作记载了天然药物的筛选和评定,以及它们的生态、形态、性味、功能、煎制和应用等实用知识。但是,这些早期药物学著作主要为经验之谈,缺乏严谨性、准确性和科学性。随着生理学、病理学和治疗学的发展,人类已经不再满足和局限于对药物应用的认识,而是逐渐发展到了对药物作用原理的探究,以及运用药物作用原理来制订疾病治疗用药方案和指导新药开发的理念。正是出于这样一种新理念,人类开启了应用动物实验来研究药物的新纪元,将经验式药物学发展成为实验药理学,运用现代科学技术和科学理论来探究和解释药物的作用原理,并指导新药研发。

药理学的诞生和发展大体上经历了以下一系列里程碑式的发现和发明。

1. 实验药理学的奠基　瑞士病理和药理学家约翰·雅各布·威普弗(Johann Jakob Wepfer,1620—1695 年)以研究脑血管解剖和脑血管疾病而青史留名。他是第一个把脑卒中定性为脑血管病的科学家,也是第一个将脑卒中症状与脑内大供血动脉阻塞联系起来的人。重要的是,他还是首次使用动物实验研究药物药理和毒理作用的科学家,因此被后人誉为"药理学之父"。

意大利生理学家丰塔纳(Felice Fontana,1730—1805 年)利用动物对千余种药物进行了试验,得出了天然药物可作用于机体的特殊部位而产生生物学活性的结论。

德国药剂师佛瑞德·泽尔蒂纳(Friedrich Sertürner,1783—1841 年)首次从罂粟(阿片)中分离提纯了吗啡,得到了人类第一个纯化学药物。

德国微生物学家保罗·埃尔利希(Paul Ehrlich)从近千种有机砷化合物中筛选出新胂凡纳明,并发现其可被用于治疗锥虫病和梅毒,从而开启了运用合成药物治疗传染病的先河。

法国生理学家弗朗索瓦·马让迪(François Magendie,1783—1855 年)与他的学生共同创立了实验动物生理学和药理学的实验方法,开创了基础药理学,他也因此被誉为实验药理学的奠基人。

2. 受体药理学的兴起　法国生理学家克劳德·贝尔纳(Claude Bernard,1813—1878 年)于 1857 年对箭毒的肌肉麻痹作用进行了实验研究,发现箭毒可以阻断神经肌肉接头。这是药物作用机制研究的开端。

德国药理学家鲁道夫·布汉哈伊默(Rudolf Buchheim,1820—1879 年)建立了世界上第一个药理实验室,正式创立了实验药理学,并写了第一本药理学教科书,药理学从此成为一门独立学科,他本人也成为世界上第一位药理学教授。他所提出的药物与细胞相互作用的假说,为后来发展的"药物受体理论"奠定了基础。

其后,他的学生奥斯瓦德·施密德贝格(Oswald Schmiedeberg,1838—1921 年)用动物实验方法研究药物对机体的作用,分析药物的作用部位,提出了构效关系、药物受体、选择性、毒性等一系列药理学概念,并进一步发展出了器官药理学。

英国生理学家约翰·兰格利(John N.Langley,1852—1925 年)于 1905 年根据神经末梢接头的肌肉表面存在可与烟碱和箭毒结合的物质这一发现,第一次明确提出了药物作用于受体这个概念,后经实验验证发展为现在的药物受体学说。

3. 抗菌药物的发展阶段　如果说药理学真正成为一门现代科学源自于 19 世纪中叶,那么,药理学发展的黄金阶段就落在了 20 世纪 20 至 40 年代。在这一时期内,科学家在体内活性物质的生物化学研究基础上开发研制了一系列激素、维生素及其类似药物。现今被广泛应用于临床治疗的药物,如磺胺类抗菌药物、抗疟疾药、抗高血压药、镇痛药、抗精神失常药、抗组胺药等,均是在这一时期内研制开发而成的。

1923 年,英国细菌学家亚历山大·弗莱明爵士(Sir Alexander Fleming,1881—1955 年)发现溶菌酶,后于 1928 年又在研究葡萄球菌时发现了青霉素,这一发现开创了抗生素治疗领域,使他闻名于世;再后来由于青霉素的研究成果,他与弗洛里和钱恩于 1945 年获得诺贝尔生理学或医学奖。

1932 德国细菌学家格哈德·多马克(Gerhard J.P.Domagk,1895—1964 年)发现了磺胺类抗菌药百浪多息,可有效对抗细菌感染,并获得了 1939 年的诺贝尔生理学或医学奖。

1940 英国病理学家霍华德·弗洛里(Sir Howard W.Florey,1898—1968)与德国生物化学家恩斯特·钱恩(Ernst B.Chain,1906—1979)合作,在弗莱明研究的基础上,从青霉菌培养液中分离出了青霉素,于 1941 年首次直接在人体进行测试,并开始将抗生素应用于临床,开辟了抗寄生虫病和细菌感染的药物治疗。抗生素的临床应用使人类的平均寿命由 30 岁延长到 45 岁。

4. **临床药理学的建立**　1947 年,俄裔美国药理学教授哈利·戈尔德(Harry Gold,1889—1972 年)在康奈尔大学举办的一次药理学讲座中,首次提出了临床药理学的概念。两年后,被誉为药物代谢学之父的美国贝尔纳·布罗迪教授(Bernard Brodie,1907—1989 年)在美国国立卫生研究院建立了世界上第一个临床药理学实验室,从此开创了药理学的一个崭新纪元。

英国药理学家詹姆士·布莱克(James Black,1924—2010 年)因于 1964 年发明 β 肾上腺素能受体拮抗剂普萘洛尔和 H_2 受体拮抗剂西米替丁等开创性研究,获得 1988 年的诺贝尔生理学或医学奖。他也因此被誉为现代药理学和现代药物设计的奠基人。

5. **分子药理学的发展**　自 20 世纪 60 年代以来,随着生物医学科学的发展,以及新技术在药理学中的应用,药理学发生了迅猛的纵向发展,药物作用机制的研究已由过去的整体、器官和组织水平,深入到细胞、亚细胞、受体、通道、分子,甚至量子水平。并由此发展出生化药理学、分子药理学等;已分离纯化得到多种受体(如 N 胆碱受体等);阐明了多种药物对钙、钠、钾离子通道的作用机制。

与此同时,由于不同学科之间的相互交叉及互相渗透,药理学也在快速横向扩展,派生出许多分支学科,以及药理学与其他学科之间的边缘学科,如临床药理学、免疫药理学、神经精神药理学、心血管药理学、生殖药理学、内分泌药理学、化学治疗学、时辰药理学、遗传药理学、基因药理学等。

进入 21 世纪,随着单克隆技术、基因重组技术、蛋白质组学技术、基因敲除技术、生物基因靶向治疗等现代分子生物学技术的应用,以及表观遗传学、基因组学、蛋白质组学、代谢组学等新学科的迅猛发展,药理学研究不仅可从宏观向微观世界深入,在分子水平上阐明药物的作用机制,而且也可在整体动物水平上开发研制具有特异分子机制的新药和探索药物的药理作用,并发展了许多新兴的药理学分支,如表观遗传药理学、药物基因组学、抗衰老药理学等。

6. **现代新兴药理学科的发展**　同时,随着医学理念的进化,从 20 世纪末开始,药物开发从过往以药效为宗旨的理念,转变为以安全性为基础的理念;从以药物治疗率为着眼点的理念,转变为以患者生存率为首要考量兼顾药物治疗率的理念。这样的转变改变了药物开发方向和药物治疗学。中国学者在 21 世纪初首先提出了"抗心律失常药物最佳靶点学说",提出疾病治疗靶点平衡理论以及"一药多靶"(one-drug,multiple-targets)的新理论,并通过动物及细胞实验验证了此理念的可行性,为新药开发提供了新思路,目的在于提升药物治疗效果的同时,降低药物毒副作用。两年之后(2006 年),这一新概念催生了多靶点药物药理学(polypharmacology)的诞生和发展。

此外,借助于系统生物学理论发展,以及大数据分析和云计算技术的发展,药理学又衍生出一个新分支,那就是网络药理学,它强调药物对信号通路多途径的同时调节,在概念上类似于"一药多靶"的多靶点药物药理学分支。

在我国,植物化学的发展使人们能够从植物药或中草药中提取有效成分并合成新药,将传统中医药与现代药理学联系起来,并建立了相应的技术手段,从中药中提取纯化了抗疟药青蒿素,抗癌药高三尖杉酯碱、喜树碱和紫杉醇,强心苷类药羊角拗苷、黄夹苷和铃兰毒苷,解痉药山莨菪碱,镇痛药罗通定等,并广泛应用于临床。我国科研人员原创性地将三氧化二砷应用于 M3 型白血病患者的临床治疗,获得显著疗效并明确其药理学作用。1979 年,我国正式成立了中国药理学会,1980 年创办了《中国药理学报》,之后又相继出现了若干药理学杂志、通报等,中国药理学会也于 1985 年成为国家一级学会。1980年卫生部在北京医学院成立我国第一个临床药理研究所。

第二节　药理学新分支

一、多靶点药物药理学

人类疾病的发生发展是相当复杂的过程,大多是由多基因、多因素所引起和调控的,尽管有一些疾病可以产生于单基因、单因素的病变,但其发展进程和最终结果仍然受到多因素的调控,特别是慢性病如心脑血管疾病、糖尿病、癌症等。以往,我们对疾病的药物治疗着眼于干扰单一因素,在理念上强调特异性靶点的作用。然而,医学实践证明,仅仅根据单一作用靶点的药物治疗,其治疗效果未能达到预想水平,疗效稳定性较差,而且伴随较低的安全性。譬如说,在治疗心律失常的药物中,特异性离子通道阻滞剂往往在抑制某种类型心律失常的同时,会造成另一种机制的心律失常,从而增加患者死亡率,钠通道阻滞剂就是一个最典型的例子。相反,缺乏离子通道特异性(或多离子通道阻滞剂)的胺碘酮却成为治疗心律失常的临床常用药,不仅效果良好,而且毒副作用较小。

鉴于艾滋病"鸡尾酒疗法"作为一种"多药多靶"药物治疗方法的有效性,美国学者布莱恩·罗斯等于 2004 年首次提出能够作用于多个分子靶点的"选择性非特异性药物"概念,并借用"神奇子弹"和"神奇猎枪"分别比喻"特异性单分子靶点药物"和"选择性非特异性多分子靶点药物"的区别,但并未采用实验验证。我国的研究团队于 2006 年明确提出了"一药多靶"(single agent-multiple targets,SAMT)新药设计及开发概念,特指具有同时作用于多个相关的特异性致病因子或靶体分子能力的单一药物分子,"一药多靶"药物由于其正协同性作用特点,具备更高药效。为此,我们将"一药多靶"概念引入到表观遗传药理学中,发明了两项创新性的基因干扰技术:"一药多靶诱捕核苷酸"技术(complex decoy oligodeoxynucleotides technology,cdODN)和"多靶点微小 RNA 反义核苷酸技术"(multiple-targets anti-miRNA antisense oligonucleotides technology,MT-AMO),并且首次在细胞水平和癌瘤动物模型以及心肌细胞钙通道和起搏通道上,验证了这些技术的有效性及其药理学作用机制。

在中国学者提出"一药多靶"概念1年后，有科学家于2007年提出了所谓"一箭多靶"的概念，也就是干扰一个miRNA可以调节多个蛋白编码基因的另一种表述。2008年，美国Kevan Shokat研究团队进一步采用"多靶点药物药理学（polypharmacology）"定义"一药多靶"概念，并被广泛接受。

"一药多靶"或多靶点药物较之于"多药多靶"的"鸡尾酒"药物组合，具有若干明显的优势，一是前者作为单一药物，其药动学和药效学具有可预测性和相对单纯性；二是其生物利用度更加可控；三是其具有较低毒性。相反，药物组合面临的一个首要问题就是其中不同成分可能具有不同的溶解度和生物利用度，需要复杂的微调，以便使制剂中每一成分都能确保所需的血浆治疗水平；此外，当组合使用药剂时，监管要求更加复杂，因为每种药物的安全性需要在临床试验之前得到证实；再者，药物组合的开发还会受到监管和知识产权方面的限制，使开发成本提高，时间延缓等。

总而言之，多靶点药物药理学的建立代表着药理学发展一个新方向的诞生，它将成为未来药物设计和开发的一个新理念，并将被广泛应用于各种人类疾病的药物治疗中。

二、网络药理学

细胞所有功能都是由细胞内刺激因子/感应因子（ligand/receptor）、一系列中介分子（mediator）和效应分子（effector）组成信号转导通路，经过级联（即接力）传导完成。因此，我们过去更多强调信号转导通路的功能，但是，随着我们对细胞功能认识的不断加深，我们现在知道细胞内的各条信号转导通路并非独立存在，而是互相关联（纵横联结和交叉联结），这样的关联构成了细胞内信号网络（signaling network），其中每一个节点即是一个刺激因子/感应因子、中介分子或效应分子。至关重要的一点是，人类疾病大多是由于多因子失调以致病变所造成的，因此必然会牵扯到多重信号转导路径的变化，单单作用于单一靶点或信号通路，难以达到良好的治疗效果。

网络药理学运用系统生物学理论，基于生物网络平衡的理念，从维持和改善生物网络平衡的整体观角度去认识药物与机体的相互作用，并通过所得数据来指导新药发现，运用生物学数据库，对生物系统网络进行分析，通过计算分析方法，选取相关而且是最佳的信号节点，设计针对多个信号节点或信号转导通路的药物分子，系统性、动态性地干预机体靶点，调节机体平衡。从这一点看，其理念与多靶点药物药理学提倡的理念如出一辙，只是网络药理学偏向于以信号通路为着眼点，强调对多重信号通路的精准调节，从而在提高药物治疗效果的同时，最大限度地降低药物的毒副作用。大数据和云计算为网络药理学提供了一个有效的平台和方法。

三、精神药理学

现代社会生活中，由于激烈的竞争环境，人们承受了来自各方面的巨大压力，加之人类社会已经渐渐步入老龄化阶段，各种生物学、心理学以及社会环境因素的影响，使得精神疾病和精神卫生问题开始成为当代社会的重大公共卫生问题。根据世界卫生组织2020年发布数据：目前约14%的人群患有精神疾病，其中超过75%的患者没有得到任何治疗。可见人类已经进入精神疾病时代，精神疾病成为一类危害个人、家庭和社会的常见病而急需得到医学关注。精神药理学正是在这样的背景下成为了药理学的一个新分支。从理念上说，精神药理学将人类精神层面的障碍当作疾病对待，并将这些障碍归于精神疾病范畴。

所谓精神疾病是指大脑功能失调导致认知、记忆、思维、情感、意志和行为等精神活动出现不同程度障碍的临床症状。抑郁症、酒精或药物依赖、恐怖症、强迫症、精神分裂症,以及各种老年痴呆症,是几种常见的精神疾病。精神药理学的主要目的就是研究药物与机体,特别是与中枢神经系统及其高级部位的相互作用和作用机制,即其药物效应动力学过程。它不仅与神经解剖学、神经生理学、神经化学、心理学等基础科学相互联系、相互渗透,而且和神经病学、精神病学等临床学科紧密结合。同时,精神药理学也为认识精神疾病的发生和发展机制,以及研发精神疾病治疗新药提供了理论依据。

四、分子药理学

分子药理学虽然属于药理学的一个新分支,但这一提法早在 1956 年就已经出现了,《分子药理学》期刊也于 1965 年在美国创刊。分子药理学是分子生物学和药理学的交叉渗透和有机结合,它主要从分子水平和基因表达层面了解和阐释药物的作用及其机制,代表着药理学从宏观水平向微观水平的纵向发展,也就是从经典药理学的整体水平、器官水平、组织水平转向细胞水平和分子水平。可以说,分子药理学已经成为现代药理学的主流分支,渗透到了药理学的各个领域和分支。从广义的角度而言,分子药理学包括基因药理学、药物基因组学和表观遗传药理学等分支。

五、遗传药理学和药物基因组学

在临床上,我们时常遇到一个困惑,那就是带有同样疾病的不同患者,对同一药物的反应大相径庭,也就是一种药物对某些患者有效,而对其他患者则无效;在有些患者身上会引发毒副作用,而在另一些患者则没有这类问题。究其原因,基因组的个体化差异在其中起着至关重要的作用,因为每个不同的个体都具有独特的基因构成和遗传背景,这些差异会极大地影响机体组织细胞对药物的吸收、转运和代谢,药物的效应甚至作用机制,以及药物的毒副作用。传统药理学和经典药理学无法解决这些问题,遗传药理学和药物基因组学由此应运而生。

药物作用(包括治疗作用和毒性)在不同个体之间的差异在许多情形下是由遗传因素所引起,研究遗传因素对药物反应影响的学科称之为遗传药理学,它是药理学与遗传学相结合发展起来的边缘学科,注重研究特定的单一基因差异在决定或影响人类个体对某一药物反应性的作用及其机制,其深一层次的理念是:遗传基因的差异是构成个体对药物反应差异的决定因素。

药物基因组学顾名思义就是药理学与基因组学的结合,是专门研究基因序列变异对药物反应的一门分支科学,其目的是为研发新药和使用已有药物制定个体化的指南,以便使药物治疗效果最佳化、毒副作用最低化。药物基因组学所涉及的主要方法学包括多基因分析或全基因组单核苷酸多态性(single nucleotide polymorphism,SNP)分析。相较于遗传药理学,药物基因组学虽然具有同样的理念,但后者注重人类个体整个基因组(而非单个基因)的差异在决定或影响人类个体对某一药物反应性的作用及其机制。

在传统药理学和经典药理学中,我们关注的是单一药物对整个人群的作用,它注重根据统计学得出的群体效应,而忽视药物反应的个体差异,故此是一种“一药治百人”理念。这种用药方式的弊端已经严重危害人类疾病的医疗效果并导致了一定的毒副作用。

然而,在遗传药理学和药物基因组学中,我们着眼于单一基因和整体基因组所构成的遗传背景的个体差异,及其这些差异所决定的对药物反应的个体差异,并根据这些基因组个体差异量身定制,因人制宜地针对每个个体制订一个最佳的用药方案(药物类型和剂量),因此它是个体化医学的重要基础,也是基于个体化医学和精准医学理念所衍生出来的一个药理学新分支。

六、表观遗传药理学

表观遗传学(epigenetics)是从遗传学(genetics)派生出来的一个新概念,它与遗传学相对应,后者是指基于基因序列改变所致基因表达水平的变化,如基因突变、基因杂合丢失和微卫星不稳定等,而前者则是指基于非基因序列改变所致基因表达水平变化,且这些变化是可逆和可遗传的。与表观遗传学相对应的还有表观基因组学(epigenomics),其不同点是后者研究基因组水平上的表观遗传学机制。而表观遗传药理学则在表观遗传学和表观基因组学的基础上研究药物与机体的相互作用、药物对疾病的治疗作用及机制,以及药物的毒副作用等。

我们知道,生命体中除了基因多态性所造成的遗传多态性以外,在DNA序列不改变的情况下所发生的表观遗传修饰,亦可造成基因表达水平的改变,从而影响个体对药物的反应,造成药物效应的个体差异。表观遗传受到各类环境因素的影响,而这些因素的作用机制包括DNA甲基化(DNA methylation)、基因组印记(genomic imprinting)、母体效应(maternal effect)、基因沉默(gene silencing,即siRNA)、核仁显性、休眠转座子激活和RNA编辑(RNA editing)、非编码RNA〔non-coding RNA,包括微小RNA(miRNA),长链RNA(lncRNA)等〕等。

表观遗传药理学正是为了研究整个环境因素对药物的影响,为临床药物效应的个体差异提供新的作用机制学说。虽然表观遗传药理学是药理学的一门新分支学科,但发展迅猛,无论是在理论研究还是在药物开发方面都已经在短短的时间内取得了长足进展,科学家们迄今为止已经成功地将为数不少的表观遗传调节药推进到了临床试验阶段。就以miRNA调节剂为例,现今已有若干个新药进入了实质性的研发阶段,包括可用于治疗病毒性肝炎、癌症、心血管疾病、肾脏疾病、代谢性疾病和纤维化疾病的miRNA调节剂。譬如,LNA-antimiR-122(miR-122的锁核苷酸反义抑制剂)有望用于治疗丙型病毒性肝炎,它已通过两次Ⅰ期临床试验,并证明其对人体的安全性,Ⅱa期临床试验进一步验证其安全性,并获得了其耐受量数据、药动学数据,以及初步药效结果。试验揭示,人体皮下多次给药4周后,患者HCV检验转变为阴性,预示其可喜的疗效。另外,miR-34拟似物为治疗原发性肝癌,特别是无法切除的原发性肝癌(unresectable primary liver cancer)而研发,早在2013年就进入了Ⅰ期临床试验,2014年发布的Ⅰ期临床试验结果显示其对患者有良好的安全性。

七、抗衰老药理学

衰老和死亡是人类从过去到现在,乃至未来所面临的挑战。人类寻找"长寿果"和炼制"长生不老丹"的历史可谓源远流长,因为延长寿命乃是全人类的一个共同心愿,而真正建立在现代科学理念和技术基础上的"炼丹术"正是抗衰老药理学。

顾名思义,抗衰老药理学是一个专门研究如何利用药物来对抗(延缓,甚至逆转)衰老的一个药理学分支。抗衰老药理学并非一门新兴学科,但它却随着生命科学的发展融入了不少新的理念,也发展出一系列新的技术手段。我们已经从过往的单纯追求长寿或延长生物寿命的目的,进化为追求健康长寿,因此科学家们提出了健康寿命的新概念,亦即在一个个体有生之年保持健康状态的无疾病寿命,而且强调健康寿命比生物寿命更加重要。这种概念又衍生了另外一个新理念,即衰老是一种疾病。

既然衰老是一种疾病,那么,抗衰老实质上就是治疗疾病。这一新理念催生了老化细胞治疗学(senotherapeutics)的新概念,此概念认为在任何一个个体中,已停止分裂的老化细胞(senescent cell)会随着年龄的增长而增加并累积,由此加速此个体的老化过程;相反,杀死这些老化细胞则能够延缓衰老,延长健康寿命。

基于此概念,科学家提出了开发专门用于去除老化细胞药物的构想,具体而言就是研发能够裂解老化细胞的小分子化合物(senolytic agent 或 senolytic),将这类老化细胞裂解药应用于人体,实现靶向性猎杀老化细胞,从而延迟、防止、减轻或逆转多种与衰老和年龄相关的慢性疾病和残疾。

此外,以能量代谢为靶标发展抗衰老药物,也成为了近年来的一个新方向,其理论基础是机体能量供应链稳定性的减弱是驱动衰老过程的关键,因为随着年龄增长,能量代谢过程中的关键成分烟酰胺腺嘌呤二核苷酸(nicotinamide adenine dinucleotide,NAD)的水平逐渐下降,如果 NAD 得到适当补充,则衰老过程可被延缓,乃至逆转。哈佛大学的辛克莱尔实验室和华盛顿大学的今井真一郎实验室先后独立证实了通过口服烟酰胺单核苷酸(nicotinamide mononucleotide,NMN)可以有效提高身体各个器官内 NAD 的含量,并显著抑制衰老引起各种生理功能的衰退,因为 NMN 是天然存在于体内的 NAD 前体物质。NMN 已于 2018 年在美国被转化为一个抗衰老产品。

第三节 药理学研究启示

现代医学治疗学理念及其相关技术的创新变革和迅猛发展,无疑带动并促使了药理学思维的转变,这些转变反过来对药理学本身的发展产生了深刻影响和推动作用,也为我们学习药理学或从事药理学研究工作提供了极其宝贵的启示。药理学研究的目的一是加深人们对药物 - 机体相互作用机制的认识,二是为开发新药物提供理论基础,因此,药理学许多理念方面的变化都与药物开发策略息息相关。总结起来,近年来药理学理念的转变主要包括以下六个方面。

一、从以疾病为中心向以疾病相关靶点为中心的转变

药理学在近百年前就已经完成了从以药物为中心的研发理念向以疾病为中心的转变,也就是从传统药理学向现代药理学的转变。在早期,药物的研发是一种被动和经验式的过程,人们从前人的实践经验中得到启发,进而根据相关记载以及文献报道,寻找药源,运用化学和植物化学手段对药源进行处理,如抽提、纯化、浓缩等步骤,最后测试疾病治疗效果。随着生命科学的发展,人们对疾病发生、发展过程有了不断深入的认识,发现了许多致病关键分子和疾病相关分子,同时发明了能够通过调控或干扰这些分子的技术方法,并将这些分子作为药物作用靶点,最后依此指导开发新药,以期达到更加高效地治疗疾病的目的。就从人类基因组层面而言,虽然 90% 的基因组序列功能尚未明了,但科学家已从中发现了不少于 5 000 个作为药物作用靶点的序列,其中包括编码基因和非编码基因的 DNA 序列。

二、从群体化药物治疗向个体化药物治疗的转变

生命现象从某种意义上说,是一种统计学上的概率现象;同样,医学治疗学以及药理学也跳不出概率论范畴。因此,药物的治疗效果是以概率论为基础的,也正因为如此,同一个药物同一剂量对某些人有效,而对另外一些人则无效或效果差强人意,甚至对某些特殊群体产生毒性作用。这就是群体化药物治疗的弊病。分子药理学的发展,特别是遗传药理学和药物基因组学的研究成果,给我们带来了一个能够改变这种现状的机遇,因为遗传学和基因组学为个体化医学提供了理论基础,而遗传药理学和药物基因组学则为个体化药物治疗提供了理论依据。目前遗传药理学和药物基因组学作为新兴药理学分支学科,已经成为药理学领域的热门学科,越来越多的科学家加入到这个学科的研究队伍中,随着这两个学科分支的进一步发展,我们有望在不远的将来实现个体化药物治疗的愿景。

三、从特异性单一靶点向"一药多靶"的转变

关于这方面的内容已经在上面的"多靶点药物药理学"一节中有详细介绍,此处不再赘述。

四、从以药效最大化的药物研发向以毒性最低化的药物研发的转变

药效最大化到毒性最低化的转变,实际上就是以提高疾病治疗效果为第一原则研发药物,向以提升患者生存率为根本原则的转变。过去,我们的精力集中在药物针对疾病的治疗效果,而忽略了药物的终极效果,即对患者病因死亡率和全因死亡率的影响。有些药物对疾病治疗效果较好,但它们同时会产生毒副作用而增加患者死亡率。譬如说,作为强力心肌钠通道阻滞剂,Ⅰc类和Ⅲ类抗心律失常药具有强大的抗室性心律失常和治疗心房颤动的药效,但它们在抑制特定机制心律失常的同时,也往往会导致其他类型的心律失常,最终增加患者心源性死亡率。由于此毒性作用,许多抗心律失常药物被撤出市场。实际上,类似情况也同样发生在其他药物上。要改变这种现状,唯有首先转变理念,也就是要将药物的终极效果——以降低患者死亡率(即药物安全性)作为研发药物的第一原则。

五、从注重理论研究向理论与技术方法并重的转变

药理学既是一门理论学科,也是一门医学实践学科,理念的更新和创新固然重要,相关技术方法的发展和运用,亦是不可或缺的关键环节,理念引领药理学的发展,而技术方法也常常反过来推动药理学理念的更新。现代药理学越来越重视跨学科、跨领域技术方法的引进和应用,因为它们不仅仅帮助我们加深和扩展药物与机体相互作用机制的认识,同时也为我们提供了有效的新药开发平台和途径,许多划时代的发现都是被先进高端技术方法的应用所催生的。

六、从注重治疗药物向治疗药物与预防药物并重的转变

现代医学强调疾病预防更甚于疾病治疗,因为防患于未然不仅仅能够大大提高人类健康水平,同时也可以极大地减轻医疗负担,节省医疗资源。根据世界卫生组织 2017 年发布的调查数据,全球健康人群仅占人口总数的 5%,被确诊患有疾病者占人群总数的 20%,而处于健康与疾病之间的亚健康状态约

占总人口的 75%,以此计算,我国亚健康人群高达近 10 亿! 这些亚健康人群随时都有可能成为疾病患者。科学家们已经意识到这个问题的严重性,已经开始努力研发能够扭转亚健康状态,使亚健康状态恢复至健康状态的"药物"以及其他治疗策略,以期达到防止疾病发生的目的。

第四节　药理学发展前景

现代药理学正在经历一个高速发展阶段,进入一个崭新纪元,理念上的更新层出不穷,技术上的创新日新月异。正因为如此,无论是作为药理学工作者,还是作为药理学学生,我们都要充分了解药学领域的发展现状,紧跟药学领域的发展方向。同时,我们务必清楚地意识到,我们对药物作用机制的认识还相当有限,在新药研发方面还面临诸多困难,对于许多临床疾病,我们尚无安全有效的治疗药物可用。因此,现代药理学目前正处于一个既充满机遇,又富有挑战的时代,在今后一段时间之内,药理学的发展除了上述的药理学新分支以外,大体上还将会呈现出以下几个趋势。

一、发明和发展有效的药物靶向运送系统(途径、方法和技术)

遗传药理学、表观遗传药理学、药物基因组学等涉及基因治疗的药物发展,无疑具有宽广前景和深远意义,这类药物的靶点分子易于发现,而且靶点特异性强,但其发展受限于一个瓶颈,那就是缺乏有效的药物靶向运送系统,因此,在今后很长一段时间内,发明和发展有效的药物靶向运送系统将成为药理学发展的一个主攻方向。

二、高通量药物筛选技术

目前,一个新药从开始研发到最终上市的整个历程耗时长(需 8~12 年)、耗资大(研究费用高达 5 亿～10 亿美元)、耗人力,而导致这种局面的其中一个重要原因是新药先导化合物的发现与优化速度缓慢。为了解决这一问题,科学家们正在致力于高通量药物筛选技术的发展,以 DNA 序列、蛋白质分子水平或化合物样品库为基础,以芯片技术作为实验工具载体,通过自动化操作系统执行实验过程,运用灵敏快速的检测仪器采集实验数据,最后使用计算机对实验数据进行分析处理,同一时间对数以千万样品检测,从中筛选出目的先导化合物。

三、组合化学的发展及其在药理学的应用

除了高通量药物筛选技术,组合化学在药理学的应用,有望极大地提升新药先导化合物的发现与优化速度。所谓组合化学是一门将化学合成、组合理论、计算机辅助设计及机械手结合一体的一门新学科,能够在短时间内将不同构建模块巧妙构思,根据组合原理,系统反复连接,从而产生大批的分子多样性群体,形成化合物库,然后运用组合原理,以巧妙的技术对化合物库成分进行筛选优化,最终得到具有目标性能的化合物结构,故此能够大大加快化合物库的合成及筛选速度,从而加快新药的研制速度。组合化学已被应用于新药物的设计、合成和筛选,并将成为新药研制的一条常规途径,甚至是一条必由之路。

四、药物蛋白质组学

药物靶点的发现和确认是新药研发的第一步,也是第一个限速步骤。进入 21 世纪,科学家面临着从基因组到蛋白质组的转变,如果说基因组学为我们提供了基因治疗(包括遗传和表观遗传的调控)的理论基础,那么蛋白质组学则可以被看作是基因组和药物发现之间的桥梁。蛋白质分子是机体内的功能分子,它们的改变直接影响到细胞功能的改变,因此影响到疾病状态的改变。从药物治疗的角度看,蛋白质表达和功能的改变都可以直接影响药物的安全性和有效性。近年来,随着蛋白质组学的快速发展,相关技术在药物研究领域有着越来越多的应用,将蛋白组学的概念用于药物研究领域,通过对比健康状态与疾病状态的细胞或组织的蛋白质组表达差异,可区分不同疾病分型患者。通过药物治疗前后蛋白质表达总体的改变,评价药物结构与活性关系,寻找高活性药物。药物蛋白质组学的研究内容,在临床前包括发现新的治疗靶点和发现针对所有靶点的全部化合物,在临床研究方面包括发现药物作用的特异蛋白作为诊断和治疗标志,这不仅有助于发现药物治疗的可能靶点,还可明显提高发现药物的效率。

思考题

1. 药理学的研究目的是什么?
2. 药理学衍生出新兴的分支学科有哪些?

(杨宝峰)

参 考 文 献

[1] ROTH B L, SHEFFLER D J, KROEZE W K. Magic shotguns versus magic bullets: selectively non-selective drugs for mood disorders and Schizophrenia. Nat Rev Drug Discov, 2004, 3 (4): 353-359.

[2] GAO H, XIAO J, YANG B, et al. A single decoy oligodeoxynucleotides targeting multiple oncoproteins produces strong anti-cancer effects. Mol Pharmacol, 2006, 70 (5): 1621-1629.

[3] LU Y, XIAO J, LIN H, et al. A single anti-microRNA antisense oligodeoxyribonucleotide (AMO) targeting multiple microRNAs offers an improved approach for microRNA interference. Nucleic Acids Res, 2009, 37 (3): e24-e33.

[4] WANG Z. The concept of multiple-Target anti-miRNA antisense oligonucleotides technology//Wu W. MicroRNA and cancer. Totowa: Humana Press, 2011.

[5] WANG Z. MicroRNA interference technologies. Heidelberg: Springer-Verlag Berlin, 2009.

[6] WANG Z. New concepts of miRNAi technologies//Wang Z. MicroRNA interference technologies. Heidelberg: Springer-Verlag, 2009.

[7] APSEL B, BLAIR J A, GONZALEZ B, et al. Targeted polypharmacology: discovery of dual inhibitors of tyrosine and phosphoinositide kinases. Nat Chem Biol, 2008, 4 (11): 691-699.

[8] HOPKINS A L. Network pharmacology. Nat Biotechnol, 2007, 25 (10): 1110-1111.

[9] HOPKINS A L. Network pharmacology: the next paradigm in drug discovery. Nat Chem Biol, 2008, 4 (11): 682-690.

[10] ANIGHORO A, BAJORATH J, RASTELLI G. Polypharmacology: challenges and opportunities in drug discovery. J Med Chem, 2014, 57 (19): 7874-7887.

［11］ TOMASELLI D, LUCIDI A, ROTILI D, et al. Epigenetic polypharmacology: a new frontier for epi-drug discovery. Med Res Rev, 2020, 40 (1): 190-244.

［12］ GONÇALVES P B, ROMEIRO N C. Multi-target natural products as alternatives against oxidative stress in chronic obstructive pulmonary disease (COPD). Eur J Med Chem, 2019, 163: 911-931.

［13］ HERRANZ-LÓPEZ M, LOSADA-ECHEBERRÍA M, BARRAJÓN-CATALÁN E. The multitarget activity of natural extracts on cancer: synergy and xenohormesis. Medicines (Basel), 2018, 6 (1). pii: E6.

［14］ HIESINGER K, WAGNER K M, HAMMOCK B D, et al. Development of multitarget agents possessing soluble epoxide hydrolase inhibitory activity. Prostaglandins Other Lipid Mediat, 2019, 140: 31-39.

［15］ SCOTTI L, MONTEIRO AFM, DE OLIVEIRA V J, et al. Multi-target drugs against metabolic disorders. Endocr Metab Immune Disord Drug Targets, 2019, 19 (4): 402-418.

［16］ KONDEJ M, STĘPNICKI P, KACZOR A A. Multi-target approach for drug discovery against schizophrenia. Int J Mol Sci, 2018, 19 (10). pii: E3105.

［17］ JOHARI B, ZARGAN J. Simultaneous targeted inhibition of Sox2-Oct4 transcription factors using decoyoligodeoxy-nucleotides to repress stemness properties in mouse embryonic stem cells. Cell Biol Int, 2017, 41 (12): 1335-1344.

［18］ SUBHA K, KUMAR G R, RAJALAKSHMI R, et al. A novel strategy for mechanism based computational drug discovery. Biomark Cancer, 2010, 2: 35-42.

［19］ WURDINGER T, COSTA F F. Molecular therapy in the microRNA era. Pharmacogenomics J, 2007, 7 (5): 297-304.

第二章　新药研制与开发

第一节　新药研制与开发概述

新药研制与开发,是指新药从实验室发现到上市应用的整个过程,是一项综合利用各种学科和高新技术的系统工程。《中华人民共和国药品管理法实施条例》从药品监督管理的要求出发,规定"新药,是指未曾在中国境内上市销售的药品"。《药品注册管理办法》第四条:药品注册按照中药、化学药和生物制品等进行分类注册管理。不同分类的药品,所需进行的药学研究、药理与毒理学研究及临床试验各有不同要求。这些特点和不同的审批技术要求,在《药品注册管理办法》的相关附件中均有明确规定。

一、新药研制与开发发展简史

人类为了维持生存,在与伤痛和疾病作斗争中发现,有些天然植物、动物、矿物有减轻伤痛或减轻疾病的功效,便逐渐有意识地应用其治疗伤病,以后又运用一些原始的提炼方法制成服用方便的"药剂"。古时认为凡可以治病者,皆谓之药,并以草、木、虫、石、谷为五药。如人参属草类,具有大补元气的作用和回阳救逆的功效;黄柏属木类,可清湿热;蝎子属虫类,能镇惊息风,攻毒散结;石膏属矿石类,具有清热泻火的作用;谷类如麦芽,具有养心益气的作用。目前市场售药中约有 25% 或更多来源于天然产物。18 世纪后半叶到 19 世纪初,人们开始运用化学方法从天然动植物中提取有效成分,并开始了以天然药物为先导化合物进行人工合成药物的研究。如从鸦片中分离得到吗啡;从金鸡纳树皮中分离得到奎宁和金鸡宁;从颠茄中分离得到阿托品等。1932 年德国化学家多马克在研究偶氮染料时合成了百浪多息,动物实验证明其对链球菌和金黄色葡萄球菌感染有特效,成为化学合成药物的标志性成就;1952 年人工合成吗啡获得成功。至此,人工化学合成药物获得飞速发展。目前临床应用的药物中,化学合成药物已占主导地位。1982 年世界上第一个生物技术药物重组人胰岛素上市,标志着生物技术制药产业的兴起。20 世纪 90 年代以来,生物技术药物开发研究获得迅猛发展,已成为世界各国医药研究开发的热点。

我国新药研制的历史,大约经历了三个阶段。第一阶段:改革开放初到 20 世纪 80 年代末,新药研制与国家审评制度从无到有,从不健全到完善,这时的新药研制处于较低的水平,多以三、四类药为主。第二阶段从 20 世纪 80 年代末到 90 年代初,这一时期新药研制的水平不断提高,出现了一些一、二类药,新药研制的水平上升到了一个新的高度。20世纪90年代以来为新药研制的第三阶段,尤其是近几年来,一、二类药明显增多,国内一些大公司重视高科技的投入,国家基金的扶持、重大基金的支持等使得新药的研制水平不断提高,基础研究不断地渗透,创新意识更为浓厚。1997年党的十五大提出"科教兴国"的战略指导方针,"九五"期间实施的"新药研究与产业化开发项目",使我国新药研究与开发能力得到了很大提高,基本形成了全国的新药筛选、安全性评价和临床试验研究体系,可以按照国际规范的要求进行新药的研究。"十五"期间完善了新药研究开发体系,建立了新药开发的各个环节相应的技术平台,如筛选平台、临床前药效学和安全性评价平台、药动学平台、临床试验平台、生物技术药物规模化制备平台、动物细胞表达产品大规模高效培养平台等。"十一五"期间是战略机遇与矛盾并存的关键时期,一是跨国医药企业进入中国市场,进口药品份额增大,中国医药企业面临更强大的竞争对手;另一个是仿制的路越来越窄,为我国新药由仿制向创制的战略转变带来新的发展机遇。"十二五"期间,我国的新药专项将严格遵照服务医改,满足人民用药需求和支撑医药产业的发展,培育新兴的战略产业这个基本目标,做到三个有利于:有利于为人民健康提供安全有效、价格低廉的新药或者经过技术改造的大药,为人民健康作出实质性的贡献;有利于新兴产业的培育,加速我国医药产业持续的发展;有利于提高我国医药科技与产业的持续发展能力和核心竞争力,为从事新药项目的业界人士指明了方向。在2015年全国医药工业信息年会上,根据科技部重大专项办的部署和要求,新药专项启动了"十三五"发展战略研究及实施计划编制工作,新药获批数量明显增加。

所有这些都意味着新药研究已不再是一般意义上的开发,而是高技术、高智能的创新工作。

根据2020年1月22日国家市场监督管理总局发布的《药品注册管理办法》,药品注册按照中药、化学药和生物制品等进行分类注册管理。

二、新药研制与开发展望

药物治疗概念正在发生根本性改变,以抗肿瘤治疗药物研发为例,BCR-ABL激酶抑制剂格列卫治疗慢性髓细胞性白血病的成功,确立了肿瘤分子靶向治疗的新时代;亚欧人群非小细胞肺癌患者对吉非替尼的不同反应及疗效研究,确立了个体化治疗成为未来药物治疗的新趋势;肿瘤基因组学和肿瘤分子标志的发展使个体化治疗成为可能;曲妥珠单抗成功打开了肿瘤抗体治疗的大门;人乳头瘤病毒疫苗在近百个国家被批准用于宫颈癌预防,真正开辟了肿瘤预防的新时代。新药研发正处于前所未有的机遇期,新药研发是一项高技术、多学科、高投入、高风险、长周期、高回报率的复杂系统工程。

(一)我国新药研发现状

我国近年注重国际上新药研究开发的新进展、新技术,已研究建立了一批细胞、分子乃至基因水平的筛选模型,逐步从经验式、机遇式的普筛向以新理论为指导的定向设计过渡。药物研究可分为发现(discovery)和开发(development)两个阶段。发现阶段的研究包括阐明疾病防治的分子和细胞机制及药物作用的靶标,发展寻找新药的新理论、新方法、新技术,发现创新药物的先导化合物的分子结构并加以优化。新药开发是在得到新化学实体后,通过各种评价使其成为可上市的药物。近年来,国际上创新药物研究发展状况和趋势呈现两个显著特点:一是生命科学前沿领域如基因组、蛋白质组、生物芯片、转基因动物、生物信息学等与药物研究紧密结合,以发现和确证药物作用新靶点作为重要目标;二是一些新兴学科越来越多地渗入到新药的发现和前期研究中,化学、物理学、理论和结构生物学、计算机和信息科学等学科与药物研究的交叉、渗透与结合日益加强,使得新药研究的面貌发生了重大变化,包括出现了一些新的研究领域和具有重大潜力的新技术。这些研究的进展和综合集成,将对创新药物的研究与开发产生长远的、决定性的影响。

（二）新药研发的国际发展趋势

国际上,新药研发者在实验技术上进行了高通量筛选的尝试,并应用计算机辅助设计技术设计出一批有开发前景的新结构化合物,如现已具有用于分子模拟和药物设计功能的完整软、硬件,并已在抗菌药物氧氟沙星类似物、抗阿尔茨海默病药物石杉碱甲类似物、多巴胺受体拮抗剂及凝血酶抑制剂等药物的分子设计方面取得了重要阶段性成果。

1. 药物作用新靶标的发现　药物大多通过与人体内"靶标"分子的相互作用而产生疗效。药物作用新靶点的寻找,已成为当今创新药物研究激烈竞争的焦点。新的药物作用靶点一旦被发现,往往成为一系列新药发现的突破口。

20世纪90年代以来,人类基因组计划（Human Genome Project）进展迅速,基因测序的目标已提前实现。在此基础上,结构和功能基因组学的研究正在紧张展开。在总数估计为3万～4万种的人类基因中,可以发现有相当数量的基因与疾病的发生和防治相关,这些疾病相关基因的发现及其结构、功能的研究,可能大大推动药物作用新靶标的发现。我国科学家对若干致病微生物如钩端螺旋体、志贺菌等的基因组研究正在进行;在白血病和某些实体肿瘤相关基因的结构、功能研究方面,取得了一批具有国际影响的成果。

近年来,蛋白质组学（proteomics）研究迅速兴起,通过采用双向电泳和质谱技术,分离、分析和鉴定细胞内所含有的蛋白,对正常和病理状态下细胞内的蛋白质谱进行对照比较和分析鉴定,找出两者蛋白质谱的定性和定量差异,从而阐明疾病发生的机制,为发现新药提供新的靶标。

生物芯片(包括DNA芯片和蛋白质芯片等),是寻找药物作用新靶点的又一重要技术。DNA芯片,又称基因芯片或DNA阵列（DNA array）,将大量特定序列的寡聚核苷酸(DNA探针)有序地固化在硅或玻璃等材料做的承载基片上,使其能与靶基因进行互补杂交形成DNA探针池。利用DNA芯片可以快速高效地获取空前规模的生物信息,因而可用于发现疾病的相关基因,为寻找新的药物作用靶点做出贡献。

2. 新的筛选模型和筛选技术的研究　在新药研究过程中,通过化合物活性筛选而获得具有生物活性的先导化合物,是创新药物研究的基础。现代生物技术提供的异体表达系统,使得人体的蛋白质可以以比较大的数量从大肠埃希菌或昆虫细胞中获得,用于测试各种化合物的活性,从而使得快速、准确、微量的体外酶活性和受体检测方法得以建立。

随着分子水平的药物筛选模型的出现,筛选方法和技术都发生了根本性的变化。出现了高通量筛选新技术,综合应用自动控制的机器人,基于新的科学原理的检测手段和计算机信息系统等技术,以酶活性、受体结合及受体功能的变化作为检测指标,在极短的时间内即可完成庞大数量的化合物活性筛选,大大加速了新药的寻找和发现。利用"基因敲除"或转基因技术,可以建立基因缺失或基因转入的动物或细胞系,作为药物研究的病理模型,对药物的作用进行试验,也将对新药研究发生重大作用。

3. 结构生物学、生物信息学和计算机辅助药物分子设计　结构生物学是从分子生物学和生物化学中分离出来的一门新兴学科,其主要方向是利用X射线晶体学方法、核磁共振方法和电镜技术测定生物大分子的三维结构,为从原子和分子结构水平上研究生物大分子(蛋白质、核酸和多糖等)的结构与功能的关系、生物大分子-生物大分子和生物大分子-小分子间的相互作用奠定基础。随着人类基因组和蛋白质组计划的兴起,将会有大量的新蛋白产生,目前的结构测定方法远不能满足这两个研究计划的需求。高通量结构测定和计算机分子模拟技术是结构生物学中发展前景较好的两项技术。

生物信息学包括生物信息的获取、处理、存储、传播、分析和解释等方面,其目的是理解各种数据的生物学意义。人类基因组计划和蛋白质组计划的开展,为生物医药研究提供了丰富的生物学信息。而从这些纷繁复杂的生物信息中寻找合适的药物作用靶标是生物信息学的重要目标之一。生物信息学还可用于药物作用机制、药动学以及药物毒性的研究。

计算机辅助药物设计是化学、生物学、数学、物理学以及计算机科学交叉的产物。今天,应用各种理论计算方法和分子图形模拟技术,进行计算机辅助药物设计,已成为国际上十分活跃的科学研究领域。虚拟药物筛选是计算机辅助药物设计的另一种重要策略和方法。虚拟药物筛选指利用各种计算方法对化合物数据库进行"筛选",可以大大减少工作量与成本,加快新药发现的步伐。

4. 组合化学和组合生物催化技术　组合化学是对含有数十万乃至数十亿个化合物的化学库进行同步合成和筛选的方法,包括组合化学库的合成、高通量筛选和化学库编码及解析。目前组合化学发展的一种趋势是和合理药物设计结合起来,通过分子模拟和理论计算方法合理地设计化合物库;目前研究的热点是根据受体生物大分子结合部位的三维结构设计"集中库"以提高组合化学物库的质量和筛选效率。

组合生物催化是药物研究领域中继组合化学之后的又一种新技术。它是将生物催化和组合化学结合起来,即从某一先导化合物出发,用酶催化或微生物转化方法产生化合物库。组合化学和组合生物催化新技术加快了产生新化合物的速度,经过良好设计的组合化学库还可大大提高化合物结构的多样性,从而提高了寻找新药的速度和效率。

5. 0期临床试验研究　国际创新药物研发已经从"泛泛合成,普遍筛选"的简单模式,发展为"分子机制研究→靶点确认→分子设计→先导化合物合成→药理研究→早期评估"相结合的围绕先导化合物的筛选、优化、评估的崭新研究途径。同时,如何在药物研发早期及体外药理学研究阶段便对具有生物活性的化合物开展临床有效性、潜在毒副性的有效预测,从而降低先导化合物后期研发风险,仍是新药创制者最关心的问题。当前国际新药研发的新趋势之一,就是促进新药尽早开展临床评价,由此提出了0期临床试验的理念。

0期临床试验是指活性化合物在完成临床前试验后,但还未正式进入临床试验之前,允许研制者使用微剂量(一般不大于100μg,或小于1%的标准剂量)在少量人群(6人左右,健康志愿者或者患者)进行药物试验以收集必要的有关药物安全及药代动力学的试验数据。它的优势在于能够花费相对较少的资金,获取药物的相关试验数据。如果药物在0期临床试验出现安全问题,可以及时调整Ⅰ期临床试验,甚至放弃Ⅰ期临床试验,从而减少不必要的浪费。0期临床试验为Ⅰ期临床试验前的早期探索性试验,涉及比Ⅰ期更少的资源,能较早发现有希望的候选化合物,可以更加科学地制订Ⅰ期临床试验的方案,从而加快药物后期的临床试验,进而加快药物上市。

（三）新药研制与开发的新期待

近年来，由于计算机技术、现代合成技术、生物技术的应用，以及药物化学与分子生物学、遗传学、免疫学、酶学等学科的交叉渗透，新药研究开发进入了新的发展阶段。主要表现出以下特点：合理药物设计的进一步应用、完善与发展；设计调控长期效应信号分子的药物；逆向分子药理学在新药研究中的应用；利用转基因动物来研制新药；基因治疗药物的应用和发展；应用生物技术改进新药筛选方法和创建新药筛选模型；利用组合化学及其他资源获得更多新药。

1. 合理药物设计 合理药物设计（rational drug design）是依据生命科学研究中所揭示的包括酶、受体、离子通道、核酸等潜在的药物作用靶点，再参考其内源性配体或天然底物的化学结构特征来设计药物分子，以发现选择性作用于靶点的新药，这些药物往往具有活性强、选择性好、不良反应小的特点。这是目前新药研究的主要方向之一。

（1）以受体为靶点的新药研究：近年来受体的亚型和新受体不断被发现和克隆表达，有关它们的生化、生理、药理性质也相继被阐明，为新药的设计和研究提供了更准确的靶点和理论基础。

（2）以酶为靶点的新药研究：酶抑制剂在现有的治疗药物中占有重要地位，世界上销售量最大的20个药物中近一半为酶抑制剂。近年来合理设计的酶抑制剂发展较快，应用较广。

（3）以离子通道为靶点的新药研究：病变的离子通道使离子流动异常，甚至导致细胞死亡，可用药物进行调控。

（4）以核酸为靶点的新药研究：关于肿瘤的癌变机制，人们普遍认为是由基因突变导致基因表达失调和细胞无限增殖所引起的。因此，将癌基因作为药物设计的靶点，利用反义技术，通过人工合成的或天然存在的寡核苷酸，以碱基互补方式抑制或封闭靶基因的表达，从而抑制细胞的增殖。但这种反义寡核苷酸的脂溶性较差，不易跨膜转运至细胞内，且易受核酸酶水解，为克服上述缺点，人们致力于它的结构修饰，并已取得了一定进展。

2. 应用现代生物技术研究新药 以基因工程、细胞工程、发酵工程和酶工程为主体的现代生物技术是20世纪70年代开始异军突起的高新技术领域，为大量新型药物的发现开辟了一条新途径。自1982年第一个基因重组医药产品人胰岛素在美国面市以来，至今全世界已有数十个生物技术药物上市，我国目前也能生产15种重要的基因工程药物。现代生物技术开辟了人体内源性多肽、蛋白质药物的新天地。与此同时它也正渗透到医药的各个领域，从抗生素、氨基酸、化学合成药的生物转化到单克隆抗体、靶向制剂等。

3. 发现新药的新途径 近年来组合化学（combinatorial chemistry）技术已应用于获取新化合物分子。该技术是通过化学或生物合成的程序将一些基本的小分子如氨基酸、核苷酸、单糖等系统地装配成不同的组合，由此得到大量的分子，这些化合物具有多样性特征，从而建立化学分子库。对上述获得的化合物进行高通量筛选，寻找具有活性的先导物。据统计，20世纪90年代后用组合化学技术获得的各类化合物总和，已超过人类有史以来所发现全部化合物的总和。这种快速获取多样性分子，并经群集筛选，获得有潜力的化合物结构与活性信息，大大提高了研究新药的效率和水平。

新药研制与开发包括新药研发项目立项、结构筛选、基础研究、新药筛选模型的建立、药学研究、新药临床前安全性评价、临床试验的申报和审批等流程（图2-1）。

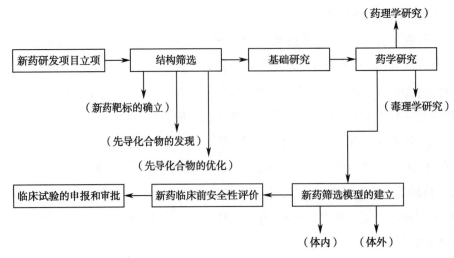

图 2-1　新药研制与开发流程图

第二节　新药的研发流程

总的来说新药的研发分为两个阶段：研究和开发。这两个阶段是相继发生有互相联系的。区分两个阶段的标志是候选药物的确定，即在确定候选药物之前为研究阶段，确定之后的工作为开发阶段。所谓候选药物是指拟进行系统的临床前试验并进入临床研究的活性化合物。研究阶段包括四个重要环节，即新靶标的确定、新药筛选模型的建立、先导化合物的发现、先导化合物的优化。

确定治疗的疾病目标和作用的环节及靶标，是创制新药的出发点，也是以后施行的各种操作的依据。药物靶标是指体内具有药效功能并能被药物作用的生物大分子，包括酶、受体、离子通道、核酸等，编码靶标蛋白的基因被称为靶标基因。目前，确认靶标的技术：一是利用基因重组技术建立转基因动物模型或进行基因敲除以验证与特定代谢途径相关或表型的靶标；二是利用反义寡核苷酸技术通过抑制特定的 mRNA 对蛋白质的翻译来确认新的靶标。

一、新药靶点的确立

(一) 以基因组学、生物信息学为基础发现药物靶标

基因组学技术在药物靶标发现中的应用主要体现在以下两个方面：确认致病蛋白质的综合策略和致病蛋白质部分表征的靶标专一策略。前者注重于对致病相关基因序列、蛋白质序列等分子信息的分析，包括计算机同源校准（在宿主和病原基因组之间进行同源性比较分析，进而找出致病基因序列）、差别基因表达分析及整体蛋白质组分析；后者侧重于对疾病相关基因（靶基因）功能的分析，包括基因敲除、反义 mRNA 和核酶抑制以及计算机模拟对基因产物结构和功能的预示。

基因组学技术在靶标的验证方面也有重要作用。人类遗传学（human genetics）、生物信息学（bioinformatics）、表达图谱（expression profiling）、代谢途径分析（pathway analysis）、基因敲除（gene knockout）、过量表达（over-expression）、基因筛选（gene-to-screen）等技术可以在基因组水平上高通量大

规模筛选和确证靶基因及疾病相关遗传标记。

在生物信息学方面,应用 INVDOCK 软件进行计算机搜寻药物靶标是一个很便捷的途径,此软件可同时寻找数个中草药有效成分的治疗靶标,并同已知实验结果进行比较。研究结果显示该软件具有实际应用潜力及在普及型计算机上进行运算的可行性。此方法除用于研究药物或先导化合物的未知靶标外,亦可用来研究中草药的作用机制。

1. **以蛋白质组学为基础发现药物靶标** 研究表明,人体内可能存在的药物作用靶标有 3 000~15 000 个,而统计结果显示,目前发现的药物靶标不到 500 个,这说明还有大量的药物作用靶标未被发现。大多数药物靶标都是在生命活动中扮演重要角色的蛋白质,如酶、受体、激素等。通过蛋白质组学的方法比较疾病状态和正常生理状态下蛋白质表达的差异,有可能找到有效的药物作用靶标,其中应用较多的是双向凝胶电泳(two-dimensional gel electrophoresis,2-DE)和质谱分析技术(mass spectrographic analysis,MS)。

双向凝胶电泳技术,根据蛋白质样品等电点和相对分子质量的不同进行分离,在得到的电泳图谱中,疾病状态和正常生理状态的蛋白质染色斑点的分布会出现差异,以此为线索,可以发现新的药物靶标。质谱分析技术具有高通量、敏感性强的特点,能根据相关序列识别蛋白质。其主要作用是识别不同样品中大量相关蛋白质的差异,根据这些差异来筛选可能的疾病相关蛋白,通过与临床试验比较,确定真正的靶标蛋白。

利用蛋白质组学技术发现药物靶标的一般流程是:样品制备(sample preparation)→分离(fractionation)→质谱分析(mass spectrographic analysis)→蛋白质阵列(protein array)→计算生物学(computational biology)→结构蛋白质组学(structural proteomics)→结合特征分析(binding characteristics)。

另外,酵母双杂交技术也是发现药物靶标的重要途径。该技术能够通过报告基因的表达产物敏感地检测到蛋白质之间相互作用的路径。对于能够引发疾病反应的蛋白质相互作用,可以采取药物干扰的方法,阻止它们的相互作用以达到治疗疾病的目的。

2. **以中草药单分子化合物为探针发现药物靶标** 近年来兴起的生物分子相互作用分析技术(biomolecular interaction analysis,BIA)可以将中草药单分子化合物作为探针,通过跟踪监测它与蛋白质分子之间的相互作用来发现药物靶标。BIA 是基于表面等离子共振(surface plasmon resonance,SPR)技术来实时跟踪生物分子间的相互作用的。操作时先将一种生物分子(如药物分子)作为探针固定在传感器芯片表面,将与之相互作用的分子(如配体蛋白质)溶于溶液流过芯片表面,应用检测器跟踪检测溶液中的分子与芯片表面的分子结合和解离的整个过程。这种方法也被称作"配体垂钓",通过配体垂钓不仅可以发现药物作用的靶标分子,也可以将靶标分子作为固定相用来发现中草药中的活性成分。

(二) 基于靶标的药物设计

基于靶标分子结构的药物设计是利用生物大分子靶标及相应的配体——靶标复合物三维结构的信息设计新药。其基本过程是:

(1)确定药物作用的靶标分子(如蛋白质、核酸等)。

(2)对靶标分子进行分离纯化。

(3)确定靶标分子的三维结构,提出一系列假定的配体与靶分子复合物的三维结构。

(4)依据这些结构信息,利用相关的计算机程序和法则如 DOCK 进行配体分子设计,模拟出最佳的配体结构模型。

（5）合成这些模拟出来的结构,进行活性测试。

反复重复以上过程,若对测试结果感到满意,可进入前临床试验研究阶段。基于靶标分子结构的药物设计需要采用 X 射线衍射分析和核磁共振(nuclear magnetic resonance,NMR)等结构生物学的研究手段,对靶标蛋白质的分子结构进行深入研究,获得相关信息,借助计算机技术建立靶标的蛋白质结构模型。如治疗艾滋病的氨普那韦(amprenavir)和奈非那韦(nelfinavir)就是利用人类免疫缺陷病毒(HIV)蛋白酶的晶体结构开发的药物。

另外,近年来,对于双靶标的研究也越来越多。双靶标可以同时干扰两个或多个环节提高治疗的效果。研发作用于双靶标化合物的总体过程与单靶标药物没有本质区别,发现先导物可以基于知识或理性的分子设计,分析现有临床应用的药物或活性化合物的结构,通过药物化学或分子模拟方法设计新的分子;或是通过随机筛选或目标库的活性评价获得先导物。这些途径所得到的作用于双靶标的先导物,可能有以下三种情况:①得到两个化合物 M1 和 M2,分别对靶标 A 和 B 有活性;②得到一个化合物 M,对 A 和 B 都有选择性活性,但强度不同;③ M 除对 A、B 有活性外,还对靶标 C 有作用,因而有非选择性的"多余"的活性。对于上述不同的情况,在优化过程中,应采取不同的方略。

(三) 药物靶标在药物开发及疾病治疗中的应用

在疾病相关的靶标分子被发现和确认以后,即可根据这些靶标分子的特点设计出相关的药物进行靶向治疗。例如:世界性的疑难病症阿尔茨海默病(Alzheimer's disease,AD)是一种常见的神经退行性病变,发病率较高,已成为现代社会严重威胁老年人健康的疾病之一。AD 的病因复杂,发病涉及许多环节,包括神经递质与受体、淀粉样蛋白沉积、tau 蛋白磷酸化、炎症反应及其他环节,这些环节为药物靶标的发现和选择提供了多种靶点,据此人们找到了针对这些靶点的相关药物,如胆碱酯酶抑制剂类主要有多奈哌齐(donepezil)、加兰他敏(galantamine)、石杉碱甲(huperzine-A)等;N- 甲基 -D- 天冬氨酸(NMDA)受体拮抗剂如美金刚(memantine)。

在利用药物靶标进行疾病的靶向治疗方面,应用最多的是对肿瘤的治疗。抗癌药大多数为直接攻击 DNA 或抑制其合成的化合物,对肿瘤细胞缺乏特异性。为了研制出具有特异性的药物,需要找到在肿瘤的病因学和病理过程中起作用的特异的靶标分子,其中包括细胞周期相关蛋白、信号转导通路元件、细胞凋亡因子、端粒酶、细胞的黏附和运动因子等,设计出针对这些靶标分子的特异性药物,并结合纳米生物学技术给药物分子装配"制导"装置,进行针对肿瘤细胞的靶向治疗。这样就大大降低了抗癌药物对正常细胞的毒性作用,提高了病灶部位的药物浓度,从而极大地提高了治疗效果。如小分子 STI571 和曲妥珠单抗(赫赛汀,Herceptin)等药物选择性强,临床效果显著且不良反应小,多药联合使用时常能增强传统化疗药物的作用。针对分子靶标的新一代抗肿瘤药物将成为肿瘤化疗主要的发展方向。

二、新药筛选模型的建立

新药筛选模型(drug screening model)是用于证明某种物质具有药理活性的实验方法,用以筛选和评价化合物的活性。这些实验方法是寻找和发现药物的重要条件之一。人们在长期寻找药物的实践过程中,建立了大量用于新药筛选的各类模型,在新药发现和研究中发挥了积极作用。随着生命科学的发展,新的药物筛选模型不断出现,这些筛选模型不仅促进了药物的发现,而且对药物筛选的方法、理论、技术都产生了巨大影响。应用于药物筛选的模型有多种,根据所选用的材料和药物作用的对象以及操作特点,可以将这些模型分为体外模型和体内模型两大类。

（一）体内模型的建立

用整体动物进行新药筛选是长期以来倍受重视的方法,其最大优点是可以从整体水平,直观地反映出药物的治疗作用、不良反应以及毒性作用。由整体动物模型获得的筛选结果,对预测被筛选样品的临床价值和应用前景具有十分重要的价值。

整体动物模型包括正常动物和病理动物模型。由于正常动物并不能充分反映药物在病理条件下的治疗作用,在药物筛选中应用更多的是整体动物病理模型。因此,研究和制备更多的整体病理动物模型,成为药物研究领域长期的重要课题。理想的整体动物模型应具备的基本条件是病理机制与人类疾病的相似性、病理表现的稳定性和药物作用的可观察性。

由于整体动物的特殊性,决定了药物筛选的过程主要依赖于手工操作,而且只能对有限的样品进行筛选,特别是人类目前在实验动物身上复制出的病理模型还十分有限,使用整体动物模型筛选新药具有显著的局限性、低效率和高成本等不足之处。近年来,在制备模拟人类疾病的动物模型方面,出现了一些新的动物模型,如遗传性病理动物、基因敲除和转基因动物模型,以及用化学、物理或其他方法制备的动物模型。遗传性动物模型如高血压大鼠、糖尿病大鼠和小鼠、肥胖症小鼠、心肌病大鼠等。基因敲除和转基因动物的发展更是令人瞩目,采用这种方法,建立了多种动物模型,如衰老性动物、老年痴呆动物等。

（二）体外模型的建立

1. 组织器官水平的筛选模型　随着现代医学和现代药理学的发展,采用动物的组织、器官制备的药物筛选模型越来越多,如离体血管实验、心脏灌流实验、组织培养实验等方法。通过观察药物对特定组织或器官的作用,可以分析药物作用原理和可能具有的药理作用。组织、器官水平的筛选模型可以反映生理条件下的药物作用,也可以制备成病理模型,观察药物对病理条件下组织器官的作用。应用组织器官模型筛选药物,不仅降低了筛选样品的用量,降低了劳动强度,扩大了筛选规模,提高了筛选效率,降低了筛选成本,减少了动物用量,并减少了影响药物作用的因素,易于评价药物作用,是药物筛选技术的一大进步,在一定程度上克服了整体动物模型的不足。

组织器官水平的筛选模型进行药物筛选也存在明显的缺点,主要是规模小,效率低,反映药物作用有限,对样品的需求量仍然较大,不易实现一药多筛,此外,人工操作技术要求高等也是影响其在药物筛选中应用的主要原因之一。近年来通过与形态学、生物化学、电子学等多种方法相结合,使检测手段取得巨大的发展;在实验结果的记录和处理方面,通过与计算机技术相结合,实现了智能化和自动化。随着测定方法的改进和结果处理自动化,组织器官水平的筛选模型研究方面取得了很大的进步。

2. 细胞水平药物筛选模型　细胞水平的筛选模型是观察被筛样品对细胞的作用。用于筛选的细胞模型包括各种正常细胞、病理细胞(如肿瘤细胞和经过不同手段模拟的病理细胞)。药物对细胞的作用有多种表现,但是由于检测方法和检测手段的限制,可供药物筛选的检测指标还很有限。在细胞模型的建立方面,扩大检测范围,是应用细胞模型的重要研究内容。由于细胞模型的材料来源比较容易,在药物筛选方面具有广阔的应用前景。细胞生物学的进展使更多的细胞可用于筛选,除正常细胞外,转基因细胞、病理细胞等被更多地用于药物筛选实验中。目前,多数生物性物质都可通过转基因的方法由细胞表达,为新药筛选创造了的便利条件。

3. 分子水平药物筛选模型 分子水平筛选模型是高通量药物筛选中使用最多的模型,根据生物分子的类型,主要分为受体、酶和其他类型的模型。分子水平的筛选模型的最大特点是药物作用靶点明确,应用这种方法筛选可以直接得到药物作用机制的信息。筛选作用于受体的药物,通常使用放射标记竞争结合分析法,这一方法具有灵敏度高、特异性强等特点,适合于大规模筛选。筛选作用于酶的药物,主要是观察药物对酶活性的影响,由于药物与酶的相互作用也是分子间的结合,也可以采用与靶点结合的方法进行检测。检测酶活性的方法很多,酶的反应底物、产物都可用作检测指标,并可由此确定酶反应速度。

由于近年来分子生物学技术和细胞生物学技术的快速发展,分子药理学研究也不断深入,新的药物作用靶点、功能蛋白质、基因表达的变化,生物活性成分等不断发现,为药物筛选提供了大量新的靶点,这些新的靶点为新药筛选提供了新的信息和机会。

4. 基因芯片技术 基因是遗传信息的载体,药物通过不同的作用靶点作用于组织细胞,直接或间接地影响细胞内基因的表达。随着分子生物学的发展而建立起来的基因水平的药物筛选模型,可以从更深入的层次评价药物的作用,从而可以为许多疑难病症提供新的治疗途径和方法。基因工程技术与药物筛选的结合使人类发现了许多活性成分,是新药筛选方法上的革命。应用基于报告基因的功能性新药筛选方法进行中药及其复方有效成分的筛选,可以明显提高筛选的流通量并在筛选的过程中得到有关细胞内功能性反应的信息,具有广阔的应用前景。

基因芯片技术是分子生物学与微电子技术相结合的 DNA 分析检测技术,因其具有突出的并行性、高通量、微型化和自动化,已成为后基因组时代基因功能分析的最重要技术之一。用于药物筛选的基因芯片主要是 DNA 微阵列表达谱基因芯片,通过对用药前后两组样品进行表达谱基因芯片检测,可反映出该药物作用后相应组织或细胞中基因表达谱的变化,从而揭示药物作用的靶基因。利用基因芯片进行药物筛选,可以省略大量的动物实验,大大缩短药物筛选的时间和成本。

三、先导化合物的发现

先导化合物(lead compound)是指新发现的对某种靶标和模型呈现明确药理活性的化合物。这是一类虽然在治疗方面具有合乎要求的性质,但要么活性不是很高,要么具有某些毒副作用等不足之处,因而不能直接用于临床的化合物,以其作为新药设计的起始点,通过设计改造加强其有用的性质,剔除或减弱不适合的副作用可能得到新的化合物。要发现先导化合物必须通过药理活性筛选,从众多的化合物中挑选出具有生物活性的先导物。评价化合物生物活性的实验模型称为筛选模型,准确地建立筛选模型是发现先导化合物的关键。一种筛选模型可以用于筛选多种化合物,一种化合物应该进行多种模型筛选。筛选模型主要包括体外(in vitro)模型、体内(in vivo)模型。新的大容量的化合物库的建立是药物设计的基础和保障,包括人工合成和天然提取的新化学实体,以及相关的药理活性数据。

(一)已知生物活性物质的修饰和改良

通过对已知生物活性物质进行结构改造和化学修饰,可以发现活性、选择性和安全性更高的新型化合物,这也是先导物发现中最常用、最简单的一种方法。

1. 从现有药物总结性研究中发现模型先导化合物 以老药作为先导物,主要有以下两方面的工作:一方面为了临床的需要对现有药物进行改造,如改善药物吸收,延长作用时间,增加疗效,降低给药剂量,避免某些毒副作用等;另一方面在药理工作、临床治疗中发现的新作用(老药新用),如阿司匹林新的作用和功能不断被发现。

2. 已知生理活性物质的改造 这是新药研究中最常用的一种方法,原药的类似物可分为两种类型:第一类为早期阶段的类似物,即在原药上市前发现的结构类似物;第二类为药物类似物,是在原药上市后对其类似物进行研究而发现的结构类似物或者叫模仿新药(me-too 药物)。

3. 从中药现代化及海洋生物中发现先导化合物 中药现代化的深入研究是目前药物化学研究中的一个热点,中药复方作为多靶点作用和整体治疗药物,在某些重大疾病和疑难病治疗中发挥了化学药物不可替代的作用。现代天然产物和中药现代化研究更加注重技术手段的创新,加速了一批新技术和新方法,在中药及其复方物质基础研究中发挥越来越大的作用。

海洋生物的种类约占全球生物的一半,海洋生物中已发现有多肽类、大环聚酯类、聚醚类等 2 000 多种生物活性物质,从中发现了一批重要的抗癌、抗病毒活性物质,显示出海洋药物研究利用具有十分广阔的前景,是创新药物的丰富来源。

(二)利用特定的生物学评定方法对任意选定的化合物的筛选

1. 随机筛选(random screening)与偶然发现 随机筛选又称普筛,是利用特定的药理学模型评价大量化合物的方法,有时也称为广泛筛选;定向筛选是在普筛的基础上,再以特异性的生物活性为指标,针对先导化合物优化研究的衍生物,以期找到生物活性更优的先导物。随机筛选是定向筛选的基础,没有先导物的发现,定向筛选就没有根据。在筛选中常可能发现一些偶然现象,即在偶然中发现新的先导化合物。如青霉素的发现。

2. 彻底筛选(extensive screening) 彻底筛选是对于少数结构复杂的独特化合物进行彻底的药理学评价,通常是用于设计合成或者由天然物提取得到的全新化合物,通过广泛的药理学研究确定其是否具有令人感兴趣的活性。

一般来说,进行彻底筛选的化合物应该具备以下条件:化学方面研究得较少;容易得到;可以进行大量的结构变化;具备多个具有挑战性的化学问题;预见能够得到活性化合物。如紫杉醇等。

3. 高通量筛选(high-throughput screening,HTS) 随着机器人工程学的进步和体外试验的小型化、受体化,20 世纪 80 年代,人们将很多种生物学靶体同时用于对数千种化合物进行筛选的过程,即高通量筛选。如胰岛素模拟物的发现。近二三十年来,国际上生物化学、分子生物学、分子药理学和生物技术(包括基因工程技术)的研究进展,阐明了影响生命过程的许多环节,越来越多的药物作用的靶标已被分离纯化、鉴定、克隆和表达出来,并进入药物筛选系统。同时建立起许多灵敏度高、特异性强、微量快速的检测新技术,形成了高通量筛选系统。高通量筛选技术突破了传统的药物筛选模式,极大地提高了新药的研究效率。

4. 药物合成中间体作为先导化合物 对药物合成中间体进行筛选很有必要,中间体与最终设计产物具有很多相同的官能团,可能具有共同的生物活性。如降转氨酶药物联苯双酯的发现,就是开始于对木质素全合成的中间体的筛选得到的。

（三）利用生物学、医学领域的新发现以及偶然发现的各种生物信息

生物信息指的是从人、动植物和细菌中某些物质偶然的或自发引起的生理现象而得到的信息，包括有益的、有害的或者不太清楚其价值的生理活性。

1. **源于从人体观察到的现象**

（1）基于临床观察到的药物副作用发现先导化合物

1）从磺胺药到利尿剂：磺胺药可产生利尿作用，作用很小，但通过对大量的衍生物进行结构改造，最终抛弃磺胺骨架，得到系列利尿药，如碳酸肝酶抑制剂乙酰唑胺（第一代）、氯噻嗪（第二代）。

2）磺基脲的降血糖作用：20世纪40年代利用磺胺异噻唑治疗伤寒时发现该药会导致急性或持久性血糖降低，后来从磺胺类衍生物开始合成万余种化合物，终于找到对糖尿病有效的格列吡嗪、格列波脲等。

3）米诺地尔的毛发生长促进作用：米诺地尔临床用于降血压，副作用是促进毛发生长，现将其作为毛发生长促进剂，局部用药治疗脱发症。

（2）基于生物转化发现先导化合物氧化反应代谢产物：抗炎镇痛药保泰松在体内经氧化代谢主要生成苯环4位羟基化和ω-1位羟基化两种代谢产物，4位羟基化产物羟布宗抗炎活性强于保泰松，已经作为新药上市，ω-1位羟基化产物具有新的药理活性，可促进尿酸的排泄，具有治疗痛风的作用，以其为先导物开发出抗痛风药磺吡酮。

（3）追加适应证——老药新用：老药新用不能完全算是发现先导化合物，但可以认为是发现原药物的新的作用机制，利于发现先导物。

2. **天然产物中活性成分的分离**　天然产物的来源主要有三种，即植物、微生物和动物，天然活性物质通常具有复杂、新颖的结构类型，往往具有独特的生理活性和新的作用机制。如青蒿素是从黄花蒿中提取出来的，是治疗疟疾的主要成分，但生物利用度低，复发率较高，以其为先导物得到蒿甲醚，活性增加。如长春花生物碱是从长春花中分离所得，具有抗肿瘤作用。洛伐他汀来源于真菌，以其为先导物设计合成了许多类似物，如美伐他汀、辛伐他汀等。作为先导物的来源，动物研究较少，像毒蛇、毒蜂的毒液、毒素等。

（四）以与病理学异常有关的分子知识为基础，对新的生理活性物质进行合理设计

有的放矢地进行药物设计，最理想的是要清楚药物将要作用的受体靶点，一旦机体的一些生理、病理过程被阐明，随之而来就会给药物设计带来巨大的突破。生物化学和分子药理学、分子生物学的迅猛发展，特别是基因组学和蛋白质组学的发展，为系统地寻找和研究生物活性物质的功能提供了坚实的基础，而内源性活性物质、生物合成的级联反应、代谢中间体和终产物均可以作为药物分子设计的新靶点和先导物。

即使在酶和受体的三维结构还不清楚的情况下，也可以通过它们的性质对相关配基结构进行变换、改造或修饰，增强或减弱、拮抗原生理生化过程，纠正或者调节异常的或失衡的机体功能。

四、先导化合物的优化

先导化合物的优化，即为了一定目的，在构效关系研究的基础上，运用化学方法进行先导物的结构改造，从而发现作用更佳的化合物的过程。最常用的优化方法有：复杂化合物的结构简化、副作用选择优化法、立体异构化和外消旋化。

(一) 复杂化合物的结构简化

结构简化是先导物优化的有效方法之一,尤其适用于结构复杂的天然产物的优化。通过移去不属于药效团的基团,使其在保持药效的基础上更易于合成。从吗啡到芬太尼,结构大大简化,适合于大量生产。

(二) 副作用选择优化法

副作用选择优化法(SOSA),即利用副作用的作用机制,经过分子改造后用来治疗另一类疾病。用于治疗的药物除了能够与主靶点产生强的相互作用(主要作用)外,也可能与其他靶点产生弱的相互作用,由于这些作用与主要治疗作用无关而被认为是副作用,SOSA 方法就是要将其亲和性颠倒过来,把副作用变为主要作用,同时将主要作用变为副作用,并尽可能地减弱。

(三) 立体异构化和外消旋化

立体异构药物中,非对映异构体和几何异构体一般化学性质差异较大。除少数药物在体内发生相互转化的特例外,大多数药物都是进行手性分离单独作为化学实体进行处理和开发的。1992 年,美国 FDA 就要求如果开发的药物是外消旋体时,必须对两种异构体进行研究,并证明它们无任何有害的毒副作用。

药物对映体的生物活性一般包括:不同对映体的作用相同;一种对映体有活性,另一种活性较弱或无活性;两种对映体的作用相反;一种对映体具有药理活性,另一种对映体具有毒性;对映体作用的互补性。单一对映体药物的开发包括:外消旋体转换、手性药物合成和去掉不对称中心。

第三节 新药的临床前研究

新药投入临床试验之前必须经过安全有效的临床前研究作为基础,新药的临床前研究包括药学研究和药理毒理学研究。其中药理毒理学研究分成两部分,即药理学和毒理学。药理学研究包括新药的药效学和药动学,毒理学研究包括一般毒性、特殊毒性、免疫原性、安全药理学。一般毒性试验包括单次和重复给药毒性试验,即急性毒性和长期毒性试验。

新药的临床前安全性评价包括新药的全身性毒性试验、局部毒性试验、药物特殊毒性试验、药物依赖性试验。全身性毒性试验包括一般药理学试验、急性毒性试验、长期毒性试验;局部毒性试验包括刺激试验、过敏试验、溶血试验;药物特殊毒性试验包括致畸、致癌、致突变试验、免疫毒性试验、生殖毒性试验;药物依赖性试验包括精神药理学实验、躯体依赖性试验、精神依赖性试验。

一、药学研究主要内容

1. 原料药生产工艺研究。

2. 制剂处方及工艺研究。

3. 确证化学结构或组分研究。

4. 质量研究,包括理化性质、纯度检查、溶出度、含量测定等。

5. 质量标准草案及起草说明。

6. 稳定性研究。

7. 临床研究用样品及其检验报告。

8. 产品包装材料及其选择依据。

二、药理毒理学研究

(一) 药理学研究

1. 药效学试验 主要药效学研究和安全性评价

(1)主要药效学研究

1)药效学试验:应以动物体内试验为主,必要时配合体外试验,从不同层次证实其药效。

2)观测指标:应选用特异性强、敏感性高、重现性好、客观、定量或半定量的指标进行观测。

3)实验动物:根据各种试验的具体要求,合理选择动物,对其种属、性别、年龄、体重、健康状态、饲养条件、动物来源及合格证号等,应有详细记录。

4)给药剂量及途径:①试验分组:各种试验至少应设 3 个剂量组,剂量选择应合理,尽量反映量效和 / 或时效关系,大动物(猴、犬等)试验或在特殊情况下,可适当减少剂量组;②给药途径:应与临床相同,如确有困难,也可选用其他给药途径进行试验,但应说明原因。

5)对照:主要药效学研究应设对照组,包括正常动物空白对照组、模型动物对照组、阳性药物对照组(必要时增设溶媒或赋形剂对照组)。阳性对照药应选用正式批准生产的药品,根据需要设一个或多个剂量组。

(2)安全性评价主要观察给药后对动物以下三个系统的影响。

1)神经系统:活动情况、行为变化等,以确定对中枢神经系统的影响。

2)心血管系统:对心电图、心率及血压等的影响。

3)呼吸系统:对呼吸频率、节律及幅度的影响,须设 3 个剂量组,低剂量应相当于药效学的有效剂量;给药途径应与主要药效学研究相同。

2. 药动学研究 对有效成分明确的新药,可参照化学药品的药动学研究方法,研究其在动物体内的吸收、分布、代谢及排泄,并计算各项参数。

(二) 毒理学研究

包括单次给药毒性试验、重复给药毒性试验和特殊毒性试验。

1. 单次给药毒性试验

(1)近似致死剂量法:由剂量序列表找出可能的致死剂量范围,在此范围内,每间隔一个剂量给一只动物,测出最低致死剂量和最高非致死剂量,然后用二者之间的剂量给一只动物。如果该剂量下动物未发生死亡,则该剂量与最低致死剂量之间的范围为近似致死剂量范围;如果该剂量下动物死亡,则该剂量与最高非致死剂量间的范围为近似致死剂量范围。

(2)最大给药量试验:如因受试药物的浓度或体积限制,无法测出半数致死量(LD_{50})时,可做最大给药量试验。试验应选用拟推荐临床试验的给药途径,以动物能耐受的最大浓度、最大体积的药量单次或一日内 2~3 次给予动物(如用小鼠,动物数不得少于 20 只,雌雄各半),连续观 14 天,详细记录动物反应情况,计算出总给药量(折合成药量 g/kg)。

（3）固定剂量法：固定剂量法分以固定剂量 5、50、300 及 2 000mg/kg 作为试验剂量，结果判定分为高毒（T+）、有毒（T）、有害（H）和毒性未分类（U）。观察指标不以死亡作为观察终点，而是以明显的毒性反应作为终点指标进行评价，为化学物的毒性分类提供信息（见表 2-1）

表 2-1　固定剂量法

剂量 / (mg/kg)	试验结果		
	存活率 <100%	100% 存活、毒性表现明显	100% 存活、无明显中毒表现
5	高毒（very toxic）（$LD_{50} \leqslant 25mg/kg$）	有毒（toxic）（LD_{50} 25~200mg/kg）	用 50mg/kg 进行试验
50	有毒或高毒，用 5mg/kg 进行试验	有害（harmful）（LD_{50} 200~2 000mg/kg）	用 300mg/kg 进行试验
300	有毒或有害，用 50mg/kg 进行试验	（LD_{50} >2 000mg/kg）	用 2 000mg/kg 进行试验
2 000	用 300mg/kg 进行试验	该化合物无严重急性中毒的危险性	

（4）上下法：该方法分为限度试验和主试验。限度试验主要用于有资料提示受试物毒性可能较小的情况，是最多用 5 只动物的序列试验。该试验剂量为 2 000mg/kg，特殊情况下也可使用 5 000mg/kg。主试验是由一个设定的给药程序组成，在此程序中，每次给药 1 只动物，间隔至少 48 小时。给药间隔取决于毒性出现时间、持续时间和毒性的严重程度。在确信前一只动物给药后能存活之前，应推迟按下一剂量给药。

（5）累积剂量设计法：经典的试验设计需要 8 只动物，分为对照组和给药组，每组 4 只动物，雌雄各 2 只。通常隔日给予下个高剂量，剂量逐渐加大，直到出现动物死亡时或达到剂量上限时为止。

（6）半数致死量法：选用拟推荐临床试验的给药途径，观察单次给药后动物的毒性反应，并测定其 LD_{50}。水溶性好的一、二类新药应测定两种给药途径的 LD_{50}。给药后至少观察 14 天，记录动物毒性反应情况、体重变化及动物死亡时间分布。对死亡动物应及时进行肉眼尸检，当尸检发现病变时应对该组织进行组织病理学检查。

2. 重复给药毒性试验　重复给药毒性试验是观察动物因连续用药而产生的毒性反应及其严重程度，以及停药后的发展和恢复情况，为临床研究提供依据。重复给药毒性试验条件包括动物、剂量、方法与给药途径以及试验周期。

它是非临床安全性评价的重要内容。重复给药毒性实验可以预测受试药物可能引起的临床不良反应，包括不良反应的性质、程度、量效和时效关系以及可逆性等；判断受试药物重复给药的毒性靶器官或靶组织；可能确定未观察到临床不良反应的剂量水平；推测第一次临床试验的起始剂量，为后续临床试验提供安全剂量范围；为临床不良反应监测及防治提供参考。

重复给药毒性试验给药剂量原则上至少应设低中高三个剂量组以及一个溶媒对照组，必要时设立空白对照组和 / 或阳性对照组。给药途径原则上应与临床拟用途径一致。给药频率原则上每天给药，特殊类型的受试物就其毒性特点和临床给药方案等原因可根据具体药物的特点设计给药频率。试验期限的选定根据拟定的临床疗程、适应证、用药人群等进行设计。

3. 特殊毒性试验　可能影响胎儿或子代发育的药物，除按一般毒理学要求进行试验外，还应增加相应的特殊毒性试验，如致突变试验（mutagenesis test）、致畸试验（teratogenesis test）和致癌试验（carcinogenesis test）。

第四节　新药的临床研究

新药的临床研究包括Ⅰ、Ⅱ、Ⅲ和Ⅳ期临床试验。Ⅰ期临床试验的内容为药物耐受性试验与药动学研究,其目的是在健康志愿者中研究人体对药物的耐受程度并通过药动学研究,了解药物在人体内的吸收、分布、代谢、消除的规律,为新药Ⅱ期临床试验设计安全、有效、合理的试验方案提供数据支持。Ⅱ期临床试验是随机双盲对照临床试验,对新药有效性及安全性作出初步评价,确定适应证,推荐临床给药剂量、给药途径与方法、单日给药次数等,评价其不良反应,并提供防治方法。Ⅲ期临床试验是扩大的多中心临床试验,是治疗作用的确证阶段,其目的是进一步验证药物对目标适应证患者的治疗作用和安全性,评价利益与风险关系,最终为药物注册申请获得批准提供充分的依据。Ⅲ期临床试验的设计原则及要求一般应与Ⅱ期临床试验一致,试验一般应为具有足够样本量的随机盲法对照试验。Ⅳ期临床试验即上市后临床试验,又称上市后监察(postmarketing surveillance),是新药临床试验的继续,其目的是考察在广泛使用条件下药物的疗效和不良反应(注意罕见不良反应),评价在普通或者特殊人群中使用的利益与风险关系,改进给药剂量等,并根据进一步了解的疗效、适应证与不良反应情况,指导临床合理用药。

第五节　新　药　管　理

一、药品管理分类

《中华人民共和国药品管理法》(以下简称为《药品管理法》)第五十四条规定:国家实行处方药和非处方药分类管理制度。国家根据非处方药的安全性,将非处方药分为甲类非处方药和乙类非处方药。

二、药品监督管理的行政主体和行政法律关系

(一)药品监督管理的行政主体

我国《药品管理法》规定:药品监督管理部门设置或者指定的药品专业技术机构,承担依法实施药品监督管理所需的审评、检验、核查、监测与评价等工作。根据《药品管理法》的规定,国务院药品监督管理部门是药品监督管理工作的行政主体。

(二)药品监督管理的法律关系

药品监督管理的法律关系就是受《药品管理法》调整的行政关系。药品监督管理的法律关系当事人,包括行政主体——国务院药品监督管理主管部门,以及行政相对方——在中华人民共和国境内从事药品的研制、生产、经营和使用的单位或者个人。药品监督管理法律关系的客体,是药品、药事信息、药事行为、药事智力活动所取得的成果。药品监督管理法律关系的内容,主要包括药品监督管理部门的行

政职权、职责,以及行政相对方药事单位及个人的权利和义务。

（三）药品监督管理的行政职权

根据《药品管理法》的规定,目前药品监督管理部门主要拥有行政规范权、行政许可权、行政形成权、行政监督权、行政处罚权、行政强制权、行政禁止权等职权。

（四）药品监督管理的行政行为

药品监督管理的行政行为包括:

1. 组织贯彻实施《药品管理法》及有关行政法规。

2. 审批确认药品,实行药品注册制度。

3. 准予生产、经营药品和配制医疗机构制剂,实行许可证制度。

4. 监督管理药品信息,实行审批制度。

5. 严格控制特殊管理的药品,确保人们用药安全。

6. 对上市药品实行再审查、再评价、再注册,实行药品不良反应报告制度。

7. 行使监督权,实施法律制裁等。

三、药品标准与药品质量监督检验

（一）国家药品标准

国家药品标准是指国家为保证药品质量所制定的质量标准、检验方法以及生产工艺等的技术要求,包括国家药品监督管理局颁布的《中华人民共和国药典》、药品注册标准和其他药品标准。药品注册标准是指国家药品监督管理局批准给申请人特定药品的标准。生产该药品的药品生产企业必须执行该注册标准。

（二）药品质量监督检验

国家为了进行对药品质量的监督管理,采用监督检验。药品质量监督检验具有第三方检验的公正性,是根据国家的法律规定进行的检验,具有精良的技术、公正的立场,以及不以营利为目的三个条件。

药品质量监督检验根据其目的和处理方法不同,可以分为抽查性检验、评价性检验、仲裁性检验和国家检定四种类型。

四、国家基本药物政策

（一）国家基本药物的概念

国家基本药物是适应我国基本医疗卫生需求,剂型适宜,价格合理,能够保障供应,公众可公平获得的药品。是国家为了使本国民众获得基本的医疗保障,根据各自的国情,包括疾病发生状况和药事管理政策,从各类药物中经过科学评价遴选出来的具有代表性的、可供临床选择使用的药品。

（二）国家制定基本药物的指导思想和遴选原则

《药品管理法》实施以来,我国在药品的研究、生产、经营、使用诸方面虽已取得长足进步,但仍存在许多亟待解决的问题。针对存在的问题,我国制定了国家基本药物政策的指导思想。

1. 把建立和完善国家基本药物制度、保证群众基本用药,作为我国深化医药卫生改革的重大任务之一。

2. 国家以基本药物政策为基础,着力改革药品生产、供应和销售体制,充分保障基本药物的生产和供应,以实现药品生产、供应和使用的协调发展。

根据上述指导思想,我国国家基本药物的遴选遵循临床必需、安全有效、价格合理、使用方便、择优选定、中西药并重等原则。

(三) 国家基本药物政策实施现状

国家卫生健康委员会根据医疗基本用药的实际情况,对基本药物目录在执行过程中进行定期调整完善,不断优化品种数量,满足民众基本用药需求。基本药物目录在保持数量相对稳定的基础上,实行动态管理,原则上每三年调整一次,根据管理办法,必要时可适时组织调整。

思考题

1. 什么是新药?
2. 简述先导化合物的发现及优化方法。
3. 先导化合物筛选中,进行彻底筛选的化合物满足的条件有哪些?
4. 简述新药临床前研究的安全性评价内容。

（李　俊）

参考文献

［1］SURADE S, BLUNDELL T. Structural biology and drug discovery of difficult targets: the limits of ligandability. Chemistry & biology, 2012, 19 (1): 42-50.

［2］TEXIDO G. Genetically engineered animal models for in vivo target identification and validation in oncology. Methods Mol Biol, 2013, 986: 281-305.

［3］YI F, LIU G H, BELMONTE J C I. Human induced pluripotent stem cells derived hepatocytes: rising promise for disease modeling, drug development and cell therapy. Protein & Cell, 2012, 3 (4): 246-250.

［4］Xiang M, GAO Y, FAN W, et al. Computer-aided drug design: lead discovery and optimization. combinatorial chemistry & high throughput screening, 2012, 15 (4): 328-337.

［5］SEELY K A, LAPOINT J, MORAN J H, et al. Spice drugs are more than harmless herbal blends: a review of the pharmacology and toxicology of synthetic cannabinoids. Progress in Neuropsychopharmacology & Biological Psychiatry, 2012, 39 (2): 234-243.

［6］李俊. 临床药理学. 6 版. 北京: 人民卫生出版社, 2018.

［7］中华人民共和国国务院. 中华人民共和国药品管理法实施条例.[2020-5-1]. https://www. nmpa. gov. cn/xxgk/fgwj/flxzhfg/20160601100401621. html.

第三章 药物与受体

在药物的药理作用机制研究过程中，药理学家提出了受体的概念。随着生物学技术的发展，不断发现新的受体，并阐明了受体的结构、受体与配体的相互作用和受体的信号转导通路。受体研究不仅揭示了机体的生理变化及疾病的发生发展机制，也为新药的开发提供了特异性设计和筛选的靶点。

第一节 受体概述

一、受体的概念和特征

受体（receptor）是一类存在于细胞膜或细胞内的特异性化学分子，绝大多数是蛋白质。受体能特异性识别并结合胞外信号分子，进而激活胞内一系列生理生化反应，使细胞对外界刺激产生相应的效应。受体在细胞中含量极微少，1mg 组织一般约含 10fmol 的受体。能与受体特异性结合的物质称为配体（ligand，L）。受体是一个"感受器"，对相应配体有极高的识别能力。受体 - 配体是生命活动中的一种偶合，受体都有其内源性配体，如神经递质、激素、自体活性物质、肽类等。因此，阐明与某种配体特异结合的各种受体蛋白的化学本质、基本结构和生物学特性，对揭示生命科学的奥秘极为重要。

受体具有以下特性，①灵敏性（sensitivity）：受体只需与很低浓度的配体结合就能产生显著的效应；②特异性（specificity）：引起某一类型受体兴奋反应的配体的化学结构非常相似，同一类型的激动药与同一类型的受体结合时产生的效应类似，但不同光学异构体的反应可以完全不同；③饱和性（saturability）：受体数目是一定的，因此配体与受体结合的剂量 - 反应曲线具有饱和性，作用于同一受体的配体之间存在竞争现象；④可逆性（reversibility）：配体与受体的结合是可逆的，配体与受体复合物可以解离，解离后可得到原来的配体而非代谢物；⑤多样性（multiple-variation）：同一受体可广泛分布到不同的细胞而产生不同效应，受体多样性是受体亚型分类的基础。生理、病理及药理因素可调节受体的数量和活性，使受体处于动态变化之中。

二、受体的研发史

1878 年，Langley 发现阿托品对毛果芸香碱引起的猫唾液分泌有拮抗作用，提出细胞内存在能与药物结合的物质。1905 年,他在观察尼古丁对骨骼肌收缩的影响时,发现马钱子碱可以完全拮抗尼古丁的作用,进一步确信药物能与某种物质结合,并将这种物质称为接受物质(receptive substance)。1908 年 Ehrlich 首次提出受体(receptor)的概念,认为受体应具有特异性识别和结合配体或药物的能力,药物 - 受体的复合物才能引起生物效应,即类似锁与钥匙的特异性关系。1933 年,Clark 首次用数学公式描述药物与受体相互作用,即 "占领学说" 的雏形。Ariens(1953)、Stephenson(1956)和 Nickerson(1956)对 "占领学说" 不断完善,提出备用受体学说和速率学说。

对于受体的研究,早期主要观察受体激动药或拮抗药的药理效应。随着生物学技术的发展,利用单克隆抗体、荧光和酶等非放射性标记物来定位受体,丰富了受体的研究方法。20 世纪 60 年代,具有高度灵敏性和特异性的放射免疫测定技术用于受体的检测。但在某些情况下,以上方法反映的是受体分子的免疫学活性,而不是生物活性。20 世纪 70 年代,Lefkowitz 等首次使用放射性标记促肾上腺皮质激素,特异地测定肾上腺提取物中的促肾上腺皮质激素受体,建立了受体放射性配体结合分析(radioli-gand binding assay of receptor,RBA),该方法能直接检测受体的数量和亲和力,得到广泛应用。

三、受体的分类及信号转导

(一) 受体的分类

传统的受体分类是根据受体占领学说,以药物的药理效应和配体受体结合实验结果为依据,进行受体的药理学分类,例如 M 胆碱受体和组胺 H_1 受体等。该分类方法能够较好地解释药物的药理作用及机制,定量测定激动药效能以及预测机体对药物的反应。但对各种受体结构方面的共性和特殊性认识不足,不利于受体的结构与功能研究。

按照分子生物学分类,首先按受体在细胞中的定位,将受体分为膜受体和细胞内受体。再结合受体的结构、信号转导过程和效应性质,将受体进一步细分。

1. **膜受体**　膜受体存在于细胞膜上,又称表面受体,它们绝大部分是镶嵌糖蛋白。不同膜受体在各种不同的组织细胞上分布不均衡,根据膜受体的结构和功能,将膜受体分为三大类。

(1)配体门控离子通道受体:离子通道是各种无机离子跨膜被动运输的通路,由细胞产生的特殊蛋白质构成,这些蛋白质聚集并镶嵌在细胞膜上,中间形成水分子占据的孔隙,是水溶性物质快速进出细胞的通道。离子通道的开放和关闭,称为门控(gating),根据门控机制的不同,离子通道分为三大类:①配体门控性(ligand gated),受配体调控,兼有受体功能,因此,称为配体门控离子通道受体;②电压门控性(voltage gated);③机械门控性(mechanogated)。后两类离子通道不能称为受体,而是分别接受电信号和机械信号的刺激。

配体门控离子通道受体由配体结合部位和离子通道两部分构成,当配体与其结合后,受体变构使通道开放或关闭,改变细胞膜离子流动状态,从而传递信息(图 3-1)。这类受体是由几个亚基组成的寡聚体蛋白,不同类型的受体所含亚基数目和种类不相同,但其基本结构相似,例如,N_2 型胆碱(nACh)受体是由 4 种亚基组成的 5 聚体受体($\alpha\beta\alpha\gamma\delta$)。除含有配体结合部位外,本身就是穿透细胞膜的离子通道。受体激动时离子通道开放使细胞膜去极化或超极化,引起兴奋或抑制效应。

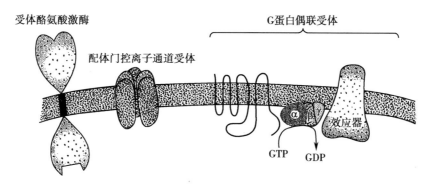

图 3-1 受体结构及相关信号通路

根据通道对离子的选择性,可将离子通道型受体分为阳离子通道受体和阴离子通道受体两类。前者如 N 型胆碱受体和离子型谷氨酸受体,后者如 GABA$_A$ 受体和甘氨酸受体等。两类离子通道的形成可能与各亚基靠近通道出口处的氨基酸组成有关,阳离子通道入口处的氨基酸残基多带负电荷,而阴离子通道则多带正电荷,能选择性地通过阳离子或阴离子。

(2)G 蛋白偶联受体:G 蛋白偶联受体(G protein-coupled receptor,GPCR)是一类由鸟苷三磷酸(guanosine triphosphate,GTP)结合调节蛋白(G 蛋白)组成的受体超家族,可将受体与配体结合后产生的信号传送至效应器蛋白,产生生物效应。这类受体是目前发现的种类最多的受体,与 GPCR 结合的配体包括生物胺、激素、多肽及神经递质等。已发现大约 50% 的受体属于 GPCR,与 GPCR 相关的疾病为数众多,约 40% 的现代药物都以 GPCR 作为靶点。

通过对人的基因组进行序列分析,已预测出 800 多种 GPCR 的基因。GPCR 可分为六种类型,即 A 类,视紫红质样受体;B 类,分泌素受体家族;C 类,代谢型谷氨酸受体;D 类,真菌交配信息素受体;E 类,环腺苷酸受体;F 类,Frizzled/Smoothened 家族。最近,提出一种新的 GPCR 的分类系统,称为 GRAFS,即谷氨酸(glutamate)、视紫红质(rhodopsin)、黏附素(adhesion)、Frizzled/Taste2 以及分泌素(secretin)的英文首字母缩写。

GPCR 结构非常相似,均为单一肽链形成 7 个 α- 螺旋的跨膜结构,往返穿透细胞膜,形成三个细胞外环和三个细胞内环。N 端在细胞外,C 端在细胞内,这两段肽链氨基酸的组成在不同受体差异很大,导致配体识别和信息转导各不相同。第 7 个跨膜螺旋是能够识别、结合某种特定外来化学信号的部位。GPCR 的膜外部分与配体结合之后,导致膜内部分发生构象变化。肽链的 C 端和连接第 5 和第 6 个跨膜螺旋的胞内环上都有 G 蛋白的结合位点(图 3-1)。G 蛋白的效应器包括腺苷酸环化酶(adenylate cyclase,AC)、磷脂酶 C(phospholipase C,PLC)等以及某些离子通道如 Ca^{2+}、K$^+$ 通道。与 G 蛋白偶联后产生第二信使,如环腺苷酸(cyclic adenosine monophosphate,cAMP)、环鸟苷酸(cyclic guanosine monophosphate,cGMP)、三磷酸肌醇(inositol triphosphate,IP$_3$)和二酰甘油(diacylglycerol,DG)等,将信号传导至胞内。

除了 7 次跨膜结构的 GPCR,目前也发现少数 GPCR 并非 7 次跨膜结构,例如,C 型利钠肽(C-type natriuretic peptide)受体的 GPCR 是 2 次跨膜结构。

(3)酶联受体

1)受体酪氨酸激酶:受体酪氨酸激酶(receptor protein tyrosine kinase,RPTK),又称酪氨酸蛋白激酶受体（tyrosine-protein kinase receptor），是最大的一类酶联受体，它既是受体，又是酶，能够同配体结合，使靶蛋白的酪氨酸残基磷酸化。这类受体由三部分组成，含有配体结合位点的细胞外结构域、单次跨膜的疏水 α 螺旋区、细胞内侧的酪氨酸蛋白激酶活性区域（图 3-1）。此类受体主要包括表皮生长因子受体、血小板生长因子受体、胰岛素和胰岛素样生长因子 -1 等。

2）鸟苷酸环化酶：鸟苷酸环化酶（guanylate cyclase，GC）也是具有酶活性的受体，可将鸟苷三磷酸（guanosine triphosphate，GTP）催化为 cGMP。有两类鸟苷酸环化酶，一类存在于细胞质中，可被一氧化氮激活，进而合成 cGMP；另一类与膜受体结合的鸟苷酸环化酶，可与肽类激素如心房利钠肽（atrial natriuretic peptide）结合，兴奋鸟苷酸环化酶，使 GTP 转化为 cGMP，产生生理效应。鸟苷酸环化酶通常参与细胞膜离子通道的开启、糖原分解、细胞凋亡以及舒张平滑肌等，血管平滑肌的舒张可扩张血管，增加血流量。

2. 细胞内受体 细胞内受体（intracellular receptor）是位于细胞质或细胞核内的受体，属于配体活化的转录因子超家族。细胞内受体包括类固醇受体、甲状腺素受体、维 A 酸受体及视黄醇 X 受体和数目众多的孤儿受体。细胞内受体有两个结构域，即与 DNA 结合的中间结构域和激活基因转录的 N 端结构域。此外还有两个结合位点，位于 C 末端与脂配体结合的位点以及与抑制蛋白结合的位点。细胞内受体与相应的配体及其辅调节因子相互作用，调控基因的协调表达，在机体的生长发育、新陈代谢、细胞分化和体内许多生理过程中发挥重要作用。

胞内受体的配体多为脂溶性小分子，如各种甾体激素、甲状腺素、维生素 D 以及视黄酸。糖皮质激素受体存在于细胞质内，与相应的激素结合形成复合物后，以二聚体的形式进入细胞核中发挥作用。雄激素、雌激素、孕激素和甲状腺素受体位于核内。核受体本质上属于转录因子，激素则是这种转录因子的调控物。激素 - 受体复合物作为转录因子，与 DNA 特异基因的激素反应元件结合，从而使特异基因的表达发生改变，调控细胞的生长、发育和分化。

（二）受体的信号转导

在细胞信息转导体系中的信息分子是指传递生物信息的细胞外信使物质，如多肽类激素、神经递质及细胞因子等细胞外第一信使物质。药物作用于受体，在细胞内经过多级转导过程，将信号逐级放大并传递至细胞的效应系统，而产生效应，这一过程称为级联反应。级联反应的过程中，配体作用于受体后，可诱导产生一些细胞内的化学物质，它们可以作为细胞内信号的传递物质，将信号进一步传递至下游的信号转导蛋白，这些物质被称为第二信使（second messenger）。信号转导将触发一系列细胞内生化反应和基因表达变化，导致细胞行为的改变。

1. 配体门控离子通道受体的信号通路 配体门控离子通道受体常见于神经细胞和神经肌肉接头处，神经递质与这类受体结合后，可使离子通道打开或关闭，从而改变膜的通透性。在神经冲动的快速传递中发挥重要作用，参与快速精确的神经反射调节。

这类受体主要包括 nACh 受体、GABA$_A$ 受体、甘氨酸受体和离子型谷氨酸受体等。以神经递质为配体的离子通道型受体，常位于突触后膜上，接受神经递质刺激后，通道开放，导致离子跨膜流动，引起突触后膜去极化或超极化，继而产生生物效应。例如，GABA$_A$ 受体是一个大分子复合体，为神经细胞膜上的配体门控性氯离子（Cl⁻）通道。GABA$_A$ 受体含有 14 个亚基，按其氨基酸排列次序可分为 α、β、γ、δ 亚基，最常见的 GABA$_A$ 受体复合物由 α1、β2、γ2 组成（图 3-2）。GABA 作用于 GABA$_A$ 受体，使细胞膜对氯离子通透性增加,大量氯离子进入细胞内,引起细胞膜超极化,降低神经元兴奋性。配体门控离子通道受体的跨膜信号转导不需中间步骤,反应快,一般只需几毫秒。

2. G 蛋白偶联受体的信号通路 当药物或配体与 GPCR 结合后,通过激活所偶联的 G 蛋白,启动不同的信号转导通路,主要包括第二信使环腺苷酸和磷脂酰肌醇。

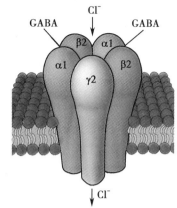

图 3-2 GABA$_A$ 受体离子通道模式图

(1)G 蛋白:G 蛋白的全称为鸟苷酸结合蛋白(guanine nucleotide binding protein),起着偶联膜受体和效应器蛋白的作用。G 蛋白有异源三聚体和单体两类,通常所说的 G 蛋白是指三聚体 G 蛋白,由 α、β 和 γ 三个亚基组成,其中 α 亚基有鸟苷酸结合位点和 GTP 酶活性。静息状态时 G 蛋白与 GDP 结合,当受体激活时 GDP-αβγ 复合物在 Mg^{2+} 参与下,结合的 GDP 与细胞质中 GTP 交换,GTP-α 与 βγ 分离,同时配体与受体分离。这一过程使得 G 蛋白变为激活状态,并参与下一步的信号传递过程。另外,α 亚基本身具有 GTP 酶活性,促使 GTP 水解为 GDP,再与 βγ 亚基形成 G 蛋白三聚体,恢复原来的静息状态。

根据 G 蛋白 α 亚基的基因序列和功能的相似性,可将 G 蛋白分为 4 类,即 G$_s$、G$_i$、G$_q$、G$_{12}$ 蛋白(表 3-1)。G$_s$ 蛋白能够激活腺苷酸环化酶,是兴奋型 G 蛋白(stimulatory G protein,G$_s$),包括 G$_{αs}$ 和 G$_{αolf}$。G$_{αs}$ 分布广泛;G$_{αolf}$ 蛋白存在于嗅觉细胞膜上,与嗅觉有关。对腺苷酸环化酶有抑制作用的称为抑制型 G 蛋白(inhibitory G protein,G$_i$),包括 G$_{αo}$、G$_{αi}$、G$_{αt}$、G$_{αg}$、G$_{αz}$。G$_{αo}$ 主要表达在脑和心脏,少量表达在肺;G$_{αi}$ 分布广泛;G$_{αt}$ 蛋白(transducin G protein,G$_t$)存在于视网膜的视锥和视杆细胞上,与光的感受有关。G$_{αg}$ 分布在味觉受体细胞;G$_{αz}$ 分布在神经组织和血小板。激活磷脂酰肌醇特异磷脂酶 C 型 G 蛋白(PI-PLC G protein,G$_q$)包括 G$_{αq}$、G$_{α11}$、G$_{α14}$、G$_{α15/16}$,G$_{αq}$ 和 G$_{α11}$ 分布广泛;G$_{α14}$ 分布在肾、肺和肝脏;G$_{α15/16}$ 分布在造血细胞。G$_{12}$ 包括 G$_{α12}$ 和 G$_{α13}$,广泛分布。

一个细胞可表达多种 GPCR,每一种受体对一种或几种 G 蛋白具有不同的特异性。一个受体可激活多个 G 蛋白,一个 G 蛋白可以转导多个信号给效应器(effector),调节细胞的多种功能。

(2)G 蛋白效应器:G 蛋白效应器有两种,即催化生成第二信使的酶和离子通道。G 蛋白调控的酶包括细胞膜上的腺苷酸环化酶(AC)、磷脂酶 C(PLC)、磷酸二酯酶(phosphodiesterase,PDE)和磷脂酶 A$_2$(phospholipase A$_2$,PLA$_2$);离子通道包括钙离子(Ca^{2+})通道、钾离子(K$^+$)通道等。

(3)G 蛋白的主要作用

1)调节腺苷酸环化酶的活性:腺苷酸环化酶可催化 ATP 分解形成环腺苷酸(cAMP),通过改变细胞内第二信使 cAMP 的水平,实现信号转导,调节细胞的功能。

2)介导磷脂酰肌醇的降解:使磷脂酰肌醇二磷酸(phosphatidylinositalbiphosphate,PIP$_2$)分解成 1,4,5- 三磷酸肌醇(IP$_3$)和二酰甘油(DG),两者是重要的第二信使,通过 IP$_3$ 和 DG 实现信号转导。

3)调节离子通道:G$_s$ 可调节至少两种离子通道,即骨骼肌细胞中的 Ca^{2+} 通道和心肌中的钠离子(Na$^+$)通道;G$_i$ 也能抑制 Ca^{2+} 通道而激活 K$^+$ 通道。通过 G 蛋白调节相关离子通道的开放,影响离子的跨膜转运而实现信号的转导,也是 G 蛋白偶联受体介导的一种有效调控方式。

(4)第二信使:第二信使大都是游离的小分子,能把膜内侧的 G 蛋白效应器激活的信息传递至细胞质的某些靶蛋白。已确定的第二信使主要有 cAMP、cGMP、IP_3、DG 和细胞内外的 Ca^{2+}。第二信使可以激活下游的效应蛋白,如蛋白激酶 A(protein kinase A,PKA)或 PKC、离子通道等,直接产生效应;也可进一步将信号转导至细胞核内,进而影响基因的转录和蛋白质的合成。

表 3-1 常见 G 蛋白种类及效应

G_α 种类	效应器	细胞内信使	靶分子
G_s	激活 AC	增加 cAMP	增加 PKA 活性
G_i^*	抑制 AC	减少 cAMP	降低 PKA 活性
G_q	激活 PLC	增加 Ca^{2+}、IP_3、DG	增加 PKC 活性
G_{12}	激活 RhoGEFs	–	增加 ROCK 活性

注:AC,腺苷酸环化酶;cAMP,环腺苷酸;DG,二酰甘油;IP_3,三磷酸肌醇;PLC,磷酯酶 C;PKA,蛋白激酶 A;PKC,蛋白激酶 C;RhoGEFs,Rho 鸟苷酸交换因子;ROCK,Rho 相关卷曲螺旋的蛋白激酶。*G_i 中的 G_t 激活 cGMP 磷酸二酯酶,减少 cGMP,使 Na^+ 通道关闭。

3. 酶联受体的信号转导 大多数受体酪氨酸激酶都以单体形式存在于细胞膜上,当配体与其结合后,导致两个单体形成一个二聚体,两个受体的细胞内结构域的尾部相互接触,激活它们的蛋白激酶的功能,使尾部的酪氨酸残基磷酸化。磷酸化导致细胞内结构域装配成一个信号转导复合物,同时磷酸化的酪氨酸部位成为细胞内信号蛋白的结合位点,各种细胞内信号蛋白同受体尾部磷酸化部位结合后被激活。下游信号转导通过多种丝氨酸/苏氨酸蛋白激酶的级联,激活:①丝裂原活化蛋白激酶(mitogen-activated protein kinase,MAPK);②蛋白激酶 C;③磷脂酰肌醇 3 激酶(phosphatidylinositol 3 kinase,PI3K),从而引发相应的生物学效应。

细胞信息物质在传递信号时绝大部分通过酶促级联反应方式进行,通过改变细胞内有关酶的活性,开启或关闭细胞膜离子通道及细胞核内基因的转录,达到调节细胞代谢和控制细胞生长、繁殖和分化的作用。

4. 核受体的信号转导 细胞内受体分布于细胞质或核内,本质上都是配体调控的转录因子,均在核内启动信号转导并影响基因转录,统称核受体。核受体按其结构和功能分为类固醇激素受体家族和甲状腺素受体家族。类固醇激素受体(雌激素受体除外)位于细胞质,与热休克蛋白(heat shock protein,HSP)结合,处于非活化状态。当配体与受体结合时,使 HSP 与受体解离,构型发生改变,暴露 DNA 结合区。激活的受体形成二聚体进入核内,与 DNA 上的激素反应元件(hormone response element,HRE)相结合或与其他转录因子相互作用,增强或抑制基因的转录。甲状腺素类受体位于核内,不与 HSP 结合,配体与受体结合后,激活受体并以 HRE 调节基因转录。辅活化子和辅阻遏子在转录调控中也发挥重要的作用,辅活化子与核受体结合后,使其构型更易于与 DNA 上特定的应答元件结合;辅阻遏子则起到相反的作用。核受体与相应的配体及其辅调节物相互作用,调控基因转录,在机体发育、细胞增殖分化与凋亡中发挥重要作用。核受体及其调控的代谢通路的紊乱可能导致细胞异常增殖和分化,引起肿瘤等病理变化。

第二节 作用于受体的药物

在探索药物作用机制的过程中,发现受体是药物作用的重要的靶点。受体理论对指导研究药物作用机制和新药开发具有重要意义。

一、受体与药物相互作用

药物作用于受体的设想开始于20世纪初,随着分子生物学及生物化学基本理论的迅速发展,促进了药物与受体相互作用的研究。受体理论得到不断修正,并趋于完善。

(一)占领学说

Clark于1926年提出占领学说(occupation theory),并于1933年首次用数学公式来描述药物与受体的相互作用。该学说认为受体只有与药物结合才能被激活并产生效应,而效应的强度与被占领的受体数目成正比,当受体全部被占领时出现最大效应。根据此假设,所有激动剂应得到相同的最大反应。然而有些药物即使剂量无限增大,占据了所有受体,也不能达到最大药理效应。1954年Ariëns修正了占领学说,认为受体不仅需要亲和力(affinity),还要有内在活性(intrinsic activity, α)。内在活性是指药物与受体结合后产生效应的能力,弱激动剂即使占据了所有受体,也仅产生部分组织反应。只有亲和力而没有内在活性的药物,虽可与受体结合,但不能产生效应。

1956年,Nickerson发现许多激动剂在极低的受体占有率下,可以达到最大的组织反应,表明受体占有率与组织反应之间不是线性关系。Stephenson同时提出了效能(efficacy)的概念,指药物达到最大药理效应的能力,反映药物的内在活性。当达到最大药理效应后,即使增加药物浓度或剂量,效应不再继续上升。效能是由激动药本身特性决定的,效能强的药物不需要占领全部受体,只需占领小部分受体即可产生最大效应。未占领的受体称为储备受体(spare receptor),当各种原因导致部分受体丧失时,由于储备受体的存在,不会立即影响最大效应。进一步研究发现,激动药占领的受体必须达到一定阈值后才出现效应,阈值以下被占领的受体称为沉默受体(silent receptor)。当达到阈值后,被占领的受体数目增多时,激动效应随之增强。内在活性不同的同类药产生同等强度效应时,所占领受体的数目并不相等。

(二)速率学说

药理研究中发现,激动药的效应在达到最大之后会迅速下降,随之是较长时间的稳定状态。拮抗药比激动药起效速度慢,并且其效能与其失效速度呈反比。根据以上现象,Paton于1961年提出速率学说(rate theory)。认为药物发挥作用最重要的因素是药物分子与受体结合与分离的速率,即药物分子与受体碰撞的频率。药物效应的强弱与其占有受体的速率成正比,效应的产生是药物分子和受体相碰撞时产生的定量刺激传递到效应器的结果,而与其占领受体的数量无关。激动药的结合速率与解离速率都很快,但解离速率大于结合速率;拮抗剂的结合速率远大于解离速率;部分激动剂具有中等的解离速率。速率理论可以解释某些药理学现象,但很难通过实验进行验证,因此,该理论没有得到广泛应用。

(三)二态学说

二态学说(two-state theory)首先被用于描述离子通道的特征,电生理学研究发现,离子通道有"开"

和"关"两种状态。该理论被引用到受体研究领域,认为药物与受体结合时,可诱导受体蛋白的空间构象发生可逆性改变,这种变构作用可产生生物效应。受体存在活性状态(active,Ra)和非活性状态(inactive,Ri),两者均可与药物结合,Ra与Ri处于动态平衡,可相互转变,这两种状态的受体数量由变构常数来确定。该学说考虑了药物与受体的占位结合以及药物与受体相互作用导致的受体活性变化,更接近于实际的药物与受体反应状况。

(四) G 蛋白偶联受体的复合模型

上述理论的共同局限性是孤立看待激动药和受体,对 G 蛋白偶联受体的研究促使三元复合物模型的产生,使受体研究内容包括了细胞内的效应机制。1996 年,Kenakin 提出受体的动力学模型,根据 G 蛋白偶联受体的特点,认为这类受体的动力学至少有三个方面的相互作用:即配体与受体、受体与 G 蛋白以及配体对受体 -G 蛋白复合体的影响,并归纳出立体三元复合模型,这是对受体理论的重要拓展,即对受体的研究包括了细胞内的效应器机制。

二、作用于受体的药物分类

根据药物与受体结合后产生效应的不同,将作用于受体的药物分为激动药、拮抗药和反向激动药。

(一) 激动药

能激活受体的配体称为激动药(agonist),激动药既有亲和力又有内在活性,它们能与受体结合并激活受体而产生效应。激动药产生的效应可以是兴奋或抑制。如肾上腺素激活心脏 β 受体,产生心率加快、传导加快及心排血量增加等兴奋作用;而乙酰胆碱激活心脏 M 受体,产生心率减慢、传导减慢及心排血量减少等抑制作用。

根据药物内在活性大小,激动药又分为完全激动药(full agonist)和部分激动药(partial agonist)。前者具有较强亲和力和较强内在活性($\alpha=1$);后者有较强亲和力,但内在活性不强($\alpha<1$)。部分激动药单独存在时,表现出较激动药弱的激动作用,但与激动药并用时,可拮抗激动药的部分效应。如吗啡为完全激动药,可产生较强的镇痛效应;而喷他佐辛则为部分激动药,引起较弱的镇痛效应。

(二) 拮抗药

能阻断受体活性的配体称为拮抗药(antagonist),又称阻断药。拮抗药能与受体结合,具有较强亲和力而无内在活性($\alpha=0$)。它们本身不产生作用,但可占据受体而拮抗激动药的效应。少数拮抗药以拮抗作用为主,同时尚有较弱的内在活性($0<\alpha<1$),故有较弱的激动受体作用。

根据拮抗药与受体结合是否具有可逆性,将其分为竞争性拮抗药(competitive antagonist)和非竞争性拮抗药(noncompetitive antagonist)。竞争性拮抗药能与激动药竞争相同受体,其结合是可逆的。通过增加激动药的剂量与拮抗药竞争结合部位,导致量效曲线平行右移,但最大效能不变(图 3-3A)。可用拮抗参数(pA_2)表示竞争性拮抗药的作用强度,其含义为在实验系统中加入一定浓度($[A]_2$)的竞争性拮抗药,可以使激动药在 2 倍原浓度时,产生单用原浓度的效应,所加入拮抗药的摩尔浓度的负对数值($-\log[A]_2$)为 pA_2。pA_2 越大,拮抗作用越强。可用 pA_2 判断激动药的性质,如两种激动药被同一拮抗药拮抗,且两者 pA_2 相近,说明此两种激动药作用于同一受体。

非竞争性拮抗药是指拮抗药与受体结合是相对不可逆的,一般为难逆性的共价键结合或引起受体构型的改变,从而使激动药难以竞争或不能与受体正常结合。因此,增大激动药的剂量也不能与被占领的受体竞争结合。非竞争性拮抗药与激动药合用时,可使激动药亲和力与内在活性均降低,即不仅使激动药的量效曲线右移,也降低其最大效能(图3-3B)。与受体结合非常牢固,产生不可逆结合的药物也能产生类似效应。非竞争性拮抗药作用强度常用 pA_2' 来表示,指激动剂的最大效应降低一半时非竞争性拮抗药摩尔浓度的负对数。pA_2' 为非竞争性拮抗药与受体的亲和力参数,又称减活指数。

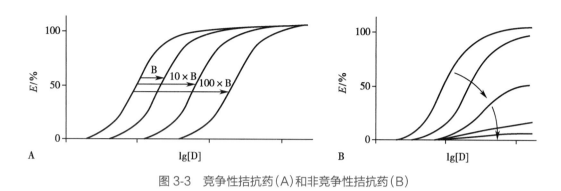

图 3-3　竞争性拮抗药(A)和非竞争性拮抗药(B)

(三) 反向激动药

最早发现的反向激动药与苯二氮䓬类有关。苯二氮䓬类的结合位点(受体)与其配体结合,可产生三种效应:激动药产生镇静催眠作用,拮抗药不产生效应,反向激动药可诱发兴奋或惊厥。1985 年首次提出反向激动剂(inverse agonist)的概念,认为受体本身也有活性,反向激动药能与受体结合,拮抗受体的固有活性,从而产生与激动药相反的效应。反向激动药并未激动受体,因此不属于激动药。

反向激动药与拮抗药相似,有亲和力,无内在活性,通过拮抗受体产生效应,因而具有拮抗药的特性。但反向激动药单独使用时能产生效应,拮抗药单独应用时不产生效应。因此,拮抗药主要用于阻断激动药的作用,而反向激动药治疗受体固有活性增强的相关疾病。

为什么化学结构类似的两个药物对于同一受体能够起不同的作用,即一个是激动药,另一个是拮抗药? 这可用二态模型学说解释(图3-4)。按此学说,受体有两种可以互变的构型状态:活性态(Ra)与非活性态(Ri)。平衡趋向的改变,主要取决于药物对 Ra 及 Ri 亲和力的大小。在没有激动药存在时,受体平衡趋向于 Ri。激动药对 Ra 的亲和力大于对 Ri 的亲和力,可使平衡趋向 Ra,并同时激动受体产生效应。一个完全激动药对 Ra 有充分的选择性,在有足够的药量时,可以使受体构型完全转为 Ra。部分

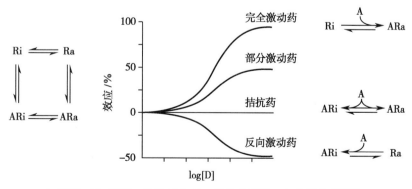

A:药物;AR:药物-受体结合;Ra:活性态受体;Ri:非活性态受体。

图 3-4　受体的二态模型示意图

激动药对 Ra 的亲和力仅比对 Ri 的亲和力大 50% 左右,即使是有足够的药量,也只能产生较弱的效应。拮抗药对 Ra 及 Ri 亲和力相等,并不改变两种受体状态的平衡,因此不产生效应。反向激动药对 Ri 亲和力大于 Ra,药物与受体结合后引起与激动药相反的效应。

三、受体与药物的反应动力学

受体与药物的反应动力学一般用放射性核素标记的配体与受体进行结合实验,即受体放射性配体结合分析。在一定量组织匀浆中,分组加入不同浓度的放射性核素标记的配体(药物),使标记的配体与相应受体的结合达到平衡后,去除尚未结合的放射性配体,测定标本的放射强度,这是药物与组织细胞结合的总量。之后加入未用放射性核素标记的配体,洗脱特异性与受体结合的放射性配体,再测放射强度,这是药物非特性结合量。将总结合量减去非特性结合量,可以得到受体 - 配体特异性结合量。根据配体 - 受体反应公式,绘成饱和曲线(图 3-5A),反映组织中存在的受体数,通常以 fmol/mg 蛋白表示。以标记配体的结合(B)/ 游离(F)比值为纵坐标,特异结合的配体为横坐标作图,绘成 Scatchard 曲线(图 3-5B),可计算出最大结合量(B_{max})和 K_D 值。简单单位点 Scatchard 作图为直线,斜率为 $-(1/K_D)$,横轴截距为受体总数($[R_T]$),纵轴截距为 $[R_T]/K_D$。

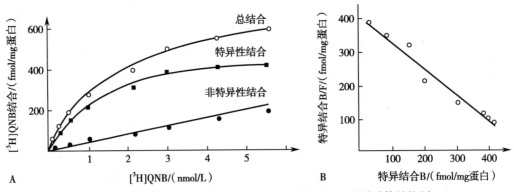

[³H]QNB:[³H]标记的二苯羟乙酸 -3- 奎宁环酯,为 M 胆碱受体拮抗剂。

图 3-5　饱和曲线(A)和 Scatchard 曲线(B)

大多数药物与受体以化学力结合,如离子键、氢键、范德瓦耳斯力等,结合是可逆的。少数药物与受体以共价键结合,是难逆的。药物与受体结合后产生的效应取决于亲和力和内在活性两个方面。根据质量作用定律,药物与受体的相互作用,可用式(3-1)表达:

$$D+R \underset{k_2}{\overset{k_1}{\rightleftharpoons}} DR \rightarrow E \qquad\qquad 式(3-1)$$

(D:药物,R:受体,DR:药物 - 受体复合物,E:效应)

$$K_D = \frac{k_2}{k_1} = \frac{[D][R]}{[DR]} \qquad\qquad 式(3-2)$$

(K_D 是解离常数,[ ]表示摩尔浓度)

设受体总数为 R_T,R_T 应为游离受体 R 与结合型受体 DR 之和,即 $R_T = [R] + [DR]$,代入式(3-2)则

$$K_D = \frac{[D]([R_T]-[DR])}{[DR]} \qquad\qquad 式(3-3)$$

经推导得

$$\frac{[DR]}{[R_T]}=\frac{[D]}{K_D+[D]}$$ 　　　　式(3-4)

根据占领学说的观点,受体只有与药物结合才能被激活并产生效应,而效应的强度与被占领的受体数目成正比,全部受体被占领时出现最大效应。由式(3-4)可得:

$$\frac{E}{E_{max}}=\frac{[DR]}{[R_T]}=\frac{[D]}{K_D+[D]}$$ 　　　　式(3-5)

当$[D]\gg K_D$时,$[DR]/[R_T]=100\%$,达最大效能,即$[DR]_{max}=[R_T]$。

当$[DR]/[R_T]=50\%$时,即50%受体与药物结合时,$K_D=[D]$。

K_D表示药物与受体的亲和力,单位为摩尔,其意义是引起最大效应的一半时(即50%受体被占领)所需的药物剂量。K_D越大,药物与受体的亲和力越小,即两者成反比。将药物-受体复合物的解离常数K_D的负对数($-\lg K_D$)称为亲和力指数(pD_2),其值与亲和力成正比。

药物与受体结合产生效应不仅要有亲和力,而且还要有内在活性,后者是决定药物与受体结合时产生效应大小的性质,可用α表示,通常$0\leqslant\alpha\leqslant1$。故式(3-5)应加入这一参数,得到式(3-6):

$$\frac{E}{E_{max}}=\alpha\frac{[DR]}{[R_T]}$$ 　　　　式(3-6)

当两药亲和力相等时,其效应强度取决于内在活性强弱(图3-6A),当内在活性相等时,则取决于亲和力大小(图3-6B)。

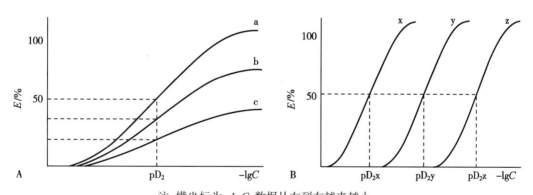

注:横坐标为$-\lg C$,数据从左到右越来越小。

A. 亲和力:a=b=c;内在活性:a>b>c;B. 亲和力:x>y>z;内在活性:x=y=z。

图3-6　三种激动药与受体亲和力及内在活性的比较

四、受体与临床药物治疗

受体参与调控机体生理和病理过程,也是药物作用的重要靶点之一,受体的调节是维持机体内稳态的重要因素。受体学说不仅解释了药物作用机制和效应,也与不良反应及药物相互作用有关。

1. 受体与药理效应　药物模拟内源性物质与受体结合,调节机体的功能状态。临床用药应考虑受体的分布、亚型以及药物的特异性和选择性。例如,阿托品是非选择性M胆碱受体拮抗药,能特异、高效地处理有机磷酸酯类中毒。阿托品的外周作用较强,可迅速松弛平滑肌,抑制腺体分泌,加快心率,扩大瞳孔等,减轻或消除有机磷酸酯类中毒引起的恶心、呕吐、流涎、出汗、瞳孔缩小、心率减慢和血压下降等症状。但中枢作用较差,对惊厥、躁动等症状效果不好。以上差异可能是由于外周与中枢表达的M受体亚型不同所致。

2. 受体的敏感性与药效　反复或长期使用一种药物,组织或细胞对药物的敏感性和反应性会发生改变。如果对激动药的敏感性和反应性下降,称之为受体脱敏(receptor desensitization)。仅对一种类型的受体激动药的反应性下降,而对其他类型受体激动药的反应性不变,称为激动药特异性脱敏(agonist-specific desensitization),可能与受体磷酸化或受体内移有关。若组织或细胞对一种类型激动药脱敏,对其他类型受体激动药也不敏感,称为激动药非特异性脱敏(agonist-nonspecific desensitization),可能是由于所受影响的受体共享相同的信号转导通路,或有共同的反馈调节机制。

受体增敏(receptor hypersensitization)是与受体脱敏相反的现象,大多由于长期应用拮抗药而造成。例如,氯丙嗪主要阻断多巴胺D_2受体,发挥抗精神分裂症作用。长期服用,可能是由于D_2受体长期被拮抗,导致受体敏感性增加,使部分患者出现迟发性运动障碍。

若受体脱敏或增敏只涉及受体密度的变化,称之为下调(down-regulation)或上调(up-regulation)作用。长期或反复使用大剂量激素和激动药可使相应的大多数膜受体发生下调作用,而长期使用受体拮抗药可使受体发生上调作用。这种受体的变化,可导致机体对药物产生耐受性或依赖性。因此,临床应根据受体调节变化,调整用药剂量。

3. 受体和内源性配体对药效的影响　受体是蛋白质,处于不断地合成与降解的动态平衡状态。其数量、亲和力及效应受到生理、病理和药理因素的影响。在正常情况下,许多受体存在昼夜节律变化,如人的糖皮质激素受体数量清晨多;雌激素受体和孕酮受体以月经周期的增生后期数量最高,排卵后受体数量减少。生理因素也影响受体数量,如运动或强烈的情绪反应,可使心肌细胞膜上的β受体明显增加,而M受体减少。普萘洛尔是非选择性β受体拮抗药,用于治疗高血压、心律失常等。在内源性儿茶酚胺较高的患者,可显著减慢心率;但对体内儿茶酚胺浓度不高者,作用不明显。因此,应考虑受体数量和内源性配体浓度的变化,调整药物剂量。

4. 受体与药物的不良反应　有些药物与受体结合后,产生与治疗作用无关的效应,这是由于药物对受体的选择性低所造成的。例如氯丙嗪,其抗精神分裂症的主要机制是阻断中脑边缘系统的多巴胺D_2受体,但该药同时结合M受体、α受体、H_1受体和5-HT受体。因此,除阻断D_2受体,引起的锥体外系反应之外,常见不良反应还包括视物模糊、口干、直立性低血压、嗜睡等。长期用药可导致受体数量和亲和力改变,突然停药可引起停药反跳现象,加重疾病症状。因此,长期用药,症状控制后,应逐步减量停药。

5. 联合用药　作用于受体的药物包括激动药和拮抗药,临床联合使用激动药与拮抗药,常用于药物中毒时的解救。例如,阿片类药物吗啡中毒时,用阿片受体拮抗药纳洛酮,可迅速改善呼吸抑制,恢复意识。

按传统观念,同类的药物合用应产生协同效应。但是,激动药与激动药合用,或部分激动药与激动药合用时,却拮抗激动药的效应。因此,临床用药时,要全面考虑受体与药物各方面的因素,以避免因药物协同或拮抗作用所导致不良反应。

五、受体研究的新进展与创新药物

（一）受体作为新药开发的靶点

药物筛选模型的先进性是新药开发面临的最大的难题,从动物普筛方法、酶筛选方法,发展到受体结合筛选模型,极大地提高了新药发现的概率和新药研制的速度。受体结合筛选模型是应用受体技术建立的高灵敏性、高专一性的快速筛选模型。该技术是利用从器官或组织中分离出的细胞膜受体或克隆受体作为模型,在体外研究药物。大多数受体是嵌入细胞膜的脂蛋白或糖蛋白,作用于受体的药物可以是与内源性物质作用相似的激动剂或拮抗剂。

应用基因重组技术将受体在微生物中大量表达,如 β 受体、5-HT$_{1A}$ 受体和 M$_1$ 受体等,已在大肠埃希菌或酵母菌中成功表达,并证实这些受体的功能与来自哺乳动物组织的受体几乎相同。在检测方面,除应用功能实验分析法和经典的放射性配基结合实验外,还采用具有高效、可靠、微量、手性识别能力强等特点的酶联免疫吸附试验、液闪迫近分析法(scintillation proximity assay)、时间分辨荧光(time resolved fluorescence)和亲和色谱法(affinity chromatography)等,使受体药物筛选发展为高通量筛选。

因受体在分离过程中可能导致结构改变,造成体外与体内的实验结果不一致。因此,利用受体技术开发的新药,需要在动物和人体上进行安全性评价和药效试验。

（二）受体靶向药物研究新进展

随着受体药理学和生物学技术的研究进展,加深了对疾病相关靶标分子结构和功能的认识,特别是靶向 GPCR 新药的开发和利用得到迅速发展。

1. G 蛋白偶联受体靶向药物研究　GPCR 结合的配体包括糖类、脂质、多肽和蛋白质,广泛参与机体的生理和病理过程。GPCR 家族有 800 多个成员,利用结构生物学技术,已测出 200 多种 GPCR 的晶体结构,为药物的设计提供了精细的结构基础。目前,靶向 GPCR 药物在疾病治疗方面的研究,主要包括 2 型糖尿病、高血压、肿瘤和中枢神经系统疾病。例如,已经获 FDA 批准上市的治疗 2 型糖尿病的靶向 GPCR 的药物为 GLP-1 受体激动药艾塞那肽、利拉鲁肽和阿比鲁肽等。在已获批的靶向 GPCR 药物中,治疗中枢神经系统疾病的药物占 26%。随着人口老龄化,中枢神经系统退行性疾病的发病率逐年升高。研究发现,GPCR 参与多种与阿尔茨海默病有关的神经递质的信号转导,靶向这些 GPCR 有望阻断阿尔茨海默病的病情进展,目前正处于临床研究阶段。因此,不断发现新的具有成药特性的受体,特别是对于某些重大疾病,发现新靶点、开发新的靶向药物尤为重要。

2. 基因操纵膜受体和离子通道可能成为药物治疗新策略　光遗传学和化学遗传学方法可特异性调控神经元活性,在神经科学领域已广泛用于神经元功能和神经网络的研究。光遗传学技术是将光敏感离子通道视紫红质(channel rhodopsin,ChR)或嗜盐菌视紫红质(halorhodopsin,NpHR)转染到靶细胞膜上。通过插入的光纤,在特定波长的蓝光或黄光照射下,能选择性激活或抑制特定神经元。2005 年斯坦福大学 Deisseroth 实验室首次将 ChR2 应用在神经元中,该方法的优点是可特异、瞬时、定量地调控神经元活性。在体外培养的细胞中,将光敏蛋白与相应信号蛋白活性检测相结合,已成功应用于受体酪氨酸激酶的小分子靶向药物筛选。但在体试验需要插入光纤,有侵入性。若开发出无创性光遗传学方法,将可能用于人类疾病的治疗。

北卡罗来纳大学 Roth 等通过突变毒蕈碱型 M 受体,产生了特异性被人工配体激活的人工受体 (designer receptor exclusively activated by designer drug,DREADD),常用的化学遗传学 DREADD 元件有 hM3Dq 和 hM4Di。DREADD 需满足以下条件:①没有基础活性;②没有内源配体,不能被内源性乙酰胆碱所激活;③腹腔注射外源性配体氧化氯氮平(clozapine N-oxide,CNO),能激活或抑制神经元活性。该方法给药简单,可长时间、特异性操控神经元活性。采用此方法,动物实验发现了脑内多个调控睡眠 - 觉醒的新核团:例如,特异性激活物内侧被盖核 GABA 能神经元,可长达 6 小时促进睡眠;特异性激活纹状体的腺苷 A_{2A} 受体阳性神经元(共表达多巴胺 D_2 受体),可以促进睡眠;激活多巴胺 D_1 受体阳性神经元,诱导觉醒。若能靶向调控睡眠 - 觉醒神经元活性,将避免镇静催眠药的各种副作用。但 CNO 超生理强度地激活神经元,可能造成神经元损伤。

另一种 DREADD 元件是突变的人甘氨酸受体(human glycine receptor,hGlyR),hGlyR 是抑制性离子通道受体,可与伊维菌素(ivermectin,IVM)结合。hGlyR 是抑制性的,不会导致表达该受体的神经元超生理强度的活化而损伤。另外,hGlyR 是人的蛋白,并且 FDA 已批准 IVM 作为人和动物的驱虫药。因此,这种 DREADD 元件可能适合临床使用。

第三节　现存科学问题与展望

靶向药物是临床精准治疗的基础,目前药物靶标的确定一般根据其生物学意义,但并不是所有的生物学大分子受体都有适合小分子药物结合的位点,因此,大量的生物学靶标都缺乏成药性。靶向 GPCR 药物的开发仍有许多困难,因 GPCR 受体数量众多,约有 50% 的 GPCR 受体尚未开发,需要解析大量重要的 GPCR 的结构,寻找较高结合活性的配体小分子,并进一步优化疾病模型,确定靶点的生物学功能与疾病的关联性。

受体的药物分子设计技术为解决靶向问题提供了有力的手段,随着对配体、受体认识的深入和分子生物学技术的发展,特别是人类基因组计划的进行,新受体及其亚型不断被发现,使受体及其亚型的功能及其在疾病发展过程中的作用逐渐被阐明。受体结合筛选模型和受体的药物分子设计技术,使药物研究进入了一个新时代,将在疾病的靶向治疗中发挥重要作用。

思考题　　　　1. 什么是受体与配体,主要作用方式及特点是什么?

2. 受体的分类及信号转导通路有哪些?

3. 作用于受体的药物种类有哪些?

4. 药物作用的靶点有哪些?

(曲卫敏)

参 考 文 献

［1］魏炜, 吴希美, 李元建. 药理实验方法学. 4 版. 北京: 人民卫生出版社, 2010.

［2］BOYDEN E S, ZHANG F, BAMBERG E, et al. Millisecond-timescale, genetically targeted optical control of neural activity. Nat Neurosci, 2005, 8 (9): 1263-1268.

［3］DONG S, ROGAN S C, ROTH B L. Directed molecular evolution of DREADDs: a generic approach to creating next-generation RASSLs. Nat Protoc, 2010, 5 (3): 561-573.

［4］INGLES-PRIETO A, REICHHART E, MUELLNER M K, et al. Light-assisted small-molecule screening against protein kinases. Nat Chem Biol, 2015, 11 (12): 952-954.

［5］LEFKOWITZ R J, ROTH J, PASTAN I. Radioreceptor assay of adrenocorticotropic hormone: new approach to assay of polypeptide hormones in plasma. Science, 1970, 170 (3958): 633-635.

［6］LUO Y J, LI Y D, WANG L, et al. Nucleus accumbens controls wakefulness by a subpopulation of neurons expressing dopamine D1 receptors. Nat Commun, 2018, 9 (1): 1576.

［7］OISHI Y, XU Q, WANG L, et al. Slow-wave sleep is controlled by a subset of nucleus accumbens core neurons in mice. Nat Commun, 2017, 8 (1): 734.

［8］SYROVATKINA V, ALEGRE KO, DEY R, et al. Regulation, signaling, and physiological functions of G-proteins. J Mol Biol, 2016, 428 (19): 3850-3868.

［9］YANG S R, HU Z Z, LUO Y J, et al. The rostromedial tegmental nucleus is essential for non-rapid eye movement sleep. PLoS Biol, 2018, 16 (4): e2002909.

［10］YUAN X S, WANG L, DONG H, et al. Striaal adenosine A2A receptor neurons control active-period sleep via parvalbumin neurons in external globus pallidus. Elife, 2017, 6. pii: e29055.

第四章　药物效应动力学

药物效应动力学（pharmacodynamics）简称药效学，研究药物对机体（含病原体）的作用及作用机制。药理效应包括治疗作用和不良反应，其机制涉及药物与靶分子的相互作用及其后续分子事件，如信号转导通路。药效学可为临床合理用药和新药研发奠定基础。本章主要介绍药物治疗效果和不良反应的基本概念，基于构效关系的药物设计，药物量效关系的重要参数，药物安全性评价的重要指标，药物作用机制的主要类型，药物合用的协同作用，新药临床前药效学研究，以及化合物高通量筛选和药 - 靶结合活细胞研究新技术。

第一节　药物的基本作用

一、药物作用与药理效应

大多数药物是通过与机体大分子相互作用而引起细胞或全身效应的。这种机体大分子通常被称为药物靶标（drug target）。从数量看，蛋白质是构成药物靶标最重要的类别，例如：激素、生长因子、转录因子和神经递质的受体蛋白，关键代谢或调节通路的酶蛋白、离子通道蛋白、转运蛋白、分泌蛋白、结构蛋白。另外，DNA 等大分子也可作为药物靶标。

药物作用（drug action）是指药物对机体的初始作用，是动因，相当于药物对靶标的作用。药理效应（pharmacological effect）是药物作用的结果，是机体反应的表现。由于两者意义接近，在习惯用法上并不严加区别。但当两者并用时，应体现先后顺序。例如，地高辛对心肌细胞膜上 Na^+, K^+-ATP 酶的抑制作用，就是初始药物作用；最终结果表现为心肌收缩性增强，就是药理效应。

药物通常只能改变机体生化、生理和细胞反应的幅度或速度，而不能创造新的反应，也就是说药理效应是机体原有功能水平的改变，功能提高称为兴奋（excitation），功能降低称为抑制（inhibition）。例如，肾上腺素升高血压和异丙肾上腺素加快心率均属兴奋；阿司匹林退热和吗啡镇痛均属抑制。

药物作用具有特异性（specificity）。例如，阿托品特异性地阻断毒蕈碱（muscarine）型胆碱受体（M 胆碱受体），而对其他受体影响不大。药理效应具有选择性（selectivity），有些药物只影响机体的一种功能，而有些药物可影响机体的多种功能，前者选择性高，后者选择性低。例如，地高辛对心脏作用有选择性,对其他器官作用相对较小。特异性与选择性这两个词在习惯上意义接近,经常通用。

药物作用特异性取决于药物的化学结构。药理效应选择性则取决于药物在体内的分布不均匀,机体组织细胞的结构不同,生化功能存在差异等多方面因素。另外,药物剂量也会影响药物特异性和选择性,通常剂量越大药物作用越广泛。

药物作用特异性强并不一定引起选择性高的药理效应,即两者不一定平行。例如,阿托品特异性地阻断 M 胆碱受体,但其药理效应选择性并不高,对心脏、血管、平滑肌、腺体及中枢神经系统都有影响,因为 M 胆碱受体在体内分布较广。作用特异性强和 / 或效应选择性高的药物应用时针对性较好。反之,效应广泛的药物副作用较多。但广谱药物在多种病因或诊断未明时也有其方便之处,例如广谱抗生素等。

二、治疗效果

治疗效果,也称疗效(therapeutic effect),是指药理效应有利于改变患者的生理、生化功能或病理过程,使患病的机体恢复正常。根据治疗作用的效果,可将治疗作用分为:

1. **对因治疗**(etiological treatment)　用药目的在于消除原发致病因子,彻底治愈疾病,称为对因治疗,如用抗生素杀灭体内致病菌。

2. **对症治疗**(symptomatic treatment)　用药目的在于改善症状,称为对症治疗。对症治疗不能根除病因,但对病因未明暂时无法根治的疾病却是必不可少的。对某些危重急症如高热、惊厥、休克、心力衰竭、心搏或呼吸暂停等,对症治疗可能比对因治疗更为迫切。有时严重的症状可以作为二级病因,使疾病进一步恶化,如高热引起惊厥,剧痛引起休克等。此时的对症治疗(如退热或止痛)对惊厥或休克而言,又可看成是对因治疗。

临床实践应提倡"急则治其标,缓则治其本""标本兼治"。

三、不良反应

药理效应除了发挥治疗作用,还可产生不良反应。凡与用药目的无关,并给患者带来不适或痛苦的反应统称为药物不良反应(adverse reaction)。多数不良反应是药物固有的效应,在一般情况下是可以预知的,但不一定是能够避免的。少数较严重的不良反应较难恢复,称为药源性疾病(drug-induced disease),例如庆大霉素引起的神经性耳聋、肼屈嗪引起的红斑性狼疮等。

1. **副作用**(side reaction)　由于选择性低,药理效应涉及多个器官,当某一效应用作治疗目的时,其他效应就成为副作用。例如,阿托品用于解除胃肠痉挛时,可引起口干、心悸、便秘等副作用。副作用是在治疗剂量下发生的,是药物本身固有的作用,多数较轻微并可以预料。

2. **毒性反应**(toxic reaction)　毒性反应是指在剂量过大或药物在体内蓄积过多时发生的危害性反应,一般比较严重。毒性反应一般是可以预知的,应该避免发生。急性毒性多损害循环、呼吸及神经系统功能,慢性毒性多损害肝、肾、骨髓、内分泌等功能。致癌(carcinogenesis)、致畸(teratogenesis)和致突变(mutagenesis)反应也属于慢性毒性范畴。企图通过增加剂量或延长疗程以达到治疗目的,其有效性是有限度的,同时应考虑到过量用药的危险性。

3. **后遗效应**(residual effect)　是指停药后血药浓度已降至最小有效浓度以下时残存的药理效

应。例如服用巴比妥类催眠药后,次晨出现的乏力、困倦等现象。

4. 停药反应(withdrawal reaction)　是指突然停药后原有疾病加剧,又称反跳反应(rebound reaction)。例如长期服用可乐定降血压,停药次日血压将明显回升。

5. 变态反应(allergic reaction)　是一类免疫反应。非肽类药物作为半抗原与机体蛋白结合为抗原后,经过敏化过程而发生的反应,也称过敏反应(hypersensitive reaction)。常见于过敏体质患者。反应性质与药物原有效应无关,用药理性拮抗药解救无效。反应的严重程度差异很大,与剂量无关,从轻微的皮疹,发热至造血系统抑制,肝、肾功能损害,休克等。可能只有一种症状,也可能多种症状同时出现。停药后反应逐渐消失,再用时可能再发。致敏物质可能是药物本身,也可能是其代谢产物,亦可能是制剂中的杂质。临床用药前虽会做皮肤过敏试验,但仍有少数假阳性或假阴性反应。故对过敏体质者或易引起过敏反应的药物均应谨慎使用。

6. 特异质反应(idiosyncratic reaction)　少数特异体质患者对某些药物反应特别敏感,反应性质也可能与常人不同,但与药物固有的药理作用基本一致,反应严重程度与剂量成比例,药理性拮抗药救治可能有效。这种反应不是免疫反应,故不需预先敏化过程。现在知道这是一类先天遗传异常所致的反应。例如,对骨骼肌松弛药琥珀胆碱发生的特异质反应是由于先天性血浆胆碱酯酶缺陷所致。

第二节　药物构效关系和药物设计

大量临床应用的药物是通过研究对患者或动物疾病模型(如自发性高血压大鼠或癫痫易感小鼠模型)具有有益作用的化合物发展而来。尽管通过研究药物的作用机制,许多药物的直接作用靶标已被发现,但还有许多药物的直接作用靶标还不清楚,有待阐明。人类全基因组测序发现了许多新的基因,其序列与已知的受体相关,但这些潜在受体的内源性或外源性配体还不清楚,因而这些受体被称为孤儿受体(orphan receptor)。对药物靶分子的深入了解可以为高效低毒新药的开发提供信息。伴随着基因工程动物模型的出现,人们可以通过在基因水平改变蛋白的表达与功能来验证靶标功能的各种假设,预测受体拮抗药或激动药(酶抑制药或激活药)的作用。

一、构效关系

构效关系(structure-activity relationship)为药物的化学结构与药理活性之间的关系,其核心为药物 - 靶标相互作用。药物对受体的亲和力及其内在活性是由药物的化学结构决定的。此种关系通常十分严格,药物分子的很小变化就会因其改变了与一个或多个受体的亲和力,而导致药理特性的重要变化。化学结构决定了药物特异性与受体结合的严格性,这一点可以从药物不同光学异构体产生疗效差别来进一步理解。例如,M 胆碱受体拮抗药阿托品为消旋 *dl*- 莨菪碱,其药效是通过 *l*- 异构体发挥作用的,而 *d*- 异构体的作用很弱。药物构效关系在各章具体药物介绍中会有更多的实例。

二、基于构效关系的药物设计

构效关系的探索往往引发有价值的治疗药物的合成。因为分子构型的变化不至于使药物所有的作用与效应都发生同等程度的改变,所以有时就有可能去发展一种新的同类物,这种同类物比母体药物具有更大的治疗作用、更小的不良反应、更高的选择性或更易接受的继发作用。通过改变生理性激动药的化学结构,已经发展了许多具有治疗价值的激素或神经递质的拮抗药。化学结构的微小改变也可对药动学特性产生明显的影响。例如,抗惊厥药物苯妥英(5,5-二苯基-2,4-咪唑啉二酮)的 N3 位置加入磷酸酯,生成磷苯妥英(fosphenytoin),该药在静脉血中比苯妥英更易溶解,从而促进其更好地分布于全身,磷苯妥英是前药,需要体内酯酶切除磷酸酯才有活性。另外,通过研究母体药物的代谢产物及结构改造也可产生新药。例如,血管紧张素 AT$_1$ 受体拮抗药氯沙坦(losartan)在体内经肝脏 CYP450 酶代谢生成多种代谢产物,主要通过 EXP3174 发挥治疗高血压的作用(EXP3174 拮抗 AT$_1$ 受体的活性比氯沙坦强 30 倍),而其他代谢产物多与不良反应有关;鉴于此,在 EXP3174 基础上结构改造研发的中国原创新药阿利沙坦酯(allisartan isoproxil),经胃肠道酯酶水解直接生成 EXP3174 发挥治疗作用,而且因其代谢产物单一而不良反应降低(图 4-1)。

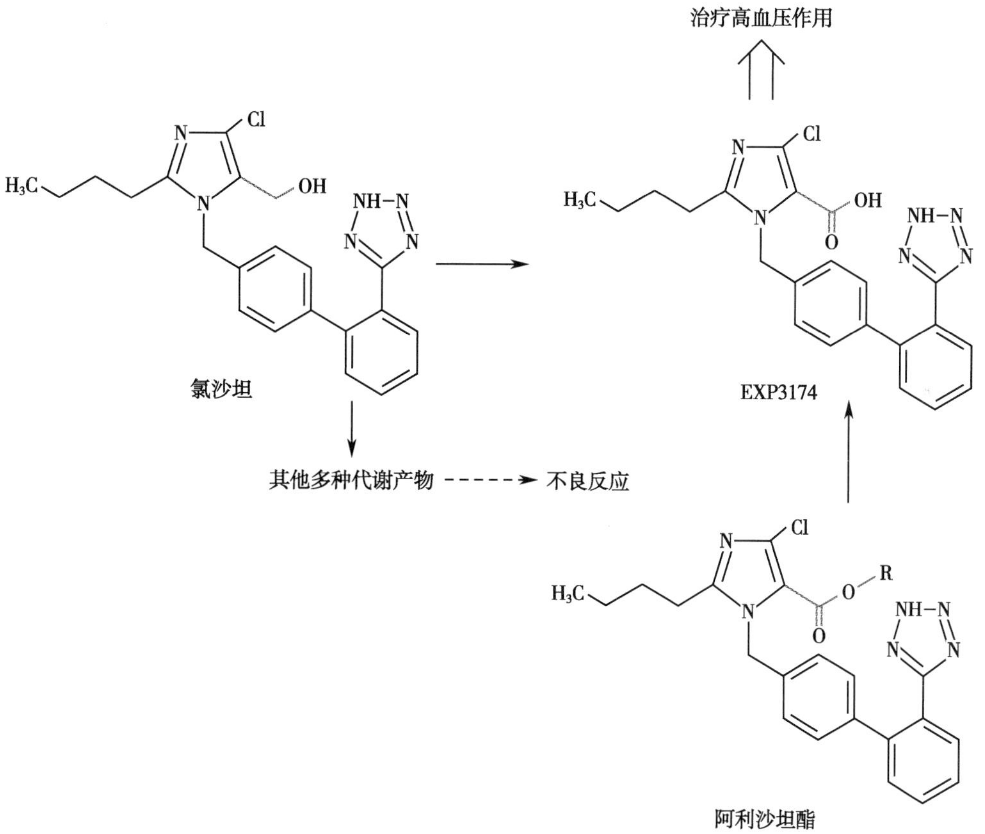

R:[(异丙氧基)羰氧基]甲酯

图 4-1 基于母药(氯沙坦)代谢产物疗效成分(EXP3174)的药物(阿利沙坦酯)设计

如果有相当多同类化合物的分子结构与药理活性的实验资料,那么就有可能通过计算机分析确定在药物靶标上发挥最适作用所必需的药物特性(药效基团),包括大小、形状、带电基团或氢键供体的位置和方向等。计算化学、有机化合物的结构分析以及药物对靶标主要作用的生化测定方面的研究进展,促进了构效关系的定量描述及其在药物设计中的应用。通过分析氨基酸定点突变的靶标反应性,可进一步评价特异性药物-靶标相互作用的意义。这些资料有利于优化设计新化合物,使其与靶标结合更具亲和力、特异性或调节作用。类似的基于结构的设计方法也可用于改进药代动力学特性,尤其是药物代谢机制明确的条件下。采用 X 射线晶体学或核磁共振光谱学分析,在原子水平上对靶标结构和药物 - 靶标复合物的认识,对于药物的设计以及耐药性产生分子机制的理解和预防都非常有帮助。在遗传药理学方面出现的新技术促进了对基因多态性和蛋白靶标差异性的理解,并产生了分子诊断技术,从而可以预测能从某个特定药物中获益最大的患者,为个体化治疗和精准医疗奠定了基础。

第三节 药物量效关系

药理效应与剂量在一定范围内成比例,这就是剂量 - 效应关系(dose-effect relationship,简称量效关系)。以药理效应为纵坐标,药物剂量或药物浓度为横坐标作图则得药物量效曲线(dose-effect curve,concentration-effect curve)。

一、量反应的量效曲线及重要参数

药理效应按性质可以分为量反应和质反应两种情况。效应的强弱呈连续增减的变化,可用具体数量或最大反应的百分率表示者称为量反应(graded response),例如血压的升降、平滑肌的舒缩等,其研究对象为单一的生物单位。以药物的剂量(多指整体给药)或浓度(多指离体给药)为横坐标,以效应为纵坐标作图,可获得直方双曲线(rectangular hyperbola);如将药物浓度改用对数值作图则呈典型的对称 S 型曲线,这就是通常所称量反应的量效曲线(图 4-2)。横坐标对数值常采用 lg,也可根据需要采用其他对数值。

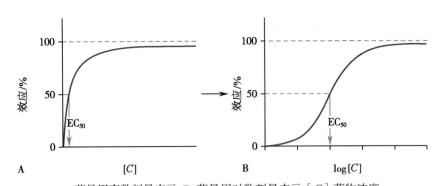

A. 药量用真数剂量表示;B. 药量用对数剂量表示;[C]:药物浓度。

图 4-2 药物量反应的量效曲线

从量反应的量效曲线可获得下列重要参数:

最小有效剂量(minimal effective dose)或最小有效浓度(minimal effective concentration,MEC)即刚能引起效应的最小药物剂量或最小药物浓度,亦称阈剂量或阈浓度(threshold dose or concentration)。

最大效应(maximal effect,E_{max})随着剂量或浓度的增加,效应也增加,当效应增加到一定程度后,若继续增加药物浓度或剂量而其效应不再继续增强,这一药理效应的极限称为最大效应,也称效能(efficacy)。

半最大效应浓度（concentration for 50% of maximal effect，EC_{50}）是指能引起 50% 最大效应的药物浓度。

效价强度（potency）是指两个或两个以上药物能引起等效反应的相对浓度或剂量（一般采用 EC_{50}），其值越小则效价强度越大。

药物量效曲线中段斜率（slope）也是药物的重要特征，斜率较陡的提示药效较剧烈，较平坦的则提示药效较温和。

除了上述典型 S 型量效曲线，有些量效曲线可以是 U 型。例如，血管紧张素 Ⅱ 对离体大鼠主动脉血管平滑肌的收缩反应，在低剂量随药物浓度增加血管收缩反应增加，到一定剂量之后可随药物浓度增加出现血管收缩反应减弱，这可能与不同受体亚型发挥作用有关，也有可能与代谢产物的作用有关。

二、质反应的量效曲线及重要参数

如果药理效应不是随着药物剂量或浓度的增减呈连续性量的变化，而表现为反应性质的变化，则称为质反应（quantal response or all-or-none response）。质反应以阳性或阴性、全或无的方式表现，如死亡与生存、惊厥与不惊厥等，其研究对象为一个群体。在实际工作中，常将实验动物按用药剂量分组，以阳性反应百分率为纵坐标，以剂量或浓度为横坐标作图，也可得到与量反应相似的曲线。如果按照药物浓度或剂量的区段出现阳性反应频率作图得到呈常态分布曲线。如果按照剂量增加的累计阳性反应百分率作图，则可得到典型的 S 型量效曲线（图 4-3）。

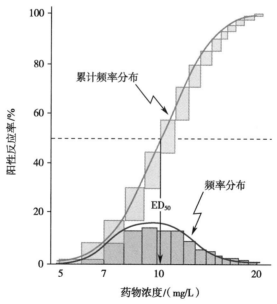

图 4-3　药物质反应的量效曲线
注：横坐标为对数尺度。

在这一质反应的量效曲线可以看出的特定位点参数为半数有效量（median effective dose，ED_{50}），即能引起 50% 的实验动物出现阳性反应时的药物剂量；如效应为死亡，则称为半数致死量（median lethal dose，LD_{50}）。

三、临床前药物安全性参数

半数致死量LD_{50}为药物安全性参数。安全性较高的药物，无LD_{50}数据，甚至实验能达到的最大极限剂量给药无一动物死亡。

治疗指数（therapeutic index，TI）是指药物的LD_{50}/ED_{50}的比值，数值越大越安全。但以治疗指数来评价药物的安全性，并不完全可靠。如某药治疗指数为4（图4-4），这一数据似乎较安全；但其ED和LD两条曲线的首尾有重叠，即治疗有效剂量与其致死剂量之间有重叠，存在不安全风险。

可靠安全系数是指1%致死量（LD_1）与99%有效量（ED_{99}）的比值，数值越大越安全。

安全范围是指5%致死量（LD_5）与95%有效量（ED_{95}）之间的差值，数值越大越安全。

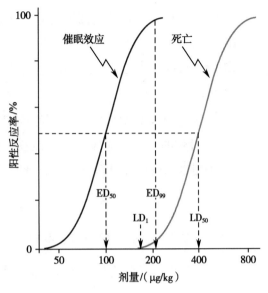

图4-4　药物效应和毒性的量效曲线
注：横坐标为对数尺度。

第四节　药物作用机制

药物的作用机制（mechanism of action）是研究药物如何与机体细胞结合而发挥作用的。大多数药物的作用来自于药物与机体生物大分子之间的相互作用，这种相互作用引起了机体生理、生化功能的改变。机体的每一个细胞都有其复杂的生命活动过程，而药物的作用又几乎涉及与生命代谢活动过程有关的所有环节，因此药物的作用机制十分复杂。已知的药物作用机制涉及受体、酶、离子通道、核酸、载体、免疫系统、基因等。药物作用机制的具体内容将在以后有关章节详细介绍，在此作归纳和举例介绍。

一、作用于受体和离子通道

通过作用于受体从而影响信号转导途径产生药理效应是药物作用机制的最主要方式。作用于受体的药物总体可分为两大类：激动药和拮抗药，又可细分为完全激动药（full agonist）、部分激动药（partial agonist）、竞争性拮抗药（competitive antagonist）、非竞争性拮抗药（noncompetitive antagonist）、反向激动药（inverse agonist）、偏向激动药（biased agonist）。详见第三章专门介绍。图4-5显示了激动药和竞争性拮抗药的作用性质。表4-1总结了六大受体家族，并举例列出内源性配体、信号转导系统和代表药。药物也可直接作用于信号转导通路上的靶标发挥作用。值得注意的是，电压门控离子通道是否归入受体家族，国内外有不同观点。电压门控离子通道作为药物靶标的作用机制详见第二十一章专门介绍。

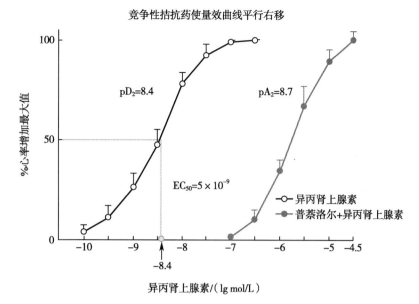

图 4-5 激动药异丙肾上腺素对大鼠心率的影响及竞争性拮抗药普萘洛尔的作用

表 4-1 受体家族、内源性配体、信号转导系统和代表药

结构家族	功能家族	内源性配体	效应分子和转导分子	代表药/物质
G 蛋白偶联受体（GPCR）	β 受体	去甲肾上腺素、肾上腺素、多巴胺	G_s、AC	多巴酚丁胺、普萘洛尔
	M 受体	乙酰胆碱	G_i 和 G_q、AC、离子通道、PLC	阿托品
	二十烷类受体	前列腺素类、白三烯类、血栓素类	G_s、G_i 和 G_q	米索前列醇、孟鲁司特
	凝血酶受体（PAR）	受体肽	$G_{12/13}$、鸟嘌呤核苷酸交换因子（GEFs）	（开发中）
离子通道	配体门控的	乙酰胆碱、γ- 氨基丁酸、5- 羟色胺	Na^+、Ca^{2+}、K^+、Cl^-	尼古丁、加巴喷丁（gabapentin）
	电压门控的	无（膜去极化激活）	Na^+、Ca^{2+}、K^+、其他离子	利多卡因、维拉帕米
跨膜,有酶活性	受体酪氨酸激酶	胰岛素、血小板源生长因子（PDGF）、表皮生长因子（EGF）、血管内皮生长因子（VEGF）、生长因子	SH2 结构域和含 PTB 蛋白	曲妥珠单抗、伊马替尼
	膜结合的 GC	利尿钠肽	cGMP	奈西立肽（nesiritide）
跨膜,无酶活性	细胞因子受体	白细胞介素类和其他细胞因子	Jak/STAT、可溶性酪氨酸激酶	干扰素类、阿那白滞素（anakinra）
	Toll 样受体	脂多糖、细菌产物	MyD88、IARKs、NF-κB	（开发中）
核受体	甾体激素类受体	雌激素、睾酮	共激活因子	雌激素类、雄激素类、可的松
	甲状腺激素受体	甲状腺激素		甲状腺激素
	PPARγ	PPARγ		噻唑烷酮类
细胞内酶	可溶性 GC	NO、Ca^{2+}	cGMP	硝基扩血管药

注:AC,腺苷酸环化酶;G,G 蛋白;GC,鸟苷酸环化酶;PAR,蛋白酶激活的受体;PLC,磷脂酶 C;PPAR,过氧化物酶体增殖物激活受体。

二、影响内源性配体浓度

许多药物可通过改变内源性配体如神经递质、激素、介质的合成、储存、释放、转运和代谢而发挥作用。例如,一些影响去甲肾上腺素(NA)能神经传导的药物,α-甲基酪氨酸抑制 NA 的合成,可卡因阻断 NA 的重摄取,苯丙胺促进 NA 的释放,司来吉兰抑制 NA 的降解。还有些药物可影响其他神经递质如乙酰胆碱、多巴胺和 5-羟色胺。另有药物可影响激素或介质的合成和降解,如血管紧张素转换酶抑制药、环氧合酶抑制药,这些药物广泛用于治疗高血压、炎症、心肌缺血和心力衰竭。

三、影响细胞外过程

许多调控血栓形成、炎症和免疫反应的药物可通过作用于细胞外过程中的靶蛋白发挥作用。例如,凝血系统是高度可调节系统,含有多个药物靶标,可调控血凝块的形成和溶解,这些靶标包括凝血因子(凝血酶、Ⅹa 因子)、抗凝血酶和血小板表面的糖蛋白,后者调控血小板的激活和聚集。

四、影响离子环境

一部分药物是通过影响细胞内和细胞外(血液、尿液、胃肠道)的离子环境而发挥作用。这些药物靶标可以是离子泵和转运体。例如,多数利尿药,如呋塞米、氯噻嗪、阿米洛利等,是通过直接作用于肾小管上皮细胞的离子泵和转运体影响 Na^+ 的转运而发挥作用的。抗溃疡药奥美拉唑等是通过抑制胃壁细胞上的 H^+,K^+-ATP 酶(质子泵),使胃酸分泌受到强大抑制(80%~95%)而发挥作用的。强心苷类药物是通过抑制心肌细胞上 Na^+,K^+-ATP 酶(钠泵),使细胞内 Na^+ 增加,再通过 Na^+-Ca^{2+} 双向交换,使细胞内 Ca^{2+} 增加而发挥强心作用的。

五、影响病原体蛋白

抗感染药物如抗菌药、抗病毒药、抗真菌药和抗寄生虫药,主要通过作用于病原体蛋白发挥作用,这些病原体蛋白是抗感染药物作用的关键酶,对于宿主是不重要的。例如各种抗生素的作用机制。

六、干预凋亡和自噬通路

器官发育、维持和更新需要在细胞存活、增殖与细胞死亡、清除之间取得平衡。细胞受基因调控的程序性死亡过程称为凋亡(apoptosis)。细胞凋亡缺陷是多种癌症的重要特征,与肿瘤发生和耐药性产生均有关。自噬(autophagy)作为一种细胞内降解途径,可能发生在细胞凋亡之前,同样可以导致细胞发生程序性死亡。在凋亡(图 4-6)和自噬(图 4-7)过程中进行药理学干预,对许多疾病治疗具有重要意义。

两条凋亡信号途径:①细胞外部途径(图左侧)。凋亡可由细胞外部配体如 TNF、Fas、TRAIL 等激活相应的跨膜受体而引发。受体激活后形成三聚体,并促使 TRADD、FADD 衔接蛋白结合到受体的胞内死亡结构域。衔接蛋白招募并激活 caspase 8,进而切割并激活效应分子 caspase 3,从而激活 caspase

级联通路,最终导致凋亡。②细胞内部途径(图右侧)。凋亡也可由细胞内部 Bcl-2 家族蛋白如 Bax 和 Bcl-2 而启动。DNA 损伤或错误折叠蛋白可以通过 p53 激活 Bax,导致细胞色素 c 从线粒体中释放,并与 Apaf-1 和 caspase 9 形成复合物。复合物中的 caspase 9 被激活,再通过激活 caspase 3 启动凋亡。无论细胞外部凋亡途径还是细胞内部凋亡途径皆能胜过凋亡抑制蛋白(IAPs)的作用,该蛋白(IAPs)在正常情况下可以控制凋亡发生。

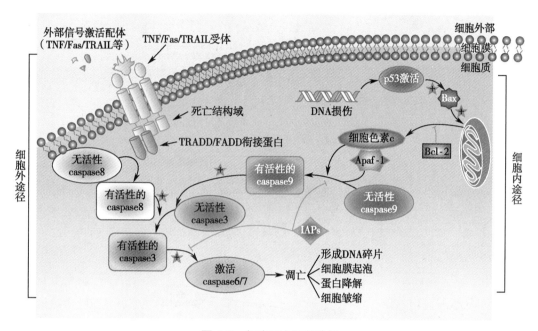

图 4-6　细胞凋亡调节途径

自噬的两个主要调节因子是生长因子信号和细胞应激信号。这两种信号分别激活两条通路:生长因子信号转导途径通过激活 mTORC1 抑制自噬,而营养饥饿引起的细胞应激通过激活 AMPK 增强自噬。这些途径不仅彼此相互作用,而且与其他信号转导途径(包括凋亡途径)也可相互作用。mTOR 抑制剂可作为免疫抑制剂。

七、基因治疗作用机制

广义而言,基因治疗泛指在基因及其转录、翻译水平上进行干预而治疗疾病,包括目前已有批准药物的 DNA 基因治疗、反义核苷酸基因治疗(如 fomivirsen、mipomersen)、RNA 干扰(RNAi,也称基因沉默)基因治疗(如 patisiran),以及未来可能的 CRISPR/Cas9 基因编辑治疗等。详见第七章的专门介绍。

八、其他机制

有些药物不是通过机体大分子发挥效应。例如,氢氧化铝、氢氧化镁通过中和胃酸发挥抗溃疡作用;甘露醇通过提高细胞外渗透压发挥利尿作用;考来烯胺可在肠道内络合强心苷,中断强心苷的肝肠循环,加快其粪便排泄,可用于强心苷药物中毒的急救。

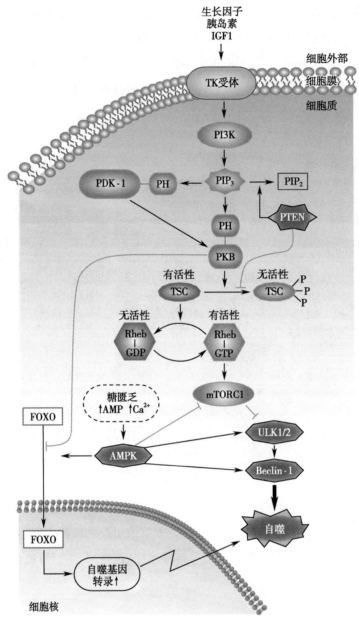

图 4-7 细胞自噬调节途径

第五节 药物合用的相加和协同作用

不同作用机制的药物常联合应用或研制成复方药物应用于临床,以达到药物治疗作用相加(additivity)或协同(synergism),从而增强疗效,减少不良反应。所谓协同作用是指合用作用超过相加作用。另外,药物合用也可发生抵消、拮抗作用。

一、等效线法

图 4-8 为等效线图,显示了两药 A 和 B 的 EC_{50} 连线,描述了两药合用引起相加作用所需要的每个

单药的相对浓度,为两药合用引起 50% 最大效应的相加等效线。例如,等效线上 c 点和 d 点对应的两药浓度合用均可引起 50% 最大效应。类似的方法也可制作两药合用引起 10%、20%、80%、90% 最大效应的相加等效线,从而求得每个单药的相对浓度。如果两药为协同作用,则引起一定效应所需的 A 药和 B 药的浓度会落在相加等效线的下方。相反,如果两药为拮抗作用,则 A 药和 B 药的浓度会落在相加等效线的上方。

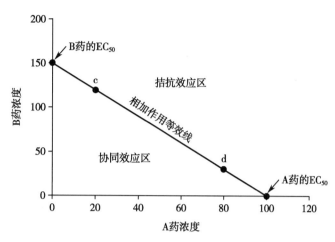

图 4-8　等效线法图解两药合用的相加、协同和拮抗作用

二、概率和法

概率和法又称 q 值法,是我国著名药理学家兼统计学家金正均教授生前的杰作。其公式为:$q=P_{(A+B)}/(P_A+P_B-P_A \times P_B)$。这里 P 指有效率,A 和 B 分别指 A 药和 B 药,P_A 指 A 药单用时的有效率,P_B 指 B 药单用时的有效率。公式中的分子 $P_{(A+B)}$ 表示两药合用实际发生的有效率,分母表示理论上的有效率。当 $q \geq 1.15$ 时表示有协同作用,$q \leq 0.85$ 时表示拮抗,q 值在 0.85 与 1.15 之间表示相加作用。概率和法适用于效应为定性指标(质反应)的药物,我们也将这一方法创造性地运用于效应为定量指标(量反应)的药物,也就是将定量指标转化为定性指标后使用概率和法。参见下节中介绍的抗高血压复方新药研究。

第六节　新药临床前药效学研究

一、总体原则

新药的含义和范围在各个国家有明确的法律规定,不同国家有所不同,不同时期有所变化。根据 2015 年《国务院关于改革药品医疗器械审评审批制度的意见》和 2020 年《药品注册管理办法》规定:新药,是指未曾在中国境内外上市销售的药品。根据物质基础的原创性和新颖性,将新药分为创新药和改良型新药。

新药研发是个复杂而严格的系统工程,临床前药效学评价是必不可少的关键步骤。这里所指的药效学评价是指治疗作用的主要药效学评价,一般不包括毒理学等安全性评价。药效学评价首先应遵循总体指导原则,概括为以下几方面。①模型:主要药效作用应当用体内、体外两种以上实验模型获得证明,其中一种必须是整体的正常动物或动物病理模型。实验模型必须能反映药理作用的本质。如有些药物无法满足上述动物和模型要求,应予以说明理由,改用其他模型。②指标:应能反映主要药效作用的药理本质。应客观、能定量或半定量。③剂量:应作出量效关系,尽量求出 EC_{50}、ED_{50} 或有效剂量范围。量效关系不明确的药物应说明原因。④给药方法:应采用拟推荐临床应用的给药方法。如该法在动物上无法实施时,应予说明,改用他法。⑤对照:应有空白对照和已知标准阳性药物或治疗措施对照。

二、新结构药物药效学研究及实例

以抗高血压新药举例介绍。观察一个药物是否具有抗高血压作用,能否成为抗高血压药,从药效学研究和评价角度,总体原则应考虑以下几点。①至少采用两种高血压动物模型;②至少设计 5 个组:模型对照组,阳性药物对照组,试验药物高、中、低剂量组;③根据临床用药途径设计胃内给药或静脉给药;④观察药物的急性作用、慢性作用(1 周～数月);⑤观察指标主要是血压和心率,其他血流动力学指标也需考虑,最好还能观察长期给药对高血压靶器官的作用;⑥必要的作用机制研究。

(一)高血压动物模型

总体分两大类:实验性高血压动物模型、遗传性高血压动物模型。

实验性高血压动物模型包括:①肾血管性高血压模型。也称肾动脉狭窄性高血压模型,可分为 2 肾 1 夹型(2K1C,两侧肾完整,一侧肾动脉狭窄)、1 肾 1 夹型(1K1C,一侧肾切除,另一侧肾动脉狭窄)和 2 肾 2 夹型(2K2C,两侧肾完整,两侧肾动脉狭窄)。常用动物是大鼠和犬。高血压是脑卒中的重要危险因素,研究证明 2K2C 大鼠也可作为脑卒中易感模型(表 4-2)。②肾性高血压模型。也称肾外包扎性高血压模型、肾外压迫性高血压模型。可分为 2 肾 1 扎型(两侧肾完整,一侧肾包扎)、1 肾 1 扎型(一侧肾切除,另一侧肾包扎)和 2 肾 2 扎型(两侧肾完整,两侧肾包扎)。常用动物是大鼠。③醋酸去氧皮质酮(DOCA)盐性高血压模型。常用动物为大鼠。④其他。外源性给予血管紧张素 Ⅱ、NO 合酶抑制剂、脑垂体激素、甲状腺激素等也可造成动物高血压。

表 4-2 不同类型肾动脉狭窄性大鼠的高血压、脑卒中发生率

动物模型	高血压发生率	脑卒中发生率 (肾动脉狭窄 40 周时)
2 肾 2 夹型	100%(55/55)	62%(34/55)
1 肾 1 夹型	77%(23/30)	23%(7/30)
2 肾 1 夹型	70%(21/30)	17%(5/30)

遗传性高血压动物模型包括:①选择性近亲交配培育的高血压模型。也称自发性高血压模型,在 20 世纪 50 至 60 年代培育成功。如自发性高血压大鼠(SHR)及易卒中型自发性高血压大鼠(SHR-SP)、Dahl 盐敏感种高血压大鼠(DS)、米兰种高血压大鼠(MHS)、新西兰种遗传性高血压大鼠(GH)、以色列

种高血压大鼠(SBH)、里昂种高血压大鼠(LH)。②高血压基因工程动物模型。20世纪80年代哺乳类动物基因工程技术的发展为病理模型的制备开辟了崭新的途径。在高血压方面,自从1990年报道第一个转基因高血压大鼠以来,至今已有许多种转基因和基因敲除高血压大鼠和小鼠。这些基因工程动物模型不但为血压调控基因研究提供了有力工具,也为新药研发作出贡献。例如,通过在大鼠身上建立人类肾素 - 血管紧张素系统(图4-9),即携带人肾素基因和人血管紧张素原基因的双转基因大鼠,为肾素抑制剂研发克服了动物模型种属特异性的瓶颈问题。

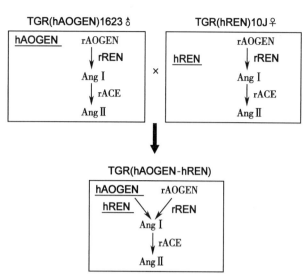

图4-9 人肾素 - 血管紧张素系统过表达双转基因高血压大鼠模型

注:人血管紧张素原转基因大鼠 TGR(hAOGEN)与人肾素转基因大鼠 TGR(hREN)交配繁殖获得双转基因大鼠 TGR(hAOGEN-hREN),即人肾素 - 血管紧张素系统过表达双转基因高血压大鼠模型。TGR:转基因大鼠;h:人;r:大鼠;AOGEN:血管紧张素原;REN:肾素;Ang Ⅰ:血管紧张素 Ⅰ;Ang Ⅱ:血管紧张素 Ⅱ;ACE:血管紧张素转换酶。

(二)动物血压测量

实验动物动脉血压测定法大体分为间接血管外测压法和直接血管内测压法两种,每种又可细分为几种。间接测压法包括:大鼠尾容积测压法、大鼠足容积测压法、大鼠尾动脉脉搏测压法(简称尾套法)、犬颈动脉脉搏测压法(简称颈套法)等。直接测压法包括:麻醉动物直接测压法、清醒自由活动大鼠直接测压法、遥控测压法。应根据研究目的,选择合适的测压方法。由于麻醉可影响血压,所以在药效学研究中提倡选用合适的清醒动物测压方法(表4-3)。

表4-3 清醒动物测压方法的选用

测压方法	适用于	不适用于
清醒动物脉搏间接测压法	无创检测或筛选 症状明显的收缩性高血压 大幅度收缩压变化 大样本收缩压变化 (如:高通量遗传筛选)	血压与器官损伤等变量的相关性 干预措施或变量的非血压作用 间歇或轻度高血压或血压小变化 血压波动性、舒张压或脉压 无应激、无制动测压
清醒自由活动大鼠直接测压法 (含遥控测压法)	高血压或血压变化幅度 血压与器官损伤等变量的相关性 干预措施或变量的血压和非血压作用 间歇或轻度高血压或血压的小变化 连续测压、血压波动性 完全无制动测压(遥控测压)	症状明显的高血压或血压作用明显的大样本筛选

(三)降压机制研究

研究药物的降压机制,首先要确定药物的降压作用是属于中枢性降压还是外周性降压,然后才做进一步分析。区分中枢性降压与外周性降压的实验方法有:损毁脊髓动物实验、外周给药和中枢给药降压有效量比较实验等。若属于中枢降压机制,则可采用分层去脑法、脑微注射、微透析、受体结合实验等方法,进一步明确药物是在中枢哪个水平、哪个核团、哪个靶分子发挥作用。若属于外周降压机制,则可采用神经节阻断实验、对传出神经递质影响实验、α受体拮抗实验、β受体拮抗实验、对在体血管阻力影响实验、对离体血管张力影响实验、血管紧张素转换酶抑制实验、血管紧张素Ⅱ受体拮抗实验、肾素抑制实验、利尿排钠实验等一系列整体、器官、细胞、分子水平实验方法,以进一步明确药物降压作用的靶器官(血管、肾脏、心脏等)、靶细胞、靶分子,甚至信号转导通路机制。

(四) 阿利沙坦酯抗高血压药效学研究

阿利沙坦酯是我国原创沙坦药,于 2012 年获新药证书,2013 年生产上市,治疗高血压患者。海军军医大学药理学教研室完成该新药的抗高血压药效学研究,主要工作包括:①如图 4-1,R 基团进行各种结构改造,筛选降压有效化合物,研究构效关系。主要采用 SHR 模型,胃壁插管单次给药,清醒自由活动大鼠直接测压,计算机化连续记录给药前 1 小时和给药后 6 小时的血压和心率,考察疗效,筛选获得新药阿利沙坦酯。②阿利沙坦酯单次给药的急性降压试验。考察了阿利沙坦酯高、中、低 3 个剂量,以及氯沙坦阳性对照、溶剂阴性对照,对 4 种高血压模型(SHR 大鼠、2K1C 高血压大鼠、2K1C 高血压犬、血管紧张素Ⅱ引起的高血压犬)的作用,观察到阿利沙坦酯胃内单次给药具有明显降压作用;与氯沙坦比较,该药较小剂量(1/4~1/2 剂量)可产生同等疗效;在 2K1C 高血压大鼠上的降压作用明显大于对 SHR 大鼠的降压作用,与 AT$_1$ 受体拮抗药降压机制相符合。③阿利沙坦酯长期给药降压和器官保护试验。在 SHR 大鼠上 4 个月长期治疗显示,阿利沙坦酯不仅降压明确,还具有显著的心血管和肾脏保护作用;与氯沙坦比较,该药在降低左心室肥厚、减轻肾脏损害方面较优。④阿利沙坦酯急性毒性试验。该药急性毒性显著小于氯沙坦,氯沙坦 6g/kg 灌胃可导致实验小鼠全部死亡,而阿利沙坦酯 10g/kg 未导致任何实验小鼠死亡。所以,动物研究证明阿利沙坦酯对高血压的降压和器官保护显著有效,不良反应明显降低,有利于高血压的长期终身治疗,已获得临床证实。这与阿利沙坦酯代谢产物较单一,而氯沙坦代谢产物复杂多样有关(图 4-1)。阿利沙坦酯经胃肠道酯酶代谢直接生成降压活性产物,氯沙坦经肝脏 CYP450 酶多步代谢可产生多种代谢产物,除活性产物外,多种代谢产物与不良反应有关。该药的动物研究尚在进一步开展中,包括:遥控测压考察单次给药时效曲线,揭示降压谷峰比、昼夜节律等特征;考察该药终身给药对脑卒中的预防作用;考察该药对脑卒中发生后的治疗作用;考察该药临床治疗发现的降低尿酸作用及机制等。

三、新复方药物药效学研究及实例

以抗高血压复方新药举例介绍。

(一) 抗高血压复方研究的重要性

抗高血压药的联合应用已经是大势所趋。原发性高血压的病因不明,体内决定血压水平的机制较多。因此,从病理生理角度,高血压的治疗不应该局限在针对一个靶标。从临床治疗学角度,提倡联合用药的益处可以归结为三点:①有利于有效降压。已知任何一种抗高血压药都难以使 100% 的患者有效,通常是 50% 或 60%。不少患者单用一种抗高血压药,往往不能使血压降到正常范围,因此需要两药(或多药)联用。两药联用往往具有协同作用。所谓协同作用,就是超过相加作用,简单地说,就是 1+1>2。因此,联合用药有利于更好地降低血压。②有利于器官保护。近年来,研究人员用动物实验证明:不同作用机制的药物联合应用,不仅在降低血压方面有协同作用,而且在稳定血压、改善动脉压力感受性反射功能等方面均有协同作用。无论是单次给药,还是长期给药,与单药相比,联合用药均能更好地稳定血压,降低血压波动性,增强反射功能。而这些均有助于阻止靶器官损伤,最终防治并发症的发生。③有利于降低副作用。联合用药往往使所用每个药的剂量减小,副作用也随之减少。

固定配比的复方制剂可以降低用药剂量,提高疗效,减少副作用,提高服药顺应性,从而可以提高高血压患者的治疗率。同时高血压复方制剂也是对高血压联合用药及个体化用药原则的补充或延伸。治疗高血压的复方药物是经过科学的筛选而产生,其配比对大多数高血压患者来说应具有一定的合理性。这些复方制剂为高血压治疗的联合用药提供了一种选择,为个体化用药提供了一个参考,特别是对基层医生的用药具有指导意义。

(二) 复方组分挑选的基本原则

抗高血压药至少有 50 种,如何联用,谁与谁联用? 这是一个非常复杂的问题。若以 50 计,两两组合可达 1 225 种。我们不可能研究这么多的组合,也没有必要记住所有的 50 种抗高血压药,只需要了解抗高血压药大的类型即可。抗高血压药主要有 8 类:利尿药、钙拮抗药、血管紧张素转换酶抑制药、血管紧张素受体拮抗药、β 受体拮抗药、α 受体拮抗药、中枢性抗高血压药、交感神经末梢阻断药。同一类药的联用基本上是不提倡的。这是因为同一类药物作用在同一个靶标,它们的作用是相加而不是协同。同一类药物合用,与加大单药的剂量相似。对增加疗效作用不大,但引起副作用增加的可能性很大。

在上述 8 类药物中,根据其作用机制,又可以进一步将它们归类成四大类:利尿药、钙拮抗药、肾素 - 血管紧张素系统(renin-angiotensin system,RAS)抑制药和交感神经系统抑制药。简单地说,这四大类药物之间的任何两两联用都是可以的。但仔细分析,这四类药物两两联用的选择还是有讲究的。首先,钙拮抗药由于扩张肾血管,往往也有利尿作用;而利尿药也作用于离子转运,因此不太提倡钙拮抗药与利尿药的联用。其次,RAS 抑制药能抑制交感神经的活性,反之亦然,β 受体拮抗药能够抑制肾素的释放,因此,这两类药物的联用也不作首选。根据上述理由,有四种大类间的组合:① RAS 抑制药和利尿药的合用。这两类药物的联用非常广泛。现在市场上有许多复方抗高血压药,特别是从国外引进的复方抗高血压药,多为这两类药物的合用。利尿药基本上全用氢氯噻嗪,RAS 抑制药包含了普利类(如依那普利、卡托普利)和沙坦类(如氯沙坦、厄贝沙坦等)。② RAS 抑制药和钙拮抗药的合用。国内有好几家制药企业正在研制这两类药的复方制剂,选用的钙拮抗药全是氨氯地平,RAS 抑制药选用厄贝沙坦、坎地沙坦或替米沙坦。国外这两类药的复方制剂研发时间早,用的钙拮抗药有氨氯地平、非洛地平等,RAS 抑制药用的是转化酶抑制药,如依那普利、贝那普利、群多普利等。③ β 受体拮抗药和钙拮抗药的合用。这两类药物联合应用的协同作用可能是最强的。国内近年来自主开发的复方抗高血压药以这两类药物的联用为主体,如阿替洛尔与尼群地平的复方制剂称作尼群洛尔片,2009 年生产上市。国外早期的制剂有阿替洛尔与缓释的硝苯地平复方。④ β 受体拮抗药和利尿药的合用。近年来发现,这两类药物的合用对血糖或代谢可能有不利的影响。因此,不提倡这两类药物的合用。用图表示这四大类药物的联合应用,恰成一个 Z 字(图 4-10)。

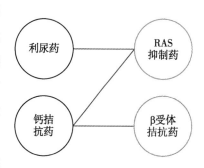

图 4-10 四大类抗高血压药联合应用示意图

注:RAS 抑制药为血管紧张素转换酶抑制药或血管紧张素受体拮抗药。

(三) 抗高血压复方新药研究

复方药物的研究重点是阐明其组方依据。而抗高血压药的复方重点是研究其在降低血压方面的协同作用,其他研究内容按前面提及的总体原则开展。若复方中单药作用机制已知,则复方药可不做作用机制研究。在此,主要介绍如何研究复方协同降压作用。

1. 确定实验动物。研究协同作用,一般选一种高血压动物模型即可,但能选用多种不同模型反复证明则更好。通常用 SHR。如无 SHR,可以用 2K1C 肾血管性高血压大鼠等模型。

2. 确定主要评价指标。通常选用收缩压(SBP)。

3. 选择血压测定方法。由于麻醉药对药物的作用影响很大,首先排除麻醉下测压。拟在大鼠清醒状态下测压。

4. 给药方法。使用清醒自由活动大鼠血压监测系统,特别适合观察经静脉给药的药物的效应。而抗高血压药多数为口服给药,在动脉插管的同时经腹部插一根胃瘘管(也称胃壁插管),经皮下由颈部引出。这样,可以看到给药后即刻和任何一个时间点的药物的效应。

5. 概率和法判定协同作用。两个药物合用是否有协同作用? 哪种比例的协同作用最强? 这是很难回答的问题。目前复方抗高血压药的临床研究采用析因分析。但是,析因分析有其局限性,只能看出协同作用的趋势。在临床前研究中,除了采用析因分析外,主要采用概率和法。

血压的变化是一个定量的指标,而概率和法中的有效率是定性指标。因此,要事先定出一个标准,即降低几个 mmHg 的血压为有效。如果以给药后的最大效应(每个点)为准,则以降低 20mmHg 的 SBP 为有效;如果以给药后一段时间的均数为准,则以降低 15mmHg 的 SBP 为有效。如果要研究其他指标,初步建议以变化 20% 为有效,如反射功能、左心室重量等。研究人员用概率和法研究了抗高血压两药复方或合用的协同作用,筛选出尼群地平与阿替洛尔 1:2 为最佳配比,据此研制了抗高血压复方新药尼群洛尔片,于 2009 年获新药证书并生产上市,治疗高血压患者。

第七节 药效学研究新技术

一、化合物高通量筛选技术

高通量筛选(high throughput screening,HTS)技术是指以分子水平和细胞水平的实验方法为基础,以微板形式作为实验工具载体,以自动化操作系统(也可采用人工操作)执行实验过程,以灵敏快速的检测仪器采集实验结果数据,以计算机分析处理实验数据,在同一时间检测许多样品,并以得到的相应数据支持运转的技术体系,它具有微量、快速、灵敏和准确等特点。简言之就是可以通过一次实验获得大量的信息,并从中找到有价值的信息。

(一) 高通量筛选系统介绍

高通量筛选系统通常包括以下一些组成部分:供试的大量样品、分子细胞水平筛选模型、高灵敏度检测系统、自动化操作系统、数据采集传输处理系统。

1. **供试的大量样品** 样品一般来源于人工合成的化合物库和天然产物库。人工合成的化合物库又包括常规化学合成来源和组合化学合成来源。一些大公司和机构搜集和建立了拥有庞大数量或各具特色的样品库。国际知名化合物库有 Maybridge、ChemDiv、ChemBridge、Asinex、Enamine、TimTec 等。

2. 分子细胞水平筛选模型 分子水平的药物筛选模型：以酶、受体、离子通道及基因表达调控为靶标，观察样品的作用。此类模型作用机制明确，操作相对简单，检测灵敏度高。缺点是模拟环境较为单一，不能很好反映体内和疾病的真实情况，筛得的化合物在后续的药物评价中，被淘汰的概率大。

细胞水平的药物筛选模型：该模型根据作用方式的不同分为基于靶标（位于细胞膜上或者细胞内）的筛选与基于细胞整体活性或功能变化的筛选。基于靶标的筛选作用位点明确，机制清楚，但前提是必须确切了解靶标的生理功能及相应的检测方法。后者能直接体现整体细胞对药物作用的反应，如毒性检测、细胞增殖、生长周期等，其缺点是对于药物的作用靶标、途径不明。常用筛选模型包括离子通道筛选模型、受体筛选模型、报告基因筛选模型、细胞增殖筛选模型。前 3 种是基于确定靶标的筛选，最后 1 种是基于细胞整体活性或功能变化的筛选。

3. 高灵敏度检测系统 高通量筛选中，所用样品、试剂相对较少，因此对于药物与靶标的结合，或者细胞活性的变化，用常规的检测手段灵敏度很低，特异性不高，为了提高检测的灵敏度和特异性，通常需要对靶标或者与细胞功能变化密切相关的一些信号分子进行标记（多为荧光标记或者放射性核素标记），从而有效地提高筛选的检测效率。常用的检测技术有光学测定技术、放射性检测技术、荧光检测技术和多功能微板检测系统等。

4. 自动化操作系统 自动化操作系统就是实验室自动化站，其基本功能就是自动连续地完成实验的基本操作：加样、稀释、转移、混合、洗板、孵育、检测。反应体系与一种或多种检测仪器相连，反应完成后进行自动检测并自动采集储存数据，完成整个实验过程。如无自动化操作系统实验条件，也可采用人工操作实验系统。

5. 数据采集处理系统 由检测系统自动采集和记录数据，其次，由计算机进行高通量筛选实验数据的分析，包括质量评价、活性计算和数据储存。最后就是高通量筛选报告的生成和数据库的管理使用。

（二）高通量筛选流程及实例

高通量筛选流程一般包括初筛和复筛、深入筛选和确证筛选。以下，简要介绍并以烟酰胺磷酸核糖转移酶活性化合物筛选举例说明。

1. 高通量筛选基本步骤

（1）初筛和复筛：药物的初筛和复筛就是在分子、细胞水平上筛选样品，证明某一样品对该靶标具有药理活性（或亲和力）。初筛以后，选择具有活性的化合物，采用系列浓度，进行同一模型的复筛，阐明其对该靶标的作用特点、作用强度和量效关系，由此发现活性化合物（样品）。

（2）深入筛选：深入筛选是在初筛和复筛的基础上，将得到的活性化合物在与初筛不同但相关的分子、细胞模型做进一步的筛选。其筛选内容包括：活性化合物的选择性、细胞毒性以及其他性质。经过深入筛选，可为比较全面地评价活性化合物的药用价值提供更充分的实验资料。根据这些资料，并结合活性化合物的化学结构特点，进行综合分析，确定在结构和作用方面具有新颖性和开发价值的化合物（样品）作为先导化合物（lead compound）。同时，也可以结合组织器官或整体动物模型，证明其药理作用，为活性化合物提供更加充分的实验依据。

获得先导化合物以后,根据实际情况进行结构优化(根据资料也可以直接作为药物候选化合物进行开发),即进行化合物结构的改造,以便得到活性更高、缺点更少的活性物质。普通的结构优化手段是经过分子设计进行多种衍生物的合成。近年发展起来的组合化学技术为结构优化提供了强有力的手段。结构优化后的化合物需要重复筛选过程,以得到高效的新化合物。

(3)确证筛选:确证筛选(confirmatory screening)是对深入筛选获得的先导化合物或优化后的活性化合物进行更深入广泛的研究。其内容包括药理作用、药物代谢过程、一般毒性等多方面的筛选,以确定其开发前景。对符合药物要求的样品,确定为"药物候选化合物(candidate compound)",进入开发研究程序,即临床前研究,为临床研究准备必要的资料。

2. 烟酰胺磷酸核糖转移酶活性化合物高通量筛选 烟酰胺磷酸核糖转移酶(nicotinamide phosphoribosyltransferase,Nampt)是具有多种生物学功能的蛋白,与肿瘤、糖尿病、脑卒中等疾病相关。抑制 Nampt 是潜在的抗肿瘤治疗新策略,激活 Nampt 对治疗脑卒中、糖尿病等有益。寻找调控 Nampt 活性化合物是当前研究热点。

(1)筛选模型的建立:Nampt 是 NAD 合成的限速酶。哺乳动物中有一条重要的 NAD 合成途径是以烟酰胺(nicotinamide,NAM)为原料,在 Nampt 的催化下生成烟酰胺单核苷酸(NMN),再经过烟酰胺单核苷酸腺嘌呤转移酶(nicotinamide mononucleotide adenylyltransferase,Nmnat)作用生成 NAD。研究人员基于 Nampt 的酶催化作用,建立并优化了以 Nampt 为靶标的筛选方法。首先体外表达纯化了 Nampt 重组蛋白,在体外酶反应体系中将底物 NAM 转化为产物 NMN,再利用简单的化学反应将 NMN 转化为有荧光的衍生物从而被方便地检测(图 4-11)。该方法可在 100μl 左右的反应体系中进行,因此可以在微孔板上方便、快速、高通量地筛选能够调控 Nampt 酶活性的化合物。相对于传统的 Nampt 酶活性测定的 3 种方法(使用放射性底物;用 HPLC 分离反应产物;将产物 NMN 经 Nmnat 酶和乙醇脱氢酶转化为荧光产物 NADH),该方法具有更安全、快速、简便、廉价的特点。

(2)初筛和复筛:对来自天然化合物资源中心(National Compound Resource Center,NCRC)、Maybridge、Chemdiv 化合物库、内部收集得到的总计 55 000 个化合物在 20μmol/L 浓度下进行初筛,选出酶相对活性在 40% 以下的抑制型化合物和酶相对活性在 125% 以上的激活型化合物。其次,在 20μmol/L 浓度下,设置化合物对照组,对初筛选出的化合物进行复筛,以排除假阳性结果。经复筛确认后,选出 843 个 Nampt 活性化合物(图 4-11)。

研究人员对其中的 348 个抑制型化合物,在 2μmol/L、0.2μmol/L、0.02μmol/L 浓度下测定酶的相对活性,选出在 0.2μmol/L 浓度下酶相对活性在 50% 以下并且有量效关系的化合物。最后,分别测定这些化合物的离体酶水平半最大效应抑制浓度 IC_{50} 值,确认了离体酶水平 IC_{50} 小于 2μmol/L 的抑制型化合物。

复筛得到的 495 个激活型化合物有许多有荧光背景,一定程度影响对其激活活性的判断。因而研究人员选择在细胞水平进行进一步筛选。应用人肝细胞系 HepG2,采用 CCK-8 的检测方法,将药物在 100μmol/L 的浓度下,作用细胞后检测其促细胞增殖作用。选出对细胞有 10% 增殖效果的化合物。接下来,对这些化合物进行初步浓度梯度的筛选,将每个小分子化合物设定 3 个浓度 100μmol/L、10μmol/L、1μmol/L 再次进行筛选。最后,按照同时满足在低浓度 1μmol/L 下具有促细胞增殖作用和离体酶相对活性 >200% 两个筛选条件取交集。对选出的小分子激活剂进行 10μmol/L、1μmol/L、0.1μmol/L 浓度梯度的再验证。

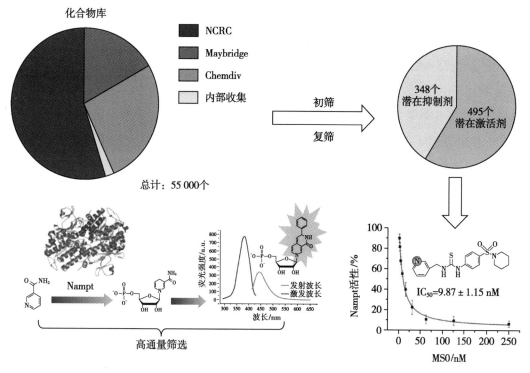

图 4-11 Nampt 活性化合物高通量筛选

（3）深入筛选：对得到的最优先导化合物进行深入研究。一方面进行结构改造，得到系列结构多样的化合物，在离体酶水平和多种肿瘤细胞上开展优化研究。另一方面通过晶体结构研究，明确它与已知的 Nampt 抑制剂 FK866 在结合位点上的异同。还通过酶突变体的研究，进一步揭示化合物与酶的作用方式。此外，通过活细胞热位移检测等方法，明确化合物在活细胞中的真实靶标，考察其是否有脱靶效应。

（4）确证筛选：对上述筛选得到的 Nampt 潜在抑制剂和激活剂开展更为深入的细胞和整体上的药理作用、代谢和毒理研究，以明确它们是否能成为具有开发价值的候选化合物。目前已证实 Nampt 潜在激活剂 P7C3-A20 具有整体水平的抗脑卒中活性。其余工作正在开展中。

二、药 - 靶结合活细胞研究技术

（一）技术种类

检测靶蛋白与配体的结合对于阐明药物 / 化合物的作用模式是十分必要的。然而，使用纯化蛋白进行检测并不一定能说明生命体系中配体和靶标结合的真实情况。因此，检测小分子在活细胞内的原位靶标富集，对于解释药理作用与靶标蛋白的关系至关重要。现有方法包括共振能量传递测量、亲和化学蛋白质组学、配体导向蛋白标记、酶片段互补性分析和细胞热位移检测等。其中，细胞热位移检测（cellular thermal shift assay，CETSA）是唯一不需要对配体或靶蛋白进行修饰改造的，在此重点介绍。

（二）细胞热位移检测技术及实例

CESTA 方法是基于配体与蛋白结合可提高蛋白质的热动力学稳定性的原理。该原理早先已被热位移检测［melting temperature（T_m）shift assay，TSA］广泛运用于研究配体 - 蛋白质相互作用十余年。即离体纯化蛋白经热诱导去折叠后可进行差示静态光散射或差示扫描荧光测定，并且通常产生 S 型熔化曲线,从而能够测定不同的蛋白熔化温度(melting temperature, T_m)。在小分子与蛋白质结合时,蛋白质热稳定性上升,熔解曲线的移动,熔化温度 T_m 上升。最近,这种方法被扩展应用到在复杂的活细胞水平下测定的热位移,被称为细胞热位移检测。

CESTA 利用了活细胞内蛋白质在去折叠时也产生蛋白质聚集的特性。在 CETSA 实验中,细胞先经过热处理,然后将其中聚集的多种蛋白沉淀下来,接着通过免疫印迹法测定剩余的可溶性蛋白质组分(图 4-12)。剩余的组分对应于未变性的、折叠的蛋白质。通过绘制温度对应可溶性蛋白量的曲线,可以推断出 T_m。这种方法的优点是不需要对配体进行任何化学修饰,并且所使用的设备是实验室常规配备的。

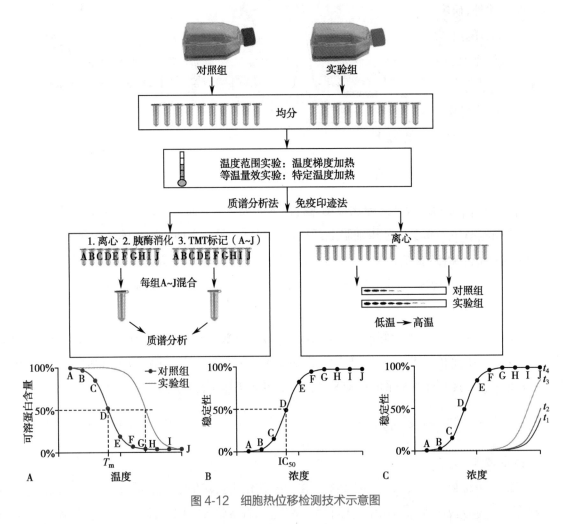

图 4-12 细胞热位移检测技术示意图

但是,如果使用免疫印迹法开展蛋白质检测和定量,CETSA 仅适用于具有已知或假定靶标的配体以及需要有合适的抗体。此后,定量质谱分析法应用于 CESTA 后期检测,克服了这些局限性,并且允许多个蛋白平行研究。这种基于质谱的方法可无差别地靶向整个蛋白质组,被称为热蛋白质组学分析(thermal proteome profiling, TPP)。该方法使用等压串联质量标签(isobaric tandem-mass-tag, TMT)标记,可同时对 10 种不同实验条件下的蛋白进行量化。该方法已被成功运用于平行测定 3 400 种蛋白质的熔化曲线。

CESTA 有两种不同的做法:①在“经典”温度范围下的实验(图 4-12A)。该方法会使用较大的、固定的化合物浓度。此浓度可使靶标的结合位点完全饱和从而达到最大稳定度,因而可以观察到在化合物处理组和对照组间的最大的 T_m 位移。这种方法被用于研究激酶抑制剂的靶标,发现了铁螯合酶(一种参与血红素生物合成的酶)是其靶标之一。这种脱靶效应可能解释了这类抑制剂的一些成员具有光毒性的原因。②等温量效实验(isothermal-dose response,ITDR),即在固定温度下(图 4-12B)观察一定浓度范围的化合物对蛋白质热稳定性的影响。热蛋白质组学分析 - 化合物浓度范围实验允许在完整细胞中测定配体亲和力以及定量的靶标富集分析。有人比较了利用固定化激酶抑制剂的亲和介质(kinobead)测定的激酶抑制剂 GSK3182571 的 pIC_{50} 值(半最大效应抑制浓度的负对数)和由热蛋白质组学分析 - 化合物浓度范围实验测定到的 pEC_{50}(半最大效应浓度的负对数),两者显示出良好的相关性。此外,研究人员曾经通过 Nampt 离体酶筛选得到大量的 Nampt 活性化合物,其中 MS7(IC_{50} = 0.9nmol/L)的离体酶活性好于 MS1(IC_{50} = 21.7nmol/L)。但是在活细胞 ITDR 实验中,MS7 对靶标 Nampt 的富集比 MS1 差,由此解释了在细胞抗肿瘤活性实验中,与 MS1 相比,MS7 的抗肿瘤活性较差的原因。

如果等温量效实验 ITDR 是以时间依赖的方式进行的,该方法甚至可以追踪化合物随时间的摄取情况(图 4-12C)。化合物刚刚给药后,几乎没有化合物进入细胞内,此时细胞内化合物含量很低。因此,靶标占有率和蛋白质稳定度都很低。随着培养时间的延长,细胞中的化合物浓度升高,可检测到蛋白质稳定性的增加,例如 T_m 的增加。当达到细胞内最大药物浓度后,T_m 不再进一步增加。

CESTA 只能用于可溶性蛋白质。但是,有研究指出改进的方法,即可通过在裂解步骤添加温和去垢剂(尤其是 NP-40),以溶解折叠状态下的膜蛋白,但不影响加热后变性 / 聚集的蛋白质发生沉淀。可溶性蛋白质的总体行为几乎不受去垢剂的影响,因而最终可以平行地测定膜结合 / 相关和"可溶性"蛋白质。

CESTA 目前还存在一些尚无法克服的缺陷:①受限于质谱仪器,低丰度蛋白质在复杂的混合物中是很难检测的。②有些蛋白质,特别是分子量小的蛋白,不能在通常建议的温度范围内聚集。③与蛋白质结合的配体可能无法稳定蛋白质,只引起轻微或完全没有曲线移位,即使蛋白质本身是符合实验热诱导聚集要求的。对一些大分子量蛋白,蛋白的一小部分可能被配体结合而稳定,而蛋白的整体稳定性却不受影响。因此可能无法在 CETSA 或 TPP 实验中观察到靶标富集。

公共数据库 protomicsdb(https:///www.proteomicsdb.org/)包含有关蛋白质熔化行为的信息,比如,在 TPP 实验中已经获得的化合物干预或不干预情况下的熔解曲线以及相应的 T_m 位移。此外,蛋白质组学数据库能够比较不同组织、细胞类型和体液中蛋白质的丰度,这对于选择使用基于免疫印迹法的 CETSA 或 TPP 实验会有所帮助。

思考题

1. 简述药物效应动力学的主要研究内容。
2. 药物量效曲线中有哪些重要参数?
3. 新药治疗作用的药效学评价主要包括哪些方面?
4. 简述药效学研究的新技术进展。

(缪朝玉　徐添颖)

参 考 文 献

［1］杨宝峰, 陈建国. 药理学. 9 版. 北京: 人民卫生出版社, 2018.

［2］LAURENCE L, BRUNTON. Goodman & Gilman's the pharmacological basis of therapeutics, 13th ed. NewYork: McGraw-Hill Education, 2018.

［3］缪朝玉. 心脑血管药理学. 3 版. 北京: 科学出版社, 2019.

［4］MIAO C Y, ZHU Q Y, YANG Y C, et al. Antihypertensive effects of atenolol and nitrendipine alone or in combination on three hypertensive models of rats. ActaPharmacol Sin, 1992, 13 (5): 448-451.

［5］XIE H H, MIAO C Y, JIANG Y Y, et al. Synergism of atenolol and nitrendipine on hemodynamic amelioration and organ protection in hypertensive rats. J Hypertens, 2005, 23 (1): 193-201.

［6］SU D F, MIAO C Y. Reduction of blood pressure variability: a new strategy for the treatment of hypertension. Trends PharmacolSci, 2005, 26 (8): 388-390.

［7］HAN P, SHEN F M, XIE H H, et al. The combination of atenolol and amlodipine is better than their monotherapy for preventing end-organ damage in different types of hypertension in rats. J Cell Mol Med, 2009, 13 (4): 726-734.

［8］WU M Y, MA X J, YANG C, et al. Effects of allisartan, a new AT_1 receptor blocker, on blood pressure and end-organ damage in hypertensive animals. ActaPharmacol Sin, 2009, 30 (3): 307-313.

［9］ZHANG R Y, QIN Y, LV X Q, et al. A fluorometric assay for high throughput screening targeting nicotinamide phosphoribosyltransferase. Anal Biochem, 2011, 412 (1): 18-25.

［10］XU T Y, ZhANG S L, DONG G Q, et al. Discovery and characterization of novel small-molecule inhibitors targeting nicotinamide phosphoribosyltransferase. Sci Rep, 2015, 5: 10043.

［11］WANG X, XU T Y, LIU X Z, et al. Discovery of novel inhibitors and fluorescent probe targeting NAMPT. Sci Rep, 2015, 5: 12657.

［12］WANG P, MIAO C Y. NAMPT as a therapeutic target against stroke. Trends PharmacolSci, 2015, 36 (12): 891-905.

［13］MARTINEZ MOLINA D, JAFARI R, IGNATUSHCHENKO M, et al. Monitoring drug target engagement in cells and tissues using the cellular thermal shift assay. Science, 2013, 341 (6141): 84-87.

［14］SAVITSKI M M, REINHARD F B, FRANKEN H, et al. Tracking cancer drugs in living cells by thermal profiling of the proteome. Science, 2014, 346 (6205): 1255784.

［15］SCHÜRMANN M, JANNING P, ZIEGLER S, et al. Small-molecule target engagement in cells. Cell Chem-Biol, 2016, 23 (4): 435-441.

第五章　药物代谢与药代动力学

第一节　概　　论

药物代谢与药代动力学(drug metabolism and pharmacokinetics,DMPK)是研究机体对药物处置过程的科学,是应用动力学原理,研究药物进入机体后的吸收、分布、代谢与排泄(ADME)等过程的动态变化规律的一门学科。DMPK 隶属药理学的分支专业学科,通过建立体内不同部位药物浓度与时间之间的函数关系,阐明体内药物随时间变化的规律。DMPK 可为临床合理用药、新药研发和药品质量控制等提供科学依据。

在药效学研究中,DMPK 可解释给药途径或剂量以及动物种属、性别、年龄等因素与药物效应差异性的关系。在药理与毒理学研究中,DMPK 可提供产生药理和毒理作用的分子物质基础和作用的靶器官,以及药物剂量、体内暴露量与药效或毒性的相互关系。在药物制剂研究中,DMPK 可通过分析药物理化性质等对药物吸收的影响,认识药物制剂的释放目的、药用辅料、添加剂、新工艺与释药关系以及体内外释放特性。在药物设计中,DMPK 可通过化学结构与代谢关系比较,阐明化合物优化的可行性,长效、靶向以及前药等设计的合理性。在中药现代研究中,DMPK 可阐明中药活性作用的物质基础,以及"君臣佐使"在药物治疗中的作用及相互关系,为中药经典方剂组方以及合理配伍组方提供科学依据。

一、药物代谢与药代动力学的发展概况

(一)国外药物代谢与药代动力学发展概况

药物代谢与药代动力学起源于 20 世纪初。1913 年,Michaelis 和 Menten 提出了有关药物在体内随时间变化的动力学方程。1919 年,Widmark 利用数学方程式对药物的体内动态规律进行了分析,1924年,Widmark 和 Tandberg 提出开放式一室动力学模型。1937 年,瑞典生理学家 Teorell 提出房室 DMPK 模型的假说,发表了"物质进入机体的动力学"论文,准确分析和阐述了生物体内药物的动力学过程,奠定了 DMPK 研究的理论基础和基本方法。Teorell 因此被称为 DMPK 的创始者。上述工作为 DMPK 的研究发展奠定了基础,但由于受当时的科学发展和认识所限,这个设想并未引起研究者的重视。

DMPK 于 20 世纪 50 至 70 年代得到了迅速发展。由于临床医学、药理学、药剂学、毒理学和生物化学等学科的发展对体内药物量化提出了迫切需求,加之体内微量药物分析检测技术的进步,以及计算机与数据处理技术的突破与普及,使 DMPK 在实验方法、理论和应用方面都有了飞速发展。1953 年,

Dost 博士的第一本 DMPK 教科书问世，并首次提出了"DMPK"的概念。1972 年，国际卫生科学研究中心在美国马里兰州召开的国际 DMPK 会议上，首次正式将 DMPK 确认为一门独立学科。

临床 DMPK 起源于 20 世纪 60 年代。1965 年，Beckett 等发现尿液 pH 决定苯丙胺的肾清除率，改变尿液 pH 可改变药物的肾排泄，遂认识到 DMPK 在制订合理用药方案和个体化用药中具有重要作用，标志着临床 DMPK 的起始。20 世纪 80 年代，随着 Evans 等的 *Applied Pharmacokinetics*、Rowland 等的 *Clinical Pharmacokinetics Concept and Application* 及 Mangall 的 *Clinical Pharmacokinetics* 等临床 DMPK 专著的相继出版，标志着临床 DMPK 逐渐走向成熟。临床 DMPK 研究已成为新药临床研究的重要内容之一。20 世纪 70 年代起，Sheiner 等创建了群体 DMPK（population pharmacokinetics，PPK），即 DMPK 群体分析法，由 Sheiner 等编制的非线性混合效应模型（NONMEM）至今仍是群体 DMPK 分析的重要工具，群体 DMPK 是目前新药评价的重要方法之一。

1979 年，Himmelstein 等首次介绍了基于生理的 DMPK（physiologically-based pharmacokinetics，PBPK）。PBPK 是以已知的机体生理学和解剖学数据为依据，根据器官组织大小、血流速度以及实际测定的组织与血液的药量比，预测其他各组织中药物的浓度。可反映机体生理条件变化对体内药物分布的影响，还可将动物实验数据外推到人体。经过不断的发展和完善，PBPK 至今仍被广泛应用。同年，Sheiner 等首次提出了 DMPK 和药效学结合模型（pharmacokinetic-pharmacodynamic link model，PK-PD model）。DMPK 和药效学是药物进入体内后同时发生的两个密切相关的动力学过程，PK-PD 模型借助传统的 DMPK 和药效学模型，通过效应室将两者有机结合，揭示体内药物浓度 - 时间 - 效应三者之间的相互关系，从而准确地了解药物效应随时间和浓度变化的规律。

重组表达等分子生物学技术的快速发展，改变了传统 DMPK 的研究模式和应用。自 20 世纪 60 年代人源化细胞色素 P450 被分离纯化以来，如今利用基因重组表达技术获得了大量与 DMPK 相关的人源化蛋白质，改变了基础酶学研究只能局限于实验室而难以走向工业界的历史。由此得以采用高通量筛选技术获得药物结构与 DMPK 属性关系，以实现对药物结构进行优化，这已成为药物化学中药物优化的重要依据。目前，基于人源组织及蛋白的早期 DMPK 研究、筛选和优化技术已从实验室快速走进工业界，使新药研发取得了前所未有的长足进步。

20 世纪 90 年代后期，药物基因组学（pharmacogenomics）逐步发展并得到广泛应用。它是基于功能基因组学和遗传药理学而形成的新学科，研究基因序列变异与药物反应关系，对于药物研究开发、临床合理用药、基因诊断等具有重要价值。药物代谢基因组学是利用基因组学的理论和方法进行药物代谢研究，基因多态性是药物代谢基因组学研究的重点。

（二）国内药物代谢与药代动力学发展概况

我国 DMPK 研究可以追溯到 20 世纪 50 年代。1957 年，中国医学科学院药物研究所宋振玉发表了我国药物代谢研究领域的第一篇论文《三价葡萄糖酸锑铵和酒石酸锑钾的毒性及注射后锑的吸收、分布和排泄》，对锑剂的毒性和体内过程进行了研究，奠定了我国开展药物代谢研究的基础。但该时期的 DMPK 研究尚未涉及以数学模型和参数来表达药物的体内过程，仅是 DMPK 研究的起步阶段。

我国 DMPK 作为一门学科在国内的真正兴起始于 20 世纪 80 年代。1980 年，由刘昌孝编著出版了我国第一部 DMPK 专著《药物代谢动力学》，"Pharmacokinetics"这一术语首次出现在我国的著作中。1981 年出版的《药代动力学概论》，系统叙述了数学在经典 DMPK 模型分析中的应用，以及 DMPK

理论和方法在相关学科中的应用。后来出版的《药物代谢研究意义、方法、应用》等著作为推动我国该学科的发展起了重要作用，其概念、原理、方法和应用在我国医学和药学工作者中引起了广泛的重视，有力推动了我国 DMPK 学科的发展。

中国药理学会药物代谢专业委员会于 1986 年创立，并召开了首次中国药物代谢研讨会，至今召开了 12 次全国学术会议，推动了我国 DMPK 研究的迅速发展，研究队伍、研究水平与研究条件均得到了极大提高。2009 年国际药物代谢研究会（ISSX）与中国药理学会药物代谢专业委员会（CSSX）签署了战略发展协议，现已在我国成功举办了 5 次 ISSX-CSSX 联合学术会议，承办了 2 届亚洲及太平洋地区药物代谢学术大会。2013 年，为表彰我国学者对国际 DMPK 研究所作出的贡献，ISSX 对周宏灏院士和刘昌孝院士颁发了特别贡献奖。

DMPK 专用计算软件是 DMPK 研究的重要工具之一。从 20 世纪 80 年代开始，我国老一辈DMPK 专家先后开发了 3P87、3P97、PKBP2N1、NDST 及 DAS 等软件，有力地促进了 DMPK 的普及和应用。其中应用广泛的 3P87、3P97 和 DAS 被国家政府管理部门指定为新药评价的常用计算软件，也在我国药理、毒理和制剂等相关学科研究中得到了广泛的应用。

技术平台是 DMPK 发展的关键条件之一。2003 年，根据国际 DMPK 发展的热点、趋势及我国国情，"药物代谢技术平台建设"被纳入到国家"十五"建设计划中，并首次立项资助药物代谢技术平台建设项目，在后续的国家"十一五""十二五"重大新药创制科技重大专项中得到连续的"滚动"支持。国家自然科学基金也专设了 DMPK 研究领域，这对我国 DMPK 学科的基础研究、教学以及在制药工业化应用方面起到了积极推动作用。DMPK 学科的快速发展推进了硕士和博士学位点建设，有力提升了人才培养和研究水平。

中药及天然产物的 DMPK 研究，以 20 世纪 60 年代中药大黄的体内过程研究为起点，经历了活性成分的体内过程研究（1949—1970 年）、动力学模型理论普遍应用（1971—1990 年）和中药复方制剂DMPK 研究（1991—2007 年），至今形成了"化学 - 药效学 -DMPK"三维研究体系和"点 - 线 - 面 - 体"研究思路。利用这一新思路，阐明了一些复方中药中"君药"的 DMPK 规律和"臣、佐、使"药味的相互影响，建立了整合体外、体内及计算分析研究体系，得以采用整体的观点认识复方合理配伍减毒增效和配伍禁忌的增毒降效的科学性。这是基于整合药理学开展现代中药研究的重要内容。

DMPK 作为一门新兴交叉学科，经过几十年的发展，在理论研究和实际应用方面均取得了长足进步。目前，DMPK 研究已贯穿于新药研发和药物临床应用的全过程。我国的 DMPK 研究取得了举世瞩目的成就，已形成了一支由高等院校、研究院所和制药企业等人员组成的庞大的 DMPK 研究队伍，正在日益壮大、蓬勃发展，在合理用药、新药研发和药品质量评价等各个方面发挥着越来越重要的作用。

二、药物代谢与药代动力学研究内容

DMPK 研究不仅贯穿于新药研究转化的整个过程，还与临床合理用药和疾病密切相关。在新药研发方面，DMPK 是一个应用性很强的学科，而对药物科学而言，DMPK 则是一个桥梁学科，前接新药研发，后连临床用药。当前药理学、毒理学、药剂学、药物化学、中药学乃至生物医学的发展，都离不开DMPK 学科，同样，DMPK 学科的发展也离不开其他相关学科的推动。因此，DMPK 学科应以更加开放的观念，实现与药学、医学及其他生命学科的对接和融合，将 DMPK 研究内容扩展到药物靶标、药物毒

性、药物作用机制、疾病发生与发展等研究领域，以便更好地发挥和扩展 DMPK 的作用，促进学科的快速发展。

随着药学研究领域的扩展以及与生命科学研究的交叉融合，涌现出越来越多新颖的科学问题和创新的研究思想，DMPK 学科的研究内容已显著拓展。

1. DMPK 研究的基本内容

（1）与药物研究相关的 DMPK 机制研究：①药物代谢酶和转运体的定位、结构及功能；②基于 DMPK 的药理学和毒理学机制；③靶细胞 PD/PK 结合研究及药物与细胞内靶标结合动力学研究；④基于核受体 - 药物代谢酶和转运体的药物靶点发现和药物设计；⑤基于 DMPK 的新药发现等。

（2）与临床相关的 DMPK 机制研究：①代谢酶和转运体等与疾病发生、发展和转归机制；②与临床合理用药、精准医学相关的 DMPK 机制；③代谢酶和转运体的调控和表观遗传学机制；④药物代谢和内源性物质代谢的交互作用对机体生理和病理的影响。

（3）DMPK 研究中的新技术新方法：①干细胞技术在 DMPK 研究中的应用；②模式动物和人源化 DMPK 研究新模型；③系统生物学与结构生物学在 DMPK 研究中的应用；④分析新技术和生物学新技术在 DMPK 研究中的应用；⑤ DMPK 预测及其虚拟筛选新技术新方法。

2. 国家自然科学基金资助项目研究内容　以国家自然科学基金委员会（NSFC）2018 年立项课题为例分析 DMPK 研究内容。2018 年，NSFC 共批准资助 DMPK 项目（H3110）30 项，其中重点项目 1 项（3.3%），面上项目 9 项（30%），青年科学基金 17 项（56.7%）和地区基金 3 项（10%）。按研究内容简介如下。

（1）疾病状态下药物代谢酶和转运体的调节机制和药物干预研究：2018 年有关疾病状态下药物代谢酶和转运体的调节机制和药物干预研究的项目有 8 项，占获批 DMPK 项目的 26.7%。如基于肝癌患者 CYP2E1 活性增高研究 CYP2E1 特异性抑制剂，肝损伤引起脑内药物转运体 - 药物代谢酶联盟失衡及其对脑内药物处置改变的贡献，肝癌组织 OATP1B1 的表达与调控对其介导药物转运功能及药物疗效影响的研究，SLC7A11 转运体调控结直肠癌细胞氧化 - 抗氧化平衡与卡培他滨临床耐药机制研究，基于细胞 DMPK 的非酒精性脂肪肝中 P450 代谢调控机制研究，非酒精性脂肪肝致 OAT2、ENT1 表达下调改变恩替卡韦抗 HBV 药效研究，脑多巴胺 D_2 受体介导的 CYP/ciRS-7/miR-7 信号轴在 PD 模型中调控 α-SYN 聚集的作用及机制，肿瘤细胞代谢异质性与实体瘤内抗肿瘤药物 PK-PD 的关联关系等。

（2）基于药物代谢和转运的毒性和药物 - 药物相互作用机制研究：2018 年有关基于药物代谢和转运的毒性和 DDI 机制的研究项目有 6 项，占获批 DMPK 项目的 20.0%。如基于细胞色素 P450 介导的有毒呋喃萜类化合物肝损伤机制研究，基于呋喃环代谢活化的乌药醚内酯引发 CYP2C9 机制性失活机制研究，吡咯里西啶生物碱反应性代谢产物形成 DNA-DNA&DNA-Protein 交联结合反应，THP 选择性抑制背根神经节转运体减轻奥沙利铂神经毒性研究，基于药物代谢和转运的药物相互作用研究，转运体介导哌拉西林 / 他唑巴坦及亚胺培南 / 西司他丁发生增效减毒药物相互作用的分子 DMPK 机制等。

（3）体内外活性分子的药物代谢和转运机制研究：2018 年有关体内外活性分子的药物代谢和转运机制研究项目有 5 项，占获批 DMPK 项目的 16.7%。如 AhR 对于间充质干细胞体内动力学的影响及其机制研究，内源性生物活性物质 β- 咔啉类生物碱在动物体内的生物合成、转运和代谢机制研究，"UGT2B10 酶 - 外排转运体" 通路调节生物碱代谢与处置的作用机制研究，CAR-HNF1A/HNF4 调控网络对新生鼠苯巴比妥暴露诱导Ⅱ相酶长期表达的作用及机制,香豆素类化合物抑制CYP1A亚型酶活性的构效关系及其机制研究等。

(4)纳米药物的代谢和转运机制研究:2018年有关纳米药物的代谢和转运机制研究项目有3项,占获批DMPK项目的10.0%。如姜黄素纳米粒子调控ABC转运体抑制癫痫耐药性的作用和机制研究,聚合物纳米胶束对淫羊藿黄酮类化合物代谢特征的影响及其抗肿瘤药效物质基础研究,基于CHaC功能化修饰的姜黄素靶向转运体胶束的构建及其抗阿尔茨海默病研究等。

(5)基于药物代谢和转运的生物标志物研究:2018年基于药物代谢和转运的生物标志物研究项目只有1项,即从蛋白结合型尿毒素中筛选肾小管OATs-MRPs通道功能评价的特异性标志物,占获批DMPK项目的3.3%。

国际药物代谢研究主要集中在基于药物代谢的化合物成药性、安全性和个体化用药、疾病发生发展等方面,特别是疾病与DMPK的关系及其药物干预、基于DMPK的个体化用药、肠道菌对药物ADME的调节机制、基于DMPK的药物毒性机制、药物代谢酶和转运体的调节机制、药物与内源性活性分子代谢和处置的相互作用、DMPK新技术和新模型等研究等。近年来,我国的药物代谢研究在各个方面都取得了长足的发展,正由服务新药研发和合理用药为主,向以创新驱动和机制导向的深度研究并重转型,聚焦国际药物代谢研究前沿,取得了一些创新性成果,并获得了国际同行的认可。但还应不断更新研究思路,创新研究内容。鉴于药物在体内处置过程的复杂性,需要充分利用人体大数据,加快引入新技术和新模型,通过研究药物代谢酶和转运体、肠道微生物等与疾病发生、发展及药物干预过程的相互作用及其分子调节机制,发现基于药物代谢的作用新靶点或者生物标志物,为研发新药和发展新的治疗方案提供科学依据。

三、药物代谢与药代动力学研究方法

(一)药物吸收

药物经胃肠道吸收是最常见的吸收途径。影响药物吸收的因素很多,药物的理化性质如脂溶性、pK_a、溶解度等,以及机体因素如胃肠道吸收环境均可影响药物吸收;肠黏膜中存在的多种转运蛋白也可影响药物的吸收,如肽转运蛋白1(PEPT1)和有机阴离子转运多肽B(OATP-B)可增加药物吸收,药物外排型转运蛋白[如P-糖蛋白(P-gp)等]可抑制药物吸收;此外,肠黏膜的药物代谢酶通过影响药物的首过消除,而影响药物吸收。

Caco-2细胞模型:Caco-2细胞单层模型是FDA认定的用于研究药物体外吸收的常用模型,常用于预测口服药物的吸收效率。Caco-2细胞系来源于人结肠癌细胞,在常规细胞培养条件下,可自发分化形成肠细胞样的细胞,具有许多空肠和回肠内表层细胞的典型特征,包括生理结构和功能,如细胞间隙和连接、大多数药物代谢酶和转运体等。Caco-2细胞模型方便易行,重复性好,常用于评价药物结构与吸收转运的关系等;由于Caco-2细胞过度表达P-糖蛋白,该模型还常用于研究P-糖蛋白对药物经肠道吸收的影响;Caco-2细胞不表达CYP3A4,对于CYP3A4的底物,该模型是一个纯吸收/外排模型,而无须担心被代谢问题。Caco-2细胞模型目前在国际上被广泛应用,已成为药物渗透性筛选的"金标准"。

肠灌流法:肠灌流法最接近于体内真实吸收状态,应用较为广泛。可在不同时间测定灌流液内药

物浓度的变化,以获得药物在肠道的吸收程度等。但该法仅限于溶液状态给药,pH、药物浓度、吸收部位等均可影响测定的准确性。

(二) 药物代谢

肝脏是药物代谢最重要的器官,CYP 是主要的代谢酶。药物代谢与药物的作用、疗效及不良反应紧密相关,对新药研发和临床合理用药等均具有重要意义。药物代谢研究的主要内容包括药物代谢产物、代谢途径、参与代谢酶、代谢速度、酶诱导和抑制、药物相互作用等,药物代谢酶的基因多态性和表达量等因素均可影响其代谢活性。

体外研究是药物代谢研究的常用方法。与体内代谢研究相比,体外方法具有许多优点,可以排除体内诸多因素的干扰,直接观察代谢酶对底物的代谢作用,方法快速简便,适合高通量药物筛选。但体外研究也存在着与体内环境不同等缺点。

1. 肝微粒体法　肝组织匀浆通过差速离心即可得到肝微粒体,然后在模拟体内生理环境条件下,再辅以氧化还原型辅酶混合得到体外生化反应体系。该体系制备简单,代谢时间短,重现性好,可用于研究药物代谢酶动力学参数($V_{\max}$ 和 K_{m})来反映酶活性和影响因素,以及研究新化合物代谢途径和清除速率等。该方法具有技术简单,代谢过程快,结果重现性好,易于大批量操作等优点,是目前应用最多的体外代谢研究方法。

2. 重组酶法　重组酶是利用基因工程将调控代谢酶表达的基因整合到细胞,经表达纯化得到的单一代谢同工酶(亚型)。重组酶法特异性高,可排除肝微粒体中多种 CYP 亚型共同存在的相互影响,考察药物经由某一种 CYP 亚型代谢的情况,以及药物对单个亚型的抑制或诱导情况,主要用于鉴别参与药物代谢的主要同工酶、药物代谢多态性和代谢性相互作用等。

3. 肝细胞培养法　肝细胞培养法是肝细胞在模拟生理条件下进行的药物代谢反应研究。肝细胞中包含有所有的 I 相和 II 相药物代谢酶和转运蛋白,除了可用于研究药物代谢外,还可用于研究由酶诱导所引起的药物相互作用。该法的优点是较微粒体法更接近于在体情况,缺点是新鲜的肝细胞来源受限,而经冷藏的肝细胞酶活性等易受影响。

由于人原代肝细胞具有来源稀少、使用寿命有限、批次之间差异大、表型不稳定且价格昂贵等缺点,人们试图用一些表型稳定、可无限增殖且易于获得的人源肝癌细胞系进行药物代谢研究。目前,常用的肝癌细胞系有 HepG2、Hep3B、Huh7、Fa2N4 和 HepaRG。其中,HepG2 为人肝癌细胞株,是目前研究药物代谢最常用的细胞模型之一。但应注意,HepG2 细胞 CYP3A4、CYP2B6、CYP2C9 等关键代谢酶的表达水平较低,这在一定程度上限制了其应用。HepaRG 是一种来源于人体肝前体细胞系的终端分化肝细胞,经过几周的培养后,可分化成肝样细胞表型,与新鲜制备的肝细胞具有高度的相似性,包括代谢酶、转运体等,是一个比较可靠的肝细胞替代品。

由于肝癌细胞系和人原代肝细胞在部分功能上还存在较大差异,人们尝试将人原代肝细胞改造成永生化肝细胞进行药物代谢研究。目前获得的条件性永生化原代肝细胞还不能完全还原体内肝细胞的功能,永生化方法尚需进一步优化。永生化原代肝细胞研究目前尚处于起步阶段,但具有较好的发展前景。

利用基因转染技术构建表达特定代谢酶的细胞系,专一性强,可以排除其他代谢酶等因素的干扰,已被广泛用于药物的代谢研究。尤其是药物代谢酶与转运体共转染模型,可探索代谢酶与转运体间的相互作用,如可同时表达 CYP3A4 和 P- 糖蛋白的 MDCK 细胞模型等。

4. 肝切片法 肝切片法是将肝组织切成一定厚度的切片,实验时与药物共同孵育,可保持代谢活性 8~12 小时。该法可完整保留所有药物代谢酶及细胞器活性、细胞间连接等,更接近于体内肝脏代谢药物过程。由于切片机价格昂贵,该法的应用受到限制。

5. 离体肝灌流法 离体肝灌流也称体外全肝灌流,即先从机体分离得到完整的肝,然后通过人工灌注以维持肝细胞生理功能,研究其对药物的代谢作用。实验时,可控制药物浓度,采集肝灌流液,可定量研究药物在肝的代谢情况。该法可免受其他器官组织的干扰,发挥离体实验的优越性。但应选用与人体代谢行为相似的动物种属,研究结果才更具意义。该方法需要一定的灌流设备,对操作技术要求较高。

综上所述,体外肝代谢在离体条件下进行,具有快速简便的特点,不需消耗大量的药物样品和实验动物,研究费用相对较低,同时可以排除体内诸多因素的干扰,适合大批量化合物的代谢筛选,可直接观察代谢酶对底物的选择性代谢,为体内代谢研究提供重要的线索和依据。相对于体内代谢而言,体外肝代谢在了解药物代谢途径及代谢产物结构鉴定等方面具有突出的优越性,在药物先导化合物的筛选、新药开发及药物代谢酶活性研究等方面应用广泛。但体外肝代谢也存在一些不足,作为一种体外代谢研究方法,难以全面反映体内药物的综合代谢情况,与体内代谢尚存在差异,需结合体内实验等综合判断药物的代谢过程。

(三) 药物排泄

药物的主要排泄途径包括肾排泄和胆汁排泄。

1. 肾排泄 肾排泄是药物排泄的主要途径,药物的血浆蛋白结合率、肾小管重吸收及分泌等因素均可影响药物的肾排泄。

近年来,常用各种体外培养模型研究药物的肾排泄,如组织培养、肾细胞原代培养、切片培养等,其中各种永生化传代细胞应用日渐增多,如肾远曲小管 MDCK 细胞系、肾近曲小管 OK 细胞系、LLC-PKI 细胞系、HK-2 细胞系等。

离体肾灌流是应用比较早的离体器官实验方法,最早用来研究肾的生理生化功能,现已成为药物排泄研究的常用方法。主要用于研究药物肾排泄机制,药物肾代谢、排泄及药物相互作用等,对发现和评价药物排泄机制等具有重要价值。

研究药物从尿中排泄多采用在体法。通常是测定给药后不同时间段尿液的药物排泄量,计算尿药排泄速率及尿药排泄分数。

2. 胆汁排泄 胆汁引流是研究药物胆汁排泄的主要方法。通常采用大鼠,行胆管插管术,收集给药后不同时间段的胆汁,测定并计算药物胆汁排泄量及排泄分数。

近年来,新型"三明治"模型用于体外研究药物的胆汁排泄。所谓"三明治"模型是在体外原代肝细胞培养的基础上,底层铺鼠尾胶使肝细胞贴壁,上层铺 Matrigen 胶使其形成肝索样结构,并逐渐形成胆小管网络,以此来模拟肝脏功能,用来研究药物代谢及胆汁排泄。

(四) 非临床 DMPK 的临床转化

非临床 DMPK 研究包括体外和动物体内两部分内容,研究结果对药物的 DMPK 行为的评价有一定的参考价值,是药物研发不可或缺的重要部分。因为种属间差异和体内外差异,难以直接根据非临床

DMPK 判断药物在人体中的 DMPK 行为,即难以发挥非临床 DMPK 的研究结果对临床 DMPK 的实际指导作用,使 DMPK 在非临床和临床之间出现转化脱节现象。因此,非临床 DMPK 结果的临床转化具有重要的应用价值,主要包括种属间转化和体内外转化两种类型,贯穿于非临床 DMPK 的吸收、分布、代谢和排泄的各个过程。

1. 种属间转化　种属间转化是根据临床前整体动物的 DMPK 研究结果获得人体内药物的 DMPK 参数,以进行临床前 DMPK 向临床结果的外推转化,将临床前的实验结果有效转化为指导临床合理用药的依据。

(1)异速放大法:是由临床前动物体内 DMPK 参数(Cl、V_d)外推至人,主要考虑不同种属之间脏器的大小差异,是最早也是最常用的人体 DMPK 参数预测方法。经典的异速放大法包括参数与体重的双对数回归法、平均寿命校正的直接双对数法和脑重校正的直接双对数法。近年来为了提高预测的准确性,开发了加入各种校正因子的异速放大法,例如用游离药物分数校正的截距法、两种属或单种属的异速放大法,以及以体外 DMPK 参数和蛋白结合率为校正因子的方法。

(2)生理 DMPK 模型方法:基于种属间生理学的差异,建立药物在不同种属内的整体生理 DMPK 模型,用模型来估算生理 DMPK 参数。基于获得的动物生理 DMPK 模型结合人体固有的生理学参数,预测药物的临床 DMPK 参数,并用临床 DMPK 数据进行模型校正。通过生理 DMPK 模型可以准确地将动物 DMPK 参数转化为人体 DMPK 参数。生理 DMPK 模型是建立在机体生理、生化、解剖和药物性质基础上的一种整体模型,它将每个相应的组织器官单独作为一个房室,房室间借助于血液循环连接。每个房室的建立依赖于生理学、解剖学参数,如组织大小、血流灌注速率和滤过率等;生化参数如酶活性参数,药物性质,如脂溶性、电离性等;药物与机体相互作用的参数,如膜通透性、药物与血浆蛋白结合率以及药物与组织亲和力等。理论上,用生理 DMPK 模型可以预测任何组织器官中药物浓度及代谢产物的经时过程,定量地描述病理生理参数变化对药物处置的影响,将在动物中获得的结果外推至人,从而预测药物在人体血液及组织中的浓度。

2. 体外到体内参数的外推　基于体外药物 DMPK 参数推算药物在体内 DMPK 行为的方法称之为体外到体内的外推(in vitro-in vivo extrapolation,IVIVE)。为准确预测药物在人体内的 DMPK 行为,需明确影响药物在体内处置的关键因素及各环节的定量参数如清除率等。在实际应用中,IVIVE 可将单因素主导的药物 DMPK 参数如肝代谢等放大到器官水平,再被整合到 DMPK 模型中。

(1)清除率:体内清除率(Cl)原则上等于肝清除率(hepatic clearance,Cl_H)等器官清除率之和,但在实际应用中,尤其是以肝脏清除为主的药物,可将肝清除率视为体内总清除率。体内清除率通常可通过以下方法获得:首先,通过体外孵育体系中产物生成或底物减少计算得到体外内在清除率($Cl_{int, in vitro}$),再乘以放大系数转化为体内内在清除率($Cl_{int, in vivo}$),最后利用基于生理的肝脏模型将 $Cl_{int, in vivo}$ 转化为 Cl_H。

$Cl_{int, in vitro}$ 可由底物减少法和产物生成法两种方法获得。由底物减少法测定 $Cl_{int, in vitro}$ 时,由孵育体系中底物减少到反应量一半的时间($t_{1/2}$)计算得到 $Cl_{int, in vitro}$($0.693/t_{1/2}$);产物生成法则由酶最大消除速度(V_{max})和达到最大速度一半所需的底物浓度(米氏常数,K_m)计算得到 $Cl_{int, in vitro}$(V_{max}/K_m)。

计算 $Cl_{int, in vivo}$ 需用到放大系数。需注意,在不同种属动物的器官进行孵育(微粒体、肝细胞)时,放大系数存在明显差异,应根据具体情况选择应用。

Cl_H 计算模型以充分搅拌模型最为常用,计算公式如下:

$$Cl_H = \frac{Q_H \times f_{u,b} \times Cl_{int,in\,vivo}}{Q_H + f_{u,b} \times Cl_{int,in\,vivo}}$$

式（5-1）

式（5-1）中$f_{u,b}$是血液中游离药物分数，Q_H为肝血流量。如预测结果误差在两倍以内则被认为成功，体外代谢体系、药物蛋白结合、肝脏生理模型等是影响准确度的主要因素。

（2）表观分布容积：主要包括以下 3 种外推方法。

1）基于种间异速放大法（allometry scaling method）：采用 3 种以上动物体内表观分布容积与体重的对数值作图，再结合人血浆蛋白结合率推测游离表观分布容积。

2）基于组织游离浓度法（fraction unbound in tissues method）：通过动物的表观分布容积、血浆蛋白结合率、细胞外液量和血浆量，推测药物在动物组织中的游离量。在假定动物和人组织中游离药物量相等的情况下，推测体内游离表观分布容积。

3）基于组织 - 血浆分配系数法（tissue/plasma partition coefficients method）：理论上，表观分布容积等于血浆分布体积和各组织分布体积之和。药物在不同组织的游离量受该组织中脂类物质、磷脂、水和血浆比例影响，游离表观分布容积可通过不同组织中上述物质比例进行预测。

（3）消除半衰期：根据预测得到的表观分布容积（V_d）和清除率（Cl），即可预测消除半衰期（$t_{1/2}$）。

$$t_{1/2} = \frac{0.693 \times V_d}{Cl}$$

式（5-2）

借助于 DMPK、生物信息学、计算机模拟等工具探索药物非临床 DMPK 的临床转化，可将非临床 DMPK 结果外推延伸，用于预测药物临床 DMPK 参数和药时曲线，为药物开发提供 DMPK 理论基础，在国内外药代动力学领域不断升温，逐渐成为 DMPK 研究的热点。

第二节　肝脏药物代谢

人体 DMPK 存在明显个体差异，肝脏药物代谢是 DMPK 的重要环节，细胞色素 P450（cytochrome P450，CYP）是肝脏的主要药物代谢酶。CYP 代谢药物活性存在明显的个体差异，原因尚未明了。CYP 含量与活性是影响药物代谢的重要因素，但至今尚无人肝的准确数据，这直接影响到药物代谢机制和个体差异研究，甚至个体化医学的开展。CYP 基因多态性是药物代谢个体差异的重要因素，"测基因定方案"已广为人知，但其机制尚缺乏系统研究与评价。

本节内容结合作者研究，主要探讨人肝代谢药物的个体差异及影响因素，对以下问题进行阐述：CYP 的含量与代谢活性，CYP 基因多态性对其活性与含量的影响，以及 CYP 含量与活性的系统表型等。

一、肝脏 CYP 代谢活性及影响因素

（一）CYP 与药物代谢

CYP 是一簇结构相似、分子量接近（46~60kDa），含有血红素辅基的蛋白。真核生物 CYP 一般由 480~560 个氨基酸构成，大多数真核生物 CYP 结合于内质网和线粒体膜。CYP 主要存在于肝脏，还广

泛分布于胃肠道、脑、肾脏、胎盘等组织,负责脂肪酸、类花生四烯酸等多种内源性物质及药物、毒物、致癌物、前致癌物等外源性化合物的代谢。基于氨基酸序列的同源性,将 CYP 分为不同的族和亚家族,氨基酸序列同源性 >40% 归为一个家族,以 CYP 后加一位阿拉伯数字表示;同源性 >55% 归为一个亚家族,以家族表达式后加大写字母表示,如 CYP3A 等。

人肝中参与药物代谢的 CYP 主要包括 CYP1A2、CYP2A6、CYP2B6、CYP2C8、CYP2C9、CYP2C19、CYP2D6、CYP2E1 及 CYP3A4/5 等 10 种亚型,参与 70%~80% 临床常用药物的代谢(表 5-1)。其中,底物最为广泛的为 CYP3A,参与约 50% 临床常用药物的代谢。CYP2D6 参与 80 余种临床药物的代谢,占 CYP 代谢药物的 30%,包括 β 受体拮抗药、抗高血压药、抗心律失常药、抗心绞痛药、镇痛药及抗抑郁药等。CYP2B6 参与 2%~10% 临床药物的代谢,包括抗肿瘤药、麻醉药、阿片类药物及抗病毒药物等。CYP2C9 参与约 12% 临床药物的代谢,同时也参与部分内源性物质的代谢和前致癌物的激活。此外,CYP1A2(5%~10%)、CYP2A6(1%)及 CYP2E1(6%)不仅参与临床药物的代谢,还在一些致癌物质(黄曲霉毒素、亚硝胺等)的代谢活化过程中发挥重要作用。

表 5-1 人肝 CYP 主要亚型的特点及所代谢的主要药物 / 物质

	基因所处染色体	编码氨基酸	药物 / 物质
CYP1A2	染色体 15 号 7 个外显子和 6 个内含子	515	氯氮平、罗哌卡因、奥氮平、茶碱、佐米曲坦、氨苯蝶啶、美西律、对乙酰氨基酚、氟他胺、利多卡因、丙米嗪、7- 二甲基黄嘌呤、普萘洛尔、维拉帕米、普罗帕酮、利鲁唑、苯海拉明
CYP2A6	染色体 19q13.2 9 个外显子和 8 个内含子	494	香豆素、丙戊酸、氯西加酮、氟烷、环磷酰胺、异环磷酰胺、毛果芸香碱
CYP2B6	染色体 19q13.2 9 个外显子和 8 个内含子	491	环磷酰胺、异环磷酰胺、异丙酚、氯胺酮、哌替啶、奈韦拉平、依非韦伦、安非他酮
CYP2C8	染色体 10q23.33 10 个外显子	490	胺碘酮、阿莫地奎、西立伐他汀、氟伐他汀、氯喹、紫杉醇、罗格列酮、曲格列酮、布洛芬、美沙酮、吗啡
CYP2C9	染色体 10q24.2 9 个外显子和 8 个内含子	490	华法林、苯妥英钠、氯沙坦、厄贝沙坦、甲苯磺丁脲、格列吡嗪、氟伐他汀、托拉塞米、三甲双酮、双氯芬酸、布洛芬、环磷酰胺
CYP2C19	染色体 10q24.1~10q24.3 9 个外显子和 5 个内含子	490	S- 美芬妥因、奥美拉唑、兰索拉唑、普萘洛尔、黄体酮、地西泮、巴比妥类、丙米嗪、阿米替林、氯米帕明、西酞普兰、吗氯贝胺
CYP2D6	染色体 22q13.1 9 个外显子和 8 个内含子	497	丁呋洛尔、美托洛尔、布尼洛尔、卡维地洛、异喹胍、胍生、吲哚拉明、奎尼丁、恩卡尼、司巴丁、氟卡尼、普罗帕酮、阿普林定、美西律、哌克昔林、特罗地林、曲马多、奋乃静、氟哌啶醇、利培酮、硫利达嗪、珠氯噻醇、可待因、甲氧苯丙胺、右美沙芬、苯乙双胍、阿米替林、丙米嗪、氯米帕明、地西帕明、去甲替林、阿米夫胺、溴法罗明、马普替林、帕罗西汀、托莫西汀、托烷司琼
CYP2E1	染色体 10 号 9 个外显子和 8 个内含子	493	乙醇、对乙酰氨基酚、氯唑沙宗、恩氟烷、异烟肼

续表

	基因所处染色体	编码氨基酸	药物/物质
CYP3A4	染色体 7q22.1 13 个外显子和 12 个内含子	503	环孢素、特非那定、咪达唑仑、阿芬太尼、利托那韦、茚地那韦、伊曲康唑、芬太尼、洛伐他汀、辛伐他汀、阿托伐他汀、阿司咪唑、卡马西平、西沙必利、克拉霉素、地西泮、环磷酰胺、地尔硫䓬、雌二醇、奎尼丁、尼莫地平、尼索地平、维拉帕米、奥美拉唑、他克莫司、他莫昔芬、曲格列酮、长春新碱、长春碱、替拉扎特、胺碘酮、醋竹桃霉素、黄体酮、睾酮

（二）人肝 CYP 代谢活性

CYP 药物代谢活性的个体差异可影响体内 DMPK，导致药物有效性和安全性的个体差异。因此，确定 CYP 药物代谢活性及其个体差异有助于指导临床个体化用药。

1. 微粒体水平活性 由于体外 CYP 的代谢活性常用微粒体进行研究，因此，传统上体外 CYP 药物代谢活性往往以微粒体水平的活性表示，即以每毫克微粒体蛋白代谢探针药物的活性表示。目前，已有大量关于 CYP 药物代谢活性与个体化用药的研究，但尚存在以下不足：①肝标本来源多为肝癌或病史不清患者；②样本量较小，代表性差；③多数仅涉及 CYP 代谢底物的转化率，而缺乏酶动力学参数。国内科研人员确定了 105 例中国人正常肝 10 种 CYP 对探针药物的代谢活性及个体差异。结果表明（表 5-2），10 种 CYP 对相关探针药物的代谢活性存在明显的个体差异，其中米氏常数（K_m）为 6（CYP2C9）~40 倍（CYP2D6），最大反应速度（V_{max}）为 6（CYP2C9）~387 倍（CYP2A6），内在清除率（Cl_{int}）为 20（CYP1A2）~622 倍（CYP2C19）。

表 5-2 人肝微粒体 10 种 CYP 主要亚型的酶动力学参数（n=105）*

	K_m/（μmol/L）	V_{max}/[pmol/(min·mg 蛋白)]	Cl_{int}/[μl/(min·mg 蛋白)]
CYP1A2	54.7（4.7~181.6）	754.9（94.9~3 154.0）	14.5（2.8~57.2）
CYP2A6	2.33（0.78~10.1）	354.4（3.7~1 430.0）	144.5（1.2~544.7）
CYP2B6	73.4（17.1~393.3）	54.8（12.8~333.5）	0.77（0.13~5.22）
CYP2C8	14.3（7.0~38.9）	37.6（2.8~174.6）	2.7（0.09~6.19）
CYP2C9	230.4（101.2~555.3）	254.1（82.4~454.8）	1.11（0.17~4.18）
CYP2C19	59.7（20.6~198.3）	104.5（2.3~381.4）	1.91（0.012~7.46）
CYP2D6	28.9（6.5~260.6）	113.4（23.5~1 041.0）	3.49（0.20~39.51）
CYP2E1	52.5（27.1~177.2）	539.3（163.1~1 982.0）	10.5（1.9~39.0）
CYP3A4/5	1.85（0.44~10.20）	789.6（69.4~5 035.0）	464.6（8.27~1 673.5）

注：* 以中位数（最小值~最大值）表示。

2. 活性的系统表型 CYP 的系统表型（systemic phenotypes）即 CYP 在酶、微粒体、肝组织、肝脏和整体等不同水平的表型，包括 CYP 酶含量的系统表型和酶活性的系统表型，分别表示在相应水平体系中 CYP 酶的含量和代谢活性。CYP 活性的系统表型是体外不同水平 CYP 药物代谢活性的系统展示，是实现 PBPK 的必要环节，对研究药物代谢以及指导临床合理用药均具有重要意义。

传统上,CYP体外代谢活性和含量通常用每毫克微粒体蛋白表示,而不是用每克肝组织表示。然而,体外代谢研究的最终目的是应用于体内,即将体外的定量数据推导至体内的吸收、分布、代谢、排泄及药物相互作用等体内过程,因此体外代谢参数越接近体内过程,其实际应用价值越大。每克肝组织微粒体蛋白的含量(microsomal protein per gram of liver,MPPGL)及不同水平CYP的活性是实现CYP的系统表型及PBPK的关键因素。

(1)MPPGL:MPPGL是PBPK中将药物体外代谢清除率推至体内清除率过程中的一个重要校正因子。至今尚无大样本正常人肝微粒体蛋白生理含量的研究报道。国内科研人员测定了128例正常肝组织中微粒体蛋白的含量。结果显示(图5-1),128例中国正常人肝样本的MPPGL呈非正态分布,MPPGL含量为6.71~127.95mg/g肝组织,平均含量为39.46mg/g肝组织,个体差异为19倍。正常人肝MPPGL的测定,为研究CYP的系统表型以及PBPK等奠定了基础。

(2)体内个体活性推导:体外体内外推(in vitro-in vivo extrapolation,IVIVE)给研究者提供了在研究体内DMPK之前获得药动学参数的机会。预测肝清除率时需要5种重要的参数,如MPPGL、体外代谢清除率($Cl_{int, in\ vitro}$)、肝重

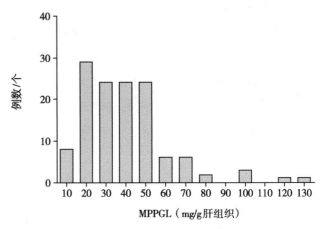

图5-1　正常人肝组织微粒体蛋白含量的分布频率(n=128)
MPPGL:每克肝组织微粒体蛋白的含量。

(LW)、肝血流量(Q_H)和体重(BW)。由于目前尚缺乏个体体外参数,在IVIVE时使用的均是各参数的人群平均值,因此只能得到人群体内平均清除率,而无法得到个体数据及差异。迄今尚未见到应用个体参数来预测体内清除率个体差异的报道,这在一定程度上影响了体外药动学参数的临床应用。

个体生理参数如MPPGL、$Cl_{int, in\ vitro}$是实现体内CYP活性的个体化预测的重要依据。国内科研人员确定了100余例正常人肝的MPPGL、$Cl_{int, in\ vitro}$、LW、Q_H和BW生理范围和个体差异,并据此推导了不同个体10种CYP主要亚型在肝组织、肝脏、整体水平的个体药物代谢活性,即单位肝组织、整个肝脏及整个机体代谢探针底物的清除率,实现了应用体外个体参数预测体内CYP代谢活性的个体差异。结果发现(表5-3),肝组织、肝脏、整体水平CYP药物代谢活性均存在明显的个体差异,105例患者中差异倍数最大的分别为CYP2D6(479倍)、CYP2D6(461倍)、CYP2C8(327倍)。该研究显示的CYP活性的系统表型及个体差异,对新药研发中体外药物代谢参数的临床应用转化以及个体化医学等具有重要价值。

表5-3　人肝微粒体10种CYP主要亚型活性的系统表型(n=105)*

	肝组织水平 Cl[μl/(min·g肝组织)]	肝脏水平 Cl[ml/(min·kg)]	整体水平 Cl(ml/min)
CYP1A2	487.8(65.8~3 347.0)	10.1(1.4~67.9)	312.7(41.7~944.0)
CYP2A6	5 070.0(59.4~17 095.0)	107.1(1.4~371.2)	285.7(3.9~653.5)
CYP2B6	27.0(4.3~316.7)	0.59(0.090~6.8)	5.4(0.80~58.3)
CYP2C8	93.0(2.1~555.8)	1.8(0.050~11.5)	17.9(0.30~98.1)
CYP2C9	39.0(5.7~242.8)	0.87(0.11~5.8)	5.5(0.71~27.2)

续表

	肝组织水平 Cl/[μl/(min·g 肝组织)]	肝脏水平 Cl/[ml/(min·kg)]	整体水平 Cl/(ml/min)
CYP2C19	71.5(1.2~403.6)	1.5(0.020~8.9)	10.3(0.17~52.4)
CYP2D6	134.8(6.9~3 306.4)	2.9(0.15~69.1)	145.0(7.9~1 053.9)
CYP2E1	359.5(69.3~2 113.4)	7.7(1.5~46.7)	24.4(4.4~121.9)
CYP3A4/5	18 607.8(515.8~74 770.8)	382.8(10.3~1 625.0)	777.6(55.1~1 214.7)

注:* 以中位数(最小值~最大值)表示。

(三) CYP 基因多态性对其代谢活性的影响

1. 已有文献报道　基因多态性影响药物代谢活性已有广泛报道,临床上测基因定给药方案已广为人知。CYP 各亚型具有明显的基因多态性,传统上,根据人体 DMPK 研究结果,将 CYP 不同基因型的个体分为超强代谢型(ultra-rapid metabolizer,UM)、强代谢型(extensive metabolizer,EM)、中间代谢型(intermediate metabolizer,IM)以及弱代谢型(poor metabolizer,PM)等。

CYP1A2 的等位基因包括 *CYP1A2*1* 至 *CYP1A2*21*。研究得较为广泛的多态性位点是 *-3860G>A*(*CYP1A2*1C*)和 *-163C>A*(*CYP1A2*1F*)。人体 DMPK 研究结果显示,在吸烟人群中,*-163A/A* 基因型携带者咖啡因的代谢产物二甲基黄嘌呤与原型的比值显著高于 *-163A/C* 和 *-163C/C* 基因型携带者。

CYP2A6 的等位基因包括 *CYP2A6*1* 至 *CYP2A6*45*。其中 *CYP2A6*4* 等位基因是 *CYP2A6* 基因的整体缺失;*CYP2A6*9* 等位基因是发生在 5′ 非翻译区 TATA 盒 *-48T>G* 的突变。人体 DMPK 研究结果显示,120 例泰国健康志愿者口服单剂量香豆素后,*CYP2A6*4/*4* 和 *CYP2A6*9/*9* 携带者尿中 7- 羟基香豆素的排泄量明显减少。

CYP2B6 的等位基因包括 *CYP2B6*1* 至 *CYP2B6*38*。目前认为,部分基因突变影响了 CYP2B6 底物的代谢和疗效。人体 DMPK 研究结果显示,*CYP2B6*6/*6* 基因型个体依非韦伦浓度显著高于 *CYP2B6*6* 杂合子携带者和非 *CYP2B6*6* 携带者。

CYP2C8 和其他 CYP 亚型相比,基因突变发生率较低,目前已发现的等位基因包括 *CYP2C8*1* 至 *CYP2C8*14*。白人中 *CYP2C8*3* 发生率较高,也是研究较多的位点之一。有人体 DMPK 研究结果显示,*CYP2C8*3* 基因型能够降低紫杉醇的清除率。

CYP2C9 基因的编码区和非编码区均存在多态性,其中 *CYP2C9*3* 杂合子患者所需华法林的平均剂量为野生型纯合子的 60%,而 *CYP2C9*3* 纯合子患者的剂量仅为野生型纯合子的 10%。*CYP2C9*2* 突变杂合子和纯合子所需剂量分别较野生型纯合子降低 15%~20% 和 40%。人体 DMPK 研究结果显示,健康志愿者单剂口服华法林后,*CYP2C9*1/*3*、*CYP2C9*2/*3* 及 *CYP2C9*3/*3* 基因型携带者 S- 华法林的清除率均明显降低。

CYP2C19 在中国人群中的慢代谢基因型几乎均为 *CYP2C19*2* 和 *CYP2C19*3*,并且其基因多态性对酶活性的影响具有明显的基因剂量关系。人体 DMPK 研究结果显示,健康志愿者口服单剂量兰索拉唑后,和野生型纯合子个体相比,慢代谢个体的 DMPK 参数 C_{max} 增加 57%、Cl/F 降低 78%、$t_{1/2}$ 延长 115%,AUC 增加 242%。

CYP2D6 具有广泛的基因多态性,其主要突变方式是单个碱基的缺失、替换或大片段基因丢失。最常见的非编码等位基因是 *CYP2D6*3*、*CYP2D6*4*、*CYP2D6*5* 及 *CYP2D6*6*,这些基因突变可导致酶活

性丧失,造成弱代谢。人体 DMPK 研究结果显示,受试者单剂口服美托洛尔后,慢代谢型个体美托洛尔的 AUC 增加约 5 倍,$t_{1/2}$ 延长约 2 倍。

CYP2E1 目前已发现的等位基因包括 *CYP2E1*1* 至 *CYP2E1*7*。其中,具有 Rsa Ⅰ 限制酶位点的 *-1053C>T* 和具有 Pst Ⅰ 限制酶位点的 *-1293G>C* 基因突变是 CYP2E1 基因的 5′- 侧翼区域内的两个常见单核苷酸多态性。人体 DMPK 研究结果显示,健康志愿者单剂口服氯唑沙宗后,*c2/c2* 基因型携带者氯唑沙宗的清除率明显低于 *c1/c2* 杂合子和 *c1/c1* 野生型纯合子。

CYP3A4 的等位基因包括 *CYP3A4*1~CYP3A4*34*。对于 *CYP3A5*,也已发现多个等位基因。其中 *CYP3A5*3* 的突变可导致异常的 mRNA 剪切,降低其翻译合成。*CYP3A5*5*、*CYP3A5*6* 及 *CYP3A5*7* 也可形成异常剪切,从而导致基因编码的提前结束或外显子的丢失。人体 DMPK 研究结果显示,健康志愿者单剂口服他克莫司后,*CYP3A5*3/*3* 基因型携带者的 AUC 是 *CYP3A5*1* 携带者的 1.8 倍,*Cl* 降低 45%。

综上所述,基因多态性对药物个体差异的影响已被广泛认可,"测基因定方案"已成为共识,如 CYP2C9、CYP2C19 及 CYP2D6 等。目前,可通过测定 CYP2C9 及 VKORC1 的基因型制订华法林的用药方案,也可通过 CYP2C19 的基因型制订氯吡格雷、奥美拉唑等质子泵抑制剂等的用药方案,还可通过 CYP2D6 的基因型制订去甲替林的用药方案。但是依据基因型调整用药方案并不适用于所有患者和所有 CYP 底物,譬如 *CYP2C9*2* 和 *CYP2C9*3* 只能解释部分个体差异,而且上述研究多由体内 DMPK 结果获得,即将体内 DMPK 差异归因于相关药物代谢酶等的基因多态性。由于 DMPK 除受代谢影响外,还受吸收、分布及排泄等因素的影响,因此,将体内 DMPK 差异直接归因于基因多态性存在明显不足,如 *CYP* 同一基因型的不同个体也存在明显的个体差异,这也在一定程度上影响了"测基因定方案"的准确性。要明确 *CYP* 基因多态性对药物代谢影响,需要在体外直接研究具有不同基因多态性的人肝 CYP 对探针药物代谢的影响。

2. 微粒体水平活性　为了确定 CYP 基因多态性对其代谢活性的真正影响,需直接观察在含有 CYP 酶和探针共同孵育的条件下,基因多态性对酶活性的影响。采用人肝微粒体研究 CYP 对探针的代谢活性是最常用的研究方法。近年来,国内科研人员系统研究了 100 余例正常中国人 CYP 突变率大于 1% 的 25 个多态性位点对其微粒体水平活性的影响。结果显示(表 5-4),8 个多态性位点可显著影响活性,仅 *CYP2D6 1661G>C* 位点突变可导致 CYP2D6 活性显著升高,升高约 200%,其余多态性位点(*CYP2A6*4*、*CYP2A6*9*、*CYP2B6 785A>G*、*CYP2C9*3*、*CYP2D6 100C>T*、*CYP2E1-333T>A*、*CYP3A5 6986A>G*)突变后均导致相应 CYP 活性显著降低,*CYP2A6*1/*4* 个体 CYP2A6 的活性降低最显著,较 *CYP2A6*1/*1* 个体降低了 70.1%。此外,相同基因型个体亦存在明显个体差异(图 5-2),如同为 *CYP3A5*3/*3* 基因型携带者的 Cl_{int} 个体差异可达 200 余倍。该研究结果明显有别于已有的研究报道,提示遗传因素对 CYP 代谢活性个体差异的影响是有限的,其他因素的影响不容忽视。

肝微粒体体系是最接近于人体环境的体外药物代谢研究系统,且能排除吸收、分布、排泄等因素的影响,能直接反映基因多态性对 CYP 活性的影响。上述研究结果显示,在几种 CYP 亚型的 25 个多态性位点中,CYP2A6、CYP2B6、CYP2C9、CYP2D6 和 CYP3A4/5 仅有部分位点对其活性有一定的影响,而 CYP2C8 的多态性对其活性几乎无明显影响。提示基因多态性对 CYP 代谢活性影响的有限性,即"测基因定方案"是有限的。该研究结果对客观评价 CYP 基因多态性对药物代谢活性的影响提供了直接证据,为研究药物代谢的个体差异提供了新的方法和思路。

表 5-4　基因多态性对人肝 CYP 主要亚型含量和活性的影响

CYP	突变位点	基因型	n	K_m/ (μmol/L)	微粒体水平活性		酶水平活性		CYP 含量 / (nmol/g)
					$V_{max-HLM}$/ [pmol/ (min·mg)]	$Cl_{int-HLM}$/ [μl/(min· mg)]	$V_{max-CYP}$/ [pmol/(min· pmol)]	$Cl_{int-CYP}$/ [μl/(min· pmol)]	
CYP1A2	2159G>A	GG	71	58.8	786.0	13.5	19.1	0.32	42.5
		GA	16	44.4	791.0	16.9	16.0	0.32	53.3
		AA	2	38.9	736.0	19.1	48.5[*#]	1.20[*#]	15.8[*#]
	5347C>T	CC	66	59.2	767.0	13.4	18.8	0.31	42.6
		CT	16	41.9	755.0	16.4	16.0	0.32	51.4
		TT	2	39.8	736.0	19.1	48.5[*#]	1.20[*#]	15.8[*#]
CYP2A6	*4	*1/*1	78	2.5	358.0	150.0	21.4	8.80	16.1
		*1/*4	12	1.3	56.9[***]	44.8[**]	10.6[**]	5.80	7.8[**]
	*9	*1/*1	56	2.6	394.0	152.0	19.6	7.20	18.7
		*1/*9	31	1.6	300.0[*]	135.0	22.9	12.30[**]	12.5[**]
		*9/*9	3	1.5	214.0	132.5	21.4	15.10	8.4
CYP2B6	785A>G	AA	52	65.6	59.4	0.8	10.2	0.11	4.1
		AG	26	81.3	46.4	0.6[*]	5.1	0.053	5.2
		GG	4	69.4	63.7	0.9	19.1	0.27	3.5
CYP2C9	*3	*1/*1	87	217.2	259.0	1.2	2.5	0.012	99.1
		*1/*3	5	273.6	176.0[**]	0.5[**]	3.2	0.000 76	55.5[*]
CYP2D6	100C>T	CC	29	24.4	113.3	5.6	5.1	0.22	21.7
		CT	19	28.1	116.7	4.4	5.8	0.23	21.9
		TT	42	53.0	114.4	1.8[***##]	6.7	0.15[*#]	15.1[***#]
	1661G>C	GG	45	53.5	108.0	1.6	6.5	0.12	14.6
		GC	33	25.5	113.4	4.8[***]	5.6	0.23[**]	22.1[**]
		CC	11	25.7	103.1	4.9[**]	4.7	0.20	21.6[*]
CYP2E1	−1293G>C	GG	58	52.6	538.6	10.9	5.4	0.10	108.9
		GC	26	52.6	546.3	11.1	6.8	0.12	100.0
		CC	6	50.9	380.0	9.1	7.6	0.11	58.7[#]
	−333T>A	TT	36	52.2	570.4	11.0	5.4	0.10	113.1
		TA	38	53.6	542.3	11.2	5.6	0.12	101.8
		AA	16	50.1	475.0	9.7[*]	7.2	0.14	79.5[*]
	7632T>A	TT	55	52.1	541.8	10.8	5.7	0.10	108.1
		TA	26	52.6	545.0	11.0	5.4	0.11	104.1
		AA	9	51.3	403.5	9.6	7.4	0.13	72.6[**#]
CYP3A5	6986A>G	AA	8	2.6	1 341.0	570.0	3.8	1.90	376.0
		AG	37	2.2	995.0	491.0	5.9	2.40	170.0[**]
		GG	45	1.7	742.0[**##]	424.0	34.1[***###]	27.70[***###]	17.8[***###]

注：与野生纯合子比较，[*]$P<0.05$，[**]$P<0.01$，[***]$P<0.001$；与突变杂合子比较，[#]$P<0.05$，[##]$P<0.01$，[###]$P<0.001$；HLM：人肝微粒体。

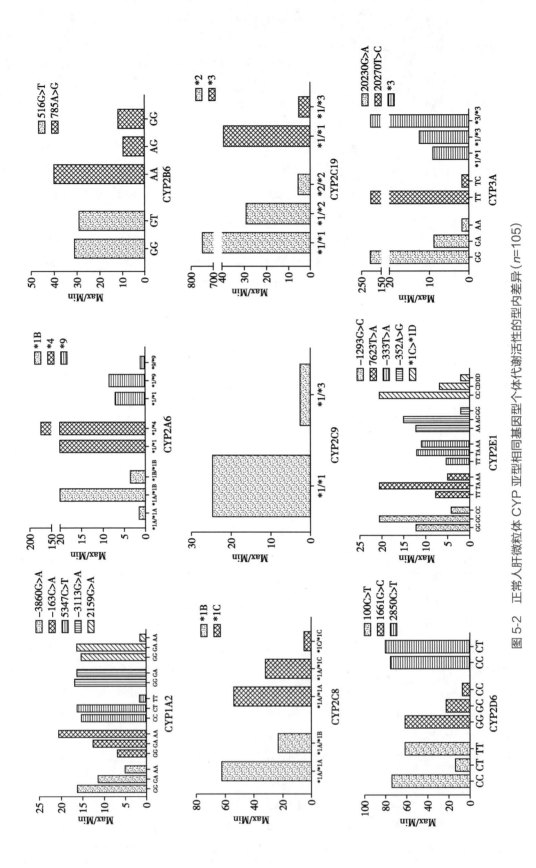

图 5-2　正常人肝微粒体 CYP 亚型相同基因型个体代谢活性的型内差异（n=105）

3. 酶水平活性　由于不同个体肝中每毫克微粒体蛋白中所含的同种CYP亚型的量不同,CYP微粒体水平的活性不能代表其真正的活性,CYP的真正活性应该用每pmol CYP亚型(酶水平)来表示。然而,由于CYP亚型蛋白含量的缺乏,几乎所有的CYP活性个体差异的研究都是基于微粒体水平,这会导致对CYP真正活性的错误理解。所以,只有正确评价CYP酶水平的活性,才能客观评价影响因素对其的真正影响,为个体化用药奠定基础。国内科研人员研究了90例人肝CYP酶水平的活性(表5-5),结果显示,10种CYP V_{max} 为1.2~21pmol/(min·pmol CYP),Cl_{int} 为0.012~10.8μl/(min·pmol CYP),且存在明显个体差异。

表5-5　人肝10种CYP主要亚型在酶水平的活性 *

	n	V_{max}/ [pmol/(min·pmol CYP)]	Cl_{int}/ [μl/(min·pmol CYP)]
CYP1A2	90	18.6(7.1~61.2)	0.32(0.06~1.5)
CYP2A6	90	20(1.1~69)	8.7(0.83~43.9)
CYP2B6	82	9.5(0.52~110)	0.10(0.01~1.7)
CYP2C8	90	1.2(0.18~8.9)	0.09(0.01~0.40)
CYP2C9	92	2.5(0.88~17)	0.012(0.001 9~0.089)
CYP2C19	48	15(3.1~86)	0.28(0.06~1.7)
CYP2D6	90	5.6(0.67~90)	0.19(0.010~1.9)
CYP2E1	90	5.7(1.8~40.3)	0.11(0.029~0.64)
CYP3A4	90	20(1.2~2 105.5)	10.8(0.80~516)
CYP3A5	90	21(1.3~748)	10.2(0.40~183)

注: * 以中位数(最小值~最大值)表示。

CYP酶水平活性对研究酶代谢机制具有重要价值。如同一CYP亚型往往有多种探针,而不同探针所测得的酶活性往往不一致,以往多归因于酶与不同探针结合能力的差异所致。国内科研人员采用咪达唑仑和睾酮两种探针分析了CYP3A4/5的活性,结果显示(图5-3),在微粒体水平两种探针所测得的 V_{max} 之间仅有一定的相关性,Cl_{int} 之间则无明显相关性。而在酶水平上,两种探针的酶活性(V_{max}、Cl_{int})均有很好的相关性,显著优于微粒体水平。这表明在酶水平上,不同探针所测得的酶活性比较一致。提示传统上认为的采用不同探针所获得的同一亚型酶的活性不同,也许并非探针的问题,而是因为所采用的微粒体水平酶活性并非酶的真正活性所致。同时也说明,酶水平的活性才能真正反映CYP酶本身的活性,即酶的真正活性。由此可见,酶水平的活性在研究药物代谢机制方面的重要性。

CYP 基因多态性对酶水平代谢活性的影响研究结果显示(表5-4),有7个 *CYP* 多态性位点可显著影响酶水平活性。其中有5个多态性位点(*CYP1A2 2159G>A*、*CYP1A2 5347C>T*、*CYP2A6*9*、*CYP2D6 1661G>C*、*CYP3A5 6986A>G*)突变可导致相应CYP的活性显著升高,*CYP3A5 6986GG* 个体CYP3A5的活性升高最显著,分别较 *CYP3A5 6986AA* 及 *CYP3A5 6986AG* 个体升高了13.6倍及10.5倍;另有2个多态性位点(*CYP2A6*4*、*CYP2D6 100C>T*)突变可导致相应CYP的活性显著降低,*CYP2A6*1/*4* 个体CYP2A6的活性降低最显著,较 *CYP2A6*1/*1* 个体降低了50.5%。

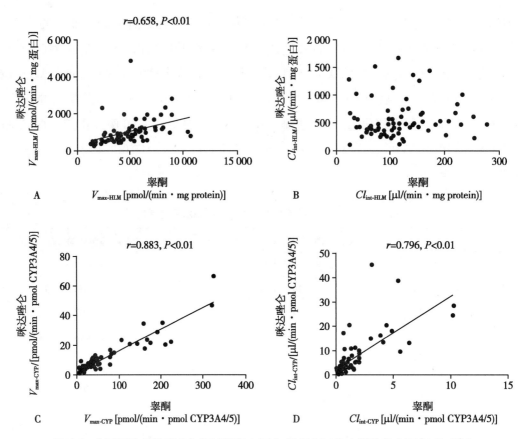

图 5-3 以睾酮和咪达唑仑为探针测定人肝中 CYP3A4/5 在微粒体水平(A 和 B)和
酶水平(C 和 D)活性的相关性

CYP 基因多态性对代谢活性的影响在酶和微粒体两个水平明显不同。通过分析发现,7 个多态性位点
(CYP1A2 2159G>A、CYP1A2 5347C>T、CYP2A6*4、CYP2A6*9、CYP2C9*3、CYP2E1-333T>A、CYP3A5*3)
通过影响 CYP 含量而导致其对微粒体水平活性和酶水平活性的影响有所不同(表 5-4)。CYP2A6*4 对
CYP2A6 微粒体水平活性及酶水平活性仅表现在影响程度不同,属量的差异;其余 6 个多态性位点则
表现为质的不同,如 CYP1A2 2159G>A 突变在微粒体水平显示活性无显著改变,在酶水平则显示活性
增高,CYP3A5 6986A>G 突变在微粒体水平显示活性降低,在酶水平则显示活性增高。显然,CYP 基
因多态性对酶水平代谢活性的影响是其真正影响,对微粒体水平活性的影响则涵盖了酶含量变化等
因素。

二、人肝 CYP 含量及影响因素

(一) CYP 含量

CYP 含量可明显影响药物代谢活性,酶含量的个体差异是引发药物代谢个体差异的重要因素之
一。目前广泛参考的 CYP 定量结果是来自 1994 年 Shimada 团队对 30 例日本人及 30 例高加索人肝
微粒体的 7 种 CYP 亚型进行定量分析的报道。结果显示,CYP3A 含量所占比例最高,其次为 CYP2C
家族(图 5-4A)。该结果作为正常人生理数据被广泛引用,但该研究存在如下不足:①肝标本来源多为
肝癌或病史不清患者;②定量方法为蛋白质印迹法,准确性较差;③种类偏少,仅涉及 7 种 CYP 亚型;
④抗体特异性较差,未再细分 CYP2C 和 CYP3A。

近年来,国内科研人员采用稳定放射性核素稀释内标-多反应监测-质谱技术(SID-MRM-MS)对100例中国人正常肝微粒体的10种CYP亚型蛋白的生理含量进行了测定。结果表明(图5-4B),10种CYP蛋白的绝对含量(中位数)差异较大,为4.6(CYP2B6)~102.0nmol/g(CYP2E1)。CYP3A4蛋白含量的个体差异最大(129倍),其余CYP蛋白含量的个体差异为11(CYP2C8)~100倍(CYP3A5)。在所检测的10种CYP亚型中,CYP2E1蛋白含量的占比最高,占所测定10种CYP蛋白含量的24.8%,其次为CYP2C9 23.9%,其他依次为CYP3A4、CYP1A2、CYP3A5、CYP2C8、CYP2D6和CYP2A6,蛋白含量最低的是CYP2C19和CYP2B6,分别占比2.1%和1.1%。正常人肝CYP主要亚型蛋白的生理含量对DMPK研究具有重要价值,如只有知道CYP亚型含量才能明确其酶水平的活性,亦即酶的真正活性。

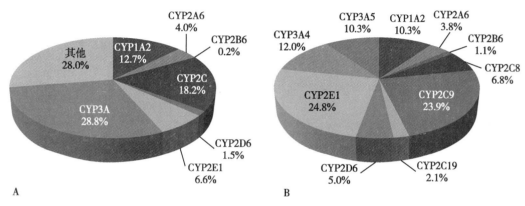

A:1994年Shimada团队采用western blotting定量的结果(n=60)
B:乔海灵团队采用SID-MRM-MS对CYP的绝对定量(n=100)

图5-4　人肝微粒体中CYP亚型含量的比例

除了上述的微粒体水平各亚型含量外,其他水平如肝组织、肝脏、整体水平CYP的含量对研究药物代谢及PBPK也不可或缺。肝组织、肝脏及整体水平含量系指CYP分别在肝组织、整个肝脏和整个机体水平的含量。肝组织、肝脏及整体水平10种CYP的含量(中位数)分别为0.2(CYP2B6)~3.4nmol/g(CYP2E1)、0.3(CYP2B6)~4.3mmol/g(CYP2E1)、4.8(CYP2B6)~77.8nmol/kg(CYP2C9)。肝组织、肝脏及整体水平含量个体差异最大的均为CYP3A5(>200倍),CYP2C19在肝组织和整体水平差异最小,约为10倍,而在肝脏水平CYP2C8个体差异最小,约为20倍。上述肝组织、肝脏、整体水平CYP含量的系统表型及其个体差异,为研究CYP活性的系统表型及其个体差异奠定了重要基础。

(二) CYP含量对活性的影响

理论上,酶含量和活性应存在很好的正相关线性关系。该观点在混合人肝微粒体的同一体系中得以证实,研究证明,在混合微粒体的同一体系中,10种CYP亚型的活性均随着微粒体蛋白浓度的增加而升高,相关系数均>0.98,呈现出良好的正相关线性关系。

然而,在不同个体微粒体中并未发现酶含量与活性间呈现出良好的线性关系。国内科研人员为了进一步考察不同个体CYP亚型含量对代谢活性的影响,研究了10种CYP亚型含量和相应亚型V_{max}之间的相关性。结果显示(图5-5),CYP1A2、CYP2A6、CYP2E1和CYP3A5的V_{max}与其含量之间存在一定的相关性(相关系数 0.3~0.6),而 CYP2B6、CYP2C8、CYP2C9、CYP2C19、CYP2D6 以及 CYP3A4 则未表现出明显相关性,表明不同个体的酶活性和蛋白浓度并无良好的线性关系。结果提示,酶含量 对活性的影响并未起决定性作用,除了酶含量可明显影响酶活性外,还有其他因素可影响酶活性,如 上文提及的基因多态性,以及酶的翻译后修饰、蛋白相互作用、细胞色素 P450 还原酶(POR)、细胞色 素 b5(cytochrome b5)等,且不同个体存在的对酶活性影响的因素不同。如细胞色素 b5 可显著影响 CYP1A2、CYP2B6、CYP2C9、CYP2C19、CYP2D6、CYP2E1 及 CYP3A4/5 的活性,POR 的含量及基因多 态性可显著影响 CYP2B6、CYP2C8、CYP2C19、CYP2E1 的活性等。

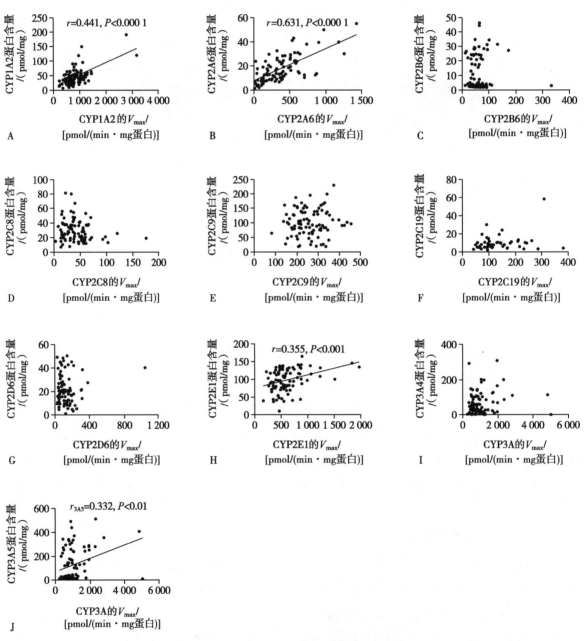

图 5-5 不同个体人肝微粒中 CYP 亚型含量与活性的相关性(n=90)

其中 CYP2B6 n=82,CYP2C19 n=48。

（三）CYP 基因多态性对酶含量的影响

已有研究发现，*CYP2A6*4*、*CYP2D6*10*、*CYP3A5*3* 突变可分别显著降低 CYP2A6、CYP2D6、CYP3A5 的含量，*CYP3A4*22* 突变可显著降低 CYP3A4 的含量，而 *CYP2B6*6* 突变对 CYP2B6 的含量的影响则报道不一。但尚未见 CYP 基因多态性对含量影响的系统研究。

国内科研人员系统研究了 10 种 *CYP* 突变率大于 1% 的多态性位点对其蛋白含量的影响（见表 5-4）。结果发现，11 个多态性位点显著影响蛋白含量，大多数基因突变可使相应 CYP 表达减少，少数突变可使表达增加。仅 *CYP2D6 1661G>C* 突变可导致 CYP2D6 含量显著升高，升高约 50%；其余多态性位点（*CYP1A2 2159G>A*、*CYP1A2 5347C>T*、*CYP2A6*4*、*CYP2A6*9*、*CYP2C9*3*、*CYP2D6 100C>T*、*CYP2E1-1293G>C*、*CYP2E1-333T>A*、*CYP2E1 7632T>A*、*CYP3A5 6986A>G*）均导致相应 CYP 含量显著降低，*CYP3A5 6986GG* 个体 CYP3A5 的含量降低最显著，分别较 *CYP3A5 6986AA* 及 *CYP3A5 6986AG* 个体降低了 95.3% 及 89.5%。鉴于 CYP 含量可显著影响其药物代谢活性，提示 *CYP* 基因多态性对药物代谢影响的机制，有的是通过影响酶的表达而影响酶在微粒体水平上的活性。

三、CYP2D6 基因多态性对其活性系统表型的影响

尽管基因多态性对 CYP 活性的影响已有大量报道，并已成功用于临床个体化用药，但尚鲜见其对 CYP 活性系统表型（分子表型、亚细胞表型、组织表型、器官表型、整体表型）影响的研究报道。目前，在体外和体内的研究中，有关基因多态性对 CYP 活性的影响往往不尽一致，例如，体外研究发现，*CYP2D6*4* 基因多态性可导致 CYP2D6 活性丧失，而体内研究表明，*CYP2D6*4* 基因多态性与他莫昔芬治疗绝经后乳腺癌患者的疗效无关。国内科研人员研究发现，肝癌患者体外肝微粒体 CYP2A6、CYP2B6 和 CYP3A4/5 的活性未发生改变，CYP2C9 和 CYP2D6 的活性增高，但体内研究结果显示 CYP2A6、CYP2B6 和 CYP3A4/5 的活性降低，CYP2C9 和 CYP2D6 的活性未发生改变。因此，有必要探讨基因多态性影响活性系统表型的动态过程。

近年来，乔海灵研究团队研究了 90 例正常人肝 CYP2D6 基因多态性对其活性系统表型的影响（见图 5-6）。结果发现，尽管 *CYP2D6 100C>T* 突变导致各个水平活性系统表型的活性降低，*CYP2D6 1661G>C* 突变导致各个水平活性系统表型的活性升高，但各个水平表型活性变化程度却明显不同。与 *CYP2D6 100CC* 个体相比，*CYP2D6 100TT* 个体的酶水平活性降低 30.0%，而微粒体、肝组织、肝脏及整体水平活性均降低约 70.0%；*CYP2D6 100CT* 个体的酶水平活性无显著改变，而微粒体、肝组织、肝脏及整体水平活性均降低约 20.0%。与 *CYP2D6 1661GG* 个体相比，*CYP2D6 1661GC* 个体的酶水平活性增加 2.00 倍，微粒体、肝组织活性及肝脏水平活性均增加约 3.15 倍，整体水平活性增加 3.28 倍；*CYP2D6 1661CC* 个体的酶、微粒体、肝组织、肝脏及整体水平活性分别增加 1.66 倍、3.10 倍、3.75 倍、4.17 倍及 3.69 倍。显然，CYP2D6 基因多态性对活性系统表型影响不一，可能由于不同水平表型活性的影响因素不一所致。因此，了解并阐明基因多态性影响活性系统表型的动态变化过程，对探讨药物代谢变化机制很有必要。

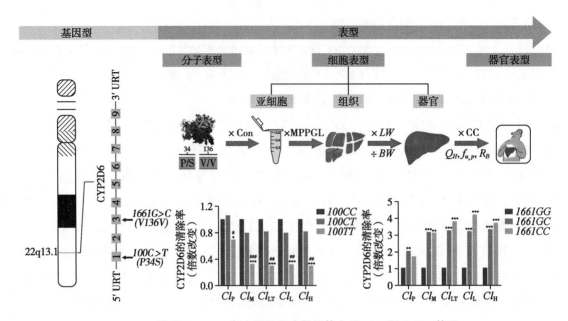

Con：CYP 浓度；MPPGL：每克肝组织中微粒体含量；LW：肝重；BW 体重；
Q_h：肝血流量；$f_{u,p}$：药物血浆蛋白游离率；R_B：全血血浆药物浓度比；CC：校正系数。

图 5-6　CYP2D6 基因型（*100C>T* 及 *1661G>C*）对其活性系统表型（酶、微粒体、肝组织、肝脏和整体）的影响（*n*=90）

综上所述，肝脏药物代谢是体内 DMPK 的重要环节，CYP 作为肝脏最重要的药物代谢酶参与了临床大多数药物的代谢，其代谢活性强弱在一定程度上决定了体内药物消除的快慢，也是引起体内 DMPK 个体差异的重要因素。根据 DMPK 特点制订临床用药方案已广为人知，但对 CYP 药物代谢活性影响因素研究尚有诸多不足。本章节提供了 10 种主要 CYP 亚型的生理含量和活性及其个体差异，指出了传统的以微粒体水平表示的酶活性存在明显不足，酶水平活性才是 CYP 的真正活性；提出了 CYP 不同水平活性表型的变化过程，即活性的系统表型，包括分子表型、亚细胞表型、组织表型、器官表型、整体表型等；还探讨了 CYP 含量和基因多态性对药物代谢活性的影响，提出 CYP 基因多态性对其微粒体水平活性的影响有的是通过影响酶含量而实现的。总之，该章节通过对人肝 CYP 含量与活性的系统研究，为研究药物代谢机制及实现个体化用药奠定了重要基础。

需指出，尽管作者团队对人肝药物代谢的个体差异及影响因素做了较多研究，也提出了一些新的研究思路，但尚有许多不足，值得进一步深入探讨。

第三节　药物代谢与药代动力学与新药转化研究

在新药研发过程中，药效学、毒理学和 DMPK 共同形成了药物评价的三个重要环节。其中 DMPK 阐述了药物在体内的吸收、分布、代谢和排泄过程，是药效发生、发展和转归的物质基础和诱导驱动力。新药转化研究过程包括新药的基础研究、临床前研究、临床研究，甚至临床应用的各个环节，传统的药物研究多采用"串行"研究模式，即按先后顺序启动不同专业学科的工作，其中 DMPK 研究往往滞后，是对已"成型"的药物进行研究，其研究目的基本是为了新药申报。如今尽管化合物的数量每年呈指数增加，但最终上市的药物并未增加，即绝大多数化合物是高代价的淘汰品，其中 DMPK 研究的滞后是造成新药研发失败的重要原因,早期的统计数据表明,新药研发失败率的 40% 是由于不良的 DMPK 性质造成的。

当今新药研究模式已经由初始的经验性、偶然性研究发展到理论性和科学性研究,即以靶点为导向的研究模式,如何提高新药研发的成功率已成为备受关注的焦点,传统的按学科专业分阶段实施的新药研发模式必须改变。DMPK 研究应贯穿于整个新药转化研究过程,新药的体内过程(吸收、分布、代谢、排泄)是其成药性的重要标准,在转化研究过程中的评估起着至关重要的作用。因此,在药物设计及新药开发早期就应开展 DMPK 研究,从 DMPK 的角度评估候选药物后续开发的前景和风险,规避因 DMPK 行为不合适导致药物开发后续阶段被淘汰,可避免不必要的浪费,有利于提高新药研发的成功率,缩短创新药物从实验室到临床应用的研发周期。

一、药物代谢与新药设计

药物代谢研究在新药设计和研发中发挥重要作用。理想的药物除了要有优良的药效和较低的毒副作用外,还应具有良好的 DMPK 性质,其中包括:适中的溶解度,较低的蛋白结合率,较高的生物利用度,期望的靶位分布,适宜的体内时程,较好的代谢稳定性,经多酶代谢且不受遗传因素影响,代谢产物无明显活性,经多器官途径消除,无明显的酶抑制和诱导作用等。在设计新的化合物时,应参考 DMPK 参数,分析药物结构对参数的影响,从中找出结构与代谢之间的规律,再用以指导新化合物的设计与结构优化,发挥 DMPK 对新药设计的指导作用。

在新药设计中,许多药物并非结构全新的化合物,而是通过对先导化合物或老药结构进行改进或修饰而来,它们往往具有更理想的理化性质或者 DMPK 性质,如膜透过性增强、生物利用度提高、选择性高、毒副作用少等。对药物结构进行修饰时,常常需要掌握药物代谢规律,如药物代谢部位、代谢酶种类、代谢形式和途径、代谢产物等。合理的药物设计应考虑到药物代谢途径及相关的药物代谢酶,针对先导化合物的代谢弱点,对其结构进行改造,降低毒性或增加代谢稳定性,防止药物代谢失活,增效减毒。药物代谢研究可以为结构修饰提供参考或依据,对于发现疗效更好、作用更强、毒副作用更低的新药物具有重要的实际意义。

许多在体外具有高活性的化合物因在体内无效或有毒性而失去开发价值,多与其在体内不良的药物代谢特性有关。因此,先导物的优化是对分子的理化性质、药物代谢和药效的综合修饰,片面强调药效强度和选择性,追求高活性,而忽略理化和药物代谢性质,往往是造成体外有活性而体内无效的原因。

1. 根据药物代谢酶和转运体设计新药　合理药物设计已成为现代药物研究与开发的一个重要方法和工具。将计算机辅助药物设计、生物信息学、化学信息学等加入新药研究中,通过采用分子对接、构效关系、分子类药性、虚拟筛选化合物数据库、药物代谢和毒性预测等方法进行计算机辅助药物设计,提供可合成的、成药概率高的化合物。计算机辅助药物设计和虚拟筛选通常可分为两种方式:基于蛋白受体结构的方法和基于已知活性配体(ligand)化学信息的方法。

(1)基于药物代谢酶和转运体等蛋白结构进行计算机辅助药物设计和虚拟筛选。随着 P-gp、Ⅰ 相代谢酶 CYP 和 Ⅱ 相代谢酶 UGT 等三维晶体结构的确定,分子对接方法越来越多地运用到开展基于蛋白结构的药物设计和虚拟筛选中,得到其底物或抑制剂。例如基于 CYP2C9 的晶体结构,运用分子对接方法在化合物数据库中虚拟筛选得到化学结构全新的 CYP 活化剂。新结构活化剂的发现,有助于研究 CYP 代谢的活化并进一步研究 CYP 代谢药物催化的关键步骤。

转运蛋白广泛分布于人体的肠道、肾脏、肝脏和脑毛细血管内皮细胞,对药物的分布、排泄甚至代谢,都起着至关重要的作用。设计特定转运体的底物可以改进药物吸收,提高生物利用度。

(2)基于已知生物活性的有机小分子化学结构特征,进行计算机辅助药物设计和虚拟筛选。运用分子结构相似性(包括药效团如疏水基团、亲水基团和氢键共体、受体等或化合物三维结构表面形态)比较搜寻化合物数据库,根据药效团模型匹配或表面形态匹配,并通过定量构效关系预测活性等计算机辅助虚拟筛选。药效团模型是开展基于小分子虚拟筛选的重要手段,因此在药物发现的早期研究阶段,包括针对药物转运蛋白和Ⅰ相代谢酶 CYP 等与 DMPK 相关的靶标蛋白,基于所建立的药效团模型,通过虚拟筛选化合物数据库分别寻找潜在的药物转运蛋白 P-gp 或 CYP 的抑制剂。

2. 从药物代谢产物获得新药　药物进入体内后主要以两种方式消除:一是不经代谢而直接以原型药物排出体外,二是被体内酶代谢后以代谢产物的形式排出体外。药物的代谢与其结构密切相关。药物进入体内后一般经历两步代谢反应:第一步反应称为Ⅰ相反应,主要发生氧化、还原、水解等,其催化酶为 CYP 酶;第二步反应称为Ⅱ相反应,在此反应中药物或其代谢产物与内源性的物质结合后排出体外,催化Ⅱ相反应的酶较多,主要有葡糖苷酸基转移酶、谷胱甘肽 -S- 转移酶、N- 乙酰基转移酶、磺基转移酶等。药物代谢反应的基本类型可分为氧化、还原、水解和结合四种。

根据代谢产物进行新药设计已成为新药发现和药物设计的一种重要来源。药物经机体代谢可发生活性增强或降低、解毒或增毒,通过研究药物在体内外的代谢产物,可以发现比母体药物更为安全有效的新药。如 1887 年问世的解热镇痛药非那西丁由于可引起高铁血红蛋白血症和肾脏损害等不良反应而被禁用,1948 年发现在肝内产生的代谢产物 N- 羟基乙氧基苯胺是产生上述不良反应的原因,脱去乙基生成的氧化代谢产物对乙酰氨基酚毒性较非那西丁小而解热作用更强,临床应用十分安全,1955 年美国将对乙酰氨基酚列为非处方药;镇静药地西泮可经 CYP 代谢生成活性代谢产物 N- 去甲基地西泮(去甲西泮),随后再经羟基化生成的奥沙西泮,除了具有显著的抗惊厥活性外,还具有更短的消除半衰期,更适宜作为镇静催眠药物应用;抗过敏药氯雷他定被吸收后,很快降解为对 H 受体活性更强的去羧氯雷他定,可直接合成该代谢产物作为药用。

活性代谢产物通常为Ⅰ相代谢反应产物,但Ⅱ相结合反应也可产生活性代谢产物。如阿片受体激动剂吗啡在体内的代谢产物吗啡 -6- 葡糖醛酸较吗啡本身作用更强,且无吗啡所具有的恶心和呕吐等不良反应。因此,吗啡 -6- 葡糖醛酸作为药物已在临床应用。

需指出,代谢产物作为药物应用较原药更具优越性。因为活性代谢产物是经体内酶的代谢产物,因此作为药物应用后,除非存在不同种族的代谢差异,往往仅发生Ⅱ相代谢反应,难以出现新的代谢产物,所以毒性更小,安全性更高。

3. 根据药物代谢性质设计新药制剂　理想的药物剂型是有效、安全、稳定、均匀和适用的统一。DMPK 可有效地评价和筛选药物剂型,为临床合理用药提供科学依据,保证临床用药的有效性和安全性。药物缓、控释制剂和靶向制剂具有明显优点,具有减少用药次数、疗效稳定、不良反应少等优点,通过对制剂 DMPK 研究,可有效地评价药物剂型是否达到预期目的。口服缓释控释制剂是用制剂的手段延缓药物的释药速率,延长有效血药浓度时间;靶向制剂是利用脂质体、微球和抗体等载体,将药物靶向输送到特定器官,通过改变药物分子的环境,提高药物的溶解性和稳定性,改变 DMPK 性质,提高靶部位的药物浓度并维持较长时间,以获得缓慢释放和较好的治疗效果。

有些药物口服给药后,由于肠道和肝脏的代谢而失活,因此可制成非口服制剂,以避过吸收过程的代谢失活而发挥作用。如舌下含化的抗心绞痛药硝酸甘油、气雾吸入的抗哮喘药异丙肾上腺素等。

二、体外药物代谢研究与药物代谢与药代动力学评价

非临床 DMPK 研究在新药研发和评价过程中起着重要的桥梁作用,为药效学和毒理学评价提供了药物或活性代谢产物浓度数据,是产生、决定或阐明药效或毒性大小的基础,是研究药效或毒性靶器官的依据,也是药物制剂研究的主要依据和工具,并为设计和优化临床给药方案提供依据。随着组合化学和高通量筛选技术的发展,促进了活性化合物发现,其成药性取决于其 DMPK 性质等,需要有快速、简单、通用、有效的高通量筛选方法进行评价。除了常规的药物代谢研究方法外,近年来还发展了大量新方法和新模型,有效地加快了药物的筛选和评价。

1. 细胞模型预测药物吸收和转运特性　口服给药为临床的主要给药途径,吸收是其发挥全身作用的关键。对吸收过程的研究有助于药物的结构设计、处方筛选、工艺优化等。药物经肠道吸收过程复杂,包括被动扩散、囊泡摄取和基底膜的释放、主动转运等,同时还受胃肠道生理因素影响,如肠道蠕动、肠道 pH、血流等。口服吸收不良是许多化合物难以成药的关键因素。目前候选化合物的合成速度大大加快,如何尽早对候选化合物进行高通量的吸收、代谢、毒性等体外筛选,在新药研究早期作出综合评价,已成为新药研究的重要方面。其中利用肠上皮细胞作为研究药物吸收机制的模型研究,取得了令人鼓舞的进展。美国 FDA 推荐 Caco-2 细胞系、MDCK-MDR1 细胞和 LLC-PK1 MDR1 细胞,用于评价药物摄取、外排和跨膜转运等与吸收有关的性质。MDCK-MDR1 细胞还可用于预测化合物血脑屏障的透过性。

与动物模型相比,细胞模型更经济,重现性更好,而且无种属差异,容易操作,所要求的供试药物量少,可用于模拟药物在体内经小肠上皮和脑组织的吸收转运过程,快速评估药物的细胞透过性,阐述药物转运的途径,还可用于评价提高膜透过性的方法,确定被动扩散药物最合适的理化性质等。

2. 药物代谢酶诱导和抑制作用　代谢性药物 - 药物相互作用发生率最高,约占 DMPK 相互作用的 40%。一个理想的新药应不具有引起药物相互作用的可能。在新药研发过程中,需要研究候选药物对主要药物代谢酶是否具有诱导或抑制作用,并用于预测化合物的成药性和指导临床合理用药,最大限度地预防毒副作用的发生。例如,米贝拉地尔(mibefradil)于 1997 年 8 月问世,因其疗效较好、不良反应较少而迅速在多个国家上市,但因其强效的 CYP3A4 和 2D6 抑制作用,而使许多心血管药物代谢受到抑制而产生严重药物相互作用,出现明显毒性,于 1998 年 6 月被撤出市场,寿命仅 11 个月。因此,应尽早评价新药对药物代谢酶的诱导和抑制作用,以免引发药物相互作用,避免造成损失。

3. 药物代谢酶基因多态性　新药研发和评价中药物代谢酶基因多态性的作用和影响日益受到重视。在新药研发中,药物代谢酶基因多态性可导致不同的表型,引起药物疗效和毒性差异。美国 FDA 对新药注册材料中关于遗传药理学和药物标签发布了指导性意见。许多药物代谢酶基因多态性对药物代谢的影响已有广泛报道,尤其应注意经 CYP2C9、CYP2C19、CYP2D6 等代谢的药物,应尽早开展基因多态性对代谢影响的相关研究,可在临床前研究中尽早选用不同基因型的人肝微粒体或重组酶等进行比较研究,获取相关结果后在临床研究中进一步确定基因多态性对药物代谢消除的影响,以便供临床制订给药方案时参考。

三、毒物代谢动力学研究

毒物代谢动力学(toxicokinetics,TK)是 DMPK 和毒理学(toxicology)结合的新兴交叉学科,是运用 DMPK 的原理和方法,定量地研究药物在毒性剂量下在动物体内的吸收、分布、代谢、排泄的过程和特点,进而探讨药物毒性的发生和发展的规律,了解药物在动物体内的分布及其靶器官,为进一步进行其他毒性试验提供依据,为今后临床用药以及药物过量的诊断、治疗提供依据。毒物代谢动力学是在新药研发阶段的新兴学科,目前已成为新药非临床研究的重要组成部分和常用手段。其主要目的是解释全身暴露与毒性反应的内在联系,为临床前毒性研究的实验设计(如动物种属、用药方案设计)和药物的临床安全性评价提供依据。

毒物代谢动力学研究不同于 DMPK 研究。前者是在毒性试验条件下进行的研究,用于解释毒性试验,仅在动物体内进行;后者是在治疗剂量下研究体内药物浓度的经时过程和代谢变化规律,描述药物或代谢产物的基本 DMPK 参数和特征,用于指导临床合理用药,可在动物和人体内进行。药物在毒性剂量下,机体代谢酶和转运系统可能会饱和,蛋白结合率和机体反应可能发生变化。因此毒物代谢动力学并非简单描述药物的基本动力学特征或毒性反应,而是更加科学地建立浓度 - 反应关系和浓度 - 效应关系。

药物毒物代谢动力学研究起步较晚。20 世纪 80 年代前,多数药物的临床前安全性评价尚未涉及毒物代谢动力学内容。从 20 世纪 80 年代后期起,国外大医药公司逐渐将其列为新药研究开发的重要内容。1984 年,经济合作与发展组织(OECD)颁布了《化学品毒物代谢动力学研究指导原则》,2010 年对其进行了全面修改,该指导原则类似于实验指南,对动物、受试物、剂量、体内过程、毒物代谢模型、报告格式等作了详细要求。1994 年,国际人用药品注册技术要求协调会(ICH,已更名为人用药品技术要求国际协调理事会)提出了毒物代谢动力学研究指导原则,此后,ICH 统一要求在药物毒理学实验中进行毒物代谢动力学的研究,并于 2017 年颁布了《S3A:毒物代谢动力学指导原则说明:毒性研究中的全身暴露量评价》。国内药物毒物代谢动力学研究起步较晚,2005 年我国建议将毒物代谢动力学研究列入新药研究内容,直到 2014 年才颁布了《药物毒代动力学研究技术指导原则》。我国于 2017 年 6 月加入 ICH,ICH 指导原则正在转化实施中。

药物毒物代谢动力学研究内容涉及药物安全性评价的各个方面,如单次给药毒性研究、重复给药毒性研究、遗传毒性研究、致癌试验研究、生殖毒性研究等。毒物代谢动力学研究在不同毒性试验中的关注重点不同,单次给药和重复给药研究是为了获知毒性反应的最大暴露,并确定暴露量与给药剂量及时间的关系;遗传毒性研究是确定阴性试验结果时的体内暴露量;致癌试验研究是评估更长时间用药引起的毒性反应与暴露量的关系,全身暴露的评价时间一般不超过 12 个月;生殖毒性试验是为了确定母体动物对胎儿的毒性暴露(如透过胎盘屏障的药物暴露量),即不同阶段的不同剂量是否达到了充分暴露。

在分析毒物代谢动力学结果时,应注意如下问题:毒性反应是因药效随剂量增加产生的,还是与药效不同的其他机制;毒性反应是来自药物本身,还是来自其代谢产物;血浆蛋白结合率与毒性反应的关系;血药浓度与毒性靶器官浓度之间的关联性等。一般而言,药物的毒性反应与特定毒性靶器官或组织的药物浓度相关性较好,如果药物的系统暴露量与毒性反应缺乏很好的相关性,可能与所选择的分析物不是毒性反应产生的物质基础有关,如药物的活性代谢产物也可引起毒性反应等,也可能是由于全身系统暴露量与毒性靶器官暴露量之间的变化不平行等因素所致。

对于新药而言,毒物代谢动力学研究结果可提供毒性试验中药物的全身暴露与毒性反应的剂量和时间的关系,以及重复给药时延长暴露时间对代谢过程的影响,包括对代谢酶的影响(如诱导或抑制)等;解释在毒理学试验中药物毒物代谢动力学与毒理学的关系,如在不同动物种属、性别、年龄、机体状态如疾病或妊娠状态的毒性反应,非临床毒性研究中动物种属选择和用药方案;综合分析动物毒性表现对临床安全性评价的预测价值,根据药效和毒性结果指导临床试验设计和安全监测。毒物代谢动力学研究有助于降低临床试验安全性风险,缩短药物研发周期。

四、临床药物代谢与药代动力学研究与个体化用药

临床 DMPK 主要是阐明药物或其代谢产物在人体内的吸收、分布、代谢和排泄规律。代谢产物动力学研究首先要比较药物在人体内与动物体内代谢转化是否一致,对人体具有生理活性的主要代谢产物,应同时进行其临床 DMPK 研究。药物与药物相互作用的 DMPK 研究,阐明新药在治疗相关适应证的条件下,药物相互作用对其临床 DMPK 规律的影响。对药物上述处置过程的研究,是全面认识人体与药物间相互作用规律不可或缺的重要组成部分,既是临床制订合理用药方案,亦是个体化药物治疗的科学基础,还可以预测毒性反应的发生。

在Ⅰ期临床试验阶段,常以健康受试者为研究对象,研究单次给药和多次给药后的 DMPK 行为,以及饮食对口服药物 DMPK 的影响,其意义在于阐明药物在人体中的吸收、分布、代谢和排泄动力学特征,研究主要代谢产物的结构和活性,并与动物体内代谢转化结果进行比较,从而分析药物在人体内是否产生活性代谢产物以及其代谢动力学行为特征,对于仅在人体内出现的代谢产物,或人体内代谢产物水平远高于动物体内水平时,则应考虑进行非临床安全性评价。临床 DMPK 研究可为临床提供有关药物代谢、代谢产物,以及实际或潜在的药物相互作用和个体差异的重要信息,根据临床 DMPK 和药物临床耐受性试验研究结果,设计Ⅱ期临床试验的用药剂量和间隔时间。

Ⅳ期临床试验是新药上市后进行的临床研究,包括以特殊人群为研究对象进行的临床 DMPK 研究。研究药物在肝或肾受损患者中的 DMPK,阐明其 DMPK 的变化情况,确定肝、肾受损患者是否需要调整用药方案。药物在妊娠妇女、老年或小儿患者的 DMPK 研究,可为妊娠妇女、老年或小儿患者的合理用药提供依据。

临床 DMPK 研究中,应尽量阐明 DMPK 的个体差异及其影响因素,以便为个体化用药提供依据。其中基因多态性对 DMPK 的影响已日益引发关注,研究遗传因素对 DMPK 的影响,探明药物代谢多态性、代谢的种族差异,预测药物之间可能发生的 DMPK 方面相互作用,可以指导制订个体化用药方案,做到临床合理用药。

综上所述,DMPK 在药物研发中的地位越来越重要,它贯穿于药物研发的全过程,应深入认识其吸收、分布、代谢和排泄过程与其药理作用和毒理作用的关系及意义,阐明其对安全性、有效性的价值,以及如何更好地获得良好的临床治疗效果。DMPK 对制订临床用药方案以及指导临床合理用药等具有重要意义。

思考题　　　　1. DMPK 研究的基本内容有哪些？

2. 药物代谢的研究方法有哪些？

3. 如何评价 CYP 多态性对药物代谢的影响？

4. 如何评价 CYP 在酶水平和微粒体水平的活性？

5. 如何根据药物代谢进行新药设计？

（乔海灵　郜　娜）

参 考 文 献

[1] 高洁, 乔海灵. 人肝 CYP450 酶含量与活性研究进展. 药学进展, 2018, 42 (8): 564-573.

[2] 郝琨, 余丹, 王广基. 非临床药代动力学的临床转化研究进展. 中国药科大学学报, 2015, 46 (1): 50-57.

[3] 曾苏. 2018 年药物代谢和药物动力学国家自然科学基金资助项目简介. 中国现代应用药学, 2019, 36 (4): 389-391.

[4] ZHANG H F, WANG H H, GAO N, et al. Physiological content and intrinsic activities of 10 cytochrome P450 isoforms in human normal liver microsomes. J Pharmacol Exp Ther, 2016, 358 (1): 83-93.

[5] GAO N, TIAN X, FANG Y, et al. Gene polymorphisms and contents of cytochrome P450s have only limited effects on metabolic activities in human liver microsomes. Eur J Pharm Sci, 2016, 92: 86-97.

[6] ZHANG H F, LI Z H, LIU J Y, et al. Correlation of cytochrome P450 oxidoreductase expression with the expression of 10 isoforms of cytochrome P450 in human liver. Drug Metab Dispos, 2016, 44 (8): 1193-1200.

[7] GAO J, TIAN X, ZHOU J, et al. From genotype to phenotype: cytochrome P450 2D6-mediated drug clearance in humans. Mol Pharm, 2017, 14 (3): 649-657.

[8] XIAO K, GAO J, WENG S J, et al. CYP3A4/5 activity probed with testosterone and midazolam: correlation between two substrates at the microsomal and enzyme levels. Mol Pharm, 2019, 16 (1): 382-392.

第六章　药物相互作用

药物相互作用(drug interaction)是指两种或两种以上药物同时或先后序贯应用时,药物之间或药物-机体-药物之间相互影响和干扰,改变了合用药物原有的理化性质、体内过程(吸收、分布、代谢和排泄)以及机体对药物的敏感性,从而使药物的药理效应或毒性效应发生变化。药理效应变化表现为协同/增强作用、相加作用、无关作用或拮抗作用。毒性效应变化表现为不良反应减轻或增强,甚至出现新的不良反应。

一个典型的药物相互作用对(interaction pair)由两个药物组成:药效发生变化的药物称为目标药(object drug 或 index drug),引起这种变化的药物称为相互作用药(interacting drug)。一个药物可以在某一相互作用对中是目标药(如苯妥英钠-西米替丁),而在另一相互作用对中是相互作用药(如多西环素-苯妥英钠)。有时两个药物互相影响对方的药效(如氯霉素-苯巴比妥),因而互为目标药和相互作用药。在少数情况下,无法简单地将联用的药物进行这种区分。

药物相互作用属于临床药理学与治疗学的研究范畴,是基础医学与临床医学相联系的学科分支。随着新药不断问世,药物种类日益增多,研究、掌握药物的相互作用对于发挥药物的最大治疗效应,减少或避免药物的不良反应,实现个体化(精确)医疗具有重要的临床意义。

第一节　药物相互作用的机制

药物相互作用的机制是复杂多样的,但大多可归入体外理化作用、药物代谢动力学(吸收、分布、代谢和排泄)和药物效应动力学三个方面。

一、药物理化性质方面的机制

药物相互作用一般发生在体内,少数情况下也可在体外发生。在研制单方或复方药物新剂型,或临床多种药物联合应用治疗疾病时,由于药物理化性质的差异,可能发生药物之间以及药物与赋形剂、辅料、溶媒等之间的相互作用,从而影响药物进入体内,甚至改变药物作用的性质,这种药物物理化学方面的相互作用即通常所说的配伍禁忌(incompatibility)。理化配伍变化可表现为混浊、沉淀、变色或产气等外观变化,也可能发生肉眼观察不到的分解、取代或聚合现象,致使药物性质或作用发生改变。引起药物配伍变化的理化原因主要表现为以下几个方面。

（一）pH 的改变

溶液酸碱度是影响药物作用的重要因素,某些药物在不适宜的 pH 下,可能加速分解而失效或者发生沉淀。例如,pH 升高,可使氯丙嗪等吩噻嗪类药物、去甲肾上腺素等儿茶酚胺类药物、毒毛花苷 K 及胰岛素等的作用减弱或消失;pH 降低,可使茶碱类及巴比妥类药物的作用减弱或消失;氯化铁溶液需要维持一定的酸度,否则易发生碱式氯化铁沉淀;5% 硫喷妥钠 10ml 加入 5% 葡萄糖注射液 500ml 中,则易产生沉淀。

（二）溶解度的改变

亲水与疏水、水溶性与脂溶性药物的混合或助溶剂加水稀释,都可以破坏药物的溶解状态,从而不利于药物吸收。将某些药物的酊剂、醑剂、流浸膏、内含有机溶剂的注射剂等加入水溶液中,因溶媒性质改变,药物可析出沉淀,如氯霉素注射液(含乙醇、甘油等)加入 5% 葡萄糖注射液或氯化钠注射液中,可析出氯霉素。

（三）解离度的改变

溶液的酸碱环境是决定药物解离程度的重要因素。酸性药物在碱性环境中,或碱性药物在酸性环境中,解离都会增加。离子型药物脂溶性差,难以通过胃肠吸收或进行跨膜转运。因此,酸碱性相差较大的药物一般不宜同时或间隔时间太短而先后序贯用药,以免增加药物的解离度,影响药物的吸收或分布,甚或发生酸碱中和反应,改变药物作用的性质。

（四）盐析作用

主要是指亲水胶体或蛋白质类药物自液体中被脱水或由于电解质的影响而凝集析出。如两性霉素 B 注射剂用氯化钠注射液稀释会发生沉淀;四环素类抗生素与含钙的注射液(复方氯化钠注射液等)在中性或碱性条件下,由于形成螯合物而沉淀,而与 5% 葡萄糖注射液配伍不会出现沉淀。

（五）氧化还原作用

具有明显氧化还原性质的药物与其他药物配伍时,有可能使其他药物发生氧化/还原反应而被破坏。例如,亚硝酸盐或重金属离子可使维生素 C 及氯丙嗪等多种药物发生氧化反应;维生素 C 可使维生素 K_3 还原失效。

二、药物代谢动力学方面的机制

联合用药时,药物的体内过程可因其联用药物的影响而有所改变。药物相互作用的代谢动力学机制主要涉及吸收、分布、代谢、排泄四个方面。

（一）影响药物吸收

合并用药大多仅延长某药的吸收时间而不影响吸收的总量,除非在抢救危重急症时,一般这种影响并不重要,因为治疗效果取决于反复给药所达到的稳态血药浓度。如合并用药影响了药物吸收的总量,宜调整剂量,保证疗效。口服药物的胃肠道吸收是一个复杂过程,既受药物本身理化性质的影响,又受机体生理生化因素的影响。药物相互作用可通过下述机制影响吸收。

1. 影响胃肠道消化液的 pH　多数药物以简单扩散的方式透过胃肠黏膜吸收入血,其扩散能力取决于药物的脂溶性。脂溶性愈高,扩散能力愈强。解离型药物脂溶性低,不易吸收;非解离型药物脂溶性高,容易吸收。胃肠道 pH 是影响药物解离的重要因素,因此药物与能改变胃肠道 pH 的其他药物合用时,其吸收易受影响。

2. 影响胃的排空和肠蠕动 多数药物主要在小肠上部吸收,胃肠排空速度是药物到达吸收部位以及在吸收部位停留时间长短的限速步骤。因此,凡能改变胃肠道功能的药物,如阿托品类抗胆碱药、丙米嗪(imipramine)、苯海拉明(diphenhydramine)、氯丙嗪(chlorpromazine)、三环类抗抑郁药等胃肠抑制药,以及甲氧氯普胺(metoclopramide)、多潘立酮(domperidone)等胃肠促动药均可影响合用药物及其自身在肠道内的通过时间与吸收量。

3. 影响肠吸收功能 一些药物如新霉素(neomycin)、对氨基水杨酸钠(sodium aminosalicylate)、环磷酰胺(cyclophosphamide)等能损害肠黏膜的吸收功能,减少合用药物的吸收。如对氨基水杨酸钠可使合用的利福平血药浓度下降一半。

4. 影响首过消除 药物在胃肠道吸收的途径主要是经过毛细血管,首先进入肝门静脉。某些药物在通过肠黏膜及肝脏而经受灭活代谢后,进入体循环的药量减少(首过消除),因此,能改变胃肠壁和 / 或肝脏功能、代谢及血流量的药物有可能对合用药物及其自身的吸收产生影响。例如,卡比多巴(carbidopa)或苄丝肼(benserazide)是较强的 L- 芳香氨基酸脱羧酶抑制药,不易通过血脑屏障,与左旋多巴(levodopa,L-dopa)合用时,能抑制胃肠壁和肝脏的脱羧反应,增加左旋多巴进入中枢神经系统的量。这样,既能提高左旋多巴的疗效,又能减轻其外周的不良反应,所以卡比多巴或苄丝肼是左旋多巴的重要辅助药。

5. 螯合作用 四环素类能与多价阳离子(Ca^{2+}、Fe^{2+}、Mg^{2+}、Al^{3+}、Bi^{3+}、Fe^{3+} 等)起螯合作用(chelation),形成难溶性的螯合物,因而含金属阳离子的药物和食物均可妨碍其吸收。铁剂和氢氧化铝可使四环素的吸收下降 40%~90%,如需要两药合用,服药时间应至少间隔 3 小时。

6. 氧化还原作用 口服铁剂或食物中外源性铁都以亚铁形式在十二指肠和空肠上段吸收。胃酸、维生素 C、食物中的果糖、半胱氨酸都有助于铁的还原,可促进其吸收。

7. 吸附作用 药用炭(medicinal charcoal)和矽碳银(silicon carbon silver)均有较强的吸附作用,能吸附很多有机化合物,如抗生素、维生素、激素和生物碱等。白陶土(kaolin)也能吸附药物而减少药物吸收,如林可霉素(lincomycin)与白陶土同服,其血药浓度只有单独服用时的 1/10。

8. 肠道菌群的改变 消化道的菌群主要位于大肠内,胃和小肠内数量极少。因此主要在小肠内吸收的药物较少受到肠道菌群的影响。口服地高辛(digoxin)后,约在 10% 的患者肠道中,地高辛能被肠道菌群大量代谢灭活,而能抑制这些肠道菌群的药物,如红霉素、四环素类和其他广谱抗菌药可使地高辛血浆浓度显著增加。抗菌药也能抑制细菌水解那些随胆汁分泌进入肠道的药物结合物,从而减少活性原药的重吸收,即抑制了这些药物的肝肠循环。例如,抗菌药可抑制口服避孕药中炔雌醇的肝肠循环,导致循环血中雌激素水平下降,但尚不能确定这是否与少数妇女避孕失败有关。口服广谱抗菌药抑制肠道菌群后,还使维生素 K 合成减少,可加强香豆素类抗凝血药的作用,因此宜适当减少抗凝血药的剂量。

9. 转运体的抑制或诱导 肠细胞膜上存在多种转运体,在药物吸收过程中起十分重要的作用。其活性可被抑制或诱导,从而介导药物相互作用。这些转运体按其对药物吸收的作用可分为两类:①介导药物吸收的转运体,包括有机阴离子转运体(organic anion transporter,OAT)、有机阴离子转运多肽

（organic anion transporting polypeptide，OATP）、有机阳离子转运体（organic cation transporter，OCT）、寡肽转运体（oligopeptide transporter，PEPT）、多药耐药蛋白 1（multidrug resistance protein 1，MRP1）、钠依赖性继发性主动转运体（sodium dependent secondary active transporter）［即钠葡萄糖转运体（sodium glucose transporter，SGLT）］、钠非依赖性易化扩散转运体（sodium independent facilitated diffusion transporter）［即葡萄糖转运体（glucose transporter，GLUT）］以及一元羧酸转运体（monocarboxylate transporter，MCT）；②介导药物排泄的转运体，包括 P- 糖蛋白（P-glycoprotein，P-gp）、乳腺癌耐药蛋白（breast cancer resistance protein，BCRP）、肺耐药蛋白（lung resistance protein）、多药耐药蛋白 2（multidrug resistance protein 2，MRP2）以及胆酸盐外排泵（bile salt export pump，BSEP）。

在肠道中，OATP 家族的亚型在上皮细胞的细胞膜顶端表达，其中 OATP1A2 和 OATP2B1 是肠道细胞膜上表达的两种摄取型转运体，两者可以将药物从肠道中摄取转运至血液中，对多种药物的吸收发挥着重要的作用，如甲氨蝶呤（methotrexate）、他汀类药物、非索非那定（fexofenadine）及非甾体抗炎药等。氯喹（chloroquine）和羟氯喹（hydroxychloroquine）是 OATP1A2 的抑制剂，可减少 OATP1A2 底物药物的摄取。除了摄取型转运体，肠道上皮细胞顶侧膜处也表达外排型转运体，如 MRP2、BCRP 和 P-gp，外排型转运体是药物进入体内的第一道屏障，可以将进入上皮细胞的药物或毒物重新泵出到肠腔，对机体起到重要的保护作用。

（二）影响药物分布

1. 影响药物与组织结合　药物向组织分布主要受三种因素影响，即组织血流量、组织重量和组织对药物的亲和力。某些药物浓集于一定组织中，从而可能妨碍其他药物的分布。例如，抗疟药米帕林（atabrine）（该药已于 1982 年被淘汰）吸收后浓集于肝脏中，在应用米帕林 14 天后，肝中米帕林浓度比血浆中浓度高 22 000 倍。如这时再给予一般剂量的抗疟药氯喹，由于米帕林已浓集于肝脏，氯喹与组织结合减少，相对增加血药浓度，易引起氯喹中毒。又如，联合应用奎尼丁和地高辛时，由于组织结合位点的置换作用，可能导致地高辛血药浓度升高。

2. 竞争血浆蛋白同一结合位点　许多药物，特别是酸性药物，易与血浆蛋白呈可逆性结合，结合型药物分子变大不能通过毛细血管壁，暂时"贮存"于血液中，不能到达作用部位。所以，药物与血浆蛋白结合也是决定药物作用强度及作用维持时间的重要因素。如果两种药物可逆性与血浆蛋白的同一结合位点发生竞争性置换，是否发生相互作用，提高游离型药物血浆浓度，取决于以下两个条件：①蛋白结合率很高（>90%）；②被置换出的药物的表观分布容积小于 0.15L/kg（药物主要分布于血液中）。这样，当该药从血浆蛋白结合位点置换出的药量较大时，可使之作用加强，甚至产生毒副反应。华法林（warfarin）在治疗浓度下，90%~99% 与血浆蛋白结合，若和另一与血浆蛋白高度结合的药物合用，则与血浆蛋白结合的华法林有一部分被置换下来，血浆游离型华法林的浓度就增加，抗凝作用增强，如不调整其剂量，就有发生严重自发性出血的危险。当然对于大多数被置换的药物，其游离血药浓度增加和效应增强的倾向是暂时的，因为游离型药物的处置也同时代偿性增加。

3. 影响血脑屏障外排型转运体　血脑屏障中广泛分布 P-gp、MRP4/5、BCRP 等外排型转运体，可以影响药物在脑组织中的分布。例如丹参酮ⅡA（tanshinone ⅡA）和丹参酮ⅡB 是外排型转运体的底物，与 P-gp、MRPs 抑制剂维拉帕米（verapamil）合用时，脑组织中丹参酮ⅡA 和丹参酮ⅡB 的分布显著增加。

（三）影响药物代谢

1. 肝脏微粒体细胞色素 P450 酶系统的影响　肝脏是药物体内代谢的主要器官。肝脏微粒体细胞色素 P450（cytochrome P450，CYP）酶系统是促进药物代谢的主要酶系统（肝药酶），此酶系统活性有限，在药物间容易发生竞争性抑制作用。该酶系统不稳定，存在遗传多态性，且易受药物或其他化合物等诱导或抑制。两药合用，其中一种药物影响肝药酶活性，就可能影响另一种药物的体内代谢和疗效。

（1）酶促作用：已知有数以百计的药物对药物代谢酶的活性有诱导作用（酶促作用），包括镇痛药、抗惊厥药、口服降血糖药、镇静催眠药和抗焦虑药等。酶促作用发生并不迅速，最大效应通常在用药后第 7~10 天；酶促作用消失也需 7~10 天或更长时间。酶促作用可加速药物灭活，缩短其血浆半衰期，使血药浓度降低，疗效减弱。例如，由于苯巴比妥的酶促作用，华法林代谢增强，抗凝作用减弱，需要增加其剂量。酶促作用使药物代谢加速，但并不一定导致药物作用减弱或作用维持时间缩短，因为某些药物如可待因与麻黄碱的代谢产物与其原药的药理活性相同；也有些药物代谢产物的药理活性甚至大于原药，这种情况酶促作用反而加强药物的疗效。

（2）酶抑作用：与酶促作用相反，有些药物减弱肝药酶活性（酶抑作用），如两药合用可能产生药效增强的相互作用。与酶促作用不同，只要肝脏中肝药酶抑制药浓度足够高，酶抑作用一般产生比较快。例如，氯霉素与苯妥英钠或甲苯磺丁脲等合用可延缓后者代谢，使其血药浓度升高。虽然酶抑作用可导致相应目标药在机体的清除减慢，体内药物浓度升高，但酶抑作用能否引起有临床意义的药物相互作用取决于如下多种因素①目标药的毒性及治疗窗的大小：如酮康唑等 CYP3A4 抑制剂可使特非那定的血药浓度显著上升，导致 Q-T 间期延长和尖端扭转型（torsades de pointes）心律失常，而酮康唑抑制舍曲林的代谢则不会引起严重的心血管不良反应。②是否存在其他代谢途径：如果目标药可由多种 CYP 酶催化代谢，当其中一种酶受到抑制时，药物可代偿性经由其他途径代谢消除，药物代谢整体所受影响不大。但对主要由某一种 CYP 酶代谢的药物，如果代谢酶受到抑制，则容易产生明显的药物浓度和效应的变化。例如，唑吡坦（zolpidem）可分别由 CYP3A4（61%）、CYP2C9（22%）、CYP1A2（14%）、CYP2D6（<3%）和 CYP2C19（<3%）代谢，而三唑仑（triazolam）几乎仅靠 CYP3A4 代谢。当合用 CYP3A4 抑制剂酮康唑时，唑吡坦的血药浓度 - 时间曲线下面积（AUC）增加 67%，而三唑仑的 AUC 增加可达 12 倍之多。酮康唑是 CYP3A4 抑制剂，口服给药时可产生致命性的药物相互作用、严重肝毒性并抑制睾酮和肾上腺皮质激素合成，因此其口服剂型已被限制使用。另一方面，有些药物能抑制多种 CYP 酶，在临床上容易发生与其他药物的相互作用。例如 H_2 受体拮抗药西咪替丁（cimetidine），其结构中的咪唑环可与 CYP 中的血红素部分紧密结合，因此能抑制多种 CYP 酶而影响许多药物在体内的代谢。目前已报道有 70 多种药物的肝清除率在与西咪替丁合用后出现不同程度的下降。临床上当药物与西咪替丁合用时，应注意调整剂量，必要时可用雷尼替丁代替西咪替丁。③目标药（底物）代谢产物的活性：如果药物的治疗作用有赖于其活性代谢产物，则相应酶的抑制可使活性代谢产物生成减少，从而导致疗效减退。例如，可待因需由 CYP2D6 催化生成吗啡而发挥镇痛作用，抑制该酶有可能使可待因的镇痛作用减弱。另外，有些药物的代谢过程需连续经过几种酶的催化才能完成，其中间代谢产物虽无治疗作用，但可引起不良反应，若抑制其进一步转化，则可产生不利的后果。例如，奈法唑酮（nefazodone）是 CYP3A4 的底物，其一个中间代谢产物间氯苯基哌嗪（meta-chlorophenylpiperazine）却是 CYP2D6 的底物，抑制 CYP2D6 将导致这种代谢产物浓度增高，引起焦虑等不良反应。还有些药物的代谢产物没有上述药理

活性,但具有对 CYP 酶的抑制作用,同样可引起有临床意义的药物相互作用。如选择性 5-HT 再摄取抑制药帕罗西汀(paroxetine)是 CYP2D6 的强抑制剂,其葡糖醛酸苷代谢产物也对该酶具有抑制作用。
④ CYP 酶的遗传多态性与患者所属表型:人群中某些 CYP 酶(如 CYP2C9、CYP2C19、CYP2D6)存在明显的遗传多态性,有强代谢型(extensive metabolizer)和弱代谢型(poor metabolizer)两种表型。如果患者是某一种 CYP 酶的弱代谢型个体,则加用这种酶的抑制剂将不会明显影响该酶底物的代谢,因为该酶在这些药物的代谢中所起的作用很小。例如,一个 CYP2D6 的弱代谢型患者服用抗抑郁药地昔帕明(CYP2D6 的底物)时,如果同时合用 CYP2D6 的抑制剂并不会出现预期的地昔帕明浓度升高。只是由于缺乏 CYP2D6 活性且其他 CYP 并不能完全代偿该酶的功能,在这类患者中地昔帕明的有效治疗剂量将低于通常的标准剂量。

虽然药酶抑制引起的药物相互作用常常导致药物作用的增强与不良反应的发生。但如能掌握其规律并合理地加以利用,也能产生有利的影响。例如,环孢素是一种价格较昂贵的免疫抑制药,将地尔硫䓬(CYP3A4 抑制剂)与环孢素联用已成为降低环孢素剂量从而节省药费开支的一种有效方法。蛋白酶抑制药沙奎那韦(saquinavir)生物利用度很低,而同类药利托那韦(ritonavir)是 CYP3A4 抑制剂,两药合用可使沙奎那韦的生物利用度增加 20 倍,可在保持疗效的同时减少该药剂量,降低治疗成本。

2. 肝血流量的影响 肝脏不仅通过肝药酶的作用影响药物代谢,还可由血流直接提取药物从胆道排出。各种药物的肝脏提取率(hepatic extraction ratio)相差悬殊。药物经肝脏被提取愈高,其肝廓清与肝血流量改变的关系愈大,在一定范围内两者呈正相关。例如,静脉滴注异丙肾上腺素提高肝血流量,增加利多卡因的肝内代谢,降低其血药浓度。反之,去甲肾上腺静脉滴注降低肝血流量,减少利多卡因的代谢,增高其血药浓度。普萘洛尔减少肝血流量,也同样影响利多卡因的代谢。

3. 肠道 CYP 酶和 P-gp 的影响 在肠道上皮中 CYP 酶表达丰度高,参与药物吸收前的代谢。肠壁中 CYP 酶的含量占肝 CYP 酶含量的 20%~50%,其中含量最丰富的是 CYP3A4。已知 CYP3A4 对药物的首过消除起重要作用,能抑制肠道 CYP3A4 的药物或食物可显著提高 CYP3A4 底物药物的生物利用度。

胃肠上皮中的 P-gp 通过将药物转运返回到肠腔限制药物进入和透过肠道上皮,从而降低药物的生物利用度。由于药物反复被 P-gp“泵”回肠腔,增加了与肠壁中 CYP3A4 的接触时间,因此肠壁的 CYP3A4 与 P-gp 在限制药物吸收上有共同作用。两者在底物与抑制剂上也有明显的重叠。例如,地尔硫䓬和红霉素是它们共同的底物,同时地尔硫䓬、红霉素、奎尼丁等药物对 CYP3A4 与 P-gp 都有抑制作用,只是对两者的选择性有所不同。此外,利福平、苯巴比妥等 CYP3A4 的强诱导剂也能有效地调控 P-gp 表达。由于上述 CYP3A4 与 P-gp 的这些相似性,在一些发生于胃肠道的药物相互作用中,有时很难区分哪种因素是主要作用。

4. Ⅱ相结合酶的影响 葡糖苷酸基转移酶、硫酸转移酶、乙酰转移酶、甲基转移酶、谷胱甘肽 -S-转移酶等Ⅱ相结合酶活性的诱导或抑制,也可介导代谢性质的药物相互作用。

(四)影响药物的排泄

肾脏是主要的排泄器官。游离型药物通过肾小球滤过进入肾小管,结合型不易滤过,因此药物血浆蛋白结合率的高低是影响药物排泄的重要因素。联合用药时,药物之间可由于竞争血浆蛋白置换出结合力低的药物,使之排泄加速。有些药物在近曲小管由载体主动转运入肾小管,排泄较快,在该处有两个主动分泌通道,一个是弱酸类通道,另一个是弱碱类通道,分别由两类载体转运,同类药物之间可能有竞争性抑制。例如,丙磺舒抑制青霉素主动分泌,使后者排泄减慢,作用维持时间延长,药效增强。尿液的酸碱度能改变药物的离子化,从而影响药物经肾小管重吸收。例如,口服碳酸氢钠碱化尿液,可减少磺胺类药物析出结晶,提高尿中药物浓度,从而减轻肾损害,增强尿路感染的抗菌效果。

转运体的抑制或诱导也能影响药物的排泄。胆管细胞及肾小管上皮细胞顶侧膜分布着多种外排型转运体,如 P-gp、BCRP 和 MRP 等;而肝细胞基底侧和肾小管上皮细胞基底侧分布着多种摄取型转运体,如 OAT、OCT 和 OATP 等。例如,槲皮素(quercetin)通过抑制胆管细胞 P-gp,减少抗癌药伊立替康(irinotecan)的胆汁排泄,导致其血药浓度升高;小檗碱(berberine)则通过抑制肾脏 OCT2,减少二甲双胍(metformin)的肾脏排泄,增加二甲双胍的降糖作用。

三、药物效应动力学方面的机制

药物的药效学相互作用包括药物在同一受体部位或相同的生理、生化系统上作用的相加、增强或拮抗。前者是基于机制的原因,称药理性相互作用(竞争性相互作用),后者可能在作用机制上毫不相干,只是效应(effect)的相互作用,称生理性相互作用(非竞争性作用)。

(一)影响药物对靶位的作用

1. 竞争受体 竞争受体的相互作用是受体激动药和受体拮抗药间的竞争性拮抗作用。例如,休克时去甲肾上腺素的应用仅是暂时措施,如长时间或大剂量应用反而加重微循环障碍。现也主张 α 受体拮抗药酚妥拉明与去甲肾上腺素合用,目的是对抗去甲肾上腺素的 α 型作用,保留其 β 型作用,使血管收缩作用不致过分剧烈,而又保持其加强心肌收缩力和增大脉压的作用,从而改善休克时微循环血液灌注不足和有效血容量下降的症状。

2. 改变受体的敏感性 药物也能改变受体的敏感性。氟烷使 β 受体敏感性增强,因此手术时用氟烷静脉麻醉容易引起心律失常,如合并用 β 受体拮抗药就可预防或治疗心律失常。甲状腺素使抗凝血药与受体部位的亲和力增加,从而使抗凝作用增强,对于长期使用抗凝血药治疗动脉粥样硬化的患者,甲状腺素具有重要临床意义,但也要防止自发性出血的危险。

3. 改变作用部位的递质和/或酶的活性 某些药物能使神经末梢作用部位的递质量改变或使酶活性改变,直接影响药物的作用。例如,单胺氧化酶抑制药和三环类抗抑郁药可互相增强毒性作用,如两药同时合用,或应用单胺氧化酶抑制药后,短期内再用三环类抗抑郁药,可引起严重的血压升高、高热、惊厥。这是由于三环类抗抑郁药能抑制去甲肾上腺素再摄取,而单胺氧化酶抑制药使去甲肾上腺素失活减少,因而毒性增强。

(二)改变体液、电解质平衡

改变体液、电解质平衡的情况多见于作用于心肌、神经肌肉突触传递及肾脏的药物。有些药物如保泰松、吲哚美辛、糖皮质激素类药物有水钠潴留作用,如合用,此不良反应加重。有水钠潴留作用的药物可拮抗利尿药和抗高血压药的降压作用,甚至使血压升高至治疗前的水平,但利尿药可与抗高血压药米诺地尔或肼屈嗪合用,减轻其水钠潴留的不良反应,产生协同降压作用。长期或大剂量使用噻嗪类利尿药或高效利尿药(如呋塞米、依他尼酸)时会引起电解质紊乱,造成低钾血症。因此,这两类利尿药与强心苷合用时,必须注意补钾,否则可能诱发或加重强心苷中毒,引起各种类型的心律失常。

（三）作用于同一生理或生化代谢系统

某些药物并不竞争相同的受体，但可能作用于同一生理或生化系统的同一环节或不同环节，从而产生相加（addition）、协同（synergism）或拮抗作用（antagonism）。氯丙嗪可增强麻醉药、镇静催眠药、镇痛药以及乙醇的作用，上述药物与氯丙嗪合用时，应适当减少剂量，以免加深对中枢神经系统的抑制。氨基糖苷类抗生素可进入内耳外淋巴液，产生耳毒性，因此除非必要，应避免与高效利尿药或其他耳毒性药物合用。磺胺药的抗菌作用机制是与对氨苯甲酸竞争二氢蝶酸合成酶，抑制二氢叶酸的合成；而甲氧苄啶的抗菌作用机制是抑制细菌二氢叶酸还原酶，使二氢叶酸不能还原成四氢叶酸，从而影响细菌核酸的合成，抑制其生长繁殖。因此，两者合用可使细菌的叶酸代谢遭到双重阻断，增强抑菌作用，甚至出现杀菌作用。

第二节　中药、中西药物相互作用

一、中药相互作用

中药的配伍应用是中医用药的主要形式，因此中医学历来重视药物的配伍（即药物的相互作用），遵守"君、臣、佐、使"的用药原则。在长期实践中，总结出"七情合和"的用药经验，根据药物的单行、相须、相使、相畏、相恶、相杀及相反，利用其有益的相互作用，避免或减少其不良反应。

单行是指依靠单味药发挥治疗作用，如独参汤，单用一味人参以大补元气。相须是指两种性能相似的药物合用，以互相助长疗效，发挥协同作用，如黄柏配知母，以增加滋阴降火作用。相使是指两种性能不同的药物合用，能相互促进疗效，如黄芪配茯苓增强补气利水的功效。相须、相使是中药配伍的主要形式。相畏是指两种药物合用，其中一种能抑制另一种药物的烈性或毒性，如生姜制半夏毒，半夏畏生姜。相杀是指一种药物能减轻或消除另一种药物的毒性或不良反应，如生姜杀南星毒，绿豆杀巴豆毒。相畏相杀是药物不同程度的拮抗作用。相恶是指两种药物合用，能相互牵制而降低或抵消其作用，如天花粉恶干姜。相反是指两种药物合用，可能产生不良反应或剧毒作用，如甘草反甘遂。

在《本草纲目》"十八反"（本草明言十八反，半蒌贝蔹芨攻乌，藻戟遂芫俱战草，诸参辛芍叛藜芦）和"十九畏"（硫黄原是火中精，朴硝一见便相争；水银莫与砒霜见，狼毒最怕密陀僧；巴豆性烈最为上，偏与牵牛不顺情；丁香莫与郁金见，牙硝难合京三棱；川乌草乌不顺犀，人参最怕五灵脂；官桂善能调冷气，若逢石脂便相欺；大凡修合看顺逆，炮爁炙煿莫相依）歌诀中，总结了一些中药配伍的有益经验，至今仍值得学习与借鉴。中药配伍的基本原则是：重视协同关系（"相须"和"相使"）；利用制约关系（"相畏"和"相杀"）；避免恶反关系（"相恶"和"相反"）。

二、中西药物相互作用

中西药物联合用药是中西医结合的必然趋势，也是中西医结合的有效途径之一。中药（单味、复方制剂、中成药或汤剂）与西药合用或先后序贯使用时，也可能由于药物相互作用，从而导致有益的治疗作用，或者有害的不良反应。在临床上，中西药物联合应用最早见于张锡纯的石膏阿司匹林汤，此方由石膏和阿司匹林组成。随着中西医结合诊疗和科研水平的提高,中西药物合用在临床上应用日益广泛。因此,研究中西药之间的相互作用,合理合用中西药物,最大限度地避免盲目合用所产生的不良后果,以保障患者的用药安全,无疑有着重要的临床意义。

由于对西药和大部分常用中药的化学成分、理化性质、药理作用与效应、毒副反应等已有所了解,因此可借鉴西药相互作用的知识理解一些中药与西药相互作用的机制,以指导临床合理地合用中西药物。

中西药物相互作用的机制复杂多样,亦大多可归入体外理化作用、药物代谢动力学和药物效应动力学三个方面的相互作用。

(一)中西药物的理化配伍禁忌

当中西药物混合于输液瓶中或同一注射器内时,中西药物之间或中西药物与液体之间可能发生理化配伍变化,表现为混浊、沉淀、变色、产气等,也可外观正常,但药物的活性发生了变化。例如,细胞色素 C 与中药丹参注射液稀释在同一溶液中静脉滴注,可产生螯合反应,生成丹参酚 - 铁螯合物,能使注射液色泽变深,甚至产生混浊。

(二)在胃肠道相互影响吸收

如陈香露白露片含甘草、陈皮、大黄、川木香和石菖蒲,又含有氧化镁、碳酸镁和碳酸氢钠等弱碱性药物,可提高胃肠 pH,与弱酸性药物(如阿司匹林)同服,使后者解离增多,吸收减少。但有时溶解速度的改变比解离度的改变对药物吸收的影响更大。例如,弱酸性药物阿司匹林与中成药大黄苏打片(大黄、碳酸氢钠)合用,则吸收、起效更迅速,因碳酸氢钠可增加阿司匹林的溶解速度。华山参片具有抗胆碱作用,抑制肠蠕动,与地高辛合用时,可增加地高辛在肠内停留时间,促进其吸收;而与大黄、番泻叶、麻仁丸等泻药合用时,由于胃肠蠕动加快,地高辛吸收减少。四环素类抗生素与含多价金属阳离子的中药(石膏、海螵蛸、赤石脂、蛤壳等)、中成药(如牛黄解毒丸)及汤剂(如白虎汤、桂甘龙牡汤)等同服,易形成不溶解的螯合物,使吸收减少。四环素类、红霉素、利福平、灰黄霉素、制霉菌素、林可霉素类、铁剂、钙剂(氯化钙、乳酸钙、葡萄糖酸钙等)、生物碱(奎宁、士的宁等)、洋地黄类等,与含鞣质的中药(大黄、五倍子、石榴皮、地榆、枣树皮、四季青等)、中成药(四季青片等)及汤剂(大承气汤、侧柏汤、八正散等)同服,可结合生成鞣酸盐沉淀物,不易被吸收。含多价金属离子的西药(氢氧化铝凝胶、碳酸钙片、乳酸钙片、葡萄糖酸钙片、维丁钙片、硫酸亚铁、碱式碳酸铋、三硅酸镁等)与含槲皮素较多的中药(柴胡、桑叶、槐角、槐花、旋覆花、山楂等)及其中成药(龙胆泻肝丸、补中益气丸、地榆槐花丸、消瘟解毒丸、桑菊感冒片、逍遥丸、首乌片、槐角丸、银柴颗粒、利胆片、桑麻丸等)合用,可形成槲皮素 - 金属离子螯合物,不易被吸收,降低疗效。

已有研究表明,许多中药及其活性单体是药物转运体的底物或抑制剂,或者可调控转运体的蛋白表达,从而在与西药合用时表现出有临床意义的药物相互作用。例如,西柚汁可抑制 OATP1A2 的功能,显著降低阿利吉仑(aliskiren)的口服生物利用度;黄酮类化合物中有许多单体成分可以通过调控 OATP1A2 和 OATP2B1 的蛋白表达,与临床常用药物发生有临床意义的相互作用。此外,许多中药及其活性单体通过调控外排型转运体(如 P-gp、BCRP 和 MRP 等)影响合用西药的吸收。例如,五酯胶囊中五味子醇乙、五味子甲素和五味子酯甲等单体成分可显著抑制 P-gp 功能,从而大大提高免疫抑制药他克莫司(tacrolimus)的口服生物利用度,因此五酯胶囊作为 "节约剂" 与他克莫司合用降低器官移植患者的治疗费用;大豆、匙羹藤、黑升麻、西番莲、芦丁等提取物显著抑制 BCRP,从而促进甲氨蝶呤的吸收。

（三）影响分布

中药枳实能松弛胆总管括约肌，使胆道内压下降，与庆大霉素合用时，显著升高胆道内庆大霉素浓度，提高其抗菌效果。黄连解毒汤可抑制血脑屏障 P-gp 表达，显著增加脑内尼莫地平的组织分布。

（四）影响代谢

对肝药酶活性有影响的中西药物联合用药时，会影响药物的代谢。例如，生甘草是肝药酶诱导剂，当生甘草及其制剂与巴比妥类、苯妥英钠、安替比林、甲苯磺丁脲、胰岛素、口服抗凝血药等合用时，可加速这些药物的代谢，降低其疗效。

（五）影响肾脏的排泄

酸性中药（如乌梅、山楂、女贞子、山茱萸、五味子等）、中成药（大山楂丸、保和丸、乌梅安胃丸等）及汤剂（九味散、生脉散等）可酸化尿液，增加阿司匹林、吲哚美辛、磺胺药、青霉素、头孢菌素类、苯巴比妥、苯妥英钠等酸性药物在肾小管的重吸收，提高血药浓度。中药硼砂、由硼砂组成的中成药（红灵散、痧气散、行军散、通窍散等）及其他碱性中成药（陈香露白露片等）等均可碱化尿液，可增加上述酸性西药的排泄，减少其重吸收，降低疗效。

已发现丹参、甘草、黄芩、大黄等中药可抑制摄取型转运体（如 OAT、OATP 和 OCT），影响合用药物的肾脏排泄。例如，大黄可抑制 OAT1 和 OAT3，使呋塞米肾脏排泄减慢。

（六）药效学相互作用

中成药洋金花片和华山参片的主要成分为东莨菪碱、莨菪碱及阿托品等，可拮抗 M 胆碱受体激动药的作用。鹿茸和参茸含糖皮质激素样物质，有升高血糖的作用，如与胰岛素和口服降血糖药合用，能产生拮抗作用。含钾中草药（泽泻、白茅根、夏枯草、金钱草、牛膝和丝瓜络等）与留钾利尿药合用，能导致高钾血症。竹茹石膏汤等富含钙的中成药制剂，不可与强心苷合用，因钙与强心苷对心脏有协同作用，能增强心苷的作用和毒性。

第三节　药物相互作用的临床意义

联合用药是目前临床药物治疗的主要形式，其目的在于增强疗效和减少不良反应。药物相互作用，根据对治疗的影响，可分为有益的和有害的，但尚有一些药物间的相互作用是有争议的。

一、有益的药物相互作用

有些疾病，只用一种药物治疗难以奏效时，必然考虑联合用药。联合用药时，若得到治疗作用适度增强或不良反应减弱的效果，则此种作用是有益的。例如，阿托品和吗啡联合用于内脏绞痛，可减轻后者引起的平滑肌痉挛而加强镇痛作用等。

二、有害的药物相互作用

联合用药时，药物可产生竞争性拮抗作用或化学性拮抗作用，从而减弱药物的治疗作用，导致治疗失败。另外，联合用药时药物的协同作用并非都能产生有益效果，也可能导致毒副作用增强。有的协同作用虽然提高了药理作用,但药物的毒副反应也相应增强。如治疗慢性充血性心功能不全时,常联合应用强心苷类正性肌力药和噻嗪类利尿药,后者可导致钾离子丢失,从而增加心肌细胞对强心苷的敏感性,易致强心苷中毒,形成药源性的心律失常。

三、有争议的药物相互作用

有一些药物相互作用在一定条件下是有益的,但在其他条件下也可能是有害的,常引起争议。如钙盐可增强强心苷类的作用,一般认为应禁止联用。在少数特殊情况下,却需要联用,但必须防止强心苷中毒。实际上,在大多数的药物相互作用中包含了不安全因素,可能引起不良反应和意外。因此,联合用药时,宜着重注意有害药物相互作用和有争议药物相互作用。

第四节　有害药物相互作用的预测与临床和社会对策

药物相互作用是引起药物不良反应的主要原因。临床上联合用药的种数与不良反应发生率呈正相关。但在许多临床情况下,联合用药又是必要的。因此,要求药物研究人员在新药研究阶段即对可能的药物相互作用进行筛查,以期尽早发现,降低临床用药风险。但即便如此,面对日益增加的药品数量,不可能对各种药物组合均进行详细的研究,因此,每年仍不断有新的临床药物相互作用被报道。需要指出的是,这些个案报道的质量差异很大,对所观察到的现象要能排除其他原因和解释,往往还需要有另外的对照研究来确定其临床意义。因此在很多情况下,临床工作者仍然只能依靠自己的判断和常识来对潜在的药物相互作用作出预测。

一、药物相互作用的预测

(一)体外筛查方法

药物相互作用的临床前研究以前多采用哺乳动物整体筛查的方法,但由于动物与人类在药物代谢途径、药酶表达和调节等方面的差异,降低了这些实验结果的临床价值。因此,近年来建立了许多体外试验方法,用以对 CYP 介导的药物相互作用进行筛查和评估。微粒体、肝细胞、肝组织薄片、纯化的 CYP 酶和重组人 CYP 酶,均已用于评估候选药物能否影响合用药物的代谢。通过体外评估方法预测药物在体内的药物相互作用情况,已成为决定候选药物开发前途的一种有效方法。例如,这种体外筛查方法已用于预测药物是否能与紫杉醇在体内发生相互作用。

但要正确运用这种实验的结论,需要了解这种体外筛查系统的局限性。通常这些方法只能评价酶抑作用而不能评价酶促作用。对有多种代谢途径的药物,体外试验的结果与临床研究的相关性将会降低。例如,体外试验曾预测合用利托那韦可显著升高美沙酮的体内浓度,但在健康志愿者中的试验结果证明合用利托那韦时美沙酮的体内浓度其实是下降的,造成这种差异的原因之一就是有多种 CYP 酶参与了代谢过程。

(二)患者个体的药物相互作用预测

掌握基本的药物相互作用机制对确定和处理临床药物相互作用十分重要。由于影响代谢的药物相互作用在临床上最为重要,临床工作者只要熟悉影响 CYP 酶的主要药物类别,并全面了解患者的用药情况,就能有效避免严重相互作用的发生。但是在一个具体患者身上,药物相互作用是否会发生以及严重程度如何,还取决于许多其他因素。预测时需注意以下问题。

1. 给药次序 如果患者已先期使用相互作用药(酶抑制剂或诱导剂),且治疗已稳定,然后才开始目标药的治疗,则不会发生相互作用,除非停用相互作用药。例如,患者先已服用西咪替丁,然后开始华法林治疗,则不会有相互作用。但如果在华法林治疗剂量稳定后停用西咪替丁,则需要增加抗凝血药剂量。

2. 疗程 有些相互作用几乎立即发生,而另一些则需治疗数日或数周才逐渐明显。例如,合用锂盐和卡马西平引起的神经毒性反应需要数日后才会表现出来。对延迟发生的相互作用如果观察期太短可能不会被发现,但并不能就此判断合用安全。

3. 剂量 许多药物相互作用是剂量相关性的,需在一定剂量下才明显。例如,大剂量水杨酸类(如阿司匹林 > 每日 3g)可抑制丙磺舒的促尿酸排泄作用,低剂量时不一定有此作用。据此可通过调整剂量来避免一些相互作用的发生。

4. 患者的当前状态 患者当前目标药的血药浓度水平和患者对酶抑制剂与诱导剂的反应性是决定药物相互作用是否发生的两个重要因素。如果患者当前目标药的血药浓度接近治疗范围的上限,则在酶诱导剂作用下,血药浓度发生中等程度的降低后,血药浓度仍然位于有效范围内;但在酶抑制剂作用下,血药浓度即使发生轻度的升高,也会达到中毒水平。患者的反应性个体差异会进一步增加最终结果的不确定性。比如,一项研究报道血药浓度平均升高 50%,则实际的变化范围可能是 0~300%,血药浓度升高 300% 的个体可能发生极严重的毒性反应。

5. 患者反应性的变异 大量研究证实,对同一种药物治疗方案的反应在不同患者有很大差异。造成这种个体差异的原因是多方面的,如遗传、环境因素、饮食(如吸烟、饮酒)、伴随疾病、重要脏器功能、年龄等,其中遗传因素有着重要的影响。目前已可以方便地测定患者的基因型(genotype),以确定患者是否属于某种药物的强代谢型或弱代谢型个体。另一种方法则是用各种 CYP 酶的特异性探针药(probe drug)来测定患者的表型(phenotype)。由于这些探针药在体内几乎只被相应的 CYP 酶代谢,在加入怀疑为酶抑制剂或诱导剂的药物后,测定它们对探针药代谢产物生成的影响,即可直接评估它们对相应 CYP 酶的作用。表 6-1 列出常用的各种 CYP 酶的探针药。将这些探针药混合起来如"鸡尾酒"一样联合给药,可同时评估各代谢途径的酶活性情况。

表 6-1 常用的各种 CYP 酶的探针药

CYP	探针药
CYP1A2	咖啡因
CYP2C9	甲苯磺丁脲
CYP2C19	S- 美芬妥英
CYP2D6	异喹胍、司巴丁、右美沙芬
CYP2E1	氯唑沙宗
CYP3A4	红霉素、咪达唑仑

二、药物相互作用的临床和社会对策

（一）临床对策

对每一位门诊和入院患者均详细记录用药史，包括中药、非处方药、诊断用药。由于患者常从多位医生处寻求治疗，详细记录用药史可帮助医生在处方时掌握患者目前正在接受的药物治疗情况。

掌握重要的药物相互作用发生机制，有助于设计安全有效的多药治疗方案。多数药物相互作用通常只需对给药时间、剂量稍作调整即可解决；有时可进行血药浓度的监测，根据药代动力学原理调整给药方案。采用每日 1 次或 2 次给药的方案可减少食物 - 药物相互作用的机会。在保证疗效情况下，尽量减少合用药物数量，尽量选择药物相互作用可能性小的药物。如阿奇霉素不被 CYP 代谢，也不具有其他大环内酯类抗生素的酶抑作用；氟康唑也较伊曲康唑的药物相互作用少。

密切观察药物相互作用的高风险人群。对使用治疗窗窄小药物的患者提高警惕。如口服抗凝血药（华法林）、抗癌药（氟尿嘧啶）、免疫抑制药（环孢素）、抗心律失常药（奎尼丁）、强心苷（地高辛）、抗癫痫药（苯妥英）、口服降血糖药（格列本脲）、氨基糖苷类（庆大霉素和万古霉素）、抗逆转录病毒药（齐多夫定）、抗真菌药（两性霉素 B）、碳酸锂、氨茶碱等。

随着计算机技术的发展、实验数据的增加及相关数据库的建设与开放，基于数据库和软件系统的生物信息学、人工智能方法已成为研究和预测药物相互作用的重要途径。目前基于生物信息学和人工智能的药物相互作用研究可大致分为两大类：①网络为基础的药物相互作用研究；②构效关系为基础的药物相互作用研究。可建立和借助计算机化的药物相互作用警示系统（computerized drug interaction warning system）对患者的药物治疗方案进行检查。

（二）社会对策

自我药物治疗已进入社会各个阶层，医护人员与患者、家庭和社会以不同方式交织在一起，形成了一个"社会用药体系"。大量化学产品不断问世，化妆品、食品、农药以及各种非治疗性的保健药品等，也从不同的角度，以不同的方式影响着人类的健康。这种社会性的药学，扩大了药物相互作用的内容和范围，所以关于药物相互作用问题不应仅从临床角度考虑，更应考虑到社会因素带来的影响。例如，怎样控制患者的自我用药治疗，探讨不切实际的药品广告、农药污染、食品、化妆品、烟、酒等与药物治疗的关系等。

在我国，研究药物相互作用更有其独特的内容，中西医结合诊疗疾病和联合应用中西药，扩大了药物相互作用的机会，并且中草药制剂所含成分具有多样性、复杂性和易变性，其制剂本身就是一个化学不稳定体系，所以由此引起的药物相互作用的复杂性和严重性可想而知。

医生在药物治疗过程中起决定性作用。鉴于上述情况，医生在开处方时，不仅应考虑到处方中各种药物之间在理化性质、药理作用等方面的相互关系，也应了解药物与食物、保健品之间的关系以及患者的用药史和社会状况。药师、护士是药物治疗的执行者，对合理用药也肩负重任，须具备药物治疗、毒副反应、相互作用等方面的知识，只有从工作制度上医 - 药 - 护 - 患密切合作，联合用药时才能达到提高疗效、减少毒副反应的目的。另外，医务人员应注意发现、鉴别、分析药物的相互作用，同时也应教育患者及其家属在日常药物治疗过程中，注意用药反应，及时向医务人员报告用药过程中的"异常"情况，因为药物相互作用具有一定程度的不可预测性，不可能在临床前试验中发现所有的问题。

　　药物相互作用及其给患者带来的不良后果,从广义上看,是一个社会用药问题,应促使社会各阶层、团体、家庭及个人对此加以重视,使药物治疗规范化和制度化,以减少因滥用药物而引起的不良后果。

思考题

1. 简述药物相互作用的定义与机制。

2. 简述中西药物之间的相互作用机制。

3. 简述药物相互作用的临床意义。

4. 如何预测药物相互作用?

5. 试述药物相互作用的临床和社会对策。

（胡长平）

参 考 文 献

［1］何红梅,许东雷.药物相互作用速查表.北京:中国医药科技出版社,2012.

［2］杨宝峰.基础与临床药理学.2版.北京:人民卫生出版社,2014.

［3］杨世磊,刘克辛.药物转运体介导的中药及单体药物相互作用的研究进展.药物评价研究,2019,42 (1): 197-206.

［4］DMITRIEV A V, LAGUNIN A A, KARASEV D A, et al. Prediction of drug-drug interactions related to inhibition or induction of drug-metabolizing enzymes. Curr Top Med Chem, 2019, 19 (5): 319-336.

［5］GESSNER A, KÖNIG J, FROMM M F. Clinical aspects of transporter-mediated drug-drug interactions. Clin Pharmacol Ther, 2019, 105 (6): 1386-1394.

第七章 基 因 治 疗

基因治疗(gene therapy)是指以改变细胞遗传物质为基础的医学治疗,通过一定基因转移将正常或有治疗价值的目的基因或核酸分子导入体细胞,从而达到防治疾病的效果。广义地讲,基因治疗也涵盖基因编辑,以及反义核糖核酸和干扰小核糖核酸等方法对体细胞的基因操作,或对生殖细胞和受精卵的改造。基因治疗制品或药物通常由含有工程化基因构建体的载体或递送系统组成,其活性成分可为 DNA、RNA、基因改造的病毒、细菌或细胞,通过将外源基因导入靶细胞或组织,替代、补偿、阻断、修正特定基因,以达到治疗疾病的目的。被认为迄今人类开发的最为复杂的药物,极大改变药物治疗的模式。传统基因工程药物(gene engineering drug)是指有治疗价值的目的基因导入细菌、酵母或哺乳动物细胞或转基因动植物等宿主细胞进行表达并经分离和纯化获得蛋白质产物(包括活性蛋白质和多肽药物、重组疫苗及单克隆抗体)。

自 1990 年 9 月世界上第 1 例腺苷脱氨酶(adenosine deaminase,ADA)缺乏所致的重症联合免疫缺陷病(SCID)患者接受基因治疗临床试验以来,基因治疗基础和临床研究取得了显著进展,也经历了反复挫折与挑战(图 7-1)。截至 2019 年 3 月,全球在 Clinical Trial 网站上登记了 2 855 项基因治疗临床试验方案,至少有 8 个基因治疗产品或药物已经在美国、欧盟、中国等国家上市。适应证从单基因遗传病,扩展至恶性肿瘤等获得性疾病。嵌合抗原受体 T 细胞(chimeric antigen receptor T-Cell,CAR-T Cell)免疫治疗白血病和淋巴瘤的重大突破和成功上市,代表了在细胞基因治疗领域长时间探索所取得里程碑意义的大事。基因治疗作为一种全新的治疗手段,尽管在有效性、安全性和可操作性等方面仍面临着诸多棘手问题,但随着人类基因组计划(Human Genome Project,HGP)的完成和功能基因组研究的开展,一系列高效安全基因载体发展,以及高效基因组编辑(genome editing)技术等广泛应用,基因治疗有望在难治性疾病治疗上不断取得新突破,必将对传统的疾病治疗模式及制药业产生深远的影响。

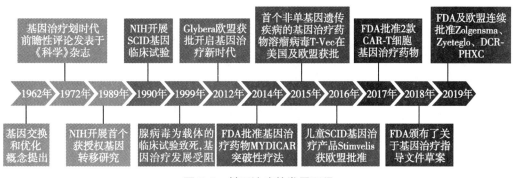

图 7-1 基因治疗的发展历程

第一节 基因治疗概论

一、基因治疗的发展历程

基因治疗的概念最早可以追溯到 1963 年,诺贝尔生理学或医学奖获得者乔舒亚·莱德伯格(Joshua Lederberg)率先提出了基因交换和基因优化的理念。1970 年,美国医生斯坦菲尔德·罗杰斯(Stanfield Rogers)尝试通过注射含有精氨酸酶的乳头瘤病毒治疗一对姐妹的精氨酸血症。20 世纪七八十年代,限制性内切酶、DNA 连接酶和逆转录酶等相继发现,基因工程技术得到快速发展,同时病毒载体等基因转移技术初步具备。1977 年,利用病毒载体在哺乳动物细胞中成功地表达基因。

1972 年,美国生物学家西奥多·弗里德曼(Theodore Friedmann)等在《科学》杂志上发表了具有划时代意义的前瞻性评论《基因治疗能否用于人类遗传病?》。1979 年,美国马丁·克莱因(Martin Cline)等基于钙转的方式,成功把人免疫球蛋白基因导入小鼠的骨髓细胞并应用治疗。1980 年,克莱因在没有获得任何机构批准的状况下对两名危重患者实施了类似小鼠实验的基因治疗,但这次尝试未能获得成功并受到广泛严厉的指责和惩罚。

随着基因体外扩增,尤其是 PCR(聚合酶链式反应)技术的出现和完善,基因克隆技术日臻成熟,DNA 重组技术和病毒载体也得到进一步发展,分子生物学和细胞生物学开始进入黄金时期。1989 年,世界上第一个获得授权的基因转移研究诞生在美国国立卫生研究院(National Institutes of Health,NIH),在这项标志性的研究中,肿瘤浸润的淋巴细胞被收集起来,用逆转录病毒进行遗传标记用于检查这些细胞的"肿瘤归巢"能力。这一研究为证明"遗传改变的人类细胞回输入患者体内后并不对人体造成伤害"提供了第一个直接证据。

1990 年 9 月,NIH 威廉·弗伦奇·安德森(William French Anderson)等开展重症联合免疫缺陷病(SCID)基因治疗临床试验。从 4 岁女孩阿莎提·德席尔瓦(Ashanti DeSilva)体内抽取白细胞,然后在体外利用逆转录病毒载体将能够正确编码腺苷脱氨酶的 ADA 基因转染到白细胞基因组中,最后将这些基因工程改造后的白细胞重新输回患者体内。并进一步证明体内白细胞能正确地合成腺苷脱氨酶。在基因治疗发展史上无疑是一个极其重要的里程碑。另一项试验同样选择了逆转录病毒作为载体,由安德森同史蒂文·罗森堡(Steven Rosenberg)合作进行,利用肿瘤坏死因子(TNF)基因修饰的肿瘤浸润淋巴细胞(TIL)对黑色素瘤进行的免疫治疗。

然而,1999 年 9 月,18 岁的美国男孩杰西·格尔辛格(Jesse Gelsinger)参与了美国宾夕法尼亚大学腺病毒为载体的基因治疗临床试验,格尔辛格因多器官衰竭于 4 天后死亡。这一事件导致基因治疗进入最黑暗和最艰难的一段时期。2000 年,法国巴黎内克尔医院阿兰·费希尔(Alain Fisher)报道了 2 例针对重症联合免疫缺陷病患者的逆转录病毒为载体的基因治疗初步成功,但 3 年后出现了类似白血病的表现。因此,美国食品药品管理局于 2003 年 1 月暂时终止了所有逆转录病毒为载体的基因修饰体细胞的基因治疗临床试验。

2012 年,荷兰 UniQure 公司的 Glybera 由欧盟审批通过,不同于逆转录病毒载体和格尔辛格试验的腺病毒载体,这个项目采用腺相关病毒(AAV)作为载体,用以治疗脂蛋白脂肪酶缺乏引起的严重肌肉疾病。Glybera 的获批上市开启了基因治疗的新时代。

2014 年,美国 FDA 依据临床 I 期的结果授予了美国圣地亚哥医药公司 Celladon 针对心力衰竭的基因治疗药物 MYDICAR "突破性疗法"的地位,这也是美国 FDA 首次认定的基因治疗。"突破性疗法"旨在加速开发及审查治疗严重的或威胁生命的疾病的新药。2015 年和 2016 年,Spark Therapeutics、Bluebird Bio、AveXis 公司在研产品 SPK-RPE65、LentiGlobin 和 FDAAVXS-101 又相继获得美国 FDA 授予的"突破性疗法"资格。

2015 年 10 月和 12 月,溶瘤病毒药物 T-Vec 分别在美国和欧洲获得批准上市,这是基于单纯疱疹病毒(HSV-1)载体的黑色素瘤的基因疗法,成为第一个被批准的非单基因遗传疾病的基因治疗。2016 年 5 月,葛兰素史克针对儿童重症联合免疫缺陷病的基因治疗产品 Strimvelis 获欧盟批准上市,成为基因治疗成功走向临床应用又一个里程碑。

2017 年,基因治疗迎来新的里程碑事件。美国 FDA 在全球率先批准两款 CAR-T 细胞基因治疗药物上市,分别用于治疗复发或难治性急性淋巴细胞白血病(Kymriah)和用于治疗成人复发 / 难治性大 B 细胞淋巴瘤(Yescarta)。并且美国 FDA 还批准了第一个"直接给药型"基因治疗药物 AAV-RPE65(Luxturna),用于治疗 *RPE65* 基因缺陷引起的先天性黑矇症(leber congenital amaurosis,LCA)。

2018 年 7 月,美国 FDA 颁布了一套关于基因治疗的指导文件草案,提出关于制造技术、长期随访和某些领域临床开发途径的新指南,这其中包含血友病、眼科疾病和其他罕见遗传性疾病。2018 年 8 月,美国和欧盟获准上市首款 RNAi 药物 patisiran(Onpattro)用于成人患者治疗由遗传性转甲状腺素蛋白(hATTR)介导的淀粉样变性引起的多神经病。

2019 年 5 月,美国 FDA 批准诺华公司的基因疗法 Zolgensma 治疗脊髓性肌肉萎缩症(SMA)患者。2019 年 6 月,欧盟委员会批准 bluebird bio 的基因疗法 Zynteglo 治疗输血依赖型 β 地中海贫血患者。2019 年 7 月,美国 FDA 授予治疗 1 型原发性高草酸尿症(PH1)患者的 RNAi 治疗药物 DCR-PHXC 的突破性药物资格(BTD)。

我国基因治疗研究及临床试验与世界发达国家几乎同期起步,1990 年开展了世界首次血友病 B 基因治疗。重组腺病毒 -p53(recombined p53 adenovirus)和重组人 5 型腺病毒(recombined type 5 adenovirus,H101)在我国正式批准治疗头颈部肿瘤。目前一大批针对恶性肿瘤、遗传性疾病和心血管疾病等的基因治疗临床试验方案和 CAR-T 免疫基因治疗临床试验方案在 Clinical Trial 网站上登记。《生物医学新技术临床应用管理条例(征求意见稿)》《体细胞治疗临床研究和转化应用管理办法(试行)(征求意见稿)》和《人用基因治疗制品总论(公示稿)》正在制定完善中,这些监管措施有助于基因治疗的规范化发展。

二、基因治疗类型

基因治疗按基因操作方式分为两类,一类为基因增强(gene augmentation)和基因失活(gene inactivation)。基因增强又称基因修饰,将目的基因导入病变靶细胞或其他靶细胞,目的基因的表达产物能修饰缺陷细胞的功能或使原有的某些功能得以加强,目前基因治疗多采用这种方式。基因失活又称为基因封闭,如利用反义(antisense)寡核苷酸特异地封闭基因表达,抑制特定基因的表达;通过核酶(ribozyme)在细胞内特异性降解靶基因的转录产物,控制特定基因的表达;应用siRNA使基因沉默从而调节特定蛋白功能。另一类为基因修正(gene correction)、基因置换(gene replacement)和基因组编辑(genome editing),将缺陷基因的异常序列进行矫正或对缺陷基因精确地原位修复,不涉及基因组的其他任何改变。相对于外源导入基因,直接修复突变的基因无疑是更安全的选择。通过同源重组(homologous recombination)即基因打靶(gene targeting)技术将外源正常的基因在特定的部位进行重组,从而使缺陷基因在原位特异性修复,由于目前同源重组效率太低而无法用于临床。通过切割需要修改的基因片段,然后利用细胞自身的DNA修复机制,按照需要改变细胞原有的DNA序列即基因编辑。人工核酸内切酶介导的基因组编辑技术,主要包括三种:锌指核酸酶(zinc-finger nuclease,ZFN)技术、转录激活子样效应因子核酸酶(transcription activator-like effector nuclease,TALEN)技术和细菌规律成簇的间隔短回文重复序列(clustered regularly interspaced short palindromic repeat,CRISPR)系统,即CRISPR/Cas技术。理论上,TALEN可以任意选择靶DNA序列进行改造,是一种非常有效的基因组改造工具酶。CRISPR/Cas技术使得基因编辑变得更为简易、高效,目前已经广泛应用于多种靶向基因编辑、转录调控、表观修饰和基因治疗研究。

三、基因治疗步骤

基因治疗是通过外源性遗传物质(目的基因)导入人体靶细胞而治疗疾病的方法。因此,目的基因的准备、靶细胞的选择以及基因转移的途径是基因治疗的必备步骤。

1. 目的基因的准备 基因治疗通常必须明确目的基因,并对表达调控有详细认识。根据基因治疗不同需要,目的基因可以选择互补DNA(complementary DNA,cDNA),也可以选择染色体基因组DNA(genomic DNA);可以是人体正常的基因,也可以是人体基因组所不存在的野生型基因。供转移的目的基因必须保持结构及功能的完整性以保证在靶细胞中正常表达其功能。目的基因本身一般不含启动子等调控序列,导入靶细胞后很难进行表达。因此,必须将目的基因重组于含有调控序列的质粒或病毒的表达载体(expression vector)的合适位置,将该基因盒(gene cassette)导入细胞,在特定调控序列指导下进行表达。

2. 靶细胞的选择 根据基因治疗目的选择不同的体细胞作为靶细胞。不同类型的疾病其基因治疗的靶细胞或器官不同。对于某些遗传性的疾病,要求对特定细胞的功能缺陷进行纠正,称为原位纠正,它对靶细胞的要求较高。例如,囊性纤维化涉及呼吸道的病理改变,必须以肺部的细胞作为靶细胞。纠正基因缺陷后才能基因治疗疾病。又如,家族性高胆固醇血症属于低密度脂蛋白受体缺陷,基因治疗必须以表达该种受体,发挥清除人体内低密度脂蛋白作用的肝脏作为靶器官。对于恶性肿瘤,则根据治疗基因性质的不同,对靶细胞的要求不同。例如,溶瘤病毒必须选择性转移到肿瘤细胞内。还有不少疾病对靶细胞的依赖性也不强,只要求基因转移到细胞中,能够产生外源蛋白,通过血液循环到达全身即可。例如,血友病虽然是由于肝脏不能分泌凝血因子而导致出血不止,但是,只要全身的任意细胞能够产生所缺少的凝血因子,均可以在血液中发挥凝血功能。总体上讲,遗传性疾病基因治疗中应用较多的靶细胞是造血干细胞、皮肤成纤维细胞、成肌细胞和肝细胞;而肿瘤中最多采用T淋巴细胞、肿瘤细胞本身、树突状细胞和造血干细胞。

3. 基因转移的途径　按不同疾病和导入基因的不同性质予以选择。① ex vivo 途径：这是指将含外源基因的载体在体外导入人体自身或异体细胞(或异种细胞)，这种细胞被称为"基因工程化的细胞"，经体外细胞扩增后，输回人体。这种方法易于操作，由于细胞在扩增过程中，对外源的添加物质经大量稀释并易于清除；同时，人体细胞尤其是自体细胞，加工后应用于人体自身，一般来说，易于解决安全性问题。但在工业化方面，除载体系统外不易形成规模，而且必须有固定的临床基地。例如体外基因改造对造血干细胞，以 Bluebird Bio 在研的用于治疗镰状细胞贫血的基因治疗产品 LentiGlobin 为代表，或者对免疫 T 细胞的基因改造，包括 CAR-T、TCR-T 等。ex vivo 基因转移途径比较经典、安全，而且效果较易控制，但是步骤多，技术复杂，难度大，个体化强。② in vivo 途径：这是将外源基因装配于特定的真核细胞表达载体，原位(in situ)或直接导入体内。这种载体可以是病毒型或非病毒型，甚至是裸 DNA。这种方式的导入，无疑有利于大规模工业生产。但是，对这种方式导入的治疗基因以及其载体必须证明其安全性，而且导入体内之后必须能进入靶细胞，有效地表达并达到治疗目的。in vivo 基因转移途径操作简便，类似传统给药方法，容易推广，这类基因转移途径目前尚未成熟，存在疗效持续时间短，免疫排斥及安全性等一系列问题。直接向血液或者目标器官中注射携带所需基因的载体如 Luxturna 属于该类型。

第二节　基因转移和基因组编辑方法

一、基因转移方法

基因治疗应根据不同的靶细胞和细胞基因转移系统的特点来选择不同的转移方法。不同类型的载体具有不同特点，现在还没有载体能达到所有的要求。如何安全、有效地将外源基因导入体内的靶细胞或靶器官是基因治疗的首要问题，直接决定着基因治疗的成功与否，外源基因依靠基因传递载体导入靶细胞或靶器官，因此基因转移系统是基因治疗的关键和核心。

根据基因传递载体的性质不同，大致可以分为病毒载体和非病毒载体两大类。不同的载体具有不同的特征和优点，应根据疾病性质的不同(即靶器官的特殊性)选择切实可行的基因转移方法或基因传递载体。病毒介导的基因转移是以病毒为载体，将外源目的基因通过基因重组技术，将其组装于病毒的遗传物件中，通过这种重组病毒去感染受体宿主细胞，使外源目的基因在宿主细胞中表达。目前有两大类病毒载体最为常用，一类是逆转录病毒载体(retroviral vectors)，另一类是腺相关病毒载体(adeno-associated viral vectors)。这些病毒载体有各自的特点，同时也存在各自的局限性。

逆转录病毒是最先被改造且应用最为广泛的基因治疗载体。逆转录病毒是一个大的被膜 RNA 病毒家族，存在于所有的脊椎动物，病毒可高效地感染许多类型的宿主细胞，可使 RNA 逆转录为 DNA，再整合到宿主细胞基因组中。逆转录病毒表面的糖蛋白能被很多哺乳动物细胞膜上的特异性受体所识别，因而可以高效率地将基因转移到被感染的细胞内，可使近 100% 的受体细胞被感染，转化细胞效率高，并且此类病毒感染并无严格的组织特异性。被转移的外来基因能整合进被感染细胞的基因组中而不丢失，有利于被转移基因的永久保存，一般无害于宿主细胞。

早期(20世纪80年代至20世纪90年代早期)的逆转录病毒载体多使用γ型逆转录病毒和C型逆转录病毒,后来科学家又开发出慢病毒(lentivirus,LV)和泡沫病毒(spumavirus)载体。这些病毒不但能感染非分裂的细胞,而且能携带更大片段的基因。与γ型逆转录病毒载体不同,慢病毒载体可以将基因导入处于不分裂的G_0期的静止细胞。慢病毒载体可以携带更大更复杂的基因盒,因此,它们为血红蛋白病的治疗提供了重要工具。慢病毒载体和泡沫病毒载体的另一个优点,它们优先整合到基因的编码区。相比之下,γ型逆转录病毒载体可以整合到基因5′-非翻译区,增加了造血细胞致癌基因插入突变的潜在风险。慢病毒载体是目前大多数造血干细胞应用的首选工具,但γ型逆转录病毒载体仍然用于工程T细胞和造血干细胞基因治疗。使用自我失活的SIN设计,去除慢病毒和γ型逆转录病毒的内源性强增强子元件,是降低遗传毒性的风险的另一种方法。慢病毒载体具有可感染非分裂细胞,转移基因片段容量较大,可表达长度小于3kb的外源基因,目的基因表达时间长,不易诱发宿主免疫反应等优点,是应用前景比较良好的病毒载体。目前用于CAR-T细胞临床试验的载体类型有γ型逆转录病毒、慢病毒和转座子系统。

腺病毒(adenovirus)载体不会将基因插入到人体细胞的DNA中,而是会通过载体自己的方式在人体细胞中表达其携带的正确基因,因此较为安全。但是,腺病毒会引起较强的免疫反应。

重组腺相关病毒(AAV)载体源于非致病的野生型腺相关病毒经过基因工程改造后产生的一种可供人工转基因的载体。AAV载体内部病毒本身的毒性基因已被去除,只有外壳被保留,载体本身不能复制,有治疗作用的基因片段会被置入病毒外壳内,然后注入人体目标细胞。AAV载体具有安全性好,宿主细胞范围广(分裂和非分裂细胞),免疫原性低,转移的DNA作为游离基因在体内能长时间表达外源基因等特点。AAV载体的一个限制是适合表达不超过2kb的外源DNA片段,滴度随插入片段长度增加而降低。早期AAV载体均采用AAV1~6血清型,但人体通常已经存在这些类型的AAV抗体,使得这类AAV具有明显的免疫原性,限制了这类AAV载体的使用。Regenxbio公司研发了新一代AAV载体,如AAV9血清型载体。该载体不但绕过了血清抗体的问题,病毒外壳还能够结合细胞表面的半乳糖,使得AAV9能够跨越血脑屏障,将目标基因运送到中枢神经系统的细胞中,可以用来治疗帕金森病、阿尔茨海默病等中枢神经系统的疾病。基因编辑的体内递送主要依赖于AAV载体。利用AAV载体递送基因编辑酶,基因编辑酶将会在体内长时间停留甚至永久性表达。而在实际需要上,基因编辑酶只需要表达数天时间就足够完成基因编辑。长时间的基因编辑酶表达可能造成不可预测的脱靶风险以及免疫反应。

非病毒载体介导的基因转移是指通过物理学方法(如直接注射法、电穿孔法)、化学方法(如磷酸钙共沉淀法、阳离子脂质体法、纳米微粒介导法)和生物学方法(如受体介导的基因转移法、同源重组法)等,将外源目的基因导入宿主靶器官、靶组织或靶细胞。这些基因转移方法具有安全性好,外源基因整合率低,所携带的基因大小和类型不受限制等优势,越来越受到人们的重视,特别是近年来靶向性脂质体、靶向性多聚物,以及脂质体/多聚物/DNA复合物等新材料及新产品的出现,结合电脉冲、超声、纳米等新技术,明显提高了外源基因的导入效率和靶向性。但是,非病毒介导的基因转移存在外源基因转移率低,表达时间短,以及对某些载体的物理、化学性质和转染机制不十分清楚等问题。因此,对现有的表达载体加以改进,获得能在临床上有效应用、靶向性好、可精确调控的载体是今后非病毒载体的发展方向。

载体设计与选择应考虑有效性和安全性。通常基于基因治疗制品的作用机制,如通过编码功能性蛋白质的转基因表达,或采用 RNA 干扰、小 RNA 或基因编辑等方式,采用基因沉默、外显子跳跃、基因调控或基因敲除等方式修复、添加或删除特定的基因序列,进行载体的设计与构建。基因治疗制品中使用的载体可以设计为靶向特定组织或细胞,或删除与毒力、致病性或复制能力相关基因的病毒,以确保制品的安全性。用于基因治疗制品的常见的载体系统是病毒载体和质粒 DNA 载体,病毒载体可为非复制型、条件复制型或复制型,每种类型在设计时都应针对安全性方面进行特别考虑。采用非复制型载体要选择尽可能少产生复制活性病毒或能够有效避免辅助病毒风险的方法。质粒 DNA 载体应考虑抗生素抗性基因可能给患者带来的风险和危害,且不得使用氨苄西林抗性基因。

二、基因组编辑方法

相较于传统基因工程中的病毒载体,基因组编辑技术提供了一个精准的"手术刀"进行基因操作。与病毒载体仅可以介导一种基因修饰(基因添加)不同,新的基因组编辑技术可以介导基因添加、基因删除、基因校正,以及细胞内其他高度靶向的基因组修饰。基因组编辑可以在体外细胞上进行,也可以在体内进行原位基因组编辑。靶向 DNA 替代是由一个核酸酶诱导双链 DNA 断裂(DSB)引发,可以激活哺乳动物细胞中的高效重组。非同源末端连接(NHEJ)介导的修复,可以在 DSB 位点有效地产生不同长度的插入片段或删除突变(InDel),通常导致基因功能失活。同源定向修复(HDR),在同源供体DNA 模板的存在下产生特定的替代序列,重组后在特定位点纠正突变或插入新序列。

早期的基因组编辑研究,依赖于特定的锌指核酸酶(ZFN)或超级核酸酶,在 DNA 靶位点诱导所需的双链 DNA 断裂(DSB)。这些核酸酶平台需要专门的知识,定制特异的结合核酸酶效应蛋白切割靶 DNA,这限制了锌指核酸酶的广泛应用。细菌蛋白的 DNA 结合区亦被称为转录激活效应区(TALE)相较容易改变,从而为产生 TALE 核酸酶(TALEN)打开创造之门,这些酶能有效地切割任何感兴趣的 DNA 序列。然而,TALEN 技术仍然需要为每个新的靶向 DNA 设计两条特定的核酸酶。

2012 年 Doudna 和 Charpentier 开创性地发现细菌防御系统由规律成簇间隔短回文重复(CRISPR)-相关核酸酶 9(Cas9)组成,只需设计一条与感兴趣的目标位点互补的、特定的、短链指导 RNA(gRNA),CRISPR-Cas9 核酸酶可以有效地、程序性切割特定 DNA 位点。CRISPR-Cas9 核酸酶技术迅速扩展到哺乳动物细胞,从而简化基因组编辑过程,较容易地重编程切割特定的 DNA 序列。然而 CRISPR-Cas9 的脱靶风险一直备受关注。几种非偏倚性二代测序方法被开发出来用于 CRISPR-Cas9 脱靶位点的检测,如 Guide-seq、Digenome-seq、Site-seq 和 Circle-seq。更进一步的 GOTI(genome-wide off-target analysis by two-cell embryo injection)脱靶检测技术也证实 CRISPR-Cas9 系统中设计良好的 gRNA 并不会产生明显的脱靶效应,这一结果减低了之前对于 CRISPR-Cas9 系统脱靶的争议。美国 Integrated DNA Technologies 公司通过筛选成功商品化了高保真 Cas9 酶,更进一步减少了 CRISPR-Cas9 系统发生脱靶的概率,为基因编辑技术成功应用于临床奠定了良好的基础。ZFN、TALEN 和 CRISPR-Cas9 技术都依赖于在靶位点诱导双链断裂进而激活 DNA 的 NHEJ 和 HDR。NHEJ 容易引起随机插入和缺失,造成移码突变,进而影响靶基因的功能;HDR 尽管精确性高于 NHEJ,但是其在细胞中的同源重组修复效率低,为 0.1%~5%。单碱基编辑(base editing,BE)技术的出现有效地改善了以上问题。尽管基因编辑技术在基因治疗领域展现了广阔的应用前景,但是目前仍然面临着诸多挑战,如脱靶效应、传递系统的有效性和安全性、免疫排斥反应和伦理争论等。

第三节 基因治疗临床应用

随着基因治疗的发展,基因治疗的概念内涵、治疗对象在不断地扩大,基因治疗的研究对象也由原来的遗传病扩展到肿瘤、传染病、心血管疾病等。基因治疗起始阶段选择病种一般应具备以下条件或部分条件:①病因已明确,且致病基因已克隆;②致病基因 cDNA 长度较短,加上基因表达调控元件应在病毒的包装范围内;③基因的表达调控比较简单,少量的基因表达产物就能够纠正疾病症状,过量的基因表达也不产生严重的不良反应;④基因能够在多种细胞中表达;⑤对于 in vivo 途径,基因产物最好能分泌出细胞外,并通过血液到达全身;⑥缺陷基因的存在以及所表达的错误蛋白质对正常基因表达没有影响。

一、遗传病基因治疗

遗传病是遗传物质(DNA)发生变化而引起的疾病,分为单基因病、多基因病和染色体病。现已发现的遗传病超过 6 000 种,且平均每年新增 100 余种,绝大多数缺乏有效治疗手段。基因治疗最初设想是将具有正常功能的外源基因导入遗传病患者的细胞里取代或补充缺陷基因,使其恢复正常功能而达到治疗遗传病的目的。目前遗传病基因治疗的首选病例,是某些单基因遗传病,这是因为其缺损的基因已确定,对致病基因的结构、功能(如定位、测序、调控)及蛋白质产物等都有较深入的研究和认识。迄今遗传性疾病基因治疗临床试验已有超过十余种,如腺苷脱氨酶缺乏导致重症联合免疫缺陷病(SCID)、家族性高胆固醇血症(familial hypercholesterolemia,FH)又称高 β- 脂蛋白血症、囊性纤维化(cystic fibrosis,CF)、戈谢病(Gaucher disease)、血友病(hemophilia)和地中海贫血(thalassemia)、雷伯氏先天性黑矇症(Leber's congenital amaurosis,LCA)、X 连锁肾上腺脑白质营养不良(adrenoleukodystrophy,ADL)等,并取得某些重要的进展。

基因治疗的一个重要领域就是血友病。目前正在开发的血友病基因治疗产品作为单次治疗,可以使患者长期生成体内缺失或异常的凝血因子,减少或消除对凝血因子替代品的需要。血友病主要包括血友病 A 和血友病 B,都属于罕见的 X 染色体隐性遗传病,分别由于缺乏足够的凝血因子Ⅷ和凝血因子Ⅸ两种蛋白,从而导致凝血功能异常,发生持续性出血,严重时可以影响生命。全球血友病联盟预测全球有超过 15 万人患有血友病 A,接近 3 万人患有血友病 B。BMN270 针对血友病 A,采用 AAV,目前已经进入临床Ⅲ期。为了确定这些产品的正确开发途径,FDA 发布了一份《治疗血友病的基因疗法产品的新指南草案》(Draft Guidance on Gene Therapy Products that are Targeted to the Treatment of Hemophilia)。一旦最终确定,这一新指南将提供关于临床试验设计和临床前考虑因素的建议,以支持这些基因治疗产品的开发。除其他要素外,指南草案还提供了关于替代终点的建议,供加速批准用于治疗血友病的基因治疗产品使用。

另一个热门领域是治疗视网膜疾病的基因治疗产品。遗传性视网膜病变(inherited retinal disease,

IRD)是一组罕见的眼睛疾病，由遗传性基因突变造成，常会导致视力丧失或者失明。IRD 又可以细分为视网膜色素变性(retinitis pigmentosa，RP)、LCA、先天性静止性夜盲(congenital stationary night blindness，CSNB)等。由于 IRD 大多由单个基因缺陷引起(由单个基因缺陷导致的 IRD 的发病率大约是 1/3 000)，同时因为眼是人体内相对独立的、容易进行治疗的器官，所以 IRD 成为了基因治疗的热门研究领域。2017 年获批上市的 Luxturna 是通过 AAV 携带正常的 *RPE65* 基因，进入到视网膜内，正常的 *RPE65* 基因并不整合到人体细胞的 DNA 中，而是在细胞核中合成正常的 RPE65 蛋白，从而帮助触发光传导通路，恢复正常的视觉功能。该基因疗法旨在用于治疗 *RPE65* 基因突变导致的 LCA，这是美国批准的第一个"直接给药型"基因疗法。FDA 也计划发布《视网膜疾病的人类基因疗法指南》(Human Gene Therapy for Retinal Disorders Guidance)。目前在美国进行视网膜疾病临床试验的基因治疗产品通常是玻璃体内注射或视网膜下注射。在一些情况下，基因治疗产品被封装在要植入眼内的装置中。这份新的指南将重点关注视网膜疾病基因治疗的特殊问题，提供了产品开发、临床前测试和临床试验设计相关的建议。

全球确认的罕见病大约有 7 000 多种，但仅有几百种罕见病拥有获批的治疗药物，基因治疗在罕见病领域意义重大，因为超过 80% 的罕见病是由单基因缺陷引起。包括脂蛋白脂肪酶缺乏症、镰状细胞贫血、Beta 型地中海贫血症、黏多糖贮积症、肾上腺脑白质营养不良、脊髓型肌肉萎缩症等。对于罕见病，传统小分子药物，通常是通过减轻症状而发挥作用，与此相反，基因治疗拥有纠正基因缺陷的潜能，尤其对于单基因罕见病，提供一个潜在的治愈方案，而不是简单地改善症状。2012 年，Glybera 由欧盟审批通过，采用腺相关病毒(AAV)作为载体，用以治疗脂蛋白脂肪酶缺乏引起的严重肌肉疾病。进一步来说，成功的基因治疗或许仅仅需要一次治疗，而不是终身的持续治疗。《罕见病的人类基因疗法指南》(Human Gene Therapy for Rare Diseases Guidance)一旦最终确定，将提供关于临床前、制造和临床试验设计的建议。该信息旨在帮助申办者设计临床开发计划，其中可能存在有限的研究人群规模、潜在的可行性和安全性问题。

二、恶性肿瘤基因治疗

常用的基因治疗策略主要包括免疫细胞基因治疗、溶瘤腺病毒基因治疗等。

1. 免疫细胞基因治疗　由于在肿瘤的发生发展过程中存在着机体免疫系统对肿瘤细胞的免疫耐受状态，而这种状态可能源于肿瘤细胞本身的免疫性不强(如 MHC 表达不足)，也可源于抗原提呈细胞(APC)不能提供足够的共刺激信号(如 B7)，或者机体免疫因子分泌不足等。因此可以通过不同方法纠正机体肿瘤免疫的耐受状态。细胞免疫治疗可分为非基因改造及基因改造的细胞产品，后者也属于免疫细胞基因治疗的范畴。第一代免疫细胞疗法是淋巴因子激活的杀伤细胞疗法(LAK 疗法)，第二代是细胞因子诱导的杀伤细胞疗法(CIK 疗法)，将某些细胞因子(如 IL-2、IL-4、TNF、IFN-γ、GM-CSF)的基因转染到机体免疫细胞(如 TIL、LAK 细胞及细胞毒淋巴细胞)中，以提高机体免疫系统对肿瘤细胞的识别和反应能力。这些细胞因子的基因治疗在一定程度上克服了细胞因子注射疗法需反复多次应用、不良反应严重等缺点，疗效也有提高。肿瘤免疫细胞因子基因治疗因其简单、有效、安全，曾成为肿瘤免疫基因治疗研究的常用方法。第三代是细胞因子诱导的杀伤细胞 - 树突状细胞混合疗法(DC-CIK 疗法)。树突状细胞(dendritic cell，DC)是目前发现的功能最强的抗原提呈细胞,广泛分布于除脑以外的全身各脏器,能摄取、加工抗原,表达高水平 MHC 分子、共刺激分子、黏附分子,并分泌高水平 Th1 型细胞因子 IL-12,具有很强的抗原提呈能力,可有效激发 T 淋巴细胞应答。用肿瘤抗原编码基因修饰 DC、肿瘤 mRNA 刺激 DC、细胞因子修饰 DC 等方法可增强 DC 的抗原提呈能力。从理论上看,第三代免疫疗法杀死癌细胞的能力应该更强,但到目前为止没有大规模临床试验证明 DC-CIK 有效。

当前最为活跃的过继免疫细胞疗法是第四代免疫疗法 CAR-T 免疫细胞基因治疗。2017 年,基因治疗领域迎来新里程碑事件。美国食品药品管理局在全球率先批准量款 CAR-T 细胞基因治疗药物上市,用于治疗复发或难治性急性淋巴细胞白血病(Kymriah)和用于治疗成人复发/难治性大 B 细胞淋巴瘤(Yescarta)。嵌合抗原受体 T 细胞(CAR-T)免疫疗法来源于过继性 T 细胞疗法(adoptive T cell transfer,ACT),现在有三种形式的 ACT 用于癌症治疗,包括:肿瘤浸润淋巴细胞(TIL)、T 细胞受体 T 细胞(TCR-T)、CAR-T 细胞。

CAR-T 细胞是通过基因改造技术,在 T 细胞上加入一个嵌合抗原受体,其主要是由胞外抗原结合区、跨膜链接区和胞内信号区三个部分组合,从而让免疫 T 细胞不仅能够特异性地识别肿瘤细胞,同时可以激活 T 细胞杀死肿瘤细胞。CAR-T 技术治疗肿瘤的过程包括步骤:① T 细胞的收集、活化;② T 细胞的体外基因转导:通过基因工程技术,让 CAR 嵌合到 T 细胞上;③构建好的 CAR-T 细胞的体外增殖培养;④ CAR-T 回输患者。

CAR 抗原结合区通常是来源于具有 TCRζ 链信号区域和包含如 CD28、OX40 和 CD137 等受体的附加共刺激区域的抗体的可变域的单链可变片段(scFv)。CAR 克服了 TCR 的一些限制,如需要 MHC 的表达、识别和共刺激等。CAR 独立于 MHC 识别限制的特性赋予了 CAR-T 细胞抗肿瘤的有利基础,因为大部分的肿瘤免疫逃逸机制均表明肿瘤细胞已经失去了 MHC 相关的抗原提呈。当前 CAR-T 细胞疗法的一个限制就是它们需要识别肿瘤细胞表面的靶点。

第二代 CAR-T 细胞靶向 CD19 和编码共刺激结构域成为了 T 细胞基因改造方法治疗肿瘤的模板。CD19 在 B 细胞恶性肿瘤中有高水平表达。除了人体正常发育的 B 系细胞表达 CD19 之外,其他细胞均不表达 CD19,这一特征使得 CD19 成为最理想的靶标。采用 CD19 CAR 成功治疗的患者通常表现出显著的 B 细胞发育不良。

后续几代 CAR-T 细胞呈现不同的特点和优点。CAR-T 细胞治疗的应用已不仅仅局限于表达 CD19 的肿瘤。在靶向多发性骨肉瘤的 BCMA,急性 B 淋巴细胞白血病和 B 细胞淋巴瘤的 CD20 和 CD22 的临床试验中,CAR-T 细胞疗法均表现出相似的抗肿瘤活性。然而,正如 CD19 对 B 细胞系一样,BCMA、CD20 和 CD22 也存在着限制,体内表达这些抗原的组织在应用对应 CAR-T 细胞治疗时也会出现靶向负作用。靶向 CD19 的 CAR-T 细胞在初始应用后,多数急性 B 淋巴细胞白血病患者均能获得理想的疗效,然而会有一半的患者在半年内复发。CD19 抗原丢失是造成白血病细胞逃逸导致 CAR-T 细胞治疗失败的原因之一。因此,联合靶向 CD19/CD20 或者联合靶向 CD19/CD22 的双靶点组合 CAR-T 细胞治疗急性 B 淋巴细胞白血病和 B 细胞淋巴瘤成为了研究热门。

CAR-T 细胞治疗过程中,人体内免疫细胞大量分泌细胞因子,使得 TNF-α、IFN-γ、多种白介素等细胞因子过度释放,导致细胞因子释放综合征,以及毛细血管渗漏综合征,CAR-T 细胞在中枢系统大量扩增还可导致神经毒性。出现严重不良反应时,临床可选择输注 IL-6R 单抗药物阻断免疫系统激活,或者采用激素应急救治。

通用 CAR-T 技术(UCART)也是由慢病毒转染从而携带识别肿瘤上特定抗原的嵌合抗原受体(CAR),并且通过 CAR 识别肿瘤细胞从而发挥杀伤作用。UCART 的独特点在于原材料是健康捐献者的血液,并不依赖于患者的淋巴细胞。UCART 细胞能够现货供应,为更多的患者提供治疗,从而大幅度降低成本。UCART 细胞通过基因编辑技术,敲除 TCR 等相关基因,避免移植物抗宿主病。

将 CAR-T 细胞治疗技术应用于实体瘤的治疗是一个很大的挑战。实体瘤异质性较强,需要寻找特异性肿瘤靶点,并且解决针对单独靶点的 CAR-T 细胞治疗应用时容易产生抗原逃逸的问题。肿瘤微环境也会影响 CAR-T 细胞的扩增和持续,是 CAR-T 细胞成功治疗的另一障碍。Koji Tamada 教授尝试应用 CAR-T 细胞分泌表达 IL-7 和 CCL19 细胞因子,其中 CCL19 可以募集外周 T 细胞及树突状细胞进入淋巴组织,而 IL-7 在促进 T 细胞增殖同时可以维持 T 细胞稳定。另外,应用于实体瘤治疗的 CAR-T 细胞也可以尝试同时敲除 PD1 等免疫检查点,或者分泌表达免疫检查点抗体,进一步增强 CAR-T 细胞的功能。这些正在攻关的技术,承载的是以 CAR-T 为代表的细胞治疗未来更为巨大的应用空间。

2. 溶瘤病毒基因治疗 溶瘤病毒是指一类天然的或经过基因改造后可特异性地攻击和破坏癌细胞而对正常细胞损伤较小的病毒。很多病毒都有溶瘤作用,但大多数病毒具有较强的病原性,并不能直接用来治疗肿瘤。溶瘤病毒具有杀伤效率高,靶向性好,不良反应小,多种杀伤肿瘤途径避免耐药性和成本低廉等优势。

利用病毒治疗肿瘤的概念已有 100 多年的历史。直到 20 世纪 80 年代,基因工程技术的出现使改造病毒基因组成为可能,随后基因工程改造的减毒和高选择性的病毒出现。1996 年,基因改造的腺病毒 ONYX-015 进入 I 期临床试验。2004 年,一款非致病性的人肠道细胞病变孤儿病毒 RIGVIR 在拉脱维亚获批用于治疗黑色素瘤,成为第一款获得监管机构批准的用于癌症治疗的溶瘤病毒。2005 年,改造的腺病毒 H101(Oncorine,重组人 5 型腺病毒注射液,安柯瑞)在中国获批上市,但临床疗效目前还未得到国际认可。2015 年 10 月和 12 月,溶瘤病毒药物 T-Vec 分别在美国和欧洲获得批准上市,这是基于单纯疱疹病毒(HSV-1)载体的黑色素瘤的基因疗法,第一个被批准的非单基因遗传疾病的基因治疗。

溶瘤病毒是一种可编程的"活药",可以通过多种路径来杀伤肿瘤,有效避免耐药性。目前认为溶瘤病毒杀伤肿瘤除在肿瘤细胞中特异繁殖直接裂解癌细胞外,还通过多种途径(增加肿瘤抗原暴露,调节肿瘤微环境,增加肿瘤微环境免疫细胞浸润,活化免疫细胞,通过携带的免疫调节因子刺激机体免疫系统等)来诱导全身系统的抗肿瘤免疫反应来杀伤肿瘤。免疫检查点抑制剂(CTLA-4 抗体、PD-1/PD-L1 抗体)可以通过清除调节性 T 细胞、抑制 PD-1/PD-L1 的抑制作用而打破这种肿瘤微环境对抗肿瘤免疫的抑制,起到协同增强的效果。2017 年 *Cell* 杂志报道了一项临床研究,21 例晚期黑色素瘤患者接受 T-Vec 与 Keytruda 联合治疗。患者耐受良好,客观反应率达到 62%,完全缓解率达到 33%,比单药 Keytruda 治疗黑色素瘤的客观缓解率(35%)高出很多。很多溶瘤病毒公司都在继续进行这方面的探索。

溶瘤病毒还可以作多种改造,作为载体插入治疗性基因,通过多种途径协同作用杀伤肿瘤细胞,可以有效避免目前单一靶点抗癌药物普遍存在的耐药性问题。目前有近百种在研的外源基因,如肿瘤坏死因子相关凋亡诱导配体(TRAIL)、抑癌基因 *p53*、内皮抑素、血管内皮细胞生长抑制因子(VEGI)等。

目前溶瘤病毒的给药途径主要为瘤内注射,因为人体内广泛存在这些常用病毒的膜受体,病毒感染过程并无肿瘤特异性;人血清中也存在这些常见病毒的特异抗体,会很快地中和移除这些病毒;血液对病毒的稀释作用,肿瘤微环境抑制病毒对肿瘤组织的有效浸润等原因,导致溶瘤病毒很难特异性地聚集在肿瘤组织处并达到有效浓度。通过寻找新型的病毒,用纳米材料包裹病毒等方式尝试溶瘤病毒的静脉给药。目前已有近 10 种静脉给药的溶瘤病毒进入临床研究阶段,其中 Reolysin 已经完成 II 期临床试验,即将进入临床 III 期,有望成为第一个通过静脉给药的溶瘤病毒产品。

3. 病因性基因治疗 目前肿瘤病因性基因治疗主要针对癌基因和抑癌基因,其策略是抑制、阻断癌基因的表达或者替代、恢复抑癌基因的功能。①针对癌基因治疗:采用反义寡核苷酸、核酶和 siRNA 抑制癌基因的表达将有可能使肿瘤的基因表达调控恢复到正常,并使细胞重新分化或者诱发其凋亡(apoptosis)。由于转录是遗传信息放大的过程,因此对于癌基因的表达抑制来说更为有效,该方法又称反基因(antigene)策略。②针对抑癌基因治疗:替代或恢复由于缺失或突变而丢失的抑癌基因(tumor suppressor gene)的正常功能是肿瘤病因性治疗的策略之一。常用于基因治疗的抑癌基因有 $p53$、$p16$、$p21$、apc 等。重组腺病毒 -p53 抗癌注射液已在我国批准用于头颈部肿瘤等治疗,与放疗和化疗联合应用产生协同作用。利用抑癌基因治疗肿瘤,在体外常能取得较好的疗效,在体内由于肿瘤体积和内环境影响,以及基因转移效率的限制,疗效发挥面临着较大的生物复杂性。

4. 自杀基因治疗 一些来自病毒或细菌的基因具有一些特殊的功能,其表达产物可将原先对哺乳动物细胞无毒的或毒性极低的前药(prodrug)转换成毒性产物,导致这些细胞的死亡。这类基因即称为"自杀基因"(suicide gene)或"药物敏感基因"。根据细胞自杀机制,将自杀基因作为治疗性目的基因应用于肿瘤治疗的研究称为肿瘤的自杀基因疗法。由于当前对肿瘤形成的分子机制尚未完全阐明,以及治疗中目的基因表达调控研究滞步不前,设计肿瘤细胞特异性自杀机制的基因治疗方案对于肿瘤治疗仍具有重大的理论和实际应用价值。

(1)自杀基因治疗的酶和前药:目前常用的自杀基因有单纯疱疹病毒胸苷激酶(HSV-tk)基因、水痘 - 带状疱疹病毒胸苷激酶(VZV-tk)基因和胞嘧啶脱氨酶(CD)基因,其中尤以 HSV-tk 最为常用。哺乳动物细胞含有 tk 基因,只能催化脱氧胸苷磷酸化成为脱氧胸苷酸,而 HSV-tk 基因产物还可催化核苷类似物更昔洛韦(GCV)的磷酸化。这种磷酸化核苷能掺入细胞 DNA,干扰细胞分裂时 DNA 合成导致细胞死亡。肿瘤细胞导入 HSV-tk 基因后表达 HSV-tk,从而获得对 GCV 的敏感性而"自杀",正常组织不受影响。

(2)自杀基因的特异性控制:肿瘤自杀基因疗法的应用首先解决的问题是自杀基因在肿瘤细胞中的高效及特异表达。自杀基因必须局限于肿瘤细胞以选择性杀伤肿瘤细胞,解决这一问题的方案有三种:利用免疫脂质体、受体介导法等进行定向基因转移或直接瘤内注射;利用肿瘤细胞生物学特性如肿瘤细胞和正常细胞分裂的差别,逆转录病毒介导 HSV-tk 基因治疗脑肿瘤的选择性就是利用逆转录病毒只能转染分裂相的肿瘤细胞,而神经细胞相对静止;利用肿瘤特异表达的调控序列如酪氨酸酶、甲胎蛋白(AFP)和癌胚抗原(CEA)等,如在自杀基因的上游安插这些特异的转录调节序列,则可实现自杀基因的特异性表达,从而较好地克服了传统化疗药物非选择性问题。

(3)旁观者效应(Bystander Effect):旁观者效应指在用外源性自杀基因转染肿瘤细胞后,未被转染的肿瘤细胞可因邻近的少数肿瘤细胞携带有自杀基因而被前药杀伤,此效应产生与自杀基因的种类、肿瘤细胞的类型和数量有关。tk/GCV 系统的旁观者效应比较明显和确定。由于目前基因转移效率不够高，探讨提高旁观者效应的手段有可能为自杀基因疗法提供一个新的思路，当然这有赖于旁观者效应机制的最终阐明。

5. 辅助性基因治疗 骨髓细胞毒作用是化疗药物应用中的主要毒性反应，并限制其应用。此方面的对策之一就是增强肿瘤细胞对化疗药物的敏感性和增强骨髓细胞的耐药性。利用耐药性基因 *mdr1* 可设计出两种基因治疗的方法：一种是应用反义 RNA 技术，以抑制异常活化的 *MDR* 基因，从而达到逆转肿瘤细胞化疗耐药的作用；另一种是利用耐药性基因 *mdr1* 保护正常组织免受化疗药物的毒性，如多药耐药性基因导入骨髓前体细胞或干细胞，然后将这些细胞输入到体内。其他化疗敏感组织如肝同样可以通过导入 *mdr1* 基因达到保护作用。

三、其他疾病基因治疗

多基因遗传病包括临床常见的高血压、糖尿病、冠心病、神经退行性变性疾病等，对多基因遗传病的基因治疗主要是通过基因转移赋予细胞一个新的功能，由于多基因遗传病涉及的基因尚不完全清楚，因此难以达到根本性的治疗目的。

病毒感染性疾病如艾滋病的基因治疗研究已受到广泛重视，基本的战略可分为三个方面：①将人类免疫缺陷病毒抗原基因导入靶细胞，激活机体的免疫系统提高对人类免疫缺陷病毒的免疫能力；②在靶细胞内表达类似物（decoy）基因，目的在于降低病毒进入靶细胞的机会和降低 HIV 的复制增殖；③在靶细胞内表达反义核酸或者核酶，从而直接阻断 HIV 的复制增殖或破坏 HIV 基因组。

心血管基因治疗将为治疗性血管生成，心肌保护、再生和修复，预防血管成形术后再狭窄，防止旁路移植失败和风险因素管理提供新的途径。迄今为止，大多数心血管基因治疗试验已经解决了治疗性血管生成的问题，以增加血液流向缺血组织。冠状动脉疾病导致的心肌缺血和外周动脉疾病导致的下肢缺血，作为两种主要类型的缺血性疾病，成纤维细胞生长因子和血管内皮生长因子家族已被广泛应用，少数试验使用了血小板衍生生长因子治疗糖尿病微血管疾病引起的足部溃疡。

第四节　基因治疗问题和前景

基因治疗这一全新的医学治疗方法问世，在经历了反复挫折过程中，基础和临床研究取得了显著进展。但还面临着许多急需解决的问题。

一、提供更多可供利用的有治疗价值的目的基因

基因治疗是导入外源性目的基因以达到治疗疾病的新型医学方法，应该导入什么样的外源性目的基因是基因治疗的另一个关键问题。选择目的基因的基础基于对人类疾病分子病理机制的揭示和疾病相关基因的克隆，目前适合进行基因治疗的病种十分有限，很多疾病目前还没有发现致病基因。基因治疗病种的扩大取决于新基因的发现和基因功能的阐明，只有在充分认识疾病相关基因结构与功能的前提下，才能有效地开展基因治疗。目前成功上市和在临床试验中比较有希望的基因治疗项目多是针对

病因单一、疾病病理相对较清楚的单基因遗传病。例如,第一个被批准上市的基因治疗是针对代谢酶的单基因突变疾病的。目前,在癌症免疫细胞治疗中备受关注的 CAR-T 疗法和在临床试验中效果良好的针对眼遗传病和脊髓萎缩症(SMA)的基因治疗属于这一类。其他病因不清或涉及多个基因的疾病,例如实体恶性肿瘤、心血管疾病、代谢性疾病、神经退行性变性疾病等,情况会复杂得多,基因治疗方案的设计和载体的选择都是巨大的挑战,基因治疗的路程也更漫长。

二、设计高效的基因转移载体

一个理想的载体需要有高效的基因转移率,能将外源性基因定向导入靶细胞,而目前已有载体均属低效。因此,即使导入的基因有治疗效果,但由于不能有效地导入,效果也会大受影响。载体的局限性:目前应用的各种载体,尽管经过优化改造,仍然存在各种各样的问题,比如免疫原性、整合致突变能力、基因容量、靶向性等,远远无法满足基因治疗对于不同特性载体的需求。未来很长一段时期,对已有载体的生物学研究和优化改造,以及开发更加多样化的病毒和非病毒载体等将是基因治疗研发的关键环节。

三、解决基因治疗的靶向及表达调控问题

外源基因能否在体内被准确、有效地导入特定的细胞组织并在其中有效表达,即基因在体内表达的空间、时间的精确定位和表达水平的调控。这是基因治疗应用中的关键问题,因而也成为基因治疗领域的一个研究热点。治疗基因的可持续性和可调控性表达是未来基因治疗的又一个重大挑战。CRISPR/Cas 基因编辑技术,能够解决治疗基因的可调控性和持续性表达等问题,在一定程度上能够降低对基因治疗载体本身的要求。但是,新技术的应用还有很多障碍,例如,如何实现高效体内基因输送并防止潜在的脱靶效应等。

四、基因治疗个体化

在体细胞基因治疗中,ex vivo 法是当前的主要途径,但在临床应用中必须把患者的靶细胞取出,在离体情况下进行遗传加工,然后输回患者体内,建立标准化流程势在必行。如何精准预测和利用个体化也将是未来基因治疗临床转化过程中的关键点。

五、充分估计导入外源基因对机体的不利影响

目前采用最多的是逆转录病毒载体,它进入细胞内整合至宿主细胞染色体的部位是随机的,虽然产生插入突变概率很低,但仍有潜在的可能性。此外,外源基因产物对宿主的可能危害性,若体内出现大量原来缺乏的蛋白质,有可能引起严重免疫反应,例如针对血液肿瘤的 CAR-T 细胞疗法常伴随有严重的不良反应。

六、伦理学和社会问题

人体基因治疗作为一种医疗手段,存在着普遍意义上的伦理学问题。同时由于对基因结构及其变化规律的复杂性的认识还有待深化,基因治疗对基因组的改变、补充、修复,直接关系到人的健康,因此

作为改变人体遗传物质的非常规医疗手段又存在着特殊的伦理学问题。由于伦理和技术的局限性,目前基因治疗还主要在体细胞层面,随着技术的进展和患者的迫切需求,针对精子、卵子和合子的操作只是一个时间问题。英国批准了以第三方线粒体为载体的针对生殖细胞的基因治疗,用以修复由于母亲卵子的线粒体缺陷所导致的疾病,打破了不针对非体细胞进行基因治疗的成规。如何界定类似项目中的技术风险和伦理学问题将会是一个巨大的挑战,如何评价基因治疗带来的长期甚至隔代风险,如何界定必需的以医疗为目的的基因治疗和以优生优育为目的的基因增强等等,这是异常复杂的伦理和社会问题。

思考题

1. 基因治疗的步骤是什么?

2. 基因转移的方法和种类有哪些?

3. 恶性肿瘤的基因治疗有哪些方法?

4. 基因治疗的应用需要注意的问题有哪些?

(陈红专　栾　鑫)

参 考 文 献

[1] HURLEY E A, HULL D, SHRIVER S P. The next phase of human gene-therapy oversight. N Engl J Med, 2019, 380 (4): 401-402.

[2] DUNBAR C E, HIGH K A, JOUNG J K, et al. Gene therapy comes of age. Science, 2018, 359 (6372): eaan4672.

[3] UNE C H, O'CONNOR R S, KAWALEKAR O U, et al. CAR T cell immunotherapy for human cancer. Science, 2018, 359 (6382): 1361-1365.

第八章　系统生物学与药物发现

　　传统的药物发现基于"一个基因、一种药物、一种疾病"的模式,主要集中于寻找疾病过程中某一特定步骤或某个蛋白靶点的高特异性抑制剂。然而,随着对药物研发要求的不断提高,这种药物研发策略失败率居高不下,面临巨大挑战。许多高活性、高选择性药物分子在体外试验中表现出非常理想的生物活性,然而在临床试验中却难以获得很好的疗效,甚至出现严重的毒副作用,其原因主要是由于人体内存在着复杂的基因调控网络、蛋白质相互作用网络以及代谢网络等。在上述因素驱动下,近年出现了以系统理论方法论研究药物、发现问题,整合分子生物学、基因组学、蛋白质组学、生物信息学以及计算生物学等技术,利用各种试验数据,建立计算机模型或数学方程,用于识别药物分子在整体细胞或有机体中复杂行为、作用网络和通路,以期发现高效、低毒的药物分子。

第一节　系统生物学发展史

　　早在 20 世纪 70 年代,奥地利科学家贝塔朗菲(L.Von.Bertalanffy)就提出了"一般系统论"(general systems theory),他指出生物体是一个开放系统,对其组成及生物学功能的深入研究最终需要以系统论和数学模型结合的方法才能完成。1968 年召开的国际系统理论与生物学(systems theory and biology)会议,探讨了生物学的系统论方法,系统生物学的概念初步形成。1989 年在美国召开了生物化学系统论与计算机模型的国际会议,探讨了定量与数学的计算生物学,即计算系统生物学。2000 年,美国科学家莱诺依·胡德(Leroy Hood)建立了世界上第一个系统生物学研究所,他赋予系统生物学这样的定义:系统生物学是研究一个生物系统中所有组成成分(基因、mRNA、蛋白质等)的构成,以及在特定条件下这些组分间的相互关系的学科,他认为"系统生物学将是 21 世纪医学和生物学的核心驱动力"。2002 年,美国《科学》周刊刊登了系统生物学专集。2008 年莱诺依·胡德(Leroy Hood)为现代系统生物学——分子生物技术和生物信息技术等实验方法带来了新进展。

第二节 系统生物学的定义、优点和目标

一、系统生物学的定义

系统生物学(systems biology)是从系统论的角度研究生物各组分(基因、mRNA、蛋白等)之间相互关系的学科。由于生命系统的结构具有层次性、动态性以及复杂性的特征,因此很难从单个组分的属性来解释和预测生命系统的整体行为。系统生物学通过对各个组分行为的定量分析,运用诸如基因组学、生物信息学、蛋白质组学以及数学和计算机模型来描述和预测生命系统的动态行为。采用系统生物学研究科学问题正逐渐成为生物学和医学前沿领域中的重要研究方法。

系统生物学既然是实验与计算方法结合的生物系统研究,必然由以下两大部分构成。首先是实验数据的获得,这主要是指提供生物数据的各种组学技术平台,包括基因组学、转录组学、蛋白质组学、糖组学、脂质组学、代谢组学、表观遗传组学以及宏基因组学等。其次是利用计算系统生物学建立生物模型,计算系统生物学包括数据开采和模拟分析,数据开采是从各实验平台产生的大量数据和信息中提取潜在的规律并形成假说;模拟分析是用计算机验证所形成的假说,并对拟进行的体内、体外生物学实验进行预测,最终形成可用于各种生物学研究和预测的虚拟系统。因此科学家将系统生物学划分为"湿"的实验部分(实验室内的研究)和"干"的实验部分(计算机模拟和理论分析)。"湿""干"实验的完美整合,才是真正的系统生物学。

二、系统生物学的优点

系统生物学的研究特点在于整合与扰动。整合是系统生物学研究的灵魂。生物系统是由大量结构和功能不同的元件组成的具有多个结构层次的复杂系统。经典分子生物学采用多种方法对生物体的个别基因或蛋白质进行研究。区别于这种垂直型研究,水平型研究可以同时研究成千上万个基因或蛋白质,例如基因组、转录组和蛋白质组等各种组学。而系统生物学的特点,便是要把垂直型和水平型研究结合在一起,进而对生物系统中不同的组成成分进行整合研究,也就是一种"三维"型研究,这是系统生物学的突出特征。扰动是系统生物学研究的钥匙。通过对系统进行相应条件的扰动,可以了解其内部存在的网络调控关系。扰动是指人为设定某种或者某些条件作用于实验对象从而达到实验目的的行为。分子生物学等实验研究是利用多种手段扰动研究对象,如通过基因突变或蛋白质修饰来研究生物体的特性与功能变化,这为系统生物学的研究提供了实验手段。在系统生物学研究中,扰动应该是系统性的,如对所有基因均采用定向突变技术,研究系统中多种基因的功能以及之间的相互作用关系。另外,系统生物学还需要高通量的扰动能力、高通量的遗传变异,对于多细胞生物,还可通过 RNA 扰动技术来实现大规模的基因定向突变。

三、系统生物学的研究目标

系统生物学主要研究目标是了解一个生物复杂系统中所有组成成分的构成及在特定条件下这些组

分间的相互关系,分析该系统在一定时间内的动力学过程。即从大量的生物学数据中得到一个尽可能接近真正生物复杂系统的理论模型,根据模型的预测或假设,设定和实施新的改变系统状态的实验,不断地通过实验数据对模型进行修订和精炼,使其理论预测能够反映出生物系统的真实性。

系统生物学是继基因组学、蛋白质组学之后生物学的一门新兴学科,代表 21 世纪生物学的未来。系统生物学是采用系统科学的方法,将生物过程不是作为孤立的很多部分而是作为整个系统来定量研究。它借助和发展多学科交叉的新技术方法,研究功能生命系统中所有组成成分的系统行为、相互联系以及动力学特性,进而揭示生命系统控制与设计的基本规律。系统生物学将不仅使我们全息地了解复杂生命系统中所有成分以及它们之间的动态联系,还可以预测如果这个系统一旦受到了刺激和外界的干扰,系统未来的行为是什么,更可以使我们据此寻找综合性的方法去治疗疾病而不是简单地针对单独靶点进行治疗。

系统生物学是一门难以把握的生物学新兴领域,它吸引了众多生物学家、数学家、工程师、计算机科学家的目光。系统生物学迅速成为学术界的一个时髦的话题,世界各地的学术机构和大学纷纷成立研究系统生物学的研究组或研究所。2003 年 9 月,美国的哈佛大学医学院新成立了 20 年来的第 1 个新系,它的研究目标就是系统生物学;而马萨诸塞州技术研究所此前已经启动了计算与系统生物学的研究;以色列的 Weizmann 科学研究所紧随其后,正在计划建立自己的系统生物学研究机构。

总的来看,系统生物学的研究范围非常广泛,其研究内容主要涉及系统结构的确认、系统行为的分析、系统控制规律的归纳和系统的设计。系统生物学的研究过程通常分为 4 个阶段。

(1) 系统初始模型的构建:对所选定的某一生物系统的所有组分进行分析和鉴定、描绘出该系统的组成、结构,包括基因相互作用网络和代谢途径,以及细胞内和细胞间的相互作用机制,以此构建出一个初步的系统模型(图 8-1)。模型可以自动或手动创建。模型代表一个可计算的、需要实验数据支持的假

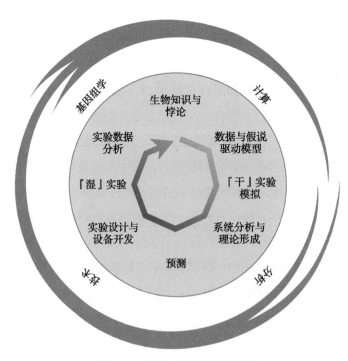

图 8-1　系统初始模型的构建图

设。在"干"实验中,计算模型应充分阐明假说。若模型与现有的实验事实不符,则需要舍弃或进一步修改。通过现有实验验证的模型可以用于全面的系统分析及预测。将预测数据进行"湿"实验操作。成功的实验应该能够排除不合理的模型。经过一个循环考验的模型被认为是符合现有实验证据的。这是一个理想化的系统生物学研究的过程,在未来,通过计算科学、分析方法、测量技术和基因组学的进一步发展,将逐步使这一学科更系统化、全面化。

(2)系统扰动信息的采集和整合:系统地改变被研究对象的内部组成成分(如基因突变)或外部生长条件,然后观测在这些情况下系统组分或结构所发生的相应变化,包括基因表达、蛋白质表达和相互作用、代谢途径等的变化,并把得到的有关信息进行整合。

(3)系统模型的调整与修订:把通过实验得到的数据与根据模型预测的情况进行比较,并对初始模型进行调整与修订。

(4)系统模型的验证和重复:根据修正后的模型的预测或假设,设定和实施新的改变系统状态的实验,通过反馈的数据再次对模型进行修订和精炼。

当前迅速累积的生物学数据,特别是基因组学、转录组学、蛋白质组学、代谢组学等方面的数据为系统生物学的产生和发展提供了动力。新技术的发展提供了有关基因、蛋白质、细胞动力学以及机体对突变和环境的反应等丰富的信息,但这些信息无法告诉我们整个机体的生命过程是如何运作的。系统生物学家要依靠数学、统计学等的方法,整合分散的生物学数据,构建生物学网络的模型,预测生物系统的未来行为,最终目标就是要理解诸如细胞分裂、动物发育、植物开花等神秘的生命过程。

第三节　系统生物学的研究内容和研究方法

系统生物学是研究一个生物系统中所有组成成分(基因、mRNA、蛋白质等)的构成,以及在特定条件下这些组分间的相互关系的学科。也就是说,系统生物学不同于以往的实验生物学——仅关心个别的基因和蛋白质,它要研究所有的基因、所有的蛋白质、组分间的所有相互关系。显然,系统生物学是以整体性研究为特征的一种大科学,而"干""湿"两大技术平台满足了系统生物学进行整体性研究的需求。所谓"湿"的平台就是应用各种组学技术研究,获得参与生命活动过程各种成分在各个层面的信息;然后通过数学、逻辑学和计算科学模拟的手段,构建"干"平台。系统生物学这个跨学科领域将生物化学和分子生物学的传统实验技术与计算生物学、建模和模拟以及系统分析相结合,进而构建生物网络的定性与定量模型,提出若干假设和预设,也就是所谓的"假设驱动的研究"。通过"干""湿"两个技术平台的不断周而复始的进行,最终将逐步解开生命系统的奥秘。

一、信息积累、数据库和网络分析

在过去的几十年中,随着生物调控机制研究的深入,数据类型、数量的快速增加,除了众所周知的系统生物学所研究的转录组学、蛋白组质学和代谢组学等数据集之外,还有全基因组 miRNA、表观遗传学以及数量不断增加的翻译后修饰组学数据集(表8-1)。

表 8-1 主要的六种组学数据的成分数据量

组学类型	描述	成分数量	工具
转录组学	编码蛋白的 mRNA 转录本总和,包括选择性剪接变体等	29 000[a]	基因芯片、PCR、转录组测序
表观遗传学	非基因组编码蛋白修饰,包括 DNA 甲基化分析测序	2 千万~3 千万	DNA 甲基化捕获测序、下一代测序
miRNA	小非编码 RNA,可通过基因沉默调控转录	~1 600	基因芯片、转录组测序
蛋白质组学	蛋白、酶、受体以及细胞结构单位	22 000~39 000[b]	质谱法、蛋白芯片、免疫检测
磷酸化蛋白质组学	蛋白磷酸化属于蛋白翻译后修饰,是细胞通路的重要环节	200 000	质谱法、免疫检测
代谢组学	细胞内的生物小分子,如脂质、核酸、二肽、激素等	~40 000	质谱法

注:a,不包括微生物组约 5×10^6 数据量;b,不包括翻译后修饰组学数据量。

(一) 转录组学

转录组学(transcriptomics)是研究目的细胞或组织系统中的 mRNA 转录的学科,它产生了数量最多、研究最深入的组学数据集(参见表 8-2 中的参考资料列表)。mRNA 的水平是高度动态的,每个细胞的拷贝数从 1 个到 1 万个不等,周转时间从几分钟到几天不等。在一个细胞中,随时发生着数千种转录类型,包括选择性剪接变体。尽管由于成本和产量的考虑,DNA 芯片仍然是测量全基因组 mRNA 转录本最流行的方法,下一代测序技术,如转录组测序即 RNA-Seq,提供了其他优势。与芯片不同,RNA-Seq 不需要序列知识,可以帮助识别 RNA 编辑事件、新外显子和等位基因特异性差异。RNA-Seq 用于转录组学研究尚处于早期阶段,随着成本的降低和管理大型数据集的工具的改进,这种方法可能会得到更广泛的应用。

表 8-2 系统生物学数据资源及工具包

资源类型	名称	链接	描述
基因组学	NCBI	http://www.ncbi.nlm.nih.gov	基因组、表观基因组学、转录组学实验数据库及搜索工具
	GWAS catalog	http://www.genome.gov/gwastudies/	已发表的全基因组关联分析列表
转录组学	ArrayExpress	http://www.ebi.ac.uk/arrayexpress/	功能基因组数据库,可以咨询及数据下载。包括芯片及高通量测序数据
	GEO	http://www.ncbi.nlm.nih.gov/geo/	全球基因表达公共数据资源库,包含芯片、下一代测序、其他高通量测序等的数据
	miRBase	http://www.mirbase.org	已发表 miRNA 序列注释库
蛋白质组学	Human Protein Reference Database	http://www.hprd.org	人工阅读搜集数据而来的数据库,此数据库里的数据具有很高的可靠性
	Proteomics IDEntifications (PRIDE)	http://www.ebi.ac.uk/pride/	包含了通过质谱法分析的蛋白表达的档案,提供蛋白质、短肽鉴定、翻译后修饰质谱证据的公共数据库

资源类型	名称	链接	描述
蛋白质组学	UniProt	http://www.uniprot.org	全蛋白质组数据库,包含多个模式生物的全基因组蛋白表达信息
磷酸化蛋白质组学	PhosphoSitePlus	http://www.phosphosite.org/	翻译后修饰的数据库网站,主要是人类和小鼠的位点信息。包含130 000非冗余修饰位点,主要是磷酸化、泛素化及乙酰化修饰
	phosph.ELM	http://phospho.elm.eu.org/	蛋白磷酸化位点的数据库网站,含多种物种大约42 000个位点
	PTMcode	http://ptmcode.embl.de	包含已知和预测的功能性蛋白翻译后修饰信息。目前有8种不同真核生物中约13种不同的翻译后修饰形式
代谢组学	Human Metabolome Database	http://www.hmdb.ca	包含≥40 000种注释代谢产物的数据库
蛋白相互作用数据库	BioGRID	http://thebiogrid.org	整合了的蛋白质相互作用的数据库系统,包含≥18 000种蛋白质和≥139 000种人类非冗余相互作用
	Database of Interating Proteins	http://dip.doe-mbi.ucla.edu/dip/	实验衍生的蛋白相互作用数据库,包含3 700种人类蛋白质的5 800种相互作用
	STRING	http://string.embl.de	搜寻已知蛋白质之间和预测蛋白质之间相互作用的系统,这种相互作用既包括蛋白质之间直接的物理的相互作用,也包括蛋白质之间间接功能的相关性
	CORUM	http://mips.helmholtz-muenchen.de/genre/proj/corum	手动注释从哺乳动物蛋白复合物的资源库。注释包括蛋白质复杂功能,定位、亚基组成,文献引用等
	PCDq	http://h-invitational.jp/hinv/pcdq/	全面注释人类蛋白质相互作用及蛋白复合物
通路数据库	KEGG	http://www.genome.jp/kegg/	代谢、通路、疾病图谱数据库
	NCI Pathway Interaction Database	http://pid.nci.nih.gov	一组精选的人类通路信息,包含137条精选自NCI和Nature的通路,以及322条选自BioCarta和REACTOME的通路
	REACTOME	http://www.reactome.org/	开源开放的、手动精选及同行审阅的通路数据库
分析及可视化工具	BioAssay Research Database	https://bard.nih.gov/	用于注释和分析化学生物学数据
	Bioconductor	http://www.bioconductor.org	用于分析理解高通量基因组数据。用R语言、开源开放的工具
	BioGPS	http://biogps.org/	一个集中的基因门户用于聚合分散的基因注释资源
	BioPortal	http://bioportal.bioontology.org	提供生物医学本体库和术语的门户网站

续表

资源类型	名称	链接	描述
分析及可视化工具	Cmap	http://www.broadinstitute.org/cmap	全基因组转录表达数据集。来源于用生物活性小分子处理的人类细胞,搭配简单的模式算法,可以揭示药物、基因和疾病的功能性关系
	Cytoscape	http://www.cytoscape.org	一个复杂网络可视化并进行整合的开源软件平台
	Database for Annotation, Visualization and Integrated Discovery	http://david.abcc.ncifcrf.gov/	一个全面的功能注释化工具,便于理解大量基因信息背后的生物意义
	FunCoup	http://funcoup.sbc.su.se/	用于检索基因和基因产物之间的功能耦合关系的网络数据库
	Ingenuity	http://www.ingenuity.com	用于探索、可视化分析和解释相关的生物化学发现的知识库和软件。包括基因、蛋白质、小分子、通路及组学网络分析等
	Pathway Studio	http://www.elsevier.com/online-tools/pathway-studio	生物通路可视化软件。可以不同模式绘制和分析生物通路,并且可以通过公开发表的文献构建基于生物通路网络
	OpenBEL	http://www.openbel.org	一个开源生物研究项目
	Protégé	http://protege.stanford.edu	一个开源的本体编辑器和以知识为基础的框架

miRNA 是一类非编码小 RNA 分子转录本,可作为基因表达的转录调节因子。miRNA 通常进行组合调控:单个 miRNA 可能有多个靶点,单个基因可能受到多个 miRNA 的调控。miRNA 通过多种机制起作用,可以通过基因芯片或基因测序技术进行测量。目前已发现超过 1 600 个人类 miRNA 分子,其中一些与疾病有关,包括癌症、代谢和心血管疾病等。

依赖转录组数据来理解通路机制的一个缺点是 mRNA 水平与蛋白水平相关性差。因此,来自转录本数据的基因网络并不能明确表明信号通路成分。尽管如此,它们仍可用于识别系统中活跃的通路或通路模块,以及对患者或疾病等样本进行识别和分类。

(二) 表观基因组学

表观遗传学(epigenetics)是指 DNA 或组蛋白发生可逆的修饰,导致 mRNA 表达的非基因组性改变。例如组蛋白修饰是一种表观遗传学变化,在细胞发育、分化和组织修复中起着重要作用。而在全基因组水平测量 DNA 表观遗传变化的研究被称为 "表观基因组学"(epigenomics)。DNA 甲基化是调控 DNA 进入 RNA 转录的重要表观遗传机制。大约 1% 的人类基因组(3.2×10^9bp)含有 CpG 残基,其中 60%~90% 可以被甲基化[高达 $(20~30) \times 10^6$ 个潜在的甲基化位点]。应用最新的研究方法,如甲基化捕获测序(methyl Cap-Seq)、全基因组甲基化阵列或者基于序列的方法,使得全基因组高通量分析成为可能。具体实例比如,由于在肿瘤细胞中观察到特异性甲基化的变化,表观遗传学的研究在肿瘤研究中尤为重要:CpG 岛的高甲基化与多个抑癌基因的沉默和 DNA 的整体低甲基化有关。

目前,全基因组甲基化研究已应用于识别新靶点、生物标志物和可预测的生物标志模式等。此研究还可以应用于特定基因的识别,例如特定基因的甲基化状态可以预测神经母细胞瘤的存活率。此外,甲基化的基因组定位也可以用来判断类风湿关节炎的遗传风险。目前大多数研究都集中在最常见的表观遗传标记 5- 甲基胞嘧啶上,然而单分子测序方法还具有检测其他 DNA 修饰的能力,如 5- 羟甲基胞嘧啶等。随着检测方法的更新及数据量的增加,我们将对这些修饰功能作进一步了解和分析。

(三)蛋白质组学

鉴于蛋白质是信号通路的主要功能单位,蛋白质组学(proteomics)涉及对给定系统中表达蛋白的测量,可以提供与通路信号结构更直接相关的信息。蛋白质组学技术包括质谱法(MS)、蛋白芯片和免疫检测等。其中质谱法覆盖了非常广泛的蛋白种类。质谱流式技术(mass cytometry)是近年来兴起的一项单细胞蛋白分析技术,利用带有不同金属元素标签的抗体标记细胞,然后再用质谱的方式对标记好的细胞进行逐一检测。由于质谱对信号分辨率极高,可以同时检测上百种不同的标签,质谱流式技术可以同时获得单细胞表面标记物、胞内信号通路、转录因子、细胞因子、细胞周期等各方面的信息,是非常理想的单细胞分析手段。此外,选择反应侦测扫描(selected reaction-monitoring)也是一种较新的质谱法,可以用于更好地定量特定的蛋白质。尽管如此,目前还没有一种技术能够准确、完整地测量一个系统中的所有蛋白质。例如,膜蛋白由于其低丰度和疏水性而难以进行测定,这已经成为质谱法和反相蛋白芯片技术面临的挑战之一。虽然免疫检测可能比质谱法更灵敏,但是缺乏针对所有相关蛋白的抗体探针仍然是一大瓶颈。

目前通过基因组测序预测的人类蛋白质的数量在 22 000~39 000 种,而这个预估值可能远远少于实际蛋白的数量。由于蛋白质受多种翻译后修饰的影响,其中许多蛋白质并未被标准的蛋白质组学技术检测到。这些修饰包括裂解、乙酰化、糖基化、甲基化、磷酸化、苏素化和泛素化等,所有这些修饰都可以通过调控配体结合、细胞定位或蛋白半衰期来影响蛋白功能。其中,蛋白磷酸化作为调节信号通路功能的关键机制而备受关注。蛋白磷酸化因其发生迅速短暂并以复杂的作用行为影响信号通路的动态变化,而使其难以研究。以多位点磷酸化为例,其在通路信号转导中产生类似开关行为的方式,行为模式极具复杂性,吸引了众多科学家的研究热情。磷酸化蛋白的定量方法包括质谱法和免疫检测。编目翻译后修饰的数据库包括 PTMcode、PhosphoSitePlus 和 phosph.ELM 等(表 8-2)。

(四)代谢组学

代谢组学(metabolomics)的主要研究对象是生物体液(包括尿液、血液、汗液、胆汁、脑脊液等)、细胞提取物以及组织提取物,动态评价机体生物液体中内源性和 / 或外源性代谢产物的浓度与功能,即代谢产物谱的变化,从而动态评价机体应答的生物学作用及机体的反应性。代谢产物的测量技术包括色谱或电泳质谱和核磁共振波谱(NMR)。人类代谢组学数据库(表 8-2)含注释代谢产物 4 万余种。依赖于对代谢产物小分子的充分了解,以及特定通路中代谢产物的种类相对较少,利用流平衡分析建立代谢途径模型取得了重大进展。

代谢组学通过分析机体生物液体和组织中代谢产物谱的变化,研究机体整体生物学状况及其功能调节。代谢组学与其他 "组学" 相互联系,共同提示生命现象的本质。然而,尽管基因组学、转录组学或蛋白质组学研究可以直接或间接反映外 / 内环境改变对机体所产生的生物学效应,但这种效应很难从整体上反映机体的终点状态。例如,有些药物可以直接影响基因的表达与调控,但由于在基因多态性、机体代偿性机制等许多因素的影响下,有时候药物对机体所产生的生物学效应与基因和蛋白表达并没有明显的相关性。在这种情况下,基因组学、转录组学或蛋白质组学研究就不能比较准确地反映机体的最终反应性。代谢产物是机体继基因激活、转录、翻译、翻译后修饰等一系列生命活动之后的最终信号载体之一。因此,代谢组学研究有可能更为准确而全面地揭示药物对机体所产生的生物学效应以及机体对药物的作用,成为基因组学、转录组学和蛋白质组学研究的有力补充。

二、仿真建模和系统生物学工作平台

系统生物学家们利用一系列模型来对生物数据进行研究。模型的效用取决于它们的预测能力。尽管构建能够预测所有表型和扰动反应的模型目前来说是不可行的,但我们可以开发足够详细和一定规模的模型来预测生物体对特定扰动的行为反应并进行灵敏度分析。模型构建、验证以及分析通常是迭代过程,这样的过程可以使模型逐渐接近现实中的生物网络,并且使模型的预测变得更为准确。

(一)统计模型与数学模型

统计建模是生物信息学、药物发现和药物研发中常用的技术手段,已成为生物学领域中公认的研究工具。回顾用于分子和细胞生物学统计建模的思想,从最基本的差异检测开始,然后进行相关和回归分析,再进行时间序列分析,从而得到独立于时间的具有稳定性的统计模型。然而,大多数与细胞信号转导和代谢相关的亚细胞过程都是动态的,也就是时间变化很重要。如果研究者的目标是鉴定可能在特定实验中起作用的一组基因或蛋白质,则普通实验(如蛋白质印迹法、微阵列、二维凝胶蛋白质组学)将足以解决这样的问题,而要理解蛋白质在细胞凋亡、细胞分化以及细胞周期等过程中的作用,传统的模型是做不到的。

数学建模则为分子和细胞过程动力学的分析提供了定量基础,它通过系统记忆、状态空间模型和线性化描述的过程,存储系统随着时间的变化产生的行为和状态,并对这样的系统动态行为进行量化,之后对量化结果的线性化可以提供关于系统稳定性及其在产生动态行为过程中有价值的信息。数学模型还揭示了系统特征(如因果关系和反馈)在确定生物结果方面的重要性。这些系统特征可以指导湿实验的设计,也有助于验证细胞过程的动态模型,以及反映模型的动态和结构特征如何决定生物行为。这样的交互过程如图 8-2 所示,其中统计建模利用有关的数据结构和信息内容作出重要的决策;数学建模能够以量化的形式体现系统随时间演变产生的动态行为过程;系统分析则揭示了动态过程的特征和属性(例如,响应变化的灵敏度、系统的鲁棒性及其稳定性)。

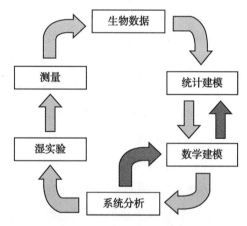

图 8-2　系统生物学周期

在生物学调查的背景下进行统计建模、数学建模和系统分析。两个较深的箭头用于强调系统分析、数学建模和统计建模之间的迭代反馈,有助于在需要返回湿实验之前建立我们对生物过程的理解。

(二)建模

1. 模型的类型　模型类型可以分为基于相互作用的、基于限制条件的或基于机制的模型。基于相互作用的模型只是进行网络展示,而不考虑反应化学计量学和动力学。这种相互作用网络图揭示了生物网络的模块化组织,可以进一步详细研究子网络的信息。

基于限制条件的方法采用了有关相互作用关系、化学计量和反应可逆性的信息,但不包含动态信息,经常用于分析代谢网络。该方法可以阐明系统在给定化学计量、相互作用以及可逆性的限制条件下产生的表型和行为的变化。这样的分析不仅可以了解生物体的行为,还可以了解生物体的进化,如果计算机模拟预测的结果与实验数据一致,那么生物体进化以产生适应性功能的假设便通过模型得到了证实。

基于机制的模型是一种最详细的模型,它可以捕获反应化学计量和动力学参数,进而对生物网络动态行为进行定量分析。尽管有几种系统已经成功构建了这种类型的模型,但由于这种模型需要大量的有关网络数据连结和动力学参数的信息,极大程度限制了该模型的应用。这种模型的优势在于它能够生成关于细胞动态行为的可测试性实验假设,还能够完善旨在阐明生物设计原则的计算机实验。例如,通过分析大肠埃希菌中热休克反应的模型,以确定前馈和反馈环路在该系统中扮演的角色。

2. 模型构建的方法　模型构建可以采用自上而下或自下而上的方式进行。自上而下的方法本质上是一种逆向工程,它从全基因组数据开始,例如芯片数据,并尝试通过这些数据推断背后的网络机制。依赖于高通量数据的获得,在网络机制及连结方式未知的情况下,这种建模方法是具有优势的。另一方面,自下而上的方法将连结性和通路信息组合到更大的网络中,它们从组成元素开始,例如基因或蛋白质,将它们与它们的相互作用组分进行连结,并确定每对相互作用的反应速率参数。自上而下和自下而上的建模方法都可以对扰动的动态反应进行详细的预测。目前已经提出了一种将自上而下和自下而上方法进行结合的概念,并成功应用于蛋白质折叠的建模。

(三) 系统生物学工作平台

1. 参数评估　为了分析系统的生物学行为,需要对数学模型的参数进行赋值,这些参数包括速率常数、平衡常数、扩散常数以及初始条件。尽管这些参数值有可能在文献中获得,但更常见的情况是因难以测量而尚未被确定。即使获得了数据,通常也是特定适用于具体研究环境的,因此必须仔细考量收集数据的实验模型和条件。参数评估方法用于确定模型模拟结果与实验系统观察到的行为最相似时的参数值。

2. 模型分析　如果构建了合适的模型并对其参数进行了评估,便可以开始对该模型的分析。模型模拟能产生可测试的假设和预测,这些假设和预测可以阐明导致不良或病理行为的诱发因素。它们还可以揭示系统的基本原理。例如,反馈和前馈环路在生物网络中无处不在,对具有和不具有这些循环的模型进行分析可以解释系统发展出这种复杂结构的进化原因。

敏感性分析是系统分析中的重要工具,利用它可以识别生物系统的关键组分和关键反应,这些信息可为药物靶标的选择提供参考。敏感性分析还可用于帮助实现湿实验的高效设计。

人类基因组的测序是一项历史性和革命性的进步,为更好地理解疾病的病理过程和识别疾病治疗更为有效的靶点提供了基础。它能够对生物系统的基本组成部分——基因及其编码的蛋白质进行定性描述。系统生物学着重关注这些组成部分之间的联系和相互作用以及环境刺激后产生的影响。这种网络级别的理解能够预测不同条件下生物体的行为变化以及各种扰动回应。这些预测可以揭示潜在的新药物靶点,促进脱靶或未预料到的药物效应的发现,并引导预防性、个体化的用药治疗。

第四节　系统生物学在医学和药物研究方面的应用

经过近年来的发展,系统生物学产生了一批新概念、新理论与新方法,在医学和药物研究中的应用也获得了长足发展,其在药物发现、药物筛选与靶点确定、疾病基因预测、疾病生物标志物筛选以及评价药物毒副作用等方面获得了越来越多的应用,也发挥着越来越重要的作用。

一、缩短药物发现的进程

药物发现的主要目的是检验诸如"对靶蛋白 X 的干预将影响临床终点 Y,而终点 Y 是一种疾病的直接或间接标记"等临床假设。虽然这是一个简单的概念,但执行起来却非常困难。候选药物除应具有针对靶蛋白的选择性和亲和力外,还必须具有足够的药代动力学特性,以跨越各种障碍(如肠道吸收、细胞膜通透性),并在足够长的时间内避免消除或降解,从而达到细胞或组织类型感兴趣的目标。为了充分检验上述临床假设,必须有方法在临床试验中测量靶蛋白是否能够被候选药物成功地干预,以及是否有可测量的临床终点。

在药物发现的系统生物学时代,我们试图对靶标选择作出更明智高效的决策,海量的研究数据可以实时地为目的靶标的选择提供指导。运用系统生物学的药物发现与传统的药物发现在靶标的识别和验证中采用了不同策略。传统的药物发现中,以还原论的逻辑,首选确定与疾病过程相关的蛋白分子,假设干预这个蛋白可以缓解疾病状态,当靶标确定后,研发相应化合物,然后将候选药物逐一通过测试"漏斗"进行验证,这个"漏斗"由一系列复杂漫长的实验系统组成。基于靶点的假设,即使看起来无比完美,都有很大可能在临床试验中被证明和疾病没那么相关。筛选出来的化合物,在患者中的药效几乎无法预测。在这种方法中,如果研究失败,通常就下一个最佳靶标是什么而言,没有明显的备份计划。当我们沿着还原论的道路,每向下分解一个层级,相互作用的环境就被拔除;每上升一级,就会有更多的复杂性。这就是用物理和化学的方法,理解复杂生命体的困境,当我们用低温电子显微镜对准每个蛋白结构的时候,整个系统的行为却变得模糊。随着一个药物研发阶段的递进,从体外到体内,动物到人体,候选物逐渐在更高的层级中进行测试,那些不完善的假设在更复杂的系统中逐渐被展现,这往往就是临床试验失败的原因。绝大多数被当作靶点的蛋白,都只是复杂信号网络中的一个小节点。而在这个网络中,基因冗余和多效性、代偿基质、信号反馈,无一不会降低靶蛋白被药物作用造成的影响。正如阿尔茨海默病这种退行性疾病,我们对其复杂性的了解还处在初级阶段,不难理解目前全部的靶向药物在临床试验中都没有表现出对于认知行为的改善。而系统生物学的药物发现则利用的是一种可能被称为"疾病中心"的方法。从疾病入手,依次深入挖掘,定量了解健康与疾病状态的差异,构建知识,同时得出最佳干预靶标和干预方式(图 8-3)。我们利用自顶向下的方法确定疾病的主要驱动因素,并利用自底向上的方法了解详细的靶标机制。之后采用工程图和数学模型的形式编码,以捕捉健康和疾病生理学的基本行为。然后对定量模型进行分析,以生成实验可验证的假设。

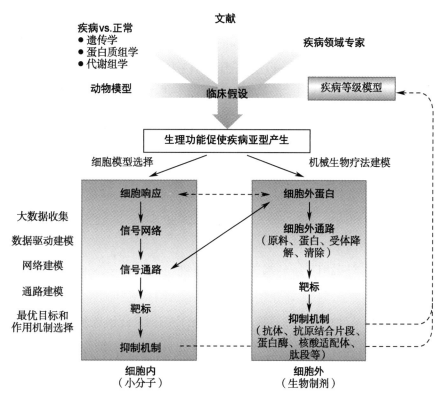

图 8-3　细胞与疾病层面的整合系统生物学概念图

二、促进靶点的发现与确认

药物靶点是药物与之作用产生药物的药理作用达到防治疾病目的的由生物分子形成的特殊位点，在药物研究中具有十分重要的意义。随着现代分子生物学技术的发展和人类基因组计划的完成，出现了大量可供治疗干预的新型分子靶点，但并不是所有的靶点都能够成为与疾病有关的有效靶点，因此对新型靶点进行发现和确证十分重要。此外，尽管组学技术在靶点的发现中扮演十分重要的作用，但是依靠单一组学技术并没有发现有价值的药物靶点。目前，更常用的方法是将组学的数据和其他实验信息整合到生物网络中分析，根据网络的拓扑结构寻找控制疾病通路的关键节点，即药物作用靶点。

以口腔鳞状细胞癌靶点发现为例。口腔鳞状细胞癌是严重威胁人类健康的十大肿瘤之一。口腔鳞状细胞癌与病毒感染、理化刺激（吸烟、饮酒等）、遗传等多种因素有关，是一种高转移性口腔癌，复发率高，患者生存率低。对其治疗至今仍缺乏十分有效的手段。肿瘤转移是口腔鳞癌导致患者死亡的重要原因。

近年来，人们逐渐认识到肿瘤的生长、侵袭和转移并不是由肿瘤细胞独立完成的。肿瘤细胞、周围微环境以及机体内环境之间的相互作用提供了一个利于癌细胞生长和逃逸免疫攻击的背景，因而提出把肿瘤放在微环境中去进行研究。周围间质细胞在肿瘤发生发展中发挥着重要的作用。肿瘤细胞与间质细胞的关系常被比作"种子"与"土壤"。深入了解癌细胞与周围间质微环境之间的复杂互作可为我们提供一些潜在的治疗干预新靶点。

Liang Z 等研究人员针对口腔鳞癌提出了一个称为"共同靶点干预"（common target perturbation，CTP）的新概念：通过同时作用于肿瘤和间质的相同靶点，获得双向破坏效应，从而有可能改善癌症治疗。为了实现这一概念,他们设计出了一种系统生物学策略,结合实验与计算结果来鉴别潜在的共同靶点。通过数轮鉴别,研究人员发现了 TGF-β receptor Ⅲ(TβR Ⅲ)是口腔鳞状细胞癌的一个上皮 - 间质共同靶点。在口腔癌上皮细胞和邻近癌相关成纤维细胞中同时干扰 TβR Ⅲ 可有效抑制体内的肿瘤生长,并证实这种方法优于在任何一种的细胞类型中单方面干扰 TβR Ⅲ。这一研究表明了通过同时考虑癌细胞和其邻近的间质有强大的潜力鉴别出一些治疗靶点。将这一 CTP 概念与常规发现靶点策略相结合为未来开发出靶向性的癌症组合疗法提供了一个框架。

再如 Kim YA 等为寻找胶质母细胞瘤的新靶点,结合基因表达数据、表达定量性状位点(expression quantitative trait loci,eQTL)分析和分子相互作用信息,构建了一个大规模的蛋白和 DNA 相互作用网络,以识别潜在的致病基因和调控通路。该方法已被验证,并鉴定了新的致病基因,同时还发现了一个涉及细胞周期蛋白依赖性激酶 CDK1 的调节反馈通路。

另一种方法中,Wu CR 等采用了一种基于关联向量机(correlation vector machine,RVM)的集成框架方法,整合多种异类数据类型,构建基因网络,识别乳腺癌、结肠癌和肺癌的潜在治疗靶点。根据肿瘤基因的表达差异绘制肿瘤特异性网络,然后基于网络的拓扑结构量化候选基因。通过这种方法,钙 - 钙调蛋白依赖性丝氨酸蛋白激酶(CASK)在采用 RNA 干扰的基因敲除癌细胞系筛选中得到证实。

值得注意的是,尽管目前通过系统生物学方法已鉴定出了大量有潜力成为新药物靶标的生物分子,但这些分子中的绝大多数并未能真正用于疾病的治疗。造成这一现象的原因之一是部分分子没有与小分子药物结合的位点;另一个原因则是生物网络中的中心节点通常是转录因子等参与多种生命进程的分子,对它们的激活或抑制常会造成不可预知的后果。

迄今为止,在药物靶点研究中应用的技术方法几乎囊括了生命科学研究中可能应用到的所有技术方法。但事实证明,在药物靶点的发现和确证研究方面,我们还缺乏有效的方法和技术,还需要创造性地进行研究。由于进行药物靶点的发现和确证研究是新的研究内容,对药物靶点发现和确证的策略研究尤其重要,更需要不断创新。

三、加速生物标志物的发现

生物标志物(biomarker)是指可以标记系统、器官、组织、细胞及亚细胞结构或功能在正常生理状态、病理过程或药物干预后机体反应的一类指示物,可以反映生物机体在与环境相互作用中发生的能够被测定的特征性改变,具有非常广泛的用途。目前,生物标志物可用于疾病诊断、判断疾病分期或者用来评价新药或新疗法在目标人群中的安全性及有效性。由于需要建立和评估生物标志物性能的患者数量众多,因此生物标志物的开发具有挑战性。

组学技术革新并加速了新的临床生物标志物的发现,现在系统生物学方法正在影响这一领域的进展。随着高通量基因组学、蛋白质组学等的不断进展,生物标志物包括的种类也越来越多,例如 SNP、miRNA、lncRNA 等都被列入生物标志物的行列。新型分子生物学技术彻底改变了人们以前那种只考虑疾病发病机制中某个单一因素的诊断方式。现在,人们可以从全局的视角去看待整个生物学系统对疾病发生过程中所产生的影响。

发现生物标志物的首要一步是筛选候选分子,随后对这些候选分子进行验证,根据它们在某些环境改变、给予药物治疗后或发生疾病的情况下是否发生相应的改变来判断这些候选分子是否为真正的生物标志物。以肝纤维化标志物为例,Ling H 等针对肝纤维化标志物的系统生物学研究,是从肝脏组织特异性、肝纤维化高表达蛋白或基因、肝纤维化组织的分泌蛋白质组三个大数据库,通过系统生物学整合分析,筛选出肝脏特异的、肝纤维化组织高表达的、分泌到组织外的蛋白,再对候选标志物进行临床验证,筛选出壳酶蛋白(CHI3L1)作为肝纤维化的标志物。由于壳酶蛋白自身符合的多种条件,其浓度可用于肝纤维化分期的辅助判断。

然而患者本身是可变的,具有不同的遗传、环境暴露、疾病状态和药物治疗史等。虽然在实际应用中首选单一的生物标志物,但在许多临床应用中,由于患者群体的潜在可变性和病理生理学的复杂性,这种方法并不成功。因此,生物标记面板,或基于多种分析物的分类器,已被纳入考虑。实际上,现在已经批准了几个,其中包括 21 基因检测(Oncotype DX)和蛋白质生物标志物检测(OVA1),分别用于对阳性乳腺癌患者进行 21 个基因集的表达水平检测和卵巢癌患者进行 OVA1 分级的预后分析。基于 Oncotype DX 检验的复发评分可以独立预测复发风险和化疗获益的大小。OVA1 是蛋白质组生物标志物的体外诊断多变量指标分析,是一种用于将卵巢癌患者分类为高危或低危的含有 5 个蛋白成员的面板。肿瘤以外的其他疾病的应用也在不断进步。最近报道了一个 7 个蛋白成员的面板预测中危人群冠心病风险的实例。

其他疾病环境更具挑战性,科学家们探索了更复杂的方法。Jiang FN 等将前列腺癌的差异基因表达分析与蛋白相互作用网络的形态学分析相结合,构建分类器。他们验证了分类器的预测性能和所谓的"枢纽"基因对分类器性能的贡献。Shaknovich R 等为了区分两种弥漫大 B 细胞淋巴瘤亚型,将差异调控的基因集和全基因组 DNA 甲基化谱与通路分析相结合,发现了一个涉及肿瘤坏死因子(tumor necrosis factor,TNF)α 的细胞因子亚网络。Kim H 等采用了一种更为复杂的方法,将基因表达和基因组甲基化分析与蛋白 - 蛋白相互作用结合起来,将多形胶质母细胞瘤的长期幸存者与短期幸存者区分开来。使用网络拓扑标准构建的分类器比基于基因集构建的分类器性能更好,使用两种数据类型构建的分类器比基于单一数据类型构建的分类器性能更好。这些例子说明了系统生物学衍生方法在药物开发实际需要中的应用。

四、评价药物的毒副作用——系统毒理学

在传统药物研发过程中追求单靶标高活性和高选择性配体通常在进入体内试验表现出意料之外的严重毒副作用,其原因主要是由于生物系统和药物体内行为及作用模式的复杂性。化合物作为药物,在体内行为包括吸收、分布、代谢和清除,而作用模式则包括与人体内各种蛋白质的相互作用、毒性等,简称药物性质和药物靶标相互作用谱。传统的毒理学研究已经为人类提供了重要的以剂量效应关系为中心的数据库,结合对药物剂量与条件及侵害对象的了解,为药物毒副作用评价提供了基本的依据。即便如此,传统的毒理学研究依然存在许多不足,如对于药物的毒副作用机制知之甚少,研究进展缓慢,即便是所谓的危险度定量评价也存在许多不可知因素。生物体是一个复杂系统,只有通过把孤立的在基因、蛋白质等不同水平上观察到的各种相互作用、各种代谢途径、调控通路的改变整合起来才能全面、系统地阐明复杂的毒性效应。

在上述因素驱动下,近年出现了系统毒理学概念,即通过整合分子、细胞、组织等不同研究层次的高通量信息,系统研究外源性化学物和环境应激等与机体的相互作用的一门学科。系统毒理学主要包

括毒理组学技术及计算系统毒理学两部分。毒理组学技术是指通过基因组学、转录组学、蛋白质组学、代谢组学、相互作用组学和表型组学技术,在不同水平上揭示从基因组序列和调控的改变到毒性表现的过程和机制。组学技术由于将个体基因组状态联系到所用药物的治疗效能和毒性反应,通常在全基因组水平建立分析药物毒性的网络系统,为构建预测毒性作用模型和毒代动力学模型奠定基础。计算系统毒理学是指利用生物信息学和计算毒理学进行数据分析和提取,可以对外源性化学物的损伤机制进行研究,建立新型的危险度评价模型和损伤预测模型,主要研究内容包括:①通过对化合物暴露高通量试验数据的挖掘,得到化合物影响复杂生命体和环境的相关知识库;②通过构建毒理组学网络模型,并用数学方法表示和模拟中间过程,全面理解外源物致毒的中间机制;③发展具有预测功能的毒理学综合模型,以期定量全面评估化合物的安全性。近年来系统毒理学已经广泛应用于药物毒副作用的研究。Craig A 应用系统毒理学的方法分析使用噻吡二胺研究大鼠肝中毒的机制。大剂量的噻吡二胺可导致大鼠肝细胞的坏死,而原因并不清楚。作者通过基因组学、蛋白质组学和代谢组学的相关技术对具体的机制进行研究。通过对雄性大鼠连续注射噻吡二胺 3 天,注射剂量为 150mg/(kg·d),从血液和肝脏获得药物后(两 2 小时后),每天连续 24 小时收集尿液。监测数据可以对药物在肝脏内的代谢途径和转换过程进行解释。Xu XY 在研究中,对雄性大鼠分别进行铂化合物和庆大霉素的染毒实验。使用 Meta Core 分析软件,通过整合尿液中代谢组学分析图像和转录组学分析图像来鉴别与肾毒物相关的生物化学变化。实验表明,铂化合物和庆大霉素可严重影响 mRNA 合成一些转录子,而每种转录子对应一种代谢产物。并进一步发现了肾脏中的几个转录子可能在诱发肾病方面承担主要媒介作用。Wang JS 等基于代谢组学技术,通过液相色谱法和质谱分析法对多柔比星(doxorubicin)作用于大鼠进行系统毒理学研究。然后,通过方差分析和组分分析方法来揭示随剂量和时间的变化以及在多元变量情况下的相互影响。最后,各种涉及致毒过程的代谢分子都可以通过精准的高通量试验设备被鉴定出来,并据此推断关于多柔比星致毒机制的假设。

目前,有关系统生物学的应用也面临着一些困难或局限。首先,"系统"的精髓在于要素和要素的相互作用网络,系统生物学研究结果依赖于数据的完整性,而目前生物医学数据的完整性还远不能保障。其次,系统的一大特点是其动态性,没有事物是静止不变的,其有空间动态性、时间动态性,而当今的系统生物学对动态性研究远远不够。第三,当前的生物医学长期以来都是以蛋白质为中心的,包括蛋白编码基因和 RNA,而对非编码 RNA 关注不足,因此未来的研究重点是务必要将非编码 RNA 纳入到系统中来。尽管当前系统生物学还有一些问题和局限,但是,基于复杂疾病特点和系统生物学的特点,我们有理由相信,在不久的将来,会有越来越多的系统生物学在医学和药物研究中得以应用。

第五节　系统生物学和中医药研究

系统生物学的产生及发展促进了网络生物学及网络药理学的发展,伴随着疾病网络的建立、药物多靶点作用的研究深入及计算药理学的兴起,这些对中医药学的发展将起到巨大的推动作用。系统生物学强调以系统方法论为指导,中医也与现代系统论、复杂性科学有共同之处,即从多层次整合视角关注机体综合性生命功能,注重"整体大于部分之和",所以现在有些中医研究者尝试从系统生物学入手研究和阐明中医理论。

在药物研究方面,应用系统生物学方法,阐明中药配伍规律,揭示不同组方及相同组方不同剂量下的各种代谢、蛋白、转录等组学变化,发现共性、找出差别、探索规律,进而指导中医按方配药,并由此产生"科学方剂"。杜志峰指出,在药物研究方面应尽量避免走单体研究之路,注重中药配伍规律的研究,药物实验中尽量遵循由干性实验到湿性实验再到干性实验之循环原则。如麻黄甘草汤不同加味组合可以治疗不同疾病。另外,还指出任何未被验证的方剂均可先用计算药理学的方法(干性实验),推演其可能的药物靶点或作用分子及信号通路,证实已有作用并发现新作用,进而进行网络药理学实验研究(湿性实验),最终应用于临床。

在疾病治疗方面,应用系统生物学的手段,多途径探讨治疗方法。徐雯雯等人运用系统生物学的多途径研究方法,即转录组学、蛋白质组学、代谢组学等网络数据来分析枢纽靶点,探索中医湿热证候的物质基础,是中医现代化、客观化研究的新思路、新方法。湿热证候是现代社会常见的病证之一,可出现在各种病症中,涉及多个脏腑,影响呼吸、消化、泌尿、生殖等多个系统。传统中医的"望闻问切"受医者的主观经验影响较大,且传统中医学对证候的把握体现在对其症状的特点、脏腑的功能、病机的变化上,而系统生物学并不局限于特定疾病的湿热证型,除了探讨其结构和功能,还可以把孤立的物质和整体系统联系在一起,可以把中医的整体观念上升到高度综合的现代系统理论,可以反映湿热证候的整体特征,还能反映证候各部分的联系和影响,以及证候变化各层次的特性。

中医的黑箱理论,即从整体辨证,而对系统的内部结构和作用机制尚不了解,结合西医的白箱理论,把一切打开,研究清楚内部结构及作用机制,整合成整体的信息,将有效地整合中西医各自的优势及特点,完善人体的知识系统。我们应从中医理论体系与系统生物学特点出发,探讨中医学凭借系统生物学发展的可行性,并提出结合发展策略,从而使多层次、整体化的系统生物学最大程度上促进中医药研究的发展。

第六节　现存科学问题与展望

系统生物学是一门迅速发展、日新月异、不断补充优化的前沿科学。虽然对基因、蛋白、代谢的检测已经非常深入,但对生命体核心本质的认识也还在初探中。生命活动的信息浩瀚如海,基因不是唯一的起点,蛋白表达不是仅有的路径,代谢产物也不是最后的终点。目前系统生物学的研究仍存在许多科学问题。系统生物学依赖于高通量生物技术获得海量生物数据,再运用数学知识,建立数学模型,定量解释生命体内复杂的生命现象。系统生物学只有协同众多不同定位的软件、数据资源才能系统地研究生物系统。目前的技术及设备仍然有各自的局限性,并不能满足系统生物学进行全面、精准的数据分析,不断更新的数据和模型随时可能会推翻现有的结论,保持信息的更新尤为重要。

系统生物学涉及的范围很广泛,目前有许多热点问题,其研究的对象逐渐从基因、分子、细胞、器官进而到生物体甚至群体,跨越多个层次研究生物问题正得到广泛的关注。系统生物学不仅是生命科学理论的重大发展,而且有极其广阔的应用前景,如应用于药物的发现和开发,有望改善新药研发的投入产出,疾病的预警、诊断和药物应答并逐步实现预防医学和个体化医学等。

　　生物学正在发生从分子水平到系统水平的转变,相信在 21 世纪系统生物学研究将极大地推动医学和生物学研究的研究思路和成果,成为医学发展的核心驱动力。

思考题　　　　1. 以新型冠状病毒肺炎(COVID-19)为例,对其序列及蛋白功能的研究过程
　　　　　　　　　中应用了哪些技术手段?
　　　　　　　2. 针对新型冠状病毒肺炎(COVID-19)的药物研发筛选到可能的靶点有哪些?

(张晗思　陈　立)

参 考 文 献

［1］ YOUNG D L, MICHELSON S. Systems biology in drug discovery and development. Hoboken: John Wiley & Sons, Inc., 2011.

［2］ QING Y. Systems biology in drug discovery and development. New York : Humana Press, 2010.

［3］ BERG E L. Systems biology in drug discovery and development. Drug Discov Today, 2014, 19 (2): 113-125.

［4］ KITANO H. Systems Biology: a brief overview. Science, 2002, 295 (5560): 1662-1664.

［5］ 王月华,杜冠华. 现代表型药物筛选——药物发现的有效途径. 中国新药杂志, 2016, 25 (4): 395-404.

［6］ 徐雯雯,任青玲,洪丹丹. 从系统生物学与中医整体观角度分析湿热证候. 中医药导报, 2019, 25 (7): 5-9.

［7］ 杜志峰. 孤阴不生,独阳不长 - 系统生物学助推中医学发展的可行性分析及策略. 中西医结合心血管病杂志, 2019, 7 (5): 25.

［8］ 吴梧桐. 系统生物学与药物发现研究. 药物生物技术, 2006, 13 (5): 315-321.

［9］ 李杰,李柯佳,张臣,等. 计算系统毒理学 :形成、发展及应用. 科学通报, 2015, 60 (19): 1749-1760.

［10］ 詹润华,郭鸿儒,王溢郴,等. 基于生物标志物的复杂疾病非侵入性诊断模型的研究进展. 广东药科大学学报, 2019, 35 (2): 307-313.

［11］ JIANG F N. An integrative proteomics and interaction network-based classifier for prostate cancer diagnosis. PLoS One, 2013, 8 (5): e63941.

［12］ SHAKNOVICH R. DNA methylation signatures define molecular subtypes of diffuse large B-cell lymphoma. Blood, 2010, 116 (20): e81-89.

［13］ KIM H. Whole-genome and multisector exome sequencing of primary and post-treatment glioblastoma reveals patterns of tumor evolution. Genome Res, 2015, 25 (3): 316-327.

［14］ WANG J S. Cell type-specific effects of Adenosine 5'-triphosphate and pyrophosphate on the antitumor activity of doxo-rubicin. Cancer Sci, 2012, 103 (10): 1811-1819.

［15］ LING H. The chitinase 3-like protein human cartilage glycoprotein 39 inhibits cellular responses to the inflammatory cytokines interleukin-1 and tumour necrosis factor-alpha. Biochemical Journal, 2004, 380: 651-659.

第九章　多靶点药物研究与网络药理学

疾病产生的根源通常是由于多种因素引起基因表达的改变,临床常用的单靶点药物在治疗肿瘤、阿尔茨海默病、糖尿病、高血压等多因素引起的以及影响多个组织或细胞的疾病时往往疗效欠佳或毒性较大,而多靶点药物则可以同时调节人类疾病网络中的多个环节,不易产生抗药性,对各靶点产生协同效应,产生更佳的治疗效果。

第一节　多靶点药物概述

一、多靶点药物的定义及分类

1. 多靶点药物的定义　药物作用靶点是药物产生药理学作用、达到防治疾病目的时,由生物分子形成的特殊位点,是药物发挥作用的基础,在新药筛选中具有十分重要的意义。绝大多数慢性疾病和传染性疾病,如恶性肿瘤、心血管疾病、糖尿病、抑郁症、乙型病毒性肝炎和艾滋病等都是多种因素共同作用导致的综合性疾病,往往涉及人体复杂的网络和环节调控,存在多个基因、蛋白以及通路的失调,影响多个组织或细胞。干预其中一个靶点或环节只能对单一因素或位点发挥作用,忽视了体内生物大分子的相互影响及细胞内信号转导通路存在的网络系统,很难对整个网络系统产生显著影响,不能改变疾病的整体状态,这就使得药物在治疗疾病时容易因单个靶点发生突变而导致药物失效。因此,"一种疾病,一个靶点,一种治疗药物"的常规模式很难干扰疾病完整的网络调控达到预期效果或产生很大的毒性。相反,药物通过多靶点作用则可产生更理想的治疗效果及更少的毒副作用,故2004年Morphy等提出了"多靶点药物"治疗的全新概念。

多靶点药物可同时作用于疾病网络中具有内在联系的多个靶点,使药物针对单一靶点的活性相比于单靶点药物可能有所降低,但由于各靶点的作用产生协同效应,总效应大于各单效应之和,故可达到增强药物疗效、降低不良反应和提高安全性的目的。

2. 多靶点药物的分类　多靶点药物可以分为药物联合应用、多组分药物治疗和多靶点药物治疗三种形式。

(1)药物联合应用:即同时使用若干种单靶点药物,或将几种单靶点药物组成复方,利用其协同作用来达到药效,这也是治疗代谢疾病、高血压、癌症及一些感染类疾病(如 HIV 及结核)的常用方法。如左旋多巴和多巴脱羧酶抑制剂合用治疗帕金森病,多巴脱羧酶抑制剂抑制左旋多巴在外周转化为多巴胺,使通过血脑屏障进入中枢的左旋多巴含量增加,增强左旋多巴的疗效,更好地改善帕金森病症状。但单靶点药物联用常会因药物相互作用或患者依从性差而使药物治疗风险成倍增加。

(2)多组分药物治疗:多组分药物由多个活性分子组成,即为一个给药单位(如一个片剂或一支注射液)中含有多种活性组分的"多药单靶点"药物,药物自身的理化性质是单一的。多组分药物的活性组分可作用于同一靶点蛋白上的不同作用位点,也可同时作用于多个靶点蛋白,而起到协同作用,从而对疾病进行多方调控。如抗艾滋病的鸡尾酒疗法、高血压和癌症的组合用药等,在这些复杂疾病的治疗上都取得了良好效果。但由于单独药物之间的药代动力学差异较大,往往组合药物不可以超过三种活性成分。抗艾滋病药 Atripla 产生的药效也类似于多靶点药物,因此,也被认为是多靶点药物。我国传统中药尤其是复方制剂在治疗很多疾病中发挥很好的疗效,本质上也源于其作用的多靶点性,已成为中药研究的热点。多组分药物在临床试验中必须证明其所含的药物各个组分在单独应用和联合应用时都是安全的。由于监管机构对一种药物组合批准时必须对组合中所有药物成分都要单独审核批准,故对于一个新药的研发来说成本过高。

(3)多靶点药物治疗:多靶点药物为可以同时选择性作用于多个分子靶点的"单组分多靶点"药物,是严格意义上的多靶点药物。该类药物的最大特点是对多个靶点具有低亲和力的相互作用。最主要的优于多组分多靶点药物的特征是它均一的药代动力学特性,可避免各组分之间的相互作用及由此带来的不良反应,且可减少服药量。但优化单组分多靶点药物的困难远远大于前两种多靶点药物。

二、多靶点药物相对传统药物的优势

1. **安全性高**　临床实践表明,单靶点药物在治疗复杂疾病(如肿瘤、抑郁症、糖尿病等)时通常很难达到令人满意的疗效,甚至会产生严重的不良反应。这是由于单靶点药物的高选择性在抑制单个靶点时引起的细胞代谢系统的不稳定,且药物与靶点之间的高亲和性,也会影响细胞正常的生理功能,导致严重的不良反应。如吗啡通过激动阿片受体,产生镇痛作用及欣快感。但镇痛同时会产生呼吸抑制、恶心、呕吐、便秘等不良反应,长期使用也会产生耐受性和成瘾性。而新型镇痛药他喷他多既有较弱的 μ 阿片受体激动作用,又有去甲肾上腺素再摄取抑制作用,既可以通过激动阿片 μ_2 受体缓解疼痛,改善不良情绪,又可以通过对去甲肾上腺素重摄取的抑制作用,提高中枢神经系统的去甲肾上腺素水平起到镇痛作用。且他喷他多静脉注射和口服都可达到较高的血药浓度,与吗啡相比既可产生较好的药效,不良反应又少。

2. **不易产生耐药性**　长期使用单靶点药物容易产生耐药性。而多靶点药物针对疾病网络系统中的多个靶点产生作用,调节疾病网络系统中的多个环节,可以产生较好的治疗作用且不易产生耐药性。如多靶点抗肿瘤药物在对单靶点抑制剂产生耐药性的肿瘤患者的治疗中优势十分明显。近年来上市的酪氨酸激酶抑制剂,包括索拉非尼(sorafenib)、达沙替尼(dasatinib)、苏尼替尼(sunitinib)和拉帕替尼(lapatinib)均是多靶点抗肿瘤药。研究表明,拉帕替尼可以诱导曲妥珠单抗耐药的人乳腺癌细胞凋亡,且对人表皮生长因子受体 2(HER-2)过表达、经曲妥珠单抗治疗无效的晚期乳腺癌患者产生较好的治疗效果,原因就是拉帕替尼可对表皮生长因子受体(EGFR)和 HER-2 这两个靶点产生双重抑制作用。

第二节　多靶点药物的设计方法

基于病理学和分子生物学等基础学科的研究结果,通过综合分析疾病发生的机制和靶点结构,随着结构生物学、系统生物学和生物信息学等学科的快速发展,设计和筛选多靶点、多途径的药物,在不同的靶点和位置,阻止疾病信号的产生、传递和作用,是今后药物设计的发展方向。已经有越来越多的多靶点药物进入临床使用,尤其是在肿瘤等疾病的治疗中显得更加突出。因此,从"单药单靶点"向基于系统生物学理论的"多靶点药物"转变已成为药物研发的必然趋势。

多靶点药物的理论基础是确定相关靶点在病理过程中的重要作用,合理的靶点组合可以产生协同作用从而达到良好的治疗效果。

1. **基于临床经验的靶点组合**　针对不同作用靶点,将药物联合应用治疗疾病是临床上常用的疾病治疗方案,而疗效的提高也验证了不同作用靶点药物组合的可行性和安全性。通过这种经临床经验确证不同作用靶点组合的可行性和安全性后,再对结构上具有相似性的药物(或活性分子)进行药效团拼接或融合,可以设计新颖的多靶点药物。如抗精神病类药物阿立哌唑和卡利拉嗪的研发,即是在第一代用于治疗精神病的药物多巴胺 D_2 受体抑制剂与 5-HT_{2A} 抑制剂联用后,进行药效团拼接,设计的新的多靶点抗精神病药。

2. **基于药效团的多靶点药物设计**　药效团是指药物分子中某些特定的药效特征基团(如氢键给体、氢键受体、正电中心、负电中心、疏水中心等),以及这些特征基团在空间的相对位置和相对取向的集合。对一系列具有相同作用机制的药物分子,它们之间一定存在某些共同的药效特征基团,找出这些特征基团,并确定这些基团在三维空间相同的位置和取向,即构建药效团模型。药效团结合法是通过可逆或不可逆的连接物(或称偶联物)将选择性配体的药效团结合在一起,产生多靶点配体。简单地说,就是利用选择性配体结构上的相似特征,将药效团相互整合起来,这种方式产生的化合物更容易具有较小的分子量和药物的物理化学特性。例如 Murugesan 等开发出的用于治疗高血压的血管紧张素 -1(AT_1)受体和内皮素 -A(ET_A)受体的双重拮抗剂,就是应用两者所共有的联二芳基结构所设计的重叠配体药效团叠合,实现多靶点配体设计的例子,实现了对 AT_1 和 ET_A 的双重作用。

此外,多靶点药物设计可以抑制疾病治疗时药物耐药性的产生,如在艾滋病治疗时,患者对抗艾滋病药物如非核苷类逆转录酶抑制剂(non-nucleoside reverse transcriptase inhibitor,NNRTI)产生耐药性,有的就是由于药物作用靶点有一个氨基酸残基的突变导致的。而第二代 NNRTI 如利匹韦林(rilpivirine)和依曲韦林(etravirine)可以和一系列突变的逆转录酶上的结构各异的位点结合,对野生型和耐药性突变体的逆转录酶均产生抑制作用,发挥多靶点抗艾滋病作用。

3. **基于计算机虚拟筛选的靶点组合**　当某个作用靶点缺乏选择性配体且药物合理设计时所需构效关系不明确,通过筛选化合物或已知药物而得到多靶点配体药物,筛选法是多靶点药物设计常用的方法。但是,由于筛选出具有合适活性的配体概率较低,且多靶点筛选实际操作复杂,故筛选法比药效团结合法用得少。

基于系统生物学理论,对生物系统网络进行分析的网络药理学已成功应用于多靶点分子的设计。高通量筛选(high-throughput screening)是 20 世纪 80 年代后期发展起来的一种新药筛选模式,采用体外方法在大量不同的化合物信息库中寻找出所有对一个特定靶点有活性的化合物,再进一步针对另一个靶点进行筛选。具有快速、高效、大规模的特点,有利于从分子与细胞生物学水平上解释多靶点药物的作用机制。

第三节 多靶点药物的应用

一、肿瘤的多靶点治疗药物

(一) 概述及分类

1. 概述 肿瘤的生长和存活不仅仅依赖于一种受体或一种信号通路的传导,这就使得单纯作用于一个靶点的策略并不能彻底杀死肿瘤细胞。于是,多种药物联合用药成为癌症临床治疗的主要策略。

药物治疗是恶性肿瘤全身治疗的重要方法之一。传统的抗肿瘤化疗药物靶向性差,无法区分正常组织和肿瘤组织,且药物从体内快速消除,只有少量药物能分布到靶部位,使肿瘤组织或细胞内的积聚能力差,毒性大,不良反应多,抗肿瘤效果很难令人满意。而多靶点药物通过调控疾病的多个环节,可以提高疗效,减少不良反应,并改善耐药性,已成为肿瘤治疗的发展方向。

目前肿瘤治疗已从传统细胞毒性化疗转向分子靶向药物和免疫药物进行治疗,其中分子靶向治疗针对性、特异性及有效性均较强,患者耐受性也较好,而毒副反应相对于细胞毒性药物则较低,故与传统化疗药物相比有着显著的优势。

近年来,随着肿瘤生物学及相关学科的飞速发展,抗肿瘤药物研发的热点已从传统的细胞毒类药物向靶向肿瘤细胞内异常信号转导系统的靶点药物转变。1997 年美国食品药品管理局批准了第 1 个靶向肿瘤药物利妥昔单抗(rituximab),从此使肿瘤治疗进入了崭新的时代。

2. 肿瘤靶向药物及其分类 肿瘤靶向药物是在细胞分子水平上,以肿瘤细胞内部的一个蛋白分子或一个基因片段为靶点来设计的相应药物,进入机体后能特异地作用于致癌位点,特异性杀死肿瘤细胞,但不影响正常组织细胞。

根据其分子大小,可将分子靶向抗肿瘤药物分为大分子单克隆抗体类和小分子激酶抑制剂类。靶向药物的抗肿瘤机制主要表现在阻止信号分子和受体的结合及抑制激酶的催化过程两个方面。单抗类靶向药物的作用机制就是阻止信号分子和受体的结合,而小分子药物的作用机制就是抑制激酶的催化过程。因此,小分子靶向药物均被称为激酶抑制剂,主要是酪氨酸激酶抑制剂。

(二) 靶向受体酪氨酸激酶的小分子抑制剂

蛋白酪氨酸激酶(protein tyrosine kinase,PTK)是一类具有酪氨酸激酶活性的蛋白质,主要分布于细胞膜,其功能是催化 ATP 的磷酸基团转移到下游蛋白的酪氨酸(Ty)残基,使其发生磷酸化。PTK 的功能与肿瘤的发生发展密切相关,有超过 50% 的原癌基因和癌基因产物都是 PTK,其通过复杂的细胞内网络通路控制肿瘤细胞增殖、生存、细胞凋亡、血管生成、侵袭和转移,PTK 的异常表达会导致细胞增殖调节发生紊乱,致使肿瘤发生与发展。此外,PTK 的异常表达还与肿瘤的化疗耐药密切相关。肿瘤组织最初可能对单一 PTK 抑制剂有反应,但可以通过多种机制包括自分泌或旁分泌、产生配体、受体突变、激活下游信号途径,并启用替代信号途径等获得拮抗能力,肿瘤存在这种逃逸机制是多靶点治疗必要性的基础。目前有超过 20 个分属不同家族的受体和非受体酪氨酸激酶被作为靶标进行抗肿瘤药物筛选,包括表皮生长因子受体(epidermal growth factor receptor,EGFR)、血管内皮细胞生长因子受体(vascular endothelial growth factor receptor,VEGFR)、血小板衍生生长因子受体(platelet-derived growth factor receptor,PDGFR)、成纤维细胞生长因子受体(fibroblast growth factor receptor,FGFR)、胰岛素受体(insulin receptor,InsR)、Abl、Sre 等。

1. 单靶点酪氨酸激酶抑制剂

(1)伊马替尼(imatinib):甲磺酸伊马替尼是由诺华(Novartis)公司研制,于 2001 年批准上市的一个口服的苯氨嘧啶衍生物,可以特异性阻断酪氨酸激酶活性相关的 KIT、PDGFR-α、PDGFR-β 和 BCR-ABL 靶点。用于慢性髓细胞性白血病(chronic myelogenous leukemia,CML)和胃肠道基质细胞瘤(gastro-intestinal stroma tumors,GIST)的治疗。对男性乳腺癌、KIT 阳性的生殖细胞癌、髓样甲状腺癌、黑色素瘤、前列腺癌、肾细胞癌和小细胞肺癌等恶性肿瘤也有一定疗效。伊马替尼对侵袭性纤维瘤病同样具有一定疗效,也有试验表明术前使用伊马替尼可用于治疗隆突性皮肤纤维肉瘤。

(2)吉非替尼(gefitinib):吉非替尼是由阿斯利康公司研制的于 2003 年由 FDA 批准的用于临床治疗的一种小分子化合物,作用机制是通过与 ATP 竞争结合受体酪氨酸激酶抑制该信号通路,抑制 EGFR 酪氨酸激酶的自身磷酸化,从而阻断其细胞增殖,促进凋亡,也能抑制肿瘤新生血管的形成。通常作为二线或三线药物治疗晚期、常规药物失效后的或转移性的非小细胞肺癌(NSCLC)。对亚洲非吸烟女性肺腺癌疗效更好,也可用于其他肿瘤,如结直肠癌、头颈部癌、前列腺癌等治疗。

(3)厄洛替尼(eriotinib,Tarceva,特罗凯):厄洛替尼是 FDA 于 2004 年批准的一种新型的低分子量咪唑啉类 EGFR 酪氨酸激酶抑制剂,由罗氏公司研制。厄洛替尼的作用机制与吉非替尼基本一致,通过抑制 EGFR 酪氨酸激酶活性和磷酸化,从而抑制下游信号转导通路,抑制血管生成、肿瘤细胞扩散,来进一步抑制肿瘤细胞增殖。是第一个能延长晚期 NSCLC 患者生存期的 EGFR 靶向药物。此外,厄洛替尼也可用于胰腺癌、原发性胶质瘤和转移脑肿瘤的治疗。

2. 双靶点酪氨酸激酶抑制剂

拉帕替尼(lapatinib)是由葛兰素史克公司研发的针对 ErbB1(EGFR)和 ErbB2(Her-2)的双靶点酪氨酸激酶抑制剂,于 2007 年由 FDA 批准上市,与抗癌药物卡培他滨联合用于晚期 Her-2 阳性乳腺癌的治疗。

3. 多靶点酪氨酸激酶抑制剂

(1)舒尼替尼(sunitinib):舒尼替尼是由辉瑞公司开发的口服多靶点酪氨酸激酶抑制剂,于 2006 年被 FDA 批准上市。舒尼替尼选择性阻断 VEGFR、PDGFR、c-KIT、FLT3、巨噬细胞克隆刺激因子(csF-IR)和神经胶质细胞衍生营养因子受体(RET),同时具有抗肿瘤和抑制肿瘤血管生成的作用。对早期肾细胞癌以及伊马替尼拮抗的胃肠道间质瘤有效。在 Ⅰ 期到 Ⅱ 期临床试验中,舒尼替尼还显示出对乳腺癌、结直肠癌、神经内分泌肿瘤、前列腺癌、甲状腺癌及胃肠道间质瘤(GIST)以外的软组织肉瘤的抗肿瘤活性。此外,研究也发现,舒尼替尼对有酪氨酸激酶突变的血液系统肿瘤患者也有较好的疗效,与 mTOR

抑制剂依维莫司（everolimus，RAD001）联用，可增强舒尼替尼抑制白血病细胞复制的作用，有望用于白血病及淋巴瘤的治疗。

（2）索拉非尼（sorafenib）：索拉非尼是由德国拜耳公司开发的一种新型小分子口服酪氨酸激酶选择性抑制药，于 2005 年被 FDA 快速批准用于晚期肾癌的治疗，2006 年在中国上市。能通过抑制 RAF/MEK/ERK 信号转导通路直接抑制肿瘤生长，也能通过抑制 VEGFR 和 PDGFR 而阻断肿瘤新生血管的形成，间接地抑制肿瘤细胞的生长。也作用于肿瘤血管丝氨酸和 / 或苏氨酸激酶受体，具有抑制肿瘤细胞增殖和血管形成的双重作用。索拉非尼对肝癌、黑色素瘤、非小细胞肺癌（NSCLC）等实体瘤有潜在的抗肿瘤效应，可与紫杉醇、伊立替康、长春新碱、多柔比星、吉西他滨和顺铂等化疗药物联合应用，具有协同抗肿瘤作用，且毒副作用不增加。在我国已批准用于晚期肾癌和肝癌的治疗。

（3）凡德他尼（vandetanib）：凡德他尼（ZD6474）是由阿斯利康公司研制的一个口服酪氨酸激酶 VEGFR、EGFR 和 RET 位点抑制剂，也可选择性地抑制其他的酪氨酸激酶以及丝氨酸苏氨酸激酶，于 2006 年被美国 FDA 批准用于甲状腺癌的治疗。此外，凡德他尼对非小细胞肺癌、晚期乳腺癌、晚期多发性骨髓瘤也有较好的疗效。

多靶点抗肿瘤药物引起的不良反应，如胃肠道反应和皮肤毒性等，与细胞毒类化疗药物相比，患者更易于耐受。因此，进行多方案联合治疗及应用多靶点抗肿瘤药物以提高治疗效果，对于肿瘤患者来说临床意义深远。但应注意应用多靶点药物可能会产生毒性叠加，靶外效应往往也多于单靶点药物，如凡德他尼的心脏毒性就强于吉非替尼。故应权衡利弊，并在应用多靶点药物时密切关注患者的不良反应并及时给予对症处理。

二、抗阿尔茨海默病的多靶点药物

（一）概述

随着人类寿命的延长和社会老龄化，老年性痴呆已成为威胁人类晚年生活质量的主要疾病之一，而老年痴呆症中约有 70% 为阿尔茨海默病（Alzheimer's disease，AD），该病由德国医生阿尔茨海默（Alois Alzheimer）最先描述而得名，是一种典型的多因素复杂性神经退行性变性疾病，具有病程长、病因多、病理复杂等特点。主要症状有记忆认知功能障碍、无法正常言语、人格改变等，并逐渐丧失生活自理能力，不仅给患者本人及家庭带来精神和经济上的双重压力，也给社会经济带来巨大负担。

AD 的发病机制有十几种学说，近年来研究结果表明，脑内胆碱能神经传递功能障碍、神经元数量减少、中枢神经系统内乙酰胆碱受体变性、β 淀粉样蛋白沉积及基因突变等因素，在 AD 的发病机制中起重要作用。此外，很多神经递质，如 5- 羟色胺（5-HT）、多巴胺、去甲肾上腺素（noradrenaline）、P 物质（substance P）等异常也与 AD 发病相关。在众多学说中，β 淀粉样蛋白（Aβ）学说占主导地位，成为研究热点，但目前为止还没有针对 Aβ 靶点研发的旨在减少淀粉样蛋白沉积的药物转化到临床治疗中。除此之外，胆碱能假说也得到普遍认可。

目前临床上 FDA 批准的用于治疗 AD 的五种药物中，除天冬氨酸受体拮抗剂美金刚外，均为乙酰胆碱酯酶（AChE）抑制剂，包括多奈哌齐（donepezil）、卡巴拉汀（rivastigmine）、石杉碱甲（huperzine A）和加兰他敏（galanthamine），都是单靶点药物，至少需服用 3~6 个月以上才能使部分患者痴呆症状得到改善，且只能延缓疾病进程，无法逆转 AD 的病理改变，且长时间服用还会出现临床疗效下降或不良反应增强的现象,因此亟待开发安全有效的治疗药物。由于 AD 发病机制复杂,引起的病理改变是全身性的,因此,多靶点药物的研发可能会给 AD 的治疗带来新的契机。而网络生物学和网络药理学的快速发展也为 AD 多靶点药物的研发指明了方向。由于胆碱酯酶抑制剂可以提升患者的认知能力且具有稳定治疗 AD 的功效,因此在设计 AD 药物时通常会保留胆碱酯酶抑制剂的结构。

(二)抗阿尔茨海默病的多靶点药物

防治 AD 的多靶点药物设计通常包括以下 3 个方向:①作用于特定组织、细胞或细胞间液中的相同或不同信号转导通路中的不同靶点而产生联合作用,如同时靶向 NMDA 受体和 AChE,或同时靶向 α 和 β 分泌酶。②作用于某一靶分子或分子复合物上的不同位点,发挥联合作用而增强药理活性,如同时靶向 γ 分泌酶的不同亚基。多靶点作用尽管以不同的方式进行,但各靶点会发挥协同作用,使治疗作用增强。③药物对第一个靶点的作用影响第二个靶点的作用,如改变药物代谢,抑制外排或阻断其他抗性机制。

治疗 AD 的多靶点药物按其组分的不同可分为 3 种形式:①选择性地作用于多个靶点的单一药物分子(或化学实体);②多组分药物(multicomponent drug),即在一个给药单位如一个片剂或注射液中含有多种活性组分;③多药联用(multidrug combination),是最常见的一种形式,但所含药物彼此间容易发生相互作用而产生不良反应。

1. 单一化学实体多靶点药物　单一化学实体多靶点药物是指单一组分却可同时选择性地作用于多个分子靶点,属于严格意义上的多靶点药物。开发能同时调控多靶点且高效而安全的单一化学实体通常采用将 2 个或多个针对 AD 不同靶点的药效团连接的方法。

(1)抗乙酰胆碱酯酶(AChE)及其引起的 Aβ 淀粉样蛋白自聚集的药物设计:AChE 的活性位点含有催化活性位点(CAS)和外周阴离子位点(PAS)2 个重要的结构域,经典的 AChE 抑制剂多作用于 CAS,通过抑制 AChE 的催化活性进而减少对乙酰胆碱(acetylcholine,ACh)的水解来提高 AD 患者脑内 ACh 水平,从而改善患者学习记忆能力和认知水平。研究发现,AChE 的 PAS 结构域在诱发 β 淀粉样蛋白(amyloid β-protein,Aβ)聚集中发挥着重要作用,可通过静电吸引与游离 Aβ 结合,诱使 Aβ 的构象向 β- 折叠转变,从而促进寡聚体及斑块形成。因此,同时作用于 CAS 和 PAS 位点的双位点 AChE 抑制剂,在抑制 AChE 活性的同时可干扰 Aβ 的聚集,发挥双重治疗 AD 作用。2003 年 Piazzi L 等设计并合成出与乙酰胆碱酯酶的上述两个位点同时相互作用的结构,成为第一个同时抗胆碱和抗聚集的化合物 AP2238,也首次证明了该化合物通过作用于外周 AChE,发挥抗 Aβ 聚集的作用。随后一系列作用于上述两个位点的抗 AD 药物被设计合成出来。如 Federica 等设计合成的一系列苯甲酮衍生物,同时具有 AChE 抑制活性和 AChE 诱导的 Aβ 聚集抑制活性。其中,具有双乙基氨丙氧基和双乙基氨己氧基结构的化合物能稳定作用于 PAS,抑制 AChE 诱导的 Aβ 聚集。2010 年 Bolognesi M L 等优化得到先导化合物 memoquin(MTDL),具有抑制 AChE、β 分泌酶作用,同时也具有抗氧化、抗 Aβ 聚集及降低 tau 蛋白磷酸化的能力。

他克林(tacrine)是第一个被 FDA 批准的用于治疗 AD 的药物,虽因肝毒性临床上不再使用,但由于其抑制 AChE 作用较强,且易于修饰,许多治疗 AD 的多功能小分子都是通过对其进行结构修饰获得的。如 Rodríguez-Franco 等将褪黑素和他克林连接,设计合成了他克林 - 褪黑素缀合物,可与 PAS 结合,抑制 AChE 诱导的 Aβ 聚集活性,具有抑制胆碱酯酶、抗氧化和神经保护等多重功能。

(2)靶向 AChE 与 β 分泌酶:通过抑制降解 ACh 的 AChE 活性来改善胆碱功能是 AChE 抑制剂治

疗 AD 的基础。Aβ 是由淀粉样前体蛋白(amyloid precursor protein,APP)经内源性蛋白水解产生的。而 β 分泌酶(BACE-1)是 APP 到 Aβ 降解过程中的一种重要的酶,降低其生物活性,可以降低 Aβ 的生成量,从而抑制脑内淀粉样斑块的形成。因此,BACE1 被认为是防治 AD 的引人注目的治疗靶点。绿茶、黄连类生物碱等都曾被报道具有同时降低乙酰胆碱酯酶活性和抑制 BACE-1 活性的作用。以他克林为基础合成的 6- 氯代他克林和喹啉结合物结构,同样既具有抗胆碱酯酶、抗 Aβ 聚集的作用,又可同时抑制 BACE-1 的活性。

(3) 靶向 AChE、丁酰胆碱酯酶(BuChE)与 MAO-B:AChE 抑制剂是目前治疗阿尔茨海默症较为有效的药物,而对 AChE、BuChE 两种酶有均衡抑制活性的化合物效果较好。单胺氧化酶(monoamine oxidase,MAO)的主要作用是促进单胺类物质的代谢,为 A、B 两型。MAO-A 主要存在于交感神经末梢,优先作用于内源性生物胺和 5-HT;MAO-B 存在于松果体等组织内,主要作用于苯丙胺。MAO-B 抑制剂影响脑内黑质 - 纹状体系统,通过促进多巴胺释放,升高脑内的神经递质水平,不仅可以改善 AD 患者的记忆认知功能,还可以减少氧化应激引起的神经细胞氧化损伤和神经毒性。一些新型他克林 - 香豆素衍生物,可表现出抑制 AChE、BuChE 和 MAO-B 的活性。如 6- 氯他克林 - 司来吉兰缀合物对 AChE 的抑制活性最高,同时对 MAO-B 和 BuChE 也具有良好的抑制活性。

2. 多组分药物　多组分药物是指在一个给药单位(一个片剂或一支注射液)中含有多种活性组分。该类药物研发过程中的主要挑战是在临床试验中必须证明所含药物的各个组分无论是在单用还是联合应用时都必须是安全的。最常见的多组分药物是天然产物和传统复方制剂。虽然绝大多数天然产物和中药复方制剂防治 AD 的具体作用靶点和作用机制并不完全清楚,但中药复方具有通过多途径、多环节和多靶点发挥作用的特点,因此其在防治 AD 这类多基因复杂疾病方面,与作用靶点相对单一的化学药物相比,具有明显的优势和特色。

在所有的天然产物类药物中,由于黄酮类化合物在抗氧化、调节免疫力、保护心血管、抗肿瘤以及抗神经退行性变性疾病等方面的良好作用,已成为国内外在治疗 AD 药物中研究的热点。如 Luo 等设计、合成了一系列 4- 二甲胺黄酮衍生物,并测试潜在的抗 AD 多靶点活性。研究结果表明大部分化合物具有显著的 AChE 和 BuChE 抑制活性。而 Li 等设计、合成了一系列他克林 - 黄酮杂合体,且体外研究表明大部分化合物具有显著的胆碱酯酶抑制活性。Sang 等同样采用多靶点药物设计策略,将灯盏乙素苷元与多奈哌齐的药效团进行结构拼合,设计并合成了一系列灯盏乙素 -O- 烷基胺类衍生物。生物活性评价结果表明,该类化合物显示了非常强的 AChE 抑制活性,且具有较弱的 BuChE 抑制活性,表明 O- 烷基胺片段的引入增强了药物对乙酰胆碱酯酶的抑制活性和选择性。也有研究人员以大量存在于柑橘类水果中的黄烷酮糖苷类化合物橙皮苷作为治疗 AD 潜在的先导化合物进行了研究,注射链脲佐菌素(streptozotocin,STZ)可以增加 GSK3β 的活性,导致 tau 蛋白过度磷酸化,研究结果表明所得到的衍生物能有效地改善链脲佐菌素诱导的 AD 小鼠的记忆障碍,并可改善神经学行为,抑制炎症因子和抗氧化应激,为治疗 AD 提供了有效的治疗思路。

三、抗糖尿病的多靶点药物

(一)概述

糖尿病是由于胰岛素相对或绝对不足而引起的以慢性高血糖为特征的代谢紊乱综合征。除了胰岛素水平及其敏感性和血糖异常外,通常糖尿病还伴有血脂代谢的异常。近年来全球糖尿病及其并发症患病率迅速增长,根据国际糖尿病联合会 2017 年糖尿病地图数据显示,全球糖尿病患者的数量达到 4.5 亿,预计在 2035 年将上升至 5.92 亿,其中糖尿病患者中 2 型糖尿病约占 80% 以上。糖尿病发病机制复杂,最终可导致多器官组织受累,传统的用于治疗糖尿病的药物主要有双胍类、磺酰脲类、格列奈类、α- 葡萄糖苷酶抑制剂、噻唑烷二酮类及胰岛素和胰岛素类似物。但在实际的治疗过程中,这些只针对单一疾病靶标的单靶点药物或者出现个体用药无效,或者长期用药的继发性失效,或者被迫不断增加使用药物的种类和剂量,而糖尿病及其并发症的控制仍不甚理想。从药物靶标来看,药物靶标实际上是与疾病相关的蛋白,如细胞膜受体、离子通道、酶、信号蛋白、转录因子、结构蛋白等,并不是疾病所独有的,在正常的生物体内,这些蛋白也具有多重生物功能,或者与其他功能蛋白相互影响。过分抑制或激活体内某一生物分子,在干预其本身生物功能的同时,有可能影响与其相关的生物分子的功能,从而导致不良反应。而多靶点药物治疗可同时多角度调节疾病网络系统,因此,开发具有新的作用机制,能持续控制血糖水平,且能阻止病情发展的新型抗糖尿病药物成为必然趋势。从糖尿病发病机制入手,研发同时针对多靶点的单体化合物或者多种有效组分的新药,是今后糖尿病治疗药物研究的方向。随着分子药理学的发展,人们对糖尿病的研究更深入,现代研究表明主要的糖尿病相关作用靶点包括:胰岛 B 细胞的磺酰脲受体(SUR)、胰岛 B 细胞膜钾离子通道结合位点、过氧化物酶体增殖物激活受体(PPARα 和 PPARγ 受体)以及钠 - 葡萄糖共转运蛋白 -2(SGLT-2)。

(二)抗糖尿病的多靶点药物

根据糖尿病和心血管保护行动(ADVANCE)研究结果和 DeFronzo 教授的观点,为有效降低心脑血管并发症的发病率,并保护胰岛 β 细胞功能,从发病机制入手,联合不同作用机制的药物治疗糖尿病,并全面干预心血管危险因素是今后糖尿病治疗的方向。

糖尿病由多基因与环境共同诱发,其复杂病因学决定了糖尿病治疗的复杂性。目前在抗糖尿病新药的研发中,相比于多种药物联合用药及单一化学结构的多靶点药物,在一个给药单位中含有多种活性组分的多靶点药物是最主要的研发形式,尤其是对传统中药的研究,通常采用中药有效成分配伍的方法。中药在我国已有几千年的临床应用历史,其成分复杂,生物活性多样,可通过多靶点、多途径、多环节、多层次改善疾病的发生发展,在许多慢性病、疑难杂症的治疗上有独特优势,是西药无法比拟的。而随着中医药研究的现代化发展,通过提取中药有效成分,可以更好地发挥中药有效成分的靶向治疗的优势作用,调节相关信号通路、蛋白质及分子的表达水平。中药治疗糖尿病的记载可见于历代本草著作中,相比于西药,中药治疗糖尿病具有安全、温和、持久的特点。且复方制剂有以下优点:使用方便,减少服药次数,提高患者的依从性;联合用药可以减少单药的剂量,从而降低不良反应;中药组方由多药味、多成分组成,有着多靶点、多向性的特点,有着标本兼顾的优势。

(1)中西药物结合的复方制剂:消渴丸为中西药物结合的复方口服降血糖药。该药由黄芪、葛根、天花粉、地黄等具有改善机体功能作用的中药,加入降血糖作用明显的格列本脲研制而成。该药在以下几方面产生药理作用:①对链脲佐菌素糖尿病大鼠血糖具有确切的降血糖作用;②对糖尿病大鼠血清胰岛素的分泌有促进作用,如葛根素具有促胰岛素分泌、脑垂体和胰腺组织 β- 内啡肽合成的作用,并能上调脂肪、骨骼肌 GLUT4 基因的表达以促进葡萄糖的摄取利用。进一步机制研究发现葛根素还能保护胰岛 β 细胞,激活胰岛素受体下游 AKT 通路。对糖尿病大鼠血浆胰高血糖素有抑制作用,如黄连主要药效成分小檗碱(黄连素)既具有抑制肝糖异生,促进肌糖酵解及抑制醛糖还原酶,修复胰岛β细胞损伤和降低胰高血糖素水平的作用。临床研究发现盐酸小檗碱联合二甲双胍治疗 T2DM 合并高脂血症比单用二甲双胍降糖效果确切,可明显改善糖尿病患者的并发症及降低体重指数。小檗碱联合格列吡嗪可明显提高 T2DM 治疗有效率而无明显毒副作用;③增加正常小鼠肝糖原的含量;④抑制高脂血症大鼠血清总胆固醇的升高;⑤消渴丸中的中药部分对红细胞沉降率、血细胞比容、全血比黏度、血浆比黏度、红细胞聚集等指标均有明显的改善作用。因此,消渴丸除具有调整胰岛分泌功能的作用外,还具有防治糖尿病并发症的作用。现代研究证实,消渴丸中的黄芪等益气药具有改善胰岛结构,增加胰岛β细胞胞质内的分泌颗粒,促进胰岛分泌的作用。葛根等养阴药则有减少α细胞胞质的分泌颗粒,降低胰高血糖素的功效。葛根素还具有改善血管内皮功能,良性调节糖尿病伴血管病变患者的血浆内皮素、一氧化氮水平,降低血液黏度和血小板聚集率,拮抗对氨基水杨酸(PAS)和儿茶酚胺收缩微血管的作用。

(2)中药及中药活性成分:近几年来中药组方加减治疗糖尿病的研究取得了很大进展。研究表明由西洋参、冬虫夏草、三七、水蛭、黄连等组成的参虫胶囊,对四氧嘧啶诱发的糖尿病模型大鼠,可通过保护胰岛β细胞,促进胰岛分泌,拮抗胰高血糖素;抑制糖原分解,促进糖原合成;抑制糖原异生,促进葡萄糖氧化分解和酵解;增加胰岛素受体敏感性,增加胰岛素受体数量,改善胰岛素抵抗等方面达到降血糖作用。由天花粉、黄芪、山茱萸、黄连、红参、五倍子、石斛、女贞子、地骨皮等组方的黄芋胶囊,可通过改善胰岛β细胞功能并能刺激胰岛β细胞释放胰岛素发挥降血糖作用。

黄酮类化合物是一类低分子量的天然多酚类化合物,生物活性多样,具有很高的药用价值。葛根、山楂叶、桑叶、三百草、镰形棘豆、荞麦等富含黄酮类成分的中草药都被报道具有抗糖尿病活性。如桑叶总黄酮可抑制非酶蛋白糖基化,促进胰岛β细胞的修复而发挥抗糖尿病作用。

植物多糖如枸杞多糖、黄精多糖、山药多糖、黄芪多糖、红芪多糖、灵芝多糖除了在提高机体的免疫力、抗肿瘤、抗衰老、保肝、抗凝血等方面的广泛应用外,近年在降血糖血脂方面的研究报道也越来越多。例如,研究表明枸杞总多糖可有效降低 2 型糖尿病大鼠的空腹血糖水平,调节糖代谢,减轻糖尿病大鼠胰岛β细胞损伤,促进胰岛β细胞分泌胰岛素。

而生物碱类中则以小檗碱的抗糖尿病研究最为深入,是由毛茛科植物黄连的干燥根状茎中提取的一种生物碱,由于其对多种革兰氏阳性及阴性菌、真菌和结核分枝杆菌均有显著的抑制或杀灭作用,而被作为抗生素广泛应用于临床。近年研究发现小檗碱有明显的低血糖不良反应,从而开始了小檗碱作为降血糖药物的临床新用途的研究。动物实验和临床研究均证实了小檗碱对糖尿病的显著治疗作用。小檗碱抗糖尿病的机制包括促进β细胞再生和胰岛素分泌,提高血浆和胰腺中的胰岛素水平和胰腺中β细胞的数量。用糖尿病高脂血症模型大鼠进行研究发现小檗碱可提高糖尿病大鼠肝脏中 PPARα/δ 的表达,降低 PPARγ 的表达。

此外,马齿苋、五倍子、知母、地锦草、红景天、地稔子等许多中药也都被证实具有显著的抗糖尿病作用,但上述中药发挥疗效的药效物质基础仍需进一步研究。

(3)抗糖尿病药:双胍类药物主要通过抑制糖异生、促进外周组织对葡萄糖的摄取和利用及改善机体对胰岛素的敏感性发挥对糖尿病的治疗作用。临床上使用最广泛的双胍类药物是二甲双胍,有研究表明二甲双胍对糖尿病患者胰岛功能的保护作用可能与其激活自噬有关。研究结果表明二甲双胍通过激活腺苷 5′- 单磷酸活化蛋白激酶（adenosine 5′-monophosphate-activated protein kinase, AMPK）而激活 JNK1-Bcl-2 信号通路，从而阻断自噬相关基因 Beclin1 与凋亡相关基因 Bcl-2 结合，激活自噬，保护糖尿病小鼠及高糖诱导损伤的心肌细胞。也有研究表明二甲双胍可通过激活 AMPK/SIRT1/PGC-1α 信号通路而激活大鼠胰岛细胞瘤细胞（INS-1 细胞）自噬，抑制细胞凋亡，增强胰岛素分泌。研究人员用噻唑烷二酮类药物罗格列酮进行研究，发现罗格列酮可通过促进 AMPK 磷酸化、抑制哺乳动物雷帕霉素靶蛋白（mammalian target of rapamycin, mTOR）复合物（mTORC），激活棕榈酸（palmitic acid, PA）诱导的 INS-1 细胞自噬，抑制细胞凋亡，从而抑制脂肪酸对胰岛 β 细胞的毒性。

四、抗高血压的多靶点药物

（一）概述

高血压是一种常见的以体循环动脉血压增高为主要特点的心脑血管系统疾病，是许多严重的致死性疾病如脑卒中、冠心病等的重要危险因素。高血压的发病机制涉及肾素 - 血管紧张素 - 醛固酮系统（renin-angiotonin-aldosterone system, RAAS）、交感神经系统、体液容量系统等多方面复杂因素。近年来高血压的发病率和死亡率不断升高，我国高血压患者已达到 3.3 亿，成为全球拥有高血压病患者人数最多的国家。除心血管系统外，内分泌系统、精神神经系统等也在高血压发生发展过程中扮演着重要角色。有研究表明以免疫细胞浸润为标志的血管炎症反应在高血压的发病机制中也发挥作用，认为高血压是一种慢性低度炎症反应，且常伴随机体免疫功能的异常。即高血压的发病会有内分泌系统、神经系统和免疫系统所构成的复杂网络的功能紊乱，而其间的信息联系主要是通过神经肽、内分泌激素、细胞因子来完成的。饮食因素、情绪因素、环境因素、遗传因素均会影响机体内神经、免疫及内分泌网络，上述因素相互影响、相互作用引起血液充盈、心脏射血、外周阻力的变化而引起血压的变化。由此可见，高血压是由多因素参与形成的庞大复杂系统，因此，多靶点药物治疗是抗高血压新药研发、提高治疗效果的重要方向。

（二）抗高血压的多靶点药物

1. 抗高血压药　常用的抗高血压药有利尿药、钙通道阻滞剂、血管紧张素转换酶抑制剂、血管紧张素受体拮抗剂、β 受体拮抗药、α 受体拮抗药、中枢性抗高血压药、交感神经末梢阻断药等 8 类。其中临床高血压治疗一线药物包括 β 受体拮抗剂、血管紧张素转换酶抑制剂（ACEI）、血管紧张素受体拮抗剂（ARB）、钙通道阻滞剂（CCB）及利尿药。上述药物降压时起效快，靶点单一明确，降压效果明显，但不良反应多（抑郁，失眠，水肿，干咳，肝、肾功能损害等），且药物依赖性强。究其原因，主要是由于高血压复杂的发病机制。在这种情况下，多种不同药物的联合使用是一种有效的方法，联合两种或两种以上作用靶点不同、具有协同作用的抗高血压药可以取得更好的血压控制效果，提高血压控制率，且将不同作用机制的药物联合使用能够减少药物的使用剂量，从而减轻药物带来的不良反应。国内外研究表明，联合用药可有效控制患者血压水平。Lazich 等的研究表明，单一用药治疗高血压的有效率最高仅 48%，有近 70% 患者血压值控制不能达到用药预期值。已有的临床研究资料显示，超过 60% 的高血压患者需要至少两种以上抗高血压药联合治疗才能使血压控制达标。因此，目前临床上进行高血压治疗时，已经开始从二联用药开始改为三联用药甚至四联用药了。在临床治疗中，联合用药被作为高血压治疗的重要原则之一，也是高血压多靶点治疗的一个方面。

（1）利尿药：自 20 世纪 50 年代利尿药作为安全有效的抗高血压药用于临床以来，利尿药始终是抗高血压药中的第一线用药，按照其利尿能效或作用部位可以分为高效利尿剂、中效利尿剂和低效利尿剂三种，临床应用比较广泛的主要包括托拉塞米、呋塞米和氢氯噻嗪。其中噻嗪类利尿药是大多数高血压临床试验中的基础药物，可以单用，也可以与其他药物联用。目前为止，利尿药的降压机制仍不十分清楚，可能的机制主要包括利尿药抑制肾小管对水和 Na^+ 的重吸收，降低血容量，减少心排血量；利尿药抑制肾小管对 Na^+ 的重吸收，减少血管平滑肌细胞中 Na^+ 的含量，抑制 Na^+-Ca^{2+} 交换，从而降低血管平滑肌细胞中 Ca^{2+} 浓度，舒张血管；利尿药促进扩血管物质激肽、前列腺素的释放。但利尿药在抗高血压治疗中长期应用容易导致电解质紊乱，如低钾血症、低钠血症，也可引起高尿酸血症、低血压、血糖升高、高密度脂蛋白降低等不良反应。临床上利尿药作为抗高血压复方制剂中的重要组成部分，与 ACEI 或者 ARB 等药物联合使用，能够显著降低高血压导致的心脑血管事件的发生率和总病死率。

（2）钙通道阻滞剂（CCB）：钙通道阻滞剂的主要作用机制是抑制平滑肌的 L 型钙通道，降低心肌和血管平滑肌细胞中的钙离子浓度，从而降低心肌收缩性和扩张外周血管，产生降压作用。钙通道阻滞剂的血管扩张作用较明显，具有降压效果明显、起效快等特点。也能对心肌起到保护效果，长期服用可促使左心室肥厚症状减轻，是治疗轻、中度高血压的最常用药物。但传统钙通道阻滞剂易出现直立性低血压、反射性心动过速、抑制心肌收缩力、头痛、面色潮红等不良反应。

（3）β 受体拮抗剂：目前应用的 β 受体拮抗剂也有三类，第一类的作用效果主要针对 $β_1$ 受体和 $β_2$ 受体，是非选择性的药物，如普萘洛尔，但临床应用较少；第二类的靶点主要针对 $β_1$ 受体，是选择性的药物，主要有美托洛尔与比索洛尔；第三类主要针对 β 受体和 α 受体两个靶点，为非选择性的药物，如常用的卡维地洛。β 受体拮抗剂可降低心肌收缩力，减少心排血量，同时抑制肾素释放和血管紧张素 Ⅱ 生成，降低外周血管阻力而降低血压。对合并心绞痛、冠心病、心房颤动、心动过速、心肌梗死、心力衰竭等疾病的高血压患者，β 受体拮抗剂为理想抗高血压药，尤其适用于轻、中度青年高血压患者的血压控制。β 受体拮抗剂可单一用药，也可与其他抗高血压药联合使用。

（4）血管紧张素转换酶抑制剂（ACEI）：ACEI 可抑制血管紧张素转换酶，减少血管紧张素 Ⅱ 生成以促进血管扩张，从而达到药物降压的效果。这类药物还能抑制体内缓激肽的速降解率，增加患者体内的缓激肽含量，达到扩张血管、降低血压的作用。ACEI 可安全、有效地降低患者的血压，还能在一定程度上抑制心血管重构，增加肾脏血流及肾小球的滤过率，在临床上应用广泛。代表药物为卡托普利、依那普利等以"普利"命名的药物。常见的不良反应有夜间或睡前刺激性干咳、首剂低血压、高钾血症及血管性水肿等。

（5）血管紧张素受体拮抗剂（ARB）：ARB 与细胞膜上的血管紧张素 Ⅱ 受体 AT_1 结合而阻断血管紧张素 Ⅱ 的作用，常用药物有氯沙坦、缬沙坦等以"沙坦"命名的药物。该类药物特异性较强，可用于长效降压，疗效缓慢平稳，对心脏和肾脏也有着一定保护作用，患者依从性良好。不良反应发生率较低，有部分患者可能出现皮疹、轻微头痛和胃肠不适、胎儿畸形、肝毒性以及贫血等症状。

2. 抗高血压药的联合应用

（1）抗高血压药的联合应用方式：第一种方式为固定剂量复方制剂。即采用固定配比复方（如复方降压片），优点是服用方便，有利于提高患者的依从性，降压机制互补，降压疗效可靠，保护高血压靶器官较好；缺点是欠灵活，部分特殊患者（如对某一类成分过敏）不适用。由于固定剂量复方制剂中的单药比例是固定的,因此当某一配比的复方疗效不满意或出现不良反应时,剂量的调节不如单药方便。第二种方式为处方联合治疗。优点是可采取各药的按需剂量配比处方,可方便调节品种和剂量,调整剂量比较灵活,可找到更适合个体化治疗的方案;其缺点是影响服药的依从性,伴有其他疾病时,由于服药种类较多,患者易发生漏用、少用或弃用。

(2)抗高血压药的联合应用方案:在8类抗高血压药中,根据作用机制,可以进一步归为4大类:利尿药、钙通道阻滞剂、肾素-血管紧张素系统抑制药和交感神经系统抑制药。简单地说,这4大类药物之间的任何两两联用都是可以的。而在5种抗高血压一线药物中,ACEI、ARB、β受体拮抗药属于抑制RAAS活性的药物;而长效二氢吡啶类CCB、噻嗪类利尿药属于激发RAAS活性的药物。2类不同抗高血压药合用时,原则上应选择分别能够抑制和激发RAAS活性的抗高血压药,即能够分别中和彼此触发的反馈调节。作用机制上,应为2种不同降压机制药物联用,常为小剂量联合,以降低单药高剂量所致不良反应,不良反应则应少于两药单用,最好能相互抵消。

1)CCB+ACEI/ARB:CCB+ACEI或ARB,是较好的联合抗高血压药治疗方案,经该方案治疗患者血压达标率可达80%。ACCOMPLISH试验也表明,在高危高血压患者中,CCB+ACEI长期治疗,可使高血压患者心血管事件减少20%。两药联合能获得双重效益的协同机制是:CCB可迅速扩张外周血管,刺激肾素释放和交感神经兴奋;而ACEI可抑制RAAS,并具有副交感活性作用,两药联合应用可逆转左心室肥厚,改善肾脏损害、内皮功能损害及血管粥样病变等病理改变。两药合用不良反应上也可相互抵消,CCB有直接扩张动脉作用,而ACEI有扩静脉作用,可抵消CCB引起的心率增快及踝部水肿等不良反应。如通过对氯沙坦(ARB类)和硝苯地平(拜新同,二氢吡啶类CCB)联合治疗高血压的研究发现,氯沙坦和硝苯地平单独治疗及联合治疗在降低血压的同时均可减少蛋白尿的排泄,但联合治疗对保护肾功能有相加作用。我国有几家制药企业对这两类药的复方制剂进行了研制,选用的钙通道阻滞剂都是氨氯地平,肾素-血管紧张素系统抑制药选用厄贝沙坦、坎地沙坦或替米沙坦。国外这两类药的复方制剂研发时间则比较早,用的钙通道阻滞剂有氨氯地平、非洛地平等,肾素-血管紧张素系统抑制药用的是转化酶抑制剂,如依那普利、贝那普利、群多普利等。

2)利尿药+ACEI/ARB:利尿药+ACEI或利尿药+ARB的联用非常广泛,亦是指南推荐的联合用药选择。这两类抗高血压药的合用可凸显对RAAS和血容量机制的双重阻断作用,并具有协同作用。利尿药因减少血容量而激活RAAS,而ARB/ACEI能抑制RAAS,从而产生协同降压作用。两药合用还可以降低不良反应,长期服用利尿药可使肾素活性增高,使Ang Ⅱ及醛固酮浓度升高,不利于降压。而ACEI可部分拮抗由利尿药导致的血容量下降、小血管收缩和醛固酮分泌增加及其引起的低钾血症。ARB/ACEI可促使远端输尿管对尿酸的排泄,减少因噻嗪类利尿药抑制远端输尿管对尿酸的排泄从而产生的高尿酸血症。市场上有许多复方抗高血压药,特别是从国外引进的复方抗高血压药,多为这两类药物的合用。利尿药基本上都用氢氯噻嗪,肾素-血管紧张素系统抑制药则包含了普利类(如依那普利、卡托普利)和沙坦类(如氯沙坦、厄贝沙坦等)。

3)β受体拮抗药+钙通道阻滞剂(CCB):β受体拮抗药和CCB的合用可产生非常强的协同作用,适用于高血压合并冠心病的患者。在不良反应方面,CCB有扩血管及轻度增加心排血量的作用,可抵消β受体拮抗剂缩血管、降低心排血量及心率的作用,即两药能分别抑制和激发RAAS,抵消彼此触发的反馈调节。国内近年来自主开发的复方抗高血压药很多是以这两类药物的联用为做主体的,如尼群洛尔片是阿替洛尔与尼群地平的复方,2009 年初获准生产。还有阿替洛尔与氨氯地平的复方,以及国外早期的阿替洛尔与缓释的硝苯地平复方制剂等均属于这两类药物的联用。

4)钙通道阻滞剂(CCB)+利尿药:CCB 和利尿药均为临床常用的抗高血压药,利尿剂通过促进水、Na^+ 排泄,降低高血容量负荷发挥降压作用,CCB 通过阻滞钙通道,降低血管平滑肌细胞中的 Ca^{2+} 发挥扩张血管、降低血压的作用。理论上两者无相加降压作用,但临床试验表明,联合用药较单药治疗疗效增强,有利于提高患者的依从性和时效性,适用于单纯收缩期高血压和老年性高血压的患者。

5)β 受体拮抗药 +ACEI/ARB:β 受体拮抗药 +ACEI/ARB 两药合用均可抑制 RAAS 系统,降压效应可产生协同作用。适用于高血压合并心肌梗死、心力衰竭、高肾素型高血压的患者。

第四节　网络药理学与药物作用靶点研究

一、概述

网络药理学(network pharmacology)的概念是由英国药理学家 Hopkins 于 2007 年首次提出的,该概念是基于系统生物学和多向药理学等多学科理论,选取特定信号节点(nodes)进行多靶点药物分子设计的新学科。网络药理学运用各种组学、高通量筛选、网络可视化和网络分析等技术,揭示"药物—基因—靶点—疾病"之间复杂的网络关系,从多维度视角理解疾病的分子基础,分析、模拟预测药物的药理作用机制并通过相应的实验来检验、评估药物的治疗效果、毒副反应及理论机制,从而发现高效、低毒的药物。

网络药理学的产生是基于基因组学、蛋白质组学、代谢组学等组学技术以及高通量、高内涵筛选等现代新药发现技术的,同时生物信息学、系统生物学、网络生物学、生物网络平衡理论及计算生物学等相关学科的基础理论和研究技术的发展对于网络药理学的发展也是至关重要的,即网络药理学是生命科学发展到系统生物学阶段的产物,其理论基础是系统生物学,融合药理学、信息网络学和计算机科学的一门综合学科,代表了现代生物医药研究的全新理念和模式。

随着网络药理学的不断发展研究,揭示了多靶点药物治疗在治疗复杂疾病和耐药方面更有前景。网络药理学能够在分子水平上更好地理解细胞及器官的行为对功能表型的影响,加速药物靶点的确认以及发现生物标志物,更好地认识药物的作用机制,并可系统地预测及解释药物相互作用,发现影响药物有效性和安全性的因素。

二、网络药理学在中药现代化研究中的应用

中药药效物质是一个复杂的化学成分体系,如何对中药成分的多靶点、多途径机制研究,以及从大量的化学成分中如何将有效物质进行优化组合一直是研究的难点。目前我们采用最多的是植物化学、药物化学、指纹图谱以及色谱联用等方法。从生物网络的微观水平看,具有多成分、多靶点的中药复方是中医防病治病的主要形式,基于系统生物学与系统药理学的网络药理学,与其概念契合度非常高。网络药理学基于药物与药物之间在结构、功效等方面的相似性,并考虑到机体内靶标分子、生物效应分子

的多种相互作用关系,通过构建药物 - 药物、药物 - 靶标等网络,来预测药物的功效以及特定功效对应的药物,是中药药效物质基础研究的一种新突破。

1. 发现或预测中药靶标　中药及其方剂是通过多组分、多途径共同作用于疾病的,药理研究中容易出现药物作用机制不明确、基础的药效物质模糊等问题,使用传统方法去研究中药,会产生大量的数据且分析困难,而基于受体、配体结构及计算机程序学习方法的靶点预测方法,则可解决上述难题。如研究者通过收集文献报道中的抗炎活性靶点,构建银杏叶提取物(EGB)的化合物分子数据集,预测银杏叶提取物的抗炎机制。以 EGB 的 193 种活性成分和 34 种抗炎靶点蛋白为网络节点构建网络,为阐述 EGB 的抗炎作用机制研究提供了科学依据。采用网络药理学的方法对金丝桃苷治疗动脉粥样硬化的作用靶点进行预测,发现其抗动脉粥样硬化的作用机制可能主要与 PI3K/AKT 和 MAPK 两条信号通路有关。应用网络药理学对中药附子的多成分作用靶点进行预测,也得出了附子的 22 个化学成分的多个作用靶点。

2. 中药活性成分筛选　利用网络药理学反向推测及正向预测技术可以发现一系列中药有效成分组或有效成分群,为进一步中药复方优化、精制提供理论依据。根据计算机模拟预测所得的中药小分子成分和靶点信息,组合药物 - 靶标网络,使用高通量技术能快速有效地对中药活性成分进行筛选。如根据黄芪、当归的化学成分及相关作用靶点汇聚成药物 - 靶点网络,并对相关靶点的基因及涉及的通路进行功能注释分析。结果在"黄芪 - 当归"中筛选获得了 58 个活性成分及 206 个相关靶点,分别分布于传导、细胞凋亡、炎症反应等多条生物信号通路。

3. 中药药理作用机制探讨　中药的体系复杂,中药小分子与靶点之间的联系也更加复杂,传统的药理学研究方法很难准确地阐述中药的作用机制。网络药理学能从基因、分子水平去分析多种药物分子作用于不同靶点、细胞和器官的生物学行为,能系统地预测和揭示不同药物分子的作用及机制。如刘驰等通过 TCMSP 数据库和 GAD 数据库分别检索金丝桃苷和动脉粥样硬化的作用靶点,将得到靶点信息导入 Cytoscape-v3.2.1 软件,构建金丝桃苷靶点蛋白质相互作用关系(protein protein interaction,PPI)网络和动脉粥样硬化靶点蛋白质相互作用关系 PPI 网络,取两个 PPI 网络的交集,得到交集节点蛋白质,经过筛选得到核心靶点蛋白质,利用 DAVID 数据库对核心靶点蛋白质进行 GO 注释分析和 KEGG 通路分析,发现金丝桃苷治疗动脉粥样硬化的作用机制可能主要与 PI3K/AKT 和 MAPK 两条信号通路有关。Li 等设计了一个多靶点、多通路的方法来阐述芪参益气滴丸对心肌梗死的影响,经分析基因表达数据、文本挖掘,得到芪参益气滴丸中 12 种主要化合物的潜在靶标,这些靶标主要通过调整基因组,调节多路径,如抗凋亡、抗炎、抗氧化、抗凝、促进能量利用和血管生成等生物过程,进而发挥抗心肌梗死的功能。

4. 探索中药配伍机制　现代中药配伍观念认为配伍的意义在于通过由特定活性成分群整合发挥作用去治疗对应的病证,同时将中药的药物配伍细化为有效成分群的配伍,利用有效组分配伍说明中药整合治疗作用。如杨丽平等基于中国生物医学文献数据库筛选,并运用 Cytoscape 3.1 建立中药组方配伍网络,探究中药治疗骨关节炎(OA)的核心组方及其可能的作用机制。结果发现,以药物配伍网络中较重要的前 5 味药即杜仲、白芍、牛膝、甘草和当归作为医治骨关节炎的核心组方。经整合分析,5 味中药 97 个药物靶点,365 个骨关节炎相关基因,共涉及 3 类信号通路即免疫信号通路、凋亡信号通路、细胞生长与增殖信号通路共 56 条。

5. 中药药物重定位　药物重定位(又称老药新用)是指已上市药物发现新适应证或新用途,其不仅在西药研发中受到越来越多的关注,在中药新药研究领域也逐渐成为热门。中药药物重定位研究是指对于已经批准应用于临床的中药单体(结构明确)或中药复方,通过进一步研究,扩大其临床适应证、发现其新的作用靶点或机制的研究。目前,药物重定位研究已进入基于计算机技术的新阶段,其研究方法、技术得到不断的完善。网络药理学方法在中药药物重定位研究方面发挥着越来越重要的作用,目前其应用于中药药物重定位研究中的策略主要包括基于小分子(或配体)、基于药物靶点和基于网络理论三方面。如李翔等将复方丹参方中的 9 个主要成分在 PubMed 中进行检索,获取靶点信息,通过筛选 OMIM 数据库获得心血管相关疾病基因数据,建立疾病 - 基因 - 活性成分、疾病 - 基因 - 疾病、活性成分 - 基因 - 活性成分、基因 - 活性成分 - 基因以及基因 - 疾病 - 基因等 5 种连接,从而构建完整的活性成分 - 基因 - 心血管疾病网络图。在此基础上,通过网络分析发现这 9 个活性成分均作用于多个靶点,涉及高血压、糖尿病、冠心病及肥胖等多个病种,为未来开拓复方丹参方的新适应证提供了研究思路。

总之,中药具有多成分、多靶点的特点,通过网络药理学的方法建立多维数据网络,在"疾病 - 基因 - 靶点 - 药物"相互作用网络基础上从系统视角研究中药,能科学有效地解释中药的成分 - 靶标关系、药理机制及配伍规律,分析药物的主要成分。但网络药理学作为中医药研究的一种新方法,目前还存在一些问题亟待解决,如数据库中数据不完全,文本挖掘获取药物的作用靶标、小分子化合物数量有限,不能完全揭示其药理作用,依托数据构建的网络模型也难以反映整体状况,存在一定局限性。今后,随着临床研究数据库的建立和完善,以及计算软件和计算方法的优化进步,网络药理学的发展势必为推动现代中医药的发展提供新的支持与途径。

思考题　　　　1. 简述多靶点药物的定义,多靶点药物可分为几类。

2. 肿瘤的多靶点治疗药物中多靶点酪氨酸激酶抑制剂主要包括哪些药物?

3. 抗高血压药的联合应用方案主要有哪几种?

4. 网络药理学在中药现代化研究中主要有哪些应用?

(孙慧君)

参 考 文 献

[1] 李学军. 多靶点药物研究及应用. 北京:人民卫生出版社,2011.

[2] LI Y H, YU C Y, LI X X, et al. Therapeutic target database update 2018: enriched resource for facilitating bench-to-clinic research of targeted therapeutics. Nucleic Acid Res, 2018, 46 (D1): D1121-D1127.

[3] 张立虎,李冬冬,萧伟,等. 基于网络药理学与分子对接法预测银杏叶提取物的抗炎机制. 中国实验方剂学杂志, 2018, 24 (7): 192-198.

[4] 刘驰,袁宇,赵文婷,等. 利用网络药理学方法预测金丝桃苷治疗动脉粥样硬化的作用靶点及作用机制. 中国现代中药, 2018, 20 (6): 684-690.

[5] 朱冬宁,陈驰,王淑美,等. 网络药理学在中医药研究领域的应用进展, 广东化工, 2018, 45 (7): 157-158.

[6] LI X, WU L, LIU W, et al. A network pharmacology study of Chinese medicine QiShenYiQi to reveal its underlying multi-compound, multi-target, multi-pathway mode of action. Plos one, 2014, 9 (5): e95004.

［7］ 杨丽平，朱嘉，宋庆慧，等．基于网络药理学预测中药复方治疗骨关节炎的分子机制．上海中医药大学学报，2017，31 (6): 14-18.

［8］ 李翔，吴磊宏，范骁辉，等．复方丹参方主要活性成分网络药理学研究．中国中药杂志，2011, 36 (21): 2911-2915.

［9］ SHENG Z, SUN Y, YIN Z J, et al. Advances in computational approaches in identifying synergistic drug combinations. Brief Bioinform, 2018, 19 (6): 1172-1182.

［10］ 中国科协学会学术部．网络药理学 - 中药现代化的新思路与新方法．北京：中国科学技术出版社，2014.

［11］ LI M R, LI T, MO R, et al. Recent progress in targeted drug delivery nanosystems for pancreatic cancer treatment. Acta Pharm Sin, 2018, 53 (7): 1090-1099.

［12］ PENG Y, LI P P, LI L, et al. Progress of clinical trials in Alzheimer's disease drugs. Acta Pharm Sin 2016, 51 (8): 1185-1195.

［13］ MORPHY R, KAY C, RANKOVIC Z. From magic bullets to designed multiple ligands. Drug Discov Today, 2004, 9: 641-651.

［14］ MURUGESAN N, Tellew J E, Gu Z, et al. Discovery of N-isoxazolyl biphenylsulfonamides as potent dual angiotensin Ⅱ and endothelin A receptor antagonists. J Med Chem, 2002, 45 (18): 3829-3835.

［15］ PIAZZI L, Rampa A, Bisi A, et al. 3-(4-{〔Benzyl (methyl) amino〕methyl}phenyl)-6, 7-dimethoxy-2 H-2-chromenone (AP2238) inhibits both acetylcholinesterase and acetylcholinesterase-induced β-Amyloid aggregation: A dual function lead for Alzheimer's Disease Therapy. J Med Chem, 2003, 46 (12): 2279-2282.

［16］ BOLOGNESI M L, BARTOLINI M, TAROZZI A, et al. Multitargeted drugs discovery: balancing anti-amyloid and anti-cholinesterase capacity in a single chemical entity. Bioorg. Med Chem Lett, 2011, 21 (9): 2655-2658.

［17］ RODRÍGUEZ-FRANCO M I, FERNÁANDEZ-BACHILLER M I, Péerez C, et al. Novel tacrine—melatonin hybrids as dual—acting drugs for Alzheimer disease, with improved acetylcholinesterase inhibitory and antioxidant properties. J Med Chem, 2006, 49 (2): 459-462.

［18］ LUO W, SU Y B, HONG C, et al. Design, synthesis and evaluation of novel 4-dimethylamine flavonoid derivatives as potential multifunctional anti-Alzheimer agents. Bioorg Med Chem, 2013, 21 (23): 7275-7282.

［19］ LI S Y, WANG X B, XIE S S, et al. Multifunctional tacrine-flavonoid hybrids with cholinergic, beta-amyloid-reducing, and metal chelating properties for the treatment of Alzheimer's disease. Eur J Med Chem, 2013, 69: 632-646

［20］ SANG Z, QIANG X, LI Y, et al. Design, synthesis and evaluation of scutellarein-O-alkylamines as multifunctional agents for the treatment of Alzheimer's disease. Eur J Med Chem, 2015, 94: 348-366.

［21］ DeFronzo RA. Insulin resistance: a multifaceted syndrome responsible for NIDDM, obesity, hypertension, dyslipidaemia and atherosclerosis. Neth J Med. 1997, 50: 191-197.

［22］ LAZICH I, BAKRIS G. Initial combination antihypertensives: let's ACCELERATE. Lancet, 2011, 377 (9762): 278-279.

［23］ LI X, WU L, LIU W, et al. A network pharmacology study of Chinese medicine QiShenYiQi to reveal its underlying multi-compound, multi-target, multi-pathway mode of action. PloS ONE, 2014, 9 (5): e95004.

第十章 药物毒理学

第一节 药物毒理学概念

药物毒理学(drug toxicology)是研究药物对生物体的毒性作用及其规律的科学,是研究药物在一定条件下对生物体的毒性损害作用,并对药物毒性作用进行定性、定量以及机制研究的一门学科。

药物毒理学运用毒理学的原理和方法对药物进行全面系统的安全性评价并阐明其毒性作用机制。主要通过非临床试验以确定动物出现毒性反应的症状、程度、剂量、时间、靶器官、损伤的可逆性,以及安全剂量和安全范围,以期能够预测人类用药的可能毒性,制定防治措施,同时推算临床研究的安全参考剂量和安全范围。主要目的在于提高新药发现的成功率,保障用药安全,指导临床合理用药和降低药物不良反应的发生。近年来,转化医学理论及生命科学前沿技术的飞速发展赋予了药物毒理学新的发展契机,研究思路、新的方法和技术的不断出现,实现从整体、器官、组织、细胞和分子水平向基因水平的飞跃。

根据研究领域不同,药物毒理学包括发现毒理学(discovery toxicology)、描述性毒理学、机制毒理学(mechanical toxicology)和管理毒理学等方面,其研究贯穿于新药发现阶段、非临床安全性评价、临床研究和上市后监督的整个过程中,体现指南导向安全性评价(guideline-oriented safety evaluation)和科学导向安全性评价(science-oriented safety evaluation)。

一、发现毒理学

发现毒理学是指在创新药物的研发早期,对所合成的系列新化合物实体(new chemical entity,NCE)进行毒性筛选,以发现和淘汰因毒性问题而不适于继续研发的化合物,或者是有针对性地设计一些试验研究,解决某些重要化合物的特异性毒性问题,指导化合物合成,帮助选择合适先导化合物。

发现毒理学的早期毒性筛选体系实现从整体试验向体外试验转化,研究效率从低通量向高通量转化,研究深度从器官、组织水平向分子、基因水平转化,结果评价从单一毒性评价向多学科综合评价转化。早期毒性筛选体系具有不少优点:①能同时进行系列化合物的毒性比较;②具有快速、灵活、化合物用量小、通量高、成本低等特点;③毒性筛选结果通过定量结构分析可指导系列化合物的结构改造。早期毒性筛选体系的关键点采用的技术方法应在国内外研究中已证实其有效性和可靠性,检测终点应与各国药监机构规定的临床前新药安全性评价试验终点基本一致。

二、描述性毒理学

描述性毒理学主要观察和研究药物对机体的作用和影响,主要是要发现药物对机体的毒性反应症状,毒性出现时间、持续时间、结束时间,药物无毒性反应的剂量、产生毒性的剂量、严重中毒或接近死亡的剂量和有效剂量的距离(治疗窗或安全范围),药物毒性反应的性质与可逆性(停药后是否恢复)。

三、机制毒理学

机制毒理学主要通过在动物整体、器官、组织、细胞和分子水平上研究药物毒性作用的发生、发展和转归的规律,进而阐明药物毒性作用的细胞和分子机制。药物毒性作用的机制研究可以提供比描述性毒理学更多有价值的信息。例如,检测代谢酶谱的变化,可以预测有无潜在的药物相互作用,是否有可能引起有毒中间体和活性氧的增加;研究药物毒性作用的特异性生物标志物(biomarker),可以用于临床前或临床安全性评价指标的确定;研究药物毒性作用与药物化学结构的关系,可以为设计和优化安全有效的药物化学结构提供重要信息。

四、管理毒理学

管理毒理学主要是指国家药政部门根据药物描述性毒理学和机制毒理学研究资料以及相关法规,制定允许药物进入临床研究和上市的要求和批准程序,提出对药物安全性评价和临床研究的指导原则及上市后的药物不良反应监测的规定等一系列科学监管方法。

第二节　药物毒理学研究内容

安全、有效和质量可控是药物不可或缺的三要素,其中安全性是第一位的,属于药物毒理学研究的范畴。任何药物在剂量足够大或疗程足够长时,都不可避免地具有毒性作用。一方面,由于药物本身固有的药理作用往往不可能是单一的,体现在常用量短期给药时出现的副作用及长期治疗过程中,药物在体内蓄积后,对靶器官的毒性作用;另一方面,由于用药个体的遗传学差异、特殊生理状态(年龄、性别、妊娠等)和病理状态的易感性所决定。

药物毒理学研究主要借助于动物毒性试验,试验结果外推至人体时,不可避免地会涉及受试药物在动物和人体毒性反应之间的差异。首先,不同物种、同物种不同种属或个体之间对于某一受试物的毒性反应可能存在差异;其次,由于在长期毒性试验中通常采用较高的给药剂量,受试物可能在动物体内呈非线性动力学代谢过程,从而导致与人体无关的毒性反应;另外,长期毒性试验难以预测一些在人体中发生率较低的毒性反应或仅在小部分人群中出现的特异质反应;同时有些毒性反应目前在动物上难以检测,如头痛、头晕、腹胀、视物模糊等。鉴于以上原因,动物毒性试验的结果一般不会完全再现于人体临床试验。但是,如果没有实验或文献依据证明受试药物对动物的毒性反应与人体无关,在进行药物评价时必须首先假设人最为敏感,毒性试验中动物的毒性反应将会在临床试验中再现。进行深入的作用机制研究和采用人源化动物或细胞模型等将有助于判断动物和人体毒性反应的相关性和差异性。

随着实验动物使用的"3R"（Reduction，Refinement，Replacement）甚至"4R"（增加 Responsibility）原则的倡导与实施，整体动物实验面临严峻挑战，建立符合"3R"原则的动物实验替代法已经成为毒理学研究方法发展的必然趋势。体外毒性筛选体系是应用灌注的器官、培养的组织切片、细胞（或亚细胞成分），在体外进行的毒理研究，已成为药物毒理学研究的重要手段。目前，体外毒性筛选体系在药物引起的心脏毒性、遗传毒性、发育毒性、致癌性等方面已应用非常广泛。

一、药物毒理学研究试验

药物进入机体产生毒性效应，可分为 3 个阶段：①接触相（exposure phase），是指药物的组成、理化性质、接触浓度或剂量，以及进入体内的途径等；②毒物代谢动力学相（toxicokinetics phase），是药物进入体内的吸收、转运、分布、蓄积、生物转化和排出过程；③毒物效应动力学相（toxicodynamics phase），是指药物的活性形式到达靶组织，作用于受体，与其他分子结合并产生毒效应。药物对哪些靶器官或组织产生有害作用，决定于药物的结构和理化性质，以及与受体的亲和力。药物引起毒效应的性质和毒性强度，与该药物在体内的生物转化及活性物质在靶组织的生物效应剂量有关。药物对靶器官毒性作用机制的研究主要包括肝脏毒性作用、肾脏毒性作用、心脏毒性作用、神经毒性作用、内分泌毒性作用、呼吸系统的毒性作用及胃肠道毒性作用等。

药物毒理学研究的基本内容包括安全药理学（safety pharmacology）试验，单次给药毒性试验，重复给药毒性试验，毒物代谢动力学试验，遗传毒性试验，生殖毒性试验，刺激性、过敏性和溶血性试验，药物依赖性试验，致癌试验等。根据相关指导原则进行科学规范研究。

1. 安全药理学试验　也称一般药理学（general pharmacology）试验，探讨药物在治疗范围内或治疗范围以上的剂量时，潜在的不期望出现的对生理功能的不良影响，即观察药物对中枢神经系统、心血管系统和呼吸系统的影响，属于药物非临床安全性评价的范畴。如果对已有的动物和／或临床试验结果产生怀疑，可能影响人的安全性时，应进行追加的安全药理学研究，即对中枢神经系统、心血管系统和呼吸系统进行深入的研究。补充的安全药理学研究：评价药物对中枢神经系统、心血管系统和呼吸系统以外的器官功能的影响，包括对泌尿系统、自主神经系统、胃肠道系统和其他器官组织的研究。安全药理学试验目的包括：①确定药物可能关系到人安全性的非期望药理作用；②评价药物在毒理学和／或临床研究中所观察到的药物不良反应和／或病理生理作用；③研究所观察到的和／或推测的药物不良反应机制。

2. 单次给药毒性试验　狭义的单次给药毒性试验是考察单次给予受试物后所产生的急性毒性反应，广义的单次给药毒性研究可采用单次或 24 小时内多次给药的方式获得药物急性毒性信息。单次给药毒性试验目的包括：①对初步阐明药物的毒性作用和了解其毒性靶器官具有重要意义；②对重复给药毒性试验的剂量设计和某些药物临床试验起始剂量的选择具有重要参考价值；③能提供一些与人类药物过量所致急性中毒相关的信息。

3. 重复给药毒性试验　描述动物重复接受受试物后的毒性特征，它是非临床安全性评价的重要内容，是药物能否过渡到临床使用的主要依据，既为临床安全用药的剂量设计提供参考依据，也为临床不良反应的监测及生理生化指标的选择提供科学依据。重复给药毒性试验目的包括：①预测受试物可能引起的临床不良反应，包括不良反应的性质、程度、量效和时效关系，以及可逆性等；②判断受试物重复给药的毒性靶器官或靶组织；③如果可能，确定未观察到临床不良反应的剂量水平（no observed adverse effect level，NOAEL）；④推测第一次临床试验（first in human，FIH）的起始剂量，为后续临床试验提供安全剂量范围；⑤为临床不良反应监测及防治提供参考。

4. 毒物代谢动力学试验 重点描述药物的全身暴露及其与剂量水平和毒理研究的时间进程之间的关系，解释毒性试验结果和预测人体安全性，而不是简单描述受试物的基本动力学参数特征。毒物代谢动力学试验通常伴随毒性试验进行，常被称为伴随毒物代谢动力学试验。开展研究时可在所有动物或有代表性的亚组或卫星组动物中进行，以获得相应的毒物代谢动力学数据。毒物代谢动力学试验的主要目的是获知受试物在毒性试验中不同剂量水平下的全身暴露程度和持续时间，预测受试物在人体暴露时的潜在风险。具体包括：①阐述毒性试验中受试物和／或其代谢产物的全身暴露及其与毒性反应的剂量和时间关系；②评价受试物和／或其代谢产物在不同动物种属、性别、年龄、机体状态（如妊娠状态）的毒性反应，确定是受试物或某种代谢产物引起毒性反应；③评价非临床毒性研究的动物种属选择和用药方案的合理性；④提高动物毒性试验结果对临床安全性评价的预测价值；⑤依据暴露量来评价受试物蓄积引起的靶部位毒性（如肝脏或肾脏毒性），有助于为后续安全性评价提供量化的安全性信息；⑥综合药效及其暴露量和毒性及其暴露信息来指导人体试验设计，如起始剂量、安全范围评价等，并根据暴露程度来指导临床安全监测；⑦指导新药设计，避免原药或代谢产物中出现毒性基团。

5. 遗传毒性试验 指用于检测通过不同机制直接或间接诱导遗传学损伤的受试物的体外和体内试验，这些试验能检测出 DNA 损伤及其损伤的过程。以基因突变、较大范围染色体损伤或重组形式出现的 DNA 损伤的过程，通常被认为是可遗传效应的基础，并且是肿瘤多阶段发展过程的重要因素。药物注册要求对受试物的潜在遗传毒性进行综合评价，因为没有一个单一试验能够检测所有的遗传毒性化合物，因此，常用的方法是进行一组遗传毒性标准试验组合，即体内试验与体外试验相结合，原核细胞与真核细胞相结合。根据试验检测的遗传终点，可将检测方法分为基因突变、染色体畸变、DNA 损伤等三类，这些试验相互补充从而大大地提高遗传毒物的检测能力。遗传毒性试验的目的是通过一系列试验来预测受试物是否有遗传毒性，在降低临床试验受试者和药品上市后使用人群的用药风险方面发挥重要作用。

到目前为止，还没有一种遗传毒性评价方法可以涵盖所有遗传毒性的检测终点。总体来说，基于细菌的基因突变试验特异性高，灵敏度低，且仅限于检测可能引起基因突变的物质；而哺乳动物细胞模型扩大了检测终点，可以检测致 DNA 链损伤的断裂剂或非整倍体诱导剂，灵敏度高，但特异性较低。因此，在新药研发阶段可以考虑在了解候选化合物结构的基础上，选择两种或几种现有比较成熟的早期遗传毒性初筛方法进行联合评价。

6. 生殖毒性试验 通过动物实验考察受试物对哺乳动物生殖功能和发育过程的影响，包括生育力与早期胚胎发育毒性试验（Ⅰ段）、胚胎 - 胎儿发育毒性试验（Ⅱ段）和围产期毒性试验（Ⅲ段）。生殖毒性试验的目的是预测受试物可能产生的对生殖细胞、受孕、妊娠、分娩、哺乳等亲代生殖功能的不良影响，以及对子代胚胎 - 胎儿发育、出生后发育的不良影响。近年来，发育和生殖毒性体外替代研究逐渐成为药物发育和生殖毒性研究的热点。欧洲体外替代法研究中心（European Center for the

Validation of Alternative Methods，ECVAM）已批准了 3 种不同的胚胎毒性检测方法：全胚胎培养法（whole embryo culture，WEC）、微团检测法（micromass culture，MM）、胚胎干细胞检测法（embryo stem cell test，EST）。

7. 刺激性、过敏性和溶血性试验　指药物制剂经皮肤、黏膜、腔道、血管等非口服途径给药，对用药局部产生的毒性（如刺激性和局部过敏性等）和 / 或对全身产生的毒性（如全身过敏性和溶血性等），为临床前安全性评价的组成部分。药物在临床应用前应研究其制剂在给药部位使用后引起的局部和 / 或全身毒性，可以帮助预测临床应用时可能出现的毒性反应、毒性靶器官、安全范围。

8. 药物依赖性试验　药物依赖性指药物长期与机体相互作用，使机体在生理功能、生化过程和 / 或形态学发生特异性、代偿性和适应性改变的特性，停止用药可导致机体的不适和 / 或心理上的渴求。依赖性可分为生理依赖性和精神依赖性。非临床药物依赖性研究可为临床提供药物依赖性倾向的信息，获得的非临床试验数据有利于指导临床研究和合理用药，警示滥用倾向。为发现其是否存在潜在的依赖性，以下情形的药物应进行药物依赖性的试验：①与已知具有潜在依赖性化合物结构相似的新的化合物；②具有麻醉、镇痛、镇静催眠、中枢兴奋、致幻等明显的中枢神经系统作用的药物；③复方中含有已知较强依赖性成分的药物；④直接或间接作用于中枢阿片受体、大麻受体、多巴胺受体、去甲肾上腺素受体、5- 羟色胺受体、N 胆碱受体、γ- 氨基丁酸受体、苯二氮䓬受体等的药物；⑤已知代谢产物中有依赖性成分；⑥拟用于戒毒的药物；⑦原认为不具依赖性，而在临床研究或临床应用中发现有依赖性倾向的药物。

9. 致癌试验　检验受试物及其代谢产物是否具有诱发癌或肿瘤作用，是药物非临床安全性评价中的重要内容。致癌性试验要求开展两种啮齿类动物的长期致癌性试验（大鼠、小鼠）。但是，由于致癌试验周期较长，其中多种因素均可引起啮齿类动物致癌反应阳性，而其中有一些因素与人类危险性评价相关性极小，对于评价药物对人类致癌作用的意义不大。所以，在不影响人体安全性前提下，可考虑采用 1 项相关的长期致癌试验，并附加 1 项其他类型试验补充长期致癌试验结果，同时强调使用证据权重法对药物的致癌性信息和试验结果进行总体风险评价。目前研究的最多的致癌性体外替代方法主要为细胞转化试验，观察对培养细胞诱发与肿瘤形成有关的表型改变，此种表型改变包括细胞形态、细胞生长能力、生化表型等变化，以及移植于动物体内形成肿瘤的能力等。

致癌试验的目的是考察药物在动物体内的潜在致癌作用，从而评价和预测其可能对人体造成的危害。目前常规用于临床前安全性评价的遗传毒性试验、毒物代谢动力学试验和毒性机制研究的数据不仅有助于判断是否需要进行致癌试验，而且对于解释研究结果与人体安全性的相关性也十分重要。

二、药物毒理学研究策略

1. 执行质量管理规范　用于支持药品注册的药物毒理学研究必须执行《药物非临床研究质量管理规范》（Good Laboratory Practice，GLP）。GLP 是用于规范与人类健康和环境有关的非临床安全性研究的一整套组织管理体系，包括试验的方案、实施、记录、报告和档案的管理。实施 GLP 的目的在于严格控制试验研究的各个环节，规范和管理科学技术人员的研究行为，保证研究数据的质量，保证试验结果的可靠性、完整性和可重复性。各个国家或地区间的 GLP 大体框架和要求越来越趋于一致，为毒理学资料的互认打下了良好的基础。

2. **体现整体性和综合性** 药物毒理学研究不能与药效学、药动学和其他毒理学研究割裂。根据受试物特点,试验设计应充分考虑其他药理毒理研究的试验设计和研究结果。其结果应力求充分结合药学、药理学、其他毒理学及拟临床应用情况等综合评价,体现整体性、综合性的原则。

3. **坚持具体问题具体分析** 药物毒理学试验设计应坚持"具体问题具体分析"的原则。应根据受试物的结构特点、理化性质、同类化合物情况、适应证和用药人群特点、试验目的等选择合适的试验方法,设计适宜的试验方案,并结合其他药理研究信息对试验结果进行全面的评价。

4. **遵循随机、对照、重复原则** 药物毒理学试验应符合动物实验的一般基本原则,即随机、对照和重复。随机是指每个实验单位分入各处理组的机会必须是均等的,否则会给实验结果带来偏性。对照是比较,有比较才能有鉴别。一般要设空白对照,必要时还要设阳性对照使结果判断依据更科学、可靠和准确。重复是指每组动物要有一定数量,符合统计要求。

5. **选用适当的试验方法** 应根据药物的特点和临床使用的目的,选用适当的经过验证的方法,包括科学而有效的新技术和新方法。可根据药效反应的模型、药动学的特征、实验动物的种属等来选择试验方法。

药物毒理学常用整体动物模型包括小鼠、大鼠、豚鼠、家兔、犬、小型猪和非人灵长类等。选择能够敏感、准确、科学地反映受试药物信息的相关实验系统是研究成功的前提。动物选择应与试验方法相匹配,体内研究建议尽量采用清醒动物。如果使用麻醉动物,应注意麻醉药物的选择和麻醉深度的控制。一般通过对已经掌握的与受试物有关的药效学、药动学以及可能的体外代谢试验等背景资料的全面考虑,选择合适的动物种属、品系、性别和年龄等,并且要说明选择特定动物模型的理由和试验依据。理想的动物应具有对受试物的生物转化与人体相近,对受试物敏感,已有大量历史对照数据的特点。离体组织器官、培养细胞、细胞片段、细胞器、受体、离子通道和酶类等体外和半体外试验模型也可被用于辅助性研究,用于评价受试物在某一方面的作用或探讨有关的作用机制。

三、生物技术药物非临床安全性评价特点

随着生物技术药物(biopharmaceutics)迅猛发展,其安全性评价成为关注的重点和难点之一。治疗用生物技术药物(以下简称生物技术药物)是指采用不同表达系统的工程细胞(如细菌、酵母、昆虫、植物和哺乳动物细胞)所制备的蛋白质、多肽及其衍生物,它包括细胞因子、纤维蛋白溶酶原激活因子、重组血浆因子、生长因子、融合蛋白、酶、受体、激素和单克隆抗体等。生物类似药(biosimilar)是指在质量、安全性和有效性方面与已获准注册的参照药具有相似性的治疗用生物技术药物。

治疗用生物技术药物非临床安全性评价的主要目的与化学药物一致,但是生物技术药物非临床安全性研究的方法和内容与常规化学药物存在许多不同之处,常规化学药物的安全性评价方法和模式并不都适用于治疗用生物技术药物。生物技术药物的非临床安全性研究更多强调根据生物技术药物特点采取具体问题具体分析的原则来评价其安全性。一般原则也可适用于化学合成多肽、从(人)组织提取的单组分的内源性蛋白,但不包括基因治疗产品、体细胞治疗产品、变态反应原制品、由人或动物的组织或者体液提取或者通过发酵制备的具有生物活性的多组分制品、微生态制品、治疗用疫苗、寡核苷酸产品和血细胞组分。

1. **治疗用生物技术药物的主要特点** 治疗用生物技术药物的质量控制特点和生物学特点是确立

该类产品非临床安全性评价特殊性和各种注册类别制品非临床安全性研究和评价策略的基础。

(1)质量控制特点:生物技术药物的化学结构难以通过标准化学分析方法确认,是需要应用免疫学、生物分析技术测定表达量和活性的高分子量物质。该类产品的生物活性与其氨基酸序列和空间结构等有密切关系。与化学药物相比,其质量控制的特点表现在:①结构确认的不完全性。生物技术药物多数为蛋白质或多肽及其修饰物,具有分子量相对较大,结构复杂多样性和可变性等特点,通过现有的理化方法和手段不能完全确认其化学结构特征,如产品的空间构象等。②质量控制的过程性。生物技术药物的结构特性容易受到各种理化因素的影响,且分离提纯工艺复杂,因此其质量控制体系是针对生产全过程,采用化学、物理和生物学等手段而进行的全程、实时的质量控制。生产过程中每一环节或制备条件的改变均可能影响其非临床安全性评价的合理性。③生物活性检测的重要性。生物技术药物的生物活性与其药效和毒性有一定或较好的相关性,因此药效学和安全性研究应关注生物活性的测定。鉴于生物技术药物结构确认的不完全性,生物活性检测成为反映生物技术药物天然结构是否遭受破坏、生产各阶段工艺合理性和评价终产品质量控制的重要内容,也成为非临床药理毒理、药代等试验方案中剂量确定的依据。

(2)生物学特点:①种属特异性。生物技术药物在不同动物种属的作用靶点(例如受体)存在结构差异,或信号转导通路不同,从而可表现出不同的反应类型。安全性试验需采用能反映人体生物技术药物活性的相关动物种属来进行研究。②免疫原性。免疫原性是指机体受刺激后产生的对该抗原的特异的适应性免疫应答,涉及细胞和体液免疫应答,也包括固有性免疫应答。许多人源性大分子(蛋白质和多肽)生物技术药物对实验动物而言都是异源分子,可存在免疫原性如抗体产生。非临床试验中应关注免疫原性对生物技术药物药效学和安全性评价的影响。③多功能性。多肽和蛋白质类生物技术药物往往具有广泛的作用靶点和病理生理、药理作用(可能包括继发性基因表达所诱导的反应),有的是预期的药效作用,有的为非预期的毒性作用,这与多肽和蛋白质在体内受体(对单克隆抗体产品而言为抗原)的多器官广泛分布有关,有时可在某些重要的生命器官如心脏、大脑等组织分布,出现严重的非预期不良反应。非临床安全性评价需关注该类产品在不同动物种属的多功能性,必要时可选用转基因动物的靶基因或受体来预测一个生物技术药物的临床研究风险性。

2. 生物技术药物非临床安全性评价的一般原则

(1)常规研究的适用性:鉴于生物技术药物结构和生物学性质的专一性和多样性,包括种属特异性、免疫原性和无法预料的多种组织亲和性等,常规的药物毒性试验的研究思路,包括研究步骤、考察项目等,可能不一定完全适合生物技术药物。

(2)具体品种具体分析:应根据具体生物技术药物的立题设计(包括药物设计思路、作用机制、分子结构特点、创新性程度和特点等)、质量控制、非临床安全性和临床特点(临床适应证的性质和用药人群、临床拟用药剂量、是否已有较多人用经验、预期重要临床不良反应等)和注册法规中治疗用生物技术药物注册分类及申报资料项目要求、其他相关技术指导原则等来对上述内容进行具体问题具体分析。对于那些在结构和药理作用上与已有大量临床经验的产品类似的生物技术药物,可酌情减少毒性试验。鉴于生物技术药物的化学特点,其质量控制是从目的基因确立、表达载体的构建、细胞库的建立到原材料、生产控制、质量标准的全过程的质量控制,非临床安全性研究是在此基础上的针对相关安全性担忧而进行的毒理学"质量控制",两者密切关联、相互影响,上述药学质量控制因素的改变都有可能影响到已有的安全性评价的结论,并可能因此而提出新的非临床安全性及相关研究的要求。

3. 非临床安全性评价的主要考虑

(1)生物技术药物安全性的性质和来源:治疗用生物技术药物的安全性主要包括三个方面,一为其药理作用的放大或延伸,二为免疫毒性包括免疫原性、免疫抑制和刺激反应及过敏反应,三为杂质或污染物所致的相关毒性。其安全性担忧的来源主要包括生物技术药物本身和杂质,前者一般包含活性成分和产品相关蛋白,杂质主要包括与工艺相关的杂质和产品相关杂质以及环境污染杂质。工艺相关的杂质是指生产过程中产生的杂质,如宿主细胞蛋白、DNA,培养物(诱导剂、抗生素或其他培养基成分等),纯化等工艺产生的杂质(酶、化学试剂、无机盐、溶剂、载体、抗体等);产品相关杂质是指产品肽链的截短或延长形式、修饰形式(去酰胺化、异构体、二硫键错配、糖基化、磷酸化等)、聚合体、多聚体等;环境污染杂质包括细菌内毒素、可能携带的病毒和有害微生物等;宿主细胞(如细菌、酵母、昆虫、植物和哺乳动物细胞)的污染也存在潜在的危险性。这些均应严格控制。若理化性质和生物活性与产品本身相似,变异体可作为产品相关蛋白。总之,对具体产品安全性担忧的性质和来源的分析与判断可以有针对性确定非临床安全性研究的试验项目和具体设计,以最大限度地为人体临床研究提供有价值的安全性信息。

(2)受试物的质量要求:安全性考虑可能涉及产品中存在的杂质或污染物,可通过纯化过程去除杂质和污染物,而不是为其质量控制建立一套非临床的试验方案。非临床安全性评价主要是针对生物技术药物的活性物质本身,杂质的安全性问题应尽可能地通过质量控制手段来解决。一般来说,药理和毒理试验所用产品应与拟用于初期临床试验的产品具有可比性。药物开发过程中允许为提高产品质量和产量进行正常的生产工艺改进,但应考虑此类改变对于动物实验结果外推至人体的可能影响。

药物开发过程中若采用了一种新的或改进的制备工艺,或产品及其处方出现重大改变时,应证明其可比性。可比性评价应基于生化和生物学特征(如鉴别、纯度、稳定性和效价),某些情况下可能需要增加其他试验(如药动学、药效学和/或安全性试验)来阐明所用方法的科学合理性。

(3)相关动物种属/模型的选择:生物技术药物的生物活性与动物种属和/或组织特异性相关,其安全性评价常常不能按标准毒性试验采用常规动物(如大鼠和犬),而应使用相关动物种属。相关动物种属是指受试物在此类动物上受体或抗原表位有表达,能够产生药理活性,其对生物技术药物的生物学反应能模拟人体反应。例如细胞因子在相关动物种属上可与相应细胞因子受体结合,亲和力与其在人相应受体上的表现相似,且产生与预期人体反应相似的药理作用。免疫化学和功能试验等许多技术可用于确定相关动物种属,体外亲和力试验、传统的竞争结合试验或细胞功能试验常可用于比较种属间的药理活性。生物技术药物在人体作用靶点的克隆、表达和纯化通常是种属比较时应进行的研究工作,了解有关受体/抗原表位分布的知识有助于科学评价潜在的体内毒性。

用于单克隆抗体试验的相关动物,应能表达所预期的抗原表位并能证明其与人体组织具有类似的组织交叉反应性,从而提高评价其与抗原决定簇结合及其非预期组织交叉反应所致毒性的能力。若能证明非预期的组织交叉反应性与人体的类似,即使是一种不表达所预期抗原决定簇的动物,对毒性评价仍有一定意义。

安全性评价方案一般应包括两种相关动物种属,但在某些已证明合理的情况下,如只能确定一种相关动物种属或对该生物技术药物的生物学活性已十分了解,一种相关动物种属已足够。此外,即使短期毒性试验必须用两种动物确定毒性,随后的长期毒性试验可能仍有理由使用一种动物,例如当两种动物的短期毒性试验结果类似时。

不相关动物种属的毒性试验可产生误导,因而应避免。如果无相关动物种属时,建议考虑使用表达人源受体的相关转基因动物或使用同系蛋白进行安全性等研究。应用同系蛋白应关注其生产过程、杂质/污染物种类和含量、药动学特征和确切的药理机制,及其与拟用于临床产品的可能不同之处。如不能应用转基因动物模型或同系蛋白时,可考虑采用一种动物进行有限的毒性试验如包括心血管和呼吸等重要功能指标的长期毒性试验(也称重复给药毒性试验),但应结合疾病适应证特点、产品性质、技术难度等来判断其必要性和可行性。

(4)动物数量/给药剂量的确定:每个剂量所用的动物数直接影响毒性的检测。样本量小可能会导致未能观察到一些毒性表现。受样本量小限制的非人类灵长类动物实验可通过增加观察的次数和延长观察时间而得到部分补偿。应关注生物技术药物在所用动物种属的药动学、生物利用度,以及可安全、人道地给予的药物容量。如果活性成分清除较快或溶解度低,可采用补偿的方式,增加实验动物的给药次数(与拟用临床试验方案相比)。应确定实验动物的暴露水平,并与临床暴露量比较,也应考虑容量、浓度、制剂和给药部位的影响。若受到生物利用度、给药途径、动物大小或生理状态等限制,采用与临床不同的给药途径也可被接受。剂量设置应反映剂量-毒性反应关系,包括一个中毒剂量和一个未观察到不良反应的剂量(NOAEL)。对某些毒性很小的产品,不可能规定一个特定的最大剂量,但应提供剂量选择以及与预计人体暴露量倍数(安全范围)的合理性。为此,应考虑其预期的药理/生理作用、足量受试物的可获得性和推荐的临床适应证等。当一个产品在所选动物细胞的亲和力和效力比人细胞低时,应该用更高剂量进行动物实验。

(5)免疫原性:很多拟用于人的生物技术药物对动物有免疫原性,因此该类产品进行长期毒性试验时,给药期间应检测抗体以帮助解释试验结果。应明确抗体反应特点,如滴度、出现抗体的动物数、中和或非中和抗体等,并将抗体的出现与所有药理和/或毒理的变化综合考虑。尤其在解释数据时应考虑抗体形成对药动学/药效学参数、影响范围和/或不良反应的严重程度、补体活化或出现新毒性作用等的影响,也应注意评价与免疫复合物形成和沉积有关的病理变化。

除非大多数动物的免疫反应中和或消除了生物技术药物的药理和/或毒理作用,否则检出抗体(即使是中和抗体)不能单独作为提前终止非临床安全试验或改变试验设定观察期限的标准。若对安全试验数据的解释不受这些问题的干扰,可认为抗体反应并无特殊意义。在动物中诱导了抗体形成并不能预示在人体可能产生抗体。人体可能产生抗人源蛋白的血清抗体,但往往出现抗体后仍存在治疗作用。人体很少发生对重组蛋白的严重过敏反应。一般对蛋白产品呈阳性的豚鼠过敏试验结果不能预测人体反应,但对那些针对实验动物和人体均为异体蛋白的生物技术药物,豚鼠等动物的过敏试验结果对预测人体临床的过敏反应可能仍有一定价值。非人灵长类作为一个良好的模型可预示多种重组蛋白在人体的相关免疫原性。

生物技术药物的长期暴露试验中,一些小分子量的人源蛋白在动物体内不会产生免疫原性,或者产生很弱的免疫原性,它们也未见产生中和性抗体。即使对人蛋白产生抗体,也不一定会引起免疫病理改变或中和活性。

第三节 药物毒理学研究的新技术应用

一、计算机毒性筛选体系

目前药物毒性研究中采用的计算机毒性筛选模型主要包括 in silico 模型和定量构效关系（QSAR）模型。in silico 模型可以模拟人的细胞或器官，甚至可以模拟和化合物结合的计算机生物模型，用来复制实验数据或估算通过实验不能获得的隐藏系统参数，能快速和高效地优选出数量不多、有潜在开发价值并最终可以成功上市的化合物分子结构。以心脏毒性为例，美国 FDA 提出了综合性离体致心律失常风险评估（comprehensive in vitro proarrhythmia assay，CiPA）策略，成立 CiPA in silico 模型工作小组（The In Silico Working Groups，ISWG），其主要职责是建立能够模拟人成熟心室肌细胞动作电位的计算机模型，采用该模型分析 ISWG 取得的离子通道数据，制作药物抑制作用曲线，然后通过模拟细胞模型的信号参数，调整计算机模拟心脏模型的条件，得到模拟心电图，预测药物的致心律失常作用。目前 ISWG 推荐的首选模型为 O'Hara-Rudy（ORd）模型，该模型是一种由大量微分方程构成，能够准确模拟天然人心肌细胞动作电位的复杂系统。

QSAR 模型是通过运用统计学方法建立化合物的化学结构与活性之间数学模型的一种方法，在药物毒理学领域已被广泛应用。QSAR 模型自动化程度高，可通过分析化合物结构特征与毒性之间的关系，建立合适的结构 - 毒性相关模型或构建专家系统，进而预测其他化合物的毒性，包括遗传毒性、致癌性、致畸性、皮肤过敏、皮肤黏膜刺激、心脏毒性、肝毒性、肾毒性以及光毒性等。目前常用预测毒性的计算机软件包括 TOPKAT、DEREK、MCASE 软件等。在进行毒性预测时，可以结合两种毒性预测软件的结果，综合评价化合物的毒性。

二、毒理组学技术

利用基因组学（genomics）、转录组学（transcriptomics）、蛋白质组学（proteomics）、代谢组学（metabonomics）和表观遗传组学（epigenomics）等组学技术对候选新药进行毒理机制研究，从而开创了"反向毒理学"的药物毒性机制研究新模型。组学技术的发展实现了从器官、组织水平向分子甚至基因水平的飞跃。

毒理基因组学（toxicogenomics）利用基因组学的相关信息，将遗传学与生物信息学相结合，从基因整体水平研究外源化合物的毒性作用，建立毒性作用表型与基因表达变化之间的关系，从而有效监测接触外源化合物后基因水平的改变，继而筛选和鉴别潜在的遗传毒物，并快速确定未知毒物的作用机制。毒理基因组学将基因组学方法与技术应用于毒理学研究领域，主要采用 DNA 微阵列技术研究毒物和毒作用机制，其快速发展为毒理学开辟了新的研究领域。基因组学技术有助于对毒物进行分类、检测，鉴定毒作用机制亚型，判断细胞损伤的严重程度并阐明化学物的各种量 - 效关系。

蛋白质组学是指研究蛋白质组或应用大规模蛋白质分离和识别技术研究蛋白质组的一门学科，是在蛋白质整体上对疾病机制、细胞模式、功能联系等方面进行探索的科学。蛋白质组学以直接参与生命活动的蛋白质为研究目标，界定表达蛋白质过程中涉及的影响因素。目前，对蛋白质组进行分离的方法有多种,主要包括二维凝胶电泳、二维液相色谱、毛细管电泳和液相色谱 - 毛细管电泳等技术。蛋白质组完成分离之后继而通过质谱技术、蛋白质测序技术、氨基酸组成成分分析等技术对其进行鉴定以及功能研究。毒理蛋白质组学作为毒理基因组学的延伸也已经应用到毒理学研究领域当中,是一种利用全蛋白质表达分析技术,确认生物物种受有害外源化学物影响的关键蛋白质和信号通路的组学技术。该技术通过比较特定细胞、组织或器官在毒物作用前后蛋白质谱发生的变化,在短时间内筛选出与毒物相关的差异蛋白,再通过抗体分析技术快速寻找新的毒性蛋白标志物,因此比传统毒理学研究方法更具灵敏性和特异性。

基于蛋白质组学的研究不能提供机体对外源性毒物刺激的整体应答信息,也不能反映出基因、疾病、毒物等相关因素之间的交互作用,存在一定的局限性。代谢组学(metabonomics)是继基因组学、蛋白质组学之后产生的一种重要的系统生物学,应用现代分析方法对某一生物或细胞在某一特定生理时期内所有低相对分子质量代谢产物同时进行定性和定量分析的一门学科,被认为是"组学"研究的终点,具有全面、高通量、无偏差地研究生物体内代谢途径的特点。提供毒理和药效学评价、药物作用机制等方面的信息。该研究常用核磁共振和质谱联用技术,包括气相色谱 - 质谱联用仪和液相色谱 - 质谱联用仪等。其中核磁共振光谱分析法应用最为广泛,具有不损害样品、处理方法简单、不需分离过程等优点,但其检测灵敏度较低。

三、干细胞技术

干细胞(stem cell)是一类具有自我复制能力的多潜能细胞。根据干细胞所处的发育阶段分为胚胎干细胞(embryonic stem cell,ESC)和成体干细胞(somatic stem cell)。ESC 是药物研发及安全性评价的较好动物替代模型,已在新药发育毒性、心脏毒性以及肝毒性早期筛选中得到了广泛应用。ESC 体外替代模型预测受试物对人体各种靶器官的毒性及毒作用机制,如生殖毒性测试模型、神经发育毒性测试模型及体外代谢模型等,结合基因组学、蛋白质组学和代谢组学等组学技术快速高效地分析多条代谢通路,寻找潜在的毒性生物标志物,在药物毒理学研究中具有广泛的应用前景。人源性干细胞(hSC)分化的肝细胞作为一种新的肝细胞来源在毒理学评价中仍处于起步阶段。人源性干细胞(hSC)分化的肝细胞的新陈代谢能力、外源化合物 I 相和 II 相代谢酶表达以及等离子体转运蛋白水平均和体外培养的原代肝细胞近似。因此,hSC 诱导分化的肝细胞模型可在药物研发早期识别引起肝损伤的化合物。

尽管人胚胎干细胞的应用与动物源性的胚胎干细胞或者人原代肝细胞相比有诸多的优势,但由于获得困难、伦理因素,限制了人胚胎干细胞的应用。多能干细胞诱导分化技术的不断发展推动了干细胞在药物开发早期的应用。诱导多能干细胞(induced pluripotent stem cell,iPSC)最初是利用病毒载体将 4 个转录因子(Oct4、Sox2、Klf4 和 c-Myc)的组合转入分化的小鼠皮肤成纤维细胞中,使其重编程而得到具有自我更新能力和分化潜能的类似胚胎干细胞的一种细胞类型。现已成功将人皮肤成纤维细胞诱导为 iPSC,进而开启了人诱导多能干细胞(human induced pluripotent stem cell,hiPSC)研究和应用的大门,同时也为解决胚胎干细胞来源问题提供了新的思路。

基因组编辑技术(尤其是 CRISPR/Cas9 技术)的快速发展使得在人多能干细胞和成体干细胞中进行高效基因组编辑。两者的有效结合能建立起针对不同遗传致病背景的"个体化"疾病模型,有利于深入解析不同遗传突变的致病机制和毒理机制。

四、3D 细胞、器官芯片和类器官技术

在体外培养技术发展的过程中,单层细胞培养技术一直是主要方法,该技术操作简单,费用低,可大量应用,是药物早期毒性筛选和非临床安全性评价体外试验的理想模型。然而,传统的单层细胞培养由于细胞在体外改变的环境下增殖逐渐失去了原有的性状,所取得的研究结果与体内的情况不符。3D 细胞技术是指将具有三维结构不同材料的载体与各种不同种类的细胞在体外共同培养,使细胞能够在载体的三维立体空间结构中迁移、生长,构成三维的细胞 - 载体复合物。3D 细胞模型既能保留体内细胞微环境中的物质和结构基础,又能展现细胞培养的直观性和条件可控性。目前研究较多的主要有 3D 皮肤模型、3D 肝细胞模型、3D 神经细胞模型等在药物毒性评价中的应用。

器官芯片(organ-on-a-chip)是在 3D 细胞的基础上引入了微流控技术及多通道芯片,由于微流控芯片中液体通过的尺寸与细胞生长所需的空间相匹配,特别适合细胞培养,而且多维网络结构可以形成相对封闭的环境,与生理状态下细胞的空间特征相似,从而可以模拟真正的人体组织器官的生理和机械性功能。人体器官芯片系统可加速新药的开发速度和效率,并提供快速检测不明物质毒性的方法。目前已成功开发的人体器官芯片主要有芯片肝、芯片肾、芯片肠、芯片肺、芯片心脏、芯片血管等。开发更加适合细胞培养的新材料,使用更加可靠的人类细胞,开发高灵敏度的检测方法和装置等将进一步推动该技术的持续发展。

类器官是利用干细胞的自我更新和分化能力,在体外培养形成的一种微小组织器官类似物,在很大程度上具有体内相应器官的功能。迄今为止,在 3D 培养条件下,已经成功培养出多种类器官如肺、胃、肠、肝和肾等,可作为组织器官的替代品用于药物毒理研究。

五、模式动物模型

传统的基因敲除动物尤其条件性基因敲除动物为药物毒理学研究提供了重要工具。人源化动物模型是指带有人类功能性基因、细胞或组织的动物模型。这种模型通常作为研究人类疾病的活体替代模型、药物作用靶点,在阐明发病机制、毒理机制和药物筛选等方面具有巨大的优势和广泛的应用前景。目前人源化小鼠模型已广泛应用于临床前的药理毒理研究。目前人肝嵌合小鼠模型已经用于研究药物导致的特异质肝损伤,在人肝嵌合小鼠身上使用组学方法来探究药物导致的肝毒性对于解释药物的毒理机制有着重要参考价值。虽然人肝嵌合小鼠并不能完全表现人肝脏的全部功能,但该小鼠模型的建立对于药物的排泄和毒理研究仍然具有重要借鉴意义。细胞色素 P450 酶(cytochrome P450,CYP)是肝微粒体中的 I 相代谢的主要酶系,因 CYP 酶在不同种属中的表达或被诱导活性的差异而导致药物代谢不同,是导致临床前动物实验数据外推至人的不确定性的主要原因之一。近年来,利用基因工程和分子生物学技术设计出的转 CYP 人源化小鼠模型为药物的研发提供了极大的便利,转 CYP 人源化小鼠(CYP humanized mouse)是将人 CYP 相关基因或者人外源性激活的核受体直接导入或者替代小鼠相关等位基因,制备出可以表达人 CYP 的转基因小鼠模型,进而用于临床前毒理研究。

斑马鱼(zebrafish)作为脊椎动物的一员与人类基因同源性高达 85%,其信号转导通路与人类基本近似,生物结构和生理功能与哺乳动物高度相似,斑马鱼作为模式生物已被广泛用于一般毒理、发育毒性、神经毒性、靶器官毒性、生殖毒性以及局部毒性等在内的一系列药物毒性评价研究中。对新药进行

早期毒性筛选,可明显提高药物早期毒性预测的可靠性和灵敏性,缩短新药研发周期,降低新药研发成本,提高新药研发的成功率。由于斑马鱼的给药方式主要是通过将药物溶解于培养液中,通过渗透的方式进入斑马鱼体内,药物在水中的溶解性与分子量对结果影响较大,存在着假阳性或假阴性的情况,一些脂溶性强或分子量较大的药物目前尚不适合采用该模型进行评价。

六、高内涵分析

新药发现早期开展发现毒理学研究是提高新药研发效率的重要策略之一。高内涵分析(high content analysis,HCA)是基于高效新药筛选需求发展起来的一项新技术,其主要特点是基于活细胞、多参数、实时、高通量,能够实现化合物多种生物活性、毒性的早期、快速地检测,为发现毒理学研究提供了高效的技术手段。目前,HCA 已用于多种靶器官细胞毒性、遗传毒性、神经毒性、血管毒性、生殖毒性等检测以及毒理学分子机制的研究。

七、分子影像学技术

分子影像学(molecular imaging)是应用影像学方法,对活体状态下的生物过程进行细胞和分子水平的定性和定量研究,可以在真实、完整的人或动物体内通过图像直接显示其生理和病理过程,实现将基因表达、生物信号传递等复杂的过程变成直观的图像,更好地在分子细胞水平上了解变化特征;发现早期的分子细胞变异及病理改变过程;可在活体上连续观察药物的药理和毒理过程。近年来,分子影像技术呈现出多种图像技术整合的趋势,PET 或者 SPECT 与 CT 或者 MRI 整合(PET/CT、PET/MRI、SPECT/CT、SPECT/MRI),克服了其本身没有的空间定位功能,在检测的灵敏度、空间分辨率、图像重建技术、定量化程度上均有很大的提高,在药物的临床前生物分布及毒性靶器官发现研究中会有更为广泛的应用。随着新技术、新方法的不断应用,在新药研发得到突破性发展的同时,新药的安全性评价也得到了突飞猛进的发展,这不仅体现在新药安全性评价的广度上,更体现在了新药安全性评价的深度上。以往的安全性评价主要注重的是毒性的发现、靶器官的确定以及安全窗的确定等,而随着研究技术的不断开发和应用,新药的安全性评价研究除了完成上述目的外,还注重探索毒性发生的机制,这对于全面、系统、深入地了解药物所致毒性的发生、发展以及预防都极为重要。

很多新技术、新方法的应用尽管能提高毒性评价的准确性和灵敏性,可以进一步提高对于临床毒性预测性,但是由于很多技术方法还处于早期探索阶段,尚未得到广泛的验证和应用,对于这些技术方法的标准化、规范化将成为后续研究的重点。

思考题
1. 药物毒理学研究试验主要包括哪些试验?
2. 生物技术药物非临床安全性评价需要考虑哪些因素?
3. 药物毒理学研究的新技术主要包括哪些?

(栾 鑫 陈红专)

参考文献

［1］HORII I. The principle of safety evaluation in medicinal drug-how can toxicology contribute to drug discovery and development as a multidisplinary science？ J Toxicol Sci, 2016, 41 (Special): SP49-SP67.

第十一章　传出神经系统药

神经系统分为中枢神经系统（central nervous system）和外周神经系统（peripheral nervous system）。外周神经系统由脑和脊髓以外的神经和神经节组成，连接中枢神经系统（脑和脊髓）与外周器官系统。从功能上分为传入神经系统（afferent nervous system）及传出神经系统（efferent nervous system）。传入神经将全身感受器的信息传入中枢并在中枢神经系统整合后，再经传出神经系统将指令发送到各个效应器，以调节效应器官的活动，参与机体功能的调控。

第一节　传出神经系统的递质和受体

传出神经系统按解剖学分类，包括运动神经系统（somatic motor nervous system）和自主神经系统（autonomic nervous system，又称植物神经系统）。其中，自主神经系统分为交感神经（sympathetic nerve）和副交感神经（parasympathetic nerve，又称迷走神经，vagal nerve）。运动神经系统由中枢发出，不经过换元而直接支配骨骼肌完成随意活动，如骨骼肌收缩介导的各种运动。自主神经系统主要支配心肌、平滑肌、内脏器官及腺体等效应器，其活动属于非随意性，例如心脏节律、心搏出量、组织器官血流量以及食物的消化等。体内大部分器官受交感神经和副交感神经双重支配，两者通常产生相反的效应。通过释放不同的神经递质，与其受体特异性结合发挥生物学效应。

一、传出神经系统的递质及受体概述

传出神经系统主要的递质包括乙酰胆碱（acetylcholine，ACh）和去甲肾上腺素（noradrenaline，NA），相应的受体为乙酰胆碱受体（acetylcholine receptor，亦称胆碱受体）和肾上腺素受体（adrenergic receptor）。除此之外，递质还包括其他单胺类（肾上腺素、多巴胺、5-羟色胺、组胺），氨基酸类（如谷氨酸、门冬氨酸、γ-氨基丁酸、甘氨酸），肽类（P物质、阿片肽、脑肠肽、血管升压素、缩宫素等），嘌呤类（腺苷、ATP），气体类（一氧化氮）和脂类（花生四烯酸及其衍生物、类固醇等）。

（一）传出神经系统的递质

1. 乙酰胆碱的合成、储存、释放和失活　ACh主要在胆碱能神经末梢内完成生物合成。在神经末梢中，以胆碱和乙酰辅酶A（acetyl coenzyme A，AcCoA）为合成原料，在胆碱乙酰转移酶（choline acetyltransferase，ChAT）作用下合成ACh。合成的ACh通过囊泡乙酰胆碱转运体转运至囊泡，并与ATP和

囊泡蛋白共同储存于囊泡中。当神经冲动到达神经末梢引起局部去极化,钙离子进入神经末梢,触发囊泡与突触前膜融合,囊泡内储存的 ACh 和其他物质随融合裂孔进入突触间隙,这一过程称之为胞裂外排(exocytosis)。短时间大量进入突触间隙的 ACh 可被乙酰胆碱酯酶(acetylcholinesterase,AChE)瞬间(约 1 毫秒)水解灭活,分解为胆碱和乙酸。AChE 能高效水解 ACh,每分子 AChE 可于 1 分钟内完全水解约 10^5 分子 ACh,以保证突触传递的即时性。水解后的产物胆碱部分可重新被摄入神经末梢,参加 ACh 的再合成。

2. 去甲肾上腺素合成、储存、释放和失活　去甲肾上腺素主要在神经末梢利用酪氨酸(tyrosine)合成。循环血中的酪氨酸由钠依赖性转运体转运入神经末梢后,在酪氨酸羟化酶(tyrosine hydroxylase,TH)的作用下催化生成多巴,再由多巴脱羧酶催化生成多巴胺(dopamine,DA)。DA 由位于囊泡壁上的单胺转运体(amine transporter)介导进入囊泡并由多巴胺 β- 羟化酶催化而生成 NA,后者与 ATP 和嗜铬颗粒蛋白结合,储存于囊泡中。在 NA 合成过程中,TH 活性较低,是整个过程的限速酶。NA 的释放过程与 ACh 的释放过程相似,通过胞裂外排的方式与囊泡内的其他物质一起释放进入突触间隙。释放至突触间隙的 NA 的主要有 2 种不同的摄取途径:①摄取 -1(uptake-1),又称神经摄取(neuronal uptake),释放后的 NA 有 75%~90% 通过摄取 -1 方式回到神经末梢并转运进入囊泡储存;②摄取 -2(uptake-2),又称非神经摄取(non-neuronal uptake),是指许多非神经组织如心肌、血管、肠道平滑肌也可摄取释放到突触间隙的 NA,但被摄取的 NA 并不储存在囊泡内而是被细胞内的单胺氧化酶(mono-amine oxidase,MAO)和儿茶酚 -O- 甲基转移酶(catechol-O-methyltransferase,COMT)水解。此外,还有少量的 NA 从突触间隙扩散至血液,最后被肝、肾等组织中的 MAO 和 COMT 灭活。

(二)传出神经系统的受体

根据与神经递质特异性结合,对传出神经系统受体命名,如与 ACh 特异性结合的受体称为乙酰胆碱受体(acetylcholine receptors),也称胆碱受体;与 NA 或肾上腺素特异性结合的受体称为肾上腺素受体(adrenergic receptor)。又根据对递质或不同药物的敏感性,将受体分成了不同的亚型,如毒蕈碱型胆碱受体(muscarinic receptor,M 受体)、烟碱型胆碱受体(nicotinic receptor,N 受体),以及 α 肾上腺素受体和 β 肾上腺素受体。

1. 乙酰胆碱受体　指与 ACh 特异性结合的受体,分为毒蕈碱型胆碱受体(muscarinic receptor,M 受体)和烟碱型胆碱受体(nicotinic receptor,N 受体)。

(1)M 受体:属于 G 蛋白偶联受体超家族成员,为 7 次跨膜蛋白。M 受体广泛分布于机体的各个组织器官。根据不同组织的 M 受体对配体的亲和力不同,目前有 5 种不同基因编码的 M 受体亚型,分别为 M_1、M_2、M_3、M_4、M_5 受体。M_1 受体主要分布于中枢神经系统、外周神经元及胃壁细胞,M_2 受体主要分布于心脏和神经末梢突触前膜,M_3 受体主要分布于腺体和平滑肌,M_4 受体和 M_5 受体主要分布于中枢神经系统。M 受体亚型的分布、选择性拮抗剂参见表 11-1。

表 11-1　M 受体在不同组织的分布及其选择性拮抗剂

受体亚型	主要分布的组织器官	选择性拮抗剂
M_1 受体	大脑皮质、海马、交感神经节	哌仑西平(pirenzepine)
M_2 受体	后脑、心脏、平滑肌	美索曲明(methoctramine)
		喜巴辛(himbacine)

续表

受体亚型	主要分布的组织器官	选择性拮抗剂
M_3 受体	平滑肌、脑、腺体、心脏	silahexocyclium
		4-DAMP（4-diphenylacetoxy-N-methylpiperidine）
M_4 受体	前脑基底、纹状体	苯并噁嗪（benzoxazine）
		PCS1055
M_5 受体	脑黑质	VU0488130

M_3 受体的心脏保护作用

传统观念认为心脏主要表达 M_2 受体。1989 年首次发现 M_3 受体拮抗剂可抑制家兔心肌中 ACh 对前列腺素合成的促进作用，表明心肌可能存在 M_3 受体。1999 年证实心肌存在由 M_3 受体介导的延迟整流钾通道 I_{KM3}。随后的研究还进一步发现 M_3 受体活化后存在负性肌力和负性频率作用。通过一系列的研究，发现 M_3 受体与多种心脏疾病密切相关，具有抗心律失常、抗心肌缺血、抗心肌肥厚和抗心力衰竭的作用。这些心脏保护作用可能与以下机制有关：①M_3 受体 /I_{KM3} 增加心肌动作电位的复极化；②M_3 受体上调 HSP70、COX-2 和 β-catenin 表达进而激活 PKC-ε 发挥抗凋亡作用；③M_3 受体降低钙超载和血管紧张素 1 型受体表达，下调 MAPK 通路；④M_3 受体通过增加肌醇磷酸盐（inositol phosphate，IP）改善心肌收缩力。因此，M_3 受体在心脏疾病中也占据着不可忽视的作用，目前已成为心脏研究的热点。

（2）N 受体：将分布在神经节和中枢系统的 N 受体称为 N_N 受体（nicotinic neuronal receptor）；将分布在神经肌肉接头处的 N 胆碱受体称为 N_M 受体（nicotinic muscle receptor）。N 受体是由 5 个亚基组成的跨膜五聚体，每个亚基由 4 次跨膜蛋白组成（图 11-1）。目前已知哺乳动物存在 17 种不同的亚基，分别为 α1~10，β1~4，以及 γ、δ 和 ε。α4β2-nAChR 和 α7-nAChR 是分布在中枢神经系统的主要亚型，而 α3β4-nAChR 是分布在外周神经系统的主要亚型。分布在神经及接头处的 N_M 受体由 α1γα1β1δ 和 α1εα1β1δ 两种亚型组成。N_N 受体的 α 亚基一般为 α7 或 α9 同源体五聚体。另外，不同亚型的 N_N 受体还参与不同的生命活动和疾病的发生（表 11-2）。

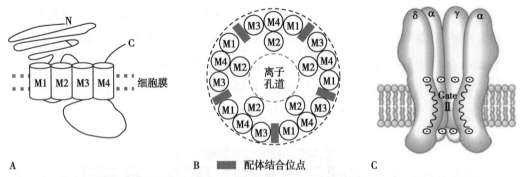

A：由 4 个跨膜结构组成的一个亚基；B、C：5 个亚基组成的 N 受体横断面和纵断面示意图。

图 11-1　N 受体亚基及组成示意图

表 11-2　不同亚型 N 受体的作用及其拮抗剂

N 受体亚型		作用	拮抗剂
N_N 受体	$(\alpha4)_2(\beta2)_3$	认知、神经退行性变、疼痛、焦虑、抑郁	芋螺毒素（α-conotoxin） 右美沙芬（dextromethorphan） 二氢 -β- 刺桐定（dihydro-β-erythroidine） 美卡拉明（mecamylamine） 安非他酮（bupropion）
	$(\alpha4)_2(\beta4)_3$	认知、神经退行性变、疼痛、焦虑、抑郁	二氢 -β- 刺桐定（dihydro-β-erythroidine）
	$(\alpha3)_2(\beta2)_3$	分布在海马区和纹状体的突触前膜，参与 NA 和 DA 释放，与帕金森病相关	芋螺毒素 M II（α-conotoxin M II）
	$(\alpha7)_5$	认知、神经退行性变、免疫调节	银环蛇毒素（α-bungarotoxin） 金刚烷胺（amantadine） 右美沙芬（dextromethorphan） 美卡拉明（mecamylamine） 美金刚（memantine） 甲基牛扁亭碱（methyllycaconitine，MLA）
	$(\alpha3)_2(\beta4)_3$	心血管和胃肠功能	安非他酮（bupropion） 18- 甲氧基冠狗牙花定碱（18-methoxycoronaridine，18-MC） 右美沙芬（dextromethorphan） 六烃季铵（hexamethonium） 伊博格碱（ibogaine） 美卡拉明（mecamylamine） 樟磺咪芬（trimetaphan）
N_M 受体	$(\alpha1)_2\beta1\delta\varepsilon$ 或 $(\alpha1)_2\beta1\delta\gamma$	神经肌接头	银环蛇毒素（α-bungarotoxin） 芋螺毒素（α-conotoxin） 筒箭毒碱（tubocurarine） 泮库溴铵（pancuronium） 阿曲库铵（atracurium）

α7-nAChR 的研究进展

除了神经细胞，多种免疫细胞可表达 α7-nAChR，例如巨噬细胞、淋巴细胞和树突状细胞。近年的研究发现 ACh 通过 α7-nAChR 抑制巨噬细胞致炎因子的产生，包括 IL-1β、IL-6、TNF-α、IL-8 和高迁移族蛋白 B1（high mobility group box 1，HMGB1）等；将这一过程称之为"胆碱能抗炎作用"。ACh 通过 α7-nAChR 抗炎通路主要包括：①激活磷酸化磷脂酰肌醇 3 激酶（phosphatidylinositol-3-kinase，PI3K）-磷脂酶 C（phospholipase C，PLC）继而升高细胞内 Ca^{2+} 浓度；②抑制核转录因子抑制因子 κB（inhibitor of nuclear factor-kappa B，IκB）- 核转录因子 κB（nuclear factor-kappa B，NF-κB）磷酸化；③活化蛋白酪氨酸激酶 2（Janus kinase 2，Jak2）/ 信号转导和转录激活子 3（signal transducer and activator of transcription 3，STAT3）通路，最终抑制致炎因子的生成。除此之外，心脏也在发育的各个阶段均可表达 α7-nAChR。研究发现缺血 / 再灌注后大鼠心室 α7-nAChR 表达升高。α7-nAChR 敲除小鼠心肌梗死后血管新生明

显减少,在离体培养冠状动脉内皮细胞实验中 ACh 可通过 α7-nAChR 依赖途径促进内皮细胞新生。这表明 α7-nAChR 与心肌缺血 / 再灌注损伤密切相关,可作为抗心肌缺血 / 再灌注的研究靶点。

2. 肾上腺素受体 能与 NA 或肾上腺素特异性结合的受体称为肾上腺素受体,主要分为 α 亚型和 β 亚型。

(1) α 受体 (alpha-adrenergic receptor, α-R): α-R 主要分为 $α_1$-R 和 $α_2$-R 两种亚型。$α_1$-R 包括 3 种亚型 ($α_{1A}$、$α_{1B}$、$α_{1D}$),主要分布在血管、尿道和肠道平滑肌等组织。$α_2$-R 包括 3 种亚型 ($α_{2A}$、$α_{2B}$、$α_{2C}$),主要分布在突触前膜、胰岛 B 细胞、血管平滑肌和血小板等。

(2) β 受体 (beta-adrenergic receptor, β-R): 可分为 $β_1$、$β_2$ 和 $β_3$ 三种亚型。$β_1$-R 主要位于心脏和肾小球球旁细胞,$β_2$-R 主要位于骨骼肌血管、支气管平滑肌、胃肠道平滑肌和肝脏等部位,$β_3$-R 主要位于脂肪组织。

β 受体与病理性心脏重构

β-R 属于 G 蛋白偶联受体,在心脏上 60%~80% 的 β-R 为 $β_1$-R,$β_2$-R 占 20%~40%,$β_3$-R 非常少。$β_1$-R 和 $β_2$-R 偶联 G_s,兴奋后活化腺苷酸环化酶 (adenylyl cyclase, AC),引起 cAMP 增加和蛋白激酶 A (protein kinase A, PKA) 活化,随后开放 L 型钙通道,活化受磷蛋白、激活雷尼丁受体 (ryanodine receptor, RyR) 等,发挥正性肌力、频率和传导作用。

过表达 $β_1$-R 和 $β_2$-R 均可引起心肌肥厚,这主要与①G_s/AC/cAMP/PKA/CREB;②Ca^{2+}/calcineurin/NFAT;③G_i/PI3K/AKT/mTOR/p70s6k;④G_s/Nox2/4/ROS/MAPK 通路活化后引起的心肌雷尼丁受体、心肌收缩蛋白表达增加,促进心肌细胞肥大的发生。另外,β-R 还可通过增加神经 - 体液因素,如 Ang Ⅱ、IL-6 和内皮素 -1,促进心肌肥厚。

除了促进心肌细胞的肥大,β-R 还能促进心成纤维细胞纤维化。心成纤维细胞表达 $β_2$-R,而没有 $β_1$-R。$β_2$-R 不仅可以直接通过激活增殖信号 ERK1/2 和 MAPK 的活化,还可间接通过增加促进心成纤维细胞增殖的分子表达,如内皮素 -1、IL-6、TGF-β1 等,从而促进心成纤维细胞纤维化。

综上所述,深入了解 β-R 在病理性心脏重构中的作用有助于为临床防治心脏重构提出新的治疗方案和前景。

二、传出神经按递质的分类

传出神经按照末梢释放神经递质的不同,可分为以乙酰胆碱 (acetylcholine, ACh) 为主要递质的胆碱能神经 (cholinergic nerve) 和以去甲肾上腺素 (noradrenaline, NA) 为主要递质的去甲肾上腺素能神经 (noradrenergic nerve)。胆碱能神经主要包括运动神经、全部交感神经和副交感神经的节前纤维、全部副交感神经的节后纤维、极少数交感神经节后纤维 (如支配骨骼肌血管舒张和汗腺分泌的神经) 以及支配肾上腺髓质的交感神经 (该神经不换元) 节前纤维。去甲肾上腺素能神经则包括大部分交感神经节后纤维 (图 11-2)。

三、传出神经系统的生理功能

自主神经主要调节机体内脏活动及代谢功能,运动神经主要完成骨骼肌的随意运动。两者相比较而言,自主神经的生理效应远比运动神经复杂。

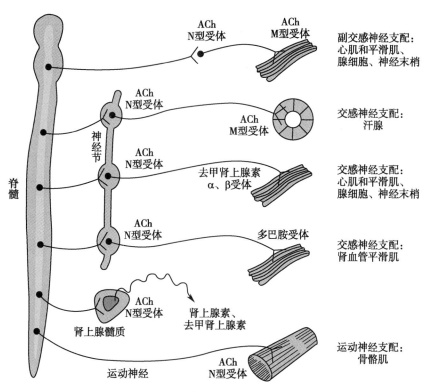

图 11-2　传出神经分类示意图

　　自主神经调节机体的功能主要具有三个特点：双重支配、优势支配和对立统一。这主要表现在体内的多数器官都接受去甲肾上腺素能神经和胆碱能神经的双重支配，当这两类神经同时兴奋时，占优势的神经效应通常会表现出功能学的改变，而弱势神经效应通常会被掩盖。另外，这两类神经兴奋后所产生的效应通常相互拮抗，例如交感神经兴奋，心血管活动增强，心搏出量增加，血压升高；而副交感神经冲动释放增多，可抑制交感神经对心血管的兴奋作用，降低心搏出量和血压的增加。但在中枢系统的整合下，表现出对组织器官的协调一致。自主神经系统对各个组织器官的作用部位及其生理效应见表 11-3。

表 11-3　自主神经系统的受体分布及其生理效应

效应器		去甲肾上腺素能神经		胆碱能神经	
		受体	效应	受体	效应
眼	瞳孔括约肌(环状肌)	—	—	M_3	收缩
	瞳孔开大肌(辐射肌)	α_1	收缩	—	—
	睫状肌	β	舒张视远	M_3	收缩视近
心	窦房结	β_1、β_2	加快	M_2	减慢
	心肌	β_1、β_2	增强	M_2	减弱
	异位起搏点	β_1、β_2	加快	—	—
血管平滑肌	皮肤、黏膜、内脏	α	收缩	—	—
	骨骼肌	β_2	舒张	—	—
	冠状动脉	β_2	舒张	—	—

续表

效应器		去甲肾上腺素能神经		胆碱能神经	
		受体	效应	受体	效应
内皮				M_3	舒张（NO）
内脏平滑肌	支气管	β_2	舒张	M_3	收缩
	胃肠道	α、β	舒张	M_3	收缩
	胆囊	β_2	舒张	M	收缩
	膀胱逼尿肌	β_2	舒张	M_3	收缩
	括约肌	α	收缩	M_3	舒张
	腺体分泌			M_3	增加
	肠肌丛			M_1	兴奋
生殖	子宫（妊娠）	β_2	舒张		
		α	收缩	M_3	收缩
	阴茎、精囊	α	射精	M	勃起
代谢	糖原	α、β_2	分解异生		
	脂肪	β_3	分解		

第二节　作用于传出神经系统的药物

作用于传出神经系统的药物主要通过拟似或拮抗神经递质的方式改变效应器的功能,其基本作用靶点为递质和受体两方面。目前,临床上多应用作用于受体的药物,尤其是对不同受体亚型特异性好的药物;而作用于递质的药物,由于选择性较差,除可逆性胆碱酯酶抑制药和胆碱酯酶复活药,其他很少应用于临床。

作用于传出神经系统的药物根据产生的效应分为拟似药和拮抗药两大类,然后再根据其作用靶点的不同和对受体亚型的特异性不同又进行了若干分类,请见表11-4。

表11-4　作用于传出神经系统常用药物分类

拟似药	拮抗药	
胆碱受体激动药	**胆碱受体拮抗药**	
M、N受体激动药:乙酰胆碱	M受体拮抗药	M:阿托品
M受体激动药:毛果芸香碱		M_1:哌仑西平
N受体激动药:烟碱		M_2:戈拉碘铵
		M_3:hexahydrosiladifenidol
	N受体拮抗药	N_N:六甲双铵
		N_M:琥珀胆碱

续表

拟似药		拮抗药	
抗胆碱酯酶药		**胆碱酯酶复活药**	
易逆性:新斯的明		碘解磷定	
难逆性:有机磷酸酯类			
肾上腺素受体激动药		**肾上腺素受体拮抗药**	
α-R 激动药	α_1、α_2:去甲肾上腺素	α-R 拮抗药	α_1、α_2:酚妥拉明
	α_1:去氧肾上腺素		α_1:哌唑嗪
	α_2:可乐定		α_2:育亨宾
α、β-R 激动药	肾上腺素	α、β-R 拮抗药	拉贝洛尔
β-R 激动药	β_1、β_2:异丙肾上腺素	β-R 拮抗药	β_1、β_2:普萘洛尔
	β_1:多巴酚丁胺		β_1:阿替洛尔
	β_2:沙丁胺醇		β_2:布他沙明

一、作用于胆碱受体的药物

(一)胆碱受体激动药

胆碱受体激动药(cholinoceptor agonist)是指能与胆碱受体结合并直接激动胆碱受体,产生类似递质 ACh 作用的药物。根据药物与胆碱受体不同亚型结合的特异性,分为 M、N 受体激动药、M 受体激动药及 N 受体激动药。

1. M、N 胆碱受体激动药 这类药物对 M、N 胆碱受体均有兴奋作用,但以 M 胆碱受体兴奋为主。其化学结构属胆碱酯类(choline esters),具有带正电荷的季铵基团,分子极性大,因而亲水性强,脂溶性弱;主要包括乙酰胆碱和卡巴胆碱。由于该类药物作用广泛,特异性和选择性差,副作用多,临床应用较少,常作为药理学研究的工具药使用。

乙 酰 胆 碱

乙酰胆碱(acetylcholine,ACh)为胆碱能神经递质,化学性质不稳定,易被体内胆碱酯酶水解而失活。口服无效,不易透过生物膜和血脑屏障,中枢作用弱;且受体分布广泛,选择性差,副作用多而严重,故无临床应用价值。但 ACh 作为内源性神经递质,具有重要的生理功能,为科学研究的工具药。

【药理作用】ACh 可直接兴奋 M 受体和 N 受体,小剂量以 M 样作用为主,大剂量有 N 样作用。

(1)M 样作用:小剂量静脉注射 ACh 主要产生胆碱能神经节后纤维兴奋样作用。

1)心血管系统:对内皮完整的血管,ACh 主要作用血管内皮上的 M_3 受体后释放一氧化氮(nitric oxide,NO,又称为内皮依赖性舒张因子,endothelium-derived relaxing factor,EDRF)松弛血管平滑肌。如果内皮受损,则表现出平滑肌的收缩作用。

胆碱能神经节后纤维主要分布于心脏的传导系统窦房结、房室结和浦肯野纤维以及心房,在心室肌分布较少。ACh 直接作用于心房和传导系统;间接对抗去甲肾上腺素能神经节后纤维而发挥心脏的负性调控作用。表现为负性频率作用(negative chronotropic effect)、负性传导作用(negative dromotropic effect)和负性肌力作用(negative inotropic effect)。但是随着放射性示踪技术以及心脏神经染色技术的不断发展,越来越多的证据表明心室肌也存在胆碱神经的分布。此外随着免疫组织化学和分子生物学技术的进展,也发现心室还表达着多种亚型的 M 受体和 N 受体。基础研究还发现 ACh 可在一定范围内呈浓度依赖性直接抑制豚鼠心房肌和心室肌收缩力,缩短心房肌和心室肌动作电位时程。

2)平滑肌:①胃肠道平滑肌,ACh 直接兴奋胃肠道平滑肌 M_3 受体,引起平滑肌收缩幅度、张力和蠕动均增加,促进胃肠道消化腺的分泌增加,引起恶心、呕吐、嗳气、腹痛甚至排气、排便等症状;②泌尿道平滑肌,ACh 可通过兴奋泌尿道平滑肌 M_3 受体,增加泌尿道平滑肌蠕动和膀胱逼尿肌的收缩,导致膀胱容积减小而膀胱最大自主排空压力(maximal voluntary voiding pressure)增加,同时舒张膀胱三角区和外括约肌引起膀胱排空反应;③支气管平滑肌,直接兴奋支气管平滑肌 M_3 受体,引起支气管收缩。

3)腺体:ACh 增加泪腺、汗腺、唾液腺、消化道腺体、气管和支气管腺体的分泌。

4)眼:局部使用 ACh 滴眼可引起 M_3 受体兴奋,瞳孔括约肌收缩,瞳孔变小,睫状肌收缩,调节机体视近物。

5)中枢:由于 ACh 不易通过血脑屏障,因此外周给药一般不产生中枢作用。

(2)N 样作用:大剂量静脉注射 ACh 可激动神经节 N_N 受体,导致自主神经节后纤维的兴奋。由于机体多数器官都接受交感神经和副交感神经的双重支配,其作用相互拮抗,因此 N_N 受体兴奋后的效应主要表现为组织器官中优势支配神经的作用。在心血管系统,以交感神经支配占优势,表现为心肌收缩力增强、心率加快、传导加快、血管收缩、血压升高。在胃肠道、呼吸道、泌尿系统和眼等平滑肌和腺体则以副交感神经支配占优势,表现为平滑肌收缩,腺体分泌增加。

(3)肾上腺髓质:大剂量 ACh 直接兴奋肾上腺髓质 N_N 受体(支配肾上腺髓质的交感神经不换元,属于胆碱能节前神经纤维,故表达 N_N 受体),引起嗜铬细胞释放肾上腺素,增强心肌收缩力和血管收缩,血压升高。

(4)骨骼肌:直接兴奋神经肌肉接头 N_M 受体,引起骨骼肌收缩。大剂量可出现弥漫性骨骼肌收缩甚至肌肉痉挛等现象。

2. M 胆碱受体激动药　是指特异性作用于 M 受体后产生与胆碱能神经节后纤维兴奋的效应相似的药物,这一作用可称为 M 样作用。本类药物包括胆碱酯类和天然形成的拟胆碱生物碱类。其中,毛果芸香碱、槟榔碱、毒蕈碱等属于天然生物碱,醋甲胆碱、氯贝胆碱等属于胆碱酯类。

毛果芸香碱

毛果芸香碱(pilocarpine)又名匹鲁卡品,为提取自南美洲小灌木毛果芸香属植物中的天然生物碱。巴西医生库蒂尼奥(Coutinhou)1874 年发现咀嚼毛果芸香属植物的叶可引起唾液分泌增加,1875 年成功提取分离毛果芸香碱。

【药理作用】选择性地激动 M 受体,产生 M 样作用,对眼和腺体的作用较为明显。局部滴眼引起缩瞳、眼压降低和调节痉挛的作用(图 11-3 和图 11-4)。10~15mg 毛果芸香碱(皮下注射)明显增加汗腺和唾液腺分泌,也可引起泪腺、胰腺、胃腺、小肠腺体和呼吸道黏膜的分泌增加。还可兴奋平滑肌 M 受体,增加消化道平滑肌的张力和蠕动,也可增加支气管、子宫、膀胱、胆囊及胆道平滑肌的兴奋。

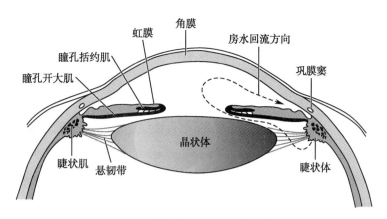

图 11-3 毛果芸香碱调节房水循环的示意图

【临床应用】

（1）青光眼：低浓度（2% 以下）的毛果芸香碱可治疗闭角型青光眼，但高浓度药物可加重症状。该药对开角型青光眼也有一定的疗效。毛果芸香碱易通过角膜进入眼房，数分钟起效，维持 4~8 小时。

（2）虹膜炎：可与扩瞳药交替使用，防止虹膜与晶状体粘连。

（3）其他：毛果芸香碱可用于唾液腺功能减退，口服用于口干症，但同时增加汗腺分泌。还可用于抗胆碱药物阿托品中毒的解救。

【不良反应】滴眼时压迫内眦，减少药物流入鼻腔吸收后引起不良反应。过量可出现 M 受体过度兴奋症状，用足量阿托品对症处理。

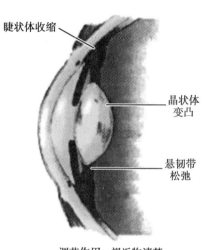

调节作用：视近物清楚

图 11-4 毛果芸香碱对眼的
调节痉挛示意图

醋 甲 胆 碱

醋甲胆碱（methacholine）选择性兴奋 M 胆碱受体，对心血管系统作用显著，无烟碱样作用。其结构中的甲基增强了对胆碱酯酶水解作用的抵抗力，水解速度较 ACh 慢，作用时间较长。临床主要用于口干症的治疗。禁忌证为支气管哮喘、冠状动脉缺血和溃疡病。

氯 贝 胆 碱

氯贝胆碱（bethanechol chloride）选择性兴奋 M 胆碱受体，对胃肠道和膀胱平滑肌作用显著，对心血管系统几乎没有作用。临床用于治疗手术后胃张力缺乏症、胃滞留症、腹气胀和尿潴留等。禁用于冠状动脉缺血、支气管哮喘、甲状腺功能亢进症和消化性溃疡。

3. N 胆碱受体激动药 包括烟碱（nicotine）、洛贝林（lobeline，又称山梗菜碱），以及合成化合物二甲基苯哌嗪（1,1-dimethyl-4-phenylpiperazinium，DMPP）和四甲铵（tetra-methylammonium，TMA）等。

烟 碱

烟碱（nicotine）也称尼古丁，是从烟草中提取的液态生物碱，脂溶性高，可经皮肤吸收。对自主神经

节 N_N 受体呈双相性作用,即早期短暂兴奋 N_N 受体,随后持续性抑制 N_N 受体。对神经肌肉接头处的 N_M 受体具有类似的双相作用,但抑制作用能迅速掩盖兴奋作用而产生肌肉麻痹。由于烟碱作用广泛复杂,因而无临床应用价值,常作为药理学研究的工具药使用。

4. 抗胆碱酯酶药(anticholinesterase agent) 是指能与乙酰胆碱酯酶(acetylcholinesterase,AChE,又称真性胆碱酯酶)结合,抑制胆碱酯酶活性,导致突触间隙 ACh 大量堆积而产生拟胆碱作用的一类药物,又称为间接作用的拟胆碱药(indirect-acting cholinomimetic drug)。根据药理作用性质,抗胆碱酯酶药与 AChE 结合后形成复合物的水解难易程度分为:易逆性抗胆碱酯酶药,如新斯的明、吡斯的明和毒扁豆碱等;难逆性抗胆碱酯酶药,如有机磷酸酯类。

(1)易逆性抗胆碱酯酶药:包括氨甲酰类抑制药和非共价结合抑制药。氨甲酰类抑制药含有季铵阳离子和酯结构,如新斯的明、吡斯的明、毒扁豆碱等,可与 AChE 的酯解部位的丝氨酸羟基形成共价键。非共价结合抑制药含有季铵醇,如依氯铵、他克林和多奈哌齐等,以静电力或氢键等非共价键形式与 AChE 结合。这两类药物与 AChE 结合后形成复合物,水解速度比乙酰化 AChE 慢,但比难逆性抗胆碱酯酶药有机磷酸酯类短。因而,易逆性抗胆碱酯酶药能可逆性抑制 AChE 活性,增加突触间隙 ACh,产生间接的拟胆碱作用。主要用于重症肌无力、腹胀、尿潴留、青光眼、阿尔茨海默病和神经肌肉阻滞剂过量的解毒等。

新 斯 的 明

【药理作用】 新斯的明(neostigmine)可逆性抑制 AChE 的活性,减少对 ACh 的水解,升高突触间隙 ACh 浓度,而表现 M 样和 N 样作用。还可直接兴奋神经肌肉接头处的 N_M 受体。对骨骼肌的作用最强,治疗剂量增强内源性 ACh 作用,增强骨骼肌收缩力;然后是胃肠道和膀胱平滑肌,对心血管系统有抑制作用,对腺体和眼的作用弱。

【临床应用】

1)重症肌无力(myasthenia gravis):新斯的明对骨骼肌作用强,能显著改善症状。

2)腹部胀气和尿潴留:主要用于手术后胃肠道或膀胱平滑肌张力降低引起的腹部胀气或尿潴留。肌内注射起效快。

3)阵发性室上性心动过速:通过增加窦房结 ACh 浓度,增强对窦房结的抑制作用,减慢房室结和浦肯野纤维的传导,减慢心率。

4)非去极化型肌松药过量的解救:新斯的明可对抗非去极化型肌松药如筒箭毒碱的中毒。

【不良反应】 治疗剂量下不良反应轻,但过量可产生恶心呕吐、腹部绞痛以及心动过缓等症状,甚至出现肌肉震颤或肌无力。禁用于机械性肠道或尿路梗阻以及支气管哮喘。

吡 斯 的 明

吡斯的明(pyridostigmine)作用与新斯的明相似,但起效慢,作用时间长。口服不易吸收。临床上主要用于治疗重症肌无力,使用疗程通常少于 8 周;也可用于手术后的尿潴留和麻痹性肠梗阻的治疗。因增加胃肠道蠕动,可用于帕金森病患者伴有的严重便秘。禁用于机械性肠梗阻、尿路梗阻。

毒 扁 豆 碱

毒扁豆碱(physostigmine)又称依色林(eserine),为西非植物毒扁豆(*physostigma venenosum*)种子中提出的天然生物碱。属于叔胺类化合物,脂溶性高,易通过生物膜和血脑屏障,因而口服和注射吸收好,对外周和中枢作用都较强。毒扁豆碱外周作用与新斯的明相似,但不直接兴奋受体。小剂量可兴奋中枢,大剂量抑制中枢,中毒量导致呼吸麻痹甚至死亡。毒扁豆碱选择性差,副作用多,主要用于治疗青光眼。一般用毒扁豆碱发挥治疗青光眼的作用,然后以毛果芸香碱维持治疗。这主要是由于毒扁豆碱的作用较毛果芸香碱强而持久,但刺激性强。滴眼后应注意压迫内眦处,减少药液经鼻腔吸收而引起全身反应甚至中毒。

(2)难逆性抗胆碱酯酶药——有机磷酸酯类:有机磷酸酯类能与AChE以共价键形式结合,形成磷酰化AChE,以至于不能水解释放出具有活性的AChE,导致不可逆性抑制而使AChE活性丧失,释放的ACh大量积聚在体内,引起一系列严重的中毒症状。如抢救不及时,磷酰化基团上的烷基或烷氧基断裂而生成更稳定的单烷基或单烷氧基磷酰化胆碱酯酶,此时使用AChE复活药也难以恢复AChE活性,这一过程称为酶的"老化"。须等待AChE的新生,而此过程需要数周时间。因此,有机磷酸酯类的解救需及时快速有效。

有机磷酸酯类主要包括农业和环境卫生的杀虫药,如敌敌畏(DDVP)、乐果(rogor)、敌百虫(depterex)、马拉硫磷(malathion)、对硫磷(parathion,605)和内吸磷(systox E1059)等。有些则是战争毒气,如塔崩(tabun)、梭曼(soman)和沙林(sarin)等。仅少数为用于治疗青光眼,如异氟磷(isoflurophate)和乙硫磷(echothiophate iodide)的缩瞳药。这类药物对人畜都有毒性,临床治疗价值不大,但具有毒理学意义。

【中毒表现】ACh堆积后作用非常广泛,中毒症状呈现出多样化表现,主要为M样和N样症状,称之为急性胆碱能危象(acute cholinergic crisis)。

1)急性中毒:主要表现为对胆碱能节后神经纤维、自主神经节、神经肌肉接头及对中枢神经系统的影响。

M样症状:主要表现为因ACh堆积引起的胆碱能节后神经纤维过度兴奋的症状。根据有机磷酸酯类进入机体的部位不同,通常有不同的表现。经呼吸道吸入,数分钟内出现全身中毒症状。当机体吸入或眼睛接触毒物后,首先出现眼和呼吸道症状,表现为瞳孔缩小、结膜充血、视物模糊、眼部不适甚至疼痛等。呼吸系统出现由于支气管平滑肌收缩、呼吸道腺体分泌大量增加所导致的呼吸困难,也可见泪腺、鼻腔腺体和唾液腺大量分泌物的溢出。如果毒物经胃肠道或皮肤吸收,出现的中毒症状取决于毒物吸收的途径、化学性质、稳定性、体内活化过程和磷酰化AChE的老化等因素,而存在不同程度症状。当毒物经胃肠道摄入后,则首先出现胃肠道症状,表现为恶心、呕吐、腹痛、腹泻等。如毒物经皮肤吸收,则最先可见吸收部位附近区域的多汗和肌束颤动。

N样症状:严重中毒时,可见自主神经节呈现先兴奋后抑制的状态,出现复杂的自主神经过度兴奋的综合效应,多表现为呼吸困难、流泪、口吐白沫、大汗淋漓、阴茎勃起、大小便失禁,严重甚至出现心率减慢、血压下降和呼吸麻痹直至死亡。

对神经肌肉接头的作用:也会出现先兴奋后抑制的状态,通常表现为不自主肌肉颤动、抽搐,严重的肌无力或肌麻痹,甚至最终引起呼吸肌麻痹。

中枢神经系统:脂溶性高的毒物均可通过血脑屏障,出现中枢先兴奋后抑制的状态,表现为兴奋、狂躁、不安或惊厥,然后可转为中枢抑制状态,出现意识模糊、反射消失等症状。严重时出现血压下降和呼吸抑制,甚至死于呼吸麻痹。

2)慢性中毒:多发生于长期应用农药作业人员,血中 AChE 活性持续性明显降低,临床多表现为头痛、头晕、失眠等神经衰弱症,也常见多汗、腹胀,偶见瞳孔缩小和肌束颤动。

【体内过程】有机磷酸酯类化合物脂溶性高,可通过呼吸道、胃肠道和皮肤吸收,并分布于全身,以肝中含量最高。在体内氧化后的代谢产物毒性较原型增强,如对硫磷在肝内氧化成对氧磷,其毒性比对硫磷更强;水解后可降低毒性,主要经肾随尿液排出体外。

【有机磷酸酯类中毒的预防、诊断和解救】

1)预防:在有机磷酸酯类接触的工作环境中,工作人员应以预防为主,加强安全知识宣传和教育,规范生产工作管理制度,注意监管生产者或使用者防护措施的执行和防护器具的佩戴。良好的生产作业管理可以预防接触者的有机磷酸酯类中毒。

2)诊断:有机磷酸酯类急性中毒的诊断主要依据患者的接触史和临床症状及体征。针对怀疑有轻度急性中毒或慢性中毒的患者,测定红细胞和血浆 AChE 活性,中毒者会表现出 AChE 活性的显著降低;通常实验室检查的数据会早于临床症状的发生。

3)急性中毒的解救

首先,脱离有毒环境、去除毒物。其次,使用足量阿托品是处理急性中毒的高效特异性解毒药物,同时早期联合应用 AChE 复活药。

解救原则:联合、尽早、足量及重复用药是解救有机磷酸酯类中毒的用药原则。阿托品与 AChE 复活药联合尽早使用,可迅速控制 M 样症状并因快速恢复 AChE 活性而控制 N 样症状。由于磷酰化胆碱酯酶易"老化",故应尽早给药。阿托品用量要足,达到"阿托品化",以对抗大量 ACh 堆积引起的 M 样症状。N 样中毒症状的全部消失是 AChE 复活药足量的指征。实验室检查需使血浆或红细胞 AChE 的活性分别恢复到 50%~60% 或 30% 以上。为避免毒物不断吸收继续产生中毒症状,需重复给药以巩固疗效。

4)慢性中毒的解救:对于慢性中毒目前尚缺乏有效的疗法,大多以实验室检测 AChE 活性下降 50% 为警示,需及时脱离有机磷酸酯类的生产或作业环境。

(3)AChE 复活药

氯 解 磷 定

氯解磷定(pralidoxime chloride,PAM-CL)水溶液稳定,可静脉或肌内注射,作用快,不良反应少,一般作为首选胆碱酯酶复活药。

【药理作用】

1)恢复 AChE 活性:氯解磷定与被有机磷酸酯类磷酰化的胆碱酯酶结合形成复合物,复合物裂解为磷酰化氯解磷定和游离的胆碱酯酶,从而复活 AChE。

2)直接中和有机磷:直接与体内游离的有机磷酸酯类结合而形成无毒的磷酰化氯解磷定,可直接从尿液中排出,减少游离的有机磷酸酯类对 AChE 活性的抑制作用。

【临床应用】氯解磷定能迅速有效减轻 N 样症状,明显抑制骨骼肌痉挛,迅速缓解肌束颤动,可改善中枢神经系统的中毒症状;但对 ACh 堆积的 M 样症状作用小,需与阿托品合用。

【不良反应】治疗剂量毒性小,肌内注射出现局部轻微疼痛。静脉注射过快(超过 500mg/min)可出现乏力、视物模糊、头痛、眩晕、恶心及心动过速。剂量过大(超过 8g/24h)也可以抑制 AChE 活性,甚至出现抽搐、呼吸抑制。

(二)胆碱受体拮抗药

胆碱受体拮抗药(cholinoceptor blocking drug)是指能与胆碱受体结合但自身不产生作用,并能阻碍 ACh 或其他胆碱受体激动药与胆碱受体结合,从而产生与 ACh 或其他胆碱受体激动药相反的效应的一类药物。胆碱受体拮抗药根据结合的胆碱受体亚型不同而分为 M 胆碱受体拮抗药和 N 胆碱受体拮抗药。

1. M 胆碱受体拮抗药 这类药物为阿托品及其类似生物碱,它们能与 M 胆碱受体结合但无内在活性,因而表现出拮抗 M 受体的效应。M 受体分布在副交感神经支配的效应器及少数交感神经支配的效应器,如腺体、平滑肌、心脏、眼等效应器;大剂量时可阻断 N 受体,还可出现中枢症状。

(1)阿托品及其类似生物碱:此类生物碱多从茄科植物曼陀罗(*Datura stramonium*)、颠茄(*Atropa belladonna*)和洋金花(*Datura sp.*)等提取出来,包括阿托品、东莨菪碱、山莨菪碱等。天然存在于植物中的生物碱为左旋莨菪碱,极不稳定,经化学处理得到的稳定消旋莨菪碱,即为阿托品。

阿 托 品

【药理作用】

阿托品(atropine)为竞争性 M 胆碱受体拮抗药,与 M 受体结合但无内在活性,对 M 受体亚型特异性差,因而对 $M_{1~3}$ 受体均有阻断作用且效应广泛。不同剂量的阿托品对不同的组织器官的选择性不同,随着剂量的增加,能依次出现腺体的分泌减少、瞳孔扩大、眼压升高、调节麻痹、缓解胃肠道和膀胱平滑肌痉挛以及加快心率等多种效应。大剂量可阻断 N 受体,表现出中枢症状。治疗量阿托品(0.5mg)对中枢神经系统的影响不大,增加剂量至 1~2mg 可轻度兴奋延髓和大脑;继续增大剂量至 5mg 可明显加强中枢兴奋作用;达到中毒剂量 10mg 以上出现重度的中枢兴奋症状,表现为烦躁、幻觉、谵语和定向障碍等;继续增加大剂量可使中枢兴奋转为抑制,出现昏迷、呼吸麻痹甚至导致呼吸和循环衰竭。

另外,大剂量阿托品可解除外周血管痉挛,改善微循环,主要扩张皮肤黏膜血管,这可能与阿托品通过扩张皮肤血管增加散热有关,因而可出现皮肤的潮红、温热。但阿托品的扩血管作用机制尚不明确,可能与抑制钙内流有关。

【临床应用】

1)缓解平滑肌痉挛:适用于各种内脏平滑肌痉挛引起的绞痛,对胃肠痉挛、膀胱刺激症状如腹痛、腹泻、尿频、尿急等疗效较好。但对胆绞痛和肾绞痛疗效不好,一般与阿片类镇痛药哌替啶联合应用。临床上还利用阿托品松弛膀胱逼尿肌,治疗小儿遗尿症。

2)减少腺体分泌:通常用于全身麻醉前给药,减少呼吸道腺体和唾液腺分泌,防止全身麻醉后分泌物增多而阻塞呼吸道或吸入呼吸道引起吸入性肺炎的发生。也由于对汗腺和唾液腺的抑制作用,用于治疗严重的盗汗和流涎症。

3）眼科应用

验光及眼底检查：阿托品的调节麻痹作用持续时间长（2~3 天），恢复视力较慢，因而仅用于睫状肌调节功能强的儿童验光，但必须待阿托品充分发挥调节麻痹作用。另外，阿托品的扩瞳作用可用于眼底检查前给药，有利于全面观察眼底。但由于阿托品的扩瞳作用持续时间长，目前临床上使用扩瞳时间较短的后马托品进行眼底检查前给药。

虹膜睫状体炎：0.5%~1% 阿托品滴眼能松弛瞳孔括约肌和睫状肌，利于眼部休息和炎症的消退。与缩瞳药交替使用还可预防虹膜与晶状体粘连。

4）缓慢型心律失常：阿托品对迷走神经过度兴奋引起的窦房传导阻滞、窦性心动过缓、房室传导阻滞等缓慢性心律失常疗效较好。可纠正因下壁或后壁的急性心肌梗死导致的窦性心动过缓和迷走神经张力过高导致的房室传导阻滞。

5）抗休克：大剂量阿托品能解除血管痉挛，改善微循环，用于治疗中毒性细菌性痢疾、暴发型流行性脑脊髓膜炎和中毒性肺炎等所致的感染性休克；但对伴有高热或心率过快的休克患者，不宜使用。

6）解救有机磷酸酯类中毒：与胆碱酯酶复活药早期足量联合应用可解救有机磷酸酯类中毒。

【不良反应】由于阿托品对组织器官的选择性低，因此当临床上使用其中一作用作为治疗目的时，其他的作用则为副作用。常见的不良反应有口干、视物模糊、皮肤干燥、皮肤潮红、心率加快、排尿困难或便秘等，均可在停药后消失。随着剂量增加，不良反应会逐渐加重，甚至出现烦躁、谵妄、惊厥等中枢神经系统兴奋症状。严重中毒时，会出现中枢系统兴奋转为抑制，产生昏迷，甚至呼吸麻痹而死亡。阿托品的成人最低致死量为 80~130mg，儿童约为 10mg。阿托品可分泌入乳汁，有抑制泌乳的作用，哺乳期女性慎用。

【体内过程】阿托品为叔胺类生物碱，口服或局部滴眼给药均易吸收，广泛分布于全身组织，还可通过胎盘屏障和血脑屏障。口服后生物利用度可达 50%，约 1 小时后达到血药浓度高峰，对副交感神经的抗胆碱作用可持续 3~4 小时，但对瞳孔括约肌和睫状肌的作用可持续 72 小时以上。阿托品血浆蛋白结合率为 14%~22%，60% 的药物以原型从肾随尿液排出，其余经肝代谢，少量可经唾液、乳汁和肠道排出体外。

【禁忌证】因其可升高眼压，松弛膀胱逼尿肌，禁用于青光眼及前列腺肥大者。

东 莨 菪 碱

东莨菪碱（scopolamine）是颠茄类中药理作用最强的生物碱，因能透过血脑屏障而对中枢神经系统作用强而持续时间久。

【药理作用】东莨菪碱治疗剂量即可出现中枢神经系统抑制作用，具有明显的镇静催眠作用，表现为疲乏、遗忘、困倦、少梦（缩短快速眼动睡眠时相）等。高剂量也可引起中枢的兴奋作用。另外，由于该药物具有欣快作用，易造成药物滥用。抑制腺体分泌、扩瞳和调节麻痹作用较阿托品强，对内脏平滑肌和心脏的作用则较弱。

【临床应用】

1）麻醉前给药：东莨菪碱较强的腺体分泌抑制作用和中枢抑制作用优于阿托品，更适合麻醉前给药。

2) 晕动病：用于预防晕动病效果好，对已经出现的晕动病疗效较差。其预防晕动病的作用可能与抑制前庭神经的内耳功能或大脑皮质的功能有关，为增加疗效可与抗组胺药苯海拉明合用。另外，也可用于妊娠期呕吐和放射病呕吐。

3) 帕金森病：东莨菪碱对中枢神经系统的抗胆碱作用可改善帕金森病患者的震颤、流涎以及肌肉强直等症状。

4) 其他：东莨菪碱还可治疗重度新生儿窒息、小儿重症肺炎、肺咯血、流行性乙型脑炎和肺性脑病等，还可减轻阿片类药物的戒断症状。

【不良反应和禁忌证】与阿托品相似。

山 莨 菪 碱

山莨菪碱（anisodamine）是 1965 年中国医学科学院药物研究所从茄科植物唐古特莨菪（*Scopolia Tangutica* Maxim）中提取的天然生物碱，属于左旋品，又称 654；人工合成的山莨菪碱为消旋体，又称654-2。山莨菪碱药理作用虽与阿托品类似，但比阿托品的组织选择性高。解除血管平滑肌痉挛作用强于阿托品，具有较好的改善微循环作用。同时，还有抑制血栓素合成、粒细胞聚集和血小板聚集的作用，也有利于改善微循环。对内脏平滑肌的解痉作用与阿托平相似，但扩瞳作用和抑制唾液分泌的作用弱，为阿托品的 1/20~1/10。不易透过血脑屏障，中枢兴奋作用较弱。除此之外，山莨菪碱还在临床上主要用于感染性休克、血管神经性头痛、内脏平滑肌绞痛、眩晕症、有机磷酸酯类中毒的解救等。不良反应和禁忌证与阿托品相似。

(2) 阿托品的合成及半合成品：阿托品对组织的选择性低，副作用多；尤其是在眼科治疗中，对眼的作用甚至持续 72 小时以上。为解决上述问题，通过改造阿托品的化学结构合成了副作用较小或选择性更高的代用品，包括合成的解痉药、扩瞳药和选择性 M 受体拮抗药。

合成扩瞳药对眼的扩瞳作用较阿托品维持时间短，局部滴眼更有利于一般的眼科检查。目前主要应用于临床的合成扩瞳药物主要有后马托品（homatropine）、环喷托酯（cyclopentolate）、托吡卡胺（tropicamide）和尤卡托品（eucatropine）等，各药局部滴眼的作用比较见表 11-5。在滴眼时应压迫内眦，以防止药物经鼻泪管流入鼻咽部吸收引起全身症状甚至中毒。另外，这类扩瞳药不能充分松弛 12 岁以下儿童的睫状肌。

表 11-5　几种常用扩瞳药对眼的作用比较

药物名称	滴眼浓度 /%	扩瞳		调节麻痹	
		高峰 /min	消退 /d	高峰 /h	消退 /d
硫酸阿托品	1.0	30~40	7~10	1~3	7~12
后马托品	1.0~2.0	40~60	1~2	0.5~1	1~2
环喷托酯	0.5	30~50	1	1	0.25~1
托吡卡胺	0.5~1.0	20~40	0.25	0.5	<0.25
尤卡托品	2.0~5.0	30	0.08~0.25	–	–

合成解痉药包括季铵类解痉药和叔胺类解痉药。

1）季铵类解痉药：这类药都含有季铵基团，极性大而脂溶性低，口服不易吸收，一般不通过血脑屏障，无中枢作用。该类药物主要缓解内脏平滑肌痉挛，包括支气管平滑肌、胃肠平滑肌和泌尿道平滑肌。对胃肠道平滑肌解痉作用较强，主要用于辅助治疗消化性溃疡。但神经节阻断作用也较为明显，中毒剂量可引起神经肌肉接头传递阻滞而导致呼吸麻痹。临床常用的季铵类解痉药及其药理作用和临床应用见表 11-6。

表 11-6 常用季铵类解痉药药理作用和临床应用的比较

药物	药理作用	维持时间 /h	临床应用
异丙托溴铵（ipratropium bromide）	非选择性 M 受体拮抗药，扩张支气管，减少呼吸道分泌物，加快心率	4~6	慢性阻塞性肺疾病
噻托溴铵（tiotropium bromide）	阻断 M_1、M_3 受体，扩张支气管，抑制呼吸道腺体分泌	24	慢性阻塞性肺疾病
溴甲东莨菪碱（scopolamine methylbromide）	缓解内脏平滑肌痉挛	6~8	胃肠道疾病
溴丙胺太林（propantheline bromide）	M 受体拮抗药，缓解内脏平滑肌痉挛，减少胃液分泌	约 6	消化性溃疡、泌尿道痉挛

此外，本类药物还包括奥芬溴铵（oxyphenonium bromide）、戊沙溴铵（valethamate bromide）、地泊溴铵（diponium bromide）、格隆溴铵（glycopyrronium bromide）、喷噻溴铵（penthienate bromide）、依美溴铵（emepronium bromide）、甲硫酸二苯马尼（diphenatil metilsulfate）等，均可缓解内脏平滑肌痉挛，用于辅助治疗消化性溃疡。

2）叔胺类解痉药：贝那替秦（benactyzine hydrochoride，胃复康）含叔胺基团，口服易吸收。可缓解平滑肌痉挛，抑制腺体分泌，还具有中枢镇静作用，尤其适用于伴有焦虑症的消化性溃疡患者，也用于治疗胃肠蠕动亢进和膀胱刺激症。不良反应包括口干、头晕和嗜睡等。

盐酸黄酮哌酯（flavoxate hydrochloride）和盐酸奥昔布宁（oxybutynin hydrochloride）都有非选择性直接松弛平滑肌的作用，尤其对膀胱平滑肌具有较好的解痉作用，但引起的口干和眼部作用限制了药物的持续应用。

此外，羟苄利明（oxyphencyclimine）、地美戊胺（aminopentamide）、阿地芬宁（adiphenine）、苯羟甲胺（diphemine）、甲卡拉芬（metcaraphen）和丙哌维林（propiverine）等都属于叔胺类解痉药，可非选择性缓解平滑肌痉挛。

（3）选择性 M 受体拮抗药：阿托品以及合成的类似物缺乏对 M 受体亚型的选择性，因此在临床使用中会出现较多的不良反应。选择性 M 受体拮抗药能特异性阻断不同 M 受体亚型，不良反应明显减少。

1）选择性 M_1 受体拮抗药：哌仑西平（pirenzepine）和替仑西平（telenzepine）。哌仑西平结构与丙米嗪相似，属于三环类药物，对 M_4 受体也有较强的亲和力。替仑西平对 M_1 受体的选择性更强。两者均可抑制胃酸和胃蛋白酶的分泌，用于治疗消化性溃疡。另外，不易透过血脑屏障而没有兴奋中枢的作用，治疗量时较少引起口干和视物模糊，因而不良反应少。此外，由于两者还具有拮抗迷走神经的作用，可治疗支气管阻塞性疾病。

2）选择性 M_2 受体拮抗药：tripitramine 可用于对抗胆碱能神经亢进的心动过缓。

3）选择性 M_3 受体拮抗药：达非那新（darifenacin）可缓解平滑肌痉挛或腺体分泌过剩，目前可用于治疗尿频、尿急和尿失禁等膀胱过度活动症。

2. N 胆碱受体拮抗药　N 胆碱受体拮抗药是指对 N 胆碱受体具有亲和力，但无内在活性，能与 N 胆碱受体结合而拮抗 N 受体激动药作用的一大类药物。根据其阻断 N 胆碱受体的亚型可分为 N_N 胆碱受体拮抗药（神经节阻断药）和 N_M 胆碱受体拮抗药（骨骼肌松弛药）。

N_N 胆碱受体拮抗药

N_N 胆碱受体拮抗药（N_N-cholinergic receptor antagonist）能够选择性地与神经节细胞 N_N 受体结合，竞争性阻断 ACh 与 N_N 受体结合后使 ACh 不能引起神经节细胞去极化，最终阻断神经冲动在神经节中的传递，故这类药物又称神经节阻断药（ganglionic blocking drug）。包括季铵类如喷托铵（pentolinium）和六甲溴铵（hexamethonium bromide）以及非季铵类如潘必啶（pempidine）、美卡拉明（mecamylamine）等。因选择性差，不良反应多，临床已少用。

【药理作用】这类药物能阻断交感神经节和副交感神经节，因此最终效应主要取决于支配该组织器官的优势神经。

在心血管系统交感神经支配占优势，用药后对血管的扩张效应显著，尤其对小动脉，增加血流量，同时还能扩张静脉，减少回心血量及心排血量，同时降低心肌收缩力，最终使血压明显下降，但能反射性增加心率。

在胃肠道、眼和膀胱等平滑肌以及腺体则以副交感神经支配占优势，用药后引起平滑肌松弛，腺体分泌减少，出现便秘、尿潴留、扩瞳和口干等症状。

【临床应用】神经节阻断药曾用于治疗高血压，但副作用多，已被其他抗高血压药所取代。但目前仍可用于麻醉时控制血压，减少手术区出血。还可用于主动脉瘤手术，尤其是禁忌使用 β 受体拮抗剂时。神经节阻断药能有效地防止手术分离组织所造成交感神经反射引起的血压升高，控制患者血压稳定。

【不良反应】这类药物会导致直立性低血压、便秘、排尿困难、嗜睡、视物不清、口干等副作用。

N_M 胆碱受体拮抗药

N_M 胆碱受体拮抗药（N_M-cholinergic receptor antagonist）能选择性地作用于骨骼肌运动终板突触后膜的 N_M 受体，松弛骨骼肌，也可称为骨骼肌松弛药（skeletal muscular relaxant）或神经肌肉阻滞药（neuromuscular blocking agent）。按照作用机制的不同，分为去极化型肌松药和非去极化型肌松药。

去极化型肌松药

去极化型肌松药（depolarizing muscular relaxant）也称非竞争型肌松药（noncompetitive muscular relaxant），这类药物结构与 ACh 相似，对骨骼肌运动终板 N_M 受体具有较强的亲和力且不易被胆碱酯酶分解，占领受体后使得 N_M 受体不能对 ACh 起反应。这类药物与 N_M 受体结合后使 Na^+ 通道开放，引起突触后膜持久的去极化（Ⅰ相阻断），可产生短暂的肌束颤动，随后 Na^+ 通道关闭或被阻断，持续的去极化转变为稳定的复极而不能对 ACh 产生反应,此时神经肌肉接头处的阻滞方式已由去极化转变为非去极化(Ⅱ相阻断),最终引起神经肌肉信号传递的受阻,表现为骨骼肌松弛。去极化型肌松药的作用特点包括①在肌松作用前出现短暂的肌束颤动,与给药后引起不同部位肌纤维去极化的时间不一致有关;②连续用药产生快速的耐药性;③抗胆碱酯酶药不能拮抗去极化型肌松药的肌松作用,反而加强其肌松作用;④治疗剂量没有神经节阻断作用。

琥珀胆碱(suxamethonium,succinylcholine)又称司可林(scoline),由两分子胆碱和琥珀酸组成。其水溶液不稳定,呈酸性,室温下易分解;在碱性溶液中迅速分解失效,因而禁与碱性药物合用。

【药理作用】琥珀胆碱肌松作用快而短暂。静脉注射 10~30mg 后,即可见短暂肌束颤动,以胸腹部肌肉较为明显,1~1.5 分钟出现肌松作用,2 分钟达高峰,持续 5~8 分钟后作用消失。肌松作用常从面部和颈部开始,依次波及肩胛部、胸腹部和四肢。肌松作用最明显的是颈部和四肢肌肉,面、舌、咽喉和咀嚼肌次之,对呼吸肌最弱。持续静脉滴注可维持长时间的肌松作用。本药的肌松作用较筒箭毒碱强。

【临床应用】对喉肌松弛作用较强,静脉注射适用于气管镜、食管镜以及气管内插管等短时操作。静脉滴注维持较长时间的肌松作用,有助于在浅麻醉下进行的外科手术,还可减少麻醉药物用量。本品可引起清醒患者强烈的窒息感,故应用琥珀胆碱前,应先用硫喷妥钠静脉麻醉。

【不良反应】琥珀胆碱产生肌松作用前出现短暂的肌束颤动,会引起术后的肩胛部和胸腹部肌肉疼痛,通常 3~5 天自愈。肌肉持久性去极化引起钾外流增加,易造成血钾升高。另外,由于琥珀胆碱可导致眼外骨骼肌的持续性收缩,造成眼压升高,对存在眼压升高、青光眼或白内障晶状体摘除的患者要禁用。大剂量琥珀胆碱增加组胺释放和腺体分泌,导致支气管痉挛、血压下降甚至过敏性休克;过量可引起窒息。

【体内过程】琥珀胆碱可被血浆和肝中的丁酰胆碱酯酶(假性胆碱酯酶)迅速水解为琥珀酰单胆碱,其肌松作用减弱,再水解为胆碱和琥珀酸,随后肌松作用消失。约 2% 以原型从肾脏排出。本药起效快,持续时间短,不易透过胎盘屏障。抗胆碱酯酶药新斯的明能抑制假性胆碱酯酶而加强和延长其肌松作用。

非去极化型肌松药

非去极化型肌松药(nondepolarizing muscular relaxant),也称竞争性肌松药(competitive muscular relaxant),与 ACh 竞争性结合神经肌肉接头处的 N_M 受体但不激动受体,而阻断 ACh 的作用,引起骨骼肌松弛。抗胆碱酯酶药增加神经肌肉接头 ACh 含量而拮抗非去极化型肌松药的肌松作用,故可用新斯的明解救。本类药物多为天然生物碱和其类似物,一部分化学结构属于苄基异喹啉类(benzylisoquinoline),主要包括筒箭毒碱、米库铵和多库铵等。还有一部分属于类固醇铵类(ammonio steroid),包括潘库铵、罗库铵和维库铵等。

非去极化型肌松药的特点:发挥肌松作用前无肌束颤动现象;抗胆碱酯酶药能拮抗其肌松作用,可用新斯的明解救;氨基糖苷类抗生素和吸入性麻醉药能增强和延长这类药物的肌松作用;具有不同程度的神经节阻断和促进组胺释放的作用。

二、作用于肾上腺素受体的药物

作用于肾上腺素受体的药物是指一类能与肾上腺素受体特异性结合,激动或阻断受体后续生物学效应的药物,分为肾上腺素受体激动药和肾上腺素受体拮抗药。

(一) 肾上腺素受体激动药

肾上腺素受体激动药(adrenoceptor agonist)是一类能与肾上腺素受体结合并激动受体,产生与肾上腺素作用类似的药物,也可称为拟肾上腺素药(adrenomimetic drug)。由于其效应与交感神经兴奋的效应相似,故这类药物又称拟交感药(sympathomimetic drug)。这类药物的基本化学结构是 β- 苯乙胺,按照对肾上腺素受体的不同亚型的特异性,该类药物被分为 α 受体激动药、β 受体激动药和 α、β 受体激动药。

1. α 受体激动药 主要激动 α_1 受体和 α_2 受体,主要对心脏和血管等产生作用。根据对不同 α 受体亚型的特异性,可分为 α_1、α_2 受体激动药,α_1 受体激动药和 α_2 受体激动药。

去甲肾上腺素

去甲肾上腺素(noradrenaline,NA)属于 α_1、α_2 受体激动药,也是去甲肾上腺素能神经末梢释放的主要递质,肾上腺髓质也可分泌少量 NA。临床使用的去甲肾上腺素为人工合成的左旋体。

【药理作用】去甲肾上腺素对 α 受体的激动作用强大,可激动 α_1 受体和 α_2 受体,但对 β_1 受体激动作用较弱,对 β_2 受体几乎没有作用。

直接激动血管 α_1 受体,主要收缩小动脉和小静脉,外周阻力显著增加,升血压作用明显。对皮肤黏膜血管收缩的作用最明显,其次为肾血管,对脑、肝、肠系膜血管以及骨骼肌血管也有收缩作用。对心脏 β_1 受体激动作用较弱,能增强心肌收缩力,加快心率,加速传导,引起心搏出量增加。但在整体情况下,由于血压升高可反射性兴奋迷走神经,故而表现出心率减慢;另外,由于血压升高增加,增加了心脏射血阻力,故心搏出量不变或降低。较大剂量可由于增加心脏的自律性而引起心律失常。

小剂量静脉滴注引起外周血管略微收缩,舒张压升高不明显,而心脏兴奋引起收缩压升高,导致脉压轻微增加。较大剂量具有强烈收缩血管的作用,外周阻力显著增高,舒张压明显上升,此时兴奋心脏仍可引起收缩压升高,但升高的幅度不及舒张压的增加,故表现出脉压减小。各种肾上腺素受体激动剂对血压的不同影响见图 11-5。

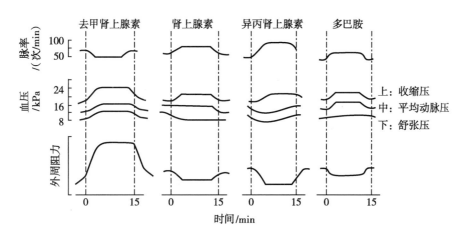

图 11-5 去甲肾上腺素、肾上腺素、异丙肾上腺素和多巴胺对脉率、血压和外周阻力的作用比较

【临床应用】仅用于神经源性休克早期或嗜铬细胞瘤术后的低血压状态,有助于维持血压。本类

药物稀释后口服引起食管和胃黏膜血管收缩,产生止血作用,可用于如食管静脉曲张破裂引起的出血或胃黏膜的大面积出血。

【不应反应及禁忌证】 持续长时间静脉滴注,浓度过高或药液漏出血管可造成局部组织缺血坏死,需停止或更换注射部位,局部浸润注射 α 受体拮抗药酚妥拉明,同时辅以热敷缓解症状。另外,持续长时间滴注或剂量过大,可引起肾脏血管强烈收缩,导致少尿、无尿,表现为急性肾衰竭。对高血压、器质性心脏病、严重微循环障碍、动脉硬化患者及孕妇禁用。

间 羟 胺

间羟胺(metaraminol,阿拉明,aramine)可直接激动 α_1、α_2 受体,对 β_1 受体具有较弱的激动作用。除直接激动 α 受体,还可被肾上腺素能神经末梢摄取而储存于囊泡,将囊泡中的去甲肾上腺素置换出来引起去甲肾上腺素释放增加而间接地发挥拟去甲肾上腺素样作用;但如果短时间多次使用则使得囊泡内去甲肾上腺素逐渐减少,拟去甲肾上腺素效应减弱,而产生快速耐受。

间羟胺收缩血管、升血压作用较去甲肾上腺素弱而持续时间长,能轻微增加心肌收缩力和心排血量,对心率影响较小。局部注射不易导致组织坏死,对肾血管的收缩作用较弱,仅减少肾血流量但不会导致急性肾衰竭。常作为去甲肾上腺素的替代药品用于多种休克早期。因升压同时反射性降低心率,临床上还可应用于伴有低血压的阵发性房性心动过速。

去氧肾上腺素

去氧肾上腺素(phenylephrine),也称苯肾上腺素(neosynephrine),为人工合成品,能选择性激动 α_1 受体,属于 α_1 受体激动药。与去甲肾上腺素相似,但对 β 受体几乎无作用。该药能温和而持久地升高血压,同时反射性降低心率;也可引起肾血管收缩,显著降低肾血流量;还能激动瞳孔开大肌上的 α_1 受体,导致其收缩,产生快、短、弱的扩瞳作用而不升高眼压。临床上主要用于室上性心动过速和麻醉的低血压状态,还可用于需要快速短效扩瞳的眼底检查。

甲 氧 明

甲氧明(methoxamine),为人工合成的选择性 α_1 受体激动药,与去氧肾上腺素的作用相似,主要用于室上性心动过速和麻醉下的低血压状态;但甲氧明的缩血管作用较去氧肾上腺素强。

羟 甲 唑 啉

羟甲唑啉(oxymetazoline,氧甲唑啉)可激动外周性突触后膜 α_2 受体,属于 α_2 受体激动药,能收缩局部血管,常用浓度(0.05%)局部滴鼻可治疗鼻黏膜充血和鼻炎。起效快(数分钟内),可维持数小时。小儿使用可引起中枢神经系统症状,2 岁以下的儿童禁用。

安 普 乐 定

安普乐定(apraclonidine)为可乐定衍生物,属于外周性突触后膜 α_2 受体激动药,可降低眼压,用于辅助治疗青光眼。

2. α、β受体激动药　能直接激动α受体和β受体,包括肾上腺素、多巴胺和麻黄碱等。这类药物能调控心血管、内脏平滑肌和代谢等多种生命活动,产生广泛的作用。

肾 上 腺 素

肾上腺素(adrenaline,AD)是肾上腺髓质分泌的主要激素,早期来源于家畜肾上腺的提取,目前多为人工合成。肾上腺素的化学性质不稳定,见光易失效,在中性尤其碱性溶液中易氧化变色而失去活性。

【药理作用】肾上腺素主要直接激动α和β受体,产生广泛的药理作用。其效应取决于机体的状态、靶器官分布的受体亚型以及神经末梢的反馈性调节等多种因素。

(1)心血管系统:肾上腺素直接激动窦房结、传导系统和心肌的β受体,加快心率,加快传导,增强心肌收缩力,发挥兴奋心脏的作用,引起心搏出量和心肌的耗氧量增加,起效迅速且效应强大。静脉注射过快或剂量过大可引起快速型心律失常,出现期前收缩,甚至引发心室颤动。肾上腺素既能激动皮肤、黏膜、内脏血管的α受体,引起血管收缩,也能激动骨骼肌血管和冠状动脉的β_2受体,舒张血管。小剂量静脉滴注或皮下注射治疗量肾上腺素时,激动β_1受体兴奋心脏,增加心排血量,收缩压升高;同时激动β_2受体引起骨骼肌血管的舒张,此作用抵消了因激动α受体引起的皮肤、黏膜血管收缩,总外周阻力下降,表现为舒张压不变或下降,脉压增加(图11-5)。大剂量肾上腺素注射后激动皮肤、黏膜、内脏的血管平滑肌α受体,血管强烈收缩,显著增加外周阻力,收缩压和舒张压均升高。肾上腺素的血压改变多为双相反应——先升后降,即给药后迅速出现α受体兴奋的升压效应,随后兴奋β_2受体出现持续时间较长且微弱的降压效应。

(2)平滑肌:肾上腺素对平滑肌的作用依赖于分布的肾上腺素能受体的类型。激动支气管平滑肌的β_2受体发挥支气管松弛作用;减轻肥大细胞脱颗粒,减少组胺等过敏物质的释放,缓解哮喘。激动支气管黏膜血管α受体,引起血管收缩,减轻黏膜水肿。对于β_1受体占优势的胃肠平滑肌,舒张胃肠平滑肌,降低自发性蠕动的频率和幅度。对膀胱平滑肌,激动β受体可松弛膀胱逼尿肌,激动α受体可收缩膀胱括约肌,导致排尿困难和尿潴留。

(3)代谢:肾上腺素通过激动肝脏α受体和β_2受体,促进肝糖原的分解和异生;激动胰岛B细胞的α受体,减少胰岛素分泌;激动胰岛A细胞的β受体,增加胰高血糖素分泌;最终升高血糖。肾上腺素还能激动脂肪细胞的β受体,促进脂肪的分解而增加循环血中游离脂肪酸。同时,还可增加基础代谢和全身耗氧量。

【临床应用】可应用于心搏骤停、过敏性休克、支气管哮喘、血管神经性水肿和血清病。与局部麻醉药如普鲁卡因、利多卡因等配伍使用,可收缩局部血管,减慢局部麻醉药的吸收,延长局部麻醉药作用时间。稀释后的肾上腺素局部湿敷,可用于鼻黏膜和牙龈的局部止血。局部该用还能减少房水产生并促进回流,用于降低开角型青光眼患者眼压。

【不良反应】主要引起心悸、头痛、烦躁和血压升高等。静脉注射过快或剂量过大,引起α受体过度兴奋,血管强烈收缩,血压急剧升高,易诱发脑出血;引起β_1受体过度兴奋,引起心肌耗氧量增加,易加重心肌缺血,甚至导致快速型心律失常。禁用于高血压、心绞痛、脑动脉硬化、糖尿病和甲状腺功能亢进等患者。

【体内过程】肾上腺素口服无效，主要是因为在碱性肠液中不稳定及肝脏的首过效应。皮下注射可引起局部血管收缩，故吸收缓慢而效应维持时间长。肌内注射可舒张局部骨骼肌血管，因而吸收较皮下注射快。大部分由 COMT 和 MAO 代谢，其代谢产物和少量药物原型经肾排泄。

多 巴 胺

多巴胺（dopamine，DA）是去甲肾上腺素合成过程中的前体，作为一种递质广泛存在于中枢和外周神经系统，对中枢神经系统的作用在后续章节中论述，此处仅讲述外周的作用。临床应用的多巴胺为人工合成。

【药理作用】多巴胺在外周可激动 α、β 受体和多巴胺受体（dopamine receptor，D 受体），促进神经末梢释放 NA。

小剂量激动肾血管、肠系膜血管和冠状动脉的多巴胺受体，活化腺苷酸环化酶，增加细胞内 cAMP 浓度，扩张肾血管，增加肾血流量，同时增加肾小球滤过率。大剂量直接兴奋心脏 β_1 受体并增加 NA 释放，兴奋心脏，增加心搏出量。大剂量主要兴奋心脏，增加心排血量，升高收缩压，对舒张压影响不大或略微增加，增大脉压。增大剂量可直接兴奋血管的 α 受体，导致血管收缩，外周阻力增大，血压升高；同时引起肾血管收缩明显，减少肾血流量。

【临床应用】用于多种休克，如心源性休克、中毒性休克和出血性休克等的救治，特别是伴有心功能、肾功能降低的休克患者。小剂量可增加肾血流量和尿量，常与利尿药合用治疗急性肾衰竭。

【不良反应】偶见恶心、呕吐。滴注过快或剂量过大可出现快速性心律失常、呼吸困难和肾功能降低等，可用酚妥拉明救治。嗜铬细胞瘤患者禁用。

麻 黄 碱

麻黄碱（ephedrine）是中药麻黄中提取的生物碱，目前为人工合成品，临床上使用左旋体或消旋体。化学性质稳定，口服吸收好，作用温和持久，消除慢；可通过血脑屏障，也可进入乳汁。

【药理作用】麻黄碱可直接激动 α、β 受体，还可促进神经末梢释放去甲肾上腺素而发挥间接拟交感的作用。

（1）心血管系统：直接激动心脏 β_1 受体，兴奋心脏，增加心肌收缩力，加快心率，增加心搏出量。整体情况下，因血压升高反射性兴奋迷走神经，实际心率变化不大。激动血管 α_1 受体，皮肤、黏膜和内脏的血管收缩。升压作用缓慢而持久，脉压增加。

（2）平滑肌：直接激动 β_2 受体，舒张支气管平滑肌，松弛胃肠平滑肌，松弛膀胱逼尿肌而收缩膀胱括约肌，收缩瞳孔扩大肌而扩大瞳孔。

（3）中枢系统：麻黄碱能通过血脑屏障，兴奋大脑皮质及皮质下中枢，导致精神亢奋、失眠和肌震颤等。

（4）快速耐受：短期内多次给药，其药理作用逐渐减弱，为快速耐受性，又称脱敏；停药后可自行恢复。

【临床应用】

（1）支气管哮喘：预防支气管哮喘发作，治疗轻症支气管哮喘，对急性发作和重症效果不佳。

（2）鼻塞：0.5%~1% 溶液滴鼻，缓解鼻黏膜充血和肿胀导致的鼻塞。

（3）低血压状态：对硬膜外麻醉和蛛网膜下腔麻醉引起的血压降低有较好的升压作用。

（4）还可缓解血管神经性水肿或荨麻疹的皮肤黏膜症状。

【不良反应】剂量过大可出现心悸、血压升高以及中枢系统兴奋症状。短期内多次给药，因产生快速耐受性，其作用逐渐减弱，停药后恢复。连续滴鼻用药时间过久，可出现反跳性鼻黏膜充血或鼻黏膜的萎缩。

3. β受体激动药　β受体激动药主要激动 β_1 受体和 β_2 受体，产生兴奋心脏、舒张血管、松弛支气管平滑肌的效应。临床上主要有异丙肾上腺素、多巴酚丁胺、沙丁胺醇等。

异丙肾上腺素

异丙肾上腺素（isoprenaline）为人工合成品，是典型的 β_1、β_2 受体激动药。

【药理作用】为 β_1、β_2 受体激动药，对 α 受体几乎无作用。

（1）心血管系统：直接激动 β_1 受体，增加心肌收缩力，加快心率和传导，并提高心肌兴奋性，明显增加心肌耗氧量，增加心肌代谢产物而间接扩张冠状动脉；对心脏的正性肌力和频率作用比肾上腺素更强。对窦房结兴奋作用强，但对自律性影响较弱，较少引起心室颤动。直接激动血管的 β_2 受体，主要舒张骨骼肌血管，也可舒张冠状动脉，对肠系膜血管和肾血管的舒张作用较弱，对静脉亦有轻微的舒张作用。治疗量对心脏的兴奋作用和对血管的舒张作用，引起收缩压升高而舒张压略微降低，脉压增大。大剂量可强烈舒张静脉，导致回心血量减少，有效血容量下降，使心搏出量降低，血压下降。

（2）支气管平滑肌：激动 β_2 受体，松弛支气管平滑肌；具有抑制肥大细胞脱颗粒反应和组胺等过敏性介质释放的作用，解除支气管痉挛，与肾上腺素相比作用较强。但不能收缩支气管黏膜血管，对支气管黏膜水肿无效。

（3）代谢：激动 β_2 受体，促进肝糖原分解和异生，升高血糖；促进脂肪细胞的脂肪分解，增加血中游离脂肪酸；提高基础代谢，增加全身耗氧量。

【临床应用】

（1）支气管哮喘：能控制支气管哮喘急性发作，舌下或者喷雾给药起效快、作用强；长期多次给药易产生耐受性。

（2）房室传导阻滞：舌下给药或静脉滴注可治疗二、三度房室传导阻滞。

（3）心搏骤停：用于心室自身节律较慢、存在高度房室传导阻滞或窦房结功能衰竭而引发的心搏骤停，一般与间羟胺或去甲肾上腺素合用行心室内注射。

（4）休克：在补足血容量基础上，可缓解中心静脉压高、心排血量低的休克患者的症状；但改善组织微循环障碍的作用不明显，目前少用。

【不良反应】常出现心悸、头痛等症状，气雾给药治疗哮喘可因吸入过量或过频用药，增加心肌耗氧量，诱发快速型心律失常。心肌炎、冠心病和甲状腺功能亢进患者禁用。

【体内过程】口服无效，舌下给药吸收快但不规则；气雾剂吸入给药吸收较快。主要经肝、肺等组织中的 COMT 代谢，其产物经肾随尿排出。MAO 对异丙肾上腺素的作用较弱，不易被去甲肾上腺素能神经末梢摄取，因此作用持续时间较长。

多巴酚丁胺

多巴酚丁胺（dobutamine）是选择性 β_1 受体激动药，由人工合成。静脉滴注给药，口服无效。对心脏的正性肌力作用强于正性频率作用，显著增加心肌收缩力和心排血量，但对心肌耗氧量影响不大。临床主要用于治疗心肌梗死并发心力衰竭的患者。

沙 丁 胺 醇

沙丁胺醇（salbutamol，舒喘灵）是选择性 β_2 受体激动药，能松弛子宫、支气管和血管平滑肌，对心脏 β_1 受体的作用较弱。沙丁胺醇松弛支气管平滑肌作用强于异丙肾上腺素，但对心脏的兴奋作用不明显。临床上主要用于治疗支气管哮喘。

特 布 他 林

特布他林（terbutaline）是选择性 β_2 受体激动药，能松弛支气管平滑肌和子宫平滑肌，减少内源性介质的释放。吸入给药起效快，对支气管的松弛作用持久。临床主要用于治疗慢性支气管炎、支气管哮喘、肺气肿，缓解伴有支气管痉挛的肺部疾病。

（二）肾上腺素受体拮抗药

肾上腺素受体拮抗药（adrenoceptor blocker）是一类能与肾上腺素受体结合且无内在活性，能阻断去甲肾上腺素能神经递质或肾上腺素受体激动药与受体相结合，从而产生与激动肾上腺素受体效应相反的药物。依据结合受体的不同类型，分为 α 受体拮抗药、β 受体拮抗药和 α、β 受体拮抗药。

1. α 受体拮抗药 α 受体拮抗药能选择性地与 α 受体结合，拮抗 α 受体兴奋的作用，从而产生抗肾上腺素样作用。可完全拮抗去氧肾上腺素的升压作用；部分拮抗去甲肾上腺素导致的升压作用，可将肾上腺素的升压作用翻转为降压效应，这个现象称为"肾上腺素作用的翻转（adrenaline reversal）"。对异丙肾上腺素的作用无影响（图 11-6）。

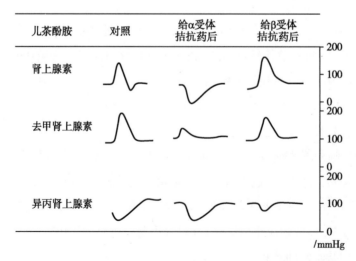

图 11-6　α 受体拮抗药对肾上腺素受体激动药调节犬血压的影响

根据 α 受体拮抗药对 α 受体不同亚型的特异性，分为非选择性 α 受体拮抗药，(如短效酚妥拉明、长效酚苄明)、选择性 α_1 受体拮抗药(如哌唑嗪)以及选择性 α_2 受体拮抗药(如育亨宾)。

酚 妥 拉 明

酚妥拉明(phentolamine)属于短效非选择性 α 受体拮抗药，为咪唑啉类衍生物，依赖离子键和氢键与 α 受体结合，当药物浓度降低时易解离。

【药理作用】 酚妥拉明能竞争性阻断 α 受体，对 α_1、α_2 受体亲和力相似。

静脉注射酚妥拉明阻断血管 α_1 受体，直接扩张血管，降低外周阻力，血压下降。不仅能扩张小动脉，还具有明显的静脉舒张作用。酚妥拉明的扩张血管和降低血压能反射性地兴奋交感神经，而增加心肌收缩力，加快心率，提高心搏出量，兴奋心脏。这也与阻断去甲肾上腺素能神经末梢突触前膜 α_2 受体，增加去甲肾上腺素的释放有关。

酚妥拉明还能阻断 5- 羟色胺受体，激动 M 受体和组胺受体，产生胃肠道平滑肌兴奋，增加肥大细胞组胺的释放，增加胃酸分泌等作用。

【临床应用】

(1)外周血管痉挛性疾病：用于治疗存在肢端动脉痉挛的血栓闭塞性脉管炎和雷诺综合征。

(2)去甲肾上腺素静脉滴注外漏：局部浸润注射缓解去甲肾上腺素静脉滴注外漏引起的强烈血管收缩，防止组织缺血坏死。

(3)抗休克：在补足血容量的基础上，使用酚妥拉明，有助于增加血流灌注而改善微循环障碍。还可扩张肺动脉降低肺循环阻力，减轻或防止肺水肿的发生。主要用于感染性休克、心源性休克及神经源性休克的抢救。

(4)急性心肌梗死和顽固性充血性心力衰竭：酚妥拉明能降低外周血管阻力、减轻心脏负荷从而抑制兴奋的心脏，有助于纠正急性心肌梗死和顽固性充血性心力衰竭时异常的血流动力学，还能扩张肺动脉而减轻或预防肺水肿的发生。

(5)嗜铬细胞瘤：可用于嗜铬细胞瘤患者的鉴别诊断、高血压及高血压危象及其术前准备。

【不良反应】 常见的不良反应多为低血压，也可出现胃肠平滑肌兴奋引起的恶心呕吐、腹痛腹泻等症状。

酚 苄 明

酚苄明(phenoxybenzamine，苯苄胺)为长效 α 受体拮抗药，直接阻断 α 受体，舒张外周痉挛的血管，降低外周阻力而降低血压。其作用强度与交感神经状态有关，当交感神经张力增高时可显著降低血压。同时还可阻断交感神经末梢突触前膜 α_2 受体增加 NA 释放以及因血压下降反射性兴奋心脏而表现为心率加快。临床主要用于治疗外周血管痉挛性疾病、休克和嗜铬细胞瘤。常见的不良反应包括直立性低血压和反射性心动过速等。

α_1 受体拮抗药

α_1 受体拮抗药选择性地阻断动静脉 α_1 受体，对去甲肾上腺素能神经末梢突触前膜的 α_2 受体作用较弱。在扩张血管、降低外周阻力和血压的同时并不增加去甲肾上腺素的释放,故反射性加快心率的作用较温和。临床常用的药物为哌唑嗪(prazosin)、特拉唑嗪(terazosin)等,主要治疗原发性高血压和顽固性心力衰竭,也可治疗前列腺肥大引起的排尿困难。坦索罗辛(tamsulosin)是特异性 α_{1A} 受体拮抗药,能选择性地松弛前列腺平滑肌,用于治疗良性前列腺肥大引起的排尿困难。

α_2 受体拮抗药

育亨宾(yohimbine)是选择性 α_2 受体拮抗药。能直接阻断去甲肾上腺素能神经末梢突触前膜 α_2 受体,增加 NA 释放,增加交感神经张力,引起血压升高和心率加快。无临床应用意义,仅作为工具药用于实验研究。

2. β 受体拮抗药　β 受体拮抗药(β-adrenoceptor blocker)属于竞争性 β 受体拮抗药,能拮抗肾上腺素受体激动药对 β 受体的兴奋作用。

(1)β 受体拮抗药的共性

【药理作用】

1)心血管系统:β 受体拮抗药对心脏和血管的作用依赖于交感神经的状态,是这类药物的主要作用。交感神经亢进时,阻断心脏 β_1 受体后减慢心率、减弱心肌收缩力、降低心搏出量、减少心肌耗氧量等心脏抑制作用更显著。短期应用 β 受体拮抗药可反射性兴奋交感神经,引起血管收缩,外周阻力增加,导致肝脏、肾及和骨骼肌等组织器官血流量减少。长期应用总外周阻力不变。

2)支气管平滑肌:阻断支气管平滑肌 β_2 受体,引起支气管收缩,增加呼吸道阻力;对正常人影响较小,但能诱发或加重支气管哮喘或慢性阻塞性肺疾病。

3)代谢:阻断 β_2 受体,抑制糖原分解,拮抗 β 受体兴奋后的升高血糖作用和脂肪分解的作用。拮抗甲状腺功能亢进时体内 β 受体增多和儿茶酚胺的高敏状态,还可抑制外周甲状腺素 (T_4) 脱碘形成活性更强的三碘甲状腺原氨酸 (T_3),有效控制甲状腺功能亢进症状。另外,还可阻断肾小球球旁细胞 β_1 受体,减少肾素的释放。

4)内在拟交感活性:有些 β 受体拮抗药存在较弱的内在活性,能部分激动 β 受体,称为内在拟交感活性(intrinsic sympathomimetic activity,ISA)。这种激动作用较弱常常被 β 受体拮抗作用所掩盖,在整体主要表现为 β 受体的阻断作用。与不具内在拟交感活性的药物相比,具有内在拟交感活性的 β 受体拮抗药对心脏的抑制作用和支气管的收缩作用较弱。

5)眼压:阻断睫状体 β 受体,降低细胞 cAMP 的水平,减少房水的生成,而降低眼压。用于治疗青光眼。

6)膜稳定作用:有些 β 受体拮抗药可降低细胞膜对离子的通透性而稳定心肌细胞膜电位,表现出局部麻醉作用和奎尼丁样作用,称之为膜稳定作用。但在常用量时与治疗作用的关系不大。

【临床应用】

1)高血压:β 受体拮抗药是治疗高血压的基础用药,适用于各型高血压的治疗。单独使用既能很好地控制血压,也常与钙拮抗药、利尿药及血管扩张药联合使用,提高降压效果,减轻其他药物引起的心率加快、水钠潴留等不良反应。

2)心律失常:对交感神经亢进、甲状腺功能亢进、嗜铬细胞瘤、心肌缺血等疾病引起的快速型心律失常效果良好。

3)心绞痛和心肌梗死:能有效地抗心绞痛,也可减轻心肌梗死的复发率和猝死率。

4)慢性心力衰竭:对慢性充血性心力衰竭的治疗作用明显,可显著改善心功能,拮抗高交感对心脏的不利作用,恢复心肌对儿茶酚胺的敏感性。但存在严重心功能不足的患者不宜使用。

5)其他:噻吗洛尔可减少房水生成,降低眼压,用于治疗开角型青光眼。普萘洛尔用于治疗甲状腺功能亢进及甲状腺危象,还可治疗偏头痛、肌震颤以及酒精中毒等。

【不良反应】常见的有恶心、呕吐及轻度腹泻等消化道症状,偶见血小板减少、过敏性皮疹等。用药不当可引起严重的不良反应。

1)心血管反应:对心脏 β_1 受体的阻断作用,可加重心功能不全、房室传导阻滞、窦性心动过缓和低血压。阻断血管 β_2 受体可引起外周血管痉挛,甚至出现雷诺现象或间歇性跛行。

2)诱发或加重哮喘:非选择性 β 受体拮抗药可阻断支气管平滑肌 β_2 受体,引起支气管收缩,增加呼吸道阻力,诱发或加剧哮喘。

3)反跳现象:长期使用 β 受体拮抗药如突然停药,可加重原有病情,称为反跳现象,如诱发心动过速,加重心绞痛,甚至出现严重的室性心律失常、心肌梗死或猝死等。其机制可能与 β 受体上调有关,因此长期用药后需逐渐减量停药。

4)其他:脂溶性高的 β 受体拮抗药较易透过血脑屏障,如普萘洛尔,可引起中枢神经系统的反应,出现失眠、多梦和抑郁等。长期应用还可影响糖代谢和脂质代谢,糖尿病和血脂异常的患者应慎用。

(2)常用 β 受体拮抗药:根据 β 受体拮抗药对不同受体亚型的特异性及内在拟交感活性的不同,分为 3 大类。

1)非选择性 β 受体拮抗药

无内在拟交感活性类:普萘洛尔、索他洛尔、噻吗洛尔等。

有内在拟交感活性类:吲哚洛尔等。

2) β_1 受体拮抗药

无内在拟交感活性类:美托洛尔、阿替洛尔等。

有内在拟交感活性类:普拉洛尔等。

3) α、β 受体拮抗药:卡维地洛、拉贝洛尔等。

普　萘　洛　尔

普萘洛尔(propranolol,心得安)为非选择性 β 受体拮抗药,是第一个成功应用于临床治疗的 β 受体拮抗药。左旋体有阻断 β 受体活性的作用,但对 β_1、β_2 受体选择性低,无内在拟交感活性,具有膜稳定作用。

【药理作用】普萘洛尔阻断 β 受体作用强,表现为①阻断心肌 β_1 受体,抑制心肌收缩力,减慢心率和房室传导,降低心排血量,降低血压,心肌耗氧量也明显降低;②阻断支气管平滑肌 β_2 受体,引起支气管收缩,增加呼吸道阻力;③阻滞 L 型钙电流和起搏电流,使心脏自律性降低,传导减慢,有效不应期延长;④抑制肾素分泌。

【临床应用】用于治疗高血压、心绞痛、多种原因所致的快速心律失常、嗜铬细胞瘤、心肌梗死、甲状腺功能亢进等疾病。

【体内过程】口服吸收率可达90%以上,但肝脏的首过消除显著,生物利用度约为30%。血浆蛋白结合率高,肝代谢后的产物4-羟普萘洛尔仍具有β受体阻断作用,90%代谢产物由肾排泄。注意肝、肾功能不良者应减少给药量。

选择性 β₁ 受体拮抗药

阿替洛尔(atenolol)和美托洛尔(metoprolol)可选择性阻断 β₁ 受体,无内在拟交感活性和膜稳定作用。对 β₂ 受体作用弱,引发支气管痉挛的不良反应轻,但对哮喘患者仍需慎用。阿替洛尔降压效果优于普萘洛尔,维持时间长于普萘洛尔和美托洛尔。临床上可用于治疗心绞痛、高血压、甲状腺功能亢进、心律失常等。

α、β 受体拮抗药

α、β 受体拮抗药兼有阻断 α 受体和 β 受体的作用,对 β 受体的阻断作用强于 α 受体。这类药物既能阻断 α 受体引起血管舒张,又能阻断 β 受体减少心排血量,主要用于高血压的治疗。常用的药物有拉贝洛尔、卡维地洛等。

拉 贝 洛 尔

拉贝洛尔(labetalol,柳胺苄心定)兼有阻断 α 受体和 β 受体的作用,阻断 β 受体的作用约为普萘洛尔的 1/2.5;阻断 α 受体的作用约为酚妥拉明的 1/10~1/6;阻断 β 受体的作用比阻断 α 受体作用强5~10 倍,但无心肌抑制作用。临床上主要用于治疗中度和重度高血压和心绞痛,静脉注射可用于治疗高血压危象。常见的不良反应有乏力、眩晕、幻觉、胃肠功能紊乱等症状。儿童、孕妇及哮喘、脑出血患者禁用静脉注射。

卡 维 地 洛

卡维地洛(carvedilol)兼有阻断 α₁ 受体、β₁ 受体和 β₂ 受体的作用,有膜稳定作用,无内在拟交感活性。高浓度具有钙拮抗作用,还具有抑制心肌凋亡和重构、抗氧化的作用。阻断 α₁ 受体,扩张血管,降低外周阻力;阻断 β 受体抑制肾素 - 血管紧张素 - 醛固酮系统活化,降低血浆肾素活性。临床主要用于治疗高血压及心力衰竭。

第三节 作用于传出神经系统的药物研究史

一、乙酰胆碱的发现

1921 年,德国生理学家奥托·勒维(Otto Loewi,1873—1961 年)通过著名的"双蛙心灌流实验"第一次证明了化学突触的存在。"双蛙心灌流实验"是通过分别灌流 A、B 两颗离体蛙心,其中 A 蛙心保留迷走神经,B 蛙心剥离或切断迷走神经。在灌流过程中先电刺激 A 蛙心迷走神经,心脏受到抑制,跳动缓慢;然后将 A 心脏灌流液施加给 B 心脏,B 心脏也发生抑制现象,出现跳动缓慢。由此证明 A 心脏迷走神经受刺激后释放了某种化学物质,而这种化学物质可使得 B 心脏心跳缓慢。勒维将这种化学物质命名为"迷走神经传导素"。在随后的几年中,英国生物学家亨利·哈利特·戴尔发现这一化学物质是乙酰胆碱(ACh)。因证明 ACh 是通过突触传递神经冲动的化学物质,奥托·勒维和亨利·哈利特·戴尔共享 1936 年诺贝尔生理学或医学奖。

二、去甲肾上腺素的发现

1893 年英国医生奥勒弗发现受试者口服羊肾上腺提取物可以引起桡动脉的收缩。1897 年美国约翰霍普金斯大学生理学教授艾贝尔粗提出肾上腺的有效成分——肾上腺素。1905 年,德国化学家施托尔茨首次人工合成肾上腺素纯品。1902 年,英国剑桥大学学生托马斯·埃利奥特提出肾上腺素可能是交感神经末梢释放的化学递质的猜想。20 世纪 30 年代瑞典生理学家乌鲁夫·冯·奥伊勒发现切除肾上腺后血液中的肾上腺素几乎消失,而去甲肾上腺素的浓度变化不大。1946 年奥伊勒首次从人体内分离出去甲肾上腺素。随后,美国科学家朱利叶斯·阿克塞尔罗德使用放射性核素标记去甲肾上腺素,发现当神经冲动传递至神经末梢时,去甲肾上腺素从突触的囊泡中释放至突触间隙,与突触后膜上的去甲肾上腺素受体结合,引发后续的生理效应。1970 年乌鲁夫·冯·奥伊勒、美国科学家朱利叶斯·阿克塞尔罗德与英国科学家伯纳德·卡茨因此发现共享诺贝尔生理学或医学奖。

三、抗胆碱酯酶药毒扁豆碱的发现

毒扁豆碱(physostigmine)是已知最早的天然胆碱酯酶抑制剂。1863 年 Thomas Richard Fraser 爵士发现了毒扁豆(Calabar bean)的生理作用,1864 年由 Jobst 和 Hesse 从非洲西部毒扁豆(*Physostigma venenosum*,Calabar bean)中分离得到毒扁豆碱,1876 年毒扁豆碱成为第一个治疗青光眼的药物,1925 年 Stedman 和 Barger 确定出毒扁豆碱的结构。1932 年美国青年化学家 Percy Lavon Julian 于美国迪堡大学(DePauw University)教授化学并开始了对毒扁豆碱合成的研究;1935 年,Percy Lavon Julian 和他的助手 Josef Pikl 通过 11 步法完成了毒扁豆碱的全合成。有趣的是,英国著名化学家 Robert Robinson 诺贝尔化学奖获得者在 Percy Lavon Julian 之前刚刚发表了与 Percy Lavon Julian 合成毒扁豆碱合成的关键前体 *d*,*l*-eserethole 完全不同的方法。但 Percy Lavon Julian 最终在文章 "The Complete Synthesis of Physostigmine" 中确切地证实了关于 *d*,*l*-eserethole 和毒扁豆碱的合成路线是正确的,而 Robert Robinson 的合成路线是错误的。

四、β 受体拮抗药普萘洛尔的发现

β 受体拮抗药的发现基于 1948 年 Raymond P. Ahlquist 所发表的关于心脏存在对儿茶酚胺类物质起反应的两种肾上腺素受体的结果,并将之命名为 α 肾上腺素受体和 β 肾上腺素受体。

在 20 世纪 60 年代早期英国药理学家 James Black 和他的同事在帝国化学工业公司(Imperial Chemical Industries,ICI)专注于开发一种可以减轻由心脏缺氧引起的心绞痛疼痛的药物。在 1958 年礼来公司发现了二氯特诺(dichloroisoproterenol,DCI)具有 β 受体拮抗剂的药理性质,但没有临床

用途。通过对 DCI 的改造,1962 年 James Black 合成了第一个用于临床的 β 受体拮抗药丙萘洛尔(pronethalol),但随后的毒性试验显示丙萘洛尔可导致小鼠胸腺肿瘤。随后,又针对丙萘洛尔进行改造后,合成出普萘洛尔(propranolol),并于 1964 年开始临床试验,结果发现它比丙萘洛尔具有更高的治疗效果,且副作用更少。β 受体拮抗药发展的重要历史事件见表 11-7。

表 11-7　β 受体拮抗药发展史的重要事件

年份	重要事件
1948	发现 α 和 β 受体(Raymond P. Ahlquist)
1958	合成第一个 β 受体拮抗剂——二氯特诺(dichloroisoproterenol)(Eli Lilly Laboratories)
	β 受体拮抗药——普萘洛尔(propranolol)首次用于治疗心绞痛(James Black)
1960's	广泛开展 β 受体拮抗药治疗心绞痛、高血压、心律失常和心肌梗死的临床试验
1975	首次应用于治疗心力衰竭(F. Waagstein)
1980's	开始 β 受体拮抗药治疗心力衰竭的临床试验
1982	BHAT(β-blocker heart attack trial)试验证实心力衰竭时 β 受体下调(Bristow)
1990's	证实 β 受体拮抗药治疗心衰的临床疗效
1993	MDC(metoprolol in dilated cardiomyopathy)试验
1997	Aus-NZ 试验
1999	CIBIS-Ⅱ(cardiac insufficiency bisoprolol study Ⅱ),MERIT-HF(metoprolol CR/XL randomised intervention trial in congestive heart failure)
2001	CAPRICORN 试验
2002	COPERNICUS 试验
2003	COMET 试验(carvedilol or metoprolol European trial)
2005	SENIORS 试验

第四节　作用于传出神经系统的药物筛选的模型

目前,作用于传出神经系统的药物主要针对自主神经及其受体发挥干预和治疗疾病的作用。针对作用于传出神经系统的药物的研发,进行自主神经活性检测和建立一些受体模型是筛选药物、提高药物选择性和特异性的有效手段。本部分主要介绍迷走神经活性检测方法和一些常用的传出神经系统受体模型的制作。

一、心迷走神经活性评估方法

缺血性心脏病、心力衰竭、高血压等多种心血管疾病常表现出心自主神经失衡,即交感亢进而迷走低下。因此,测定迷走神经活性也成为评估心功能的重要指标之一。此处,简要介绍几种测定心迷走神经活性的方法。

1. 无线遥测法测定颈迷走神经放电　大鼠麻醉后仰卧位固定,分离右侧颈迷走神经,穿线备用。在大鼠腹部打开一小创口,将已消毒植入子置于大鼠腹腔内,缝合并固定植入子。分离腹腔创口至颈部创口皮下组织,将植入子红、黑、黄、绿色四根导线从皮下穿至颈部创口,以生物胶将红、黑导线固定于迷走神经处以形成电信号回路,并保证绝缘,用以监测迷走神经放电。黄色导线固定于颈部肌肉,绿色导线固定于剑突处,用以监测大鼠心电。术后1周开启植入子,连续监测大鼠迷走神经放电和心电活动。

2. 测定心率变异性(heart rate variability,HRV)　大鼠麻醉,仰卧位固定后,生物信号采集系统采集标准 II 导联心电图(左前肢接负极,右前肢接正极,右后肢接参考电极)不少于5分钟。收集数据后,剔除期前收缩、异位搏动,以软件识别 R 波后行频谱分析法分析 HRV 数据。总功率(total power)表示测试时间内 HRV 的总和,高频功率(high frequency,HF;0.15~0.4Hz)反映迷走神经的调节功能,极低频功率(very low frequency,VLF;0.003~0.04Hz)和低频功率(low frequency,LF;0.04~0.15Hz)反映交感神经活动,低高频比值(LF/HF)反映交感神经和迷走神经的均衡性。

除频谱分析法外,如能收集连续24小时心电图还可行时域分析法分析 HRV。时域分析法是以统计学方法定量描述心动周期的变化,即 RR 间期的变异性。常用指标有①正常 RR 间期标准差(standard deviation of normal to normal,SDNN),为全部 RR 间期的标准差;②SDANN(standard deviation of the averages of RR intervals in all 5-minute segments of the entire recording),表示每5分钟 RR 间期平均值的标准差,能反映 HRV 中的缓慢变化;③RMSSD(root mean square of the successive differences),表示相邻 RR 间期差值均方的平方根,代表相邻心动周期的变异性,反映 HRV 中的快速变化;④pNN50(NN50 count divided by the total number of all NN intervals),NN50(the number of pairs of successive NN(RR)intervals that differ by more than 50ms)除以测量心电图中所有的正常心跳间隔总数,反映 HRV 快速变化。

3. 测定压力反射敏感性(baroreflex sensitivity,BRS)　大鼠麻醉后,小心分离股动脉和股静脉,同时监测心电图。应用股动脉插管监测动脉收缩压(systolic blood pressure,SBP),通过股静脉插管注射药物去氧肾上腺素(2~5μg/kg),使得血压上升 2.67~4kPa(20~30mmHg),记录5分钟内心电图,取心动周期(heart period,HP)的平均值。将 HP 和 SBP 作线性回归,斜率即 BRS。

4. 心率法评估心自主神经张力　异氟烷麻醉小鼠,行标准 II 导联心电图测定小鼠心率,分为两天测定。第1天,观察小鼠静息状态心率30分钟,以 0.1ml/20g 体重剂量自小鼠尾静脉给予 0.6mg/ml 阿托品溶液,观察30分钟后,以 0.1ml/20g 体重剂量自小鼠尾静脉给予 0.8mg/ml 普萘洛尔并观察30分钟。第2天,观察稳态小鼠心率30分钟,尾静脉给予小鼠 0.1ml/20g 浓度为 0.8mg/ml 普萘洛尔注射,观察30分钟后,尾静脉给予小鼠 0.1ml/20g 浓度为 0.6mg/ml 阿托品注射并观察30分钟。心交感神经张力 = 给予阿托品后心率 – 给予普萘洛尔后心率。心迷走神经张力 = 给予普萘洛尔后心率 – 给予阿托品后心率。一般选用干预后 3~10 分钟心率作为测量使用。

二、毒蕈碱 M_1 受体激动剂的高通量筛选模型

M_1 受体与帕金森病、阿尔茨海默病有显著的相关性,是研究和开发治疗中枢衰老性疾病的重要靶点。本模型通过建立细胞水平高表达 M_1 受体模型,激活响应元件如 cAMP 响应元件(CRE)、多重响应

元件(MRE)和血清响应元件(SRE),活化 PKA 和 / 或 PKC,以荧光素酶作为报告基因,建立稳定的 M_1 受体高通量筛选模型。

1. 质粒的构建

(1)构建报告基因质粒:将 CRE、MRE、SRE 插入含荧光素酶基因(*LUC*)的 pGL3 载体,构建报告基因质粒。

(2)构建 M_1 受体质粒:以基因组 DNA 为模板,使用 M_1 受体引物(5′-ATG AAC ACT TCA GCC CAC CTG,5′-TCA GCA TTG GCG GGA GGG A)经 PCR 扩增后,将扩增产物克隆至 pCR 2.1 载体,然后亚克隆至 pCDNA 3.1 载体,并测序。

2. 细胞株的建立　应用 Fugene 6 转染试剂,将报告基因质粒和 M_1 受体质粒以 5:1 的比例共转染至 HEK293 细胞株,加入抗性筛选试剂 G418,调节筛选浓度至 800mg/L。挑取单克隆,给予 CRE 激活剂 Forskolin 后检测荧光素酶表达,选取荧光素酶表达量最高的单克隆作为稳定的细胞株行后续实验。

为排除其他因素引起第二信使 PKA 或 PKC 的活化,还需建立阴性细胞株以排除不通过 M_1 受体引起的荧光素酶表达现象造成的假阳性。方法与上述一样,只需将没有转入 M_1 受体的空载体 pCDNA 3.1 质粒替换 M_1 受体质粒后,共转染至 HEK293 细胞株,选取荧光素酶表达量最高但背景低的单克隆作为阴性细胞株。

3. 荧光素酶报告基因的测定　将建立的细胞系接种于 96 孔板,以不同浓度的 ACh 刺激细胞,检测所建立细胞的稳定性,一般在加入 ACh 后 7~9 小时检测最佳,使用 Bright-Glo™ 显色,读取荧光值。针对需要筛选的药物,最佳干预时间也应控制在 7~9 小时。进行高通量筛选时,可选用 Z′- 因子法评估高通量筛选系统的稳定性和可靠性。

三、乙酰胆碱受体 α 亚基 97~116 肽段制作实验性重症肌无力模型

重症肌无力是由乙酰胆碱受体抗体(AChR-Ab)介导的自身免疫性疾病,主要累及神经肌肉接头突触后膜的乙酰胆碱受体。应用鼠源乙酰胆碱受体 α 亚基 97~116 肽段(R97~116:DGDFAIVKFTKVLLDYTGHI)复制实验性重症肌无力的步骤如下:

1. 模型制备　选用 6~8 周龄雌性 Lewis 鼠。制备免疫乳剂 A[R97~116:完全福氏佐剂(complete freund's adjuvant,CFA):PBS=2:3:3,充分混匀],取乳剂 200μl 在足垫、腹部、背部多点皮下注射,进行首次免疫;对照组皮下注射等量 PBS。首次免疫后 30 天和 45 天,再取免疫乳剂 B[R97~116:不完全福氏佐剂(incomplete freund's adjuvant,IFA):PBS=1:3:3]200μl 进行强化接种,对照组皮下注射等量 PBS。

2. 临床评价

(1)测量体重:实验前及接种后每 3 天称重,记录。体重一般在 6~8 周出现下降。

(2)测量肌力:采用 Lennon 临床评分法。0 级:正常肌力;1 级:活动度减少,四肢力量差,前肢易在光滑地面打滑,叫声减弱,疲劳试验后加剧这些表现;2 级:无力显著,抓握力较弱,在抓握前就出现低头、隆背、震颤;3 级:表现为无力抓握、濒死状态;4 级,死亡。对于轻度肌无力动物可让鼠重复抓握笼顶 30 秒再测量,即疲劳试验。

3. 实验室测评

(1)电衰减反应:应用低频重复电刺激法。动物麻醉后仰卧位固定,将刺激电极插入坐骨神经附近肌肉内,记录电极一根置于同侧腓肠肌内侧,另一根刺入跟腱部皮下,分别给予连续 10 次 3Hz、5Hz 低频电刺激,记录动作电位。用百分率法比较第 1 个与第 5 个动作电位的变化,衰减率大于 10% 者为阳性。

(2)酶联免疫吸附试验(ELISA):检测实验动物血清中 AChR-Ab 水平。

四、乙酰胆碱受体 δ、γ 亚基上 Loop F 结构模型

在研究 α_1、α_4、α_7 亚型 AChR 对长链神经毒素和短链神经毒素的配体识别中发现,γ、δ 亚基上的 Loop F 是配体识别的关键;但不同物种间 Loop F 的同源性很低。为进一步研究 α_1 亚型 AChR 的结构功能关系,可构建高可靠性 Loop F 结构模型。

1. 构建 γ 亚基和 δ 亚基初始化模型　分别选取小鼠 AChR γ 亚基 171~185(IFIDPEAFTENGEWA)片段和 δ 亚基 177~191(IIIDPEGFTENGEWE)片段作为 Loop F 片段。

分两步构建初始化模型:①先以乙酰胆碱结合蛋白(actylcholine binding protein,AChBP)同源片段为作为模板,应用程序 MODELLER 6V2 得到粗模型。②再以分子结构模拟软件包 TINKER 中的 ANNEAL 程序模拟退火(simulated annealing)。选用 AMBER96 力场,设定参数为 500 步内将分子加热到 726.85℃,继而 2 000 步内冷却到 26.85℃,得到的结构将用于与毒素蛋白分子对接的研究。

2. γ 亚基和 δ 亚基与毒素蛋白分子对接　选取 CBT A、CBT C、NTX Ⅱ、Ea 和 Eb 五个已报道三级结构的典型短链神经毒(PDB Code 分别是 1COD、1JE9、1NOR、1QKE 和 1ERA)与 Loop F 的初始模型进行分子对接。研究分为四个步骤。

(1)在 DEEP-VIEW 软件中,将构建的 γ 亚基和 δ 亚基摆放在毒素蛋白分子旁边,使毒素分子残基 Lys27、Lys47、Arg/Thr56 靠近 δ 亚基 Asp182/γ 亚基 Asp176、δ 亚基 Asp180/γ 亚基 Asp174、δ 亚基 Glu189/γ 亚基 Glu183。

(2)将构建的 γ 亚基和 δ 亚基初始化模型结构作为 MODELLER 模板文件,在 top 参数文件中定义 special_restraints:Lys27 的 NZ 原子到 δ 亚基 Asp182/γ 亚基 Asp176 间的 C 距离为 0.3nm,Lys47 的 NZ 原子到 δ 亚基 Asp180/γ 亚基 Asp174 的 CG 原子间距离为 0.32nm,Arg56 的 NZ 原子到 δ 亚基 Glu189/γ 亚基 Glu183 的 CD 原子间距离为 0.39nm,或 Thr56 则定义 OG1 原子到 δ 亚基 Glu189/γ 亚基 Glu183 的 OE1 间的距离为 0.39nm。

(3)应用 TINKER 软件中 NEWTON 程序按默认参数对得到的复合物进行优化。

(4)使用均方根偏差(root mean score deviation,RMSD)评估所得结构的相似性。应用 DEEP-VIEW 软件提取出各复合物模型中 γ 亚基和 δ 亚基结构,进行叠加并计算出肽链骨架的均方根偏差。参考结构可选用 CBT C 的 Loop F 片段复合物。

五、乙酰胆碱受体的同源模建与分子动力学模型

目前,对于烟碱型乙酰胆碱受体(nAChR)结构的研究主要致力于发现完整晶体结构,但由于整体晶体结构解析复杂,尚无完整晶体结构。因此,一般采用实验与计算机模拟相结合方法研究 nAChR 结

构。实验方面主要运用氨基酸残基变异法研究配体的作用位点,计算机模拟则主要是构建 nAChR 同源模型。这里以鼠源 α_1-nAChR 为例,简要介绍建模方法和分子动力学模型。

(1)构建初步的鼠源肌肉型 nAChR 模型:基于 α_1-nAChR 亚基的晶体结构(2QC1_B)以及以 *Torpedo* nAChR 各个亚基为模板,构建鼠源 nAChR 的 α、β、δ、γ 这 4 个亚基。按照 *Torpedo* nAChR (2BG9)的亚基位置将 α、β、δ、γ 组装,得到鼠源肌肉型 nAChR 五聚体模型,然后用两个 2QC1 晶体替换五聚体模型中两个 α 亚基,即得到初步的鼠源肌肉型 nAChR 模型。

(2)优化鼠源肌肉型 nAChR 模型:在 SYBYL 中运行 MINIMIZE 模块对初始的 nAChR 五聚体进行优化。①约束 nAChR 五聚体模型中的两个 2QC1 部分;②其他亚基使用 1 000 步最陡下降法优化和 1 000 步共轭梯度法优化;③去掉对两个 2QC1 部分的约束,重复运行 1 000 步最陡下降法和 1 000 步共轭梯度法优化。优化后的模型保存为 i.pdb 文件,随后可对模型进行动分子力学模拟。

(3)采用 AMBER 软件进行分子动力学的模拟:主要程序包括模型预处理、处理后优化、分子动力学模拟以及对模拟结果的分析。

①对得到的鼠源 nAChR 五聚体模型在 Xleap 程序中进行初始化模型的预处理,得到拓扑文件和原子坐标文件;②采用约束力为 2 092kJ(500kcal)/(mol·angstrom)进行约束优化,溶质分子被约束后,进行 1 000 步最陡下降法和 1 000 步共轭梯度法优化;③解除对溶质分子约束,进行无约束优化,最终得到适用于分子模拟的鼠源 nAChR 五聚体模型;④在分子动力学模拟过程中,选用分段升温过程,40 皮秒后体系升温至 36.85℃,保持温度不变使体系进入平衡阶段;⑤在平衡阶段,解除对溶质体系的约束,在 1 个大气压的边界条件下进行分子动力学模拟,约经过 400 皮秒的平衡模拟,反复进行 4 次平衡模拟。

六、β_2 受体色谱模型

细胞膜色谱技术能较好地模拟生物膜磷脂结构和功能,是筛选和评价药物与受体结合并相互作用的良好模型。此处,简要介绍通过亲和色谱法分离纯化家兔肺组织 β_2 受体(β_2-R),采用羰基二咪唑法固载于大孔硅胶表面,并保留 β_2-R 生物特性,最终构建 β_2-R 色谱模型。

(1)制备 β_2-R 洗脱液:匀浆磨离心法从家兔肺组织中获得 β_2-R 粗膜溶液,应用沙丁胺醇亲和色谱树脂装柱,β_2-R 洗脱液上柱,分别洗脱后收集并获得 β_2-R 洗脱液,鉴定后用于色谱柱制备。

(2)制备 β_2-R 生物色谱柱:采用羰基二咪唑法将制备的 β_2-R 洗脱液固载于大孔硅胶表面,得到 β_2-R 亲和色谱固定相。采用湿法装柱,在 350bar 压力下装填色谱柱。

(3)测定 β_2-R 色谱柱的保留特性:分别测定酚妥拉明、普萘洛尔,以及其特异性工具药丙卡特罗和沙丁胺醇的保留时间(t_R),亚硝酸钠测定柱系统死时间 t_0。应用公式 $k'=(t_R-t_0)/t_0$ 计算保留因子,评估色谱柱的生物学活性。

七、β_2 受体下调细胞模型

β_2 受体下调是 β_2 受体脱敏的重要表现之一,也是哮喘分子水平的主要变化。因此,建立稳定的 β_2 受体下调细胞模型有助于从细胞水平研究哮喘的发病机制及可能治疗靶点。

(1)气管平滑肌细胞(airway smooth muscle cell,ASMC)原代培养:取小鼠气管,纵行剪开去除内膜,

剪碎后采用组织块贴壁法富集细胞。胰酶消化并重悬细胞后,应用差速贴壁法去除成纤维细胞,纯化后的所得细胞应用于后续实验。免疫细胞化学染色法可用于鉴定 ASMC。

(2)沙丁胺醇刺激:选用第 3、4 代 ASMC,以沙丁胺醇 250ng/ml 刺激 8 天。注意设置对照组。沙丁胺醇刺激结束后以 RT-PCR 和蛋白印迹法测定 β_2 受体表达水平。

八、基于报告基因检测的 β_3 受体激动剂筛选模型

建立单一受体表达细胞模型是药理学研发和筛选受体激动剂的良好方法之一。此处以 β_3 受体(β_3-R)为例,简要介绍构建以 cAMP 反应元件(cAMP responsive element,CRE)为响应元件,采用萤火虫荧光素酶(firefly luciferase,FL)和海肾荧光素酶(renilla luciferase,RL)双报告基因的 β_3-R 激动剂筛选模型。

(1)鉴定 β_3-R 表达:针对已获得的稳定表达 β_3-R 的 CHO-K1 细胞株(β_3-CHO)需应用免疫细胞化学法或蛋白印迹法测定 β_3-R 表达量。

(2)报告基因转染:以 Lipofectamine 2 000 转染试剂将带有 FL 的 pCRE-luc 质粒和带有 RL 的 pRL-TK 质粒按 10∶1 转染至 β_3-CHO。

(3)测定报告基因反应:转染后细胞以异丙肾上腺素为激动剂诱导报告基因表达,普萘洛尔进行干预。刺激结束后,Dual-Glo 双荧光素酶检测试剂盒测定报告基因 FL 与对照基因 RL 的比值,评估双报告基因 β_3-CHO 模型。

(4)筛选激动剂:以异丙肾上腺素刺激结果为参照,在双报告基因 β_3-CHO 模型中加入不同的新化合物,Dual-Glo 双荧光素酶检测试剂盒测定结果,计算 FL 和 RL 比值。

九、拮抗状态下 α_{1A}、α_{1B} 和 α_{1D} 受体的分子模型

α_1-R 作为 G 蛋白偶联受体家族中的一员,其三维结构很难进行直接测定,应用虚拟分子模型设计 α_1-R 是有效的手段之一。但在不同的配体情况下,G 蛋白偶联受体常呈现出多种结构,因此构建拮抗状态下 α_1-R 三维同源结构可作为新化合物虚拟筛选模型。

(1)建立 α_1-R 三维同源模型:①SWISS-PROT 数据库查询 α_{1A}、α_{1B}、α_{1D}-R 一级序列,Clustal X 软件对 α_{1A}、α_{1B}、α_{1D}-R 和牛视紫红质一级序列进行多重序列比对(multiple alignment),Modeller 程序计算对比结果,得到初始同源模型。

(2)α_1-R 同源模型修整:采用分子力学和分子动力学的方法修正模型,选取能量最低的构象模型。

(3)搭建拮抗状态下的受体模型:应用 Insight Ⅱ/Binding Site Analysis 预测模型的可能活性位点,依据所获结果,采用 Insight Ⅱ/Affinity,分别将这三个受体所对应的拮抗剂分子(silodosin、L-765314、BMY-7378)对接到其相应的结合区域,进行分子力学和分子动力学优化后删除配体,即得到拮抗状态下的 α_1-R 模型,最后将所得 α_{1A}、α_{1B}、α_{1D}-R 结构赋予 Kollman 电荷。随后,可用于后续的分子对接的配体研究。

第五节　传出神经系统创新药物的发现与发展

一、自主神经对心血管系统调控的研究进展

生理状态下心脏受到交感神经和迷走神经共同调节,两者间保持动态平衡。但交感神经和迷走神经对心脏的支配是不对称的——参与支配窦房结和心房的右侧交感神经和右侧迷走神经主要调控心率,而参与支配房室交界处和左心室的左侧交感神经和左侧迷走神经,主要调控心肌收缩力和心搏出量。

1. **心脏交感神经分布**　心交感神经节前纤维自脊髓胸段 1~6 节起,经星状神经节换元,发出节后纤维至心肌及冠状动脉。交感神经节后神经元胞体中含有酪氨酸羟化酶,合成交感神经的主要神经递质去甲肾上腺素(NA),还可同时释放神经肽 Y 和甘丙肽,作用于邻近副交感神经末梢减少 ACh 释放。释放到交感神经末梢突触间隙的 NA 活化肾上腺素受体,产生交感神经效应。机体交感神经激活的主要特征为循环血中 NA、肾上腺素和多巴胺等化合物增加。除了局部交感神经末梢可释放 NA 以外,肾上腺髓质是体内肾上腺素的主要来源。

2. **心脏迷走神经的分布**　延髓的迷走神经背核和疑核是心脏迷走神经的起源,经由两侧颈部下行汇入胸腔,与心脏中的节后神经元换元后,发出迷走神经的节后纤维进入心肌组织。迷走神经在心脏的分布是不均一,主要表现在:①神经支配左右不同,房室结主要由左侧迷走神经支配,而窦房结主要由右侧迷走神经支配;②神经分布上下不同,窦房结是迷走神经分布最多的地方,其次是心房和房室结,而在心室中分布最少。因此,在生理情况下,迷走神经对心脏的抑制作用是主要的。

3. **自主神经失衡与心血管疾病**　在许多心血管疾病中发现交感神经和迷走神经的传出冲动发生了变化,主要表现为交感神经过度兴奋和迷走神经的低下,这种变化会加重心脏的病理变化。心力衰竭、高血压等心血管疾病中,均存在交感神经的过度活化:①心脏局部交感神经末梢释放 NA 加快,减少突触前膜对 NA 的再摄取;②下丘脑 - 垂体 - 肾上腺轴活化,肾上腺髓质合成和释放肾上腺素和 NA 增加。而副交感神经则通常表现为张力和功能的低下。心力衰竭时左心室功能降低并伴有心率变异性的下降,减压反射受损引起血压升高。压力反射敏感性的降低程度是心力衰竭患者恶性预后的预警指标。因此,改善迷走神经活性对心血管疾病的治疗具有重大意义。

4. **迷走神经对心血管系统的保护作用**　迷走神经对心肌的保护作用除了降低氧耗量之外,还参与抑制氧化应激和炎症反应,改善线粒体功能,抑制肾素 - 血管紧张素系统,增加一氧化氮释放,以及降低细胞凋亡和坏死等有关。

(1)改善线粒体功能,促进线粒体生物合成:线粒体具有自我复制的能力,是细胞的能量工厂。迷走神经能通过活化 M_3 受体调控心肌线粒体的数量和功能。提高迷走神经递质 ACh 含量促进低氧 / 复氧后线粒体生物合成,改善线粒体呼吸链复合物活性,恢复氧化磷酸化及 ATP 合成作用。此外,活化迷走神经可以抑制线粒体通透性转换孔开放,减轻细胞损伤。线粒体 ATP 敏感性钾通道是介导心肌缺血预 / 后适应的效应器,ACh 能够促进线粒体 ATP 敏感性钾通道开放,介导预 / 后适应。

(2)抑制氧化应激:异常的交感神经和肾素 - 血管紧张素 - 醛固酮系统活化均可通过氧化应激诱导

组织损伤。在心力衰竭模型中,迷走神经刺激(vagal nerve stimulation,VNS)通过增加 ACh 水平,抑制交感神经活性增加,改善心肌的氧化还原状态。Ang Ⅱ 受体拮抗剂氯沙坦可以恢复心力衰竭动物 ACh 含量,表明迷走神经参与氯沙坦的保护作用。直接电刺激心肌梗死大鼠右侧迷走神经或给予神经递质 ACh 干预心肌细胞,均可抑制线粒体、NADPH 氧化酶和黄嘌呤氧化酶通路从而抑制 ROS 生成。同时 ACh 还能够通过 M_2 受体增加抗氧化物质超氧化物歧化酶,通过增强机体 ROS 清除能力,发挥抗心肌损伤的作用。

(3)降低炎症反应:炎症是心血管疾病的普遍反应,贯穿于心血管疾病的全过程。炎症因子如 C 反应蛋白、肿瘤坏死因子 α(tumour necrosis factor-α,TNF-α)等是患者血清中炎症反应的标志性因子。临床研究发现血清中 C 反应蛋白含量与迷走神经活性呈负相关,推测迷走神经可能参与调控炎症反应。Tracy 等人发现活化迷走神经上调 α7-nAChR 表达可抑制全身炎症反应,这一细胞内过程称为胆碱能抗炎通路。同时活化迷走神经亦可活化 M_2 受体进而降低心肌 TNF-α 分泌与表达,降低 TNF-α 受体 1 和 TNF-α 受体 2 的比值发挥抗炎效应。

此外,内质网应激、一氧化氮减少等均与心肌损伤有关,迷走神经及其递质 ACh 已被证实降低内质网应激,促进一氧化氮合成,从多个角度发挥心肌保护作用。

5. 改善迷走神经活性的方法 研究人员试图通过多种手段提高迷走神经活性,纠正心血管疾病发生发展过程中的自主神经的失衡。目前,除了直接刺激迷走神经外,动物实验证实拟胆碱药、适度运动、β 受体拮抗药和他汀类药物等均可提高迷走神经活性而发挥心血管保护作用。

(1)电刺激迷走神经提高迷走神经活性:迷走神经电刺激器有效抑制慢性心力衰竭犬左心室扩张并显著改善其心脏功能;给予直接电刺激迷走神经能够降低心肌梗死大鼠心肌梗死面积,改善其心脏功能。慢性迷走刺激能够降低心力衰竭患者左心室收缩末期容积,改善其心脏功能,提高心力衰竭患者的生活质量。以上研究首次提供了通过电刺激迷走神经提高迷走神经活性可能成为临床中心力衰竭患者治疗新策略的直接证据。另外,通过直接增加 ACh 的水平或激动 AChR,也能够发挥改善多种心血管实验对象心脏功能的作用。

(2)运动兴奋迷走神经:有氧运动在维持机体健康、降低多种心血管疾病的发生过程中发挥着十分重要的作用,可增加迷走神经活性,发挥了自主神经的调节作用。游泳可改善心血管疾病模型动物的自主神经活动;跑步能够提高高脂血症大鼠心肌细胞中 M_2 受体的表达。临床研究表明,适度运动能够通过增加迷走神经张力、抑制交感神经活性从而纠正自主神经失衡,改善心肌梗死患者预后。尽管运动与迷走神经的兴奋具有一定相关性,但运动训练的形式、强度、频率、持续时间等对于迷走神经的作用及其可能机制方面仍需要进一步研究。

(3)药物提高迷走神经活性:目前研究发现胆碱、ACh,胆碱酯酶抑制药吡斯的明、多奈哌齐,他汀类药物辛伐他汀,β 受体拮抗药卡维地洛、美托洛尔以及血管紧张素转换酶抑制药(ACEI)类的雷米普利、依那普利均能通过不同的机制改善迷走活性(表 11-8)。

二、拟胆碱药的研究前沿

钙调控、氧化应激和线粒体调节等作为重要机制参与心血管疾病的发生发展,近年来越来越多的基础实验证据表明拟胆碱药具有抗氧化应激、减轻钙超载和改善线粒体功能的效应。

表 11-8　改善迷走神经活性的药物

药物分类	名称	机制
拟胆碱药	乙酰胆碱	激活 M_2 受体和 M_3 受体，抑制氧化应激、内质网应激、线粒体未折叠蛋白反应，减轻炎症反应和钙超载，改善线粒体功能和生物合成，下调 AT_1 受体
	胆碱	增加 ACh 水平，激活 M_3 受体，抑制 ROS、钙离子 - 钙调蛋白依赖性蛋白激酶 II（CaMK II）和钙调磷酸酶（calcineurin）
抗胆碱酯酶药	溴吡斯的明	增加 ACh 水平和压力反射敏感性，抑制 ROS
	多奈哌齐	改善心率变异性，抗炎
他汀类	辛伐他汀	改善心率变异性
	阿托伐他汀	改善心率变异性
β 受体拮抗药	卡维地洛	增加胆碱能神经分布和 M_2 受体表达
ACEI	雷米普利	改善心率变异性和心功能
	依那普利	抑制 RAS，间接改善迷走神经活性

　　研究表明，胆碱可减轻大鼠血管缺血 / 再灌注损伤，可能与改善钙循环蛋白（抑制血管钠钙交换体、三磷酸肌醇受体、受磷蛋白的表达，增加肌浆网 Ca^{2+}-ATP 酶表达）并抑制 ROS-CaMK II 信号相关。胆碱抑制自发性高血压大鼠血管炎症反应，改善血流动力学参数。胆碱还可调节自发性高血压大鼠心肌 DNA 甲基化的水平，减轻自发性高血压大鼠心室肥厚并改善心脏功能。胆碱通过激活 SIRT3-AMPK 增加线粒体未折叠蛋白反应，改善线粒体的形态和功能，促进酮体生成并增加心肌对酮体和脂肪酸的利用，加强心肌能量供给，改善心肌能量代谢重构，减轻压力超负荷诱导的大鼠心肌损伤。在动物模型中，胆碱还可通过减轻细胞内钙超载，降低氧化应激水平，抗细胞凋亡和纠正离子通道失衡等多种途径，发挥抗心律失常、心肌缺血和心肌肥厚等心血管疾病的有益效应。

　　在血管内皮细胞模型中，乙酰胆碱可发挥保护作用，其保护作用可能与抑制线粒体 - 内质网钙转运复合物（Grp75/VDAC1/IP3R1）及线粒体 - 内质网连接蛋白 Mfn2 相关。乙酰胆碱也可通过调节 NCX-TRPC-IP3R 复合物降低细胞膜 - 内质网交互作用，降低 TNF-α 交互诱导的内皮细胞钙超载和凋亡，揭示了乙酰胆碱对钙调控和细胞器间交互调节的内皮保护机制。乙酰胆碱还可通过 M 受体，激活 AMPK/PGC-1α 通路，促进线粒体的生物合成，维持线粒体呼吸链复合物活性及细胞内 ATP 含量，减轻大鼠心肌细胞低氧 / 复氧损伤，发挥保护作用。

　　溴吡斯的明能够抑制大鼠心肌组织中 CaN/NFAT3/p-GATA4 信号通路的活化，同时溴吡斯的明还能够减少 Orai1/STIM1 复合物的形成，从而发挥抑制心室重构、改善血流动力学参数和心脏功能的作用。在肥胖大鼠模型中，溴吡斯的明能够提高大鼠白色脂肪组织的棕色化及促进棕色脂肪的活化，从而减少心脏脂毒性产物堆积，抑制肥胖诱导的心室重构，进而改善肥胖大鼠心脏功能。

　　拟胆碱药可通过减轻钙超载，改善线粒体数量和功能，调节氧化应激等，从而减轻心血管损伤，为临床心血管疾病的防治提供新的思路和靶点，而其潜在的作用机制还在不断的深入研究中。

三、肾上腺素受体激动药的研究前沿

缺血/再灌注损伤、心力衰竭、高血压、心律失常等多种心脏疾病均存在自主神经失衡,表现为交感神经亢进和迷走神经活性低下。过度激活的交感神经可通过炎症反应而导致心脏损伤。交感神经通过激活肾上腺素受体而发挥神经调控的作用,因此学者们研究不同亚型的肾上腺素受体对于心脏炎症反应的调控。研究表明肾上腺素受体激动剂对于心脏炎症反应具有重要的调节作用。①急性交感神经激活,心肌细胞中 β_1 受体激动可介导 NOD 样受体(NOD like receptor,NLR)家族成员 NLRP3/caspase 1 炎性小体活化,导致 IL-18 剪切激活。异丙肾上腺素可通过激动 β_2 受体上调了 IL-18 的表达。② β 受体激动药异丙肾上腺素促进环腺苷酸(cyclic adenosine monophosphate,cAMP)结合并活化 Epac1(cAMP-1),进而通过蛋白激酶 Cδ(protein kinase Cδ,PKCδ)/p38 丝裂原活化蛋白激酶(p38 mitogen activated protein kinase,p38 MAPK)通路诱导心肌成纤维细胞 IL-6 的表达。③心力衰竭时 β 受体激动会发生 T 淋巴细胞的辅助型 T 细胞 2 型(T helper 2,Th2)向 Th1 型的表型转变,诱导 Th1/Th2 的功能平衡,减少炎症因子的表达水平。④ β_2 受体激动药沙丁胺醇可通过 β- 抑制蛋白 2(β-arrestin 2)进而活化激活蛋白 -1(activator protein 1,AP-1),从而增加免疫细胞趋化因子受体 2(CC motif chemokine receptor 2,CCR2)表达,促进免疫细胞向损伤心肌的募集。⑤ α 受体激动剂可刺激心肌细胞和心肌成纤维细胞的 IL-6 的表达和分泌。⑥ β_2 受体激动药可通过抑制 NF-κB 信号通路从而抑制 Toll 样受体 4(Toll-like receptor 4,TLR4)介导的炎症反应。

这些研究表明,肾上腺素受体激动可通过炎性小体、IL-6 等炎症因子、免疫细胞应答、TLR4 介导的炎症反应等多方面机制发挥重要的调控作用,介导并促进炎症反应发生。

思考题

1. 根据药物作用靶点,试述作用于传出神经系统的药物的分类,并举例说明。
2. 试述有机磷酸酯类的中毒机制、中毒表现及其治疗药物的作用机制。
3. 试述肾上腺素、去甲肾上腺素和异丙肾上腺素对心血管系统的作用。
4. 通过查阅文献,试分析存在迷走张力降低的疾病有哪些,目前有哪些方法或药物可改善迷走张力。

(李冬玲 贺 熙 臧伟进)

参考文献

[1] 杨宝峰,陈建国.药理学.9版.北京:人民卫生出版社,2018.

[2] 臧伟进,吴立玲.心血管系统.北京:人民卫生出版社,2015.

[3] 曹永孝,臧伟进.药理学教程.6版.北京:高等教育出版社,2015.

[4] BRUNTON L L,CHABNER B A,KNOLLMANN B C.古德曼·吉尔曼治疗学的药理学基础.12版.金有豫,李大魁,译.北京:人民卫生出版社,2017.

[5] XU M,XUE R Q,LU Y,et al. Choline ameliorates cardiac hypertrophy by regulating metabolic remodelling and UPRmt through SIRT3-AMPK pathway. Cardiovasc Res, 2019, 115 (3): 530-545.

［6］LIU L, ZHAO M, YU X, et al. Pharmacological modulation of vagal nerve activity in cardiovascular diseases. Neurosci Bull, 2019, 35 (1): 156-166.

［7］ZHAO M, JIA H H, LIU L Z, et al. Acetylcholine attenuated TNF-α-induced intracellular Ca^{2+} overload by inhibiting the formation of the NCX1-TRPC3-IP3R1 complex in human umbilical vein endothelial cells. J Mol Cell Cardiol, 2017, 107: 1-12.

［8］冯晔囡，肖晗，张幼怡. 自主神经系统调控心脏炎症反应的研究进展. 生理学报, 2019, 71 (2): 225-234.

［9］刘艳，吕延杰，杨宝峰. M$_3$受体作为防治心血管疾病新靶点的研究进展. 药学学报, 2015, 50 (4): 393-399.

［10］高虹，欧阳克清，郑旭煦，等. 毒蕈胆碱 M$_1$受体激动剂的高通量筛选模型. 中国药理学通报, 2003, 19 (7): 776-779.

［11］曾凡新，董志，傅洁民，等. 基于报告基因检测的肾上腺素受体激动剂筛选模型的建立与应用. 药学服务与研究, 2010, 10 (4): 275-278.

［12］李敏勇，卢景芬，夏霖. 拮抗状态下 α_{1A}, α_{1B} 和 α_{1D}- 肾上腺素能受体的分子模拟研究. 化学学报, 2005, 63 (20): 1875-1883.

第十二章 麻　醉　药

第一节　麻醉药分类及其作用的分子机制

一、麻醉药分类

麻醉药（anaesthetic）是一类可以引起机体或机体局部暂时性、可逆性失去知觉及痛觉的药物，临床上主要用于消除手术与诊断性检查操作所引起的疼痛。根据麻醉药的作用范围可分为全身麻醉药（general anaesthetics，简称全麻药）及局部麻醉药（local anaesthetics，简称局麻药）。

（一）全麻药

全麻药是一类作用于中枢神经系统（central nervous system，CNS），引起可逆性的意识消失、全身痛觉消失、遗忘、反射抑制和骨骼肌松弛的药物。依据临床给药方式分为吸入麻醉药（inhalational anaesthetic）和静脉麻醉药（intravenous anaesthetic）。

1. **吸入麻醉药**　在临床吸入麻醉方法中，吸入麻醉药通过高精度的蒸发器，以气体或挥发出来的气体形态随新鲜气体经呼吸道进入肺内吸收入血，通过血液循环到达 CNS 产生暂时抑制作用，可用于全身麻醉的诱导和维持以满足手术需要。吸入麻醉药的麻醉效能强，可控性高，迄今仍是临床全身麻醉的常用药物。

吸入麻醉药都是脂溶性高的挥发性液体或气体，必须依靠药物的分压梯度从麻醉机进入肺吸收入血，再经循环系统转运至 CNS 而产生全身麻醉作用。吸入麻醉时，药物在肺泡、周围组织及 CNS 中的分压相等即达到动态平衡；其排出体内的过程则按照相反的顺序进行。

（1）吸收：吸入麻醉药在 CNS 中的分压影响药物的麻醉效果，而吸入气中药物浓度、肺通气量、心排血量和脑血流量都可影响脑组织麻醉药分压。各种吸入麻醉药都有恒定的最小肺泡浓度（minimal alveolar concentration，MAC），MAC 越低，药物的麻醉作用越强。血/气分布系数指血中药物浓度与吸入气中药物浓度达到动态平衡时的比值，可影响药物诱导时间和苏醒时间。

（2）分布：吸入麻醉药通过血液循环分布到全身，药物转运到组织的速度取决于药物的组织/血分布系数（脂肪组织除外）。脑/血分布系数指脑中药物浓度与血药浓度达到平衡时的比值。脑组织中麻醉药的浓度取决于脑血流量和脑/血分布系数。

（3）代谢与消除：吸入麻醉药极少被肝脏代谢或肾脏排泄，主要以原型经呼吸道排出体外。因此，肺泡通气量大、脑/血和血/气分布系数较低的吸入性麻醉药较易排出,麻醉苏醒快;而吸入麻醉持续的时间越长,苏醒越慢。近年来有研究显示,氟代类吸入麻醉药的体内代谢产物可能具有潜在的肝、肾毒副作用,因此,临床使用时应根据患者病情综合考虑,合理用药。

常用吸入麻醉药的药动学特点见表12-1。

表 12-1　常用吸入麻醉药的药动学特点比较

药物	血/气分布系数	脑/血分布系数	MAC/%	代谢率/%
异氟烷	1.40	2.60	1.15	0.2
地氟烷	0.45	1.30	6.00	0.02
七氟烷	0.65	1.70	2.05	3.0
氧化亚氮	0.47	1.06	>100	0.004

2. 静脉麻醉药　静脉麻醉药使用方便,不需要特殊设备,对呼吸道无刺激,且大多数药物起效迅速,作用时间短,无蓄积作用,因此广泛应用于麻醉诱导、麻醉维持及重症监护等条件下的镇静。目前常用的静脉麻醉药物主要有丙泊酚、依托咪酯、氯胺酮、咪达唑仑、硫喷妥钠等。

(二)局麻药

局麻药是一类可逆性阻滞神经冲动的发生和传导,在神志清醒的条件下,使相关神经支配部位出现暂时性、可逆性感觉丧失的药物,适用于围手术期及疾病引起的急慢性疼痛的治疗。目前临床常用的局麻药有十余种,按其化学结构可分为酯类和酰胺类。

二、麻醉药作用的分子机制

自 1842 年第一例乙醚全麻在临床应用以来,麻醉药已历经 177 年的发展,在临床麻醉与围手术期医学发展中发挥了重要作用。麻醉药的药理作用可包括镇静、意识丧失、镇痛、肌肉松弛、遗忘或制动等,这些作用可能涉及 CNS 的不同部位,其药理作用机制复杂,迄今尚未阐明。近百年来,麻醉药作用机制的探讨主要集中在神经细胞膜的脂质双分子层和重要的敏感蛋白靶点。已有研究表明,多种离子通道是麻醉药重要的潜在分子靶点。但由于低效能的麻醉药(如吸入麻醉药的毫摩尔有效浓度)可影响多种蛋白靶点,同时又缺乏特定的拮抗剂等药理学特性,极大地阻碍了麻醉药作用靶点的确认。随着神经生理学及分子生物学等相关学科的共同发展,将有助于解析麻醉药作用的分子机制,为临床合理用药及新型药物研发提供理论依据。

(一)全麻药的作用机制

1. 脂质学说　20 世纪初,Meyer 和 Overton 最先发现吸入麻醉药的作用强度与其在橄榄油中的溶解度密切相关,由此推测麻醉药物通过溶解在神经细胞膜的脂质双分子层而产生麻醉效应,这被称为 Meyer-Overton 法则,即全麻机制的脂质学说。该学说认为,吸入麻醉药进入 CNS,与神经细胞膜脂质发生物理和化学结合后导致细胞结构改变,从而产生麻醉作用。经典的脂质学说较好地解释了吸入麻醉药在 CNS 的作用部位及其化学结构的多样性。然而,随着新型全麻药的发现和研究的深入,以下偏离 Meyer-Overton 法则的证据并不支持脂质学说。①同分异构体的麻醉效能差异明显,例如恩氟烷和异氟烷的油/气分配系数相似,但前者的麻醉需用量比后者大 45%~90%;②某些吸入麻醉药具有致惊厥效应,例如 3%~4% 恩氟烷可使猫产生惊厥效应;③ n-烷烃的麻醉作用有截止效应,当分子链增加到一定长度后,虽然烷烃的脂溶性较强,但其麻醉作用减弱或消失。

2. 蛋白质学说 20 世纪 80 年代以来,全麻药作用机制逐渐从早期的脂质学说向蛋白质学说转变。现在普遍认为,全麻药可能通过增强 CNS 的抑制性神经递质受体功能或抑制 CNS 的兴奋性神经递质受体功能而发挥麻醉作用。其中,γ-氨基丁酸(gamma-aminobutyric acid,GABA)A 型受体(GABA$_A$)、N-甲基-D-天冬氨酸(N-methyl-D-aspartate,NMDA)离子型谷氨酸受体、钾通道、钠通道以及超极化激活环核苷酸门控阳离子通道(hyperpolarization-activated and cyclic nucleotide-gated cation channel,HCN)是最受关注的分子靶点。

GABA 是大脑神经系统中重要的抑制性神经递质。全麻药可通过以下直接与间接作用激活 GABA$_A$ 受体。①在突触后,增强 GABA 激活的配体门控的氯离子通道;②在突触外,增强 GABA$_A$ 受体和漏出电流;③在突触前,通过增加 GABA 的基础释放量。从而增强 CNS 抑制性突触传递的作用,介导神经细胞膜超极化、神经系统兴奋性降低。

谷氨酸是大脑神经系统中重要的兴奋性神经递质,可激活 NMDA 受体,介导配体门控的钙通道开放,使 Ca^{2+} 内流增加,同时使 Na$^+$、K$^+$ 通透性增加,从而引起突触后膜去极化,产生兴奋性突触传递。全麻药可减少突触前谷氨酸释放或抑制突触后 NMDA 受体,从而产生抑制兴奋性突触传递的作用。

CNS 钠通道是细胞膜上的一种电压门控通道,在神经、肌肉及其他可兴奋细胞动作电位的产生过程发挥重要作用。全麻药对钠通道有电压依赖及频率依赖的阻断作用,可抑制无髓鞘纤维和神经终末端电压门控钠通道,对海马锥体神经元钠通道电流有浓度依赖性抑制效应,电压门控性钠通道是全麻药的重要作用靶点。

CNS 钾通道是一类允许 K$^+$ 跨膜通过的离子通道,其中双孔钾通道[TWIK-related acid-sensitive K$^+$ channel 1(TASK1)、TWIK-related K$^+$ channel 1(TREK1)]介导的背景钾电流,在神经细胞静息膜电位的形成、复极过程和调控细胞兴奋性方面发挥重要作用。已有研究显示,吸入麻醉药可通过激动神经细胞膜的双孔结构域"漏出"钾离子通道而发挥麻醉作用。

HCN 离子通道共有 4 个亚型(HCN 1~HCN 4),其中 HCN 1 亚型已被证明在麻醉药对神经元电生理特性及突触完整性的调节中具有重要作用。已有研究证实 HCN 1 离子通道参与多种静脉麻醉药(氯胺酮、异丙酚等)的麻醉作用。

(二)局麻药的作用机制

局麻药产生神经阻滞的作用机制尚未完全阐明,目前主要存在三种相关学说。

1. 受体部位学说 生理条件下,局麻药以非解离型的脂溶性碱基和解离的阳离子型两种形式同时存在。局麻药的非解离型可以从注射部位渗透进入神经细胞。由于细胞内部 pH 降低,局麻药解离的阳离子型含量增加,与电压门控性钠通道上的位点结合,通过抑制钠通道向激活型构象变化,阻止钠通道开放,抑制 Na$^+$ 内流,从而阻断局部疼痛刺激信号上传到脊髓或大脑,发挥镇痛作用。因此,局麻药的脂溶性、解离速率及程度与局麻药的作用密切相关。目前,已发现了 10 种钠通道亚型,其中某些亚型只存在于伤害性感受的传入神经纤维中。研究表明,现有局麻药对不同亚型的钠通道选择性较低,这可能与其不良反应发生相关。因此,研发与疼痛相关钠通道亚型的选择性阻断剂,可能是今后安全有效的新型局麻药研究的重要方向。

此外,研究显示 HCN 通道也是局麻药作用的分子靶点。局麻药通过抑制 HCN 通道可产生非选择性感觉阻滞、疼痛阻滞、运动麻痹及交感神经阻滞。

2. 表面电荷学说 局麻药分子的亲脂部分与神经纤维的脂溶性细胞膜形成非特异性结合,而带正电荷部分(质子化的胺)保留在细胞膜外。这样局部麻醉药可使细胞膜外积聚足够的正电荷,在不改变细胞静息电位的前提下提高跨膜电位,从而抑制来自邻近非麻醉区域的膜电流,使麻醉区去极化不能达到阈电位,最终导致传导阻滞。该学说可以解释带电荷形式的局麻药作用机制,但不能解释不带电荷的中性局麻药如苯佐卡因的作用机制。

3. 膜膨胀学说 局麻药分子的亲脂端与神经细胞膜相互作用,引起细胞膜膨胀、膜脂质结构变化,使钠通道变窄,从而阻止 Na^+ 内流及动作电位传导,抑制神经细胞去极化,从而导致传导阻滞。但该学说只限于解释中性局麻药苯佐卡因的作用机制。

第二节　常用麻醉药

一、全身麻醉药

(一) 常用吸入麻醉药

七　氟　烷

七氟烷(sevoflurane)的麻醉效能强,麻醉诱导和苏醒迅速,无刺激性气味,是与肌松药协同作用最强的吸入麻醉药,对循环系统影响小,对呼吸道无刺激。七氟烷是目前临床麻醉最常用的吸入麻醉药。但肝、肾功能不全或本人或家属对卤化麻醉药过敏或恶性高热易感患者仍需慎用。

异　氟　烷

异氟烷(isoflurane)系恩氟烷的同分异构体,麻醉效能强。异氟烷价格较贵,有刺激性气味。与恩氟烷比较,组织及血液溶解度低,苏醒较快;对循环功能影响更小;肌松作用较强。异氟烷几乎全部以原型从肺呼出,因此肝脏毒性低。临床用于全麻诱导和维持,尤其适用于冠心病、癫痫及颅内压增高等患者。

地　氟　烷

地氟烷(desflurane)为异氟烷的氟代卤素化合物。麻醉作用较弱,为异氟烷的 1/5;组织及血液溶解度低,麻醉诱导及苏醒迅速。对循环系统影响小,体内几乎无代谢产物,神经肌肉阻滞作用强于其他氟类麻醉药,适用于心血管手术麻醉。由于本品在麻醉诱导时(尤其是 12 岁以下儿童)可出现分泌物增多、咳嗽等呼吸道刺激反应,故不宜用于儿童的吸入麻醉诱导。

氧 化 亚 氮

氧化亚氮(nitrous oxide),为无色无刺激性甜味气体。在不缺氧条件下,氧化亚氮无毒性。氧化亚氮麻醉作用弱,麻醉诱导、苏醒迅速而舒适,临床主要作为麻醉辅助药,与其他麻醉药联合应用,以减少麻醉药用量及不良反应。

(二)常用静脉麻醉药

丙 泊 酚

丙泊酚(propofol)又名异丙酚(disoprofol),是目前临床常用的静脉麻醉药。

【药动学】丙泊酚脂溶性大,静脉给药后在体内迅速再分布、代谢与排泄,血药浓度很快下降,药动学更适合三室模型描述。丙泊酚达峰效应的平均时间为 92 秒,故起效很快;其平均消除相半衰期为35~45 分钟,静脉连续输注时,它的时量相关半衰期并不随时间而显著延长,因此即便延长输注时间也能很快苏醒。丙泊酚的血浆蛋白结合率大于 96%,主要在肝脏内代谢生成葡糖醛酸、相对应的醌醇类及硫酸盐等代谢产物,持续静脉输注无蓄积。

【药理作用与作用机制】丙泊酚具有催眠、镇静与遗忘等中枢作用,也可产生短暂而轻度的镇痛作用。其麻醉效果确切,作用强度为硫喷妥钠的 1.8 倍。丙泊酚作用机制与 $GABA_A$ 受体相关,可通过与 $GABA_A$ 的 β 亚基结合,增强 $GABA_A$ 受体激活诱发的氯离子电流,由此引起神经细胞膜超极化,降低神经系统的兴奋性,产生催眠作用。丙泊酚对呼吸道无刺激性;可降低脑血流量、脑代谢率和颅内压,有利于颅内手术;术后恶心呕吐较少,这与丙泊酚作用于 GABA 受体,降低极后区的 5- 羟色胺水平有关;苏醒后患者常有安宁和舒适感,这与丙泊酚增加伏隔核的多巴胺浓度相关。

【临床应用与不良反应】丙泊酚临床上主要用于短小手术的麻醉诱导、麻醉维持、镇静,可适用于恶性高热病史或恶性高热易感倾向的患者。临床使用的有长链脂肪乳的丙泊酚注射液(C14~C24)和丙泊酚中 / 长链脂肪乳(C6~C24),后者在体内的代谢速度快,肝脏的不良反应较小。丙泊酚不良反应主要包括对心血管和呼吸系统的抑制作用,注射过快可出现呼吸和 / 或心跳暂停、血压下降;注射部位疼痛甚至血栓性静脉炎;对乳剂或药物本身过敏反应等。此外,丙泊酚不溶于水,目前使用的脂肪乳剂不含防腐剂,存在药源性感染风险;同时乳剂长期使用会造成血脂升高,甚至诱发丙泊酚输注综合征,危及生命。

依 托 咪 酯

依托咪酯(etomidate)是咪唑类衍生物,为快速、短效催眠性静脉麻醉药。

【药动学】静脉注射后迅速通过血脑屏障进入脑以及其他血流灌注丰富的器官,1 分钟脑内浓度达峰值。血浆蛋白结合率为 75%,依托咪酯在肝脏和血浆酯酶作用下迅速水解失活,药后 7 分钟代谢产物即可在血浆内达峰值。

【药理作用与作用机制】依托咪酯麻醉作用为硫喷妥钠的 12 倍,诱导期安静、舒适、平稳,无兴奋挣扎,且有遗忘现象,其作用机制与增强 $GABA_A$ 受体功能相关。临床剂量的依托咪酯可能通过 $GABA_A$ 受体的 $β_2$ 亚基结合,促使低剂量 GABA 激活 $GABA_A$ 受体;而超过临床剂量的依托咪酯可能通

过 β3 亚基结合,直接激活或变构激活 GABAA 受体。依托咪酯本身无镇痛作用,主要特点是对心血管系统和呼吸系统影响小。

【临床应用与不良反应】依托咪酯适用于心血管疾病、呼吸系统疾病、颅内高压及创伤危重患者的全麻诱导、短小手术的麻醉维持及短时镇静。该药静脉刺激带来注射部位疼痛发生率为 10%~50%,长时间给药可致肾上腺皮质功能严重抑制,麻醉诱导时可出现肌阵挛性收缩,恶心、呕吐发生率较高。

咪 达 唑 仑

咪达唑仑(midazolam)是含咪唑环的亲脂性苯二氮䓬类药物,其盐酸盐或马来酸盐可制成稳定的注射液,是最常用的水溶性苯二氮䓬类药物的静脉制剂。

【药动学】咪达唑仑口服吸收好,但首过消除多,故一般静脉输注或肌内注射给药。在体内生理 pH 条件下,咪达唑仑的亲脂性碱基释出,快速通过血脑屏障发挥 CNS 调节作用。静脉注入后,咪达唑仑与血浆蛋白的结合率为 94%,约 2 分钟起效,作用维持时间 2~3 小时,药物主要通过肝微粒体酶代谢后消除。其分布半衰期为 7~15 分钟,咪达唑仑消除半衰期为 2~4 小时,均明显小于地西泮。

【药理作用与作用机制】咪达唑仑具有苯二氮䓬类共有的镇静催眠、抗焦虑、抗惊厥、遗忘及肌肉松弛等药理作用。咪达唑仑作用于神经细胞突触后膜的 GABAA 受体 - 苯二氮䓬受体 - 氯离子通道的复合物,通过增强 GABA 受体活性促进氯离子内流,引起神经细胞超极化和突触抑制效应,发挥 CNS 抑制作用。它与苯二氮䓬受体的亲和力是地西泮的 2~3 倍,作用效能强于地西泮。咪达唑仑对循环系统影响较小,并能降低颅内压。

【临床应用与不良反应】咪达唑仑适用于各类麻醉及机械通气支持的镇静,对心血管和颅内手术的麻醉诱导及维持效果优于地西泮,尤其适用于不宜使用硫喷妥钠的危重患者。咪达唑仑常见麻醉恢复期的嗜睡、共济失调等不良反应,大剂量时可致呼吸抑制、低血压。基于苯二氮䓬受体成功研发的特异性拮抗剂氟马西尼,为咪达唑仑等苯二氮䓬类药物临床应用的安全性提供了更好的保证。

氯 胺 酮

氯胺酮(ketamine)为苯环己哌啶衍生物的消旋体。

【药动学】氯胺酮脂溶性高,进入循环后能迅速通过血脑屏障入脑,再分布到脂肪及血流量较低的组织,氯胺酮与血浆蛋白结合率低(12%~47%)。氯胺酮主要在肝脏代谢生成去甲氯胺酮,再进一步代谢生成脱氢去甲氯胺酮消除,去甲氯胺酮的麻醉效能为原药的 1/5~1/3,但消除半衰期延长。

【药理作用与作用机制】氯胺酮具有剂量相关的麻醉镇痛作用,是目前唯一具有镇痛作用的静脉麻醉药,可产生分离麻醉。其麻醉作用迅速、短暂,静脉注射后 30 秒内起效,1 分钟达峰效应;氯胺酮在亚麻醉剂量对体表即可产生镇痛作用,但对内脏的镇痛作用差。氯胺酮作用机制与 NMDA 受体、阿片受体、单胺类受体等多个靶点相关,其中对 NMDA 受体的非竞争性拮抗作用是其麻醉镇痛的主要分子机制。氯胺酮代谢产物去甲氯胺酮麻醉镇痛效能减低但消除半衰期延长,导致氯胺酮麻醉苏醒期延长,苏醒后仍有一定镇痛作用。氯胺酮能增加脑代谢、脑血流量和颅内压;对呼吸影响轻微;对心血管系统的影响可能包括直接的心脏抑制作用与间接的中枢交感神经系统兴奋作用,麻醉期循环兴奋的净效应较明显。

【临床应用与不良反应】氯胺酮一般经静脉或肌内注射给药,用于各种体表的短小手术、烧伤清创、切痂及植皮麻醉诱导。因氯胺酮对小儿麻醉的精神症状明显低于成人,也是儿科常用的全身麻醉药。氯胺酮较大剂量时可引起明显的精神性不良反应,患者可出现精神激动、梦幻现象、视觉异常等精神症状被列入国家第一类精神药品管理。氯胺酮可能引起心血管系统兴奋、颅内压与眼压增加,因此合并有高血压、颅内高压、缺血性心肌病及癫痫患者不宜使用或禁忌。氯胺酮的右旋异构体——艾司氯胺酮(esketamine)的麻醉镇痛作用更强、神经系统不良反应较少,近年来对难治性抑郁症的临床治疗效果备受关注。

硫 喷 妥 钠

硫喷妥钠(thiopental sodium)属超短效巴比妥类药物。由于良好的性价比,在北美等地仍为临床麻醉诱导常用药物;在我国随着新型静脉麻醉药的临床推广,硫喷妥钠已少用。

【药动学】硫喷妥钠脂溶性高,生理条件下解离度低,极易通过血脑屏障进入脑组织发挥麻醉作用。硫喷妥钠药效的消失主要取决于药物被脂肪组织缓慢摄取以及再释放后通过肝脏代谢的过程。大约 80% 的硫喷妥钠与血浆蛋白结合,结合后的硫喷妥钠直接影响药物在体内的分布,不能通过血脑屏障而失去活性,也限制了肝脏的代谢及消除。硫喷妥钠的再分布半衰期为 2~4 分钟,单次给药的麻醉作用在 3~4 个半衰期后消失。

【药理作用与作用机制】硫喷妥钠静脉给药 30 秒内起效,1 分钟内达峰效应。由于从脑部快速向其他组织再分布,单次给药的麻醉时间仅 5~10 分钟。$GABA_A$ 受体是硫喷妥钠麻醉作用的主要靶点,药物通过与 $GABA_A$ 结合增强氯离子电流,使神经细胞膜超极化,从而增强抑制性神经递质 GABA 的突触作用;此外,硫喷妥钠的麻醉作用可能与抑制谷氨酸、乙酰胆碱等兴奋性神经递质的突触传递作用有关。硫喷妥钠镇痛作用和肌肉松弛作用弱,可降低脑血流量和脑代谢,麻醉期不升高颅内压。

【临床应用与不良反应】硫喷妥钠主要用于临床麻醉诱导。由于体内其他组织中残存的硫喷妥钠可再分布到脑,所以麻醉苏醒后仍有嗜睡现象。硫喷妥钠有剂量依赖性的呼吸和循环系统抑制作用和痛觉过敏,慢性阻塞性肺疾病患者、严重循环功能不全及休克患者禁用。硫喷妥钠最严重的不良反应是诱发卟啉症急性发作。

二、局部麻醉药

(一)麻醉作用

局麻药具有浓度依赖性的神经阻滞作用。局麻药注入神经周围,药物分子在注射部位依靠其浓度梯度呈扇形扩散,经组织液稀释、非神经组织耗损以及神经外膜淋巴管和毛细血管的吸收,到达核心部位的神经束。当局麻药浓度大于最低麻醉浓度(C_m)时,则引起神经阻滞,发挥局部麻醉作用。

局麻药的药理学特性主要包括局部麻醉作用的起效时间(即潜伏期或诱导期)、维持时间及感觉运动阻滞差异等。起效时间系指从注射药物到发生神经完全阻滞所需时间,此时神经外间隙与神经内的局麻药浓度达到平衡。随着神经外间隙局麻药向外周弥散,神经内局麻药呈指数式消退,当浓度低于 C_m 后,局麻药作用消失,神经功能恢复正常。不同局麻药的感觉运动阻滞效应可能有差异,运动阻滞强度小的药物更有利于患者术后康复,因此特别适合产科与门诊手术。

(二)影响局麻药活性的主要因素

1. 剂量 局麻药的剂量可通过增加药物浓度和容量而影响麻醉作用的起效时间、阻滞程度和维持时间。

2. 注射部位 局麻药注射部位的解剖结构可直接影响局麻药的弥散速率及经血管吸收速率,从而影响局麻药的起效时间及维持时间。因此同种麻醉药采用不同的给药方式所需的药物剂量不同。例如,在蛛网膜下腔麻醉中,脊髓神经没有外鞘包绕,局麻药可以直接与脊髓附近的神经组织接触,因而起效迅速;但因用药剂量相对减少,故阻滞持续时间缩短。

3. pH 多数局麻药 pK_a 为 7.5~9.0,加入碳酸氢钠升高局麻药溶液的 pH,可增加局麻药不带电荷的脂溶性碱基形式,从而加快局麻药在神经内的弥散速度及起效速度。

4. 药物联用 一般短效局麻药的起效时间短,而长效药物的起效时间慢。因此,利用不同局麻药的药理学特点联合应用,期望发挥协同效应,更好满足局部麻醉的临床需求。但需重视药物合用时不良反应甚至毒性叠加带来的安全隐患。

(三)常用局麻药

普 鲁 卡 因

普鲁卡因(procaine)是第一个人工合成的注射用局麻药,属于低效能的局麻药。通常给药后 3 分钟起效;具有扩张血管能力,能从注射部位迅速吸收,麻醉作用维持时间短(45~60 分钟);在生理 pH 范围呈高解离状态,故药物扩散与穿透力弱,表面麻醉效能差。普鲁卡因由于局麻作用弱、过敏反应较多,临床已少用。

丁 卡 因

丁卡因(tetracaine)又名地卡因,丁卡因局麻作用强度为普鲁卡因的 8 倍,属于高效能局麻药。丁卡因主要在肝脏经(羧酸)酯酶代谢,代谢速度较慢,加之吸收快,较易发生毒性反应。给药后 10~15 分钟起效,作用维持时间 3 小时以上。本品脂溶性高,穿透力强,表面麻醉效果较好,主要用于眼科和耳鼻喉科的黏膜麻醉。

氯普鲁卡因

氯普鲁卡因(chloroprocaine)是普鲁卡因衍生物,属于中效能的局麻药。氯普鲁卡因局麻作用强度为普鲁卡因的 3 倍,给药后 6~12 分钟起效,维持时间 30~60 分钟,主要用于局部浸润麻醉、传导麻醉及硬膜外麻醉。氯普鲁卡因溶液的 pH 为 3.3,若不慎将大量氯普鲁卡因注入蛛网膜下腔可发生严重的神经并发症。

利 多 卡 因

利多卡因(lidocaine)为第一个酰胺类局麻药,其局麻作用强度为普鲁卡因的 2 倍,属于中效能的局麻药。利多卡因在肝脏的代谢速度较慢,维持时间较长。利多卡因黏膜吸收速度几乎与静脉注射相似,适用于表面麻醉;浸润麻醉时,可加用肾上腺素以延长作用时间,减少毒性反应;常用于传导麻醉与硬膜外麻醉。本品硬膜外麻醉用于剖宫产时,易透过胎盘进入胎儿血液循环,故要慎重考虑用药剂量。

甲 哌 卡 因

甲哌卡因(mepivacaine)又名卡波卡因,其局麻作用强度为普鲁卡因的 1.5 倍,其麻醉效能和毒性均与利多卡因相似。甲哌卡因 pK_a 与生理 pH 接近,故注射后非解离的脂溶性碱基比率较高,与利多卡因相比,其血中浓度要高 50%,易于通过胎盘,胎儿/母体血药浓度比率可达 0.65~0.70。甲哌卡因主要在肝内代谢,与葡糖醛酸结合后排入胆汁,肠道再吸收经肾脏排泄。甲哌卡因适用于浸润麻醉、传导麻醉及硬膜外麻醉。但胎儿对甲哌卡因的代谢作用较差,容易引起蓄积中毒,故甲哌卡因不适用于产科麻醉。

丙 胺 卡 因

丙胺卡因(prilocaine)局麻作用强度为普鲁卡因的 1.8 倍,属于中效能局麻药。丙胺卡因的结构及药理活性与利多卡因相似,易于分解,起效时间较慢,毒性较低,适用于浸润麻醉、传导麻醉和硬膜外麻醉。丙胺卡因无血管扩张作用,局麻使用不需要加用肾上腺素,可用于对肾上腺素有禁忌患者。丙胺卡因大剂量引发的高铁血红蛋白血症可通过静脉注射亚甲蓝进行治疗。

依 替 卡 因

依替卡因(etidocaine)局麻作用强度为普鲁卡因的 8 倍,属于强效能局麻药。依替卡因是在利多卡因化学结构上添加一个甲基与乙基后形成的新衍生物,其脂溶性增加 50%,与蛋白结合力增加 50%,故起效快,麻醉作用维持时间延长。常用于浸润麻醉、传导麻醉和硬膜外麻醉。依替卡因对运动神经较感觉神经更明显,尤其适用于要求有需要肌松的腹部手术。

布 比 卡 因

布比卡因(bupivacaine)又名麻卡因(marcaine),麻醉强度为普鲁卡因的 8 倍,是高效能局麻药。布比卡因结构与甲哌卡因结构相似,脂溶性与蛋白结合力更强。布比卡因主要在肝脏代谢,代谢产物的麻醉作用为布比卡因原药的 1/3。布比卡因的镇痛维持时间较利多卡因和甲哌卡因长 2~3 倍,较丁卡因长 25%,是临床常用的长效局麻药。布比卡因吸收后在心脏和脑组织中分布较高,故剂量偏大时心脏及 CNS 的毒性较强,严重时可致室性心律失常与致死性心室颤动。与其他局麻药相反,布比卡因的心血管系统毒性一般先于中枢神经系统毒性表现,故使用中可重点关注。布比卡因适用于传导麻醉、蛛网膜下腔麻醉及硬膜外麻醉。因布比卡没有明显的血管扩张作用,一般使用时不需加入肾上腺素;也有研究证实,布比卡因加入肾上腺素可进一步提高麻醉效能,降低血药浓度及不良反应。

左旋布比卡因(levobupivacaine)是布比卡因的左旋异构体,麻醉效能与布比卡因相似。左旋布比卡因与布比卡因对感觉神经与运动神经阻滞的起效时间没有明显差异,但左旋布比卡因对感觉阻滞的平均时间长于布比卡因,而运动阻滞的平均时间又短于布比卡因,这有利于患者术后的早期活动及功能恢复。左旋布比卡因对脑和心肌组织的亲和力降低,因此其心脏毒性和神经毒性低于布比卡因。

<h2 style="text-align:center">罗 哌 卡 因</h2>

罗哌卡因（ropivacame）为单一的左旋对映异构体,麻醉强度为普鲁卡因的8倍,属于高效能局麻药。罗哌卡因脂溶性和神经阻滞效能均大于利多卡因,小于布比卡因,但心脏毒性小于布比卡因。罗哌卡因主要在肝脏代谢,代谢产物有较弱的局麻作用。本品的特点是具有长效局麻和术后镇痛的作用,运动阻滞和感觉阻滞分离程度大于布比卡因,药物有血管收缩作用,故不需加用肾上腺素。适用于浸润麻醉、传导麻醉和硬膜外麻醉,低浓度可用于控制急性疼痛,如手术后或分娩时镇痛。

<h2 style="text-align:center">阿 替 卡 因</h2>

阿替卡因（articaine）麻醉强度大于普鲁卡因。该药的脂溶性高,组织渗透力增强,起效快,麻醉作用维持时间约60分钟。阿替卡因对感觉和运动神经阻滞都较好,可用于需要肌松的局麻手术,是口腔科常用的局麻药。阿替卡因毒性低,是妊娠期间安全的局麻药。临床使用的是阿替卡因肾上腺素注射液。

第三节　麻醉药物的研发史和研究进展

一、麻醉药的研究历史

（一）全麻药的发展历程

1. 吸入麻醉药的发展史　现代吸入麻醉药的起源最早可追溯到18世纪。1772年,约瑟夫·普利斯特里（Joseph Priestley）发现了氧化亚氮（N_2O）。1799年,汉弗莱·戴维（Humphrey Davy）发现N_2O具有欣快感和镇痛作用,亦俗称为"笑气"。1844年,霍勒斯·韦尔斯（Horace Wells）开创了N_2O吸入麻醉下无痛拔牙术式。1868年,埃德蒙·安德鲁斯（Edmund W. Andrews）建立20%氧气和N_2O混合气体的长时间给药方法,提高了N_2O全麻方法的稳定性和安全性,N_2O麻醉方法开始在临床应用,迄今仍是临床使用的吸入麻醉药。

乙醚是1540年由瓦列里乌斯·科达斯（Valerius Cordus）首次合成的挥发性有机物。1818年,迈克尔·法拉第（Michael Faraday）发现气态乙醚与空气混合后可产生与N_2O相似的醉酒样和沉睡样作用。1842年3月30日,克沃夫·朗格（Crawford W.Long）首次将吸入乙醚应用于患者的手术麻醉,标志着现代麻醉学的诞生。因此,1993年美国将每年的3月30日定为国家医师节。1846年,威廉姆·莫顿（William T. G. Morton）在美国麻省总院公开展示乙醚全身麻醉技术;次年,约翰·斯诺（John Snow）出版了第一本麻醉学专著《乙醚吸入麻醉》,迅速推动乙醚麻醉在世界范围内推广和应用,并在随后的110年期间成为吸入全身麻醉的主导方法。直到1956年以后,因为乙醚的易燃易爆性及较大的毒性,才逐渐被其他全身麻醉药所替代,退出了临床使用。

氯仿是1831年由山姆·格里斯（Samuel Guthrie）首次合成的有机物。1847年,福尔摩斯·库特（Holmes Coote）与詹姆斯·辛普森（James Y. Simpson）分别将氯仿应用于临床吸入麻醉并获得成功。约翰·斯诺对吸入麻醉进行了深入的临床前和临床研究,所著的《氯仿和其他麻醉药》一书为现代麻醉学的发展作出了重要贡献。1920—1940 年期间,相继发现了乙烯、环己烷、乙烯醚、三氯乙烯等吸入麻醉药。由于它们具有诱导更快,术后苏醒更迅速等特点,在临床广泛应用。但是,这些药物大多数都因为易燃性和毒性,逐渐退出了临床使用。

20 世纪 30 年代,基于快速发展的氟代合成技术,药物学家们发现通过化合物中卤素的氟化,可降低其沸点,增加稳定性,同时减小毒性。1951 年,查尔斯·萨克林(Charles W.Suckling)首先制成了第一个不易燃烧的吸入麻醉药——氟烷。1956 年乔乌·拉文托斯(Jaume Raventos)完成了氟烷的药理研究,同年迈克尔·约翰斯通(Michael Johnston)将氟烷应用于临床,成为第一个氟化吸入麻醉药。在此基础上,吸入麻醉药进入了快速发展时期,陆续发现了更安全有效的系列氟代类强效吸入麻醉药,主要包括恩氟烷(安氟醚,1973 年)、异氟烷(1984 年)、七氟烷与地氟烷(1990 年)。这些氟代吸入麻醉药具有更高的稳定性和更低的毒性,逐步取代了之前除 N_2O 以外的所有吸入麻醉药。目前,临床上最常用的吸入麻醉药是七氟烷,其次是异氟烷、地氟烷和氧化亚氮,恩氟烷等其他药物已少用或淘汰。

2. **静脉麻醉药的发展史** 最早的静脉麻醉药——巴比妥类的发现可追溯到 1932 年环己烯巴比妥的合成,静脉麻醉之父赫尔穆特·韦斯(Helmut Weese)完成相关药理学研究后,环己烯巴比妥的静脉麻醉方法开始用于临床。同年欧内斯特·沃尔韦勒(Ernest H.Volwiler)等合成硫喷妥钠,1934 年约翰·伦迪(John Lundy)和沃特斯·托维尔(Waters Tovell)开始将硫喷妥钠用于临床全身麻醉。巴比妥类药物是在无中枢神经活性的巴比妥酸结构上修饰合成的一类具有 CNS 活性的药物,先后上市的药物包括硫喷妥钠、苯巴比妥、戊巴比妥、美索比妥等约十个品种。目前,绝大多数巴比妥类静脉麻醉药物已被淘汰,超短效的硫喷妥钠在临床主要用于麻醉诱导。

非巴比妥类静脉麻醉药种类繁多,目前临床上常用的主要包括苯二氮䓬类的地西泮(1964 年)与咪达唑仑(1976 年)、咪唑类的依托咪酯(1970 年)、苯环己哌啶类的氯胺酮(1970 年)、烷基酚类的丙泊酚(异丙酚,1986 年)等。

(二)局麻药的发展历程

现代局麻药的起源最早可追溯到 1884 年,卡尔·科勒(Karl Koller)首次发现古柯叶中精制的可卡因具有局部麻醉作用,并首次将其用于手术的表面麻醉。在局麻药 135 年的发展进程中,出现了一系列人工合成的低毒、有效药物。

目前常用的酯类局麻药主要包括普鲁卡因、丁卡因、氯普鲁卡因。1905 年,阿尔佛雷德·爱因赫(Alfred Einhorn)首次合成了普鲁卡因,这是第一个注射用局麻药。1930 年上市了高效能局麻药——丁卡因(又名地卡因)。普鲁卡因衍生物——氯普鲁卡因是 1955 年上市的中效能局麻药。

尼尔斯·罗格仁(Nils Lofgren)于 1935 年合成了第一个酰胺类局麻药——利多卡因。目前常用的酰胺类局麻药还包括甲哌卡因(1957 年上市)、丙胺卡因(1960 年上市)、布比卡因(1963 年上市)、依替卡因(1976 年上市)、罗哌卡因(1992 年上市)、阿替卡因(2010 年上市)。

二、麻醉药研究进展

随着社会经济发展及医疗水平提高,微创手术、内镜检查及影像介入诊疗量不断增加,从而带动临床麻醉的多元需求及麻醉药用量的快速增长。同时,患者和医师对手术和检查过程的无痛苦和安全性要求日益增高,由此推动麻醉药理学与新型麻醉药的发展。

（一）全麻药的研究进展

1. 新型吸入麻醉药　临床理想的吸入麻醉药除具有麻醉效能强,无蓄积作用等特点外,同时还需要诱导及苏醒迅速,肌肉松弛作用良好,体内代谢率低,化学性质稳定,无燃烧爆炸性且价廉,可松弛支气管平滑肌且无刺激作用,对呼吸和循环系统抑制轻,无肝和肾毒性,无温室效应等特点。然而,目前常用的吸入麻醉药中没有一个能够完全符合上述条件。

氙气（xenon）是 1898 年发现的大气层中的一种惰性气体,无色、无臭、无味。1951 年,斯图尔特·科林（Stuart C.Cullen）等首次在《科学》（*Science*）杂志上报道了氙气的麻醉效应。氙气的最小肺泡浓度（minimal alveolar concentration,MCA）为 0.71,血气分配系数为 0.12,故麻醉诱导和恢复快,麻醉效能大于氧化亚氮。氙气不参与机体代谢,因此没有肝、肾毒性的顾虑;它不影响心肌收缩、血压和血管张力,适用于心血管疾病患者;氙气也是唯一的一种无温室效应的麻醉气体。综上,氙气是一种近乎理想的吸入麻醉药。但是,从液态的空气中分离制备氙气的价格昂贵,极大限制了氙气麻醉剂在临床上的推广与使用。目前临床使用氙气作为吸入麻醉剂的只有德国、俄罗斯等少数国家。

2. 新型静脉麻醉药　基于临床使用的方便性与手术室废气排放及环保的考虑,近年来新型静脉麻醉药是麻醉药研究领域的热点。理想的静脉麻醉药可以减少复合麻醉中麻醉用药的种类,同时还需要具备起效快,短效或超短效,持续输注后又无体内蓄积,停药后麻醉作用能快速消失等特点。然而,现有的静脉麻醉药单独使用时还不能完全满足临床麻醉的多元需求。

（1）丙泊酚新剂型及类似物

水溶性丙泊酚

新型水溶性丙泊酚制剂一直是静脉麻醉药研究领域的热点,目前已有印度研发的 Cleofol®、韩国研发的 Aquafol™ 等水溶性丙泊酚新药用于临床。但与丙泊酚乳剂比较,Cleofol® 与 Aquafol™ 的药动学和药效学特点,以及注射痛的发生频率和程度、过敏反应等不良作用,还需要进一步的临床观察与确认。聚合胶束丙泊酚（Propofol-PM）是处于临床前研究阶段的注射用灭菌粉针,由亲水性的聚合物聚乙烯吡咯烷酮和亲脂性的聚丙交酯组成的聚合胶束包裹丙泊酚,该物质溶于水形成透明的水溶性丙泊酚,具有纳米级药物的优势。大鼠实验结果显示,Propofol-PM 与 1% 丙泊酚乳剂的药动学相似,并且在大鼠的意识消失、清醒、翻正反射恢复等药效学方面并未无差异,相关研究还需要大动物及临床试验进一步证实。

丙泊酚前体药

磷丙泊酚钠（fospropofol disodium）是一种水溶性丙泊酚前药,在体内被代谢成丙泊酚后产生麻醉作用,该药于 2008 年 12 月获美国 FDA 批准上市,主要用于诊断或治疗操作过程的镇静催眠。磷丙泊酚钠具备良好的水溶性,不需要脂肪乳溶剂,可以减轻静脉注射疼痛,减少输注过程中细菌污染的机会,同时避免长期镇静使用时出现的脂代谢紊乱。常见不良反应主要有肢体麻木、皮肤瘙痒,以及长时间输注引起的甲醛蓄积等。

丙泊酚类似物

丙泊酚类似物（HSK3486）是临床Ⅲ期在研的新型静脉麻醉药,作用机制与丙泊酚类似。已完成的临床试验结果显示,HSK3486 起效与苏醒迅速,比丙泊酚的效价更高,可减少脂肪乳用量及不良反应。HSK3486 申报的适应证为手术麻醉诱导和成人内镜检查的镇静和麻醉。

(2)依托咪酯类似物:依托咪酯持续应用会抑制肾上腺皮质功能甚至引起危重症患者死亡率的增加,新型依托咪酯类的静脉麻醉药的研究主要针对依托咪酯上述毒副反应开展。环丙基-甲氧羰基苄咪唑甲酯(CPMM 或 ABP-700)是美国麻省总医院研发的新型依托咪酯类似物。前期研究显示,ABP-700 是一种快速起效与代谢的依托咪酯类似物,对肾上腺皮质功能损伤小,长时间输注也未见蓄积效应。ABP-700 单次给药与持续输注给药的安全性/耐受性和药动学特征已通过的 I 期临床试验评价;II 期临床试验开展了 ABP-700 用于结肠镜检查的有效性和有效输注剂量的评估。

(3)右旋氯胺酮:氯胺酮由左旋和右旋光学异构体组成,目前国内使用的全身麻醉药是氯胺酮消旋体。已有研究证实,氯胺酮两种光学异构体的药动学有差异,右旋氯胺酮的清除率与分布容积均大于左旋异构体;与等剂量左旋异构体比较,右旋氯胺酮的镇痛作用强 3~4 倍,催眠作用强 1.5 倍。因此,右旋氯胺酮比氯胺酮消旋体的镇痛麻醉效果更好,苏醒更快,同时血流动力学变化及精神异常等不良反应减少。目前,右旋氯胺酮已在欧美国家上市并广泛使用,国内右旋氯胺酮与原研药一致性评价研究正在进行中。此外,氯胺酮对难治性抑郁的防治作用及其机制研究一直是抗抑郁药物研究领域的热点。Zanos 等 2016 年在 *Nature* 上发表研究结果表明,氯胺酮代谢产物 (2*R*,6*R*)-hydroxynorketamine(HNK)而非氯胺酮本身具有抗抑郁作用,这一重要发现改写了多年来对于氯胺酮抗抑郁作用的研究方向,同时为抗抑郁新药研发开启了新的领域。

(4)新型苯二氮䓬类:瑞马唑仑(ralazolam)是英国 Paion 公司最新研发的新型苯二氮䓬类超短效镇静/麻醉药,在血浆中经非特异性酯酶快速降解为无活性的羧酸代谢产物后消除。瑞马唑仑作用维持时间极短,长时间输注或高剂量静脉推注无药物蓄积,受试者苏醒及认知功能恢复迅速,可用于门诊操作性检查前镇静以及 ICU 持续镇静。初步的临床试验发现,瑞马唑仑也可出现头痛、嗜睡等苯二氮䓬类相似的不良反应。目前,国内合成的瑞马唑仑衍生物——甲苯磺酸瑞马唑仑和苯磺酸瑞马唑仑已获得临床批件,进入镇静/全麻新药的临床试验。

(5)乳化吸入麻醉药:挥发性吸入麻醉药静脉化的研究已有 40 多年历史。研究发现静脉注射的吸入麻醉药与丙泊酚一样具有起效与苏醒快的特点,同时在发挥麻醉维持和脏器保护作用时的使用剂量明显减少,安全性较好,并且也避免了吸入麻醉所需的复杂装置以及污染环境等不足。目前,国内研究的乳化异氟烷已进入 II 期临床试验。前期研究结果显示,乳化异氟烷注射液具有麻醉、镇静、镇痛、消除记忆和肌肉松弛作用,单次静脉注射乳化异氟烷比丙泊酚起效快,苏醒更快,局部麻醉作用与利多卡因相似,可用于超短时全麻、全麻诱导及镇静。

(二)局麻药的研究进展

疼痛是围手术期及多数疾病的共同临床表现。局麻药通过局部给药阻止伤害性刺激上传到中枢神经,镇痛效果确切,全身性不良反应少,是临床常用的急性与慢性疼痛治疗手段。在常规的中度与重度手术后,患者切口疼痛一般会持续 2~3 天,局麻药阻滞分布于手术伤口的感觉神经是术后镇痛的最佳手段。但是,目前常用局麻药单次给药的镇痛时间小于 8 小时,不能完全满足临床疼痛缓解的需要。一般来讲,局麻药作用时间越长或作用强度越高,局部组织毒性及全身毒性也越大。因此,安全有效的超长效局麻药(单次注射后神经阻滞作用可达 48~72 小时)一直是麻醉药领域的重要研究方向。近年来,基于钠通道不同亚型的选择性阻断剂均未取得重大突破。局麻药的研究进展主要包括药物联用的协同效应,导管持续泵注给药延长麻醉时间,药物缓控释长效制剂及其他新制剂的研制,以满足临床感觉神经阻滞时间延长或更快起效(5 分钟以内)的局部麻醉需求。

1. 局醉药佐剂 局麻药佐剂主要包括 α 受体激动剂、阿片类药物、糖皮质激素等药物。向局麻药中加入这些药物被证实可以延长神经阻滞时间,缓解患者术后疼痛。

α 受体激动剂

传统的 α 受体激动剂(肾上腺素、去甲肾上腺素、麻黄碱等)具有收缩血管效应,与局麻药合用可以减少局麻药吸收,从而增强局部麻醉效果,减少全身不良反应。但是这类血管收缩剂延长局麻效应的程度有限,并不能从根本上达到长效麻醉的目的。右美托咪定是具有高选择性的新型 α_2 受体激动剂。罗哌卡因联合右美托咪定作为佐剂可延长术后神经阻滞作用时间,减低术后 14 小时内的疼痛评分,缩短感觉和运动神经阻滞的起效时间,但易诱发心动过缓。

阿片类药物

吗啡、芬太尼、曲马多及丁丙诺啡等阿片类药物均可增强镇痛效应,减少局麻药的用量。由于局麻药的用量减少,在硬膜外麻醉时可能仅出现感觉神经阻滞而保留运动神经功能的现象,这种感觉 - 运动分离麻醉广泛用于分娩镇痛及术后镇痛。但阿片类药物延长局麻作用时间效果较差。

糖皮质激素

左旋布比卡因加入少量地塞米松复合可使臂丛神经感觉阻滞时间延长 660 分钟,运动阻滞时间延长 500 分钟,因此具有重要的临床应用价值。但地塞米松延长局麻药阻滞时间的机制目前尚不清楚,局麻药与佐剂联用的安全性仍需要进一步研究证实。

2. 局麻药的缓控释制剂 采用制剂新技术设计脂质体、微球、微囊等局麻药缓控释给药系统,是近年来长效新型局麻药研究的热点。值得关注的是,局麻药给药方式为神经周围注射给药,因此对新制剂辅料的组织相容性、生物可降解性及局部刺激性具有很高的要求。

局麻药脂质体

脂质体(liposome)与细胞膜磷脂亲和力较强,可提高局麻药穿透细胞膜的能力,同时脂质体包裹的局麻药在用药局部释放缓慢,从而延长局部麻醉作用时间。Exparel® 是目前已上市的布比卡因脂质体,主要用于术后伤口浸润麻醉。多个临床研究证实,与盐酸布比卡因溶液相比,布比卡因脂质体可显著降低疼痛视觉评分,减少阿片类药物用量,延长术后首次阿片类药物使用时间。但是由于脂质体对药物的包封率、载药总量有限,布比卡因脂质体在较大的外周神经干阻滞中麻醉作用强度不高。此外,多囊脂质体粒径(1~100μm)比普通脂质体大,且含有高数量的小室,因此其载药量包封率高于普通脂质体。研究显示,多囊脂质体布比卡因在手术切口周围浸润注射能够维持长达 72 小时的镇痛效果;与患者自控镇痛比较,多囊脂质体布比卡因能明显减少患者阿片类药物的用量,缩短平均住院时间和减少住院费用,提高患者的满意度。

局麻药微球制剂

微球（microspheres）是一类较成熟的长效给药系统。微球制剂可降解的载体材料主要包括聚乳酸类、蛋白类、脂质微球、淀粉等，由于生物相容性好且可直接注射，具有很好的临床应用价值。局麻药经充分溶解或分散于高分子材料中形成直径为 1~250μm 的微小球状实体。局麻药微球注入神经周围组织后，以药物贮库的形式滞留在给药部位，在较长的时间内缓慢持续释放药物，从而延长麻醉作用时间，可用于局部浸润麻醉、传导麻醉、蛛网膜下腔麻醉、硬膜外麻醉。目前研究较为广泛的局麻药微球长效制剂包括罗哌卡因壳聚糖微球及布比卡因聚丙交酯乙交酯（PLGA）微球。局麻药微球虽然载药量大，延缓药物作用时间长，但载药量过大有时存在单位时间内释放药物过多的风险，因此临床需解决其用药安全性的问题。

局麻药微囊制剂

微囊（microcapsule）可提高药物的稳定性，延缓药物释放，是较为理想的局麻药缓释给药系统。常选择多糖、纤维素衍生物、聚合物等作为囊膜包裹局麻药，制备成 5~400μm 直径的微囊制剂。研究显示，布比卡因 PLGA 聚合物微囊制剂能浓度依赖性地提高机械和热刺激疼痛阈值，皮下注射后局部麻醉时间可持续 96 小时，未见不良反应；普鲁卡因有孔微囊制剂可延缓药物释放至 9 天。但微囊制备的载体材料的批次重现性低，工艺难以规范化，同时部分天然载体材料易引起免疫反应，因此局麻药微囊制剂应用于临床仍需解决载体材料的生物安全性及质量控制问题。

3. 导管持续泵注局麻药 通过外周神经周围埋置的导管持续给予局麻药，可以产生长期的麻醉作用。该方法广泛应用于分娩镇痛、术后镇痛等领域。但是埋置导管的技术要求较高，成本高，且存在感染风险。术后患者体位变动可能引起导管移位、神经损伤、出血等情况。

4. 其他局麻药的新制剂 利丙双卡因乳膏，是 1998 年美国 FDA 批准上市的局麻药复方新制剂。利丙双卡因乳膏是一种油/水乳化胶，2.5% 利多卡因和 2.5% 丙胺卡因互混于油相制成 5% 乳膏，其透皮吸收良好，表面麻醉作用确切，适用于静脉针注射、皮肤激光辐射及儿童皮肤外科操作所需的局部麻醉。

T-2380 是 2018 年在英国上市的盐酸利多卡因、盐酸肾上腺素和托吡卡胺组合的滴眼剂，作为局麻药和扩瞳药，用于预防白内障手术期间的瞳孔散大和疼痛。

在研的局麻药凝胶制剂 MSK-1001，由利多卡因、肾上腺素和丁卡因组成，用于预防局部麻醉剂注射引起的疼痛。

三、麻醉药的非麻醉功能

（一）全麻药的非麻醉功能

1. 吸入麻醉药的非麻醉功能

（1）心血管系统：吸入麻醉药对心血管系统的影响是其最重要的临床效应之一。氟类麻醉药可通过抑制 CNS 或减少心肌细胞 Ca^{2+} 内流及颈动脉窦反射活动，抑制手术等伤害性刺激下的心血管系统反应，表现为剂量依赖性地降低外周血管阻力，抑制心肌收缩力，导致血压降低；合用氧化亚氮可减弱氟类麻醉药介导的外周血管阻力降低。深度或长时间麻醉会使心率加快。吸入麻醉药可能影响心电图Q-T间期。临床报道七氟烷可延长心电图Q-T间期,因此对于Q-T间期延长的患者应该慎用,以减少心律失常发生风险。

(2)呼吸系统:吸入麻醉药可通过抑制延髓呼吸中枢抑制呼吸功能。由于麻醉过程中的低通气、肺不张、气道关闭、功能残气量减少和通气-血流比失调,易引起缺氧和二氧化碳蓄积;吸入麻醉药可减弱低氧和高二氧化碳诱发的呼吸驱动,同时增加自主呼吸患者出现严重低氧和高二氧化碳血症的危险。临床报道地氟烷对呼吸道有刺激作用,麻醉诱导时可引起咳嗽和喉痉挛,其他吸入麻醉药都是支气管扩张剂,可以减少呼吸道阻力,增加动态顺应性。

(3)中枢神经系统:吸入麻醉药都具有脑血管扩张作用,引起脑血流量和脑血容量的增加,导致颅内压升高。同时,吸入麻醉药会引起剂量依赖性的脑电图的改变,持续深麻醉状态可导致脑电活动完全终止。有临床报道,七氟烷在高浓度吸入或过度通气时,可能诱发癫痫波样脑电活动。

(4)肝脏和肾脏系统:吸入麻醉药均可剂量依赖性地降低肝、肾血流量,这样可能影响其他药物在肝脏的代谢及肾脏的排泄。近年来,吸入麻醉药潜在的肝、肾毒性受到关注,需要进一步的观察研究。

(5)神经肌肉系统:氟代类吸入麻醉药均可产生剂量依赖性的骨骼肌松弛作用,并与去极化及非去极化型肌松药有协同作用,故可减少肌松药用量。氧化亚氮无肌松作用。

(6)其他作用:恶性高热是一种高致死性的高代谢状态,可由挥发性麻醉药诱发。国外上市的丹曲林钠是目前治疗恶性高热的唯一有特效的药物,早期积极使用可将其死亡率降至10%以下。此外,全麻后患者(尤其是老年患者)可能出现认知功能障碍,而七氟烷对患者术后认知功能的影响弱,更适合于老年患者的麻醉。

2. 静脉麻醉药的非麻醉功能

(1)心血管系统:不同的静脉麻醉药对心脏功能的影响差异较大。①变时作用:丙泊酚在全麻诱导与维持过程中对心率的影响不大,硫喷妥钠、氯胺酮静脉注射后心率增快,而咪达唑仑使心率减慢。依托咪酯对心血管功能影响轻微。在临床常规剂量下,心脏病患者和普通患者的心率均无变化。②变力作用:临床剂量的依托咪酯、咪达唑仑、丙泊酚没有明显的心肌负性变力效应,而氯胺酮效应较弱,硫喷妥钠效应较强。硫喷妥钠对心脏尤其是对左心室和延髓血管运动中枢有抑制作用,可使收缩压、舒张压、心指数明显下降,深度麻醉时可降低25%左右。氯胺酮对心脏的作用比较复杂,氯胺酮的中枢兴奋作用使心肌收缩力加强;但在缺血性心脏病患者中,氯胺酮可抑制左心室收缩和舒张功能;在交感神经系统功能耗竭和儿茶酚胺不足时氯胺酮对心肌的抑制作用较明显。③变传导作用:丙泊酚或咪达唑仑明显延长窦房传导时间,丙泊酚还能抑制房室交界区传导。硫喷妥钠延长心房有效不应期呈剂量依赖性,但不影响心房传导速度。依托咪酯及氯胺酮对心内传导系统未见明显影响。

硫喷妥钠对体循环有明显抑制作用,可降低血压。丙泊酚可明显降低全身血管阻力,这对微循环障碍可能具有保护作用。咪达唑仑可降低收缩压和舒张压,这可能与其降低心脏前、后负荷有关,合用阿片类更易发生低血压。依托咪酯对心率、收缩压、舒张压和全身血管阻力没有明显影响。与其他常用静脉麻醉药相反,临床使用剂量的氯胺酮在不影响全身血管阻力的条件下,可引起心脏每搏输出量增加,心率加快,血压升高。

(2)中枢神经系统:硫喷妥钠、依托咪酯、丙泊酚、咪达唑仑都可降低脑代谢率及氧耗量,降低脑血流量和颅内压。体内外研究结果显示,丙泊酚是脑缺血模型的神经保护剂;而脑外伤时丙泊酚合用低温条件可更好地保护海马神经元细胞。依托咪酯在降低脑血流量、脑代谢率和颅内压的同时不引起脑灌注压的改变,对脑缺血具有保护作用。氯胺酮是静脉麻醉药中唯一能兴奋脑功能的药物,能增加脑血流,可导致颅内压与脑脊液压升高,脑代谢与脑氧代谢率增多。氯胺酮是 NMDA 受体的非竞争性拮抗剂,脂溶性较高,易透过血脑屏障发挥抗兴奋性毒性作用,对神经细胞产生保护作用。

(3)呼吸系统:丙泊酚与硫喷妥钠对呼吸系统的影响类似,注射初期有短时的呼吸急促,然后轻度抑制,呼吸减浅、变慢,潮气量、每分通气量和血氧饱和度均稍下降,作用持续时间短。依托咪酯呼吸系统抑制较轻,较大剂量或注射速度过快时偶有呼吸暂停。氯胺酮对呼吸的影响甚微,临床麻醉剂量时偶有短暂的呼吸抑制,若呼吸道能保持通畅,一般不需作辅助呼吸,多能自行恢复;剂量过大,特别是老人和小儿静脉注射速度过快时,可出现一过性呼吸暂停。咪达唑仑具有剂量依赖性的呼吸抑制作用,主要表现为呼吸频率变慢,呼吸幅度减弱,动脉血氧饱和度(SaO_2)降低。临床上小剂量咪达唑仑用于镇静或术前用药一般不会产生呼吸抑制,但大剂量使用咪达唑仑应格外小心,以免发生呼吸抑制。

静脉麻醉药可引起生物活性物质释放,迷走神经兴奋,可能导致支气管痉挛,这是静脉麻醉药超敏反应中最严重的表现,严重时伴有喉部水肿所引起的动脉低氧血症,可能危及生命。

(二)局麻药的非麻醉功能

当局麻药给药剂量过大,或误入血管或神经鞘内,则可导致局部及全身的不良反应。除过敏反应外,局麻药的不良反应多与用药剂量相关。局麻药的全身不良反应主要累及中枢神经系统和心血管系统,其中中枢神经系统较心血管系统更为敏感(布比卡因与此相反)。

1. 局部作用

(1)组织损伤:创伤性注射方式、药物浓度过高和其他机械性因素可介导肉眼或显微镜下的组织损伤。很多局麻药肌内注射会造成可逆性的骨骼肌损伤,一般 2 周左右可以完全恢复。强效和长效局麻药一般比弱效和短效局麻药更易引起注射部位的骨骼肌损伤。局麻药的肌细胞毒性可能与线粒体损伤有关。

(2)神经损伤:局麻药浓度过高或接触时间过长,都可引起神经功能或结构改变。高浓度的局麻药直接作用于裸露的神经纤维,可在 5 分钟内导致不可恢复的传导阻滞。在神经鞘内注射 5% 的利多卡因,易导致短暂或持续的神经根综合征。

2. 全身作用

(1)中枢神经系统毒性:局麻药很容易通过血脑屏障。血液循环中局麻药浓度的骤然升高,可引起剂量依赖性的 CNS 毒性反应。初期表现为头晕目眩、口舌麻木、耳鸣及视物模糊等。随着局麻药血浆浓度增加,将迅速出现 CNS 兴奋症状,如烦躁不安、寒战、四肢肌肉抽搐、眼球及面部肌肉震颤,甚至全身强直、阵挛性惊厥等。若局麻药血浆浓度进一步增加,CNS 兴奋症状将进入 CNS 抑制状态,表现为抽搐发作停止、心率减慢、血压下降、呼吸抑制甚至完全停止等。局麻药引起的 CNS 兴奋症状可能与药物选择性阻断大脑皮质抑制性通路以及促进兴奋性递质谷氨酸的释放有关;当血药浓度进一步增加时,可造成抑制性通路和易化通路同时抑制,最终引发整个 CNS 的抑制。应注意的是,有些患者 CNS 抑制前没有兴奋阶段,尤其是服用 CNS 抑制药后;高碳酸血症和酸中毒可降低局麻药与血浆蛋白结合率,增加血中游离药物浓度及脑内药物浓度,从而加重 CNS 毒性。

(2)心血管系统毒性：局麻药对心血管系统具有直接效应，并通过阻滞交感神经或副交感神经传出纤维间接影响循环系统功能。所有局麻药均可引起快速而复杂的心血管抑制，主要表现为心律失常和心肌收缩力下降。局麻药可剂量依赖性抑制心肌细胞的钠通道、钾通道与钙通道，导致心肌动作电位有效不应期和时程延长。强效局麻药（布比卡因和依替卡因）心脏毒性更明显的原因与其在心肌中的分布更多相关。

(3)过敏反应：局麻药过敏反应的发生率低。大多数过敏反应与酯类局麻药相关，酰胺类不常见。酯类局麻药或其代谢产物可与免疫球蛋白 E 形成半抗原，再次使用该药时可引发过敏反应。局麻药诱发的过敏反应，主要表现为荨麻疹、支气管痉挛、呼吸困难、低血压及血管性水肿等症状。此外，应注意局麻药的耐受性和敏感性具有较大的个体差异，极少数患者接受低于常规剂量的局麻药即可引发毒性反应初期症状，此时大多考虑为高敏反应。因此，在对患者使用局麻药之前，需询问患者对使用药物是否过敏，必要时进行皮肤过敏试验。

(4)高铁血红蛋白血症：丙胺卡因大剂量使用时，可引起高铁血红蛋白血症。这是因为肝脏降解丙胺卡因可生成 O- 甲苯胺，它能将血红蛋白氧化成高铁血红蛋白。严重的高铁血红蛋白血症应静脉注射亚甲蓝治疗。

思考题

1. 简述常用局麻药佐剂及其作用特点。
2. 简述吸入麻醉药的作用特点及相关影响因素。
3. 简述静脉麻醉药丙泊酚的作用机制及主要不良反应。

（杜俊蓉）

参考文献

［1］邓小明，姚尚龙，于布为，等 . 现代麻醉学 . 4 版 . 北京：人民卫生出版社，2014.

［2］RONALD D M, NEAL H C, LARS I E, et al. 米勒麻醉学 . 8 版 . 邓小明，曾因明，黄宇光，译 . 北京：北京大学医学出版社，2016.

［3］TOBE M, SUTO T, SAITO S. The history and progress of local anesthesia: multiple approaches to elongate the action. J Anesth, 2018, 32 (4): 632-636.

［4］Zanos P, Moaddel R, Morris P J, et al. NMDAR inhibition-independent antidepressant actions of ketamine metabolites. Nature, 2016, 533 (7604): 481-486.

第十三章　镇静催眠药

镇静催眠药是一类对中枢神经系统具有抑制作用的药物。能缓和激动、清除躁动、产生安静或嗜睡状态的药物称为镇静药(sedative)；能引起和维持近似生理性睡眠的药物称为催眠药(hypnotic)。一般来讲，镇静和催眠并无严格的区别，常因剂量不同产生不同效果。小剂量时，产生镇静作用，使患者安静，减轻或消除激动、焦虑不安等；中等剂量时，引起近似生理性睡眠；大剂量时则产生抗惊厥、麻醉作用。本类药物长期使用，易产生耐受性和依赖性，突然停药时可产生戒断症状，故应严格控制用药，必须注意避免长期应用。

第一节　失眠的病理生理和发病机制

觉醒与睡眠是控制大脑活动的竞争性对立状态。当维持觉醒神经元功能减弱时，促进睡眠的神经元开始兴奋，即可发生睡眠。睡眠分为非快速眼动睡眠(non-rapid eye movement sleep，NREM)和快速眼动睡眠(rapid eye movement sleep，REM)。正常成年人在睡眠开始先进入 NREM，由浅入深，经过 60~90 分钟后转成 REM，其持续时间只有 10~15 分钟，然后又转成 NREM，就这样周期循环 4~6 次，直达清醒为止。在周期性睡眠过程中，非快速眼动睡眠又分为浅睡期(Ⅰ期)、轻睡期(Ⅱ期)和深睡期(Ⅲ期)，然后进入快速眼动睡眠期，一个睡眠周期结束后继续启动下一个睡眠周期。

失眠是指个体在可以获得充足的睡眠时间的条件下，出现了长时间的与睡眠相关的问题，如入睡困难，频繁觉醒或醒后难以再次入睡，或者主观感受睡眠质量不佳等。它可能导致当事人心理情绪上的痛苦、烦躁、易激惹、应激耐受性下降以及认知功能下降，如注意力涣散，学习工作效率减退，抽象思维能力下降等。在美国，失眠的年患病率占普通人群的 30%~40%，在初级卫生保健以及精神卫生专科机构中，可高达 66%。根据《精神障碍诊断与统计手册》(第 9 版)，约有 1/3 的成年人有失眠症状，其中的 10%~15% 会表现出日间的功能受损，有 6%~10% 的人符合失眠障碍的诊断标准。40%~50% 的失眠者共病其他精神疾病，如双相障碍、抑郁症和焦虑障碍、药物滥用等。按照 DSM-5 失眠障碍的诊断标准，诊断失眠障碍应该包括个体对睡眠数量或质量的不满，同时伴有下述一个(或多个)症状：①入睡困难；②维持睡眠困难(频繁觉醒或醒后再入睡困难)；③早醒且难以再入睡。上述症状至少每周出现 3 个晚上以上而且至少持续 3 个月，并已经引起个体社会功能的损害。

目前,关于失眠的机制研究主要分为以下几个方面。

一、下丘脑 - 垂体 - 肾上腺轴的功能失调

失眠患者通常伴有下丘脑 - 垂体 - 肾上腺轴(hypothalamic-pituitary-adrenal axis,HPA 轴)的功能失调,具体表现为促肾上腺皮质素释放素(corticotropin releasing hormone,CRH)和皮质醇的分泌明显增加。在正常的睡眠周期当中,高浓度的皮质醇水平会降低睡眠效率,扰乱睡眠,而浓度降低时,相应的慢波睡眠会增加。在夜间睡眠的上半夜,CRH 的浓度最低,后逐渐升高,至清晨醒来时达到最高点。长期失眠的人,处于慢性应激状态下,会激活杏仁核,从而激活 HPA 轴,增加皮质醇的分泌。同时,应激状态还可以引起精氨酸升压素系统(arginine vasopressin,AVP)的过度活化,会进一步引起 HPA 轴的活化,AVP 还能加强促肾上腺皮质素释放素和皮质醇的分泌,这些过程中升高的皮质醇会激活杏仁核等下丘脑外的糖皮质激素受体(glucocorticoid receptor,GR),GR 又会正反馈于垂体,导致 CRH 的分泌增多。这种恶性循环导致皮质醇长期处于高值状态,继而引发慢性失眠。

二、迷走神经张力变化

研究显示,在健康受试者中,迷走神经张力被认为与失眠相关,并且甚至可能会导致失眠。失眠主要是由于交感神经活性增高造成的自主神经功能紊乱引起,有研究通过阻断通往头颈等处的交感神经节前纤维,调节交感 - 迷走神经的平衡,进而改善失眠所造成的自主神经功能紊乱。

三、褪黑素系统功能下降

褪黑素(melatonin,MT),又称为褪黑激素、松果体素,是由哺乳动物的松果体产生的一种胺类激素,由 5- 羟色胺衍生而来,具有镇静催眠和调节睡眠觉醒周期的作用。MT 在外界光线的调控下,激活两种 G 蛋白偶联膜受体——MT$_1$ 和 MT$_2$,抑制视交叉上核神经元的代谢,引起昼夜节律互相转换,从而维持正常的昼夜节律和睡眠周期。失眠患者体内褪黑素分泌水平明显下降,35 岁以后,褪黑素每 10 年降低 10%~15%,而老年睡眠障碍患者褪黑素水平仅为正常的 1/10。因此,MT 水平或功能低下不仅是失眠的标志,更是失眠的重要诱因。

四、中枢神经递质的紊乱

失眠所涉及的神经机制非常复杂,多种神经递质参与了睡眠与觉醒生理周期的调控。5-HT 是一种重要的中枢神经递质,参与多种行为、情绪活动和睡眠的调节,在睡眠 - 觉醒周期中起到重要作用。5-HT 主要分布在脑干背侧中线附近的中缝核等处,多呈抑制效应,脑干中的 5-HT 有利于维持慢波睡眠,而慢波睡眠又有利于疲劳的恢复。γ- 氨基丁酸(γ-aminobutyric acid,GABA)能系统是中枢神经系统(central nervous system,CNS)主要的抑制性神经传递系统,临床上几乎所有的镇静催眠药的药理作用都是作用于 GABA 能系统。GABA 能神经元大部分是中间神经元,对脑内的神经传导通路具有广泛的抑制作用。GABA 受体是细胞膜结合蛋白,分为 GABA$_A$、GABA$_B$ 和 GABA$_C$ 三个亚类。GABA$_A$ 和 GABA$_C$ 是门控离子通道型受体,GABA$_B$ 是 G 蛋白偶联受体。苯二氮䓬类和其他的镇静催眠药的药理作用主要作用于 GABA$_A$ 受体上,属于半胱氨酸环配体门控离子通道超家族。巴氯芬主要作用于代谢

型受体 GABA_B 上,属于 G 蛋白偶联受体,主要通过抑制 Ca^{2+} 通道或者激活钾离子通道发挥缓慢更持久的作用。

GABA_A 受体是五聚体门控离子通道,激活后导致氯离子内流。每种 GABA 受体都是由各种亚基结合而成,目前已克隆出 21 种 GABA_A 受体亚型,被分为 8 种不同的亚族(α、β、γ、δ、ε、π、Ω 和 ρ)。这些亚基的不同结合方式组成了不同脑区的 GABA_A 受体,并决定了特异的药理学效应。临床上,以 α、β、γ、δ 亚基组合的受体是重要的药物作用靶点。最常见的是含有 2 个 α_1、2 个 β_2 和 1 个 γ 或 δ 亚基的受体类型。GABA 的结合位点位于 α 亚基和 β 亚基之间的界面处,苯二氮䓬类结合位点位于 α 亚基和 γ 亚基之间的界面处。GABA 受体与氯离子通道偶联,GABA_A 受体的 2 个激动剂结合位点分别结合 1 分子的 GABA 后直接导致通道激活,受体激动时打开氯离子通道,引起细胞外氯离子内流,进而导致细胞膜超极化,产生快速抑制性突触后电位(inhibitory post-synaptic potential,IPSP),使该神经元的兴奋性降低,产生抑制作用。

第二节　常用镇静催眠药

一、巴比妥类药物

巴比妥类是巴比妥酸的衍生物(见图 13-1),巴比妥酸本身无中枢作用,C5 位上的两个 H 被不同基团取代后才具有中枢抑制作用,产生不同程度的镇静催眠效果。若 C5 位上有苯环取代物(如苯巴比妥),则具有较强的抗惊厥、抗癫痫作用;取代基越长而且有分支(如异戊巴比妥)或有双键(如司可巴比妥),则作用越强;若 C2 位的 O 被 S 取代(如硫喷妥钠),则脂溶性更高,作用更快。根据作用时间长短,临床上将该类药物分为四类:长效类(苯巴比妥)、中效类(戊巴比妥、异戊巴比妥)、短效类(司可巴妥)和超短效类(硫喷妥钠)。

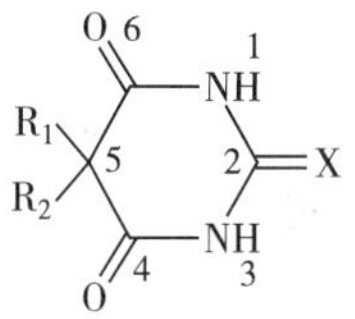

图 13-1　巴比妥类结构通式

巴比妥类药物主要通过增加 GABA 介导的对 GABA_A 受体的抑制作用来抑制神经元的兴奋性。这类药物对 GABA_A 受体亚型无选择性,与 GABA_A 受体上巴比妥酸盐类结合位点结合的数目也不确定,因而可广泛影响中枢神经系统,包括脊髓、脑干和脑(皮质、丘脑、小脑边缘系统)。低剂量的巴比妥类可产生类似于苯二氮䓬类对 GABA_A 受体变构调节作用,与苯二氮䓬类药物增加氯离子通道的开放频率不同,巴比妥类主要延长氯离子通道的开放时间;大剂量时通过依赖于 β 亚基上的特异位点可直接兴奋 GABA_A 受体,在无 GABA 时,巴比妥类能模拟 GABA 的作用增加氯离子的通透性,使细胞膜超极化,导致氯离子通道开放,可引起明显而持久的中枢神经系统抑制。巴比妥类的主要作用是通过延长氯离子通道开放的时间和增加激活通道氯离子的内流量来增强 GABA 的效能,这可导致更大程度的超极化及靶细胞的抑制作用。因而,巴比妥酸盐类对 GABA 的增强作用要比苯二氮䓬类更大,大剂量时可引起深度催眠或昏迷、呼吸抑制甚至死亡。此外,巴比妥类的中枢抑制作用还可能与其影响谷氨酸降低 AMPA 受体活性,减弱膜去极化及神经元的兴奋性反应有关。

巴比妥类药物可广泛抑制中枢神经系统,同一种药物随着剂量的增加,其中枢抑制作用由弱到强,相继呈现镇静、催眠、抗惊厥及抗癫痫、麻醉等作用。巴比妥类药物的治疗指数低，易产生耐药性和依赖性，且易产生药物之间的相互作用，次日清晨可出现头晕、困倦、嗜睡、精神不振及定向力障碍等宿醉效应，中等剂量即可抑制呼吸，停药后容易出现反弹性失眠和焦虑、精神不振甚至震颤等戒断症状，对肝、肾功能影响较大。在治疗失眠和焦虑的临床应用上，新型非苯二氮䓬类及苯二氮䓬类药物基本上已取代了巴比妥类药物。因为这些药物更安全，更少引起耐受性，停药反应也更轻。目前巴比妥类药物主要用于抗惊厥、抗癫病和麻醉前用药。

苯 巴 比 妥

苯巴比妥（phenobarbital）为镇静催眠药及抗惊厥药，是长效巴比妥类的典型代表。对中枢神经的抑制作用随着剂量加大，表现为镇静、催眠、抗惊厥及抗癫痫。大剂量对心血管系统及呼吸系统有明显的抑制。过量可麻痹延髓呼吸中枢而致死，体外电生理实验见苯巴比妥使神经细胞的氯离子通道开放，细胞超极化，产生似 GABA 的作用。

治疗浓度的苯巴比妥可降低谷氨酸的兴奋作用，加强 GABA 的抑制作用，抑制中枢神经系统单突触和多突触传递，抑制癫痫灶的高频放电及其向周围扩散。可减少胃液分泌，降低胃张力。通过诱导葡糖苷酸基转移酶结合胆红素从而降低胆红素的浓度。可产生依赖性，包括精神依赖和身体依赖。

二、苯二氮䓬类药物

苯二氮䓬类药物在结构上是由 2 个苯环（A、C）与 7 个原子的二氮䓬环（B）骈联而成，多数苯二氮䓬类的两个氮原子分别位于第 1 和第 4 位置上，故称之为 1,4- 苯二氮䓬。苯二氮䓬类药物具有明显的构效关系，在 1,4 苯二氮䓬环上的 1,2,3,4,5 和 7 号位的取代物与药物的药理活性密切相关。若在 5 位由苯环、7 位由 Cl 或 NO_2 所取代则成为受体激动药；若在 5 位由酮基、4 位由甲基取代，则为苯二氮䓬类受体拮抗剂；7 号位和 2 号位对所有主要降解过程都有阻碍作用，许多代谢产物仍具有药理活性。

该类药物作用持续时间的差异主要取决于活性代谢产物的半衰期，临床上将其分为三类：长效类（地西泮、氯硝西泮）、中效类（阿普唑仑、艾司唑仑、劳拉西泮）和短效类（三唑仑、咪达唑仑、奥沙西泮）。（图 13-2）

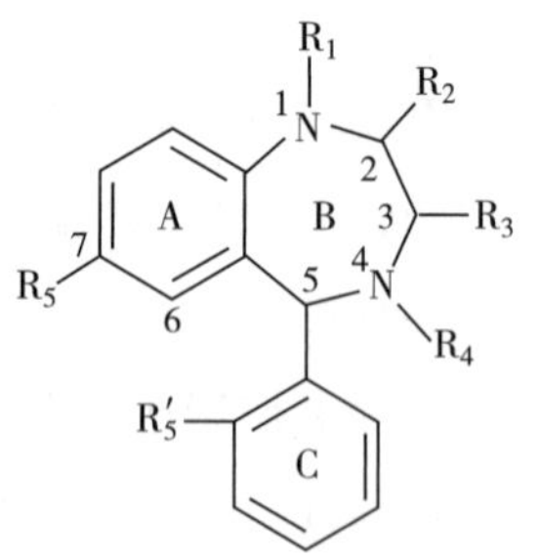

苯二氮䓬类是具有高亲和力和高选择性的药物，它们与含有 α_1、α_2、α_3 或 α_5 亚基，一个 γ_2 亚基和任何一种 β 亚基的 $GABA_A$ 受体的单一位点相结合。除此之外，$GABA_A$ 受体还含有 α_4 和 α_6 亚基，对苯二氮䓬类不敏感。苯二氮䓬类与 α_1-$GABA_A$ 和 α_2-$GABA_A$ 受体结合位点分别称为 BDZ-1（ω_1）和 BDZ-2（ω_2）受体，是 BDZ 受体的中枢型受体。此外，还有一个外周型受体

图 13-2 苯二氮䓬类结构通式

BDZ-3（ω_3）受体。含有 α_1 亚基的受体广泛分布于脑内大部分区域，是最多的一种亚型。苯二氮䓬类与 α_1-$GABA_A$ 受体相互作用产生镇静效果，而抗焦虑作用是与 α_2-$GABA_A$ 受体结合有关。α_2-$GABA_A$ 受体主要位于边缘系统、大脑皮质和纹状体。含有 α_3 亚基的 $GABA_A$ 受体与 NA 能神经元、5-HT 能神经元及胆碱能神经元相联系。个体间对苯二氮䓬类药物敏感性的差异，与特定的 $GABA_A$ 受体亚基的基因多态性有关。

正常情况下，GABA$_A$ 受体处于抑制状态，不与 GABA 结合，使神经元处于兴奋状态。当苯二氮䓬类与 GABA$_A$ 受体特定部位结合后，GABA$_A$ 受体的抑制被解除，增加了与 GABA 的结合，使细胞膜上的氯离子通道打开，氯离子增加内流，细胞内负电荷增加，细胞外正电荷增加，细胞膜超极化，造成神经元的兴奋阈值增加，达到抑制中枢神经元的目的。苯二氮䓬类并不是直接兴奋 GABA$_A$ 受体，而是通过介导 GABA 的作用。如果缺乏 GABA，苯二氮䓬类对 GABA$_A$ 受体并没有作用。因而，苯二氮䓬类是通过作用于 GABA$_A$ 受体，增加 γ- 氨基丁酸对 GABA$_A$ 受体的亲和力，并且在 γ- 氨基丁酸存在的条件下增强 GABA$_A$ 通道的门控，从而增加氯离子内流，发挥正变构调节剂的作用。苯二氮䓬类受体结合物起到激动剂作用，这种作用可以被苯二氮䓬类受体拮抗剂氟马西尼所减弱，当苯二氮䓬类受体激动剂不存在时，苯二氮䓬类受体拮抗药并不影响 GABA$_A$ 受体的功能。

苯二氮䓬类药物的基本药理作用类似，但由于选择性不同，加之药动学差异较大，因此，临床用途并不完全相同。此类药物主要的药理作用是抗焦虑、镇静催眠、抗惊厥和中枢性骨骼肌松弛。苯二氮䓬类通过抑制边缘系统(海马及杏仁核)中的突触来发挥抗焦虑的作用；通过作用于脑干内 GABA$_A$ 受体的苯二氮䓬结合位点，发挥镇静催眠的作用；通过增强脊髓中抑制性神经元的活性来减轻骨骼肌痉挛；通过提高动作电位的阈值抑制发病灶和增强周边抑制，具有抗癫痫的作用。GABA 可促进地西泮等药物与特异性高亲和力苯二氮䓬类位点的结合。而 GABA 阻断剂荷包牡丹碱(bicuculline)阻断该结合。在高剂量苯二氮䓬类的情况下，可用氟马西尼逆转苯二氮䓬类的作用。此外，发现高浓度的苯二氮䓬类药物可抑制腺苷的再摄取、非 GABA 依赖性钙内流和钙依赖性递质的释放，可能与苯二氮䓬类药物的催眠作用有关。

地　西　泮

地西泮(diazepam)为长效苯二氮䓬类药。苯二氮䓬类为中枢神经系统抑制药，可引起中枢神经系统不同部位的抑制，随着用量的加大，临床表现可自轻度的镇静到催眠甚至昏迷。本类药为苯二氮䓬类受体的激动剂，受体复合物位于神经细胞膜，决定氯离子通道开放的阈值。GABA 受体激活导致氯离子通道开放，使氯离子通过神经细胞膜流动，引起突触后神经元的超极化，抑制神经元的放电，降低神经元兴奋性。苯二氮䓬类可能通过增强 GABA 与其受体的结合或易化 GABA 受体与氯离子通道的联系来增加氯离子通道开放的频率。主要药理作用如下。

(1)抗焦虑、镇静催眠作用：通过刺激上行网状激活系统内的 GABA 受体，提高 GABA 在中枢神经系统的抑制，增强脑干网状结构受刺激后的皮质和边缘性觉醒反应的抑制和阻断。分子药理学研究提示，减少或拮抗 GABA 的合成，该类药的镇静催眠作用降低，如增加其浓度则能加强苯二氮䓬类药的催眠作用。

(2)遗忘作用：地西泮在治疗剂量时可以干扰记忆通路的建立，从而影响近事记忆。

(3)抗惊厥作用：可能由于增强突触前抑制，抑制皮质、丘脑和边缘系统的致痫灶引起癫痫活动的扩散，但不能消除病灶的异常活动。

(4)骨骼肌松弛作用：主要抑制脊髓多突触传出通路和单突触传出通路。地西泮由于具有增强抑制性神经递质的作用或阻断兴奋性突触传递而抑制多突触和单突触反射。苯二氮䓬类也可能直接抑制运动神经和肌肉功能。

阿 普 唑 仑

阿普唑仑(alprazolam,佳静安定)为苯二氮䓬类镇静催眠药和抗焦虑药。该药作用于中枢神经系统的苯二氮䓬类受体,加强中枢抑制性神经递质 GABA 与 GABA 受体的结合,促进氯离子通道开放,使细胞超极化,增强 GABA 能神经元所介导的突触抑制,使神经元的兴奋性降低。可引起中枢神经系统不同部位的抑制,随着用量的加大,临床表现可自轻度的镇静到催眠甚至昏迷。

艾 司 唑 仑

艾司唑仑(estazolam,舒乐安定)为中效的苯二氮䓬类镇静催眠药,具有抗焦虑、镇静催眠作用,作用于大脑边缘系统和脑干网状结构,并能降低大脑组织氧化过程,加强大脑保护性抑制作用。随着用量的加大,临床表现可自轻度的镇静到催眠甚至昏迷。

咪 达 唑 仑

咪达唑仑(midazolam,咪唑安定,速眠安)为短效的苯二氮䓬类镇静催眠药。其作用与劳拉西泮相似,具有与其他苯二氮䓬类相似的药理作用(抗焦虑、催眠、抗惊厥、肌肉松弛和近事遗忘等),催眠作用尤其显著。其机制可能为刺激上行网状激活系统的 GABA 受体,从而增强了皮质和边缘系统觉醒的抑制和阻断。

氯 硝 西 泮

氯硝西泮(clonazepam)作用于中枢神经系统的苯二氮䓬受体,作用与地西泮相似,加强中枢 GABA 与 GABA 受体的结合,促进氯离子通道开放,使神经元的兴奋性降低。可能在杏仁核的恐惧回路抑制神经元的活动,起到抗焦虑的作用。对额叶皮质的抑制作用可控制癫痫的发作,其抗惊厥作用较地西泮强 5 倍,且作用迅速。氯硝西泮具有广谱抗癫痫作用。作用机制复杂,可能通过加强突触前抑制,而起抗惊厥作用。此外,氯硝西泮还可阻止皮质、背侧丘脑和边缘结构的致病灶发作活动的传布,但不能消除病灶的异常放电。

劳 拉 西 泮

劳拉西泮(lorazepam,罗拉)与地西泮有相似的药理作用,但作用较强。除抗焦虑和镇静作用外,还具有较强的抗惊厥作用。

奥 沙 西 泮

奥沙西泮(oxazepam,去甲羟基安定)为地西泮的主要活性代谢产物。为短效苯二氮䓬类药物,与地西泮有相似的药理作用,对肝功能的影响较小。随着用量的加大,临床表现可自轻度的镇静到催眠甚至昏迷。长期应用可产生依赖性。

三、非苯二氮䓬类药物

这类药物的化学结构与苯二氮䓬类无关联性,但却具有苯二氮䓬类药物的镇静催眠作用。非苯二氮䓬类选择性地作用于 BDZ-1 受体亚型,对 BDZ-2 的亲和力很低。BDZ-1 和 BDZ-2 亚型在中枢神经系统分布有特异性,小脑主要是 BDZ-1 亚型,大脑皮质有两种亚型共存,而脊髓只有 BDZ-2 亚型,BDZ-1 主要与睡眠 - 觉醒、镇静有关,而 BDZ-2 主要与抗焦虑、肌肉松弛、认知记忆、镇痛有关。非苯二氮䓬类与 BDZ 结合后激活 GABA 受体上的不同 α 亚基,致氯离子通道开放频率增加,细胞膜发生超极化,兴奋性降低,产生抑制作用。唑吡坦只作用于 BDZ-1(ω_1)受体亚型,是与含有 α_1 或 α_3 亚基的 $GABA_A$ 受体亲和力的 20 倍,与含有 α_5 亚基 $GABA_A$ 受体几乎无亲和力,而 BDZ 药物无此选择性,因此,唑吡坦只有镇静催眠作用。扎来普隆作用机制类似于唑吡坦,对 BDZ-1(ω_1)受体亚型亲和力强,对 BDZ-2(ω_2)受体亚型有一定亲和力,通过作用于 $GABA_A$ 受体产生中枢抑制作用。佐匹克隆主要通过异构性调节 $GABA_A$ 受体发挥作用,是 $GABA_A$ 受体激动剂,对 $GABA_A$ 受体异构调节作用能明显强于 BDZ,如对 $\alpha_1\beta_2\gamma_2$ 和 $\alpha_1\beta_2\gamma_3$ 的受体亚型亲和力超过 BDZs 50% 以上,被称为这些受体的"超激动剂"。佐匹克隆主要用于催眠,除较强的镇静催眠作用外,兼抗焦虑和抗惊厥作用,肌肉松弛作用较 BDZ 类药物低。艾司佐匹克隆是佐匹克隆的 S- 异构体(右旋异构体),研究显示,艾司佐匹克隆对中枢 BDZ 受体的亲和力比佐匹克隆强 50 倍,长期治疗对 $GABA_A$ 受体的作用强度没有变化,较少发生依赖和反跳性失眠。

非苯二氮䓬类药物主要用于失眠。唑吡坦可以保持正常的睡眠结构,对睡眠结构无明显影响,使总睡眠时间延长,夜醒次数减少,夜醒时间缩短。对入睡困难、易醒、多梦等症状具有肯定疗效。佐匹克隆有催眠、镇静、抗焦虑、肌肉松弛和抗惊厥等作用,作用较快,但延迟早醒时间的作用相对较小,故其更适合入睡困难、睡眠深度不够、不能耐受日间残余作用的失眠患者。艾司佐匹克隆较佐匹克隆达峰时间更短,活性成分半衰期也更短,故在服用剂量降低的情况下能保持原有疗效,并起效更快,宿醉效应更低。扎来普隆适用于入睡困难和夜间醒后难以入睡的患者。该类药物治疗剂量下无蓄积和残余作用,"宿醉作用"、成瘾性、认知损伤和反弹性失眠少,长期服用不易产生耐受性。较常见的不良反应有产生令人不适的味道,如口苦;非特异的消化道症状,如恶心、口干、消化不良等;头痛、头晕等中枢神经系统症状。

唑　吡　坦

唑吡坦(zolpidem)为咪唑吡啶类催眠药,主要与苯二氮䓬受体之一 BDZ-1 受体结合,对脊髓中的 BDZ-2 受体和外周组织中的 BDZ-3 受体亲和力很小,故催眠作用迅速而短暂。对睡眠结构影响很小,也没有明显的抗焦虑、抗惊厥或肌肉松弛等作用。唑吡坦缩短入睡所需的时间,减少夜间醒来的次数,增加总的睡眠持续时间并改善睡眠质量。这些作用伴随特征性的脑电图波,与苯二氮䓬类药物诱导的脑电图有所不同。夜间睡眠记录研究显示,唑吡坦延长 II 期睡眠和深睡眠(III 期和 IV 期)。在推荐剂量时,唑吡坦不影响异相睡眠总的持续时间。

佐　匹　克　隆

佐匹克隆(zopiclone)化学上属于环吡咯酮类化合物,是一种药理作用与苯二氮䓬类相似的镇静催眠药,与苯二氮䓬类药物作用于相同受体,但结合方式不同于苯二氮䓬类药物。常规剂量具有镇静催眠和肌肉松弛作用。其催眠作用迅速,并可延长睡眠时间,提高睡眠质量,减少夜间觉醒次数和早醒次数,次晨残余作用低。

艾司佐匹克隆

艾司佐匹克隆(eszopiclone)属非苯二氮䓬类镇静催眠药,结构属于环吡咯酮类化合物。作用机制与苯二氮䓬类相似,但确切的作用机制尚不清楚。其作用有可能与$GABA_A$受体的相互作用有关。艾司佐匹克隆具有镇静催眠、抗焦虑、肌肉松弛和抗惊厥作用。

扎来普隆

扎来普隆(zaleplon)是一种新型吡唑并嘧啶结构的非苯二氮䓬类镇静催眠药,可能通过作用于γ-氨基丁酸苯二氮䓬(GABA-BDZ)受体,调节 GABA-BDZ 受体氯离子通道复合物,产生拟苯二氮䓬类镇静作用、抗焦虑活性和抗惊厥活性,但与苯二氮䓬类药物相比不良反应较轻。对大鼠的脑电图和行为研究证明,扎来普隆虽然形似苯二氮䓬,但在诱导增加慢波深层睡眠、更快启动催眠效应和具有更弱的致失忆效应等方面与苯二氮䓬极不相同。该化合物优先结合苯二氮䓬(ω_1)受体。扎来普隆可选择性地作用于脑部的$GABA_A$受体复合物的 a 亚基的ω_1受体。

四、睡眠调节类药物

1. 褪黑素受体激动剂　褪黑素是由松果体分泌的一种胺类激素,其产生与睡眠同步发生,在调节人体昼夜节律和睡眠方面有着重要的生理作用。体内褪黑素水平的提高可导致睡意产生,且能提高睡眠质量。

褪黑素通过与褪黑素受体MT_1和MT_2结合而发挥生理作用。MT_1和MT_2分别由 350 和 362 个氨基酸构成,相对分子质量约为 40 000。MT_1分布于下丘脑的视交叉上核(suprachiasmatic nucleus, SCN),可调节睡眠周期及褪黑素的产生;MT_2分布于 SCN 和神经元视网膜,故而不仅可调节睡眠节律,还可调节视力。当褪黑素与其在细胞膜上的特异性受体结合后,可将信号传递至细胞内,抑制腺苷酸环化酶活性,减少环腺苷酸(cAMP)的形成,继而导致蛋白激酶 A(PKA)的活性降低,阻止细胞核内第三信使 cAMP 反应元件结合蛋白(cAMP-response element binding protein, CREB)转化为磷酸化的 CREB,下调神经营养因子(brain derived neurotrophic factor, BDNF)的表达水平,最终使神经细胞活性受到抑制,促使睡眠开始。

以色列 Neurim 公司研发了一种褪黑素的缓释制剂 Circadin,每粒缓释片中含 2mg 褪黑素。Circadin能模拟褪黑素在夜间的生理学释放曲线,可提高睡眠质量和缩短睡眠潜伏期,且不会导致记忆损伤,亦不会引发明显的戒断症状,尤其能改善因内源性褪黑素随年龄增加逐渐降低所导致的中老年人睡眠质量变差的问题。

雷美替胺(ramelteon)由日本武田(Takeda)制药公司研发,于 2005 年 7 月获 FDA 批准上市,是首个用于治疗失眠症的MT_1/MT_2激动剂,可用于失眠尤其是睡眠起始延迟患者的长期治疗。

阿戈美拉汀(agomelatine)为 Servier 公司开发的一种非选择性褪黑素受体激动剂,不仅对MT_1和MT_2具有高度亲和力,同时也是 5-羟色胺 2C 受体(5-HT_{2C}受体)拮抗剂。本品于 2009 年在欧洲获准上市,主要用于治疗成人重性抑郁症(MDD)。由于对MT_1和MT_2具有激动作用,阿戈美拉汀具有促进睡眠和调节生物周期节律的作用,因此也是潜在的失眠治疗药。

他司美琼(tasimelteon)为 Vanda 公司研发的一种 MT_1/MT_2 激动剂,与雷美替胺作用相似。目前,一项将本品用于治疗失眠的Ⅲ期临床研究已完成并获得阳性结果,结果显示,本品表现出显著的促进入眠和保持睡眠的疗效,且不良反应发生率较低。

褪黑素受体激动剂是一类新型的失眠治疗药物,用药后不会影响睡眠结构,也不会产生依赖性和戒断症状,与传统失眠治疗药物相比具有不可比拟的优势。

2. 食欲肽(orexin)受体拮抗剂 发现于 1998 年的食欲肽体系(orexin system),包括两个 G 蛋白偶联受体(G-protein coupled receptor,GPCR):食欲肽 -1 受体(orexin-1 receptor,OX1R)和食欲肽 -2 受体(orexin-2 receptor,OX2R),以及两个神经肽激动剂:食欲肽 -A(orexin A,OX-A)和食欲肽 -B(orexin B,OX-B)。这一体系与肥胖、焦虑和睡眠紊乱之间的必然联系,使其迅速成为药物研发的热门靶点之一。针对这一体系研发的食欲肽受体拮抗剂(orexin receptor antagonist,ORA),在治疗失眠症方面格外引人注目。2014 年 8 月,美国 FDA 批准了 Merck 公司研发的苏沃雷生(Suvorexant)上市,成为第一个用于治疗失眠症的食欲肽受体拮抗剂。还有一些正在开展临床试验。

五、其他镇静催眠药物

许多化学结构各异的药物,因其催眠镇静特性而得以用于临床,包括副醛(paraldehyde)、水合氯醛(chloral hydrate)、乙氯维诺(ethchlorvynol)、格鲁米特(glutethimide)、甲乙哌酮(methyprylon)、炔己蚁胺(ethinamate)和甲丙氨酯(meprobamate)等。除甲丙氨酯外,这些药物的药理作用与巴比妥类药物相似:都可全面抑制中枢神经系统,导致深睡,而镇痛作用较弱;对睡眠时相的影响与巴比妥类药物类似;治疗指数不大,急性中毒时可导致呼吸抑制和低血压,处理措施和巴比妥类药物中毒相似;长期用药可导致耐药性和生理依赖;长期应用后的综合征可能较为严重,甚至会危及患者生命。这类药物的使用应加以限制。

依托咪酯(etomidate,AMIDATE)经常与芬太尼合用作为静脉麻醉药。尽管药物对心脏有负性肌力作用,但其优点在于对肺部和血管系统没有抑制作用。某些国家也将其作为镇静催眠药物,用于 ICU 间歇正压通气、硬膜外麻醉和其他临床情况中的镇静。麻醉剂量时,肌阵挛较常见,而镇静催眠剂量用药时则较少见。

氯美噻唑(clomethiazole)具有镇静、肌肉松弛和抗惊厥作用。在美国以外的国家和地区,该药常被用于老年人和有习惯行为患者的催眠、麻醉前镇静,特别是乙醇戒断患者的处理。单独给药时对呼吸的影响较小,治疗指数较大。但由于和乙醇的不良相互作用而致死者相对多见。

丙泊酚(propofol,DIPRIVAN)为双异丙基酚,起效迅速,脂溶性高,也可用于患者的长时间镇静。丙泊酚的镇静作用与咪达唑仑相似,因其清除率高,患者可从镇静中迅速觉醒。丙泊酚可应用于 ICU 成年患者的镇静、胃肠道内镜检查以及经阴道卵母细胞取出术。丙泊酚主要通过增强 $GABA_A$ 受体功能而发挥作用。对其他配体门控通道和 G 蛋白偶联受体的作用也有报道。

对于非处方催眠药物,FDA 规定仅苯海拉明(diphenhydramine)可安全有效地用于非处方催眠药物的成分中。尽管以前用于 OTC 催眠配方的抗组胺药物多西拉敏(doxylamine)和美吡拉敏(pyrilamine)存在明显的镇静副作用,但仍应从美国销售的 OTC 睡眠辅助药物中剔除。

各类镇静催眠药物的比较详见表 13-1。

表 13-1 各类镇镇静催眠药物的比较

药物名称	常用量 /mg	半衰期 /h	依赖性	不良反应	注意事项
苯巴比妥	15~150	50~144	**	嗜睡、皮疹、引起癫痫发作	严重肝功能不全者、呼吸抑制者、哮喘患者禁用。严重贫血者、心脏病患者、糖尿病患者、高血压患者、甲状腺功能亢进患者、妊娠期妇女、哺乳期妇女、老年人慎用
三唑仑	0.25	1.5~5.5	***	嗜睡、偏头痛、意识模糊	青光眼患者、重症肌无力者、精神分裂患者、妊娠期妇女禁用。肝、肾功能不全患者,呼吸功能不全患者,急性脑血管病患者,抑郁症患者,哺乳期妇女,儿童慎用。苯二氮䓬类中作用最强
奥沙西泮	15~30	4.0~4.5	*	嗜睡	6 岁以下儿童禁忌。其余同地西泮。药理作用较地西泮弱
咪达唑仑	7.5~15	1.5~2.5	*	低血压、幻觉、皮疹	精神分裂患者、严重抑郁患者、妊娠期妇女禁用。重症肌无力慎用。作用与苯二氮䓬类类似。无蓄积作用
阿普唑仑	0.4~0.8	12~18	**	头晕、疲劳,不良反应较地西泮少。久用后有戒断症状,应避免长期使用	青光眼患者,睡眠呼吸暂停综合征患者,严重呼吸功能不全患者,严重肝、肾功能不全患者,妊娠期妇女,哺乳期妇女禁用。儿童慎用。抗焦虑作用比地西泮强,其余同地西泮
艾司唑仑	1~2	10~24	*	不良反应较少,嗜睡、口干、乏力	重症肌无力患者,青光眼患者,妊娠期妇女禁用。肝、肾功能不全患者,严重慢性阻塞性肺疾病患者,老年高血压患者慎用。老年人注意调整剂量。催眠作用比硝西泮强
地西泮	2.5~10.0	20~50	*	嗜睡、肌肉松弛	婴儿,妊娠期妇女,哺乳期妇女禁用。青光眼患者,重症肌无力者,肝、肾功能不全患者,粒细胞减少患者慎用。老年人剂量应减半。抗焦虑为氯氮䓬的 5 倍,抗惊厥为氯氮䓬的 10 倍
氯硝西泮	2~4	20~40	**	嗜睡、共济失调、长期用药可致体重增加、抑郁	妊娠期妇女,青光眼患者禁用。肝、肾功能不全患者,老年人慎用。药物增减量时应逐步改变。作用与地西泮相似,抗惊厥比地西泮强 5 倍
佐匹克隆	7.5~15.0	5	—	嗜睡、口苦	严重呼吸功能不全者、严重肝功能不全患者、妊娠期妇女、哺乳期妇女、儿童禁用。作用与苯二氮䓬类比较更强。停药反跳症状轻微
唑吡坦	5~10	2~4	*	眩晕、恶心、共济失调	睡眠呼吸暂停综合征患者,严重呼吸功能不全患者,严重肝、肾功能不全患者,肌无力患者,自杀倾向者,酗酒者,妊娠期妇女,哺乳期妇女,儿童禁用。老年人半量。唑吡坦无镇静作用,其余与苯二氮䓬类类似。

第三节　镇静催眠药的研发史和应用现状

一、镇静催眠药的发展历程

1864年12月6日,德国科学家拜耳(Adolf von Baeyer)合成了巴比妥酸,这是一种极为重要的药物前体。巴比妥酸是由冷凝的尿素与丙二酸二乙酯组成,由于它的极性太大,不易透过血脑屏障,所以本身不会对中枢神经系统产生影响。但是巴比妥酸盐的脂溶性却大大提高,易透过血脑屏障,可以进入大脑发挥作用。1902年,拜耳的得意门生费歇尔(Emil Hermann Fischer)制备出二乙基巴比妥酸,这是巴比妥酸的一个衍生物。接下来,费歇尔的朋友梅林(Joseph von Mering)用犬进行实验发现,巴比妥类化合物具有普遍的催眠作用。1904年拜耳公司将二乙基巴比妥投入市场,商品名定为Veronal(佛罗拿)。巴比妥类药物迅速成为了当时最为有效的催眠药。

第一次世界大战爆发后,雅培制药公司的化学品研发人员沃尔维勒(Ernst Henry Volwiler)与同事泰本(Donalee L. Tabern)合成了可以口服的戊巴比妥钠。由于戊巴比妥钠维持效力时间长,而且价格低廉,很快就成为了安眠药首选。1932年,沃尔维勒与泰本又合成了可以静脉注射的巴比妥类药物——硫喷妥钠,由于其中存在硫原子,可以使药物分子在体内迅速消除。这一特性使得它相比于长效的巴比妥类药物更为安全。如今,硫喷妥钠主要用于诱导麻醉,使患者迅速进入麻醉期,以避免诱导期的不良反应。时至今日,巴比妥类药物已沿用了百余年。

1912年,苯巴比妥(phenobarbital)由拜耳公司上市,商品名是鲁米娜(Luminal)。它不仅是一个安眠药,而且还有良好的抗惊厥效果,并且没有溴化钾的毒性。于是巴比妥盐很快打败当时的溴化盐类安眠药,成为20世纪初到70年代最广为使用的安眠药。

20世纪50年代,随着神经科学和精神病学的快速发展,许多药企开始关注神经精神类药物。1954年罗氏公司作出了一项决定——大力研发镇静药,并决定要研发出一类药效比现有的镇静剂好且结构新颖的镇静药,Leo Sternbach博士也被分派到这一战略组建的团队中。由于该领域的研究才刚刚开始,能为他们提供的药理病理方面的信息太少,所以摆在他们面前的只有两条路:要么在已有镇静药的基础上对其进行结构修饰,要么研发出一类结构全新的镇静药。像甲丙氨酯、利血平及氯丙嗪就是仿制已有镇静药而上市的镇静剂,要想在此基础上取得重大突破,实属不易,同时研究者均对药物合成有浓厚的兴趣,所以他们决定走第二条路。Leo Sternbach博士团队合成了一系列药物,其中有一个药物临床试验进展非常顺利,并很快生产上市,Leo Sternbach博士将其命名为氯氮䓬又叫利眠宁。临床试验表明,氯氮䓬有类似巴比妥的抗惊厥作用,但催眠作用较弱。42家医院中,包括慢性酒精中毒的众多精神和神经性疾病的患者接受了氯氮䓬的治疗。患者的焦虑、紧张情绪得到了显著缓解。氯氮䓬可以治疗情感混乱而不会影响到人的思维能力,帮助人们缓解上瘾情形。1959年,2 000名内科医师用它治疗了2万名患者,效果显著。1960年,氯氮䓬在英国上市,随后在世界范围内上市,并且销量节节攀升,迅速成为重磅炸弹品种。

稳定性试验发现,氯氮䓬的水溶液和混悬液极不稳定,所以Leo Sternbach博士决定利用弱酸对其进行水解,令人兴奋的是水解产物的镇静作用与氯氮䓬相当,进一步利用三氯化磷去掉氧原子后得到的衍生物镇静活性还略有提高,这一结构上的改变为后续的构效关系研究拓宽了道路。1959 年 Sternbach 合成了效能较氯氮䓬强的苯二氮䓬类药物地西泮,1964 年 Ducailar 等将地西泮用于临床以缓解焦虑等症状。以后地西泮又被用于神经安定镇痛术、麻醉诱导、控制子痫,以及治疗癫痫状态和破伤风。

罗氏公司在研发苯二氮䓬类镇静药的过程中,合成了 3 000 个相关的化合物,但只有氯氮䓬和地西泮两个获得了成功。地西泮(diazepam,安定,Valium)上市,成为了历史上第一个年销售额 10 亿美元的"重磅炸弹"药物。

1961 年,惠氏公司也在氯氮䓬的基础上,开发出了奥沙西泮(oxazepam)。1971 年又发现了效能更强的苯二氮䓬类药物劳拉西泮(lorazepam)。1976 年瑞士罗氏(Roche)实验室的 Fryer 和 Walser 等合成了第一种水溶性苯二氮䓬类药物咪达唑仑。咪达唑仑的半衰期短,遗忘作用强,无刺激作用,目前已成为麻醉领域应用最为广泛的药物之一。1971 年 Haefely W.Himkelerw 提出存在苯二氮䓬类受体的设想,1977 年丹麦学者 Squires 和 Braestrup 以及瑞士学者 Moehler 和 Okada 几乎同时发现在动物脑内确实存在苯二氮䓬类受体(BZ 受体),之后在人体内存在并分离出 GABA/ 苯二氮䓬类受体复合物进一步证实了这点,这些发现给药理学家提供了合成并检验新的苯二氮䓬类受体激动剂与拮抗剂的途径。1979 年,苯二氮䓬类受体的发现也直接导致了成功合成了第一个苯二氮䓬受体特异性拮抗剂氟马西尼(flumazenil)。

直到 1983 年,共有 17 种苯二氮䓬类药物上市,年销量超过了 30 亿美元,而到 2020 年已经超过有 29 种同类药物上市。对于焦虑、失落、失眠和压力大等症状,药物需要长期服用,甚至要数年。20 世纪 70 年代,苯二氮䓬类药物成为临床上最常用的处方药,据估计有 1/5 的女性和 1/10 的男性都曾服用过它们。

二、镇静催眠药的应用现状

20 世纪以前用于镇静催眠的药物主要借助于酒类,如乙醇的类似物水合氯醛、三氯叔丁醇、乙氯维诺、副醛、哌啶二酮的衍生物格鲁米特、甲乙哌酮及溴化物等。这些药物通常非常低效,且成瘾性高,容易导致过度镇静、癫痫发作和谵妄。进入 20 世纪,镇静催眠药经历了快速发展的时期,以 1902 年合成的巴比妥和 1912 年合成的苯巴比妥为代表的巴比妥类药物成为了第一代镇静催眠药。巴比妥酸本身并无镇静催眠作用,但其衍生物具有镇静催眠的效果。在 20 世纪 30 至 50 年代,巴比妥类药物作为安眠药曾经风行一时,但其成瘾性大,可导致肝脏、肾脏、骨髓抑制等严重不良反应,并因可产生严重的呼吸抑制而成为自杀人群的常用药物。20 世纪 50 年代,以苯二氮䓬类药物为代表的第二代镇静催眠药物应用于临床后,成为了安眠类主导产品,主要用于治疗焦虑症、失眠、癫痫,以及各种原因引起的惊厥等。这类药物可能会导致嗜睡、轻微头痛、乏力、运动失调,尤其是老年患者;偶见低血压、呼吸抑制、抑郁、精神错乱、白细胞减少;长期应用可产生耐受与依赖性。到了 20 世纪 80 年代,临床上开始使用第三代镇静催眠药物,主要有佐匹克隆、唑吡坦和扎来普隆。这三种药物化学结构不同,但均具有缩短入睡时间、增加睡眠时程、提高睡眠质量的作用,与苯二氮䓬类相比具有高效、低毒、成瘾性小的特点,对认知功能和精细运动协调性的不良影响少,次日"宿醉作用"轻。其他如抗精神病药、抗组胺药也具有镇静催眠作用,但一般不用于治疗单纯失眠障碍,不属于镇静催眠药一类。第四代的镇静催眠药为近些年开发,作用原理与前三代安眠药截然不同,主要发挥睡眠调节作用,没有成瘾性,为非管制药品,无明显副作用。代表药物包括褪黑素受体激动剂和食欲肽受体拮抗剂,但实际效果仍有待临床检验。

第四节 镇静催眠药研究方法

一、镇静药物动物行为学实验法

目前有关镇静催眠药的实验研究主要是通过行为学方法进行观测。镇静实验为最常用的实验之一,具有中枢神经系统抑制作用的药物通常要进行这类实验。最常用的动物是大鼠和小鼠。各实验室使用的镇静药物实验方法长期以来并不统一,但今年来逐渐趋向一致,现主要介绍几种常用的实验方法:间歇观察法(method of intermittent observation)、旷场实验(open field test)、洞板实验(hole-board test)、联合旷场实验(combined open field test)。

(一)间歇观察法

利用对照和随机的原则,用中枢兴奋药(例如腹腔注射去氧麻黄碱)增加动物的活动,观察给予受试药物后动物自主活动以及活动类型。此实验可以直接肉眼观察,也可以利用间断摄影法进行判断。

(二)旷场实验

在特定的实验装置中,通过直接观察计数或借助光电计数装置,来测量一定时间内动物的局部活动、站立以及运动速度等指标。本法需要不断地对摄像机记录软件进行开发,这样才能更准确地自动处理和分析动物的各种活动,并给出所需要的实验结果。

(三)洞板实验

该实验是在旷场实验的基础上,为了检测动物的探究行为成分,利用大鼠和小鼠的探洞行为是一种好奇的表现,而在底部的板上加洞。洞的大小以刚好让大鼠鼻子伸进为宜。本实验既可记录动物的空间活动又可记录其钻洞活动等共13项指标。所得的数据用多因素方差分析法处理。目前多与计算机联机并自动进行处理。

(四)小鼠联合旷场实验

该实验实际是将普通旷场实验和洞板实验联合进行,即不仅记录小鼠的局部活动,同时也记录小鼠的探洞行为。一些药物的实验结果可供参考:中枢兴奋药可以明显增加一般自主活动,而减少探洞次数;一定剂量的抗精神药可以减少探洞次数,而不影响自主活动。

(五)遥感大鼠脑电图分析

遥感大鼠脑电图分析是最近发展起来的新技术,也是最敏感的一种药理学技术。利用遥感技术,通过无线发射和接收装置,从自由活动的大鼠不同脑区可以记录到脑电图。

二、催眠药物动物行为学实验法

催眠药物是临床最常用的药物,目的是使患者能够进入正常睡眠,唤醒后无任何后遗症。在动物实验中,催眠作用是指药物引起深度的中枢抑制,失去清醒并伴有肌张力和翻正反射消失。大多数药理实验方法是建立在增强巴比妥类药物或其他镇静药物的睡眠时间上的。

（一）与巴比妥类药物的协同作用

1. 增强海索比妥在小鼠的睡眠时间 该实验通过延长海索比妥在小鼠的睡眠时间,来判断药物是否具有中枢抑制特点。此方法可用于镇静催眠药、抗精神病药以及大剂量抗抑郁药的筛选。小鼠代谢海索比妥较快,结果易于判断。但此实验的特异性不高,抑制海索比妥肝脏代谢的药物也能延长其睡眠时间。

2. 增强戊巴比妥钠的的睡眠时间 该实验其基本原理是镇静催眠药一般都能延长戊巴比妥钠的睡眠时间。其类似实验包括戊巴比妥钠阈下催眠剂量实验以及再入睡实验。戊巴比妥钠阈下催眠剂量实验降低了肝药酶带来的影响,而再入睡实验则更适合用于研究注射后很快吸收的药物。

（二）大鼠足休克失眠模型

该实验原理是在麻醉和立体定位条件下手术埋藏4根皮质电极(银/氯化银电极)和2根肌电极。根据脑电图(EEG)和肌电图(EMG)的变化,通过计算机软件可以判断大鼠清醒还是睡眠,以及睡眠成分。目前认为大鼠足休克失眠模型是最适的失眠动物模型。

（三）其他

其他有关催眠药物实验的方法:清醒猫脑电记录、兔脑电成分分析方法、大鼠脑电成分分析方法、催眠药和麻醉药的协同作用、对抗中枢兴奋剂的作用等。

三、神经系统化学分析法

神经系统生物化学分析法是指利用各种生化检测技术,考察药物对于中枢神经系统中不同的脑组织部位各种生化成分的影响,特别是对于神经递质的影响情况。神经递质主要包括兴奋性氨基酸(如谷氨酸、天冬氨酸等)、抑制性氨基酸(如甘氨酸等)、乙酰胆碱(Acetycholine,ACh)、单胺类(DA、NA、5-HT)等。随着科学技术水平的不断提高,关于神经递质测定的研究手段已经取得了丰硕的成果,目前比较常用的检测手段主要有两种。

（一）荧光法

本方法是利用单胺类神经递质在与某些化合物结合后可以产生荧光的原理进行测定的。荧光法是测定神经递质基本且敏感的方法之一,该方法的特异性及灵敏度均较高。

微荧光法的应用以及检测器的改进,能够进一步提高该方法的灵敏度。但是荧光法也存在一定的不足,如空白不稳,样品荧光易淬灭等缺点,将其应用于定量分析有一定的困难,但是它对于观察单胺类神经递质分布确实是一个很好的方法。

（二）色谱法

色谱法主要分为气相色谱法和液相色谱法两种。色谱法可将组织提取液中存在的多种有机成分进行分离,然后进行定性或定量分析。色谱法的最大优势就是集分离、测定于一体,这是其他方法所无法比拟的,尤其是高效液相色谱-电化学检测器的应用,更进一步提高了本方法的灵敏度,也使其应用变得更为广泛。

四、神经系统生物分析方法

近几年来,分子生物学技术发展迅速,神经科学领域更是将其视为一个重要的指标。在有关睡眠的研究中,睡眠相关基因、蛋白、信号转导中关键酶等常常采用 PCR、蛋白印迹法、原位杂交、显微切割等技术,整体动物睡眠行为采用基因敲除、沉默、光遗传工学、siRNA 技术等研究。

前列腺素 D_2(prostaglandin D_2,PGD_2)是一种强大的内源性催眠物质,它可以通过腺苷 A_{2A} 受体介导诱发睡眠。前列腺素 E_2(prostaglandin E_2,PGE_2)在哺乳动物包括人类的大脑中均有产生,并有研究显示可引起觉醒行为,但其作用部位及机制尚未清楚。通过对睡眠剥夺小鼠海马脑片利用电生理学技术和蛋白印迹法方法揭示,睡眠剥夺可损害 cAMP 信号,而给予磷酸二酯酶(phosphodiesterase 4,PDE_4)的抑制剂可挽救睡眠剥夺导致的 cAMP 信号减少的记忆相关的长时程增强点位。

通过对某些可能参与睡眠觉醒调控基因的敲除或沉默,结合睡眠脑电图和肌电图的记录,分析某种受体在缺失或增加后睡眠觉醒时相的变化可推测某种神经递质及其受体在睡眠觉醒调节中所产生的作用。研究发现 Orexin 基因敲除小鼠表现出人类发作性睡病样症状,包括猝倒和病态 REM 睡眠等,犬 *Orexin R2* 基因自发突变后也表现为发作性睡病的症状,提示 Orexin 在动物觉醒维持方面可能担当重要角色。

目前,传统睡眠研究手段存在极大限制性,如药理学实验方法缺乏作用部位的选择性和受体高度特异性,深部脑刺激(deep brain stimulation,DBS)或核团捣毁可能刺激或毁损到非目标神经元或连接纤维,基因剔除动物在发生过程中存在代偿性改变,这些方法很难直接、客观地阐明上述问题。光遗传工学是最近的研究手段,其控制神经元活性能高度选择地定性、瞬时、定位激活目标神经元,已成功运用到睡眠研究。

激光捕获显微切割(laser capture microdissection,LCM)技术与分子生物学技术的结合,大大提高了基因水平的深入研究。它可以在显微镜直视下快速、准确地获取所需的单一细胞亚群,甚至单个细胞,从而成功解决组织中细胞异质性问题。目前 LCM 已用于睡眠的研究,它可以精确地分离出 5 个调节睡眠觉醒的脑区,这是以前人工分离脑区的核团中所无法发现的。

五、镇静催眠药的生理依赖性动物评价

镇静催眠药多具有依赖性,因此其滥用问题严重。镇静催眠药生理依赖性的特点是反跳性兴奋,停药后机体出现病理生理紊乱,产生一系列戒断症状。因此评价镇静催眠药生理依赖性需要给动物较长时间递增剂量的用药,停药后观察自然戒断症状或者直接诱导或催促其产生戒断症状。为了节约时间通常采用直接诱导或催促的方法。目前诱导方法采用的刺激主要有三种:中枢兴奋药物、铃声和电刺激。催促方法只有苯二氮䓬类药物特异性拮抗剂可用。由于猴的依赖性症状与人的更为接近,一般采用恒河猴长时间给药来观察自然戒断症状和实验药物的替代效果。

伴随着医药科技的不断进步,越来越多的新型镇静催眠药不断被研发并应用于临床。人们对于失眠的治疗方法逐渐转向高效率、高特异性和不良反应小的方向发展。理想的镇静催眠药物应具备不影响睡眠结构,快速诱导睡眠,无次日残留作用,不影响记忆功能,无呼吸抑制作用,长期使用无依赖或戒断症状等特点。要想能够研发出这样理想的药物,我们必须结合传统的评价方法,并将其加以改进,这

样才能够更高效地筛选出合适的药物。

思考题　　　　　　1. 理想的镇静催眠药必须具备哪些特征？当前临床用药的缺点或不足有哪些？

2. 治疗失眠症药物有何新进展？

3. 如何鉴定催眠药的药物作用靶点？

（皮荣标）

参 考 文 献

［1］ DAVID E G. 药理学原理：药物治疗学的病理生理基础 . 2 版 . 杜冠华，译 . 北京：人民卫生出版社，2009.

［2］ 程国良，钱彦方，李静，等 . 失眠机制研究进展 . 世界睡眠医学杂志，2016, 3 (3): 174-179.

［3］ 江开达 . 精神药理学 . 2 版 . 北京：人民卫生出版社，2011.

［4］ MARY A K, LIOYD Y Y, WAYNE A K, et al. 临床药物治疗学：精神性疾病 . 8 版 . 王秀兰，赵伟秦，张淑文，译 . 北京：人民卫生出版社，2007.

［5］ 王海生，孙德清 . 神经精神系统临床药理学 . 北京：化学工业出版社，2010.

［6］ 杨世杰 . 药理学 . 2 版 . 北京：人民卫生出版社，2010.

［7］ ESPIE C A, KYLE S D, HAMES P, et al. The daytime impact of DSM-5 insomnia disorder: comparative analysis of insomnia subtypes from the Great British Sleep Survey. J Clin Psychiatry, 2012, 73 (12): e1478-e1484.

［8］ 司天梅，李森强，舒良 . 艾司佐匹克隆的临床研究进展及应用 . 中国新药杂志，2006, 15 (2): 145-148.

［9］ 王路泰，万辉，薛晓 . 用于治疗失眠的褪黑激素受体激动剂研究进展 . 药学进展，2011, 35 (6): 249-256.

［10］ XIE Z, CHEN F, LI W A, et al. A review of sleep disorders and melatonin. Neurol Res, 2017, 39 (6): 559-565.

［11］ RIHA R L. The use and misuse of exogenous melatonin in the treatment of sleep disorders. Curr Opin Pulm Med, 2018, 24 (6): 543-548.

［12］ FRASE L, NISSEN C, RIEMANN D, et al. Making sleep easier: pharmacological interventions for insomnia. Expert Opin Pharmacother, 2018, 19 (13): 1465-1473.

［13］ ATKIN T, COMAI S, GOBBI G. Drugs for insomnia beyond benzodiazepines: pharmacology, clinical applications, and discovery. Pharmacol Rev, 2018, 70 (2): 197-245.

［14］ 黎越丹，崔冬晓，孙彦，等 . 食欲素受体拮抗剂治疗失眠症研究进展 . 药学学报，2018, 53 (7): 1068-1079.

［15］ MADARI S, GOLEBIOWSKI R, MANSUKHANI MP, et al. Pharmacological Management of Insomnia. Neurotherapeutics, 2021 Feb 1.

［16］ PROBER D A. Discovery of hypocretin/orexin ushers in a new era of sleep research. Trends Neurosci, 2018, 41 (2): 70-72.

第十四章 治疗精神失常药

精神失常（psychiatric disorder）是在思维、智能、情感、意志和行为等精神活动方面出现异常的一类疾病，包括精神分裂症、抑郁障碍和双相障碍等。治疗这些疾病的药物统称为治疗精神失常药。本章主要介绍抗精神病药（antipsychotic）及抗抑郁药（antidepressant）。

第一节 抗精神病药

精神分裂症是以思维、情感、行为等方面障碍，以及精神活动与现实环境不协调为主要特征的中枢神经系统疾病。最新中国精神卫生调查结果（2019 年）显示，精神分裂症及相关精神病性障碍的终身患病率为 0.7%。该病主要发病于青少年及成年早期，病程呈慢性进行性，易反复。其临床症状复杂，主要包括阳性症状（幻觉、妄想、思维混乱、行为怪异等）、阴性症状（情感冷漠、快感缺失、社会交往能力丧失等）及认知功能障碍（注意力缺失、执行力受损等）。此外，还可见焦虑、抑郁、自我惩罚等其他症状。其中，阳性症状比较明显，尤其年轻患者主要以阳性症状为主；而阴性症状比较隐匿，在老年患者中更多见，且诊断相对更加困难。该病发病机制复杂，目前尚未被阐明，最主要的影响因素是遗传因素，而不良环境与易感基因的相互作用对于疾病的发生也起到重要的作用。

一、精神分裂症的病理生理机制

（一）遗传因素和环境因素

精神分裂症的病因仍不确切，但易感基因与环境的相互作用被认为是导致发病的重要因素。其中，遗传因素占总发病因素的 65%~80%，环境等因素占 20%~35%。精神分裂症在一级亲属中遗传概率约为 10%。然而，如果双胞胎中的一个患有该病，另一个的患病概率为 50%，也因此显示了环境因素的重要性。目前已发现 100 多个和该病相关的基因位点，相关位点大都与多巴胺（DA）受体、谷氨酸能信号转导、突触可塑性及免疫系统等相关。研究并未发现某个单一基因发挥着绝对的优势作用，但基因位点的相互作用可导致发病的风险增高。神经调节蛋白 1（neuregulin-1，NRG1），具有表皮生长因子样的结构域，在海马有大量表达，ErbB4 是其受体。NRG1 在中枢神经系统的作用可能包括影响突触发育、突触可塑性及调节 NMDA 受体功能等。低表达 NRG1 的小鼠表现出一系列与人类精神分裂症类似的症状。小肌营养蛋白结合蛋白 dysbindin 1（DTNBP1）是一种突触蛋白,主要参与调节神经细胞胞内运输、神经突触囊泡的形成及神经递质释放的稳态等。DTNBP1 蛋白及 mRNA 水平在精神分裂症患者海马组织中明显减少。*DTNBP1* 表达缺失的小鼠在行为上表现出类似精神分裂症的症状。精神分裂症断裂基因 1（disrupted-in-schizophrenia 1,DISC1）,在胎儿出生前后的神经元突触形成、神经元迁移和突触可塑性中发挥关键作用。研究发现,*DISC1* 基因突变小鼠出现精神分裂症相关脑区的形态学异常,海马神经元树突发育异常,并存在工作记忆和执行功能缺陷,这些都与精神分裂症认知损害相一致。易感基因还包括与多巴胺能神经系统相关的 *DRD2*、*DRD3* 和多巴胺转运体 *DAT*（dopamine transporter,*DAT*）、亲代谢性谷氨酸受体（*GRM3*、*GRM5*）、儿茶酚 -*O*- 甲基转移酶（catechol-*O*-methyltransferase,*COMT*）、D- 氨基酸氧化酶（D-amino acid oxidase,*DAAO*）、G 蛋白信号肽 4（regulator of G-protein signaling 4,*RGS4*）等。

（二）神经生化相关假说

1. 多巴胺能假说　脑内存在 4 条多巴胺能神经通路,分别为中脑 - 边缘系统多巴胺能通路、中脑 - 皮质多巴胺能通路、黑质 - 纹状体多巴胺能通路及结节 - 漏斗多巴胺能通路。根据脑内多巴胺受体功能不同,可将其分为两类:D_1 样受体和 D_2 样受体。其中 D_1 样受体包括 D_1 和 D_5 亚型,D_2 样受体包括 D_2、D_3、D_4 三种亚型。经典的精神分裂症发病机制的多巴胺能假说由瑞典药理学家 Avid Carlson（2000 年诺贝尔奖获奖者之一）提出。该学说的提出基于以下事实:①苯丙胺促使囊泡释放多巴胺,并抑制其再摄取,已证明它可引起及加重精神分裂症症状;②左旋多巴及多巴胺受体激动剂溴隐亭治疗帕金森病时会产生幻觉等精神症状,它们也可使精神分裂症患者症状恶化;③多巴胺受体拮抗剂及阻断多巴胺递质储存的药物（如利血平）能控制精神分裂症的阳性症状,并能对抗苯丙胺诱导的精神行为异常;④正电子发射断层成像（PET）显示,精神分裂症患者纹状体以及伏隔核部位多巴胺 D_2 样受体数量增加。

目前认为精神分裂症的阳性症状与中脑 - 边缘系统多巴胺能通路活性增强而激活 D_2 受体有关,阴性症状与"中脑 - 皮质多巴胺能通路"D_1、D_2 受体活性降低有关（该部位 D_1 受体占优势）。抗精神病药控制阳性症状的效果与阻断"中脑 - 边缘系统"D_2 受体活性密切相关,而阻断中脑 - 皮质系统的 D_2 受体却可能会加重精神分裂症的阴性症状。另外,能够同时激活 D_1 受体和拮抗 D_2 受体的药物可能会同时缓解阳性症状及阴性症状。千金藤啶碱被报道具有这一特性,同时,具有 5-HT_{1A} 受体激动的活性,目前正在临床试验阶段。

阿立哌唑（2005 年在美国上市）是第一个批准用于治疗精神分裂症的 D_2 受体部分激动剂。该药物对阳性症状、阴性症状及认知症状均有效,且患者对该药耐受性良好,不良反应轻。因此,提出了 D_2 受体部分激动剂对精神分裂症的治疗益处。一方面,可能通过抑制中脑 - 边缘系统多巴胺受体的过度活化,从而缓解阳性症状;另一方面,在中脑 - 皮质系统发挥足够的 D_2 受体激活作用,而缓解阴性症状,同时,在黑质 - 纹状体降低锥体外系不良反应。突触前膜 D_2 样受体有助于维持 DA 能神经元的生理功能,减少 D_2 受体拮抗剂所造成的锥体外系不良反应。因此,也有观点指出,D_2 受体部分激动剂通过激活突触前膜 D_2 受体而有利于维持多巴胺的生理功能。D_2 受体部分激动剂卡利拉嗪也于 2015 年在美国批准上市。另外,快速从受体中解离下来的药物（氯氮平、奥氮平）,其锥体外系及高催乳素血症不良反应会明显降低。可能的解释是:药物快速从 D_2 受体上解离下来,使得较多的 D_2 受体能够与突触间隙瞬间释放的内源性多巴胺结合,有效克服了药物对多巴胺的过度阻断作用;而慢解离下来的药物,对内源性多巴胺的阻断水平会持续很长时间,因而增加了不良反应的发生。

D_3 受体也被证明与精神分裂症密切相关,调节 D_3 受体的功能可能与增加对阴性症状的作用及减少锥体外系不良反应有关。如氨磺必利对 D_2 受体及 D_3 受体均有较高亲和性力。2015 年在美国上市的卡利拉嗪为 D_2/D_3 受体的部分激动剂。D_4 受体也受到研究者的广泛关注,研究发现,人类的 D_4 受体基因具有高度的基因多态性,精神分裂症患者 D_4 受体密度显著增高。氯氮平对 D_4 受体亲和力是 D_2 受体的数倍,是目前抗精神分类症作用最强的药物,对阳性症状、阴性症状都有效。然而,如果没有 D_2 受体的阻断作用,不论是选择性 D_4 受体拮抗剂还是 $D_4/5\text{-}HT_{2A}$ 受体双重拮抗剂均未收到理想的临床治疗效果。

综上,不同神经通路多巴胺受体的功能及不同多巴胺受体亚型与精神分裂症发病机制的关联十分复杂,仍需要更深入的研究。

2. 谷氨酸能假说 研究证实,精神分裂症与 N-甲基-D-天冬氨酸(NMDA)受体功能降低密切相关。NMDA 受体拮抗剂苯环利定(PCP)、氯胺酮(一种高效麻醉剂)及地佐环平(抗癫痫药)既能引起精神分裂症阳性症状,又能引起阴性症状及认知障碍。目前认为,NMDA 受体拮抗剂所诱导的症状与临床原发精神分裂症的症状最为相似。精神分裂症患者脑中存在 NMDA 受体数量减少和去磷酸化,与精神分裂症阴性症状和认知功能障碍密切相关;NMDA 受体表达下降的转基因小鼠表现出刻板行为及社会交往能力的下降,给予抗精神病药得到改善。以上证据提示,精神分裂症可能与 NMDA 受体功能的减少及谷氨酸能神经传递障碍密切相关。

NMDA 受体是亲离子型谷氨酸受体的一种亚型,NMDA 受体复合物的激活需要多种因素的共同调节。其中,D-丝氨酸或甘氨酸激活甘氨酸调节位点(glycine modulatory site,GMS)是受体被激活的必要条件。目前,以甘氨酸调节位点为靶点研发治疗抗精神分裂症(尤其治疗阴性症状及认知症状)的药物备受关注。这种调节方式并不直接激活谷氨酸结合位点,因而减少了兴奋性神经毒性的风险。研究包括用 D-丝氨酸或甘氨酸等与抗精神病药联用改善阴性症状;通过抑制甘氨酸转运体 1(GlyT1)增加突触间隙甘氨酸的水平,进而增强 NMDA 受体的神经传递活性,改善患者的阴性症状;抑制 D-氨基酸氧化酶(DAAO)有助于升高脑内 D-丝氨酸的水平,进而促进 NMDA 受体的激活,改善患者阴性症状及认知症状。

关于代谢型谷氨酸受体(metabotropic glutamate receptor,mGlu)与精神分裂症的关联也在逐渐受到研究者的关注。mGluR2/3 及 mGluR5 的调节剂均作为候选药物正在进行临床研究。代谢型谷氨酸 mGluR2、mGluR3 受体激动剂对精神分裂症的阳性症状有效。作用于突触后膜的 mGluR5 受体可能改变阳性症状、阴性症状及认知症状。激活 mGluR5 通过促进磷酸化而增强 NMDA 受体功能。另外,研究发现,氯氮平可能通过多种机制增强 NMDA 受体的功能,包括阻断甘氨酸的再摄取,结合甘氨酸调节位点或与 mGluR5 相互作用等。这也可能是其具有较强抗阴性症状的机制之一。

3. 5-HT 假说 5-HT 功能异常可能参与了精神分裂症发病,这个观点最早提出是由于 $5\text{-}HT_{2A}$ 受体的部分激动剂有致幻作用。非经典抗精神病药除了阻断 D_2 受体外,还增加了对 $5\text{-}HT_{2A}$ 受体的阻断作用,而该阻断作用被认为与其无严重的锥体外系副作用以及对阴性症状和认知功能的改善作用有关。需要指出的是,对于 D_2 受体的调节是第二代抗精神病药发挥作用的必要条件。那些仅对 $5\text{-}HT_2$ 受体有高亲和力而对 D_2 受体无显著亲和力的化合物 MDL100、利坦色林都未能得到可靠的治疗精神分裂症效果。

研究提示，5-HT$_{1A}$ 受体也可能参与了精神分裂症的发生和发展。5-HT$_{1A}$ 受体部分激动剂可能通过两种机制改善精神分裂症患者的认知损害，一方面，激活突触前膜 5-HT$_{1A}$ 受体，使 5-HT 神经元的放电活动减弱，降低 GABA 能神经元的活动，而使额叶皮质多巴胺神经元脱抑制，多巴胺释放增加；另一方面可直接作用于大脑皮质或海马突触后膜上 5-HT$_{1A}$ 受体，促进神经可塑性改变，提高认知功能。齐拉西酮、阿立哌唑均是 5-HT$_{1A}$ 受体部分激动剂及 5-HT$_{2A}$ 受体拮抗剂，其对焦虑、认知障碍及精神分裂症阴性症状均有良好的治疗效果。因此，5-HT$_{1A}$ 受体可能是改善精神分裂症患者认知障碍的一个潜在的靶点。

近年来，5-HT$_{2C}$ 受体成为研究者关注的治疗精神分裂症的新靶点。一方面，有研究表明，激动 5-HT$_{2C}$ 受体可引起中脑 - 边缘系统等脑区多巴胺水平的下降；另一方面，第二代抗精神病药对 5-HT$_{2C}$ 受体的拮抗作用可能是其引起患者体重增加的重要因素，反之，激动 5-HT$_{2C}$ 受体则可能具有降低体重的效应。戊卡色林是一种特异性 5-HT$_{2C}$ 受体激动剂，目前正处于临床研究阶段。研究发现，戊卡色林对于急性精神分裂症具有良好的疗效，且不引起体重增加和其他心血管病变风险。然而，其疗效弱于奥氮平、氯氮平。

4. γ- 氨基丁酸假说 γ- 氨基丁酸（GABA）是一种重要的抑制性神经递质，研究显示，精神分裂症患者脑背外侧前额叶皮质 GABA 神经元轴突末梢谷氨酸脱羧酶（GABA 的生成酶）GAD 67 mRNA 的表达降低，提示前额叶皮质部位可能存在 GABA 功能的缺陷。此外，精神分裂症患者还存在 GABA 转运体 -1（GAT-1）免疫活性下降及 GABA$_A$ 和 GABA$_B$ 相关受体亚基的表达异常。这些证据提示，GABA 功能缺陷可能是精神分裂症患者发病的重要致病因素之一。另外，DA、谷氨酸（Glu）和 GABA 等神经递质系统平衡的失调也可能是精神分裂症患者大脑病理变化的基础之一。然而，临床上单独使用 GABA 激动剂如苯二氮䓬类或抗癫痫药却难以改善患者的核心症状，其具体原因尚不清晰；而上述药物与抗精神病药合用则可改善患者的焦虑、冲动、情感症状，也可加快抗精神病药的起效，对精神分裂症患者起到一定的辅助治疗效果。因此，GABA 系统在精神分裂症患者发病中的作用尚有待于进一步确定。

（三）神经发育假说

神经发育假说着眼于自妊娠期后可能影响个体脑神经发育的各种风险因素，包括妊娠期经受应激刺激，感染细菌、病毒，或营养不良、早产、产程延长、新生儿体重过小以及新生儿缺氧等。上述因素可能使患者在幼年大脑髓鞘形成期即出现脑神经发育异常。青春期及成年早期，大脑皮质会出现广泛的神经元清除及突触修剪过度，致使神经环路功能发生改变，进而表现出精神分裂症的症状。因此，修正大脑突触异常修剪可能也是精神分裂症潜在的治疗策略。

（四）其他

越来越多的研究表明，炎症和免疫功能异常与精神分裂症的发生发展密切相关。在精神分裂症患者脑内，免疫细胞（如小胶质细胞）更活跃，且活动水平会随着症状的加重逐渐升高，说明神经炎性反应可能是精神分裂症的一个重要病理因素。另外，大麻的滥用会增加患精神分裂症的风险。有研究发现，经常使用大麻的个体其患精神分裂症的可能性是正常个体的 2.09 倍。

二、精神分裂症治疗药物的研发史

20 世纪 50 年代初，氯丙嗪作为第一个抗精神病药在法国上市，临床试验证明其能显著减轻精神分裂症患者的幻觉、妄想等阳性症状。氯丙嗪的发现开启了精神分裂症的药物治疗时代,是精神分裂症治疗史上的里程碑。后续研究发现,其抗精神分裂症的作用主要与阻断中枢多巴胺 D_2 受体有关。随之开发了一系列具有 D_2 受体拮抗作用的抗精神病药,包括氟奋乃静、氟哌啶醇、五氟利多、氟哌噻吨、舒必利等,这些药物统称为第一代抗精神病药(典型抗精神病药)。然而,这类药物在治疗效果及不良反应方面都难以满足临床治疗需求。

20 世纪 80 年代末,氯氮平在美国上市,揭开了以其为代表的第二代抗精神病药(非典型抗精神病药)治疗的新纪元。随后,利培酮于 1993 年在美国上市,后续相继上市的药物包括奥氮平、喹硫平、齐拉西酮、阿立哌唑等。该类药物在疗效及克服不良反应等方面都较第一代有显著改善,如对阴性症状的效果明显增强,锥体外系不良反应显著减轻等。然而,其中有些药物会引起体重增加、血脂增高、高血糖症等不良反应。同时,由于精神分裂症发病机制尚未阐明,针对原发病因的药物研发未能取得突破,目前的药物也只能缓解症状。因此,精神分裂症有效治疗药物的研发仍是亟待解决的问题。

三、精神分裂症的药物治疗

(一) 第一代抗精神病药

第一代抗精神病药主要通过拮抗多巴胺 D_2 受体而发挥作用,具有下列作用特点:①仅对 70% 的精神分裂症患者的阳性症状有效,30% 的患者对药物无反应,称为 "治疗抵抗";②该类药物只能控制阳性症状,大多数药物对阴性症状及认知障碍效果较差;③有明显的锥体外系不良反应以及催乳素分泌增加、镇静等作用,这些不良反应严重时导致患者无法耐受。

氯 丙 嗪

氯丙嗪(chlorpromazine)除了阻断 D_2 受体以外,还可阻断中枢 M 受体、α_1 受体和 H_1 受体等多种受体,其不良反应多见,但该药目前在临床中仍发挥着作用。

【体内过程】氯丙嗪口服吸收慢而不规则,2~4 小时达血药浓度峰值。由于存在首过效应,肌内注射血药浓度比口服高。氯丙嗪在脑内浓度可达血浆浓度的 10 倍,易蓄积在脂肪组织。不同个体服用相同剂量氯丙嗪后血药浓度可相差 10 倍以上,故给药剂量应个体化。氯丙嗪在脑内的消除和代谢随年龄增长而递减,故老年患者需减量。

【作用与用途】

1. **抗精神病作用** 主要是由于阻断中脑 - 边缘系统与情绪思维有关的多巴胺受体所致。而拮抗网状结构上行激活系统的 α 受体则与镇静安定作用有关。精神分裂症患者服用后能迅速控制兴奋躁动症状,连续用药能消除患者的幻觉和妄想等阳性症状。对以精神运动性兴奋和幻觉妄想为主的精神分裂症疗效较好,尤其对于急性患者效果显著,但不能根治,需长期用药,防止复发。亦可用于治疗躁狂症。对抑郁症状及木僵症状的疗效较差,对以阴性症状为主的精神分裂症无效,甚至加重病情。

2. **镇吐作用** 小剂量氯丙嗪抑制延髓催吐化学感受区(CZ)的 D_2 受体而抑制呕吐;大剂量氯丙嗪直接抑制呕吐中枢。但不能对抗前庭刺激引起的呕吐(如晕动症),因其由 H_2 受体及 M 受体介导。还可治疗顽固性呃逆。

3. **降温作用** 氯丙嗪能抑制体温调节中枢,使体温调节失灵,体温随环境温度而升降。可用于低温麻醉和"人工冬眠"。氯丙嗪与哌替啶、异丙嗪组成"人工冬眠合剂"可使患者深睡,体温、基础代谢及组织耗氧量均降低,为进行其他抢救措施赢得时间。用于严重创伤感染性休克、高热惊厥及甲状腺危象等的辅助治疗。

4. 对自主神经系统的影响 氯丙嗪有明显的 α 受体拮抗作用,引起血压下降,大剂量时引起直立性低血压。氯丙嗪有较弱的 M 受体拮抗作用,有阿托品样效应,常表现为口干、便秘、视力模糊、尿潴留等。

5. 对内分泌系统的影响 氯丙嗪能抑制结节-漏斗部的 D_2 受体,抑制下丘脑分泌多种激素,如使催乳素释放抑制因子释放减少而使催乳素增加,出现溢乳等。

【不良反应】

1. 锥体外系反应 黑质-纹状体通路的 DA 占全脑含量的 70% 以上,是锥体外系运动功能的高级中枢。氯丙嗪阻断该通路后,使纹状体中 DA 能神经功能减弱,乙酰胆碱能神经功能相对增强而引起锥体外系反应,包括静坐不能、急性肌张力障碍、帕金森综合征和慢性迟发性运动障碍。

(1)静坐不能(akathisia):多出现在用药开始后的前几天或剂量快速增加以后,是该药最常见的不良反应之一。患者坐立不安,反复徘徊。该不良反应有剂量依赖性,停药可减轻。中枢抗胆碱药苯海索仅表现出了有限的改善作用,β 受体拮抗药普萘洛尔(还需要更多充分证据)或苯二氮䓬类有利于改善症状。迟发性静坐不能对中枢抗胆碱药无反应,且很难治疗。

(2)急性肌张力障碍(acute dystonia):约 10% 的患者出现该不良反应,主要影响面部、颈部及躯干的肌肉,出现痉挛,可见强迫性张口、斜颈、伸舌、吞咽困难及语言障碍等。喉部肌张力障碍十分少见,但可致命。多出现在用药开始后的前几天或剂量快速增加以后,也可能出现在撤药时,症状通常很短暂。同时具有阻断 M 受体及 $5-HT_{2A}$ 受体的药物会减轻该不良反应的发生,M 受体拮抗药和抗组胺药能控制该症状,也可用苯二氮䓬类药物。但不推荐预防性给予 M 受体拮抗药(除非高风险患者),因为可能会诱发或加重迟发性运动障碍。

(3)帕金森综合征(parkinsonism):临床表现与帕金森病相似,有肌张力增高、面容呆板、动作迟缓、肌肉震颤、流涎等。通常发生在用药的前几周或数月,有可逆性,即使持续用药也可逐渐消失。M 受体拮抗剂效果十分有限,并且会诱发或加重迟发性运动障碍,因此不推荐常规使用,可用金刚烷胺代替。

(4)迟发性运动障碍(tardive dyskinesia):表现为不自主的刻板运动,如吸吮、舐舌、鼓腮等口、舌、腮三联症,四肢和躯干出现舞蹈症样运动等。发生的概率与药物剂量和患者年龄(50 岁以上的患者更常见)等有关。多为连续用药 1 年以上和大剂量服药停药或减量后产生,停药后长期不消失。其可能原因包括多巴胺功能亢进,多巴胺能与胆碱能神经功能失调,突触后多巴胺受体超敏性,突触前儿茶酚胺功能亢进,GABA 能神经功能失调等。此不良反应难以治疗,用中枢抗胆碱药反而使症状加重,应避免使用。目前还无安全可靠的治疗方法,用抗 DA 药可使症状减轻,还可用可乐定和苯二氮䓬类。丙戊酸盐及氨己烯酸的研究也取得了令人鼓舞的结果。

2. 内分泌系统不良反应及对代谢的影响 氯丙嗪可导致内分泌系统紊乱,引起月经停止、泌乳、男性乳房增大及男性性功能障碍等。可能会增加体重,引起高血糖及葡萄糖耐量异常,也有高胆固醇血症的报道,对肝功能有一定影响,可引起黄疸。

3. 对自主神经系统的不良反应 由于对 M 受体及 α 受体的阻断作用,氯丙嗪可能引起口干、便秘、视力模糊和瞳孔散大等症状;直立性低血压比较常见,静脉注射后宜卧床 1~2 小时再起立。

4. **过敏反应** 可见荨麻疹、剥脱性皮炎、多形红斑等。光敏反应的发生率高于其他抗精神失常药,最高的报道显示达 16%~25% 的发生率。对血液系统的影响最常见的是粒细胞缺乏症,长期高剂量使用者,约 30% 的患者会发生。可能是超敏反应的表现。粒细胞缺乏症多会出现在开始用药后的 4~10 周内,要注意观察咽痛和发热等症状,一旦出现应该系统检查血象。

5. **其他** 可能引起抗精神病药恶性综合征。虽少见,但能危及生命,类似于镇痛药引起的恶性体温升高综合征。表现为肌肉僵直,伴有快速体温升高及意识模糊,该反应可逆,但死于肾衰竭和心力衰竭者占 20%~40%。

【**药物相互作用**】氯丙嗪与其他中枢抑制药如乙醇、镇静催眠药、抗组胺药及镇痛药等合用,会使中枢抑制作用增强。与其他引起直立性低血压的药物合用时,要注意降低给药剂量。合用甲氧氯普胺可能会增加氯丙嗪引起锥体外系不良反应的风险。氯丙嗪可抑制左旋多巴的作用。

奋 乃 静

奋乃静(perphenazine)药理作用与氯丙嗪相似,而作用较缓和。镇吐作用较强,镇静作用较弱,对心血管系统、肝脏及造血系统的不良反应较氯丙嗪轻,锥体外系不良反应较明显。该药对幻觉、妄想、焦虑、紧张、激动等症状有效,对慢性精神分裂症的疗效优于氯丙嗪。

氟 奋 乃 静

氟奋乃静(fluphenazine)抗精神分裂症作用强于奋乃静,且作用较持久,但锥体外系的不良反应也比奋乃静更多见。其镇静、降压作用较弱。除明显的抗幻觉和妄想作用外,对行为退缩及情感淡漠等症状有较好疗效,适用于精神分裂症偏执型和慢性精神分裂症。尤其是长效氟奋乃静癸酸盐和氟奋乃静庚酸酯可以用于慢性精神分裂症的维持治疗。

硫 利 达 嗪

硫利达嗪(thioridazine)具有较强镇静作用,抗精神分裂症疗效弱于氯丙嗪,但锥体外系反应少。优点是作用缓和,老年人易耐受。但该药可致心电图 Q-T 间期延长,而引起心律失常及猝死,故部分国家已经停止使用。

氟 哌 啶 醇

氟哌啶醇(haloperidol)在同等剂量下,拮抗多巴胺 D_2 样受体的作用是氯丙嗪的 20~40 倍,属于强效低剂量的抗精神病药。镇吐作用强,镇静作用弱,对心血管系统影响小。用于治疗急慢性各型精神分裂症、躁狂症、反应性精神分裂症、儿童抽动秽语综合征及其他具有兴奋、躁动、幻觉、妄想等症状的重症精神分裂症。最大的缺点是锥体外系反应发生率高,程度严重。可短期应用治疗精神运动性焦虑和严重焦虑、恶心呕吐及亨廷顿病引起的不自主的运动。

氟 哌 利 多

氟哌利多(droperidol)作用与氟哌啶醇相似。因其具有镇痛、安定、止吐作用,临床常与芬太尼合用,使患者处于一种特殊的麻醉状态,称为"神经安定镇痛术",用于烧伤大面积换药、各种内镜检查及造影等。

五 氟 利 多

五氟利多(penfluridol)为长效抗精神病药,本药贮存于脂肪组织并自其中缓慢释出。因此,起效慢,半衰期长。每周口服1次,血药浓度于24~72小时达峰值,7日后仍可自血中检出。尤其适用于慢性精神分裂症的维持及巩固疗效,也用于抽动秽语综合征,其疗效与氟哌啶醇相近,但无明显镇静作用,锥体外系反应较氟哌啶醇稍轻。

氯 普 噻 吨

氯普噻吨(chlorprothixene)抗精神分裂症作用不及氯丙嗪,镇静作用较氯丙嗪强。有抗抑郁和抗焦虑作用。适用于治疗以抑郁、焦虑症状为主要表现的精神分裂症、更年期抑郁症等,亦可用于焦虑性神经官能症,改善焦虑、紧张、睡眠障碍。

氟 哌 噻 吨

氟哌噻吨(flupenthixol)抗精神分裂症作用比氯普噻吨强4~8倍,但有特殊的激动效应,不易引起镇静作用,故禁用于活动性过高或躁狂症患者。氟哌噻吨较其他药物具有较好的抗焦虑、抗抑郁作用,用于各种原因引起的焦虑、抑郁症状。锥体外系反应较常见。对于口服依从性差的患者可用注射氟哌噻吨维持治疗。

替 沃 噻 吨

替沃噻吨(thiothixene)抗精神分裂症作用较强,有镇吐及轻微的降压和镇痛作用。适用于急慢性精神分裂症的淡漠、孤独、主动性减退等症状,锥体外系反应少见。

舒 必 利

舒必利(sulpiride)对 D_2 受体有很高的选择性,具有较强的抗精神分裂症作用和强大的止吐作用。此药能激活情感,有抗退缩、控制幻觉及妄想的作用,并有一定的抗抑郁作用。对紧张性精神分裂症疗效好,适用于慢性精神分裂症的孤僻、淡漠症状,亦可用于治疗呕吐。该药可能引起睡眠障碍、刺激过度、焦虑和激越。对于躁狂及轻度躁狂患者应慎重使用。抗 M 受体作用轻,也很少引起直立性低血压。锥体外系不良反应和氯丙嗪一样常见,但程度较轻。

硫 必 利

硫必利(tiapride)是新型的镇痛及神经精神安定药物。该药可纠正精神运动障碍,对舞蹈症及抽动秽语综合征的疗效好,对氟哌啶醇无效或因不良反应不能耐受的抽动秽语综合征患者,改用本品多可取得满意效果。对因脑血管硬化所致的老年性精神病疗效更佳。有镇痛作用,对顽固性头痛、痛性痉挛、关节疼痛均有明显疗效。该药还有镇吐、兴奋平滑肌和轻微降压作用。亦可用于急慢性酒精中毒。

(二) 第二代抗精神病药

第二代抗精神病药既能阻断 DA 受体,也能阻断 5-HT 受体。其对 5-HT$_{2A}$ 受体的拮抗作用被认为有助于改善阴性症状及认知症状,并减轻锥体外系不良反应的发生。其对多巴胺 D$_1$、D$_3$、D$_4$ 受体,五羟色胺 5-HT$_{1A}$、5-HT$_6$、5-HT$_7$ 受体及乙酰胆碱受体的作用都可能参与了其药效的产生,作用机制复杂。目前的抗精神病药均主要显示出较好的抗阳性症状效果,即使是第二代抗精神病药,其对阴性症状及认知障碍的改善作用仍然不尽如人意(氯氮平除外)。大规模的随机对照试验及 Meta 分析结果指出,在患者症状改善及生活质量的评分中,并未发现第二代药物显著优于第一代药物的有力证据。第二代药物主要具有不良反应较轻(尤其是锥体外系不良反应)及患者耐受性较好的优点,因此,在美国等许多国家将第二代抗精神病药列为精神分裂症治疗的一线药物。但是,这一类药物也会引起体重增加、催乳素水平升高、增高罹患糖尿病风险及引起 Q-T 间期延长等不良反应。总之,现有药物对不同类型精神分裂症患者的效果存在较大差异,不同患者对药物的反应性及对不良反应的耐受性也相差很大。因此,在药物的选择上要充分做到个体化用药。

氯 氮 平

氯氮平(clozapine)作用于中脑 - 边缘系统的多巴胺受体,对多巴胺 D$_4$ 受体阻断作用强,对 D$_2$ 受体的阻断作用弱,同时,具有较强的抑制 5-HT$_{2A}$ 受体的作用。此外,尚有抗胆碱作用、去甲肾上腺素能阻断作用和抗组胺作用。对黑质纹状体的多巴胺受体影响较小,故有较强的抗精神病作用而锥体外系不良反应少见,也不引起僵直反应。能直接抑制中脑网状结构上行激活系统,具有强大的镇静催眠作用。对精神分裂症的阳性症状及阴性症状均有较好的疗效,适用于急性和慢性精神分裂症的各个亚型,对偏执型、青春型效果好;也可减轻与精神分裂症有关的情感症状(如抑郁、负罪感、焦虑);本品也用于治疗躁狂症或其他精神病性障碍的兴奋躁动和幻觉、妄想等症状;对于 30%~50% 治疗抵抗的患者仍然有效。但因该药使高达 1%~2% 的患者产生粒细胞减少症,可威胁生命。因此,该药不作为一线药物使用。该药适用于治疗其他药物无效或不能耐受的难治性精神分裂症。在使用该药时要定期检查血象,发现白细胞减少或贫血后,应立即停药。

奥 氮 平

奥氮平(olanzapine)可抑制多巴胺受体、5-HT$_{2A}$ 受体和胆碱受体。不同于氯氮平,使用该药少见粒细胞缺乏症及迟发性运动障碍发生。用于有严重阳性症状或阴性症状的精神分裂症,亦可用于缓解精神分裂症及相关疾病常见的继发性情感症状。常见的不良反应有嗜睡和体重增加。可引起催乳素增加,与剂量无关。

喹 硫 平

喹硫平(quetiapine)拮抗中枢 D$_1$、D$_2$ 受体和 5-HT$_{1A}$、5-HT$_2$ 受体,其对 5-HT$_2$ 受体亲和力大于对 D$_1$、D$_2$ 受体亲和力。对 H$_1$ 受体及 α$_1$ 受体也有较强拮抗作用,对 M 受体及 GABA 受体无亲和力。锥体外系症状较轻,不产生持久的催乳素增高现象。用于各型精神分裂症的阳性症状,对阴性症状也有一定效果,亦可用于缓解精神分裂症及相关疾病常见的继发性情感症状如抑郁、焦虑及认知缺陷等。

利 培 酮

利培酮(risperidone)对 5-HT$_2$ 受体和多巴胺 D$_2$ 受体均有阻断作用,也能与 α$_1$ 受体结合,不与胆碱受体结合。对中枢 5-HT 和多巴胺拮抗作用的平衡可以减少发生锥体外系不良反应的可能,并将其治疗作用扩展到阴性症状及情感症状。适用于治疗急性和慢性精神分裂症,疗效与氟哌啶醇相当;对其他各种精神分裂症阳性症状和阴性症状也有很好疗效;还有改善患者注意力及认知功能的优点。其镇静效应比奥氮平或氟哌啶醇轻。与典型抗精神病药相比,利培酮引起锥体外系不良反应少而轻,引起迟发性运动障碍的风险较低。具有用药剂量小,见效快,且抗胆碱样作用及镇静作用弱,易被患者耐受等优点,已成为治疗精神分裂症的一线药物。主要不良反应为催乳素水平升高引起的闭经、溢乳。有体重增加、高血糖的报道。

齐 拉 西 酮

齐拉西酮(ziprasidone)对 D$_2$、D$_3$、5-HT$_{2A}$、5-HT$_{2C}$、5-HT$_{1A}$、5-HT$_{1D}$、α 受体具有较高的亲和力,对 H$_1$ 受体有中等亲和力,对 M 受体无亲和力。其对 D$_2$、5-HT$_{2A}$ 和 5-HT$_{1D}$ 受体具有拮抗作用,对 5-HT$_{1A}$ 具有部分激动作用。适用于治疗急性及慢性精神分裂症,以及其他各种精神疾病所引起的阳性症状和阴性症状,并改善患者认知功能。同时,还能减轻精神分裂症伴随的情感症状(如抑郁、负罪感、焦虑等)。其注射剂用于治疗精神分裂症患者急性激越症状。常见不良反应包括嗜睡、头晕、头痛、血清催乳素水平升高。另外,其可能会引起剂量相关的 Q-T 间期延长,有发生致命性心律失常的风险。因此,对于有心律失常病史,或近期有心肌梗死病史的患者应禁用齐拉西酮。

阿 立 哌 唑

阿立哌唑(aripiprazole)通过对 D$_2$ 受体、5-HT$_{1A}$ 受体的部分激动作用及对 5-HT$_{2A}$ 受体的拮抗作用,发挥抗精神分裂症作用。用于治疗各型精神分裂症,对阳性症状、阴性症状和情感症状均有效,并降低精神分裂症的复发率。本品极少产生锥体外系不良反应,不增加血浆催乳素水平,体重增加不明显。主要不良反应是头痛、焦虑、嗜睡等。

四、精神分裂症研究中的常用动物模型

精神分裂症的很多症状很难量化和测定,因此,在整体动物模拟精神分裂症以及准确评价动物模型的可靠性都有较大难度。加之精神分裂症的发病机制仍不明确,开发可靠的精神分裂症动物模型仍是巨大的挑战。

目前精神分裂症的动物模型主要有脑损伤模型、药物诱导模型、神经发育模型、基因模型等。脑损伤模型是针对精神分裂症大脑特定区域的病理改变,通过物理损毁的方法模拟大脑局部病变建立模型的方法。如电刺激大鼠中脑腹侧被盖区可建立精神分裂症阳性症状及阴性症状模型。药物诱导模型目前应用最广泛,主要是利用苯环利定(phencyclidine,PCP)、氯胺酮、MK-801 等 NMDA 受体拮抗剂模拟精神分裂症某些症状。在动物研究中,全身给予 PCP 可以诱导产生精神分裂症样的阳性症状、阴性症状及认知障碍,与原发性精神分裂症的症状极为相似。苯丙胺也是目前应用比较广泛的精神分裂症诱

导剂,是基于中脑 - 边缘系统多巴胺能神经失调假说而建立,主要模拟精神分裂症的阳性症状。神经发育模型建立方式包括早期海马损伤、隔离饲养、母婴分离、模拟产科风险因素等。研究较多的精神分裂症基因模型包括 *DISC1* 基因突变小鼠、神经调节蛋白 1 和 *ErbB4* 基因缺失小鼠、*DTNBP1* 基因敲除小鼠等。精神分裂症的易感基因众多,任何单一基因变化发挥的作用均有限,而且环境因素也发挥重要作用。因此,各种转基因模型目前仍处于模型研究阶段,较少应用于药效的评价。

第二节　抗抑郁障碍药

抑郁障碍(depressive disorder)作为最常见的精神障碍之一,是指以各种原因引起的以显著而持久的心境低落为主要临床特征的一类心境障碍性疾病。临床主要表现为心境低落,且与其处境不相称,可以从闷闷不乐到悲痛欲绝,甚至发生木僵。部分患者会出现明显的焦虑和运动性激越,严重者可出现幻觉、妄想等精神病性症状。部分患者存在自伤、自杀行为,甚至因此死亡。抑郁障碍主要包括抑郁症、心境失调障碍、持续性抑郁障碍、物质 / 药物诱发的抑郁障碍、医学状况所致的抑郁障碍等亚型。抑郁症是抑郁障碍的一种典型状况,至少有 10% 的抑郁症患者可出现躁狂发作,此时,临床称为双相障碍。抑郁障碍具有高发病、高复发、高致残的特点,患病率呈上升趋势。

一、抑郁障碍的病理生理机制

有关抑郁障碍病因与发病机制的研究很多,但是,其发病的神经生物学和病理学基础尚无定论。目前,神经生化(包括 5-HT、NA 和 DA 等单胺类递质)及神经内分泌系统(下丘脑 - 垂体 - 肾上腺轴等)功能改变仍是抑郁障碍发病机制的主要学说。此外,近年还发现了一些新的学说与分子靶点,如谷氨酸、γ- 氨基丁酸、阿片受体、炎性因子等,围绕这些新靶标发现了很多具有抗抑郁活性的化合物。关于抑郁障碍的发病假说和研究靶标主要包括如下几方面。

1. 单胺神经递质假说　目前,最广泛接受的抑郁障碍病因理论是 1965 年 Schildkraut 提出的单胺神经递质假说,该学说认为抑郁障碍是由于中枢神经系统中单胺能神经(去甲肾上腺素能和 / 或 5- 羟色胺能)传递功能降低所导致。此理论主要源于已知的三环类抗抑郁药(TCA)和单胺氧化酶抑制剂(MAOI)增强单胺能神经传递,而单胺类递质耗竭药利血平在治疗高血压的同时可引发抑郁症表现。长期以来,单胺神经递质假说被认为是当前解释抗抑郁药作用机制的最佳理论。但是,也有一些现象难以用该学说解释,如抑郁症患者的生化研究结果大部分是阴性;尽管可卡因和苯丙胺都能增强单胺能神经传递,但两者均无抗抑郁作用;至少三分之一抑郁症患者对单胺系统的抗抑郁药无反应,约 20% 的重度抑郁症患者对两种或多种目前的治疗药物无反应;此外,调节单胺递质传递的一线抗抑郁药选择性 5- 羟色胺再摄取抑制剂(SSRI)在几分钟内即可增加突触间隙单胺类递质的浓度,而其临床效果却滞后数周至数月。随着对抑郁症发病机制的深入研究,现在普遍认为抗抑郁药的发现必须超越单胺神经递质假说。

2. 谷氨酸假说　研究发现,谷氨酸能神经功能异常与抑郁症的病理生理学过程密切相关。抑郁症患者脑中谷氨酸水平升高,离子型谷氨酸(α-amino-3-hydroxy-5-methyl-4-isoxazolepropionic acid,

AMPA)受体表达水平下降,N-甲基-D-天冬氨酸(N-methyl-D-aspartate,NMDA)受体水平升高。使用 NMDA 受体的非竞争性拮抗剂氯胺酮治疗抑郁症,患者脑部 AMPA 受体被激活,AMPA/NMDA 受体活性比增加,数小时内就使抑郁症的核心症状(包括悲伤情绪、快感缺失、悲观和犹豫不决等)显著减轻,这被誉为"整个情绪障碍疾病领域近半个世纪最重要的发现",并引发了学术界对于谷氨酸信号在抑郁症病理生理学中的作用和靶向谷氨酸系统抗抑郁药物的研究与开发的关注。突触外死亡相关蛋白激酶 1(DAPK1)与谷氨酸受体 2B 亚基(NR2B)解偶联能产生快速抗抑郁样效应;动物实验发现,NR2B 亚基的选择性拮抗剂艾芬地尔能产生快速抗抑郁作用,且没有成瘾性,这对于快速抗抑郁新药的研发具有重要意义。2019 年 3 月获 FDA 批准的用于难治性抑郁症成人患者治疗的艾司氯胺酮(esketamine)鼻腔喷雾剂,即是基于抑郁障碍的谷氨酸假说研发的 NMDA 受体非竞争性拮抗剂。

3. **γ-氨基丁酸假说**　γ-氨基丁酸(γ-aminobutyric acid,GABA)作为脑内重要的抑制性神经递质,其浓度异常与抑郁、焦虑等精神障碍疾病密切相关。抑郁症患者大脑枕叶皮质 GABA 浓度减低。抗抑郁障碍药 SSRI 可以增加抑郁症患者枕叶皮质 GABA 浓度。2019 年 3 月获得美国 FDA 批准用于治疗产后抑郁症的 brexanolone 即是基于 γ-氨基丁酸假说研发的新药。此外,该成分的一种口服剂型 SAGE-217 已获 FDA 颁发的治疗重度抑郁症突破性疗法认定,进入临床研究。

4. **内源性阿片功能紊乱假说**　大脑内源性阿片系统是参与应激后情感和行为反应的重要媒介,阿片类受体可调节抑郁样行为,激动 κ 受体会引起焦躁不安和抑郁样行为等负性情绪。在应激状态下,κ 受体可能参与调节 GABA 能神经元和 5-HT 能神经元的信号转导;κ 受体和下丘脑-垂体-肾上腺轴也存在相互协同作用,促肾上腺皮质激素释放激素(corticotropinreleasing hormone,CRH)通过激活 CRH1 受体进而激活杏仁核基底外侧核脑区 κ 受体从而引起焦虑行为。由固定剂量的丁丙诺啡(μ 阿片受体部分激动剂和 κ 阿片受体拮抗剂)和 samidorphan(一种新型选择性强效 μ 受体拮抗剂)组成的复方制剂 ALKS-5461,具有崭新的抗抑郁作用机制及较好的安全性。已经发表的 II 期临床试验结果显示,这一复方制剂与其他药物联用时,低剂量即可有效改善难治性抑郁,如果获批,将成为新一类的抗抑郁药物。

5. **HPA 轴功能失调假说**　丘脑-垂体-肾上腺轴(hypothalamic-pituitary-adrenal axis,HPA 轴)作为神经内分泌系统的重要部分,参与应激反应的调控,其调节功能受损是诱导抑郁障碍的主要病理机制之一。抑郁症患者血浆中糖皮质激素浓度升高,它通过激活下丘脑、垂体糖皮质激素受体(glucocorticoid receptor,GR),负反馈调节 HPA 轴活性。因大脑海马内含有大量 GR,当机体长期处于应激环境时,CRH 过度分泌,导致 GR 功能低下,进而使 HPA 轴功能持续亢进,加重对海马神经元胞体和树突、轴突的损伤,导致认知功能下降、情绪低落、失眠等症状,是介导抑郁症发生的重要原因。因此,作用于 HPA 轴的 CRH 受体拮抗剂、中枢 GR 受体拮抗剂、促肾上腺皮质激素(ACTH)受体拮抗剂以及糖皮质激素合成抑制剂等药物可能具有抗抑郁作用。许多研究表明,CRH1 受体是新型抗抑郁药的潜在靶标,目前已研发出一些基于此靶标的非肽类小分子化合物,此类化合物显效与动物的应激水平和自身焦虑程度有关,已有一部分相关化合物进入临床试验阶段。此外,帕罗西汀、西酞普兰、舍曲林等 SSRI 类药物以及阿米替林、噻奈普汀等药物也具有降低 HPA 轴活性的作用。

6. **神经可塑性与神经营养失衡假说**　近年研究认为,抑郁症可能与神经可塑性和神经发生障碍有关。未经治疗的抑郁症患者尸检显示,海马齿状回颗粒细胞缺失;抑郁症患者海马、杏仁核以及前额叶皮质的体积缩小,治疗后有大量的神经干细胞分裂;在动物实验中,抑制神经发生可以抑制抗抑郁药的作用,并导致抑郁样症状。这些发现表明,药物可通过增加成人大脑的神经发生发挥抗抑郁作用。严重抑郁症患者的海马组织中调节神经发生的蛋白如脑源性神经营养因子(BDNF)的水平低下,抗抑郁治疗能恢复 BDNF 水平。在人类和各种抑郁症的慢性动物模型中,前额叶皮质和海马组织的 ERK 信号转导和 ERK 下游的转录因子 cAMP 反应元件结合蛋白(CREB)显著下调,抑制 ERK 通路可引起抑郁样行为。研究表明,药物可能通过逆转下调的 BDNF-ERK-CREB 信号通路以减轻抑郁样行为。因此,BDNF-ERK-CREB 信号通路也代表了一类抗抑郁症新药开发的靶标。

7. 炎症假说 抑郁症的炎症假说可以解释为什么患有自身免疫性疾病和严重感染的个体更容易患抑郁症。荟萃分析显示,外周血中 IL-1β、IL-6、TNF-α 和 C 反应蛋白(CRP)水平是抑郁症患者可靠的炎症生物标志物。抑郁症患者大脑中有小胶质细胞激活等神经炎症的证据。SSRI、TCA 和 MAOI 等抗抑郁药可降低抑郁症患者血液循环中 C 反应蛋白和/或 IL-1β 水平,缺乏 NLRP3 的小鼠不会产生抑郁样行为,阻断 NLRP3 炎性小体诱导的慢性炎症分子级联反应是目前抗抑郁药的研究靶点之一。P2X7 受体激动能激活 NLRP3 炎性小体,P2X7 受体拮抗剂可阻断由慢性应激引起的抑郁行为。此外,IL-6 单克隆抗体能有效改善免疫性疾病患者心境低落和缺乏快感的抑郁症状,这也为抑郁症的治疗提供了新的思路。

8. 其他机制 研究发现,脂肪细胞分泌的两种与能量代谢相关的脂肪因子——瘦素和脂联素具有抗抑郁、抗焦虑和促进神经元再生的活性。由此提出了抑郁焦虑障碍的能量代谢假说。维生素 D 缺乏假说认为,维生素 D 的缺乏会影响钙离子通道的稳定性、抗氧化基因的表达、5-HT 的合成、炎症反应和线粒体蛋白的表达,因此,补充维生素 D 被认为是抑郁症的辅助治疗手段。此外,抑郁症的发病机制还与基因、表观遗传学、环境、第二信使平衡失调、肠道菌群失调等因素有关。综上,目前普遍认为,神经内分泌、免疫、遗传、心理社会因素及解剖结构异常等可能共同导致抑郁障碍的发生。

二、抗抑郁障碍药的研发史

第一代经典抗抑郁障碍药包括单胺氧化酶抑制剂(MAOI)和三环类抗抑郁药(TCA)。抑郁症的单胺假说为此类药物的抗抑郁作用提供了生物化学理论基础。单胺氧化酶抑制剂异丙烟肼原是一种抗结核药,在临床中偶然发现它具有提高患者情绪的作用,随后的研究进一步证实了异丙烟肼的抗抑郁效果,它能抑制胞质内的单胺氧化酶(MAO),增加神经末梢囊泡中 5-HT 和去甲肾上腺素(NA)的储存。1957 年异丙烟肼成为第一个问世的抗抑郁障碍药。属于 MAOI 的还有异卡波肼、苯乙肼、反苯环丙胺等。这些药物曾一度广为应用,但由于不良反应较多,可引起肝坏死和高血压危象等,逐渐被 TCA 所取代。近年来,研究者们又开始对此类药物加以重新评价及研制,20 世纪 80 年代开发的以吗氯贝胺为代表的可逆性 MAOI,疗效与 TCA 相当,安全性高,无传统 MAOI 的不良反应,重新受到临床重视。有专家指出,MAOI 抗抑郁作用的发现无疑是抗抑郁障碍药治疗的里程碑。

1957 年,瑞士科学家 Roland Kuhn 发现,具有三环结构的抗组胺药物丙米嗪具有良好的抗抑郁疗效。丙米嗪作为第一个 TCA 获批上市后,随即成为抗抑郁障碍药的首选,后来又发现了地昔帕明、阿米替林等 TCA。这类药物的抗抑郁效果优于 MAOI,属于单胺再摄取抑制药,可阻断神经末梢 5-HT 和 NA 的再摄取,从而增加 5-HT 和 NA 的细胞外浓度,适用于各类抑郁症。虽然 TCA 疗效确切,但不良反应较多,患者对药物的耐受性差,过量易引起中毒甚至死亡。因 TCA 还具有抗胆碱作用,因此产生了很多来自抗胆碱作用的不良反应,尤其是心血管反应在老年人更易发生。20 世纪 70 年代后期,四环类抗抑郁药马普替林问世,可以说是抗抑郁药的第二个里程碑。与 TCA 比较,马普替林的优点是起效快,不良反应少而轻,尤其对心血管的毒性较小,具有广谱抗抑郁作用。之后,TCA 逐渐被一些新型抗抑郁障碍药取代。

20 世纪 80 年代中期后,新型(第二代)抗抑郁障碍药,如选择性 5- 羟色胺再摄取抑制剂(selective serotonin reuptake inhibitor,SSRI)、选择性 5- 羟色胺和去甲肾上腺素再摄取抑制剂(selective serotonin and norepinephrine reuptake inhibitor,SNRI)以及去甲肾上腺素和特异性 5- 羟色胺能抗抑郁药(noradrenergic and specific serotonergic antidepressant,NaSSA)等相继上市。盐酸氟西汀是全球第一个上市的 SSRI 抗抑郁障碍药,目前氟西汀已成为国际上 SSRI 的“金标准药物”,在美国 200 种非专利畅销药品中居于首位。氟西汀在 1995 年进入中国市场。这标志着中国抑郁症治疗和抗抑郁障碍药进入了新的里程碑阶段。

早在 20 世纪 80 年代就发现抑郁症患者的血浆谷氨酸水平升高;继之,发现抑郁症患者血浆谷氨酸水平与抑郁症状的严重程度呈正相关,即谷氨酸能神经功能异常与抑郁症的病理生理学过程密切相关。2019 年 3 月,一种氯胺酮的对映异构体——艾司氯胺酮(esketamine)的鼻腔喷雾剂获 FDA 批准,联合口服抗抑郁药用于难治性抑郁症成人患者的治疗。esketamine 作为 NMDA 受体的非竞争性拮抗剂,成为近 30 年以来首个具有新作用机制的抗抑郁药。

GABA$_A$ 受体正性变构调节剂 brexanolone 能同时调节位于神经突触内和突触外的 GABA$_A$ 受体的功能,恢复大脑内 GABA$_A$ 受体和 NMDA 受体活性之间的平衡,2019 年 3 月已经获得美国 FDA 的批准,用于治疗产后抑郁症,使其成为全球首个,也是唯一一个专门被批准治疗产后抑郁症的药物。

目前抗抑郁障碍药的发展较快,临床处于不同研发阶段的药物种类繁多,结构各异,作用不同,可能为现有的药物治疗提供补充。

三、抑郁障碍的药物治疗

(一) 抑郁障碍治疗药物的分类

抗抑郁障碍药能有效解除抑郁心境及伴随的焦虑、紧张和躯体症状等。目前临床使用的抗抑郁障碍药主要是基于单胺神经递质假说而研发,通过不同途径增加神经元突触间隙单胺类神经递质浓度发挥抗抑郁作用。抗抑郁障碍药根据作用机制分为以下几类。

1. 选择性 5- 羟色胺再摄取抑制剂(SSRI) 氟西汀、帕罗西汀、氟伏沙明、舍曲林、西酞普兰、艾司西酞普兰等。

2. 选择性 5- 羟色胺和去甲肾上腺素再摄取抑制剂(SNRI) 文拉法辛、度洛西汀、米那普仑、丙米嗪、氯米帕明、阿米替林、多塞平等。

3. 去甲肾上腺素能和 5- 羟色胺能抗抑郁药(NaSSA) 米氮平。

4. 去甲肾上腺素和多巴胺再摄取抑制剂(NDRI) 安非他酮。

5. 褪黑素受体激动剂和 5-HT$_{2C}$ 受体拮抗剂 阿戈美拉汀。

6. 5- 羟色胺受体拮抗 / 再摄取抑制剂(SARI) 曲唑酮、奈法唑酮。

7. 去甲肾上腺素再摄取抑制剂（NRI） 瑞波西汀、马普替林。

8. 选择性 5- 羟色胺再摄取增强剂（SSRA） 噻奈普汀。

9. α₂ 受体和 5- 羟色胺受体拮抗剂 米安色林。

10. 可逆性 / 选择性单胺氧化酶抑制剂（RIMA/MAOI） 吗氯贝胺。

（二）常用抗抑郁障碍药

1. 选择性 5- 羟色胺再摄取抑制剂

氟 西 汀

氟西汀（fluoxetine）是临床广泛应用的一种强效 SSRI，比抑制 NA 摄取作用强 200 倍，可选择性地抑制 5-HT 转运体，阻断突触前膜对 5-HT 的再摄取，延长和增加 5-HT 的作用，从而改善情感状态，产生抗抑郁作用。对肾上腺素受体、组胺受体、胆碱受体、5-HT 受体几乎没有亲和力。口服后经肝脏生成代谢产物去甲氟西汀，亦有抗抑郁作用。氟西汀是肝药酶抑制剂，可能抑制其他药物的代谢。临床用于治疗抑郁症及其伴随的焦虑，尤适用于老年抑郁症。还可用于治疗惊恐状态、强迫症及神经性贪食症等。

氟西汀的抗抑郁作用一般在服药 4 周后才显现出来。对抑郁障碍的疗效稍优于 TCA，而耐受性与安全性更好。偶有恶心、呕吐、头痛、头晕、乏力、失眠、厌食、体重下降、震颤、惊厥、性欲降低等不良反应。肝病患者服用后半衰期延长，须慎用。肾功能不全者，长期用药须减量，延长服药间隔时间。心血管疾病、糖尿病患者应慎用。氟西汀不宜与 MAOI 合用，因可能导致严重的"5- 羟色胺综合征"发生，表现出高热、肌强直、肌阵挛、精神症状，甚至会出现生命体征的改变。

氟 伏 沙 明

氟伏沙明（fluvoxamine）特异性阻断突触前膜 5-HT 转运体而抑制 5-HT 的再摄取，其阻断效应在 SSRI 中相对较弱，但选择性较高，不影响 NA 的再摄取。氟伏沙明与 Sigma-1 受体亲和力高，能激动 Sigma-1 受体，提高对强迫症状的控制，是 SSRI 中治疗强迫症的最佳药物，长期应用具有神经修复和改善认知功能的作用。氟伏沙明对褪黑素的降解具有抑制作用，间接提高了体内褪黑素的水平。与 H₁ 受体、M₁ 受体和 NA 受体的亲和力在 SSRI 中最低。临床广泛用于抑郁障碍、强迫症、惊恐障碍、广泛性焦虑、社交焦虑障碍及创伤后应激障碍等。安全性较高，在目前常用的抗抑郁药物中对体重的影响最小，也是 SSRI 中引起性功能障碍最少的药物。最多见的不良反应是恶心（>10%），其他常见的还有嗜睡、乏力、头痛等，较少引起焦虑及激越症状。

帕 罗 西 汀

帕罗西汀（paroxetine）属强效、高选择性 SSRI，可使突触间隙中 5-HT 浓度升高，增强中枢 5-HT 能神经功能。仅微弱抑制 NA 和 DA 的再摄取，与 M₁、M₂ 受体、肾上腺素受体、D₂ 受体、5-HT₁、5-HT₂ 受体和组胺 H₁ 受体几乎没有亲和力，对 MAO 也没有抑制作用。帕罗西汀是第三个经美国 FDA 批准用于抑郁障碍的 SSRI，也是首个获准治疗社交焦虑障碍及广泛性焦虑的 SSRI，可治疗各种类型抑郁障碍。主要不良反应有嗜睡、失眠、激动、震颤、焦虑、头晕以及消化系统异常等，通常不影响治疗。在

SSRI中,帕罗西汀的急性撤药反应最常见。

舍 曲 林

舍曲林(sertraline)对5-HT再摄取的抑制作用强,选择性高,是对NA或DA再摄取抑制能力的20倍左右,无抗M受体、组胺H_1受体及多巴胺D_2受体的作用,故极少引起便秘、口干及嗜睡等副作用。舍曲林与帕罗西汀均能改善抑郁症首次发病患者的认知功能,表现在注意力、执行能力、智力等方面,且认知功能的改善与抑郁症状的缓解具有相关性。舍曲林的适应证包括重症抑郁障碍、强迫障碍、创伤后应激障碍、惊恐障碍、经前期紧张障碍,预防抑郁症复发。舍曲林是第一个获准用于治疗儿童青少年抑郁障碍的SSRI,其疗效和安全性证据较为确切。与其他药物相互作用少,对女性(对催乳素水平影响不大)和老年人尤为适宜。荟萃分析显示,在SSRI中舍曲林的临床疗效最优,可接受性和有效性均优于其他抗抑郁药。常见不良反应有胃肠功能紊乱、睡眠障碍、头痛、性功能异常等。

西 酞 普 兰

西酞普兰(citalopram)与其他的SSRI相比,对5-HT的再摄取抑制性最强,选择性更高,对其他神经递质的受体影响很小,甚至无影响,是SSRI中唯一不影响P450同工酶的药物,与其他药物相互作用最少,长期应用不出现耐受性。尤其适用于躯体疾病并发抑郁且需要多种药物合用者,如脑卒中后抑郁等。该药是外消旋体,主要的疗效是由左旋体艾司西酞普兰产生。不良反应通常都短暂而轻微,常发生于用药后1~2周,持续治疗后不良反应可逐渐减轻至消失。

艾司西酞普兰

艾司西酞普兰(escitalopram)是西酞普兰的左旋异构体,对5-HT的再摄取抑制能力是西酞普兰右旋异构体的30倍或更多,对去甲肾上腺素和多巴胺再摄取作用微弱。本品对$5-HT_{1-7}$受体以及α和β肾上腺素、DA_{1-5}、H_1、M_{1-5}和苯二氮䓬受体均无作用或作用非常弱。起效较西酞普兰更快,不良反应较西酞普兰更轻微。

2. 选择性5-羟色胺和去甲肾上腺素再摄取抑制剂

文 拉 法 辛

文拉法辛(venlafaxine)主要通过阻断5-HT和NA的再摄取而发挥作用,对5-HT再摄取的抑制作用弱于SSRI,对NA再摄取的抑制作用弱于选择性NA再摄取抑制药。另外,该药还可减少cAMP的释放,引起β受体的快速下调,可能与其起效快有一定关系(约4日起效)。该药对各种抑郁障碍包括单相抑郁、双相抑郁、伴焦虑的抑郁、难治性抑郁等均有较好疗效。在安全性和耐受性方面,文拉法辛优于三环类抗抑郁药,与SSRI常见的不良反应相似。最常见的是恶心,发生率可达35%,连续用药数周后可明显减轻。一日量超过200mg时,可引起高血压,服药期间须定期检测血压。文拉法辛的缓释制剂改善了该药易引起恶心的不良反应。去甲文拉法辛(desvenlafaxine)是文法拉辛的主要活性代谢产物,超过70%的患者文法拉辛是通过代谢为去甲文拉法辛而发挥作用。

度 洛 西 汀

度洛西汀（duloxetine）是一种 5-HT 与 NA 再摄取的强效、高度特异性双重抑制剂。于 2002 年经美国 FDA 批准上市用于治疗重症抑郁障碍，2004 年欧洲批准治疗糖尿病周围神经病变所致的疼痛和应激性妇女尿失禁。

在下行痛觉抑制通路中 5-HT 和 NA 介导抑制痛觉神经通过脊髓的上行传导，故 5-HT 和 NA 双递质再摄取抑制可有效缓解躯体疼痛。本品对胆碱受体、组胺受体和肾上腺素受体无亲和力，无单胺氧化酶抑制活性。临床用于抑郁伴发性疼痛、糖尿病周围神经疼痛等的治疗。其常见的不良反应为恶心、失眠、头痛、嗜睡、头晕、便秘、出汗增多、焦虑、腹泻和疲劳等。该药有使血压升高的危险，所以，心肌梗死和不稳定型冠心病患者慎用；严重肝功能不全患者慎用。

米 那 普 仑

米那普仑（milnacipran）具有 5-HT 和 NA 双重抑制作用，对于多巴胺的再摄取没有影响。对脑内 5-HT 受体及 NA 受体具有高亲和力，可明显增加脑细胞外 5-HT 和 NA 的浓度，而对 α 受体、M 受体和 H_1 受体无亲和力，对单胺氧化酶活性无影响。

丙 米 嗪

丙米嗪（imipramine）属于 TCA，主要通过阻断 NA、5-HT 在神经末梢的再摄取，从而使突触间隙的递质浓度增高，促进突触传递功能而发挥抗抑郁作用。有研究显示，TCA 对于维持期治疗有效，长期维持丙米嗪治疗可有效预防抑郁复发。治疗量的丙米嗪有明显的阻断 M 受体的作用，与视物模糊、口干、便秘和尿潴留等副作用有关。

阿 米 替 林

阿米替林（amitriptyline）属于 TCA，其药理作用、作用机制及临床应用与丙米嗪极为相似。阿米替林对 5-HT 再摄取的抑制作用明显强于对 NA 再摄取的抑制，镇静作用和抗胆碱作用比丙米嗪强。适用于治疗焦虑性抑郁障碍、强迫症与恐惧症等，对兼有焦虑的抑郁障碍患者的疗效优于丙米嗪。但由于不良反应与丙米嗪相似，且更重，偶有加重糖尿病症状的报道，所以临床上仍是二线用药。

氯米帕明、多塞平等药物化学结构上均属于 TCA，在作用机制上属于 5- 羟色胺和去甲肾上腺素再摄取抑制剂，但不良反应较多，尤其是过度镇静、抗胆碱作用和心血管反应，患者耐受性差，过量较危险。

3. 去甲肾上腺素能和 5- 羟色胺能抗抑郁药

米 氮 平

米氮平（mirtazapine）是全球第一个去甲肾上腺素能和 5- 羟色胺能的抗抑郁药。它是一种强效的选择性突触前 α_2 受体拮抗药，反馈性促进 NA 和 5-HT 的释放。它同时阻断中枢的 5-HT_2 和 5-HT_3 受体，这与该药具有抗焦虑及改善睡眠的临床疗效相关。米氮平可以阻断组胺受体而发挥镇静作用。该药有较好的耐受性，几乎无抗胆碱能作用，治疗剂量下对心血管系统无明显影响。常见不良反应有嗜睡、食欲增加和体重增加,少见不良反应有直立性低血压、躁狂、惊厥、急性骨髓抑制(粒细胞缺乏、再生障碍性贫血以及血小板减少症等)、血清转氨酶水平增加等,须进行血常规监测。

4. 去甲肾上腺素和多巴胺再摄取抑制剂

安 非 他 酮

安非他酮(amfebutamone)是 DA 及 NA 再摄取抑制药,无明显 5-HT 再摄取抑制作用。它与组胺受体、胆碱受体及 5-HT 受体几无亲和力。对多种类型的抑郁障碍均有效,其疗效与 SSRI 相当,还可有效预防抑郁复发。安非他酮还可用于 SSRI 无效的戒烟者伴有的抑郁及注意缺陷/多动障碍的治疗,是 FDA 批准的唯一口服治疗尼古丁成瘾的药物。与 SSRI 相比,安非他酮导致性功能障碍的发生率低,不引起体重增加,较少引起镇静作用。

5. 褪黑素受体激动剂和 5-HT$_{2C}$ 受体拮抗剂

阿 戈 美 拉 汀

阿戈美拉汀(agomelatine)是一种褪黑素受体(MT$_1$ 和 MT$_2$)激动剂,同时也是 5-HT$_{2C}$ 受体拮抗剂。中脑 GABA 能神经元 5-HT$_{2C}$ 受体的激活会抑制 DA 及 NA 能神经元,减弱前额皮质多巴胺和去甲肾上腺素传递的能力。阿戈美拉汀通过阻断 5-HT$_{2C}$ 受体,引起脑内多巴胺和去甲肾上腺素水平升高,其抗抑郁药效与 SSRI 药物相当。其抗抑郁作用可能还与增加海马神经元的可塑性及神经元再生有关。阿戈美拉汀的另外一个独特作用靶点是褪黑素 MT 受体,通过对 MT$_1$/MT$_2$ 受体的激动作用,改善患者的睡眠质量,调节紊乱的生物节律,提高患者日间的觉醒状态,针对抑郁症伴发的失眠症治疗效果突出。阿戈美拉汀不影响性功能和体重,具有良好的耐受性,也未见撤药反应。但在治疗期间已发现数例应用阿戈美拉汀出现肝毒性的严重病例报告,因此,患者需要进行肝功能检查。

6. 5-羟色胺受体拮抗/再摄取抑制剂

曲 唑 酮

曲唑酮(trazodone)是四环类抗抑郁障碍药,可阻断 5-HT 转运体对 5-HT 的再摄取,升高突触间隙 5-HT 的浓度;其抑制 5-HT 再摄取的选择性明显弱于氟西汀等 SSRI,并有阻断 5-HT$_1$ 受体和 5-HT$_2$ 受体的作用,对 M 受体的作用非常微弱,亦不抑制脑内 MAO 的活性。此外,本品还对位于突触前膜的 5-HT$_{2A}$ 受体或 5-HT$_{2C}$ 受体具有拮抗作用,通过抑制负反馈调节,增加 5-HT 的释放,达到抗抑郁的作用。同时,曲唑酮还有抗焦虑作用、改善睡眠障碍、心脏毒性低及其他不良反应轻微的特点。

奈 法 唑 酮

奈法唑酮(nefazodone)能阻断突触前神经元对 5-HT 的重摄取,同时又是突触后 5-HT$_2$ 受体的拮抗剂。与曲唑酮不同,本品可抑制去甲肾上腺素的再摄取。还能阻断 α$_1$ 受体,但对多巴胺受体无明显作用。与其他三环类抗抑郁障碍药相比,本品没有明显的抗毒蕈碱作用。

7. 去甲肾上腺素再摄取抑制剂

瑞 波 西 汀

瑞波西汀（reboxetine）选择性阻断去甲肾上腺素的再摄取，对其他神经递质和受体几乎没有影响。治疗抑郁症疗效与丙米嗪等 TCA 及氟西汀等 SSRI 相当，而且耐受性良好，不良反应少，常见的不良反应有口干、出汗、恶心、便秘等。

马 普 替 林

马普替林（maprotiline）是四环类抗抑郁障碍药，选择性抑制 NA 再摄取，对 5-HT 再摄取几无影响。抗胆碱作用与丙米嗪相似，远比阿米替林弱。其镇静作用和对血压的影响与丙米嗪相似，具有抗抑郁与抗焦虑作用。对心脏的影响也与三环类抗抑郁药相同，延长 Q-T 间期，增加心率。不良反应有困倦、头晕、震颤、口干、便秘等，少数患者可引起惊厥。

8. 选择性 5- 羟色胺再摄取激活剂

噻 奈 普 汀

噻奈普汀（tianeptine）虽然在结构上属于 TCA 抗抑郁障碍药的类似物，但却具有独特的药理作用。其抗抑郁作用机制尚不完全清楚，可能与以下功能有关：①促进大脑皮质及海马突触前膜对 5-HT 的再摄取，增加囊泡中 5-HT 的储存，调节 5-HT 功能的不稳定性；②扭转抑郁症患者 HPA 轴的功能活动过度；③预防应激引起的海马神经元树突的萎缩，对海马神经元具有保护作用；④改变兴奋性氨基酸 NMDA、AMPA 受体活性，释放 BDNF，提高神经元的可塑性。噻奈普汀治疗抑郁症具有良好的疗效，对抑郁性神经症、慢性酒精中毒和戒酒后出现的抑郁也有效。服药后 2 周起效。因为不阻断 M、H_1 及 α 受体，故极少引起心血管系统不良反应，在老年患者也不出现口干、便秘等症状。

9. α₂ 受体和 5- 羟色胺受体拮抗剂

米 安 色 林

米安色林（mianserine）阻断 α₂、5-HT₁ 和 5-HT₂ 受体。用于治疗各种类型的抑郁障碍。由于没有明显的抗胆碱作用，不增加心率，心脏毒性低于 TCA。具有明显的镇静作用。尤适用于患有心血管疾病及老年抑郁障碍患者。最常见的不良反应为嗜睡。双相障碍、严重肝病患者禁用。可能引起粒细胞缺乏症和再生障碍性贫血，须进行血常规监测。

10. 可逆性／选择性单胺氧化酶抑制剂（RIMA/MAOI）

吗 氯 贝 胺

吗氯贝胺（moclobemide）通过可逆性抑制脑内 A 型 MAO，提高脑内 NA、DA 和 5-HT 的水平，产生抗抑郁作用。与不可逆性 MAOI 比较，具有作用快、持续时间短、停药后 MAO 活性恢复快的特点。吗氯贝胺对各种抑郁障碍均有效，对精神运动性迟滞并伴有焦虑的非典型老年抑郁患者疗效较好。几乎无抗胆碱作用和心脏毒性，常见的不良反应是恶心，较大剂量时可出现头痛、眩晕、失眠、直立性低血压、便秘和焦虑等。嗜铬细胞瘤、甲状腺功能亢进患者禁用,禁止与哌替啶配伍应用。

四、抑郁障碍研究中的常用动物模型

抑郁障碍动物模型根据模型制作方式可以分为应激模型、手术造模、利血平拮抗模型和遗传模型。应激模型包括行为绝望模型、获得性无助模型(LH)、慢性社会挫败应激(CSD)模型、慢性不可预测轻度应激模型(CUMS)、慢性束缚应激模型(CRS)、灵长类的母婴分离模型(MS)等;嗅球切除模型的病理生理学改变与人类抑郁症相似度高,但实验动物死亡率较高。转基因动物模型包括选择性培育的 Flinders Sensitive Line(FSL)大鼠模型和 Wistar-Kyoto(WKY)大鼠模型;此外,还有传统的基于单胺理论的 5-HT$_{1A}$ 受体敲除小鼠模型、去甲肾上腺素转运蛋白敲除小鼠模型、基于 HPA 轴功能紊乱学说的 CRH-R1 敲除模型、靶向 2 型糖皮质激素受体模型和杂合 BDNF 敲除小鼠模型等。由于抑郁症是一种症状多样的异质性疾病,上述每一种抑郁动物模型都有其适用范围和不足,目前还没有动物模型可反映出人类抑郁症的本质。

思考题　　　　　1. 精神分裂症的病理生理机制有哪些假说?
　　　　　　　　2. 近年发现的抑郁障碍新的发病学说与分子靶点有哪些?

(纪雪飞　迟天燕　邹莉波)

参 考 文 献

[1] UNO Y, COYLE J T. Glutamate hypothesis in schizophrenia. Psychiatry Clin Neurosci, 2019, 73 (5): 204-215.

[2] MEYER N, MACCABE J H. Schizophrenia. Medicine, 2016, 44 (11): 649-653.

[3] FRAMPTON J E. Brexpiprazole: areview in schizophrenia. Drugs, 2019, 79 (2): 1-12.

[4] BIRNBAUM R, WEINBERGER D R. Genetic insights into the neurodevelopmental origins of schizophrenia. Nat Rev Neurosci, 2017, 18 (12): 727-740.

[5] MURROUGH J W, ABDALLAH C G, MATHEW S J. Targeting glutamate signalling in depression: progress and prospects. Nat Rev Drug Discov, 2017, 16 (7): 472-486.

[6] PEREZ-CABALLERO L, TORRES-SANCHEZ S, ROMERO-LÓPEZ-ALBERCA C, et al. Monoaminergic system and depression. Cell Tissue Res, 2019, 377 (Suppl 1): S107-S113.

[7] MILLER A H, RAISON C L. The role of inflammation in depression: from evolutionary imperative to modern treatment target. Nat Rev Immunol, 2016, 16 (1): 22-34.

第十五章 抗癫痫和惊厥药

癫痫是由多种病因引起的慢性脑部疾病,以神经元异常放电引起短暂性脑功能失调为主要特征。近年来,抗癫痫药物研究取得了巨大进步,癫痫以及惊厥的治疗药物有了更大选择性,新型抗癫痫药物在治疗中不断得到新的尝试。本章主要介绍了癫痫发病机制、癫痫和惊厥的治疗药物及发展现状,以及常用的癫痫和惊厥模型。

第一节 癫 痫 概 述

癫痫是人类常见的神经系统疾病,其特征是反复发作的大脑神经元异常放电,并向周围脑区扩散,导致反复和短暂的大脑功能失常。临床上表现为患者突然意识丧失及明显的思维、知觉、情感和精神运动障碍,发作时伴有异常脑电图。

一、癫痫的病理生理和流行病学

癫痫是一种反复发作的慢性脑疾病,也是一种潜在的致死性疾病。癫痫不是一个单独的疾病,而是一个病因、病理生理学及临床表现复杂的综合征。癫痫发作有原发性病因和继发性病因,原发性病因尚不明确,致病因素可能主要和遗传因素有关。继发性癫痫病因较多,不同年龄段之间也存在着较大差异。脑外伤、脑卒中、脑肿瘤、颅内感染、脑寄生虫病等脑部疾病常可继发癫痫发作。

流行病学研究显示,癫痫的发病与区域、年龄密切相关。由于地理环境和社会经济状况不同,不发达国家和发展中国家癫痫的发病率明显高于发达国家。癫痫的发病有两个高峰,分别为儿童期和老年期,不同的发病年龄,癫痫的病因谱分布也不同。有关研究表明,幼年发病的癫痫患者,大部分病因不明,一部分在青春期后可治愈;而多数成年以后发病的癫痫患者,有明确的相关病因,尤其是老年性癫痫更多为继发性癫痫,以脑血管病后癫痫最常见。

国际抗癫痫联盟认为癫痫发作是由于大脑、丘脑-皮质系统及中脑上部神经元高度同步化异常放电所致。癫痫灶内神经元的兴奋性改变是癫痫发生的重要因素,癫痫灶内神经元产生的刻板的、同步化的电反应称为发作性去极化漂移(paroxysmal depolarization shift, PDS)。用微电极记录一个病灶的神经元可以看到一个高振幅的、长时程的去极化引起的尖峰电位,它可以引起一连串的动作电位,紧随其后的是一种后超极化。目前认为去极化主要由兴奋性递质谷氨酸介导的 NMDA 通道和电压门控钙通道活化所致;而超极化主要与抑制性的 K⁺ 电导、γ- 氨基丁酸受体有关。迅速终止 PDS 可能导致异常神经元放电的延长而引起癫痫临床发作,神经元异常同步去极化亦是癫痫的重要特征,这种 PDS 的产生表现为比正常兴奋性突触后电位(EPSP)大 5~10 倍的突触传递。研究发现,增强突触强度可促发神经元形成同步化峰电位而诱发癫痫样放电,而后超极化的时程决定着癫痫的持续时间。如果癫痫持续发作超过 30 分钟则会引起中枢神经系统内神经元的损伤或丧失,发展为癫痫持续状态,癫痫持续状态可以造成患者死亡。癫痫持续性发作后,神经元发生细胞膜通透性增加,细胞皱缩,染色质浓缩,DNA 断裂等一系列变化,临床研究资料也证实,癫痫发作持续 30 分钟后,脑内相应部位会发生永久性的神经元损伤,患者全身及脑生理发生改变,脑组织对葡萄糖、氧利用减少,导致谷氨酸、GABA 减少,神经元突触后膜抑制作用减弱,神经元过度兴奋,N- 甲基 -D 天冬氨酸(NMDA)受体通道开放,Ca^{2+} 内流激活细胞内一系列病理过程,调控神经元死亡。研究表明,神经元凋亡参与了癫痫持续性发作后海马神经元迟发性死亡过程,缺氧性神经元坏死与细胞色素 C 的释放和 caspase 3 的激活直接相关,海马神经元线粒体损伤可能是癫痫持续性发作早期神经元损伤的关键环节。

二、癫痫的发病机制

由于癫痫病因较复杂,因此发病机制尚不十分清楚,目前主要有离子通道学说、兴奋性氨基酸毒性学说、异常网络学说以及氧化应激学说等。

1. 离子通道学说 离子通道是调节神经元兴奋性的基本单元。各种原因导致其编码基因发生突变均会影响离子通道的功能,引起中枢神经系统电活动失衡,诱发脑部神经元异常的同步放电,引起癫痫发作。与癫痫相关的离子通道主要有钠、钾、钙通道。现代医学认为各种原因导致基因表达异常,造成调控离子通道的神经递质或调质功能障碍,引起离子通道结构和功能异常改变。这种异常改变可进一步导致钠、钾、钙等离子的异常跨膜运动,从而造成脑部神经元的高度同步化异常放电。癫痫发作时,异常放电频率由正常的 1~10 次 /s 增加到 1 000~10 000 次 /s,这种高频样放电能够通过突触迅速扩布,并引起脑功能异常。

2. 异常网络学说 国际抗癫痫联盟认为,患者脑部存在着能导致癫痫反复发作的易感性是癫痫最为突出的病理生理特征,脑内神经网络的异常或神经元内在兴奋性的改变是癫痫易感性的基础,神经元异位和局灶性皮质发育不良(focal cortical dysplasia,FCD)是引起癫痫发作的最常见原因。病理状态下,神经元突触不能到达正常部位,因而不能建立维持正常功能所必需的联系,反而向其末端下位或邻近神经元突出和延伸,形成新的突触联系,在局部形成异常的神经网络导致大脑兴奋性增强,引起癫痫的发生。

3. 神经递质学说 目前已知和癫痫关系密切的神经递质主要有氨基酸类、单胺类以及乙酰胆碱。其中作用最为重要的是谷氨酸(glutamate,Glu)与 γ- 氨基丁酸(γ-aminobutyric,GABA)。

谷氨酸是脑内最重要的兴奋性神经递质,其受体分为与离子通道偶联的离子型(NMDAR、KAR 和AMPAR)受体和代谢型受体。谷氨酸水平异常与癫痫患者的过度兴奋有关,谷氨酸受体的异常增加致使中枢神经系统大量神经元一直处于过度兴奋状态,在癫痫患者脑组织和癫痫动物模型中都发现谷氨酸水平升高,并证实谷氨酸引起的兴奋性毒性可导致神经元死亡。癫痫的发作可能是由于谷氨酸早期胞内合成增加,而后期胞外大量释放所致。研究证实降低谷氨酸转运载体及谷氨酸受体的表达量能减弱或抑制癫痫的发作。

GABA 是在研究神经递质与癫痫关系中开展最早的、最重要的抑制性神经递质,在 GAGA 的三种不同受体类型中,GABA$_A$ 受体与癫痫的关系最为密切,GABA$_A$ 受体激活后使神经细胞膜的氯离子通透性增加,神经元膜电位增加而产生超极化,可增强 GABA 介导的突触后抑制作用,从而降低神经元的兴奋性。

4. 氧化应激学说 氧化应激是由于体内氧化与抗氧化作用之间的稳态失衡,导致自由基产生过多和 / 或清除能力下降。有研究证实氧化应激产生的自由基连锁反应是癫痫发作和神经退行性病变的重要环节。癫痫发作时神经元的异常放电和兴奋性毒性使脑内活性氧自由基(reactive oxygen species,ROS)产生增多,抗氧化能力减弱,过度堆积的 ROS 可极大地损伤神经元的结构和功能。因此,氧化应激在癫痫的发病过程中发挥着重要作用,维持或恢复癫痫患者脑内氧化系统与抗氧化系统之间的稳态在治疗癫痫中占有十分重要的地位。

三、癫痫的国际分类与临床表现

1981—2014 年间癫痫国际分类强调癫痫发作的多样性,将癫痫发作分为部分性发作、全面性发作以及不确定发作三类,部分性发作按有无意识丧失分为单纯部分性发作(无意识障碍)、复杂部分性发作(伴有意识障碍)和部分性发作继发全身性发作 3 种形式。全面性发作按发作时的表现分为全身性强直阵挛发作(又称大发作)、强直发作、阵挛发作、失神发作(又称小发作)、失张力发作、肌阵挛发作 6 种类型。

1. 部分性发作

(1)单纯部分性发作:又称局限性发作。一种主要表现为局部肌肉抽搐,之后扩散至同侧半身,抽搐停止后可出现轻度瘫痪,另一种则是局限性感觉性癫痫,即一侧身体感觉发生异常。

(2)复杂部分性发作:又称精神运动性发作。意识不丧失,也不出现抽搐,主要表现为阵发性意识模糊,做一些无意识的动作,有些表现为精神失常,每次发作持续数分钟至数日不等。

(3)部分性发作继发全身性发作:表现为意识丧失,四肢僵硬强直,肌肉节律性抽动。发作早期:发作 1~5 分钟,肌肉并不完全松弛,牙关紧闭,意识仍然丧失;发作晚期:持续 2~10 分钟,肌肉不同程度松弛,意识转为清醒或睡眠状态。

2. 全面性发作

(1)全身性强直阵挛发作:又称大发作。主要表现为意识突然丧失、瞳孔扩大、全身抽搐。抽搐 1~3 分钟后停止,意识恢复或转入沉睡,1~2 小时后苏醒,若持续出现大发作,则称为癫痫持续状态。

(2)强直发作:多见于弥漫性脑损害儿童,睡眠中发作较多。表现为全身或部分肌肉持续的强直性收缩,伴短暂意识丧失。

(3)阵挛发作:发作时全身肌肉阵发抽搐但不出现肌肉强直,阵挛性发作仅见于婴幼儿。

(4)失神发作:又称小发作。主要表现为短暂的意识丧失,突然停止活动,但不发生抽搐,持续数秒后恢复常态,一日可发作数十次不等,多见于儿童。

(5)失张力发作:表现为突然发生一过性肌张力丧失,因而不能维持姿势,发作持续 1~3 秒,伴意识丧失。

(6) 肌阵挛发作：表现短促的一侧或双侧肢体肌肉阵挛，多见于颈部、上肢、躯干的屈曲肌肉，偶见于全身。

2017 年，国际抗癫痫联盟提出新的癫痫发作分类，该分类是一个多级分类，与以往分类不同的是不要求对反应性作出判断，而是采用了"aware"作为相对简单的意识的代名词，这一界定在临床实践中简单易行，而且能客观反映患者发作期状态。新分类标准分为局灶起源、全面起源、未知起源 3 类。

局灶起源根据是否存在运动症状又分为运动性和非运动性发作。运动性发作包括自动症、失张力、阵挛、癫痫样阵挛、过度运动、肌阵挛及强直；非运动性发作包括自主神经发作、行为终止、认知发作、情绪发作、感觉发作。

全面起源根据是否存在运动症状又分为运动性和非运动性发作。运动性发作包括强直阵挛、强直、阵挛、肌阵挛、肌阵挛 - 强直 - 阵挛、肌阵挛 - 失张力、癫痫样痉挛；非运动性发作（失神）包括典型失神、非典型失神、肌阵挛失神、失神伴眼睑肌阵挛。失神伴眼睑肌阵挛、肌阵挛失神、肌阵挛 - 失张力、肌阵挛 - 强直 - 阵挛作为新的全面性发作类型。

未知起源的癫痫发作，也可根据是否存在运动症状分为运动性发作和非运动性发作。

目前临床上使用的抗癫痫药物临床适应证均沿袭了旧的癫痫分类名称，鉴于此，本章抗癫痫药物治疗中仍然采用旧的癫痫分类对药物的临床适应证进行介绍。

第二节 癫痫和惊厥的药物治疗

一、癫痫的药物治疗

药物控制是癫痫的主要治疗手段，临床上药物治疗对大约 70% 的癫痫患者有效。抗癫痫药作用于不同的分子靶点，如离子通道、神经递质转运体、神经递质代谢酶等有选择性地改变神经元的兴奋性。一些药物由于作用靶点为离子通道，也可用于其他疾病的治疗，如常用于偏头痛、神经性疼痛等的治疗。

癫痫发作的诊断是癫痫治疗的基础，癫痫的药物治疗更多取决于发作的类型和癫痫综合征的类型，不同类型的癫痫发作有着不同的病理生理机制和解剖学基础，治疗方面也应采用相应的药物进行治疗。抗癫痫药物有可能对一种发作有效，却可能使另一种发作加剧。若对癫痫发病类型诊断错误，则可导致临床用药失败，甚至会加重病情。

传统的抗癫痫药物（第一代抗癫痫药）有卡马西平、苯妥英钠、丙戊酸钠、苯巴比妥、乙琥胺等；新型的抗癫痫药（第二代抗癫痫药）有托吡酯、左乙拉西坦、拉莫三嗪、奥卡西平、加巴喷丁、非尔氨酯、噻加宾、氨己烯酸等。

传统和新型抗癫痫药的作用机制可以分为：①调节离子通道；②增强突触抑制；③抑制突触兴奋性（图 15-1）。

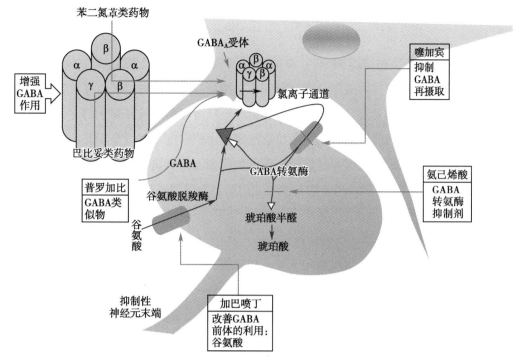

图 15-1　抗癫痫药物在神经元中作用的位点

（一）调节离子通道

1. 抑制钠通道　该类抗癫痫药物能抑制电压依赖性钠通道,减少神经元持续性动作电位的发放频率。如苯妥英钠、拉莫三嗪、卡马西平等药物能够阻断电压依赖性钠通道,延缓钠通道从失活状态恢复到静息状态,阻碍钠离子内流,阻断癫痫发作时的高频放电,从而有效抑制全身性强直阵挛和局部性痉挛的发作。

苯 妥 英 钠

苯妥英钠(phenytoin sodium)为乙内酰脲类药物,又称大仑丁。口服吸收慢且不规则,需连服数日才会出现疗效。苯妥英钠阻止癫痫病灶异常放电的扩散从而发挥治疗作用,但不抑制癫痫病灶异常放电。该作用可能与其抑制突触传递的强直后增强(posttetanic potentiation,PTP)有关。

苯妥英钠可与失活状态的 Na^+ 通道结合,阻断 Na^+ 内流,具有电压依赖性(voltage-dependence)和使用依赖性(use-dependence);苯妥英钠可阻滞 L 型和 N 型 Ca^{2+} 通道,抑制 Ca^{2+} 内流,但对哺乳动物丘脑神经元 T 型 Ca^{2+} 通道无阻断作用,苯妥英钠治疗失神发作无效可能与此有关;苯妥英钠对细胞膜有稳定作用,包括心肌细胞膜和神经细胞膜,能降低其兴奋性;苯妥英钠可通过抑制钙调素激酶活性从而减少 Ca^{2+} 依赖的兴奋性递质的释放和突触后膜的去极化反应。除此之外,高浓度的苯妥英钠可通过抑制神经末梢对 GABA 的摄取,诱导 $GABA_A$ 受体增加,间接增强 GABA 介导的突触后抑制作用;大剂量的苯妥英钠还能通过抑制 K^+ 内流,延长动作电位时程和不应期。

苯妥英钠对癫痫大发作疗效好,对失神发作无效,对单纯部分性发作和复杂部分性发作有一定疗效。除上述作用外,临床上还可治疗外周神经痛;可用于强心苷过量中毒所导致的室性心律失常的首选治疗。

拉 莫 三 嗪

拉莫三嗪(lamotrigine)为钠通道调节药,常单独应用于 12 岁以上儿童及成人的癫痫治疗,目前尚未完全阐明拉莫三嗪抗癫痫的作用机制。目前研究证实拉莫三嗪是一种电压依赖性钠通道阻滞剂,可使 Na^+ 通道失活抑制神经元重复放电。有研究表明拉莫三嗪可以抑制谷氨酸和门冬氨酸的释放,也可以抑制兴奋性神经递质诱发的动作电位。服用拉莫三嗪后血药浓度与剂量呈明显的线性关系,生物利用度较高,几乎可以达到 100%。美国神经病学会发布的指南支持将拉莫三嗪作为局灶性癫痫、特发性全面性癫痫以及混合癫痫发作性障碍患者的初始治疗用药。也可用于儿童失神发作。

卡 马 西 平

卡马西平(carbamazepine)的作用机制与苯妥英钠相似,可阻断钠通道,减少 Na^+ 内流,抑制癫痫病灶及其周围神经元放电。卡马西平口服吸收慢且不规则,75% 与血浆蛋白结合。在肝中代谢为环氧化物,也具有抗癫痫作用。$t_{1/2}$ 为 10~20 小时,久用 $t_{1/2}$ 缩短。控制癫痫发作的最佳血药浓度有较大的个体差异,可根据血药浓度调整剂量。卡马西平为广谱抗癫痫药,对各类型癫痫均有效。是治疗精神运动性发作的首选药;还可用于治疗三叉神经和舌咽神经等外周神经痛,但不作为预防性药物长期使用,疗效优于苯妥英钠;可促进抗利尿激素分泌,发挥抗利尿作用;可用于地高辛中毒所导致的心律失常;可用于锂盐无效的躁狂症患者,疗效好,不良反应少。

托 吡 酯

托吡酯(topiramate)为天然单糖基右旋果糖硫化物,体外研究证明托吡酯有多种抗癫痫机制。该药是电压依赖性钠通道阻滞剂,可抑制病灶持续异常放电;可增强 GABA 受体活性,使 GABA 诱导的氯离子内流增多,增强抑制性神经递质的作用;可作用于谷氨酸受体,拮抗 NMDA/AMPA 等谷氨酸受体亚型,降低谷氨酸介导的神经兴奋;该药还对中枢神经系统中碳酸酐酶有微弱的抑制作用。托吡酯口服后吸收迅速、完全;血浆蛋白结合率较低。托吡酯在红细胞上的结合位点容量较低,在人体中原型和其代谢产物主要经肾脏代谢清除。常作为癫痫的辅助治疗,用于单纯部分性发作、复杂部分性发作和全身强直阵挛发作,尤其对伦诺克斯 - 加斯托综合征和婴儿痉挛症的疗效较好。

2. 抑制钙通道 该类抗癫痫药能通过调节电压门控钙通道治疗癫痫发作,如乙琥胺、普瑞巴林、加巴喷丁。电压门控钙通道是一种多亚基的蛋白复合物,主要负责调控钙离子内流和突触前膜的递质释放。当电压门控钙通道被阻断,则神经递质的释放也会受到抑制,丘脑神经元上 T 型钙通道参与了失神发作的规律性放电,乙琥胺能够特异性地阻滞 T 性钙通道,因此乙琥胺对于治疗失神性癫痫较为有效;普瑞巴林和加巴喷丁是 GAGA 的结构类似物,分别能与 P/Q 型电压门控钙通道 $\alpha_2\delta$ 亚基和 L 型钙通道的 $\alpha_2\delta$ 亚基结合,减少钙离子内流。

乙 琥 胺

乙琥胺(ethosuximide)属于琥珀酰亚胺类。仅对于单纯失神发作疗效好,不良反应较少,作用机制主要与抑制 T 型钙通道有关。为防治癫痫小发作的首选药物。口服吸收迅速。最小有效浓度

(minimum effective concentration,MEC)为 40~10μg/ml,T_{ss} 为 7~10 天。血浆 $t_{1/2}$ 为 30~60 小时。乙琥胺仅对失神小发作有效,为首选药。乙琥胺不良反应较小,用于治疗癫痫小发作。因其本身可加重癫痫发作,使部分失神发作转为大发作,因此在用乙琥胺治疗癫痫时须注意。

<h2 style="text-align:center">加 巴 喷 丁</h2>

加巴喷丁(gabapentin)是一种新型抗癫痫药,抗癫痫机制尚不明确,虽然在结构上加巴喷丁与神经递质 GABA 相似,但它不能代谢转化为 GABA,也不是 GABA 受体激动剂或者 GABA 的再摄取抑制剂。药理实验证明加巴喷丁可增加脑组织 GABA 的释放;可与大鼠脑内的新皮质和海马的电压依赖性钙通道 $\alpha_2\delta$ 亚基结合,从而抑制钙离子内流。该药脂溶性较高,可透过血脑屏障,加巴喷丁的血浆蛋白结合率很低,大部分以原型通过肾脏排泄。加巴喷丁可用于难治性局灶性癫痫发作的辅助治疗,常与其他抗癫痫药合用进行联合治疗。加巴喷丁对原发性全身发作,如失神发作的患者无效。

(二)增强突触抑制

增强抑制性神经递质的作用是抗癫痫药的关键机制之一,以不同途径增强 γ- 氨基丁酸作用,抑制动作电位的高频重复发放是本类药物的作用特点。将 GABA 作为神经递质的神经元多存在于皮质、海马、杏仁核这些区域,上述脑区是引起癫痫活动的关键区域,通过正反馈抑制癫痫放电的抑制性突触是非常重要的。苯二氮䓬类、巴比妥类等药物通过 GABA_A 受体增强 GABA 的抑制作用(图 15-2),从而达到抗癫痫的疗效。

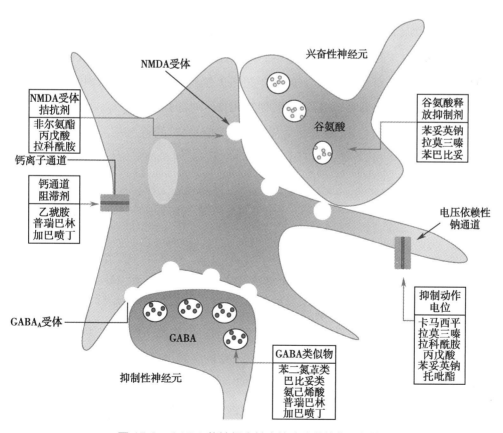

图 15-2　GABA 能神经突触中抗癫痫药的作用部位

苯二氮䓬类

苯二氮䓬类有抗惊厥及抗癫痫作用,临床常用药物有地西泮、硝西泮、氟硝西泮和氯巴占。地西泮是癫痫持续状态的首选药,静脉注射显效快。硝西泮主要用于失神发作,特别是肌阵挛发作及幼儿痉挛等。氯硝西泮是苯二氮䓬类中的广谱抗癫痫药,用于各种类型癫痫,常用来治疗失神发作,疗效优于地西泮,治疗癫痫持续状态采用静脉注射;氯巴占(clobazam)抗癫痫谱较广,可用于治疗对其他抗癫痫药无效的各种癫痫发作,尤其对失神发作和肌阵痉挛发作疗效突出。其中地西泮、氯硝西泮、硝西泮为GABA_A 受体激动剂,不能消除病灶的异常放电,其通过抑制癫痫病灶异常放电向周围正常组织的扩散,加强突触前抑制从而起到抗癫痫作用。

苯二氮䓬类药物的安全范围较大,不良反应较少,很少出现严重不良反应的情况,连续用药易出现嗜睡、乏力、头昏等不良反应。大剂量偶致共济失调,过量急性中毒可致昏迷和呼吸抑制,静脉注射对心血管有抑制作用。长期用药会产生耐受性和成瘾性,停药会出现戒断症状,孕妇和哺乳期妇女禁用。

巴 比 妥 类

苯巴比妥(phenobarbitone)是治疗癫痫的常用巴比妥类药物。苯巴比妥是通过降低癫痫病灶内细胞膜的兴奋性,抑制病灶异常高频放电来治疗癫痫,其通过提高周围正常组织的兴奋阈值来限制癫痫病灶的异常放电;苯巴比妥作用于GABA_A 受体,增加 Cl^- 电导,使膜超极化降低兴奋性;苯巴比妥可以通过抑制谷氨酸的兴奋性,抑制中枢神经系统单突触和多突触的传递,增加运动皮质的电刺激阈值,从而提高癫痫发作的阈值,抑制病灶异常放电的扩散。此外,该类药物还可调节电压依赖性钠、钾、钙通道,可阻滞 Na^+ 依赖的动作电位的快速发放,调节 Na^+,K^+-ATP 酶的活性,从而达到抗惊厥作用。口服及注射其钠盐均易被吸收。可分布于各组织与体液,虽进入人脑组织慢,但脑组织内浓度最高,有效血药浓度达到 10~40μg/ml。肾小管对其有重吸收作用,使作用持续时间延长。

苯巴比妥对各型癫痫均有作用,是防止大发作(尤其是儿童)的首选药,也是癫痫强直阵挛发作首选药之一;其对复杂部分性发作有效,也可用于癫痫持续状态,对单纯局限性发作及精神运动性发作也有效,对小发作无效。

噻 加 宾

噻加宾(tiagabine)又名替加宾,为 GABA 再摄取抑制剂。临床上主要作为抗惊厥药,也可用于 12 岁以下儿童及成人的癫痫治疗维持用药。噻加宾是第二代抗癫痫发作药,体外研究表明,噻加宾通过特异性抑制突触前神经元和神经胶质细胞对 GABA 的再摄取,从而有效增强 GABA 的抑制作用。噻加宾在肝脏中经 CYP 和非 CYP 代谢,但并不是 CYP 诱导剂。主要用于局灶性癫痫发作的辅助治疗。该药可能诱发癫痫发作,一些病例报告显示接受噻加宾治疗的患者出现了非惊厥性癫痫持续状态。

(三)抑制突触兴奋性

抑制谷氨酸受体兴奋性:中枢神经系统中的谷氨酸受体主要为离子型谷氨酸受体,分为 NMDA 受体和非 NMDA 受体(AMPA 受体、KA 受体),当谷氨酸等神经递质激活上述受体,则受体蛋白构象改变,离子通道开放,使细胞膜去极化,增强神经元兴奋性。因此,NMDA、AMPA 和 KA 受体可作为抗癫痫药物的作用靶点。

非 尔 氨 酯

非尔氨酯（felbamate）是一种新结构类型的抗癫痫药,结构属于氨基甲酸酯类。药理实验表明本品对各种癫痫模型均有效。非尔氨酯具有电压依赖性的钠通道阻滞和 L 型钙通道阻滞作用;在培养的大鼠海马神经元中,该药可以阻断谷氨酸 NMDA 受体,增加脑内或突触的 GABA 水平。本药口服吸收良好,血浆蛋白结合率较低,分布容积为 0.76~0.85L/kg。本药在肝脏经 CYP 酶系统(主要是 CYP3A4)代谢,代谢产物无药理活性。大约 50% 以原型由尿液排出。非尔氨酯通过抑制兴奋性神经递质功能,间接增加脑内抑制性神经递质的作用;用于治疗局灶性癫痫发作和伦诺克斯 - 加斯托综合征。该药可能导致再生障碍性贫血及肝功能损害等严重不良反应,因此不推荐该药作为癫痫发作的一线治疗药物。

(四) 第三代抗癫痫药物

尽管临床上抗癫痫药的应用可以缓解 60%~70% 癫痫患者的临床症状,但仍有 30%~40% 的癫痫患者发展为难治性癫痫。这使得开发更有效实用的抗癫痫药以加强对难治性癫痫的管理尤为迫切。21 世纪开始,各种新型的抗癫痫药包括普瑞巴林、拉科酰胺、卢非酰胺、氨己烯酸、吡仑帕奈、瑞替加滨、苯巴那酯等陆续上市,这些抗癫痫药物中多数药物具有新的抗癫痫作用机制,在癫痫临床治疗中不断得到新的尝试。

普 瑞 巴 林

普瑞巴林（pregabalin）是 GABA 类似物,2004 年 FDA 批准其作为治疗糖尿病性神经痛和带状疱疹神经痛的药物上市。普瑞巴林是美国和欧洲认可的第一个同时适用于治疗上述两种疼痛的药物。2005 年 6 月,普瑞巴林获批用于辅助治疗成年人局部发作性癫痫。普瑞巴林的化学结构与加巴喷丁类似,该药可以与电压门控性钙通道的 $\alpha_2\delta$ 亚基结合,调节钙电流;还能调节神经递质包括谷氨酸、去甲肾上腺素和 P 物质的释放。该药生物利用度较高可达 90%;此外该药几乎不与血浆蛋白结合,较少在肝脏代谢,大部分以原型药物通过肾脏排泄。普瑞巴林可作为局灶性癫痫发作的辅助治疗,还可有效治疗与糖尿病周围神经病变相关的神经痛、带状疱疹后遗神经痛。

拉 科 酰 胺

拉科酰胺（lacosamide,LCM）,是一种耐受良好的新一代抗癫痫药物,是一种新型 NMDA 受体的甘氨酸位点拮抗剂。2008 年被许可作为部分发作性癫痫的附加治疗药物,对于顽固性癫痫亦有效。2014 年美国 FDA 批准其可作为部分发作性癫痫患者的单药初始治疗。它的抗惊厥作用主要是选择性促进钠通道缓慢失活,并调节塌陷反应介导蛋白 2（CRMP-2）;其次可稳定神经元细胞膜,抑制神经元放电。

拉科酰胺用于成人和青少年有或无继发性全面发作的局灶性癫痫的辅助治疗,口服可以完全吸收,首过效应几乎为零,其绝对生物利用度接近 100%。拉科酰胺主要在肾脏排泄,因此严重肾功能损害或终末期肾病患者使用时需进行剂量调整。除用于癫痫的治疗外,拉科酰胺可用于糖尿病性的神经病理性疼痛。

拉科酰胺一般较少发生严重的不良反应,与其他抗癫痫药物联合用药,能够使一部分患者病情得到很好的控制,疗效良好,安全性高。与抗癫痫的非钠通道阻滞剂联合使用疗效增加且优于与钠通道阻滞剂合用。

卢 非 酰 胺

卢非酰胺(rufinamide)是三唑类的衍生物,2007 年在欧盟上市,2008 年获得美国 FDA 批准在美国上市。其主要通过调控大脑中钠通道的活性,限制神经元钠依赖性动作电位来发挥抗癫痫作用。卢非酰胺能够拮抗多种电刺激、癫痫化学性发作以及动物模型中阵挛发作,但对于戊四氮引起的发作治疗不佳。卢非酰胺口服后吸收良好但是吸收相对较慢。一般单次剂量给药,大约 6 小时以后达到稳态血药浓度。药物主要经肾脏排泄。

卢非酰胺能够辅助治疗 4 岁及以上与伦诺克斯 - 加斯托综合征相关的癫痫发作的患者;可以用于辅助治疗癫痫局部发作以及强直性发作。临床研究表明,癫痫患者对辅助卢非酰胺治疗方案的耐受性比较好(从 400mg/d 至 800、1 200、1 600mg/d,每周口服 1 次),最终癫痫发作频率明显减少。

氨 己 烯 酸

氨己烯酸(vigabatrin)为乙内酰脲类抗癫痫药,2009 年 8 月获美国 FDA 批准上市,是一种不可逆的 GABA 转氨酶抑制剂,临床上常用于辅助治疗其他抗癫痫药无效的癫痫患者。该药结构上与 γ- 氨基丁酸(GABA)类似,能特异性的与 GABA 转氨酶不可逆结合,使中枢神经系统中的 GABA 的浓度升高。该药可用于部分性癫痫发作,还可用于常规抗癫痫药无效的婴儿痉挛症。作为辅助治疗药物,可获得较好疗效。单独应用时,对新诊断出的患者治疗有效。氨己烯酸有引起永久性视力丧失的安全问题,在长期用药的患者中可发生不可逆的向心性视野受损、视网膜病变,少数患者可发生视神经炎和视神经萎缩。此外还可能发生眼球震颤、神经过敏、共济失调、感觉异常和震颤等不良反应。

吡 仑 帕 奈

吡仑帕奈(perampanel)是一种新型抗癫痫药,2012 年被批准作为部分性癫痫发作的辅助治疗;随后于 2015 年批准作为 12 岁及以上癫痫患者原发性全面强直阵挛(PGTC)癫痫发作的辅助治疗;在 2017 年批准用于 12 岁或以上癫痫部分性发作伴有或不伴有继发性全身性癫痫发作的单药治疗。吡仑帕奈是一种非竞争性的 AMPA 受体拮抗剂,可以抑制突触后 AMPA 受体活性,具有高度选择性。药物通过减少神经元过度兴奋而发挥抗癫痫作用。临床用于辅助治疗 12 岁以上伴有或不伴有继发性强直的癫痫部分发作患者。一般口服给药,药物进入人体吸收迅速完全,可以忽略首过消除。吡仑帕奈的半衰期长达 105 小时,因此用药后 2~3 周才能达到稳态血药浓度。

布 瓦 西 坦

布瓦西坦(brivaracetam)是新上市的抗癫痫药物,2016 年欧洲药品管理局(EMA)和美国 FDA 分别获批上市,用于治疗 16 岁及以上部分发作型的癫痫患者,辅助治疗伴随或不伴随继发全身性发作。布瓦西坦具有与传统抗癫痫药物不同的作用机制,该药可以干扰突触前末梢兴奋性神经递质的释放。是一种选择性可逆性的突触囊泡蛋白 2A(SV2A)的配体,类似于左乙拉西坦,但是与 SV2A 的亲和力增加了 15~30 倍。布瓦西坦参与突触囊泡胞吐和神经递质释放过程,对电压门控性钠通道也有一定的抑制作用,但抗癫痫作用与该机制关系不大。

苯 巴 那 酯

苯巴那酯(cenobamate)是 2019 年 11 月获美国 FDA 批准,2020 年上市的新药,用于成人治疗部分发作性癫痫。苯巴那酯是一种钠离子通道阻断剂,可以通过抑制电压门控钠电流以及通过异构作用正向调节 $GABA_A$ 受体活性,减少神经细胞重复释放电冲动。已批准 Xcopri(cenobamate)片剂,可显著降低部分发作性癫痫的发作频率,并且在维持期内高达 20% 的患者实现零癫痫发作。用药方面,Xcopri(cenobamate)应以 12.5mg 开始,每日一次,然后每 2 周根据临床情况调整 1 次剂量。在经过药物调整期后,Xcopri 推荐维持剂量为每日 200mg,部分患者因为临床反应及药物耐受等方面的原因可能需要将剂量增加至每日 400mg(最高剂量)。Xcopri 可与其他抗癫痫药物联合使用或单独使用。Xcopri 最常见的不良反应有嗜睡、眩晕、疲劳、复视和头痛。

大 麻 二 醇

大麻二醇(Epidyolex)是 2018 年 6 月获得美国 FDA 批准的首个高纯度、植物来源大麻二醇处方药物制剂,已于 2018 年 11 月在美国上市。Epidiolex 确切的作用机制尚不清楚,可能与变构调节 $GAGA_A$ 受体增强 GABA 活性有关。也有研究表明,CBD 是一种非选择性钠通道阻断剂,具有维持钠通道失活态的作用。Epidiolex 可有效减少具有耐药性的伦诺克斯 - 加斯托综合征和婴儿严重肌阵挛癫痫发作,用于 2 岁及以上患者辅助与伦诺克斯 - 加斯托综合征和婴儿严重肌阵挛相关的癫痫。在治疗婴儿严重肌阵挛癫痫、遗传性结节性硬化症、结节性硬化症中获得孤儿药认定。FDA 授予了 Epidiolex 治疗婴儿严重肌阵挛癫痫的快速通道地位;在欧洲,Epidyolex 被 EMA 授予了治疗伦诺克斯 - 加斯托综合征和婴儿严重肌阵挛癫痫的孤儿药地位。

二、惊厥的药物治疗

惊厥是由中枢神经过度兴奋引起全身骨骼肌不自主的强烈收缩,常见于小儿高热、破伤风、强直阵挛发作等引起中枢系统的过度兴奋。

(一)一般治疗

1. 苯二氮䓬类 一线药物。

地西泮:每次给药 0.15~0.2mg/kg,缓慢静脉推注,最大剂量不超过 10mg。

劳拉西泮:每次给药 0.1mg/kg,最多 4mg。

咪达唑仑:>40kg,10mg;13~40kg,5mg。

2. 水合氯醛 大剂量有抗惊厥作用,安全范围小,使用时应注意。

3. 巴比妥类 苯巴比妥对大多数惊厥有效,大剂量中枢抑制明显,常用于高热惊厥。

4. 硫酸镁 硫酸镁给药途径不同,可以产生不同的药理作用。口服不易吸收,可用于便秘、肠内异常发酵以及服用驱虫药后的导泻;静脉注射给药可产生全身作用,引起中枢抑制和骨骼肌松弛,具有镇静、抗痉挛以及减低颅内压等作用。

在体内,半数以上贮存于骨,其次在组织细胞内,血镁浓度为 0.8~1.2mmol/L,低于此浓度时神经及肌肉组织的兴奋性升高。Mg^{2+} 是细胞新陈代谢、维持体内生物酶功能活性不可缺少的一种阳离子,对神经冲动的传递和神经肌肉接头兴奋性传递和维持发挥重要作用。由于运动神经末梢 ACh 的释放过程需要 Ca^{2+} 参与,而 Mg^{2+} 与 Ca^{2+} 化学性质相似,竞争性地使运动神经末梢 ACh 的释放减少,抑制中枢神经系统,松弛骨骼肌。

此外,硫酸镁可以引起血管扩张,导致血压下降,临床上用于变异形心绞痛引起的冠脉痉挛,静脉注射硫酸镁对冠状动脉有明显的扩张效应。由于硫酸镁具有中枢抑制、骨骼肌松弛和降压作用,在临床上主要用于缓解破伤风、妊娠高血压综合征等惊厥,在治疗先兆子痫及子痫时,仍为首选药物。

硫酸镁可引起血镁轻度升高,出现食欲缺乏、恶心、头痛等非特异性症状。当血镁浓度过高时,可引起呼吸抑制、血压降低和心搏骤停致死。肌腱反射消失是呼吸抑制的先兆,因此在连续用药期间应经常检查肌腱反射。

(二)预防治疗

适合于高危患者,可应用丙戊酸钠等药物进行预防给药。

第三节 抗癫痫药物的研发史和应用现状

一、抗癫痫药物的发展历程

临床研究表明,新发癫痫患者若接受规范、合理的抗癫痫药物(antiepileptic drug,AED)治疗,70%~80% 患者的癫痫发作是可以控制的,其中 60%~70% 的患者经 2~5 年的药物治疗可停药观察。因此,AED 是治疗癫痫最重要、最基本的方法。

药物治疗癫痫已有百余年历史(图 15-3),20 世纪 80 年代之前,主要有 7 种传统抗癫痫药物应用于临床,包括卡马西平、氯硝西泮、乙琥胺、苯巴比妥、苯妥英钠、扑米酮和丙戊酸。使用传统抗癫痫药物能够使大部分癫痫发作得到控制,但由于其耐药性、不良反应以及药物间相互作用等问题,有 20%~30% 的癫痫患者发展为难治性癫痫。也有一些抗癫痫药物如苯妥英钠因不良反应严重,已退出一线用药。

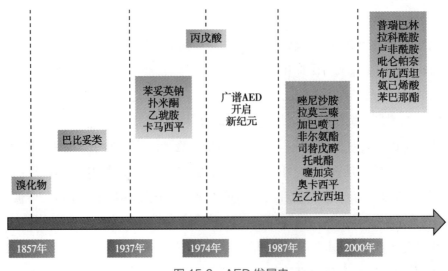

图 15-3 AED 发展史

20 世纪 80 年代以来,新型抗癫痫药物非尔氨酯、加巴喷丁、拉莫三嗪、托吡酯、噻加宾、左乙拉西坦、奥卡西平、唑尼沙胺和氨己烯酸陆续在欧美国家及其他地区上市。

自 21 世纪始,不断研发出具备新型化学结构的抗癫痫药物,特别是应用于难治性癫痫的药物。如拉科酰胺、瑞替加滨、布瓦西坦、吡仑帕奈和苯巴那酯等已被欧盟和美国食品药品管理局(FDA)批准上市,Belnacasan(VX-765)是一种有效的选择性 caspase-1 抑制剂,目前也处于临床研究阶段。

目前,抗癫痫药物的发现主要基于 3 种策略:①优化现有的抗癫痫药,寻找更安全、疗效更好的类似物或衍生物;②寻找新的药物作用靶点研发新化合物,③通过癫痫模型来筛选已上市药物。

二、抗癫痫药物的应用现状

癫痫治疗的主要手段是药物治疗,以控制癫痫发作为主要目的。1857 年溴化钾的临床使用揭开了现代抗癫痫药物发展的序幕,迄今已有 20 余种抗癫痫药物相继上市。

20 世纪 80 年代以前应用的抗癫痫药称为第一代或传统 AED,包括苯巴比妥、苯妥英钠、卡马西平、丙戊酸、氯硝西泮、乙琥胺和扑米酮等。第一代 AED 主要通过调节离子通道发挥抗癫痫作用。如苯巴比妥阻滞电压门控钠通道抑制大脑异常放电。不良反应主要是中枢抑制,大剂量使用可导致延髓麻痹。苯妥英钠抑制钠离子、钙离子内流,抑制钾离子外流,对全面强直阵挛性发作和部分性发作有效。其不良反应为眼震颤、共济失调、恶心呕吐、攻击行为、痤疮、齿龈增生、多毛、骨质疏松、贫血等。卡马西平抑制钠离子、钙离子内流,增强 GABA 功能,是部分发作首选用药。丙戊酸钠增加 GABA 合成,减少 GABA 降解。几乎所有的传统抗癫痫药物都是酶诱导剂(卡马西平、苯妥英钠和苯巴比妥)或酶抑制剂(丙戊酸)。研究表明在使用酶诱导型抗癫痫药物时,可通过影响这些代谢过程而产生严重的不良反应。目前除卡马西平和丙戊酸仍广泛应用于临床一线外,其他几种传统抗癫痫药物由于明显的不良反应已较少使用。1989 年到 2008 年上市使用的抗癫痫药物通常被称为第二代 AED,第二代 AED 通过对第一代 AED 进行结构修饰,或者通过改进代谢方式开发获得,如奥卡西平来自于卡马西平,从丙戊酸钠到丙戊酸镁等,其优势在于线性药动学特征、更弱的药物相互作用以及更小的药物不良反应。大多数第二代抗癫痫药物拥有线性药动学特征,有利于临床医生调整抗癫痫药物剂量。大部分第二代抗癫痫药物没有酶诱导活性,从而减少了药物之间的相互作用。第二代抗癫痫药物的另外一个优势是药物对胎儿生长发育的影响较小,故近年来育龄期女性患者服用拉莫三嗪和左乙拉西坦等抗癫痫药物的比例逐年上升,其他人群中的癫痫患者也倾向于将第二代抗癫痫药物作为首选。关于第二代抗癫痫药物的疗效评价,已有研究表明第二代抗癫痫药物的疗效与传统抗癫痫药物相当。2008 年后推出的抗癫痫药物通常被称为第三代抗癫痫药物,包括拉考沙胺、吡仑帕奈、卢非酰胺、瑞替加滨、醋酸艾司利卡西平以及布瓦西坦等。第三代抗癫痫药物由于其新靶点和新机制,进一步降低了药物不良反应的发生率,提高了患者对药物的耐受性。瑞替加滨是首个靶向钾离子通道的抗癫痫药物,但因药品本身存在化学稳定性差及代谢特性不佳的特点,且部分长期用药患者产生了严重与剂量相关的皮肤及视网膜色素沉着等毒副作用,已于 2017 年撤市。派恩加滨作为瑞替加滨的改进产品,克服了瑞替加滨化学结构不稳定和代谢特性不佳的缺点,2020 年 12 月已启动 I 期临床研究,有望成为我国第一个具有完全自主知识产权的抗癫痫新药。第三代抗癫痫药物为癫痫患者带来了新的选择和机遇。考虑其临床应用时间偏短,其长期的疗效和安全性尚有待进一步验证。

中医称癫痫为痫病,中药治疗癫痫讲究辨证论治、预防调护为主。对单味药治疗癫痫频次进行统计,结果显示使用频次较高的是石菖蒲、全蝎、天麻、半夏、僵蚕、甘草、胆南星、蜈蚣、钩藤、郁金等;在功效上看,平肝息风药及安神药具有较高抗癫痫作用。临床实践证实部分中西药物结合治疗有协同增效的作用,能缩短疗程,减少不良反应。中医治疗从某种程度上可以弥补西医治疗的不足,但仍未形成统一、规范的治疗方案。相信随着临床资料的不断累积,癫痫诊治尤其是难治性癫痫的诊治将得到进一步的完善,从而最大限度缓解癫痫患者的痛苦,提高癫痫患者的生活质量。

三、细胞色素 P450 遗传多态性对抗癫痫药物代谢的影响

治疗癫痫的药物在临床上的用药剂量往往存在很大的个体差异,绝大部分的抗癫痫药经肝脏代谢,其中细胞色素 P450(cytochrome P450,CYP)是大部分抗癫痫药物的代谢酶,因此其遗传多态性可能改变抗癫痫药的药代动力学,影响药物的血药浓度。

细胞色素 P450 是一组结构和功能相关的超家族(superfamily)基因编码的同工酶。在 P450 基因超家族中有 36 个基因家族,其中 10 个又可细分成亚家族。但涉及调控大多数药物和外来物代谢的基因主要包括 CYP1、CYP2、CYP3。其中 CYP3A4、CYP2C9、YP2C19 对 AED 的代谢起主要作用。各 AED 的 CYP 代谢酶见表 15-1。

表 15-1　AED 的 CYP 代谢酶

抗癫痫药物(AED)	细胞色素 P450(CYP)			
苯妥英钠(phenytoin sodium)	CYP2C9	CPY2C8	CYP3A4	CYP3A5
丙戊酸钠(sodium valproate)	CYP2A6	CYP2C9	CYP2C19	CYP2B6
卡马西平(carbamazepine)	CYP3A4	CYP3A5	CYP1A2	CYP2C8
苯巴比妥(phenobarbitone)	CYP2E1	CYP2C19		
地西泮(diazepam)	CYP2C19	CYP3A4		
乙琥胺(ethosuximide)	CYP2B6	CYP2E1	CYP3A4	
扑米酮(primidone)	CYP2E1	CYP2C19		
非尔氨酯(felbamate)	CYP2E1	CYP3A4	CYP3A4	
噻加宾(tiagabine)	CYP3A4			
唑尼沙胺(zonisamide)	CYP2C19	CYP3A4	CYP3A5	

苯妥英钠是治疗癫痫的常用药物。其治疗窗窄,临床常需要监测其血药浓度和不良反应,及时调整剂量。苯妥英钠的代谢主要通过细胞色素 P450 中的 CYP2C9 与 CYP2C19 共同完成,其中 80% 左右由 CYP2C9 完成,20% 左右由 CYP2C19 完成。要达到治疗范围的血药浓度,发生基因突变(CYP2C9*2 或 CYP2C9*3)的患者所需的用药剂量比未发生基因突变(CYP2C9*1)的要低 37%。患者需根据基因型结果选择不同的药物剂量,以期在避免毒性的同时获得较好疗效。

丙戊酸(valproic acid,VPA)50% 通过结合反应被尿苷酸二磷酸葡萄糖醛酸酶代谢(UGT1A6、UGT1A9、UGT2B7)为无活性的产物,40% 通过线粒体氧化,只有 10% 左右通过细胞色素氧化酶 P450 中的 CYP2C9、CYP2A6、CYP2C19 和 CYP2B6 代谢,催化为各种衍生物。目前对 CYP2A6 基因多态性对丙戊酸血药浓度的影响研究表明,CYP2A6 基因多态性可以影响丙戊酸的血药浓度,具有 CYP2A6*4

等位基因的患者服用丙戊酸时其体内的血药浓度较高,因此患者应用丙戊酸应较常规降低用量,以减少不良反应的发生。

卡马西平(carbamazepine,CBZ)的代谢主要通过 CYP 中的 CYP3A4、CYP3A5 同工酶,少部分通过 CYP2C8 代谢。*CYP3A5*3/*3* 基因型患者的口服清除率较 *CYP3A5*1/*1* 和 *CYP3A5*1/*3* 基因型患者提高 8%,*CYP3A5*1/*3* 基因型与 *CYP3A5*1/*1* 基因型患者无差别。

苯巴比妥的代谢 40% 通过 CYP 中的 CYP2C19 参与,其他的酶完成 60%。发现含有 *CYP2C19*2* 或 *CYP2C19*3* 等位基因的患者苯巴比妥的清除率较 CYP2C19 野生型下降 18.8%,基因型为 *CYP2C19*1/*2* 及 *CYP2C19*1/*3* 组的患者较 *CYP2C19*2/*2* 及 *CYP2C19*2/*3* 组清除率低。并由此得出结论 CYP2C19 基因多态性可以影响苯巴比妥的代谢。

新型抗癫痫药噻加宾的代谢主要通过 CYP 中的 CYP3A4。唑尼沙胺也通过 CYP3A4 代谢,此外 CYP2C19 及 CYP3A5 也参与其代谢。非尔氨酯的 I 相代谢通过 CYP3A4 和 CYP2E1。而拉莫三嗪不通过 CYP 代谢,其主要通过葡糖醛酸途径。

四、癫痫的药物治疗原则

根据中国抗癫痫协会编著的《临床诊疗指南:癫痫病分册》,选择抗癫痫药物的基本原则和注意事项如下:

1. 根据发作类型和综合征分类选择药物是治疗癫痫的基本原则,同时还需要考虑共患病、共用药、患者的年龄及其患者或监护人的意愿等进行个体化治疗。

2. 如果合理使用一线抗癫痫药物仍有发作,需严格评估癫痫的诊断。

3. 由于不同抗癫痫药的制剂在生物利用度和药代动力学方面有差异,为了避免疗效降低或不良反应增加,应推荐患者固定使用同一生产厂家的药品。

4. 尽可能单药治疗,仅在单药治疗没有达到无发作时才推荐联合治疗。如果联合治疗没有使患者获益,治疗应回到原来患者最能接受的方案(单药治疗或联合治疗),以取得疗效和不良反应耐受方面的最佳平衡。

5. 如果选用的第一种抗癫痫药因为不良反应或仍有发作而治疗失败,应试用另一种药物,并加量至足够剂量后,将第一种用药缓慢地减量。如果第二种用药仍无效,在开始另一个药物前,应根据相对疗效、不良反应和药物耐受性将第一或第二个药物缓慢撤药。

撤停药物时的注意事项如下。

1. 脑电图对减停抗癫痫药物有参考价值,减药前须复查脑电图,停药前最好再次复查脑电图。多数癫痫综合征需要脑电图完全无癫痫样放电再考虑减停药物,而且减药过程中需要定期(每 3~6 个月)复查长程脑电图,如果撤停药过程中再次出现癫痫样放电,需要停止减量。

2. 少数明确年龄相关性癫痫综合征,如儿童良性癫痫伴中央颞区棘波(benign childhood epilepsy with centro-temporal spikes,BECT,又称良性 Rolandic 癫痫),超过患病年龄,并不完全要求撤停药前复查脑电图正常。存在脑结构性异常者或一些特殊综合征,如一种特发性全身性癫痫综合征——青少年肌阵挛性癫痫(juvenile myoclonic epilepsy,JME)等,应当延长到 3~5 年无发作。

3. 单药治疗时减药过程应当不少于 6 个月;多药治疗时每种抗癫痫药物减停时间不少于 3 个月,

一次撤停一种药。

4. 在撤停苯二氮䓬类药物与巴比妥药物时,可能出现的药物撤停相关性综合征和/或再次出现癫痫发作,撤停时间应当不少于6个月。

5. 如撤药过程中再次出现癫痫发作,应当将药物恢复至减量前一次的剂量并给予医疗建议。

6. 停药后短期内出现癫痫复发,应恢复既往药物治疗并随访;在停药1年后出现有诱因的发作可以观察,注意避免诱发因素,可以暂不应用抗癫痫药物;如有每年2次以上的发作,应再次评估确定治疗方案。

五、难治性癫痫的药物治疗展望

癫痫患者经过常规药物治疗后,有60%~70%的癫痫患者的病情可以得到有效控制,但仍有近1/3患者对抗癫痫药物耐药,不能完全控制发作,从而发展成为难治性癫痫,对患者的身体健康尤其是儿童患者的生长发育带来严重影响。难治性癫痫发病机制非常复杂,不仅存在先天性,也可以是后天获得。

从第二代抗癫痫药物开始,在药物安全性、致畸性、药物相互作用等方面都取得了令人瞩目的进步,不断研发并进入临床的新型药物为癫痫患者提供了更多的治疗选择。近些年,多种新型抗癫痫药物问世,如拉科酰胺、醋酸艾司利卡西平、吡仑帕奈和苯巴那酯等,这些药物具有各自不同的作用机制,可单剂量给药,也可与其他抗癫痫药物联合给药,均能够收到良好的治疗效果。如新型NMDA受体的甘氨酸位点拮抗剂拉科酰胺目前被许可作为部分发作性癫痫的附加治疗药物,对于顽固性癫痫亦有效。因此,在应用常规抗癫痫药治疗效果不佳时可考虑应用新型抗癫痫药物和尝试多药联合应用。另外,对于部分药物难治性儿童癫痫,如婴儿痉挛症、获得性癫痫性失语综合征等也可考虑皮质激素治疗。

随着个体化医疗的发展,患者处于评估-治疗-随访-再次评估-再次治疗-随访的动态治疗和管理中,对于难治性癫痫患者病情的控制能力也大大提高。

第四节　常用的疾病模型和研究方法

一、癫痫动物模型

癫痫模型可分为体外模型和在体模型。前者包括神经元模型和脑片模型,后者通常包括急性癫痫模型、慢性癫痫模型、遗传性癫痫模型和抵抗性癫痫模型。

(一)体外模型

1. 神经元模型　神经元是研究癫痫离体模型的基本材料。常用小鼠小脑颗粒细胞、大脑皮质细胞和海马神经元作为研究的基础。比较成熟的有谷氨酸兴奋性模型、红藻氨酸模型等。

(1)谷氨酸兴奋性模型能够引发癫痫样放电,可能与兴奋NMDA受体,引起Ca^{2+}的内流有关。通过该模型可以对癫痫发病机制进行研究,同时也可以进行抗癫痫药的筛选。

(2)红藻氨酸模型的操作步骤与谷氨酸模型类似。研究表明红藻氨酸可能兴奋AMPA受体和KA受体,引起细胞外的Ca^{2+}内流;或者激动钙蛋白酶和胱天蛋白酶,导致神经元的凋亡和坏死,同时诱发癫痫样放电。

2. 脑片模型　人们也常用海马脑片作为癫痫离体模型的基础。海马脑片常用动物有豚鼠、大鼠及小鼠等。用低 Mg^{2+} 的人工脑脊液灌注内嗅区和海马切片，可显示三种癫痫样放电：①海马出现重复短时相放电；②内嗅区癫痫样发作放电；③内嗅区迟发性重复放电。这些癫痫模型的异常放电能被临床有效的抗癫痫药阻断，且都可以被细胞间电极记录下来，可以认为是研究癫痫很好的体外模型。

（二）在体模型

癫痫研究很大程度上还依赖于在体模型，在体模型可以分为：急性模型、慢性模型、遗传性模型和抵抗性模型。

1. 急性癫痫模型　急性癫痫模型制备方法简单，常为单次处理即可诱发癫痫急性发作的模型，包括最大电休克模型（maximal electroshock model，MES model）、戊四氮癫痫模型（pentylenetetrazol model，PTZ model）和青霉素急性模型。

（1）MES 模型：是使用最多、研究最透彻的模型之一，常用于模拟人类的强直阵挛癫痫大发作，并能用于抗强直阵挛癫痫大发作的药物筛选。经典的抗癫痫药物苯妥英钠是通过 MES 模型发现的。

（2）PTZ 模型：能够模拟人类的肌阵挛癫痫全身发作，临床上使用的乙琥胺是通过此模型发现的。

MES 模型和 PTZ 模型制备方法简单，筛选抗癫痫化合物的效率较高，在过去的几十年里是作为初次筛选癫痫药物的"金标准"。

（3）青霉素急性模型：青霉素是经典的致痫剂，通过抑制 GABA 能神经元减弱内源性抑制性突触活动，引起神经元兴奋性增高。青霉素广泛应用于制备急性癫痫模型，可用于快速筛查抗癫痫药的作用。

2. 慢性癫痫模型　慢性癫痫模型能够反映癫痫的发生、发展及其反复发作的脑部病理生理的改变，可以分为点燃模型、持续性癫痫模型和自发性癫痫模型。点燃模型是通过反复的电和化学刺激丘脑、海马等区域，从而在脑电图上表现为进行性癫痫样活动，在行为学上表现为癫痫样发作的模型。点燃模型模拟的是人类癫痫复杂部分性发作及其继发的全身性发作，主要用于研究癫痫发生机制。点燃模型又可细分为两类：电点燃模型和化学点燃模型。

（1）电点燃模型：在杏仁核、海马区埋植电极，并反复给予一定强度的阈下刺激从而达到点燃的效果。

（2）印防己毒素化学点燃癫痫模型（picrotoxin model，PTX model）：PTX 模型是一种与人类癫痫发生、形成具有高度相似性的慢性癫痫模型。推荐大鼠腹腔注射 PTX 点燃模型的合适剂量为 1.5mg/（kg·d）。

（3）红藻氨酸化学点燃癫痫模型（kainic acid model，KA model）：KA 模型是啮齿类动物诱发颞叶癫痫最常见的模型，全身或颅内局部给予红藻氨酸可引起神经元去极化从而诱发慢性癫痫的发生。

在点燃模型的基础上进行改进，还可以得到持续性癫痫模型和自发性癫痫模型。当给予持续一段时间电刺激或系统给予红藻氨酸、毛果芸香碱致痫后，都可能引发大脑损伤，损伤部位可能作为癫痫发作的病灶诱发慢性癫痫的自发性发作；腹腔反复注射致痫剂量的红藻氨酸、毛果芸香碱均能引发癫痫持续状态的发生。

（4）青霉素慢性点燃癫痫模型：青霉素癫痫模型发作机制较为明确，其急性或点燃癫痫动物模型已获公认。青霉素复制的癫痫模型和人类失神发作最为接近，常用于失神性癫痫的研究。

（5）毛果芸香碱慢性自发癫痫持续模型：毛果芸香碱是 M 受体激动剂，全身或颅内局部注射可引癫痫发作，表现为癫痫发作、海马区神经元的损伤和苔藓纤维出芽等，其行为学表现、电生理特征和病理学变化类似于人类获得性颞叶内侧癫痫，是颞叶癫痫模型的理想选择。

3. 遗传性癫痫模型　遗传性癫痫模型为研究癫痫全身性发作、失神发作常用模型。WAG/Rij 大鼠失神发作的行为学改变、脑电图表现以及遗传特性等方面与人类癫痫失神发作极为相像，被广泛用于研究人类癫痫失神发作。另一种遗传性模型：GAERS 大鼠失神发作的行为学和脑电图改变与人类青春期癫痫失神发作十分相似，故常用来研究青春期失神性癫痫。

4. 抵抗性癫痫模型　使用抗癫痫药物，大部分的癫痫患者的症状能够得到控制，但仍有 1/3 的癫痫患者的癫痫症状难以控制甚至表现为对药物的抵抗性。点燃模型可用于药物抵抗性癫痫的研究，因为它能够增强癫痫发作的易感性，同时能引起丘脑、海马等边缘系统的结构和电生理的改变，模拟人类的颞叶性癫痫发作。研究者也开始选择其他的癫痫抵抗性模型，如拉莫三嗪抵抗性小鼠模型、6Hz 部分精神运动性癫痫发作模型、颞叶持续性癫痫模型等。

二、惊厥动物模型

由于惊厥的病因有多种，如高热、缺氧缺血、颅内出血、颅内感染、维生素 D 缺乏等，用于研究的惊厥动物模型也有多种，热性惊厥、缺氧缺血性惊厥、电惊厥和药物惊厥等。

1. 热性惊厥动物模型　热性惊厥模型是常用的经典模型。国外大多数文献中采用气浴方法建立热性惊厥模型，而目前国内学者研究多用热水浴方法诱导高热惊厥。

2. 缺氧缺血性惊厥动物模型　动物对缺氧惊厥的敏感性具有明显的年龄易感性，不同种属的动物，其缺氧缺血敏感期亦略有差异。

3. 电惊厥动物模型　电惊厥实验操作较为简单省时，是进行抗惊厥药物筛选，尤其是离子通道阻滞剂筛选时较为理想的惊厥模型。大鼠和小鼠均可用于电惊厥实验，仅诱发惊厥所用电流强度不同。

4. 药物惊厥动物模型　药物诱导建立急性惊厥模型，多用于抗惊厥药物及惊厥敏感性影响因素的研究，而不宜用于惊厥动物饲养后的长期观察。常用药物有 $GABA_A$ 受体拮抗剂、Cl^- 通道阻滞剂、GABA 合成抑制剂、兴奋性氨基酸（EAA）类物质、乙酰胆碱（ACh）相关药物等。

理想的 AED 应具备药物相互作用少，不需要监测血药浓度，服用方便，代谢产物无活性，不良反应轻等特点。随着对癫痫临床表现的认识和发病机制的深入研究，目前研发出的应用于临床的抗癫痫药物种类较多，疗效较可靠，多数药物的耐受性良好，每种药物有益处也有服用风险。但是最关键的一点是如何根据患者实际情况进行临床选药，以期最大限度地发挥 AED 抗癫痫的治疗效果，减少不良反应的发生。

思考题　　　　1. 试述常用抗癫痫药的分类及其作用特点。

　　　　　　　2. 如何评价待试药物是否具有抗癫痫、抗惊厥作用？

（李春莉）

参 考 文 献

［1］贾建平，陈生弟．神经病学．8 版．北京：人民卫生出版社，2018.

［2］中国抗癫痫协会．临床诊疗指南：癫痫病分册．2015 修订版．北京：人民卫生出版社，2015.

［3］LASOŃ W, CHLEBICKA M, REJDAK K. Research advances in basic mechanisms of seizures and antiepileptic drug action. Pharmacol Rep, 2013, 65 (4): 787-801.

［4］ROGAWSKI M A, LÖSCHER W. The neurobiology of antiepileptic drugs. Nat Rev Neurosci, 2004, 5 (7): 553-564.

［5］OFFORD J, ISOM L L. Drugging the undruggable: gabapentin, pregabalin and the calcium channel subunit. Crit Rev Biochem Mol Biol, 2016, 51 (4): 246-256.

［6］贾俊博．抗癫痫药物的研究与进展．科技创新导报，2017, 14 (12): 251-252.

［7］GÜVELI B T, ROSTI R Z, GÜZELTA A. Teratogenicity of antiepileptic drugs. Clin Psychopharmacol Neurosci, 2017, 15 (1): 19-27.

［8］TOUBLANC N, DU X, LIU Y. Pharmacokinetics, safety and bioequivalence of levetiracetam intravenous infusion and oral tablets in healthy Chinese subjects. Clin Drug Invest, 2015, 35 (8): 495-503.

［9］ABOU-KHALIL B. Selecting rational drug combinations in epilepsy. CNS Drugs, 2017, 31: 835-844.

［10］STEFANOVIĆ S, JANKOVIĆ S M, NOVAKOVIĆ M, et al. Pharmacodynamics and common drug-drug interactions of the third-generation antiepileptic drugs. Expert Opin Drug Metab Toxicol, 2018, 14 (2): 153-159.

［11］MULA M. Third generation antiepileptic drug monotherapies in adults with epilepsy. Expert Rev neurother, 2016, 16 (9): 1087-1092.

［12］汤丽鹏．癫痫动物模型的研究进展．中山大学研究生学刊（自然科学、医学版），2011, 32 (2): 38-45.

［13］苏艳，赵世刚，杨蕴天，等．癫痫病因及发病机制．脑与神经疾病杂志，2016, 24 (4): 262-264.

［14］朱亚峰，顾仁骏．常用抗癫痫药物的临床应用及药理特点．世界最新医学信息文摘，2019, 19 (52): 98-100.

［15］黄存适，徐敏．难治性癫痫的治疗新进展．临床荟萃，2013, 28 (11): 1315-1318.

［16］肖波，龙泓羽．浅谈抗癫痫药物应用现状与前景展望．中华神经科杂志，2021, 54 (1): 5-8.

［17］涂雪松．癫痫的流行病学研究．脑与神经疾病杂志，2017, 25 (8): 522-528.

第十六章　中枢镇痛药

中枢镇痛药是指选择性作用于中枢神经系统,能消除或减轻疼痛,并缓解疼痛所引起的不愉快情绪的药物。广义的镇痛药(analgesic)包括麻醉性镇痛药(narcotic analgesic)和非麻醉性镇痛药。麻醉性镇痛药主要是阿片类镇痛药(opioid analgesic),这类药物的镇痛作用与激动中枢神经系统的阿片受体有关。同时,因其易产生药物依赖性或成瘾性,易导致药物滥用(drug abuse)及停药戒断综合征(withdrawal syndrome),又将此类药物归为成瘾性镇痛药(additive analgesic)。本类药中的绝大多数被归入管制药品之列,其生产、运输、销售和使用必须严格遵守"国际禁毒公约"和我国的有关法规如《中华人民共和国药品管理法》(2019修订)、《麻醉药品和精神药品管理条例》(2005)等。

第一节　痛觉和内源性抗痛系统

一、疼痛的产生

痛觉是一种因实际存在的或潜在的组织损伤而产生的不愉快感觉和情感性体验,常伴有心血管和呼吸系统的变化。任何形式的刺激,如机械、温度和化学刺激等只要达到对机体伤害的程度均可使痛觉感受器兴奋,产生疼痛,因此痛觉对机体具有保护意义,提醒机体避开或处理伤害。痛觉也是很多疾病的常见症状,其特点可作为疾病诊断依据,在诊断未明确之前应慎用镇痛药,以免掩盖病情,贻误诊断和治疗。但剧烈疼痛不仅给患者带来痛苦和紧张不安等情绪反应,还可引起机体生理功能紊乱,甚至诱发休克,因此控制疼痛也是临床药物治疗的主要目的之一。

疼痛主要由体内外的致痛物质引起,当组织损伤或发生炎症时,机体释放出的内源性致痛物质主要有 K^+、H^+、5-羟色胺、组胺、缓激肽、前列腺素、降钙素基因相关肽和 P 物质等。根据痛觉冲动的发生部位,疼痛可分为躯体痛、内脏痛和神经性痛三种类型。躯体痛是由于身体表面和深层组织的痛觉感受器受到各类伤害性刺激兴奋所致,因此又分为体表痛和深部痛。由于痛觉传入纤维有 A 类有髓和 C 类无髓两类纤维,两者的传导速度不等,因而体表痛可产生两种不同性质的痛觉,即快痛(亦称锐痛)和慢痛(亦称钝痛)。前者为尖锐而定位清楚的刺痛,发生快,消失也快,一般无明显情绪改变;后者为强烈而定位模糊的"烧灼痛",发生较慢,消失也慢,常伴有明显不愉快情绪。内脏痛是由于内脏器官、体腔壁浆膜及盆腔器官组织的痛觉感受器受到炎症、压力、摩擦或牵拉等刺激所致，通常为定位不准的慢痛，并伴有不愉快情绪和内脏活动。神经性痛是由于神经系统损伤或受到肿瘤等压迫或浸润所致。

二、疼痛的调控机制

疼痛的发生首先从伤害性刺激作用于外周伤害感受器即初级传入伤害感受器（primary afferent nociceptor, PAN）开始，将伤害性刺激转换为动作电位。PAN 的胞体位于脊髓背根神经节，在此处换元后，经脊髓丘脑束和脊髓网状系统，将伤害感受信息投射到下丘脑、丘脑、脑干、网状结构，并最终到达大脑边缘和大脑皮质，因此疼痛的调控机制较复杂。一般认为，谷氨酸和神经肽类是介导伤害性刺激向上传递的主要递质，两者同时释放，对突触后神经元产生不同的生理作用。谷氨酸的作用发生很快，消除也很快，称之为快递质，被释放后仅局限于突触间隙内，作用于突触后膜的 NMDA 受体和 AMPA 受体而将痛觉信号传递给下一级神经元。P 物质（SP）等神经肽的作用发生缓慢，持续时间长，称之为慢递质，被释放后会同时持续影响多个神经元的兴奋性而使疼痛信号扩散。

目前有关疼痛调控机制的主导学说是 Patrick D. Wall 和 Ronald Melzack 于 1965 年提出的"闸门控制学说"，该学说认为脊髓后角胶质区感觉神经元同时接受外周感觉神经末梢的感觉信号和中枢下行抑制系统的调节信号，形成痛觉控制的"闸门"，当感觉信号强度超过闸门阈值，即产生痛觉。随着对疼痛研究的深入，已发现有多种分子、受体和离子通道参与疼痛的调控过程。

1. **瞬时感受器电位（transient receptor potential, TRP）通道**　该通道家族有 20 多个成员，其中瞬时感受器电位香草酸亚型 1（transient receptor potential vanilloid type 1, TRPV1），又称辣椒素受体（capsaicin receptor），是第一个同时感受伤害性温度和化学刺激，并与疼痛和痛觉过敏关联的通道。TRPV1 主要表达在伤害性感受器的中小型神经元上，被称为外周伤害性信息整合分子，可被热、酸、辣椒素和内源性大麻素等多种刺激所激活，在组织炎症或神经损伤的情况下，还可被多种介质如缓激肽、前列腺素 E_2（prostaglandin E_2, PGE_2）、神经生长因子（nerve growth factor, NGF）和 ATP 等所调节，使其功能敏化（sensitization）。作为一种非选择性阳离子通道，TRPV1 被激活后引起 Na^+、Ca^{2+} 内流，促进神经元兴奋及相关神经递质或神经肽的释放，最终引起大脑皮质痛觉形成。长期使用后又导致神经元脱敏，阻断痛觉的传递，产生镇痛作用，因而成为镇痛药的重要作用靶点。

2. **电压门控离子通道**　离子通道主要是起信号放大和精细调节作用。电压门控钠通道（voltage-gated sodium channel, VGSC）参与动作电位去极化时相的形成和神经元兴奋性的调节，是伤害性信号的传递分子，也是疼痛研究的热点。VGSC 现统一命名为 Nav，共 9 种亚型，即 Nav1.1~Nav1.9。Nav1.3、Nav1.7、Nav1.8 和 Nav1.9 均在病理性疼痛中发挥作用，其中 Nav1.7 可对缓慢及低于激活阈值的刺激产生去极化，对疼痛刺激放大，导致疼痛产生，可能成为疼痛治疗的重要靶点。电压依赖型钙通道分为 N、T、L、P/Q 和 R 亚型，其中 N 型钙通道主要分布于神经元突触末梢，可通过促进神经递质，如谷氨酸和 P 物质的释放，参与痛觉敏化。此外，T 型钙通道的改变也与疼痛产生有关，L 型和 P 型钙通道可参与热痛觉过敏的调制。钾通道中 Kv 是神经元放电的主要调节者，Kv1.1、Kv1.2、Kv2.1、Kv4.2 和 Kv4.3 等都参与痛觉敏化的调控。

3. **配体门控离子通道**　主要有 NMDA、$GABA_A$、nAch、$5-HT_3$、P_2X 受体、酸敏感离子通道、辣椒素受体等，传递神经的兴奋和抑制，作用时间为毫秒级。嘌呤受体分为 P_1 和 P_2 两大类受体，ATP 及其类

似物作用于 P_2 受体，其中 P_2X 受体为配体门控离子通道型受体。与疼痛关系最密切的是 P_2X_3 受体，此外 P_2X_7 受体与炎性疼痛、神经病理性疼痛、癌性疼痛都有关联，P_2X_4 则与痛觉过敏相关，因此嘌呤受体可能成为疼痛治疗的重要靶点。酸敏感离子通道（acid-sensing ion channel，ASIC）是一类由质子激活的阳离子通道，共有 6 种亚基蛋白，即 ASIC1a、ASIC1b、ASIC2a、ASIC2b、ASIC3 和 ASIC4。它的适宜刺激是细胞外氢离子和机械刺激，在痛信号的产生和外周敏化中起重要作用。如在缺血和炎症等病理条件下，细胞外 pH 下降，ASIC 激活，引起伤害性感受器神经元产生长时程去极化，促使痛觉过敏产生。

4. G 蛋白偶联受体　主要有缓激肽 B_2、组胺、$5\text{-}HT_1$、$5\text{-}HT_2$、$GABA_B$、生长抑素、神经肽、阿片受体等，主要参与信号调制，作用时间略长。内源性大麻素受体是目前研究较多的与疼痛相关的 G 蛋白偶联受体，经典的大麻素受体主要有两种，即大麻素受体 -1（CB1 受体）和大麻素受体 -2（CB2 受体）。CB1 受体集中于中枢神经系统，在神经元的轴突、树突以及胞体中均有分布，主要位于突触前，影响多种递质的释放，包括 GABA、乙酰胆碱、谷氨酸等。在调节疼痛信号转导的大麻素受体中，CB1 受体起着极其重要的作用，在中脑导水管周围灰质区（periaqueductal gray，PAG），大麻素类药物可通过 CB1 受体抑制突触前 GABA 和谷氨酸的释放来达到镇痛效果。CB1 受体还分布于生长因子依赖性传入神经纤维中，对慢性痛也有调节作用。CB2 受体在中枢系统中含量较少，但在病理情况下会被诱导表达，并参与痛觉的调制。已有研究表明 CB2 受体激动剂在急、慢性疼痛模型上具有镇痛效应，提示 CB2 受体在缓解疼痛方面发挥作用。

三、内源性抗痛系统

现认为机体的内源性抗痛系统主要由阿片受体和内源性阿片肽共同组成。

1. 阿片受体　阿片受体的研究略早于内源性阿片肽。20 世纪 50 年代早期，人们根据吗啡的镇痛作用，推测体内存在特定的吗啡结合受体；1962 年我国学者邹刚、张昌绍等人首次证明吗啡镇痛作用部位位于中枢第三脑室周围灰质；1973 年，通过放射配体法，Solomon H. Snyder、ERIC J. Simon 以及 Lars Terenius 三个实验室几乎同时证明中枢神经系统存在立体特异性阿片结合位点（受体）。之后，通过对阿片受体的生理和药理学特性的研究，确定阿片受体有三种经典亚型，分别为 μ、δ 和 κ 受体，这些受体对阿片受体拮抗药纳洛酮敏感。20 世纪 90 年代初，上述三种阿片受体的基因才被陆续克隆出来，并在克隆过程中意外发现一种新的阿片样受体，因与当时已知的所有阿片受体激动药的亲和力都极低，故又称孤儿阿片受体（orphan opioid receptor）。该受体与经典 μ、δ、κ 受体有 50% 同源性，但分布却有很大区别，对纳洛酮不敏感。根据国际基础与临床药理学受体命名联盟委员会（NC-IUPHAR）的命名标准，以上四类阿片受体现统一命名为：μ 阿片受体（MOP）、δ 阿片受体（DOP）、κ 阿片受体（KOP）和痛敏肽 / 孤啡肽 FQ（nociceptin/orphanin FQ，N/OFQ）受体（NOP）。

MOP、DOP、KOP 和 NOP 都是细胞膜 G 蛋白偶联受体（GPCR）超家族成员，每种受体均由 1 个胞外 N 端、7 个跨膜区、3 个胞外和胞内环以及 1 个胞内 C 端组成，基因同源性为 50%~70%。阿片受体 C 末端至半胱氨酸残基区域高度保守，通过与百日咳毒素敏感型 G 蛋白偶联而抑制腺苷酸环化酶活性，激活受体门控钾通道的电导和抑制电压门控钙通道的电导，从而减少兴奋性神经递质（如乙酰胆碱、谷氨酸等）的释放和突触活动，阻断痛觉传递。阿片受体广泛分布于中枢神经系统、重要器官和周围组织，包括大脑、脊髓、心脏、免疫系统、膝关节、输精管和胃肠道等,在中枢神经系统主要存在于下丘脑、中脑导水管周围灰质、蓝斑核和脊髓背角区。阿片受体在中枢和外周均发挥镇痛作用,但每种受体都有其特定的作用。MOP 主要位于脑干和丘脑内侧,通过激活源自中脑的痛觉下行控制环路,使抑制信号继续通过中缝核,并最终减少伤害性刺激从外周传入丘脑,产生镇痛作用。MOP 除镇痛外还能产生呼吸抑制、欣快、镇静、胃肠动力下降、便秘和身体依赖等效应,其亚型包括 μ_1 和 μ_2,μ_1 受体与镇痛和欣快作用有关,而 μ_2 受体与呼吸抑制、瘙痒、催乳素释放、依赖、厌食和镇静作用有关。DOP 主要位于大脑中,对其作用研究尚不完全,针对该受体的激动药对于动物是强镇痛药,其中某些在人体也有效,有抗焦虑作用,但也引起抽搐和便秘。KOP 主要位于边缘系统和其他间脑区、脑干和脊髓,在脊髓区产生镇痛作用,不引起欣快感,但可引起烦躁和精神病样作用,此外还偶见呼吸抑制甚至呼吸衰竭等效应。NOP 参与痛觉的感受和调控过程,但其效应似乎与机体疼痛的状态有关,如内源性镇痛环路可以被痛敏肽 / 孤啡肽阻断,而痛觉过敏也可被痛敏肽 / 孤啡肽阻断。此外,NOP 参与阿片类药物耐受和药物依赖性的形成,也与机体应激反应、摄食行为和学习记忆过程有关。

2. 内源性阿片肽　阿片肽(opioid peptide)是一种神经活性物质,有激素和神经递质的功能,参与神经系统、内分泌及免疫功能的调节,分为内源性阿片肽和外源性阿片肽。内源性阿片肽是阿片受体的天然配体,最初是在脑组织提取物中发现,它们来源于前激素原,并特异性作用于不同阿片受体。阿片肽在体内分布广泛,除中枢神经系统外,也分布于神经节、肾上腺、消化道等组织和器官。在脑内,阿片肽的分布与阿片受体分布近似,广泛分布于纹状体、杏仁核、下丘脑、中脑导水管周围灰质、低位脑干、脊髓胶质区等许多核区。阿片肽与阿片受体特异性结合产生吗啡样作用,其效应可被阿片受体拮抗药纳洛酮所阻断。

1975 年,John Hughes 和 Hans W. Kosterlitz 成功地从猪脑内分离出两种五肽,即甲硫氨酸脑啡肽和亮氨酸脑啡肽,两者均属于脑啡肽(enkephalin),并证明它们能与吗啡类药物竞争受体且具有吗啡样药理作用,这一杰出的工作对阿片类镇痛药的研究具有划时代的意义。后又陆续分离出内啡肽(endorphin)和强啡肽(dynorphin)。这三种早期发现的内源性阿片肽具有共同的氨基酸末端序列,被称为阿片样基序(opioid motif),即酪 - 甘 - 甘 - 苯丙 -(甲硫或亮),其后紧接不同的 C 端延伸序列,产生大小在 5~31 个残基的肽类。1995 年,NOP 内源性配体孤啡肽被发现,两年之后,James E. Zadina 等发现了 μ 受体的强效内源性配体内吗啡肽(endomorphin,EM)。至此,内源性阿片肽共有 12 种,可分为五大家族,即:脑啡肽、内啡肽、强啡肽、孤啡肽和内吗啡肽。

内源性阿片肽分别源自不同基因编码的前体蛋白。脑啡肽的前体是脑啡肽原,被认为是 DOP 的内源性配体,主要分布于纹状体、下丘脑和杏仁核等区域,可能调节与神经网络相关的情绪反应。内啡肽的母体是前阿黑皮素(proopiomelanocortin,POMC),对三种受体 MOP、DOP 和 KOP 均有激动效应,主要分布于脑和垂体,具有较强的吗啡样活性与镇痛作用,参与免疫和内分泌功能的调节。前强啡肽原是强啡肽的前体,含有三种不同长度的肽类,即强啡肽 A、强啡肽 B 和新内啡肽,强啡肽对 KOP 的选择性较强,主要分布于下丘脑、垂体和脑室组织周围。孤啡肽主要分布于脑内杏仁核、下丘脑和皮质等区域,是一种 17 肽,在下丘脑有对抗阿片肽的效应,能翻转吗啡的镇痛作用,对 MOP、DOP 和 KOP 三种受体特异性激动剂均有功能性的拮抗作用,而在脊髓中孤啡肽则可以增强吗啡的镇痛作用。内吗啡肽对 MOP 具有高选择性,其性能类似吗啡,广泛分布于中枢神经系统内,在人额顶层中含量丰富。EM 分为 EM-1 和 EM-2,其中 EM-1 是迄今为止对 MOP 亲和力和选择性最高的生物活性肽,由于 EM 在体内含量极微,其真正的生理功能尚不清楚。

第二节　阿片类镇痛药

一、常用阿片类镇痛药的分类及进展

(一) 常用阿片类镇痛药的分类

阿片类药物根据化学结构主要分为四类。

1. 菲类　属于典型的阿片类药物,包括吗啡、可待因、氢吗啡酮、左啡诺、羟考酮、丁丙诺啡、纳布啡和布托啡诺等。具有 6-OH 结构,该结构与恶心和幻觉的产生有关。

2. 苯吗喃类　喷他佐辛是该类药物的唯一成员,属于阿片受体激动 - 拮抗药,烦躁不安的发生率较高。

3. 苯基哌啶类　包括芬太尼、阿芬太尼、舒芬太尼和哌替啶,其中芬太尼对 μ 受体的亲和力最高。

4. 苯基庚胺类　包括右丙氧芬和美沙酮。

此外,曲马多是一种非典型阿片类药物,是人工合成的可待因 4- 苯基哌啶类似物,具有部分 μ 受体激动效应,还具有中枢 GABA、儿茶酚胺、5- 羟色胺能活性。曲马多主要用于镇痛,也被证实对治疗阿片类药物戒断有效。

阿片类药物也可根据其对不同亚型阿片受体亲和力及内在活性的不同进行分类,主要分为三类。

1. 阿片受体激动药　该类药物主要有吗啡、可待因、哌替啶、美沙酮、芬太尼等。通过激动阿片受体产生作用,其效应的差别取决于对不同阿片受体的敏感性和相对刺激强度。

2. 阿片受体部分激动药和激动 - 拮抗药　阿片受体部分激动药主要包括丁丙诺啡,它对 μ 受体具有很高的亲和力,但活性较低,只产生部分激动效应,但对 κ 受体具有拮抗作用。它的作用时间非常长,已被 FDA 批准用于治疗疼痛。丁丙诺啡产生呼吸抑制的不良反应比吗啡弱,已被广泛用于阿片类药物滥用导致的成瘾和戒断症状。

阿片受体激动 - 拮抗药主要是对 μ 受体具有拮抗作用而对 κ 受体具有激动作用,如喷他佐辛、纳布啡、布托啡诺等。该类药物主要用于镇痛,但其镇痛作用具有"天花板"效应,当剂量超过一定水平后只会使阿片类药物的不良反应增加,因此降低了滥用的可能性。但这些药物也因其拮抗特性而参与戒断症状的发生,使用时应注意。

3. 阿片受体拮抗药　该类药物主要有纳洛酮、纳曲酮、纳美芬等,对 μ、κ 和 δ 受体均具有拮抗作用,并对 μ 受体的拮抗作用最强。主要用于阿片类药物过量时的解救。

(二) 阿片受体激动药的研究进展

为了减轻患者的疼痛,并将不良反应的风险降到最低,同时为了避免因药物耐受而增加阿片类药物剂量导致治疗风险的增加,又陆续研发了一些新型阿片受体激动药。主要有以下几种。

1. TRV130(oliceridine)　是一种 μ 受体激动剂,有望用于治疗急性疼痛。其诱导 GPCR 的活性与吗啡相似,对中、重度急性疼痛患者能迅速产生镇痛作用,相比于吗啡,其引起的恶心、呕吐和呼吸功能障碍等不良反应较少。

2. 酮佐辛(ketazocine 或 ketocyclazocine) 属于苯基吗啡类,具有 κ 受体激动活性。与吗啡作用相似,具有剂量依赖性镇痛作用,抑制屈肌反射、收缩瞳孔,但不会导致皮肤抽搐反射,也不引起体温、呼吸频率或脉搏频率的下降。

3. SKF-10047 即 *N*-allylnormetazocine,属于苯基吗啡类,对 μ 受体有拮抗效应。具有镇痛作用,但也产生致幻效应。

4. Cebranopadol 是一种非选择性阿片受体激动剂,主要是激动 μ 受体和 δ 受体,对 κ 受体有部分激动效应。对急性伤害性疼痛、炎性疼痛、癌痛和慢性神经性疼痛都有镇痛作用,同时不良反应少,治疗窗比吗啡宽,产生耐受性的间隔时间长。

(三) 阿片受体调节剂

阿片受体调节剂是一种能在靶蛋白或阿片受体上表现出一系列活性的药物。这些药物可能是阿片受体的直接激动剂,也可能正性或负性调节阿片受体或直接结合受体产生效应。变构调节剂可以正向或负向调节受体激动药的亲和力或效能,分别称之为正向变构调节剂(PAM)和负向变构调节剂(NAM),还有一种与变构位点结合而没有正、负活性或活性非常弱的物质称为沉默变构调节剂(SAM)。

1. Mitragynine 是从帽蕊木属(*Mitragyna*)植物"卡痛树"(kratom)中提取的最主要活性成分,是 μ 受体部分激动剂,竞争性 κ 受体拮抗剂和弱 δ 受体拮抗剂。Mitragynine 及其衍生物 7- 羟基Mitragynine(7-OH)能模拟阿片样活性,作用的发挥主要通过激动 μ 受体引起 G 蛋白信号级联反应。因Mitragynine 和 7-OH 只激活 cAMP 通路,所以引起的呼吸抑制和胃肠道抑制作用较轻。

2. 惰碱(ignavine) 是一种从乌头属植物中提取的二萜生物碱。主要与 μ 受体结合,低剂量时激活 μ 受体,高剂量时则阻断 μ 受体,对 κ 受体可能也有直接或间接阻断效应。单独用药时 ignavine无明显镇痛作用,因此其可能作为变构剂,增强内源性配体的作用,减少阿片类药物的后续用量及不良反应。

3. Salvinorin A 是一种从鼠尾草植物中提取的高选择性 κ 受体激动剂,除具有 κ 受体活性外还有很强的致幻作用。

4. DPI-289 是一种 δ 受体激动剂和 μ 受体拮抗剂,在大鼠和猕猴等动物模型上发现其具有治疗运动障碍的功效。

5. UFP-505 对 μ 受体有完全激动作用,对 δ 受体的作用不一致,在 δ 受体中等水平的表达系统,UFP-505 可能作为竞争性 δ 受体拮抗剂,但在高水平表达系统,UFP-505 又是 δ 受体部分激动剂。

6. LP1 是一种苯基丙酰胺类,同时具有 μ 受体激动和 δ 受体拮抗作用。在大鼠实验中发现,腹腔注射后可用于治疗神经性疼痛和降低耐受性。

二、阿片类镇痛药的药效学和药动学特征

(一) 药效学特征

痛觉传入神经末梢通过释放谷氨酸、SP 等将痛觉冲动传向中枢,内源性阿片肽由特定的神经元释放后可激动脊髓感觉神经突触前、后膜上的阿片受体,通过百日咳毒素敏感的 G 蛋白偶联机制,抑制腺

苷酸环化酶,促进 K^+ 外流,减少 Ca^{2+} 内流,使突触前膜递质释放减少,突触后膜超极化,最终减弱或阻滞痛觉信号的传递,产生镇痛作用。同时,内源性阿片肽还可通过增加中枢下行抑制系统对脊髓背角感觉神经元的抑制作用而产生镇痛作用。

当给予阿片类镇痛药时,它们通常作用于由内源性阿片肽调节的上述神经回路,即同时通过直接抑制源自脊髓背角的痛觉上行传入通路和激活源自中脑的痛觉下行控制环路来实现镇痛作用。阿片类药物的镇痛作用也涉及内源性阿片肽的释放,如吗啡主要直接作用于 μ 受体,但也可能引起作用于 δ 和 κ 受体的内源性阿片肽的释放。因此,即使是具有受体选择性的镇痛药也可能产生复杂药理作用,涉及多种突触、递质和受体类型。

1. 对中枢神经系统的作用

(1)镇痛:阿片类镇痛药对疼痛的感觉和伴有的情绪变化均有效,缓解疼痛的作用具有相对选择性,不影响意识和其他感觉。对持续性钝痛的缓解作用大于间断性锐痛。

(2)欣快感:静脉注射吗啡的患者能体验到一种愉悦的飘然欲仙感,并能减轻焦虑和痛苦。但已适应慢性痛苦的患者则容易引起烦躁不安。

(3)镇静:易使患者出现嗜睡、精神恍惚等症状,但很少产生健忘症。在安静环境下易诱导入睡,老年人更易发生,但易被唤醒。菲类衍生物的镇静作用显著,发生频率高,而合成的药物如哌替啶、芬太尼的镇静作用发生频率较低。在标准镇痛剂量下,阿片类镇痛药具有破坏正常的快速眼动(REM)和非快速眼动睡眠时相的作用。

(4)呼吸抑制:所有阿片类镇痛药均有明显的呼吸抑制作用,其机制与直接抑制脑干呼吸中枢有关。呼吸抑制作用与剂量有关,并受当时感觉输入程度影响,包括使呼吸频率减慢、潮气量降低、每分通气量减少,其中呼吸频率减慢最为明显。呼吸抑制是吗啡急性中毒致死的主要原因。

(5)镇咳:该作用公认的机制是抑制咳嗽反射,可待因尤其适用于患有病理性咳嗽和需要通过气管内导管维持通气的患者。

(6)其他:几乎所有的阿片类激动药都有缩瞳作用,针尖样瞳孔为其中毒特征。阿片类镇痛药可直接刺激位于延髓的催吐化学感受区,引起恶心和呕吐。阿片类药物具有体温调节作用,μ 受体激动药吗啡注射到下丘脑产生高热,而 κ 受体激动药则导致体温下降。

2. 外周作用

(1)心血管系统的作用:大多数阿片类药物对正常人的心肌无明显作用,对心率及节律无明显影响,但哌替啶的抗胆碱作用会导致心动过速。由于对外周血管有扩张作用,当患者由仰卧位转为直立时可发生直立性低血压和晕厥。阿片类镇痛药对脑循环的影响很小,但因抑制呼吸使体内 CO_2 分压升高,引起脑血管扩张和阻力降低,导致脑血流增加和颅内压增高。

(2)胃肠道:胃肠道有大量的阿片受体,阿片类药物通过激活此处阿片受体可抑制神经递质的分泌,导致胃肠道运动失调。胃蠕动减慢,胃酸分泌减少,但胃张力增加;小肠的静息张力增加,可见周期性痉挛;大肠的推进性蠕动减弱,张力增加,延缓肠内容物通过,促使水分吸收增加,从而导致便秘。对大肠的作用是阿片类药物用于治疗腹泻的基础,但便秘又是阿片类药物用于治疗癌性疼痛面临的一个主要问题。

(3)胆道:阿片类药物收缩胆道平滑肌,导致胆绞痛。引起胆道奥狄括约肌痉挛性收缩,导致胆汁和胰腺分泌物回流,并提高血浆淀粉酶和脂肪酶水平。

(4)其他:治疗剂量的阿片类镇痛药可增加输尿管和膀胱张力,括约肌张力的增加可能导致尿潴留,尤其是术后患者;降低子宫张力,延长产妇分娩时程;促进ADH、催乳素和生长激素的释放,但抑制黄体生成素的释放;可使皮肤发红和发热,有时伴有出汗和瘙痒,这些作用可能由组胺释放引起;通过影响淋巴细胞增殖、抗体产生和趋化作用对免疫系统产生抑制作用,这可能是吗啡吸食者易感艾滋病的主要原因。

(二)药动学特征

中枢镇痛药的药动学主要包括药物的吸收、分布、代谢和排泄过程。

1. 吸收　大部分阿片类镇痛药(如吗啡)经口服、皮下注射和肌内注射等给药途径吸收良好,但由于首过消除的存在,口服后产生的效应弱于经胃肠外给药。而某些药物,如可待因、羟考酮首过消除少,因此口服的有效性较高。高亲脂性阿片类药物易经鼻黏膜和口腔黏膜吸收,通过鼻内给药可避免首过消除而迅速达到治疗的有效血药浓度。其他的给药途径还包括颊黏膜透膜给药和经皮贴剂,后者可使镇痛效果维持数日。近年来发展的经离子导入透皮贴剂可通过无针输入芬太尼实现患者自控镇痛。

2. 分布　阿片类镇痛药的吸收由机体组织的生理和化学因素共同决定。不同的阿片类镇痛药与血浆蛋白有不同的亲和力,并迅速分布于脑、肺、肝、肾和脾等血流丰富的组织中。骨骼肌由于体积较大,成为该类药物的主要储存部位。脂肪组织尽管血流量较低,但持续大剂量给予亲脂性药物(如芬太尼)之后由于代谢缓慢,可在此部位积聚。

3. 代谢　阿片类镇痛药在体内的主要代谢途径是与葡糖醛酸结合,转化为极性代谢产物,然后由肾脏排出。以吗啡为例,其游离羟基通过共轭效应,主要生成吗啡-3-葡糖醛酸(M3G),约10%的吗啡被转化为吗啡-6-葡糖醛酸(M6G),后者是一种具有药理活性的代谢产物,镇痛作用比吗啡更强。尽管极性代谢产物通过血脑屏障的能力有限,但对肾衰竭患者或注射大剂量吗啡的患者仍应注意长期积累后产生的中枢作用,如M3G诱导的中枢神经兴奋(癫痫)以及M6G增强和延长阿片类药物的作用。同样,氢吗啡酮的代谢产物氢吗啡酮-3-葡糖醛酸(H3G)也具有中枢兴奋活性。海洛因在组织酯酶作用下迅速水解成单乙酰吗啡,最终生成吗啡,再与葡糖醛酸结合。

苯基哌啶类镇痛药主要在肝脏中氧化代谢。芬太尼在肝脏中由P450同工酶CYP3A4通过N-脱烷基作用进行代谢,而CYP3A4也存在于小肠黏膜中,所以也参与芬太尼口服时的首过效应。可待因、羟考酮、氢可酮由P450同工酶CYP2D6在肝脏中进行代谢,其代谢产物的效能更大,如可待因被去乙基化为吗啡。*CYP2D6*基因多态性已被证明与不同患者对镇痛效应的不同反应有关。

4. 排泄　极性代谢物,包括葡糖醛酸-阿片类镇痛药的偶合物主要通过尿液排泄。少量原型药也可出现在尿液中。此外,葡糖醛酸偶合物也可出现在胆汁中,但肝肠循环仅占排泄过程的一小部分。

三、阿片类镇痛药的临床药理学特征

(一)临床应用

1. 疼痛　具有高内在活性的阿片类镇痛药对严重而持续的疼痛具有缓解作用,但对尖锐而间歇性的疼痛控制效果欠佳。对于癌症和其他绝症引起的疼痛需要持续使用强效阿片类镇痛药,但同时也伴有一定程度的耐受性和依赖性。研究表明,定期服用阿片类药物(即在规定时间内定期服用)比按

需服药更能有效地缓解疼痛。目前一些新型阿片类药物剂型可以减缓药物的释放速度,如吗啡(MS contin)和羟考酮(oxycontin)的缓释剂,可以产生长期而稳定的镇痛效果。对胃肠功能紊乱的患者可以使用芬太尼透皮贴剂(芬太尼贴片),同时芬太尼颊黏膜透膜贴片可以用于突发性疼痛的短期发作,有些国家也开始试用鼻腔给药。阿片类镇痛药也常用于分娩过程中的镇痛,但由于易穿透胎盘屏障,所以常采用硬膜外给药方式。此时全身药物浓度较低,可减少药物经胎盘转移,降低新生儿发生呼吸抑制的可能性。因苯基哌啶类药物(如哌替啶)对新生儿呼吸抑制的作用较轻,使用起来相对合理,但临产前 2~4 小时不宜使用,一旦发生新生儿呼吸抑制应立即注射拮抗剂纳洛酮。

阿片类镇痛药可缓解疼痛症状,但并不能去除病因,因此临床医生必须权衡疼痛治疗的利弊。对于急性病例,阿片类药物可降低疼痛的强度,但其体征(如腹肌僵直)一般还会存在,此类疼痛的缓解有利于医师采集病史,进行体检,以及提高患者对诊断过程的耐受性。对于慢性病例,每日反复用药最终会引起耐受性和某种程度的生理依赖性,所以需要重复应用某种阿片类药物以及控制疼痛症状时必须慎重。如果疼痛源自慢性非癌性疾病,主要采用非阿片类药物镇痛,包括非甾体抗炎药(NSAID)、局部神经阻滞、抗抑郁药、电刺激、针灸、催眠或行为矫正,少数患者可在其病程中适当地维持应用阿片类药物。

2. 心源性哮喘　静脉注射吗啡对肺水肿合并左心衰竭突发的心源性哮喘有明显的缓解作用,其机制包括迅速缓解患者气促和窒息感,促进肺水肿液的吸收,降低静脉张力和外周阻力使心脏前、后负荷下降。对治疗伴有肺水肿的心肌缺血性疼痛特别有效。但因易引起呼吸抑制,故利尿药呋塞米仍是治疗肺水肿的首选药物。

3. 腹泻　阿片类镇痛药可用于不同原因导致的腹泻,但如果腹泻与感染有关,则应同时服用抗生素。过去曾使用粗鸦片制剂来控制腹泻,但现在的人工合成药如地芬诺酯或洛哌丁胺对胃肠道的选择性高,而且几乎没有中枢神经系统作用,因此更适用于腹泻的治疗。

4. 在麻醉中的应用　阿片类药物由于其抗焦虑、镇静和镇痛作用,常被用作麻醉和手术前给药,特别是在心血管手术和其他高风险手术中最常见,其主要目的是尽量减少心血管抑制,同时须给予呼吸机协助。

(二) 毒性和不良反应

正常人使用治疗量吗啡时会感到不适,常出现恶心、呕吐,还可能有困倦感、精神不振、情绪淡漠以及体力减弱等,一般不会引起言语不清、情绪不稳或明显的动作失调。长期反复应用阿片类药物易产生耐受性和药物依赖性。吗啡按常规剂量连用 2~3 周即可产生耐受性。剂量越大,给药间隔越短,耐受发生越快越强,且与其他阿片类药物有交叉耐受性。

1. 急性中毒　阿片类药物的急性中毒可能是因临床用药过量、成瘾者意外用药过量或企图自杀引起。一般很难确定阿片类药物引起人体中毒或致命的确切剂量,但正常成人口服吗啡的量低于 120mg 一般不可能致死,胃肠外给药量少于 30mg 也不会发生严重毒性。阿片类药物中毒主要表现为昏迷、针尖样瞳孔和呼吸抑制三联征,如果缺氧严重瞳孔则放大,常伴有血压下降、体温降低、皮肤湿冷以及尿潴留。呼吸麻痹是致死的主要原因。抢救措施包括人工呼吸,适量给氧,以及静脉注射阿片受体拮抗药纳洛酮。即首先建立开放性气道,维持患者通气;其次首选阿片受体拮抗药纳洛酮对抗严重的呼吸抑制。最安全的用法是将标准剂量的纳洛酮(0.4mg)稀释后缓慢静脉给药,并监测患者的觉醒和呼吸功能。哌替啶和右丙氧芬的中毒症状中偶见强直-阵挛性惊厥,纳洛酮也可使之改善。

2. **耐受性** 指机体对药物的反应性降低。尽管耐受性在第一次使用阿片类药物的时候即可发生,但一般要在反复使用治疗剂量2~3周后才会在临床表现出来。在短时间内给予大剂量药物时,耐受性最容易产生,而在间隔较长的时间内给予少量药物则可使耐受性降到最低。有报道在围手术期和危重护理中使用瑞芬太尼等超高效阿片类镇痛药能在数小时内产生耐受。

阿片类药物的不同作用耐受性表现不同。镇痛、镇静和呼吸抑制作用可出现明显的耐受性,如非耐受者使用60mg吗啡可能发生呼吸骤停,而对阿片类药物耐受程度最高的成瘾者在2~3小时内服用2 000mg吗啡也可能不会产生明显的呼吸抑制。抗利尿、呕吐和降压作用也会出现耐受,但缩瞳、惊厥和便秘作用不会产生耐受。停药后阿片类药物的镇静和呼吸作用的耐受性消失,但呕吐反应的耐受性可能会持续数月。阿片受体混合激动药(或激动 - 拮抗药)发生耐受性的程度低于激动药。在反复使用混合激动药后,幻觉、镇静、体温过低和呼吸抑制等作用会降低,但一般不会与阿片受体激动药产生交叉耐受性。而且,阿片受体混合激动药和阿片受体拮抗药的拮抗效应也不会产生耐受性。

交叉耐受性是阿片类药物的一个重要特征,即对吗啡耐受的患者对其他阿片类受体激动药的镇痛反应也会降低,尤其是主要激动μ受体的药物。这一现象也导致"阿片类药物轮换(opioid rotation)"的概念出现,并一直用于癌症疼痛的治疗。当一种阿片类镇痛药的疗效下降,患者将"轮换"使用另一种阿片类镇痛药(如吗啡轮换为氢吗啡酮,氢吗啡酮轮换为美沙酮),并在总体等效剂量减少的情况下,患者的镇痛效果明显改善。另一种方法是通过使用非阿片类辅助药物来"恢复(recover)"阿片类受体的功能。现认为NMDA受体拮抗药(如氯胺酮)有希望预防或逆转对阿片类药物的耐受。

3. **依赖性** 指反复用药后机体通过调整内稳态而产生的适应性(耐受)状态,如果不能继续用药就会导致戒断症状和体征的出现,包括流涕、流泪、哈欠、发冷、鸡皮疙瘩(毛发直立)、过度换气、体温过高、瞳孔扩大、肌肉疼痛、呕吐、腹泻、焦虑等。这些症状和体征产生的数量和强度在很大程度上取决于已形成的躯体依赖程度,此时给予阿片类药物可以迅速控制戒断症状。

阿片戒断综合征引起患者严重不适但不危及生命。短效阿片类药物末次用药后6~12小时内即可出现症状,长效阿片类药物则可长达72~84小时,戒断症状的持续时间和发作强度与药物的半衰期和清除率有关。吗啡或海洛因的戒断症状通常在最后一次注射后6~10小时内开始,36~48小时达高峰,之后大部分症状和体征逐渐消退,到第5天时大部分作用已经消失,但有些可能会持续数月。哌替啶的戒断综合征在24小时内基本消退,而美沙酮则需要几天时间才能达到戒断综合征的高峰,最长可持续2周。美沙酮的戒断症状消退较慢与其症状较轻有关,这也是其用于海洛因成瘾者戒毒的基础。然而,尽管对阿片类药物的躯体依赖减少,但对药物的渴求可能持续存在。除了美沙酮外,丁丙诺啡和可乐定也被FDA批准用于阿片类镇痛药的戒毒。

4. **成瘾性** 阿片类镇痛药引起的欣快感和镇静作用,尤其是静脉注射引起的这些反应往往会促进人们强迫性用药,造成药物成瘾。阿片类药物成瘾与调节奖赏和应激的脑区功能失调有关,是不同脑区对阿片适应后产生的综合效应。中脑 - 边缘多巴胺(dopamine,DA)系统被认为是药物成瘾依赖产生的最主要神经解剖基础,主要集中在中脑腹侧被盖区(ventral tegmental area,VTA)、伏隔核(nucleus accumbens,NAc)、前额皮质、杏仁核、蓝斑核(locus coeruleus,LC)、嗅结节和海马等。阿片受体、神经递质以及基因和突触可塑性的改变均在其中发挥作用。

【**阿片成瘾的脱毒治疗**】治疗阿片类药物成瘾的药理学方法目前主要有两种。一种是阿片类药物递减法,即采用成瘾性较小的阿片受体激动药或部分激动药脱毒,代表性药物有美沙酮和丁丙诺啡等。以美沙酮为例,初始口服剂量为 10~20mg,然后根据患者的反应调整,但首日美沙酮的总量不得超过 40mg,之后逐渐递减,先递减 50%,至 5mg 时再每日递减 1mg,也有推荐每日递减 10%~20%。美沙酮维持疗法始于 1965 年,当时 Vincent Dole 和 Marie Nyswander 发表了他们的第一篇论文《药物治疗海洛因成瘾——盐酸美沙酮的临床试验》,揭示美沙酮配合全面的康复计划是治疗海洛因成瘾的有效方法。第二种脱毒疗法是口服非阿片受体激动类药物,如 α_2 受体激动剂、谷氨酰胺受体拮抗剂、胆囊收缩素(CCK)受体拮抗剂、脑啡肽降解酶抑制剂等,它们的主要作用是对戒断症状进行对症处理。可乐定是一种 α_2 受体激动药,在戒断反应时减弱蓝斑核肾上腺素能神经传递,减轻大多数阿片类戒断症状,但对全身疼痛和药物渴求则无明显作用。应用可乐定治疗戒断症状时,应根据戒断症状的发展阶段和严重程度调整其剂量,初始口服剂量为 0.2mg,治疗过程中常见直立性低血压。

(三) 给药途径

安全、无创性给药是阿片类药物的首选给药途径,因此口服给药是理想的给药途径,但一些患者可引起恶心、呕吐、胃肠功能紊乱。因此在传统的口服和胃肠外给药方式外,还研发了一些其他给药方式来提高阿片类药物的疗效并尽量减少其不良反应。

1. 患者自控镇痛(patient-controlled analgesia,PCA) 即患者通过一种可精确调控参数的输注泵来控制阿片类药物的用量。PCA 可用于静脉或硬膜外输注,这种技术避免了应用中的延迟效应,与其他方法相比在用量上有更大的灵活性,可更好地调节对疼痛和阿片类药物反应的个体差异。

2. 椎管内输注 阿片类药物对脊髓背角表层神经元有直接作用,可通过注入硬脊膜外腔或蛛网膜下腔作为局部镇痛药。如硬脊膜外腔注射 3~5mg 吗啡,再通过硬脊膜外腔的导管缓慢输注,可达到持久镇痛的疗效。这种方式所用的药物剂量明显小于口服或胃肠外给药,全身不良反应也较少,但硬膜外应用阿片类药物也有会产生剂量依赖性不良反应,如呼吸抑制、瘙痒、恶心和呕吐等,必要时需使用纳洛酮逆转。因为不良反应少,目前硬脊膜外腔较蛛网膜下腔给药更常用,而且胸段硬膜外镇痛可显著降低围手术期死亡率和发病率。对于进行胸部和上腹部手术的患者,通过胸腔硬膜外导管注入低剂量的局部麻醉药和芬太尼已成为一种公认的镇痛方式。单次鞘内注射阿片类药物(鞘内麻醉)也普遍用于急性疼痛的治疗,长期鞘内输注阿片类药物一般用于治疗慢性疼痛患者。

3. 直肠给药 一般给药后 10 分钟内起效,适用于有吞咽困难或其他口腔疾病而不能口服用药者,或希望采用比胃肠外给药创伤性更小的给药途径的患者。目前已有吗啡和氢吗啡酮直肠栓剂,经直肠给药的吗啡生物利用度及作用时间与口服吗啡基本相同,因此两种方式的等效剂量也基本相同。但大多数儿童不能耐受这种方式。

4. 透皮给药系统(transdermal therapeutic system,TTS) 是一种无创的给药途径,既能使血药浓度稳定而更好地控制疼痛,又避免了重复的药物注射。其中芬太尼具备高效、低分子量、高脂溶性和对皮肤无刺激等优势,使其能透过皮肤发挥作用,是经皮给药最成功的阿片类药物,用于治疗持续性疼痛。芬太尼透皮贴剂作用时间为 72 小时,具有减少便秘反应的优点。

5. 其他 鼻内途径可避免重复的药物注射和口服药物的首次代谢,布托啡诺是目前在美国唯一可用的阿片类药物鼻腔制剂。另一种替代肠外给药的方法是颊黏膜透膜给药(buccal transmucosal route),如枸橼酸芬太尼片或应用"棒棒糖"原理将芬太尼固定在一根小棒上。

四、疼痛的治疗

（一）癌性疼痛的治疗

早在 1982 年，WHO 就将缓解癌性疼痛列为癌症综合治疗的四项重点之一，在全球范围内推广"三阶梯止痛方案"。癌症三阶梯止痛法是一种根据患者的疼痛程度不同而分别使用不同等级止痛药物为治疗原则的止痛方法，已被广泛应用于治疗各类慢性疼痛，具体用药方案是①第一阶梯：对于初期的轻度癌性疼痛患者，可以使用非阿片类止痛药（如非甾体抗炎药：对乙酰氨基酚、水杨酸盐等），同时根据病情使用或不用辅助类药物；②第二阶梯：对于从轻度疼痛发展到中度疼痛的癌症患者，药物治疗可以逐渐过渡到弱阿片类止痛药（如氨酚待因、可待因等），同时根据病情需要决定是否同时使用非甾体抗炎药和辅助类药物；③第三阶梯：对于具有中度到重度疼痛的晚期癌症患者，最后可选用强阿片类止痛药（如吗啡即释片、控释片或芬太尼贴剂等），同时也要根据病情需要决定是否合并使用非甾体抗炎药和辅助类药物，还应按照 Robert Twycross 等提出的"口服给药、按时给药、按三阶梯"原则给药。

2018 年 WHO 关于成人和青少年癌症疼痛药物和放射治疗管理指南对癌性疼痛的治疗建议分为三个方面。①癌性疼痛的镇痛治疗：涉及开始止痛时镇痛药物的选择和维持镇痛效果时阿片类药物的选择，包括优化抢救药物、给药途径、阿片类药物的轮换和停止使用；②癌性疼痛的辅助治疗：包括使用类固醇、抗抑郁药和抗惊厥药作为辅助药物；③骨转移相关疼痛的处理：包括联合应用双膦酸盐和放疗来处理骨转移。对于第一点癌症疼痛的镇痛治疗又分为三个阶段。①缓解疼痛的初始方案：对成人（包括老年人）和青少年发生的癌性疼痛，在疼痛初始阶段应该使用非甾体抗炎药、对乙酰氨基酚和阿片类药物，根据临床评估和疼痛严重程度可以单用或合用，以达到快速、有效和安全的镇痛。②用阿片类药物维持镇痛疗效：对成人（包括老年人）和青少年发生的癌性疼痛，可以用阿片类药物（单独或联合使用 NSAID 和/或对乙酰氨基酚）维持镇痛疗效，药物的选择取决于临床评估和疼痛严重程度，以实现持续、有效和安全的镇痛。此外，只要有可能就应口服使用常规剂量的吗啡，包括即释剂（标准型）和缓释剂，而吗啡的即释剂应作为抢救药物。③阿片类药物的终止使用：如果患者在镇痛治疗过程中对阿片类药物产生了生理依赖，应逐渐减少阿片类药物的剂量，以免产生戒断症状。

对于癌痛的治疗，在多数情况下吗啡仍是首选的阿片类药物，是中度、重度癌症疼痛治疗的代表用药。对吗啡不耐受的患者可以选择其他的阿片类药物替代，如羟考酮和芬太尼具有活性代谢产物低的优点，可替代吗啡达到理想镇痛作用。但即使轮换使用阿片类药物，其结果也很难预料，有些患者需要两次甚至更多次的轮换才能找到合适的阿片类药物。羟考酮和吗啡一样，也有标准型和缓释剂两种类型，药效和不良反应与吗啡相同，但生物利用率高于吗啡，是吗啡的一种有效替代药。美沙酮也是一种有效的阿片类镇痛药，在药效和不良反应方面和吗啡也几乎相同，但由于其药动学复杂，存在个体差异，而且因其半衰期较长易引起药物蓄积，因此要在有经验的医师指导下使用。

阿片类药物的镇痛作用个体差异较大。阿片受体激动药无"天花板效应"，因此需要调整给药剂量达到理想止痛效果，当用一种强效阿片类药物镇痛效果不理想时，可以通过换用另一种强效阿片类药物而获得镇痛疗效。阿片受体激动-拮抗药和阿片受体部分激动药具有"天花板效应"，因此镇痛作用有限，并且使用这两类药物还可能使正在使用阿片类药物的患者出现戒断症状或疼痛加重，因此不推荐在癌痛中使用。

(二) 偏头痛的治疗

偏头痛属于原发性神经系统综合征,以搏动性居多,疼痛位于一侧,常伴有畏声、畏光、呕吐、恶心等。因发作频繁,影响患者的正常学习、工作与生活,因此是疼痛研究的重点。发作期的治疗药物包括特异性与非特异性两种,特异性药物指对偏头痛具有相对特效性,包括曲坦类与麦角胺类;非特异性头痛或疼痛缓解药物则包括阿片类、精神安定剂或止吐药、巴比妥酸盐、抗组胺药、非甾体抗炎药(NSAID)等。

曲坦类(triptan)制剂是偏头痛治疗的重大突破,它们均激活 $5\text{-HT}_{1B/1D}$ 受体,收缩脑血管,降低三叉神经第一、二级神经元释放神经肽而发挥止痛作用。最早问世和最广泛被研究的曲坦类药物是舒马普坦,目前主要用于临床的曲坦类药物已有 7 种,它们在化学成分、起效时间和耐受性方面更好。曲坦类药物相对安全和有效,约 1/3 的患者用药后 2 小时头痛消失,但由于担心 5-HT_{1B} 受体激活导致冠脉收缩,故禁用于冠脉疾病患者。麦角是第一个可用于治疗偏头痛的药物,但自从曲坦类药物问世后其临床使用逐渐减少。临床常用的两种麦角制剂是麦角胺和二氢麦角胺(DHE),均属 5-HT 受体激动剂,有直接缩血管作用。曲坦类药物不宜与麦角制剂合用。

偏头痛是一种慢性病,对发作频繁或严重的患者应进行预防性治疗,常见的预防性药物包括抗癫痫药(如丙戊酸)、三环类抗抑郁药(如阿米替林)、钙拮抗药(如尼莫地平)、β 受体拮抗药(如普萘洛尔)等。对于偏头痛患者的药物治疗,其最终目的是使患者头痛终止,缓解并发症状,并预防头痛的再次发生。在临床治疗中应根据药物使用特点、患者个体差异以及头痛程度的不同给予针对性治疗,以达到治疗偏头痛的目的。

第三节 中枢镇痛药的研发史和研究进展

一、阿片类镇痛药的发现史

阿片(opium)为罂粟科植物罂粟未成熟蒴果浆汁的干燥物。罂粟的种植最早始于公元前 3400 年,当时美索不达米亚(Mesopotamia)的苏美尔人(Sumerians)把它命名为 Hul Gil,意思是"快乐的植物"。公元前 1500 年古埃及医书中记载,阿片可用于"治疗小儿持续哭闹";公元前 3 世纪古希腊和古罗马的书籍中有文字记载了对阿片的生产和分离方法;公元 8 世纪,阿拉伯商人将阿片带到印度和中国;公元 10~13 世纪,阿片已由亚洲传遍整个欧洲。但直到公元 16 世纪,人们才陆续认识到阿片滥用带来的严重后果,并开始明令禁止阿片烟草的吸食。18 世纪英国向中国出口鸦片(阿片)后,阿片开始在中国大规模使用和生产,这一现象在"鸦片战争"失败后进一步恶化,阿片的滥用也给近代中国带来了灾难性的后果。1952 年,中国全面禁止阿片的种植、吸食、运输、贩卖和销售,并将与阿片相关的罂粟碱、阿片酊剂、可待因、哌替啶、吗啡等归为麻醉品严格管理,至此,毒品的贩运和滥用才得到很好的控制。

阿片类药物(opiate)是源自阿片的天然药物及其半合成衍生物的总称,因绝大多数镇痛药均通过激动阿片受体而起作用,故又称阿片类镇痛药。阿片的药理功效早在公元前 3 世纪即有文献记载,在公元16世纪已被广泛地用于镇痛、止咳、止泻、镇静催眠。1806年,Friedrich Sertürner首次从阿片中分离出一种活性成分,并命名为吗啡(morphine,来自希腊语morpheus "梦神"),由此开创了阿片类药物在临床的应用。在19世纪30年代,吗啡成为一种非常普遍的止痛药,在美国内战期间,随着阿片酊和阿片粉的使用,很多受伤的退伍军人对吗啡上瘾并产生依赖。因此,科学家们开始研发更安全有效、成瘾性更小的阿片类药物。1874年,英国药剂师Alder Wright为寻找吗啡的非成瘾替代品,合成了二乙酰吗啡(diacetylmorphine,diamorphine),后将其命名为"海洛因"(heroin),意为具有镇痛的"英雄(heroic)"特质。但遗憾的是,虽然该产品比吗啡更有效,但在相同的镇痛效能下却显示出更高的成瘾性。1939年,在寻找阿托品的合成替代品时意外发现哌替啶,紧接着在1946年又合成了与吗啡结构不同但药理作用相似的美沙酮。到目前为止,阿片的纯化生物碱吗啡、可待因,半合成衍生物羟吗啡酮、羟考酮、氢吗啡酮、氢可酮,以及人工合成药哌替啶、美沙酮、芬太尼、喷他佐辛等都已在临床使用,并主要作为镇痛药用于缓解疼痛。

二、非阿片类中枢镇痛药的研究进展

阿片类中枢镇痛药因成瘾性和不良反应严重而限制了其长期应用,随着近年来对疼痛研究的进展,一些新型的镇痛药物被陆续开发,并开始用于临床试验。

(一)奈福泮

奈福泮(nefopam)是一种胺类再摄取抑制药,对钠通道有一定的阻滞作用,导致突触后谷氨酸能受体,如NMDA受体的激活减少。奈福泮最早作为抗抑郁药物研发,后发现其有中度镇痛和减轻痛觉过敏的作用。可用于轻、中度术后急性疼痛;也可与阿片类和NSAID药物合用,用于肌肉骨骼痛;同时可用于对非阿片类药物无反应的慢性持续性疼痛的治疗。在镇痛剂量下不引起呼吸抑制,但会产生拟交感和抗胆碱的不良反应。

(二)烟碱型乙酰胆碱受体(nAchR)激动剂

对烟碱镇痛作用的认识始于20世纪30年代,但烟碱的镇痛作用需在大剂量时产生,且强度弱,持续时间短。20世纪70年代,John Daly等人从厄瓜多尔树蛙皮肤中提取出含有镇痛作用的地棘蛙素,后进一步分离出化合物铃蟾肽。铃蟾肽被证实为一种强烟碱受体激动剂,镇痛作用较烟碱更强,镇痛效能与吗啡相当,而镇痛效价比吗啡高200多倍。但其作用为非选择性,毒性大,不适合用于临床。1998年Abbott实验室筛选出亲和力高、并选择性作用于α4β2亚基的nAchR激动剂,即ABT-594,其镇痛效能与铃蟾肽相当,而不良反应明显低于后者。对烟碱受体激动剂产生镇痛作用的机制还有待深入研究,以促进高选择性、高镇痛效能化合物的合成。

(三)大麻素及相关药物

大麻素是大麻的活性成分,其镇痛作用主要由CB1受体介导。在动物实验中,大麻素类药物对急性痛、伤害性疼痛、炎性痛和神经病理性疼痛都有很好的止痛效果。在临床试验中,这些药物可以减轻神经病理性疼痛的感觉,如多发性硬化症的中枢神经病理性疼痛。大麻素虽然有良好的镇痛作用,但可能导致成瘾和滥用,临床应用受限。大麻酚(cannabinol)是大麻植物的一种提取物,含有四氢大麻酚(THC)和大麻二醇,有改善治疗效果的作用。CB2受体激动剂也可能成为潜在的镇痛药物。

(四)作用于TRP通道的药物

辣椒素(capsaicin)是TRPV1通道的激动剂,具有长效镇痛作用,在临床上用于治疗疱疹后神经痛、

骨关节痛、坐骨神经痛、三叉神经痛、糖尿病性神经痛等。其镇痛作用的机制为诱导 TRPV1 失敏,但在用药初期即受体失敏之前会出现短暂的受体激活现象,因此使患者产生强烈的烧灼痛,从而妨碍患者的进一步用药。TRPV1 的拮抗剂尽管在动物实验中观察到有效的镇痛作用,但到目前为止还未开发用于临床,主要是因为用药后会导致体温升高和烧灼伤。还有一些其他的 TRP 通道也被认为与疼痛,特别是病理生理性改变引起的疼痛有关,如 TRPA1 和 TRPM8,两种通道的激动剂和拮抗剂正在研发中。

(五) 作用于离子通道的药物

一直以来,人们致力于钠通道阻滞剂作为镇痛药物的研发,特别是在慢性疼痛状态下选择性上调的钠通道阻滞剂能够成为有效的镇痛药物,但临床试验结果并不如人意,如拉科酰胺(lacosamide)、ralfinamide 等。

齐考诺肽(ziconotide)是 N 型钙通道拮抗剂 ω- 芋螺毒素(ω-conotonxin)MVIIA 的合成类似物,能可逆性阻断 N 型钙通道。具有明确的镇痛作用,已被美国 FDA 批准鞘内注射用于治疗对其他镇痛药物无效的难治性疼痛,可能成为一种新的有效镇痛药。此外,T 型钙通道可能参与疼痛信号,其阻滞药在某些疼痛状态下产生有效镇痛作用,也可能是新型镇痛药的靶点。

瑞替加滨(retigabine)是 Kv7 钾通道(M 电流)的开放剂,抑制脊髓背角神经元 C 纤维和 Aδ 纤维介导的伤害性反应,产生镇痛作用。与其化学结构相关的药物氟吡汀(flupirtine)也是通过神经元 Kv7 钾通道的开放促进 M 电流的产生,抑制神经元动作电位的产生,并控制神经元兴奋性。氟吡汀适用于各种类型的中度急性疼痛,包括外科手术和牙科手术后的疼痛、创伤性损伤、腹部痉挛引起的疼痛、神经痛以及偏头痛等,尤其对肌肉骨骼源性的疼痛效果良好,已在一些国家用作镇痛药。

思考题　　　　　1. 目前临床应用的镇痛药有哪些重要进展?

　　　　　　　　2. 对癌痛的患者目前主要选择哪些药物治疗? 如何治疗?

(陈建国)

参 考 文 献

［1］陈建国. 药理学. 4 版. 北京: 科学出版社, 2020.

［2］Ritter J M, Rang H P. Rang & Dale's Pharmacology. 9th ed. St Louis: Elsevier. Inc, 2019.

［3］丁健. 高等药理学. 北京: 科学出版社, 2013.

［4］LU L, FANG Y, WANG X. Drug abuse in China: past, present and future. Cell Mol Neurobiol, 2008, 28 (4): 479-490.

［5］TRESCOT A M, DATTA S, LEE M, et al. Opioid pharmacology. Pain Physician, 2008, 11 (2 Suppl): S133-S153.

［6］KHADEMI H, KAMANGAR F, BRENNAN P, et al. Opioid therapy and its side effects: a review. Arch Iran Med, 2016, 19 (12): 870-876.

［7］KAYE A D, CORNETT E M, PATIL S S, et al. New opioid receptor modulators and agonists. Best Pract Res Clin Anaesthesiol, 2018, 32 (2): 125-136.

［8］WHO. Guidelines for the pharmacological and radiotherapeutic management of cancer pain in adults and adolescents. Geneva: World Health Organization, 2018.

第十七章 解热镇痛抗炎药

解热镇痛抗炎药（antipyretic analgesic and anti-inflammatory drug），是一类具有解热、镇痛作用，多数兼有抗炎和抗风湿作用的药物。由于化学结构和作用机制与糖皮质激素不同，故又可称为非甾体抗炎药（nonsteroidal anti-inflammatory drug，NSAID）。阿司匹林是这类药的代表，因此，这类药也可称为阿司匹林类药物。

早在 1828 年，德国药学家 Joseph Buchner 从水柳树皮中分离得到水杨苷，后经水解氧化得到水杨酸，人类应用该类药物已有 150 余年历史了。这类药物在临床上应用广泛，同时由于其严重的不良反应亦限制其使用，并有系列药物经历了召回、撤市和说明书增加黑框警示内容等风波。

水杨酸钠（sodium salicylate）的解热抗风湿作用首先被发现，之后通过结构修饰合成乙酰水杨酸（acetylsalicylic acid），取名为阿司匹林（aspirin），成为目前临床使用最为广泛和持久的 NSAID。19 世纪以来，全人工合成的解热镇痛抗炎药相继问世。保泰松（phenylbutazone）作为第一个全人工合成的非水杨酸类的 NSAID 问世后，相继有许多抗炎作用较强，或不良反应低的人工合成 NSAID 陆续上市，如布洛芬（ibuprofen）、萘普生（naproxen）、吡罗昔康（piroxicam）、双氯芬酸（diclofenac）、舒林酸（sulindac）、阿西美辛（acemetacin）、萘丁美酮（nabumetone）、美洛昔康（meloxicam）、尼美舒利（nimesulide）等。多数药物以抗炎、抗风湿作用为主，同时具有解热、镇痛作用。其中对乙酰氨基酚（acetaminophen）只具有较好的解热、镇痛作用，无明显的抗炎作用。

非甾体抗炎药及其作用特点见图 17-1。

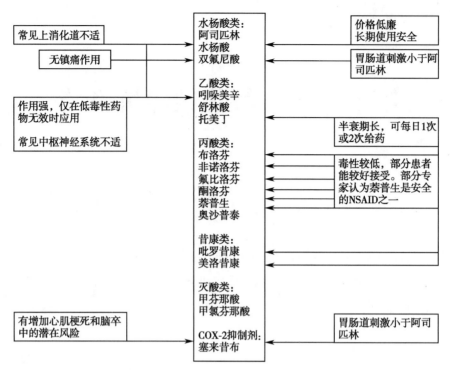

图 17-1 非甾体抗炎药(NSAID)概要图

第一节　解热镇痛抗炎药的作用及分子机制

目前,广泛应用的传统 NSAID 都是通过抑制前列腺素合酶,即环氧合酶(cyclooxygenase,COX)的催化作用,减少前列腺素(prostaglandin,PG)的合成而发挥作用。

一、前列腺素的合成

花生四烯酸是二十个碳原子的不饱和脂肪酸,是前列腺素类(PG)和血栓素 A_2(TXA_2)的主要前体物质。花生四烯酸是细胞膜磷脂的一种组成成分,通过磷脂酶 A_2 和其他酰基水解酶可将细胞膜上的磷脂催化生成游离的花生四烯酸。血小板与机体绝大多数细胞都有花生四烯酸代谢过程,在许多不同的生理与病理状态下起着重要的作用。花生四烯酸代谢十分复杂,各种细胞都有其各自的特点。从花生四烯酸合成二十烷酸主要有两条途径:①环氧合酶(COX)途径;②脂加氧酶(LOX)途径。

细胞中的花生四烯酸一般不游离存在,而是以磷脂的形式酯化在细胞膜中。人血小板膜的磷脂有多种,如磷脂酰胆碱(PC)、磷脂酰乙醇胺(PE)、磷脂酰丝氨酸(PS)与磷脂酰肌醇(PI)等。花生四烯酸主要连接在 PC、PE 与 PI 甘油骨架的第 2 位碳原子上。多种刺激因子、激素、血氧张力过低或组织损伤都可激活磷脂酶 A_2,使花生四烯酸从膜磷脂中游离出来。游离的花生四烯酸可以与乙酰辅酶 A 结合成乙酰辅酶 A 酯,再结合到膜磷脂中(再酯化),也可以经环氧合酶途径或脂加氧酶途径进一步代谢。

所有具有环状结构的类二十烷酸物质,包括前列腺素、血栓素和前列环素都是通过环氧合酶途径合成。环氧合酶包括环氧合酶 -1(COX-1)和环氧合酶 -2(COX-2),前者负责生理学的前列腺素类生成,被称为"内务酶",主要起生理和保护功能。而后者主要在巨噬细胞、成纤维细胞、软骨、内皮及表皮细胞中表达,一旦受细胞因子或内皮素刺激,可使疾病和炎症部位的前列腺素类物质的生成增多数十倍,产生前列腺素参与炎症反应。这两种酶的氨基酸序列同源性高达60%,但底物结合部位的构象和催化区域则不相同。随着人们对于COX类酶研究的深入,目前认为COX-1和COX-2在人体内的功能是互相重叠的。COX-1不仅是人们认为的结构酶,同样也是诱导酶,参与炎症过程并加重炎症反应。COX-2则不仅是诱导酶,同样也是结构酶,在肾脏、胃肠道和脑中,生理状态下均有COX-2的存在。这两种酶具有非常广泛的生理和病理生理作用。

目前,发现在人体内存在第三种COX同工酶——COX-3,其参与具有血管活性的前列腺素的合成,并且在调节血压方面起着重要作用。此外,COX-3可能还参与了一些癌症(卵巢癌、颈部肿瘤、结肠癌和白血病)的发展过程。在阿尔茨海默病患者的海马区也发现COX-3大量表达,COX-3对NSAID,特别是对乙酰氨基酚尤为敏感。

脂加氧酶途径可催化花生四烯酸生成白三烯类(leukotriene,LT)、羟基二十碳四烯酸、过氧化氢二十碳四烯或脂氧素类。白三烯是一类具有高度生物活性的炎性介质,主要由炎性细胞合成,其受体广泛分布于炎性细胞颗粒和其他组织中。白三烯作为重要的炎性介质,在气道炎症中起着效应物质的作用,促进平滑肌痉挛和血管扩张。抗白三烯药物,如扎鲁司特、齐留通等可用于治疗中度至重度的过敏性哮喘。

体内PG合成途径详见图17-2。

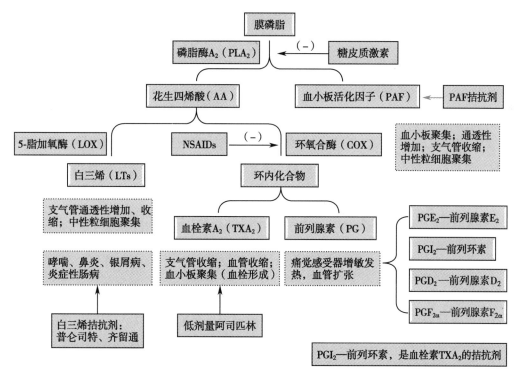

图 17-2　自膜磷脂生成的各种物质及其作用以及抗炎药的作用部位示意图

二、解热机制

(一) 产热原理

人体体温调节中枢位于下丘脑,调节产热和散热过程,使其保持一个动态平衡,从而维持体温正常。

病理条件下,如感染、过敏反应、恶性肿瘤或炎症活化的白细胞可释放内源性产热物质,这些内源性产热物质可引起下丘脑 PG 合成和释放,PGE_2 作为中枢性致热原作用于下丘脑体温调节中枢,使得原有的调定点被调高时,即可使机体发热。故而感染、过敏反应、恶性肿瘤或炎症活化的白细胞可释放内源性产热物质,引起发热反应。

(二)解热镇痛抗炎药的解热作用

研究证明,NSAID 可通过抑制下丘脑 COX,阻断 PGE_2 合成,使体温调节中枢的调节点恢复正常,发挥解热作用。因此,NSAID 只能降低发热者的体温,不影响正常人体温。传统的 NSAID 除二氟尼柳不能透过血脑屏障外,均可发挥解热作用,但机制不尽相同。

三、镇痛机制

疼痛是脑对急性或慢性组织损伤引起的伤害信号传入,进行抽象和概括后形成的不愉快感觉,伴有复杂的自主神经活动、运动反射、心理和情绪反应。只能由患者主观描述。疼痛目前被世界卫生组织确定为继呼吸、血压、脉搏、体温以外的第五大生命指征。慢性疼痛更是定性为一类疾病。疼痛可以对机体产生广泛的影响,对心血管、呼吸、消化、泌尿、骨骼肌肉、免疫、凝血系统以及精神情绪和神经内分泌代谢均能产生影响。

(一)疼痛发生的生理病理学基础

疼痛的生理性传导可分为 4 个阶段,分布于全身各处的伤害感受器将机械损伤、温度变化、化学因素等有害刺激经一级传入神经传导至皮质和边缘系统进行疼痛的整合,最后经下行控制和神经介质进行疼痛调控,形成痛觉。而其中,PG、K^+、5-HT、缓激肽、组胺等是重要的降低痛阈的物质。

(二)解热镇痛抗炎药的镇痛机制

炎症局部释放的缓激肽、组胺和其他化学介质对神经末梢的作用可被前列腺素 E_2(PGE_2)所敏化,减少 PGE_2 的合成,可以减轻痛觉。同时,PG 本身亦为一种致痛物,有一定致痛作用。NSAID 的镇痛作用因疼痛的种类和程度而有所不同。该类药物仅有中等程度的镇痛作用,主要作用于组织损伤和炎症引起的疼痛。NSAID 镇痛的作用主要在外周,但近年来发现,其亦可发挥中枢镇痛作用。可抑制中枢和外周 COX,阻断花生四烯酸转化为前列腺素,从而减少炎症介质的释放增加引起的疼痛刺激向中枢传递,也可升高痛阈值。

四、抗炎机制

除对乙酰氨基酚等苯胺类药物外,NSAID 这类药物均具有抗炎作用,对控制风湿性和类风湿关节炎的症状有肯定疗效,并可明显缓解关节的红、肿、热、痛等炎症反应。PG 在风湿性疾病等炎症反应中占重要地位,炎症局部产生大量的 PG,可使血管扩张和增加白细胞趋化性,同时与其他炎症介质如缓激肽、组胺和白三烯有协同作用,使得炎症进一步加重。NSAID 抑制炎症部位 COX 活性,减少 PG 的生成,减轻炎症反应,发挥直接和间接的抗炎作用。最新研究证明,caspase 是 NSAID 的作用靶点,通过抑制 caspase 催化途径,减轻细胞死亡和炎症因子的产生,是 NSAID 产生抗炎作用的又一有效通路。

白三烯是一类具有高度生物活性的炎性介质,在体内含量虽微,但却具有很高的生理活性。内源性的白三烯主要由炎性细胞合成。白三烯 B_4(LTB_4)主要由中性粒细胞产生;LTC_4 由肥大细胞、嗜酸性粒细胞和嗜碱性粒细胞产生,而单核细胞、巨噬细胞通过脂氧代谢途径既产生 LTB_4 又产生 LTC_4。在肝脏,库普弗细胞、肥大细胞和内皮细胞可产生白三烯,而且在肝内 LTC_4 经 LTD_4 代谢为 LTE_4。LTA_4 为不稳定的环氧化物,它不仅作为细胞内中间代谢产物,还被内皮细胞、上皮细胞等细胞摄取,进一步合成 LTB_4 或 LTC_4。LTC_4 是重要的白细胞活化物质,刺激白细胞的趋化、聚集、释放氧自由基及溶酶体酶,可增加血管壁通透性,刺激支气管黏液分泌。LTC_4 和 LTD_4 能增高气道阻力和血管通透性,但对鼻痒和喷嚏的作用很小,诱生鼻漏的能力较组胺小。半胱氨酸白三烯(CysLT)能改善与气道有关的神经通路的活性,显著增强血管平滑肌的收缩反应。LTD_4 能增强组胺诱生的支气管收缩,也是有力的激肽和神经肽诱生物。

五、其他作用

(一)胃肠道作用

生理状态下,前列环素(PGI_2)可抑制胃酸分泌,而 PGE_2 和 $PGF_{2\alpha}$ 可刺激胃和小肠生成保护性黏液。该类药物使用时,导致消化道无法合成这类前列腺素类物质,减弱其保护作用,此类不良反应是限制 NSAID 使用的最主要原因。

(二)心血管作用

血栓素 A_2 可促进血小板聚集,而 PGI_2 抑制血小板聚集。该类药物可减少血栓素 A_2 合成,抑制血小板聚集,减轻血栓风险,可预防心血管疾病。

(三)肾脏作用

抑制 PGE_2 和 PGI_2 的合成,会导致肾脏血流情况的改变,前列腺素合成减少,可致水钠潴留。除阿司匹林外,其他 NSAID 均可能诱发间质性肾炎。

六、解热镇痛抗炎药的新功能

随着 NSAID 的长期临床应用,该类药物一些新的功能逐渐被发现,为这一系列古老的药物赋予新的生命力。

(一)抗肿瘤作用

NSAID 能延缓多种类型肿瘤(包括乳腺癌、肺癌、直肠癌、食管癌和前列腺癌)的发生和发展、侵袭转移、血管生成并参与免疫逃避。最初认为其功能依赖于抑制 COX-2 活性,但现有证据表明,NSAID 可不依赖于 COX-2 发挥作用,机制复杂,对此尚无统一认识。

(二)抗结核病

对于抗结核病药物的研发至今几十年间从未间断,但每年全球仍有 150 万人死于结核及其并发症,其中约 1/15 的患者是由于对一线抗结核药耐受导致的。与此同时,由于生物信息学的发展,各大药企及科研机构基于节省新药研发周期及减少研发费用,降低研发风险等原因,均大力开展药物再利用的工作,在现有药物中发现药物 - 靶点新作用。基于此工作,人们发现 NSAID 具有内源性抗微生物作用,进而发现 NSAID 具有治疗结核病作用。发现布洛芬、阿司匹林、羟布宗、吲哚美辛、卡洛芬、双氯芬酸和塞来昔布等 NSAID 均具有潜在的抗结核作用。目前,以上药物治疗结核的作用已相继进入临床前或临床研究,NSAID 有望成为一类潜在安全、简单且经济的抗结核药,但 NSAID 治疗结核的作用机制尚不明确。

（三）防治神经退行性变性疾病

研究显示，在受伤大脑、神经退行性病变、缺血性疾病大脑中均发现 COX-1 和 COX-2 的水平增加，体外和体内研究显示，NSAID 具有防治神经退行性变性疾病的作用。长期服用 NSAID 可减轻神经退行性变性疾病（如阿尔茨海默病、帕金森病、多发性硬化症等）症状。但目前对于 NSAID 治疗退行性疾病和兴奋性毒性的作用机制尚不清楚，可能与抑制中枢神经 COX 有关，也有研究显示可能与调节神经细胞线粒体钙离子稳定相关。

在辅助抗抑郁方面，选择性 COX-2 抑制剂塞来昔布是研究较多的一种 NSAID，多数研究显示其安全、有效，且认为相比于其他 NSAID，其抗抑郁作用最为明显。

（四）治疗头痛

NSAID 被推荐为治疗偏头痛急性发作的一线用药，亦是儿童及青少年头痛的一线治疗药物。

第二节　常用解热镇痛抗炎药

NSAID 是一组化学结构不同，在退热、镇痛、抗炎活性等作用方面存在差异的一组药物。大多数 NSAID 是 COX 酶活性部位的竞争性、可逆性抑制药，其主要作用是抑制环氧合酶催化前列腺素生物合成的第一步，导致前列腺素合成减少。传统 NSAID 是通过抑制 COX-1，同时对 COX-2 也有不同程度的抑制作用，主要引起胃肠道不良反应。COX-2 选择性抑制剂是另一类以选择性抑制 COX-2 为目的而特殊设计的药物，习惯性称为昔布（考昔）类，此类药物由于严重心血管事件，默沙东公司主动撤回用于治疗关节炎和急性疼痛的罗非昔布。此外，FDA 要求传统 NSAID 和塞来昔布在标签上印有黑框警示（black boxed warning）。但事实证明，阿司匹林有助于预防心血管突发事件，而且最常用于这一目的，而非仅仅用于控制疼痛。

临床常用的 NSAID 按照化学结构不同分为水杨酸类、丙酸类、乙酸类等；按照其对 COX 抑制的选择性不同可分为非特异性 COX 抑制药、特异性 COX 抑制药两类。非选择性 COX 抑制药在临床应用非常广泛，选择性 COX-2 抑制药由于严重的心血管不良反应，引发系列退市风波，目前仍在市场上使用的不多。如塞来昔布、尼美舒利和罗非昔布。其中罗非昔布于 2004 年在美国退市，但目前 FDA 批准其获得孤儿药资格，有望成为治疗血友病患者的关节疼痛药。尼美舒利虽未退市，也在 12 岁以下儿童中禁用，并修改说明书，加黑框警示，突出其引起不可逆肝衰竭的不良反应。

一、非特异性解热镇痛抗炎药

此类药物包括布洛芬（ibuprofen）、萘普生（naproxen）、氟比洛芬（flurbiprofen）、双氯芬酸（diclofenac）、吲哚美辛（indomethacin）和阿司匹林（aspirin）等。

阿司匹林是弱有机酸，又名乙酰水杨酸（acetylsalicylic acid），依据化学结构属于水杨酸类衍生物。是传统的 NSAID 的原型药，也是 NSAID 药物中唯一能不可逆地与环氧合酶共价结合，通过乙酰化使其失活的药物。阿司匹林在体内迅速经酯酶脱去乙酰基，生成其在体内的代谢产物——水杨酸，具有抗炎、解热和镇痛作用,其作用机制主要是水杨酸阻断下丘脑体温调节中枢和外周靶点的前列腺素合成。此外,通过减少前列腺素合成,可阻止机械和化学刺激对痛觉感受器的致敏作用。阿司匹林还可抑制皮质以下位点(即丘脑和下丘脑位点)的痛觉刺激。随着在临床上不断地应用,一些新的作用和新用途不断被发现,而且还研制出多种剂型,如阿司匹林肠溶片、阿司匹林泡腾片、注射用阿司匹林赖氨酸盐。

阿司匹林与其他 NSAID 不同,可使 COX 分子中的一个丝氨酸残基(COX-1 的丝氨酸 530 和 COX-2 的丝氨酸 516)乙酰化,这种共价修饰不可逆地抑制了酶活性。其他 NSAID 包括水杨酸盐都是可逆竞争性抑制。

阿司匹林的解热镇痛作用、抗炎抗风湿作用较强。同时可抑制血小板 COX,减少 TXA_2 合成而抑制血小板聚集。由于血小板缺乏蛋白的合成能力,无法自身更新 COX,因此对阿司匹林的不可逆抑制作用极为敏感,故常采用小剂量阿司匹林(50~100mg/d)预防血栓形成。

阿司匹林还可以治疗缺血性心脏病和心肌梗死,降低其病死率和再梗死率。可降低结肠癌(直肠癌)风险。缓解阿尔茨海默病的发生。

其不良反应主要是长期大剂量使用,特别是用于抗风湿治疗时,不良反应较大。主要包括胃肠道反应、凝血障碍、水杨酸反应、过敏反应、阿司匹林哮喘、瑞氏综合征等。

布洛芬是首个应用于临床的丙酸类 NSAID,其他丙酸类 NSAID 目前已有萘普生(naproxen)、非诺洛芬(fenoprofen)、酮洛芬(ketoprofen)、氟比洛芬(flurbiprofen)和奥沙普秦(oxaprozin)等。此类药物除效价存在差异外,各药的半衰期也不尽相同,氟比洛芬 3~6 小时,萘普生 13 小时,奥沙普秦最长为 40~60 小时。

这些药物都具有抗炎、镇痛及解热活性,且胃肠道反应低,患者耐受性好;此外,还会改变血小板功能和延长出血时间。在类风湿关节炎和骨关节炎的长期治疗中,这类药得到广泛认可和应用。这类药物是 COX 的可逆性抑制剂,能抑制前列腺素的合成,但对胃肠道作用一般没有阿司匹林强烈。

甲芬那酸(mefenamic acid)、双氯芬酸(diclofenac)、托美丁(tolmetin)和酮咯酸(ketorolac)按化学结构属于杂环乙酸类药物。双氯芬酸和托美丁被批准用于长期治疗类风湿关节炎、骨关节炎和强直性脊柱炎,双氯芬酸的作用强于吲哚美辛或萘普生。双氯芬酸可蓄积于滑囊液,毒性与其他 NSAID 类似。酮咯酸为强效镇痛药,并具有中等强度抗炎作用,但可引起致命的消化性溃疡、胃肠道出血和 / 或胃或肠道穿孔。

吲哚美辛(indomethacin)、舒林酸(sulindac)和依托度酸(etodolac)具有显著抗炎及解热镇痛作用。它们通过可逆性抑制 COX 而发挥作用,一般不用于解热。由于的吲哚美辛毒性,限制了其在治疗急性痛风性关节炎、强直性脊柱炎和髋关节炎中的临床应用。舒林酸是与吲哚美辛有密切联系的无活性前药,抗炎作用弱于吲哚美辛,但可用于治疗类风湿关节炎、强直性脊柱炎、骨关节炎和急性痛风。除吲哚美辛外,其他药物的不良反应程度较轻。

匹罗昔康(piroxicam)和美洛昔康(meloxicam)可用于治疗类风湿关节炎、强直性脊柱炎和骨关节炎。半衰期长,每日给药 1 次。美洛昔康可抑制 COX-1 和 COX-2,优先与 COX-2 结合,低、中剂量时显示比匹罗昔康弱的胃肠道刺激反应。但是在大剂量时,美洛昔康是一种非选择性 NSAID,可同时抑制 COX-1 和 COX-2。

萘丁美酮(nabumetone)适用于治疗类风湿关节炎和骨关节炎,不良反应发生率低。其经肝代谢生成具有抗炎、解热、镇痛作用的活性代谢产物,再进一步代谢为无活性的代谢产物,因此肝功能损害患者慎用。

对乙酰氨基酚(acetaminophen,又名扑热息痛)、贝诺酯(benorilate)等。对乙酰氨基酚可抑制中枢神经系统的前列腺素合成,但对外周组织的COX作用小,从而解释了其具有解热、镇痛作用,但抗炎活性弱的原因。对乙酰氨基酚不影响血小板功能,不延长凝血时间。

对乙酰氨基酚在正常治疗剂量时,相对安全,没有任何明显不良反应,但长期、大剂量治疗时,肝脏中可供使用的谷胱甘肽被耗竭,N-乙酰苯并亚氨基醌即可与肝脏蛋白质的巯基发生反应,形成共价键,从而导致肝坏死,也可发生肾小管坏死。

贝诺酯是阿司匹林与对乙酰氨基酚的酯化产物,是一新型的抗炎、解热、镇痛、治疗风湿病的药物。

二、环氧合酶 2 选择性解热镇痛抗炎药

此类药物即使在最大治疗剂量使用时也不抑制COX-1,一般IC_{50}相差100倍。包括昔布类药物。由于两种COX在生理病理上的差别并不明显,其活性在很大程度上交错重叠。选择性COX-2抑制剂在减少胃肠道不良反应的同时,也带来了心血管系统等更严重的不良反应。目前,COX-2抑制剂的效果与实际安全性仍有待进一步确定。

塞来昔布(celecoxib)可选择性抑制COX-2,作用明显强于抑制COX-1。实际上,塞来昔布在体内不能达到阻断COX-1的血药浓度,塞来昔布抑制COX-2具有时间依赖性和可逆性,且不抑制血小板聚集,不延长出血时间,可用于治疗类风湿关节炎、骨关节炎及疼痛。值得注意的是,磺胺类药物过敏的患者禁用。

尼美舒利(nimesulide)具有抗炎、镇痛和解热作用,相比布洛芬、对乙酰氨基酚抗炎作用强,不良反应小。但禁用于12岁以下儿童。常用于类风湿关节炎和骨关节炎、腰腿痛、牙痛、痛经的治疗。

三、作用于白三烯的新型解热镇痛抗炎药

内源性的白三烯主要由炎性细胞合成。白三烯是由细胞膜磷脂中的花生四烯酸(arachidonic acid,AA)经脂加氧酶(LOX)代谢而得到的一组化合物,也曾被称为慢反应过敏物质。细胞膜受到各种刺激后在磷脂酶作用下,细胞膜磷脂被分解并释放出AA,此时,LOX从受激活细胞的胞质转移至核膜,并在核膜与5-LO-活化蛋白(FLAP)结合,形成不稳定中间产物,即5-过氧羟基二十四碳四烯酸(5-HPETE),5-HPETE再转化为环氧化物白三烯A_4(LTA_4)。LTA_4不稳定,在LTA_4水解酶作用下形成白三烯B_4(LTB_4);或在白三烯C_4(LTC_4)合成酶作用下与谷胱甘肽结合形成LTC_4。LTC_4、LTD_4、LTE_4因其化学结构含半胱氨酰基,称为半胱氨酸白三烯(CysLT)。

CysLT通过与靶细胞(嗜酸性粒细胞、肥大细胞及气道平滑肌细胞、上皮细胞)膜表面的CysLT受体结合发挥生物效应。LTB_4化学结构中不含半胱氨酸,其作用方式也与上述三者不一样,通过与特异性LTB_4受体(BLT受体)结合发挥作用,有较强的趋化性。BLT受体包括BLT-1和BLT-2两种亚型。BLT-1是高亲和力受体,在白细胞尤其是中性粒细胞、巨噬细胞和嗜酸性粒细胞上表达,其主要功能是参与白细胞尤其是中性粒细胞的化学趋化过程。BLT-2受体在白细胞、脾、肝、小肠有高水平表达,为低

亲和力受体,目前认为 BLT-2 受体的功能可能与 T 细胞免疫有关。

白三烯抑制剂目前临床主要应用于治疗哮喘。可以减轻哮喘症状,改善肺功能,减少哮喘恶化,在治疗轻中度哮喘、运动性哮喘和冷空气诱导的哮喘中有良好疗效,尤其适用于阿司匹林过敏性哮喘患者的治疗。目前上市的药物有孟鲁司特(montelukast)、扎鲁司特(zafirlukast)和齐留通(zileuton)。

齐留通,又名苯噻羟脲,是一种新型的选择性 5-LOX 抑制剂,通过抑制 5-LOX 而拮抗白三烯合成,于 1997 年被 FDA 批准在美国上市。齐留通的作用机制是通过抑制白三烯的合成来有效控制哮喘炎症发展过程,作为抗哮喘病的全新类别药物,齐留通具有一定的气管保护、气管扩张和抗炎作用。在美国,由于该药疗效肯定,不良反应小,已被美国正式收入国家哮喘教育和预防纲要,作为长期控制哮喘的治疗用药。

齐留通为口服有效的选择性 5-LOX 抑制剂,在体内、外都具有明显的抗过敏及抗炎作用。通过抑制白三烯生物合成途径中的起始酶 5-LOX 的活性,防止白三烯的合成。也可拮抗白三烯产物 LTB$_4$ 的作用,抑制白三烯的收缩支气管和致炎症作用。对骨髓过氧化物酶活性、中性粒细胞脱颗粒、肥大细胞的组胺释放或磷脂酶 A$_2$ 活性无影响。

本品口服后吸收迅速,30 分钟起效,1~3 小时达血药峰浓度,持续 5~8 小时。食物不影响本品吸收程度和达峰时间,仅见血药浓度轻度升高。血浆蛋白结合率为 93%,分布容积为 1.2L/kg。在肝脏被立体选择性糖脂化代谢为 R 和 S 异构体,同样具有抑制 5-LOX 的活性,本品肾脏清除率为 7ml/(min·kg),尿中原型药物不到给药剂量的 0.5%。母体化合物半衰期为 2.1~2.5 小时。

本品耐受性良好,比较常见的不良反应有头痛、腹痛、乏力;消化系统可出现恶心、呕吐;运动系统可出现肌痛等;无严重不良反应,偶见血清肝酶升高,停药后可恢复。妊娠期及哺乳期妇女慎用。

值得注意的是,目前此类白三烯抑制剂由于患者出现神经、精神事件,已被美国 FDA 要求在这些药物的说明书中增加注意事项。

白三烯抑制剂另一潜在作用为治疗类风湿关节炎(RA)。研究证明在 RA 患者的关节腔和滑液中存在高浓度的 LTB$_4$,且大量文献证明 LTB$_4$ 在 RA 的发病机制中发挥重要作用,通过与靶细胞膜上相应受体结合发挥生物学效应。因此,阻断 LTB$_4$ 的合成或阻断 LTB$_4$ 与其受体结合可能成为潜在的新治疗方向。

第三节　阿司匹林的研发历程和应用进展

阿司匹林自问世以来,成为医药史上三大经典药物之一,至今它仍是世界上应用最广泛的解热、镇痛和抗炎药,也是作为比较和评价其他药物的标准制剂。但它的作用却不再局限于解热镇痛,经过多代人的不断探索开发,阿司匹林的临床用途已拓展至多种疾病的防治。

一、阿司匹林的发现

古埃及最古老的医学文献《埃伯斯纸草文稿》记录了埃及人至少在公元前 2 000 多年以前已经知道干的柳树叶子的止痛功效。我国明代李时珍也记录下柳叶治疗丹毒、漆疮的描述。说明柳叶中含有某种成分具有消炎、镇痛作用。1828 年,德国药学家 Joseph Buchner 和意大利化学家 Raffaele Piria 终于成功地从柳树皮里分离提纯出了活性成分水杨苷,经水解氧化可得水杨酸。但是水杨酸作为药物并不成功,它有一种极为难吃的味道,而且对胃的刺激很大,许多患者甚至认为用它治疗的过程比病症本身更难忍受。

1853 年,Gerhardt 用水杨酸与乙酸酐合成了乙酰水杨酸,但没能引起人们的重视。直至 1897 年,德国拜耳公司的化学家 Felix Hoffman 给水杨酸分子加了一个乙酰基,实现了高纯度乙酰水杨酸的人工合成,也就是现在的阿司匹林。1899 年 3 月 6 日,阿司匹林的发明专利申请被通过。

二、从阿司匹林到前列腺素、环氧合酶及诺贝尔奖

阿司匹林的抗炎作用从一开始就很明确,但是其作用机制在近 75 年的时间里一直都是药学领域最大的秘密之一。直到 1971 年英国药理学家 Sir John R. Vane 和 Priscilla Pipe 发现阿司匹林能够预防血小板凝结,减轻血栓带来的危害。同时阐述了这类非甾体抗炎药可以通过抑制体内环氧合酶而抑制前列腺素的合成达到解热镇痛消炎的作用。11 年以后,Sir John R. Vane 因为这项成就而获得诺贝尔奖。

三、阿司匹林临床应用进展

(一)阿司匹林心血管疾病预防用药临床研究

在阿司匹林面世 1 个世纪后,1974 年,一项随机对照研究发现在近期发生过心肌梗死的患者中,服用阿司匹林(330mg/d),具有降低死亡的趋势。这项研究开启了阿司匹林在主要严重心血管疾病事件(MACE)二级预防研究的大门。目前,阿司匹林已成为公认的心血管疾病二级预防药物,但阿司匹林在心血管疾病一级预防中是否同样具有作用?

1988 年、1989 年分别开展了阿司匹林一级预防试验研究,最终也未能观察到阿司匹林在减少心绞痛发作、脑卒中、心血管死亡或全因死亡上的作用,而阿司匹林组出血风险更高。

后续的研究则将关注点转向了低剂量阿司匹林和心血管疾病高危人群上,如有高血压、糖尿病的患者。患者随机予以阿司匹林(75mg/d)或安慰剂治疗。随访 6~8 年后,发现单独使用阿司匹林并不能减少致命性或非致命性心肌梗死的风险。再后续开展的系列临床试验中,均未证明阿司匹林具有一级预防作用,反而增加了严重出血事件的发生率。

在阿司匹林心血管疾病一级预防中的有效性和安全性问题再评价过程中,2018 年迎来了三个独立的阿司匹林一级预防临床试验研究成果的公布。在 aspirin to reduce risk of initial vascular events(ARRIVE)、a study of cardiovascular events in diabetes(ASCEND)和 aspirin in reducing events in the elderly(ASPREE)等一级预防研究中,发现两组间主要心血管事件、致死性或非致死性心肌梗死、致死性或非致死性卒中均未观察到显著性差异;阿司匹林组全因死亡风险、主要出血风险反而更高。

2016 年欧洲心脏病学会(ESC)指南率先不推荐在没有明显心血管疾病的患者中启用阿司匹林进行一级预防。随着一系列临床试验研究结果的公布,2019 年美国心脏协会/美国心脏病学会(AHA/ACC)指南则不推荐在年龄大于 70 岁的患者使用阿司匹林进行一级预防,而年龄在 40~70 岁的患者也许可考虑使用阿司匹林进行一级预防。

（二）阿司匹林临床新用途

1971 年发现阿司匹林能预防血小板凝结,减轻血栓风险,并于 1982 年获得了诺贝尔奖;1974 年阿司匹林预防心血管疾病的功效被证实;1989 年发现阿司匹林可以推迟痴呆症的发生;1994 年阿司匹林被用于治疗孕妇先兆子痫;1995 年临床研究表明阿司匹林能降低结直肠癌发生率和死亡率;2006 年小剂量阿司匹林延缓衰老的分子机制被提出。

经过 40 余年的临床研究,阿司匹林目前被认为对心血管疾病的二级预防有效,而对心血管疾病一级预防的作用存在争议,相信这种争议和阿司匹林临床新用途的不断发现将伴随着阿司匹林的临床使用一直持续下去。如何使用好这把双刃剑,将是我们医药工作者不断需要探索的课题。

四、解热镇痛抗炎药的研究展望

（一）药物再评价

新药研发需要消耗大量的财力并且周期较长,而对于解热镇痛消炎药而言,其临床使用广泛且存在令人不可忽视的不良反应。药物再评价(drug repurposing)是针对存在药物进行新用途的再定义过程。该概念的提出,可以大大节约新药研发的周期、费用。同时,从现存的药物中,寻找筛选抗炎镇痛药物,可以规避不良反应的问题,确保其安全性。

在此研究方法的基础上,研究显示米诺环素、头孢曲松、西维来司他、吡格列酮具有潜在的镇痛作用,对这些药物确切的镇痛抗炎作用仅处于临床前研究阶段。

（二）克服 NSAID 毒性

针对 NSAID 的严重不良反应,可以研发复合型药物。复合型药物研发的两条思路:传统的 NSAID 结合保护介质;作用于花生四烯酸代谢级联反应下游或多靶点的药物。

一氧化氮释放型 NSAID(NO-releasing NSAID),此类型药物,进入体内后,释放出 NO 和 NSAID,NSAID 可在体内发挥其抗炎作用,NO 在胃肠道起到了 PG 相同的作用来减少胃肠道不良反应,包括增加黏膜血流量,增加黏液分泌,抑制中性粒细胞聚集和减少自由基生成。

针对以上研究思路,开发出磷脂结合型 NSAID(PC-associated NSAID)、二氧磷基结合型 NSAID(phospho-associated NSAID)、硫化氢释放型 NSAID(H_2S-releasing NSAID)、一氧化氮 / 硫化氢释放型(NO/H_2S-releasing NSAID)、双靶点 COX/LOX 抑制剂(dual COX/5-LOX inhibitor)、膜结合型前列腺素 E_2 合酶 -1 抑制剂(mPGES-1 inhibitor)和双靶点 mPGES-1/LOX 抑制剂(dual mPGES-1/5-LOX inhibitor)等复合型 NSAID 药物。

（三）新的作用靶点研究

由于镇痛、抗炎药研究模型的特点与临床研究相去甚远,导致 NSAID 的研发在 Ⅱ 期临床试验中失败的比例超过 60%,加之临床对此类药物的需求日益增多,导致 NSAID 类药物具有高投入、高风险的特点,由于全球老龄化加速,亦存在高产出、市场需求大的特点。虽然已开发的 COX-2 选择性抑制剂多数相继退市,药企巨头面临高额的诉讼赔偿,审批门槛提高等问题,但对于解热镇痛抗炎药的研发,一直是药企巨头热衷投入的领域。骨关节炎和类风湿关节炎是当前老年人致残的头号原因,寻求更安全、有效的抗炎镇痛药一直是全球医学界共同关注的问题,COX-2 抑制剂关节炎类镇痛药物的市场反响一直很好。目前,各大制药企业均有候选药物进入临床研究,有望投入临床。

同时,针对非 COX 靶点的其他抗炎镇痛药物的研发也正有序推进。关于慢性疼痛机制的研究,主要围绕外周伤害性感受器(nociceptor)、脊髓和脑三个水平展开。既往在外周伤害性感受器和脊髓水平进行的研究,催生了大量参与慢性疼痛形成或维持的蛋白激酶、离子通道和受体等分子成为潜在的镇痛药物靶点,然而临床实践表明,仅靶向外周和 / 或脊髓水平且收效良好的镇痛药物寥寥无几,而针对脑内神经活动的抗焦虑和抗抑郁药物却在临床上获得良好的镇痛效果,这些现象提示疼痛相关的高级神经中枢可能在疼痛的慢性化进程中发挥着关键作用。因此,探讨慢性疼痛过程中发生在脑水平的可塑性变化,成为近年来疼痛研究的热点方向。

第四节　有关炎症的常用疾病模型和研究方法

根据实验目的,选择合适的模型,是研究疾病发病机制、筛选和评价防治疾病药物的重要平台和手段。本节主要针对解热镇痛抗炎药主要适用的炎症性疾病模型及研究方法展开介绍。

一、类风湿关节炎

类风湿关节炎(rheumatoid arthritis,RA)是一种以侵蚀性关节炎为主要临床表现的自身免疫疾病,发病机制目前尚不明确,基本病理表现为滑膜炎、血管翳形成,并逐渐出现关节软骨和骨破坏,最终导致关节畸形和功能丧失。

RA 的动物模型按病因可分为两大类,即诱导性关节炎和自发性关节炎模型。诱导性关节炎模型是动物模型研究的主要选择,如佐剂诱导性关节炎(adjuvant-induced arthritis,AIA)模型、胶原诱导性关节炎(collagen-induced arthritis,CIA)模型等。本章节将从病因学、制备方法及发病特点等方面对诱导性和自发性两种动物模型进行介绍。

(一)诱导性关节炎模型

1. 佐剂诱导性关节炎　佐剂是非特异性免疫增强剂,当与抗原一起注射或预先注入机体时,可增强机体对抗原的免疫应答或改变免疫应答类型。佐剂有很多种,包括完全弗氏佐剂(complete Freund's adjuvant,CFA)和不完全弗氏佐剂(incomplete Freund's adjuvant,IFA)、avridine、朴日斯烷、二甲基双十八烷基铵溴化物等。CFA 中结核分枝杆菌的一个蛋白分子与关节滑膜上的糖蛋白分子结构相似;另有研究发现结核分枝杆菌感染机体后,激发的热休克蛋白 HSP65 因与软骨中 C 抗原成分相似,可被同一株 T 细胞克隆所识别,致敏的 T 细胞攻击关节软骨中的胶原,从而诱发针对关节的 T 细胞相关免疫反应。CIA 是 Ⅱ 型胶原(collagen type Ⅱ,C Ⅱ)诱发的自身炎症性反应。Trentham 提出这种 Ⅱ 型胶原可作为内源性抗原激发自身免疫反应,也解释了 RA 持续性发展和多关节受累的特点。Courtency 等随后证明 C Ⅱ 是一种大量存在于关节软骨中,并与免疫系统隔绝的蛋白。在某些病理条件下,可呈现为一种自身抗原,且免疫系统对 C Ⅱ 具有高度敏感性。

(1)弗氏佐剂诱导性关节炎模型:本模型是由细菌学家 Freund 于 20 世纪 50 年代创立,又称弗氏佐剂关节炎,是目前研究免疫性关节炎动物模型的基本方法。方法是将无水羊毛脂与液体石蜡按比例配成混合液,高压灭菌后加入灭活的减毒卡介苗或干燥结核分枝杆菌制成。造模大多选取雄性动物,注射方法采用后足跖部或尾根部皮内注射,一次性皮内注射 CFA 0.1ml,制备成弗氏佐剂诱导性关节炎模型。

弗氏佐剂诱导性关节炎模型发病机制主要是分子模拟理论。原发病变主要表现为早期致炎部位的炎症反应,继发病变出现于致炎后 10 天左右,炎症以踝关节为重,可侵及足垫、全足。病理学改变为滑膜下组织炎症、滑膜增生、血管翳形成、软骨破坏;4 周左右关节红肿减退、骨质减少、新骨形成、关节间隙变窄,形成不可逆的关节改变。免疫学特点是 T 细胞介导的慢性全身性免疫性炎症,在潜伏期,$CD8^+T$ 细胞及 B 细胞发挥作用。

(2)佐剂角叉(菜)胶诱导性关节炎模型:此种模型需在动物皮下注射完全弗氏佐剂,随后在足跖皮下注射角叉(菜)胶诱导关节炎,角叉(菜)胶是海藻中萃取的一种硫酸盐黏多糖,可在鼠、兔、犬等动物身上诱导产生关节炎。发病机制是由于巨噬细胞不能处理角叉(菜)胶,导致角叉(菜)胶在溶酶体内积聚,引起炎症反应和细胞死亡。此模型伴随有 IL-6、IL-8、血管内皮生长因子、PGE_2 的升高,且这些作用都与 NF-κBα、P38 和 C-jun 有关。

(3)蛋白多糖诱导性关节炎(proteoglycan-induced arthritis,PGIA)模型:人软骨分离的蛋白多糖可以用于诱导易感小鼠关节炎。PGIA 诱导方法是:软骨蛋白多糖,用佐剂乳化后在 0、21、42 天注射于小鼠的腹腔,可诱导糜烂性关节炎。考虑到人的蛋白多糖的提取和纯化的复杂性,有研究使用牛的蛋白多糖,牛蛋白多糖是高度关节炎因子,在雌性 BALB/c 小鼠引发 100% 发病率的关节炎。注射乳化剂后,B 淋巴细胞和 T 淋巴细胞应答加剧。B 淋巴细胞在 PGIA 中有双重作用,既可以产生自身抗体,也可以作为抗原提呈细胞激活多糖蛋白特异性 T 淋巴细胞。IL-4 和 IL-10 可以调节和抑制关节炎。

(4)矿物油诱导性关节炎(oil-induced arthritis,OIA)模型:这是一种独特的大鼠关节炎,将非常微量的矿物油不完全佐剂单独注射于 DA 大鼠(其他品系不行)皮下,14 天出现关节炎症状,关节肿胀较其他类型的关节炎轻。与 CIA 不同的是 OIA 不产生 CⅡ 的抗体。

(5)二甲基双十八烷基铵(DDA)溴化物诱导性关节炎(DIA)模型:二甲基双十八烷基铵(DDA)是一种类脂和阳离子表面活性剂,可以引起以分叶核白细胞和单核细胞流入注射部位并刺激嗜菌细胞系统为特点的炎症反应。当皮下注射 2mg 溶于磷酸缓冲液的 DDA 溴化物时,可以在 LEW 和 DA 大鼠中诱导多关节炎,但发病率较低,炎症严重程度较轻。而注射 2mg 混合 IFA 的 DDA 溴化物,则能诱导产生较严重的多关节炎。DIA 发病机制是分子模拟机制,HSP65 在疾病的发生发展中起重要作用,发病依赖 T 细胞调节,组织学表现为发病关节部位细胞浸润、滑膜充血、肉芽组织增生、软骨破坏和骨质变形等。

(6)avridine 诱导性关节炎(avridine-induced arthritis)模型:在鼠尾注射焦点黏附激酶(FAK)乳化的 avridine,可在易感品系(如 LEW 大鼠)引起关节炎。在病程中 T 细胞对疾病的发展起关键作用,雌性较雄性的症状更严重。

(7)朴日斯烷诱导性关节炎(pristane-induced arthritis,PIA)模型:早期制作的 RA 模型是通过皮下注射悬浮在矿物油中的分枝杆菌的细胞壁,因为分枝杆菌的细胞壁和矿物油都是致关节炎物质,后来人们将矿物油中提取的朴日斯烷直接注射,无须注射分枝杆菌的细胞壁,制作了大鼠关节炎模型。模型主要依赖的是 T 细胞的激活。血清学指标显示:IL-6 在急性期升高。

2. 非佐剂诱导性关节炎

(1)胶原诱导性关节炎(collagen-induced arthritis,CIA)模型:胶原诱导性关节炎是 Trentham 等人于 1977 年创立的,小牛、鸡、猪、大鼠和人的 Ⅱ 型胶原(collagen type Ⅱ,CⅡ)均能引起关节炎,选择的动物一般为啮齿类和灵长类。小鼠用异种 C II CFA 于尾根部皮内注射，21 天后腹腔注射。大鼠用异种或同种 C II 与 IFA 多部位皮内注射，1 周后腹腔注射。将一定量的异种或同种 II 型胶原溶于 0.1mol/L 的乙酸溶液中，使浓度为 1g/L，再充分混合乳化等体积的弗氏佐剂，可置于 4℃冰箱保存备用，乳化后的混合物按 0.5~2mg/ 只皮下注射，注射部位可选择一处或多处，一处多选择尾根部，多处则选背部、跖部、尾部进行。1~3 周后，在大鼠腹腔内或尾部皮下用少量（约 0.5mg/ 只）乳化剂激发注射。目前也有使用 II 型胶原抗体注射的动物模型。CIA 的发病典型的关节炎体征，小鼠出现在致炎后 24 天左右，36 天左右最严重，大鼠 14 天左右，21 天左右最严重。后足踝关节最常受累，肿胀一般持续 5~8 周，最终导致关节的畸形。CIA 是非感染性炎症，其他组织学检查正常。

（2）卵清蛋白诱导性关节炎（ovalbumin-induced arthritis）模型：构造卵清蛋白诱导性关节炎模型时，将鸡卵蛋白溶液（20mg/ml）、卡介苗和不完全弗氏佐剂混合制成混合乳剂，注入动物背部皮下致敏，每周 1 次，连续 3 周，末次注射后 1 周，向膝关节腔内注入溶解的卵蛋白激发。模型的病理改变主要有滑膜增生、血管翳形成和软骨及骨破坏。

（3）链球菌细胞壁诱导性关节炎（Streptococcal cell wall-induced arthritis，SCWA）模型：将链球菌和其他几种细菌的细胞壁肽聚糖 - 多聚糖的水悬液，腹腔注射于敏感大鼠品系，可诱导产生严重的侵蚀性关节炎。模型通过注射抗原激发全身免疫反应，主要集中在关节腔，注射几小时后，IL-1α、TNP-α 及 IL-6 都有很高的表达。LEW 大鼠是最敏感的品系，BALB/c 是易感的小鼠品系。C57BL/6 是抵抗的品系，不能通过此种方法诱导产生关节炎。

（4）酵母多糖诱导性关节炎（zymosan-induced arthritis，ZIA）模型：酵母多糖诱导性关节炎模型由关节腔内注射酵母多糖诱导产生。ZIA 的发展与关节蛋白聚糖合成减少和活性丢失有关。有研究显示此模型发病过程中有产生 IL-17 的辅助性 T 细胞（Th17 细胞）增加的现象。

（5）迟发性过敏性关节炎（delayed-type hypersensitivity arthritis，DTHA）模型：DTHA 为最近发展的关节炎模型，其在 C57BL/6 小鼠中发病率为 100%，与其他小鼠模型相比，具有发病率高和差异性小等优点。通过用甲基化牛血清白蛋白（methylated bovine serum albumin，mBSA）联合注射低剂量的 II 型胶原，随后再在足爪局部用 mBSA 加强。结果显示，小鼠出现严重的足爪肿胀、滑膜增生、软骨破坏和骨侵蚀。

（二）自发性关节炎模型

1. K/BxN 小鼠　K/BxN 小鼠会发生关节病变，从 3 周左右开始迅速恶化直至小鼠的运动性能受到严重损害。小鼠身上会表现出人类的主要组织学特征：滑膜炎，软骨和骨质破坏，以及无规则的重塑。随后的研究表明，该疾病是由 T、B 细胞对葡萄糖 -6- 磷酸异构酶（Glucose-6-phosphate isomerase，G6PI）的自身免疫所引起的。尽管小鼠模型与人类有明显的相似之处，但确实存在一些细节上的分歧：小鼠症状更具侵袭性，特定关节受到的影响不同，产生不同的自身抗体。

2. 人 TNF-α 转基因小鼠　在 1991 年，Keffer 等通过修饰基因 3′ 末端，从而导致人 TNF-α 表达升高。该模型从 3~4 月龄开始便伴有踝关节肿胀，9 周左右出现关节破坏。组织学上，滑膜增生和细胞浸润出现较早，随后形成血管翳，进而出现软骨、骨破坏及纤维化。

3. IL-1 受体拮抗剂基因敲除小鼠　IL-1 受体拮抗剂基因敲除小鼠在 5~8 周时会发展为关节炎，其主要特征是炎性浸润、血管翳形成和关节侵蚀。该模型只能在 BALB/c 背景上实现。Akitsu 等研究发现，IL-1 受体拮抗剂基因敲除小鼠的 CCR2（+）Vγ6（+）γδT 细胞会发生内在激活，优先产生 IL-17，从而诱导关节炎的发展。

4. SKG 小鼠 SKG 小鼠是在 BALB/c 背景下,*ZAP-70* 基因位点发生突变而培育出来的。ZAP-70 是一种对 T 细胞信号转导起重要作用的分子,其在小鼠中的突变会影响 T 细胞的功能选择。SKG 小鼠关节炎的特点是小关节对称性炎症、类风湿因子升高和进行性关节破坏,与人类的 RA 相似。除了关节外的病变,该模型还出现肺炎、皮炎等病变。因此,该模型比较适合用来研究 RA 发展与 T 细胞的关系。

(三)病证结合的动物模型

在我国,由于中药对类风湿关节炎的治疗显示出一定的治疗作用,故派生出多种基于中医治疗理论,结合中医证候特点的证候模型。如 AIA、CIA 为基础的风寒湿痹证模型,AIA、CIA 为基础的风湿热痹证模型,肾虚痹证模型,以及脾虚痹证模型等。

二、骨关节炎

膝骨关节炎(knee osteoarthritis,KOA)是一种包括遗传、代谢、发育、应力失衡、创伤、内分泌等生物性和机械性因素相互作用,最终导致膝关节软骨变性、软骨下骨硬化、软骨下骨囊肿和骨赘形成的慢性、进行性骨关节病。KOA 的发病机制复杂,理想的 KOA 动物模型是研究其发病机制、危险因素及治疗方法等的重要手段。

KOA 动物模型可分为三大类:一是自发性动物模型,即不予实验动物任何人为干预,在自然状态下等待动物发生 KOA,如 C57BL/6 小鼠、豚鼠等可在自然状态下形成 KOA,在发病机制、病理表现和防治效果等与人最为相似;二是基因调控模型,即通过转基因技术对影响软骨细胞生成和凋亡的相关基因进行敲除,或导入外源基因,导致实验动物软骨发育不全或软骨细胞过度凋亡而发生 KOA,此法获得模型稳定的动物;三是诱发性动物模型,此法最为常用,包括物理诱发(如关节制动、负重运动)、药物诱发(关节腔药物注射)、手术诱发等,该法能同时获得大量实验模型,且获得模型较为稳定。

(一)自发性动物模型

Silberberg 首先发现,随着年龄的增长,C57BL/6 小鼠能自发形成 KOA。但其与人 KOA 存在一定的差异,进一步研究发现,在自然增龄基础上,增加小鼠的运动负荷训练,其运动负荷与 KOA 的自发率呈正相关。Muraoka 等发现 12 月龄雄性 Hartley 豚鼠膝关节,可见病理变化与人 KOA 十分相似的骨关节炎。但该方法造模周期长,限制了其应用。

(二)基因调控动物模型

据统计,人类 38%~65% 的 KOA 发病患者有一定的遗传背景。随着基因工程精准基因技术的发展,现代科学可以人为制造动物骨关节炎遗传基因,其遗传机制甚至与人类相似。小鼠因其重复性好,样本易于获得且造模周期短,常被作为 KOA 基因型动物模型,目前多个小鼠标记基因已用于骨关节炎的基因转染、基因敲除。

综合研究报道显示,在骨关节炎的疾病过程中,通过基因敲除调控软骨细胞凋亡的相关基因会造成软骨细胞的过度凋亡,最终导致 KOA 的发生。敲除小鼠 *Col11a1* 基因、*Col2a1* 基因、*Smad3* 基因,*Del1* 基因突变、Ⅱ型胶原基因突变、Ⅸ型胶原基因突变、软骨基质基因缺陷等都可能导致小鼠 KOA 的发生。膜聚糖和纤维调节素基因、解整合素金属蛋白酶-15 基因、基质金属蛋白酶-14 基因和 IL-6 基因敲除等亦能成功建造 KOA 动物模型,但其发病机制是由于基因异常引起,与人 KOA 的发病机制是否一致还存在一定争议。

(三) 诱发性动物模型

诱发性动物模型是目前制备 KOA 应用最为广泛的动物模型,适用的动物种类多样,常用的动物载体有家兔、小鼠、大鼠、豚鼠、犬、马、羊、猪等。

1. 药物诱发　多种化合物注射入实验动物膝关节后,可诱导实验动物出现类似人 KOA 的病理改变,目前使用时药物多种多样。据报道,常见的诱导药物主要有木瓜蛋白酶、胶原蛋白酶、尿激酶型纤溶酶原、碘乙酸钠、瘦素、肾上腺皮质激素、透明质酸酶等,注入实验动物关节腔,可导致关节软骨的退变。

2. 手术诱发

(1)破坏关节稳定性:Hulth 法是骨关节炎动物建模的经典方法之一,将一侧膝关节前、后十字交叉韧带及同侧副韧带离断,并破坏部分内侧半月板,使得关节失稳,关节面之间的摩擦增大,半月板结构的失衡也使得关节腔内缓冲作用减小易导致 KOA。另一常采用的破坏关节稳定性手术方法为交叉韧带离断术,交叉韧带离断术可分为单纯前十字交叉韧带离断术和单纯后十字交叉韧带离断术。单纯前十字交叉韧带离断术可以改变关节前向稳定,增大关节间活动度,增加骨摩擦,加快关节退行性变进程。第三种方法为单纯半月板切除术,半月板的缺失可增加关节间的磨损,加快关节软骨退行性变。

(2)关节划痕法:通过关节划痕可造成关节软骨缺损,在关节自我修复的过程中,可观察 KOA 的发展过程及修复进程,建立早期模型。

(3)破坏关节血液循环:膝关节血液循环障碍可诱发关节周围软骨缺血性损伤,是临床上常见的导致 KOA 的原因之一。对兔子行手术分离并结扎单侧股静脉,造成股骨干骺端及髓内血液供应阻断,股骨内高压,加以术后强迫运动,可获得兔 KOA 模型。

3. 物理诱发　当实验动物的膝关节长期机械制动后,首先出现骨骼肌萎缩、韧带组织结构紊乱、半月板血流量减少、关节软骨损伤等变化,最终出现与临床相似的膝关节退行性变。故采用管型石膏将兔膝关节固定在过伸位和过屈位,能成功建立 KOA 动物模型,且过屈位更有利于 KOA 模型的建立。

4. 寒冷诱发　当人体的四肢关节长期处于寒冷环境时,局部血管收缩,血液循环不畅,致使组织缺血缺氧,同时寒冷可诱导细胞凋亡,破坏正常软骨及滑膜细胞的生存环境,且细胞代谢产物的增多,引起 TNF-α、IL-1、IL-6 等多种炎症因子及趋化因子升高,最终引起关节软骨细胞和基质的降解。采用冷水刺激小鼠膝关节,30 天后血清学检查发现,模型小鼠血清中透明质酸和 TNF-α 含量显著升高,小鼠出现典型的 KOA 病变症状。该模型制备的成功可为中医的寒邪诱发"痹证"提供理论依据。

三、痛风

痛风是一种单钠尿酸盐沉积所致的晶体相关性关节病,与嘌呤代谢紊乱和 / 或尿酸排泄减少所致的高尿酸血症直接相关,属代谢性风湿病范畴。禽类痛风模型被认为与人类的痛风症状最为相似,一般选用雄性蛋鸡、鹌鹑等家禽作为制备高尿酸血症痛风的模型动物。其次,大、小鼠,家兔也常被选作为急性痛风性关节炎造模动物。

（一）促进尿酸生成

采用高蛋白、高钙饲料喂养，即可成功制备高尿酸血症模型，常常采用人工加入腺嘌呤、酵母膏等增加尿酸生产的食物。本模型可以建立稳定的高尿酸血症，而且本模型下的高尿酸血症可导致肾脏炎性反应，使肾脏功能受损。

（二）抑制尿酸在体内的排泄

肾脏是人体内尿酸排泄的主要器官，若抑制肾脏排泄，则可造成高尿酸血症。小鼠进行人工灌服黄嘌呤加抑制尿酸排泄的药物，建立高尿酸血症动物模型。

（三）抑制尿酸酶活性

尿酸酶抑制剂氧嗪酸及氧嗪酸盐可抑制尿酸分解成尿囊素，从而使尿酸水平升高。

（四）基因突变动物造摸

通过基因同源重组技术，使小鼠体内的尿酸酶基因遭到破坏，造成高尿酸的小鼠动物模型。

（五）痛风性关节炎模型

由于人类体内的嘌呤代谢途径较为特殊，与部分哺乳动物如鼠、兔等不同，所以应用干扰嘌呤代谢紊乱的方法来构建痛风性关节炎模型的方法行不通，因此现在专家学者们常是通过模拟把炎症递质尿酸钠溶液直接注射到动物关节腔内的方法来制备痛风性关节炎动物模型。

（六）高尿酸血症肾病模型

高尿酸血症肾病是由于尿酸代谢异常引起尿酸盐结晶沉积在肾小管及肾间质，并引起炎症反应和血管损害的一组疾病。肾脏损伤随时间的延长而更加明显，故需要延长造模时间，可形成稳定的模型。

对于目前所建立的各种高尿酸血症模型的成熟度还待提高，与临床上的高尿酸血症的发病机制和临床表现还有一定差距。那么寻找到科学、合理、可靠、可重复性高又廉价的动物模型的造模方法，仍是我们不断追求的目标。

针对药物的抗炎作用研究，还可以开展细胞水平研究，包括最为常见的巨噬细胞 Griess 法测定 NO 以及系列炎症因子的释放，或采用急性炎症模型中经典的小鼠耳郭肿胀法等。值得注意的是，由于雌性激素本身即具有抗炎作用，故炎症疾病的动物模型往往选择雄性动物。由于炎症进程的复杂性，炎症动物模型均具有局限性，一种模型无法完全模拟疾病的发生与发展过程，故评价一个药物的抗炎作用，宜采用多种炎症模型，综合结果进行评价。

思考题

1. 阿司匹林抗血小板聚集的原理是什么？
2. 选择性 COX-2 抑制药有何特点？

（童 静）

参考文献

［1］ FINKEL R, CUBEDDU L X, CLARK M A. 图解药理学. 罗俊，译. 北京：科学出版社，2014.
［2］ SMITH C E, SOTI S, JONES T A, et al. Non-steroidal anti-inflammatory drugs are caspase inhibitors. Cell Chem

Biol, 2017, 24 (3): 281-292.

［3］ KROESEN V M, GRÖSCHEL M I, MARTINSON N, et al. Non-steroidal anti-inflammatory drugs as host-directed therapy for tuberculosis: a systematic review. Front Immunol, 2017, 8: 772.

［4］ TERZI M, ALTUN G, SEN Ş, et al. The use of non-steroidal anti-inflammatory drugs diseases. J Chem Neuro-anat, 2017, 87: 12-24.

［5］ SISIGNANO M, PARNHAM M J, GEISSLINGER G. Drug repurposing for the development of novel analgesics. Trends Pharmacol Sci, 2016, 37 (3): 172-183.

［6］ PEREIRA-LEITE C, NUNES C, JAMAL S K, et al. Nonsteroidal anti-inflammatory therapy: a journey toward safety. Med Res Rev, 2017, 37 (4): 802-859.

［7］ BOTZ B, Bölcskei K, HELYES Z. Challenges to develop novel anti-inflammatory and analgesic drugs. Wires Nanomed Nanobi, 2017, 9: 1-30.

［8］ RABER I, MCCARTHY C P, VADUGANATHAN M, et al. The rise and fall of aspirin in the primary prevention of cardiovascular disease. Lancet, 2019, 393 (10186): 2155-2167.

［9］ PATRONO C, BAIGENT C. Role of aspirin in primary prevention of cardiovascular disease. Nature Rev Cardiol, 2019, 16 (11): 675-686.

［10］ BOWMAN L, MAFHAM M, Wallendszus K, et al. Effects of aspirin for primary prevention in persons with diabetes mellitus. N Eng J Med, 2018, 379 (16): 1529-1539.

第十八章　治疗神经退行性变性疾病药

中枢神经系统退行性变性疾病是指一组由慢性进行性中枢神经组织退行性变性而产生的疾病的总称。主要包括帕金森病（Parkinson's disease，PD）、阿尔茨海默病（Alzheimer's disease，AD）、亨廷顿病（Huntington disease，HD）、肌萎缩侧索硬化症（amyotrophic lateral sclerosis，ALS）等。虽然本类疾病的病因及病变的部位各不相同，但神经细胞发生退行性病变是其共同的特征，其确切病因和发病机制尚不清楚。

流行病学调查结果显示，PD 和 AD 主要发生于中老年人。随着社会发展，人口老龄化问题日益突出，本类疾病是仅次于心血管疾病和癌症的严重影响人类健康和生活质量的第三位因素。目前，除 PD 患者通过合理用药可延长其寿命和提高生活质量外，其余疾病的治疗效果还难以令人满意。随着分子生物学、神经科学及行为科学等各学科的快速发展，有关本类疾病的发病原因、发病机制及相应的药物和其他治疗手段在未来数年内将会有新的突破。

本章重点介绍治疗 PD 和 AD 的药物。

第一节　神经退行性变性疾病的发病机制

尽管神经退行性变性疾病的病因未明，但在对其发病机制的研究中提出了多种假说，为研发神经保护药物提供了策略和靶点。

一、氧化应激假说

氧化应激（oxidative stress）是指细胞内线粒体氧化磷酸化过程中所产生的氧自由基过多或体内氧自由基清除功能减弱所导致的一种失衡状态，过多的氧自由基将会攻击某些关键酶、生物膜类脂和 DNA，最终导致细胞死亡。自由基是具有不成对电子的原子或基团，包括羟自由基（·OH）、超氧阴离子（·O^{2-}）、一氧化氮（NO）等。正常情况下，机体通过内源性抗氧化防御系统控制自由基的产生和清除，包括超氧化物歧化酶、过氧化氢酶、谷胱甘肽 -S- 转移酶和过氧化物酶等。在神经退行性变性疾病（如 PD 和 AD）中均发现有神经组织的氧化损伤。氧自由基的主要来源可能是兴奋性氨基酸及神经递质（如多巴胺）的代谢。此外，各种原因（如异常蛋白聚集和钙失衡等）会损伤线粒体，引起线粒体功能障碍，也可以释放大量活性氧(ROS)。

一般情况下,DA 通过单胺氧化酶(MAO)催化氧化脱胺代谢,所产生的过氧化氢(H_2O_2)能被抗氧化系统清除掉。但在氧化应激时,DA 通过多种途径进行氧化代谢,产生大量的 H_2O_2 和 $\cdot O^{2-}$,在黑质部位 Fe^{2+} 催化下,进一步生成毒性更大的 $\cdot OH$,而此时黑质线粒体呼吸链复合物 I (complex I)活性下降,抗氧化物(特别是谷胱甘肽)消失,无法清除自由基,因此,自由基通过氧化神经膜类脂,破坏 DA 神经元膜功能或直接破坏细胞 DNA,最终导致神经元变性。这一学说得到如下事实支持:即在 PD 患者的黑质中发现"两多两少":Fe(尤其是 Fe^{2+})增加, $\cdot O^{2-}$ 和 $\cdot OH$ 增加;抗氧化物谷胱甘肽几乎消失,complex I 功能严重不足。在 AD 中,氧化应激能够直接损伤脑血管内皮,造成脑血管功能障碍;氧自由基可以与 Aβ 蛋白结合,激活神经元与小胶质细胞上糖基化终末产物受体,造成细胞过氧化损伤和死亡;自由基也可以与金属离子(如 Fe^{3+})相互作用,促进 Tau 蛋白的磷酸化和聚集。

二、线粒体功能障碍假说

线粒体是真核生物细胞质中、含有核外遗传物质并具有双层膜结构的细胞器。线粒体电子传递链是哺乳动物细胞中 ATP 的主要来源之一,是细胞内产生能量的最基本单位。

最早发现与线粒体功能障碍有关的神经退行性变性疾病是 PD。PD 患者的黑质致密部、纹状体及血小板中 complex I 功能下降 30%。PD 相关的致病基因,如 PTEN 诱导假定激酶 1(PTEN induced putative kinase 1,PINK-1)、*PARK2*、*Parkin*、*DJ-1* 和富亮氨酸重复激酶 2(1eucine-rich repeat kinase 2,*LRRK2*)等,均参与线粒体功能稳态调节。这些基因的突变可以导致线粒体功能障碍和氧化应激水平升高。AD 患者脑内则存在线粒体 DNA(mtDNA)断裂、碱基缺失及错义突变和氧化磷酸化异常。电镜观察证实 AD 患者线粒体数量增加、结构异常,出现层状体和晶状包涵体等。一旦神经元线粒体功能发生障碍,将会导致神经元能量供给不足并释放大量 ROS,诱发氧化应激损伤、钙失衡,最终诱导神经元凋亡。

三、兴奋性毒性假说

神经兴奋性毒性(excitotoxicity)假说认为某些原因引起的兴奋性递质谷氨酸的大量释放,通过激动 NMDA 受体、AMPA 受体和代谢型谷氨酸受体,以及通过膜去极化激活电压依赖性钙通道,使 Ca^{2+} 大量内流,导致胞内钙超负荷,后者进一步激活一系列胞内机制,选择性损伤(selective vulnerability)神经元。在神经退行性变性疾病中,谷氨酸受体主要起两方面的作用:一是行使正常的生理功能,参与正常状态下的突触传递,并在突触活动增强时通过部分代谢型谷氨酸受体发挥神经保护作用;二是介导过量兴奋性氨基酸的神经毒性作用。在大多数病理情况下,NMDA 受体过度兴奋介导的 Ca^{2+} 内流在兴奋性毒性作用中占主导地位,引起神经细胞的迟发型损伤。而 AMPA 受体和 KA 受体过度兴奋所介导的毒性则在数小时内发生,以 Na^+ 内流、Cl^- 和水被动内流为主,表现为神经细胞的急性渗透性肿胀。

AD 患者脑组织中出现谷氨酸能系统正常结构的改变,其谷氨酸转运体及谷氨酸再摄取的功能下降。Aβ 和 Tau 蛋白可以抑制细胞的谷氨酸再摄取功能,导致细胞外谷氨酸水平增高,产生兴奋性毒性作用。PD 患者和实验动物模型中出现大量增加的背侧丘脑下核投射到黑质纹状体的谷氨酸能神经元,提示谷氨酸受体的过度激活是诱发 DA 能神经元死亡的原因之一。

四、细胞凋亡假说

神经细胞凋亡（apoptosis）一般认为是由于某种特殊的生长因子缺乏而导致基因转录改变和某种特殊"细胞凋亡蛋白"被激活，其最后死亡过程可能与蛋白酶 caspase 家族激活有关。细胞凋亡涉及一系列基因的激活、调控及表达，经典的细胞凋亡途径主要包括死亡受体途径和线粒体途径。

一般认为，细胞凋亡导致了 AD 患者神经元的减少和认知功能的降低，AD 患者脑中细胞凋亡速率是正常对照组的 50 多倍。Aβ 蛋白可诱导细胞凋亡。经典的 PD 神经毒素 1- 甲基 -4- 苯基 -1，2，3，6-四氢吡啶（1-methyl-4-phenyl-1，2，3，6-tetrahydropyridine，MPTP）可以导致 DA 能神经元凋亡，并诱导实验动物出现运动减少、步态不稳、肢体僵硬、竖尾等与原发 PD 相似的症状。

五、神经炎症假说

固有免疫系统是在机体发育和进化过程中形成的天然免疫防御功能，与特异性免疫应答相比，它能针对各种有害物质迅速启动反应，以保护机体。由于中枢神经系统存在血脑屏障（blood-brain barrier，BBB），缺乏抗原提呈细胞（antigen presenting cell，APC），神经细胞和胶质细胞也不表达主要组织相容性复合体（major histocompatibility complex，MHC），传统观念认为大脑是一个免疫豁免器官。但近年来的研究发现，控制中枢神经系统内环境稳态的血脑屏障在病理状态下会遭到破坏，引起微血管通透性增加，从而有利于免疫细胞的转移。同时，脑也能和其他组织一样通过脑膜淋巴管与外周免疫系统相连。此外，血管内皮细胞、胶质细胞以及血管周围的巨噬细胞和平滑肌细胞在一定程度上也具有抗原提呈能力，从而协助神经系统免疫反应的发生。因此，大脑并不是免疫豁免器官，免疫系统可以进入脑组织，发挥与在外周相似的免疫反应。如聚集形式的 Aβ 和 α 突触核蛋白长期和不可控制的刺激，就能启动固有免疫系统，产生对大脑的损害作用。由此，神经退行性变性疾病的神经炎症假说近年来备受关注。

神经炎症的主要标志是神经胶质细胞，尤其是小胶质细胞的活化。小胶质细胞介导的慢性炎症反应在神经退行性变性疾病发生、发展过程中起重要作用。各种原因激活小胶质细胞所释放的炎性细胞因子和自由基等，启动或放大神经元的损伤反应，而神经元的损伤反过来又激活小胶质细胞，形成一个恶性循环。PD 和 AD 患者脑内存在大量被激活的小胶质细胞；这些激活的小胶质细胞可产生炎症因子等神经毒性物质，激活免疫炎症反应，产生神经毒性。临床研究也发现，长期使用非甾体抗炎药物，可以减轻 PD 和 AD 的发病进程。

六、蛋白质错误折叠假说

近年来，越来越多的证据表明，细胞分泌、免疫应答及循环调控均直接依赖于蛋白质的折叠状态。当蛋白质折叠错误时，将导致机体发生功能和形态异常，从而引起疾病。然而蛋白质的基因突变是错误折叠最常见的原因。此外，错误翻译、环境因素、离子强度、pH、金属离子、氧化还原状态改变，以及蛋白质本身的浓度，也在蛋白质聚集沉淀中发挥了很重要的作用。因此，特征性蛋白的错误折叠和聚集在神经退行性变性疾病中的作用也越来越受到重视。

第二节 治疗帕金森病药

一、帕金森病发病机制简介

帕金森病(Parkinson's disease,PD)又称震颤麻痹(paralysis agitans),是一种主要表现为进行性的锥体外系功能障碍的中枢神经系统退行性疾病,因英国人 James Parkinson 于 1817 年首先描述而得名。其典型症状为静止性震颤(resting tremor)、肌肉强直(muscular rigidity)、运动迟缓(bradykinesia)和共济失调。临床上按不同病因分为:原发性、动脉硬化性、脑炎后遗症和化学药物中毒(如 Mn^{2+}、CO、抗精神病药中毒)等四类,它们均出现相同的主要症状,总称为帕金森综合征(Parkinsonism)。5%~10% 的 PD 存在遗传学基础,也被称作是家族性 PD;其余 90%~95% 被认定为散发或特发性 PD,由遗传和环境共同作用导致。家族性 PD 发病年龄更早(50 岁以下)、进展更快、病情更重。单基因型家族性帕金森病主要由 6 种基因的突变造成(SNCA、Parkin、LRRK2、DJ-1、PINK1、ATP13A2)。路易体痴呆(dementia with Lewy bodies,DLB)同样与 SNCA 有关。葡糖脑苷脂酶(glucerebrosidase,GBA)基因是 PD 和 DLB 共同的关键危险因素之一,它编码溶酶体酶和葡糖脑苷脂酶,与 PD 的鞘磷脂代谢异常有关。GBA 基因同时也是戈谢病(Gaucher disease,葡糖脑苷脂酶缺乏症)发病的决定因素。

PD 的发病原因及机制尚不清楚。1960 年,奥地利医生 Hornykiewicz 首先发现原发性 PD 患者的黑质和纹状体内多巴胺含量极度减少。其后研究又发现 PD 患者黑质多巴胺能神经元几乎完全丢失,导致其投射到纹状体的神经纤维末梢退行性变性。以此为基础提出的发病机制假说称为"多巴胺学说"。该学说认为,帕金森病是因纹状体内多巴胺(dopamine,DA)减少或缺乏所致,其原发性因素是黑质内多巴胺能神经元退行性病变。黑质中多巴胺能神经元发出上行纤维到达纹状体,其末梢与尾 - 壳核神经元形成突触,以 DA 为递质,对脊髓前角运动神经元起抑制作用;另一方面,尾核中的胆碱能神经元与尾 - 壳核神经元形成突触,以乙酰胆碱(acetylcholine,ACh)为递质,对脊髓前角运动神经元起兴奋作用。正常时这两条通路功能处于平衡状态,共同调节运动功能。帕金森病患者因黑质病变,DA 合成减少,使纹状体 DA 含量减少,造成黑质 - 纹状体通路多巴胺能神经功能减弱,胆碱能神经功能相对占优势,因而出现肌张力增高症状。该学说得到许多事实支持:死于帕金森病的患者纹状体中 DA 含量仅为正常人的 5%~10%;提高脑内 DA 含量或应用 DA 受体激动药可显著缓解震颤麻痹等症状;耗竭黑质纹状体内 DA,用神经毒素 MPTP 选择性地破坏黑质 DA 能神经元或长期使用 DA 受体拮抗药可导致帕金森病;胆碱受体拮抗药可缓解帕金森病的某些症状。值得注意的是,近来 PD 被认为不仅仅只是一种由锥体外系症状导致的复杂性运动障碍性疾病,而是一种进行性多系统疾病,伴有各种复杂的神经系统和非运动性症状。以 Braak 理论为首的许多研究表明,非多巴胺能病理过程是 PD 非运动症状出现的关键,许多是在 PD 运动症状出现之前就出现的。这些非运动症状包括睡眠障碍、便秘、构音障碍、言语障碍、流涎、尿失禁,以及持续性失眠伴轻度谵妄等。

现已知,脑内 DA 受体可分为 D_1~D_5 五个亚型,均为 G 蛋白偶联受体,分子结构由 7 个跨膜结构域组成。其中 D_1、D_5 胞内 C 端片段较长,被称为 D_1 类受体,总体上起兴奋性作用;D_2、D_3、D_4 第三个胞内片段较长,被称为 D_2 类受体,总体上起抑制性作用(表 18-1)。

表 18-1　中枢神经系统多巴胺受体分类及特性

	亚型	分布	效应
D_1 类受体	D_1	纹状体、新皮质	cAMP ↑,PIP_2 水解↑,$[Ca^{2+}]_i$ ↑,PKC 激活
	D_5	海马、下丘脑	
D_2 类受体	D_2	纹状体、黑质致密部、垂体	cAMP ↓,钾电流↑,钙电流↓
	D_3	嗅结节、伏隔核、下丘脑	
	D_4	额皮质、髓质、中脑	

经典的抗帕金森病药主要包括拟多巴胺类药和抗胆碱药两类。前者通过直接补充 DA 前体物或抑制 DA 降解而产生作用;后者通过拮抗相对过高的胆碱能神经功能而缓解症状。两药合用可增加疗效,其总体目标是恢复多巴胺能和胆碱能神经系统功能的平衡状态。氧化应激学说为 PD 的治疗带来新的思路,即从治疗综合征方向转向预防 DA 神经元自身中毒的问题。如现已证明司来吉兰除具有选择性地抑制 MAO-B 作用外,更重要的作用是作为一种有效的自由基清除剂(free radical scavenger)。此外,DA 受体及其亚型选择性激动药也已成为 PD 治疗的亮点。其他治疗手段如脑深部电刺激(deep brain stimulation,DBS)疗法已经成为治疗中晚期帕金森病的有效疗法。一些新的治疗手段如多能干细胞移植、基因干预治疗等正在探索之中。其中,国际上部分研究团队已经计划开展临床试验将诱导多能干细胞移植技术应用到帕金森病的治疗。

近 20 年来,越来越多的证据表明 α 突触核蛋白(SNCA 基因编码)在 PD 病理学中扮演的关键角色。在特定大脑区域 α 突触核蛋白的聚集是 PD 病理改变的重要标志,提示此蛋白在这个长时程退行性变性疾病中的重要作用。α 突触核蛋白是一种胞内蛋白,由 3 个结构域组成。N 末端带正电荷,并在与脂质膜相互作用时形成 α 螺旋,家族性 PD 突变的位点主要出现在这个区域,可以影响蛋白质对脂质膜的亲和力。NAC(non-amyloid component)区域的非淀粉样蛋白 β 组分负责形成 α 突触核蛋白的疏水核心并驱动纤维化。C 末端高度带负电,在与 Ca^{2+} 结合后可结合蛋白质配偶体、金属离子、小分子和膜。C 末端结构域的翻译后修饰可以增强 α 突触核蛋白聚集倾向并影响其分子相互作用。据报道,Ser129 的磷酸化或 Tyr125、Tyr133 和 Tyr136 的硝化可促进 α-syn 原纤维或寡聚体的形成,改变其构象状态并降低其膜结合亲和力。α 突触核蛋白的生理机制尚不明确,可能包括调节脂质代谢、炎症反应,转运突触囊泡,控制神经介质释放,调控多巴胺的生物合成与转运等。在家族性与散发性 PD 中 α 突触核蛋白存在多种基因型,其中,A53T 型、A30P 型、E46K 型最为常见。最近,全基因组关联研究进一步证实,一些靠近 α 突触核蛋白编码基因 SNCA 的普通基因变异也会增加原发性 PD 的患病风险。大量实验已经表明 α 突触核蛋白的累积对于 PD 发病起着关键作用。溶酶体和泛素蛋白酶体系统参与清除 α 突触核蛋白形成的寡聚体和原纤维;这两个系统的功能障碍会导致 α 突触核蛋白聚集和病理性路易体。因此,靶向 α 突触核蛋白,阻止其聚集和细胞间传递,有望达到减缓 PD 进程的目的。此外,其他基因变异会导致或者增加 PD 的风险,如 GBA 和 LRRK2,靶向这些基因也为 PD 的治疗提供了新的策略。

二、拟多巴胺类药

(一)多巴胺的前体药

左 旋 多 巴

左旋多巴(levodopa,L-DOPA)是由酪氨酸形成儿茶酚胺的中间产物,即 DA 的前体,现已人工合成。

【体内过程】口服后经小肠芳香族氨基酸转运体迅速吸收,0.5~2 小时达峰值。血浆 $t_{1/2}$ 较短,为 1~3 小时。食物中的其他氨基酸可与左旋多巴竞争同一转运载体,从而减少药物的吸收。胃排空延缓、胃酸 pH 偏低或高蛋白饮食等,均可降低其生物利用度。口服后极大部分在肠黏膜、肝和其他外周组织被 L- 芳香族氨基酸脱羧酶(L-amino acid decarboxylase,AADC)脱羧成为多巴胺,仅 1% 左右的 L-DOPA 能进入中枢神经系统发挥疗效。L-DOPA 在外周脱羧形成多巴胺后,易引起不良反应,主要有恶心、呕吐。若同时合用 AADC 抑制药,可减少外周 DA 生成,使左旋多巴更多地进入脑内,增加血和脑内 L-DOPA 达 3~4 倍,转化为 DA 而生效,并可减少不良反应。L-DOPA 生成的多巴胺一部分通过突触前的摄取机制返回多巴胺能神经末梢,另一部分被单胺氧化酶(MAO)或儿茶酚胺 -O- 甲基转移酶(COMT)代谢,经肾排泄。

【药理作用及机制】PD 患者的黑质多巴胺能神经元退行性变性,酪氨酸羟化酶(tyrosine hydroxylase)同步减少,使脑内酪氨酸转化为 L-DOPA 极度减少,但将 L-DOPA 转化为多巴胺的能力仍存在。L-DOPA 是多巴胺的前体,通过血脑屏障后,补充纹状体中多巴胺的不足而发挥治疗作用。但 L-DOPA 究竟是被残存神经元利用而增加多巴胺的合成和释放,还是在细胞外被转化成多巴胺后直接溢流(flooding)到突触间隙而激活突触后膜受体,这一点尚不清楚。动物实验显示,即使没有 DA 能神经末梢存在,L-DOPA 仍有作用;但另一方面,临床上 L-DOPA 疗效随病情发展而降低又提示其作用可能依赖于残存的神经元。多巴胺因不易通过血脑屏障,不能用于治疗 PD。

【临床应用】治疗各种类型的 PD 患者,不论年龄和性别差异和病程长短均适用,但对吩噻嗪类等抗精神病药所引起的帕金森综合征无效。其作用特点为:①疗效与黑质纹状体病损程度相关,轻症或较年轻患者疗效好,重症或年老体弱者疗效较差;②对肌肉僵直和运动困难的疗效好,对肌肉震颤的疗效差;③起效慢,用药 2~3 周出现体征改善,用药 1~6 个月后疗效最强。

用药早期,L-DOPA 可使 80% 的 PD 患者症状明显改善,其中 20% 的患者可恢复到正常运动状态。服用后先改善肌肉强直和运动迟缓,后改善肌肉震颤;其他运动功能如姿态、步态联合动作、面部表情、言语、书写、吞咽、呼吸均可改善。也可使情绪好转,对周围事物反应增加,但对痴呆症状效果不明显。随着用药时间的延长,本品的疗效逐渐下降,3~5 年后疗效已不显著。其原因可能与病程的进展、受体下调以及其他补偿机制有关。此阶段,有些患者对 L-DOPA 的缓冲能力(buffering capacity)丧失,疗效出现波动,最后发展为药效消失(wearing-off),同时服用 COMT 抑制药恩他卡朋(entacapone)对此有一定预防作用。据统计,服用 L-DOPA 的 PD 患者的寿命与未服者相比明显延长,生活质量明显提高。

【不良反应】不良反应分为早期和长期两大类。

1. 早期反应

(1)胃肠道反应:治疗早期约 80% 患者出现厌食、恶心、呕吐,数周后能耐受,应用 AADC 抑制药后可明显减少。此乃 L-DOPA 在外周和中枢脱羧成 DA,分别直接刺激胃肠道和兴奋延髓催吐化学感受区 D_2 受体之故,D_2 受体拮抗药多潘立酮(domperidone,吗叮啉)是消除恶心、呕吐的有效药。L-DOPA 还可引起腹胀、腹痛和腹泻等。餐后服药或剂量递增速度减慢,可减轻上述症状。偶见溃疡出血或穿孔。

(2)心血管反应:治疗初期 30% 患者出现直立性低血压,其原因可能是外周形成的 DA 一方面作用于交感神经末梢,反馈性抑制交感神经末梢释放 NA,另一方面作用于血管壁的 DA 受体,舒张血管。还有些患者出现心律失常,主要是由于新生的多巴胺作用于心脏 β 受体的缘故。可用 β 受体拮抗药加以治疗。

2. 长期反应

(1)运动过多症(hyperkinesia):是异常动作舞蹈症的总称,也称为运动障碍。是由于服用大量 L-DOPA 后,多巴胺受体过度兴奋,出现手足、躯体和舌的不自主运动,服用 2 年以上者发生率达 90%。有报道多巴胺受体拮抗药左旋千金藤啶碱[(−)-stepholidine]可减轻不自主运动。

(2)症状波动:服药 3~5 年后,有 40%~80% 患者出现症状快速波动,重则出现"开 - 关反应"(on-off response)。"开"时活动正常或几近正常,而"关"时突然出现严重的 PD 症状。症状波动的发生与 PD 的发展导致多巴胺的储存能力下降有关,此时患者更依赖于 L-DOPA 转运入脑的速率以满足多巴胺的生成。为减轻症状波动,可使用 L-DOPA/AADC 抑制药缓释剂或用多巴胺受体激动药,或加用 MAO 抑制药如司来吉兰等,也可调整用药方法,即改用静脉滴注,增加服药次数而不增加或减少药物剂量等。

(3)精神症状:出现精神错乱的病例占 10%~15%,有逼真的梦幻、幻想、幻视等,也有抑郁症等精神病症状,可能与 DA 作用于皮质下边缘系统有关,只能用非经典安定药如氯氮平(clozapine)治疗,它不引起或加重 PD 患者锥体外系运动功能失调,或迟发性运动失调。

【药物相互作用】维生素 B_6 是多巴脱羧酶的辅基,能加速 L-DOPA 在外周组织转化成 DA,可增强 L-DOPA 外周不良反应,降低疗效;抗精神病药,如吩噻嗪类和丁酰苯类均能阻滞黑质 - 纹状体多巴胺通路功能,利舍平耗竭黑质纹状体中的多巴胺,它们均能引起锥体外系运动失调,出现药源性 PD,对抗 L-DOPA 的疗效;抗抑郁药能引起直立性低血压,加强 L-DOPA 的不良反应。以上药物不能与 L-DOPA 合用。

(二)左旋多巴的增效药

1. 氨基酸脱羧酶(AADC)抑制药

卡 比 多 巴

卡比多巴(carbidopa)又称 α- 甲基多巴肼、洛得新。卡比多巴不能通过血脑屏障,与 L-DOPA 合用时,仅能抑制外周 AADC。此时,由于 L-DOPA 在外周的脱羧作用被抑制,进入中枢神经系统的 L-DOPA 增加,使用量可减少 75%,而使不良反应明显减少,症状波动减轻,作用不受维生素 B_6 的干扰。本品与 L-DOPA 组成的复方制剂称为心宁美(sinemet),混合比例为 1:4 或 1:10,现有心宁美控释剂(sinemet CR)。

苄 丝 肼

苄丝肼(benserazide),又称羟苄丝肼、色丝肼。与 L-DOPA 组成的复方制剂美多巴(madopa,

madopar),比例为 1:4,其作用特性与心宁美相同。

2. **MAO-B 抑制药** 人体内单胺氧化酶(MAO)分为 A、B 两型,MAO-A 主要分布于肠道,其功能是对食物、肠道内和血液循环中的单胺进行氧化脱氨代谢;MAO-B 主要分布于黑质纹状体,其功能是降解 DA。

司 来 吉 兰

司来吉兰(selegiline)又称丙炔苯丙胺(deprenyl)。低剂量(<10mg/d)可选择性抑制中枢神经系统 MAO-B,能迅速通过血脑屏障,降低脑内 DA 降解代谢,使多巴胺浓度增加,有效时间延长。本品与 L-DOPA 合用后,能增加疗效,降低 L-DOPA 用量,减少外周不良反应,并能消除长期单独使用 L-DOPA 出现的"开-关反应"。临床长期试验表明,两者合用更有利于缓解症状,延长患者寿命。近来发现司来吉兰作为神经保护剂能优先抑制黑质纹状体的超氧阴离子($\cdot O^{2-}$)和羟自由基($\cdot OH$)形成,延迟神经元变性和 PD 发展。临床上将司来吉兰与抗氧化剂维生素 E 联合应用治疗 PD,称 DATATOP 方案(deprenyl and tocopherol antioxidative therapy of Parkinsonism),但确切效果尚不肯定,有待大范围临床观察。本品低剂量对外周 MAO-A 无作用,肠道和血液中 DA 和酪胺代谢不受影响,不会产生 MAO 非选择性抑制剂所引起的高血压危象,但大剂量(>10mg/d)亦可抑制 MAO-A,应避免使用。司来吉兰代谢产物为苯丙胺和甲基苯丙胺,可引起焦虑、失眠、幻觉等精神症状。应慎与哌替啶、三环类抗抑郁药或其他 MAO 抑制药合用。

3. **COMT 抑制药** L-DOPA 代谢有两条途径:由 AADC 脱羧转化为多巴胺,经 COMT 代谢转化成 3-O-甲基多巴(3-OMD),后者又可与 L-DOPA 竞争转运载体而影响 L-DOPA 的吸收和进入脑组织。因此,抑制 COMT 就显得尤为重要:既可降低 L-DOPA 的降解,又可减少 3-OMD 对其转运入脑的竞争性抑制作用,提高 L-DOPA 的生物利用度和在纹状体中的浓度。近来发现三种 COMT 抑制药:硝替卡朋、托卡朋、安托卡朋,它们的抑制作用强,毒性低。

硝 替 卡 朋

硝替卡朋(nitecapone)增加纹状体中 L-DOPA 和多巴胺。因不易通过血脑屏障,当与 L-DOPA 合用时,它只抑制外周的 COMT,而不影响脑内 COMT,增加纹状体中 L-DOPA 生物利用度。

托卡朋和恩他卡朋

托卡朋(tolcapone)和恩他卡朋(entacapone)为新型 COMT 抑制药,能延长 L-DOPA 半衰期,稳定血浆浓度,使更多的 L-DOPA 进入脑组织,安全而有效地延长症状波动患者"开"的时间。且托卡朋是唯一能同时抑制外周和中枢 COMT 的药物,比恩他卡朋生物利用度高,半衰期长,COMT 抑制作用也更强,而恩他卡朋仅抑制外周 COMT。两者均可明显改善病情稳定的 PD 患者日常生活能力和运动功能,尤适用于伴有症状波动的患者。托卡朋的主要不良反应为肝损害,甚至出现暴发性肝衰竭,因此仅适用于其他抗 PD 药物无效时,且应用时需严密监测肝功能。

（三）多巴胺受体激动药

溴 隐 亭

溴隐亭（bromocriptine）又称溴麦角隐亭、溴麦亭，为 D_2 类受体（含 D_2、D_3、D_4 受体）强激动剂，对 D_1 类受体（含 D_1、D_5 受体）具有部分拮抗作用；对外周多巴胺受体、α 受体也有较弱的激动作用。小剂量溴隐亭首先激动结节 - 漏斗通路 D_2 受体，抑制催乳素和生长激素分泌，用于治疗泌乳闭经综合征和肢端肥大症；增大剂量可激动黑质 - 纹状体多巴胺通路的 D_2 受体，与 L-DOPA 合用治疗 PD 具有较好疗效，能减少症状波动。

不良反应较多，消化系统常见食欲减低、恶心、呕吐、便秘，消化性溃疡患者使用可诱发出血。用药初期，心血管系统常见直立性低血压。长期用药可出现无痛性手指血管痉挛，减少药量可缓解；也可诱发心律失常，一旦出现应立即停药。运动功能障碍方面的不良反应类似于左旋多巴。精神系统症状比左旋多巴更常见且严重，如幻觉、错觉和思维混乱等，停药后可消失。其他不良反应包括头痛、鼻塞、腹膜和胸膜纤维化、红斑性肢痛等。

利 舒 脲

利舒脲（lisuride）为 D_2 类受体激动药、D_1 类受体弱拮抗药，激动作用比溴隐亭强 1 000 倍，用于治疗 PD 的优点有改善运动功能障碍，减少严重的"开 - 关反应"和 L-DOPA 引起的运动过多症（即异常动作舞蹈症）。

罗匹尼罗和普拉克索

罗匹尼罗（ropinirole）和普拉克索（pramipexole）均为非麦角生物碱类新型 DA 受体激动药，能选择性地激动 D_2 类受体（特别是 D_2、D_3 受体），而对 D_1 类受体几乎没有作用。相对溴隐亭和培高利特而言，本类药物患者耐受性好，用药剂量可很快增加，1 周以内即可达治疗浓度，虽也可引起恶心和乏力，但胃肠道反应较小。本类药物的出现给多巴胺受体激动药的临床应用带来了新的趋向。由于患者对其耐受性较好，临床上越来越多地将其作为 PD 的早期治疗药物，而不是仅仅作为 L-DOPA 的辅助药物。其主要原因是：①由于其作用时间相对较长，较 L-DOPA 更不易引起"开 - 关反应"和运动障碍；②有观点认为 L-DOPA 会促进氧化应激，因而会加快多巴胺能神经元的脱失。最近的大样本对照试验表明，本类药物作为早期治疗用药较 L-DOPA 更少引起症状波动，如果该结论被进一步证实，将极大地提高本类药物在 PD 治疗中的地位。但罗匹尼罗和普拉克索仍具有拟多巴胺类药共有的不良反应，如恶心、直立性低血压和运动功能障碍等。作为辅助用药可引起幻觉和精神错乱。已证实服用罗匹尼罗和普拉克索的患者在驾车时，会出现突发性睡眠（sudden sleep attack），酿成交通事故，故服药期间禁止从事驾驶和高警觉性工作。

阿 扑 吗 啡

阿扑吗啡（apomorphine）又称去水吗啡，为多巴胺受体激动药，可用于治疗 PD，改善严重的"开 - 关反应"，但长期用药会引起 Q-T 间期延长、肾功能损害和精神症状。仅用于其他药物（如多巴胺激动药或 COMT 抑制药）对"开 - 关反应"无效时。

（四）促多巴胺释放药

金 刚 烷 胺

金刚烷胺（amantadine）又称金刚烷。可能通过多种方式加强多巴胺的功能,如促进 L-DOPA 进入脑循环,增加多巴胺合成、释放,减少多巴胺再摄取,具有较弱的抗胆碱作用等,表现出类似多巴胺受体激动药的作用。近年来认为其作用机制与拮抗 NMDA 受体有关。其抗帕金森病的特点为:用药后显效快,作用持续时间短,应用数天即可获得最大疗效,但连用 6~8 周后疗效逐渐减弱,对 PD 的肌肉强直、震颤和运动障碍的缓解作用较强,优于抗胆碱药物,但不及 L-DOPA。长期用药时常见下肢皮肤出现网状青斑,可能与儿茶酚胺释放引起外周血管收缩有关。此外,可引起精神不安、失眠和运动失调等。偶致惊厥,癫痫患者禁用。

三、抗胆碱药

M 受体拮抗药对早期 PD 患者有较好的治疗效果,对晚期严重 PD 患者的疗效差,可与 L-DOPA 合用。阿托品、东莨菪碱是最早用于治疗 PD 的 M 胆碱受体拮抗药,但因外周抗胆碱作用引起的副作用大,因此现主要使用合成的中枢性 M 胆碱受体拮抗药。本类药物可阻断中枢 M 受体,抑制黑质 - 纹状体通路中 ACh 的作用,对帕金森病的震颤和僵直有效,但对动作迟缓无效。其疗效不如左旋多巴,临床上主要用于早期轻症患者、不能耐受左旋多巴或禁用左旋多巴的患者、抗精神病药所致的帕金森综合征患者。此外,有报道认为本类药物可能加重帕金森病患者伴有的痴呆症状。因此,伴有明显痴呆症状的帕金森病患者应慎用本类药物。

苯 海 索

苯海索（benzhexol,安坦）口服易吸收,通过拮抗胆碱受体而减弱黑质 - 纹状体通路中 ACh 的作用,抗震颤效果好,也能改善运动障碍和肌肉强直;外周抗胆碱作用为阿托品的 1/10~1/3,对少数不能接受 L-DOPA 或多巴胺受体激动药的 PD 患者,可用本药治疗。副作用与阿托品相同,但症状较轻。禁用于青光眼和前列腺肥大患者。对 PD 疗效有限,副作用较多,现已少用。

苯 扎 托 品

苯扎托品（benzatropine,苄托品）,作用近似阿托品,具有抗胆碱作用,同时还有抗组胺、局部麻醉作用和大脑皮质抑制作用。临床应用及不良反应同苯海索。

四、靶向 α 突触核蛋白药

必须指出的是:靶向 α 突触核蛋白聚集和传递疗法面临着极大的挑战,该类药物均处在临床前研究或临床试验阶段,目前尚无批准上市、可用于临床治疗的药物。

首先,尚缺乏天然存在的、能够模拟人类 α 突触核蛋白病自然复制过程的动物模型。目前有三类使用较多的 α 突触核蛋白病哺乳动物模型。一是过表达的转基因鼠模型,不管是野生型还是变异 α 突触核蛋白,均能发现 α 突触核蛋白聚集,但并不能完全模拟 PD 的神经退行性变性。二是靶向黑质 - 纹状体路径,过表达病毒载体介导 α 突触核蛋白,从而导致一些黑质多巴胺能神经元的退行性变性。这种方法工作量较大,且有相对较高的不稳定性。三是近年来发展起来的新型模型,直接将 α 突触核蛋白原纤维注射到脑中,引发相关脑区中 α 突触核蛋白聚集,进而引起被影响脑区的神经退行性变性(将原纤维注射入纹状体后,引起黑质多巴胺能神经元缺失)。这种方法被认为能够模仿一些在 PD 前驱期可见的神经病理学和功能缺陷。

其次,现在还没有建立可靠的方法来评价靶向 α 突触核蛋白治疗的疗效。还需要进一步确定 α 突触核蛋白聚集的程度和神经退行性变性之间的关系,从而确认减少寡聚体或原纤维的形成是有效的。

第三,还缺少易于进行、能够可靠评价患者脑内 α 突触核蛋白病理严重程度的生物标志物。靶向 α 突触核蛋白病理新疗法的临床试验,只能依靠相关 PD 的临床症状。目前,已开始使用 α 突触核蛋白显像剂来监测治疗相关的改变,和最近报道的早期阿尔茨海默病 aducanumab 试验相似。

第四,由于在 PD 前驱症状中,α 突触核蛋白病理开始出现、恶化、引起运动症状,并在脑内广泛聚集。因此,即使是最有效清除的疗法,也不能保护或逆转 α 突触核蛋白对神经系统的损害,仍然需要与神经保护剂协同使用。

尽管面临挑战,靶向 α 突触核蛋白疗法的研究依然具有潜在的研究前景。

(一) 减少 α 突触核蛋白生成药

α 突触核蛋白基因扩增会导致 α 突触核蛋白病理变化和神经元损伤,这是减少 α 突触核蛋白聚集疗法的前提。通过靶向 α 突触核蛋白 mRNA 水平的基因沉默机制,可以实现总蛋白量的减少。减少 α 突触核蛋白表达有几种途径,使用病毒载体介导生成小干扰 RNA 抵制黑质中的 α 突触核蛋白,已经在动物模型上得到验证。反义寡核苷酸用来促进由核糖核酸酶 H 介导的 α 突触核蛋白 mRNA 的降解,已经证实可以安全地降低 α 突触核蛋白 mRNA 和蛋白的水平,以此保护啮齿类动物黑质中的多巴胺能神经元。有研究发现,在细胞和动物 PD 模型中 β_2 肾上腺素激动剂(克伦特罗和沙丁胺醇)可以降低 α 突触核蛋白水平,其机制是改变 SNCA 基因启动子和增强子的组蛋白乙酰化水平。大型流行病学队列分析为这一发现提供了进一步证据,显示沙丁胺醇对抗哮喘的使用会降低 PD 风险。

(二) α 突触核蛋白聚集抑制剂

大小为 140~250 个氨基酸的小片段抗体可进入细胞。应用 α 突触核蛋白的抗体结合其单体,抑制其寡聚化,也是一种抑制 α 突触核蛋白聚集的治疗策略。在啮齿类动物体内,过表达病毒载体介导 α 突触核蛋白时,这种体内抗体可减少 α 突触核蛋白聚集和黑质神经退行性变性。此外,Neuropore Therapies 和 UCB 制药公司合作开发了小分子物质 NPT200-11,报道称该小分子物质可干扰 α 突触核蛋白和膜的相互作用及减缓寡聚化,阻止小鼠模型内 α 突触核蛋白病理学的发展,目前已完成 I 期临床试验。这类化合物的潜在优势在于它们是小分子,因此与单克隆抗体相比,更容易到达指定脑区,而且不会有被宿主抗体中和的风险。

(三) 自噬促进剂

自噬是不同分子的共同通路,细胞借此降解不需要的细胞器、蛋白质,包括错误折叠和聚集的 α 突触核蛋白。当自噬受阻时,聚集的 α 突触核蛋白会在细胞内累积,并通过分泌途径进行分泌。哺乳动物模型中,雷帕霉素可以增加自噬,减少 α 突触核蛋白病理作用。但雷帕霉素具有毒性,不能成为一个很好的缓解疾病的药物。有报道表明线粒体丙酮酸载体抑制剂 MSDC-0160,通过改变细胞代谢用于 2 型糖尿病的治疗,也是哺乳动物靶向雷帕霉素的有效抑制剂。在秀丽隐杆线虫模型中,通过抑制线粒体丙酮酸载体,降低神经元内 α 突触核蛋白毒性;在哺乳动物模型中也发现其可以降低 α 突触核蛋白病理作用。MSDC-0160 具有良好的安全性,并被证实能进入中枢神经系统,在 PD 临床应用上有巨大的潜力。

近年来发现,c-ABl(ABL1,阿贝尔森酪氨酸激酶)的抑制剂可以抑制蛋白聚集和神经退行性变性,影响线粒体功能和 α 突触核蛋白翻译后修饰,增强自噬通路。c-ABl 抑制剂已被证明可用于各种类型白血病的治疗。这种激酶有多种靶点,涉及从细胞生长、形态到迁移等的功能,在神经系统内也会影响神经形成和神经突延长。最近,通过一项小型安全的 c-ABl 抑制剂尼洛替尼试验(没有安慰剂组的安全的非盲试验)发现,有路易体和 PD 症状的患者,经过最初 6 个月治疗时可表现出一些运动功能的改善。这些尼洛替尼试验结果对于研究 c-ABl 抑制剂作为 PD 的潜在药物治疗靶点的意义重大。

(四)降低细胞外 α 突触核蛋白聚集的策略

免疫疗法是一个具有前景的降低细胞外 α 突触核蛋白的方法,目前已进入了临床试验阶段。多项临床前研究发现 α 突触核蛋白抗体可以在 α 突触核蛋白过表达小鼠中减少 α 突触核蛋白聚集,并且改善行为异常。这些抗体并不进入细胞,而是与细胞外 α 突触核蛋白靶向结合。

首个基于 α 突触核蛋白的免疫疗法是 Prothena 研发的 PRX002,2015 年进入了临床试验。PRX002 是一种针对 α 突触核蛋白 C 端附近表位的人源化 IgG1 单克隆抗体。它来源于小鼠单克隆抗体 9E4,在 α 突触核蛋白病理转基因动物模型中,会减少 α 突触核蛋白累积和缓减运动症状。在健康志愿者使用至剂量为 30mg/kg 仍可出现较好的安全性和耐受性,血清半衰期为 18.2 天,剂量依赖性地降低"游离"α 突触核蛋白,一次给药后可维持 2~4 周。在 PD 患者中,可在脑脊液中检测到该抗体浓度,但未显现出 α 突触核蛋白水平的明显改变,可能与该抗体对单体的亲和力较低有关。目前该药物已开展 II 期临床试验。

另一项针对 α 突触核蛋白的单克隆抗体 BIIB054 目前在研发中。BIIB054 是一种针对 α 突触核蛋白 N 端附近表位的完全人源性 IgG1 单克隆抗体,从来源于健康个体的 B 细胞株中分离。BIIB054 对聚集的 α 突触核蛋白具有高度选择性,对单体 α 突触核蛋白结合亲和力很低。BIIB054 在单一剂量下耐受性达 90mg/kg,血清半衰期为 28 天,在健康志愿者脑脊液浓度达 0.2%。PD 患者对于 BIIB054 单一剂量 45mg/kg 有很好的耐受性,药动学分布和健康志愿者相似。目前该药物正在开展 II 期临床试验。

此外,唯一的主动免疫疗法 AFFITOPE PD03A 已经进入临床阶段,含有 α 突触核蛋白模拟肽的疫苗会引起 α 突触核蛋白抗体应答。Affiris 公司开发的该多肽疫苗在小鼠模型中能够降低神经元轴突和神经突触中的 α 突触核蛋白寡聚体水平,而且减少多巴胺能神经元的死亡。在 2017 年 6 月公布的 I 期临床研究的结果表明,AFFITOPE PD03A 在早期 PD 患者中表现出良好的安全性和耐受性,并且能够剂量依赖性激发宿主的免疫反应。

对于 PD 免疫疗法,不管是主动还是被动疗法,存在的最大问题是抗体是否能够大量渗透入中枢神经系统,实现足够的靶点结合。

(五)α 突触核蛋白摄取抑制剂

研究表明细胞外间质中错误折叠的 α 突触核蛋白,会被周围神经元和其他神经细胞所摄取,导致路易体病理在细胞间的传播,使其在新的宿主神经细胞进一步聚集。因此,阻止聚集 α 突触核蛋白的摄取也是 α 突触核蛋白病理疗法的一个策略。如细胞表面的硫酸乙酰肝素蛋白聚糖被发现可以结合淀粉样蛋白,在内吞时提高其摄取。因此,破坏硫酸乙酰肝素蛋白聚糖的分子(如水合肝素或水合氯醛)已经显示在细胞培养物内可以降低 α 突触核蛋白摄取。但是到目前为止,还没有使用动物模型的研究显示这种潜在的疗法是可行的。另一项研究是神经元表面的淋巴细胞活化基因 3(LAG3)受体,它被认为是细胞外 α 突触核蛋白原纤维潜在的蛋白结合伴侣。细胞和动物模型实验中,敲除 LAG3 受体或者加入 LAG3 抗体,可阻止细胞外 α 突触核蛋白原纤维的摄取和随后的病理聚集体的传播。LAG3 是否是一个可应用于临床的治疗靶点还有待研究。

五、其他靶向治疗药

(一)靶向 GBA 通路治疗药物

GBA 变异是一个 PD 常见遗传危险因素。GBA 是一种可将葡萄糖神经酰胺分解为神经酰胺和葡萄糖的溶酶体水解酶。至今为止,对于已确诊的 PD 病例,GBA 变异是最常见的遗传危险因素,7%~10% 的 PD 患者携带已报道的大约 300 种 GBA 变异的一种。GBA 相关的 PD 在临床或病理上和原发性 PD 难以区分。最近有临床研究证据表明带有 GBA 变异的 PD 患者表现出病程加速,高概率出现非运动症状。痴呆是原发性 PD 晚期最主要的并发症。值得一提的是,GBA 变异携带者比非携带者表现出更早和更快速的认知衰退。GBA 相关的 PD 患者患痴呆的可能性更大,和早期研究显示 PD 痴呆和路易体痴呆患者更易发生 GBA 变异一致。因此,靶向 GBA 通路治疗是 PD 和相关突触核蛋白病个体化药物治疗的核心策略。值得注意的是,尽管全 GBA 基因序列可提示 GBA 病理变异的出现,但大部分人携带 GBA 变异也不会导致 PD。常规的 GBA 基因突变检测对实际治疗决策的影响有限。

目前靶向 GBA 通路治疗药物主要包括两类。第一类是增加葡糖脑苷脂酶(GCase)活性。在疾病动物模型中,降低 GCase 活性导致中枢神经系统 α 突触核蛋白 / 泛素 /Tau 蛋白聚集和相关认知、运动缺陷的增加。通过基因治疗在中枢神经系统过表达外源性 GCase,储存膜鞘糖脂平衡,改善或逆转病理学和行为学改变。因此,主要的治疗策略是通过基因疗法或小分子激活剂活化 GCase,增加中枢神经系统内 GCase 活性。欧洲药品管理局(EMA)提供的溶纤剂氨溴索被报道在小鼠和非人灵长类动物体内可增加 GCase 活性,降低 α 突触核蛋白、S129 磷酸化 α 突触核蛋白水平。该药物已经开始 II 期临床试验。第二类是调节 GBA 相关的鞘糖脂,葡萄糖神经酰胺合酶的抑制剂能够减少鞘糖脂。在 α 突触核蛋白过表达的转基因小鼠模型中,新葡萄糖神经酰胺合酶抑制剂有很好的大脑渗透率,可以影响 α 突触核蛋白的病理改变和小鼠行为学表现。这些结果显示鞘糖脂在病理反馈环路中具有重要作用。

(二)靶向 LRRK2 通路的疗法

富含亮氨酸重复激酶 2(LRRK2)的基因编码变异,首先在一个常染色体显性遗传性帕金森综合征家系中证实。有些 LRRK2 变异很常见,如 G2019S 变体在北非地区有很高的流行率。值得一提的是,LRRK2 变异有年龄依赖性的不完全外显率(换言之,某些人直到老年也没有任何 PD 临床症状),邻近 LRRK2 的非编码多态性会成为散发性疾病的危险因素。携带有 LRRK2 变异者一旦出现症状其临床和病理学特征和原发性 PD 很相似。但最近一个前瞻性纵向调查发现携带 LRRK2-G2019S 等位基因患者和原发性 PD 患者相比,运动评分轻微降低。

LRRK2 蛋白含有几种作用域,包括激酶结构域,在细胞信号转导发挥作用。另外,LRRK2 在 PD 中和许多种蛋白相互作用,其或许在 PD 的发生发展中发挥中心作用。目前认为因 LRRK2 变异而增加的激酶活性促进了 PD 的发生。但在神经元或免疫细胞中 LRRK2 激酶活性的增加是否是诱发 PD 病理的主要因素还不清楚。

目前靶向 LRRK2 通路治疗药物主要是 LRRK2 激酶抑制剂。尽管有几家公司研究 LRRK2 激酶抑制剂,只有一家公司宣布开始临床测试。进入 I 期临床试验的 DNL201 是一个小分子 LRRK2 抑制剂,在血液中测试的最高剂量下,峰值时 LRRK2 激酶活性的平均抑制剂达到 90% 以上。由于在临床前研究中观察到潜在的安全性风险,FDA 限制其对 LRRK2 活性抑制不能高于 50%。该公司还报道了 DNL201 可通过血脑屏障。此外,该公司最近宣布已开始在健康志愿者中开展第二种 LRRK2 抑制剂 DNL151 的临床试验。

第三节　治疗阿尔茨海默病药

一、阿尔茨海默病发病机制简介

老年性痴呆症可分为原发性痴呆症、血管性痴呆症(vascular dementia)和两者的混合型,前者又称阿尔茨海默病(Alzheimer's disease,AD),是一种与年龄高度相关的,以进行性认知障碍和记忆力损害为主的中枢神经系统退行性疾病。表现为记忆力、判断力、抽象思维等一般智力的丧失,但视力、运动能力等则不受影响。痴呆是一类综合征,患者除了存在上述认知障碍外,还表现出精神行为的改变。AD 占老年性痴呆症患者总数的 70% 左右,其发病率在 65 岁人群为 5%,在 95 岁人群则高达 90% 以上,我国 65 岁以上老人的患病率为 4% 左右。该病总病程为 3~20 年,确诊后平均存活时间为 10 年左右。随着人类寿命的延长和社会老龄化问题的日益突出,AD 患者的数量和比例将持续增高,给患者本人、家庭和社会带来相当沉重的负担。

AD 与老化有关,但与正常老化又有本质区别,其发病机制目前尚未完全明确,学术界提出的假说有十余种,但目前研究较多、比较被认可的主要有胆碱能学说、神经兴奋毒性等假说、β 淀粉样蛋白毒性学说和 tau 蛋白过度磷酸化学说等。在 AD 患者的大脑中发现胆碱能神经元明显减少,胆碱能活性和乙酰胆碱含量降低,这些被认为与 AD 的认知症状有关。该胆碱能神经的活性下降与大脑中 5- 羟色胺能 6 型受体(6-serotonin receptor,5-HT$_6$)和组胺 3 型受体(3-histamine receptor,H$_3$)的功能减低有关。AD 的病理机制还与谷氨酸的兴奋毒性所致的 NMDA 受体过度激活有关。此外,AD 患者最具特征的两大病理学变化为 β 淀粉样蛋白(Aβ)沉积形成的老年斑(SP)和细胞内异常磷酸化的 tau 蛋白聚集形成的神经纤维缠结(NFT)。最近的研究表明,淀粉样蛋白沉积与淀粉样前体蛋白(amyloid precursor protein,APP)的变异及其转化过程发生改变有关。APP 由位于第 21 号染色体上的 *APP* 基因编码,可经 β 和 γ 分泌酶(β,γ-secretase)依次水解生成 Aβ,敲除 β 分泌酶的编码基因 *BACE1*(β-site APP cleaving enzyme 1)可使 Aβ 缺失。但 Aβ 沉积为何导致神经元退行性变性尚不清楚,有证据提示是通过炎症反应、氧化应激或诱导 tau 蛋白过度磷酸化实现的,近年来也有人提出细胞内可溶性的 Aβ 可能是 AD 发病的早期诱因。tau 蛋白是一种神经元微管结合相关蛋白,具有调节和维持微管稳定性的作用。正常状态下人体内 tau 蛋白的磷酸化 / 去磷酸化水平保持平衡,从而促进微管蛋白聚集成微管并增强其稳定性。在 AD 患者脑中,tau 蛋白过度磷酸化,失去与微管结合的能力,聚集形成的神经原纤维缠结(neurofibrillary tangle,NFT)沉积于脑中则导致神经元变性,引起神经元的凋亡。此外,氧化应激和神经炎症等假说亦受到重视。上述关于 AD 发病机制的研究进展将为 AD 的药物治疗提供新的靶点。

尽管有关 AD 的研究进展很快,但迄今尚无十分有效的治疗方法。现有的药物治疗基于以下理由:AD 主要表现为认知和记忆障碍,而认知和记忆障碍的主要解剖基础为海马组织结构的萎缩,功能基础主要为胆碱能神经兴奋传递障碍和中枢神经系统内乙酰胆碱受体变性,神经元数量减少等。目前采用的两种比较特异性的治疗策略分别是增加中枢胆碱能神经功能和拮抗谷氨酸能神经的功能,其中胆碱酯酶抑制药和 NMDA 受体拮抗药效果相对肯定,能有效地缓解认知功能下降的症状,但不能从根本上清除病因。其他如 β 或 γ 分泌酶抑制剂、抑制 tau 蛋白过度磷酸化制剂、小胶质细胞激活抑制剂、AD 疫苗、5-HT$_6$ 和 H$_3$ 受体的拮抗剂等也正在研究开发中。

近年来,对家族性 AD(family AD,FAD)的研究发现,FAD 的致病基因是编码淀粉样前体蛋白(amyloid precursor procein,APP)的 *APP* 基因,*APP* 基因发生变异后,APP 会被剪切为 Aβ,导致 Aβ 大量累积,打破 Aβ 的产生和消除平衡;而 Aβ 减少后,会降低 AD 的发生风险,因此认为 Aβ 是导致 AD 发生的元凶。"β 淀粉样蛋白假说" 被认为是最主流的 AD 成因。以 Aβ 假说为立足点,以 Aβ 为靶点,抵制 Aβ 产生和促进 Aβ 清除成为治疗 AD 的研究方向,BACE1 抑制剂和抗 Aβ 抗体顺势成为药物研究的主攻方向。但遗憾的是,过去的 15 年里,99% 的 AD 临床试验都失败了。辉瑞 bapineuzumab(2012)、罗氏 gantenerumab(2014)和 crenezumab(2019)、礼来 solanezumab(2016)和卫材 aducanmab(2019)的研究全都以失败收场。但毫无疑问的是,针对 Aβ 抑制剂和清除剂的联合治疗在研项目仍然是目前已知最强有力的干预方式,也是未来的重要研发方向之一。

此外,改善 AD 认知功能的药物均有一定改善精神症状的作用。如果非药物治疗和改善认知的药物治疗后患者仍有较严重的精神症状,可根据症状分别给予抗精神病药、抗抑郁药和苯二氮䓬类药物进行治疗。

二、胆碱酯酶抑制药

本类药物中的他克林(tacrine)是美国 FDA 批准的第一个治疗 AD 的药物,为第一代可逆性中枢 AChE 抑制药,因有严重不良反应,特别是肝毒性,现已撤市。

多 奈 哌 齐

【体内过程】多奈哌齐(donepezil)口服后吸收良好,进食和服药时间对药物吸收无影响,生物利用度为 100%,达峰时间 3~4 小时,半衰期长,$t_{1/2}$ 约为 70 小时,故可每天服用 1 次。药物主要由肝药酶代谢,代谢产物中 6-O- 脱甲基衍生物的体外抗 AChE 活性与母体药物相同,主要经肾脏排泄,少量以原药形式随尿排出。与他克林相比,外周不良反应很少,患者耐受性较好。

【药理作用】本品为第二代可逆性中枢 AChE 抑制药。通过抑制 AChE 来增加中枢 ACh 的含量,对丁酰胆碱酯酶无作用。与第一代他克林相比,多奈哌齐对中枢 AChE 有更高的选择性和专属性,半衰期较长,能改善轻度至中度 AD 患者的认知能力和临床综合功能。

【临床应用】用于改善患者的认知功能,延缓病情发展。用于轻度至中度 AD 患者。具有剂量小、毒性低和价格相对较低等优点。

【不良反应】肝毒性及外周抗胆碱副作用,较同类药物他克林轻。不良反应有:①全身反应,较常见的有流感样胸痛、牙痛等;②心血管系统反应,如高血压,血管扩张、低血压,心房颤动等;③大便失禁、胃肠道出血、腹部胀痛等;④神经系统反应,如谵妄、震颤、眩晕、易怒、感觉异常等;⑤其他,如失水、尿失禁、呼吸困难、视物模糊等。

【药物相互作用】当蛋白结合浓度小于 300ng/ml 时,与洋地黄、华法林联用会影响后两者的蛋白结合率和疗效。治疗剂量时并不影响其他药物的代谢。

卡 巴 拉 汀

卡巴拉汀(rivastigmine,利凡斯的明)属于第二代 AChE 抑制药,能选择性地抑制大鼠大脑皮质和海马中的 AChE 活性,而对纹状体、脑桥以及心脏的 AChE 活性抑制力很小。本品可改善 AD 患者胆碱能神经介导的认知功能障碍,提高认知能力,如记忆力、注意力和方位感,尚可减慢 APP 的形成。卡巴拉汀口服迅速吸收,约 1 小时达到 C_{max},血浆蛋白结合率约为 40%,易透过血脑屏障。临床试验表明,本品具有安全、耐受性好、不良反应轻等优点,且无外周活性,尤其适用于伴有心脏、肝脏以及肾脏等疾病的 AD 患者,是极有前途的 AD 治疗药。主要不良反应有恶心、呕吐、乏力、眩晕、精神错乱、嗜睡、腹痛和腹泻等,继续服用一段时间或减量一半可消失。国内临床试验资料显示,除消化道不良反应发生率略高于多奈哌齐,其他不良反应与多奈哌齐相似。禁用于严重肝、肾损害患者及哺乳期妇女。病态窦房结综合征、房室传导阻滞、消化性溃疡、哮喘、癫痫、肝或肾功能中度受损患者慎用。

加 兰 他 敏

加兰他敏(galantamine)属于第二代 AChE 抑制药,对神经元中的 AChE 有高度选择性,抑制神经元中 AChE 的能力比抑制血液中丁酰胆碱酯酶的能力强 50 倍,是 AChE 竞争性抑制药。在胆碱能高度不足的区域(如突触后区域)活性最大。用于治疗轻、中度 AD,临床有效率为 50%~60%,疗效与他克林相当,但无肝毒性。用药 6~8 周后治疗效果开始明显。本品可能成为 AD 治疗的首选药。主要不良反应表现为治疗早期(2~3 周)患者可有恶心、呕吐及腹泻等胃肠道反应,稍后即消失。

石 杉 碱 甲

石杉碱甲(huperzine A,哈伯因)是我国学者于 1982 年从石杉科植物千层塔(*huperzia serrata*)中分离得到的一种新生物碱。

【体内过程】口服吸收迅速、完全,生物利用度为 96.9%,易通过血脑屏障。原型药物及代谢产物经肾排出。

【药理作用】为强效、可逆性胆碱酯酶抑制药,有很强的拟胆碱活性,能易化神经肌肉接头递质传递。对改善衰老性记忆障碍及老年痴呆患者的记忆功能有良好作用;在改善认知功能方面,与高压氧治疗相比效果显著。

【临床应用】用于老年性记忆功能减退及 AD 患者,改善其记忆和认知能力。

【不良反应】常见不良反应有恶心、头晕、多汗、腹痛、视物模糊等,一般可自行消失,严重者可用阿托品拮抗。有严重心动过缓、低血压及心绞痛、哮喘、肠梗阻患者慎用。

三、N-甲基-D-天冬氨酸受体非竞争性拮抗药

美 金 刚

美金刚(memantine,美金刚胺)是使用依赖性的 NMDA 受体非竞争性拮抗药,可与 NMDA 受体上的环苯利定(phencyclidine)结合位点结合。当谷氨酸以病理量释放时,美金刚可减少谷氨酸的神经毒性作用,当谷氨酸释放过少时,美金刚可改善记忆过程所需谷氨酸的传递。临床研究表明,该药能显著改善轻度至中度血管性痴呆症患者的认知能力,而且对较严重的患者效果更好;对中度至重度的老年痴呆症患者,还可显著改善其动作能力、认知障碍和社会行为。美金刚是第一个用于治疗晚期 AD 的 NMDA 受体非竞争性拮抗药,将美金刚与 AChE 抑制药同时使用效果更好。

不良反应及注意事项:①服后有轻微眩晕、不安、头重、口干等。饮酒可能加重不良反应。②肝功能不良、意识紊乱患者以及孕妇、哺乳期妇女禁用。③肾功能不良时减量。

四、治疗阿尔茨海默病药的新进展

基于 AD 发病机制的各种假说,目前 AD 治疗的策略主要包括如下五种:增加乙酰胆碱能神经的活性,抑制谷氨酸的兴奋毒性,促进 Aβ 的清除,减少 tau 蛋白过度磷酸化和神经炎症反应(见表 18-2)。本节第二和第三小点的药物则分别是采用前 2 种治疗策略来发挥作用的。

表 18-2　AD 治疗药物的进展

治疗策略	靶点	进入临床试验的化合物
增加乙酰胆碱能神经的活性	5-HT$_6$ 受体拮抗剂	intepirdine(临床 Ⅱ/Ⅲ期)
	H$_3$ 受体拮抗剂	GSK239512(终止于临床 Ⅱ 期)
	α7-nAChR 激动药	encenicline(终止于临床 Ⅲ 期)、ABT-126(临床 Ⅱ 期)
抑制谷氨酸的兴奋毒性	减少突触前谷氨酸的释放,增加谷氨酸转运体的活性	riluzole(临床 Ⅱ 期)
促进 Aβ 的清除	BACE 抑制剂	CNP520(临床 Ⅱ/Ⅲ期)
	γ 分泌酶抑制剂	semagacestat(终止于临床 Ⅲ 期)
	清除 Aβ	crenezumab(临床 Ⅲ 期)
减少 tau 蛋白过度磷酸化	稳定 tau 蛋白	TPI 287(临床 Ⅰ 期)
	抑制 tau 蛋白的聚集	TRx0237(临床 Ⅲ 期)
	清除磷酸化 tau 蛋白	AADvac-1(临床 Ⅱ 期)
减少神经炎症反应	抑制小胶质细胞的激活	azeliragon(临床 Ⅲ 期)

但是,开发 AD 治疗新药物的成功率非常低。尽管自 2003 年以来,进入Ⅱ期临床试验的化合物多达 200 多个,但是这些化合物中还没有任何一个获得批准成为新药用于 AD 的治疗,围绕 AD 的新药开发成功率目前被认为是最低的。多数通过了Ⅱ期临床试验的化合物都因为在Ⅲ期临床试验中因疗效的缺乏或严重的不良反应而被终止了临床试验。这使人们重新审视围绕这一疾病的现有药物干预靶点是否准确,并致力于寻找 AD 的客观诊断指标和生物标志物。尽管药物发现非常具有挑战性,当前全球正在开展的 AD 治疗药物的临床试验仍多达 2 085 个,希望能在新药的发现上有所突破。

思考题
　　1. 帕金森病药物治疗的主要策略有哪些?
　　2. 治疗阿尔茨海默病的药物有哪些研究进展?

(胡　刚)

参 考 文 献

［1］尹舒,周嘉伟. 帕金森病基础研究进展. 重庆医科大学学报, 2019, 44 (4): 468-472.

［2］郑易林,谢琼,肖立,等. 抗阿尔茨海默病药物研发进展. 药学进展, 2019, 43 (2): 100-110.

［3］HAYES M W, FUNG V S, KIMBER T E, et. al. Updates and advances in the treatment of Parkinson disease. Med J Aust, 2019, 211 (6): 277-283.

［4］EDWARDS F A. A unifying hypothesis for Alzheimer's disease: from plaques to neurodegeneration. Trends Neurosci, 2019, 42 (5): 310-322.

［5］ALEGRE-ABARRATEGUI J, BRIMBLECOMBE K R, ROBERTS R F, et. al. Selective vulnerability in α-synucleinopathies. Acta Neuropathol, 2019, 1385: 681-704.

［6］CHARVIN D, MEDORI R, HAUSER R A, et. al. Therapeutic strategies for Parkinson disease: beyond dopaminergic drugs. Nat Rev Drug Discov, 2018, 17 (11): 804-822.

［7］IADANZA M G, JACKSON M P, HEWITT E W, et. al. A new era for understanding amyloid structures and disease. Nat Rev Mol Cell Biol, 2018, 19 (12): 755-773.

［8］JUCKER M, WALKER L C. Propagation and spread of pathogenic protein assemblies in neurodegenerative diseases. Nat Neurosci, 2018, 21 (10): 1341-1349.

［9］SARDI S P, CEDARBAUM J M, BRUNDIN P. Targeted therapies for Parkinson's disease: from genetics to the clinic. Mov Disord, 2018, 33 (5): 684-696.

［10］LANE C A, HARDY J, SCHOTT J M. Alzheimer's disease. Eur J Neurol, 2018, 25 (1): 59-70.

［11］HUNG S Y, FU W M. Drug candidates in clinical trials for Alzheimer's disease. J Biomed Sci, 2017, 24 (1): 47.

［12］ANAND A, PATIENCE A A, SHARMA N, et. al. The present and future of pharmacotherapy of Alzheimer's disease: a comprehensive review. Eur J Pharmacol, 2017, 815: 364-375.

［13］KALIA L V, LANG A E. Parkinson's disease. Lancet, 2015, 386 (9996): 896-912.

第十九章　利尿药与脱水药

第一节　利　尿　药

利尿药(diuretics)是一类促进水和电解质排出、增加尿量、消除水肿的药物。此类药物直接作用于肾脏,影响肾小球滤过,特别是肾小管、集合管的重吸收和再分泌,影响尿的生成过程,最终产生利尿作用。

人们最早发现某些植物具有利尿作用。庞贝古城的绘画描绘了葡萄和橄榄等植物具有利尿特性。Joseph Wlenick(1735—1807)在1788年发表的论文中阐述了大蒜、藏红花、茴香、甘草、黄樟和蒲公英等115种植物的利尿作用。此外,人们也曾使用放血的机械方法治疗体液潴留。Reginald Southey(1835—1899)开发了Southey套管针,这套装置可插入水肿部位使体液渗漏,从而治疗水肿。此方法一直使用到20世纪60年代。

在20世纪20至60年代,有机汞是最有效的利尿剂,如汞撒利(mersalyl)。汞利尿剂作用于肾小管,抑制钠重吸收。但是其不良反应多且严重,甚至会导致死亡,目前临床已弃用。在此期间,研究者还使用渗透性利尿剂,如尿素、甘露醇和蔗糖,它们主要通过增加渗透压而利尿。

1937年,Southworth注意到磺胺类抗菌药能增加患者钠和水排泄,随后的研究发现磺胺是碳酸酐酶抑制剂,并由此开发出碳酸酐酶抑制剂乙酰唑胺,这是第一个正式用于临床的非汞利尿剂。随后,经过对磺胺的结构改造,人们得到了历史上第一个合成利尿药——氯噻嗪,其于1958年上市。此后的10年里,经进一步结构改造,合成了一批以氢氯噻嗪为代表的噻嗪类利尿药。

1953年,在肾上腺提取物中分离纯化出了醛固酮。随着对醛固酮研究的深入,醛固酮拮抗剂,如螺内酯和依普利酮,被开发为留钾利尿药。其他留钾利尿药,如氨苯蝶啶和阿米洛利,在20世纪60年代先后获批。

髓袢利尿剂呋塞米于1964年应用于临床。20世纪90年代还开发了一些新产品,如托拉塞米和阿佐塞米,不过相较于传统的呋塞米,仅改善了药动学方面,作用机制与之相同。

第二节　利尿药作用的生理学基础

尿的生成包括肾小球滤过,肾小管和集合管重吸收和分泌。利尿药通过作用于肾小管的不同部位,从而发挥不同程度的利尿作用(图 19-1)。

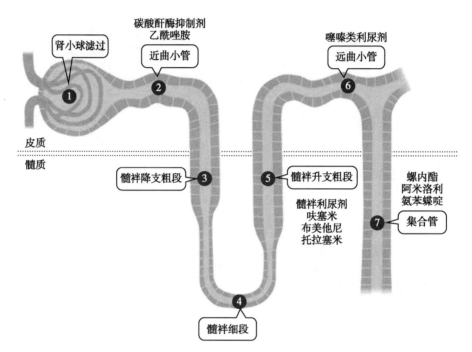

图 19-1　肾单位尿的生成和利尿药的作用部位

(一) 肾小球滤过

每分钟约有 600ml 血液流经肾小球,除血细胞、蛋白质等成分外,其他低分子物质和水均可经肾小球滤过而形成原尿。正常人每日经肾小球滤过的原尿约 180L,但原尿流经肾小管和集合管时,约 99% 被重吸收,仅 1% 左右的原尿成为终尿排出体外。因此,增加肾小球滤过率的药物几乎无利尿作用;但严重心力衰竭或休克时,肾血流量减少,肾小球滤过率严重降低,增加肾小球滤过率的药物(如氨茶碱)也能发挥利尿作用。

(二) 肾小管和集合管重吸收与分泌

1. **近曲小管**　原尿流经近曲小管时,近曲小管上皮细胞利用 Na^+-H^+ 交换泵向管腔内分泌 H^+,并交换回等量 Na^+。H^+ 的主要来源是 CO_2 和 H_2O 在碳酸酐酶作用下生成 H_2CO_3,H_2CO_3 分解为 H^+ 和 HCO_3^-。通过 Na^+,K^+-ATP 酶(Na^+ 泵)的转运和 H^+-Na^+ 交换,原尿中 60%~70% 的 Na^+ 由近曲小管重吸收。碳酸酐酶抑制药抑制 H^+ 生成,使 H^+-Na^+ 交换减少,Na^+ 排出增加,伴有水排出增多而利尿,但作用较弱。又因 HCO_3^- 排出较多,易致代谢性酸中毒,故此类药现已较少作为利尿药应用。

2. **髓袢升支粗段**　原尿中 1/3 的 Na^+ 在髓袢升支粗段被重吸收。该段膜腔侧存在 Na^+-K^+-$2Cl^-$ 同向转运系统(sodium/potassium/2-chloride cotransport system),可将管腔内的 1 个 Na^+、1 个 K^+ 和 2 个 Cl^-

转运至上皮细胞内。Na^+ 再经钠泵转入细胞间液,导致细胞内 Na^+ 浓度下降,形成管腔与细胞内 Na^+ 浓度差,再激活 Na^+-K^+-$2Cl^-$ 同向转运系统,因而 Na^+ 泵是其同向转运的驱动力。进入细胞内的 K^+ 通过腔膜侧 K^+ 通道顺浓度差返回管腔内,完成 K^+ 的再循环,并形成管腔液正电位,驱动管腔内 Ca^{2+}、Mg^{2+} 从细胞旁道重吸收。Cl^- 经基侧膜的 Cl^- 通道转运至细胞间液。该腔膜上皮细胞对水几乎不通透,形成管腔内的低渗尿和肾髓质的高渗状态。当尿液从肾乳头流向肾皮质时,管腔内尿液渗透压逐渐由高渗变为低渗,直至形成无溶质的净水(free water),即肾对尿液的稀释功能。当低渗尿流经处于高渗髓质的集合管时,在抗利尿激素的影响下,水被重吸收,尿液浓缩,即肾对尿液的浓缩功能。呋塞米干扰 Na^+-K^+-$2Cl^-$ 同向转运系统,影响尿的稀释和浓缩过程,产生极强的利尿作用。

3. 远曲小管和集合管

(1)远曲小管近端:该段腔膜侧存在 Na^+-Cl^- 同向转运机制,将 Na^+、Cl^- 从管腔内同向转运至细胞内,随后 Na^+ 经 Na^+ 泵转入细胞间液,Cl^- 经基膜侧 Cl^- 通道转入细胞间质内。噻嗪类利尿药干扰 Na^+-Cl^- 共同转运系统,影响尿的稀释过程,而不影响尿的浓缩过程,利尿作用弱于呋塞米。

(2)远曲小管远端和集合管:远曲小管远端和集合管包括主细胞和插入细胞。主细胞腔膜侧含有 Na^+ 通道和 K^+ 通道,Na^+ 从膜腔侧进入细胞内,然后 Na^+ 由基侧膜 Na^+ 泵泵入细胞间液,造成腔膜侧负电压,驱动 K^+ 经 K^+ 通道进入管腔内,即 K^+-Na^+ 交换。A 型插入细胞有 H^+ 泵,主动向管腔内分泌 H^+,进行 H^+-Na^+ 交换,上述作用较弱,并受醛固酮的调节。

Na^+ 通道阻滞药氨苯蝶啶或醛固酮受体拮抗药螺内酯均可减少 Na^+ 重吸收,增加 Na^+ 和水的排出产生利尿作用。由于该段 Na^+、K^+ 经 Na^+、K^+ 通道转运有一定限度,这类药物的利尿作用较弱。

第三节 利尿药的分类

一、高效利尿药

也称髓袢利尿药(loop diuretics)。主要作用于髓袢升支粗段,干扰 Na^+-K^+-$2Cl^-$ 同向转运,产生强大利尿作用,又称 Na^+-K^+-$2Cl^-$ 同向转运抑制药。目前常用的高效利尿药有呋塞米、依他尼酸、布美他尼,其化学结构同属邻氯氨基苯甲酸类,药理作用相似,其中布美他尼作用强、毒性小,可代替呋塞米;而依他尼酸毒性最大,现已少用。

呋 塞 米

【药动学】呋塞米口服后迅速吸收,约 0.5 小时生效,1~2 小时达峰,作用持续 6~8 小时。静脉注射后 5~10 分钟起效,0.5~1.5 小时达峰,作用持续 4~6 小时。约 98% 与血浆蛋白结合,约 66% 以原型从尿中排出。其利尿作用不仅与剂量有关,还有明显的个体差异,故临床应从小剂量开始,做到剂量个体化。

【药理作用】

1. 利尿作用 利尿作用迅速、强大而短暂,并有明显的个体差异,用药应做到剂量个体化。利尿作用不受酸碱平衡失调、电解质紊乱的影响。在髓袢升支粗段,呋塞米的作用机制主要是抑制 Na^+-K^+-$2Cl^-$

同向转运系统,减少 NaCl 的重吸收,使管腔液中 NaCl 浓度增加,净水生成减少,尿的稀释功能受抑制。同时因 NaCl 向间质转运减少,使肾髓质间液渗透压梯度降低,浓缩能力下降,致尿液流经集合管时,水的重吸收减少,影响尿的浓缩过程,排出大量近等渗的尿液。由于 Na^+ 排出较多,促进 K^+-Na^+ 交换和 H^+-Na^+ 交换,故尿中 H^+ 及 K^+ 排出增多,可引起低钾血症及低盐综合征。Cl^- 排出大于 Na^+ 排出,易引起低氯性碱中毒。此外还抑制 Ca^{2+}、Mg^{2+} 重吸收,促进 Ca^{2+}、Mg^{2+} 排出,产生低镁血症,而 Ca^{2+} 流经远曲小管时被重吸收,故较少发生低钙血症。

2. 扩血管作用　该药能扩张小动脉,降低肾血管阻力,增加肾血流量。作用机制可能是与抑制前列腺素分解酶,使 PGE_2 的含量增加有关,肾衰竭时尤为明显。

【临床应用】

1. 严重水肿　对心、肝、肾性各类水肿均有效。主要用于其他利尿药无效的顽固性水肿和严重水肿。因易引起电解质紊乱,对于一般水肿不作常规使用。

2. 急性肺水肿和脑水肿　呋塞米通过扩血管而降低外周血管阻力,减轻心脏负荷。通过利尿作用而降低血容量,减少回心血量,降低左室舒张末期压力,消除因左心衰竭引起的急性肺水肿。对脑水肿也有一定的降低颅内压作用。

3. 预防急性肾衰竭　本药能增加肾血流量,以缺血区肾血流量增加最为明显,对急性肾衰竭早期的少尿及肾缺血有明显改善作用。其强大的利尿作用还可冲洗肾小管,防止肾小管的萎缩和坏死,用于急性肾衰竭早期的防治,也可用于甘露醇无效的少尿患者,但禁用于无尿的肾衰竭患者。

4. 加速毒物排出　对经肾排泄的化合物有效,配合输液可促进药物从尿中排出。主要用于苯巴比妥、水杨酸类、溴化物等急性中毒的解毒。

【不良反应】

1. 水与电解质紊乱　由于电解质和水排出增加,可引起低血容量、低钾血症、低钠血症、低镁血症、低氯性碱血症及低血压等。其中以低钾血症最为常见。应注意及时补充钾盐或加服留钾利尿药,以避免或减少低钾血症的发生。

2. 高尿酸血症　该药与尿酸竞争排泄机制,减少尿酸的分泌,形成高尿酸血症,诱发和加重痛风,也可引起高氮质血症。

3. 耳毒性　表现为眩晕、耳鸣、听力减退或暂时性耳聋,肾功能减退者尤易发生。其原因可能是耳蜗管基底膜毛细胞受损伤,内淋巴电解质成分改变,导致 Na^+、Cl^- 浓度升高等。应避免与氨基糖苷类或第一、二代头孢菌素类抗生素合用。

4. 其他　胃肠道反应的主要症状表现为恶心、呕吐,重者引起胃肠出血。偶致皮疹、骨髓抑制。

对严重肝、肾功能不全,糖尿病,痛风及小儿慎用,高氮质血症及孕妇忌用。

【药物相互作用】本类药与氨基糖苷类合用加重耳毒性反应,与第一、二代头孢菌素合用加重肾毒性,与阿司匹林、双香豆素、华法林合用竞争血浆蛋白易致出血,与糖皮质激素类药物合用易致低钾血症,故应避免与上述药物合用。

布 美 他 尼

布美他尼的特点是起效快、作用强、毒性低、用量小。该药脂溶性较大,口服吸收快而完全,0.5~1 小时显效,1~2 小时达高峰,$t_{1/2}$ 为 1~1.5 小时,作用维持约 4 小时,约 60% 以原型经肾排出。

本药还能扩张血管,增加肾血流量,降低肺和全身动脉阻力而降压,降低右心房压力和左室舒张末压,改善肺循环。作用机制、用途与不良反应同呋塞米,而排钾作用小于呋塞米。耳毒性的发生率在同类药物中最低,但仍应避免与其他能引起耳毒性的药物合用。

托 拉 塞 米

为磺酰脲类衍生物,作用部位、作用机制及药动学特点与呋塞米相同,其利尿作用强于呋塞米,尚有一定扩血管作用。因其能拮抗醛固酮受体,故排 K^+ 作用弱于呋塞米,耳聋的发生率低,其他不良反应相对呋塞米要少。主要不良反应有胃肠不适、头痛、眩晕、肌痉挛等。

二、中效利尿药

主要作用于远曲小管始端,影响 Na^+-Cl^- 同向转运系统,产生中等强度的利尿作用,故又称 Na^+-Cl^- 同向转运抑制药。主要的药物为噻嗪类利尿药。

噻 嗪 类

本类药物基本结构相似,均有一苯噻嗪环,7 位有磺酰胺基($-SO_2NH_2$),6 位 Cl 是利尿活性所必需,可使利尿作用加强。噻嗪类药物利尿作用相似,仅作用强度、起效速度和维持时间不同,典型药物为氢氯噻嗪(hydrochlorothiazide),其他有氯噻嗪、苄氟噻嗪、三氯噻嗪、环戊噻嗪等。

氯噻酮(chlortalidone)、吲达帕胺(indapamide)、希帕胺(xipamide)化学结构与噻嗪类不同,但药理作用、利尿作用机制、主要的作用、不良反应与噻嗪类相似,这类药叫作噻嗪样作用利尿药。

【药动学】噻嗪类药物脂溶性较高,口服吸收良好,部分与血浆蛋白结合,大部分以原型从肾排出,少量经胆汁分泌。

【药理作用】

1. 利尿作用 噻嗪类产生中等强度的利尿作用,同时伴有 NaCl 和 K^+ 的排出。其利尿的确切机制尚不十分清楚。目前认为噻嗪类主要作用于远曲小管近端,干扰 Na^+-Cl^- 同向转运系统,减少 NaCl 和水的重吸收而利尿。此外,尚有轻度碳酸酐酶抑制作用,H^+ 生成减少,抑制 H^+-Na^+ 交换而利尿。当 H^+-Na^+ 交换受抑制时,K^+-Na^+ 交换增加,可致低钾血症。噻嗪类还可减少尿酸排出,引起高尿酸血症;促进钙的重取收,产生高钙血症;促进 Mg^{2+} 排出引起低镁血症。

2. 降压作用 因利尿引起血容量下降而降压,又因排钠较多,降低血管对儿茶酚胺的敏感性而发挥降压作用,还可诱导动脉壁产生肌肽、前列腺素等扩血管物质,松弛血管平滑肌,但作用较弱。

3. 抗尿崩症作用 尿崩症患者以烦渴、多饮、多尿为主要症状。其确切机制尚不清楚。有研究认为,噻嗪类通过降低血钠浓度而减轻渴感,使饮水减少而发挥抗利尿作用。另一方面噻嗪类还能抑制磷酸二酯酶,增加远曲小管和集合管细胞内 cAMP 的含量,后者能提高远曲小管和集合管对水的通透性,使水重吸收增加,减少尿排出而产生抗利尿作用。

【临床应用】

1. 水肿 用于各类水肿,是轻、中度心源性水肿的首选利尿药,与强心苷合用时应注意补钾。对肾性水肿以轻型水肿效果较好,对严重肾功能不全者疗效较差。其优点为 Na^+、Cl^- 平衡排出,酸碱平衡紊乱发生率低。因噻嗪类可降低血容量和心排血量,使肾小球滤过率下降,故肾功能不全者慎用。对肝性水肿与螺内酯合用效果较好,但易致血氨升高,有加重肝性脑病的危险,应慎用。

2. **高血压** 单用治疗轻度高血压,常作为基础抗高血压药,与其他抗高血压药合用治疗中、重度高血压效果较好。

3. **尿崩症** 治疗轻型尿崩症,减少尿崩症患者的尿量,重症疗效差。

【不良反应】

1. **电解质紊乱** 长期用药可致低钾血症、低钠血症、低氯血症,其中低钾血症较常见,表现为恶心、呕吐、腹胀和肌无力。与失钾性药物如强心苷、氢化可的松合用尤易发生,甚至引起心律失常,故应及时补钾或合用留钾利尿药。噻嗪类因抑制碳酸酐酶减少 H^+ 分泌,妨碍 H^+-NH_3 结合,减少 NH_3 的排出,引起血氨升高,故肝功能不全、肝硬化患者慎用,以防引起肝性脑病。

2. **高尿酸血症及高尿素氮血症** 噻嗪类与尿酸竞争同一分泌机制,减少尿酸排出,引起高尿酸血症及高尿素氮血症,痛风患者慎用。又因其降低肾小球滤过率,加重肾功能不全,故禁用于严重肾功能不全。

3. **高钙血症** 增加远曲小管对 Ca^{2+} 的重吸收,形成高钙血症。

4. **升高血糖** 抑制胰岛素释放和组织对葡萄糖的利用而升高血糖,糖尿病患者慎用。

5. **其他** 偶致过敏性皮炎、粒细胞及血小板减少、胃肠道反应。长期应用本类药物可增加血浆胆固醇含量,男性尤为明显。

氯 噻 酮

氯噻酮(chlortalidone)为吡咯酮类化合物,作用与氢氯噻嗪相似,但作用维持时间长,可致畸胎,故孕妇及哺乳期妇女禁用。还可引起男性性功能减弱。

吲 达 帕 胺

吲达帕胺(indapamide)为二氢吲哚类衍生物,利尿作用较氢氯噻嗪强,但排 K^+ 作用弱,对糖耐量和血脂无影响,尚有一定扩张血管作用,是一个相对安全、不良反应较少的中效利尿药。

三、弱效利尿药

主要作用于远曲小管末端和集合管,有 Na^+ 通道阻滞药,如氨苯蝶啶和阿米洛利,以及醛固酮受体拮抗药(螺内酯),它们通过抑制 K^+-Na^+ 交换而产生弱的利尿作用。这类利尿药还包括作用于近曲小管的碳酸酐酶抑制药。

螺 内 酯

【药动学】螺内酯口服后 1 天起效,2~3 天达高峰,维持 5~6 天,$t_{1/2}$ 为 (1.6 ± 0.3) 小时,有明显的首过效应和肝肠循环。蛋白结合率大于 90%,体内代谢为坎利酮(canrenone)和 7-硫代甲基螺内酯,两者仍有活性,$t_{1/2}$ 大约 16 小时,极少从尿排出。

【作用与用途】螺内酯化学结构与醛固酮相似,作用部位在远曲小管和集合管,可竞争性地与细胞质中的醛固酮受体结合,拮抗醛固酮的排钾保钠作用,促进 Na^+ 和水的排出,减少 K^+ 排出,是留钾利尿药。其利尿作用与体内醛固酮水平有关,作用弱而缓慢,长用效果可减弱。临床主要用于伴有醛固酮升高的顽固性水肿,如充血性心力衰竭、肝硬化腹水及肾病综合征。常与排钾性利尿药合用,增强利尿效果并预防低钾血症。

【不良反应】久用易致高钾血症,肾功能不良时更易发生,严重肾功能不全和高钾血症患者禁用。可引起嗜睡、头痛、女性面部多毛、男性乳房女性化等,停药后可恢复。可致消化道功能紊乱,甚至出血,故消化性溃疡患者禁用。

阿米洛利和氨苯蝶啶

【药动学】两药口服易吸收,生物利用度约 50%,与血浆蛋白结合率高,可通过肾小球滤过和近曲小管分泌后从尿中排出,约 50% 以原型从尿中排出。口服氨苯蝶啶后 1 小时起效,4~6 小时达高峰,可持续 12~16 小时, $t_{1/2}$ 为 (4.2 ± 0.7) 小时。口服阿米洛利后 4~8 小时达高峰,可持续 24 小时。

【作用与用途】两药产生弱的利尿作用,其机制是阻断远曲小管末端和集合管腔膜上的 Na^+ 通道,减少 Na^+ 的重吸收,抑制 K^+-Na^+ 交换,使 Na^+ 和水排出增加而利尿,同时伴有血钾升高。单用疗效较差,常与噻嗪类合用,疗效较好。

【不良反应】偶有头晕和恶心、呕吐、腹泻等消化道症状。长期服用易致高钾血症,肾功能不良者较易发生,应慎用,高钾血者禁用。氨苯蝶啶可抑制二氢叶酸还原酶,引起叶酸缺乏,肝硬化患者服用此药可发生巨幼细胞贫血。

乙酰唑胺和双氯非那胺

两药主要通过抑制碳酸酐酶(carbonic anhydrase)而产生弱的利尿作用,目前临床不作利尿药用。因其对眼中碳酸酐酶亦有抑制作用,使 HCO_3^- 生成减少,房水生成减少,降低眼压,临床上主要用其治疗青光眼。

常见不良反应有嗜睡、面部和四肢麻木感。长期应用可发生低钾血症、代谢性酸中毒,偶有粒细胞缺乏及过敏反应。肝、肾功能不全患者慎用。

第四节　利尿药的新进展

科学家致力于发现利尿药的新靶点和新机制,其中尿素通道蛋白(urea transporter,UT)是一个潜在的靶点。研究发现,UT 在尿液的浓缩过程中发挥着重要作用,也参与机体的其他生理功能。与野生型小鼠相比,UT 敲除鼠尿量明显升高,尿渗透压明显降低,而血液中的电解质水平和肌酐浓度没有明显改变,这提示 UT 可以成为利尿药的新靶点——作用于尿液浓缩过程。其优点在于在利尿的同时并不影响体液电解质平衡。近日,已有研究发现相关的小分子能够阻断 UT,相信在不久的将来,新靶点新机制的利尿药能够问世。

第五节　脱　水　药

脱水药(osmotic diuretics)又称渗透性利尿药,其特点为体内不被代谢,经肾小球滤过,而不被肾小管重吸收,提高血浆和肾小管腔液渗透压,引起组织脱水而利尿。

甘　露　醇

【药理作用】

1. **脱水作用**　甘露醇口服不吸收,静脉注射后能升高血浆渗透压,使细胞内水分向组织间隙渗透,使组织间液水分向血浆转移引起组织脱水。对脑、眼作用更明显。

2. **利尿作用**　静脉注射甘露醇约 10 分钟产生利尿作用,2~3 小时达高峰。利尿作用主要与下列因素有关:甘露醇通过其渗透性脱水作用增加血容量,提高肾小球滤过率,产生利尿作用;作用于近曲小管,减少 Na^+ 重吸收,促进水的排出而利尿;作用于髓袢升支,抑制 NaCl 重吸收而导致肾髓质间质的溶质减少,间质渗透压下降。加之甘露醇还能促进 PGI_2 释放,减少肾素释放,扩张肾血管,增加肾血流量,使肾髓质间质的 Na^+ 和尿素随血流进入血液循环,进一步减少肾髓质间质渗透压。当尿液流经集合管时,水的重吸收明显减少,使尿量明显增多。另外,本药还能抑制 Mg^{2+} 重吸收,最终尿中排出大量 Na^+、K^+、Ca^{2+}、Mg^{2+}、Cl^-、HCO_3^- 和磷酸根离子。

3. **增加肾血流量**　甘露醇能扩张肾血管,提高肾小球滤过率,增加肾血流量,此作用可能与甘露醇促进 PGI_2 分泌和减少肾素分泌有关。

【临床应用】

1. **预防急性肾衰竭**　急性肾衰竭早期及时应用甘露醇,通过其脱水、利尿及增加肾血流量作用,可迅速消除水肿和排出有毒物质,从而防止肾小管萎缩、坏死及改善肾缺血等。

2. **脑水肿及青光眼**　静脉注射后通过其脱水作用可降低颅内压及眼压,是治疗脑水肿、降低颅内压的首选药。可用于各种原因所致的颅内压升高,也用于青光眼急性发作及手术前降低眼压。

【不良反应】不良反应少见,注射太快可引起一过性头痛、头晕和视力模糊。心功能不全者、尿闭者禁用。

山　梨　醇

山梨醇为甘露醇的同分异构体,其作用和用途与甘露醇相似。因山梨醇在体内有一部分转化为果糖,高渗作用减弱,心功能不全患者慎用。

高渗葡萄糖

静脉注射 50% 高渗葡萄糖注射液,有脱水和渗透性利尿作用。因部分葡萄糖转运到组织中被代谢利用,疗效差,持续时间短,与甘露醇或山梨醇合用,用于脑水肿或青光眼。

思考题　　　　　1. 根据肾单位的结构特征,说明强效、中效和弱效利尿药的作用位点、作用机制和代表性药物。

　　　　　　　2. 查阅文献简述水通道抑制剂、尿素通道蛋白抑制剂和肾外髓钾通道抑制剂等新型利尿药的作用机制和作用特点。

（黄　卓）

参考文献

[1] 杨宝峰,陈建国.药理学.9版.北京.人民卫生出版社,2018.

[2] 王克威.药理学.2版.北京.北京大学医学出版社,2018.

[3] RANG H P, RITTER J M, FLOWER R J, et al. Rang & Dale's Pharmacology. 8th ed. London: Churchill Livingstone, 2014.

[4] BERTRAM G K. Basic & Clinical Pharmacology. 14th ed. New York: Lange Medical Books/McGraw-Hill, 2017.

[5] 姜涛,杨宝学.尿素通道蛋白的组织分布和生理功能.神经药理学报,2015, 5 (5): 40-48.

[6] WILE D. Diuretics: a review. Ann Clin Biochem, 2012, 49 (5): 419-431.

[7] 田裕望,朱文玲.利尿剂发展简史.临床药物治疗杂志,2018, 16 (1): 84-88.

[8] GARTHWAITE S M, MCMAHON E G. The evolution of aldosterone antagonists. Mol Cell Endocrinol, 2004, 217 (1-2): 27-31.

[9] ESTEVA-FONT C, ANDERSON M O, VERKMAN A S. Urea transporter proteins as targets for small-molecule diuretics. Nat Rev Nephrol, 2015, 11 (2): 113-23.

[10] LI M, ZHANG S, YANG B. Urea transporters identified as novel diuretic drug targets. Curr Drug Targets, 2020, 21 (3): 279-287.

第二十章　抗高血压药

高血压是全球导致死亡的最重要因素之一,2018年出炉的中国"十二五"高血压抽样调查结果显示,我国成人高血压发病率约为25%,高血压患者已逾2.5亿人,且高血压前期[16~18.5/10.7~11.9kPa(120~139/80~89mmHg)]患者高达4.35亿人。我国现采用国际统一的高血压诊断标准,未应用抗高血压药者的血压≥140/90mmHg(18.7/12.0kPa),即收缩压(SBP)持续高于140mmHg(18.7kPa)或舒张压(DBP)持续高于90mmHg(12kPa)即可诊断为高血压。绝大部分高血压病因不明,称为原发性高血压(primary hypertension),该病患者占高血压患者中的90%~95%。少数高血压由原发病引起,称为继发性高血压(secondary hypertension),该病患者占高血压患者中的5%~10%。

第一节　高血压的病因及发病机制

高血压是当今世界范围内罹患人群最多的疾病之一,且与心脑血管疾病直接相关,极大地危害着人类健康。高血压最大的危害是导致心、肺、脑、肾等重要器官的严重病变,以及脑血管意外、冠心病、心力衰竭及肾衰竭等并发症。心脑血管疾病是威胁我国民众健康的"头号杀手",高血压是导致重大心脑血管疾病的重要危险因素之一。高血压不但发病率不断攀升,年轻化趋势也更为明显。因此,深入研究高血压的发生机制和发展新的干预策略,具有重要的现实意义。

近年来,针对原发性高血压病因学研究和其发病机制的研究已达到分子细胞水平和基因水平,但原发性高血压的发病机制、病因学研究尚未完全阐明。高血压的发病机制,即遗传与环境因素通过什么途径和环节升高血压,至今没有一个完整统一的认识,其原因如下:①高血压不是一种均匀同质性疾病,不同个体间病因和发展机制不尽相同;②高血压病程较长,进展一般缓慢,不同阶段有始动、维持和加速等不同机制参与;③参与血压正常生理调节的机制不等于高血压发病机制,某一种机制的异常或缺陷常被其他各种机制代偿;④高血压的发展机制与高血压引起的病理生理变化很难截然分开,血压的波动性和高血压定义的人为性及发病时间的模糊性也使始动机制很难确定。下面将对高血压的病因和发病机制进行介绍。

一、高血压的病因

(一) 遗传学说

原发性高血压的病因目前还不太明确,大多认为原发性高血压是与多基因遗传有关的疾病,同时受到遗传因素和环境因素的双重影响,其中遗传因素起到 20%~40% 的作用。原发性高血压有家族聚集的倾向,高血压患者亲属患病率明显高于群体患病率,并且亲缘关系越近患病率越多,提示其有遗传学基础或伴有遗传异常。

(二) 肾素 - 血管紧张素 - 醛固酮系统(RAAS)激活

原发性高血压的发病机制尚未完全明了,但已知高血压的发生发展与体内许多系统的神经 - 体液调节机制紊乱有关,其中最主要的与交感神经 - 肾上腺素系统及肾素 - 血管紧张素 - 醛固酮(RAAS)系统活动增强相关。针对上述可能的高血压机制,选择相关作用药物进行治疗。促进交感神经末梢释放去甲肾上腺素,作用于脑的某些部位,使交感缩血管中枢紧张性活动加强等作用,使血压升高,是参与高血压发病并使之持续的重要机制。RAAS 在高血压的发病机制中起着十分重要的作用。血管紧张素 II (angiotensin II,Ang II)可导致短暂的血压升高,而醛固酮产生的钠 - 体积效应为 RAAS 长期调控血压的主要机制。血管紧张素 II 通过其效应受体使小动脉平滑肌收缩,外围血管阻力增加,增加肾脏钠的重吸收。同时可刺激肾上腺皮质球状带分泌醛固酮,使水钠潴留,继而引起血容量增加,导致血压升高。

(三) 钠、镁与高血压

原发性高血压与盐摄入量呈正相关,盐敏感者的相关更为密切。盐敏感者与高盐饮食或静脉盐水负荷后有细胞膜 Na^+ 转运异常,可能因为先天性基因异常导致钠泵数量减少或活性降低,细胞内 Na^+ 浓度升高,造成水钠潴留,血容量增多,血压升高。钠在体内的积聚,可导致血管平滑肌细胞对去甲肾上腺素、血管紧张素 II 等反应性增强,从而导致外周血管阻力增加,进一步升高血压。

近年来临床试验发现,Mg^{2+} 摄入量与血压呈负相关,Mg^{2+} 的细胞内外转运是钠依赖性镁转运过程,是一种非 Na^+-K^+ 泵和非 Ca^{2+}-Na^+ 泵的新型离子转运系统。Mg^{2+} 通过调节细胞内肌浆网而对 Ca^{2+} 的结合和释放效率产生影响,以及与膜结合点的竞争性结合来调节细胞内 Ca^{2+} 水平。当 Mg^{2+} 摄入不足,细胞内 Ca^{2+} 浓度增加时,发生钙超载,可使心肌收缩力及血管壁张力增加,血压升高。研究证实,原发性高血压患者体内 Na^+ 高而 Mg^{2+} 低,且高血压导致心脑血管病患者中细胞内高 Na^+ 低 Mg^{2+} 尤为明显。

(四) 中枢调控机制——交感神经兴奋

中枢对血压的调控目前集中在大脑皮质以及下丘脑两方面。大脑皮质兴奋与抑制过程失调,可导致高血压。当兴奋与抑制过程失调时,皮质下血管运动中枢失衡,肾上腺素能活性增加,节后交感神经释放去甲肾上腺素增多,外周血管阻力增高,血压升高,该过程与 5-HT 和多巴胺亦有一定关系。

下丘脑与高血压的发病机制存在着复杂联系。通过改变离子通道功能或内在膜属性,改变下丘脑神经元的活动是促使交感神经放电增加和血压升高的主要因素。一些学者对中枢神经系统中离子通道的类型、性质、数量和特定细胞的表达情况进行了深入研究。研究发现,离子通道的状态可以改变神经元的兴奋性,影响神经元的信号转导特性,且对血压的调节也有影响。离子通道的活性状态在调节下丘脑神经元兴奋性中发挥重要作用,以神经元离子通道为靶点设计新的药物可能会成为治疗高血压新的工具。

（五）胰岛素抵抗

许多研究表明胰岛素抵抗（IR）与高血压密切相关，血压增高的程度与 IR 的程度呈正相关，且原发性高血压患者血浆胰岛素显著增高，而继发性高血压患者无此现象，说明 IR 可能是高血压发病原因之一。高血压的 IR 主要发生在肌肉、脂肪及肾脏，而非肝脏。IR 早期的高胰岛素血症可能是引起高血压的关键因素。高胰岛素血症可促进肾小管重吸收，增加交感神经活性，影响细胞膜 Na^+-K^+ 泵和 Ca^{2+} 泵活性导致血管收缩、外周阻力增加，引起血管平滑肌细胞增殖、血管壁增厚等系列影响导致高血压。

（六）肥胖

肥胖是原发性高血压的主要危险因素之一，肥胖性高血压发病机制的研究也成为热点，然而肥胖与血压的关系错综复杂，其导致高血压的机制可能有以下六个方面：交感神经系统激活、肾素 - 血管紧张素 - 醛固酮系统（RAAS）激活、胰岛素及胰岛素抵抗、瘦素及瘦素抵抗、血管自身调节障碍及胃肠道异常等。

（七）吸烟、饮酒等不良生活习惯

吸烟、饮酒等不良生活习惯均是导致高血压疾病的外因，故改善原发性高血压患者的不良生活习惯对高血压有一定的防治作用。

二、高血压的发病机制

然而，上述从总的外周血管阻力增高尚不能完全阐明单纯收缩性高血压的发病机制。随着研究的深入，学者亦提出其他引发高血压的可能机制。

（一）血管内皮细胞损伤

目前已知，血管内皮细胞不仅提供血液与血管壁之间的屏障，而且通过释放多种重要的血管活性物质，在维持血液的正常流动和调节血管张力方面发挥重要的作用。覆盖血管内膜面的内皮细胞能生产、激活和释放各种血管活性物质，包括舒血管物质即内皮源性舒张因子（EDRF）和缩血管物质即内皮源性收缩因子（EDCF）。EDRF 如一氧化氮（nitric oxide，NO）、前列环素（prostaglandin I_2，PGI_2）和内皮源性极化因子等；EDCF 如内皮素（ET）-1、血管紧张素（angiotensin，Ang）、血栓素 A_2、前列腺素 H_2 和超氧阴离子等。内皮细胞表面相应受体异常，EDRF 合成障碍及 DECF 合成增加导致 EDRF/EDCF 平衡失调，可导致血管内皮功能异常。表现为内皮依赖的血管舒张功能减弱或收缩功能加强，以致外周阻力增加，血压升高。同时，高血压时内皮细胞损伤，内皮依赖性舒张作用减弱，内皮细胞受损程度与高血压的严重程度呈正相关。

血管内皮细胞分泌的 ET 与 NO 的失衡在高血压的发生发展中起着重要作用。NO 是由内皮细胞合成释放的一种内源性弛缓因子，通过激活鸟苷酸环化酶，产生 cGMP，具有强力的血管舒张，抑制氧自由基产生，防止白细胞黏附于血管壁及抑制血管增生等多种作用。ET 是血管内皮细胞合成释放的迄今已知作用最强持续最久的缩血管活性多肽，其活性为血管紧张素 II 的 10 倍，能引起各种血管收缩，同时还具有促进血管平滑肌增生的作用。随着年龄的增加以及各种心血管危险因素，例如血脂异常、血糖升高、吸烟、氧自由基产生增加、NO 灭活增强、氧化应激反应等均对动脉弹性功能和结构造成影响，可以导致收缩压升高，舒张压降低，脉压增大。

在大动脉上，如主动脉和颈动脉等，NO 和 PGI_2 在血管舒张反应中起主导作用。而在小动脉系统中,如心脏冠状动脉、大脑中动脉和肠系膜小动脉等,起主导作用的舒张因子尚未完全明确,但是该类小动脉系统对人体平均动脉压的调节贡献达到 60% 以上。因此,从小动脉内皮细胞稳态调控角度探索血压调控新机制,发现血压干预新策略,具有重要的现实意义。

血管内皮功能障碍与高血压密切相关,一方面血管内皮功能障碍在高血压的发生、发展过程中起重要作用;另一方面高血压本身又加重血管内皮功能障碍,形成恶性循环。高血压患者外周血管乙酰胆碱介导的内皮依赖性舒张功能降低,提示内皮功能受损可能是高血压的病因之一。另有临床研究表明,高血压患者冠状动脉内皮依赖性舒张功能也同样受损。

在抗高血压治疗过程中,发现血管紧张素转换酶抑制药(ACEI)、钙通道阻滞剂、β 受体拮抗剂不仅仅局限于降压,对内皮细胞修复亦有一定作用。ACEI 可能是通过抑制肽类降解,增加内皮依赖性缓激肽浓度而有效改变内皮依赖性血管舒张功能。另外血管紧张素 Ⅱ(Ang Ⅱ)通过抑制 NOS 或降低膜烟酰胺腺嘌呤二核苷酸磷酸氧化酶的活动诱发氧化作用加强,而应用 ACEI 则抑制 Ang Ⅱ 的作用。钙通道阻滞剂通过阻止 ET 的缩血管作用或提高 NO 对血管平滑肌的舒血管作用改善内皮依赖性的舒血管效应,拮抗氧自由基及其代谢产物对内皮细胞的损伤作用。钙通道阻滞剂还能清除氧自由基,抑制 ET 生成,增加 NO 合成,维持 NO 和 ET 之间的平衡,从而保护内皮功能。

研究发现,离子通道 TRPV4-KCa2.3 复合体是动脉内皮细胞,尤其是小动脉内皮细胞稳态调控的重要分子靶点。内皮细胞 TRPV4 离子通道和 KCa2.3 离子通道形成 TRPV4-SKCa3 空间耦联及功能耦联,TRPV4 负责 Ca^{2+} 内流,调控钙稳态,向邻近的 KCa2.3 离子通道递呈活化所需的 Ca^{2+},KCa2.3 感受经 TRPV4 内流的 Ca^{2+} 后,通道开放,调节 K^+ 外流,调控血管舒张。减弱或增强 TRPV4-SKCa3 空间耦联,可以相应调控小鼠血压。进一步研究筛选得到小分子 JNc440,该小分子可通过识别耦联损伤的 TRPV4-KCa2.3 复合体,从而拉近和增强两者空间耦联,恢复功能耦联,展示出良好的干预高血压发生发展的作用,该小分子有望成为一潜在的抗高血压药。

目前,围绕我国传统中药中有效成分进行筛选,也发现众多活性成分具有修复血管内皮损伤的功能,如白芦藜醇等。

(二)血管平滑肌重构

血管平滑肌细胞(vascular smooth muscle cell,VSMC)存在于血管内膜内皮细胞下,VSMC 根据其形态、功能及细胞标志蛋白的不同分为收缩型和合成型两种表型。正常成人动脉血管内 VSMC 以收缩型为主,是构成血管组织结构及维持血管张力的主要细胞成分,在正常人体内通过缓慢和轻度收缩来维持血管壁的张力,而血压在很大程度上是由血管张力维持的。VSMC 的异常增殖和凋亡对高血压的发病具有重要的作用。VSMC 的增殖导致血管管腔变小,管壁增厚在高血压的发病中具有重要的作用。

高血压微血管重构的结构改变表现为血管壁平滑肌细胞和胶原纤维增生、管壁增厚、管腔变窄及微血管数量减少。微血管重构的功能改变表现为微血管对许多缩血管物质的敏感性上升,局部血管紧张素转换酶活性上升,且内皮与非内皮依赖性的血管舒张功能均明显下降,这些改变导致小血管的血管张力显著增高。

VSMC 是一种高度特化的细胞,其主要功能是收缩舒张血管,调节血压和血流分布等。分化成熟的 VSMC 表现出极低的增殖率和合成性,但由于 VSMC 具有强大的表型可塑性,且 VSMC 并不是终末分化细胞,在各种刺激下可以从分化表型转换为去分化表型,即 VSMC 可向合成型转变。VSMC 的表型转化与收缩蛋白减少、细胞外基质和炎性细胞因子增加有关。这种表型转化在高血压、动脉粥样硬化、血管再狭窄和糖尿病血管并发症的血管重塑中起着重要的病理生理作用。血管平滑肌细胞表型转化被广泛认为是高血压患者血管重构的关键过程,而大动脉和小动脉的重塑会推进高血压及其并发症的发展。研究表明,血管紧张素Ⅱ、炎性小体 NLRP3(NLR family pyrin domain containing 3)、NO、一氧化碳(CO)、硫化氢(H_2S)、二氧化硫(SO_2)、$PPAR_δ$ 拮抗剂和 TRPV1 均对 VSMC 的重构产生影响。

（三）炎症

1. 巨噬细胞极化　巨噬细胞极化在高血压发生发展中起重要作用,巨噬细胞可分化为 M1 型和 M2 型两种不同的表型。M1 型巨噬细胞主要参与炎症产生的起始和维持,加重高血压及其对靶细胞的损害;M2 型巨噬细胞则通过发挥调节性效应抑制炎症反应和细胞免疫应答,减轻组织病理性损伤。M1 型和 M2 型巨噬细胞间的功能转换,介导了高血压发病机制的多个方面。

2. NOD 样受体家族蛋白 3　炎性小体 NLRP3(NOD-like receptor family protein 3,NLRP3)通过激活胱天蛋白酶 1(caspase 1),可将损伤组织分泌的 IL-1β 前体裂解成其活性形式 IL-1β。研究证实,中枢 IL-1β 减少,可降低氧化应激水平,抑制交感神经兴奋,降低血压。

（四）非编码 RNA

研究发现,RAAS 的许多主要成分是由非编码 RNA 调控的,编码 Ang Ⅱ1 型受体的 *AGTR1* 基因受 miR-155 调控,优先与 *AGTR1* mRNA 的 3′ 端非翻译区位置 +1166 处的 *A* 等位基因结合;存在 *C* 等位基因的人群高血压发病率高于有 *A* 等位基因者。miRNA 结合位点和 miRNA 启动子的单核苷酸多态性能改变 miRNA 与相应靶基因的结合能力,且与血压升高有关。

miRNA 可以参与血管生成、内皮细胞的增殖及功能障碍的产生。miRNA 还可参与 VSMC 的功能调节、动脉硬化和高血压的发展。

（五）其他

在免疫机制、肠道菌群的作用、血管周围脂肪和胰岛素抵抗等对脉管系统的负面影响,以及肾素 - 血管紧张素 - 醛固酮系统中少见的基因变异方面的关键研究,也为我们认识高血压的发病机制提供了新的见解。

第二节　高血压的药物治疗

抗高血压药(antihypertensive drug),又称降压药(hypotensive drug)。

一、抗高血压药的分类介绍

动脉血压形成的基本因素是心排血量和外周血管阻力。心排血量受心脏功能、回心血量和血容量的影响,血管阻力受小动脉紧张度的影响。抗高血压药可分别作用于上述不同的环节,产生降压作用。根据抗高血压药的作用部位或机制,可将其分为以下几类。

（一）利尿药

利尿药(diuretic)可作为抗高血压治疗的一线药物,除非有强制性理由需要选择其他药物。在预防能引起死亡的脑卒中、心肌梗死和充血性心力衰竭方面,采用低剂量的利尿药治疗是安全、廉价且有效的。研究表明,利尿剂在治疗老年患者的高血压方面要优于β受体拮抗药。

常规的利尿药包括使用最为普遍的中效利尿剂——噻嗪类利尿剂、作用最为迅速强大的强效利尿剂——髓袢利尿剂(loop diuretic)和低效利尿剂——留钾利尿剂。其中噻嗪类利尿剂常见药物包括氢氯噻嗪(hydrochlorothiazide)、氯噻酮(chlortalidone)、吲达帕胺(indapamide)等。髓袢利尿剂常见药物包括呋塞米(furosemide,又名速尿)、依他尼酸(etacrynic acid,利尿酸)、布美他尼(bumetanide)。留钾利尿剂常见药物包括阿米洛利(amiloride)、螺内酯(spironolactone)、氨苯蝶啶(triamterene)(远曲小管和集合管上皮钠转运抑制剂)和依普利酮(eplerenone)(醛固酮受体拮抗剂)。

噻嗪类利尿剂是常用抗高血压药,具有中等强度的利尿作用。主要作用于远曲小管,通过抑制 Na^+-Cl^- 同向转运,影响尿液稀释过程而发挥中等利尿作用。其利尿降压的确切机制尚不十分明确。目前认为,用药初期降压作用是通过排钠利尿,减少细胞外容量和血容量,导致心排血量降低。长期应用后,血容量和心排血量逐渐恢复至给药前水平,但外周血管阻力持续降低,降压作用持续维持。其长期降压作用的机制可能是长期排钠而降低血管平滑肌细胞内 Na^+ 浓度,进而通过 Na^+-Ca^{2+} 交换机制,使胞内 Ca^{2+} 浓度降低,从而使血管平滑肌对缩血管物质的反应性减弱。

利尿剂是临床治疗高血压的常用基础药,具有安全、有效、价廉的优点。噻嗪类利尿剂单独应用适宜轻、中度高血压。长期应用于老年高血压患者,能降低心、脑血管疾病如脑卒中和心力衰竭的发生率和死亡率。如果不能有效控制血压,则应合用或换用其他抗高血压药。

单独长期使用噻嗪类利尿剂可伴有低钾血症、低尿钠、高尿酸血症,并对脂质代谢、糖代谢均产生影响,引起高血糖、高脂血症,故注意合用留钾利尿药或合用 ACE 抑制药,对高血压合并糖尿病的患者用药应慎重。

具体利尿药请详见第十九章,此处仅介绍部分噻嗪样药物,这类化合物不具有噻嗪结构,但是类似噻嗪类药物,具有未被取代的氨苯磺胺基团,但药理作用机制相同。

吲 达 帕 胺

吲达帕胺(indapamide)为噻嗪样利尿药,该药降压作用除与利尿相关外,还可舒张小动脉,降低血管壁张力,降低血管对升压物质的反应性,降低外周血管阻力从而产生降压作用。其降压作用机制未明,其利尿作用不能解释降压作用,因为产生降压作用时的药物剂量远小于产生利尿作用时的药物剂量。目前推测可能的降压机制包括以下几个方面:调节血管平滑肌细胞的 Ca^{2+} 内流;刺激 PGE_2 和 PGI_2 的合成。吲达帕胺临床上被用于轻、中度高血压,具有明显逆转心肌肥厚的作用。不良反应少,大剂量应用时,血钾可轻度下降,血尿酸略升高,但程度较噻嗪类利尿药轻,对血糖、血脂无明显影响,故伴有高脂血症的高血压患者可选用吲达帕胺代替噻嗪类利尿药。

(二)肾素 - 血管紧张素 - 醛固酮系统(RAAS)抑制药

肾素 - 血管紧张素 - 醛固酮系统(RAAS)在心血管活动和电解质平衡中起着重要的调节作用。循环系统及组织中 RAAS 活性变化与高血压、充血性心力衰竭等心血管疾病的发病密切相关。作用于 RAAS 的抗高血压药包括 ACE 抑制药(ACEI)、AT_1 受体拮抗药、肾素抑制药及醛固酮受体拮抗药。

1. 血管紧张素转换酶抑制药(ACEI)　如卡托普利(captopril)、依那普利(enalapril)、雷米普利

(ramipril) 和福辛普利 (fosinopril)。

　　对于 ACEI 是否为抗高血压一线用药, 目前尚存争议, 但可以确定的是, ACEI 是高血压合并糖尿病患者的一线用药。英国及欧盟推荐当优先选用一线抗高血压药 (利尿剂或 β 受体拮抗药) 遇到有禁忌或无效时, 则推荐使用 ACEI, 如依那普利、赖诺普利。尽管该类药物在临床已得到广泛使用, 但仍不清楚联合使用抗高血压药与 ACEI 合用是否会增加其他主要疾病风险。其作用机制详见图 20-1。

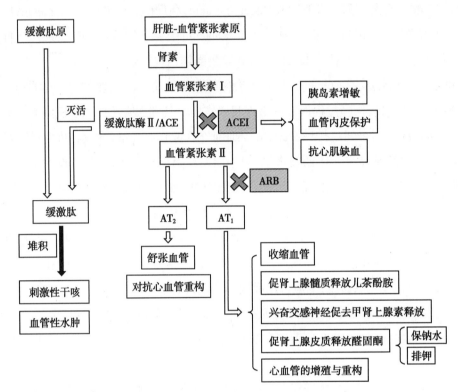

图 20-1　血管紧张素转换酶抑制药及血管紧张素受体拮抗剂的作用

　　ACEI 可通过降低外周血管阻力来降低血压, 而不会反射性增加心排血量或心肌收缩力。这类药物可阻断血管紧张素 Ⅱ 转换酶, 血管紧张素 Ⅱ 转换酶可将血管紧张素 Ⅰ 裂解, 形成作用强烈的缩血管因子——血管紧张素。同时, 该酶还可以灭活缓激肽, 故抑制 ACE 即可减少血管紧张素 Ⅱ 水平, 也可增加缓激肽水平, 从而产生强烈的扩血管作用。还可以减少醛固酮分泌, 减少水钠潴留。此类药物能有效降低血压, 对高血压并发症、心功能不全及缺血性心脏病等有良效。临床将此类药物列为高血压合并糖尿病、左心室肥厚、左心功能障碍、急性心肌梗死、慢性肾病患者及预防卒中复发的首选药物。

　　ACEI 对白人高血压患者疗效优于黑人, 对青年高血压患者有效。但与利尿剂合用时, ACEI 对白人和黑人高血压患者效果相似。与血管紧张素受体拮抗剂合用时, ACEI 能减缓糖尿病性肾病的进程, 并能减少蛋白尿。对患有慢性心力衰竭的高血压患者 ACEI 同样有效。对于发生心肌梗死的高血压患者, ACEI 是一个标准用药, 在发生心肌梗死后 24 小时开始 ACEI 的药物治疗。

　　ACEI 的不良反应包括干咳、皮疹、发热、味觉改变、低血压 (处于血容量减少状态) 及高钾血症。故使用 ACEI 期间应监测血钾水平, 禁止使用钾补充剂 (或高钾饮食) 或留钾利尿剂。10% 的患者发生干咳, 这与肺组织中缓激肽水平增高有关。ACEI 的使用存在血管性水肿和首剂量晕厥的风险, 首次使用应严密观察, 在医生指导下使用。孕妇禁用。

ACEI 化学结构不同,且多数为前药,需经肝内代谢酶代谢为活性代谢产物产生作用,故体内过程差别很大。

卡 托 普 利

卡托普利(captopril)对原发性高血压和肾性高血压均有效,且降压作用不伴有反射性心率加快,可减轻心脏负荷,增加冠状动脉血流量,改善心脏功能,提高心肌梗死后的存活率。降低肾血管阻力,增加肾血流量,保护肾脏。可预防和逆转心肌与血管的重构,具有抗动脉粥样硬化作用,能改善胰岛素抵抗。

卡托普利对原发性高血压和肾性高血压均有降压作用,降压作用不伴有反射性心率加快,且能减轻心脏负荷,增加冠状动脉血流量,改善心脏功能。能降低肾血管阻力,增加肾血流量,保护肾脏。卡托普利可预防和逆转心肌和血管的重构,具有抗动脉粥样硬化作用,目前为抗高血压治疗的一线药物之一。

卡托普利口服吸收迅速,15 分钟起效,1 小时血药浓度达峰,生物利用度为 60%,生物半衰期为 4 小时,作用维持 6~8 小时。增加剂量可延长作用时间,但不增强降压作用。不良反应主要有头晕、头昏、血压偏低、干咳、鼻塞、皮疹及胃肠功能紊乱等。

依 那 普 利

依那普利(enalapril)是含有羧基的长效及高效 ACEI,为前药,在肝酯酶的催化下,羧基水解为与 ACE 有高亲和力的二羧基活性产物依那普利酸起效。其抑制作用比卡托普利强 10~20 倍,一次给药 ACE 抑制作用可持续 24 小时以上。依那普利主要用于治疗高血压和充血性心力衰竭,不良反应少,但可引起无痰干咳等不良反应;用药剂量可从 1.25~2.5mg 开始摸索,用药过量可出现低血压,引起晕厥、头痛等症状。因降低肾小球滤过压,可引起肾功能损伤,特别是在肾血管堵塞患者容易发生。

雷 米 普 利

雷米普利(ramipril)为前药,在体内经肝药酶代谢为活性产物雷米普利拉(ramiprilat),产生抑制 ACE 的作用。起效快,作用强,维持时间久,具有持久降压、降低外周血管及肾血管阻力、增加肾血流的作用。临床用于治疗轻度至中度高血压,及慢性心功能不全。

福 辛 普 利

福辛普利(fosinopril)为第一个批准上市的含有次磷酸基(POO-)的 ACEI,是前药,体内经肝药酶代谢转化为含有 -POOH 活性基团的福辛普利酸。此活性基团与 ACE 的活性部位 Zn^{2+} 结合发挥抑制作用。口服福辛普利主要经回肠吸收,3~6 小时可达血药浓度高峰,因亲脂性强,血浆蛋白结合率 95% 以上,血浆半衰期为 12 小时。由于亲脂性强,对心、脑 ACE 抑制作用强而持久,对肾脏 ACE 抑制作用弱而短。该药的特点为经肝、肾双途径排泄,故肝、肾功能不全或减退患者亦不需减量。但该药可通过乳汁分泌,故哺乳期妇女忌用。福辛普利可使血管阻力降低,醛固酮分泌减少,血浆肾素增高,扩张动脉、静脉,降低周围血管阻力(后负荷)和肺毛细血管楔压(前负荷),改善心排血量。

2. 血管紧张素受体拮抗药(ARB)　如氯沙坦(losartan)、厄贝沙坦(irbesartan)、坎地沙坦(candesartan)、缬沙坦(valsartan)、替米沙坦(telmisartan)等。

AT_1 受体拮抗药在受体水平阻断 RAAS,与 ACEI 相比,有作用专一的特点,具有良好的降压作用,而没有引起缓激肽水平升高的不良反应。同时,血管紧张素 Ⅱ 的生成除通过 ACE 代谢途径外,相当部分的血管紧张素 Ⅱ 是通过糜酶(chymase)途径形成。循环中 RAAS 以 ACE 途径为主,而组织中 RAAS 则以糜酶为主,如在心肌有 80% 的血管紧张素 Ⅱ 为糜酶催化形成。ACEI 不能抑制糜酶途径,而 AT_1 受体拮抗药能特异性阻断 AT_1 受体,阻断不同途径生成的血管紧张素 Ⅱ 对 AT_1 受体的作用。值得注意的是,沙坦类药物对尿酸的排泄有一定不利影响,氯沙坦除外。

氯　沙　坦

氯沙坦(losartan)通过阻断 AT_1 受体,可松弛血管平滑肌,扩张血管,增加肾脏盐和水的排泄,减少血浆容量,拮抗血管紧张素 Ⅱ 的升压作用;抑制血管紧张素 Ⅱ 的促心血管细胞增殖肥大作用,长期用药能逆转左心室心肌肥厚和心血管重构,产生肾脏保护作用,有益于高血压与心力衰竭的治疗。氯沙坦口服吸收迅速,首过效应明显,生物利用度约 33%,血浆蛋白结合率大于 98%。在肝脏代谢成活性代谢产物 5- 羧酸氯沙坦,半衰期为 6~9 小时,主要经肝脏代谢、胆汁排泄,少量以原型经尿排泄。所有的沙坦类药物对于尿酸的排泄都没有不良的影响,但临床研究发现,氯沙坦不但不影响尿酸排泄,还有一定的降尿酸作用,这种降尿酸作用,是氯沙坦在众多沙坦类药物中的独特表现,因此,如果是高血压合并高尿酸的患者,不妨选择氯沙坦来控制血压,同时降尿酸。

缬　沙　坦

缬沙坦(valsartan)作用与氯沙坦相似,但对 AT_1 受体的亲和力很强,对 AT_1 受体具有高度选择性。缬沙坦不但具有明确的降血压作用,同时还具有一定的肾脏保护功能,对于高血压伴有微量蛋白尿的患者,服用缬沙坦具有改善蛋白尿的作用。对于有糖尿病、糖尿病肾病的患者,控制高血压时,缬沙坦也是首选药物之一。缬沙坦生物利用度为 25%,降压作用可持续 24 小时,半衰期为 6~8 小时。不良反应发生率低,主要有头痛、头晕、疲乏等。低钠或血容量不足、肾动脉狭窄、严重肾功能不全、胆汁性肝硬化或胆道梗阻患者,服用缬沙坦有引起低血压的危险。用药期间慎用留钾利尿剂或补钾药。孕妇、哺乳期妇女禁用。建议每日在同一时间用药,降压作用通常在服药 2 周内出现,4 周达最大疗效。

厄　贝　沙　坦

厄贝沙坦(irbesartan)是强效、长效的 AT_1 受体拮抗剂,能特异性地拮抗血管紧张素 Ⅱ 受体 1(AT_1),对 AT_1 的拮抗作用是 AT_2 的 8 500~10 000 倍,比氯沙坦对 AT_1 受体的亲和力强约 10 倍,通过选择性地阻断血管紧张素 Ⅱ 与 AT_1 的结合,抑制血管收缩和醛固酮的释放,产生降压作用。本品不抑制 ACE、肾素及其他激素受体,也不抑制与血压调节和钠平衡有关的离子通道。厄贝沙坦还能减少心肌重构,并有抑制左室肥厚、保护肾脏等重要作用,从而减少高血压患者的致死率,是目前治疗高血压及心血管疾病最有效的药物。

口服厄贝沙坦后能迅速吸收,生物利用度为 60%~80%,不受食物的影响。血浆达峰时间为 3~4 小时,血浆蛋白结合率为 90%,消除半衰期为 11~15 小时。3 天内达稳态。药物通过葡糖醛酸化或氧化代谢,主要由 CYP2C9 氧化。本品及代谢产物经胆道和肾脏排泄。

坎替沙坦(candesartan)与厄贝沙坦作用特点及临床应用相近,但血浆蛋白结合率低。

替 米 沙 坦

替米沙坦(telmisartan)是一种新型的降血压药物,AT_1 受体拮抗剂,用于治疗原发性高血压。替米沙坦在 AT_1 受体位点无任何部位激动剂效应,选择性与 AT_1 结合,该结合作用持久。对其他受体无亲和力。在人体给予 80mg 替米沙坦几乎可完全抑制 ACE 引起的血压升高。抑制效应持续 24 小时,在 48 小时仍可测到。首剂后 3 小时内降压效应逐渐明显。在治疗开始后 4 周可获得最大降压效果,并可在长期治疗中维持。治疗如突然中断,数天后血压逐渐恢复到治疗前水平,而不出现反弹性高血压。在直接比较两种高血压药物的临床试验研究中,治疗组的患者干咳发生率显著低于 ACE 抑制剂治疗组。

3. 肾素抑制药

阿 利 吉 仑

阿利吉仑(aliskiren),又名阿利克仑,是 2007 年 FDA 批准的第一个非肽类肾素抑制剂,作用于肾素 - 血管紧张素 - 醛固酮系统(RAAS)的第一限速步骤,抑制血管紧张素原转化为 Ang Ⅰ。目前所有研究资料均表明,阿利吉仑降压治疗具有良好的安全性和有效性,不良反应少,半衰期长,一天 1 次服用方便。是唯一口服的肾素抑制药。抗高血压作用强,无论单用,或与其他抗高血压药联用,均能显著降低高血压患者的血压。与 ACEI 合用,对 RAAS 的抑制有协同作用,并可消除 Ang Ⅱ 受体拮抗药导致的 Ang Ⅱ 堆积的效应。

(三)钙通道阻滞药

此类药包括硝苯地平(nifedipine)、维拉帕米(verapamil)、尼群地平(nitrendipine)、氨氯地平(amlodipine)等。

钙通道阻滞药(CCB)根据其化学结构可分为三类:二苯烷胺类、苯并噻氮䓬类、二氢吡啶类。其中维拉帕米(verapamil)是二苯烷胺类药物中唯一在美国获批使用的药物。地尔硫䓬(diltiazem)是苯并噻氮䓬类药物中唯一在美国获批使用的药物。二氢吡啶类是数量迅速扩大的一大类抗高血压药,此类药物对血管钙通道的亲和力远大于对心肌钙通道的亲和力。常用药有硝苯地平(nifedipine)、尼卡地平(nicardipine)、尼莫地平(nimodipine)、尼索地平(nisoldipine)、拉西地平(lacidipine)、尼群地平(nitrendipine)、氨氯地平(amlodipine)。本类药物通过选择性阻滞电压依赖性钙通道,使跨膜 Ca^{2+} 内流减少,导致小动脉平滑肌松弛,降低外周阻力,使血压下降,对多数的静脉血管无影响。此类药物在临床上广泛应用于多种心血管疾病,如治疗高血压、心律失常、心绞痛、慢性心功能不全等。各类钙拮抗药对于心脏和血管的选择性不同,以维拉帕米对心脏作用最强,硝苯地平对血管作用强于对心脏的作用,地尔硫䓬介于两者之间。新一代的二氢吡啶类钙通道阻滞剂如氨氯地平、尼卡地平与其他心血管药物合用几乎无相互作用,独具优势。

硝 苯 地 平

硝苯地平(nifedipine)于 1969 年由德国拜耳公司开发上市,用于心绞痛、高血压的治疗已经将近有

50年的历史了,此药物最早用于心绞痛的治疗,20世纪80年代作为治疗高血压的药物,为二氢吡啶类钙拮抗剂药物的研发奠定了基础,从此这类药物成为了控制高血压的一大类主流药物,一直在临床上应用至今。硝苯地平对各种高血压均有降压作用,值得注意的是降压时能反射性引起心率加快,心排量增加,血浆肾素活性增高,与β受体拮抗药合用可避免并增强降压作用。临床应用于治疗轻、中、重度高血压,尤其适用低肾素性高血压,可单用或与噻嗪类利尿药、β受体拮抗药、ACE抑制药联合使用。根据其体内过程,开发出缓释、控释制剂,临床应用依从性好。

尼 群 地 平

尼群地平(nitrendipine)的药理作用与硝苯地平相似,但舒张血管与降压作用较硝苯地平强,维持时间较长,反射性心率加快等不良反应较少,适用于各型高血压。肝功能不全者应慎用或减量。与地高辛合用可使地高辛血药浓度升高。

拉 西 地 平

拉西地平(lacidipine)对血管的选择性高,降压作用起效缓慢,维持时间较长,不易引起发射性心率加快的心排血量增加,用于轻、中度高血压,可较好控制血压平稳。具有抗动脉粥样硬化作用。不良反应有心悸、头痛、面红、水肿等。

氨 氯 地 平

氨氯地平(amlodipine)作用与硝苯地平相似,但血管选择性更高,降压作用起效缓慢,半衰期长达40~50小时,作用时间明显延长,每日口服1次,能在24小时内较好控制血压,减少血压的波动。不良反应同拉西地平。

(四) 交感神经抑制药(sympathetic nervous blocker)

1. 中枢性抗高血压药　中枢抗高血压药包括可乐定(clonidine)、甲基多巴(methyldopa)、莫索尼定(moxonidine)、利美尼定(rilmenidine)。

可 乐 定

可乐定(clonidine)为经典的中枢性抗高血压药,降压作用中等偏强,起效快,现在很少使用。可乐定主要激动脑干的 α_2 受体和 I_1- 咪唑啉受体(I_1-imidazoline receptor)对中枢神经有明显抑制作用,降低血压,并具有抗呕吐作用。静脉注射后可见血压短暂升高,随后血压持久下降,并伴有心率减慢、心排血量减少。短暂升压是激动外周血管 α_1 受体的作用,持久降压是作用于中枢的结果。此外还具有镇静、抑制胃肠道蠕动和分泌作用,更适用于合并溃疡病的高血压患者。同时,可乐定可降低眼压,可治疗青光眼;治疗偏头痛、抽动障碍、肠易激综合征等。量大可导致休克、心率缓慢,造成呼吸循环衰竭死亡。主要用于治疗中、重度高血压,患有青光眼的高血压,也用于偏头痛、严重痛经、绝经潮热和青光眼。

可乐定的降压机制为激动中枢 α_2 受体,使外周交感神经张力下降,增加迷走神经反射性心率减慢作用,激动交感神经末梢突触前膜的 α_2 受体,使去甲肾上腺素的释放减少。常见不良反应有嗜睡、口干、眩晕、便秘等,用药后可自行消失。久用可引起水钠潴留而降低降压作用,一般合并使用利尿药避免。久用停药可出现交感神经功能亢进现象,可用 α 受体拮抗药对抗。它可以单独使用或与其他降血压药合用。于 3~5 小时血浆浓度达到高峰,血浆半衰期为 12~16 小时。严重肾功能损害的患者血浆半衰期增至 41 小时。口服给药后,在 24 小时内,吸收剂量的 40%~60% 以原药形式在尿中排泄。吸收剂量的大约 50% 在肝脏代谢。

甲 基 多 巴

甲基多巴(methyldopa)在脑内转化为 α- 甲基去甲肾上腺素,后者为 α_2 受体激动剂,能兴奋延髓孤束核与血管运动中枢之间的抑制性神经元,使外周交感神经受抑制,从而抑制对心、肾和周围血管的交感冲动传出,同时,周围血管阻力及血浆肾素活性降低。降压时伴有心率减慢,心排血量减少,外周血管阻力明显降低。随着血压和去甲肾上腺素浓度降低,肾素分泌也减少。用于中、重度或恶性高血压,尤其适用于肾性高血压及肾功能减退的高血压。单剂口服为 4~6 小时,多次口服为 2~3 天,以后每 2 天调整一次剂量至达到疗效,与噻嗪类利尿剂合用需减量。不良反应多。

莫 索 尼 定

莫索尼定(moxonidine)为第二代中枢性抗高血压药,选择性激动延髓咪唑啉受体 I_1- 咪唑啉受体,使外周交感神经活性降低,血管扩张而降压。其对 I_1- 咪唑啉受体的亲和力高于可乐定,对 α_2 受体的亲和力只有对 I_1- 咪唑啉受体亲和力的 1/200~1/10,因此,莫索尼定在降压的同时不减慢心率,也无明显的中枢镇静作用。

本品口服吸收较快,0.3~1 小时血药浓度达峰值,生物利用度约为 88%。受体结合牢固,生物半衰期较长,可每日给药 1~2 次,食物摄入不影响本品的药代动力学。莫索尼定不良反应较可乐定少,少数患者用药后出现眩晕、消化道不适等症状,长期应用无直立性低血压和停药反跳现象。

利美尼定(rilmenidine)降压作用机制及药理学特征与莫索尼定相似。

2. 神经节阻断药　代表药物如樟磺咪芬(trimetaphan camsilate),为控制性抗高血压药,系神经节阻滞剂,抑制交感和副交感神经节神经冲动的传导,产生周围血管扩张,降低血压。主要用于外科手术时控制所需的低血压水平,即所谓控制性低血压,借此减少手术中的出血和渗血,降低血管张力。静脉滴注经 2~10 分钟生效,停药后 3~5 分钟血压即开始恢复。不良反应主要有口干、便秘、尿潴留、直立性低血压、眩晕、肌震颤、运动失调。心、脑、肾动脉硬化,严重肝、肾功能不良,失代偿期心脏病,贫血,休克,低血容量,肾上腺皮质功能不全者禁用。

3. 去甲肾上腺素能神经末梢阻断药　如利血平(reserpine)、胍乙啶(guanethidine)为此类药中的代表药。前者抑制囊泡的摄取功能使囊泡空虚,作用缓慢而持久;后者影响递质的释放功能,两者最终导致交感神经传导受阻,血压下降。利血平可产生精神抑郁、帕金森病、水肿、胃酸分泌增加、诱发或加重溃疡病、支气管哮喘等不良反应。因此有消化道疾病、糖尿病者慎用。利血平因不良反应多,常与其他药物组成复方制剂治疗轻、中度高血压。

4. 肾上腺素受体拮抗药

(1)β 受体拮抗药:此类药物在临床应用中发现,能使心绞痛合并高血压患者的血压降低,目前是治疗高血压的常用一线药。此类药物单独使用时降压作用与利尿药相似,不同 β 受体拮抗药虽在脂溶性、β₁ 受体的选择性、内在拟交感活性(intrinsic sympathetic activity,ISA)及膜稳定性作用等方面差异极大,但抗高血压作用相似。长期使用,不引起水钠潴留,无明显耐受性。无内在拟交感活性的 β 受体拮抗药初用可致心排血量降低,引起外周血管阻力反射性增高,但持续用药使心排血量保持低水平,降低总外周阻力,从而产生降压效应,同时对血脂产生一定影响,升高甘油三酯的浓度,降低 HDL-C。有内在拟交感活性的 β 受体拮抗药对心率和心排血量影响较小,可使外周阻力降低,产生降压效应,而对血脂影响很小或无影响。

β 受体拮抗药降压作用机制与下述几点相关:①阻断心脏 β₁ 受体,降低心肌收缩力及心排血量;②阻断 β₁ 受体使肾小球旁器肾素分泌减少,随之降低血浆 Ang Ⅱ 水平;③阻断交感神经末梢突触前膜 β₂ 受体,抑制正反馈作用,减少去甲肾上腺素的释放;④能透过血脑屏障的 β 受体拮抗药进入中枢,阻断中枢 β 受体,使外周交感神经活性降低;⑤增加 PGI_2 的合成。

β 受体拮抗药长期应用不仅降压安全、有效、价廉,而且能降低心血管并发症如脑卒中和心肌梗死的发生率和死亡率。我国目前高血压治疗指南建议 β 受体拮抗药仍是中国高血压患者的一线治疗药物。可与其他抗高血压药如利尿药、钙拮抗剂和 α₁ 受体拮抗药合用,能有效治疗重度或顽固性高血压。β 受体拮抗药的代表药物是普萘洛尔,可作用于 β₁ 和 β₂ 受体,选择性 β₁ 受体拮抗药如美托洛尔和阿替洛尔是最常用的 β 受体拮抗药。

普 萘 洛 尔

普萘洛尔(propranolol),又名心得安,为非选择性 β 受体拮抗药,对 β₁ 和 β₂ 受体具有相同的亲和力,无内在拟交感活性。口服吸收完全,但有明显的首过消除,生物利用度仅为 25%,个体差异大,口服后血药浓度差异可达 20 倍。降压作用显效慢,通常口服 2~3 周后才出现降压作用,长期应用不产生耐受性。单独使用可治疗轻、中度高血压,与噻嗪类利尿药合用可加强降压作用。对伴有心排血量和肾素活性偏高者,以及伴有心绞痛和脑血管病变者效果较好。伴有中度窦性心动过缓、重度房室传导阻滞和支气管哮喘患者禁用。

美 托 洛 尔

美托洛尔(metoprolol)为选择性 β₁ 受体拮抗药。口服吸收完全,生物利用度为 40%~50%,服药后 1~2 小时达血药浓度高峰,生物半衰期为 3~4 小时,但降血压作用的持续时间比半衰期长,目前使用的控释制剂一次给药降压作用可维持 24 小时。该药主要在肝脏代谢,10% 以原型经肾排泄,用于治疗高血压和心绞痛。

阿 替 洛 尔

阿替洛尔(atenolol)降压机制与普萘洛尔相同,对心脏的 β₁ 受体有较大的选择性,而对血管及支气管的 β₂ 受体的影响较小。较大剂量对血管及支气管平滑肌的 β₂ 受体也可产生作用。无膜稳定性,无内在拟交感活性。口服吸收快,生物利用度为 50%,半衰期为 8~9 小时。口服用于治疗各种高血压。

比 索 洛 尔

比索洛尔(bisoprolol)作用与阿替洛尔相似,对心脏的选择性强,为美托洛尔的5~10倍。口服吸收完全,生物利用度90%,血浆蛋白结合率30%,半衰期10~12小时。用于治疗高血压及心绞痛。

(2)α受体拮抗药:哌唑嗪(prazosin)、多沙唑嗪(doxazosin)和特拉唑嗪(terazosin)可竞争性阻断α受体。药物通过松弛动脉和静脉血管平滑肌,从而降低外周血管阻力和动脉血压。这类药物对心排血量、肾血流量和肾小球滤过率的影响极小。反射性心动过速和首剂量晕厥是最常见的不良反应,为了减轻反射性心动过速,需合并使用β受体拮抗药。目前,由于不良反应和药物耐受性,以及更为安全的抗高血压药的出现,此类药物已很少用于治疗高血压。

(3)α及β受体拮抗药:卡维地洛(carvedilol)和拉贝洛尔(labetalol)既能阻断α_1受体,又能阻断β_1和β_2受体。卡维地洛具有较好的抗高血压作用,但主要应用于治疗心力衰竭,可降低与心力衰竭有关的死亡率。

卡 维 地 洛

卡维地洛(carvedilol)为β_1、β_2、α_1受体拮抗药,较高浓度时是钙拮抗药。阻断β受体的同时具有舒张血管的作用。近年研究证实,卡维地洛具有抗氧化、抗增生、抑制细胞凋亡、心脏和神经保护作用。口服首过消除显著,生物利用度仅22%,但生物半衰期长,药效可持续24小时。不良反应较其他β受体拮抗药小,且耐受性好,不影响血脂代谢。用于治疗轻、中度高血压或伴有心律失常、冠心病、慢性心力衰竭、肾功能不全、糖尿病的高血压患者,能有效控制患者24小时静息和运动时的血压。

(五)血管扩张药

1. 血管平滑肌扩张药

肼 屈 嗪

肼屈嗪(hydrazine)又名肼苯哒嗪,通过直接松弛小动脉平滑肌,降低外周血管阻力而使血压下降,对静脉无明显舒张作用,不引起直立性低血压。能提高血浆肾素活性。降压时引起较强的反射性交感神经兴奋而增加心率和心排血量,使部分降压作用抵消,从而影响其降压效果。合用β受体拮抗药和利尿药可克服上述不足。扩张动脉可能引起血液从缺血区流向非缺血区即出现血液"窃流"现象,对有严重冠状动脉功能不全或心脏储备能力差的患者易诱发心绞痛。

肼屈嗪松弛血管平滑肌的分子机制尚未完全阐明,可通过血管内皮细胞释放内皮源性舒张因子(EDRF),即NO,使血管平滑肌松弛,也能使血管平滑肌细胞膜超极化而干扰Ca^{2+}内流,使血管平滑肌松弛。

硝 普 钠

硝普钠(sodium nitroprusside),扩张动脉和静脉,属硝基扩血管药。口服不吸收,需静脉滴注给药,作用时间短,静脉滴注后半分钟即显效,2分钟即达峰值,停药后5分钟内血压回升。

作用机制与硝酸酯类相似,在血管平滑肌内代谢产生NO,激活鸟苷酸环化酶,增加血管平滑肌细胞内 cGMP 水平而起作用。但硝普钠释放 NO 的机制可能不同于硝酸甘油,因为两者对不同部位的血管有不同效应。硝酸甘油可产生耐受性,但硝普钠无耐受性产生。

基于该药的特点,硝普钠主要用于高血压危象,适用于伴有心力衰竭的高血压患者,也可用于麻醉时控制性降压和难治性慢性心功能不全的治疗。不良反应主要与过度降压有关,如恶心、呕吐、心悸、头痛等不良反应,但停药后自行消失。长期或大量应用可致血中硫氰酸蓄积,出现乏力、恶心、定向障碍、精神失常等中毒反应。硫氰酸盐还能抑制甲状腺对碘的摄取,导致甲状腺功能低下。肝、肾功能不全者禁用此药。

2. 钾通道开放药　钾通道开放药(potassium channel opener, K^+ channel opener, KCO),又称钾通道激活药,包括米诺地尔(minoxidil)、二氮嗪(diazoxide)、尼可地尔(nicorandil)、吡那地尔(pinacidil)等。

米 诺 地 尔

米诺地尔(minoxidil),又名长压定,为强血管扩张药,主要通过开放 ATP 敏感性钾通道,促进 K^+ 外流,使细胞膜超极化,电压依赖性钙通道难以激活,阻止 Ca^{2+} 内流,导致血管舒张,血压下降。米诺地尔对离体血管平滑肌无松弛作用,需经肝脏代谢转化为活性代谢产物硫酸米诺地尔而起效。降压同时可加快心率和心排血量,可能与血管舒张后反射性交感神经兴奋有关。主要用于治疗难治性重度高血压,不宜单独使用,与利尿药和 β 受体拮抗药合用,可避免水钠潴留和交感神经的反射性兴奋。

3. 5-HT 受体拮抗药　中枢神经系统 5-HT 能神经元参与心血管的调节,许多研究说明 5-HT_{2A} 受体拮抗药能改善动脉压力反射调节,产生降压作用。代表药物如酮色林(ketanserin)。

酮色林为 5-HT_{2A} 受体选择性拮抗药,亦有较弱的 α_1 受体拮抗作用。能降低外周血管阻力和肾血管阻力,可改善有阻塞性血管病变者血流灌注。静脉给药后能降低右房压、肺动脉压及肺毛细血管压。临床用于高血压、充血性心力衰竭的治疗。不良反应主要有头晕、无力、水肿、口干、体重增加。本药在肝脏代谢,肝功能不全时用药剂量宜控制,不宜与排钾利尿药合用。

目前,临床常用的抗高血压药是利尿剂、血管紧张素转换酶抑制药、血管紧张素受体拮抗药、钙通道阻滞药、β 受体拮抗药。α 受体拮抗药、中枢性抗高血压药及血管扩张药等较少单独使用,但在联合用药和复方制剂中仍常使用。

二、抗高血压药的合理应用

抗高血压治疗的目标是降低心血管和肾脏疾病的发病率和死亡率。血压与心血管意外的发生是密切相关的,因此有效控制血压有利于减少心血管疾病及脏器损伤的发生。近年来,我国在抗高血压联合用药治疗方面获得了巨大的成功,高血压患者的病情基本上得以控制。然而联合用药并不是多个药物简单的叠加,而是要充分地考虑不同药物的作用机制,尽可能地发挥出不同药物之间的协同治疗作用。其次,联合用药需要保证不同药物剂量尽可能小,以保证在最大程度发挥出治疗效果的同时,避免药物对患者产生不良影响。此外,联合用药要考虑患者的脏器功能以及患者的药物反应问题等,既不能损害患者的脏器功能,还要避免患者出现不良反应。目前联合用药的原则为将不同机制的抗高血压药小剂量联合应用,首先是降压疗效明显,且不良反应不会明显增加,甚至有些不良反应还会相互抵消或明显减轻;其次是联合用药从不同的机制入手,更有利于靶器官的保护;第三是不同峰效时间的药物联合可能延长降压作用时间；第四是联合用药可以减少服用次数，简化用药方案，采用小剂量（1/4~1/2标准剂量）联合，降低不良反应的同时可以提高患者的用药依从性。

通常可采用单一药物控制轻度高血压，但是大多数患者需要一种以上的药物才能较好地控制高血压。目前推荐初始治疗采用噻嗪类利尿药，除非有强制性理由需使用其他类药物。如果高血压未能得到适当控制，需要增加第二种药物，选择药物的原则是联合用药的不良反应最小（图20-2）。

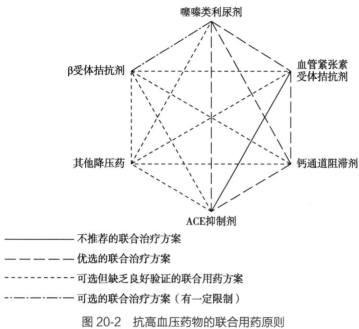

图 20-2　抗高血压药物的联合用药原则

在联合用药设计中，有一种用药策略目前受到广泛认可和关注——四分之一剂量四联疗法。研究表明，低剂量联合降压疗法可以在保证最低不良反应发生率的前提下提高高血压的控制率，又鉴于血压不良反应的量-效梯度在四分之一标准剂量下表现为低值，故四分之一剂量的抗高血压药组合可能成为高血压初始治疗方案未来的新趋势。

2007年Mahmud等最先提出有关四分之一剂量四联疗法的概念：即分别取A、B、C、D（尤指噻嗪类）四类抗高血压药标准剂量的四分之一，联合制成一枚复方药丸，作为高血压的初始治疗方案，以求增加药物疗效的同时降低各类不良反应的发生率。2017年2月，Chow等通过一项最新的大型随机对照试验再次重申了这一定义，并参照英国国家药典参考记录提出了"Quadpill"这一新概念，虽然调整了其中的药物种类，归根结底仍是意图取上述四类具有代表性的抗高血压药的标准剂量（常规维持用量）的四分之一，合制成"Quadpill"（四合一药丸），通过增加患者的依从性进而达到更好的降压效果。

但目前对于四分之一剂量四联降压疗法的临床研究样本量具有一定的局限性，未来对于四分之一剂量四联降压疗法的有效性及安全性仍需大量样本的研究来进行证实，另外四联组合的药物组合类别是否固定，其他药物的叠加效应如何等问题仍有待研究。四分之一剂量四联疗法（Quadpill）将有可能成为高血压早期防治策略的新趋势。

第三节 血管紧张素转换酶抑制剂的研发史

ACEI 是一类临床应用广泛的抗高血压药,此类药物在临床应用过程中,新功效不断地被发现,给人类带来健康,挽救了无数高血压、心力衰竭、肾脏病患者的生命。目前是治疗高血压的首选药物。多个国家的科学界经历了多世纪探索,最终阐明作用机制并人工合成系列化合物。时至今日,经过多年的循证和探索,ACEI 仍然是治疗高血压的理想药物。

一、肾素的发现

说到抗高血压的药物治疗、ACEI 的发现,就不得不说到肾素的发现。发现肾素的是一位一生两次获得诺贝尔奖的科技巨人,芬兰生理学家罗伯特·蒂格斯泰特。1898 年,罗伯特·蒂格斯泰与他的学生将动物的肾脏的原提取液注入动物体内立即使血压明显升高。进一步研究发现,肾皮质和肾静脉血中含有这种物质,而肾髓质和动脉血及尿里不含有这种物质。这种物质的收缩血管作用不依赖于肾脏的交感神经。蒂格斯泰特把它称为具有收缩血管作用的肾素,但对它的机制仍一无所知。

二、缓激肽及缓激肽增强因子的发现

ACEI 的研发史中另一个主角是缓激肽,发现缓激肽的科学家是毛里西奥·罗查·席尔瓦教授。1939 年,毛里西奥发现把蛇毒的提取液注射到动物体内后,发现其可引起组胺和乙酰胆碱释放、肠道平滑肌收缩、血管扩张、血压下降等系列反应,说明蛇毒的提取液里有一种能够促进组胺和乙酰胆碱释放的物质,但是在拮抗了组胺和乙酰胆碱作用之后,它仍然可以促使肠道产生强烈的收缩。1948 年,毛里西奥成功地从蛇毒中提取出那个缓慢起效的肽结构物质,即缓激肽,当时被认为一个新型的抗高血压药即将诞生。然而,遗憾的是,缓激肽制剂在血液里半衰期很短,几分钟后就完全失效了。后来,人们才认识到缓激肽是一类局部激素,在组织中失效缓慢,作用持续时间长,而进入循环中,流经肺部就被肺组织中的蛋白水解酶分解失活。尽管如此,激肽系统为后来 ACEI 的发现点燃了指路明灯。

研究员圣迭戈·费雷拉在蛇毒的提取液里找到一种可以增强缓激肽作用的肽类物质,他把它命名为缓激肽增强因子(BPF)。当时他们只是把 BPF 看成是一个具有增强缓激肽活性的物质。随后,他们又发现,BPF 其实具有两个功能,一是增强缓激肽的作用,另一个是抑制血管紧张素 I 转化为血管紧张素 II 的作用。随着 BPF 的构型不同,功能也不同。当时人们还不知道血管紧张素转换酶(ACE)的存在。BPF 在人体内的命运与缓激肽相同,存在时间很短暂。后来才发现,BPF 很快就被血液里的 ACE、氨肽酶(APP)、羧肽酶(CPN)分解掉。后来的研究也证实,BPF 本身就是一种 ACEI,只不过因为当时人们还没有发现肾素 - 血管紧张素系统,所以圣迭戈·费雷拉和他的同事识别不出它的真实身份。

三、血管紧张素转换酶抑制剂的发现与发展

ACE 的发现是 ACEI 发明的第一步,1954 年,伦纳德·T. 斯凯格斯从马血浆里首次发现了 ACE,并发现此酶能催化血管紧张素 I 水解去掉羧基端二肽,生成具有收缩血管作用的血管紧张素 II。至此,

肾素 - 血管紧张素系统的线路已经完全清晰了,ACE 是血管紧张素 Ⅱ 生成的关键酶。1967 年,英国皇家学院的 Kevin K. F. Ng 和他的老师约翰·罗伯特·维尼(John Robert Vane)教授,意外地发现了一个奇怪的现象,促进血管紧张素 Ⅰ 转变成血管紧张素 Ⅱ 的酶,与分解缓激肽的酶是同一个酶。这个酶就是 ACEI 发现的关键所在,ACE 像一座桥梁把缓激肽和血管紧张素 Ⅱ 联系在一起。

血液里既然有 ACE,就一定还有一种 ACE 的抑制物质,既增强缓激肽系统,又抑制血管紧张素 Ⅱ 的生成,对血压进行调节。如果能找到那个抑制 ACE 的物质,将有可能开发一种新型的抗高血压药。而此时,巴西的药理学家圣迭戈·费雷拉已经在蛇毒里发现了一种能够增强缓激肽作用的肽类物质——BPF,而 BPF 就是要寻找的 ACE 抑制剂。1971 年,巴西科学家从蛇毒中分离出一种可抑制 ACE 的多肽类物质——替普罗肽。1973 年,生物学家将替普罗肽分子切成一些小分子碎片,并将羧基(—COOH)换成巯基(—SH),由此得到了第一个具有较好口服生物利用度的 ACEI 新化合物药物——卡托普利(开博通)。它对 ACE 的抑制作用较替普罗肽提高了 2 000 倍,该药于 1981 年在美国上市。卡托普利为第 1 代血管紧张素转换酶抑制剂的代表性药物,由于含有巯基,少数患者出现皮疹和味觉消失等不良反应,后来开发了不含巯基的第 2 代血管紧张素转换酶抑制剂。1976 年,日本药学家从酞嗪系列诱导体中筛选出第 2 代 ACEI 药物依那普利,并于 1984 年在德国上市。因属前体药物,故起效慢。之后开发了不需激活或代谢即有活性的第 3 代药物,如赖诺普利(lisinopril,1987 年在美国和新西兰上市)、福辛普利(fosinopril,1991 年在美国上市)、佐芬普利(zofenopril,2001 年在意大利上市)等,它们在高血压、心力衰竭、心肌梗死的治疗中发挥重要作用。

四、血管紧张素转换酶抑制剂的循证与探索历程

ACEI 除了降压作用外还具有保护心脏、肾脏等作用,对胰岛素感受性也有改善作用。

(一) ACEI 预防脑卒中

HOPE 研究显示,ACEI 对各类脑卒中均有预防作用。实践表明,只要能很好地控制血压,就能减少出血性或缺血性卒中。但 ACEI 对脑卒中的预防不止是降压,还有血管保护作用,ACEI 可抑制动脉斑块的活性,起到抗动脉粥样硬化作用。

(二) ACEI 改善心脏功能

ACEI 抑制肾素和 Ang Ⅱ 的活性,阻止缓激肽降解,扩张血管,降低心室壁的张力和膨胀程度,减少心肌细胞壁肥厚因子的刺激,从而抑制和逆转心肌肥厚。ACEI 能扩张冠状动脉,减轻心脏前后负荷,降低心肌耗氧,对抗心脏 RAS 的缩血管和水钠潴留作用,中断心力衰竭时的心脏恶性循环。研究表明,ACEI 对轻、中、重度心力衰竭均有效,可显著降低心力衰竭患者的死亡率,是公认的治疗和预防慢性心力衰竭的首选药物。

ACEI 可通过抑制 RAS,清除氧自由基,改善血流动力学来增加冠脉血流量,改善心肌缺血,保护心脏收缩功能,减少心肌缺血再灌注损伤。

(三) ACEI 抗动脉粥样硬化作用

Ang 前体药物能诱导原癌基因 *C-fos*、*C-myc*、*C-jun* 及生长因子的基因表达,导致血管细胞的生长和增殖,并有助于内皮细胞释放嗜酸性化学物质,使嗜酸性粒细胞黏附和聚集,最终诱发粥样斑块形成。另外,细胞内钙超载也可导致动脉粥样硬化。ACEI 通过抑制 Ang Ⅱ 生成,降低细胞内钙超载而发挥抗

动脉粥样硬化的作用。氧自由基是血管内皮损伤和低密度脂蛋白氧化的重要因素,ACEI 抑制儿茶酚胺氧化产生的自由基而发挥其清除自由基的作用。氧自由基的清除可保护损伤的心肌,同时还可起到强化内皮源性舒张因子的作用,使其调节动脉粥样硬化,避免血栓形成。

(四) ACEI 肾脏保护作用

RAS 使肾血流量和肾小球滤过性下降,远曲小管钠转运增加,导致水、钠排泄减少,是多种肾病发生及发展的重要因素。ACEI 阻断 RAS,抑制肾内 Ang Ⅱ 生成,扩张肾动脉,同时增加肾血流量,增加肾小球滤过率,有利于尿钠的排泄,减缓慢性肾脏疾病和肾脏损伤的发展。同时,ACEI 还可降低肾小球毛细血管压和减少蛋白滤过,蛋白尿的减少可减轻肾小管间质的损伤,从而减慢有糖尿病和无糖尿病性肾脏病的发展,对保护肾脏起到重要作用。1995 年后经循证医学证实,ACEI 保护肾脏作用体现在两方面,一方面是减少尿蛋白排泄,另一方面是延缓肾脏损害进展。有或没有高血压的慢性肾病患者都可以应用 ACEI 保护肾脏。ACEI 具有非血压依赖性肾脏保护效应。

(五) ACEI 增加胰岛素敏感性

胰岛素敏感性降低是血压升高的重要机制之一,理想的抗高血压药应在降压的同时能对糖和脂的代谢也有改善作用。ACEI 可增加骨骼肌中己糖激酶的活性,使内源性缓激肽增多,改善骨骼肌对葡萄糖的摄取,促进糖的利用,从而提高高血压患者对胰岛素的敏感性,减轻胰岛素抵抗。

(六) ACEI 抗肿瘤作用

ACEI 在体内外试验中具有抑制肿瘤生长,抗肿瘤血管生成,抑制细胞外基质降解和治疗肿瘤恶病质等广泛作用。其作用机制可能与抑制 RAS 活性,抑制肿瘤血管内皮生长因子生成,抑制金属蛋白酶活性及抑制蛋白降解有关。

ACEI 走过了 40 年循证和探索的历程,这类药物在心血管病事件链的各个环节都显示出良好的作用,这些不断的探索确定了这类药物在心血管疾病防治中的重要地位。

第四节　高血压动物模型和研究方法

现代医学对高血压的确切病因及发病机制尚存在许多未知,临床上常用的抗高血压药,在降压及改善症状方面尚存在许多不足。加强对高血压病因及发病机制的研究,开发出更有效的治疗药物是非常必要的。而实验研究离不开高血压动物模型的复制,好的动物模型能够较好地模拟疾病状态,为全方位的研究提供可能。现将目前实验中高血压动物模型的应用概况与研究进展做简要的介绍分析。

一、遗传性高血压动物模型

遗传性高血压动物模型使用最广的动物是大鼠,自发性高血压大鼠(SHR)是 1969 年由冈本等从 Wistar 大鼠中筛选培育而成,该品系高发心血管疾病且无明显原发性器质损伤。电生理基础、肾素 - 血管紧张素系统、内皮素、血管结构与功能等方面的发病机制研究证实其与人类原发性高血压相似。目前已培育成功 8 个品系的遗传性高血压大鼠,即遗传性高血压品系(GH)、自发性高血压品系(SHR)、中风型高血压品系(SHR/SP)、盐敏感品系(DS)、FH/Wjd 高血压品系(FHH)、米兰种高血压品系(MHS)、

Munster品系(SHM)、Sabra高血压品系(SBH)和Lyon高血压品系(LH)。

自发高血压大鼠培育而成的近交系,其高血压发生率高。动物血压随年龄增长而增高,且雌性的血压较雄性低,因此实验所用的自发性高血压大鼠一般需注明年龄和性别。研究显示,高血压大鼠在生长早期的病理生理为血管阻力持续增加、血压升高、心肌肥大、肾素-血管紧张素系统激活,持续进展到生存晚期,并发展为心肌肥大、充血性心力衰竭,以及脑、心肌、肾病变等并发症。该模型在发病机制、并发症、外周血管阻力变化、对盐的敏感性等与人类高血压患者相似,广泛用于基础研究。但缺点是该模型不易制得,与遗传因素相关性大,还存在饲养环境特殊和饲养条件高、易变种、断种等不足,以及价格较贵,因此大量使用存在困难。

二、诱导性高血压动物模型

(一)外科手术性高血压模型

Goldblatt等在1934年利用模型动物犬,借助外科操作,首次制作了肾性高血压模型。之后,陆续有研究者通过外科手术诱发动物出现高血压,模型复制所使用的动物分别有大鼠、小鼠、兔、猪、猴。考虑高血压动物模型的易制作性,大鼠逐渐成为高血压模型动物的主要实验动物品种。

1. **肾动脉结扎合并高盐致盐敏感性高血压模型** 对高盐饮食小鼠进行1肾1夹型手术操作,4周之后观察,发现高盐组血压呈现显著升高,成功建立起盐敏感性高血压模型,生化分析揭示了该高血压模型的复制应该为细胞外液容积与肾素-血管紧张素系统共同作用的结果。

2. **部分肾切除致盐敏感性高血压模型** Scott等发现大鼠右肾切除、左肾上下侧部分切除操作,每日给予1%盐水,11天后,发现该组大鼠平均动脉压显著升高。Carlstrom等发现慢性盐负荷会使成年大鼠产生盐敏感性高血压。部分肾切除导致盐敏感性高血压模型合并其他操作可建立高血压并发症动物模型,如小鼠选择单侧肾切除及微渗透泵灌注血管紧张素Ⅱ可成功复制小鼠肾纤维化合并高血压模型,该模型可以作为高血压常见并发症的动物模型。

尽管外科手术结合高盐干预可以成功对动物造成盐敏感性高血压模型,但是外科手术在操作上要求较高,动物手术常并发器官坏死、感染等,这对模型的成功复制会产生严重影响。

3. **去氧皮质酮醋酸盐诱导高血压模型** 成年鼠先切除单侧肾,醋酸去氧皮质酮(deoxycorticosterone,DOCA)按50mg/(kg·d)皮下注射,每周5天,连续5周;给药期间同时饮1% NaCl溶液。给药1周后血压开始升高,5周后70%可形成持久性高血压。DOCA具有较强的水钠潴留作用,模型动物因钠潴留而具有低肾素活性。制备简便,高血压稳定,除水钠代谢相关研究外,也适用于RAS以外的其他可能参与高血压发病的病理机制研究,如高容量型高血压的免疫炎症损伤机制相关研究。

4. **腹主动脉缩窄型高血压模型** 大动物如犬、兔应用较多,大鼠次之。多采用无菌丝线于两肾动脉之间环扎腹主动脉,一般使管径减小约50%,致外周阻力增大,血压升高。该模型多用于高血压的心血管损害相关研究,但制备方法有创,动物死亡率较高,手术难度大,一定程度上限制了其广泛应用。

(二)药物诱导性高血压模型

1. **AngⅡ诱导高血压模型** 采用渗透泵皮下注射法,剂量多用10ng/(kg·min),每3天监测1次血压,一般给药2~4周。对于急性高血压或慢性靶器官损害的研究,给药时间可相应缩短或延长,用量也可增至基础剂量的几十倍甚至上百倍。

研究发现，该模型动物的活性氧增多，可能为心血管损害的始动促发因素。肾髓质血流量减少，存在水钠重吸收过多的盐敏感性。该模型主要应用于 RAS 相关研究，其他如心血管氧化应激损害、水钠代谢失常等也较适用。其适用范围近于 2 肾 1 夹模型。复制方法无创、简单，血压升高持续稳定，为非常有应用前景和值得推广的模型之一。

2. L-NAME 诱导高血压模型 N- 硝基 -L- 精氨酸甲酯(N'-nitro-L-arginine-methyl ester hydrochloride, L-NAME) 为 NOS 抑制剂，L-NAME 可减弱一氧化氮的舒血管作用，介导升压反应。3~4 周龄大鼠，按 15~20mg/（kg·d）腹腔注射（或灌胃）L-NAME，可加饮高盐水。第 1 周血压开始升高，第 2 周高血压形成。模型动物血管内皮损害较心肌损害突出，该模型特别适用于高血压中一氧化氮系统、心血管系统相关研究。其血压能稳定持续升高，复制方法无创、简单，有较好的应用前景。

（三）神经精神性高血压模型

该模型多应用于急性高血压实验，采用各种刺激（噪声、疼痛、寒冷等）造成动物高度紧张，交感神经、RAS 激活致全身细小动脉收缩，血压升高。雄性 Wistar 大鼠，用刺激脉冲随机变动的足底电击结合噪声的复合刺激可制备神经精神性高血压模型。但其血压稳定性、可控性不及经典模型，除应用于高血压神经精神相关性研究外，较少用于其他方面的研究。

（四）肥胖高血压模型

文献报道，超重和肥胖患者高血压发病率高达 75%，且大多数肥胖患者对高血压治疗药物不敏感。可能的机制如瘦素抵抗、RAAS 系统激活等，但目前对肥胖与高血压之间的分子机制还不明了。但该动物模型的应用可能为肥胖高血压患者开发新的治疗策略。但此方法较难运用于小鼠，高脂高盐饮食诱导 C57BL/6 鼠至少需要 3 个月的时间，相对大型动物犬、猪则相对缩短时间。如果饮食中加入谷氨酸钠，可形成自发性高血压肥胖模型，但相关性较弱。

三、基因工程高血压动物模型

随着生物技术的发展，越来越多的基因工程模式动物运用于高血压发病机制及药物评价的研究。对模型动物采取相关基因敲除、导入，或使其表达上调、下调的方法进行高血压相关研究。过去 10 年间，基因编辑技术的迅猛发展，使得开展高血压相关易感基因的研究成为可能。基于人类全基因组关联分析（genome-wide association study，GWAS）结果，人们认识到许多具有调节血压新的功能基因，通过 ZFN、TALEN、CRISPR/Cas 等基因编辑技术，开展多种基因工程高血压动物模型的研究。表 20-1 列举出部分实例。

表 20-1 高血压动物模型相关的转基因技术实例

转基因技术	物种	实例
基因过表达	小鼠	高血压孟德尔模型
	小鼠 / 大鼠	盐敏感性高血压模型
诱导表达	兔	诱导型高血压及终末器官损伤模型
BAC 嵌入	小鼠	高血压风险降低模型

转基因技术	物种	实例
全局基因敲除	小鼠	高血压孟德尔模型
	小鼠/兔	盐敏感性高血压模型
	小鼠	肺动脉高压模型、肾性高血压模型
基因敲入	小鼠/兔	人肾素-血管紧张素基因敲入
目标基因敲除	小鼠	肾特异性 Hsd11b2 基因敲除
无风险目标基因	兔	ROSA26 基因定点整合
条件敲除	小鼠	肺动脉高压模型
大鼠/兔胚胎肝细胞	大鼠/兔	大鼠/兔 ESC、TALEN 基因敲入致糖皮质激素受体突变高血压模型
	兔	ApoE 敲除
ZFN 基因编辑	兔	盐敏感性高血压模型
TALEN 基因编辑	小鼠/兔	Pde1a 突变常染色体显性多囊肾病高血压模型
CRISPR/Cas9 基因编辑	大鼠	人源性 ROSA26 基因定点整合
基因抑制/anti-miRs/siRNA	小鼠/大鼠	AT_{1A} 受体、醛固酮/盐表达下调高血压小鼠等

注：Apo E（apolipoprotein E，载脂蛋白 E）；AT_{1A}（angiotensin receptor 1A，血管紧张素受体 1A）；BAC（bacterial artificial chromosomes，细菌人工染色体）；CRISPR（clustered regularly interspaced short palindromic repeat）；ESC（embryonic stem cell，胚胎干细胞）；Hsd11b2（hydroxysteroid dehydrogenase 11b2，类固醇脱氢酶 11b2）；miR（microRNA）；Pde1a（phosphodiesterase 1a，磷酸二酯酶 1a）；siRNA（small interfering RNA，小干扰 RNA）；TALEN（transcription activator-like effector nuclease，转录激活物样效应核酸酶）；ZFN（zinc finger nuclease，锌指核酸酶）。

四、其他

（一）不同性别及年龄遗传性高血压动物模型

性别差异是高血压及心血管系统疾病的重要特征，大鼠、狗、鸡和兔等动物同样存在性别差异导致血压不同的现象。随着年龄的增长，人类呈现血压逐渐增高的趋势，女性绝经后高血压的高发现象，提示高血压的发病率与年龄、性别密切相关。高血压可能与体内激素水平、神经系统、免疫系统、氧化应激水平及代谢水平相关。不同的高血压动物模型中，由性别、年龄导致高血压可能源于不同的机制，故选择不同的动物模型将产生不同的实验结果。

（二）终末器官损伤高血压动物模型

高血压对器官可造成不可逆损伤，脏器的损伤同时也是高血压致死的主要原因，故建立终末器官损伤（end-organ damage）高血压模型对于抗高血压药的研发与评价同样重要。目前主要针对高血压导致的血管、心脏、肾脏、脑等受累器官建立模型。

（三）妊娠高血压综合征动物模型

这类特殊动物模型主要采用妊娠大鼠建立子宫胎盘缺血模型、慢性一氧化氮合酶（NOS）抑制模型、多柔比星肾病（adriamycin nephropathy，AN）模型、慢性高胰岛素模型、链脲佐菌素（streptozocin）模型、交感神经紧张模型等。

（四）高血压中医证候动物模型

建立适应中医理论的高血压动物模型，对开发我国传统中药具有重要意义，主要有高血压阴虚模型、高血压阴阳两虚模型、高血压实火型模型、高血压阳虚模型、高血压肝阳上亢模型、高血压血瘀证模型和高血压痰湿壅盛型等。

第五节　抗高血压药应用进展及面临问题

一、治疗现状

抗高血压药研发和审批始于 20 世纪 50 年代初,在 80 年代和 90 年代达到顶峰,在 21 世纪开始减少。到目前为止,FDA 已经审评了逾百种的抗高血压药。但大约一半的高血压患者经现有的抗高血压药治疗后,血压仍不能达标。2017 年公布的美国高血压指南已经将高血压的定义进行修订,血压≥17.3/10.7kPa(130/80mmHg)即定义为高血压,因此,我们迫切需要一些更为有效的降压治疗策略。

二、潜在治疗靶点

虽然基于高血压联合用药的治疗策略,开发复方制剂,以提高患者对处方药的依从性而提高降血压疗效是一条有效途径;同时开发基于新靶点的具有应用前景的新型药物亦是努力的方向。

下面介绍目前已进入临床或处于临床前研究的作用于新靶点的抗高血压潜在药物。

(一)盐皮质激素受体拮抗剂

盐皮质激素受体(MR)排列于集合管内,在肾皮质高度表达,经醛固酮激活后促进钠、水的重吸收,从而增加血容量,引起高血压。此外,心脏和血管组织中的肾外 MR 激活后会刺激 NADPH 氧化酶,通过释放氧化应激物而导致内皮损伤。finerenone 是一种最新的盐皮质激素受体拮抗剂,目前临床试验的研究范围是高血压、心力衰竭和糖尿病肾病。其化学结构与类固醇激素相似性低,不会产生螺内酯类似的类固醇激素样不良反应。虽然 finerenone 表现出系列优势,但在降血压作用上表现不佳。

(二)作用于 RAS 反向调节通路的抗高血压药

RAS 反向调节通路是目前比较活跃的降血压和预防靶器官损伤作用新靶点,主要聚焦于能上调并活化 RAS 反向调节通路中多种介质的药物。反向调节 RAS 通路,可通过阻断一系列级联反应导致的血管收缩、氧化应激和血容量增加等,实现降低血压。该类药物从 2015 年开始已有许多进入临床试验阶段。针对 RAS 反向调节通路的药物主要包括重组人 ACE2、血管紧张素(1~7)类似物、AT$_2$ 受体激动剂。

(三)作用于中枢的氨肽酶抑制剂

氨肽酶 A(APA)通过水解大脑中血管紧张素 Ⅱ 的 *N*-末端天冬氨酸残基而将其转化为血管紧张素 Ⅲ,血管紧张素 Ⅲ 可增强交感神经系统活性,释放精氨酸升压素,进而升高血压,因此抑制 APA 可作为一个潜在的降血压靶点,目前命名为 RB150 的口服抑制剂正在进行临床评价。

(四)血管活性肠肽受体激动剂

血管活性肠肽(VIP)存在于中枢神经和肠神经系统中,与 G 蛋白偶联受体 VPAC1 和 VPAC2 结合后,可产生正性肌力和血管舒张作用,因此,激动 VIP 可作为一种治疗高血压、肺动脉高压和心力衰竭的研究靶点。PB1046（vasomera）已进入临床研究。

（五）肠道 Na^+/H^+ 交换体 3 抑制剂

表达于肠道上皮细胞的 Na^+/H^+ 交换体 3（NHE3），在 Na^+ 的吸收中发挥了重要作用，而 Na^+ 平衡在血容量改变和高血压的发生中起了至关重要的作用，因此抑制 NHE3 成为高血压及其并发症治疗中的一个研究靶点。tenapanor 是一种 NHE3 抑制剂，在动物实验中，口服后可有效抑制钠的吸收，显示出降血压、减少蛋白尿和防治左心室肥厚的疗效，与依那普利合用可增强降压效果。

（六）L 型钙通道阻滞剂 / 内皮素 A/B_2 受体拮抗剂

血管平滑肌细胞上 L 型钙通道的钙内流是影响血管张力和血压的一个主要因素，使用钙通道阻滞剂阻断 L 型钙通道可有效降低血压。

内皮素 -1（ET-1）与 A 型受体和 B_2 型受体结合时是一种强效的血管收缩剂和炎症介质，但与 B_1 型受体结合则具有血管扩张和抗炎效应。sargachromenol-D 在动物实验中显示出良好的降压作用。

（七）哇巴因抑制剂

哇巴因结合 Na^+,K^+-ATP 酶，启动信号转导级联，激活胞质酪氨酸激酶（cSRC），导致血管炎症和活性氧的产生，长期 cSRC 的激活可导致高血压。哇巴因抑制剂可阻断哇巴因抑制 Na^+,K^+-ATP 酶活性的作用，亦可减少 cSRC 的激活，从而治疗高血压。rostafuroxin 在动物实验中能降低收缩压，易化阻力血管中内皮介导的血管舒张，增加 NO 的生成，减轻氧化应激。

（八）高血压疫苗

高血压疫苗是未来抗高血压药研发的新方向。Ⅱ 期临床试验初步证实，高血压疫苗 CYT006-AngQb 安全、有效。其作用机制是刺激机体免疫系统生成血管紧张素抗体，抑制血管紧张素作用，从而产生降压作用。疫苗的有效时间可以持续几个月，患者一年只需注射几次，有望大大提高患者用药的依从性。但仍有很多问题阻碍了这些药物应用于临床实践之中，例如降压效果不明显。作用于 AT_1 受的疫苗也在进行研发（或在研发中）。心血管疾病治疗疫苗的研发是一项非常具有挑战性的任务，但如果研发成功，将会在临床治疗、社会以及经济方面产生巨大的影响。

三、高血压治疗面临的问题

（一）高血压再定义

随着高血压领域研究的进展，全球高血压指南不断在更新。其中 2017 年美国心脏病学学会（ACC）、美国心脏协会（AHA）采用了新的诊断阈值［17.3/10.7kPa（130/80mmHg）］，即新的成人血压分类为正常血压定义为 <16/10.7kPa（120/80mmHg），血压 16~17.2/10.7kPa（120~129/<80mmHg）为血压升高，17.3~18.5/10.7~11.9kPa（130~139/80~89mmHg）为 1 级高血压，≥ 18.7/12kPa（140/90mmHg）为 2 级高血压。2018 年，欧洲心脏病学会（ESC）与欧洲高血压学会（ESH）正式发表了 2018 年欧洲高血压指南，新指南将诊室血压 ≥ 18.7/12kPa（140/90mmHg）作为高血压的诊断界值，同时将 24 小时平均血压 ≥ 17.3/10.7kPa（130/80mmHg）、白天血压 ≥ 18/11.3kPa（135/85mmHg）、夜间血压 ≥ 16/9.3kPa（120/70mmHg）和家庭血压 ≥ 18/11.3kPa（135/85mmHg）列为高血压的定义。新标准的公布无疑将大大增加高血压的发病率，推荐使用抗高血压药的成人比例也将提高，但我们同时也应注意，高血压标准的降低，将会提高血压控制率，最终对心血管疾病预防有益，早期强化治疗可能会延缓高血压的进展，预防

难治性高血压,从长远看可以降低成本。

(二)高血压的治疗原则

高血压患者经常伴有心血管危险因素,故高血压患者需重点加强心血管总体风险管理。高血压是一种心血管综合征,仅依靠单纯的降压已无法满足治疗需要。对于高血压合并冠心病患者来说,在降压达标的同时对心血管风险进行管理。

血压控制达标是降压治疗策略的核心,是心脑血管获益的根本途径,是评估药物治疗的"硬指标"。2019版《中国高血压防治指南》推荐,对高血压患者的降压目标是<18.7/12kPa(140/90mmHg);当高血压合并冠心病、糖尿病、慢性肾病时,治疗宜个体化,在能耐受的情况下可以使血压降至17.3/10.7kPa(130/80mmHg)以下。选择抗高血压药时,应根据患者的心血管风险以及合并的靶器官损伤和疾病选择治疗方案。

心血管风险管理指全面干预心血管危险因素、靶器官损伤和合并疾病,是降低心血管风险的"软指标"。

(三)高血压治疗中关注脉压的变化

高血压治疗过程中,不同年龄层次高血压患者脉压的变化在临床用药中应加以充分考虑。

思考题　　　1. 简述β受体拮抗药抗高血压的临床应用特点。
　　　　　　2. 试述抗高血压药联合应用的重要性及原则。

(童 静)

参 考 文 献

[1] LAURENT S, Antihypertensive drugs. Pharmacol Res, 2017, 124: 116-125.

[2] WOLF M, EWEN S, MAHFOUD F, et al., Hypertension: history and development of established and novel treatments. Clin Res Cardiol, 2018, 107 (Suppl 2): S16-S29.

[3] CAREY R M. AT$_2$ receptors: potential therapeutic targets for hypertension. Am J Hypertens, 2017, 30 (4): 339-347.

[4] JIANG Y L, LI Q, JIA M X, et al., PPARδ: a potential therapeutic target for the treatment of metabolic hypertension. Int J Hypertens, 2019.

[5] LEE R, DICKHOUT J G, SANDOW S L, Vascular structural and functional changes: their association with causality in hypertension: models, remodeling and relevance. Hypertens Res, 2017, 40: 311-323.

[6] LERMAN L O, KURTZ T W, TOUYZ R M, et al, Animal models of hypertension: A Scientific Statement From the American Heart Association. Hypertension, 2019, 73: e87-e120.

第二十一章　离子通道概论及钙通道阻滞药

第一节　离子通道药理学

1976 年德国马普生物物理化学研究所的 Erwin Neher 和 Bert Sakmann 在青蛙肌细胞上用双电极电压钳方法,在微电极内充灌乙酰胆碱,并将其与细胞膜密切接触,记录到乙酰胆碱激活的单通道离子电流,从而诞生了膜片钳技术(patch clamp recording technique)。这是人类首次记录到单通道的离子电流。随后,多种离子通道(ion channel)被逐步发现,它们是细胞膜中的跨膜蛋白质分子,在脂质双分子层中构成具有高度选择性的亲水性孔道,能选择性通透某些离子,是维持细胞生物电活动的基础。

一、离子通道的分类

(一) 钠通道

钠通道(sodium channel)是选择性允许 Na^+ 跨膜通过的离子通道,属电压门控离子通道,由 α、β_1、β_2 及 β_3 亚单位组成,其功能是维持细胞膜兴奋性及其传导。在心脏、神经和肌肉细胞,动作电位起始于快钠通道的激活,钠离子内流引起动作电位 0 期去极化。现已克隆出 9 种人类钠通道基因。

根据对钠通道阻滞剂河鲀毒素(tetrodotoxin,TTX)和芋螺毒素(μ-conotoxin,μCTX)的敏感性不同,人们将电压门控性钠通道分为三类:即神经类(对 TTX 敏感性高,而对 μCTX 敏感性低)、骨骼肌类(对 TTX 和 μCTX 敏感性均高)和心肌类(对 TTX 和 μCTX 敏感性均低)。

(二) 钙通道

钙通道(calcium channel)存在于机体各种组织细胞,是调节细胞内 Ca^{2+} 浓度的主要途径。细胞内的游离钙离子对组织和细胞的各种生理活动具有广泛的调控作用,是极其重要的第二信使。

1. 电压门控钙通道(voltage-gated Ca^{2+} channel)　基本结构是由 α_1、α_2、β、γ 和 δ 亚单位组成的糖基化多肽复合体。大多数可兴奋细胞,根据电生理学和药理学特性的不同可将电压门控性钙通道分为 T、L、N、P、Q 和 R 等 6 个亚型。其中 L 型钙通道是细胞兴奋时外钙内流的最主要途径。

2. 配体门控钙通道(receptor-operated calcium channel)　存在于内质网或肌浆网膜上,是内钙释放进入胞质的途径。现主要由两种钙释放通道①三磷酸肌醇受体钙通道(inositol triphosphate receptor,IP_3R):在 IP_3 的特异性激动作用下,可促使 ER/SR 内 Ca^{2+} 释放,在多种细胞活动中起重要作用。已证实它至少有四个亚型,分别为 IP_3R1、IP_3R2、IP_3R3 和 IP_3R4。② Ryanodine 受体钙通道(ryanodine receptor,RyR):是存在于 ER/SR 膜上的另一类重要的细胞内钙释放通道,对 Ca^{2+} 敏感。能够特异性与一种中性植物碱 ryanodine 相结合,目前发现它至少有三种亚型:RyR1(骨骼肌型)、RyR2(心肌型)和RyR3(脑型)。

(三) 钾通道

钾通道按其电生理特性不同分为电压依赖性钾通道、钙依赖性钾通道及内向整流钾通道。

1. 电压依赖性钾通道(voltage-dependent K^+ channel)　这类钾通道的活性受膜电位变化调控,包括延迟外向整流钾通道(delayed outward potassium channel)和瞬时外向钾通道(transient outward K^+ channel)。

2. 钙依赖性钾通道(Ca^{2+} dependent K^+ channel,K_{Ca})　是一类具有电压和 Ca^{2+} 依赖性的钾通道,是调节血管平滑肌肌源性张力的主要离子通道之一。分为三个亚类,即大电导型 K_{Ca}(BK_{Ca})、中电导型 K_{Ca}(IK_{Ca})、小电导型 K_{Ca}(SK_{Ca})。其主要功能在于调控血管尤其是阻力血管的肌原性张力,调节神经元兴奋性、放电频率和膜振荡,最大特点是影响可兴奋细胞的放电类型。广泛分布于除心肌细胞外的各种组织细胞。

3. 具有内向整流特性的钾通道(inward rectifier K^+ channel,IRK)　这类钾通道比较重要的有 3 种:内向整流钾通道(K_{ir}),ATP 敏感的钾通道(K_{ATP})及乙酰胆碱激活的钾通道(K_{ACh})。

4. 超速整流钾通道和起搏电流

超速整流钾通道产生电流为超速延迟整流钾电流(the ultrarapid delayed rectifier K^+ current,I_{kur}),在动作电位时程平台期迅速激活,具有外向整流、缓慢失活的特性。值得注意的是,人体心脏中,该通道在心房组织中表达,而在心室组织不表达。因此,对心脏而言,超速延迟整流钾电流是人心房复极过程中主要的延迟整流电流。

起搏电流(pacemaker current,I_f)I_f 是非特异性阳离子电流,由一种以上单价阳离子,如 K^+ 和 Na^+ 共同携带的离子电流,是一种心脏起搏电流,控制细胞的起搏活动,与心脏自律性有关,主要参与肌细胞舒张期的除极化过程,控制心率。目前公认 I_f 电流是浦肯野纤维自动除极的主要电流。

(四) 氯通道

氯通道广泛存在于有机体的细胞膜和细胞器膜,不仅可转运 Cl^-,还可转运 I^-、Br^-、F^-、NO^+ 甚至带负电荷的氨基酸等,氯通道的开放与膜电压、细胞内 ATP 的水解、细胞膨胀、细胞内 H^+/Ca^{2+} 浓度、细胞内残基磷酸化、细胞信号分子结合等有关,对维持细胞内稳态起了重要作用。

1. 电压依赖性氯通道(voltage-dependent chloride channel)　目前发现哺乳动物存在 9 种编码电压依赖性氯通道基因。由 13 个疏水性功能域构成($D_1 \sim D_{13}$)。CLC 家族氯通道各亚型具有不同的组织分布,但它们共有的电生理特性是电压依赖性开启,并且同其分子结构相对应,具有快闸门和慢闸门两次开启过程,慢闸门的关闭导致通道失活。

2. 囊性纤维化跨膜转导体(cystic fibrosis transmembrane conductance regulator,CFTR)　属 ABC 转运体家族,是一种电压非依赖性氯通道。CFTR 的功能作用除转运 Cl^- 外,更为重要的功能是作为其他蛋白的调节体调节其功能,包括:调节 HCO_3^- 盐和 ATP 转运,还与细胞内 pH 调节有关。CFTR 广泛存在于各种上皮细胞顶端膜。CFTR 是电压非依赖性阴离子通道,激活过程必须有 cAMP 参与。

3. 容量调节性氯通道(volume-regulated chloride channel)　在维持细胞容量平衡中发挥

重要作用。目前发现容量调节性氯通道与细胞增殖、分化、凋亡、调节性容量下降、凋亡性容量下降以及电活动有关。容量调节性氯通道电流在细胞外低渗条件下激活,具有中度外向整流性。容量调节性氯通道的调节与蛋白磷酸化调节、细胞内钙、细胞骨架和细胞内氯离子调节有关。

4. 钙激活氯通道(calcium-activated chloride channel)　钙激活氯通道是目前唯一具有细胞黏附功能的离子通道,由 4~5 个跨膜结构域构成,在 TM4~TM5 之间劈裂形成一个前体(precursor),是钙激活氯通道重要的结构特征。在心肌细胞、神经细胞及血管平滑肌细胞等可兴奋细胞中,钙激活的氯通道通过起始复极过程参与动作电位的形成,并形成后电位。因为它的激动伴随电压依赖性钙通道的开放,致使钙内流增加。在血管平滑肌细胞,钙激活氯通道介导的除极使电压依赖性钙通道激活,导致血管收缩。

二、离子通道的调控

离子通道的活动是细胞生物电活动的基础,也直接或者间接地参与细胞跨膜信号转导过程,离子通道基因缺陷及功能改变与多种疾病发生、发展密切相关。离子通道是药物作用的关键靶点,应用药物维持或者恢复离子通道稳态,是疾病治疗的重要手段。

(一) 药物作用于离子通道的机制

药物作用可涉及受体、酶、离子通道、核酸、基因和免疫系统等生命代谢活动的多个环节。从作用机制角度看,上述环节均可作为药物作用的靶点,而离子通道作为药物作用靶点之一起到了重要作用。

1. 药物可直接作用于离子通道,通过调节通道的激活、干扰通道的失活等方式,使通道功能发生障碍。

2. 阻塞通道孔道是药物作用的另一种形式。凡是能进入开放通道并与孔道一定部位结合的正离子都有可能与通透的离子竞争相同的结合位点,引起通道快速阻断。由于其只有在通道开放时才能发挥作用,因此具有一定的电压依赖性,属于通道的开放阻滞药,其效应可以是部分或者完全阻断。

3. 药物对离子通道的间接作用主要指药物不直接作用于离子通道,而作用于远离通道门控区域的其他位点,或通过第二信使系统的调制来发挥作用。

因此,离子通道就成为药物作用机制的重要一环,在不同情况下,药物作用的靶点可能是单一种类的离子通道,也可能是多个种类或不同亚型的离子通道,在用药时应全面考虑。

(二) 离子通道的调控机制

1. 自主神经对离子通道的调控　自主神经主要通过释放其递质乙酰胆碱(acetylcholine, ACh)和去甲肾上腺素(noradrenaline, NE)作用于相应受体来实现其对各种离子通道的调节。交感神经释放去甲肾上腺素激活心肌细胞 β_1 受体,使 Na^+、Ca^{2+} 内流增加,引起心率增快。迷走神经释放乙酰胆碱激活心肌细胞 M_2 型毒蕈碱型乙酰胆碱受体(muscarinic acetylcholine receptor, mAChR),使 K^+ 外流增加,从而减慢心率。

2. 受体及细胞内信号转导系统对离子通道的调控　在多细胞高等生物体内,细胞间的相互影响是通过信号分子实现的,信号分子包括蛋白质、肽、氨基酸、核苷酸、类固醇、脂肪酸衍生物和一些溶于水的气体分子,如神经递质谷氨酸和 γ- 氨基丁酸(GABA)通过激活快速作用配体门控离子通道和更慢作用的 G 蛋白偶联受体(GPCR)来传递突触信号等。

3. 细胞内信息物质对离子通道的调控

(1)离子通道的氧化磷酸化调控：磷酸化/去磷酸化是通道调节的普遍机制，通道的磷酸化主要与丝氨酸和酪氨酸残基等有关。不同的蛋白激酶识别序列不同，如PKA首先磷酸化的是位于几个碱性氨基酸附近的丝氨酸和苏氨酸。近年发现蛋白磷酸酶(protein phosphatase,PPase)在通道调控中起重要作用。

(2)G蛋白对离子通道的调控：在真核细胞里许多神经递质与受体结合并激活G蛋白，被激活的G蛋白通过各种方式与胞内效应蛋白(包括离子通道)相联系。大多数被G蛋白间接调控的效应分子是酶和调节蛋白，它们的靶分子是第二信使。如新近发现，受到外界刺激后，高Ca^{2+}通透性的环核苷酸门控的通道(CNG)被激活，使Ca^{2+}内流增加。

(3)钙调素对离子通道的调控：钙调素(calmodulin,CaM)是一种特异性钙结合蛋白，Ca^{2+}/CaM复合物的作用是与多种靶蛋白结合并改变靶蛋白的活性，主要是通过CaM激酶的介导来实现的。这些靶蛋白有各种酶和细胞膜上的转运蛋白，例如细胞膜上的Ca^{2+}-ATP酶。

(4)细胞骨架对离子通道的调控：近年研究表明，几乎所有已知通道都不同程度地受到细胞骨架的调节。膜片钳技术证实细胞骨架具有调节细胞Na^+通道的作用，Edelstein等鉴定出一个与Na^+通道高亲和的33kD的细胞骨架关联蛋白，为细胞骨架调节通道的假说提供了分子生物学证据。当细胞处于低渗环境中，由于水进入细胞使其体积变大，通过细胞的自动调节，使细胞体积逐步复原。这种调节性细胞体积减小的机制与容积敏感性Cl^-通道($I_{Cl,VOL}$)和K^+通道介导的细胞内Cl^-和K^+外流有关，细胞骨架参与这一调控过程。

(5)泛素化对离子通道的调控：泛素化(ubiquitinylation)是一种常见的通道蛋白翻译后修饰，可调控离子通道的丰度、活性及通道蛋白稳定性等。研究最多的泛素化通道是Na^+通道，其PY基序是泛素蛋白连接酶Nedd4/Nedd4样家族的结合位点。Cx43的羧基末端同样含PY基序，与一个基于酪氨酸的选择基序重叠，这个区域对于Cx43的稳定性很重要。

三、膜片钳技术概论

膜片钳技术是以记录通过离子通道的离子电流来研究细胞膜上单个(或多个)离子通道分子活动的新技术。膜片钳技术可用一根玻璃微电极同时完成膜片电位的监测、钳制及通道电流的记录。随着该技术的逐渐完善及应用，已成为目前探讨离子通道功能、药理特性的最理想的研究方法。

(一) 膜片钳技术的记录模式

根据研究需要及记录膜片的不同，膜片钳记录可形成以下几种基本模式(图21-1)。

1. 细胞贴附记录模式(cell-attached recording mode) 该模式将玻璃微电极吸附在细胞膜上对单离子通道电流进行记录。电极刚接触细胞膜时，电极与细胞膜的封接阻抗不到$50M\Omega$，必须对电极内施加负压力，使小块膜片陷入电极端口，与电极内壁形成Ω形封接，这样电极内与细胞膜之间的封接电阻可达到$1G\Omega$以上。这时即使不加负压，封接仍维持牢固的稳定状态，即形成细胞贴附式(图21-2)。

此模式最能代表细胞的生理状态，也最易获得，但是它很难控制细胞膜两面的介质。由于细胞膜电位的影响，其钳制电压也较容易波动，故一般不能采用此种模式记录细胞膜电位。

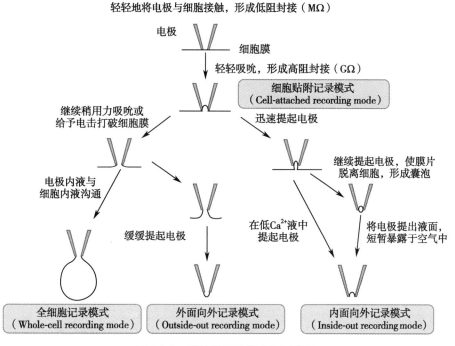

图 21-1 膜片钳记录模式的示意图

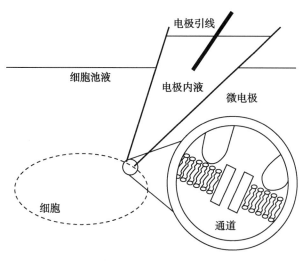

图 21-2 细胞贴附记录模式的示意图

2. **全细胞记录模式**（whole-cell recording mode） 在高封接（细胞贴附记录模式）状态下,若将微电极尖端的小膜片击破,微电极与细胞内液接触,即形成全细胞记录模式。此时与细胞内记录非常相似。探头电极在细胞膜的一侧,而细胞池电极在细胞膜的另一侧。因此,细胞膜电位可以被直接记录。

3. **外面向外记录模式**（outside-out recording mode） 此模式是在全细胞记录模式基础上形成的。即在全细胞记录模式下将膜片的微电极向上提起可得到分离的膜片,由于它的细胞膜内面对膜片微电极内液、膜外面自然封闭而对外,所以此模式称之为外面向外记录模式（图 21-3）。

4. **内面向外记录模式**（inside-out recording mode） 内面向外记录模式在细胞贴附式基础

上将微电极上拉至细胞池液体外,将微电极尖端内细胞膜片与其余的细胞膜分离(图21-3)。

(二)膜片钳实验过程及方法

膜片钳实验过程包括微电极制备、细胞标本制备、高阻封接形成、离子单通道电流记录或全细胞记录几个环节。

1. 微电极制备　微电极是用拉制器由玻璃毛细管拉制而成的。玻璃微电极的选材和拉制质量直接影响封接电阻及记录时的噪声大小。

(1)选材:膜片钳实验用微电极可根据不同记录模式选用不同的玻璃毛细管拉制。从玻璃毛细管材料方面,可分为软质玻璃和硬质玻璃。

(2)拉制:第一步将玻璃软化,拉出一个长 7~10mm,直径 200~400μm 的杆,第二步再从杆中央以较小电流拉出两根尖端锥度较大的微电极。为避免电极尖端受灰尘污染,微电极一般在使用之前拉制。

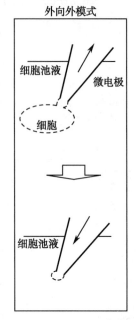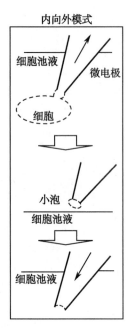

图 21-3　内面向外记录模式和外面向外记录模式的形成

(3)处理:微电极拉制成功后,其尖端需进一步处理,这一过程包括涂硅酮树脂(sylgard coating)和热抛光(heat polish)。

(4)充灌:微电极使用前要充灌电极内液,电极内液需经 0.2μm 的滤膜过滤。

2. 细胞标本制备　除脑片膜片钳和盲膜片钳法之外,实验所需标本均为具有生物活性的离体细胞,其来源包括急性分离、原代和传代培养。从理论上来讲,膜片钳实验用的细胞标本可来自体内各种组织细胞,只要细胞表面光滑,能与微电极尖端形成高阻封接即可。

3. 高阻封接形成　高阻封接形成与否是记录细胞离子通道电流能否成功的前提,是进行膜片钳实验的关键一步。

进行高阻封接时,需注意的是:①在微电极未入液之前常施以正压,使电极内有液体从电极尖端流出,防止浴液表面灰尘或溶液中粒子附着于电极尖端,影响高阻封接;②如果微电极尖端与细胞膜接触后,仍不能形成高阻封接,则电极不能再用,需重新换根微电极继续封接;③电极尖端与细胞膜接触,稍加负压后电流波形变得平坦,此时,如使电极超极化,则有助于加速形成高阻封接;④电极入液后封接的成功率与入液后的时间呈反比,电极内液中的肽类或蛋白质成分也会有碍于封接形成。

4. 膜片钳记录方式包括离子单通道电流记录和全细胞记录,其中离子单通道电流记录包括细胞贴附式、外面向外记录模式和内面向外记录模式。

(三)膜片钳技术的研究进展

膜片钳技术对离子通道电流的研究,使人们对于膜通道的认识有了深入了解。当前,人们正在把膜片钳技术与其他一些技术结合起来,协同对离子通道进行全面的研究,从而进一步揭示细胞膜离子通道结构、特征与功能关系(表21-1)。

目前,膜片钳技术是一个应用非常广泛的电生理学技术,它不仅能用来记录离子通道的电活动,膜片钳本身还有很多非电生理学方面的应用,它与其他生物学方法的结合应用已经非常普遍,例如与光遗传学（optogenetics）的联合,在某些神经元中表达对光敏感的通道蛋白,在光刺激下,通过膜片钳技术可看到被激活的神经元活动;而在高通量药物筛选中,高通量全自动膜片钳可以同时记录成百上千个细胞,使大规模药物筛选成为现实;在生物/固态纳米孔的研究中,膜片钳放大器可以用于记录一些生物分子如 DNA、RNA 或蛋白穿越纳米孔时产生的特异性电流,可用于 DNA 测序等研究。多学科领域的融合和交叉是当今科学研究的发展趋势,膜片钳为代表的电生理学研究也涉及化学、神经科学、药理学、细胞生物学、生理学和分子生物学等多个学科和领域。传统膜片钳技术也有其自身缺点,而目前多种技术结合应用还需进一步改进和拓展。开发低成本、高通量、自动化的膜片钳技术以及与更多新兴生物检测设备结合使用的技术将成为膜片钳技术的发展趋势。

表 21-1　膜片钳技术的研究历史与进展

1976 年	德国马普生物物理化学研究所 Neher 和 Sakmann 首次在青蛙肌细胞上用双电极钳制膜电位的同时,记录到 ACh 激活的单通道离子电流,从而产生了膜片钳技术。
1980 年	Sigworth 等在记录电极内施加 5~50cm H_2O 的负压吸引,得到 10~100GΩ 的高阻封接（Giga-seal）,大大降低了记录时的噪声,实现了单根电极既记录钳制膜片电位又记录单通道电流的突破。
1981 年	Hamill 和 Neher 等对该技术进行了改进,引进了膜片游离技术和全细胞记录技术,从而使该技术更趋完善,具有 1pA 的电流灵敏度、1μm 的空间分辨率和 10μs 的时间分辨率。
1983 年	*Single-Channel Recording* 一书问世,奠定了膜片钳技术的里程碑。
1986 年	Neher 等首创将膜片钳技术与 Frua-3 荧光测钙技术结合,同时进行如细胞内荧光强度、细胞膜离子通道电流及细胞膜电容等多指标变化的快速交替测定,这样便可得出同事件过程中,多种因素各自的变化情况,进而可分析这些变化间的相互关系。
1991 年	Sakmann 和 Neher 也因其杰出的工作和突出贡献,荣获 1991 年诺贝尔生理学或医学奖。Eberwine 等将膜片钳技术与单细胞逆转录多聚酶链式反应（PCR）技术结合起来运用,可对形态相似而电活动不同的结果作出分子水平的解释。
1994 年	Neher 等将光电联合检测技术与碳纤电极电化学检测技术首先结合起来。这种结合既能研究分泌机制,又能鉴别分泌物质,还能互相弥补各单种方法的不足。
1994 年	Neher 等将可光解出 Ca^{2+} 的钙螯合物引入此技术,进而可以定量研究 Ca^{2+} 浓度与分泌率的关系及最大分泌率等指标。

第二节　离子通道病——细胞膜离子通道紊乱性疾病

一、离子通道与心血管疾病

（一）离子通道与心律失常

心律失常（arrhythmia）即心动节律和频率异常。一般按心动频率将心律失常分为两种类型,即缓慢型和快速型。常见缓慢型有窦性心动过缓或窦性停搏、房室传导阻滞等;快速型有室上性快速心律失常、室性快速心律失常两大类。心肌细胞膜上存在多种离子通道,如 I_{Na}、I_{Ca}、I_{Kr}、I_{Ks}、I_{Kur}、I_{to} 等,这些通道表达和功能的彼此平衡是心脏正常功能的基础。

1. K⁺通道与心律失常　瞬时外向钾电流(I_{to})是复极早期的主要电流,I_{to}下调使动作电位时程(action potential duration,APD)延长,可引发缺血性心律失常、心肌肥厚和心力衰竭所致的室性心律失常。快激活延迟整流钾电流(I_{Kr})是心律失常发生的重要靶点,它的α亚基由人类 ether-a-go-go 相关基因(*herg*)钾通道蛋白编码,当 *herg* 钾通道发生变异,易产生致心律失常作用,诱发心源性猝死。慢激活延迟整流钾电流(I_{Ks})在心肌动作电位Ⅲ期复极过程中起关键作用:心肌肥厚时钾电流(I_K)密度下降,且主要以 I_{Ks} 密度下降为主,I_{Kr} 减少或不变,导致 APD 延长,为产生早后除极、迟后除极和尖端扭转型室速等心律失常创造了前提条件,易诱发心律失常。内向整流钾电流(I_{K1})是心肌细胞主要的背景外向电流,参与维持细胞静息膜电位和心肌细胞动作电位的终末复极。由 $K_V1.5$ 编码的 I_{Kur} 被发现只在人心房肌细胞中表达,而在人心室肌细胞中不表达,具有心房特异性。所以,抑制 I_{Kur} 可延长心房肌有效不应期,减慢心房率,而对心室电活动无明显影响,在抑制房颤同时不诱发其他部位心律失常发生,因此被认为是发展选择性治疗房颤药物的靶点。

2. Ca²⁺通道与心律失常　心力衰竭时,心肌雷诺丁受体2(RyR_2)长期过磷酸化使 calstabin-2 从 RyR_2 复合体上解离下来,calstabin-2 的解离易引起舒张期心肌肌浆网钙渗漏,导致心肌细胞内 Ca²⁺循环紊乱,出现心肌细胞迟后除极,并伴发心肌收缩功能障碍,进而触发心力衰竭时恶性心律失常的发生。心脏疾病患者体内一些特殊的自身抗体常参与心律失常乃至猝死的发生,如扩张型心肌病患者体内存在 Na⁺-K⁺-ATP 酶的自身抗体;抗 I_{Ca} 自身抗体会诱发扩张型心肌病,使得患者易发生心律失常及猝死。

3. Na⁺通道与心律失常　缺血、缺氧可增加大鼠心室肌细胞持续性钠离子内流,细胞内钠离子超载,钠钙交换增多,引起细胞内钙超载,触发心律失常。除离子通道会诱发心律失常外,受体、miRNA、缝隙连接蛋白及编码通道基因等异常改变,都会产生心律失常。

(二) 离子通道与心肌梗死

心肌梗死(myocardial infarction)是指冠状动脉及其主要分支闭塞,引起心脏供血不足,导致心肌缺血、缺氧或坏死性损害。临床患者冠脉阻塞后缺血及心肌梗死引发的心律失常与心肌细胞的电生理改变有关。

1. K⁺通道与心肌梗死　动物模型中,通过结扎冠脉或离体心脏停搏研究心肌缺血。在冠脉结扎 15 秒内,缺血组织细胞外 K⁺ 蓄积,这可能是通过电压依赖性与部分非电压依赖性 K⁺ 通道的跨膜使 K⁺ 外流形成的。在缺血早期,动物实验证明缺血 20 分钟内细胞 ATP 减少 70%,ADP 大约增加 9 倍。兔和豚鼠心肌细胞因 ATP 水解而使[ATP]$_i$ 降低至 1mmol 以下,同时可观察到 ATP 敏感性 K⁺ 电流(I_{KATP})和 I_{k1}。急性缺血时 I_{KATP} 仅短暂开放,格列本脲可通过抑制 I_{KATP} 减少兔、豚鼠心肌细胞缺血性 K⁺ 丢失。长时间缺血可使大量缺血细胞进一步死亡,形成梗死。然而,存在于梗死心肌边缘心内膜下的浦肯野细胞和心外膜心室肌细胞,其胞内 Na⁺、K⁺ 和 pH 均异常,以细胞 K⁺ 含量减少明显,而 Na⁺ 改变小的多。

2. Na⁺通道与心肌梗死　缺血时由于 Na⁺-K⁺-ATP 酶功能严重失调使 Na⁺ 外流减少,[Na⁺]$_i$ 浓度将增高。缺血时[Na⁺]$_i$ 依赖于膜电位,当膜电位明显去极化时,心肌[Na⁺]$_i$ 减少 2~4mmol,其原因可能是引起跨膜 Na⁺ 内流的有效通透性和驱动力减弱,稳态[Na⁺]$_i$ 下降。Na⁺-H⁺ 交换系统(Na⁺-H⁺

exchanger,NHE)是位于细胞质膜上的一种通道蛋白,几乎存在于各种组织细胞中,对调节心肌 pH_i 和 $[Na^+]_i$ 的浓度有十分重要的作用。在 Na^+ 跨膜梯度存在的条件下,NHE 激活后可排出细胞代谢产生的过多 H^+,同时 Na^+ 进入细胞内,并能使细胞内的 Na^+ 及时排出,维持细胞内环境稳定。

3. Ca^{2+} 通道与心肌梗死　缺血时 Na^+-Ca^{2+} 交换受抑制,电压依赖性途径的 Na^+-Ca^{2+} 交换可以显著改变 $[Na^+]_i$ 水平。心肌缺血的早期代谢改变有助于 $[Ca^{2+}]_i$ 增加。细胞酸化时 $[Ca^{2+}]_i$ 短暂增加,能减慢肌质网 Ca^{2+}-ATP 酶再摄取 Ca^{2+} 的速度,也抑制 L 型 Ca^{2+} 通道和 Na^+-Ca^{2+} 交换。

4. Mg^{2+} 通道与心肌梗死　心肌缺血最初 15 分钟期间,镁从高能磷酸化合物(如 ATP)中分离,游离 $[Mg^{2+}]_i$ 可增加 3~10 倍。$[Mg^{2+}]_i$ 的增加可显著减轻由 K_{ATP} 引起的 K^+ 降低。梗死后存活的心肌组织内钾和镁同时减少。膜电位为正时,$[Mg^{2+}]_i$ 下降可减少 K^+ 通道的电流,有助于保留细胞内的 K^+。

(三) 离子通道与心力衰竭

心力衰竭(heart failure)是由各种心脏疾病导致心功能不全的一种临床综合征。已有研究证实心力衰竭心脏的兴奋收缩偶联、收缩蛋白功能和能量学均发生异常,并观察到与正常心脏结构和功能密切相关的几种蛋白表达异常。这表明了心力衰竭和离子通道之间具有密切关系。

1. Ca^{2+} 通道与心力衰竭　对心力衰竭心脏的器官水平研究表明,心力衰竭心脏的电生理和收缩特性的改变与心肌舒张过程中心肌细胞内 Ca^{2+} 延迟升高有关。细胞水平的研究表明,心力衰竭心肌细胞除极过程中 Ca^{2+} 内流迟缓,导致收缩期延长;在复极过程中 Ca^{2+} 浓度下降缓慢,导致舒张期延长。

2. K^+ 通道与心力衰竭　已有证据表明复极化异常会增加心力衰竭时猝死的概率。在心力衰竭的心肌细胞表现为动作电位延长,两种钾电流 I_{to1} 和 I_{k1} 的选择性下调,造成复极过程不稳定,诱发心律失常。

3. Na^+/Ca^{2+} 交换系统与心力衰竭　Na^+/Ca^{2+} 交换系统是降低心肌细胞内 Ca^{2+} 的主要途径,舒张时约有 20% 的细胞质 Ca^{2+} 通过 Na^+/Ca^{2+} 交换系统移出心肌细胞。缺血性心肌病和扩张性心肌病所致心力衰竭心肌中 Na^+/Ca^{2+} 交换系统蛋白和 mRNA 水平均升高,并与肌浆网 Ca^{2+}-ATP 酶 mRNA 水平降低呈负相关。Na^+/Ca^{2+} 交换活力增强可能是由于 Ca^{2+}-ATP 酶活力下降导致 Ca^{2+} 再摄取减少的代偿反应。尽管这有助于舒张期 Ca^{2+} 移出细胞质,但却容易导致心律失常。因为 Ca^{2+} 外流的同时伴有 Na^+ 内流,Na^+ 内流将延长去极化过程并可能引起后除极。

(四) 离子通道与高血压

高血压(hypertension)是以体循环动脉压升高为主要临床表现的心血管综合征,可伴有心脏、血管、脑和肾脏等器官功能性或器质性改变的全身性疾病,分原发性高血压和继发性高血压。在心血管系统中,离子通道可通过调控心肌和血管平滑肌的收缩功能,维持心肌和血管平滑肌细胞正常体积等,从而调节和稳定血压。随着对离子通道研究的不断深入,已发现在心血管系统中与血压调控关系密切的离子通道有 Ca^{2+} 通道、K^+ 通道以及 Cl^- 通道。

1. Ca^{2+} 通道与高血压　在心肌和血管平滑肌细胞膜上的钙通道在细胞内信息传递及功能调节中具有重要作用。其中与心血管系统密切相关的是 L 和 T 型钙通道。L 型钙通道分布在心血管及神经元,它能触发肌浆网释放钙和再摄取钙,是决定血管平滑肌及心肌细胞收缩状态的主要离子通道。而 T 型钙通道主要存在于心脏的起搏细胞,与细胞的生长、增殖和激素分泌有关,正常发育的组织或在心肌肥大、心内膜形成和增殖细胞中均有大量 T 型钙通道基因的表达。

2. K^+ 通道与高血压 K^+ 通道广泛分布于神经组织、心肌、血管、呼吸道、膀胱平滑肌及腺体组织中,在调节膜电位和兴奋性方面起着非常重要的作用。在动脉平滑肌中已确认至少存在 4 种钾通道:①电压依赖性(延迟整流)钾通道(K_{DR});②内向整流钾通道(K_{IR});③钙激活的钾通道(K_{Ca});④三磷酸腺苷(ATP)敏感性钾通道(K_{ATP})。钾通道开放会影响血管平滑肌的功能,引起平滑肌舒张、血压降低、痉挛解除等生理现象。钾通道开放药是近年来新型抗高血压药物的研究热点之一,在治疗高血压及其引起的靶器官损伤、冠心病以及脑血管痉挛等疾病方面有着广阔的应用前景。

3. Cl^- 通道与高血压 Cl^- 通道是机体细胞最具有生理意义的阴离子通道,与 Cl^- 跨膜扩散有关。心肌细胞内的氯离子通道主要有:心肌囊性纤维病变性跨膜电导调节体(cystic fibrosis transmembrane conductance regulator,CFTR)氯通道、容积感受性氯通道、钙激活氯通道、电压门控氯通道等。其活动可以影响到细胞内 Ca^{2+} 水平,激活时产生内向电流,引起膜去极化,从而触发 L 型钙通道开放而导致血管平滑肌收缩。目前一些研究表明 Cl^- 通道功能异常可能是原发性高血压发病的重要因素之一。

二、离子通道与肿瘤

钠、钾、钙、氯等离子通道在肿瘤细胞中的异常表达与肿瘤发生发展密切相关。随着研究不断深入,离子通道可能成为防治肿瘤的新靶标。

(一) 离子通道与肿瘤细胞增殖

1. K^+ 通道与肿瘤细胞增殖 钾离子通道与多种肿瘤细胞的增殖相关,阻滞电压门控 K^+ 通道或抑制其表达能减缓癌细胞增殖,增加 K^+ 电流则能促进增殖。在多种细胞类型中,不同类型的 K^+ 通道促进细胞周期从 G_1 期向 S 期发展,抑制 K^+ 电流可导致细胞周期在 G_1 期阻滞。HERG 钾离子通道在神经母细胞瘤、小细胞肺癌等诸多肿瘤细胞系中表达显著上调,应用特异性阻滞 HERG 钾离子通道的药物可以抑制表达 *herg* 基因的肿瘤细胞增殖。目前,HERG 钾离子通道促进癌细胞增殖的可能机制有很多:一般认为 HERG 维持细胞膜电位处于去极化状态,使肿瘤细胞容易通过 G_1 进入细胞增殖周期;另外,HERG 与肿瘤坏死因子受体(tumor necrosis factor receptor,TNFR)在膜上共表达,增强 NF-κB 的活性,进而诱发增殖。

2. Cl^- 通道与肿瘤细胞增殖 容量调节性氯离子通道在多种肿瘤中高表达,Cl^- 通道阻滞药可抑制肿瘤细胞增殖。超极化 Cl^- 通道促进细胞周期进程。例如,在人类胚胎肾(HEK)细胞、小细胞肺癌细胞和 T 细胞白血病细胞中,抑制容积调控氯通道(volume regulated chloride channel,VRCC)会导致激酶抑制蛋白(p27)积累和 G_1 细胞周期阻滞。抑制钙激活的 Cl^- 通道跨膜蛋白 16A(TMEM16A),可在 G_1 期抑制结直肠癌细胞增殖。

3. Ca^{2+} 通道与肿瘤细胞增殖 Ca^{2+} 通道可通过影响胞内 Ca^{2+} 浓度变化,发挥调控细胞增殖作用。当 Ca^{2+} 水平低时肿瘤细胞不增殖,达到一定水平后则促进肿瘤细胞增殖直至凋亡。例如:电压依赖性 L 型 Ca^{2+} 通道在结肠癌细胞中高表达;T 型 Ca^{2+} 通道在神经母细胞瘤、人星形细胞瘤、肾脏肿瘤中高表达。

4. 其他离子通道与肿瘤细胞增殖 非选择性阳离子通道也与细胞增殖和肿瘤发生有关,如阳离子通道形成的瞬时受体电位(transient receptor potential,TRP)与前列腺癌细胞增殖相关。TRPV6 在 SW480 结直肠癌细胞系、K-562 慢性粒细胞白血病细胞、结肠癌、甲状腺癌和卵巢癌中表达升高。

TRPV1 和 V2 也与肿瘤细胞增殖有关。在 MCF-7 乳腺癌细胞系中,TRPV1 激动药和拮抗药均能显著抑制细胞生长,但其抗增殖作用的具体机制仍有待进一步研究。TRPV2 过表达与食管鳞癌预后不良有关。抑制裸鼠 TRPV2 的表达能一定程度抑制前列腺肿瘤的生长和侵袭性。

5. 离子通道调节肿瘤细胞增殖的机制 一方面,离子通道活动可以激活信号级联,最终调节分子细胞周期蛋白改变;另一方面,离子通道可调节细胞体积,进而影响细胞周期进程。分化完全的细胞膜电位处于超极化状态,一般不再增殖;而分裂增殖的细胞(如肿瘤细胞),其膜电位异常去极化。细胞进入分裂周期,G_1 期是一道"门槛",越过这道"门槛"的能力取决于细胞膜电位。一般终末分化细胞在 G_0 期膜电位超极化,细胞处于静息状态;而肿瘤细胞膜电位绝对值平均比正常细胞小,相对去极化,很少进入 G_0 期,而是处于 G_1 至 M 期。

(二)离子通道与肿瘤转移、侵袭

许多 Na^+ 通道亚基在肿瘤细胞中过表达,其表达与肿瘤转移相关。例如,电压门控 Na^+ 通道的 $Na_v1.5\alpha$- 亚基在高转移性乳腺癌细胞系中高表达,应用 Na^+ 通道拮抗剂苯妥英则能抑制转移。苯妥英对不表达 Na^+ 通道亚单位的乳腺癌细胞没有影响,表明苯妥英能特异性阻滞 Na^+ 通道进而影响细胞的运动和侵袭。电压依赖性 Na^+ 通道(voltage-gated sodium channel,VGSC)可造成细胞内暂时性去极化状态,与肿瘤细胞的恶性度和转移性相关。该通道在神经胶质细胞瘤表达密度比正常的神经胶质细胞大 3~5 倍;用 Na^+ 通道阻滞药河鲀毒素可以减弱 T 细胞侵袭力;在大鼠前列腺癌细胞中电压依赖性钠离子通道决定着癌细胞的侵袭性。

瞬时受体电位通道是近年来发现的一种离子通道家族蛋白。其中,TRPM7 可形成复合体,促进乳腺癌细胞转移,增加其侵袭性。TRPM7 可调控 EGF 诱导的 STAT3 磷酸化,并可调控乳腺癌上皮 - 间质转化波形蛋白标志物的表达。TRPM7 在卵巢癌细胞的局灶性粘连及迁移中发挥重要作用,其表达上调常伴随不良预后。此外,TRPM7 的异常升高与胰腺癌转移密切相关。TRPV2 可促进 PC3 前列腺癌细胞的迁移。

三、离子通道与神经系统疾病

癫痫、偏头痛、发作性共济失调、耳聋等均为较常见的神经系统疾病,与神经系统不同部位有关,其发病原因均与离子通道异常相关。

(一)离子通道与癫痫

参与癫痫灶神经元异常同步放电的重要通道包括 Na^+、K^+、Ca^{2+}、Cl^- 通道。

1. Na^+ 通道与癫痫 细胞外 Na^+ 浓度决定去极化电位的波幅,神经细胞对触发电流产生易化作用,而容易造成同步化癫痫放电。由于 Na^+ 通道是决定神经元兴奋性的敏感部位,所以其生物物理学变化是决定癫痫易感性的因素之一。

2. Ca^{2+} 通道与癫痫 药理学分析发现抗癫痫药物中主要针对压力门控性(依赖性)Ca^{2+} 通道($Ca_v2.3$ VGCC)的药物能够阻断癫痫样放电。目前绝大多数研究已经证明癫痫灶脑细胞内 Ca^{2+} 浓度升高达阈限以上,是癫痫发生和癫痫脑损害的直接原因。此外,CAV2.1 通道,尤其是 *CACNA1A* 基因的变异,长期以来被认为是特发性泛发性癫痫发病机制中的敏感因素。

3. K^+ 通道与癫痫 在癫痫患者中,主要存在星形细胞 K^+ 通道(Kir4.1)的突变。由这些突变引起的症状可包括癫痫易感性增加（错义变异）或 TLE（单核苷酸多态性关联）以及严重的癫痫、共济失调、感音神经性耳聋和肾小管病变（EAST）综合征合并 Kir4.1 功能丧失。

4. Cl⁻ 通道与癫痫　氯离子（Cl⁻）主要通过 Cl⁻ 通道借助电压或浓度梯度进行调控。开启 Cl⁻ 通道引起 Cl⁻ 内流，可以形成抑制性突触后电位抑制神经元放电，介导了中枢神经系统大多数的快速抑制反应。由溶质载体家族 12，（钾氯化物转运蛋白）成员 5（*slc12a5*）编码的氯化钾共转运子 KCC2，通过维持 Cl⁻ 的超极化梯度，在快速突触抑制中起着基础作用。KCC2 功能障碍与人类癫痫有关。

（二）离子通道与脑缺血

1. K⁺ 通道与脑缺血　目前，已发现细胞膜上存在多种类型的 K⁺ 通道，其中 ATP 敏感性 K⁺ 通道（K$_{ATP}$）与脑缺血 - 再灌注损伤的关系最为密切。在病理生理条件下，K$_{ATP}$ 通道在缺血和 / 或缺氧时对神经元起细胞保护作用。

2. Na⁺ 通道与脑缺血　电压依赖性 Na⁺ 通道是细胞动作电位产生的结构基础，钠电流可引起细胞去极化和传导兴奋，与神经元的反复放电有关。研究表明，在脑缺血、缺氧等病理状态下，持续钠电流的增加是引发细胞内 Na⁺ 浓度增加的主要原因，对神经元的损伤有重要影响。

3. Ca²⁺ 通道与脑缺血　脑缺血 / 再灌注后神经细胞死亡是复杂病理生理机制的结果，Ca²⁺ 是加重损伤过程的关键因素。Ca²⁺ 同时还具有细胞生存因子的作用，这是神经元的正常功能。因此，细胞具有各种蛋白通道形式的调节机制和 Ca²⁺ 存储库来调节 Ca²⁺ 水平。

（三）离子通道与家族性偏瘫型偏头痛

家族性偏瘫型偏头痛（familial hemiplegic migraine，FHM）表现为常染色体显性遗传，具有高度的遗传继承性。到目前为止，已经发现的三种 FHM 亚型均与编码离子通道亚基的基因异常密切相关，为明确偏头痛可能为一种神经系统的离子通道病提供了基因学证据。

（四）离子通道与发作性共济失调

发作性共济失调（episodic ataxia，EA）是一类少见的常染色体显性遗传病，近年来，家族基因连锁分析及电生理学研究发现此类疾病是由编码离子通道的基因突变造成。现在有 8 个指定的亚型，主要基于基因座。在 EA1、EA2 和 EA6 的多个个体和家族中发现了突变，大多数在成年前发病。EA1 是由 *kcna1* 基因的杂合子突变引起的，*kcna1* 编码神经元电压门控钾通道 kv1.1 的 α1 亚单位。EA2 是最常见和最典型的，由 *cacna1a* 的杂合子突变引起，*cacna1a* 编码神经元电压门控 Ca²⁺ 通道 Cav2.1 的 α1a 亚单位。

（五）离子通道与耳聋

毛细胞的基底外侧（basolateral）通道中有 KCNQ4、KCNN2（SK2 或小的 Ca²⁺ 激活 K⁺ 通道）和 KCNMA（1slo，BK 或大的传导性 Ca²⁺ 通道）K⁺ 通道。KCNQ4 是 KCNQ 家族中的一个成员，与人类的非综合征型耳聋有关。已在内耳中检测到顶端（apical）K⁺ 通道 KCNQ1/KCNE，是在前庭暗细胞和血管纹边缘细胞的顶膜上占优势的传导通路。

四、离子通道与骨骼肌疾病

肌肉收缩的整个生理过程是以膜电位变化为特征的兴奋收缩偶联，依靠不同离子通道的共同参与协同完成。骨骼肌兴奋性异常主要产生两种症状：肌强直和周期性麻痹。肌强直和周期性麻痹虽然是电压依赖性通道疾病的两个极端表型,但在电生理机制上却有共同点,均为肌细胞静息电位的异常所致。如果静息电位较正常稍小(–70~–60mV),肌细胞容易达到触发动作电位的阈值,肌肉过度兴奋产生肌强直。如果静息电位变得更小(–60~–40mV),肌细胞由于缺乏充足的膜电位无法形成动作电位而表现为麻痹。

(一)离子通道与肌强直

先天性副肌强直(paramyotonia congenital)是常染色体显性遗传性疾病,由编码 Na^+ 通道 NaV1.4 的基因(即 scn4a)的突变引起。本病的肌膜 Na^+ 通道功能失调,外界环境温度降低时,其肌膜静息膜电位降低,由于 Na^+ 通道开放使膜去极化,细胞内 Na^+ 增加,干扰了肌肉收缩后肌质网内 Ca^{2+} 的摄取,因而发生肌强直。肌强直发病时,离子通道异常的原因在于构成离子通道的大分子蛋白质随温度变化而发生空间构型的改变。根据基因变异位点不同,临床症状不同。Na^+ 通道复极速度减慢会导致肌强直,以面部、颈部和上肢为重,寒冷和运动后加重;动作电位阻断会导致发作性四肢瘫痪,持续数分钟后缓解,与高钾性周期性瘫痪相关。

先天性肌强直(myotonia congenita)由位于染色体 7q35 的肌纤维膜 Cl^- 电压门控通道基因(clcn1)变异导致 Cl^- 通道蛋白 CLC1 亚型异常,使 Cl^- 的通透性降低所致。本病有常染色体显性遗传(Thomsen 病)和常染色体隐性遗传(Becker 病)2 种类型,其中 Becker 病症状较重。其主要表现为四肢僵直,起动时动作笨拙,寒冷、静止不动或受惊紧张后症状加重,反复运动或气候温暖可减轻,即所谓的"热身现象"。此外,它表现为打击性肌强直,即叩击肌肉时出现肌球及局部凹陷。血清肌酸激酶正常或轻度增高,肌电图呈肌强直放电,并无肌源性损害。

(二)离子通道与周期性麻痹

高钾性周期性瘫痪(hyperkalemic periodic paralysis,HyperPP)发病率低于 1/100 000,呈常染色体显性遗传,与骨骼肌 Na^+ 电压门控通道基因(scn4a)突变有关。约 64% 的 HyperPP 患者存在 scn4a 基因突变,迄今为止,至少有 21 个突变位点,其中 T704M 及 M1592V 为热点突变,各占 1/3,对疑为 HyperPP 的患者应首先筛查这 2 个位点。大部分突变位点位于 scn4a 编码蛋白的跨膜片段内层或是胞内连接环区域,减慢或抑制了离子通道的快速失活,病理性的 Na^+ 内流使膜易于去极化。其临床特征为:发作性四肢瘫痪,进食、运动可诱发本病发作,多以近端肌无力为主,发作时血清 K^+ 浓度上升,部分病例伴有肌痉挛、肌强直。

低钾性周期性瘫痪(hypokalemic periodic paralysis,HypoPP)常染色体显性遗传性疾病,与 Ca^{2+} 通道(cacna1s)和 Na^+ 通道(scn4a)基因突变有关。70%~80% 的 HypoPP 由 cacna1s 基因错义突变引起,以 R528H 和 R1239H 最常见。约 10% 的 HypoPP 患者与 scn4a 基因突变有关,至少存在 8 种突变,以 669 及 672 位精氨酸替代多见。在 HypoPP 患者中,90% 的基因突变是由 scn4a 或 cacna1s 的 S4 跨膜片段中的带正电荷的精氨酸残基替代引起,后者可引起门控电流的形成进而在致病中发挥作用。动物研究表明,cacna1s 或 scn4a 基因 S4 跨膜片段的精氨酸突变导致异常闸门电流的形成,该电流在静息电位时作用很小;当细胞外低钾时,异常门控电流超过了内向整流 K^+ 通道的维持能力,导致胞膜去极化进而使 Na^+ 通道进入失活状态。其临床特点为肢体瘫痪呈对称性,近端重于远端,每次发作持续数小时至数天,在发作后多伴肌痛,伴随低钾血症(<2.5mEq/L),心电图见 T 波低平。电生理实验发现患者动作电位时程延长,去极速度减慢,可兴奋的 Na^+ 通道数目减少。

第三节　离子通道药理学研究的实验设计

一、大鼠心肌梗死的离子通道紊乱研究

（一）研究方案及技术路线

1. 在体实验（图 21-4）

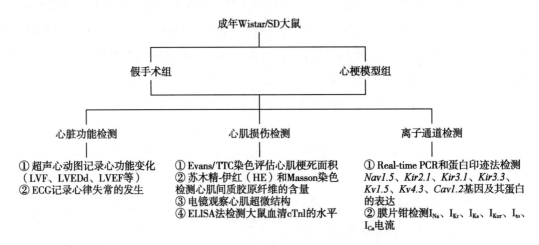

图 21-4　大鼠心肌梗死离子通道在体实验技术路线

2. 离体实验（图 21-5）

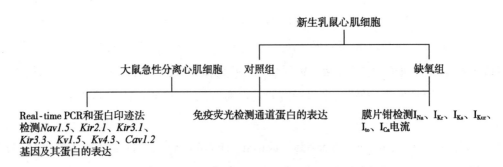

图 21-5　大鼠心肌梗死离子通道离体实验技术路线

（二）心肌梗死模型的制备

该实验所需动物为成年 Wistar/SD 大鼠,体重(230±20)g。

1. 动物的麻醉　3% 水合氯醛,10ml/kg 腹腔注射。

2. 气管插管　将鼠置于一个三角形斜面上,用皮筋挂住鼠的门齿,用台灯照射鼠颈部,一手用镊子将鼠的舌头向外牵拉,另一手用带管芯的 16G 静脉留置针(剪去尖端)轻轻向上挑舌根,即可看见不断开合的声门,慢慢将管对准声门向前探去,待声门开放时,匀速将管送入声门,并拔出管芯。插管成功后用呼吸机辅助呼吸。

3. 冠脉结扎　取右侧卧位,备皮,上界为上肢到脊柱的连线,下界为肋骨最下端到脊柱的连线。以心尖冲动最强的点为中心,作一横行切口,长度前后距胸骨和脊柱各1cm,依次切开皮肤、深浅筋膜,钝性分离胸大肌和前锯肌,显露肋骨,充分止血后,由第4肋间入胸,钝性分离肋间肌。用乳突牵开器牵开肋骨,撕开靠中部心包,用镊子掀开左心耳,从左心耳下方2~3mm入针,缝扎的中点在左心耳和肺动脉圆锥的交界和心尖连线上,缝扎的方向应和左心耳的边缘平行,以5-0或6-0的无损伤缝合线进行缝扎,进针深度1.5mm左右,结扎时候可见到下方大面积心肌表面变苍白,室壁运动明显减弱。关胸,逐层缝合并清除呼吸道分泌物。若此时鼠呼吸平稳,即可拔出气管插管。

(三)离体实验研究方法

1. 大鼠心肌细胞的急性分离　体重为250~300g的大鼠腹腔注射3%的戊巴比妥钠溶液麻醉,之后打开胸腔并迅速取下心脏,放入预冷的Tyrode溶液中,轻轻挤压心脏后迅速将其挂在Langendorff灌流装置上,无钙Tyrode液灌流4分钟,之后用含0.05mmol/L Ca^{2+}、1mg/ml Ⅱ型胶原酶和0.1mg/ml蛋白酶的Tyrode液灌流消化1分钟,再用含0.2mmol/L Ca^{2+}、1mg/ml Ⅱ型胶原酶和0.1mg/ml蛋白酶的Tyrode液灌流15分钟,心脏变软后停止消化。将心脏取下,分离心室将其在含0.6mmol/L Ca^{2+}、1mg/ml Ⅱ型胶原酶和0.1mg/ml蛋白酶的Tyrode液中剪碎,于37℃、50rpm振荡消化4分钟。之后用250μm网筛过滤,500rpm离心45秒,加入适量含1mmol/L Ca^{2+}的Tyrode液重力沉降6~8分钟。弃上清,加入适量KB液于4℃保存。

2. 新生乳鼠心肌细胞分离　从新生乳鼠中取出心脏并在DMEM培养基中切碎。然后将组织用0.25%胰酶在37℃消化1~2分钟,并将细胞悬浮液转移到含有10%胎牛血清的DMEM中终止消化。重复此过程数次,直到组织消失。过滤收集的悬浮液1 500rpm离心5分钟。细胞重新悬浮在含有10%胎牛血清和100μg/ml青霉素/链霉素的DMEM中。将细胞培养1.5~2小时以使成纤维细胞附着于培养皿底部,将心肌细胞转移到新培养皿中。培养48小时后可用于后续实验。

(四)检测心脏离子通道的常用实验技术

1. 膜片钳技术　直接测定通过离子通道的电流或测量细胞膜电位的变化。

2. 逆转录-聚合酶链反应、RNA印迹法　明确编码离子通道亚单位的基因结构在器官组织中的表达。

3. 蛋白印迹法　检测基因表达产物。

4. 荧光探针钙图像分析技术　检测细胞内游离钙离子浓度。

5. 通道蛋白分离、通道重建和基因重组技术　测定各亚单位多肽的分子量,然后把它们加入人工膜,可重新恢复通道功能。

6. 膜片钳-激光扫描共聚焦显微镜相结合　离子浓度图像记录和膜片钳记录结合,同时进行光电联合检测,从离子产生的离子浓度、图像变化和电信号变化多个方面研究离子通道,将获得更多的离子通道功能信息(图21-6)。

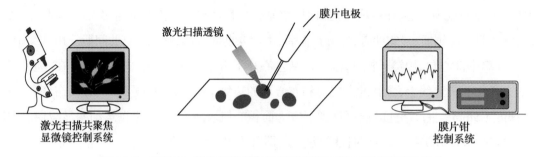

图 21-6　膜片钳 - 激光扫描共聚焦显微镜同步实时控制系统模式图

二、钙通道阻滞药舒张血管机制研究

（一）研究方案及技术路线（图 21-7）

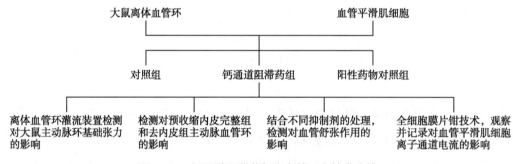

图 21-7　钙通道阻滞药舒张血管研究技术路线

（二）离体血管环的制备和张力监测

1. 血管环的制备　大鼠断头处死后，立刻取其主动脉，置于 4℃，100% O$_2$ 饱和的 PSS 液中。去除离体主动脉周围结缔组织及脂肪后，剪成长度 3~4mm 的血管环。主动脉环随机分为去内皮组和内皮完整组，去内皮组采用与血管内径相适的棉棒去除其内壁的内皮细胞，内皮完整组不做处理。将制备好的主动脉环用 2 根不锈钢微型挂钩贯穿血管管腔，将离体主动脉水平悬挂在 10ml 浴漕内，下方固定，上方以一细钢丝连于张力换能器。Powerlab 生物信号测定系统记录血管张力变化。浴管内持续通以 100%O$_2$、37℃ 的 PSS 液 5ml。调整基础张力至 2g，平衡 1 小时，每 15 分钟换 1 次 PSS 溶液。

2. 血管内皮功能检测　所有血管环用 60mmol/L KCl 进行刺激，待其稳定后，即连续 2 次刺激所引起的收缩幅度差别小于 5%，用 PE（6~10mol/L）预收缩，收缩平稳后加入 5~10mol/L 的 ACh，舒张幅度不超过收缩幅度的 5% 时，认为内皮去除完全。

3. 血管环张力监测　待血管环稳定后，按照浓度累加法加入钙通道阻滞药或等量的 PSS 液，或在预收缩达坪值后加入钙通道阻滞药，观察不同浓度的钙通道阻滞药对大鼠主动脉血管环基础张力以及舒张作用的影响。

三、海马脑片膜片钳的研究

(一) 研究方案及技术路线(图21-8)

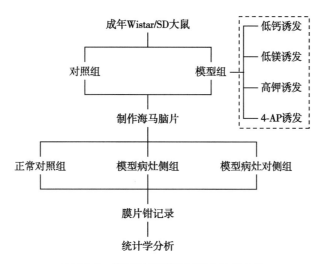

图 21-8　海马脑片膜片钳研究技术路线

(二) 脑片的制备

1. 人工脑脊液的配制　人工脑脊液(artificial cerebrospinal fluid,ACSF)配制的基本要求是尽可能接近取材对象脑脊液的生理条件。溶液的 pH 应控制在 7.35~7.45,渗透压为 280~310mOsm,温度要相对恒定,氧气始终饱和供给,各种离子浓度应模拟细胞外环境。人工脑脊液要现用现配,配制的溶液应澄清透明,没有沉淀。

2. 脑组织修块和切片　动物断头后,迅速从颅骨中分离出脑或从椎管中取出脊髓,并置入冰冷的 95% O_2 + 5% CO_2 饱和的人工脑脊液中。用刀片将脑组织切成含有实验所需部位的组织块,将组织块或含有脊髓的琼脂块用氰基丙烯酸酯胶水(cyanoacrylate glue)固定于振荡切片机的载物浴槽内。理想的 200~500μm 脑片其表层存在高密度的健康细胞。

3. 脑片的孵育　切下的脑片迅速置入 37℃ (或室温)氧气饱和的人工脑脊液中孵育,0.5 小时后置于室温在混合气体饱和的人工脑脊液中孵育备用。

4. 脑片的固定　将直径为 0.7~0.8mm 的铂金丝或银丝弯制成 U 形,将尼龙袜的丝线分成单条纤维,在体视显微镜下,用镊子将其按间隔 2~4mm 排列,充分伸展后用氰基丙烯酸酯胶水将之黏于框上。制成 U 形网放在脑片上使其固定。经 95% O_2 + 5% CO_2 饱和的人工脑脊液预热后持续灌流脑片,浴槽内灌流液的温度保持在 32℃ 左右。

(三) 膜片钳记录与分析

在脑片膜片钳中常用到细胞贴附式记录和全细胞记录。脑片膜片钳分析方法主要包括:记录神经元胞体树突、轴突部位的膜电流,进行信号转导的研究;记录膜电容和电化学信号,检测细胞的胞吐和胞吞;脑片细胞的膜片钳与显微荧光测钙技术相结合;膜片钳与单细胞逆转录多聚酶链式反应技术结合;膜片钳与毛细管电泳技术的结合;膜片钳与原子力显微镜技术的结合等。

四、神经元的电生理研究

由于神经元的活动主要表现在神经电信号的产生、变化和传播上,故对神经电记录和分析是研究神经活动过程的基本手段。目前对神经电信号的记录方式主要有:细胞外记录(extracellular recording)、细胞内记录(intracellular signal unit recording)、电压钳(voltage clamp)、膜片钳(patch clamp)、脑电图(EEG)、诱发电位(evoked potential)、微电泳(microelectrophoresis)、抗体微量注射、正电子发射断层扫描术(positron emission tomography,PET)、磁共振成像术(magnetic resonance imaging)。

(一)细胞外记录

细胞外记录(extracellular recording)是把记录电极插到被测神经元附近,参考电极的位置通常会根据记录对象而有所不同。此记录方法的原理是当记录电极附近神经元受到刺激时,细胞外液中带电离子进入细胞内,使细胞膜附近的细胞外液产生电压变化,并与参考电极处产生电压差。细胞外记录的电极不需穿过细胞膜,细胞功能完好,因此能够保持真实的神经元电活动,也能够进行较长时间记录。目前,细胞外记录被广泛应用于检测清醒动物的神经元电活动。

(二)细胞内记录

细胞内记录(intracellular signal unit recording)的方法是将记录电极插入神经元胞体内,参考电极通常置于浴液内,记录神经元膜内的电位变化。细胞内记录的原理是由于细胞膜相对溶液来说具有很大的电阻值,不易在膜两侧产生短路,也不易受到外界干扰,记录到的神经元电活动信息比较全面,因此,细胞内记录是较为理想的神经电生理记录技术。但由于此技术为单细胞记录,要求将记录电极插入胞体内,因此在离体记录中应用比较广泛。此外,由于细胞内记录使细胞受到物理损伤,导致细胞放电衰减,直至死亡,故此技术不易进行长时间记录。

(三)电压钳

电压钳(voltage clamp)技术是通过插入细胞内的一根微电极向胞内补充电流,补充的电流量正好等于跨膜流出的反向离子流,这样即使膜通透性发生改变,也能控制膜电位数值不变。其设计原理是根据离子作跨膜移动时形成了跨膜离子电流(I),而通透性即离子通过膜的难易程度,其膜电阻(R)的倒数,也就是膜电导(G)。根据欧姆定律 V=IR,即 I=V/R=VG,所以,只要固定膜两侧电位差(V),测出的跨膜电流(I)变化,就可作为膜电导变化的度量,即可了解膜通透性的改变情况。经过离子通道的离子流与经微电极施加的电流方向相反,数量相等,因之可以定量测定细胞兴奋时的离子电流。

电压钳技术目前主要用于巨大细胞的全细胞电流研究,特别在分子克隆卵母细胞表达电流的鉴定中发挥其他技术不能替代的作用。

(四)膜片钳

在神经科学领域,应用膜片钳技术可以研究神经信号的产生和传导,此外,由于神经元细胞和胶质细胞具有不同的生理特性,膜片钳技术还可用来检测、鉴定脑片中神经元和胶质细胞的异质性。膜片钳技术在记录电生理信号的同时,可用微电极抽取大约 3pL 的细胞质用于代谢组学分析。相比于完整分离的神经元,细胞质取样可确保样品来源于感兴趣的细胞,而非周围的突触前终端结构或非目标细胞。全细胞膜片钳技术与单细胞细胞质代谢组学技术结合,有助于研究神经元和胶质细胞的生理活性与化学状态之间的关系。对神经科学而言,膜片钳技术的建立是一场具有重大意义的变革。

（五）脑电图

脑电图（EEG）技术是用现代电子放大技术，从放置在头皮上的电极描记出脑神经细胞的自发生物电活动，通过脑电图仪加以放大后记录的脑电波形。在实际应用中，除了可将记录电极放置于头皮表面外，还可以放置于皮质表面和皮质内部。此技术的记录原理与细胞外记录相似，不同之处在于脑电图技术的记录电极与发生电位变化的神经元之间相隔颅骨和头皮等高阻抗组织，并且距离较远，因此信号源需产生足够强的电场才能使带电离子到达头皮表面。脑电图技术与细胞内记录、细胞外记录和膜片钳记录相比具有操作方便、记录过程无损伤等优点，因此被广泛应用于人类脑功能研究。

（六）诱发电位

诱发电位（evoked potential）是对感觉器官、感觉神经、感觉通路或感觉系统相关的任何结构进行刺激，而在中枢神经系统中产生可测出的电位变化。诱发电位分为如下几种：①躯体感觉诱发电位（somatosensory evoked potential，SEP）；②听觉脑干诱发电位（brainstem auditory evoked potential，BAEP）；③视觉诱发电位（visual evoked potential，VEP）；④磁刺激运动诱发电位（motor evoked potential，MEP）。诱发电位是在自发脑电基础上形成的，其幅度较小，被掩盖在自发脑电中而很难分辨。但因为诱发电位具有潜伏期恒定和波形恒定两个特征，可以通过给受试者重复进行特定刺激，将记录的数据进行叠加后再平均，就可以将随机变化的自发脑电抵消而提取到诱发电位。目前诱发电位被广泛应用于视觉、听觉和认知等领域研究。

（七）微电泳

微电泳（microelectrophoresis）是借助微电极通过一定的电流将解离物质电泳到神经元附近，观察神经递质或者其他药物对该神经元的作用。其原理是当外加电流通过含解离物质溶液的微电极时，会将微电极内的解离物质从管尖释放出来。微电泳的解离物质从微电极释出量与它通过的电荷量成正比，常用微电极电流强度来表示解离物质的释出量。微电泳为测定神经递质功能的重要生理学方法，对检测神经递质以及相关药物对神经元的作用具有重大意义。

（八）抗体微量注射

抗体微量注射（antibody microinjection）的原理是抗体抗原中和反应。此方法可推测内源性神经递质的作用。一般采取中枢内直接注射法，包括脑室内注射，通过脑内埋置慢性套管和脊髓蛛网膜下腔慢性插管进行恒速微量注射；或者脑内核团注射，通过玻璃微电极记录神经元活动，在其附近微量注射。抗体微量注射也常用于检测神经递质以及相关药物对神经元的作用。

（九）正电子发射断层扫描术及磁共振成像术

正电子发射断层扫描术（positron emission tomography，PET）及磁共振成像术（magnetic resonance imaging）均属于检测神经元活动的无创伤技术，主要原理是应用光学记录技术使特别的荧光染料与细胞膜结合，在有动作电位发生时，染料荧光的吸收特性发生改变。该技术应用于神经系统的优点是可直观清楚地显示清醒个体大脑中受刺激的区域或产生动作电位的活动状态。

神经电生理技术是"窥视"神经活动的窗口，自诞生以来一直受到广大神经研究者的青睐。近年来其他新技术的不断涌现，对神经电生理技术的进一步发展起到了很强的促进作用。随着神经电信号收集和处理技术的提高，以及其他辅助技术的发展，神经电生理技术将会在神经科学领域发挥越来越重要的作用。

第四节 作用于离子通道的药物研发经验与教训

一、作用于钾通道的药物

（一）药物研发史

钾通道（potassium channel）是选择性允许 K^+ 跨膜通过的离子通道，是目前发现的亚型最多、作用最复杂的一类离子通道，在调节细胞的膜电位和兴奋性以及平滑肌舒缩活性中起重要作用。

自 1987 年成功地克隆出第一个钾通道基因后，现已克隆出几十种亚型，按其不同的电生理特性分为电压依赖性钾通道、钙依赖性钾通道及内向整流钾通道。早在 20 世纪 60 年代，人们发现心脏浦肯野纤维上存在一种去极化激活的外向电流，并将其命名为 I_{to}（瞬时外向钾电流），随着全细胞膜片钳技术的出现，在许多种属的心肌细胞上包括大鼠、家兔、犬、海象、雪貂及人等发现 I_{to} 广泛存在。20 年世纪 60 年代末，Noble 和 Tsien 首次在羊浦肯耶纤维标本上使用电压钳技术对 I_k（外向延迟整流钾通道）进行初步分析，他们推测 I_k 可能含有两个成分。1990 年 Sanguinetti 等观察 E-4031 对豚鼠单个心室肌细胞 I_k 的影响，结果证实 I_k 确有两个组分组成，并根据它们对 E-4031 不同的敏感性分别命名为 I_{kr} 和 I_{ks}。I_{kr} 称为快激活整流钾电流，I_{ks} 称为慢激活整流钾电流。1998 年 Doyle 等利用 X 射线结晶理论确定了在可兴奋细胞，它有复极和终止动作电位、维持静息电位作用；在非兴奋性细胞，它起跨膜转运、维持细胞体积和信号转换及维持静息膜电位作用。同时它还是调节平滑肌舒缩活性的主要离子通道，也是内源性血管活性物质作用的主要靶部位，这也为我们更深入、客观地研究钾通道奠定了基础。

（二）临床常用药

1. 作用于瞬时外向钾通道（transient outward potassium channel）的药物 瞬时外向钾通道在快速去极化过程中迅速激活，通道开放表现为瞬时净外向电流，随之关闭，是参与心脏动作电位复极化的主要膜电流。临床常用药物有钾通道阻滞药半胱氨酸、4- 氨基吡啶（4-AP）、替地沙米（tedisamil）、胺碘酮、DITPA（3,5-diiodothyropropionic acid）、heteropodatoxin（HpTx）、hanatoxin（HaTx）及 phrixotoxin。临床主要应用于恢复心外膜动作电位穹隆，减少跨壁和心外膜离散度，降低心脏二相折返、室速和室颤。

2. 作用于延迟外向整流钾通道（delayed outward potassium channel）的药物 延迟外向整流钾通道参与调节动作电位的复极过程。临床常用钾通道阻滞药有胺碘酮、溴苄铵、索他洛尔、多非替利等。临床主要用于心房颤动、心肌肥厚、哮喘等多种疾病的治疗。近年认为中药青蒿素、苦参碱对此通道也有抑制作用。

3. 作用于钙激活钾通道（calcium-activated potassium channel，K_{Ca}）的药物 钙激活钾通道是一类对电压和钙敏感的通道，细胞内游离 Ca^{2+} 能调控 K^+ 外流。临床常用钾通道激活剂有 Y-26763、比卡林（Bimakalim）、来马卡林（Lemakalim）、kps2891、甘丙肽（galanin）。临床主要应用于治疗高血压、高脂血症、动脉粥样硬化和糖尿病等血管性疾病。

4. 作用于 ATP 敏感钾通道（ATP-sensitive potassium channel，K_{ATP}）的药物 细胞内 ATP 浓度降低 / 升高能引起 ATP 敏感钾通道特殊的钾通道活动。临床常用药物有钾通道抑制剂磺酰脲类、格列齐特、二氮嗪等。临床主要用于治疗心肌缺血、室性心动过速、心力衰竭等心血管疾病。

5. 作用于乙酰胆碱激活钾通道（acetylcholine-activated potassium channel, K_{ACh}）的药物　乙酰胆碱激活钾通道在各种组织细胞上随着机体功能的改变而发生密度变化。临床常用钾通道激活剂有哌仑西平（PZ）、二苯乙酸-4-哌啶酯碘甲烷季铵盐（4DAMP）、六氢二苯哌丁醇（HHS）、甲基东莨菪碱（MMS）等。对于心律失常尤其是心房颤动的治疗具有重要作用。

（三）药物研发进展

近年来，随着对内向整流特性分子机制的认识逐渐深入，研究者对调控 I_{K1} 活性可能产生的潜在治疗价值更感兴趣。应用 ATP 敏感钾通道开放剂能有效稳定静息膜电位，同时缩短动作电位时程，从而减少缺血过程中 ATP 的消耗，在一定实验条件下，这类药物能有效抗缺血，减少某些类型的心律失常发生。然而由于该类药物明显缩短动作电位时程，因此存在着缩短心室肌细胞有效不应期而致心律失常作用。另一方面临床应用的Ⅲ类抗心律失常药物，通过抑制快速延迟整流钾电流（I_{Kr}）延长动作电位时程，从而延长心室肌细胞有效不应期而发挥抗心律失常作用。但由于过度抑制 I_{Kr} 会诱发长 Q-T 间期综合征，进而导致严重的尖端扭转型心律失常，直至发生心室颤动，使患者死亡，因此该类药物应用也受到限制。一个理想的抗室性心律失常的制剂应是在静息电位附近开放钾通道，而不是在动作电位过程中，即作用于 I_{K1} 的药物。

目前在研的钾通道阻滞药：

阿奇利特

阿奇利特（azimilide）：已经完成临床Ⅲ期实验，该药物通过对于 I_{Kr} 和 I_{Ks} 的协同调控，解决了临床中单纯阻滞 I_{Kr} 的Ⅲ类药物存在的缺陷——在心率加快时药理作用减弱这一问题，显示了巨大的市场前景。

替地沙米

替地沙米（tedisamil KC-8857）：属于Ⅲ类抗心律失常药物，目前已进入Ⅲ期临床研究。该候选药物能够阻滞包括 I_{Kr}、I_{Ks}、I_{Kur}、I_{to}、I_{KATP} 在内的多个钾离子通道电流，延长房室结和心室肌细胞动作电位时程和 Q-T 间期。但高剂量的该药物仍存在一定的致心律失常风险，目前 tedisamil 的口服制剂研究正在进行中。

维纳卡兰

维纳卡兰（vernakalant RSD-1235）：是一种新型抗心律失常药物，具有频率依赖性的阻滞钠离子通道（I_{Na}）和心房肌钾离子通道（I_{Kur}、I_{to} 和 I_{K-ACh}）的作用，被开发为注射剂，用于急性房颤的治疗，该药在欧盟、冰岛和挪威被批准用于将近期发病的房颤转复为正常窦性心律。在美国，静脉用 vernakalant 依旧没有被 FDA 批准，FDA 在 2008 年明确要求其进行Ⅲ期临床试验。

青蒿素、苦参碱

国内药理学工作者对传统抗心律失常中药的作用机制进行了深入研究，初步认为青蒿素（artemisinin）、苦参碱（matrine）等中药有阻滞 I_{K1} 的作用，利用细胞膜片钳技术及分子生物学技术研究青蒿素对离子通道电流的作用，发现该药抗心律失常机制为抑制 I_{Kr}、I_{Ks} 和 I_{K1}，应用双电极电压钳技术记录非洲蛙卵上表达的 Kir2.1 钾电流,发现青蒿素对该电流明显抑制。该药疗效确切,毒副反应低,是一个极有前途的抗心律失常新药。

总之,在过去几年里,钾离子的内向整流的基本机制和心脏钾离子通道的分子基础已得到阐明,但尚无研究这一重要电流的药理学工具药,新毒素的发现可能使人们对其研究前景抱有乐观的态度,转基因手段的应用更有助于理解这一电流的作用。

二、作用于钠通道的药物

(一) 药物研发史

在众多已知电压门控性通道当中,钠通道在生理学的发展历史中占据特殊重要的地位。Hodgkin 和 Huxley 在乌贼神经轴突阐明了钠通道基本特性,引发了现代离子通道理论。钠通道是第一个被克隆的电压门控性离子通道。1984 年 Noda 等克隆了编码电压门控钠通道 α 亚基的 cDNA。Gellens 等于 1992 年克隆了编码心肌钠通道 α 亚单位的基因(SCN5A),1995 年 George 等将其基因图谱定位(map)在染色体 3p21 上。

作用于钠通道的药物在临床常作为Ⅰ类抗心律失常药、局部麻醉药及抗癫痫药使用。首先被发现的Ⅰ类抗心律失常药物是奎尼丁,是从金鸡纳树皮中提取的一种天然生物碱,是奎宁的异构体。1912 年,研究人员发现奎尼具有抗心律失常的作用。1918 年,德国柏林 W. V. Frey 教授证实奎尼丁才是从金鸡纳树皮提取的四种生物碱中治疗房性心律失常疗效最好的化合物。1943 年,瑞典化学家合成了局麻药利多卡因,1950 年,H. Southworth 等人发现利多卡因具有很好的抗室性心律失常作用。至 20 世纪 80 年代,氟卡尼和普罗帕酮等的应用使Ⅰ类抗心律失常药物的发展达到了高峰。

人类特发性癫痫综合征被认为是一种离子通道病,钠通道阻滞药能够抑制癫痫病灶及其周围神经元放电,是治疗癫痫发作的首选药物之一。如苯妥英钠可降低细胞膜对 Na^+ 的通透性,抑制 Na^+ 内流,阻碍动作电位形成,自 1938 年开始便在临床用于治疗癫痫。随后,又发现卡马西平(1963 年)和丙戊酸(1974 年)等药物具备 Na^+ 通道阻滞作用,广泛应用于癫痫的治疗。

药物研发失败案例:抗心律失常药物恩卡尼(encainide)属 Vaughan-Williams 分类中的Ⅰc 类抗心律失常药,主要电生理作用为阻滞心脏钠电流(I_{Na}),与氟卡尼相似,即抑制动作电位的 0 相快速除极期的钠离子内流,降低 0 相最大上升速率和幅度,轻度降低希氏束和心肌传导系统的 4 相除极速度,抑制心脏传导系统和心室肌的传导,延长折返激动的前向和逆向传导的有效不应期,使折返激动终止。该药于 1979 年上市,但上市后不久便有报道称,在抗心律失常试验(cardiac arrhythmia suppression trial, CAST)中,使用恩卡尼患者的总死亡率和非致命的心搏骤停比用安慰剂的患者高约 2.5 倍,因此相关部门停止了其接下来的抗心律失常试验,并限用于严重的室性心律失常。于 1982 年上市的氟卡尼因同样的原因,也被停止了进一步的抗心律失常试验并限制使用。此后,抗心律失常药物专家总结了以前研究的不足,提出了"西西里策略"(The Sicilian Gambit),该策略对抗心律失常药物进行了重新分类,根据药物作用的靶点,表述了每个药物作用的通道、受体和离子泵,根据心律失常不同的离子流异常,便于选用相应的药物。在此分类中,一些未能归类的药物也找到了相应的位置,同时指出抗心律失常药物的研发应以Ⅲ类抗心律失常药物为发展方向(图 21-9)。后再无Ⅰ类新药出现,原有Ⅰ类药物应用减少。奎尼丁因副作用严重,全球应用减少。

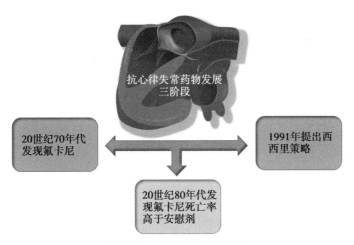

图 21-9　心律失常药物发展

（二）临床常用药

1. 作用于心肌类钠通道的药物　钠通道阻滞药可提高心肌细胞动作电位的发生阈值，减少迟后除极发生，延长心肌细胞有效不应期（effective refractory period，ERP），从而治疗心律失常。钠通道阻滞药分为三个亚类，即 I a，I b 和 I c。

I a 类：适度阻滞 Na^+ 通道，以延长 ERP 最为显著，药物以奎尼丁为代表，包括奎尼丁、普鲁卡因胺、丙吡胺等。

I b 类：轻度阻滞 Na^+，复活时间常数 <1 秒，降低自律性，药物以利多卡因为代表，包括利多卡因、苯妥英钠、美西律等。

I c 类：明显阻滞 Na^+，复活时间常数 >10 秒，减慢传导性的作用最强。药物以氟卡尼为代表，包括普罗帕酮、恩卡尼、氟卡尼等。

2. 作用于神经类钠通道的药物　近来有证据表明，在神经轴突中的钠通道功能结构改变可影响神经活性，导致感觉和运动障碍。在人体内，它将参与某些神经疾病的病理生理学过程，例如，癫痫症等。钠通道是潜在的抗癫痫制剂的分子靶点，代表药物有苯妥英钠、卡马西平和拉莫三嗪等。

3. 作用于骨骼肌类钠通道的药物　钠通道门控机制的缺陷动摇了失活状态（即通道失活可减慢或不完全），引起肌纤维去极化倾向增加。局麻药和 I 类抗心律失常药，如美西律和利多卡因衍生物，就是抗肌肉强直药。

奎　尼　丁

奎尼丁（quinidine）：阻滞 Na^+ 通道具有使用依赖性，并且延长心房 ERP 作用较心室明显，因此可用于快速型心律失常如房性期前收缩、心房颤动、心房扑动、室上性和室性心动过速的治疗。

利　多　卡　因

利多卡因（lidocaine）：作用于激活和失活状态的通道，对除极化型（如心肌缺血）心律失常有较强抑制作用，临床上主要治疗室性心律失常，如急性心肌梗死、心脏手术、心导管术、强心苷中毒等所致的室性期前收缩、室性心动过速或心室纤颤。

氟　卡　尼

氟卡尼（flecanide）：对 I_{Kr}、I_{Ks} 有明显抑制作用，使心房、心室的 APD 明显延长，因此致心律失常发生率较高。

苯　妥　英　钠

苯妥英钠（phenytoin sodium）：主要作用是阻滞钠通道和抑制动作电位的发生，具有膜稳定作用，能降低细胞膜对 Na^+ 和 Ca^{2+} 的通透性，抑制 Na^+ 和 Ca^{2+} 的内流，提高兴奋阈，减少病灶高频放电的扩散。在临床上可用于治疗除失神性发作以外的各种局灶性发作和强直阵挛性癫痫，是治疗癫痫大发作和局限发作的首选药，起效慢。

卡　马　西　平

卡马西平（carbamazepine）：可降低神经细胞膜对 Na^+ 和 Ca^{2+} 的通透性，限制持久去极化诱发的动作电位重复放电，是治疗单纯性局限性发作和大发作的首选药物之一。

（三）药物研发进展

在 I 类钠通道阻滞药物中，由于不利的风险 - 效益比，I a 类药物在临床的使用逐渐下降。I b 类中的利多卡因虽已被广泛用于治疗急性室性心动过速，但也逐渐被其他替代药物取代。I c 类药物在心脏结构异常患者中禁用，并在使用时治疗效果有限。利多卡因常用于各种病因引起的室性心律失常，不过近年来其地位一度受到质疑。2004 版美国心脏病学学会 / 美国心脏协会（ACC/AHA）ST 段抬高型心肌梗死（STEMI）指南在室性心动过速 / 室颤（VT/VF）的治疗中未推荐使用利多卡因。2005 版 ACC/AHA 心力衰竭治疗指南对于心力衰竭合并室性心律失常的患者中，在预防猝死方面不推荐使用除了胺碘酮以外的抗心律失常药物。2009 版 ACC/AHA 心力衰竭治疗指南对利多卡因的应用较 2005 版相比也未做明显改动。虽然利多卡因的促心律失常作用以及对血流动力学的影响均较小，但最新指南仍不推荐使用，可能主要是其终止 VT/VF 的效率不及胺碘酮、普鲁卡因，同时还可能诱发心搏骤停，在急性心梗中反而使死亡率升高。因此，利多卡因在目前的心肺复苏及高级心脏生命支持中逐渐被胺碘酮取代。

一些正处于研究阶段并有望出新产品的阻滞药有：二苯基甲醇哌啶类杀虫剂、藜芦碱类杀虫剂、N- 烷基酰胺类杀虫剂、其他生物毒素等。N- 烷基酰胺类杀虫剂作用机制与藜芦碱类杀虫剂相似，均作用于位于钠离子通道与电压依赖的活化和失活有关的位置，通过阻止钠离子通道失活，将通道活化状态的电压依赖转化为更负的膜电压而引起钠离子通道在静息电位的持续活化。总的来说，目前商品化钠通道抑制剂品种虽多，但主要局限于拟除虫菊酯类杀虫剂，其他结构类型品种较少，且拟除虫菊酯的毒性、选择性和抗药性问题亟待解决。如前所述，钠通道可能的作用位点较多，提供了较多可供开发的化合物结构类型，鉴于目前被开发的位点不多，因此给研究者提供了广阔的空间。但要在该领域取得突破，还需化学家和毒理学家密切合作，在彻底明确受体结构的前提下，设计合成出专一性强的高活性品种。

三、作用于钙通道的药物

（一）药物研发史

在动作电位 Na^+ 学说确立不久，Fatt 与 Katz 意外地发现肌肉动作电位通常很弱，仅在肌肉纤维的特定区域内才能使由突触传递形成的去极化大大加强。但去极化不能向两极扩展。这种新兴奋的形成原因，Fatt 和 Gin-Sborg（1958）用去极化期间以 Ca^{2+} 而不是 Na^+ 内流为基础的动作电位——即"钙电位"（calcium spike）来解释。

早在 20 世纪 80 年代，研究人员就发现，激活细胞膜表面受体可活化膜下 PLC（phospholipase C）作用于 PIP_2 使其分解为 IP_3 和 DAG。IP_3 打开 ER 上 IP_3 受体（IP_3R）使得胞内钙库释放 Ca^{2+} 是导致最初 $[Ca^{2+}]_i$ 上升的主要原因，但对 Ca^{2+} 稳定内流的机制一直不解。1986 年，Putney 在腮腺腺泡细胞上研究钙库耗竭、Ca^{2+} 内流和 Ca^{2+} 重新填充三者之间的关系时提出了获得性 Ca^{2+} 流入（capacitative Ca^{2+} entry）的假说，他提出耗竭胞内钙库导致细胞膜上 Ca^{2+} 通道激活以帮助重新填充钙库，使得钙通道的研究逐渐深入。

药物研发失败案例：盐酸米贝拉地尔是罗氏公司研制生产的 T 型钙通道阻滞药，初期适应证为高血压、冠心病、心绞痛和心力衰竭。1997 年米贝拉地尔先后在美国和欧洲获批准上市，说明书中警告慎与阿司咪唑、西沙必利、特非那定等合用。同年 12 月，说明书中增加了慎与任何他汀类药物、他克莫司和环孢素合用的警告内容。虽在Ⅲ期临床试验中未发现与相关药物合用的不良事件，但上市后发现本品与其他相关药物合用会带来严重不良反应，考虑到进一步改写说明书不切实际，而且与其他降压药相比盐酸米贝拉地尔无特殊益处，罗氏公司于 1998 年 6 月自动提出撤市。桂哌齐特是一种钙通道阻滞药，为法国巴黎狄朗药厂的原研药，最早于 1974 年以口服片剂和注射剂上市，用于治疗心力衰竭、心律不齐、脑血管病以及糖尿病的血管病变等。因其会造成粒细胞减少，1988 年此药在西班牙撤市。与此同时，其他该药上市国家也在药品说明书中增加了警告信息。随后几年里，因在临床使用中缺乏足够有效性证明，并且考虑到该药有造成粒细胞减少的风险，桂哌齐特又相继在法国、意大利等国撤市。桂哌齐特注射液曾以商品名 Brindel 在日本上市用于治疗痴呆症，但 1999 年日本药品监管部门经过审评发现，该药与其他痴呆药物对比并没有明显的治疗优势而将其撤市。德国自然科学出版集团施普林格提供的数据显示，桂哌齐特第一例不良反应报告早在 1985 年就已出现，而联合国经济和社会事务部发布的数据也显示，1988 年含桂哌齐特成分的产品在埃及被拒绝注册，原因是其可能导致血液恶病质的产生。

目前靶向离子通道的药物主要是小分子药物，特异性难保证，会产生副作用，如米诺地尔原本是用来降压的钾通道激动药，后来发现会导致多毛症。采用抗体药物靶向，特异性和药效性都会得到大幅度提升，将是未来离子药物开发的最大挑战，也是最有潜力的发展方向。

（二）临床常用药

1. 细胞膜钙通道

（1）电压依赖性钙通道（voltage dependent calcium channel，VDC）：VDC 是位于细胞膜的跨膜异源多聚体蛋白质，它的开放与电压有关，为电压依赖性。根据钙通道传导性和对电压敏感性的不同，又进一步分为 L、T、N 三种亚型。不同 VDC 开放所需的膜电位不同，经各亚型内流钙离子所介导的细胞效应也不同。

（2）受体操纵钙通道（receptor operated calcium channel，ROC）：ROC 与细胞膜上受体偶联，当特异性受体激动药与受体结合后可使 ROC 直接开放，其开放与膜电压变化无关。ROC 广泛存在于不同组织，参与血小板聚集、血管收缩、一氧化氮（NO）释放、痛觉传导及腺体分泌等生理功能。

2. 作用于钙通道的药物

（1）L- 型钙通道阻滞药：由于现有的大多数二氢吡啶类 L- 型钙通道拮抗剂不易通过血脑脊液屏障，不易到达治疗部位，因而不能用于治疗脑缺血。L 型钙通道阻滞药可以抑制胞外 Ca^{2+} 内流，使细胞内 Ca^{2+} 含量降低，松弛血管平滑肌，进而降低血压。可分为三类：

1）二氢吡啶类（dihydropyridine，DHP）：尼莫地平（nimodipine，Nim）、尼群地平（nitrendipine）等；

2）苯烷胺类（phenylalkylamine，PAA）：维拉帕米（verapamil）、加洛帕米（gallopamil）等；

3）苯并噻氮䓬类（benzothiazepine，BTZ）：地尔硫䓬（diltiazem）、克仑硫䓬（clentiazem）等。

（2）N- 型钙通道阻滞药：近年在寻找新型钙通道阻滞药方面进展颇快，如从海洋锥形蜗牛中提取的 ω-conotoxin GVIA 对中枢神经系统 N- 型钙通道产生特异性阻断效应。其类似物 ω-Ctx-MVⅡA（合成品名 SNX-Ⅲ）已被证实有保护缺血脑组织的功能，该药已成为第一个应用于脑缺血治疗的多肽类钙通道阻滞药。研究表明，N 型钙通道与慢性疼痛、神经元性疼痛、焦虑、缺血等疾病有着非常密切的关系，而选择性 N 型钙通道拮抗剂在局灶性和全脑缺血模型中都显示出极好的疗效，因此，作用于神经元亚型的选择性拮抗剂将代替有血管扩张作用的 L 型钙通道阻滞药成为新的研究方向。

（3）非特异性钙通道阻滞药：非特异性钙通道阻滞药如双苯哌嗪类钙通道阻滞药肉桂哌嗪和氟桂利嗪等亦在临床上应用较广。

（4）其他：抗惊厥、癫痫药苯巴比妥是 1921 年第一个用于抗癫痫的有机化合物，至今仍以起效快、疗效好、毒性小和价格便宜而广泛用于临床。

钙通道广泛存在于机体的不同类型组织细胞中，参与神经、肌肉、分泌、生殖等系统的生理过程。目前钙通道阻滞药的临床应用主要是防治心血管系统疾病，如高血压、心绞痛、心律失常、脑血管疾病等。

（三）药物研发进展

大量医学资料证实，治疗高血压时应用钙通道阻滞药有独特长处，可以提升老年患者的降压效果。高血压治疗中应用新型三通道钙通道阻滞药盐酸贝尼地平，可阻滞 L/N/T 三型钙通道，不仅起扩张血管与降低血压的作用，还可以扩张肾小球的出球动脉，降低患者的肾小球内压，减少患者蛋白尿发生，降低患者血压。在治疗高血压时，盐酸贝尼地平可以被口服吸收，脂溶性较好，服用药物后达峰时间较短，能够很快进入人体的细胞膜内，产生降压效果，提高患者治病疗效。钙通道阻滞药在高血压病等心血管疾病的治疗中占据重要地位。目前临床应用主要为 L 型钙通道阻滞药，作用较单一。研究进展提示，T 型钙通道阻滞药除具有传统的降压作用外，还具有其他多种药理作用，尤其是对心血管和对肾脏的保护作用备受关注。这些药理作用表明钙通道阻滞药作为一种新型备选药物，可能有着比较广泛的应用前景，提示研究人员应进一步进行作用机制及安全性方面的深入探究，以推动钙通道阻滞药的开发与应用。

短效钙通道阻滞药中的二氢吡啶类钙通道阻滞药，在治疗中会增加心血管疾病患者的死亡率，轻者还将会出现轻微头痛、血压偏低、上腹部不适等症状，不利于提高高血压患者的临床疗效。而长效钙通道阻滞药中,包含硝苯地平(nifedipine)、非洛地平(felodipine)以及氨氯地平(amlodipine),治疗高血压时疗效较佳,具有良好经济学效益。

未来治疗中,钙通道阻滞药治疗高血压,较常规利尿药以及β受体拮抗药治疗有明显的优势,可以提升患者耐药性,降低不良反应的发生。在高血压治疗中应用钙通道阻滞药,可适用于各种年龄的男性及女性患者治疗。选用二氢吡啶类钙通道阻滞药及噻嗪类利尿药治疗高血压,转变传统单一药物治疗的模式,采用合并用药及复合制剂的用药模式,可以增加临床药物的抗高血压疗效,有效增加患者多药物的依从性,减少药物副作用。在未来治疗高血压疾病中应用钙通道阻滞药,可以采用两种或两种以上联合治疗,将单一型钙通道阻滞药治疗发展为三通道阻滞药治疗,不仅具有价比合理、副作用少的优点,同时也可以提高临床疗效。

四、作用于氯通道的药物

(一) 药物研发史

氯通道已被发现50年,但长期以来并未受到研究者重视。直到1990年Jentsch等首次发现了CLC家族第一个成员的克隆和功能表达,氯通道的研究才得到了极大发展。尽管目前对氯通道分子克隆和结构的认识还很有限,但氯通道在参与细胞增殖、凋亡、容量调节、pH调节及细胞兴奋性调节等方面的作用引起了人们极大的兴趣。目前临床常用的氯离子通道药物主要有某些镇静催眠药和抗癫痫药。

1903年巴比妥问世,1912年苯巴比妥合成。巴比妥类药物的发展相当迅速,短短20余年数百个相关药物上市,如异戊巴比妥(1923年)、戊巴比妥(1930年)、速可巴比妥(1930年)、硫喷妥纳(1935年)和环己巴比妥(1936年)等。除镇静、催眠外,苯巴比妥是第一个有抗癫痫作用的有机化合物,其相对毒性低、价格便宜,是目前依然广泛使用而有效的抗癫痫药。

1960年出现了第一个苯二氮䓬类药物,即氯氮䓬(利眠宁),投放市场后很受欢迎。与巴比妥类相比,氯氮䓬具有安全性高、不良反应少的特点。随后地西泮、奥沙西泮相继问世,不到10年,苯二氮䓬类已在临床广泛应用,并有取代巴比妥类和其他镇静催眠药的趋势。由于苯二氮䓬类的出现,镇静催眠药被重新划分为巴比妥类、苯二氮䓬类和其他类三大类。

(二) 临床常用药

1. 苯二氮䓬类 地西泮常用于治疗焦虑、失眠、肌肉痉挛及部分癫痫症。临床也用于辅助治疗破伤风、子痫、小儿高热惊厥及药物中毒性惊厥,对癫痫大发作能迅速缓解症状,对癫痫持续状态疗效显著,静脉注射地西泮被首选用于治疗癫痫持续状态。地西泮亦用于若干医疗程序(如内视镜检查)中,以减轻紧张及焦虑。在一些外科手术中,麻醉前使用地西泮可产生短暂的记忆缺失,有助于缓解患者对手术的紧张情绪,也可以减少麻醉药用量,增强麻醉药的安全性,减少不良反应,疗效优于吗啡及氯丙嗪。硝西泮主要用于癫痫小发作,特别是肌阵挛性发作及婴儿痉挛等。氯硝西泮是苯二氮䓬类药物中抗癫痫谱比较广的药物,治疗癫痫小发作疗效较地西泮强,静脉注射也可治疗癫痫持续状态。对肌阵挛性发作、婴儿痉挛也有效。

2. 巴比妥类 与苯二氮䓬类药物相似,各种巴比妥类药物的临床适应证主要取决于药物的药动学参数,见表21-2。

表 21-2　部分巴比妥类药物的药动学参数和临床应用

药名	显效时间 /h	给药途径	半衰期 /h	治疗用途	消除方式
苯巴比妥 （phenobarbital）	1/2~1	口服、肌注、静注	80~120	惊厥性疾患,癫痫持续状态,日间镇静	部分肾排泄,部分肝代谢
戊巴比妥 （pentobarbital）	1/4~1/2	口服、肌注、静注、灌肠	15~50	失眠,术前镇静,惊厥急症处理	肝代谢
异戊巴比妥 （amobarbital）	1/4~1/2	肌注、静注	10~40	失眠,术前镇静,惊厥急症处理	肝代谢
司可巴比妥 （secobarbital）	1/4	口服	15~40	失眠,术前镇静	肝代谢
硫喷妥钠 （thiopental sodium）	静脉注射 30 秒起效	静注	8~10[*]	麻醉诱导和维持,术前镇静,惊厥急症处理	肝代谢

注:静注,静脉注射;肌注,肌内注射。

[*] 肝脏代谢的终极半衰期;静脉给药后再分布,作用时间仅数分钟。

（三）药物研发进展

理想的镇静催眠药物应具备快速诱导睡眠,对睡眠结构无影响,无次日残留作用,不影响记忆功能,无呼吸抑制作用,长期使用无依赖或戒断症状等特点。近年来,许多新型镇静催眠药物在药物代谢动力学和药物效应动力学研究方面均取得了长足进步,越来越符合理想镇静催眠药物标准的新型药物被不断推出。据中国报告网数据显示,近年来,镇静催眠药物需求不断增加,带动行业市场规模逐年上涨,2015—2019 年复合增长率为 7.22%,2019 年我国镇静催眠药物行业市场规模为 204.3 亿元,同比上涨 3.18%。镇静催眠药包括第一代的巴比妥类、第二代的苯二氮䓬类以及第三代的非苯二氮䓬类。其中,巴比妥类存在安全隐患,现已经被二代、三代药物取代。而二代的苯二氮䓬类虽然治疗指数高(治疗指数大的药物相对治疗指数小的药物安全,但以治疗指数来评价药物的安全性,并不完全可靠),但长期用药会产生一定的耐药性以及依赖性,对比来看,三代不易成瘾,使用起来相对比较安全。

新一代非苯二氮䓬类镇静催眠药,佐匹克隆(zopiclone)、唑吡坦(zolpidem)、扎来普隆(zaleplon)和茚地普隆(indiplon)在结构上与苯二氮䓬类药物并不相似,但推测这些药物的药理作用是通过激动 $GABA_A$ 受体的苯二氮䓬结合位点产生的。

右美托咪定

右美托咪定(dexmedetomidine):是一种独特的镇静药物,可以使患者处于保留意识的镇静状态中,且不引起呼吸抑制。其原研药未在我国上市,2009 年其首仿药被批准在国内上市。

唑　吡　坦

唑吡坦(zolpidem)是一个作用快、效果肯定、副作用轻的非苯二氮䓬类镇静催眠药,在临床上常用于治疗失眠。根据头豹研究院《2019 年中国镇静催眠药物行业概览》数据显示,第三代镇静催眠药物如唑吡坦、佐匹克隆、扎来普隆销售额年增长率均在 8% 以上,其中唑吡坦药物增速最快为 18%。目前国产仿制药生产企业在唑吡坦药物市场竞争力较弱,截至 2018 年,唑吡坦市场占有率为 8%。

思考题　　　1. 钙通道阻滞药扩血管的作用及作用特点是什么？

2. 简述常用的心脏离子通道检测实验技术及主要功能。

（杨宝峰　张　勇）

参 考 文 献

［1］李泱，程芮.离子通道学.武汉：湖北科学技术出版社，2007.

［2］贾勇圣，魏晓莉，赵杰，等.离子通道与肿瘤.生理科学进展，2007, (3): 229-234.

［3］陈丽，陆建明，石志革.离子通道改变与癫痫.医学综述，2010, 16 (8): 1208-1210.

［4］李庆忠，王秋菊.钾离子通道基因与耳蜗听觉功能.国际耳鼻咽喉头颈外科杂志，2006, 30 (4): 222-225.

［5］刘开宇，田海，孙露，等.标准化大鼠心肌梗死模型的制作.哈尔滨医科大学学报，2007, 6 (41): 531-534.

［6］范茁，吴振强.大鼠心室肌细胞膜片钳技术研究生实验设计.实验室研究与探索，2015, 34(2): 206-208, 217.

［7］田晴晴，罗乐，张夏丽，等.白杨素对大鼠主动脉舒张作用的影响.中国病理生理杂志，2016, 32 (4): 618-622.

［8］蓝永生，蒋艳杰，张殿宇.神经电生理记录的原理与方法.长春师范大学学报，2014, 33 (4): 77-80, 117.

［9］韩济生.神经科学原理.北京：北京医科大学出版社，1993.

［10］石国忠.延迟整流钾通道与动作电位复极及心律失常.心脏杂志，2002, 14 (6): 540-542.

［11］丛恬骁，张铭慧，何海燕，等.牛磺酸镁对缺氧/复氧致大鼠心室肌细胞钠离子通道异常的影响.中国药理学通报，2014, 30 (10): 1382-1387.

［12］李晔蕾.抗心律失常药物治疗新进展.中国医学创新，2013, 10 (31): 159-161.

［13］苏旺苍，吴仁海，张永超，等.昆虫钠离子通道抑制剂的应用研究进展.河南农业科学，2012, 41 (8): 6-10.

［14］彭司勋.药物化学进展.北京：化学工业出版社，2007.

第二十二章　抗心律失常药

心脏正常的冲动起源于窦房结。窦房结细胞能自动地发出节律性兴奋,兴奋在传导系统中有顺序地向下传导,最后到达心室肌,引起整个心脏协调而有规律地收缩。心律失常是指心脏冲动的频率、节律、起源部位、传导速度和激动次序的异常。心律失常可导致心脏泵血功能障碍,是心血管系统最常见的病症之一,也是心源性猝死的主要原因。据统计,中国每年约60万人死于心源性猝死,其中90%以上由室性心动过速、心室颤动等恶性心律失常所致。

心律失常的治疗方式包括药物治疗和非药物治疗(电复律、起搏、射频消融、手术等)两种。尽管近年来射频消融技术和起搏技术等非药物疗法在心律失常治疗上取得了长足进展,但药物治疗仍是抗心律失常的重要组成部分。目前抗心律失常药物的疗效并不理想,有效率仅有30%~60%,而且大多数抗心律失常药物还有严重的毒性作用,其中公认的毒性作用是诱发心律失常,因此人们对新型抗心律失常药物的探索和研究从未停止。

心肌细胞电活动是心律失常发生的基础。随着电压钳、膜片钳等技术的应用和分子生物学的研究发展,人们认识到离子通道以及离子通道所调控的跨膜离子电流对维持心脏正常的电生理起到重要作用。心肌细胞离子通道基因缺陷、基因表达异常或通道蛋白功能改变均可影响心脏正常的电生理,导致心律失常发生。此外,离子通道还受细胞膜受体蛋白如肾上腺素受体、胆碱受体、血管紧张素受体等调节,以维持心脏正常电活动。因此,从分子水平探究心律失常的发生机制对心律失常的防治和研究开发具有新靶点的抗心律失常药物至关重要。

第一节　心律失常发生的分子机制

一、心脏的电生理学基础

心肌细胞受到刺激时会引起特定离子通道的开放及带电离子的跨膜运动形成离子流,从而引起膜电位波动,发生除极和复极形成动作电位(action potential, AP)。由于不同部位心肌细胞的离子通道种类和特性不同,其AP不完全一样,心电图就是心脏离子通道活动在体表的反映(图22-1)。离子通道在特定条件下开放形成的电流有两种,即内向电流和外向电流,它们分别参与细胞膜的除极化和复极化过程。内向电流主要包括钠离子流（I_{Na}）、钙离子流（I_{Ca}）和起搏电流（I_f），而外向电流包括各种钾离子流（I_{to}、I_{Kr}、I_{Ks}、I_{Kur}、I_{K1}、I_{K-ACh}、I_{K-ATP}）。这些离子流的顺序产生并保持动态平衡可维持心脏正常的电活动，任何一种离子流的改变都将影响心肌细胞 AP 的形成，严重时可引起心律失常。

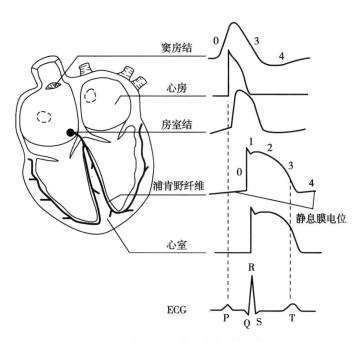

图 22-1　心脏不同部位细胞的动作电位特征与心电图关系

按 AP 特征可将心肌细胞分为快反应细胞和慢反应细胞两大类。快反应细胞包括心脏的工作肌（心房肌、心室肌）细胞和希氏束 - 浦肯野细胞。由于这类细胞静息电位水平较负，所以动作电位幅度大，去极化速率快，传导速度也快。其 AP 一般分为 0、1、2、3、4 共 5 个时期。除 4 期外，不同快反应细胞的 AP 形态和离子基础基本相似。

0 期：是 AP 的去极化过程，产生机制主要是心肌细胞电压门控性快钠通道的激活。在 0 期去极化过程中还激活了两个电压门控钙通道，即去极化至 –70~–50mV 时激活的 T 型钙通道和去极化至 –50~–40mV 时激活的 L 型钙通道。这两个内向 Ca^{2+} 电流也参与 0 期后段的形成，但由于激活缓慢，对 0 期除极贡献很小。

复极过程包括 1、2、3 期。1 期：又称快速复极初期，由于快钠通道已经失活，瞬时外向 K^+ 电流（transient outward current，I_{to}）是 1 期复极的主要跨膜电流；2 期：也称平台期，平台期的形成是由于该期外向电流和内向电流同时存在。平台期的内向电流有三个：L 型 Ca^{2+} 电流（L type calcium current，I_{Ca-L}）、持续性 I_{Na} 和 Na^+-Ca^{2+} 交换电流（Na^+-Ca^{2+} exchange current，I_{Na-Ca}）。外向电流主要有两个：内向整流钾电流（inward rectifier potassium current，I_{K1}）和延迟整流钾电流（delayed rectifier potassium currents，I_K）；3 期：又称快速复极末期，是由 L 型钙通道失活关闭，内向电流终止，而 I_K 逐渐加强所致。到 3 期末 I_{K1} 也参与。此外，I_{Na-Ca}、钠泵（Na^+-K^+-ATPase）的泵电流也都参与 3 期复极化过程。

4 期：为静息期。此期钠泵活动及 Na^+-Ca^{2+} 交换体活动加强，把动作电位期间进入细胞内的 Na^+、Ca^{2+} 泵出去，把流入到细胞外的 K^+ 摄取回来，以恢复细胞内外离子浓度梯度。内向整流钾通道（inward rectifier K^+ channel，Kir）在静息期开放，K^+ 的平衡电位决定了静息电位的形成。心脏工作肌细胞基本稳定在 4 期水平。而希氏束 - 浦肯野细胞要进行舒张期自发除极,其自发除极机制包括 I_K 逐渐减弱和 I_f 增强两个方面。浦肯野细胞动作电位时程中的主要参与电流和编码基因见图 22-2。

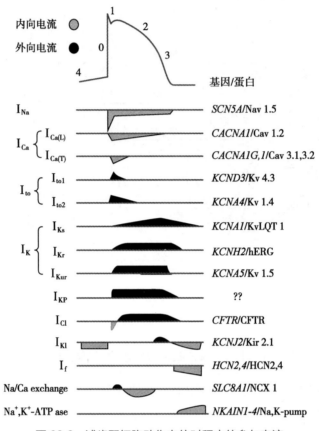

图 22-2 浦肯野细胞动作电位时程中的参与电流

慢反应细胞包括窦房结和房室结细胞。这类细胞动作电位幅度小,0 相除极由 I_{Ca-L} 介导,除极速率慢。由于缺乏 I_{to} 通道,因此慢反应细胞动作电位无明显的 1 期和 2 期,0 期去极化后直接进入 3 期复极化过程,3 期复极主要依赖 I_K 使膜电位复极到最大复极电位水平。慢反应细胞 4 期自动去极化过程由多种电流介导产生,包括一种外向电流 I_K 的减弱和两种内向电流 I_f、T 型 Ca^{2+} 电流(I_{Ca-T})的增强,即由随时间而增强的净内向电流所引起。

二、心律失常发生的分子基础

心脏电活动异常可导致心律失常,心律失常发生的电生理学机制主要有自律性增高、后除极和折返激动。心脏电活动的基础是离子通道,离子通道在结构上属于分子结构,早期对它的研究只能是功能研究,也就是心肌电生理研究,主要包括动作电位和离子流的研究。心肌电生理研究起始于 1949 年。1948 年 Ling 发明了玻璃微电极,由于这种尖端极细的微电极插入细胞内时不会损伤细胞膜,因此可以记录到准确的膜电位。1949 年用这种方法观察了心肌细胞动作电位和静息电位的变化,开启了心肌电生理研究序幕。20 世纪 50 年代初,Hodgkin 和 Huxley 建立了电压钳制技术,并在枪乌贼巨大神经轴突上测得了离子流,对动作电位发生的离子机制做出了令人信服的解释,并提出了离子通道的概念,尽管当时无法证明细胞膜上离子通道的存在,但电生理研究从此深入到细胞水平。1976 年,Neher 和

Sakmann 建立了膜片钳技术,它的测量原理和电压钳相似,但是微电极不再插入细胞内,而是高阻封接在局部膜片上,可以记录一个或多个离子通道的电活动。可以说膜片钳技术的出现,将电生理研究提高到了可以对单个细胞和单个离子通道蛋白进行研究的分子水平。将膜片钳技术应用到通道蛋白的分子结构和功能研究中来,人们对心律失常发生的分子机制有了更进一步地认识,膜片钳技术也成为研究心律失常发生机制和药物作用机制必不可少的手段。

20 世纪 60 年代到 80 年代,人们发现并阐明了心肌细胞各主要离子流(如 I_{Na}, I_{K1}, I_K, I_{to}, I_{Na-Ca}, I_{pump} 等)的基本特性,其中人们发现钙离子流是形成心肌细胞 AP 平台期的主要内向电流,为其他细胞所不具备,因此掀起了对钙离子流的研究热潮,这也成为用心肌电生理学研究心律失常发生机制的开端。在此期间,发现了很多钙通道阻滞剂,并作为抗心律失常药物应用于临床。尤其是近 20 年来,随着分子生物学、分子遗传学和基因组学的研究发展,越来越多的心律失常发生被证实与基因异常有关,离子通道及相关蛋白基因突变、转录调节异常、蛋白表达及功能异常、小分子化合物诱导、免疫调节异常以及其他因素等均参与心律失常的发生过程。

(一)基因突变

1995 年 Curran 等人首先报道了 *herg* 基因突变导致 2 型长 Q-T 间期综合征(long Q-T syndrome, LQTS)的发病机制,之后越来越多的心律失常被证实与编码心脏离子通道及相关蛋白的基因突变有关,由此也提出了心肌离子通道病这一概念。

1. Q-T 综合征

(1)长 Q-T 间期综合征:LQTS 是最早被发现也是最常见的由基因突变引起的一种以心肌复极延长为特征的心肌离子通道病。患者心脏结构基本正常,但心电图可见 Q-T 间期明显延长(>460ms),且 T 波也呈现异常状态。当患者发生心律失常时多表现为尖端扭转型室性心动过速、心室颤动及发作性晕厥,容易导致心源性猝死。迄今为止,已明确有 13 个基因的突变与 LQTS 有关,其中 3 个主要的基因为 *kcnq1*(*kvlqt1*)、*kcnh2*(*herg*)和 *scn5a*,约占确诊 LQTS 的 75%。目前,根据 LQTS 致病 13 种基因型的不同,将 LQTS 分为 13 型。不同类型的 LQTS 致病基因所影响的离子流亦不同:LQTS1 与 *kcnq1*(*kvlqt1*)基因突变引起缓慢激活延迟整流钾电流(I_{Ks})减弱有关;LQTS2 与 *kcnh2*(*herg*)基因突变引起快速激活延迟整流钾电流(I_{Kr})减弱有关;LQTS3 与 *scn5a* 基因突变导致 $Na_v1.5$ 通道失活障碍,产生复极过程中持续性 I_{Na} 增强有关;LQTS4 与细胞骨架锚蛋白(ankyrin-B, ANK)基因突变引起钠、钙电流异常有关;LQTS5 与 *kcne1* 基因突变引起 I_{Ks} 减弱有关;LQTS6 与 *kcne2* 基因突变引起 I_{kr} 减弱有关;LQTS7 与 *kcnj2* 基因突变引起 I_{K1} 减弱有关;LQTS8(Timothy 综合征)是一种罕见的 LQTS,与 *cacna1c* 基因突变引起 I_{Ca-L} 增强有关;LQTS9、LQTS10 分别与 *cav3* 和 *scn4b* 基因突变引起持续性 I_{Na} 增强有关;LQTS11 与 *akap9* 基因突变引起 I_{Ks} 减弱有关;LQTS12 与 *snta1* 基因突变引起持续性 I_{Na} 增强有关;LQTS13 与 *kcnj5* 基因突变引起乙酰胆碱激活钾电流(I_{K-ACh})减弱有关。

(2)短 Q-T 间期综合征:短 Q-T 间期综合征(short Q-T syndrome, SQTS)是 Gussak 等人在 2000 年首先发现的一种在心电图上表现为 Q-T 间期缩短(<330ms)、可发生阵发性房颤或室颤以及猝死的心肌离子通道病。目前已发现 SQTS 的致病基因有 8 个,分别为 *cacna1c*、*cacna2d1*、*cacnb2b*、*kcnh2*、*kcnj2*、*kcnq1*、*scn5a* 和 *slc4a3*。其中 *cacna1c*、*cacna2d1* 和 *cacnb2b* 基因突变可导致 L 型钙通道功能障碍,引起 I_{Ca-L} 减弱,动作电位平台期缩短,复极过程和 Q-T 间期缩短;*kcnh2*、*kcnj2* 和 *kcnq1* 基因突变可影响

钾通道功能,分别引起 I_{Kr}、I_{K1} 和 I_{Ks} 增强,心肌细胞复极加速,Q-T 间期缩短;和 SQTS 相关的 *scn5a* 和 *slc4a3* 基因突变比较罕见,分别影响 I_{Na} 和 Cl^-/HCO_3^- 交换,导致 Q-T 间期缩短。

2. Brugada 综合征　Brugada 综合征是一种家族性疾病,患者多见于男性,一般无器质性心脏病变。心电图主要表现为 ST 段抬高,无 Q-T 间期延长。心律失常多为反复发作的室性期前收缩、室性心动过速或心室颤动,严重时可引起晕厥或猝死。目前已发现 8 个基因突变与 Brugada 综合征有关,分别为 *scn5a*(影响 I_{Na})、*gpd1l*(影响 I_{Na})、*cacna1c*(影响 I_{Ca})、*cacnb2b*(影响 I_{Ca})、*scn1b*(影响 I_{Na})、*kcne3*(影响 I_{to})、*kcnh2*(影响 I_{Kr})和 *hcn4*(影响 I_K、I_f)。

3. 家族性心房颤动　家族性心房颤动的遗传符合孟德尔遗传模式,可在同一家族中发现多个患者。*kcnqi* 基因是最早被发现的家族性心房颤动致病基因,其 *s140g* 突变使 I_{Ks} 电流密度增加,复极加快,APD 和有效不应期(effective refractory period,ERP)缩短,有利于折返形成和维持,可导致持续性心房颤动。此后的研究相继发现多个家族性心房颤动相关基因,其中基因 *kcne2*、*kcnj2* 和 *kcnj5* 的突变与基因 *kcnqi* 的突变一样,为功能获得性突变,可引起 I_{Ks}、I_{K1}、I_{K-ACh} 电流密度增加和 ERP 缩短,而 *kcna5* 基因突变则属于功能丧失性突变,引起超速激活的延迟整流钾电流(I_{Kur})减弱,延长心房 APD 和 ERP,诱发后除极和触发活动,从而导致心房颤动。

4. 其他　其他遗传性心律失常如儿茶酚胺敏感性多形性室性心动过速(catecholaminergic polymorphic ventricular tachycardia,CPVT)与两个基因突变有关,肌质网上的雷诺定受体 2(ryanodine receptor 2,RyR_2)基因与肌集钙蛋白 2(calsequestrin 2,$CASQ_2$)基因;早复极综合征与 7 个基因突变有关,其中与钙通道相关的基因 *cacna1c*、*cacnnb2b* 及 *cacna2d1* 的突变比较常见,与钾通道和钠通道相关的基因 *kcnj8*、*scn5a* 的突变比较少见;确诊为特发性室颤的患者,约 47% 存在基因突变;病窦综合征和预激综合征亦具有家族聚集性,某些遗传基因变异可导致该综合征的发生。

(二)转录调节异常

非编码 RNA(non-coding RNA,ncRNA)是一类不编码蛋白质但具有重要生物学功能的 RNA 分子,包括转运 RNA(transfer RNA,tRNA)、核糖体 RNA(ribosomal RNA,rRNA)、小核 RNA(small nuclear RNA,snRNA)、核仁小 RNA(small nucleolar RNA,snoRNA)、微小 RNA(microRNA,miRNA)、小干扰 RNA(small interfere RNA,siRNA)、piRNA(Piwi-interacting RNA,piRNA)、多种类型的长链非编码 RNA(long non-coding RNA,lncRNA)和环状 RNA(circular RNA,circRNA)等。生物遗传信息传递的第一步是 DNA 到 RNA 的信息传递,即转录。非编码 RNA 对基因表达调控中最重要的作用就是对基因转录的调控。

1. miRNA 与心律失常　成熟的 miRNA 是一类具有 21~25 个核苷酸(nt)的内源性单链非编码 RNA,由具有约 70~90 个碱基带有发夹结构的 miRNA 前体经过 Dicer 酶加工后形成。它通过序列互补与特定 mRNA 的 3′端非编码区域(3′UTR)进行完全或不完全配对结合,这种结合会阻止蛋白翻译过程,或诱导靶基因的 mRNA 降解,从而起到抑制基因表达的作用。miRNA 广泛存在于真核生物中,其表达具有保守性、时序性、组织特异性以及疾病特异性,在维持机体正常生理功能和疾病的发生发展过程中起到重要作用,也参与调节多种心脏疾病如心肌肥厚、心肌梗死、心力衰竭、心肌细胞凋亡、心肌纤维化以及心律失常的病理进程。

2007 年杨宝峰院士和他的研究团队首先发现 miR-1 在心肌缺血性疾病所致心律失常中的调控作

用，相关研究成果发表在 Nature Medicine 杂志，并被评为 2007 年生命科学领域"十大进展"之一。该项研究成果开启了 miRNA 调控心肌细胞离子通道及其相关蛋白研究领域的先河。随后一系列研究表明，miRNA 通过调控多种心脏电活动相关蛋白的表达参与心脏病理生理过程。其失衡引起的离子通道功能失调是心肌肥厚、心力衰竭和心肌缺血相关恶性心律失常的发病基础。

心肌缺血及再灌注过程中出现的恶性心律失常是冠心病猝死的重要原因。目前研究发现，心肌缺血时，miR-1、miR-101、miR-223-3p 和 miR-133 通过多靶点调控的方式参与心肌梗死后恶性心律失常的发生。如冠心病患者及大鼠心肌梗死时 miR-1 表达量显著升高并诱发心律失常，用反义寡聚核苷酸（anti-miRNA oligonucleotides，AMO）抑制心肌组织 miR-1 的表达，心律失常发生率明显下降。其机制可能与缺血时 miR-1 的异常升高导致编码缝隙连接蛋白（connexin，Cx）的基因 $gja1$ 和编码 I_{K1} 通道 Kir2.1 的基因 $kcnj2$ 发生转录后抑制，引起 Cx43 表达下降和 I_{K1} 减弱而诱发心律失常的发生。同样对 $gja1$ 具有靶向抑制作用的还有 miR-101，研究发现心肌缺血再灌注时 miR-101 表达明显增加，通过对 $gja1$ 转录后抑制，加重了 Cx43 表达下调，是心肌缺血再灌注时心律失常发生机制之一。在大鼠急性心肌梗死模型中，发现 miR-223-3p 表达明显上调，通过调控 $kcnd2$ 抑制 Kv4.2 通道蛋白的表达，引起 I_{to} 电流密度减少，导致 APD 延长和缺血性心律失常的发生；利用其反义核苷酸 AMO-223-3p 抑制 miR-223-3p 表达，由心肌梗死引起的心律失常明显受到抑制。有报道显示，与上述的 miRNA 表达上调相反，心肌梗死时 miR-133a 和 mR-133b 表达明显下降，通过调节编码 I_{Ks} 的 $kcnq1$ 和 $kcne1$ 的转录后翻译过程影响心肌的自律性。

心房颤动简称房颤，是临床较为常见的一种心律失常，在世界范围内具有较高的患病率和死亡率。房颤发生和维持的机制非常复杂，是心脏病研究领域的难点。突破此难点对于房颤的预防和治疗具有重要意义。心房的电重构和结构重构是房颤发生和维持的重要病理因素，它们相互结合，共同构成了房颤发生的电生理 - 解剖学基础。心房的电重构是指心肌细胞钠、钾、钙等离子通道发生功能和表达的变化，其实质是离子通道重构导致内向离子流和外向离子流之间的动态平衡被打破，从而诱发房颤。近年来研究显示 miRNA 通过调控心房电重构和结构重构中的相关基因，在房颤的发生发展中起重要作用。

miR-328 是第一个被发现的对心房电重构具有调节作用的 miRNA。研究发现，与非房颤患者比较，房颤患者心房肌组织 miR-328 水平升高 3.5 倍。在房颤犬模型中，心房肌组织 miR-328 表达水平较对照组增高 3.9 倍。进一步的机制研究发现，房颤时 miR-328 水平升高通过抑制编码 L 型钙通道的 a1c 和 $β_1$ 亚基的 $cacna1c$ 和 $cacnb1$ 基因的转录后调控，下调 L 型钙通道蛋白的表达，引起 I_{Ca-L} 电流密度降低，导致心房 APD 缩短和房颤发生。采用腺病毒转染犬以及转基因鼠，使心房组织中 miR-328 过表达时，则表现出 I_{Ca-L} 减弱、心房 APD 缩短，房颤发生率增加。而 miR-328 功能敲减小鼠或小鼠给予腺病毒转染的 AMO-328 抑制 miR-328 表达时，房颤发生率明显减少。这些研究成果强有力地证实了 miR-328 靶向作用于编码 L 型钙通道的基因，通过转录后调控参与心房电重构，也为房颤的治疗提供了新的思路。此外，参与房颤发生的 miRNA 还有 miR-155、miR-21 及 miR-26 等，它们通过影响钙、钾等通道及相关蛋白的表达参与房颤时心房的电重构。这些 miRNA 中不仅上调的 miRNA 可以引起房颤，下调的 miRNA 也同样参与了房颤的发生。如房颤时，miR-26 表达下降，通过靶基因 $kcnj2$ 上调 Kir2.1 表达，引起 I_{K1} 增强，增加了房颤发生的易感性。房颤相关 miRNA 在心房电重构中影响的靶基因及相关通道和电流见表 22-1。

表 22-1　房颤相关 miRNA 在心房电重构中影响的靶基因及相关通道和电流

miRNA	表达	靶基因	影响的通道和电流
miR-328	上调	*cacna1c*	$Ca_v1.2$; I_{Ca-L} ↓
		cacnb1	$Ca_v1.2$; I_{Ca-L} ↓
miR-155	上调	*cacna1c*	$Ca_v1.2$; I_{Ca-L} ↓
miR-21	上调	*cacna1c*	$Ca_v1.2$; I_{Ca-L} ↓
		cacnb2	$Ca_v1.2$; I_{Ca-L} ↓
miR-223	上调	*cacna1c*	$Ca_v1.2$; I_{Ca-L} ↓
miR-29a-3p	上调	*cacna1c*	$Ca_v1.2$; I_{Ca-L} ↓
miR-1	上调	*kcne1*	I_{Ks} ↑
		kcnb2	I_{Ks} ↑
miR-499	上调	*kcnn3*	小电导钾通道
miR-130a	上调	*gja1*	GJ 通道
miR-30d	上调	*kcnj3*	Kir3.1 ; I_{K-ACh} ↓
miR-26	下调	*kcnj2*	Kir2.1 ; I_{K1} ↑
miR-1	下调	*kcnj2*	Kir2.1 ; I_{K1} ↑

心肌纤维化是心房结构重构的主要特征。多种心脏疾病如心肌肥厚、心肌缺血、高血压以及心力衰竭等均伴有心肌纤维化。心肌纤维化可破坏心肌电传导连续性，造成局部传导障碍，是心房颤动和心室颤动的重要诱因。因此，参与调节心肌纤维化发生和发展过程中的任意一个环节都有可能成为未来治疗心律失常的药物靶点。近年来研究发现，miR-21、miR-26、miR-29、miR-30、miR-133 和 miR-590 参与了心肌纤维化多个环节的调节。如房颤患者左心房 miR-21 的表达明显高于窦性心律患者；降低 miR-21 表达可以减轻心肌梗死后大鼠心房纤维化及减少心肌梗死后房颤的发生，其机制可能为 miR-21 减少其靶基因 *Sprouty1* 表达，对 ERK-MAPK 信号途径抑制作用减弱，导致心肌纤维化。在犬房颤模型中，尼古丁可使犬心房 miR-133 和 miR-590 表达下调，转化生长因子 TGF-β_1 和其受体 TGF-βR Ⅱ 表达显著增加而导致心房纤维化。犬心房成纤维细胞转染 miR-133 和 miR-590 可以降低靶蛋白 TGF-β_1 和 TGF-βR Ⅱ 的表达以及胶原蛋白含量，而转染 miR-133 和 miR-590 的反义寡核苷酸可使这一作用逆转。该项研究首次证明了 miRNA 参与了房颤的结构重构过程，并提出吸烟致房颤的新机制。此外，Ⅰ 型胶原基因 *col1a1* 也是 miR-133 的靶基因，miR-133 可以通过调控 *col1a1*，调节 Ⅰ 型胶原的合成而参与心房纤维化。

2. lncRNA、circRNA 与心律失常　lncRNA 是长度大于 200 个核苷酸，不具有编译蛋白质能力的一类 RNA。在差异化表达过程中，由于选择性剪接导致 lncRNA 低保守性，并且在数量上远远超过蛋白编码基因。起初 lncRNA 被认为是 RNA 聚合酶 Ⅱ 转录的副产物，不具有生物学功能。但随着研究深入，lncRNA 的生物学功能逐渐被人们认识和肯定，能够在转录水平、转录后水平及表观遗传水平上调控基因表达，或直接调节蛋白质活性。lncRNA 表达具有组织特异性，不仅参与胚胎发育、组织分化、细胞凋亡及免疫反应等重要生命活动，也与心血管疾病如心脏重塑、心力衰竭、心肌损伤和心律失常的发展密切相关。

一直以来人们认为非编码 RNA 不具有编码功能,但近年来人们发现一些带有小开放阅读框(small open reading frame,smORF)的 lncRNA 可以被翻译成多肽。在果蝇体内 *sarcolamban* 基因中发现了两个 smORF,分别能编码含有 28 和 29 个氨基酸的多肽。当 *sarcolamban* 基因沉默,果蝇出现心律失常,如果将两个 smORF 编码的肽链导入后,这种现象随即解除,其机制可能与 *sarcolamban* 调控肌质网释放 Ca^{2+} 有关,也说明 lncRNA 和心律失常的发生密切相关。lncRNA 也可通过和 miRNA 相互作用调控房颤发生过程中的电重构。在兔房颤模型和原代培养的心房肌细胞,沉默 lncRNA TCONS_00075467 可显著缩短心房 APD 和 ERP,I_{Ca-L} 电流密度降低,提示抑制 TCONS_00075467 表达水平与房颤的发生有关。进一步研究发现,miR-328 表达和 TCONS_00075467 呈负相关,TCONS_00075467 竞争性与 miR-328 结合,减弱其对下游蛋白编码基因 CACNA1C 的调控作用。此外,miRNA-328 也能部分逆转 TCONS_00075467 对电重构的影响。

circRNA 是由头尾剪接产生的 RNA,其结构稳定、高度保守,具有组织细胞特异性表达和发育阶段特异性表达的特征。虽然 circRNA 很早就被人们发现,但功能一直未知。近年来,人们开始关注这类特殊的非编码 RNA。研究显示,circRNA 参与基因表达调控,并且与多种心血管疾病相关联,如肌质网上的 RyR_2 功能失调可引起房颤。目前,在心房组织已发现与 RyR_2 基因同源的 circRNA,对这些 circRNA 的后续研究可能会进一步揭示心律失常及其他心血管疾病的发病机制。由于 circRNA 的稳定性和组织表达特异性,也有望使其成为诊断疾病的生物标志物。目前,circRNA 在心血管疾病中的研究刚刚起步,随着研究的深入可能会发现更多与心血管疾病相关的 circRNA 及其作用机制,为心律失常等心血管疾病的诊断及治疗提供新的思路。

(三)相关蛋白表达异常

1. 离子通道蛋白 心肌细胞膜上 Na^+、K^+、Ca^{2+} 等离子通道顺序开放形成跨膜离子通道电流并保持动态平衡不仅是 AP 形成的基础,也是心脏正常工作的基础。离子通道功能异常可引起心肌电信号传导异常,进而诱发心律失常,因此,离子通道是抗心律失常药物作用的重要靶点。

(1)Na^+ 通道:心脏组织中特定表达的 Na^+ 通道是 $Na_v1.5$,为电压门控性 Na^+ 通道,介导 Na^+ 内流,引起心肌细胞膜除极化,维持细胞膜的兴奋性和传导性,是目前常用的 I 类抗心律失常药物的作用靶点。从结构上看,$Na_v1.5$ 由结构蛋白 α 亚单位、辅助蛋白 β 亚单位以及一些调节性蛋白所构成的大分子蛋白复合体。其中 α 亚单位是主要功能单位,其编码基因为 *scn5a*。绝大多数 Na^+ 通道激活和失活速度快,形成的电流称为快 I_{Na},参与快反应细胞动作电位 0 期除极化过程。但也有少量 Na^+ 通道激活后失活很慢,在 AP 平台期也不失活,对低浓度的河鲀毒、利多卡因和奎尼丁敏感。这种电流称为持续性 I_{Na},也称慢失活 I_{Na} 或晚 I_{Na},参与动作电位 2 期平台期的形成。研究发现,快 I_{Na} 和持续性 I_{Na} 都是由 $Na_v1.5$ 通道介导,有着相似的电压依赖性。相对于快 I_{Na},持续性 I_{Na} 峰值约为快 I_{Na} 的 1%,持续时间长,影响心肌细胞 AP 去极化和平台期的时程,在心律失常发生、发展中具有重要作用。很多先天性和后天性因素都可影响 $Na_v1.5$ 通道蛋白的表达和功能,继而影响持续性 I_{Na}。如遗传性 LQTS3,由于编码 $Na_v1.5$ 通道 α 亚单位 *scn5a* 基因突变引起 Na^+ 通道不能快速失活,或者容易从关闭状态重新打开,从而导致持续性 I_{Na} 增强,引起心肌细胞 APD 延长和早后除极而诱发心律失常。后天因素如缺血、缺氧可引起大鼠心室肌细胞持续性 I_{Na} 异常增强,大量 Na^+ 内流,细胞内 Na^+ 异常增高,激活 Na^+-Ca^{2+} 交换体,Ca^{2+} 内流增多,引起细胞内 Ca^{2+} 超载,导致 Na^+ 与 Ca^{2+} 动态平衡失调而诱发心律失常。在人和犬心力衰竭模型心脏中,持续性 I_{Na} 明显增强,引起心肌细胞 APD 延长和早后除极,这是心力衰竭并发恶性心律失常的原因之一。

(2) Ca^{2+} 通道:心肌细胞主要有四种 Ca^{2+} 通道,两种分布在细胞膜上,为电压依赖性 Ca^{2+} 通道,分别是 L 型 Ca^{2+} 通道和 T 型 Ca^{2+} 通道;另外两种分布在细胞内肌质网膜上,受 RyR_2 和三磷酸肌醇(IP_3)受体调控。L 型 Ca^{2+} 通道分布于心肌各型细胞,是细胞外 Ca^{2+} 内流的主要通道,其介导的电流 I_{Ca-L} 参与慢反应细胞 0 期去极化过程,也是 AP 平台期的主要内向电流。T 型 Ca^{2+} 通道主要分布在窦房结和房室结,其介导的电流 I_{Ca-T} 主要参与窦房结和房室结 4 期自发除极,可影响窦房结起搏。平台期少量 Ca^{2+} 经 L 型 Ca^{2+} 通道进入细胞内,可激活肌质网膜上 RyR_2,触发肌质网储存钙大量释放,引起兴奋收缩偶联发生和心肌细胞收缩。如果平台期 I_{Ca-L} 增强,Ca^{2+} 内流明显增多,容易诱发细胞内钙超载,导致心肌发生一系列病理改变,如心肌肥厚、心律失常及心力衰竭等。另一方面,I_{Ca-L} 减弱可引起 APD 缩短,也能诱发心律失常。如持续性房颤患者心房肌细胞 I_{Ca-L} 显著低于正常窦性心律患者,正常窦性心律患者 I_{Ca-L} 较高者术后更易发生房颤,从而提示钙超载是房颤发生的重要原因,持续性房颤患者之所以出现 I_{Ca-L} 降低,可能是对细胞内钙超载的适应性反应。另外,研究发现 L 型 Ca^{2+} 通道蛋白表达水平在持续性和阵发性房颤患者中均明显降低,同时心房 ERP 缩短,从而推测 L 型 Ca^{2+} 通道蛋白表达下降可能是房颤患者 I_{Ca-L} 减弱的原因。L 型 Ca^{2+} 通道在钙通道家族中属于 $Ca_v1.2$,而 T 型 Ca^{2+} 通道则属于 $Ca_v3.1$ 及 $Ca_v3.2$。Ca^{2+} 通道由 α_1、α_2、β、γ 和 δ 等多个亚基所组成,其中 α_1 是主要功能单位。由 *cacna1* 基因编码的 $Ca_v1.2\alpha_1$ 亚基以及由 *cacna1g* 和 *cacna1h* 基因编码的 $Ca_v3.1$ 亚基和 $Ca_v3.2$ 亚基均与心律失常的发生密切相关。如敲除编码 $Ca_v3.1$ 亚基的 *cacna1g* 基因能导致窦房结节律变慢和房室传导减慢。

(3) K^+ 通道:K^+ 通道种类最多,其电流也最复杂,对心脏起搏、控制静息电位及 AP 的复极过程都很重要,是抗心律失常药物作用的重要靶点。

1) I_{to}:I_{to} 是复极早期的主要电流,在心肌细胞去极化时快速激活和失活,其大小决定了 AP 复极 1 期的电位幅度,并影响平台期其他电流的激活,从而影响 AP 的形状、APD 及 ERP。I_{to} 与心律失常关系密切。研究发现,在犬心肌缺血模型中,当心肌缺氧缺血及 pH 降低等微环境发生变化时,I_{to} 显著下调,微环境失衡诱发的 I_{to} 下调在细胞微环境恢复正常后可以部分得到纠正,说明心肌梗死后心肌缺血和酸中毒可能是 I_{to} 下调的诱因,也是急性心肌梗死后心律失常发生的重要危险因素。I_{to} 包括两种电流成分:快成分 $I_{to,f}$ 和慢成分 $I_{to,s}$。I_{to} 相关的 K^+ 通道主要有 $K_v4.2$、$K_v4.3$ 和 $K_v1.4$,编码基因分别为 *kcnd2*、*kcnd3* 及 *kcna4*。其中 $K_v4.2/K_v4.3$ 介导 $I_{to,f}$,$K_v1.4$ 介导 $I_{to,s}$。在人心房肌中,$K_v4.3$ 对 I_{to} 的形成起主要作用,而 $K_v1.4$ 仅少量表达。慢性持续性房颤患者心房肌细胞 I_{to} 电流密度明显降低,且伴有 $K_v4.3$ 通道 mRNA 和蛋白表达的下调。I_{to} 下调能提高平台期起始电位高度,延长 2 期平台期,从而降低房颤患者心房肌 APD 和 ERP 的缩短程度,所以认为 I_{to} 下调是对心房肌 APD 和 ERP 缩短的一种反馈性调节,但这种反馈性调节可引起离子通道功能紊乱,也说明 I_{to} 下调参与了房颤时心房的电重构。心肌肥厚和心力衰竭时室性心律失常发生率增加与 I_{to} 降低导致 APD 延长有关。此外,一些辅助亚单位如 $KChIP_2$ 也参与了 I_{to} 通道的调控。研究发现,下调心力衰竭小鼠 $KChIP_2$ 可通过抑制 I_{to} 而减少心律失常的发生。在 Brugada 综合征研究中也发现,*kcne3* 基因突变,通过影响 $K_v4.3$ 通道使 I_{to} 电流密度增加,是导致 Brugada 综合征(Brs6)的原因。

2) I_K:I_K 是动作电位复极的重要电流,最初发现这种离子流激活缓慢,而且在充分开放时,与电压关系呈内向整流性质,因此称之为延迟整流钾电流。后来发现有的 I_K 激活快,所以 I_K 包括快速激活(I_{Kr})、缓慢激活(I_{Ks})两种类型。I_{Kr} 是心肌细胞主要的复极电流,决定复极 2 期的平台期并介导复极 3 期,是构成并影响 APD 的重要电流。I_{Kr} 属于 $K_v11.1$ 通道电流,该通道由 *herg*(*kcnh2*)基因编码,是Ⅲ类抗心律失常药物的主要作用靶点。*herg* 基因突变,可导致通道功能降低相关的 LQTS2 和通道功能增强相关的短 Q-T 间期综合征。心肌肥厚、心力衰竭、心肌缺血以及糖尿病等疾病状态下均易引起 I_{Kr} 电流密度降低和 APD 延长,严重时可导致尖端扭转型心室颤动和心源性猝死。I_{Ks} 是参与心肌复极化的外向电流之一,激活和失活均较慢。作为复极储备电流,I_{Ks} 在平时不起明显作用,但当交感神经兴奋所致心率增快时,I_{Ks} 激活并对 AP 的复极起重要作用。I_{Ks} 通道功能减弱可降低心脏的复极储备,当存在遗传性因素或使用 I_{Kr} 通道阻滞剂时,可引起 Q-T 间期延长和早后除极而诱发尖端扭转型室性心动过速等心律失常的发生。I_{Ks} 通道属于 $K_v7.1$,由 *kvlqt1*(*kcnq1*)和 *mink*(*kcne1*)两个基因共同编码,受交感神经调节,可被胺碘酮、奎尼丁等药物非特异性阻断。*kcnq1* 和 *kcne1* 基因突变可诱发不同类型的 LQTS。

3)I_{Kur}:超速激活的延迟整流钾电流(ultrarapid delayed rectifier potassium,I_{Kur})的分子基础是 $K_v1.5$ 通道蛋白,编码基因为 *kcna5*。$K_v1.5$ 通道在人心房肌细胞特异性表达,在心室肌几乎不表达,其介导的 I_{Kur} 具有心房特异性。I_{Kur} 参与人心房 AP 复极的 1 期和 2 期,通过影响心房肌细胞 APD 和 ERP 而影响心房的节律和频率,它的电活动异常与房颤的发生和维持有着密切关系。*kcna5* 基因突变可引起家族性心房颤动。药物作用 I_{Kur} 可影响心房肌 ERP,而对心室电活动无明显影响,在抑制房颤同时不诱发其他部位心律失常发生,因此 I_{Kur} 被认为是发展选择性治疗房颤药物的靶点。

4)I_{K1}:内向整流钾通道电流 I_{K1} 是心肌最主要的背景电流,参与静息电位的维持和动作电位 3 期终末复极,并与心肌兴奋性和心律失常的发生密切相关。I_{K1} 通道在浦肯野纤维细胞膜中的密度较高,大鼠心肌梗死区和狗心肌缺血区的 I_{K1} 均显著降低,导致心内膜下浦肯野纤维细胞静息电位绝对值降低、兴奋性升高而易诱发心律失常。心力衰竭是恶性心律失常发生的重要原因,可引起心源性猝死。临床和动物实验研究发现,心力衰竭时大多伴有 I_{K1} 减弱,I_{K1} 减弱也是心力衰竭时心律失常发生的重要机制之一。从结构上看,I_{K1} 通道是同源或异源四聚体,其构成的亚单位主要来自 Kir2 亚家族(Kir2.*x*)中的 Kir2.1、Kir2.2 和 Kir2.3,编码它们的基因分别是 *kcnj2*、*kcnj12* 和 *kcnj4*。不同种属和不同部位的心肌组织,I_{K1} 亚单位的构成是不同的。在人心肌细胞,以 Kir2.1 和 Kir2.2 表达为主。*kcnj2* 基因突变可引起 LQTS7 和短 Q-T 间期综合征 3(SQTS3)。LQTS7 属于功能丧失性突变,复极时间延长可诱发早后除极;SQTS3 则属于功能获得性突变,复极加速,APD 缩短。目前还没有以 I_{K1} 通道为靶点的抗心律失常药。完全阻断或激动 I_{K1} 都有抗心律失常作用,但也都存在潜在的致心律失常风险。

5)乙酰胆碱激活 K^+ 通道电流:乙酰胆碱激活 K^+ 通道电流(acetylcholine-activated potassium channel current,I_{K-ACh})具有内向整流特性,主要存在于窦房结、房室结和心房肌细胞,受迷走神经调节。迷走神经兴奋释放 ACh,作用于心房 M_2 受体,通过 G 蛋白 β、γ 亚基激活乙酰胆碱激活 K^+ 通道,产生 I_{K-ACh},从而发挥迷走神经对心脏的调节作用。房颤时,I_{K-ACh} 加强,可使 APD、ERP 缩短,有利于折返形成和维持。因此,抑制 I_{K-ACh} 对房颤的治疗有重要意义。从结构上看,乙酰胆碱激活 K^+ 通道属于 Kir 家族的 Kir3.1 和 Kir3.4 异多聚体,即由 2 个 Kir3.1 和 2 个 Kir3.4 所构成,其中 Kir3.4 是其主要功能亚基。风湿性心瓣膜病伴房颤患者 Kir3.4 表达及 I_{K-ACh} 明显下调,可能是机体为拮抗房颤电重构时 ERP 缩短的适应性反应。这种适应性反应对机体有一定的保护作用,但另一方面又破坏了心房离子通道之间的平衡,引起心房肌细胞电活动时离子流紊乱,增加房颤发生率。同时也说明 Kir3.4 及 I_{K-ACh} 下调参与了房颤时心房的电重构。近年来研究发现,胆碱可以诱导心房肌细胞产生一种新的延迟整流 K^+ 电流,即 M_3 受体激活的 K^+ 电流(I_{K-M3})。I_{K-M3} 激活后具有减慢心率和超极化膜电位的作用。当这一新电流(I_{K-M3})受到抑制时,可引起心律失常。因此,M_3 受体 $/I_{K-M3}$ 在心律失常的发生发展过程中起重要作用,可能是抗心律失常药物作用的新靶点。

6)ATP 敏感 K^+ 通道电流:ATP 敏感 K^+ 通道(ATP sensitive potassium channel,K_{ATP} 通道)存在心肌及心肌以外的多种组织,受细胞内 ATP 与 ADP 的比率调控。正常情况下,K_{ATP} 通道处于关闭状态。当心肌缺血、缺氧时,ATP/ADP 比值下降,它才开放,介导 ATP 敏感 K^+ 通道电流(ATP sensitive potassium current,I_{K-ATP})。K_{ATP} 通道是由 4 个通道亚基 Kir6.x(Kir6.1、Kir6.2)与 4 个磺酰脲受体调节亚基(sulfonylurea receptor,SUR)组成的异源 8 聚体。敲除 Kir6.1 或 Kir6.2 基因的小鼠,出生后可出现 APD 和 ERP 延长,在异丙肾上腺素作用下可诱发早后除极。编码 Kir6.1 的基因 kcnj8 突变与室性心律失常的发生相关。另外,低氧条件下,K_{ATP} 通道被激活,引起细胞膜超极化及 APD 缩短,减轻细胞内 Ca^{2+} 超载,可对缺血心肌细胞起到一定的保护作用。但如果 K_{ATP} 通道持续开放,K^+ 过度外流,APD 缩短,导致折返性心律失常,这可能加速心肌细胞死亡。在心肌缺血动物模型中也发现,小剂量 K_{ATP} 通道阻滞剂可以预防心室纤颤的发生,大剂量 K_{ATP} 通道激动剂可导致恶性心律失常。

2. 细胞膜受体蛋白　心律失常的发生和离子通道密切相关,离子通道还受细胞膜受体蛋白调节。膜受体通过影响细胞内第二信使和心律失常相关蛋白的表达介导心律失常的发生和发展过程。

(1)肾上腺素受体:肾上腺素受体属于 G 蛋白偶联受体,分为 α 及 β 两个亚型,其中 β 受体与心律失常密切相关。β 受体又分为 $β_1$、$β_2$ 和 $β_3$ 三种亚型。$β_1$ 受体在心脏组织中占主导地位,占心脏总 β 受体数目的 70%~80%,$β_2$ 占 20%~30%,$β_3$ 受体表达量最少,而且不同种属差异较大,占 0.5%~3%。β 受体激动可活化腺苷酸环化酶,使细胞内环磷酸腺苷(cyclic adenosine monophosphate,cAMP)增加,进而激活 PKA 并使 L 型 Ca^{2+} 通道磷酸化,Ca^{2+} 内流增加,同时 cAMP 增加,增强 I_f,使细胞自律性升高而诱发心律失常。Ⅱ类抗心律失常药通过阻断 β 受体,降低心肌细胞自律性,减慢传导,消除折返及抑制细胞内 Ca^{2+} 超载而抑制心律失常的发生。$β_1$ 受体可通过钙调蛋白依赖的蛋白激酶Ⅱ(calmodulin dependent kinase Ⅱ,CaMK Ⅱ)δ 亚型介导的 RyR2-S2814 位点磷酸化而激活 cAMP-Epac 信号转导通路,诱导肌质网 Ca^{2+} 释放,从而诱发心律失常。$β_2$ 受体在心肌梗死后激活,引起 I_{Ca-L} 增强,升高肌质网 Ca^{2+} 储备并触发 Ca^{2+} 释放,诱发恶性心律失常。$β_2$ 受体拮抗剂能增加室颤阈值,抑制缺血后心室颤动发生。在大鼠心力衰竭模型中,$β_3$ 受体表达明显上调,I_{Ca-L} 电流密度增加,应用 $β_3$ 受体激动剂后,对 I_{Ca-L} 没有明显影响,但可致大鼠心功能进一步恶化。

(2)胆碱受体:胆碱受体分为毒蕈碱型受体(muscarine receptor,M 受体)和烟碱型受体(nicotine receptor,N 受体)两种。其中与心律失常密切相关的为 M 受体。M 受体为 G 蛋白偶联受体,目前已克隆出 5 种不同基因编码的 M 受体亚型。根据配体对不同组织 M 受体相对亲和力不同,将 M 受体分为 M_1、M_2、M_3、M_4、M_5。其中 M_1、M_3、M_5 受体的结构相似,与 $G_{q/11}$ 蛋白偶联,激活后能活化磷脂酶 C(phospholipase C,PLC),促进三磷酸肌醇(inositol triphosphate,IP_3)和二酰甘油(diacylglycerol,DAG)形成,进而产生一系列生物学效应。M_2 和 M_4 受体与 $G_{i/o}$ 蛋白偶联,通过抑制腺苷酸环化酶,促进 K^+ 外流及减少 Ca^{2+} 内流。M 受体亚型的分布具有组织特异性,目前已经证实在心脏组织除 M_2 受体外,还存在

M_3 受体。与 M_2 受体相比，M_3 受体在心脏的分布非常少。激动 M_3 受体不仅具有负性肌力和负性频率的作用，还可以介导一种新型 K^+ 电流 (I_{K-M3})，在心律失常、心肌缺血及心力衰竭等疾病的发生发展中起重要作用。研究发现，胆碱通过抑制 I_{Ca-L} 可产生拮抗乌头碱或毒毛花苷 G (哇巴因) 诱导心律失常的作用，并可被选择性 M_3 受体拮抗剂 4-DAMP 所逆转。胆碱也可通过激活 M_3 受体，减少 I_{Ca-L}，降低缺血引起的 L 型 Ca^{2+} 通道和 Na^+-Ca^{2+} 交换体表达上调，逆转细胞内 Ca^{2+} 超载，对缺血引起的心律失常有显著的保护作用。M_3 受体过表达可显著降低心肌缺血再灌注小鼠心律失常的发生率和死亡率。此外，激动 M_3 受体可抑制病理条件下缝隙连接蛋白 Cx43 的去磷酸化，从而改善细胞间电信号传导。

（3）血管紧张素受体：血管紧张素 Ⅱ (angiotensin Ⅱ, Ang Ⅱ) 是肾素 - 血管紧张素 - 醛固酮系统 (renin-angiotensin-aldosterone system, RAAS) 的主要效应物质，其受体有两种亚型，即 AT_1 和 AT_2 受体。AT_1 受体主要分布于血管平滑肌、心肌等组织，介导 Ang Ⅱ 在心脏和血管的多种病理生理作用，在心律失常发生中亦具有重要作用。AT_1 受体激活时，可对心脏产生正性肌力作用并促进儿茶酚胺等物质释放。过表达 AT_1 受体的小鼠在出生时就表现为心房扩大并伴有心肌细胞增生，产生严重的心动过缓和心脏传导阻滞，并且在出生一周内死亡。因此，激活 AT_1 受体可导致心肌细胞增生和电传导性改变。Ang Ⅱ 可浓度依赖性抑制 I_{Kr} 电流，使心肌细胞 APD 显著延长，这一作用可被 AT_1 受体拮抗剂氯沙坦所拮抗。在转染 herg 基因和 AT_1 受体基因的 HEK293 细胞上，Ang Ⅱ 同样可以抑制 HERG 通道，并明显延迟该通道激活、失活和复活过程。这提示 AT_1 受体介导了 Ang Ⅱ 对 I_{Kr} 电流的抑制作用并参与心肌肥厚和心力衰竭所致的心律失常。

3. 雷诺定受体　根据编码基因的不同，雷诺定受体 (ryanodine receptor, RyR) 可分为 RyR_1、RyR_2 和 RyR_3 三种亚型。其中 RyR_2 主要分布在心肌细胞肌质网上，调节细胞内 Ca^{2+} 水平，影响心肌兴奋 - 收缩偶联，也与心律失常的发生关系密切。如 CPVT，由于 ryr2 基因突变使 RyR_2 通道过度开放，舒张期肌质网内 Ca^{2+} 外漏到胞质内，导致细胞内 Ca^{2+} 超载，引起迟后除极和触发活动而诱发心律失常。辅助蛋白 calstabin 2 (FKBP12.6) 和 RyR_2 结合，可使舒张期 RyR_2 通道闭合状态稳定。心力衰竭时，RyR_2 过度磷酸化可降低 calstabin 2 与 RyR_2 亲和力，使 calstabin 2 从 RyR_2 复合物上解离，引起舒张期 Ca^{2+} 渗漏和心肌细胞内 Ca^{2+} 循环紊乱，导致肌质网 Ca^{2+} 贮存减少，引发心肌收缩功能障碍和迟后除极所诱发的心律失常。心房组织中 CaMK Ⅱ 活性增强，引起 RyR_2 过度磷酸化和舒张期 Ca^{2+} 渗漏，是房颤发生和持续的重要机制之一。因此，通过肌质网 Ca^{2+} 释放途径抑制舒张期 Ca^{2+} 渗漏可成为心律失常治疗的新靶点。

4. 缝隙连接蛋白　缝隙连接 (gap junction, GJ) 相当于细胞之间的微通道。在心肌细胞中，这种 GJ 通道与离子流介导的 AP 的扩布有关，是心肌收缩和舒张同步性的基础。缝隙连接蛋白 (connexin, Cx) 是构成 GJ 通道的基本蛋白质，为蛋白超家族。在人类心脏组织中主要表达 Cx43、Cx40 和 Cx45 三种亚型。其中 Cx43 在心房和心室都有表达，对维持心脏正常功能具有重要作用，其表达和分布异常可使细胞间传导减慢和电传导偶联能力下降，引起多种折返性心律失常。如小鼠 Cx43 基因敲除后，心脏结构和收缩功能未受影响，但在 2 月龄时均出现自发性室性心律失常并导致心源性猝死。Cx43 表达减少可增加心肌缺血时室性心律失常的发生。同时，Cx43 与 M_3 受体在结构和功能上的偶联参与调节细胞间信号转导。心肌缺血时，由于 Cx43 表达下调而 M_3 受体表达上调，致使其偶联关系被破坏，引起严重的心律失常。Cx40 主要分布于心房、房室结和传导束，其表达异常和不正常的磷酸化状态可引起细胞间传导异常和心房电生理特性的改变,从而导致房颤发生。Cx45 主要分布于窦房结和房室结,关于其在心律失常发生中的作用,目前资料较少,尚待进一步研究。

5. 心律失常发生的离子靶点假说　心肌细胞膜上存在多种离子通道,产生的离子流有 I_{Na}、I_{Ca}、I_{Kr}、I_{Ks}、I_{Kur}、I_{K1}、I_{to}、I_{K-ATP}、I_{K-M3} 等。正常情况下,这些通道蛋白表达和功能的彼此平衡是维持心肌细胞正常自律性、传导性、兴奋性及 ERP 的基础。在病理条件下,当某种通道的功能或相关蛋白表达异常时,心肌细胞电活动时离子流产生异常,使离子流之间的动态平衡被打破,从而产生心律失常。

心律失常时,无论是自律性增加、触发活动或是形成折返均以 AP 改变为基础。APD 延长为产生早后除极、迟后除极和 LQTS 等创造了前提条件,而 APD 缩短则是折返的基础。AP 和细胞间 GJ 通道的改变又可导致复极离散度增加和细胞间传导异常。而自律性又与 4 期自发除极速率和最大舒张膜电位有关。因此,理想的抗心律失常药物应对心脏多个离子通道靶点有调控作用,至少两种或两种以上,从而维持心肌细胞离子通道平衡。在调控心律失常发生发展中起主要作用的靶点为最佳靶点,I_{Na}、I_{Ca}、I_{Kr}、I_{Ks}、I_{Kur}、I_{K1} 等与心律失常发生发展关系密切,是抗心律失常药物作用的最佳靶点。一个理想的抗心律失常药物应对最佳靶点有作用,对 I_{Na}、I_{Ca}、I_{K} 的抑制作用不宜过强,对 APD 的延长或缩短不宜过强,维持离子通道平衡状态,进而减少心肌细胞复极离散度,完善复极储备功能,减少致心律失常作用。

(四) 与心律失常发生和治疗有关的小分子化合物

1. 一氧化氮　一氧化氮(nitric oxide,NO)由组织(包括内皮细胞、平滑肌、心肌等)中 L- 精氨酸在一氧化氮合酶(nitric oxide synthase,NOS)作用下生成的,在心血管、免疫和神经系统中均起重要作用。心脏中 Na^+-K^+-ATP 酶通过 Na^+-Ca^{2+} 交换体调节细胞内 Na^+ 和 Ca^{2+} 浓度,防止 Na^+ 和 Ca^{2+} 超载和心律失常。NO 可以通过磷酸化肌纤维蛋白激活 Na^+-K^+-ATP 酶,发挥抗心律失常作用。

2. 一氧化碳　一氧化碳(carbon monoxide,CO)是环境污染的主要成分之一,其中毒后首先出现脑和心肌缺氧。心脏是仅次于脑的对缺氧十分敏感的器官,可致心肌细胞膜离子泵受损,影响心脏除极、复极并延长 Q-T 间期,导致局部电位变化。同时,CO 又可通过激活 NOS 促进 NO 合成和 $Na_V1.5$ 通道蛋白亚硝基化,显著增加持续性 I_{Na} 进而诱发致死性心律失常。

3. 硫化氢　硫化氢(hydrogen sulfide,H_2S)是一种无色有臭鸡蛋味道的有毒气体,内源性 H_2S 由 L- 半胱氨酸经酶催化生成,具有重要的病理生理作用。其在体内外均可产生由 I_{K-ATP} 介导的负性肌力作用,该作用可被 K_{ATP} 通道阻滞剂格列本脲阻断。H_2S 可减少大鼠心肌缺血再灌注室性心律失常的发生,其作用机制可能与开放 K_{ATP} 通道关。H_2S 可激活 K_{ATP}/PKC/$ERK_{1/2}$ 和 PI3K/AKT 等信号转导通路,对心肌缺血再灌注损伤发挥保护作用。

4. 其他　除以上几种气体小分子以外,多种小分子化合物可产生致心律失常作用,如临床上用于治疗急性早幼粒细胞白血病的三氧化二砷(arsenic trioxide,As_2O_3),俗称砒霜。As_2O_3 虽然常被认作毒物,但在中医历史上作为药物应用已有两千多年。体外试验表明,As_2O_3 使促凋亡基因 *bcl2* 表达下调,调节融合蛋白 PML-RARα/PML,抑制其对细胞凋亡和分化的阻遏作用,从而促使急性早幼粒细胞白血病 NB4 细胞凋亡。但经 As_2O_3 治疗的患者也表现出很多不良反应,As_2O_3 可抑制 I_{Kr}、I_{Ks} 电流,延长 Q-T 间期,诱导出现室性心动过速,也可导致多水平的心脏传导阻滞,产生致死性心律失常。为减少 As_2O_3 心脏不良反应,临床常用缓慢滴注法给予 As_2O_3,使其心脏毒性明显降低。

（五）免疫调节异常

近年来研究显示，自身抗体在心律失常的发生发展中起着重要作用。一些自身抗体能识别特殊受体（如离子通道或表达于心肌细胞表面的酶）并与之相互作用，参与 AP 的调控，或者病理状态下自身免疫可以直接引起心肌损害，导致心肌细胞电生理改变，引发心律失常。如抗 SSA/Ro 抗体可经胎盘由母亲传递至胎儿，导致胎儿心肌细胞炎症损伤或干扰 Ca^{2+} 通道功能，阻滞胎儿或新生儿房室传导。扩张型心肌病患者体内存在抗 Na^+-K^+-ATP 酶的自身抗体，引起 Na^+-K^+-ATP 酶活性减低，诱发细胞内 Ca^{2+} 平衡紊乱，最终导致室性心动过速和猝死。

第二节　治疗心律失常的药物

心脏内冲动形成和传导异常，使心脏活动频率和节律发生紊乱而出现心律失常，甚至导致患者死亡。心律失常的治疗目标是通过降低心肌组织的异常自律性，减少后除极，调节传导性或 ERP 以消除折返，从而控制心律失常发生的频率和持续时间。抗心律失常药物是治疗心律失常最重要的方法之一。

一、传统的抗心律失常药物

1970 年，迈尔斯 - 沃恩 - 威廉姆斯（Miles Vaughan Williams）根据药物的作用通道和电生理特点，将抗心律失常药物主要分为四类：Ⅰ类，钠通道阻滞药（sodium channel blockers）；Ⅱ类，抗交感神经系统药物，主要为 β 受体拮抗药（β receptor blockers）；Ⅲ类，延长 APD 药；Ⅳ类，钙通道阻滞药（calcium channel blockers，CCB）。

（一）Ⅰ类

正常生理状态下，钠通道在静息、开放和不应三种状态转换。细胞去极化时，通道迅速从静息状态向开放状态转化（激活），然后从开放状态转化到不应状态（失活），再经过一段时间复极化，重新恢复到静息状态。钠通道阻滞药能够与 Na^+ 通道的 α 亚单位结合，在可兴奋细胞上抑制心肌动作电位的传播，具有膜稳定作用，可降低心肌细胞动作电位 0 相除极上升速度和幅度，减慢传导速度，延长 APD 和 ERP。根据此类药物对电压门控钠离子通道阻滞作用的不同，又分为Ⅰa、Ⅰb 和Ⅰc 三个亚类。

1. Ⅰa 类　此类药物作用靶点为开放状态的 $Na_v1.5$ 通道，适度阻滞，复活时间常数为 1~10 秒，常伴随钾通道阻滞作用，显著延长 ERP。代表药物包括奎尼丁（quinidine）、普鲁卡因胺（procainamide）和丙吡胺（disopyramide）。奎尼丁对心肌的直接作用能够适度阻滞心肌细胞膜钠通道，也能够抑制 K^+ 外流和 Ca^{2+} 内流，降低自律性，减慢传导及延长 ERP，适用于房颤、房扑、室上性和室性心动过速的转复和预防。虽然，目前对于房颤和房扑的治疗多采用电转律法，但奎尼丁仍具有应用价值。然而，奎尼丁具有明显的抗胆碱作用，可增加窦性频率，加快房室传导，加重心力衰竭或传导系统疾病。尽管如此，多数充血性心力衰竭患者可较好地耐受奎尼丁，这可能和其舒张血管作用有关。长期服用奎尼丁常见胃肠道反应，也可引起中枢神经系统的毒性。奎尼丁可延长 Q-T 间期，1%~3% 的患者发生尖端扭转型室性心动过速。

2. Ⅰb 类　此药物作用靶点为开放状态的 $Na_v1.5$ 通道，轻度阻滞，复活时间常数为 0.1~1 秒，降低异位自律性。代表药物包括利多卡因(lidocaine)、苯妥英钠(phenytoin sodium)和美西律(mexiletine)。利多卡因主要作用于心室肌细胞和浦肯野纤维系统,对心房几乎无影响,可能是由于心房 APD 太短以至于钠通道仅短暂地处于失活状态而舒张时间相对延长。利多卡因可降低自律性,改善传导性,缩短 APD 和相对延长 ERP,有利于消除折返而抗心律失常。研究表明,利多卡因可增加内向整流通道电流,但其临床意义尚不十分明确。利多卡因是目前防治急性心肌梗死及各种心脏病并发快速型室性心律失常的常用药物。非心血管方面最常见的不良反应是与剂量相关的中枢神经系统毒性,极少会引起患者出现恶性高热。心血管系统方面不良反应偶见窦房结阻滞和束支传导阻滞。Ⅱ、Ⅲ度房室传导阻滞患者禁用;利多卡因的负性肌力作用可加重心力衰竭的症状;scn5a 基因突变的患者应用利多卡因后可诱发 Brugada 综合征。此外,也有报道指出,利多卡因能够显著提高无脉搏室性心动过速或心室颤动患者出院后的存活率。

3. Ic 类　此类药物作用靶点为失活状态的 $Na_v1.5$ 通道,明显阻滞,复活时间常数 >10 秒,减慢传导性的作用强,对 I_{Kr} 和 I_{Ks} 抑制作用明显。代表药物包括普罗帕酮(propafenone)、氟卡尼(flecainide)和恩卡尼(encainide)。此类药物明显延长心房、心室的 APD,减少迟后除极,可诱发心律失常。普罗帕酮是一种广谱的抗心律失常药,具有起效迅速、作用时间长、疗效确切等优点,常用于治疗室性或室上性期前收缩、室性或室上性心动过速等心律失常。离体实验表明普罗帕酮能松弛冠状动脉及支气管平滑肌,具有与普鲁卡因相似的局部麻醉作用。此外,普罗帕酮具有 β 受体拮抗作用,可导致房室传导阻滞、窦房结阻滞及加重或诱发心力衰竭。氟卡尼能够稳定心肌细胞膜,延长动作电位复极化过程,可用于控制室性和室上性心律失常,对房性心动过速也有效。此药有较严重的致心律失常作用,经大规模实验调查后发现,氟卡尼可导致罕见的不可逆转的室性心动过速,明显增加心肌梗死后患者的死亡率。

(二) Ⅱ类

β 受体激动可促进包括 I_f 在内的 K^+、Cl^- 等多种离子通道电流,可导致心肌电生理紊乱;同时加快 Ca^{2+} 内流并能延缓其通道失活过程,引起细胞 Ca^{2+} 超载,诱发迟后除极,导致触发活动,从而引发心律失常。β 受体拮抗药可以抑制 β 受体,影响激活型 G 蛋白(stimulatory G proteins, G_s)/腺苷酸激酶(adenylate kinase)/cAMP 信号通路,减少 I_f 和 I_{Ca-L},减慢窦房结起搏速率;减少 I_{Ca-L},增加房室结的传导时间和不应期;也可以降低 RyR_2 介导的肌浆网 Ca^{2+} 释放。此外,交感神经激活可减弱 Ⅰ 类和 Ⅲ 类抗心律失常药物的作用。因此,β 受体拮抗药也有助于维持其他药物的抗心律失常作用。代表药物包括非选择性 β 受体拮抗药普萘洛尔(propranolol)、选择性 $β_1$ 受体拮抗药美托洛尔(metoprolol)和比索洛尔(bisoprolol)以及 β 和 $α_1$ 受体拮抗药卡维地洛(carvedilol)。普萘洛尔主要适用于交感神经过度活动有关的室性心律失常,可首选用于治疗焦虑或甲亢等引发的窦性心动过速,也可用于治疗 LQTS。普萘洛尔长期应用后,对脂肪及糖代谢可产生不良影响。因此,高脂血症及糖尿病患者应慎用。美托洛尔明显抑制窦房结、房室结的自律性和传导性。当交感神经兴奋性增强时,去甲肾上腺素使心肌细胞肌浆网通透性增加,Ca^{2+} 增多,诱发房颤,而美托洛尔能够拮抗此作用,可用于因儿茶酚胺增多而诱发的室性、室上性心律失常。另有研究表明,急性心肌梗死患者应用此药后,室性心动过速和心室颤动发生率明显减少,死亡率降低。

(三) Ⅲ类

Ⅲ类抗心律失常药物为阻滞电压依赖性 K^+ 通道,有效延长 APD 及 ERP,消除折返引起的心律失常和抑制房室传导,可用于室上性和室性心律失常的治疗。代表药物为胺碘酮(amiodarone)。胺碘酮是一种甲状腺激素的同类物质,其化学结构与甲状腺素相似,含有碘离子,药物的部分抗心律失常作用和毒性与其同甲状腺素受体相互作用有关。胺碘酮抑制心脏多种钾离子通道如 I_K、I_{K1} 及 I_{to},还可干扰 β 受体、钙通道和钠通道,降低窦房结自律性及抑制异位起搏点自律性。临床可用于房颤患者室率控制和转复,也用于不伴有 Q-T 延长的室性心律失常。胺碘酮长期应用可出现过敏性肺炎、间质性肺炎及严重的肺纤维化,还可以引起甲状腺毒性、肝脏毒性、眼部毒性及皮肤脱色和胃肠功能紊乱等不良反应。研究表明,胺碘酮由于具有较高的脂溶性,长期应用造成体内脂肪组织内药物积聚量增多,具有致癌性。尽管胺碘酮在治疗时引起的很多系统性不良反应限制了它的临床应用,但仍然是一类重要的抗心律失常药物。因此,近年来的研究也在不断开发胺碘酮类似物,以保持胺碘酮的抗心律失常作用,减少心脏以外的不良作用。

(四) Ⅳ类

钙通道阻滞药是一类选择性阻滞 Ca^{2+} 通道,作用于窦房结和房室结细胞,抑制细胞外 Ca^{2+} 内流,降低细胞内 Ca^{2+} 浓度的药物。此类药物可以减慢心率,降低房室结传导速度,延长 ERP,在治疗浓度时可阻滞心肌细胞膜上的钙通道,发挥抗心律失常作用。参与心肌细胞动作电位形成的 Ca^{2+} 电流主要为 I_{Ca-L} 和 I_{Ca-T}。临床常用的 L 型钙通道阻滞剂,主要阻断 $Ca_v1.2$ 和 $Ca_v1.3$ 钙通道介导的 I_{Ca-L},代表药物包括维拉帕米(verapamil)和地尔硫草(diltiazem)。此类药物主要机制为抑制 I_{Ca-L},减慢心肌细胞动作电位 4 相缓慢除极,降低自律性,减慢心率;抑制慢反应细胞动作电位 0 相除极,减慢房室结传导,延长 P-R 间期。维拉帕米又名异搏定(isoptin),扩张血管作用较强,而减慢心率作用较弱,首选治疗阵发性室上性心动过速,也可减慢房颤患者的心室率。维拉帕米与 β 受体拮抗药合用时,均可抑制心肌收缩力,减慢心率和传导,可能会导致心脏停搏。此外,维拉帕米与地高辛合用时,可抑制地高辛经肾小管的排泄,应酌情减少地高辛用量。禁用于重度心力衰竭、心源性休克和低血压状态等。

二、其他治疗药物

心律失常的非药物治疗方法较多,包括外科手术、导管射频消融、人工心脏起搏及安装植入型心律转复除颤器(implantable cardiovener defibrilator,ICD)等。外科手术包括房颤的迷宫手术和冠心病冠状动脉干预或搭桥手术。导管射频消融是目前较理想的室上性心动过速的常规治疗手段,也可用于心房扑动和房颤患者的治疗。1958 年,全球首例全埋藏式人工心脏起搏器在瑞典成功完成安装。近年来,心脏起搏技术迅速发展,起搏器的设计和制造工艺也日趋完善,主要适应证为预防心动过速、肥厚型心肌病患者及先天性心脏病等。ICD 可显著改善恶性室性心律失常的预后,是预防心源性猝死(sudden cardiac death,SCD)的有效手段。ICD 已经被证实能有效防止院外心源性猝死的发生。此外,随着分子生物学和细胞生物学的发展,生物起搏技术也取得了新突破。研究证实,将起搏相关基因导入人间充质干细胞或将多能干细胞诱导分化为窦房结样起搏细胞可构建生物起搏器。因此,生物起搏治疗的有效开展,可能是解决严重缓慢型心律失常最有前景的方法之一,虽然对某些患者来说,非药物治疗的疗效十分肯定,但却受到医疗条件、经济水平等多因素限制,很难使大多数患者获益。因此,临床上抗心律失常药物仍然具有不可替代的作用。

第三节　抗心律失常药物的研发史和研究进展

抗心律失常药物的研究已有近百年历史,随着Ⅰ类抗心律失常药奎尼丁最早被应用于心律失常的治疗,抗心律失常药物也逐渐登上历史舞台。至20世纪80年代,普罗帕酮、普鲁卡因胺、氟卡尼的广泛应用使抗心律失常药物发展达到顶峰。20世纪90年代初期,心律失常抑制试验(cardiac arrhythmia suppression trial,CAST)结果表明,一些抗心律失常药物不仅不能提高心肌梗死患者生存率,反而增加了患者的死亡率。CAST结果的公布,使药物治疗心律失常受到质疑,也成为抗心律失常药物发展的一个重要转折点,人们开始重新认识和评价抗心律失常药物的致心律失常作用等安全性问题。尽管如此,抗心律失常药物在临床上仍扮演着不可或缺的角色,且人们探索新型、更有前景的抗心律失常药物研究也从未停止过。本节将针对传统和新型抗心律失常药物研究历史和现状进行回顾与展望。

一、传统抗心律失常药物研发史

(一)Ⅰ类

奎尼丁是首先被发现的Ⅰ类抗心律失常药物,又名异奎宁(isoquinine),为抗疟疾药奎宁的非对映异构体,是从金鸡纳植物中提取出来的一种有效的抗心律失常化合物。早在18世纪,金鸡纳树皮被用来治疗"难控制的心悸"。1820年,法国化学家P. Pelletier与T. Caventou从金鸡纳中提取出抗疟疾的活性成分奎宁和金鸡宁。1912年,一名患有房颤的男子告诉他的主治医生卡雷尔·弗雷德里克·温克巴赫(Karel Frederik Wenckebach),奎宁可以有效缓解他的房颤症状,随后温克巴赫也在其他患者身上试验了奎宁的疗效。1918年,据维也纳医学杂志报道,奎尼丁是四种主要的金鸡纳生物碱中控制房性心律失常最有效的一种。之后,奎尼丁被广泛应用于维持心房扑动和心房颤动患者的窦性心律,以及预防室性心动过速和室颤的复发。尽管目前其使用频率逐渐减少,但奎尼丁仍是经典的口服抗心律失常药物。

1943年,瑞典化学家Nils Löfgren首次合成利多卡因,作为一种氨基酰胺型局部麻醉剂。随后,他的同事Bengt Lundqvist用利多卡因对自己进行了第一次注射麻醉实验。1949年利多卡因首次上市,并于20世纪60年代广泛应用于心肌梗死后室性心律失常的治疗。目前,利多卡因成为防治急性心肌梗死及各种心脏病并发快速型室性心律失常的常用药物。

第二次世界大战中,印度尼西亚遭受到较大损失,使奎尼丁前体金鸡纳生物碱的来源显著减少,促进了抗心律失常药物普鲁卡因胺的研制与广泛应用。普鲁卡因胺于1950年6月2日获得美国食品药品管理局(Food and Drug Administration,FDA)批准,并于1951年上市。研究发现,普鲁卡因胺具有与奎尼丁相似的心脏作用,并对室性心律失常有效。普鲁卡因胺与奎尼丁具有相似毒性作用,可诱发系统性红斑狼疮样综合征。

1977年,普罗帕酮在德国应用于临床,20世纪80年代进入中国。随着氟卡尼和普罗帕酮等药物的应用,使Ⅰ类抗心律失常药物的发展达到高峰。20世纪90年代初,有临床试验结果表明氟卡尼等药物能增加患者的死亡率,导致此类抗心律失常药物的研发和应用进入低谷。

（二）Ⅱ类

Ⅱ类药物作用于神经受体，而非直接作用于离子通道，是唯一能够通过减少心源性猝死而降低总死亡率的抗心律失常药。β受体拮抗剂可以改善心肌供血，降低交感神经兴奋性。1962年，苏格兰科学家詹姆斯·布莱克（James Black）在筛选大量化合物时发现了第一个无内在拟交感活性、非特异性的β受体拮抗药丙萘洛尔。经临床证实，其对于心绞痛和高血压具有治疗作用，但此药在动物实验中表现出潜在的致癌作用，限制了其应用。之后，詹姆斯·布莱克对丙萘洛尔的结构进行了修饰，在芳基乙醇胺中引入一个甲氧基，得到第一个安全有效的β受体拮抗药普萘洛尔。普萘洛尔较大剂量有膜稳定作用，可抑制钠离子内流，产生抗心律失常作用。普萘洛尔在临床的成功应用，使之成为20世纪对药理学贡献最大的药物之一。1988年，詹姆斯·布莱克因发明普萘洛尔获得诺贝尔生理学或医学奖。与普萘洛尔相比，第二代β受体拮抗药美托洛尔，增强了药物对β₁受体的选择性，使药物对心脏作用性更强，减少了药物对呼吸道等心脏外器官的不良反应。第三代β受体拮抗药卡维地洛增加了对于α受体拮抗作用等其他生物学活性，进一步提高了本类药物临床作用效果，临床应用也扩展到心律失常和缺血性心脏病的防治。

（三）Ⅲ类

胺碘酮是甲状腺激素的同类物质，其前体物为一种北非常见植物的提取物——凯林（khellin），用于治疗由血吸虫病和结石导致的肾绞痛。1946年，俄罗斯生理学家Gleb von Anrep在开罗工作时，首次观察到胺碘酮的前体分子凯林具有心脏活性。Anrep发现，一名技术人员服用凯林治疗其他疾病时，心绞痛症状得到显著缓解。基于上述发现，1961年，化学家Tondeur和Binon在比利时研发出胺碘酮。1962年，胺碘酮开始用于治疗可能与心脏疾病有关的胸痛。1967年，胺碘酮由于副作用而退出了市场。1974年，研究人员发现胺碘酮对心律失常有效并将该药物重新引入欧洲和加拿大等地区和国家，但由于其可引发重症肺部并发症，始终未获FDA批准。直到1985年，美国FDA正式批准胺碘酮用于危及生命、反复发生的室性心律失常。然而，作为非选择性钾通道阻滞剂的代表药，胺碘酮虽可降低室颤或心律失常死亡风险，却不能降低总体死亡率。胺碘酮的心脏外毒性也十分明显，其中，甲状腺毒性最为常见，肺毒性表现最为严重，严重者可致肺纤维化。同时，胺碘酮还具有肝毒性、神经毒性及皮肤毒性等。胺碘酮不良反应较多，使其临床应用受到极大限制，但也促进了此类新型抗心律失常药物的研发。2009年，美国FDA批准胺碘酮类似物决奈达隆（dronedarone）为新型抗心律失常药，其结构和药理作用类似于胺碘酮。决奈达隆为多离子通道阻滞剂，具有抗肾上腺素性能，延长APD，降低发生尖端扭转型心律失常的风险。由于决奈达隆较胺碘酮脂溶性低，且去除了导致甲状腺功能异常的碘基，使得决奈达隆药代动力学复杂性降低，毒副作用减少。

（四）Ⅳ类

钙作为第二信使广泛参与细胞生理病理过程。1883年，Ringer通过心脏分离实验，发现钙在维持细胞活性中发挥重要作用。1901年，Stiles在肌肉收缩等生理过程中发现钙同样发挥重要作用。1943年，日本学者Kamada发现细胞内钙对肌肉收缩具有决定性作用，并于1946年得到美国学者Heilbrunn等人的证实。20世纪60年代初，研究人员在冠状动脉扩张筛查分子实验研究中发现钙通道阻滞剂的作用机制。之后，人们开始对钙的药理学功能进行研究，并于20世纪80年代在全球范围内推广钙治疗应用。CCB自发现以来，已从第一代的维拉帕米、硝苯地平和地尔硫䓬，扩展为60余种CCB，成为治疗心血管疾病最常用的药物之一,被认为是心血管治疗学发展中继 β 受体抑制剂后的又一个里程碑。

临床上常用的 CCB 主要包括苯烷胺类(如维拉帕米等)、二氢吡啶类(如硝苯地平等)和地尔硫革类(如地尔硫革等)。维拉帕米是最早发现的 CCB。1967 年,德国 A. Fleckenstein 等发现维拉帕米对心脏的作用与溶液中去掉 Ca^{2+} 后作用相似,能降低心脏的收缩性而不影响膜电位的变化和幅度,被列为第 Ⅳ 类抗心律失常药。

硝苯地平(nifedipine)是第一个二氢吡啶类 CCB,具有强烈的血管扩张作用。1969 年,德国拜耳公司成功合成了硝苯地平的前身 BAYAl040。1975 年,硝苯地平被用于治疗心绞痛和高血压,是 20 世纪 80 年代中期世界畅销药物之一;二代二氢吡啶类 CCB 如氨氯地平、尼卡地平等,冠脉扩张作用更强,维持时间长;三代、四代长效新型 CCB 进一步提高了药物对于血管的选择性。

二、新型抗心律失常药物研究进展

传统的抗心律失常药物主要作用于心肌细胞不同的离子通道,通过改变心肌细胞的 APD、ERP 和电传导性,或通过影响自律性心肌细胞的 4 相自动除极发挥作用。这些药物是从天然植物中获得的化合物(如从金鸡纳树树皮的化合物中提取奎尼丁)衍生而来的,或者最初是为其他目的开发的药物(如胺碘酮和索他洛尔最初是为治疗心绞痛而开发),表现为低选择性,在治疗的同时对多种心肌组织部位和多种离子通道均有作用。因此,该类药物可能存在明显药物性心律失常或器官毒性。这些化合物具有多种电生理效应,我们尚不清楚哪一个靶点有助于特定患者达到预期的抗心律失常效果,哪一个靶点可能增加不良反应发生的风险。此外,目前常用的抗心律失常药物可与许多其他药物发生复杂的相互作用,例如通过抑制 P-糖蛋白介导的药物转运,可进一步增加不良反应发生风险。因此,抗心律失常药仍存在着抗心律失常与促心律失常并存的问题,急需寻求更加安全有效的抗心律失常药物。

近年来,随着药理学研究的不断发展,抗心律失常药物作用机制有了更为深入的研究,更多的新型抗心律失常药物不断被发现。2018 年,在 Vaughan Williams 诞辰 100 周年之际,Ming Lei 等学者在 Vaughan Williams 分类框架的基础上,提出了一个更加详细、准确、系统的现代化抗心律失常药物分类法。新的分类方法包含 8 大类药物,在原有基础上增加了很多药物作用新靶点,涉及机械敏感离子通道、与细胞电信号偶联相关的连接蛋白及在长期细胞信号转导过程中影响细胞结构重塑的分子等。此外,人们对心脏电生理学的分子和细胞基础的认识不断加深,对不同临床条件下心律失常发生机制理解也更为深刻,这促进了许多新药物靶点的发现和新化合物的合成与鉴定,并使这些靶点和药物显示出潜在的研究意义与治疗作用。

(一)超极化激活环核苷酸门控通道阻滞剂

正常生理状态下,窦房结为心脏自动节律性最高的起搏点,在动作电位的静息期内会介导自发而缓慢的去极化过程,从而引发起搏电位,此作用是由 I_f 通过超极化激活环核苷酸门控通道(hyperpolarized activated cyclic nucleotide gated channel,HCN)驱动的,特别是在舒张期去极化的初始阶段更为明显。I_f 电流是控制窦房结节律最主要的电流,因此也称为"起搏"电流。目前,临床上唯一应用的特异性 I_f 电流抑制剂为伊伐布雷定(ivabradine)。此药可以阻滞 HCN,抑制早期 I_f 内流,降低窦房结 4 期起搏电位的去极化速率,降低心率;也会降低窦房结和浦肯野细胞的自律性,延长 R-R 间期,并对细胞内 Ca^{2+} 循环产生作用。伊伐布雷定可以降低异常或伴发心力衰竭的窦性心动过速患者的心率,同时不影响心肌收缩力和收缩功能,且在治疗剂量下不影响 Q-T 间期,无尖端扭转型室性心动过速的风险,可应用于心绞痛及慢性心力衰竭的患者(心率不低于 70 次 /min),可作为潜在新的快速型心律失常治疗药物。

(二)作用于晚钠电流(I_{NaL})的药物

此类药物主要作用靶点为心肌细胞 $Na_v1.5$ 通道介导的、相对较小但具有持续性的晚钠电流(late sodium current,I_{NaL})。研究表明,I_{NaL} 的异常与先天性或继发性心律失常密切相关,如缺氧、心力衰竭和 LQTS3 等。正常情况下,I_{NaL} 对心肌动作电位的影响不大。但在病理情况下,如基因遗传性心律失常 LQTS3 和缺血、缺氧所致心律失常都能破坏正常的钠离子通道,导致晚钠电流增加,从而延长动作电位复极时间,促进早后除极介导的心律失常发生。此外,增加的 I_{NaL} 可改变细胞内钠离子平衡,继而通过钠钙交换机制影响细胞内钙浓度变化,引发心律失常。因此,恢复 I_{NaL} 通道具有抗心律失常作用。近年来,以 I_{NaL} 为靶点的药物受到了广泛关注。雷诺嗪最初被用于治疗心绞痛,是一种多通道阻滞剂,后期发现雷诺嗪可以抑制 I_{NaL},防止因 I_{NaL} 电流过大而引起细胞内钙超载,降低细胞内钙水平,从而稳定细胞膜,降低兴奋性;抑制 I_{Kr},延长心室动作电位,延长 Q-T 间期,延长 APD 持续时间。可用于治疗稳定型心绞痛和室性心动过速。此药最常见的副作用是头晕、便秘、头痛和恶心等。

在新近开发的以 I_{NaL} 为靶点的药物中,选择性 I_{NaL} 通道阻滞剂 GS-458967 具有更好的抗心律失常作用。然而,在中枢和周围神经系统中 GS-458967 会产生钠通道的使用依赖性,这导致其治疗指数较低。GS-6615 是一种为克服 GS-458967 某些局限性而开发的替代性 I_{NaL} 阻滞剂,GS-6615 对于神经元 $Na_v1.1$ 通道有较低的亲和力,从而保留了对 I_{NaL} 较强的选择性,并且能够比雷诺嗪更有效抑制由药物诱导的尖端扭转型心律失常。此外,动物实验结果表明,GS-6615 对家兔缺血诱发的室性心律失常、猪自发的房颤和室性心动过速都有很好的抗心律失常作用。基于以上实验,在植入式心脏复律除颤器患者、肥厚性心肌病所致心律失常和 LQTS3 患者进行了 GS-6615 部分临床试验。然而,可能由于疗效有限或安全性问题,这三项研究均被叫停,表明选择性 I_{NaL} 抑制剂对患者的治疗价值仍不确定,需要在随后的临床研究中进一步探索。

(三)吲哚衍生物

以吲哚为基础的吲哚洛尔和比索洛尔能够阻断 β 受体,常作为降压药使用,同时也具有一定的抗心律失常作用。因此,吲哚衍生物可能被用于开发更有效的抗心律失常药物。SS-68 是含二烷基氨基吡咯基的吲哚衍生物。在动物模型中,SS-68 已被证明能抑制乌头碱、钡或钙、缺血再灌注引起的室性心律失常。此外,SS-68 可以抑制快速起搏诱导的犬房颤模型。SS-68 在动物实验中能有效抑制心房和心室的心律失常,可能是一种潜在的抗心律失常药物。但也有实验证明,SS-68 在所用的实验模型中没有显示心律失常前效应,如早期后去极化等,所以不排除该药物在治疗过程中出现不良影响,需要进一步评估其治疗剂量范围内的风险与效益比。

(四)新型Ⅲ类抗心律失常药物

决 奈 达 隆

决奈达隆(dronedarone)由法国 Sanofi-Aventis 公司开发,2009 年 7 月 2 日经美国 FDA 批准上市。决奈达隆是一种能有效控制房颤的药物,可作为胺碘酮替代药物治疗心房颤动和心房扑动,并应用于阵发性或持续性房颤患者成功复律后的维持治疗。决奈达隆被称为"多通道阻滞剂",可抑制 I_{Kr}、I_{Ks}、I_{to} 和

I_{K-ACh} 等多种外向电流,同时也抑制快速钠电流和钙电流等内向电流。此外,决奈达隆还可以阻断交感神经。作为一种非碘化呋喃衍生物,与胺碘酮相比,决奈达隆不含碘,可以减少甲状腺毒性;增加甲基磺酰胺基团,可降低药物在组织内聚集,从而减少肺毒性、眼毒性和神经病变等。但也有报道指出,决奈达隆可引起严重肝损害甚至肝功能衰竭。因此,FDA 建议患者在服用决奈达隆最初 6 个月内定期检测肝功能。

布 地 达 隆

布地达隆(budiodarone)是一种胺碘酮的化学类似物。与胺碘酮相比,布地达隆在结构上多了一个乙酸仲丁酯侧链,使布地达隆半衰期较胺碘酮短,令其在保持类似胺碘酮电生理作用的同时,起效、代谢更快,副作用更少。目前布地达隆正处于临床试验研究阶段。

多 非 利 特

多非利特(dofetilide)主要作用于 HERG 通道,可选择性阻断 I_{Kr} 电流,导致心房组织的不应期增加,但不影响传导速度或静息膜电位,在治疗心房颤动和心房扑动方面有效。多非利特作为一个新Ⅲ类抗心律失常药物副作用较少。早期研究资料显示,左心室功能不全患者应用多非利特治疗房扑和房颤时,与安慰剂相比患者死亡率不增加,但近些年研究显示,多非利特大剂量可引起 Q-T 间期延长并导致尖端扭转型室性心动过速,这也是其治疗阶段较严重的不良反应,发病率为 0.3%~10.5%。

伊 布 利 特

1995 年 12 月,FDA 批准伊布利特(ibutilide)用于治疗持续性心房颤动和心房扑动的快速转复,2007 年此药在我国经批准上市。伊布利特最严重的不良反应是阵发性室性心动过速,发生率为 1%~8%,其次为尖端扭转室速,偶有死亡报道。临床应用过程中应严格选择适应证,做好检测和电复律准备。

维 那 卡 兰

与其他Ⅲ类抗心律失常药一样,维那卡兰(vernakalant)可阻断心房钾通道,从而延长复极时间。与典型的Ⅲ类药剂不同的是,维那卡兰阻断 $K_V1.5$ 通道介导的 I_{Kur},心率越快,维那卡兰的阻断作用越强,这也意味着患者心率越快,药物的作用效果也随之增强,而其他Ⅲ类药物在心率过快的情况下往往会失效。维那卡兰能够快速、有效的复律急性房颤患者(房颤持续时间为 3~72 小时)的心率,同时还具有轻度的 HERG 钾通道的阻断作用,导致 Q-T 间期延长。

替 地 沙 米

替地沙米(tedisamil)具有显著的抗缺血特性,最初将其作为潜在的心绞痛治疗药物,后发现其具有抗心律失常作用。研究表明,替地沙米除了可以阻断 $K_V1.4$ 和 $K_V4.2$ 通道介导的 I_{to1},还可以阻断心脏内多种钾通道,导致心率减慢。替地沙米对于心房肌和心室肌细胞上钾通道都有作用,对于心房肌作用更为明显,能有效延长心房肌细胞复极化时间,可用于房颤的紧急复律。由于其导致心律失常的发生率低于其他Ⅲ类药物,替地沙米逐步被开发为Ⅲ类抗心律失常药物的替代品,目前药物正处于上市申请阶段。

BMS914392

此类药物主要阻滞 G 蛋白偶联的内向整流型钾通道 1(GIRK1)和 4(GIRK4)亚型,降低窦房结自律性,延长 APD 和 ERP,降低复极储备。主要适应证为房颤。目前药物正处于上市申请阶段。

(五) 作用于 I_{Kur} 通道的药物

I_{Kur} 通道是典型的心房选择性抗心律失常药物作用靶点,抑制 I_{Kur} 可延长心房 ERP,影响折返性心律失常,且无明显致心律失常副作用。目前研究显示,I_{Kur} 通道的阻滞药如 XEN-D0101/XEN-D0103、F373280 和 BMS919373 可持续性延长 APD。在窦性心律或阵发性房颤患者的心房肌细胞中,作用于 I_{Kur} 通道的药物可以抑制 I_{Kur},缩短 APD,导致房颤发生。在体实验表明,MK-0448 可延长犬的心房 ERP,终止持续性房颤,但对人的 ERP 没有影响。由于 I_{Kur} 许多其他特性使其应用更加复杂化,在家族性房颤患者中发现 $K_v1.5$ 的功能缺失突变,如给予交感神经刺激,过度抑制 I_{Kur},可导致心房肌细胞出现早后除极,产生致心律失常作用。

(六) 作用于 I_{K-ACh} 通道的药物

与 I_{Kur}、I_K 相似,I_{K-ACh} 主要存在于心房肌细胞,并作为心房选择性治疗靶点受到了广泛关注。I_{K-ACh} 由乙酰胆碱通过毒蕈碱受体被激活,激活后可使心肌 APD 缩短,收缩力减弱。目前,许多已知的抗心律失常药物包括氟卡尼和决奈达隆也会影响 I_{K-ACh},而一些中等选择性的 I_{K-ACh} 通道阻滞剂也已经在研发中,如 NTC-801、AZD2927、A7071 和 XEN-R0706 等。在动物模型中,这些化合物显示出抗心律失常作用;在人心房组织样本中,这些化合物能够延长复极时间,提示具有潜在的抗房颤作用。

(七) 作用于双孔钾通道(two-pore-domain K^+ channel,I_{K2P})的药物

双孔钾通道家族包含众多 K^+ 通道,这些通道受温度、酸碱度和膜张力等因素调节。双孔钾通道家族在心肌中主要表达为 TASK-1($K_{2p}3.1$)和 TREK-1($K_{2p}2.1$)通道。抑制这些通道,可以延长复极时间和消除折返,产生类似于 III 类抗心律失常药物的作用。在人类心肌细胞中,TASK-1 仅在心房中表达,这种作用与 I_{Kur} 通道阻滞剂相似,因此有可能成为房颤的一个选择性治疗靶点。一些现有的抗心律失常药物也具有部分抑制 TREK-1(例如维那卡兰)或 TASK-1(例如胺碘酮)的作用,值得注意的是,由于 TASK-1 在许多其他类型细胞中有表达,TASK-1 抑制剂可能会引起许多心脏外副作用,导致药物应用范围缩小。

(八) 作用于心脏 RyR_2 通道的药物

RyR_2 是存在于内质网/肌质网(ER/SR)上的一种 Ca^{2+} 释放通道,它能迅速将 Ca^{2+} 从肌质网中释放出来,发挥一系列生理功能。自发的肌质网 Ca^{2+} 释放会触发由 Ca^{2+} 增多所介导的迟后除极,导致房性或室性心律失常,如阵发性房颤和 CPVT。近年来,RyR_2 通道阻滞药受到了广泛的关注,可通过阻滞 RyR_2 通道,减少自发的肌质网 Ca^{2+} 释放,具有抗心律失常作用。Dantrolene 是一种肌肉松弛剂,除了作用于骨骼肌细胞中的 RyR_1 外,还影响心肌细胞中的 RyR_2。Dantrolene 在动物模型中具有抗心律失常作用,在不影响 APD 或收缩力的情况下,能有效改善心房肌细胞和心力衰竭患者心室肌细胞 Ca^{2+} 异常状态。但其确切的抗心律失常作用机制尚不完全清楚,可能与直接阻断通道无关,且需要钙调素参与。许多钠通道阻滞剂,包括丁卡因、氟卡尼和雷诺嗪也被证实可以靶向作用于 RyR_2。最近研究表明,在

CPVT 模型中,丁卡因的衍生物 EL9 在不影响心率、QRS 持续时间、心肌收缩力情况下,具有抗心律失常作用,但其确切作用机制仍不清楚。此外,一些化合物如 ARM036 在心力衰竭动物模型中表现出抗心律失常作用;ISRCTN14227980 已经在临床 2 期阶段的研究中进行了测试,有潜力成为用于治疗心力衰竭和心律失常患者的 RyR_2 通道阻滞药。

(九) 作用于小电导钙激活钾通道(small-conductance Ca²⁺-activated K⁺ channel,SK)的药物

2003 年,功能性心脏 SK 通道首次被证实。在生理条件下,SK 通道主要在心房表达,参与调节心房电活动。SK 通道与 L 型 Ca^{2+} 通道结合,对 RYR_2 介导的肌质网 Ca^{2+} 释放作出反应。经全基因组关联研究发现,SK 通道的基因变异程度与房颤有关,但房颤患者 SK 电流增加或减少及 SK 通道的重塑仍存在争议。Apamin 为蜂毒中的活性神经毒素,是一种高选择性的 SK 通道阻滞剂,可以识别 SK 电流,但尚未应用于临床,相信未来选择性 SK 通道阻滞剂可成为治疗房颤的重要药物之一。

(十) 作用于机械敏感性通道的药物

此类药物主要选择性阻断阳离子和机械力敏感的离子通道。瞬时受体电位(transient receptor potential,TRP)蛋白是一类位于细胞膜上的非选择性阳离子通道。自 1989 年 Montell 等从果蝇中克隆出第一个成员开始,目前已发现 33 个 TRP 通道超级家族成员。TRPC 是 TRP 家族中重要的成员之一,包括 TRPC1-TRPC7 等 7 个亚型,可以通过抑制心肌异常触发活动而参与心肌肥厚、心力衰竭等心脏疾病的调控。尽管 TRPC 允许不同的阳离子渗透,但通常认为 TRPC 调控 Ca^{2+} 流入,介导 Ca^{2+} 与钙依赖性调节蛋白相互作用,进而调节心肌局部区域内的信号转导过程。通过研究发现,TRPC 参与心律失常性心肌肥厚、心肌纤维化及心力衰竭时心脏成纤维细胞 Ca^{2+} 信号的调节过程。因此,抑制 TRPC 介导的 Ca^{2+} 流入,可产生直接抗心律失常作用及减弱心肌细胞死亡后的纤维化过程。目前,机械敏感性通道阻滞剂正处于研究阶段,包括 GSK2332255B、GSK2833503A、pyrazole-3、GsMTx4 和 SKF96365 等药物。

(十一) 作用于缝隙连接通道蛋白的药物

心肌细胞动作电位传导依赖于细胞间局部电流的扩散,而这种电流效应与缝隙连接通道蛋白介导的心肌细胞间电化学偶联密切相关。作用于缝隙连接通道蛋白的药物能够减慢心室、心房、房室结及其旁路的传导,在一定程度上发挥抗心律失常作用。阻断缝隙连接通道蛋白表达,也可加重心律失常。同时,研究发现缝隙连接功能的改变可能伴发其他影响动作电位关键因素的改变,如心肌兴奋性异常和纤维重塑等。心肌缺血扩张型心肌病患者由于 Cx43 的表达下调而 Cx43 受体表达上调,导致偶联平衡被破坏,引起严重的心律失常。甘珀酸钠(carbenoxolone)原是用于治疗胃病的药物,目前作为缝隙连接通道的阻滞剂正待上市。

(十二) 上游靶向调节药物

上游靶向调节药物涉及组织结构重塑过程和其长期变化,这与 Vaughan Williams 分类中关注特定药物对特定离子通道的短期影响形成了鲜明对比。影响电生理过程上游分子机制的长期变化也构成了新型抗心律失常药物的治疗目标。此类药物包括血管紧张素转换酶抑制剂(angiotensinconverting enzyme inhibitor,ACEI)、血管紧张素受体拮抗剂(angiotensin receptor blocker,ARB)、ω-3 脂肪酸和他汀类药物。

心肌缺血或心房颤动发生时,血管紧张素 Ⅱ 显著升高,激动受体,导致烟酰胺腺嘌呤二核苷酸氧化

而产生氧化应激和炎症。血管紧张素Ⅱ还触发细胞内 cascade 和 MAPK 信号通路,引起心肌肥大、凋亡和成纤维细胞增殖。上游靶向调节药物可以减少由心肌纤维化、心肌肥厚和炎症所致的心肌电生理重构。此类药物目前主要应用于高血压和症状性心脏病的治疗,今后可能开发为潜在的抗心律失常药物。

三、抗心律失常药物研发展望

自 20 世纪 90 年代开展 CAST 试验以来,应用药物治疗心律失常的理念发生了很大的转变,主要为改善预后和减少猝死。目前,临床上主要应用的四大类抗心律失常药物疗效均不尽如人意。Ⅰ类药物抑制心律失常效果较好,但却不能预防猝死,奎尼丁已经被证实在治疗电重塑过程或减少心脏性猝死方面无效,长期应用会增加患者死亡率;Ⅱ类药物虽抗肾上腺素受体和抗心肌缺血作用较好,能显著降低患者死亡率,但其抗心律失常作用较弱;Ⅲ类药物虽然能明显抗心律失常,但不良反应较大,会诱发严重的尖端扭转型室性心动过速而导致患者心源性猝死;Ⅳ类药物对于预防心源性猝死有益,但可引起血压下降、暂时窦性停搏,不适用于二、三度房室传导阻滞患者。近几十年来,新型抗心律失常药物不断进入临床。但多数抗心律失常药物尚不能预防恶性心律失常触发的心源性死亡。此外,抗心律失常药物虽能快速改善离子通道的兴奋性,终止心律失常,却不能影响离子通道蛋白的表达。因此,预防病理状态下心肌细胞膜上蛋白的表达变化,将有助于抗心律失常药物提高疗效、减少不良反应。

近年来,ncRNA 的研究使人们对于心律失常发生机制有了全新认识。miRNA、lncRNA 和 cirRNA 等 ncRNA 均不同程度地参与了心律失常的发生、发展以及调控过程,而其中研究较多的为 miRNA。大量研究证实,miRNA 参与离子通道表达调控,改变心肌电生理特性,在心律失常及其引发的心脏性猝死中发挥着举足轻重的作用。此外,临床用于治疗心律失常的部分药物作用机制也与 miRNA 密切相关。研究发现,β 受体拮抗剂普萘洛尔抗心律失常作用与调节 miR-1 表达水平有关;植物牡丹皮中提取的有效成分丹皮酚可通过抑制 miR-1 过表达发挥抗心律失常作用;缬沙坦可通过恢复 miR-1 的表达水平,稳定 Cx43 表达,减少室性期前收缩发生次数,降低室颤和持续性心动过速发生率,减少大鼠肥厚心肌发生致命性心律失常。可见,miRNA 与心律失常及抗心律失常药物之间存在密切联系。因此,miRNA 有可能成为研制抗心律失常药物的重要靶点。然而,在应用 miRNA 技术治疗心律失常的道路,仍旧困难重重,存在很多问题。①目前,miRNA 具有抗心律失常的作用仍基于临床前研究,考虑到人体发生心律失常时机制的复杂性,miRNA 对心律失常患者的有效性仍有待证实。② miRNA 存在多个作用靶点,目前尚无法做到直接心脏靶向给药,而全身给药副作用较大。因此,需要研究可携带 miRNA 或其反义核苷酸链的趋向因子,并将其与可跨膜载体连接,最终达到作用靶器官、提高疗效、减少副作用和毒性的目标。③需要确定 miRNA 或其反义核苷酸进入细胞内的浓度并评估其对靶点的抑制程度。④药物针对 miRNA 的作用效果不稳定,脱靶效应明显,副作用较多。尽管将以 miRNA 为代表的 ncRNA 作为靶点研发抗心律失常药物存在诸多困难,但目前大量研究表明,ncRNA 在心律失常发生发展中发挥重要作用。因此,针对 ncRNA 为靶点的抗心律失常药物仍旧具有广阔的研发前景。

未来,开发新型抗心律失常药物仍然是实验药理学中一项实际而艰巨的任务,任重而道远。尽管抗心律失常药物新分类中涵盖了目前已知的所有抗心律失常药物,极大促进临床实践中的精准治疗策略,并有助于开发新型抗心律失常药物,但新的分类中并未包括一些少数的、不成熟的概念药,比如作用于 SK 通道、K2P 通道、牵张敏感性离子通道(stretch activated channel,SAC)及人半乳糖凝集素 -3

（galectin-3）相关靶点的抗心律失常药物，这需要我们不断加深对心律失常机制的认知，不断从新的视角来探索抗心律失常药物靶点，发掘更多具有针对性和心脏特异性的新型药物。

思考题　　　　　　1. 举例说明非编码 RNA 在心律失常发生过程中的调控作用。

2. 简述传统抗心律失常药物的分类及作用特点。

3. 试述新型抗心律失常药物的研究进展。

（许超千）

参 考 文 献

[1] LI Z, WANG X, WANG W, et al. Altered long non-coding RNA expression profile in rabbit atria with atrial fibrillation: TCONS_00075467 modulates atrial electrical remodeling by sponging miR-328 to regulate CACNA1C. J Mol Cell Cardiol, 2017, 108 (1): 73-85.

[2] HOLDT LM, KOHLMAIER A, TEUPSER D. Molecular functions and specific roles of circRNA in the cardiovascular system. Noncoding RNA Res, 2018, 3 (2): 75-98.

[3] WANG S, HAN H M, JIANG Y N, et al. Activation of cardiac M_3 muscarinic acetylcholine receptors has cardioprotective effects against ischaemia-induced arrhythmias. Clin Exp Pharmacol Physiol, 2012, 39 (4): 343-349.

[4] PICCINI J P, FAUCHIER L. RHYTHM control in atrial fibrillation. Lancet, 2016, 388 (10046): 829-840.

[5] JORDI H, SHOKOUFEH G, DOBROMIR D. Investigational antiarrhythmic agents: promising drugs in early clinical development. Expert Opin Investig Drug, 2017, 26 (8): 897-907.

[6] CHADDA K R, JEEVARATNAM K, LEI M, et al. Sodium channel biophysics, late sodium current and genetic arrhythmic syndromes. Pflugers Arch, 2017, 469 (5-6): 629-641.

第二十三章　抗慢性心功能不全药

第一节　慢性充血性心力衰竭的病理生理和发病机制

心力衰竭（heart failure，HF）简称心衰，是指由于心脏的收缩功能和/或舒张功能发生障碍，不能将静脉回心血量充分排出心脏，导致静脉系统血液淤积，动脉系统血液灌注不足，从而引起心脏循环障碍综合征，集中表现为肺淤血、腔静脉淤血。心肌梗死、心肌病、血流动力学负荷过重、炎症等能引起心肌损伤的一般心血管疾病最终都会导致心肌结构和功能异常，导致心室泵血和/或充盈功能低下的心脏功能衰竭（图 23-1）。心力衰竭患者存在较宽的左心室功能异常范围，左心室大小和左心室射血分数（left ventricular ejection fraction，LVEF）从正常到重度心室扩张和/或 LVEF 显著性降低，可通过心脏彩超进行检查，是判断心力衰竭类型的重要指征之一。约 50% 心力衰竭的患者心肌收缩力（contractility）降低，血液无法正常搏出，沉积充盈在左心室，最终导致心室肥大（hypertrophy）和心功能衰竭，医学上命名为充血性心力衰竭（congestive heart failure）。

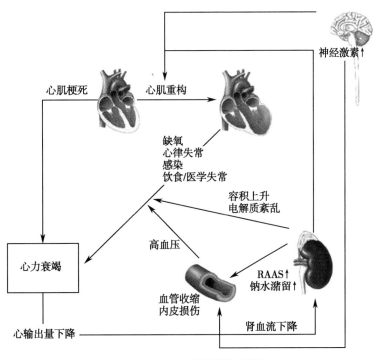

图 23-1　心力衰竭的发病机制

心力衰竭为各种心脏疾病的严重和终末阶段,发病率高,是当今最重要的心血管疾病之一。充血性心力衰竭可由多种心源性疾病引起,如心肌病、心肌炎、缺血性心脏病、心肌梗死,甚至心肌代谢障碍也是诱因之一;其他疾病如妊娠、静脉大量补液、过多摄入钠盐等也可增加心脏负荷而诱发心力衰竭。急性心肌梗死(acute myocardial infarction)是充血性心力衰竭最常见的诱因,充血性心力衰竭若未得到及时正确的医治,会导致机体严重受损甚至引发死亡,5年的平均生存率约50%。严重心力衰竭患者1年的死亡率为50%,5年死亡率为90%。据我国部分地区42家医院,对10 714例心力衰竭住院病例回顾性调查研究发现,其病因以冠心病为首,其次是高血压;各年龄段心力衰竭病死率均高于同期其他心血管病,其主要死亡原因依次为左心功能衰竭(59%)、心律失常(13%)和猝死(13%)。

根据充血性心力衰竭的不同临床表现,可将其分为4期,如表23-1所示:目前比较公认的是美国纽约心脏病学会(New York Heart Association,NYHA)把心力衰竭根据症状轻重分为Ⅰ期(日常活动量-无症状),Ⅱ期(日常活动量-有症状),Ⅲ期(低于日常活动量-有症状)和Ⅳ期(安静状态下-有症状)。

表23-1　心力衰竭分级

分级	症状
Ⅰ	活动不受限,日常体力活动不引起明显的气促、疲乏或心悸
Ⅱ	活动轻度受限,休息时无症状,日常活动可引起明显的气促、疲乏或心悸
Ⅲ	活动明显受限,休息时可无症状,轻于日常活动即引起显著气促、疲乏或心悸
Ⅳ	休息时也有症状,稍有体力活动症状即会加重。任何体力活动均会引起不适。如无须静脉给药,可在室内或床边活动者为Ⅳa级,不能下床并需静脉给药支持者为Ⅳb级

慢性心功能不全主要的病理生理基础是心排血量不足。而心排血量不足,除心脏收缩性降低外,亦可由心脏负荷加重引起。

心脏收缩性主要由兴奋收缩偶联的Ca^{2+}所决定。心肌细胞内Ca^{2+}增多,则收缩性加强;反之,Ca^{2+}减少,则收缩性减弱。不同原因引起的心肌病变,如心肌炎(风湿性、病毒性)、心肌病(克山病)、心肌缺血或梗死(冠心病)、心肌代谢障碍(维生素B_1缺乏症)及心肌肥厚等均可使心肌收缩性降低。心肌收缩性降低可表现为收缩时心肌张力的减弱和/或肌纤维收缩速率的减慢,最终导致心功能不全。心脏负荷加重分为:①后负荷(收缩期负荷)加重,即心室收缩时所需克服的排血阻抗增加,可见于主动脉瓣、肺动脉瓣狭窄,高血压病肺动脉高压等。②前负荷(舒张期负荷)加重,即心室舒张时所承受的容量负荷增加,可见于主动脉瓣、二尖瓣关闭不全所致的血液反流及全身性血容量增多(如甲状腺机能亢进、严重贫血、动静脉瘘等),使回心血量增加。

心脏具有丰富的储备力,能及时调整功能强度以适应机体需求的变化。当心脏负荷增加时,机体可通过心脏的代偿性扩张、心率加快和心肌肥大等方式使心排出量恢复正常或接近正常,以维持组织代谢的需要,即心功能的代偿期(compensatory stage)。但心脏代偿能力有限,长期的负荷过重,可使心脏收缩功能进一步降低。当心排出量的减少超过代偿限度时,即为失代偿期(decompensatory stage)。如发生感染、过度劳累、心律失常、输血输液过多过快、冠状动脉供血不足等,都可突然加重心脏负荷或病变,导致代偿不全,表现出一系列临床症状。

慢性心功能不全的临床症状可因其发病原因不同而有差异:①高血压、二尖瓣关闭不全可致左心室负荷过重,首先出现左心衰竭、左心室输出量减少、左心淤血。左心衰竭的临床表现主要为肺循环淤血的症状和体征,如呼吸困难、咳嗽、肺水肿等。②肺动脉高压可使右心室负荷过重,导致右心衰竭。右心衰竭的临床表现主要为体循环淤血的症状和体征,如下肢水肿、内脏淤血肿大、腹腔积液、颈静脉怒张、严重发绀等。最终导致全心衰竭而出现一系列的临床症状综合征。

早在 1988 年,Packer M 就提出慢性心力衰竭时神经内分泌的作用。2005 年美国心脏病学会(American College of Cardiology,ACC)、美国心脏病协会(American Heart Association,AHC)、欧洲心脏病学会(European Society of Cardiology,ESC)发表了慢性心力衰竭的循证医学诊断与治疗指南,认为有证据证实内源性神经内分泌系统的激活在心脏重构所致心力衰竭的进展过程中起到了很大的作用。神经内分泌细胞因子系统激活,是机体的代偿机制,又是导致心室重构和心力衰竭恶化的重要原因。主要变化有:

1. **交感神经肾上腺系统(sympathoadrenal system,SAS)** 心力衰竭的心肌收缩力减弱、心排血量降低,反射性兴奋交感神经系统。在心力衰竭早期,交感神经活性增加,可使心排出量升高、组织器官灌注增加,起到一定代偿作用。长期作用增加心脏后负荷和耗氧量,促进心肌肥厚及重构,导致心肌细胞凋亡、坏死,诱发心律失常及猝死。此外,长期作用可使循环中的儿茶酚胺反应性升高,通过下调 β 肾上腺素能受体密度,使心肌细胞对儿茶酚胺的敏感性下降,引发心肌细胞肥大。局部和循环中高浓度的去甲肾上腺素可直接导致心肌细胞凋亡、坏死,加速心力衰竭病情恶化。

2. **肾素 - 血管紧张 - 醛固酮系统(renin-angiotensin-aldosterone system,RAAS)** 心力衰竭的低心排血量使得组织器官灌注不足,肾血流量减少,RAAS 被激活,血管紧张素 Ⅱ(angiotensin Ⅱ,Ang Ⅱ)和醛固酮(aldosterone,ALD)水平增高,在心力衰竭早期起到一定代偿作用。长期 RAAS 激活,导致水钠潴留、低钾,增加心脏负荷。同时,RAAS 激活具有促进生长因子生成,促生长、促原癌基因表达及增加细胞外基质合成等作用,使心脏结构和功能发生改变,促进心肌纤维化。

3. **钠尿肽类** 心房钠尿肽(atrial natriuretic peptide,ANP)主要由心房分泌,脑钠肽(brain natriuretic peptide,BNP)主要由心室分泌。心力衰竭早期,ANP 可引起小动脉、小静脉扩张,排水排钠,抑制肾素、醛固酮或血管升压素的分泌,减少交感神经的血管收缩,起到代偿改善心功能作用。但严重心力衰竭时,血管活性物质的强大血管收缩及钠潴留作用占主导地位。

4. **精氨酸加压素(arginine vasopressin,AVP)** 心力衰竭时 AVP 增多,增加血管平滑肌细胞 Ca^{2+},导致血管收缩,心脏负荷增加。

5. **内皮素(endothelin,ET)** ET 缩血管作用很强,同时激活 SAS 和 RAAS,全身血管阻力增高导致每搏输出量降低;组织器官血流减少,肝、肾功能减退;刺激醛固酮分泌,水钠潴留,血容量增加。ET 还具有正性肌力作用及明显的促生长作用,从而引发心室重构。

6. **肿瘤坏死因子(tumor necrosis factor,TNF)** TNF-α 是单核巨噬细胞及心肌自分泌产生的促进免疫和炎症反应的细胞因子。心力衰竭时 TNF-α 表达增加。TNF-α 使得宿主发热、恶病质,导致细胞凋亡,加重心力衰竭。

7. **白介素(Interleukin,IL)** 心力衰竭时,体内 IL 表达增多,包括 IL-1、IL-6 等。心肌过度表达 IL,使得心肌基质金属蛋白酶活性增加,参与心肌炎症反应,加重心力衰竭病情。

8. **血管内皮舒张因子(endothelium derived relaxing factor,EDRF)** 由一氧化氮合酶催

化 *L*-精氨酸产生的一氧化氮(nitric oxide,NO),具有舒张血管、抗细胞生长、负性肌力、抗血管平滑肌增生、抗血小板聚集及逆转心室重构等作用。心力衰竭时,NO 产生减少。

9. 肾上腺髓质素(adrenomedullin,AM)　AM 可舒张血管,抑制血管平滑肌增生,排水排钠,抑制醛固酮、血管紧张素、内皮素等产生。

第二节　治疗慢性心功能不全药物

随着人口老龄化问题的突显和心脑血管疾病发病率的不断增高,慢性心功能不全所致的病死率亦在逐渐增多。目前药物治疗仍是主要手段。使用的药物除传统的强心苷类外,也包括非强心苷类正性肌力药及某些降低心脏负荷的药物。

一、强心苷

强心苷(cardiac glycoside)是一类选择性作用于心脏、增强心肌收缩力的药物,主要用于治疗慢性心功能不全和某些心律失常。

强心苷多来源于植物,常见的含有强心苷植物有紫花洋地黄和毛花洋地黄,故强心苷类又称为洋地黄类药物(digitalis)。其他植物还有康毗毒毛旋花、羊角拗、夹竹桃、铃兰、冰凉花等。动物药蟾酥中也含有强心苷。强心苷有一级苷、二级苷之分,天然存在于植物中的是一级苷,提取过程中经水解失去乙酰基和糖成为二级苷。常用的一级苷有毛花苷 C(lanatoside C),二级苷有地高辛(digoxin)、洋地黄毒苷(digitoxin)。

强心苷由苷元(配基)和糖结合而成。其苷元由甾核和一个不饱和内酯环所构成,其糖的部分由洋地黄毒糖、葡萄糖等组成。

强心苷的药理活性主要来源于苷元。苷元的结构特征对其活性的影响至关重要。如图 23-2 所示:C_3 位上的 β-羟基是甾核与糖的结合部位,脱糖后 C_3 位羟基转为 α 型而失去活性;C_{14} 位需有一个 β 构型的羟基,否则失活;C_{17} 位联接 β 构型的不饱和内酯环,打开内酯环、饱和其双键或内酯环由 β 位转为 α 位,则作用明显减弱甚至失活。强心苷作用的长、短、快、慢与甾核上的羟基数目有关,羟基多者发挥作用快,持续时间短。

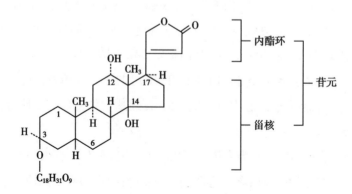

图 23-2　强心苷的化学结构

糖的部分对苷元活性有重要作用,如糖能增加苷元的水溶性,增强对心肌的亲和力,延长苷元的强心作用等。

(一) 药理作用

各种强心苷的药理作用基本相同,只是作用的强弱、起效的快慢、持续的久暂有所差异。

1. 正性肌力作用(positive inotropic effect) 在治疗剂量下,强心苷能选择性作用于心脏,加强心肌收缩性,表现为加快心肌收缩速度。这是对心肌的直接作用,因强心苷对没有神经支配的离体乳头肌和体外培养的心肌细胞均有加强收缩性作用。

心肌收缩力增强,使每搏输出量增加;心肌缩短速率提高,使心动周期收缩期缩短,舒张期相对延长,有利于静脉回流和增加每搏输出量。

强心苷对于心功能不全患者和正常人的心脏都有具正性肌力作用,但只增加前者,而不增加后者的心排血量。心功能不全患者,因心肌收缩力减弱,心排血量降低,可致交感神经张力增强,外周阻力增高。强心苷具有增强心肌收缩力的作用,能反射性降低交感神经张力,使外周阻力下降,舒张期延长,回心血量增多,终致心排血量增加。但对于正常人,强心苷有收缩血管、提高外周阻力的作用,可限制心排血量增加,且无更多的回心血液来增加其心排血量。

强心苷增强心肌收缩性的机制与增加心肌细胞内 Ca^{2+} 含量有关。心肌收缩过程主要涉及 4 种蛋白:肌动蛋白(actin)、肌球蛋白(myosin)、向宁蛋白(troponin)和向肌球蛋白(tropomyosin),前两者起收缩作用,后两者起调节作用。

当心肌兴奋时膜去极化,Na^+、Ca^{2+} 流入细胞内,胞内的 Ca^{2+} 进一步诱发肌浆网池贮存的 Ca^{2+} 释放。Ca^{2+} 与向宁蛋白结合,导致向肌球蛋白构型改变,使肌球蛋白通过横桥与肌动蛋白结合,激活 ATP 酶,分解 ATP 释放能量,使肌球蛋白头部作弯曲运动,牵引肌动蛋白向肌节中央滑行,使肌节缩短,从而产生心肌收缩(图 23-3)。

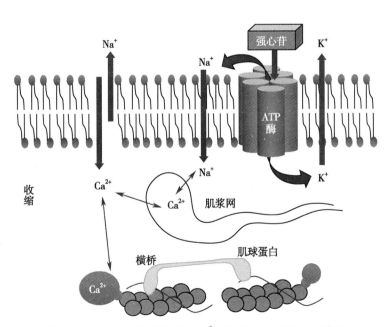

图 23-3　心肌收缩和舒张时 Ca^{2+} 转运及强心苷作用示意图

治疗量强心苷确实能增加心肌兴奋时细胞内的 Ca^{2+} 含量。至于细胞内 Ca^{2+} 增多的原因,一般认为,强心苷可与心肌细胞膜 Na^+,K^+-ATP 酶结合。结合后,酶活性降低,使细胞内 Na^+ 增多,通过 Na^+-Ca^{2+} 交换增加,使得细胞内 Ca^{2+} 增加,从而增强心肌收缩性。

2. 减慢心率作用(negative chronotropic effect) 又称负性频率作用。强心苷减慢心率作用主要表现在心功能不全而频率加快的患者中。心功能不全时,心收缩性减弱,每搏输出量减少,通过压力感受器反射性提高交感神经张力,引起心率加快。这是一种代偿性反应,以适应机体对血氧的需求。但心率加快超过一定限度时,舒张期过短,回心血量减少,反而限制心排血量增加。强心苷加强心肌收缩力,增加心排血量,压力感受器的反射减弱或消失,而迷走神经张力增强,从而使心率减慢。此外,强心苷还能直接增敏窦弓压力感受器和心内压力感受器,以及增强窦房结对乙酰胆碱的敏感性等,有利于减慢心率。强心苷减慢心率是其治疗心功能不全的又一药效基础。因心率减慢可延长舒张期,增加静脉回流,有利于提高心排血量,也使得心脏更加充分休息并获得更多的冠脉供血。

3. 对心肌电生理特性的影响 强心苷对心肌电生理的影响随用药剂量、心肌部位、心肌状态等情况的不同而有所差异。

在治疗量下,强心苷增强心肌收缩力,可反射性兴奋迷走神经,促进 K^+ 外流,抑制 Ca^{2+} 内流,使膜最大舒张电位负值加大,远离阈电位,从而降低窦房结自律性、减慢传导。中毒量强心苷能直接抑制浦肯野纤维细胞膜 Na^+,K^+-ATP 酶,使细胞内失 K^+,减少最大舒张电位负值,接近阈电位,致自律性升高。此外,最大舒张电位负值的减少易使快钠通道失活而慢钙通道激活,Ca^{2+} 内流增多触发迟后除极,亦致自律性增高。

迷走神经兴奋亦能抑制慢反应细胞 Ca^{2+} 内流,使膜反应性降低,0 相上升速率减慢,房室结传导减慢,此作用能被阿托品所取消。中毒量强心苷能明显抑制 Na^+,K^+-ATP 酶,使细胞失钾,减少最大舒张电位负值,而减慢房室结传导,此作用不被阿托品所取消。

强心苷通过兴奋迷走神经促进心房肌细胞 K^+ 外流,使复极加速,ERP 缩短。

4. 对心电图的影响 治疗量强心苷对心肌电生理的影响反映在心电图上,表现为 T 波幅度变小,甚至倒置,S-T 段降低呈鱼钩状,这与动作电位 2 相缩短相一致,可作临床判断患者是否使用强心苷类药物的一个指标。随后出现 P-R 间期延长,反映房室传导的减慢;Q-T 间期缩短,反映浦肯野纤维和心室肌 ERP 和 APD 缩短;P-P 间期延长则反映窦性心律减慢。中毒量强心苷会引起各类心律失常,在心电图上也会有相应的改变。

5. 其他 心力衰竭患者,交感神经张力增加,循环中 NA 水平提高,使 β 受体下调。强心苷的正性肌力作用可通过兴奋迷走神经间接降低交感神经张力,还能直接抑制交感神经活性,降低 NA 水平。而中毒量强心苷则通过中枢和外周作用升高交感神经活性,并引起中枢兴奋。

强心苷能降低血浆肾素活性,减少血管紧张素 Ⅱ 的分泌,进而降低外周血管阻力和醛固酮分泌,其有利于降低心脏负荷。

强心苷能引起血管平滑肌收缩,使外周阻力升高。该作用不依赖交感神经及其递质。但对于心力衰竭患者,强心苷对交感神经的抑制超过其对血管的直接作用,外周阻力不变或稍降。

对于心力衰竭患者,强心苷具有明显利尿作用。该作用主要是因强心苷的正性肌力作用使心功能改善,增加心排血量,继而使肾血流量和肾小球滤过率增多。此外,本药还可抑制肾小管细胞膜 Na^+,K^+-ATP 酶,减少肾小管对 Na^+ 的重吸收,而产生排钠利尿作用。

（二）体内代谢及影响因素

各种强心苷的药理作用相似，仅在作用的快慢、长短有所差异，这是因各药体内过程不同所致。而体内过程的不同来源于各药甾核上极性基团羟基的多少。甾核羟基少者极性低，脂溶性高，口服吸收好，血浆蛋白结合率和肝脏代谢率都高，如洋地黄毒苷。而羟基多者，如毒毛花苷 K，极性高而脂溶性低则口服吸收差。一些常用强心苷药动学特征总结如表 23-2。

表 23-2　常用强心苷的药动学

分类	强心苷	消化道吸收率 /%	起效时间 /min	达峰时间 /h	血浆蛋白结合率 /%	肝肠循环 /%	半衰期 /h	作用持续时间 /d	消除途径
长效	洋地黄毒苷	90~100	i.v.15~30 p.o.>120	6~12	90~97	25	140	20	肝,少量肾
中效	地高辛	50~90	i.v.15~30 p.o. 60	2~5	25	5	40	6	肾,少量肝
	毛花苷 C	40~60	i.v.5~30 p.o. 120	1~2	–	–	18	3~6	肾
短效	去乙酰毛花苷	不良	i.v.5~30	1~2	–	–	33	3~6	肾
	毒毛花苷 K	不良	i.v.5~10	0.5~2	–	–	21	1	肾

1. 吸收　各种强心苷口服吸收率个体差异很大。其中，地高辛的生物利用度变动在 20%~80% 之间。去乙酰毛花苷和毒毛花苷 K 很少由胃肠吸收，故不宜口服。强心苷口服吸收后，部分经胆道排泄入肠被再次吸收，形成肝肠循环。洋地黄毒苷约有 26%，地高辛约有 7% 进入肝肠循环。

2. 分布　不同强心苷在血液中与血浆蛋白的结合程度不同。强心苷在心、肝、肾和骨骼肌中分布较多。此外，地高辛易通过胎盘屏障，胎儿的血药浓度几乎与母体相同。强心苷在乳汁中也有分布。

3. 代谢　洋地黄毒苷在肝中代谢率较高，主要有三种代谢方式：①经 P-450 氧化脱糖成苷元，并进一步转化为洋地黄毒苷元而失效；②第 12 位 C 被羟化成仍具活性的地高辛，此方式约占总代谢量的 8%；③代谢物被结合成水溶性物质经肾排出。肝药酶诱导剂能促进洋地黄毒苷代谢，合用时宜酌情增加洋地黄毒苷的剂量。地高辛在体内代谢转化较少，主要与葡萄糖醛酸结合而失效。毛花一级苷 C 和毒毛花苷 K 在体内代谢最少，可能系脂溶性差，不易进入肝细胞之故。

4. 排泄　洋地黄毒苷主要以代谢产物的形式经肾排除。一小部分经胆汁排出，约有 26% 进入肝肠循环，少量经粪排出。地高辛约 60%~90% 以原型经肾排出。老年人及肾功能不全者血药浓度升高，易致中毒。毛花苷 C 和毒毛花苷 K 因极性大，水溶性高，几乎全部以原型经肾排出。

（三）药物毒性反应和中毒的防治

强心苷的安全范围小，一般治疗量已接近中毒量的 60%。个体对强心苷的敏感性差异大，影响因素多，低血钾、高血钙、低血镁、心肌缺血、缺氧、肾功能不全、酸血症及合并用药不当等都可诱发或加重强心苷中毒。中毒症状与心功能不全的症状易混淆，增加了中毒鉴别的困难。为保证用药安全，应监测血药浓度和病理状态，做到剂量个体化。地高辛血浓度超过 3ng/ml，洋地黄毒苷超过 45ng/ml，可确认为中毒。

1. 毒性反应

(1) 胃肠道反应：为较常见的早期反应，可表现为畏食、恶心、呕吐、腹泻。这是强心苷兴奋延髓催吐化学感受区的结果，应注意与用药量不足、疾病未得到控制所致的反应相区别。剧烈呕吐可因失钾而加重中毒反应。

(2) 中枢神经系统反应：可有眩晕、头痛、疲倦、失眠、谵妄等；还有视觉障碍，如黄视、绿视、视物模糊等，这可能与强心苷在视网膜分布较多有关。视觉障碍为中毒的先兆表现。

(3) 心脏反应：这是强心苷最严重的毒性反应，临床所见的各种心律失常都有可能出现，常有以下类型：

1) 快速性心律失常：可有室性期前收缩、二联律、三联律以及由异位节律点自律性增高所致的房性、房室结性或室性心动过速，甚至发展为室颤。其中室性期前收缩出现最早、最多，约占心脏毒性反应的 1/3。室性心动过速最为严重，应立即停药并抢救，以免发展为致死性的室颤。

2) 房室传导阻滞：引起不同程度的传导阻滞，严重者可出现完全阻滞。

3) 窦性心动过缓：可降低窦房结自律性，引起窦性心动过缓，但窦性停搏少见。心率降至 60 次/min 以下，应作为停药指征之一。

强心苷引起的心脏毒性主要与 Na^+，K^+-ATP 酶的高度抑制和随之引起的细胞严重失钾有关。

2. 中毒的防治

首先应注意诱发或加重中毒的因素，预防中毒发生。其次要警惕中毒先兆，当出现一定次数的室性期前收缩、窦性心动过缓（<60 次/min）及视觉异常等，都应及时减量或停用强心苷和排钾利尿药。如能监测血药浓度则更有利于预防中毒的发生。

快速型心律失常，应及时补钾。K^+ 能与强心苷竞争心肌细胞膜的 Na^+，K^+-ATP 酶，减少强心苷与酶的结合，从而减轻或阻止中毒的发展。轻度中毒可口服氯化钾，3~6g/d，分 3~4 次服用；重度中毒可用 1.5~3g 氯化钾溶于 5% 葡萄糖 500ml 中，缓慢静滴。肾功能不全、高钾血症及严重房室传导阻滞者不宜用钾盐。

对强心苷中毒引起的重症快速型心律失常，常用苯妥英钠救治。该药能使强心苷从 Na^+，K^+-ATP 酶复合物中解离，恢复酶活性。它对频发的室性期前收缩、室性心动过速等有明显疗效，并且不减慢房室传导。

利多卡因可用来治疗强心苷引起的严重室性心动过速和心室纤颤。

对强心苷引起的房室传导阻滞、窦性心动过缓、窦性停搏等，可采用阿托品静脉注射治疗。

(四) 强心苷的用法

强心苷的传统用法是分两个步骤进行，即先给全效量，使其获得全效，再用维持量。为获足够效应常于短期内给予足够剂量，即全效量，使血中达最大有效浓度，此即"洋地黄化"。达全效后，逐日补充体内消除的药量，即维持量，以维持疗效。可根据患者情况，把全效量分为速给法或缓给法给予。

(1) 速给法：适用于病情紧急且两周内未用过强心苷类药物的患者，在 24 小时内给足全效量。可选用去乙酰毛花苷 C，首剂 0.4~0.8mg，用葡萄糖液稀释后缓慢静脉注射，以后根据情况每 2~4 小时注射半量。也可用毒毛花苷 K，首剂 0.125~0.25mg，以葡萄糖液稀释后缓慢静脉注射，必要时 2~4 小时后再静脉注射一次，以达全效量。

(2) 缓给法：可口服地高辛，首剂 0.25~0.5mg，以后每 6~8 小时服 0.25mg；也可口服洋地黄毒苷，每次 0.1mg，每日 3 次，于 3~4 日达全效量。

对于病情不急的患者,为达到既能治疗心功能不全又减少毒性反应的目的,可不必先给全效量,而是逐日给予维持量,经 4~5 个 $t_{1/2}$ 也可达到稳态有效血药浓度。如地高辛的 $t_{1/2}$ 为 33~36 小时,每日给药 0.25~0.375mg,经 6~7 日就可达稳态有效血药浓度。

达全效量后,每日应给维持量以维持药效,可给洋地黄毒苷 0.05~0.1mg/d,或地高辛 0.25~0.5mg/d。用维持量的期限依病情而定。

（五）临床应用

1. **慢性心功能不全**　强心苷由于增强心肌收缩性,使心排血量增加,从而改善动脉系统缺血状况;由于心排空完全,舒张期延长,使回心血量增多,静脉压下降,从而解除静脉系统淤血症状。强心苷对不同原因引起的心功能不全有不同程度疗效。

（1）对心瓣膜病、先天性心脏病、动脉硬化及高血压引起的心力衰竭效果良好,对伴有心房颤动或心室率过快者疗效最好。

（2）对继发于甲状腺功能亢进、重症贫血及维生素 B_1 缺乏等疾病的心功能不全,因伴有心肌能量代谢障碍,疗效较差。

（3）对肺源性心脏病、严重心肌损伤或活动性心肌炎（如风湿活动期）等,疗效不佳。因此时心肌缺氧,能量产生障碍,且缺氧又使血中儿茶酚胺增多和细胞进一步缺钾,这些因素都易引起强心苷中毒。

（4）对伴有机械性阻塞的心功能不全,如缩窄性心包炎、严重二尖瓣狭窄等疗效不佳或无效,因心室舒张和充盈受阻,药物难以使之改善。

2. **某些心律失常**

（1）心房纤颤:即心房肌发生细弱而不规则纤维性颤动,每分钟可达 400~600 次。其主要危险在于心房过多的冲动传到心室,引起心室率过快,妨碍心室泵血功能,导致严重循环障碍。强心苷可减慢房室传导,阻止过多冲动传到心室,从而减慢心室率,改善心室泵血功能,但对多数患者并不能消除房颤。

（2）心房扑动:系快速而规则的心房异位节律,每分钟 250~300 次。频率虽比房颤少,但较易传入心室,引起难以控制的心室率加快。强心苷能缩短心房不应期,使扑动变为颤动。强心苷在心房颤动者较易控制心室率。部分患者在转为心房纤颤后停用强心苷可恢复窦性节律,因为停用强心苷,相当于取消了缩短不应期的作用,即延长不应期,从而终止折返,使房颤停止。

（3）阵发性室上性心动过速:强心苷通过增强迷走神经兴奋性,降低心房自律细胞的自律性而终止室上性心动过速。但强心苷本身引起的室上性心动过速当属禁忌。

对室性心动过速不宜用强心苷,因可引起心室纤颤。

二、非强心苷类正性肌力药

（一）氨力农

1. **药理作用**　氨力农（amrinone）又名氨吡酮、氨利酮、氨双吡酮。氨力农为双吡啶衍生物,具有明显增强心肌收缩性和舒张血管作用,能增加心排血量和心脏指数,降低外周阻力,但对心率、血压和心电图无明显影响。其作用机制与强心苷不同,系通过抑制心肌磷酸二酯酶,增加心肌 cAMP 的含量而发挥正性肌力作用。

2. **临床应用**　氨力农主要用于治疗严重及对强心苷和利尿药不敏感的心功能不全,能改善心功能,增加心排血量和肾血流量,降低右心房压和外周阻力。

3. 药物不良反应 不良反应发生率很高,主要有血小板减少、皮肤干燥、皮疹、泪腺分泌减少、胃肠道反应、心律失常、低血压等。

(二)米力农和左西孟旦

米力农(milrinone),又称甲腈吡酮、米利酮,其作用强于氨力农,为氨力农的 10~30 倍,且不良反应较少,如无减少血小板等。

左西孟旦(levosimendan)为新型正性肌力药和血管扩张药,其作用机制是:①抑制心肌磷酸二酯酶,产生较弱的正性肌力作用;②与肌钙蛋白结合而增强心肌的钙敏感性,其作用与细胞内 Ca^{2+} 浓度有关;③可激动血管平滑肌的钾通道,扩张冠脉和外周血管。用药后,心排血量增加,外周血管阻力降低,且不伴心率和心肌耗氧量的增加。左西孟旦口服易吸收,生物利用度约为 85%。

三、减负荷药

(一)血管紧张素转换酶抑制药

1. 药理作用和临床应用 慢性心力衰竭的发病机制目前认为是心室重塑及神经内分泌的激活。肾素-血管紧张素-醛固酮系统(RAAS)的过度激活是加重心肌损伤、心肌重塑、促进心力衰竭进展的重要因素,该系统的激活程度影响预后和死亡。阻断 RAAS 的过度激活,是缓解心力衰竭症状、逆转心室重塑、改善心力衰竭预后,降低心力衰竭患者病死率的重要措施。

血管紧张素转换酶抑制药(ACEI)是被证实能降低心力衰竭患者病死率的第一类药物,也是循证医学证据积累最多的药物,是公认的治疗心力衰竭的基石和首选药物。

ACEI 最基本的药理作用是抑制血管紧张素Ⅰ(angiotensinⅠ,AngⅠ)转化酶,减少血管紧张素Ⅱ(angiotensinⅡ,AngⅡ)生成和缓激肽降解,导致血管扩张,血压下降。其扩血管、降低心脏负荷的作用也被用于治疗慢性心功能不全,疗效优于其他扩血管药物。

在慢性心功能不全的每个阶段都推荐使用 ACEI,如无禁忌证或不耐受,需要无限期终身应用。但剂量和时限应视患者病情而定,应从低剂量开始,逐渐加量。

2. 体内代谢及影响因素 ACEI 这组药物尽管作用机制相同,但与酶结合的方式、强度、前体状态、作用时间及消除或排泄方式各异。其中卡托普利作用时间最短,需每日 2~3 次。其他 ACEI 可每日一次。

3. 药物不良反应及处理 药物的副作用包括低血压、高钾血症、血管神经性水肿、刺激性干咳、声嘶、呃逆等,血管神经性水肿要及时停药,刺激性干咳常见,随着用药时间延长可减轻消失。

4. 临床应用现状分析 慢性心功能不全发生时,心肌收缩力减弱,交感神经张力反射性增加,心脏负荷增加。心肌对持续超负荷的反应是心肌肥厚、纤维化,即心脏重构,终致心肌细胞死亡。研究发现 AngⅡ具有致心肌肥厚、促生长和相关原癌基因表达的作用。ACEI 可减少 AngⅡ生成,减少缓激肽降解,降低外周阻力和心脏负荷,同时可阻止和逆转心肌肥厚及纤维化的发生。多项大规模临床研究已证明 ACEI 对慢性心功能不全的疗效明显,并已广泛应用。ACEI 是心力衰竭治疗历史中第一类能降低死亡率、改善患者预后的药物。当前一些重要的心力衰竭治疗的指南将 ACEI 的适应证确定为:凡有左心室收缩功能不全(LVEF<0.35~0.40),不论有无症状,无论是否为心肌梗死后均应使用 ACEI,除非存在禁忌证或不能耐受。临床常与强心苷、利尿剂合用,作为治疗慢性心功能不全的基础用药。常用的药物

有卡托普利(captopril)、依那普利(enalapril)等。

（二）其他减负荷药

1. 血管紧张素Ⅱ受体拮抗药 Ang Ⅱ在慢性心力衰竭(chronic heart failure,CHF)中的作用是通过结合于 Ang Ⅱ AT₁ 受体实现的。ARB 将能对 ACE 途径及非 ACE 途径产生的 Ang Ⅱ 均阻断，从而抑制 Ang Ⅱ 导致的缩血管、心肌肥厚、促生长和相关原癌基因表达的作用。如 Ang Ⅱ 受体拮抗剂氯沙坦(losartan)、厄贝沙坦(irbesartan)对 Ang Ⅱ 受体有高度选择性，能拮抗 Ang Ⅱ 的心血管作用，抑制心肌肥厚和心肌纤维化。此外，ARB 还作用于交感神经突触前膜的 AT₁ 受体，使去甲肾上腺素释放减少，交感神经兴奋性降低，恢复颈动脉窦的敏感性，减轻过高的交感张力，降低心率。由于 ARB 不抑制缓激肽的降解，无咳嗽副作用，耐受性好，因此 ARB 在心力衰竭治疗中的作用受到广泛关注。临床试用于 RAAS 活性增高的 CHF。2005 年 ACC/AHA 和 ESC 的慢性心力衰竭治疗指南都均推荐 ARB 用于当前或既往有症状的心力衰竭和 LVEF 减低又不能耐受 ACEI(为Ⅰ类推荐)。对于轻、中度心力衰竭和 LVEF 减低的患者，选择 ARB 替代 ACEI 作为一线治疗药物是合理的，对于那些因其他适应证已接受 ARB 治疗的患者更是如此(Ⅱa 类建议)，临床上与 ACEI 合用，可增强疗效。

2. 利尿药 心功能不全与体内水钠潴留之间可形成恶性循环。当心脏前负荷过高而使心室舒张末期容量和压力过高时，可加重心功能不全。若此时应用利尿药促进体内潴留的水、钠排出，减少血容量和回心血量，减轻心脏前负荷，则有利于改善心脏功能，增加心排血量。

在心功能不全时血管壁 Na⁺ 含量增高，通过 Na⁺/Ca²⁺ 交换升高血管平滑肌细胞内 Ca²⁺ 水平，从而增加血管壁张力和对升压物质的反应性，即增加心脏后负荷。利尿剂可增加 Na⁺ 的排出，降低血管壁中的 Na⁺ 含量，减少 Na⁺/Ca²⁺ 交换，降低血管张力和收缩性，因而减轻心脏后负荷，改善心脏泵血功能。

利尿药是治疗慢性心功能不全的常规辅助用药，主要用于轻、中度心功能不全的患者，尤其适用于前负荷升高且易发生强心苷中毒的病例。在利尿剂开始治疗后数天内就可降低颈静脉压，减轻肺淤血、腹水、外周水肿和体质量，并改善心功能和运动耐量。心力衰竭干预试验均同时应用利尿剂作为基础治疗。试图用 ACEI 替代利尿剂均导致肺和外周淤血。这些观察表明，对于有液体潴留的心力衰竭患者，利尿剂是唯一能充分控制和有效消除液体潴留的药物，是心力衰竭标准治疗中必不可少的组成部分，但单用利尿剂治疗并不能维持长期的临床稳定。

轻度心功能不全，可单独使用噻嗪类利尿药；中度患者，可口服袢利尿药或与噻嗪类和留钾利尿药合用；重度心功能不全、慢性急性发作、急性肺水肿或全身浮肿者，噻嗪类利尿药一般无效，应静脉注射呋塞米。

目前推荐的利尿药使用方法为小剂量给药，同时合用强心苷、ACEI/ARB 及 β 受体拮抗药。因为长期大剂量的使用可减少有效循环血容量，降低心排血量，加重心力衰竭。同时，反射性兴奋交感神经，降低肾血流量，减少组织器官灌注，加重肝、肾功能障碍，恶化心力衰竭。长期大剂量应用利尿剂还可导致心律失常、糖代谢紊乱、高脂血症。临床上使用应密切关注电解质指标，必要时纠正电解质平衡紊乱。

3. 血管舒张药 慢性心功能不全与前、后负荷有密切关系，适当降低前、后负荷将有助于改善心功能。某些血管舒张药不仅能改善心力衰竭症状，而且可以降低病死率，提高患者的生命质量。

对肺静脉压明显升高，肺淤血症状显著的患者，宜选择扩张静脉为主的硝酸酯类，可减少静脉回心血量，降低肺楔压、左心室舒张末压(left ventricular end diastolic pressure,LVEDP)等，降低心脏前负荷。

硝酸酯类对小动脉也有较弱的舒张作用,故也能轻度降低后负荷。

对外周阻力升高,心排血量明显减少的患者,宜选用扩张小动脉为主的肼屈嗪等。本类药物能明显降低外周阻力,减轻后负荷,增加心排血量,增加动脉供血,缓解组织缺血症状,弥补或抵消因小动脉扩张而可能发生的血压下降和冠状动脉供血不足等负面影响。

对肺静脉压和外周阻力均升高,心排血量明显降低者,宜选用对动、静脉均衡扩张的哌唑嗪、卡托普利等,或合用硝酸酯类与肼屈嗪。

舒血管药是治疗心功能不全的辅助药物,主要用于对正性肌力药和利尿药治疗无效的难治病例。

四、作用于 β 受体的药物

自 80 年代中,β 受体拮抗药开始用于慢性心功能不全的治疗。β 受体拮抗药曾被列为慢性心功能不全的禁忌药物。这是由于:①认为交感神经兴奋是心力衰竭后机体的重要代偿机制之一,不应加以干预;②β 受体拮抗药对心肌具有负性肌力作用,应用后可能使心力衰竭恶化。但自 20 世纪 70 年代末,ACEI 用于治疗心力衰竭以来,认识到心力衰竭时 RAAS 激活作为代偿机制具有两面性,长期的 RAAS 过度激活对于心力衰竭不利,应予以干预。因受到 ACEI 治疗的启示,且认识到持久的交感神经兴奋性过度增强对心血管的危害,研究人员对 CHF 的治疗学观念发生了变化,已逐渐从“心肾模式”到“循环模式”,再转移到当前的“神经内分泌模式”。如今,β 受体拮抗剂已被医学界确认为治疗慢性心力衰竭的基本药物之一。

研究表明,长期应用(>3 个月时)可改善心功能,提高 LVEF;治疗 4~12 个月,还能降低心室肌重量和容量、改善心室形状,提示心肌重构延缓或逆转。这是由于 β 受体拮抗剂发挥了改善内源性心肌功能的“生物学效应”。这种有益的生物学效应与此类药的急性药理作用截然不同。3 个经典的、针对慢性收缩性心力衰竭的大型临床试验(CIBIS- II、MERIT-HF 和 COPERNICUS)分别应用选择性 β_1 受体拮抗剂比索洛尔、琥珀酸美托洛尔和非选择性 β_1/β_2、α_1 受体拮抗剂卡维地洛,病死率相对危险分别降低 34%、34% 和 35%,同时降低心力衰竭再住院率 28%~36%。β 受体拮抗剂治疗心力衰竭的独特之处就是能显著降低猝死率 41%~44%。

β 受体拮抗药按对受体的选择性分为五类:① I 类,β_1、β_2 受体拮抗,即非选择性 β 受体拮抗药。I A 类:无内在拟交感活性,有普萘洛尔、噻吗洛尔等;I B 类:具内在拟交感活性,有吲哚洛尔、索他洛尔。②II 类,选择性 β_1 受体拮抗药。II A 类:无内在拟交感活性,有美托洛尔、比索洛尔等;II B 类:具内在拟交感活性,有醋丁洛尔、普拉洛尔;③III 类,α、β 受体拮抗药,有拉贝洛尔、卡维地洛。

(一) 药理作用和临床应用

随着临床治疗学的进展,发现 β 受体拮抗药在某些心力衰竭患者显示了治疗作用。β 受体拮抗药治疗心力衰竭的作用基础可能与下列因素有关:

1. 对神经 - 内分泌的作用 在心力衰竭患者,交感神经系统活性增高,过多释放儿茶酚胺使心肌 β 受体下调心脏对正性肌力药反应性减弱。β 受体拮抗药可使阻断心脏 β 受体、拮抗交感神经作用;抑制血管紧张素 II 对心肌细胞增生作用,与 ACEI 有协同作用;防止过多释放的儿茶酚胺导致的 Ca^{2+} 内流,降低心肌耗氧量,减少乳酸生成,抑制细胞坏死;上调 β 受体,增加心肌对激动剂的敏感性。

2. 对血流动力学的作用 受体拮抗药通过抑制 RAAS 系统活性使血管扩张,减轻水钠潴留,减少心肌作功,减轻心脏前后负荷。

3. 对心功能及预后的改善 β受体拮抗作用可通过改善心室功能,纠正由于交感神经支配不均造成的室壁局部异常运动,还可以减慢心率,降低心肌耗氧量,延长舒张期充盈,延长冠状动脉舒张期灌注时间,从而增加心肌有效血流量,改善心室收缩及舒张功能等。β受体拮抗药对改善心肌缺血,降低心律失常引起的病死率和猝死很有意义。

β受体拮抗药的用药目的为抑制交感活性,因此具有内在拟交感活性的β受体拮抗药显然不符合用于慢性心功能不全的治疗。理论上讲,抑制外周β$_2$受体使血管收缩不利于心力衰竭,心肌中也含有β$_2$受体,β$_1$、β$_2$同时受到阻断,将使心肌收缩力在短期内下降更明显。第Ⅲ类α、β受体拮抗药,因有较强的α受体拮抗作用,即血管舒张作用,可在完全阻断去甲肾上腺素对心肌细胞毒性作用的同时,扩张外周血管,既减轻心脏负荷,有效改善重构,又抵消选择β$_1$受体拮抗药对心脏的抑制作用。该类药还具有抗氧化清除自由基等特性,增加了心肌细胞凋亡的抑制作用。目前,临床用于慢性心功能不全的经过循证医学证实有效的药物有第二代美托洛尔、比索洛尔及第三代卡维地洛。第一代普萘洛尔等因明显抑制心肌收缩力,增加心脏后负荷,不宜使用。

(二)用法用量及影响因素

β受体拮抗药的使用剂量,应以小剂量开始,剂量个体化为原则。初始量一般美托洛尔 6.25mg,2 次 /d;比索洛尔 1.25mg,1 次 /d;卡维地洛 3.125mg,1 次 /d。酌情加量,一般每 1~2 周加量一次。最终达到目标剂量,维持给药。目标剂量:一般美托洛尔 100mg/d,比索洛尔 10mg/d,卡维地洛 50mg/d。临床上常以安静状况下心室率 50 次 /min 以上作为患者个体化的最大耐受量。研究表明,这类药物在达到目标剂量(或最大耐受剂量)后,可降低心肌耗氧量,发挥最大的生物学效应,最大限度地抑制过度激活的交感神经,剂量越大获益越大。如不能耐受高剂量,以低剂量维持使用,仍可达到改善心功能的目的。

心功能改善与治疗时间成正比,奏效时间为用药后 2~4 个月。长期使用对预后有明显改善。临床研究表明,使用强心苷、利尿剂、ACEI 等要治疗后,心功能相对稳定后加用β受体拮抗药,待心功能好转后再逐渐减少或停用原有治疗用药。

(三)药物不良反应

使用β受体拮抗药后,不可骤然停药。该类药长期使用,可使β受体数目增加,敏感性增强,若骤然停药,会出现"反跳现象",即病情恶化或心血管事件。特殊情况下,应缓慢逐渐减药至停药。对于严重心动过缓、严重左室功能减退、明显房室传导阻滞、低血压及支气管哮喘者慎用或禁用。

(四)临床应用现状分析

对于重症患者,大量临床研究结果表明,重症患者使用β受体拮抗药的受益与轻中度患者一样显见,可明显改善预后、降低死亡率,依然符合越早使用受益越大的原则。值得注意的是,目前,对重度患者的β受体拮抗药临床试验中,纳入的重度患者一般应该都指病情相对稳定或先经常规治疗能使得病情相对稳定的患者,这类患者为Ⅲa 或Ⅳa 级,对典型的Ⅳb、不稳定是否及早使用,尚待研究。

多巴酚丁胺(dobutamine,又名杜丁胺)为β受体激动剂。主要激动心脏的β$_1$受体,增强心肌收缩力和心脏指数,增加心排血量,但对心率的影响并不明显。对血管的β$_2$受体也有一定激动作用,能降低外周阻力,减轻心脏后负荷,可用于对强心苷反应不佳的心功能不全患者。用药后,心、肾功能明显改善。静脉滴注,剂量为 2.5~10μg/(kg·min)。剂量过大时可引起血压升高,心率加快,有可能因增加心肌耗氧量而诱发心绞痛和心律失常。

β₁ 受体部分激动剂扎莫特罗(xamoterol)对心脏有正性肌力和正性变时作用;而在交感张力升高时则有负性作用。它引起的心率增加仅为异丙肾上腺素的 43%,对血管平滑肌无直接作用,可主要用于轻度慢性心功能不全患者。口服吸收率低,仅为 9%。不良反应为胃肠道反应、头痛、胸痛、心悸、低血压、肌痛和支气管痉挛等。

卡 维 地 洛

【体内过程】 卡维地洛(carvedilol)口服可吸收,1 小时可达最大血清浓度,口服首过效应为 60%~75%。98%~99% 的卡维地洛与血浆蛋白结合。卡维地洛是一种亲脂性复合物;分布容积大约为 2L/kg,肝硬化患者分布容积增加。人体绝对生物活性约为 25%,食物虽不会影响生物利用度,但会延长达到血浆峰值浓度的时间。消除半衰期为 6~10 小时,主要通过胆道,少部分通过肾脏代谢。其苯环上的羟化和甲基化可产生具有 β 阻滞活性的 3 种代谢物。临床前期研究表明,4′-羟基酚代谢物的 β 阻滞作用约比卡维地洛强 13 倍。与卡维地洛相比,这三种活性代谢物仅有很微弱的扩血管作用。在人体内它们的浓度比母体低 10 倍。另外,卡维地洛的两种羟咔唑代谢物是极强的抗氧化物,其强度为卡维地洛的 30~80 倍。

【药理作用和用法用量】 卡维地洛兼有 α₁ 和非选择性 β 受体拮抗作用,无内在拟交感活性,具有膜稳定性和抗氧化特性。本品阻滞突触后膜 α₁ 受体,从而扩张血管、降低外周血管阻力;阻滞 β 受体,抑制肾脏分泌肾素,阻断肾素-血管紧张素-醛固酮系统,减轻心脏负荷。给药剂量应从小剂量开始,逐渐增加。接受肾素-血管紧张素系统抑制药(ACEI 和 ARB)、强心苷和利尿剂治疗的患者需要等药物治疗稳定后再使用卡维地洛。推荐起始剂量:前两周 3.125mg/次,每日 2 次,若耐受好,可依次增至 6.25~12.5mg/次,再到 25mg/次,每日 2 次,每次增加剂量至少 2 周。剂量必须增加到患者能耐受的最高限度。患者体重小于 85kg 时,最大推荐剂量为 25mg/次,每日 2 次;大于 85kg 时,最大推荐剂量为 50mg/次,每日 2 次。评估有无心力衰竭加重或血管扩张的症状后,再增加剂量。一过性心力衰竭加重或水钠潴留患者须用增加利尿剂剂量处理,有时需减少达利全(卡维地洛)剂量或暂时中止其治疗。卡维地洛停药超过两周者,再次用药应从 3.125mg/次,每日 2 次开始,然后逐渐增加剂量。血管扩张的症状,开始可通过降低利尿剂剂量处理。若症状持续,先降低 ACEI(如使用)剂量,再降低卡维地洛剂量。以上情况下,卡维地洛不能增加剂量,直至心力衰竭加重或血管扩张的症状稳定。

第三节 慢性心功能不全治疗药物的研发史和研究进展

一、治疗慢性心功能不全药物的研发史

人类对慢性心功能不全基本观念的理解和认识是伴随着医学和科学技术的进步而逐渐深入的,心力衰竭药物治疗已有两百多年历史,显然也是经理了漫长的历程(图 23-4)。近来对慢性心力衰竭的治疗学观念发生了变化,从 20 世纪 40—60 年代的"心肾模式"到 70—80 年代的"循环模式",再转移到

80 年代末至今的"神经内分泌模式"。β 受体拮抗剂目前已被医学界确认为治疗慢性心力衰竭的基本药物之一；ACE 抑制剂虽然面市才 20~30 年，却是治疗和预防慢性心力衰竭的基石药物；正性肌力药已有 130 多年的应用历史，但至今还被公认为心力衰竭治疗的一线药物；利尿药是心力衰竭的基本治疗药物。

洋地黄类药物是第一个用于心力衰竭治疗的药物。最早应用的强心苷类药物至今仍未退出临床。早在 1785 年英国医师 W. Withering 从植物指顶花（*Digitalis Purpurea*）中提取了洋地黄糖苷，并首次报道洋地黄可用于水肿的治疗，20 世纪 20 年代，强心苷发展为治疗慢性心功能不全的主要药物。200 多年的临床评价证实了洋地黄类药物的确有助于改善心力衰竭的症状，但对大多数心力衰竭患者的生存状态并无太大改善，也不能改善慢性心功能不全患者的预后。

利尿剂是第一种可以改善心力衰竭症状的药物，其应用直至 20 世纪中期才开始，早期应用的汞药虽具有良好的利尿作用，但毒性较强。20 世纪 50 年代噻嗪类利尿药问世，并与强心苷合用，这是慢性心功能不全治疗史上的一次重大进展。1945 年，第一个人工合成的利尿药氟噻嗪问世。虽然没有证据表明利尿剂对心力衰竭患者的预后具有改善作用，但依然是有症状患者的首要选择，其消除体液潴留和缓解症状的作用是其他药物无法比拟的。

最初应用 β 受体拮抗药的二十几年间，医学界认为此类药物可显著抑制心肌收缩力，诱发心功能不全和心力衰竭或加重病情。因此，β 受体拮抗药被禁用于心力衰竭治疗。20 世纪 80 年代，医学界对 β 受体拮抗药的认知开始转变，逐渐认识到交感神经系统过度兴奋是心力衰竭发展的重要病理生理机制。β 受体拮抗药可给予 β 受体发挥其生物学治疗效应，有效阻断交感神经系统作用，并抑制交感神经过度激活导致的不良影响。

1962 年，非选择性 β 受体拮抗药普萘洛尔成功合成，该药物对糖脂代谢和肺功能不良影响较大，临床已较少应用。目前，国内外专家推荐应用美托洛尔、比索洛尔和卡维地洛，且已有充分循证医学证据表明上述药物对慢性心力衰竭患者有益。20 世纪 70 年代初开始合用血管扩张药治疗慢性心功能不全，用以减轻心脏前、后负荷，改善血流动力学。20 世纪 70 年代后期，自 β 受体激动药、多巴酚丁胺及磷酸二酯酶抑制药（phosphodiesterase inhibitor，PDE）因具有正性肌力作用及一定程度的血管扩张作用被用于急性心肌梗死后的慢性心功能不全，取得较好的治疗效果，但目前已少用或仅短期用于慢性心功能不全的治疗。

1977 年，第一个合成的卡托普利口服制剂作为治疗高血压的一项"重磅"级医药发明，现已被广泛应用于高血压和某些心脏疾病的治疗。20 世纪 80 年代以来，ACE 抑制药用于治疗慢性心功能不全的成功，改变了慢性心功能不全的发生与发展难以预防、预后不佳的观念，是慢性心功能不全治疗史上的又一重要进展。同时，原视为禁忌的 β 受体拮抗药也转变为治疗慢性心功能不全的标准用药。

伊伐布雷定（ivabradine）是首个特异性窦房结 I_f 通道抑制剂，在心力衰竭标准治疗方案基础上联用可进一步改善心力衰竭症状和远期预后。2015 年 4 月 15 日，美国 FDA 宣布批准伊伐布雷定用于慢性心力衰竭治疗，以减少心力衰竭恶化而住院的风险。此前，该药于 2010 年已获批并在欧洲上市，其适应证人群为：稳定性心力衰竭患者，使用最大耐受剂量 β 受体拮抗剂的情况下心率 ≥ 70 次 /min。这是心力衰竭历史上又一个里程碑的标志药物，证明单纯降低心率也能够使心衰患者获益，开启了心力衰竭的新机制。

心力衰竭的主要发病机制之一为心肌病理性重构，导致心力衰竭进展的两个关键过程，一是心肌死亡(坏死、凋亡、自噬等),如急性心肌梗死(AMI)、重症心肌炎等,二是神经内分泌系统的过度激活所导致的系统反应,其中肾素-血管紧张素-醛固酮系统(RAAS)和交感神经系统过度兴奋起着至关重要的作用,切断这两个关键过程是心力衰竭有效预防和治疗的基础。

慢性心力衰竭的治疗自 20 世纪 90 年代以来已有重大的转变:从旨在改善短期血流动力学状态转变为长期的修复性策略,以改变衰竭心脏的生物学性质;从采用强心、利尿、扩血管药物转变为神经内分泌抑制剂,并积极采用非药物的器械治疗。心力衰竭的治疗目标不仅是改善症状、提高生活质量,更重要的是针对心肌重构机制,防止和延缓心肌重构的发展,从而降低心力衰竭患者的病死率和住院率。心力衰竭药物的发展史见图 23-4。

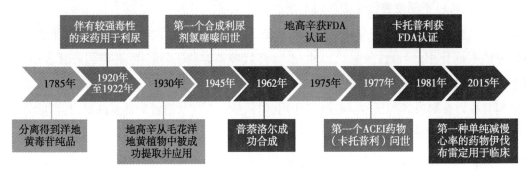

图 23-4　心衰药物的发展史

心力衰竭患者的治疗一般可有多种治疗选择(表 23-3),分为:强心苷类为首选药或基础用药;利尿药为常规辅助用药;ACEI 及 ARB 为基础用药;非苷类正性肌力药,仅少数用于危重病例,可改善症状,但有可能增加病死率;扩血管药,可根据患者血流动力学特点选用,但也可能增加病死率;β 受体拮抗药:可在常规基础治疗的基础上加用,或在心力衰竭得到基本控制后再用。

表 23-3　心力衰竭患者的合理选药

心功级别	II	III	IV
治疗措施	限制活动 强心苷 适当限钠 中效利尿药 β 受体拮抗药 ACEI	低钠饮食 高效利尿药 扩血管药	联合 非苷类正性肌力药

近年来,AVP 受体拮抗药、ET 受体拮抗药、TNF-α 拮抗药和血管肽酶抑制药等正在进行动物实验或临床试验,是治疗慢性心功能不全药物发展的新方向。此外,随着分子生物学及基因工程学理论和实验技术在心血管疾病中的应用,慢性心功能不全的发生与心肌基因表达异常的关系将有望得到阐明,基因治疗和细胞移植将有望用于治疗慢性心功能不全。

二、治疗慢性心功能不全药物的研究进展

随着对心力衰竭病理和病理生理机制的深入认识,可以降低射血分数的心力衰竭治疗药物的研究取得了长足的进步,治疗重点由改善血流动力学异常,转变为纠正神经体液机制的异常激活,延缓和逆转心室重构的策略。然而,针对射血分数正常的心力衰竭目前尚未获得有效治疗药物的充分证据。近几年,一些临床研究取得了较好结果。以下就治疗心力衰竭相关药物的进展做一述评。

托 伐 普 坦

托伐普坦(tolvaptan)为口服新药血管升压素 V_2 受体拮抗剂,通过拮抗血管升压素,抑制肾脏集合管对自由水的重吸收。特点是主要排除体内自由水,而不增加钠排出。与之相关的临床试验显示出在治疗心力衰竭中具有比较好的安全性和有效性。

双效血管紧张素受体 - 脑啡肽酶抑制剂

此抑制剂是目前治疗心力衰竭最具前景的药物。该药在体内作为前药分解为缬沙坦和脑啡肽酶抑制剂替卡格雷(sacubitril),缬沙坦作用于肾素 - 血管紧张素 - 醛固酮系统,降低心肌纤维化和重构;同时,替卡格雷降解为具有活性的 LBQ657,通过抑制脑啡肽酶,减少脑啡肽等血管活性物质降解,达到扩张血管、排钠利尿的目的。

伊伐布雷定

伊伐布雷定(ivabradine)可选择性抑制心脏窦房结起搏电流(I_f),降低窦房结发放冲动的频率,从而降低心率。临床研究显示,严重心力衰竭患者使用伊伐布雷定降低心率安全且有效,可显著改善患者的临床结局。当前,伊伐布雷定降低心力衰竭患者心率成为研究的热点领域。

非甾体盐皮质激素受体拮抗剂

Fincerenone(BAY 94-8862)是拜耳新一代口服、非甾体盐皮质激素受体拮抗剂,能够选择进行阻断其受体过度激活,此受体主要分布在肾脏和心脏。临床研究证明,与螺内酯相比,除二者今年有效降低 N 末端 B 型利钠肽原(NT-proBNP)水平外,Fincerenone 导致高钾血症和肾功能恶化的风险更低。

重组人纽兰格林 -1

纽兰格林(neuregulin),又称神经调节蛋白,是由细胞产生,通过 ErbB2 受体发挥心脏保护作用,是现今潜在的心力衰竭治疗靶点之一,在临床试验中重组人纽兰格林 -1(rhNRG-1)连续治疗 10 天后可提高心力衰竭患者(Ⅱ~Ⅲ级)的 LVEF,并降低左心室内径,显示 rhNRG-1 具有减缓或者逆转心肌重构的作用。

直接肾素抑制剂

其代表药物为阿利吉仑,可直接阻断肾素活性,避免了传统 RAAS 阻滞剂可能诱导产生的肾素活性增高。临床研究发现,在标准治疗基础上长期加用阿利吉仑,不仅不能减少心血管病死率或出院 6 个月或 12 个月后的心力衰竭再住院率,还可能增加肾功能衰竭、高钾血症等不良事件的风险,伴糖尿病的心力衰竭患者使用之后还可能会导致出院后临床预后恶化。后续研究可能探讨阿利吉仑单药或与依那普利联用是否可以改善心血管死亡或心力衰竭住院终点。

中药来源的化合物

心力衰竭,中医当中归于"胸痹心痛"范畴,中医相关典籍当中所描述的"痰饮病""水气凌心证"的临床表现与心力衰竭的症状比较吻合。常用的中成药物如:通心络胶囊,侧重于益气活血;生脉饮口服液、益心舒胶囊,偏重于益气养阴;芪苈强心胶囊则温和益气,活血利水,兼顾标本;血府逐瘀软胶囊,以活血见长。

目前许多中药来源的化合物是药理学界研究的另一个亮点,如益母草碱能够减小大鼠心肌梗死面积,增大左心室最大变化速率,改善收缩性能,舒张冠脉,降低左室舒张末压,提高心力衰竭大鼠心功能;其提高缺氧心肌细胞生存率的机制为降低乳酸脱氢酶(LDH)的滤出率,提高抗氧化酶活性,降低脂质过氧化反应,降低细胞内钙离子超载,抑制 L- 型钙通道电流,影响细胞膜钙通道的失活和蛋白表达,同时抑制心肌细胞凋亡。该药物能够减少急性心肌梗死面积与抗氧化作用也有关系,还可以降低肌钙蛋白 T 及内皮素的含量,平衡血管舒缩功能,对急性心肌缺血引起的心肌损伤有保护作用。此外,益母草碱还可以减少血清 A 型脑钠肽、血管紧张素 II 含量,抑制乃至逆转大鼠慢性心力衰竭的心肌重构。

除去心肌保护作用之外,益母草碱可以显著降低 db/db 小鼠空腹血糖水平,增加血浆胰岛素浓度,同时能显著降低血浆甘油三酯水平,升高高密度脂蛋白胆固醇水平,降低促炎性介质如 TNF-α、白介素 -6,IL-1β 水平以及抑制 NF-κB 途径,改善糖尿病症状,从而与缓解糖尿病下的心脏负荷。

该科研成果已经完成转化应用,为用于心血管保护的 1 类新药开发带来美好的前景。益母草碱抑制慢性心功能不全的分子机制见图 23-5。

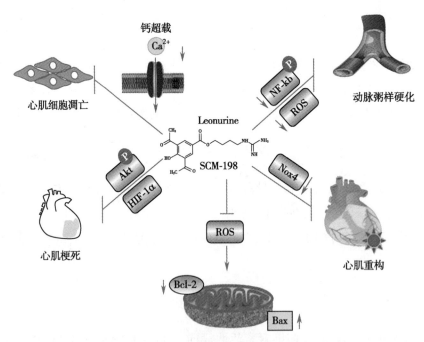

图 23-5　益母草碱抑制慢性心功能不全的分子机制

总之,心力衰竭的治疗须在循证医学证据指导的基础上强调个体化治疗策略。还有一些新药仍处于在研过程上,如鸟苷酸环化酶激动剂、中药、心肌代谢药物等。未来,同时开展更多设计严密的随机对照临床试验,可为新药物提供更多的临床治疗依据。

第四节 慢性心功能不全的疾病模型和研究方法

常用的小型动物心力衰竭模型按造模原理可分为压力负荷型、心脏缺血型、心脏抑制型等,造模方法主要包括主动脉缩窄法、肺动脉高压法、盐负荷法、冠状动脉结扎法、阿霉素法、异丙肾上腺素法、戊巴比妥钠法、普罗帕酮法等。各种造模方法复制的心力衰竭模型有其各自的发病原理和特点,因此在选择心力衰竭动物模型进行实验研究时应综合考虑实验目的、基础设备、实验经费等。

一、压力负荷型

1. 主动脉缩窄法 该类模型是通过手术,将不同规格的注射针头或自制缩窄环类工具,与肾动脉分支上方的腹主动脉或升主动脉一起捆绑,使主动脉缩窄,从而造成模型动物的左室舒张末压(LVEDP)升高,左室收缩压(LVSP)和左心室压力变化最大速率($\pm$LVdp/dt_{max})下降,以此制作而成的慢性心力衰竭模型。本模型造模时间较长,是模拟临床上因动脉粥样硬化等主动脉狭窄所致的慢性心力衰竭,动脉管的缩窄程度与心力衰竭的损伤程度相关。

目前,此类方法也被研究者们运用到小鼠身上并进行药效学研究。该方法模拟左室肥厚患者的病理生理过程,改进了升主动脉缩窄动物易发急性左心衰竭、死亡率高及腹主动脉缩窄动物左室肥厚建模时间长的缺点。此类模型稳定可靠,重复性好,并以此进行了大量药效学实验。

2. 肺动脉高压法 肺动脉高压法有两类造模方法,一类是通过手术,缩窄实验动物的肺动脉导致肺动脉高压,另一类是通过毒性化合物,使肺血管损伤导致肺动脉高压右心室发生排血障碍,加重右心室的后负荷、右心室肥厚,最终导致右心衰(RVF)。在该啮齿类动物模型上,尽管压力后负荷明显升高,但线粒体的基因表达和代谢功能都被保留,且在严重的肺动脉结扎模型中,成年啮齿动物的围手术期死亡率高达40%。因此,采用此类方法制备右心衰竭具有一定的局限性。

野百合碱(monocrotaline,MCT)是一种从豆科植物野百合中提取的具有细胞毒性的生物碱,可随血液循环沉积于肺小动脉壁及肺毛细血管,导致肺血管损伤而产生心力衰竭。该模型操作简单,复制成功率高,但是对于MCT给药剂量与造模时间需进行预实验确定。

3. 盐负荷法 本方法是通过给实验动物喂食去氧皮质酮(deoxycorticosterone,DOCA)配合盐水、使其出现水钠潴留,增加心脏前后负荷来完成,必要时还可以配合切除实验动物的单侧肾脏。该方法的优点在于操作简单、价廉,可以观察到慢性心力衰竭的早期病理生理变化。

二、心脏缺血型

心肌缺血是临床最常见的心力衰竭原因之一,临床多见于冠脉狭窄引起心肌供血不足所致,故也依据此原理在动物上复制心力衰竭病理模型。此方法是通过手术结扎实验动物的左冠状动脉或左前降支、左旋支,造成心肌缺血,诱发心室重构,最终诱发左心衰竭。采用模型进行研究时,除用彩超观察心脏功能和形态外,应常对心肌进行病理学检查,观察心肌重构、纤维化或梗死程度。

三、心脏抑制型

此类模型是通过给予动物可以引起心脏损伤或心肌功能异常的化合物,造成心脏损伤或抑制心肌收缩功能,从而导致心力衰竭。多为急性心力衰竭模型用的造模药物有阿霉素(ADR)、异丙肾上腺素(ISO)、戊巴比妥钠、普罗帕酮。

1. 阿霉素　阿霉素是一种广谱抗肿瘤的化疗药物,会引起实验动物心肌组织氧自由基的损伤和生物膜脂质的过氧化反应。阿霉素诱导心力衰竭主要是由于累积作用而非药物浓度的高低,故实验中最好采用低浓度、多次给药的方案。此外,ADR还被运用到斑马鱼这一新型模式生物上建立心脏损伤模型。

2. 异丙肾上腺素　异丙肾上腺素为β受体激动剂,可加快心率,增强心肌收缩力,长期使用可诱导心肌细胞纤维化和坏死,并导致心室重构,最终引发左心衰竭。此类模型造模操作简单,容易上手,然而不同批次动物、不同批号药物、不同给药途径均会影响本模型的制备,实验前必须预试,以确定最终的实验方案。

3. 戊巴比妥钠　戊巴比妥钠具有负性肌力作用,可严重抑制心肌收缩功能而致心力衰竭。由于戊巴比妥钠大剂量快速注射可致动物麻醉甚至死亡,故一般采用微量输液泵静脉注射1.5%戊巴比妥钠,注射速度为12ml/h,观察到+LV dp/dt_{max}降低20%以上,即认为急性心力衰竭模型制备成功。此法操作简单,结果稳定,可用来评价化合物强心作用,但该模型不能反映临床病理的变化。

4. 普罗帕酮　普罗帕酮是高效、广谱抗心律失常药,能抑制心肌细胞钠通道,降低动作电位的最大上升速率和幅度,降低心肌自律性和兴奋性。本模型也是常用的急性心力衰竭动物模型。

近年来研究人员在基础实验研究中主要选用大鼠和小鼠,其中又以制备压力负荷型动物心力衰竭模型中的主动脉缩窄所致心力衰竭模型较为常用。主动脉缩窄法、心脏缺血型等所致慢性心力衰竭模型适用于对神经体液、心室重构及心肌纤维化等的药效及病理学研究,戊巴比妥钠、普罗帕酮等急性心力衰竭模型更适用于评价化合物强心作用,研究者们在从事抗心力衰竭药物研究与开发时应根据实验要求选择合适的造模方法。此外,斑马鱼这一模式动物被广泛应用于中药活性成分筛选。斑马鱼具有胚胎发育快、实验周期短、实验成本低的特点,更重要的是斑马鱼胚胎体外发育,第1周可以不依赖血液循环这使得心血管系统缺陷的胚胎能够继续存活,具有支持完成药物对心脏毒性模型保护研究的潜力。目前,已经建立了一些斑马鱼心脏损伤模型的方法,但并未被很好地应用于心力衰竭领域。笔者认为,斑马鱼未来的发展前景更为广阔,基于此开发更简便、快捷、高通量的心力衰竭模型,可发现更多具有潜在的、有效的心脏保护作用的药物,从而推动该疾病被人类"征服"的进程。

*Nature*杂志发表了一篇研究论文,作者Schiattarella等使用小鼠模型确定了一条全新的心力衰竭信号通路。X-盒结合蛋白1(X-box binding protein 1,XBP1)是内质网应激反应中的主要调控因子。该实验选择肥胖和高血压这两种最重要且常见的致病因素作为制备模型的手段,成功建立了射血分数正常心力衰竭小鼠模型。这一研究证明了肥胖和高血压在射血分数正常心力衰竭发生中的重要性,这种小鼠模型对研究该疾病病理生理学基础和开发新的治疗方法有重要意义。虽然大型动物模型对研究复杂生理过程有其重要性,但小鼠因其更容易开展基因操作,且寿命比较短,具有一定的优势。

总之,心力衰竭是一个复杂的临床综合征,治疗上应因人而异。近年来,心力衰竭的神经内分泌、炎性因子、细胞因子、凋亡等机制正不断发展和完善,如能与临床紧密结合,发展出新型准确的模型进行研究,慢性心功能不全的预防和治疗将有更广阔的发展前景。

思考题
1. 强心苷加强心肌收缩力的特点有哪些?
2. 根据强心苷正性肌力作用机制解释其抗慢性心力衰竭的用药依据。
3. 试述强心苷的不良反应及其中毒的防治措施。
4. 请阐述磷酸二酯酶抑制药的正性肌力作用机制。

（朱依谆　郭　薇）

参考文献

[1] ZHU Y Z, WU W, ZHU Q, et al. Discovery of Leonuri and therapeutical applications: From bench to bedside. Pharmacology & Therapeutics, 2018, 188: 26-35.

[2] PAN L L, LIU X H, ZHU Y Z. Role of hydrogen sulfide on inflammatory immune disorders in cardiovascular diseases. Sheng li ke xue jin zhan [Progress in physiology], 2017, 48 (1): 30-36.

[3] PAN, L L, QIN, M, LIU, X H, et al. The role of hydrogen sulfide on cardiovascular homeostasis: an overview with update on immunomodulation. Frontiers in pharmacology, 2017, 8: 686.

[4] HADYANTO L, ZHU Y Z. Role of transforming growth factor-beta in the progression of heart failure. Cell. Mol. Life Sci, 2006, 63 (22): 2584-2596.

[5] MCMURRAY J V, ADAMOPOULOS S, ANKER S D, et al. ESC Guidelines for the diagnosis and treatment of acute and chronic heart failure. European journal of heart failure, 2012, 14 (8): 803-869.

[6] JESSUP M, ABRAHAM W T, CASEY D E, et al. 2009 focused update: ACCF/AHA guidelines for the diagnosis and management of heart failure in adults: a report of the American College of Cardiology Foundation/American Heart Association Task Force on Practice Guidelines developed in collaboration with the International Society for Heart and Lung Transplantation. Journal of the American College of Cardiology, 2009, 53 (15): 1343-1382.

[7] HOWLETT J G, MCKELVIE R S, ARNOLD J M O, et al. Canadian Cardiovascular Society Consensus Conference guidelines on heart failure, update 2009: diagnosis and management of right-sided heart failure, myocarditis, device therapy and recent important clinical trials. Canadian Journal of Cardiology, 2009, 25 (2): 85-105.

[8] SCHIATTARELLA G G, ALTAMIRANO F, TONG D. et al. Nitrosative stress drives heart failure with preserved ejection fraction. Nature, 2019, 568, 351-356.

第二十四章 抗心绞痛药

第一节 疾 病 概 论

心绞痛(angina pectoris)是因心肌供血绝对或相对不足引起的心肌急剧的、暂时的缺血与缺氧综合征,多见于 40 岁以上的男性,可由劳累、情绪波动、饱食、受寒、阴雨天气、急性循环衰竭等因素诱发。心绞痛典型临床表现为阵发性胸骨后压榨性疼痛并向左上肢放散,部分患者仅表现胸闷症状。抗心绞痛药物主要通过改善心肌供氧和需氧失衡发挥治疗作用,多数患者用药后心绞痛症状得以消除。临床用药需根据疾病分类谨慎选择。

一、心绞痛分类及病理基础

(一) 心绞痛分类

世界卫生组织根据心绞痛起因和病情稳定性制定的《缺血性心脏病命名及诊断标准》,将其分为劳累型心绞痛(angina of effort)、自发性心绞痛(angina pectoris at rest)和混合性心绞痛(mixed pattern of angina)。

1. 劳累型心绞痛 劳累型心绞痛是指由于血管狭窄等因素造成心肌供血不足,可由情绪激动等因素诱发,休息或舌下含服硝酸甘油可缓解。根据病程、发作频率及转归,此类心绞痛又可分为:初发型心绞痛(initial onset angina pectoris)、稳定型心绞痛(stable angina pectoris)、恶化型心绞痛(accelerated angina pectoris)。

(1)初发型心绞痛:无心绞痛或心肌梗死病史且病程在 1 个月内的心绞痛,或稳定型心绞痛持续数月不发作后突然发作均属初发型心绞痛。本类型心绞痛在活动或休息时均可发作,无明显规律。多数本类型心绞痛患者将转归为稳定型心绞痛,小部分患者恶化为恶化型心绞痛或心肌梗死。

(2)稳定型心绞痛:稳定型心绞痛即稳定型劳力性心绞痛或普通型心绞痛,是由心肌缺血、缺氧所诱发的心绞痛类型。本型心绞痛的疼痛发作频率、时间及诱发因素相对稳定,疼痛性质和部位较固定,可伴有心功能障碍,表现为患者胸骨后阵发性、压榨性、窒息样疼痛,可向心前区、左上肢尺侧或颈部与下颌部放散,疼痛可持续数分钟,休息或舌下含服硝酸甘油后迅速消失。

(3)恶化型心绞痛:恶化型心绞痛又称进行型心绞痛,指稳定型心绞痛患者病情发生进行性恶化的心绞痛类型,常表现为患者 3 个月内发病频率增加、程度加重和持续时间延长,可转归为稳定型心绞痛,也有患者进展为心肌梗死或猝死。

2. 自发性心绞痛　自发性心绞痛多发生于安静状态,是由冠状动脉血流储备降低所诱发的心绞痛类型,与活动造成的心肌耗氧量增加无明显关联。此类心绞痛症状较重(疼痛程度较重)、持续时间长(可持续 15~20 分钟),且不易被硝酸甘油缓解。卧位型心绞痛(angina decubitus)、变异型心绞痛(Prinzmetal's variant angina pectoris)、中间综合征(intermediate syndrome)、梗死后心绞痛(post-infarction angina pectoris,PIA)等均属于此类心绞痛。卧位型心绞痛多发作于休息或熟睡时,由冠状动脉循环储备能力下降,平卧时静脉回流增加,需供氧失衡所致。本类心绞痛疼痛剧烈,可进展为心肌梗死或者猝死。变异型心绞痛与活动无关,常在安静时发作,临床表现与卧位心绞痛相似。发作时心电图检测显示 ST 段抬高、发作后下降,且无病理性 Q 波。本类心绞痛由冠状动脉痉挛所致,可导致急性心肌梗死、严重心律失常,甚至诱发心室颤动及猝死。

3. 混合性心绞痛　混合性心绞痛是由心肌需氧量增加或冠状动脉供血减少所诱发的心绞痛类型。本类心绞痛既可发生于心肌需氧量增加情况下,又可在心肌需氧量无明显增加时由供血减少诱发,或两种因素同时参与。

临床常将初发型心绞痛、恶化型心绞痛及自发性心绞痛统称为不稳定型心绞痛(unstable angina,UA),是介于稳定型心绞痛和急性心肌梗死(acute myocardial infarction,AMI)之间的临床状态,是在粥样硬化病变的基础上,由冠状动脉血栓、冠状动脉痉挛以及远端小血管栓塞引起的急性或亚急性心肌供氧减少所致,是急性冠状动脉综合征(acute coronary syndrome,ACS)中的常见类型。

4. 其他类型心绞痛　典型心绞痛患者多伴有显著的冠状动脉结构功能障碍,但有 10%~20% 患者冠脉造影正常。自 20 世纪 70 年代,很多研究推测这些患者的心绞痛样症状是由于冠脉微循环功能障碍导致,并将其称为 X 综合征,2013 年欧洲心脏病学会《稳定型冠状动脉疾病治疗指南》中正式将其命名为微血管功能异常。

微血管性心绞痛(microvascular angina,MVA),是冠状动脉造影无影像学病变患者伴有劳力性心绞痛样症状的一组临床综合征,也称冠状动脉微循环功能不全(microvascular coronary dysfunction,MCD)。MVA 病变主要发生于冠状动脉微血管,根据临床症状可将其分为稳定型 MVA 和不稳定型 MVA 两类。稳定型 MVA 主要表现为劳力型心绞痛症状,胸痛持续时间约 15~20 分钟,不可被硝酸甘油缓解;不稳定型 MVA 是由冠状动脉微循环异常引起的初发或恶化性心绞痛(不包括一过性血栓栓塞以及冠状动脉痉挛引起的心绞痛),表现为疼痛持续时间延长、频率增高,可发生于静息状态或轻微劳动后。目前 MCD 被认为是导致 MVA 的主要原因,心脏自主神经功能失调、雌激素水平不足、冠状动脉慢血流和血管痉挛等均可能参与 MVA 的发生。

(二)心绞痛的病理基础

冠状动脉粥样硬化和冠状动脉痉挛是心绞痛的常见病因,可导致心肌需氧与供氧平衡失调,冠状动脉供血无法满足心肌耗氧需要,进而导致心肌缺血、缺氧,诱发心绞痛。生理状态下,血液中 65%~75% 的氧被心肌细胞摄取,摄氧量已接近极限,进一步增加心肌氧供应主要依靠于增加冠状动脉血流量。冠状动脉循环具有强大的储备能力,在运动或缺氧时冠状动脉扩张,血流量可增加至静息时的数倍。而当冠状动脉痉挛或动脉粥样硬化等因素导致冠状动脉管腔狭窄或部分分支闭塞时,心脏血流量降低,冠状动脉容量障碍,心脏循环储备能力下降。因此,单独通过提高冠状动脉血流量来增加氧供对动脉粥样硬化性心脏病的改善作用有限,而降低心肌组织需氧量即成为治疗本类心绞痛的主要措施。

二、心绞痛治疗原则和防治靶点

(一) 心绞痛治疗原则

针对稳定型心绞痛常采用改善冠状动脉供血,降低心肌耗氧量,且稳定粥样硬化斑块的治疗方式,阻碍其向不稳定型心绞痛或心肌梗死方向发展,从而预防心绞痛发作。针对不稳定型心绞痛患者,无论患者血脂是否增加,均应尽早使用他汀类药物和抗凝血药物(如阿司匹林、低分子肝素等);变异性心绞痛患者应用钙通道阻滞剂,待病情稳定后还需服用他汀类药物修复黏膜,避免血栓形成。不稳定型心绞痛不宜使用溶栓药物。

(二) 心绞痛防治靶点

1. 细胞膜离子通道

(1)钙离子通道:心肌缺血时,细胞膜对 Ca^{2+} 的通透性增加,细胞外 Ca^{2+} 内流增加或细胞内 Ca^{2+} 向细胞外转运障碍,使细胞内 Ca^{2+} 超载。线粒体内 Ca^{2+} 积聚,使线粒体氧化磷酸化能力受损,促使细胞凋亡和死亡。因此,阻滞心肌细胞和平滑肌细胞电压依赖性 L 型钙离子通道,抑制 Ca^{2+} 内流能够缓解心绞痛症状。

(2)钾离子通道:激活血管平滑肌细胞膜 K^+ 通道,促进 K^+ 外流,可使细胞膜超极化,抑制 Ca^{2+} 内流,松弛血管平滑肌,增加冠状动脉供血,从而减轻 Ca^{2+} 超载对缺血细胞的损伤作用。临床上作用于这类靶点的药物如尼可地尔等,主要适用于变异性心绞痛和慢性稳定型心绞痛的治疗,且不易产生耐受性。

2. 细胞膜受体

心绞痛发作时,心肌缺血患者心脏局部和血液中儿茶酚胺含量显著增加,激动 β 受体,增强心肌收缩力,加快心率,收缩血管,增加左心室后负荷,从而使心肌耗氧量增加。心率过快导致心室舒张时间相对缩短,冠脉血流量减少,可进一步加重心肌缺氧。通过拮抗 β 受体抑制心脏,减弱心肌收缩力、心肌纤维缩短速度减慢、心率减慢、血压降低,可明显减少心肌耗氧,但同时心室容积和室壁张力增加,心室射血时间延长,可导致心肌耗氧增加。两者总效应表现为降低心肌耗氧,改善心绞痛症状。

3. 内源性气体信号因子

一氧化氮(nitric oxide,NO)通过与可溶性鸟苷酸环化酶活性中心的 Fe^{2+} 结合,激活鸟苷酸环化酶,增加细胞内第二信使 cGMP 含量,进而激活 cGMP 依赖性蛋白激酶,减少细胞内 Ca^{2+} 释放和内流,细胞内 Ca^{2+} 减少使肌球蛋白轻链去磷酸化而松弛平滑肌,缓解心绞痛。

4. 非编码微小分子 RNA

非编码微小分子 RNA(microRNA,miRNA),是一类长度约为 21~25nt,不编码蛋白质的 RNA。这类非编码 RNA 广泛存在于真核生物中,且在物种间具有高度的序列保守性,表达具有时序性、组织特异性以及疾病特异性,即特定 miRNA 只有在特定的时间、组织或病理状态才会表达。随着 miRNA 研究的不断拓展和深入,其参与心血管系统生理功能和对疾病进程的调控作用,成为发展最为迅速的研究领域之一。

miRNA 对心绞痛发生发展的多个环节均具有调控作用。生理状态下,miRNA 可通过特异性调控血管内皮细胞增殖和血管生成,参与冠状动脉生长发育和损伤修复等过程,从而维持心血管系统的正常功能,如 miR-27b、miR-17-92、miR-126、miR-130a、miR-210 和 miR-378 具有促进血管生成的作用;而 miR-15/16、miR20a/b、miR-92a 和 miR-221/222 则抑制血管生成。同时,亦有多种 miRNA 参与心绞痛病理过程,促进或抑制血管病变。心绞痛时,血管内皮细胞损伤,多种 miRNA 表达异常。例如,当内皮细胞损伤、血管壁病变时,miR-21 表达水平异常增高;血管内皮细胞损伤发生凋亡时,过表达 miR-126 可以抑制凋亡,同时促进血管内皮损伤部位进行修复。

心绞痛发生的独立危险因素还包括人体脂代谢异常。而 miRNA 可以在多个器官中调节脂肪代谢,如 miR-122 可通过调控多个脂质合成相关基因,调节血浆中胆固醇和脂肪酸含量,参与调控脂肪代谢;miR-133 可调控血浆中的胆固醇代谢平衡。冠状动脉硬化进程中由单核巨噬细胞引起的炎症反应,常伴有 miR-155 表达升高,miR-125a 表达下调。同时,研究表明多种 miRNA 对心肌损伤及修复具有调节功能。miR-1 已被证实为重要的心脏病理生理调控因子。缺少 miR-1 可导致心脏形态、传导和增殖异常,致死胚胎。临床研究表明,在急性心肌梗死患者血清中,miR-1 含量显著上升,其上升幅度与血清 CK-MB 水平呈现正相关。

目前,针对心绞痛治疗的 miRNA 及其靶点开发的药物研究工作大量开展,但大多数仍处在临床前研究阶段。由于心肌缺血或梗死时,miRNA 在循环血中的表达水平会发生波动,并与临床检测指标具有显著相关性,因此有望成为心绞痛等心血管疾病诊断的生物标志物。

第二节　传统抗心绞痛药

心脏是人体最活跃器官之一,每分钟泵送大约 5L 血液以维持循环稳定。充足的血流和氧供对心肌组织工作状态的维持至关重要。心肌供氧主要决定于冠状动脉血流量,而心肌耗氧取决于心率、心肌收缩力、室壁肌张力及每搏射血时间。当冠状动脉供血暂时不足以及心肌供氧与耗氧急剧失衡时,心绞痛症状随即发生。

结合临床治疗中降低心肌耗氧、扩张冠状动脉、改善冠脉血流的治疗策略,传统心绞痛药物治疗主要通过调节心率、降低心脏收缩压以及增强冠状动脉血流量以缓解心肌耗氧量增加,从而改善心绞痛症状。临床常用抗心绞痛药主要包括硝酸酯类(nitrates),β 肾上腺素能受体拮抗剂(beta-adrenergic blockers)以及钙通道阻滞剂(calcium channel blockers)。本节主要对此三类药物的研发历程及应用进行介绍。

一、传统抗心绞痛药研发历程

1. **硝酸酯类**　19 世纪初,诺贝尔炸药工厂工人在制造硝酸甘油的工作期间出现胸痛缓解,头部胀痛的现象。1877 年,英国医生 William Murrell 首次尝试将硝酸甘油用于心绞痛临床治疗并取得明显治疗效果,该发现于 1879 年在 *Lancet* 杂志发表并引发学者关注。1933 年,英国心脏病学家 Thomas Lewis 首次证实硝酸甘油可以有效扩张冠状动脉。1977 年,美国药理学家 Ferid Murad 通过研究发现硝酸甘油能够释放 NO,从而舒张血管平滑肌,发挥舒张血管功能。1986 年美国药理学家 Louis Ignarro 和 Robert Furchgott 分别证实 NO 是由内皮细胞产生具有舒张平滑肌作用的关键因子。基于对心血管系统中 NO 信号分子研究的重要贡献,以上三位科学家获得 1998 年诺贝尔生理学或医学奖。

随着研究的不断深入,以 NO 为明星分子的抗心绞痛信号通路得以揭示。硝酸酯类药物进入人体后与血管平滑肌上的硝酸酯受体结合进入细胞,在细胞内转化为 NO 和亚硝基硫醇,激活鸟苷酸环化酶,从而使三磷酸鸟苷转变为环磷酸鸟苷,松弛血管平滑肌,发挥扩血管作用。此外,硝酸酯类药物能够促进前列环素生物合成,不仅能扩张小静脉,减少回心血量,降低室壁肌张力,还可以扩张小动脉,降低外周阻力,缩短射血时间。对于较大冠状动脉,硝酸酯类有较好的扩张作用可有效降低心肌耗氧,增加心肌供血供氧,使心肌供氧与耗氧恢复平衡。

硝酸甘油是硝酸酯类代表药物,其广泛应用于心绞痛治疗已有一百多年历史,可有效控制心绞痛急性发作,缓解频繁发作的重症心绞痛,并作为稳定型心绞痛治疗首选药。临床常用硝酸酯类药物还包括硝酸异山梨酯、单硝酸异山梨酯和戊四硝酯(硝酸戊四醇酯)等。

2. β受体拮抗药 20 世纪初,"受体"学说及相关理论提出,吸引越来越多学者对其进行深入研究与应用。1935 年,Dale 根据自主神经末梢释放递质的不同,将传出神经分为肾上腺素能神经和胆碱能神经,受体分别为肾上腺素受体和乙酰胆碱受体。1948 年,Ahlquist 提出 α 受体和 β 受体两种不同肾上腺素受体亚型。同时,Pawell 及 Slater 合成了第一个 β 受体拮抗剂二氯异丙肾上腺素(dichloroisoproterenol,DCI),进一步证实了 β 受体的存在。1962 年,英国药学家 James Black 研制出第一个有效的 β 受体拮抗剂,并因此获得 1988 年诺贝尔生理学或医学奖。1964 年,普萘洛尔作为第一个上市的 β 受体拮抗药,为当时社会带来巨大的医疗价值和经济效益。但是由于普萘洛尔对 β 受体作用的非选择性,不良反应较多,影响临床用药。随后,阿替洛尔和美托洛尔等选择性 β 受体拮抗药相继问世,在补充临床用药需求的同时,还改善心绞痛治疗效果,降低不良反应发生率。

β 受体在体内分布广泛,对于心血管系统来说,β 受体拮抗药主要作用于 $β_1$ 受体,使心率减慢,心肌收缩力下降,心室射血时间延长,这些因素可协同降低心肌耗氧量,缓解心绞痛症状。非选择性 β 受体拮抗药普萘洛尔、美托洛尔和噻吗洛尔可降低心肌梗死患者死亡,延长存活时间。

常用 β 受体拮抗药如普萘洛尔、美托洛尔和比索洛尔等可用于稳定型心绞痛,而忌用于变异型心绞痛。因 β 受体体内分布广泛,该类药物副作用涉及中枢神经系统、消化系统和心血管系统。临床上通常采用 β 受体拮抗药和硝酸酯类药物合用,二者可发挥协同作用,增加疗效,减少药量,降低不良反应。

3. 钙通道阻滞剂 早在 18 世纪后期,Ca^{2+} 内流可引起肌肉收缩已为人所知,但对于其进入细胞及下游作用具体机制尚不明确。20 世纪 60 年代初,德国学者发现普尼拉明(prenylamine)和维拉帕米(verapamil)两种药物具有扩张冠状动脉作用。1967 年,Fleckenstein 研究发现普尼拉明和维拉帕米两种药物的作用机制,并首次提出钙拮抗剂名称。1972 年,拜尔公司首次推出硝苯地平(Adalat),该药物于1985、1986 和 1987 年销售分别达到 4.25、4.65 和 5.10 亿美元。20 世纪 70 年代初学者研究发现二氢吡啶类药物,随后,硝苯地平开始用于心绞痛的治疗。1977 年,Fleckenstein 根据钙拮抗剂对钙流及其他电生理过程的影响,将钙通道阻滞剂分为选择性钙通道阻滞剂和非选择性钙通道阻滞剂两类。1985 年,Singh 等人按照钙通道阻滞剂的结构及作用将其分为二氢吡啶类、苯噻氮䓬类、苯烷胺类和三苯哌嗪类四类。随着药物研发技术的不断进步,钙通道阻滞剂的研究与临床应用取得飞速进展。目前,新型钙通道阻滞剂的研究已经成为抗心绞痛药物研发新的热门发展方向。随着对疾病发病机制认识的加深和钙通道阻滞剂药理作用机制的不断明确,本类药物成为一类临床用途广泛、开发潜力巨大的重要抗心绞痛治疗药物。

钙通道阻滞药临床常用于预防和治疗心绞痛,此类药物通过抑制心肌和血管的 Ca^{2+} 通道,减少

Ca^{2+} 内流,抑制心肌细胞兴奋收缩偶联,减轻缺血区 Ca^{2+} 超载而保护心肌细胞,减少心肌梗死面积。同时,抑制冠状动脉血管内皮细胞 Ca^{2+} 通道,使冠状动脉收缩减少,冠脉压力降低,增加心脏血供的同时可缓解和预防病灶冠脉痉挛,从而减轻或预防变异型心绞痛症状。该类药可通过降低血小板内 Ca^{2+} 水平,抑制血小板聚集而发挥心肌保护作用。

常用钙通道阻滞剂包括硝苯地平、维拉帕米、地尔硫䓬和尼卡地平等。临床实践证实,维拉帕米可用于稳定型和变异型心绞痛,地尔硫䓬可用于各种类型心绞痛,而硝苯地平对变异型心绞痛治疗效果最佳。

二、传统抗心绞痛药的价值及启示

传统抗心绞痛药的发展始于硝酸酯类药物。随后,β 受体拮抗药及钙通道阻滞剂接连研发上市,极大丰富了治疗心绞痛的用药选择,为缓解患者心绞痛病症,提高生存质量提供了新方法。硝酸酯类、β 受体拮抗药和钙通道阻滞剂的发现、研究和改进成为科研成果转化推动人类医学进步的经典范例。

大量循证医学数据为评价和比较传统抗心绞痛药对心血管疾病疗效提供了切实参考依据。多种抗心绞痛药物作用于心血管事件各个环节,发挥不可替代的心血管疾病治疗作用。然而,抗心绞痛药物不良反应不容忽视,硝酸酯类及硝苯地平等强扩血管功能药物极易引起反射性交感兴奋,导致心悸乃至诱发或加重心绞痛;普萘洛尔及维拉帕米等强效抑制心脏功能,导致心肌收缩力减弱,心室排空不充分,室壁张力升高,射血时间延长,心肌耗氧量增加。临床可通过联合用药增强其抗心绞痛作用,减轻不良反应。

针对心肌缺血等原因引起的心绞痛并发心肌梗死,当前临床指南建议联合应用改善缺血药物和预防心肌梗死药物,在控制心绞痛症状的同时减轻心肌损伤。传统抗心绞痛药仅通过改善心肌缺血减轻急慢性症状,无法修复受损心肌或有效减小心肌梗死面积。因此,临床迫切需要更有效、靶向性更强和不良反应更少的,同时具备有效保护心肌活性的新型抗心绞痛药。

第三节　新型抗心绞痛药

心绞痛的病理基础是冠状动脉供血不足,心肌氧供需失衡。传统抗心绞痛药主要通过改善心肌缺血,减轻临床症状而发挥治疗作用。然而,部分心绞痛患者在应用一种或多种现有抗心绞痛药物治疗时,不能有效修复受损心肌。鉴于传统抗心绞痛药治疗时存在的弊端,新型抗心绞痛药物的研发成为科研工作者不断探索的医学难题。近年来,抗心绞痛药物的研究取得了重大突破,本节主要围绕新型抗心绞痛药物及治疗方法,介绍新型抗心绞痛药物研究进展。

一、新型药物概况

目前,稳定型心绞痛的临床用药策略主要是改善冠脉供血,降低心肌耗氧量,进而保护心脏。新型抗心绞痛药物可在保护心脏的同时缓解心绞痛症状,对难治性心绞痛或有其他药物禁忌证的患者具有积极治疗作用。(表 24-1)

表 24-1　新型抗心绞痛药物

药品名称	作用机制	新旧药物对比		使用范围	适应证
		对比药物	优势作用		
伊伐布雷定	I_f 电流阻滞剂,降低窦房结自律性;可作用于 α 肾上腺素能受体,产生扩血管作用	钙通道阻滞剂;β 受体拮抗剂	无降血压作用;无负性肌力作用	欧洲广泛使用	不耐受高剂量 β 受体拮抗剂或钙通道阻滞剂的心绞痛患者
雷诺嗪	降低心肌氧需求;抑制晚期钠电流	钙通道阻滞剂;β 受体拮抗剂	不影响心率或血压	美国和欧洲获得使用权	难治性微血管性心绞痛患者
曲美他嗪	促进葡萄糖氧化代谢,维持细胞内环境稳定	硝酸酯类	降低心绞痛发生频率	美国和欧洲明确建议使用	稳定型心绞痛患者
别嘌醇	抑制黄嘌呤氧化酶及其相关氧化应激,抑制氧消耗和改善内皮功能障碍	硝酸酯类;β 受体拮抗剂	不降低血压或心率;无头痛或疲劳副作用	潜在药物	
L- 精氨酸	通过 NO 介导的内皮依赖性血管舒张作用,改善冠脉血流		未发现其他副作用	非处方保健品	选择性难治性心绞痛患者

1. 伊伐布雷定（ivabradine） 伊伐布雷定作为起搏电流（funny current, I_f）抑制剂,主要通过减慢动作电位舒张期去极化速率、减慢心率、降低心肌耗氧量而发挥作用,对心脏内传导、心肌收缩及心室复极化无作用;临床适用于禁用或不耐受 β 受体拮抗剂和窦性心律正常的慢性稳定型心绞痛患者。伊伐布雷定不仅可以降低心率,而且能够通过调节冠状动脉循环中暴露的 α 肾上腺素能受体扩张血管,可用于舒张功能不全、心率偏快的稳定型心绞痛患者。患者使用临床推荐的初始剂量后,可降低心绞痛的发作次数,无低血压和负性肌力等不良反应。伊伐布雷定尤其适用于心率 <70bpm 的低血压患者。目前,伊伐布雷定在欧洲应用广泛。

2. 雷诺嗪（ranolazine） 雷诺嗪是部分脂肪酸氧化抑制剂,可抑制脂肪酸氧化,促进葡萄糖生成 ATP,降低心肌耗氧量,为缺血心肌提供能量,保护心脏。同时,它还可防止肌原纤维结构紊乱和 Z 带模糊,减轻线粒体嵴及膜损伤,减少心肌梗死面积和肌钙蛋白 T 的释放。雷诺嗪对心肌细胞离子通道的影响与胺碘酮相似,在治疗剂量范围内,雷诺嗪通过抑制心肌缺血时增加的 Na^+ 电流,抑制 Na^+-Ca^{2+} 交换,减轻细胞内 Ca^{2+} 超载,减少心肌耗氧量并维持心肌电生理平衡,从而发挥抗心绞痛作用。在 Carisa 临床试验中,雷诺嗪联合氨氯地平或阿替洛尔可提高心绞痛患者运动能力,减少心绞痛发作次数和硝酸甘油服用量。有研究显示,对于难治性微血管性心绞痛患者,雷诺嗪能够显著改善心绞痛相关症状。由于雷诺嗪不影响心率和血压,且具有抗心律失常特性,可考虑用于低血压合并心绞痛患者,但长期服用临床最大推荐剂量时,极易引起恶心、头晕和头痛等不良反应。目前,雷诺嗪已在美国和欧洲批准上市。

3. 曲美他嗪（trimetazidine） 曲美他嗪是一种哌嗪类代谢剂,可以加快葡萄糖氧化速率,抑制缺血性心肌细胞的脂肪酸氧化和乳酸积累。在维持细胞内环境稳态的同时,促进跨膜 Na^+-K^+ 泵的正常转运,抑制 Na^+ 和 Ca^{2+} 的聚集,减少细胞内酸中毒以及抑制氧自由基造成的细胞溶解和内膜损伤。欧洲心脏病学会和美国心脏病学会均在《稳定型心绞痛治疗指南》中明确推荐,曲美他嗪可用于治疗稳定型心绞痛。

4. 别嘌醇（allopurinol） 别嘌醇是一类广泛用于治疗痛风的黄嘌呤氧化酶抑制剂,可通过抑制氧化应激反应,增加心肌氧含量,促进脂肪酸和丙酮酸转化为能量,进而增加缺血组织能量供应。有研究表明,别嘌醇可以改善冠心病和心力衰竭患者内皮依赖性血管舒张功能。别嘌醇相较于其他类型抗心绞痛药物,具有价格低廉和耐受性良好的优势,可作为治疗心绞痛的潜在药物。痛风患者使用该类药物具有长达 40 年的安全用药记录,无头痛、疲劳、降低血压和心率等副作用,而这一类不良反应常见于服用硝酸酯类药物和 β 受体拮抗剂的心绞痛患者。

5. L- 精氨酸(Larginine) L- 精氨酸作为 NO 前体,在体内 NO 合酶作用下合成 NO,进而扩张血管,提高冠状动脉血流量。相关研究显示,无实质性冠心病的胸痛患者给予 L- 精氨酸后,可以显著增加冠状动脉血流和减轻乙酰胆碱引起的血浆内皮素降低。L- 精氨酸对选择性难治性心绞痛患者有效,且尚未发现毒副作用,可作为非处方保健品使用。

二、新型疗法概况

晚期冠心病和难治性心绞痛属于危险性较高的心血管疾病,病程复杂,且患者人数不断增加。越来越多的科研人员正在探索心绞痛发病机制,开发新型非侵入性和侵入性的防治方法。

1. 促进血管新生 近年来,应用重建缺血心肌血管结构或分支治疗难治性心绞痛的方法引起了人们的广泛关注。这种治疗方法主要是利用蛋白质生长因子、基因疗法或干细胞疗法来增强血管自然生成,亦被称为治疗性血管生成。大量研究表明,该方法对缺血心肌病具有治疗作用,有望成为新型抗心绞痛疗法。

研究证实,生长因子在促进心血管形成和修复受损内皮细胞中发挥重要作用。临床上已经将生长因子用于心绞痛的治疗,如血管内皮生长因子(vascular endothelial growth factor,VEGF)和成纤维细胞生长因子(fibroblast growth factor,FGF)等。该类药以逆行冠脉内注射为主,还可经心包给药、直接心肌内注射或腺病毒载体的形式给药。2016 年,美国生物技术公司宣布,其心脏病基因疗法进入Ⅲ期临床试验。该疗法利用腺病毒将编码人成纤维细胞生长因子 4(fibroblast growth factor 4,FGF-4)基因转染进入心肌细胞。心脏过表达 FGF-4 后可激活血管生成相关信号通路,在缺血区域扩张侧支动脉并形成新的毛细血管,恢复该区域的血液供应。该方案有望成为一种在心血管介入领域的全新生物治疗工具,可以激活心血管自身的修复和再生能力,恢复心肌供血,用于重症冠心病和难治性心绞痛的治疗。

2. 缓解精神压力 机体在精神压力刺激下会本能地进入一种应激状态,促进儿茶酚胺类物质分泌,引起血压升高、心率加快、血管内皮细胞损伤以及动脉粥样硬化等。这些症状会诱发心肌梗死、心绞痛和脑卒中等心脑血管疾病。精神压力诱发的心肌缺血在临床上较少能被诊断出来,但是它比运动造成的心肌缺血更常见。根据稳定型心绞痛人群病例分析,精神压力诱发心肌缺血的发生率高于运动诱发心肌缺血的发生率,并且精神压力更容易引起心率和血压异常。已有研究证实精神压力与不良心血管事件密切相关,但以缓解精神压力为靶点的药物干预作用研究尚未完全阐明。

3. 调节神经系统 主要是采用化学、机械或电刺激手段中断从外周神经到大脑中枢的疼痛信号,从而减轻心绞痛患者的疼痛反应,改善由交感神经传入和血管收缩引起的心肌缺血。相较于非缺血导致的心脏病患者,神经调节对神经源性心绞痛患者的治疗作用更有效。丙米嗪是一类神经系统调节药物,可以抑制内脏组织的疼痛传递,对冠状动脉造影正常但胸痛的患者有治疗作用。

随着新理论的提出和新技术的应用,心绞痛的研究和治疗取得显著进展。多种防治策略的提出将有助于治疗临床心绞痛,促进临床合理用药,提升患者的生活质量。

第四节　常用心绞痛模型的建立和检测方法

现代医学对于心绞痛的病因及发病机制已有初步认识,但用于治疗心绞痛的药物仍存在许多不足。因此,进一步研究心绞痛发病机制,寻找并开发更有效的治疗药物十分必要。心绞痛动物及细胞模型的建立可模拟心绞痛患者疾病状态,为新药研究提供坚实基础。

一、心绞痛模型

(一)动物模型

目前,常采用药物诱导、冠状动脉阻断、电刺激等方法来构建心绞痛动物模型。(表24-2)

表24-2　不同心绞痛动物模型建立方法的比较

	方法	选用动物	原理	优点	缺点
药物诱导法	乙酰胆碱	大鼠	冠状动脉血管收缩可导致严重组织缺氧或缺血	性价比高而且易于复制,适于筛选抗心绞痛药物	动物麻醉后不仅在状态上与清醒动物不同,而且实验药物可能与麻醉剂产生相互作用,进而影响实验
	血管升压素	兔	冠脉血管痉挛	避免使用麻醉剂,且选用温顺的家兔进行适应性训练后可避免挣扎影响心电图	与麻醉后动物相比不易操作,且耳缘静脉注射难度较大
	血浆同型半胱氨酸	兔	血浆同型半胱氨酸使机体处于血栓前状态	简单易行,稳定可靠,易于制备	价格较高,造模周期长
	异丙肾上腺素	大鼠、小鼠	引起冠状动脉痉挛	操作简单,使用普遍,易于制备	有效剂量、给药方式及次数尚不统一
	垂体后叶素	大鼠、兔	冠状动脉血管痉挛,外周阻力增加,心脏负荷加重,引起心肌损伤	简单易行,成模时间短,易于制备	首过效应以及个体吸收差异等问题,模型稳定性不确定
冠状动脉阻断法		犬、兔、鼠	阻断冠状动脉	简单易行,种类繁多	死亡率高
电刺激法		犬、兔、鼠	激活血液中血小板诱发凝血过程,形成血栓	易于操作,同时造模速度快,稳定可靠	对实验人员技术要求高,死亡率高
中医病证法	气虚痰浊模型	犬、兔、鼠	食饵性脾胃损伤致痰理论	从多种角度和因素建立了病证结合的实验动物模型	造模周期长,成本高
	气滞血瘀模型	犬、兔、鼠	根据中医气理论,使发生颈椎退变失稳并注射瘀血诱发心肌缺血性改变	符合传统的中医理论,又反应客观临床表现,避免了动物死亡率较高的弊端	成模周期长,不利于下一步实验开展
心脏灼伤法		牛蛙	诱发心外膜下损伤	方法新颖,灼烧后的损伤较稳定	高温下操作存在危险

1. **药物诱导法** 依据冠脉血管收缩可导致严重的组织缺氧或缺血，可利用药物诱导方法建立心绞痛动物模型，主要包括：

(1) 乙酰胆碱(acetylcholine, ACh)：乙酰胆碱是在神经细胞中由胆碱和乙酰辅酶 A 在胆碱乙酰移位酶(胆碱乙酰化酶)催化作用下合成的神经递质，可诱发冠状动脉痉挛，导致心肌缺血。此法选用大鼠为模型动物，腹腔注射戊巴比妥麻醉后，自右颈动脉至主动脉瓣插管中注入 ACh 4~8μg，心电图出现 ST 段与 T 波抬高，证明心绞痛模型构建成功。

(2) 血管升压素(vasopressin)：血管升压素是由下丘脑的视上核和室旁核的神经细胞分泌的 9 肽激素，经下丘脑 - 垂体束到达神经垂体后叶后释放，可引起冠脉血管痉挛从而诱发心绞痛。此法选用家兔为模型动物，耳缘静脉注射 0.05IU/kg 血管升压素，心电图出现 T 波抬高，验证心绞痛模型构建成功。

(3) 血浆同型半胱氨酸(homocysteine, Hcy)：血浆同型半胱氨酸(又称高半胱氨酸)是甲硫氨酸代谢中间产物，可使机体处于血栓前状态，促使冠脉粥样斑块破裂并进一步形成冠脉内血栓，导致不稳定型心绞痛发生。选用家兔为模型动物，连续 4 周皮下注射 20~25mg/(kg·d)同型半胱氨酸硫代内酯，同时给予含有 20% 胆固醇饲料 150g/d，构建心绞痛模型。

(4) 异丙肾上腺素(isoproterenol, ISO)：异丙肾上腺素为 β 受体激动剂，可通过增加心肌收缩力、耗氧，增加心肌负担和心肌微循环障碍，导致心肌损伤。根据实验动物的不同，选用药物剂量会有所差别。若选用大鼠为模型动物，连续 3 天腹腔注射盐酸异丙肾上腺素 30mg/kg 或皮下注射 10mg/kg。若选用小鼠为模型动物，则需连续 2 天腹腔注射盐酸异丙肾上腺素 3mg/kg，构建心绞痛模型。

(5) 垂体后叶素(pituitrin, Pit)：垂体后叶素内含催产素和加压素，可强烈收缩冠状动脉，造成心肌组织急性供血不足，增加外周阻力，加重心脏负担，引起心肌缺血缺氧甚至坏死。此法根据实验动物种属与品系的不同，选用的药物剂量与实验方法有所差别。选用 Wistar 大鼠为模型动物，腹腔注射 Pit 20U/kg 构建心绞痛模型；选用 SD 大鼠，可进行舌下静脉快速推注 Pit 0.5U/kg；选用家兔，需将 Pit 2.5U/kg 稀释后通过耳缘静脉进行注射，随后持续静脉滴注垂体后叶素，构建心绞痛模型。

2. **冠状动脉阻断法** 通过实验手术方法也可建立心绞痛动物模型。一般选用健康犬、家兔或大鼠，经麻醉后开胸，结扎冠状动脉前降支阻断心肌供血，引起急性心肌缺血病变；也可在荧光屏下插入心导管，将自制铜圈置入犬冠状动脉内或向导管内注入 120mg/kg 汞诱发冠状动脉内血栓形成；或通过球囊充气闭塞法堵塞冠脉而发生急性心肌缺血，进而构建心绞痛模型。

为了更接近生理状态下心肌缺血的变化，可将冠状动脉压迫环套于分离出的约 10mm 的犬冠状动脉，并注水压迫冠状动脉血流，即可观察犬在清醒状态下的心肌缺血反应与药物效应。也可利用一种可遇水膨胀的纤维素环，将其套在预期闭塞的冠状动脉上，环外以金属圈固定，在手术后两周或更长时间内冠状动脉逐渐闭塞，从而构建心绞痛模型。

3. **电刺激法** 冠状动脉内血栓形成导致冠脉急性闭塞是急性心肌梗死发病的主要原因。采用可控微电流刺激仪刺激血管，可引起血管内皮细胞受损，促进儿茶酚胺等活性物质释放，激活血小板，导致凝血，形成急性血栓，造成急性心肌梗死，诱发心绞痛。采用此法构建的模型，血栓形成时间短，且形成的血栓与人类冠脉血栓相似，方法简便可靠。

4. **其他方法** 除以上几种常用方法外，还可利用心脏灼烧法构建动物模型。此方法需将直径为 1.5mm 的玻璃毛细管尖端加热至 600℃以上，并轻轻接触心室壁，随后反复加热毛细管，进行多次重叠烧伤,灼伤区域直径约 2~4mm(取决于模型心肌缺血最小面积)。观察到心电图 ST 段抬高,表明成功诱导心肌缺血损伤,从而构建心绞痛模型。

另外,根据中医理论建立了"病证结合"的动物模型。以食饵性脾胃损伤致痰理论为基础,可构建气虚痰浊型心绞痛动物模型;依据气血理论,可构建气滞血瘀型心绞痛动物模型。

(二) 细胞模型

在细胞水平上,通过调节细胞培养箱氧气含量,建立缺氧或缺氧/复氧细胞损伤模型,也可利用过氧化氢(hydrogen peroxide,H_2O_2)诱导细胞损伤模型。原代心肌细胞、心肌细胞系或急性分离培养心肌细胞可用于心绞痛病理机制和离体水平治疗学的研究。

1. 缺氧细胞损伤模型 首先将培养的心肌细胞通入含 5% CO_2 和 95% N_2 的缺氧气体 2 分钟(气体流量 0.5L/min),使培养液 pH 稳定在 7.4 左右,同时消除空间残余的氧。随后盖上培养瓶盖并用蜡封口,放入 37℃ CO_2 培养箱中。缺氧培养 12~72 小时,建立缺氧细胞损伤模型。

2. 缺氧/复氧细胞损伤模型 心肌细胞生长至合适状态时,将培养心肌细胞换用无糖培养液,并置于含有 95% N_2 和 5% CO_2 平衡的缺氧密闭容器中孵育 3 小时后,换用含有 20% 胎牛血清的培养液模拟再灌注状态,并置于含有 95% O_2 和 5% CO_2 的密闭容器中进行复氧孵育 2 小时,建立缺氧/复氧细胞损伤模型。

3. H_2O_2 诱导细胞损伤模型 氧化应激时会产生大量的自由基,可造成心肌细胞损伤。H_2O_2 是有机体氧化代谢产物,同时也是一种活性氧,可利用其来模拟心肌细胞氧化损伤状态。将 H_2O_2 稀释至 50~200μmol/L,作用于心肌细胞,并于细胞培养箱中孵育 1~4 小时,建立细胞损伤模型。

二、心绞痛模型检测方法

建立心绞痛模型后,需要进行一些检测用以验证模型建立是否成功。常用检测方法包括心电图监测、冠状动脉造影、放射性核素检查及一些生物标记物检查。

1. 心电图监测 心电图可反映心脏电活动改变,约半数心绞痛患者心电图在静息时处于正常范围或出现非特异性 ST 段和 T 波异常,而在发作时则出现暂时性心肌缺血引起的 ST 段偏移,主要表现为 ST 段下移大于或等于 0.1mV。在症状缓解后,心电图逐渐恢复正常,有时伴随 T 波的倒置。变异性心绞痛发作时,心电图主要表现为 ST 段抬高,与之相对应导联出现 ST 段压低。

2. 冠状动脉造影 当冠状动脉狭窄 40%~50% 时,其血流储备功能下降,冠状动脉内注射血管扩张剂所致充血性反应下降。随冠状动脉狭窄程度进一步加重,其血流储备功能呈指数下降,当其血流储备分数由正常冠状动脉的 4~5,降低至 2~2.5 时,常出现心绞痛症状。冠状动脉造影为稳定或不稳定型心绞痛及心肌梗死的介入或手术治疗提供重要条件,并通过测定冠状动脉血流储备分数提供功能指标。

3. 放射性核素检查 放射性核素心肌显像检查可以确定心肌缺血部位,常用放射性核素有 ^{201}Tl 或 ^{99m}Tc-MIBI,可使正常心肌显影而缺血区不显影。通过心肌代谢显像和心肌灌注显像两种方式,不仅能够诊断冠心病,还能够对患者的预后进行评估,进行危险性分级。

4. 生物标记物检测 收集血清后,检测肌钙蛋白 I、肌红蛋白、总肌酸激酶、肌酸激酶同工酶(通过质量和活性测定法测量)和乳酸脱氢酶等生物标记物。其中肌红蛋白有助于心肌梗死早期检测;肌钙蛋白 I 具有高度特异性,但需要更长反应时间;而肌酸激酶同工酶,作为肌酸激酶的质量检测,通常认为在评价梗死面积时与心肌肌钙蛋白同效。此外,血清 C 反应蛋白(CRP)和血浆 Hcy 可作为稳定型心绞痛患者的预后评估指标,同时提高稳定型心绞痛早期检出率。

目前,心绞痛动物模型与细胞模型的建立主要基于缺血和缺氧损伤理论,但仍然存在动物饲养周期长、动物死亡率高、造模成本较高和模型稳定性等问题。在科学研究中,选择并建立更贴合患者真实疾病状态的动物及细胞模型,可同时从在体及离体水平研究药物的药效和药理作用,同时为抗心绞痛药物药效的研究以及新药临床前研究提供基础。

思考题	1. 抗心绞痛药物治疗靶点有哪些? 简述已知靶点发相互作用。
	2. 简述硝酸甘油主要的不良反应及如何在不影响治疗效果的前提下降低药物不良反应。
	3. 简述新型抗心绞痛药物开发思路及是否有其他潜在心绞痛药物治疗靶点?

(白云龙)

参 考 文 献

［1］ KORUTH J S, LALA A, PINNEY S, et al. The clinical use of Ivabradine. Journal of the American College of Cardiology, 2017, 70 (14): 1777-1784.

［2］ ZACHAROWSKI K, BLACKBURN B, THIEMERMANN C. Ranolazine, a partial fatty acid oxidation inhibitor, reduces myocardial infarct size and cardiac troponin T release in the rat. European Journal of Pharmacology, 2001, 418 (1-2): 105-110.

［3］ MEISZTERIES Z, KóNYI A, HILD G, et al. Effectiveness and safety of anti-ischemic trimetazidine in patients with stable angina pectoris and Type 2 diabetes. Journal of Comparative Effectiveness Research, 2017, 6 (8): 649-657.

［4］ ZHANG S, ZHANG S, WANG H, et al. Arginine methylation dysfunction increased risk of acute coronary syndrome in coronary artery disease population. Medicine, 2017, 96 (7): e6074.

［5］ 杨宝峰,陈建国. 药理学. 9 版. 北京:人民卫生出版社,2018.

［6］ 杨宝峰,王志国. 非编码微小分子 RNA 与心脏疾病. 北京:人民卫生出版社,2018.

［7］ 杨宝峰. 基础与临床药理学. 3 版. 北京:人民卫生出版社,2021.

第二十五章 调血脂药与干预动脉粥样硬化的药物

心脑血管疾病是全世界发病率、致残率和死亡率较高的疾病之一。动脉粥样硬化（atherosclerosis, AS）主要发生在大、中动脉，尤其是冠状动脉、肺动脉和主动脉，呈现不同程度的内膜增厚、脂质沉积、纤维组织增生、脂质条纹及斑块形成、管腔狭窄乃至阻塞，最终导致心肌或脑组织等重要器官供血不足或出血，是众多心脑血管疾病共同的病理基础，严重危害人类健康。

AS 通常根据其发生的组织部位和严重程度，采取不同的治疗方法，如冠状动脉搭桥、狭窄部位支架扩张以及药物治疗等。但是，由于 AS 的形成是长期过程，药物治疗也存在一定的局限性。迄今为止，直接作用于粥样硬化动脉，改善硬化动脉结构和功能的药物还非常有限。因此，围绕 AS 治疗，目前药物作用主要集中在防控 AS 形成过程的预防措施。基于目前认识的血脂与 AS 之间的关系，应用降血脂药物成为目前最为广泛的 AS 防控措施。此外，围绕冠状动脉粥样硬化引起心肌梗死等疾病过程中血栓形成的过程，如抗血小板药物等，也成为重要的防控措施和治疗方法。由于 AS 复杂的病理过程，其预防和治疗过程还有很多尚未解决的科学问题，需要深入研究。

第一节　动脉粥样硬化的临床常用药物与治疗现状

一、调血脂药及干预动脉粥样硬化的药物概述

血脂以胆固醇酯（cholesterol ester, CE）和甘油三酯（triglyceride, TG）为核心，外包胆固醇（cholesterol, CH）和磷脂（phospholipid, PL）构成球形颗粒，再与载脂蛋白（apolipoprotein, Apo）相结合，形成脂蛋白，溶于血浆进行转运与代谢。脂蛋白可分为乳糜微粒（chylomicron, CM）、极低密度脂蛋白（very low density lipoprotein, VLDL）、中间密度脂蛋白（intermediate density lipoprotein, IDL）、低密度脂蛋白（low density lipoprotein, LDL）和高密度脂蛋白（high density lipoprotein, HDL）等。凡血浆中 VLDL、IDL、LDL 及 ApoB 浓度高出正常为高脂蛋白血症。临床上高脂血症分为 4 类，①高胆固醇血症：血清总胆固醇（total cholesterol, TC）增高；②高甘油三酯血症：血清 TG 增高，TC、LDL 正常或稍增加；③混合型高脂血症：血清 TC 及 TG 都升高；④低 HDL 血症：血清 HDL 水平低下，也称 HDL 代谢紊乱。目前认为高脂血症是致 AS 的主要因素。近年来证明 HDL、ApoA 浓度低于正常，也为 AS 危险因子。但高血

脂与 AS 之间的关系,包括直接影响和间接作用、功能影响和结构变化、病理表现与动态过程,至今仍在探讨中。

AS 是一种多因素疾病,其发生和发展是在遗传和环境因素的基础上,是由多重危险因素共同作用导致的,至今发病机制尚未完全明确。目前普遍认为,AS 的病理学特点为血管内膜损伤后脂质浸润,单核巨噬细胞激活,平滑肌细胞增殖和泡沫细胞形成。AS 发生主要涉及脂质代谢、炎症免疫、内皮结构和功能损伤、平滑肌细胞增殖、氧化过氧化反应等过程。积极治疗高脂血症是预防动脉粥样硬化性心血管疾病(atherosclerotic cardiovascular disease,ASCVD)、降低死亡率的重要手段之一。

根据《中国居民营养与慢性病状况报告(2018 年)》显示,2012 年中国 ≥ 18 岁人群血清 TC、TG 水平分别为 4.70mmol/L 和 1.35mmol/L,2002 年则分别为 3.81mmol/L 和 1.10mmol/L。2002 年至 2012 年10 年期间,中国 ≥ 18 岁人群血脂异常的患病率分别为从 18.6% 上升至 40.4%,血脂异常知晓率、治疗率和控制率分别为 31.0%、19.5% 和 8.9%。针对血脂质代谢紊乱,首先要调节饮食,食用低热卡、低脂肪、低胆固醇类食品,加强体育锻炼及克服不良习惯。调节饮食后如血脂仍不正常,再用药物治疗。目前认为,凡能使 LDL-C、VLDL-C、TC、TG、ApoB 降低,或使 HDL、ApoA 升高的药物,都具有抗 AS 的作用。

二、调血脂药

调血脂药为当前 AS 临床用药的主要选择之一。按照药物作用机制及作用特点,调血脂药主要有以下几类。

1. β- 羟 -β- 甲戊二酸单酰辅酶 A 还原酶抑制剂　抑制体内胆固醇的生物合成,可以有效地降低血液中胆固醇浓度,抑制胆固醇合成的主要靶点包括 β- 羟 -β- 甲戊二酸单酰辅酶 A(3-hydroxy-3-methylglutaryl CoA,HMG-CoA)还原酶、角鲨烯合成酶、角鲨烯单加氧酶和氧鲨烯环化酶,这些酶的抑制剂都可以抑制胆固醇合成。其中,以他汀类药物为代表的 HMG-CoA 还原酶抑制剂是最常用的调血脂药物。

HMG-CoA 还原酶是肝细胞合成胆固醇过程中的限速酶,催化生成甲羟戊酸,抑制 HMG-CoA 还原酶能阻碍胆固醇合成。因此,HMG-CoA 还原酶抑制剂能够通过可逆竞争辅酶使 HMG-CoA 不能转化为甲羟戊酸(甲羟戊酸作为底物进一步合成胆固醇),从而抑制内源性胆固醇合成,不仅能强效地降低TC 和 LDL 水平,而且能一定程度上降低 TG、升高 HDL 水平。

他汀类(statin)药物是目前应用最广泛的调脂药物,其作用机制是抑制 HMG-CoA 还原酶,抑制胆固醇合成。除调节血脂作用外,在急性冠状动脉综合征患者中早期应用他汀类药物能够抑制血管内皮的炎症反应,稳定粥样斑块,改善血管内皮功能等。自 1976 年 Endo 从桔青霉素菌培养液中发现具有抑制 HMG-CoA 还原酶活性的化合物,研发了第一个他汀类药物洛伐他汀(1987 年上市),辛伐他汀(1988 年上市,1991 年美国 FDA 批准)。目前已有 7 个他汀类药物在国内上市。

2. 酯酰辅酶 A: 胆固醇酰基转移酶抑制剂　酯酰辅酶 A: 胆固醇酰基转移酶(acyl-CoA:cholesterol acyltransferase,ACAT)是细胞内唯一可以催化胆固醇酯(cholesteryl ester,CE)合成的酶,底物分别是游离胆固醇和长链脂肪酸,在生物体内胆固醇代谢过程中起着重要的作用。ACAT 是包括 AS等多种疾病治疗干预的药物靶点。

在 AS 形成早期,慢性炎症加速单核细胞对动脉壁活化内皮细胞的黏附,导致更多单核细胞浸润到内皮下间隙并转化为巨噬细胞。在持续高胆固醇血症中,巨噬细胞继续吞噬变性脂蛋白,将过量的胆固醇转化为胆固醇酯,并转变成泡沫状。多年来,靶向 $ACAT_1$ 减少泡沫细胞形成已被视为治疗 AS 的策略之一。

ACAT 催化生成的胆固醇酯在小肠促进胆固醇吸收,在肝脏细胞促进 VLDL 的组成和释放,在血管壁促进胆固醇蓄积,在巨噬细胞则促进泡沫细胞形成。因此 ACAT 抑制剂可发挥调血脂和抗 AS 的作用。其中甲亚油酰胺已经用于临床,之后基于其同工酶 $ACAT_2$ 作用的研究,又研制出相应的特异性抑制剂阿伐麦布。

甲亚油酰胺(melinamide)通过抑制小肠黏膜内 ACAT,可减少胆固醇在消化道的吸收,并阻断胆固醇肠肝循环而减少重吸收,因此能降低血中胆固醇水平。口服后能明显抑制健康成人因高胆固醇饮食(每日 9 个鸡蛋)而引起的血清总胆固醇水平的升高。

阿伐麦布(avasimibe)抑制 ACAT,IC_{50} 值为 $3.3\mu mol/L$,也抑制人 P-450 同工酶 CYP2C9、CYP1A2 和 CYP2C19,IC_{50} 值分别为 $2.9\mu mol/L$、$13.9\mu mol/L$ 和 $26.5\mu mol/L$。一项对纯合子家族性高胆固醇血症患者的随机、双盲、安慰剂对照试验结果表明,阿伐麦布单独用药治疗没有引起明显的脂质变化,而与阿伐他汀联用时,阿伐麦布通过进一步抑制细胞内生成胆固醇,从而适度增强阿伐他汀的降脂作用。

脂肪组织是主要的胆固醇储存器官,细胞内胆固醇大部分分布于脂滴(lipid droplet,LD)中,胆固醇稳态可能在调节脂肪细胞大小和功能方面发挥作用。研究表明,阿伐麦布通过抑制 ACAT 活性,降低细胞内胆固醇和胆固醇酯水平,抑制参与胆固醇摄取和排出的基因表达。抑制 ACAT 导致新生脂肪生成减少,胆固醇调节元件结合蛋白(sterol-regulatory element binding protein 1,SREBP1)和 SREBP1 下游脂肪生成基因表达成熟程度降低。任何一种 ACAT 亚型的敲除均可使脂肪细胞总脂质含量降低约 40%。这些结果表明,ACAT 对脂肪细胞中脂质和胆固醇的储存能力是必需的,是 3T3-L1 脂肪细胞新生脂肪生成和脂滴形成的调节因子。

3. 过氧化物酶体增殖物激活受体激动剂 过氧化物酶体增殖物激活受体(peroxisome proliferators-activated receptor,PPAR,有 α、γ 和 δ 三种亚型)是配体调控的转录因子,通过调节能量代谢和炎症,延缓 AS 的发展过程而发挥防治作用。其中以贝特类调血脂药为代表。

贝特类调血脂药主要通过激活 PPAR,在转录水平发挥对脂质、脂肪酸和脂蛋白的重要调节作用。可以通过诱导脂蛋白酯酶的表达,在促进 TG 水解的同时抑制 TG 合成来降低血浆中 TG 浓度。贝特类调血脂药还可以增加 HDL 合成,促进胆固醇逆向转运。此类药物的突出作用是显著降低 TG。

贝特类药物除主要通过调节血脂异常来发挥抗 AS 作用以外,同时能激活血管壁的 PPARα,控制各种炎性细胞、平滑肌细胞和内皮细胞,通过改善内皮功能、抗血小板聚集和抑制炎症等调血脂以外的机制发挥抗 AS 的作用。

4. 烟酸及其受体激动剂 烟酸(nicotinic acid,NA)又名尼克酸(niacin),化学名称为吡啶 -3- 甲酸,属于 B 族维生素。烟酸在体内转化成烟酰胺,烟酸和烟酰胺是辅酶 NAD(+)和 NADP 的前体。烟酸不仅能够有效降低 LDL-C,同时还能提高 HDL-C 的水平。

有研究表明,低浓度的烟酸改善脂质毒性(lipotoxicity)刺激时微血管内皮细胞的血管生成,这种作用可能不依赖于 NAD(+)生物合成和 SIRT1 的激活,而是通过激活烟酸受体。烟酸受体 GPR109A 的发现为治疗高血脂和动脉粥样硬化等心血管疾病提供了一个分子靶点,为研发新型调脂药物提供了新的途径。

5. 胆固醇吸收抑制剂　临床上应用的抑制胆固醇吸收的药物是依折麦布(ezetimibe),该药于 2002 年在美国获批上市。外源性胆固醇在肠道内吸收需要转运体协助,小肠黏膜上的转运蛋白NPC1L1 就是一种负责转运肠道中的胆固醇进入细胞的跨膜蛋白,依折麦布可以作用于小肠黏膜上的NPC1L1 蛋白,选择性抑制小肠中胆固醇的吸收,降低肝脏细胞胆固醇含量,促使循环中胆固醇的吸收,从而降低血液中胆固醇含量。主要用于辅助饮食治疗原发性高脂血症、混合型高脂血症、纯合子家族性高胆固醇血症和纯合子谷甾醇血症。

依折麦布作为非他汀类调脂药,联合他汀类药物可使 LDL-C 水平进一步降低,并延缓 AS 斑块进展,降低心血管事件的发生风险。一项瑞伐他汀与依折麦布联合用药的 PK/PD 交叉临床试验结果表明,两药联用符合一种生物等效药动学相互作用,并在联合治疗中观察到了包括 LDL-C 和 TC 的降低的预期效果,而没有发现明显的安全性问题。

依折麦布取得的临床获益除降低 LDL-C 作用以外,可能还源于其多效性,如抗炎、抗氧化、改善血管内皮功能,降低 LP-PLA2 水平,使斑块趋于稳定的状态等。

6. 胆酸螯合剂　胆酸螯合剂为碱性阴离子交换树脂,难溶于水,不易被消化酶破坏。此类药物口服不易吸收,其作用机制主要有:①通过在肠道内与胆酸结合,促进胆酸排出,从而加速胆固醇向胆酸的转化,降低肝内和血浆内胆固醇水平;②能使 CYP7A1 活性增加,促进胆酸合成,从而消耗体内胆固醇,使血清胆固醇水平下降;③增加 LDL 受体表达;④减少肠道对胆固醇的吸收。主要用于降低血浆TC、LDL-C 的治疗,而 TG 水平正常且不能使用他汀类的杂合子家族性高胆固醇血症,如与其他调脂药物合用可用于治疗混合型高脂血症。

考来烯胺(消胆胺)属胆酸螯合剂。此类药物是目前治疗儿童和青少年血脂异常症的首选药物。特点是:主要降低 TC,作用明显,不良反应小。胆酸螯合剂在肠道内与胆酸不可逆性结合,从而降脂。长期使用胆酸螯合剂可使叶酸和脂溶性维生素(如维生素 A、维生素 D 和维生素 K)的吸收减少。常见的不良反应有腹胀、轻度恶心及便秘,可通过缓慢增加剂量,服药期间大量服用可溶性纤维素与减少肠道气体的药物,来减少上述不良反应,且能使血浆 LDL-C 下降更明显。

7. 前蛋白转化酶枯草溶菌素 9 抑制剂　前蛋白转化酶枯草溶菌素 9(proprotein convertase subtilisin/kexin type 9,PCSK9)抑制剂是一类新型治疗高脂血症、降低胆固醇药物,在治疗血脂异常的众多药物中,临床应用发展最为迅速。PCSK9 是一种由肝脏合成的丝氨酸激酶,能够促进 LDL 受体分解,降低 LDL 受体表达,增加 LDL-C 水平。目前应用的 PCSK9 抑制剂是其单克隆抗体,可通过与PCSK9 结合而抑制 LDL 受体的降解,使外周 LDL-C 水平降低 50%~70%,且不受基础治疗(他汀类药物或其他调脂药物)的影响。

依洛尤单抗(evolocumab)是全球第一个 PCSK9 抑制剂,2015 年 7 月在欧盟上市,被批准用于治疗原发性和家族性高胆固醇血症。主要特点是能大幅降低他汀类药物耐受患者体内的 LDL-C,有效解决广泛使用他汀类药物后出现的大面积耐药问题。目前,PCSK9 抑制剂主要有 evolocumab、alirocumab和 bococizumab。研究表明血小板聚集抑制剂替格瑞洛(ticagrelor)也可通过下调 PCSK9 抑制 ox-LDL诱导的内皮细胞凋亡,减轻 ApoE 基因敲除小鼠的 AS 症状。

PCSK9 抑制剂主要用于对他汀类药物耐受性差,或传统药物最大耐受量不能降低 LDL-C 的患者;或与他汀类药物合用降低 LDL-C。上述疗法在安全性和耐受性均有明显优势。目前 PCSK-9 抑制剂仅能通过皮下注射用药,存在注射部位红斑、瘙痒、肿胀、疼痛等不良反应,加之昂贵的价格可能导致患者依从性下降。

三、干预动脉粥样硬化的药物

除调血脂药物外,目前临床上 AS 治疗中还常常用到 AS 形成过程干预制剂及其病理进展干预药物,包括抗血小板与纤维蛋白原溶解药、抗氧化药、内皮保护药、抗炎药等等。

1. **抗氧化药物** 近年来,关于氧化应激与 AS 的关系研究越来越受到关注。氧化应激将 LDL 氧化为氧化型 LDL(ox-LDL)。ox-LDL 是高脂血症的重要组成部分,是 AS 的重要危险因子。研究发现 ox-LDL 具有促进 AS 泡沫细胞形成、损伤血管内皮细胞、促进血管平滑肌细胞增殖迁移以及炎性细胞因子释放等作用,参与、促进 AS 的发生和发展。因此,抗氧化剂可以通过抑制氧化应激来减缓 AS 的发生。

在抗氧化剂中,维生素是使用较多的天然抗氧化剂,如维生素 C、维生素 E、β- 胡萝卜素等。维生素 C 和维生素 E 都可以抑制 LDL 的氧化修饰,是重要的抗氧化药物。维生素 C 能够增加血管弹性,改善长期吸烟者的动脉内皮损伤。维生素 E 可以抑制血管平滑肌细胞增殖和血小板粘连聚集和释放等。然而,有研究证实维生素 C 与维生素 E 的抗 AS 效果因人而异,它们的治疗效果还需要进一步的临床验证。

β- 胡萝卜素(β-carotene)为天然的抗氧化剂,为维生素 A 的前体,对日光照射原卟啉所产生的过氧化基有清除作用,在人体内,β- 胡萝卜素在氧化酶催化作用下,游离出二分子维生素 A。β- 胡萝卜素可以有效阻止自由基连锁反应,抑制 LDL 氧化,保护机体免受氧化损伤,改善颈动脉壁增厚。

普罗布考(probucol)于 20 世纪 70 年代在美国上市,是 FDA 认证的抗氧化药物,具有显著的抗氧化作用,能抑制泡沫细胞与延缓 AS 斑块形成,消退已形成的 AS 斑块。普罗布考为血脂调节药并具有抗 AS 作用,其降脂作用为通过降低胆固醇合成与促进胆固醇分解,使血胆固醇和 LDL 降低,还改变 HDL 亚型的性质和功能,使血 HDL-C 减低。但普罗布考降血高密度脂蛋白胆固醇的临床意义未明。对血 TG 的影响小。

在开始应用临床时,发现普罗布考可使血清 HDL-C 水平持续降低,且具有潜在的 Q-T 间期延长或室性心律失常的风险,遂逐渐淡出临床市场。普罗布考可能通过抑制 NADPH 氧化酶活性来抑制 L- 同型半胱氨酸诱导的炎症性单核细胞分化及其活性氧生成,也可以通过抑制动物体内活性氧的产生来保护内皮祖细胞免受 ox-LDL 的侵袭。

普罗布考具有多种药理学作用,包括调脂、抗炎、抗氧化及改善血管内皮功能等特点,在临床上常与其他调脂类药物及抗血小板药物联合用于心血管疾病的防治。

2. **抗血小板聚集药物** 血小板通常处于静息状态,当血管内皮损伤时释放活化因子,可激活血小板,具有黏附、变性、分泌、释放及聚集等功能。抗血小板聚集类药物主要通过封闭血小板膜上的受体,或是阻断具有促血小板聚集作用的血栓素 A$_2$ 的合成途径等抑制血小板激活,进而抑制血小板的黏附和聚集。抗血小板聚集类药物在 AS 的临床治疗中具有重要地位。

大蒜素提取物能抑制多种化学物质诱导的血小板聚集。环氧合酶抑制剂阿司匹林、血小板糖蛋白

GP Ⅱb/Ⅲa 受体抑制剂阿昔单抗和替罗非班等可以通过不同作用机制降低血小板的黏附和聚集,减缓 AS 进程。

临床常用调血脂和干预动脉粥样硬化的药物汇总见表 25-1。

表 25-1　临床常用调血脂和干预动脉粥样硬化的药物

作用类型	作用机制	主要药物
抑制胆固醇合成	HMG-CoA 还原酶抑制剂:抑制胆固醇合成过程中的关键步骤,减少胆固醇合成。通常降低 LDL-C 的作用最强,降 TG 作用较弱。 角鲨烯合成酶、角鲨烯单加氧酶和氧鲨烯环合酶抑制剂:抑制胆固醇合成	洛伐他汀(lovastatin)、辛伐他汀(simvastatin)、普伐他汀(pravastatin)、氟伐他汀(fluvastatin)、阿托伐他汀(atorvastatin)、瑞舒伐他汀(rosuvastatin)、匹伐他汀(pitavastatin)
抑制胆固醇酯化	ACAT 抑制剂:降低血浆总胆固醇及低密度脂蛋白胆固醇水平,抑制胆固醇酯化,减少胆固醇酯在动脉壁上积蓄,阻止动脉粥样硬化的形成	甲亚油酰胺(melinamide)、阿伐麦布(avasimibe)
促进胆固醇排泄	胆酸螯合剂:阻碍胆酸重吸收,促进胆固醇排泄。降低血浆 TC 和 LDL-C	考来烯胺(colestyramine,消胆胺)、考来替泊(colestipol,降胆宁)、考来维仑(colesevelam,welchol)、降胆葡胺(sephadex,polidexide)
降低甘油三酯,增加高密度脂蛋白	PPAR 激动剂:通过激活 PPAR,在转录水平调节脂质、脂肪酸和脂蛋白。促进甘油三酯水解的同时抑制甘油三酯合成,还增加 HDL 合成	氯贝丁酯(氯贝特、安妥明、冠心平)、利贝特(新安妥明、降脂新、降脂及啶)、苯扎贝特(必降脂、降脂苯酰),氯贝丁酸铝及双贝特,益多酯,非诺贝特(力平脂)
广谱调血脂药	烟酸及其受体激动剂:降低 cAMP 水平,使脂肪酶活性降低,能降低 TG、TC、VLDL-C 和 LDL-C,升高 HDL-C	烟酸(nicotinic acid)、烟酸戊四醇酯(niceritrol)、肌醇烟酸酯(inositol hexanicotinate)、尼可莫尔(nicomol)、烟酸生育酚酯(tocopheryl nicotinate)
抑制胆固醇吸收	胆固醇吸收抑制剂:主要用于其他药物降低 LDL-C 水平但未达到治疗目标或不耐受他汀类药物的患者	依折麦布(ezetimibe)
降低低密度脂蛋白胆固醇	PCSK9 抑制剂:阻止 PCSK9 与肝细胞表面的 LDL 受体结合,抑制其复合物被摄入到细胞内,阻止溶酶体内 LDL 受体的降解,降低循环中 LDL-C 水平	依洛尤单抗(evolocumab)、alirocumab、bococizumab
抑制血管损伤	抗氧化类药物:防止氧自由基产生,抑制脂蛋白的氧化修饰,保护血管内皮,减少单核细胞转出,抑制巨噬细胞转化成泡沫细胞,防止脂质条纹和斑块的形成。	普罗布考(probucol)、β-胡萝卜素(β-carotene)
抑制血小板聚集	抗血小板聚集类药物:抑制血小板功能,稳定动脉粥样斑块,阻止血栓形成	环氧合酶抑制剂:阿司匹林;P2Y$_{12}$ 受体拮抗剂:噻氯吡啶(ticlopidine)、普拉格雷(prasugrel)、替格瑞洛(ticagrelor)、坎格雷洛(cangrelor);磷酸二酯酶抑制剂:西洛他唑(cilostazole);纤维蛋白原受体拮抗剂:阿西单抗(abciximab)、替罗非班(tirofiban)、依替巴肽(eptifibatide);凝血酶受体拮抗剂:沃拉帕沙(vorapaxar)

四、动脉粥样硬化的临床药物治疗现状

调血脂药的合理应用原则为调节血浆脂蛋白,减少 LDL 和增加 HDL。要在控制饮食、戒烟、适量运动等的基础上,有明确适应证才用调血脂药治疗。合理应用调血脂药,可降低发生 ASCVD 的危险。由于调血脂药须长期用药,在临床使用过程中还要注意其不良反应。

他汀类药物降低胆固醇、改善心脑血管病预后的有效性已经被大量研究所证实。然而,使用他汀类药物虽然降低了 20%~30% 的主要心血管事件,但患者仍然具有 70% 的剩余高风险。过去一直缺乏足够有力的证据来证明非他汀类调脂药物改善预后的临床获益。近几年研究发现,在充分应用他汀类药物治疗的基础上,联合应用依折麦布、PSCK-9 抑制剂等调脂类药物取得了一些突破性进展。

(一) 他汀类药物的临床应用

他汀类作为调血脂一线药物在临床上广泛应用,该类药物疗效确切,效果显著,但副作用也给医生和患者带来了一定困扰。对于不能耐受他汀类药物的患者,可以使用贝特类、烟酸类和胆酸螯合剂。近年来,新型调血脂药 PSCK-9 抑制剂、胆固醇吸收抑制剂及微粒体甘油三酯转运蛋白(microsomal triglyceride transfer protein, MTP)抑制剂在治疗血脂异常的应用也开始引起人们的关注。

大多数人对他汀类药物耐受性好,副作用较轻且短暂。他汀类药物可引起肌病,包括肌痛(肌肉疼痛或无力,不伴肌酸激酶增加)、肌炎(肌肉症状伴肌酸激酶增加)及横纹肌溶解(肌肉症状伴肌酸激酶显著升高,超过正常值的 10 倍),而后者可能导致急性肾衰竭甚至死亡,是他汀类最危险的不良反应。使用标准剂量的他汀类药物时很少发生肌炎,当大剂量使用或与某些药物合用时(如环孢素、贝特类、大一环内酯类、烟酸等),肌炎的发生率增加。

(二) 贝特类药物的临床应用

临床常用的贝特类药物包括氯贝丁酯、苯扎贝特、非诺贝特、环丙贝特等。其中,苯扎贝特具有较高的安全性和耐受性,可同时激活过氧化物酶体增殖物激活受体的三种亚型,全面改善脂代谢紊乱,改善内皮功能,减少组织炎性因子,进而稳定斑块。苯扎贝特与他汀类药物合用后,能够避免他汀类药物的肝酶异常等副作用。另外,苯扎贝特可以改善葡萄糖代谢,与他汀类药物合用后对控制脂质、减少心血管疾病以及治疗糖尿病有一定的疗效,需要更多的临床证据。

(三) 依折麦布的临床应用

依折麦布通常用于其他药物降低 LDL-C 水平但未达到治疗目标或不耐受他汀类药物的患者。在心脏和肾脏保护试验中,依折麦布 10mg 联合辛伐他汀 20mg/d 与安慰剂组比较,接受依折麦布联合辛伐他汀的患者发生非致命性心肌梗死或冠状动脉死亡,非出血性脑卒中或任何动脉血运重建术的主要复合终点的发生率显著降低。依折麦布联合他汀类药物对于不耐受中高剂量他汀类药物的患者是一种较好的选择。

目前依折麦布临床上主要用于治疗高胆固醇血症、纯合子家族性高胆固醇血症和纯合子谷甾醇血症,副作用较小,肝、肾功能损害患者也可以服用。仅有小部分患者可能会出现胃肠道不良反应,如腹痛腹泻等症状。

(四) 调血脂药的合理应用

他汀类药物是目前常用的血脂异常治疗药物,根据《中国成人血脂异常防治指南(2016 年修订

版)》,其常规剂量(中等强度)降脂幅度为 25%~50%。基于降脂幅度与降低心血管事件之间的正相关关系,新研发的他汀类药物或者单用的非他汀类药物应该在降低 LDL-C 水平上不劣于现有上市品种。虽然,LDL-C 降低水平与心血管获益存在线性关系,但过低的 LDL-C 降低幅度,并不能取得明显的临床获益。IMPROVE-IT 试验结果提示,降低血脂幅度低于 17% 的药物,较难获得心血管获益证据。

美国 2018 年胆固醇管理指南在 2013 版的基础上结合近 5 年的循证医学进展,进行了全面补充与更新。其中主要强调所有人群终生心脏健康生活方式;强调对所有人群进行 ASCVD 危险评估;强调胆固醇管理中他汀类药物的基石地位;强调依从/疗效分析、监测/调整治疗的长期管理模式。该指南首先设定对胆固醇管理的 LDL-C 目标,体现在 LDL-C 降幅的设定(高危 50%、中危 30%)以及加用非他汀调脂药的 LDL-C 阈值设定(极高危 70mg/dl、高危 100mg/dl);其次,首次肯定了依折麦布、前蛋白转化酶枯草溶菌素 9(PCSK9)抑制剂两类非他汀类调脂药物在胆固醇管理中的地位。

在非他汀类调脂药物治疗方面,有效的临床证据不断出现,主要包括胆固醇吸收抑制剂依折麦布、PCSK9 抑制剂、胆固醇酯转移蛋白(cholesterol ester transfer protein,CETP)抑制剂和颇受争议的鱼油制剂,而且还有很多其他非他汀类药物正在研发中。

第二节　调血脂药物研究的新方法

目前血脂异常被世界医学界公认为导致动脉粥样硬化和心脑血管各种疾病的"元凶"。流行病学调查表明,血液循环中特定脂蛋白的异常,比如 LDL-C 和富含脂蛋白的 TG 浓度升高,HDL-C 浓度降低与 AS 的发生密切相关。脂蛋白异常的主要原因是不合理的饮食结构和生活习惯,另外遗传因素也是造成高脂血症的原因。

深入研究并揭示血脂调节的分子机制,成为医学和生命科学的重要课题之一。近年来,调血脂药物无论在疗效还是在降低毒副作用方面都有长足的进步。本节重点介绍近几年在新型调血脂药物发现以及脂质研究中涌现的新技术、新方法,比如脂质组学、肠道菌群等。

一、脂质组学在血脂调节研究中的应用

20 世纪以来,基因组学、转录组学、蛋白质组学和代谢组学等组学的出现与发展使系统生物学成为生命科学中一个具有规模性、整体性和系统性的研究领域。随着分离与分析技术的发展,脂质组学作为代谢组学的一个分支学科也逐渐兴起,并在生物体内的脂质代谢、高脂血症以及代谢性疾病的研究中展现出显著优势。

脂质组学(lipidomics)是通过对生物体、组织或细胞中的脂质及脂质相互作用进行全面系统的分析、鉴定,了解脂质的结构和功能,进而揭示脂质代谢与细胞、器官乃至机体的生理、病理过程之间关系的一门学科。2003 年,脂质组学的概念被正式提出,脂质组学的研究对象主要集中于脂质类代谢产物,用来分析健康和患病状态下机体脂质代谢改变及脂质介导信号过程中的细胞内稳态。目前,脂质组学研究的内容主要包括:生物体内脂质代谢物及其衍生物的分析鉴定、脂质化合物的功能与代谢调控(包括关键基因/蛋白质/酶)的相关性、脂质代谢途径及网络等三个方面。典型的脂质组学研究流程包括

样品采集、前处理、数据采集和数据的分析及解释。

脂质组学的兴起及应用为高脂血症的研究提供了新的思路与方法。作为代谢组学的一个分支,脂质组学以机体脂质为研究对象,更能深入探究高脂血症对机体脂质代谢的影响。另外,脂质组学为疾病的生物标志物发现、病理生理机制研究以及药物的药理学与毒理学研究提供了新方法。与其他组学方法相比,它能够从分子水平对机体脂质类代谢产物进行研究,进而分析整体脂质代谢轮廓变化。因此,脂质组学在阐明疾病发生及药物治疗与脂质代谢的关系方面更具优势,尤其适用于研究高脂血症的发生机制及调血脂药物的作用机制。

脂质组学技术具有众多优势,目前已被用于心血管病、肾病、癌症以及神经系统疾病等研究中。以高脂血症为例,它可以进一步从分子层面明确高脂血症的发病机制和调血脂药物对机体脂质代谢的影响。脂质组学也为其他多种代谢性疾病的研究提供了重要手段,尤其是整体脂质代谢分析能够为这些代谢性疾病的研究提供独特的视角。

1. 脂质组学在高脂血症研究中的应用 高脂血症作为一种高发生率的心血管疾病,正在成为威胁世界各国中老年人的重要疾病之一,因此对高脂血症病理机制的研究及新型抗高脂血症药物的开发十分必要。近年来,脂质组学的兴起为高脂血症相关研究的开展提供了新的技术手段和方法。大量围绕高脂血症的代谢组学研究发现,脂肪酸、磷脂、胆固醇等脂质代谢以及能量代谢和氨基酸代谢等紊乱是高脂血症发生的重要内源性因素,而调血脂药物能够在不同程度上恢复这些异常改变。

近几年脂质组学技术的快速发展加速了对高脂血症的脂质组学研究,促进了对高胆固醇血症、高甘油三酯血症、混合型高脂血症、家族性高脂血症等高脂血症以及其他血脂异常疾病的认识。然而,由于脂质组学在高脂血症研究中的应用起步较晚且研究尚不深入,目前通过脂质组学筛选得到的生物标志物用于临床仍面临诸多挑战,需要在动物实验反复验证的基础上进行长期的观察。

2. 脂质组学在其他血脂异常相关疾病研究中的应用 作为人体中一类重要物质,脂质在机体生理病理过程中发挥着重要作用,脂质代谢异常除了在高脂血症和动脉粥样硬化性心血管疾病等心血管疾病中具有关键作用外,在糖尿病等多种代谢性疾病的发生发展过程中也扮演着重要的角色,成为引起多种代谢性疾病的关键因素。

此外,不仅高脂血症可以导致机体的脂质代谢发生异常,多种疾病如代谢综合征、糖尿病、高尿酸血症、肥胖、病毒感染以及某些物理因素与遗传因素等,也可以导致机体的脂质代谢异常。大量探索研究已经证实,脂质组学与药效学、病理学、分子生物学等学科的结合,将为深入探究上述这些与血脂异常有关的其他疾病提供新的研究思路与方法。

3. 脂质组学在中药研究中的应用 随着对中药调脂研究的不断深入,发现并证实中药调脂具有多途径、多靶点、广谱降脂、毒性低、疗效确切等优势,说明调脂中药具有良好的应用前景。脂质组学能提供药物作用前后的脂质变化情况,揭示可能的药物作用机制,也为药物治疗提供潜在的作用靶点。其整体性、全面性的特点更是与中药整体观一致。此外,靶向和定量的脂质组学分析具有优于非靶向性代谢物组学方法的优点,更有望为中药调脂的深入研究提供有效方法。

二、肠道菌群与血脂调节

众多研究表明,共生微生物群给人类带来了多种益处。人类的正常微生物群中最主要的成分是细菌,另外还有少数真核真菌、病毒和一些在下消化道定植的古生菌。正常人体肠道中细菌数目多达 100 万亿(约 10^{14} 个),为人体自身细胞(约 10^{13} 个)的 10 倍,总重量可达 1~2kg。肠道菌群不仅在微生物学方面,而且在医学方面已成为研究的焦点。

近年来,人类微生物群的组成分析及功能研究取得了巨大进展。目前为止,已知肠道菌约有 1 000 余种,主要有拟杆菌属、乳杆菌属、梭菌属、大肠埃希菌属和双歧杆菌属等,其中绝大多数为厌氧菌。根据来源又可分为原籍菌群和外籍菌群,原籍菌群多为肠道正常菌群。肠道正常菌群的构成按照一定的组合比例,菌种间相互依存、相互制约,对人体的生理活动具有重要作用。正常生理状况下,肠道菌群可以帮助人体消化分解食物、参与机体物质代谢、促进营养物质吸收,并可阻止外来病原体侵入,对宿主具有保护作用如免疫作用、抗肿瘤作用等,发挥良好的肠道屏障功能作用。

1. **肠道正常菌群对血脂的影响**　肠道正常菌群本身的生理代谢活动至关重要,而且对宿主的能量和物质代谢会产生巨大影响。近年来,越来越多的研究表明,肠道菌群可能具有调节血脂的作用。众所周知,高脂饮食是造成高脂血症的一个重要原因,而高脂饮食与 TC、LDL-C 和 HDL-C 水平正相关。现已发现肠道菌群中的乳酸杆菌、双歧杆菌、肠球菌等可以直接影响胆固醇代谢。研究证明,肠道正常菌群可通过以下 3 种途径降低血脂:第一,在正常情况下,肠道内的一些正常菌群可产生胆固醇氧化酶,而胆固醇可在胆固醇氧化酶的作用下生成胆甾烯酮,进而被降解形成粪固醇和胆甾烷醇,随粪便排出体外,从而参与维持体内胆固醇的正常水平。第二,正常菌群在发酵碳水化合物获取养料的同时,可以形成短链脂肪酸,进而抑制肝脏脂肪合成酶的活性,调节胆固醇在血与肝脏中的重分布,显著降低血清 TG 和胆固醇水平。第三,一些肠道正常菌群如双歧杆菌、乳酸杆菌和肠球菌能产生结合型胆酸水解酶,此酶可把结合型胆酸转变成游离胆酸,从而影响胆酸的肠肝循环,促使肝脏利用胆固醇合成胆酸,使血中更多的胆固醇被转化,从而实现降低血胆固醇的作用。双歧杆菌、乳酸杆菌和肠球菌数量的减少可以削弱血中胆固醇被转化利用的过程,使血脂升高。

近年来,围绕肠道菌群及其相关制品对血脂的影响开展了广泛探讨,这些制品大都可以影响血清 TG、胆固醇、HDL、LDL 水平,进而调节血脂。研究发现,仓鼠肠道双歧杆菌浓度与高密度脂蛋白呈正相关。有研究也表明,肠道菌群可以干扰机体对胆固醇的吸收。伴有肠道菌群失调的脂肪肝患者应用调脂药物后,TG 及 TC 降低幅度明显低于无肠道菌群失调的患者。另外,服用肠道菌群的微生态调节剂制品可降低血中 TC 与 TG 水平,间接地证明了肠道正常菌群的调血脂作用。

2. **高脂血症对肠道菌群的影响**　探讨肠道菌群、高脂饮食和高脂血症之间的关系,对防治高脂血症和 ASCVD,为心血管疾病的防治提供新的措施。当内在环境失衡或外在因素干扰下,肠道微生态系统包括理化性质及物质组成发生改变,肠道菌群的数量、种类发生改变,有益菌与致病菌比例降低,肠道黏膜屏障功能降低,从而出现菌群失调,表现为消化道内正常益生菌群数量、种类减少,替代寄生的致病菌过度繁殖,导致细菌数量减少、真菌侵入增多、球菌与杆菌比例改变等。长期的高脂饮食可使肠道微生态系统发生长期而持续的改变。高脂血症时,肠道中微生物赖以生存的环境发生变化,影响了双歧杆菌、乳酸杆菌和肠球菌等肠道正常菌群的新陈代谢及生长繁殖,使其数量明显减少,肠杆菌数量则相对增多,发生菌群失调的状况。总而言之,高脂饮食、高脂血症可以引起肠道菌群失调,肠道菌群失调又可以加重脂代谢紊乱,形成恶性循环,这种恶性循环在高脂血症的发生发展中起着重要的作用。近年来,众多学者将目光投向对肠道菌群与脂代谢分子机制的研究。如何在临床上通过调节肠道正常菌群来达到降低血脂、治疗高脂血症的目的,有可能成为将来研究的重点。

第三节 动脉粥样硬化进展过程的调控与新型疗法

AS 具有包括冠心病、动脉粥样硬化性卒中和外周血管疾病等在内的 ASCVD 的共同病理基础。迄今为止,AS 的发病机制尚未完全清楚,临床亦尚无有效而特异性的治疗药物。大量基础和临床研究表明,AS 是脂代谢紊乱和慢性炎症性血管疾病,是血管壁对各种损伤的一种异常反应,具有经典炎症变性、渗出及增生的特点,其中 LDL 和巨噬细胞的作用尤为重要。AS 发生过程中,最为关键的触发因素是富含载脂蛋白 ApoB 的脂蛋白在内皮下沉积激活内皮细胞,募集血液中的单核细胞向动脉内皮下浸润并分化为巨噬细胞,进而摄取沉积于动脉壁的修饰后脂蛋白形成泡沫细胞,引发一系列炎症反应。炎症反应贯穿 AS 发病的各个阶段,可能是多种 AS 因素致病机制的共同环节或通路。

目前 AS 治疗药物仍以调节血脂为主,如降低 LDL-C 及 TG 和升高 HDL-C 等。随着医药学的发展,用于调节血脂、抗氧化以及抗血小板聚集等的药物越来越多。新药与老药联合使用已经获得较好的治疗效果。一方面,最近有证据表明 AS 是可逆的,围绕 AS 逆转或消退(atherosclerosis reversal and regression)的研究大量涌现出来。另一方面,多种抗 AS 药物现已证明具有抗炎作用,抗炎治疗已成为防治 AS 的一种新途径。在此基础上,通过选择性抑制促 AS 的免疫反应或者选择性激活抗 AS 的免疫反应来发展 AS 的新疗法,包括疫苗以及抗体类药物等。另外,基因治疗为 AS 提供了新的治疗方案。可以相信,随着 AS 发病机制的深入探讨,AS 治疗药物将更具针对性和实效性。

一、动脉粥样硬化斑块逆转和消退的研究进展

AS 是血管壁的进行性、脂质驱动性和炎性疾病,目前全球发病率和死亡率均排在前列。在广泛的疾病症状暴露之前,AS 可持续、无声地发展、恶化,可达几十年之久。AS 的病理生理学已在其他著作中有广泛综述。简而言之,含有载脂蛋白 ApoB 的脂蛋白停留在内皮下空间,引发炎症反应,从而驱动疾病进展。来自循环的单核细胞经由动脉发生血流动力学应激损伤处进入内膜,进而分化成受损的巨噬细胞。巨噬细胞摄取脂蛋白成为脂质负载的泡沫细胞。含 ApoB 的脂蛋白持续刺激引发泡沫细胞积聚并使斑块内的慢性炎症状态持续存在。巨噬细胞衍生的趋化因子刺激平滑肌细胞(smooth muscle cell,SMC)从基底膜向内膜迁移,通过分泌基质来稳定病变。慢慢地,SMC 也变成泡沫细胞,抑制基质合成,从而抑制其修复功能。巨噬细胞来源的泡沫细胞通过早期斑块中的增加募集和晚期阶段的自我更新而增殖。泡沫细胞增多可加速坏死核心的形成,这增加了斑块易损性和其对破裂和随后血栓形成的易感性。

以往临床对于 ASCVD 的防治,控制危险因素是主要手段。但是有研究显示,即使对危险因素进行积极干预,仍有近 60% 患者的 AS 斑块在不断进展。斑块进展患者发生心血管事件的风险显著增高,是斑块无改变患者的 2.1 倍。这可能是因为临床控制的危险因素仅限于高血压、糖尿病和高脂血症等,还有多种影响因素未被有效干预,如肥胖、炎症标志物、饮食和精神压力等,最终促进斑块进展。斑块的易损、破裂和血栓形成是急性冠状动脉综合征的主要发病机制,但许多冠状动脉事件往往是在没有任何

预警情况下发生的,目前识别易损斑块存在一定难度,观察斑块进展或许是识别易损斑块的替代方法。从人群防治的角度看,LDL-C 降低至一定水平,能够减缓、停止,甚至逆转 AS 进展,减少心脑血管事件。

长久以来,AS 的逆转或消退被认为是不可能的,这是由于 AS 斑块的许多特征具有永久性或终止性,包括坏死核心的形成、钙化和纤维化等。导致这些特征的生物过程包括伤口愈合、氧化和细胞转化也被认为是不可逆的。最近,基于转基因小鼠的研究对这一观念提出了挑战。小鼠和非啮齿动物模型的研究表明,转换为正常饮或服用调脂药物可以减少由高脂肪或富含胆固醇饮食诱导的 AS 斑块进展,甚至可以逆转直至斑块消退。研究者推测,人类在实施降脂治疗后也应该存在类似的结果。可能的机制涉及,LDL-C 的降低和胆固醇反向运输的激活导致斑块脂质储库耗尽、巨噬细胞迁移的激活或者细胞凋亡导致泡沫细胞数量减少、抑制炎症或者抗炎巨噬细胞的激活促进坏死核心的清除和斑块愈合。与此相反,斑块进展以相反的事件为特征,表现为致 AS 的 LDL 和 ox-LDL 颗粒在斑块中的潴留、单核细胞迁出增加、内膜血管组织中巨噬细胞的固化以及斑块内炎症的扩散。将各种载脂蛋白基因转入缺乏 ApoE 或 LDL 受体的自发性高胆固醇血症小鼠,特别是移植鼠模型的出现,可以用来研究 AS 消退的分子机制,后者可能与斑块中致 AS 脂质的消耗、巨噬细胞复归和巨噬细胞从促炎 M_1 到抗炎 M_2 的表型转换有关。

临床试验亦证明,他汀类药物可逆转 AS 斑块,降低心血管事件发生风险。需要指出的是,因为临床上大多数心血管疾病患者将在晚期斑块建立后进行治疗,所以全面了解斑块消退的机制非常重要,且和治疗密切相关。目前大量研究已在小鼠模型开展,除了阐明控制 AS 消退的机制外,开发 AS 消退治疗剂是另一重要目标。然而,除了他汀类药物以及最近的 PCSK9 抑制剂之外,其他类别药物用于 AS 消退治疗的转化成功率非常有限。这可能是因为动物模型中 AS 研究的主要焦点是进展,而不是干预或消退。

二、动脉粥样硬化的免疫治疗

AS 是危及全球的严重健康问题,迫切需要新的治疗和预防干预措施。AS 是机体免疫系统对内源性或外源性抗原产生免疫应答引起的动脉内膜慢性炎症性疾病,非特异性免疫(固有免疫)和特异性免疫均发挥着不可或缺的作用。考虑到 AS 具有自身免疫和炎症成分,免疫疗法可能是治疗这种疾病的关键。近些年研究表明,通过某些自身抗原或外源性抗原诱导动物产生保护性免疫应答可以缓解 AS,且一些临床试验发现 AS 及 ASCVD 与体内免疫细胞、免疫因子的存在有关。因此,免疫疗法有望成为新的 AS 防治措施。随着 AS 免疫机制研究进展,通过免疫调节相关靶点防治 AS 成为可能,包括主动免疫(疫苗)、被动免疫和其他治疗动脉粥样硬化的抗炎的药物。

(一)动脉粥样硬化的主动免疫治疗

最近,大量证据表明免疫系统在 AS 发病中扮演非常重要的角色,针对 AS 斑块抗原的免疫应答调节作为潜在的预防和治疗方法已引起高度关注。一系列针对治疗和预防 AS 的各种抗原免疫研究表明,AS 相关抗原包括 ox-LDL、载脂蛋白 B-100(ApoB-100)、热休克蛋白(HSP)60/65、胆固醇酯转移蛋白(CETP)、热休克蛋白(HSP)、细胞外基质蛋白、T 细胞受体 β 链可变区 31(TRBV31)、主要外膜蛋白的序列(MOMP)和来自肺炎衣原体的外膜蛋白 5(Pomp5)等。针对这些靶标的体液和细胞免疫与小鼠模型和人类的治疗效果息息相关。越来越多的证据支持,针对这些抗原蛋白或肽的特异性免疫可以减少动脉粥样硬化。抗 AS 疫苗的研究一直是热点,根据疫苗发挥作用的途径大致可以分为两类:一类是通过产生调节性 T 细胞或其他的免疫因子抑制动脉内膜炎症,如 ApoB 多肽、HSP60 等相关疫苗;另一类是通过产生抗体直接或者间接降低血液中的 LDL 浓度,如 CETP、PCSK9 等相关的疫苗。

1. ApoB-100 疫苗　ApoB-100 作为 LDL 中主要的载脂蛋白,动物实验表明其具有良好的免疫原性和预防 AS 的作用。ApoB-100 肽相关疫苗的研究很多,其相关肽中 p2、p45、p143 和 p210 等具有较好的免疫原性,p210 为研究最多、最具潜力的表位。相关的疫苗正处于临床前研究阶段。目前发现 ApoB-100 的不同肽段有可能通过不同的免疫机制抗 AS,但还需要更多的实验证据。有研究者将霍乱毒素 B 亚单位和来自 ApoB-100 的 p210 抗原决定簇组成一个嵌合蛋白,在莱茵衣藻叶绿体中表达,试图制备一个抗 AS 的口服疫苗(CTB:p210),该蛋白在衣藻叶绿体中成功表达且具有高达 $60\mu g/g$ 鲜重生物量。另外,该嵌合体也保存了各自的抗原活性。口服接种疫苗的 BALB/c 小鼠血清中抗 p210 抗体的存在证明了 CTB:p210 嵌合体具有免疫原活性,抗体反应在达到峰值后持续了至少 80 天。在 CTB:p210 嵌合体中,CTB 能够增强机体免疫应答,而莱茵衣藻则可以特异性结合抗原、运输并提呈给效应细胞。因此,这个实验为发展具有良好依从性和抗原呈递能力的低成本 AS 疫苗提供了方便的模型工具。

2. 胆固醇酯转运蛋白疫苗　CETP 是一种含有 476 个氨基酸的疏水性糖蛋白,在脂质代谢中发挥重要作用,是治疗 AS 的重要靶点。它介导血浆中 CE 和 TG 在 HDL 和含载脂蛋白 B 的脂蛋白 -LDL 和 VLDL 之间的交换;其活性或含量的异常升高,可降低血浆中 HDL-C 浓度,同时升高 LDL-C 和 VLDL-C 浓度,引起脂质代谢紊乱,从而促使 AS 的发生和发展。抑制 CETP 的活性或含量能改变胆固醇在脂蛋白(HDL 与 LDL、VLDL)之间的交换,从而发挥抗 AS 的作用。

2000 年,研究人员将 CETP 与具有强抗原性的 T 辅助细胞位点(来自破伤风毒素 N 端的氨基酸序列)结合,构造出免疫原性更强的 CETP 疫苗。随后有临床研究证实,该疫苗应用于成人具有较好的安全性,且在半数以上加强免疫的受试者体内产生了抗体反应,但是并未观察到 CETP 功能的改变和 HDL 水平变化。后来,研究人员不断改进疫苗,比如加入强化后的佐剂以增强抗体反应。DNA 疫苗是靶向 CETP 的另一种途径。随后新型 CETP 口服疫苗被合成(GSTcTFF3)。2012 年一种双靶向的鼻内疫苗被合成,该疫苗同时具有 HSP65 和 CETP 双重位点,在基础实验中证实 HSP65 能调节粥样硬化过程中的炎症反应,而 CETP 能调节脂质代谢。

依从性良好、具有独特靶向性的 AS 疫苗研制是令人非常期待的,目前的实验结果也证明了疫苗这一策略的可行性。另外,随着 AS 新危险因素的不断发现,也为疫苗策略的实施提供了更多机遇。但是,这些疫苗的应用潜力还需要大量的临床前研究来深入评估,并且从动物实验研究转化为临床研究仍存在诸多挑战,有许多难题等待解决,如疫苗的安全性、稳定性和有效性,免疫的有效时间、对机体自身免疫反应的影响等。相信免疫理论和技术的迅速发展,将为心血管疾病的防治提供新思路。

(二)动脉粥样硬化的被动免疫治疗

与主动免疫不同,被动免疫是直接将相关单克隆抗体静脉输入体内发挥作用而不借助机体的自身免疫应答。抗 AS 的疫苗目前仍处于临床或者临床前研究阶段,但一些相关靶点的单克隆抗体已经正式进入临床使用。前蛋白转化酶枯草溶菌素 9(PCSK9)是他汀类药物之后公认的最有效的降脂靶点。PCSK9 单抗经静脉输入体内后与血液中的 PCSK9 结合并抑制其活性,减少肝细胞表面的 LDL-R 降解,降低血液中 LDL,发挥抗 AS 作用。目前全球上市的 2 个 PCSK9 单抗药物 Repatha(evolocumab,安进)和 Praluent(alirocumab,赛诺菲 / 再生元)在降低 LDL-C 水平方面均表现出了惊人的效果,可显著降低对他汀类药物不耐受的高胆固醇血症患者的 LDL-C 水平,并且具有良好的安全性。鉴于其独特的作用机制、突出的临床效果、相对良好的安全性,以及某些仅能依靠该类药物才能控制 LDL-C 的心血管高危人群的临床需要,美国 FDA 已于 2015 年在尚缺乏 III 期临床试验证据的情况下,提前批准这两种 PCSK9 单抗上市。此外,我国自主研发的重组人源化抗 PCSK9 单克隆抗体也正在积极开展临床试验,期待其能早日顺利上市,造福我国患者。但是与疫苗相比,单抗的成本昂贵,其价格难以普及大众。其次,作为大分子蛋白质药物,单抗具有免疫原性,容易引起机体产生抗药抗体,导致耐药。

（三）其他治疗动脉粥样硬化的抗炎药物

炎症在动脉粥样硬化中的重要性毋庸置疑。炎症机制不但与 AS 的发生发展有关,而且与 AS 多种并发症的发生密切相关。AS 发病初期主要表现为急性渗出性炎症,进展期主要表现出慢性增生性炎症的特点。炎症反应中涉及多种炎症细胞、炎性细胞因子、炎性介质、黏附分子、趋化因子、生长因子等。许多心血管疾病的临床常用药物都具有抗炎作用(如他汀类药物、阿司匹林等)。他汀类药物除具有调脂作用外,还具有抗炎和血管保护作用,且这一作用独立于调脂作用。阿司匹林可以通过其抗炎作用,减少斑块内巨噬细胞迁移、炎症因子释放等减轻 AS 的炎症反应。临床研究报道氯吡格雷除了抑制血小板的活化之外,还可以抑制周围动脉疾病患者的体内炎症因子释放。以上研究证明,一些临床常用的心血管药物可以通过抗炎作用改善 AS。

三、动脉粥样硬化的基因治疗

脂蛋白异常的主要原因除不良饮食和久坐的生活习惯外,还有遗传因素。应用前沿基因组学技术开展的研究已对不同遗传因素在高脂血症中的作用进行了广泛探讨。可以明确的是,基因多态性能够影响个体对于不良饮食方式和生活习惯的敏感性,也能影响个体对调脂药物治疗的反应性。

基因技术的进步使针对疾病的基因治疗成为可能。脂蛋白缺乏是一种罕见的常染色体隐性疾病,此类患者血浆 TG 水平是正常人的 10~100 倍,通常在儿童期呈现反复发作的胰腺炎、发疹性黄瘤、视网膜脂血症和肝脾肿大等症状。脂肪芽孢杆菌是第一个用来针对先天性脂蛋白缺乏的基因治疗孤儿药物,已获得欧洲药品管理局批准。该药物可明显降低患者 TG 水平,减少 6 年后胰腺炎诊断事件。另外,研究证实,一种能够加强肝 LDL 受体蛋白丰度的人 LDL 受体突变体表达载体已经在小鼠模型上取得了满意的治疗效果,现已在原发性高胆固醇血症患者中开展治疗研究。

第四节 防治高脂血症和动脉粥样硬化的新药研发思路与现状

AS 是一种多因素共同参与的慢性病变,迄今为止,其具体发病机制尚未完全阐明。研究表明,AS 是一种血管壁受损的慢性炎症性疾病,并与遗传、环境、脂质代谢相关。合理应用调血脂药可降低发生 ASCVD 的危险。在本节主要讨论调血脂药及治疗 AS 药物研究的新型药物靶点、疾病动物模型等相关新药研发思路与现状。

AS 的形成是一个复杂的慢性过程,涉及多方面因素,主要有以下四方面:第一,动脉状态。AS 是发生在动脉上的疾病,动脉的功能和结构稳定性至关重要,动脉血管的损伤和功能及结构变化是形成动脉粥样硬化的关键条件。第二,血液状态。血液是血管中的液体,与血管密切接触,是影响血管功能和结构的主要因素。血液中血脂升高是已经证实的与动脉粥样硬化相关的因素,但这仅是其中一个方面,血小板活化、炎症细胞浸润、血液成分变化,如血糖、尿酸等,都与 AS 的形成密切相关。第三,机体内在因素的影响。体内物质在一定条件下可以发生变化,如应激状态下活性物质的释放、血液流动的动力学变化等等,都可以影响血管的功能,导致动脉粥样硬化产生。第四,外部因素的影响。包括外部的物理因素、化学因素以及其他多种因素,如射线影响、物理性损伤、服用药物、化学物质危害等。因此,AS 防治药物也可以通过上述不同途径开发,达到防治目的。目前药物研发主要关注点在于调节血脂和防控部分病理过程,若要实现更好地防治 AS 的目的,还有很多工作需要探索。

一、新型药物作用靶点

(一)胆固醇酯转运蛋白

近年来,胆固醇酯转运蛋白(CETP)抑制剂在 ASCVD 中引起了广泛的关注。CETP 是胆固醇酯逆转运过程中的关键蛋白,促进 HDL-C 向 LDL-C 和 VLDL-C 转运,可降低体内 HDL-C 水平,升高 LDL-C 水平,从而诱发心血管疾病。CETP 抑制剂通过抑制脂蛋白之间的脂质交换,达到升高 HDL-C、降低 LDL-C 的目的。

目前有四种药物托塞匹布(torcetrapib)、达塞曲匹(dalcetrapib)、evacetrapib 和 anacetrapib 已经在 III 期临床试验中得到了临床评估,在提高 HDL-C 水平方面显示出较好疗效,但所有化合物在降低心血管事件风险方面的效果都不太理想。血浆 HDL-C 水平与心血管疾病发生率的相关性有待进一步验证。虽然 CETP 抑制剂的研发遇到很多挑战,但因其具有高选择性,持续受到研究人员的关注。随着对 CETP 结构和作用机制研究的深入,我们相信一定会有疗效更优、安全性更好的 CETP 抑制剂问世。

(二)微粒体甘油三酯转运蛋白

微粒体甘油三酯转运蛋白(MTP)抑制剂通过减少肝脏 VLDL 和小肠乳糜微粒的合成和分泌,降低血液 VLDL、TG 和 LDL-C 的水平。临床前研究发现,影响 MTP 活性的药物可使 TG 和胆固醇水平显著降低。对 MTP 抑制剂(英普他派)的早期研究揭示了其降低 LDL-C 水平的能力。然而,由于担心该类药物与胃肠副作用和肝脏脂肪堆积有关,已经停止大多数药物的进一步开发。

洛美他派(lomitapide)是唯一通过了 II 期临床试验开发的 MTP 抑制剂。该药在纯合子家族性高胆固醇血症动物模型中显著降低 LDL-C 水平。洛美他派单独或联合依折麦布已被临床证明可有效减少家族性高胆固醇血症患者和中度高胆固醇血症患者的血浆脂质。然而,这些研究中也发现了用药的胃肠副作用,及轻微转氨酶水平升高和肝脂肪增加。尽管存在上述副作用,洛美他派已于 2012 年 12 月被批准与低脂饮食和其他调脂药物一起用于治疗纯合性家族性高胆固醇血症,降低这些患者的总胆固醇、载脂蛋白 B(ApoB)和非 HDL-C。临床试验中,MTP 抑制剂会导致肝转氨酶水平升高和肝脂肪分解增加。由于这些原因,除已被批准用来治疗家族性高胆固醇血症的洛美他派外,基本上停止了其他 MTP 抑制剂的临床开发。

(三)中期因子

中期因子(midkine)是一种分泌型肝素结合生长因子,在多种生物学和病理学事件中起着生长因子的作用,在 AS 发生发展过程的脂质代谢、炎症反应和氧化应激等三个重要的病理生理过程中均有影响,且不同阶段作用各异。鉴于脂质代谢、炎症反应和氧化应激在 AS 发展过程中相互关联,中期因子在 AS 中的作用显得更为复杂,其具体机制仍需要更多的基础和临床试验来加以证明。

高血压是与 AS 相关的危险因素之一。多项研究表明,中期因子表达与 AS 血管中的血管平滑肌增殖、新血管生成及炎症有关。原发性高血压患者和健康对照者的调查研究显示,患者血清中中期因子水平明显高于对照组,表明血清中期因子水平升高与 AS 的危险因素(如高血压、TC 和 LDL-C 升高)之间存在重要关联。因此,进一步阐明中期因子在 AS 中的确切作用及机制,是探讨 AS 防治方向的新思路及靶点,也是治疗 AS 的新切入点。

(四) miRNA

miRNA 转录后通过靶向 mRNA 调控基因表达,控制多种生物学功能。研究表明,miRNA 可以调节哺乳动物的脂质和胆固醇代谢。ACAT 是细胞胆固醇代谢的关键酶。蓄积的胆固醇酯主要由 $ACAT_1$ 在泡沫细胞形成过程中合成,这是 AS 早期病变的一个重要标志。有研究表明,miR-9 可以靶向人 $ACAT_1$ mRNA 的 3′ 非翻译区,抑制蛋白翻译功能,特异性地减少人类 $ACAT_1$ 或荧光素酶报告蛋白水平,降低 $ACAT_1$ 酶活性,而 mRNA 的表达不受影响,从而减少脂滴中胆固醇酯的合成,最终减少 THP-1 衍生的巨噬细胞中泡沫细胞的形成。提示 miR-9 可能是细胞胆固醇稳态的重要调控因子,通过降低 $ACAT_1$ 蛋白来减少体内泡沫细胞形成,可能成为 AS 的治疗靶点。

巨噬细胞在 AS 的进展中发挥重要作用,miRNA 可以调节炎症细胞因子的分泌、脂质摄取和巨噬细胞凋亡。miR-152 在 AS 患者血清样本中下调,抑制人脐静脉内皮细胞迁移,提示 miR-152 在 AS 发生中发挥作用。有研究表明,高脂饲料喂养的 ApoE 敲除小鼠($ApoE^{-/-}$)动物模型和以 ox-LDL 处理的 RAW264.7 细胞模型中,AS 小鼠主动脉组织中 miR-152 表达降低,转录因子 5(Kruppel like factor 5,KLF5)表达升高,表明 miR-152 可能通过下调 KLF5 减轻巨噬细胞炎症反应,提示 miR-152/KLF5 作为 AS 治疗靶点的可能性。

动脉僵硬是 AS 过程的一个主要特征。miRNA 被认为是 AS 的重要调控因子。有研究针对来自中国北方的 4 600 名参与者检测了循环 miR-1185 和黏附分子水平,结果显示 miR-1185 通过调控 VCAM-1 和 e- 选择素的表达促进动脉僵硬,表明 miR-1185 在 AS 的发生发展中发挥重要作用,可能成为 AS 的一个新治疗靶点。

miRNA 参与基因表达的序列特异性转录后调控,其表达和 / 或功能的变化与许多人类疾病有关。多项实验证据揭示 miRNA 在调节与 AS 发展相关的细胞和分子过程中发挥关键作用,从危险因素到斑块的形成和发展、再到 AS 斑块的破裂。研究人员通过研究 miRNA 如何影响 AS 病理过程以及 miRNA 的潜在临床应用并针对 miRNA 研发治疗药物来抵抗疾病和感染。

(五) 载脂蛋白 B-100 及其反义寡核苷酸

众多研究证实,载脂蛋白 B(apolipoprotein B,ApoB)主要分为 ApoB-100 和 ApoB-48 两种亚型。其中 ApoB-100 是 LDL 的结构组成蛋白,主要在肝脏合成。ApoB-100 可作为 LDL 受体的配体,调节 LDL 在血浆中的清除速率。抑制 ApoB-100 生成,减少其含量,可以促进 LDL 的清除速率,降低血浆中的 LDL 水平。

米泊美生(mipomersen)可抑制 ApoB-100 生成,为第二代反义寡核苷酸类药物,它通过与编码 ApoB-100 的 mRNA 杂交引起 mRNA 的降解,从而抑制 ApoB-100 生成。临床研究证实,米泊美生可以减少 24.7% 的 LDL-胆固醇、26.8% 的 ApoB 和 31.1% 的心血管疾病危险因素 Lp(a)水平。

2013 年,米泊美生在美国上市,商品名为 Kynamro,每周一次注射给药,常见的不良反应包括注射部位反应、流感样症状、肝功能异常以及谷丙转氨酶升高等。米泊美生和其他调脂药物合用可以治疗罕见的纯合子家族性原发性高胆固醇血症。

(六)炎症因子

AS 是以动脉血管壁脂质沉积、内膜增生、炎性浸润和粥样斑块形成为主要病理特征的病变。目前研究已证实血管炎性反应及氧化应激也是 AS 形成的重要机制,许多炎症因子在 AS 的起始、发展及斑块破裂中均起着重要作用。

1. 细胞黏附分子　内皮细胞黏附分子(endothelial adhesion molecule)、血管细胞黏附分子(vascular cell adhesion molecule,VCAM-1)和细胞间黏附分子(intercellular cell adhesion molecule,ICAM-1)是免疫球蛋白超家族成员,参与白细胞与内皮细胞黏附,在 AS 的各个阶段均发挥重要作用。

VCAM-1 在炎症环境下的内皮细胞膜上表达,介导白细胞的迁移和黏附,从血液中招募白细胞,促使单核细胞进入血管平滑肌层,成熟激活并表达肿瘤坏死因子 α(TNF-α)等多种炎性细胞因子。在 AS 发生初期,免疫细胞和脂质浸润血管壁形成斑块,巨噬细胞聚集和泡沫细胞形成是 AS 发生发展中的关键事件,VCAM-1 在这个过程中发挥重要作用,降低 VCAM-1 表达与单核细胞黏附已经成为抗 AS 的药效指标,可以得到作用于 NF-κB 等炎症通路的新药。

2. 白介素 -1β　2011 年启动的一项历时 6 年的大规模、多中心、随机、双盲临床研究,即白介素 -1β(interleukin-1β,IL-1β)特异性单克隆抗体康纳单抗(canakinumab)抗炎及抗血栓的疗效研究(canakinumab antiinflammatory thrombosis outcome study,CANTOS),2017 年公布的结果表明,康纳单抗通过减少炎症可显著降低目标人群的心血管事件发生。该研究不仅证实了动脉粥样硬化炎性学说,同时明确了抗炎成为治疗 AS 等心血管疾病的新途径。

3. 炎性小体 NLRP3　AS 是一种炎症性/脂质性疾病,而 NLRP3 炎性小体被认为与脂质代谢和炎症相关,因为 AS 斑块中最丰富的两种成分胆固醇和 ox-LDL 能够激活 NLRP3 炎性小体。此外,氧化应激、线粒体功能障碍、内质网应激和溶酶体破裂等与炎性小体活化有关,被认为是 AS 发生的重要事件,NLRP3 炎性小体活化的分子途径在 AS 中具有重要意义。NLRP3 炎性小体及其遗传变异可能在 AS 发病机制中发挥作用。NLRP3 炎性小体及其下游炎性因子作为 AS 炎性反应的核心成分,其特异性抑制药物将成为治疗 AS 等心血管病的新方向。

(七)内皮间质转化

内皮功能障碍是引发和加剧动脉粥样硬化病变形成的主要和关键因素,并被认为是动脉粥样硬化 ASCVD 的预测靶点。内皮间质转化(endothelial-to-mesenchymal transition,EndMT)被认为是缺血性心脏病发生发展的初期阶段,因为它对肌成纤维细胞的浸润和脂蛋白沉积,以及内皮细胞的炎症和迁移具有促进作用。内皮间质转化是一种动态的病理生理过程,其中内皮细胞失去其原有内皮表型并获得间充质特性,形成纺锤体形态,具有较强的侵袭性并产生大量细胞外基质。

EndMT 在内皮功能障碍与 AS 的关系中起着重要作用。miR-449a 是内皮细胞中 EndMT 和 AS 的重要介质,通过靶向脂筏(lipid rafts)中脂联素受体 2(AdipoR2)和钙黏蛋白(E-cadherin)的相互作用,诱导内皮细胞 EndMT,促进 AS 发展。因此,靶向慢性内皮细胞炎症反应中的脂筏和 miR-449a,是一种潜在的 AS 治疗策略。

(八) 肠道菌群及其代谢产物

肠道菌群是人体肠道的正常微生物,在维持机体正常代谢和生理功能中发挥重要作用。近年来研究发现,肠道菌群组分和功能失调在许多慢性疾病的发病中起关键作用。通过宏基因组学和代谢组学的研究发现,慢性代谢性疾病患者的肠道菌群与正常人的肠道菌群存在显著差异。人体肠道菌群参与人体内多种代谢过程。肠道细菌可通过增加食物中的能量吸收、诱导慢性低度炎症、调节脂肪酸代谢、分泌肠衍生肽等机制影响动脉粥样硬化的形成和发展。研究表明,AS 斑块中含有细菌 DNA,而在同一个体的肠道中同样观察到了此类细菌。

肠道菌群可降低胆固醇,其机制主要包括①共沉淀作用:细菌产生的胆盐水解酶将结合型胆酸盐分解为去结合型胆酸盐,在 pH 5.5 时胆固醇与胆酸发生共沉淀,减少胆固醇进入血液;②细菌对胆固醇的吸收:这一方式是细菌去除胆固醇的主要机制,各菌株吸收胆固醇的能力不同,双歧杆菌能吸收胆固醇从而降低患者的血清胆固醇浓度;③共沉淀与细菌吸收的共同作用。因此,改变肠道菌群可能被应用于预防和治疗 AS。

食物中的胆碱类物质可以被肠道中的微生物代谢为氧化三甲胺(trimethylamine oxide, TMAO),这种物质会加大 AS 患病风险,目前被人们认为是预测心血管疾病的风险因子。最近除发现 TMAO 对 AS 发展有直接影响外,其他参与 TMAO 代谢的成分也可能产生影响。TMAO 与胆酸代谢之间的相互作用可由多种因素介导,如肠道微生物群、法尼氏 X 受体信号转导以及黄酮单氧合酶 -3 活性等,可能是有助于确定 AS 发生的另一途径。

肠道菌群能从胆固醇代谢、氧化应激、炎症等方面调控 AS 的发生发展,因此通过对肠道菌群的有效调节来预防或治疗 AS 可能成为一种有效手段。然而,由于肠道菌群自身的复杂性,其与机体相互作用及引发 AS 的机制尚未完全阐明,因此有待更深入的研究,以尽早利用肠道菌群及其代谢产物在临床上用于防治 AS。

二、动脉粥样硬化动物模型

AS 是一种炎症血管性疾病,可引起血管狭窄甚至阻塞,导致心肌缺血、缺氧或坏死。其发病机制非常复杂,目前尚不明确,主要涉及脂质代谢、炎症免疫、内皮结构和功能损伤、平滑肌细胞增殖、氧化抗氧化等过程。理想的动物模型对 AS 防治研究至关重要,目前用于建立 AS 模型的动物有大鼠、小鼠、鹌鹑、兔、猪和灵长类动物等。

其中猪类和猴类能够形成最接近于人类的 AS 病理特点,但是由于其个体大、成本高、造模时间长以及遗传研究困难等使其应用受到限制。兔类可由高脂和酪蛋白等不规则膳食诱导产生 AS。高脂虽然能够诱导泡沫细胞产生,但是诱导 AS 晚期病变所需时间较长,而长期的高脂饮食诱导大量炎症反应和肝脏毒性,使兔死亡率增加,这种大量炎症反应与人类 AS 慢性炎症反应的发病机制相差较大。而鼠类由于成本低、易于繁殖、基因操作方便以及能够定期监测 AS 等优点,是应用最多的动物模型。

1. 内皮损伤型动脉粥样硬化动物模型　内皮损伤在 AS 动物模型建立过程中起十分重要的作用。机械、免疫等多种因素可致内皮损伤,引起其功能紊乱甚至剥落,进而引发内膜的完整性与通透性障碍。在此基础上,血浆中的脂质成分将更容易在内膜损伤处得以富集,进而被单核巨噬细胞等炎症细胞吞噬并形成泡沫细胞,使 AS 斑块形成并发展。

利用该机制制备 AS 动物模型较为成功的方式有:机械损伤、免疫损伤、维生素 D_3 注射、卡介苗注射等方式。但因损伤大,实验动物种属和遗传特性等方面问题,模型成功率较低,实验动物死亡率较高。

2. 易损斑块动脉粥样硬化动物模型 AS 进展、易损斑块破裂导致主要不良心血管事件发生。易损斑块形成机制和干预措施的研究一直备受瞩目,建立与人体斑块相似的进展性斑块是研究易损斑块的基础。目前,研究者在多种动物体内建立了多种易损斑块模型,主要包括:①代谢异常作为易损斑块形成基础;②药物应用促进易损斑块形成及破裂;③物理方式建立易损斑块模型;④基因技术促进易损斑块发生。在易损斑块模型中可用动物包括猪、狗、兔、鼠类、猴等,其中较常用的是兔、小鼠及猪的模型。

医学研究中建立动物模型的目的是进一步了解人类疾病发生发展过程、探索并研发治疗疾病的方法及药物。所以,对于易损斑块动物模型的评价需着眼于是否能够模仿人易损斑块的特征。目前,易损斑块动物模型往往是使动物体内短时间达到一种内分泌及代谢紊乱的状态,并常常造成血管内皮人为损伤,这与人体内漫长的动脉粥样硬化过程不符,且与人体内自发性斑块破裂的病理生理过程存在差异。

动物基因与人类基因存在的差异,也限制了动物模型的研究发展。未来对于动物易损斑块模型的研究中,应用基因操作技术使动物体内致动脉粥样硬化相关基因的表达与人类相近,并联合应用多种外源性干预方式使其模仿人体内易损斑块进展的复杂过程,或许将成为完善易损斑块模型建立的新手段。

目前利用大鼠建立 AS 模型包括高脂饮食法、钙超载法、机械损伤法、炎症免疫相关法、腹腔注射维生素 D_3 联合高脂饲料饲喂大鼠法等。家兔 AS 模型包括高脂饲料法、静脉注射胆固醇脂肪乳法、同型半胱氨酸法、机械损伤联合高脂饲料法、免疫损伤联合高脂饲料法、辐射损伤联合高脂饲料、转基因法等。或采用 ApoE 基因敲除小鼠辅以高脂饲料喂食,构建 AS 模型。$ApoE^{-/-}$ 小鼠 AS 病变的个体差异较大,因而实验时所需的动物数量相对较大。但是各种模型、方法都有其本身的局限,所以应根据实验的需要和目的选择动物及制备模型方法,建立更符合人类病理特点、更加方便应用的模型。

第五节 结语与展望

在过去几十年里调血脂药与防治 AS 的药物研发和临床应用取得了巨大进展,不仅大量药物应用于临床,而且药物对疾病的发病率和病死率也产生了一定有益的影响。但是,目前 ASCVD 仍然是全世界死亡的主要原因,心血管疾病的发病率和死亡率依然居于高位,提示在药物研究方面,还有极大地发展空间。

几十年来,遗传、实验、流行病学和临床研究多种证据表明,血浆高浓度胆固醇与 AS 斑块形成和发展有密切关系。他汀类药物能有效降低 LDL-C 和 ASCVD 引起的发病率和死亡率,成为目前降低心血管疾病风险的有效途径之一。

尽管如此,ASCVD 的发病率和致死率仍然很高,而且,临床上仍有一部分患者使用他汀类药物疗效不佳甚至无效。对急性冠状动脉综合征患者采用他汀类药物治疗联合依折麦布的临床获益,证明降低低密度脂蛋白的其他药物能够降低 ASCVD 风险。孤儿病类药物现在可用于最严重的高胆固醇血症患者。此外,基于新发现生物学途径如 PCSK9 等的快速转化也推动了新型调血脂药物研发。

在他汀类药物中添加烟酸的试验未能证明其对心血管事件的获益,3 种胆固醇酯转移蛋白抑制剂虽然能显著提高 HDL 水平,但也未能降低 ASCVD 风险。ω-3 多烯脂肪酸的作用也日益受到重视,ω-3 多烯脂肪酸可影响高甘油三酯血症中 AS,尽管降低 TG 的疗效仍不确定,但其作用也受到了重视。针对载脂蛋白 C-Ⅲ(降低甘油三酯)和载脂蛋白 A(降低脂蛋白)的新型反义疗法正显示出良好的发展前景。最后,两项大型临床试验正式将 AS 的炎症假说付诸实践,并可能为降低心血管疾病风险开辟一条新的道路。

目前针对防治 AS 的药物研究,过于片面关注调节血脂的重要性,缺乏对 AS 发生发展过程的全面认识。AS 发病过程复杂,除血脂这一因素之外,还涉及血液状态、血液成分、血流动力学、血管状态等多个方面。我们认为,必须从动脉状态、血液状态、机体内在因素的影响以及外部因素的影响等全方位考虑对疾病进程和预后的影响。因此,除调血脂外,还应该重视研究针对抗氧化、抗血小板聚集、斑块稳定以及抗炎等机制的治疗 AS 药物。药物联合使用已经获得较好的临床治疗效果,科学合理的高效组合药物也是新药研发的重要途径。基因治疗以及抗体类药物等为治疗 AS 提供了新的方案,为降低心血管风险的发生带来了极大希望。此外,还需要注意是 AS 治疗是涉及多方面的复杂过程,而合理预防也是新药研发的重要课题。随着 AS 发病机制的研究深入,AS 治疗药物将更具针对性和实效性。

思考题

1. 简述动脉粥样硬化进展过程的调控与新型疗法。
2. 简述防治高脂血症和动脉粥样硬化新药的研发现状。
3. 近几年在新型调血脂药物发现中涌现的新技术、新方法有哪些?
4. 免疫疗法有望成为抗 AS 的新策略,试述基于这一理念可以采取哪些具体的预防干预措施。

(方莲花　王守宝　杜冠华)

参考文献

[1] 胡盛寿,高润霖,刘力生,等.《中国心血管病报告 2018》概要.中国循环杂志,2019,34 (3): 209-220.

[2] 缪朝玉.心脑血管药理学,3 版.北京:科学出版社,2019.

[3] RAAL F J, MARAIS A D, KLEPACK E, et al. Avasimibe, an ACAT inhibitor, enhances the lipid lowering effect of atorvastatin in subjects with homozygous familial hypercholesterolemia. Atherosclerosis, 2003, 171 (2): 273-279.

[4] WILSON P W F, POLONSKY T S, MIEDEMA M D, et al. 2018 AHA/ACC/AACVPR/AAPA/ABC/ACPM/ADA/AGS/APhA/ASPC/NLA/PCNA Guideline on the management of blood cholesterol. Circulation, 2019, 139 (25): e1144-e1161.

[5] GRUNDY S M, STONE N J, BAILEY A L, et al. 2018 AHA/ACC/AACVPR/AAPA/ABC/ACPM/ADA/AGS/APhA/ASPC/NLA/PCNA Guideline on the management of blood cholesterol: A report of the American College of Cardiology/American Heart Association Task Force on Clinical Practice Guidelines. J Am Coll Cardiol, 2019, 73 (24): e285-e350.

[6] 陈华,陈淋,张男,等.脂质组学在高脂血症的研究进展.药物分析杂志,2016 (8): 1324-1329.

[7] BIEDERMANN L, ROGLER G. The intestinal microbiota: its role in health and disease. Eur J Pediatr, 2015, 174 (2): 151-167.

［8］ 李超, 崔立红. 高脂血症、高脂饮食与肠道菌群的关系. 世界华人消化杂志, 2013 (14): 1273-1277.

［9］ 刘俊田. 动脉粥样硬化发病的炎症机制的研究进展. 西安交通大学学报 (医学版), 2015 (2): 141-152.

［10］ BURKE A C, HUFF M W. Regression of atherosclerosis: lessons learned from genetically modified mouse models. Curr Opin Lipidol, 2018, 29 (2): 87-94.

［11］ 薛雨晨, 尤纱纱, 曹惠敏. 动脉粥样硬化的疫苗防治策略. 上海交通大学学报 (医学版), 2018, 38 (1): 108-111.

［12］ KOBIYAMA K, SAIGUSA R, LEY K. Vaccination against atherosclerosis. Curr Opin Immunol, 2019, 59: 15-24.

［13］ RIDKER P M, EVERETT B M, THUREN T, et al. Antiinflammatory therapy with Canakinumab for atherosclerotic disease. N Engl J Med, 2017, 377 (12): 1119-1131.

［14］ 李强, 张爽. 肠道菌群与动脉粥样硬化. 药品评价, 2013, 10 (21): 11-14.

［15］ KURILSHIKOV A, VAN DEN MUNCKHOF I C, CHEN L, et al. Gut microbial associations to plasma metabolites linked to cardiovascular phenotypes and risk. Circ Res, 2019, 124 (12): 1808-1820.

［16］ LEE Y T, LAXTON V, LIN H Y, et al. Animal models of atherosclerosis. Biomed Rep, 2017, 6 (3): 259-266.

［17］ SHAPIRO MD, FAZIO S. From Lipids to Inflammation: New approaches to reducing atherosclerotic Risk. Circ Res, 2016, 118 (4): 732-749.

第二十六章 治疗脑血管疾病的药物

第一节 概 况

一、脑血管疾病概况

脑部血液由左右颈总动脉和左右椎动脉供应。颈总动脉在颈部顶端分为颈内动脉和颈外动脉,颈内动脉进入颅内后分支为大脑前动脉和大脑中动脉以及几条较小的动脉(眼动脉、后交通动脉和脉络膜前动脉),这些动脉向脑的前三分之二区域供血。双侧椎动脉沿脊柱两侧延伸,在脑干附近汇合形成单一基底动脉,椎基底动脉系统向脑的后三分之一区域供血。颅内大动脉分支逐级过渡到小动脉、微动脉、毛细血管网,再逐级过渡到小静脉、大静脉、静脉窦,最终,静脉窦血液通过颈内静脉回流入上腔静脉,将血液带出大脑。

脑血管疾病(cerebrovascular disease)指脑部血管、血流或供氧出现障碍引起的疾病,起因有多种。脑血管原位病变、脑部以外的心脏和大动脉疾病以及全身性问题(如血液高凝状态、感染、失血等)均可引起脑血管疾病。即使脑血管正常,脑供血供氧受损也可导致疾病,例如,严重失血引起血压降低、脑血流下降,可导致脑局部缺氧缺血,发生脑卒中。即使脑血流、脑血管正常,氧代谢不足以维持脑活力,如氰化物、一氧化碳、硫化氢等中毒时,也可导致疾病。即使上述所有系统运行良好,也可能发生脑血管病,例如减压病期间出现空气栓塞影响局部脑血流,静脉血栓通过心脏或肺分流进入脑部影响局部脑血流。另外,脑血管疾病还包括脑出血,其起因有:脑动脉系统疾病(如动脉瘤或动静脉畸形)、脑静脉系统疾病(如矢状窦血栓形成的窦静脉闭塞疾病)、过度脑血流(如极端高血压使脑血流超出脑循环自动调节的正常代偿机制)、凝血障碍(如血友病、影响凝血因子产生的严重肝病、服用损害凝血功能的药物)等。

脑血管疾病的主要类型为脑卒中(stroke)及与之相关的短暂脑缺血发作(transient ischaemic attack)。脑卒中最新定义是指脑、视网膜或脊髓局灶性功能障碍的急性发作,持续时间超过 24 小时,或者不管持续时间长短,影像学检查或尸检显示存在与症状相关的局灶性梗死或出血。该定义包括蛛网膜下腔出血。短暂脑缺血发作,也以局灶性神经功能障碍为特征,但持续时间小于 24 小时,且没有脑梗死的影像学证据。全球流行病学数据显示(表 26-1),2019 年全球脑卒中患病人数为 10 150 万(7 720 万为缺血性脑卒中),死亡 660 万人。脑卒中是全球人口第二大死亡原因。尽管从 1990 年到 2019 年,脑卒中的年龄标化死亡率下降了 36.4%,但同期死亡数净增长 43.3%。类似地,从 2010 年到 2019 年,脑卒中的年龄标化死亡率下降了 14.7%,同期死亡数净增长 12.2%。脑卒中的总体负担仍然很高。随着人口老龄化加剧,低收入和中等收入国家经历了从传染性疾病到非传染性疾病的流行病学转变,因而成为发病的首要原因,加上可变危险因素的增加,预计脑卒中的负担将进一步加重。

表 26-1　2019 年全球脑卒中流行病学数据及 1990—2019 年间年龄标化的百分率改变

脑卒中类型	患者数 /百万	患病率		死亡数 /百万	死亡率	
		1990—2019 年	2010—2019 年		1990—2019 年	2010—2019 年
缺血性脑卒中	77.2	1.9% ↓	3.6% ↑	3.3	36.4% ↓	14.7% ↓
脑出血	20.7	16.8% ↓	2.9% ↓	2.9		
蛛网膜下腔出血	8.4	12.9% ↓	1.6% ↓	0.4		

脑血管疾病其他少见类型包括动脉夹层(发病率 2.6~3.0/10 万)、伴有脑皮层下梗死和脑白质病变的常染色体显性遗传性脑动脉病(发病率 1.3~4.6/10 万)、动静脉畸形(发病率 1.1/10 万)、烟雾病(中国和日本发病率 0.35~0.94/10 万,美国发病率 0.05~0.17/10 万)、原发性中枢神经系统血管炎(发病率 0.24/10 万)等,这些疾病发病年龄相对年轻,常与脑卒中伴发存在。

近年,随着医疗检查手段的进步,无症状脑梗、白质损伤、微出血等亚临床脑血管疾病也开始受到关注。

上述各种脑血管疾病具有不同的流行病学特征和不同的对症治疗与对因治疗措施,内容很多,不可能在本章一一阐述。基于脑卒中是所有脑血管疾病中最常见、最重要和最具破坏性的脑血管疾病,故本章围绕脑卒中介绍治疗药物及研究进展。

二、脑卒中治疗概况

脑卒中是最主要的脑血管疾病,又称中风、脑血管意外,具有发病率高、死亡率高、致残率高、复发率高和医疗费高等特点,对患者健康和社会发展影响较大。在中国和全球,脑卒中分别是第一和第二致死及主要致残原因,目前仍缺少有效治疗手段。脑卒中可分为缺血性脑卒中和出血性脑卒中两大类型,其中缺血性脑卒中占卒中患者总数的 75%~85%。对于急性缺血性脑卒中的救治,美国食品药品管理局(Food and Drug Administration,FDA)唯一批准的药物只有组织型纤溶酶原激活物(tissue-type plasminogen activator,tPA)重组蛋白,即阿替普酶。但是,由于 tPA 溶栓治疗时间窗狭窄,禁忌证限制,并发症危险,仅 3%~5% 患者获得治疗;又因 tPA 治疗的血管再通率较低,使得这一疗法的总体有效性较低(表 26-2)。最近证明,对较大动脉阻塞引起的缺血性脑卒中患者,在 tPA 溶栓基础上联合血管内血栓切除术(endovascular thrombectomy,又称血管内取栓)可提高血管再通率,其有效性优于 tPA。但是,接受这一手术介入治疗的患者数量及其有效率仍然有限(表 26-2)。至于更加险恶、死亡率更高的出血性脑卒中,仅特定部位的脑出血手术治疗显示一定有效性(表 26-2),目前尚无治疗药物。因此,脑卒中治疗药物研发迫在眉睫。当前,神经保护剂和干细胞治疗研究均在积极推进中。与急救药物缺少相比,预防脑卒中复发(二级预防)的药物相对较多。本章将依次介绍脑卒中急救溶栓药物、二级预防药物以及在研的神经保护剂和干细胞治疗。

表 26-2　各种治疗对脑卒中功能预后的影响

		患者功能预后比例		优势比 (95%CI)	绝对差
		治疗组	对照组		
缺血性脑卒中					
阿替普酶(tPA)溶栓治疗					
恢复良好 (mRS 0~1)	4.5 小时内应用	34%	28%	1.37(1.20~1.56)	7%
	0~3 小时内应用	33%	23%	1.75(1.35~2.27)	10%
	3~4.5 小时内应用	35%	30%	1.26(1.05~1.51)	6%
7 日内出现脑出血症状		7%	1%	5.55(4.01~7.70)	5%
7 日内出现致命脑出血		3%	<1%	7.14(3.98~12.79)	2%
血管内血栓切除术					
第二代器械					
恢复良好(mRS 0~1)		27%	13%	2.49(1.84~3.35)	14%
可自理(mRS 0~2)		46%	26%	2.35(1.85~2.98)	20%
所有器械					
可自理(mRS 0~2)		43%	32%	1.71(1.18~2.49)	11%
阿司匹林					
可自理(mRS 0~2)		55%	54%	1.05(1.01~1.10)	1%
死亡或不能自理(mRS 3~6)		45%	46%	0.95(0.91~0.99)	1%
半球去骨瓣减压手术					
死亡(mRS 6)		30%	71%	0.19(0.12~0.30)	41%
严重残疾或死亡(mRS 5~6)		42%	84%	0.15(0.09~0.24)	42%
主要残疾或死亡(mRS 4~6)		73%	87%	0.42(0.24~0.76)	14%
主要或严重残疾(mRS 4~5)		62%	55%	1.71(0.78~3.74)	NS,*p*=0.18
出血性脑卒中					
降压目标:收缩压 <140mmHg(相对于收缩压 <180mmHg)					
死亡或不能自理(mRS 3~6)		52%	56%	0.87(0.76~1.01)	NS,*p*=0.06
主要残疾或死亡(mRS 4~6)		39%	38%	1.04(0.85~1.27) 危险比(95%CI)	NS,*p*=0.72
幕上颅内血肿手术					
不良预后		59%	66%	0.74(0.64~0.86)	7%
无脑室出血的脑叶血肿手术					
死亡或残疾		62%	68%	0.78(0.59~1.02)	NS,*p*=0.07
全部脑卒中					
卒中单元护理					
死亡或不能自理(mRS 3~6)		56%	61%	0.79(0.68~0.90)	5%

注:血管内血栓切除术和溶栓治疗联合应用于大多数受试者;mRS:改良 Rankin 量表评分。

第二节 急性缺血性脑卒中的治疗药物

脑组织代谢率高而能量储备低,充足的脑血流对脑部氧和营养物质的维持至关重要。当脑局部血流突然中断(主要由脑血管血栓栓塞造成),急性缺血性脑卒中(acute ischemic stroke,AIS)随即发生,缺血部位的脑组织很快发生不可逆性损伤,引起致残、致死的严重后果。AIS 治疗的关键是要早期快速有效地实现血管再通从而拯救缺血但未梗死的脑组织。

tPA 在血液纤溶系统中具有重要的纤溶酶原激活作用,其重组蛋白阿替普酶(alteplase)是 FDA 于 1996 年批准的首个也是迄今唯一获批用于治疗 AIS 的溶栓药物,与人天然 tPA 没有差别,其改善 AIS 致死率和致残率的治疗作用得到国际公认。本节在图解 tPA 研发历史基础上,针对 tPA 治疗 AIS 的作用及机制,以及 tPA 的分子特点和临床应用进展等进行阐述。

一、组织型纤溶酶原激活物研发历程图解

tPA 从其发现到结构及功能的阐明,从其组织提取纯化到工业生产的规模化,从其临床前研究到临床试验的快速发展,大量科研及医务工作者对 tPA 投入了巨大心血,这其中也包含了巨额的商业资金。AIS 的 tPA 溶栓治疗研发历史堪称转化医学药物研发的典范(图 26-1)。

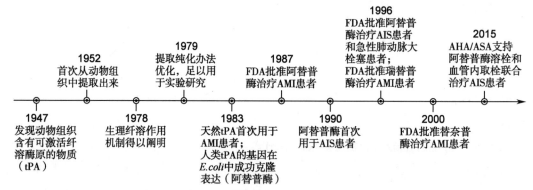

注:tPA,组织型纤溶酶原激活物;FDA,美国食品药品管理局;AMI,急性心肌梗死;E.coli,大肠埃希菌;
AIS,急性缺血性脑卒中;AHA/ASA,美国心脏协会和卒中协会。

图 26-1 tPA 溶栓药的研发及临床应用历程

二、组织型纤溶酶原激活物的生理来源和功能

tPA 于 1947 年发现于动物组织中,当时人们只知道这种物质可以激活纤溶酶原,因此最初也称为纤溶酶原激酶。之后,人们从多种组织中提取纯化 tPA,确认它是一种组织型纤溶酶原激活物,且与另一种内源性纤溶酶原激活剂尿激酶不同的是,tPA 对纤维蛋白具有高度亲和力,可在血块表面高效激活纤溶酶原。

现已知,tPA 表达于全身多种器官组织,在基础条件下,tPA 主要由内皮细胞合成并分泌入血,与其

生理抑制剂纤溶酶原激活剂抑制剂 -1（plasminogen activator inhibitor-1,PAI-1）以复合物的形式存在于血液循环。tPA 还储存于内皮细胞、神经内分泌细胞和肾上腺嗜铬细胞，并在受到细胞外刺激时被释放。血管作用物质如凝血酶、组胺、类固醇激素和维生素 A 酸类都可以刺激 tPA 的合成和释放。在肾上腺素水平升高，如运动和应激时，可观察到 tPA 上升。体内 tPA 在血浆中的浓度为 5~10ng/ml，而且在不同生理病理情况下其浓度水平波动很大。

tPA 参与多种生理病理过程，首先，其在血管系统中的纤溶酶原激活作用是 tPA 最重要且最为人所知的生理功能，也是 tPA 治疗 AIS 的理论基础；其次，tPA 还促进血管发生。另外，在中枢神经系统，tPA 促进突触形成和神经迁移，同时又与谷氨酸诱导的神经毒性和血脑屏障的破坏等相关；在外周神经系统，tPA 参与交感神经功能；tPA 还有助于减少术后腹膜粘连形成等。

三、组织型纤溶酶原激活物的溶栓机制

在血管纤溶系统溶栓过程中，最重要的步骤是纤溶酶将高分子纤维蛋白裂解成可溶性的低分子量产物。正常生理状态下，纤溶酶在循环血液中含量极低，但在纤溶酶原被纤溶酶原激活剂活化后可于局部形成大量纤溶酶。tPA 是血管纤溶系统中最重要的纤溶酶原激活剂，如图 26-2 所示，tPA 在正常血液循环中对纤溶酶原的激活作用微弱，溶栓过程中 tPA 结合到血栓后其活性大增，可在血栓表面高效地将纤溶酶原的 Arg561-Va1562 肽键水解，使纤溶酶原激活变为纤溶酶。

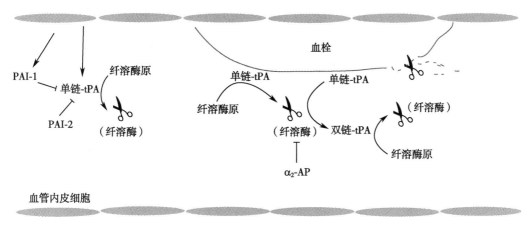

图 26-2 tPA 的溶栓机制

注：由血管内皮细胞分泌的 tPA 在血液循环中对纤溶酶原的激活作用微弱，其活性主要受到 PAI-1 和 PAI-2 抑制。血管损伤时，tPA 结合到血栓表面，其激活纤溶酶原生成纤溶酶的活性大增。纤溶酶一方面将单链 tPA 裂解成活性更高的双链 tPA，进一步激活纤溶酶原生成更多的纤溶酶；另一方面，纤溶酶将血栓中的高分子纤维蛋白裂解成可溶性的低分子量产物，最终引起整个血栓的连续溶解。PAI-1，纤溶酶原激活剂抑制剂 -1；PAI-2：纤溶酶原激活剂抑制剂 -2；α_2-AP，α_2- 抗纤溶酶。

基于 tPA 的重要溶栓价值，人们对其溶栓性质和结构功能进行了深入研究。

（一）tPA 的单链分子结构

细胞新合成的 tPA 蛋白含 562 个氨基酸，其在细胞内经过剪切掉氨基端信号肽序列等形成成熟的 tPA 单链糖蛋白分子被分泌到细胞外。如图 26-3 所示，tPA 单链分子长 527 个氨基酸，分子量约为 70kD，含 17 个二硫键、1 个游离巯基（Cys83）、3 个 N 糖基化位点（Asn117,Asn184,Asn448）、1 个 O 糖

基化位点（Thr61）。包含如下结构域：①F 区（第 4~50 位氨基酸，与纤维连接蛋白的 finger 结构同源）；②E 区（第 51~87 位氨基酸，与表皮生长因子结构同源）；③2 个 K 区（K1 区，第 88~176 位氨基酸；K2 区，第 177~256 位氨基酸。K 区与纤溶酶原的 kringle 结构同源）；④P 区（第 276~527 位氨基酸，与其他丝氨酸蛋白酶的催化区同源），含活性位点 His322、Asp371 和 Ser478。通过设计合成 tPA 变异体，人们发现了 tPA 的这些结构域与其功能的关系，如 F 区和 K2 区与 tPA 结合到纤维蛋白有关，tPA 在体内快速清除与 F 区或 E 区及糖侧链有关，tPA 酶活性与 P 区有关。而且，序列 Lys296-His-Arg-Arg299 是 tPA 被其生理抑制剂 PAI-1 快速抑制失活所必需，第 416 位氨基酸在维持 tPA 单链活性方面具有重要作用。

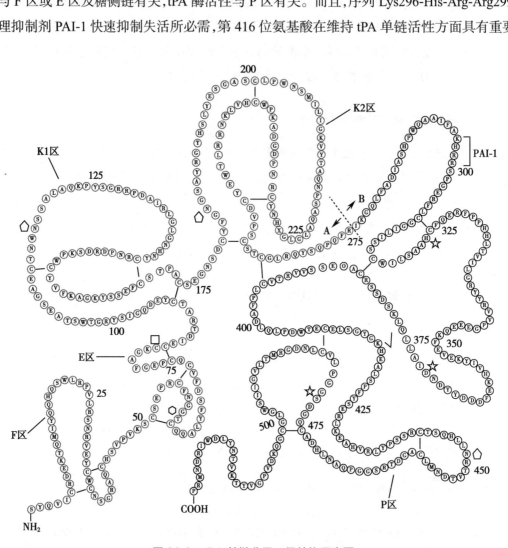

图 26-3 tPA 单链分子一级结构示意图

注：tPA 单链分子长 527 个氨基酸（以氨基酸单字母缩写表示），含 17 个二硫键（短线表示）、1 个游离巯基（Cys83，以四边形表示）、3 个 N 糖基化位点（Asn117，Asn184，Asn448，均以五边形表示）、1 个 O 糖基化位点（Thr61，以六边形表示）。包含 F 区（第 4~50 位氨基酸）；E 区（第 51~87 位氨基酸）；2 个 K 区（K1 区，第 88~176 位氨基酸；K2 区，第 177~256 位氨基酸）和 P 区（第 276~527 位氨基酸）。存在 3 个活性位点（His322，Asp371，Ser478，均以五角星表示）。序列 Lys296-His-Arg-Arg299 为 tPA 被其生理抑制剂 PAI-1 快速抑制失活所必需，第 416 位氨基酸（以√表示）在维持 tPA 单链活性方面具有重要作用。

（二）tPA 分子的变构

在纤溶酶作用下，tPA 单链分子的敏感肽键 Arg275-Ile276 很容易被水解，单链随即断裂成两条链形式,形成双链 tPA。双链分子的 A 链(又称 H 链或重链,1~275 位氨基酸)位于分子 N 端,B 链(又称 L 链或轻链,276~527 位氨基酸)位于分子 C 端,两条链之间由一个二硫键连接。其中 A 链为 tPA 与纤维蛋白结合所必需;B 链包含活性位点,对底物纤溶酶原具有高度特异性的活化作用。电镜下 tPA 单链和双链的形状很难分辨,它们都是相对紧致的椭圆形,其长轴和短轴分别约为 13nm 和 10nm,几个功能区极小并折叠在分子内部,分子整体看起来类似球状。

(三) tPA 的低变构活化程度

tPA 属于非典型的糜蛋白酶家族丝氨酸蛋白酶。通常,该家族蛋白酶(如糜蛋白酶原和胰蛋白酶原)以无活性或极微弱活性的单链形式被分泌,在单链分子 N 端高度保守的结构被水解之后蛋白才能被充分激活,而 tPA 与其他丝氨酸蛋白酶不同,其在单链时就可对纤溶酶原产生很好的活化作用,其断裂成两条链后分子活性才增加 5~10 倍。

(四) tPA 的特异性溶栓性质

tPA 对纤维蛋白具有特异亲和力,当 tPA 存在于血凝块、血浆或纯化的纤维蛋白原中时,tPA 几乎只与血凝块结合。其次,tPA 在正常生理状态下对纤溶酶原的活化作用很低,当血栓发生时,纤维蛋白及纤维蛋白相关的复合物可以强烈刺激该活化作用(图 26-2),该效应形成了 tPA 特异性溶栓的基础。

另外,tPA 和纤溶酶原都有结合纤维蛋白的特性,在 tPA 特异性溶栓的过程中,纤维蛋白具有双重功能,既参与激活纤溶酶原又作为提供形成纤溶酶的最终底物。tPA 诱导裂解纤维蛋白血凝块的过程可以分为两相:①在缓慢相中,单链 tPA 在完整的纤维蛋白表面激活纤溶酶原变为纤溶酶;②在快速相中,纤维蛋白部分被纤溶酶降解并暴露出更多的可以结合纤溶酶原和 tPA 的位点,同时纤溶酶将单链 tPA 裂解为活性更高的双链 tPA,不断又有纤溶酶原被激活产生纤溶酶。这样,tPA 和纤溶酶原及纤维蛋白形成一个环状三元复合物,使溶栓效应以正反馈形式扩大。

然而,值得注意的是,tPA 的这种血凝块溶栓特异性仅在其生理浓度观察得到。溶栓治疗中的药理浓度 tPA,血凝块特异性消失,可产生全身溶栓状态,具有出血风险。在凝血事件中,内皮细胞合成并释放 PAI-1 抑制 tPA,在生理条件下 α_2- 抗纤溶酶(α_2 antiplasmin,α_2-AP)在血液循环中的浓度很高,可以快速使未与血凝块结合的纤溶酶失活。然而,这种全身调节功能在使用治疗量 tPA 进行溶栓时会被抵消掉,止血性纤维蛋白被 tPA 特异性溶解所造成的出血成为 tPA 特异性溶栓机制的直接结果。

(五) tPA 的半衰期

tPA 在血液循环中能被肝脏快速清除,导致其体内半衰期非常短,约 5 分钟。这一性质也使人们在利用 tPA 进行溶栓治疗时需要持续泵注或注射相对大剂量的 tPA。

(六) tPA 的生理抑制剂

PAI-1 是 tPA 最重要的生理抑制剂,也是血浆中最主要的纤溶酶原激活剂抑制剂,对 tPA 单链和双链及尿激酶都可抑制。PAI-1 在血浆中的浓度非常低,约 20ng/ml。PAI-1 最初从培养的牛内皮细胞中纯化出来,因此也叫内皮型纤溶酶原激活剂抑制剂。后来人们发现 PAI-1 可以被许多细胞合成。PAI-1 抑制单链 tPA 的二阶速率常数为 $5.5 \times 10^6 \, \mathrm{M^{-1}s^{-1}}$,而抑制双链 tPA 的速率常数为 $1.8 \times 10^7 \, \mathrm{M^{-1}s^{-1}}$,是单链的三倍以上。计算显示,生理浓度的单链 tPA 在含有 20ng/ml(0.38nmol/L)PAI-1 的血浆中能在 5.5 分钟被抑制 50%。PAI-1 对纤维蛋白也有亲和力,其与纤维蛋白的结合可保护纤维蛋白免受蛋白水解,反过来,纤维蛋白的存在可严重降低 PAI-1 和 tPA 单链或双链分子的反应速率。

纤溶酶原激活剂抑制剂 -2（plasminogen activator inhibitor-2，PAI-2）最初从人胎盘组织提取，故也叫胎盘型纤溶酶原激活剂抑制剂。后来证明 PAI-2 也存在于白细胞、单核细胞、巨噬细胞和组织淋巴细胞。PAI-2 在血浆中的浓度通常很低，但在怀孕女性血浆中的浓度可高达 35ng/ml。PAI-2 缓慢抑制单链 tPA（$4.6 \times 10^3 M^{-1} s^{-1}$），虽然双链 tPA 被抑制的速度快一点，但结果显示 PAI-2 抑制 tPA 的作用比较小。

此外，血浆蛋白抑制剂如 α_2-AP、酯酶抑制蛋白 C1（C1-inactivator）、α_1- 抗胰蛋白酶（α_1-antitrypsin）和 α_2 巨球蛋白（α_2-macroglobulin）对 tPA 活性只是缓慢抑制，很可能在 PAI-1 耗尽后起作用，尤其对具有较长半衰期的 tPA 变异体重组蛋白起到抑制作用。

四、组织型纤溶酶原激活物重组蛋白及其变异体

1983 年 Pennica 等首次发表了在大肠埃希菌中克隆表达人 tPA 的 cDNA 结果。之后人们利用哺乳动物细胞系更有效地生产人单链 tPA，这种重组 tPA（阿替普酶）在生化性质、体内转化、特异溶栓活性上与人天然 tPA 没有差别，是第一代重组 tPA，到 20 世纪 90 年代已是临床和实验室研究最常用的 tPA 形式。医疗及科研工作者有时用 "tPA" "TPA" "t-PA" 或 "rt-PA" 指代阿替普酶。

基于 tPA 的结构重要性和溶栓治疗潜力，人们在 tPA 分子结构修饰改造方面进行了大量工作，希望能进一步提高 tPA 的溶栓作用，得到具有更强纤溶酶原激活能力、更高纤维蛋白特异性、对 PAI-1 具有更强耐受性、更低血浆清除率的变异体。在过去 20 多年间，已重组合成了不同的 tPA 变异体，代表性变异体有瑞替普酶（reteplase）和替奈普酶（tenecteplase），分别为第二代和第三代重组 tPA。其他重组变异体还有孟替普酶（monteplase）、帕米普酶（pamiteplase）和兰替普酶（lanoteplase）等。

瑞替普酶是天然人 tPA 蛋白的非糖基化变异体，含有其 kringle 2 区和蛋白酶区。天然 tPA 含 527 个氨基酸，瑞替普酶包含其中的 355 个（第 1~3 和 176~527 位氨基酸）。瑞替普酶生产成本低于阿替普酶，由于缺少功能结构域，其纤维蛋白特异性不如 tPA，并且与内皮细胞和肝脏细胞的亲和力也降低，故半衰期较长，为 13~16 分钟。

替奈普酶的分子在人天然 tPA 分子的基础上做了如下修改：将位于 kringle 1 区的第 103 位苏氨酸和第 117 位天冬酰胺分别换成天冬酰胺和谷氨酰胺，将 C 端胰蛋白酶样蛋白水解区的第 296~299 位氨基酸换成四个丙氨酸。替奈普酶比阿替普酶具有更高纤维蛋白特异性，对 PAI-1 耐受性更强，血浆清除率更低。

需要注意的是，虽然重组 tPA 及其变异体都属于组织型纤溶酶原激活物，其溶栓治疗的疾病有所不同，阿替普酶于 1987 年获 FDA 批准用于治疗急性心肌梗死，之后又于 1996 年获 FDA 批准用于 AIS 和急性肺动脉大栓塞。瑞替普酶和替奈普酶分别于 1996 年和 2000 年获 FDA 批准仅用于治疗急性心肌梗死。

五、急性缺血性脑卒中的组织型纤溶酶原激活物溶栓治疗

人们自 20 世纪 60 年代起就开始试图使用纤溶酶原激活剂对 AIS 患者进行溶栓治疗，一些早期试验中有使用链激酶和尿激酶来溶栓的报道，均引起严重的颅内出血，原因是链激酶和尿激酶对血栓表面和循环血液中纤溶酶原的激活没有选择性，导致出血。1979 年人们发现，tPA 与传统非特异性纤溶酶原激活剂的一个显著差异在于，tPA 对纤维蛋白具有高亲和力，无纤维蛋白存在时，极少与纤溶酶原结合，

结合纤维蛋白时其激活纤溶酶原的效率大增,可实现血栓表面介导的纤溶酶原高效激活,因此,tPA 有望增加 AIS 溶栓治疗的安全性。80 年代中期,具有溶栓特异性的重组 tPA 阿替普酶问世,急性心肌梗死成为首个获批适应证,阿替普酶显示了比链激酶和尿激酶更加优越的冠脉溶栓效果,激起了人们对 tPA 治疗 AIS 的极大兴趣。

(一) tPA 治疗 AIS 的有效性和安全性

1990 年,首个阿替普酶用于治疗 AIS 的双盲多中心临床试验结果发表。这次试验使用阿替普酶或尿激酶治疗了 364 名 AIS 患者,治疗时 36.2% 的患者在 24 小时内发生 AIS,69.5% 的患者在 48 小时内,最终这两组间未见差异,但提示阿替普酶在 AIS 发生后极早期治疗可能会比较有效。

1992 进行了两次临床研究试验来测试静脉注射阿替普酶治疗 AIS 的安全性,使用了梯度增加的药物浓度(0.35~1.08mg/kg),一共 94 名患者,时间窗为自发病起 90 分钟或 180 分钟内(当时已有动物实验表明在脑缺血 2~3 小时脑损伤即发生)。结果表明,阿替普酶剂量小于 0.95mg/kg 时是相对安全的,有助于促进早期神经功能恢复,并提示应非常早期地进行治疗——在脑卒中发生后 90 分钟或 180 分钟内,以减少出血风险并提高恢复率。1995 年,美国国家神经疾病和脑卒中研究所(National Institute of Neurological Disorders and Stroke,NINDS)的随机对照试验中共治疗了 624 名患者,发现在 AIS(CT 排除出血)3 小时内静脉输注 0.9mg/kg 阿替普酶可使患者在第 3 个月时少残或无残比例提高至少 30%,但颅内出血的发生率为 6.4%,是安慰剂组的 10 倍。另外,值得注意的是,NINDS 试验关注了治疗的最小时间窗,阿替普酶组 312 名患者中有 302 名在发病后 90 分钟内完成一系列手续并获得治疗。此外,由于 AIS 治疗后血压上升会增加颅内出血风险,因此该试验中对血压也进行了严格控制。基于 NINDS 重要的试验结果,FDA 在 1996 年批准阿替普酶用于治疗 AIS 发生 3 小时内符合治疗标准的患者。

然而,有关 tPA 在临床实践中的安全性和有效性问题仍然存在。首先是短期出血风险和这种治疗在常规临床实践中的应用性。因此,又进行了许多研究,包括美国的阿替普酶逆转卒中标准治疗研究(standard treatment with alteplase to reverse stroke,STARS)(2000 年)、加拿大的阿替普酶治疗卒中疗效研究(Canadian alteplase for stroke effectiveness study,CASES)(2005 年)、欧洲的静脉溶栓实施安全监测研究(safe implementation of thrombolysis in stroke-monitoring study,SITS-MOST)(2007 年),这 3 项试验都确证了 AIS 发生 3 小时内阿替普酶的有效性和可接受的安全性。此外,2008 年发表的另一项大型随机对照临床试验欧洲急性卒中协作研究Ⅲ(European cooperative acute stroke study Ⅲ,ECASS Ⅲ),其结果不仅支持 NINDS 的试验结论,更进一步证明在 AIS 发生后 3~4.5 小时内使用阿替普酶依然有效。但是前期试验,如 ECASS Ⅰ临床试验(1995 年)、ECASS Ⅱ临床试验(1998 年)和阿替普酶急性非介入溶栓治疗缺血性卒中研究(alteplase thrombolysis for acute noninterventional therapy in ischemic stroke,ATLANTIS)的 A 部分(Part A)(2000 年)和 B 部分(Part B)临床试验(1999 年)显示,阿替普酶的溶栓治疗结果并没有显示出显著的有益性。值得注意的是,这些试验中,阿替普酶的临床试验方案和 / 或时间窗都与 NINDS 和 ECASS Ⅲ临床试验不一样。0~6 小时时间窗用于 ECASS Ⅰ,Ⅱ 和 ATLANTIS Part A 临床试验,而 3~5 小时用于 ATLANTIS Part B 临床试验;同时,阿替普酶在 ECASS Ⅰ临床试验中的剂量为 1.1mg/kg,比其他临床试验中的剂量要高。

(二) tPA 治疗 AIS 的时间窗

阿替普酶治疗 AIS 的时间窗是排除不符合治疗标准患者的最重要也是最常见的因素。1995 年,

NINDS 临床试验结果介绍了 3 小时作为阿替普酶溶栓的时间窗,2008 年 ECASS Ⅲ临床试验专门评估了 AIS 之后 3~4.5 小时后使用阿替普酶的安全性和有效性并取得阳性试验结果,之后欧洲、澳大利亚等许多国家和地区将阿替普酶治疗 AIS 的时间窗从脑卒中发生后 3 小时延长至 4.5 小时,美国心脏协会和卒中协会(American Heart Association/American Stroke Association,AHA/ASA)发布的临床指南也将治疗窗延长至 4.5 小时,但是对证据要求更加严格的 FDA 并没有更改阿替普酶治疗 AIS 的时间窗。

现在比较清楚的是阿替普酶溶栓治疗在 AIS 发生后越早进行越有利于患者预后。但同时需要注意的是,每个患者脑侧支循环的能力不同,其能承受的最大缺血时间也不一样,在更多更好的诊断技术和成像技术的帮助下,超过时间窗的患者将来也可能进行溶栓治疗。

(三) tPA 治疗 AIS 的患者选择标准

1995 年 NINDS 随机对照试验中要求 tPA 治疗 AIS 的患者选择标准为:患者必须有明确的 AIS 发生时间和 NIHSS 评分,且脑 CT 扫描结果显示无颅内出血。患者出现以下情况之一则被排除:①3 个月前有过脑卒中或者严重的脑部创伤;②2 周内进行过大手术;③具有颅内出血史;④收缩压大于 185mmHg 或舒张压大于 110mmHg;⑤AIS 症状轻微或快速改善;⑥具有蛛网膜下腔出血症状;⑦3 周内有过胃肠道出血或泌尿道出血;⑧1 周内在不可压迫止血的部位有过动脉穿刺;⑨AIS 发生时有过癫痫;⑩AIS 发生前 48 小时内服用抗凝药(或接受肝素治疗)并有部分活化凝血活酶时间升高;⑪凝血酶原时间 >15 秒,血小板计数低于 $10^5/mm^3$,或者血糖低于 2.7mmol/L 或高于 22.2mmol/L;⑫需要进行强化治疗以将血压降至特定范围内。

NINDS 临床试验是 AIS 治疗史上的里程碑,2013 年美国 AHA/ASA 发表的 AIS 阿替普酶溶栓疗法对患者的选择标准大部分还是以 1995 年 NINDS 试验要求为基础,但治疗时间窗为 4.5 小时。ECASS Ⅲ临床试验与 AHA/ASA 指导原则对患者基本具有相同的排除和纳入标准,只是又额外排除了高危人群如年纪 >80 岁的患者、严重的 AIS 患者即美国国家卫生研究院脑卒中量表(National Institutes of Health Stroke Scale,NIHSS)分数 >25 或成像技术显示缺血区 > 大脑中动脉供血区的 1/3、使用口服抗凝药患者、患过脑卒中合并糖尿病的患者。此外,ECASS Ⅲ临床试验允许患者在接受阿替普酶治疗 24 小时以后使用低剂量非口服抗凝药来预防深静脉血栓形成。

需要指出的是,NINDS 临床试验和 ECASS Ⅲ临床试验制定的患者排除标准是为优化治疗效果,避免治疗风险大于治疗益处,很多禁忌证并没有实际的数据证明材料。这些严格的 AIS 溶栓治疗的限制性条件是阿替普酶应用率极低的一个重要原因。据估计,约 80% 的脑卒中为缺血性脑卒中,而符合阿替普酶治疗标准的缺血性患者仅占所有脑卒中患者的 6%~8%。因此许多研究对 "标准" 之外的一些条件进行了探索,比如年龄超过 80 岁、脑卒中病史合并糖尿病、新近心肌梗死、口服抗凝药、轻微脑梗、脑梗症状快速恢复、3 个月内大型手术等。总体来讲,这些研究表明,具有禁忌证的 AIS 患者使用阿替普酶溶栓的选择余地值得进一步探讨,例如,在 2012 年的 IST-3 大型临床试验中,其结果认为阿替普酶对大于 80 岁的老年患者的治疗效果与年轻患者一样有效。

2015 年,有学者以 AHA/ASA 指导原则和 FDA 治疗建议为中心,结合临床试验背景,专门对阿替普酶治疗 AIS 的患者选择条件进行了系统详细的分析讨论,提示 AIS 溶栓治疗的限制性条件在数据证明材料和实际排除率上都存在很大波动性。另有学者分析认为,这些限制性条件有些是绝对的,有些是相对的,其中很多可以做出适当调整。

（四）tPA 治疗 AIS 的给药途径和剂量

通常,动脉给药的优点是可以使药物直接运送至闭塞处,可能有更高的再通率,但是需要的干预技术比较复杂耗时,可使用的医疗单位有限。静脉给药会导致较严重的药物稀释,可能需要更高剂量,增加全身副作用风险,但是可能有更快速的溶栓效果并更容易推广使用。在 NINDS 临床试验中,阿替普酶的给药剂量为 0.9mg/kg,上限为 90mg,首先静脉推注剂量的 10%,剩余 90% 在 60 分钟内以恒定速度静脉泵注。此后绝大部分临床试验包括 ECASS Ⅲ 临床试验都沿用此给药途径和剂量,证明 0.9mg/kg 阿替普酶治疗 AIS 确实有效,尽管该剂量会引起颅内出血风险升高。

2006 年,在日本阿替普酶临床试验（Japan alteplase clinical trial,J-ACT）中,103 名 AIS 患者接受了总剂量为阿替普酶 0.6mg/kg 溶栓治疗,其临床预后和颅内出血发生率结果提示,阿替普酶 0.6mg/kg 和 0.9mg/kg 在治疗效果上有可比性。尽管该试验有很多缺点和局限性,日本药品安全管理局仍批准阿替普酶 0.6mg/kg 用于 AIS 溶栓。为了证实低剂量阿替普酶治疗 AIS 是否具有优势,2015 年的改进高血压管理和溶栓治疗研究（ENCHANTED）对 13 个国家的 3 310 名 AIS 患者（63% 为亚洲人,治疗时间窗为 4.5 小时）随机给予阿替普酶 0.6mg/kg 和 0.9mg/kg 溶栓治疗,发现 0.6mg/kg 组在第 3 个月的最主要预后指标（致残致死率）并未达到非劣性标准,但 0.6mg/kg 组引起的颅内出血率明显低于 0.9mg/kg 组。

（五）tPA 治疗 AIS 的不良反应

颅内出血是阿替普酶溶栓治疗最常见最严重的不良反应,为帮助发现颅内出血并发症,1995 年 NINDS 临床试验建议静脉输注阿替普酶后 2 小时内每 15 分钟监测一次血压和进行一次神经功能评估,之后是 6 小时内每 30 分钟一次,接下来是 16 小时内每 60 分钟一次。AHA/ASA 在 2013 年及以后的治疗准则中支持该建议,且在 3~4.5 小时内阿替普酶治疗的患者遵循相同的血压和神经功能评估流程。

根据前期阿替普酶的临床试验,溶栓治疗 AIS 时一些关键因素可明显影响颅内出血风险。首先是阿替普酶的剂量,剂量过大时出血风险明显增加;其次是患者在 AIS 发生后获得溶栓治疗的时间,治疗得越及时越有利于减少出血发生;最后是患者自身状态,当其脑梗死太严重,或者年龄过大、合并糖尿病（高血糖）或高血压都容易增加出血风险。此外,抗血小板药与阿替普酶联用致使颅内出血风险升高亦引起人们相当的重视,发生原因是临床上常使用抗血小板药以提高阿替普酶用药后血管再灌率,另一方面,有很多患者发生 AIS 前在服用抗血小板药（主要是阿司匹林）,用于心血管事件的初级预防和二级预防。

以上因素绝大部分在 AHA/ASA 治疗准则中以严格的治疗限制条件或禁忌证得到充分体现。为在有效溶栓的基础上尽可能减少颅内出血风险,已有不少研究致力于解决此问题:①一些临床试验尝试减少阿替普酶的用药剂量,典型试验如 2006 年的 J-ACT 试验和 2015 年的 ENCHANTED 大型临床试验,比较了 0.6mg/kg 和 0.9mg/kg 阿替普酶溶栓的预后指标和颅内出血率,提示具有较高颅内出血风险的 AIS 患者使用低剂量组阿替普酶治疗的潜在益处。②由于 AIS 患者入院后接受影像检查等会导致延迟实施溶栓治疗,不少学者提出,医务人员除了使患者在时间窗内接受溶栓治疗,还应权衡溶栓前辅助检查带来的益处与检查所致治疗延迟可出现的风险。③近些年许多临床试验及其分析报告就阿替普酶溶栓治疗 AIS 过程中使用的抗血小板药种类、剂量和用药时间等对患者预后效果及颅内出血率的影响进行了研究,有望进一步提高 AIS 溶栓治疗效果。目前 2018 年的 AHA/ASA 临床指南支持患者在 AIS 发病后 24~48 小时内使用阿司匹林治疗,对于使用阿替普酶治疗的患者,宜在静脉输注阿替普酶后 24 小时再使用阿司匹林,但用药仍需权衡利弊。④人们一直在寻找比阿替普酶具有更高纤维蛋白亲和力的溶栓药物,如替奈普酶,但至今还没有明确的证据证明这些药物在临床试验中优于阿替普酶。⑤其他治疗探索如联合应用超声波助溶技术,在 2017 年发表的挪威急性脑卒中超声溶栓研究试验(Norwegian sonothrombolysis in acute stroke study,NOR-SASS)中,183 名 AIS 患者在阿替普酶(或替奈普酶)溶栓治疗条件下,被分为超声辅助溶栓组和对照组,但两组的功能预后和颅内出血率并未显示超声溶栓的有益性。2018 年的 AHA/ASA 临床指南并不支持使用该辅助疗法。

除了颅内出血,其他不良反应发生概率较低,包括全身出血、过敏反应、口舌血管性水肿等。其中口舌血管性水肿发生于患侧大脑对侧,症状轻微且是暂时性的,估计 1.3%~5.1% 接受阿替普酶溶栓治疗的患者会出现此反应,通常与使用血管紧张素转换酶抑制剂或大脑岛叶、额叶皮质梗死有关。早期暂时性神经损害与阿替普酶溶栓治疗引起的脑实质水肿及阿替普酶潜在的神经毒性有关。

六、急性缺血性脑卒中的组织型纤溶酶原激活物溶栓联合血管内取栓新疗法

自 1996 年阿替普酶获 FDA 批准用于治疗 AIS,一直到 2014 年,阿替普酶溶栓疗法还是唯一的 AIS 治疗方案。然而,其严格的治疗时间窗使得绝大多数患者不符合治疗条件。另外,对于血栓位于脑部主要大动脉(例如远端颈内动脉或近端大脑中动脉)的患者,由于血栓大,阿替普酶溶栓效果并不太理想。2015 年,一项随机临床试验首次证明,对于具有脑前循环近端大动脉阻塞的 AIS 患者,在 AIS 发生 6 小时内进行阿替普酶溶栓联合血管内机械取栓疗法是安全且有效的。同年,又有四个随机临床试验结果表明,阿替普酶溶栓联合血管内机械取栓治疗 AIS 的方案确实优于单纯使用阿替普酶溶栓疗法,且这些试验的治疗时间窗不同程度延长,最长的为 AIS 发生后 12 小时内。2015 年美国 AHA/ASA 修改 AIS 早期治疗原则,支持在一定条件下对具有颅内颈内动脉或近端大脑中动脉阻塞的 AIS 患者在 AIS 发生后 6 小时内进行血管内机械取栓治疗,并强调,如果患者符合阿替普酶溶栓条件宜联合使用阿替普酶溶栓。2018 年初,两项随机临床试验,分别为临床影像不匹配的觉醒卒中和迟发型卒中患者应用 Trevo 装置取栓研究(DAWN)和磁共振弥散和灌注加权成像观察卒中进行研究(DEFUSE 3),上述试验分析结果再次证明了阿替普酶溶栓联合血管内机械取栓治疗 AIS 的有效性,并且分别将治疗时间窗延长至 24 或 16 小时。据此,2018 年 AHA/ASA 将阿替普酶溶栓联合血管内机械取栓治疗 AIS 的时间窗进一步修改,即在继续支持 6 小时时间窗的基础上,认为如果 AIS 患者符合 DAWN 或 DEFUSE 3 试验纳入标准,其时间窗可延长至 24 小时或 16 小时。

一般认为,血管内机械取栓治疗前联合阿替普酶溶栓可以提高血管再通成功率并减少再通所需时间。另外,阿替普酶溶栓还有助于溶解机械取栓法无法解决的远端深静脉血栓,从而改善预后。但是血管内机械取栓治疗的关键仍旧取决于从 AIS 症状发生至开展治疗的这段时间。因此,治疗延迟时间必须要最小化。由于阿替普酶对脑大血栓患者的血管再通效果有限,而且先进行阿替普酶溶栓操作会延迟机械取栓的开始时间,故也有学者质疑使用阿替普酶联合溶栓的必要性,毕竟,越早进行机械取栓其效果越好。

2018 年的一项临床观察性试验研究分析了静脉输注阿替普酶对血管内机械取栓疗法的影响,该试验共纳入 485 名发生脑前循环大动脉闭塞的 AIS 患者,其中有 348 名患者接受阿替普酶溶栓联合血管

内机械取栓治疗,137 名只接受血管内机械取栓治疗。结果表明,阿替普酶溶栓联合血管内机械取栓治疗有较好血管再通率、较好预后及较低死亡率,该结果独立于颅内出血并发症的发生率。

另一方面,为了缩短从 tPA 溶栓至血管内机械取栓的时间,2018 年的一项随机临床试验研究了替奈普酶在 tPA 联合溶栓治疗中的效果。替奈普酶是阿替普酶的变异体,比阿替普酶的半衰期更长,可以静脉推注,而阿替普酶需要泵注 1 小时,该不同点有望减少血管内机械取栓的延迟时间。替奈普酶还具有更强的纤维蛋白特异性,可以发挥比阿替普酶更强的纤溶酶原激活功能,且出血并发症可能比阿替普酶更少。此次临床试验共纳入了 AIS 发生后 4.5 小时内具有脑大血管阻塞且预备进行机械取栓的患者共 202 名,分为 2 组,每组 101 名,分别使用替奈普酶和阿替普酶溶栓并进行血管机械取栓。结果表明,替奈普酶的血管再通率比阿替普酶更好,但并未发现使用替奈普酶节省了从溶栓到机械取栓的时间,且替奈普酶组 AIS 患者独立功能的恢复及脑出血并发症的发生率等与阿替普酶组也无差异。该项试验证明了替奈普酶的非劣性。

近三年来,AIS 的治疗方案发展很快,在使用阿替普酶静脉输注进行溶栓治疗的基础上又增加了血管内机械取栓疗法,治疗时间窗也得到延长,意味着将来会有更多的 AIS 患者得到有效治疗。从 AIS 发生到开始治疗的这段时间仍然是拯救脑缺血损伤的关键,对于符合治疗条件的患者,如何缩短这段时间、如何减少溶栓到机械取栓的时间及如何进一步延长治疗时间窗将仍然是人们关心的问题。阿替普酶溶栓联合血管内机械取栓疗法在 AIS 治疗史上是一大进步,然而,符合治疗条件的患者毕竟还是少数,未来还需进一步优化血管再通的治疗方案,发展更加安全有效的溶栓药物。

第三节　预防脑卒中复发的药物

脑卒中复发是预后不良的重要表现,可加重病情,进一步造成残疾和死亡。短暂性脑缺血发作、小卒中(minor stroke)常常紧跟着发生大卒中(major stroke)。因此,无论是脑卒中幸存者,还是短暂性脑缺血发作,均应及时评估脑卒中再发风险,并及时给予合适治疗。研究显示,缺血性脑卒中和短暂性脑缺血发作,不予以治疗,早期脑卒中再发风险在 1 周约为 10%、1 个月约为 15%、3 个月约为 18%。另一项荟萃分析显示,长期脑卒中再发风险在 1 年约为 10%、5 年约为 25%、10 年约为 40%。现有证据表明,对缺血性脑卒中和短暂性脑缺血发作进行及时有效治疗,可大大降低脑卒中再发风险,例如,紧急开展有效的二级预防治疗,可使早期脑卒中再发风险降低 80%,同时,减轻疾病严重程度,改善预后(表 26-3)。

根据病因,缺血性脑卒中复发可由动脉源性栓塞(动脉栓子脱落、原位小血管病等)、心脏源性栓塞(心脏栓子脱落等)及不明原因栓塞所造成。循证医学证明,不同病因需要采用不同的药物来预防复发。下面分别阐述。

一、预防动脉源性缺血性脑卒中复发的药物

1. **抗血小板药** 短暂性脑缺血发作或轻微缺血性脑卒中,立即给予环氧合酶抑制剂阿司匹林(aspirin)160~300mg 治疗,在 6~12 周内可降低早期脑卒中再发和严重程度 50% 以上,在 2 周、4 周、12

周时可降低再发性脑卒中致残和致命风险约 80%。采用 P2Y$_{12}$ 受体拮抗剂替格瑞洛（ticagrelor）治疗 90 天，具有类似于阿司匹林的安全性和有效性。

近些年，血小板双抗疗法用于降低脑卒中早期复发，常使用阿司匹林与 P2Y$_{12}$ 受体拮抗剂（氯吡格雷、普拉格雷、替格瑞洛等）合用，以获得比单一抗血小板药更好的疗效。在中国轻微或短暂性脑缺血患者中，与单用阿司匹林（首次剂量 75~300mg，而后每日 75mg，连续 3 个月）相比，阿司匹林和氯吡格雷合用（阿司匹林首次剂量 75~300mg，而后每日 75mg，连续 21 天；氯吡格雷首次剂量 300mg，而后每日 75mg，连续 3 个月）是有效的联用方案，而且在不缺失 cyp2c19 主要等位基因（*2,*3,*17）的患者中，可以降低更多的新发脑卒中风险和出血风险。但是最新研究表明，对于 cyp2c19*2 基因缺失的急性脑缺血患者，给予阿司匹林和氯吡格雷联合治疗，可降低 10 天后的主要结局指标、阻止早期神经功能减退。一项针对 2 万多名患者的临床荟萃分析显示，其短期治疗（≤ 3 个月）优于长期治疗（≥ 1 年）。最新国际研究证实，与单用阿司匹林比较，阿司匹林和氯吡格雷合用可降低严重缺血事件再发风险，但同时增加出血风险，该项研究未考虑基因型个体化治疗。因此，阿司匹林与 P2Y$_{12}$ 受体拮抗剂合用这一双抗疗法在提高有效性同时需注意出血风险。

动脉源性短暂性或轻度脑缺血患者的五年随访结果显示，阿司匹林和磷酸二酯酶抑制剂双嘧达莫合用（阿司匹林每日 30~325mg，双嘧达莫 200mg 每日两次）可改善预后。荟萃分析显示，与阿司匹林单用比较，阿司匹林和双嘧达莫双抗疗法，12 周内预后无差异，但 12 周以后，可降低再发性缺血脑卒中的比率和严重程度，尤其针对致残性或致命性再发性脑卒中更有效。该两药有固定复方制剂，即 Aggrenox，含双嘧达莫 200mg 和小剂量阿司匹林（25mg），口服，一天两次，1999 年美国 FDA 批准用于防治脑卒中复发。以往 ESPS2 大型临床试验也证实，Aggrenox 预防脑卒中复发的效果优于单药阿司匹林。无论对于急性或非急性脑缺血，短期（<1 年）双抗疗法均比单抗疗法更有效，且安全性类似。

长期有效预防脑卒中复发的抗血小板疗法包括阿司匹林 75~150mg/d，氯吡格雷 75mg/d，阿司匹林 25mg 每天两次加上缓释剂双嘧达莫 200mg 每天两次，以及西洛他唑 50mg 每天两次。但长期的三氟柳、特鲁曲班、维生素 K 拮抗剂、阿司匹林加上氯吡格雷、沃拉帕沙加上标准的抗血小板治疗，并没有阿司匹林或氯吡格雷单一疗法、阿司匹林加上缓释剂双嘧达莫双抗疗法安全和有效。

2014 年《中国缺血性脑卒中和短暂性脑缺血发作二级预防指南》建议：①对于非心源栓塞性脑缺血或短暂脑缺血，抗血小板治疗比抗凝治疗更合适；②阿司匹林的最佳剂量在 75~150mg 每天。阿司匹林（25mg）与双嘧达莫（200mg 每日两次）或西洛他唑（100mg 每日两次）合用，均可作为阿司匹林或氯吡格雷单独用药的可替代方案；③对于轻微脑卒中或高风险短暂性脑缺血发作 24 小时以内的患者，建议阿司匹林和氯吡格雷联合用药达 21 天，21 天以后，可任意选择阿司匹林或氯吡格雷长期用药；④对于合并严重颅内动脉狭窄的脑缺血或短暂性脑缺血发作患者，建议阿司匹林和氯吡格雷联合用达 90 天，90 天以后，可任意选择阿司匹林或氯吡格雷长期用药；⑤对于合并主动脉弓动脉粥样硬化的脑缺血或短暂性脑缺血发作患者，建议使用抗血小板药物和他汀类药物，抗凝血药或阿司匹林合用氯吡格雷的作用尚不清楚；⑥对于非心源栓塞性脑缺血或短暂脑缺血，不建议长期联合阿司匹林和氯吡格雷用药。

2. 抗高血压药　长期降压治疗可降低脑卒中复发，强化降压治疗能进一步降低脑卒中复发。但理想的目标血压还未确定,对于脑卒中腔隙梗死,理想的目标血压可能是收缩压 120~128mmHg、舒张压 65~70mmHg。需注意的是,为了预防复发,降压治疗通常在脑卒中发生几天后或几周后开始,一般不在脑卒中发生后头几天内给予降压治疗,因为此时给药可能无效或加重病情。理论上各类降压药对预防复发均有效,但长期服用降压药需要选用疗效好,不良反应少,服用方便,价格便宜,有器官保护作用的药物。采用目前一线常用抗高血压药较好。多项临床研究和我们的动物实验研究证明,降低血压波动性可减轻器官损伤,有利于防止脑卒中复发,因此,选用兼有降低血压波动性的抗高血压药(如长效钙拮抗药),具有更好的预防脑卒中复发的作用。

3. 降血脂药 他汀类药物可降低 LDL 胆固醇水平,从而降低脑卒中复发,LDL 胆固醇水平降低强化治疗能进一步降低脑卒中复发。理想的目标 LDL 胆固醇水平(2.95mmol/L vs 1.8mmol/L)有待 TST 临床试验评估确定。

4. 胰岛素增敏药 运动、饮食、减重、PPAR-γ 激动药均可改善胰岛素敏感性。胰岛素抵抗是心脑血管疾病的危险因素,已证明 PPAR-γ 激动药吡格列酮(pioglitazone)可对抗胰岛素抵抗,降低脑卒中或心肌梗死再发风险。但该药可能增加膀胱癌风险而妨碍其应用。

此外,在绝经后的妇女中,应尽可能避免使用激素治疗,因为激素治疗可增加约 1/4 的脑卒中风险。对于其他一些介入治疗,比如颈动脉内膜切除术、颈动脉支架术等,可酌情开展(表 26-3)。

表 26-3 短暂性脑缺血发作或缺血性脑卒中患者的二级预防治疗对脑卒中再发的影响

二级预防治疗	预后比例 /%		风险比 (95%CI)	绝对风险降低 /%
	治疗组	对照组		
急性期治疗				
急性专科病房(vs. 门诊)				
90 天时脑卒中	2%	10%	0.20(0.08~0.49)	12%
阿司匹林(vs. 对照)				
6 周时脑卒中	1%	2%	0.45(0.35~0.58)	1.3%
12 周时脑卒中	2%	4%	0.49(0.40~0.60)*	1.8%
12 周时致残或致命性脑卒中	1%	2%	0.34(0.25~0.46)*	1.4%
替格瑞洛(vs. 对照)				
90 天时脑卒中	6%	7%	0.86(0.75~0.99)*	0.9%
双抗疗法(vs. 单药)				
90 天时脑卒中	6%	9%	0.69(0.60~0.80)	2.8%
颈动脉内膜切除术(vs. 药物治疗)				
颈动脉狭窄程度 70%~99% 患者 5 年时所有脑卒中或手术死亡	15%	29%	0.53(0.42~0.67)	13.9%
颈动脉狭窄程度 50%~69% 患者 5 年时所有脑卒中或手术死亡	17%	23%	0.77(0.63~0.94)	5.6%

续表

二级预防治疗	预后比例 /%		风险比 (95%CI)	绝对风险 降低 /%
	治疗组	对照组		
颈动脉支架术（vs. 颈动脉内膜切除术）				
所有脑卒中或死亡	25%	21%	1.41（1.07~1.84）	4.3%
5 年时所有脑卒中	15%	9%	1.71（1.28~2.30）*	5.8%
5 年时致残或致命脑卒中	6%	6%	1.06（0.72~1.57）*	NS；$p=0.77$
长期治疗				
阿司匹林				
每年脑卒中	4%	5%	0.83（0.72~0.96）	0.8%
氯吡格雷（vs. 阿司匹林）				
2 年时脑卒中再发	11%	12%	0.90（0.80~1.00）#	1%
阿司匹林 + 双嘧达莫缓释剂（vs. 阿司匹林）				
2.6 年时脑卒中再发	9%	11%	0.78（0.68~0.90）*	2.3%
阿司匹林 + 双嘧达莫缓释剂（vs. 氯吡格雷）				
2.5 年时脑卒中再发	9%	9%	1.01（0.92~1.11）*	NS；$p=0.71$
西洛他唑（vs. 阿司匹林）				
3 年时脑卒中再发	5%	8%	0.67（0.52~0.86）	2.7%
降低血压 5.1/2.5mmHg				
3 年时脑卒中再发	9%	10%	0.78（0.68~0.90）#	1.3%
降低 LDL 胆固醇 1mmol/L				
5 年时脑卒中再发	11%	12%	0.88（0.78~0.99）	1.4%
吡格列酮用于胰岛素抵抗				
脑卒中或心肌梗死	9%	12%	0.76（0.62~0.93）*	2.8%
4.8 年时脑卒中再发	7%	8%	0.82（0.61~1.10）*	NS；$p=0.19$
华法林用于房颤（vs. 对照）				
2 年时脑卒中再发	9%	23%	0.36（0.22~0.58）#	14%
直接口服抗凝血药（vs. 华法林）				
2 年时脑卒中或全身性栓塞	5%	6%	0.86（0.76~0.98）	0.8%
左心耳闭塞术（vs. 华法林）				
2.7 年时脑卒中或全身性栓塞	1.75% 每年	1.87% 每年	1.02（0.62~1.7）*	NS；$p=0.94$
卵圆孔未闭合封堵术（vs. 药物治疗）				
缺血性脑卒中再发	0.7% 每年	1.3% 每年	0.58（0.34~0.99）*	0.6%

注：* 危险比（hazard ratio，HR）和 95% 置信区间；# 比值比（odds ratio，OR）和 95% 置信区间。

二、预防心脏源性缺血性脑卒中复发的药物

对于伴有非风湿性房颤的脑缺血患者,口服抗凝血药维生素 K 拮抗剂(如华法林),可降低 2/3 的脑卒中再发和 1/2 的血管事件。在房颤患者中,与华法林相比,四个直接口服抗凝血药(凝血酶抑制剂达比加群酯以及 Xa 因子抑制剂利伐沙班、阿哌沙班、依度沙班)可降低约 1/6 的脑卒中再发或全身性栓塞,显著降低死亡率和颅内出血,未增加重大出血事件。但对于植入机械心脏瓣膜的患者,达比加群酯没有华法林安全有效。尽管新型口服抗凝血药比华法林更有效且出血事件较少,但是当出现危及生命的严重出血事件或者需要紧急处理时,快速有效的逆转剂尤为重要。目前,idarucizumab 作为首个达比加群酯特异性拮抗剂,可在几分钟内快速逆转抗凝效果,已被 FDA 批准上市;Xa 因子抑制剂的逆转剂 andexanetalfa 以及凝血酶和 Xa 因子抑制剂的双效逆转剂 aripazine(PER977,ciraparantag)正处于临床试验中。

急性心源性脑卒中患者开始口服抗凝血药物的最佳时间尚不确定,相关试验正在开展中。但是,根据再发性脑卒中风险和脑梗死出血转化的平衡,最佳时间可能是在脑卒中发作后的 4~14 天。由于肝、肾功能,药物相互作用,患者偏好,成本,耐受性以及患者可能处于正在服用华法林等,抗凝血药物的选择具有个体化特征。

三、对不明原因缺血性脑卒中复发的预防措施

对于合并卵圆孔未闭合的不明原因脑卒中患者,抗血小板治疗和抗凝血治疗的脑卒中再发比例相似。与药物治疗相比,经导管介入卵圆孔未闭合封堵术可轻微降低脑卒中再发比例,但是增加了新发房颤风险。最近,三项临床试验证明,与单用抗血小板药治疗相比,卵圆孔未闭合封堵术联合抗血小板药治疗能更有效地降低脑卒中复发,但是卵圆孔未闭合封堵术还是与房颤风险增加有关。

第四节　治疗抗脑卒中的新药研究

神经保护是治疗缺血性和出血性脑卒中的共性策略,因此神经保护剂研发一直是本领域关注焦点。然而,上百项临床试验中,大量神经保护剂转化失败,使得脑卒中治疗药物研发成为世界性难题。因此,神经保护剂治疗脑卒中还在继续探索中。基于干细胞理论的新疗法研究也在同时进行中。本节首先针对脑卒中损伤机制的主要环节,简述神经保护剂新药研发进展;其次围绕机体内在防御机制,介绍海军军医大学药理学教研室的新靶标发现和新药研究。此外,本章也综述了干细胞治疗研究进展。

一、针对脑卒中损伤机制的神经保护剂的新药研究

针对脑卒中损伤机制的主要环节,目前在研的神经保护剂新药可分为靶向兴奋毒性药物、靶向氧化和硝化应激药物及靶向炎症损伤药物。表 26-4 概括了 2010 年以来报道的神经保护剂新药临床试验进展。

表 26-4 2010 年以来神经保护剂在缺血性脑卒中的临床试验结果

作用环节及药物	临床治疗	样本例数	结论
兴奋毒性			
硫酸镁	2 小时内应用	1 700	无效
NA-1	3 小时内应用 可合用 tPA 可合用血管内血栓切除术	目标样本量 558	试验进行中
人参皂苷 Rd	72 小时内应用	390	改善功能恢复 （尚需扩大样本验证）
氧化和硝化应激			
尿酸	4.5 小时内应用 可合用 tPA	421	降低早期临床恶化率 可自理能力较好 未改善结局指标 扩大试验进行中
	特定患者(女性 / 高血糖症 / 早期血管再通)	411	抑制梗死扩大 改善功能恢复
依达拉奉	单药应用	不同样本量回顾分析	疗效存在争议
	复方依达拉奉 48 小时内应用	目标样本量 1 200	已完成试验 结果总结中
炎症反应			
芬戈莫德	72 小时内应用	22	限制继发性组织损伤 减少神经功能缺陷 改善功能恢复
	4.5 小时内应用 可合用 tPA	47	减少再灌注损伤 改善临床预后
那他珠单抗	9 小时内应用 可合用 tPA	161	脑梗体积无效 改善认知功能
IL-1ra	可合用 tPA 可合用血管内血栓切除术	目标样本量 120	试验进行中
米诺环素	24 小时内应用 单独用药	95	无效 大样本试验需开展
	6 小时内应用 可合用 tPA 不可合用血管内血栓切除术	60	无严重出血事件发生 进一步试验在开展中

二、基于 Nampt-NAD 防御系统的抗脑卒中的新药研究

脑卒中发生时,一方面引起损伤反应,导致细胞死亡、功能受损;另一方面,调动防御反应,企图使细胞存活、再生、功能恢复,以对抗脑卒中损伤带来的危害。以往多数针对脑卒中损伤机制的靶标和药物,迄今为止临床转化未获成功,尚在继续探索中。我们希望从新的视角,通过瞄准机体内在防御机制,挖掘抗脑卒中新靶标。脑卒中虽然是脑局部疾病,但可引起全身反应,而且脑局部与全身可相互作用。因此,我们提出利用机体内在防御机制寻找脑局部和全身来源的神经保护因子。

(一) Nampt-NAD 系统

脂肪因子 Visfatin 除了脂肪组织外,肝等组织也可分泌,该蛋白在细胞内外,均具有烟酰胺磷酸核糖转移酶(nicotinamide phosphoribosyltransferase,Nampt)活性。而且,研究证明,Nampt 从脂肪细胞分泌后,其活性的增加与 Lys53 位点去乙酰化有关。Nampt 是烟酰胺腺嘌呤二核苷酸(nicotinamide adenine dinucleotide,NAD)生物合成的限速酶(图 26-4),NAD 是生成能量物质三磷酸腺苷(ATP)和发生数百个氧化还原反应的重要辅酶。大量研究表明,NAD 又是重要的信号分子,可介导 SIRTs 等信号转导通路。Nampt 还是机体重要的防御蛋白,Nampt-NAD 系统可决定细胞生死存亡。

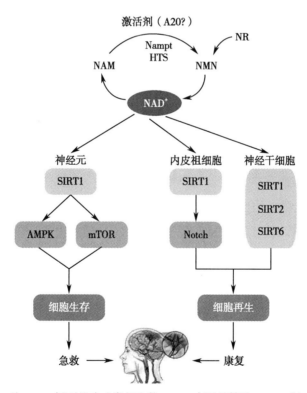

注:A20,氨丙基咔唑类衍生物;HTS,高通量筛选;NAD,烟酰胺腺嘌呤二核苷酸;NAM,烟酰胺;Nampt,烟酰胺磷酸核糖转移酶;NMN,烟酰胺单核苷酸;NR,烟酰胺核糖。

图 26-4 抗脑卒中 Nampt-NAD 防御系统及新药研发

(二) Nampt 可作为脑卒中治疗新靶标

一系列实验证据证明:①给予遗传性脑卒中易发大鼠终身服用 Nampt 特异性抑制剂,可加速脑

卒中发生和死亡。②脑组织有较高 Nampt 表达,神经细胞可释放 Nampt。在整体和离体脑缺血模型急性期,Nampt 上调。Nampt 重组蛋白、Nampt 过表达、Nampt 酶产物烟酰胺单核苷酸(nicotinamide mononucleotide,NMN)和 NAD 可对抗整体和离体脑缺血损伤,而 Nampt 抑制剂或敲除 Nampt 可加重脑缺血损伤。SIRT1、AMPKα2 敲除和 AMPK 抑制剂可阻断 Nampt 对脑缺血的保护作用(抗坏死和凋亡),阐明了神经存活新途径 Nampt-SIRT1-AMPK。Nampt 可由 Nampt-SIRT1-mTOR 途径介导,促进脑缺血早期细胞自噬,发挥神经保护作用。③通过制备 Nampt 转基因过表达小鼠(Tg)和 Nampt 氨基酸突变酶失活转基因过表达小鼠(ΔTg),发现 Nampt 在脑缺血亚急性和慢性期可发挥组织修复作用,促进功能恢复,涉及内皮祖细胞 Nampt-SIRT1-Notch 通路促进血管新生,以及神经干细胞 Nampt-SIRT1,2,6途径促进神经再生。而且 Tg 小鼠脑缺血后死亡率较低,体重恢复较快。脑缺血后 1 个月,脑的大体形态明显不同,Tg 小鼠恢复到接近正常;而 ΔTg 小鼠脑较小,缺损明显。

(三) 基于 Nampt-NAD 系统的抗脑卒中新药研究

在发现 Nampt 新靶标同时,研究人员提出并实施基于 Nampt-NAD 系统的新药研发策略:① Nampt 直接酶产物 NMN 可作为抗脑卒中治疗新药,对脑缺血具有多重保护作用,对脑出血也有神经保护作用,且不影响血肿大小,现已进入临床前研究阶段;②烟酰胺核糖(nicotinamide riboside,NR)(生成 NMN 的前体之一)具有抗脑卒中活性;③发展 Nampt 激活剂作为抗脑卒中治疗新药。为此,研究人员首次建立了基于 Nampt 靶标的高通量筛选系统,完成了 5.5 万个小分子筛选,获得 348 个可明显抑制 Nampt 酶活性的化合物,确认了结构多样的新型 Nampt 抑制剂可作为研究工具和 / 或抗肿瘤先导药物;发现了首个 Nampt 荧光探针化合物,对分子影像生物学研究具有潜在价值。同时,获得 495 个潜在的 Nampt 激活剂并证实其中一个潜在的 Nampt 激活剂 A20 具有抗脑卒中活性。

上述研究表明,Nampt 可通过新的多重作用机制发挥抗脑卒中作用(图 26-4)。在缺血性脑卒中急性期,该蛋白可通过激活早期细胞自噬和对抗细胞凋亡 / 坏死,促进神经存活;在脑卒中慢性期,该蛋白可通过促进血管新生和增强神经再生,改善脑卒中后功能恢复。上述研究同时阐明了该蛋白在神经元、内皮祖细胞和神经干细胞上的新的信号转导途径。因此,增强该蛋白活性或相应酶代谢通路,有望成为脑卒中急救和康复的新策略。并且,Nampt 天然酶产物 NMN 可作为抗脑卒中新药研发,其他候选系列新药还包括 NR 和 A20,有待后续深入研究。

三、脑卒中的干细胞治疗研究

缺血性脑卒中后,脑梗死区组织受损,加强脑组织的神经再生和血管再生能力,可以有效推进内源性恢复进程,减少脑损伤,改善功能预后。随着干细胞研究的进展,受损脑组织的神经再生以及神经结构修复取得重要进步。临床前证据显示,在动物缺血性脑卒中模型中,干细胞治疗促进缺血性脑卒中后的恢复,可通过抑制炎症和凋亡发挥神经保护作用、降低脑梗死体积,通过释放营养因子和生长因子、增强内源性修复机制以及移植后细胞分化、替代与整合发挥治疗作用,而且具有较长的治疗时间窗。干细胞疗法被提出纳入脑卒中基础和临床研究,改善脑组织损伤修复和神经功能缺陷,成为脑卒中患者新兴的再生医学治疗策略。

干细胞具有自我更新能力,可替换脑中损伤细胞,分化为神经系统组成所必需的各种类型细胞,其治疗方法研究包括使用不同类型的干细胞,如神经干细胞、骨髓单核细胞、间充质干细胞等;不同的给予途径,如脑内、动脉、静脉、鞘内、鼻内等途径;不同的剂量,根据细胞类型和给予途径而定;不同的治疗时间窗,从数天到数月、数年不等。

脑卒中干细胞治疗已建立临床前和临床研究指南,第一部指南创建于2009年,重点关注临床前研究及其作为细胞疗法临床试验的重要发展部分。由于第一次指南为早期临床试验的实施提供了建议,该领域迅速发展,随后2011年更新的指南补充、细化了相关内容;2014年指南再次更新,关注细胞疗法的作用机制、动物模型到患者应用成功转化存在的障碍、急性和慢性脑卒中目前临床试验的设计问题。

目前,干细胞疗法已有逾50项临床试验在脑卒中疾病中开展,所应用的细胞类型主要是神经干细胞和成体干细胞,大多应用单一类型细胞,多种细胞联合应用的研究案例较少(表26-5)。

(一)神经干细胞脑卒中治疗

1. 神经干细胞作用机制　神经干细胞具有自我更新能力,可分化为各种类型的细胞,如神经元、星型胶质细胞、少突胶质细胞等,在胚胎形成和成年神经再生中发挥重要作用。神经干细胞的脑卒中治疗包括胚胎干细胞(embryonal stem cell,ESC)、多能干细胞(pluripotent stem cell,PSC)和成年神经祖/干细胞(neural progenitor/stem cell,NPC/NSC)治疗。神经再生不像胚胎发育进程那样精心编排、大规模并行发生,而是可以在任何时间点发生。在成年神经再生过程中,具有分化能力的NSC可进行自我更新、瞬间扩增为神经干/祖细胞,最终分化为成熟的神经元、星型胶质细胞、少突胶质细胞。

目前,在临床前脑卒中动物模型中,主要有基于NSC的两种主要作用机制:①通过脑内移植NSC及内源性NSC的神经再生刺激,替换受损神经元,以重建和修复脑卒中受损的神经通路;②通过脑内、静脉内或动脉内递送至大脑内的NSC,以旁分泌的方式,促进免疫调节、神经保护机制、内源性神经再生和血管新生。神经干细胞的临床前脑卒中作用机制的阐明,为其进一步临床试验的开展,提供了理论基础。

2. 神经干细胞临床试验　鉴于神经干细胞在动物脑卒中模型中的有效作用,研究人员提出神经干细胞治疗脑卒中的策略,以补偿脑卒中后缺血组织不可逆的细胞损失、修复脑损伤组织,主要用于慢性缺血性脑卒中的治疗临床试验已经展开,在急性、亚急性缺血性脑卒中以及出血性脑卒中治疗研究较少(表26-5)。尽管注册的脑卒中干细胞临床试验已超过50项,但只有人神经前体细胞系NT2/D1和人永生化神经干细胞系CTX进入到临床Ⅰ期和Ⅱ期试验,神经类型细胞LGE细胞的临床研究由于实验设计局限性以及癫痫、偏瘫加重等有害事件的出现,而提前终止。

(1)基于人神经前体细胞系NT2/D1的脑卒中临床试验:NT2/D1细胞,又称为NT2细胞,是一种人畸胎瘤来源的人多能胚胎瘤细胞系,属于神经前体细胞系。给予NT2/D1细胞维A酸等,可诱导获得有丝分裂后期神经元样细胞NT2N神经元(商品名称为LBS-Neurons)。

严重运动障碍的基底神经节脑卒中患者的NT2N神经元临床Ⅰ期试验已经展开。该研究招募脑卒中患者共12名,年龄44~75岁,先前6个月到6年均发生脑梗死。其中4名脑卒中患者在脑内给予单剂量2百万细胞移植物,另外8名患者随机给予单剂量2百万细胞或3倍剂量6百万细胞移植。移植后1、2、4、8、12、16、24、36、52周对安全性和有效性进行评价。长达18个月血清学或影像学评估显示,无细胞相关的有害作用;根据欧洲脑卒中总量表评分,6位患者改善3~10分,所有患者平均改善2.9分;移植后6个月,11位患者的PET扫描结果显示(一名患者由于其他疾病原因,被迫推迟PET扫描),

6名患者(5名接受2百万细胞治疗,1名接受6百万细胞治疗)的移植位点或同侧脑中,氟脱氧葡萄糖〔F-18〕相对摄取增加≥15%。此外,手术后27个月,1名患者因心肌梗死死亡,首例尸检结果显示,移植的神经元细胞可以迁移到脑卒中区域,存活达2年之久。

NT2N神经元临床Ⅰ期试验证明了神经元脑内移植在运动障碍脑梗死患者中的安全性和可行性,但是该项研究没有设置对照组。因此,NT2N临床Ⅱ期试验需在完善实验设计的基础上,再次探究NT2N神经细胞移植物在运动功能缺陷脑卒中患者中的安全性和有效性。

NT2N神经元临床Ⅱ期试验,采用随机、观察者盲法,共招募18名年龄介于18~75岁、脑卒中病程1~6年且存在固定运动障碍行为的脑卒中患者,其中缺血性和出血性脑卒中患者各9名。所有脑卒中患者被随机分为治疗组和对照组,治疗组中共14名患者,7名患者接受5百万细胞治疗,7名患者接受10百万细胞治疗,而后参与脑卒中康复治疗项目;对照组中4名患者不进行细胞治疗,仅参与脑卒中康复治疗项目。另外,所有患者在手术前和手术后均进行运动学测试和影像学检测,作为基准值。长达24个月的血清学和影像学评估显示,14名细胞治疗组患者均未出现细胞相关的有害事件,仅1名患者出现一次癫痫发作;移植后6个月时的欧洲脑卒中总量表评分显示,5百万细胞治疗组中的4名患者和10百万细胞治疗组中的2名患者,评分结果均得到改善,但是细胞治疗组整体分数结果与对照组或基准值比较,均无明显差异。与对照组或基准值相比,细胞治疗组中,Fugl-Myer量表评分未显示手腕活动和手指运动分数得到改善;但上肢功能评估量表和脑卒中影响量表(stroke impact scale,SIS)评分显示,手指运动评分和6个月时的日常活动分数均得到提高。

尽管在一些脑卒中患者中出现了明显的运动功能和日常活动改善,但是该项研究并不能作为主要终点指标为运动功能改善提供证据。该结果的出现,可能是由于脑卒中患者数量不足、未对脑卒中患者类型进行分类、脑卒中病程过久、细胞剂量不足等原因。因此,应开展更大规模的临床试验,招募数量更多、病程更短的脑卒中患者,将脑卒中患者按照缺血性和出血性进行分类,给予更多剂量的细胞治疗,以探究NT2/D1神经细胞移植是否改善脑卒中患者的运动功能。

(2)基于人神经干细胞系CTX的脑卒中临床试验:CTX人神经干细胞系可释放细胞因子和生长因子,以促进血管新生、神经再生和降低炎症反应(图26-5)。CTX0E03是一种永生化人神经干细胞系,来源于人胚胎脑组织,通过逆转录病毒转染c-myc生长因子基因进行永生化处理,永久保持干细胞特性。CTX0E03被作为临床级NSC,据此研制的商业化产品CTX-DP被用来慢性脑卒中治疗(ReNeuron PISCES试验)。

CTX0E03在慢性脑卒中患者中的临床Ⅰ期试验研究(PISCES Ⅰ,NCT01151124),采用开放、单一位点、剂量递增的实验方案,共招募13名年龄≥60岁、发病6~60个月、NIHSS 6分以及mRS 2~4分的男性缺血性卒中患者,其中11名患者接受细胞治疗,在脑梗死同侧壳核内立体定位注射单剂量2×10^7、5×10^7、1×10^8或2×10^8细胞。移植前,NIHSS平均分数为7,距离脑卒中发作平均时间为29个月。该项研究主要是评价脑内移植CTX0E03的安全性和耐受性,观察移植两年后的神经学和功能学预后。长达近5年的随访结果显示,未出现免疫或细胞相关的有害事件,仅手术过程或并发症带来一些不利影响;细胞治疗组具有较好的细胞剂量耐受性,即使单次给予2×10^8细胞剂量也不会诱导有害事件;移植后2年,NIHSS分数平均改善2分,与改善的神经功能有关。

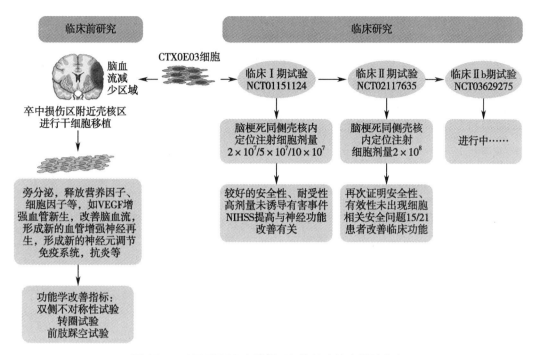

图 26-5 CTX0E03 人神经干细胞治疗缺血性脑卒中

注：CTX0E03 是一种永生化人神经干细胞系，来源于人胚胎脑组织，通过逆转录病毒转染 c-myc 生长因子进行永生化处理，永久保持干细胞特性。CTX 细胞系以冷冻状态储存，需要在使用前解冻，给药之前不需要进一步处理。临床前研究表明，在卒中损伤区附近进行 CTX0E03 干细胞移植，可通过旁分泌方式，释放营养因子 VEGF 等；可增强血管新生，改善脑血流，促进新的血管形成；增强神经再生，形成新的神经元；调节免疫系统，发挥抗炎作用等。进一步，临床 Ⅰ 期和 Ⅱ 期试验均证明了 CTX0E03 干细胞在临床试验中的安全性和有效性，进一步 Ⅱb 期临床试验正在开展中。

尽管 PISCES Ⅰ 结果证明了 CTX0E03 的安全性和耐受性，但该项研究选择的受试者脑卒中病程较长，通常神经功能很难被改善，因此很难确定神经干细胞的有效性。因此，CTX0E03 临床 Ⅱ 期试验（PISCES Ⅱ，NCT02117635）紧接 PISCES Ⅰ 的步伐，以评价安全性和有效性。

CTX0E03 PISCES Ⅱ 试验，招募年龄 ≥ 40 岁、病程 2~12 个月、合并手臂局部麻痹且手臂丧失功能 3~12 个月的 21 名大脑中动脉缺血性脑卒中患者，给予 2×10^8 单一细胞剂量治疗。长达 12 个月的随访结果显示，未出现细胞相关的安全问题，15 名患者出现临床相关的功能改善。

目前，CTX0E03 PISCES Ⅲ（NCT03629275）已获批，是一项随机对照临床 Ⅱb 期试验，旨在研究 CTX 细胞系在慢性脑卒中患者中的安全性和有效性。该项研究共招募 110 名年龄 35~75 岁、脑卒中后 6~12 个月具有持续性残疾的缺血性脑卒中患者，以 1:1 的比例随机分为细胞治疗组和假手术组，所有患者均接受为期 12 周的物理康复治疗。此次临床试验设置假手术组，是为了排除手术和麻醉等干预因素对临床研究的影响，同时也将考虑细胞给予方式（脑内立体定向注射）的安全性问题。

（二）成体干细胞脑卒中治疗

与 NSC 临床试验相比，成体干细胞在脑卒中疾病中的临床结果报道较多（表 26-5）。

1. 骨髓单核细胞（BM-MNC） 骨髓单核细胞包含不同类型的干细胞，存在于骨髓中，可在几小时内获得并输注，通过趋化性靶向病变位点，产生和分泌细胞因子和生长因子。临床前研究表明，BM-MNC 治疗可降低梗死体积，改善功能预后。先后开展的临床试验，探究了 BM-MNC 的安全性、可行性、有效性以及输注途径、不同剂量与疗效的相关性(表 26-5)。

表 26-5 脑卒中干细胞治疗临床研究进展

细胞类型	治疗时间窗	患者例数(对照∶实验)	随访/月	实验设计(NCT 编码)	细胞剂量	给予途径	结果	年份
急性缺血性脑卒中								
MAPC(MultiStem)	1~2 日	61∶65	12	随机对照 phase Ⅱ NCT01436487	4×10^8 12×10^8	静脉	安全可行	2017 年
	/	/(共 300)	/	随机对照 phase Ⅲ	/	/	/(筹划中)	2018 年
BM-MNC	1~3 日	0∶10	6	非盲前瞻研究	$7~10 \times 10^6/kg$	静脉	安全可行	2011 年
	1~7 日	38∶38	24	随机对照 phase Ⅱ NCT02178657	$2 \times 10^5/kg$ $5 \times 10^5/kg$	动脉	有效 安全性待确定	2015 年
	3~7 日	0∶20	6	非盲试点研究	2.2×10^7	动脉	安全可行	2012 年
脂肪 MSC	≤ 2 周	10∶10	24	随机对照 phase Ⅱa	$1 \times 10^7/kg$	静脉	安全可行 有效	2014 年
造血干/祖细胞	≤ 7 日	0∶5	6	非盲 phase Ⅰ NCT00535197	1×10^8	动脉	安全可行 有效	2014 年
亚急性缺血性脑卒中								
BM-MNC	5~9 日	10∶10	6	观察者盲法 phase Ⅰ / Ⅱ NCT00761982	1.59×10^8	动脉	改善日常活动 未改善神经功能 偶发癫痫	2012 年
	7~10 日	0∶12	6	非盲 phase Ⅰ / Ⅱa NCT01678534	2.5×10^7 3.4×10^7	静脉	安全可行 改善神经功能、脑血流量和代谢	2015 年
	7~30 日	0∶11	13	非盲 phase Ⅰ NCT01501773	$2~18.6 \times 10^7$	静脉	安全可行	2012 年
		60∶60	12	非盲 phase Ⅱ NCT01501773	2.8×10^8	静脉	安全可行 但预后无差异	2014 年
	7~120 日	18∶21	12	非盲临床试验	1×10^6	动脉	安全可行 但预后无差异	2016 年

细胞类型	治疗时间窗	患者例数（对照∶实验）	随访/月	实验设计（NCT编码）	细胞剂量	给予途径	结果	年份
BM-MNC	2~3个月	0∶6	6	非盲 phase Ⅰ NCT00473057	$1 \sim 5 \times 10^{8}$	动脉	安全可行仅2名患者200天后偶发癫痫	2011年
BM-MSC	18.8~37日	36∶16	60	非盲临床试验	$5 \times 10^{7}*2$	静脉	安全可行可能改善残疾	2010年
	32~61日	25∶5	12	随机对照 phase Ⅰ/Ⅱ	$5 \times 10^{7}*2$	静脉	安全可行有效	2005年
	33~136日	0∶12	12	非盲临床研究	$0.6 \sim 1.6 \times 10^{8}$	静脉	安全可行	2011年

慢性缺血性脑卒中

细胞类型	治疗时间窗	患者例数（对照∶实验）	随访/月	实验设计（NCT编码）	细胞剂量	给予途径	结果	年份
NPC/NSC 或 MSC	1周~2年	2∶6	24	临床研究	MSC $0.5 \times 10^{6}*4$ NPC/NSC $6 \times 10^{6}*3$	静脉	安全可行有效仅短暂低烧、头晕	2014年
NT2/D1（LBS-Neurons）	6个月~6年	0∶12	18	观察者盲法 phase Ⅰ	2×10^{6} 6×10^{6}	脑内	安全可行	2000年 2002年
	1~6年	4∶14	24	观察者盲法 phase Ⅱ	1×10^{7}	脑内	安全可行但未改善运动缺陷	2005年
胎猪纹状体细胞（LGE cells）	3个月~10年	0∶5	提前终止	非盲临床研究	5×10^{7} 8×10^{7}	脑内	实验设计有局限性出现癫痫、偏瘫加重	2005年
NSC（CTX0E03）	6~60个月	2∶11	24	非盲 phase Ⅰ NCT01151124	2×10^{7} 5×10^{7} 10×10^{7}	壳核	安全可行有效	2016年
	2~12个月	0∶21	/	非盲 phase Ⅱ NCT02117635	2×10^{8}	壳核	安全移植一年后,改善临床预后	2017年
	≤6个月	55∶55	/	非盲 phase Ⅱb	2×10^{7}	壳核	/（筹划中）	2018年

续表

细胞类型	治疗时间窗	患者例数（对照：实验）	随访/月	实验设计（NCT编码）	细胞剂量	给予途径	结果	年份
BM-MNC	3个月~1.5年	10:10	12	非盲临床研究	$5\sim6\times10^7$	静脉	安全可行但无明显临床改善	2016年
	3个月~2年	12:12	6	非盲临床研究	5.46×10^7	静脉	安全可行可能改善神经功能	2012年
BM-MSC（SB263 cells）	6~60个月	0:18	24	非盲 phase Ⅰ/Ⅱa NCT01287936	2.5×10^6 5.0×10^6 10×10^6	脑内	安全有效	2016年
	6~90个月	52:104	12	非盲 phase Ⅱb NCT02448641	2.5×10^6 5.0×10^6	脑内	/（进行中）	2018年
BM-MSC	3个月~2年	6:6	52	非盲试点研究	/	静脉	安全可行有效	2017年
PBSC	6个月~5年	15:15		随机对照 phase Ⅱ	$3\sim8\times10^6$	脑内	安全可行有效	2014年
出血性脑卒中								
BM-MNC	5~7日	40:60	6	观察者盲法 phase Ⅰ	$0.2\sim2\times10^7$	脑内	安全可行有效	2013年
混合型脑卒中								
BM-MNC	1~10年	0:5	12	非盲 phase Ⅰ	$1.4\sim5.5\times10^7$	脑内	安全可行	2009年
	4~144个月	0:24	30	非盲 phase Ⅰ/Ⅱ NCT02065778	1×10^6/kg	鞘内	改善脑卒中慢性期的功能预后	2014年
BM-MSC	6~12个月	6:6	6	非盲 phase Ⅰ	$5\sim6\times10^7$	静脉	安全可行	2011年
	≤90日	20:40	3	非盲试点研究	1×10^6/kg	静脉	进行中	2013年
BM-MSC 或 BM-MNC	3个月~2年	20:20	6	非盲试点研究	$5\sim6\times10^7$	静脉	安全可行有效	2013年
UC-MSC	3~6个月	0:4	6	非盲试点研究	2×10^7	动脉	安全可行可能改善脑缺血患者临床预后	2013年

细胞类型	治疗时间窗	患者例数（对照：实验）	随访/月	实验设计（NCT编码）	细胞剂量	给予途径	结果	年份
多细胞联合疗法	6个月~20年	0：10	24	非盲试点研究	OEC $1{\sim}2\times10^{6}$ NPC $2{\sim}5\times10^{6}$ SC 2×10^{6} UC-MSC $1{\sim}2.3\times10^{7}$	颅内	安全可行仅改善脑缺血患者功能	2013年

注：BM-MNC，骨髓单核细胞；BM-MSC，骨髓间充质干细胞；MAPC，多能成体干细胞；NPC，神经祖细胞；NSC，神经干细胞；OEC，嗅神经鞘细胞；PBSC，外周血干细胞；SC，施万细胞；UC-MSC，脐带间充自干细胞；/，暂无数据。

临床试验证明，BM-MNC在脑卒中患者中动脉输注、静脉输注、脑内或鞘内注射均是安全可行的。急性脑缺血患者给予BM-MNC治疗后，6个月随访期间未发生有害事件及住院死亡事件，可分别改善70%和40%中度或中重度脑缺血患者的临床预后。亚急性脑缺血患者的小规模临床试验报道称，BM-MNC对神经功能、脑血流量或日常活动能力有积极影响，仅偶发非细胞治疗相关的癫痫；但较大规模临床结果表明，BM-MNC治疗虽然安全可行，但并不能改善脑卒中结局，对运动功能、语言失调、梗死体积等无益处。在慢性脑缺血患者中，BM-MNC的有效性尚未确定，但可以通过旁分泌形式在干细胞区和神经恢复微环境中分泌生长因子VEGF和BDNF。

在含14例脑缺血和10例脑出血的慢性脑卒中患者的临床试验中，鞘内输注BM-MNC可改善患者恢复进程，12例改善步行能力、10例改善手功能、6例改善站立平衡、9例改善行走平衡，促进脑卒中慢性期的功能恢复；在单纯出血性脑卒中患者中，脑内给予BM-MNC可减少神经功能损伤，改善日常生活能力。

不同的临床试验中，BM-MNC有效性的不一致，与脑卒中类型、治疗时间窗、细胞剂量、患者类型、患者数量等密切相关，需要开展更大规模的临床试验来进一步验证。

BM-MNC移植后的生物分布实验也在临床试验中开展。通过动脉或静脉给予亚急性大脑中动脉脑卒中患者锝-99m标记的骨髓单核细胞，发现移植2小时和24小时后，动脉输注组中肝脏和脾脏放射性较高，肺中含量低，但是两组给予途径中，脑中放射性均较低，无明显差异。因此，无论动脉或静脉给予骨髓单核细胞，相对于初始给予剂量，脑内实际有效剂量很低。2015年首次在中度到重度急性缺血性脑卒中患者中探究不同剂量动脉内注射自体同源骨髓单核细胞的有效性试验。通过对两项临床试验的数据分析，探究不同剂量的自体同源BM-MNC在缺血性脑卒中患者中与疗效的相关性。结果表明，细胞治疗组的细胞剂量与残疾之间具有高度相关性，较高剂量的细胞治疗组在180天表现出较好的预后。这一结果与临床前研究相似，高剂量的自体同源骨髓单核细胞与脑卒中患者较好的预后有关，特别当细胞剂量高于 3.1×10^{8} 时，这一相关性更加明显。

2. 间充质干细胞（MSC）　间充质干细胞是多能干细胞，最初在骨髓中被发现，又称为"骨髓基质细胞"，后来在身体其他部位，如脂肪组织、脐带、肺、肝脏、滑膜、羊水、牙髓、骨骼肌、胎儿血液以及循环系统中也发现该细胞。由于其较好的可塑性,可在体外培养,且具有与众不同的形态结构,可表达特定CD集群分化因子,在适当微环境下,可以增殖和分化为其他类型的细胞。尽管间充质干细胞在脂肪组织中分布最多,但临床试验中大多使用自体同源的骨髓间充质干细胞,其他类型的间充质干细胞临床治疗也有报道(表26-5)。

(1)骨髓间充质干细胞(BM-MSC):骨髓间充质干细胞具有自我更新能力,可以分化为中胚层、内胚层以及外胚层细胞,如神经元、神经胶质细胞和内皮细胞。大量临床前证据显示,骨髓间充质干细胞通过多个作用机制参与缺血性脑卒中病理过程,如:迁移并存活在缺血区,营造有利于细胞存活和受损神经组织修复再生的微环境;通过免疫调节抑制缺血区的神经元和神经胶质细胞凋亡;释放细胞因子和神经营养因子,为缺血半暗带区的受损神经元提供营养支持;诱导血管生成,改善脑血流循环,促进神经组织修复;还可能刺激轴突出芽和髓鞘重构,促进内源性神经再生;作为基因载体将细胞治疗和基因治疗相结合,通过修饰,引入靶基因,促进迁移、存活,增强营养因子表达,加速缺血区血管再生,抵抗炎症,减轻神经水肿和凋亡;与药物治疗联合使用,提供简单、高效、可行的累积性协同疗效;通过分化为神经细胞或去分化为原始干细胞在脑卒中治疗中发挥作用;通过低氧预处理,增强自身存活能力,进而增加细胞数量和某些生物因子表达提高治疗效果。此外,骨髓间充质干细胞通常来源于自体组织,不存在伦理学问题,体外培养方便,具有较低的免疫原性和很好的安全性。基于以上优势,骨髓间充质干细胞可作为脑卒中干细胞临床治疗的理想细胞,已开展临床试验(表26-5)。

BM-MSC在急性脑缺血疾病的临床研究尚无报道。早期结果显示,在亚急性脑缺血患者中,静脉给予BM-MSC不会引起有害事件,可能有助于神经功能恢复。MSC的临床改善与基质细胞来源因子1的血清水平和侧脑室室下区的参与程度有关。近期,一项随访时间长达4年多的慢性脑缺血性患者临床研究表明,静脉给予BM-MSC未发生细胞相关的任何副作用或有害事件。即使在合并出血和缺血的慢性脑卒中患者中,移植后,也未发生类似于静脉血栓栓塞、细胞异常分化、全身性癌症、全身感染或者神经功能下降的有害事件。

目前,在BM-MSC细胞治疗的慢性脑缺血疾病中,SB263细胞表现出可靠的安全性和较好的临床预后。SB263细胞是一种同种异体修饰的BM-MSC,可用于稳定性脑卒中导致的慢性运动缺陷疾病的同种异体细胞疗法。SB263临床Ⅰ/Ⅱ期试验(NCT01287936)结果表明,在18名病程6~60个月的慢性脑缺血患者中,分别给予细胞剂量2.5×10^6、5.0×10^6、10×10^6,不会引起剂量相关的毒性或死亡;相对于细胞治疗前,SB263细胞治疗后,欧洲卒中量表(ESS)分数平均增加6.88,美国国立卫生研究院卒中量表(NIHSS)分数平均降低2.00,Fugl-Meyer总分数和运动功能评分分别增加了19.20和11.40,而且移植后1周,损伤侧皮层T2-MRI信号的改变与12个月后的临床预后改善具有相关性。

目前,SB263细胞临床Ⅱb期试验(NCT02448641)正在开展中,此次研究招募156名慢性脑缺血患者,按照1∶1∶1的人数比例,将患者分为非细胞治疗组、细胞治疗组1(细胞剂量2.5×10^6)和细胞治疗组2(细胞剂量5×10^6),进行为期一年的随访研究。

以上研究证据支持了骨髓间充质干细胞在脑卒中疾病中移植治疗的安全性和可行性(表26-5)。值得注意的是,临床试验中,使用的BM-MSC均需要在体外扩增培养,尽管使用含动物血清(如胎牛血清)的培养基,离体培养MSC的有害事件尚无报道,但应尽量选择使用无血清培养基或自体同源血清扩增培养 MSC,以减少异种污染的担忧。

(2)脂肪组织间充质干细胞(AD-MSC):脂肪组织来源的干细胞相对于骨髓来源的干细胞有很多优势,例如,可从皮下脂肪组织中微创分离,且数量相对较多;其旁分泌功能和生成血管的潜能均优于骨髓细胞。临床前研究证明,在大鼠脑缺血模型中,静脉给予 AD-MSC 可显著改善功能预后,减少细胞死亡,增加细胞增殖、神经再生、突触再生、血管新生。

目前,AD-MSC 在脑卒中的临床试验研究报道很少(表 26-5)。一项随访长达两年的临床 Ⅱa 期试验表明,在急性脑缺血患者中,静脉给予 AD-MSC 具有较好的耐受性,且无并发症,证明了 AD-MSC 细胞治疗的安全性和可行性。

(3)脐带血间充质干细胞(UC-MSC):与 BM-MSC 相比,UC-MSC 具有一些优势,如较好的可塑性、细胞生长速度快、生物学上更接近胚胎干细胞、较高的分化潜能、较低的免疫原性、产生更多的分泌因子,且这些分泌因子与神经保护、神经再生和血管新生有关。

在小规模脑卒中临床试验中,含 3 例脑缺血和 1 例脑出血患者,6 个月的随访结果显示,动脉给予 UC-MSC 安全可行,但是有效性有待进一步确定,或可以改善脑缺血患者的神经功能。

3. 多能成体干细胞(MAPC)

(1)多能成体干细胞作用机制:多能成体干细胞(MAPC)是一种独特的成体贴壁细胞,可以从骨髓和其他组织中分离获得,可根据大小、转录组、分泌组、miRNA 分布和分化能力等,与 BM-MNC 和 MSC 分开来。临床前研究证明,MAPC 在多种中枢神经系统疾病中,具有保护作用。在动物脑卒中、脑损伤、脊髓损伤等疾病中,脑内或静脉给予 MAPC 可发挥强大的组织保护能力,减缓胶质细胞活化,改善运动和神经功能预后,具有确切的有效剂量和治疗时间窗。MAPC 的脑保护作用与脾脏有关,可调节周围和局部免疫系统,与降低 $CD3^+$、$CD4^+$、$CD8^+$ 细胞,增加 $FoxP^+$ T 细胞,降低炎症因子 IL-1β、TNF-α,促进抗炎因子 IL-10 等密切相关(图 26-6)。

(2)多能成体干细胞临床试验:鉴于 MAPC 在临床前中枢损伤疾病模型中的积极作用,一项临床 Ⅰ/Ⅱ 期试验围绕 MultiStem(MAPC 细胞的商品名)已开展,探究其在急性脑缺血患者中的安全性和有效性。

该项临床 Ⅰ/Ⅱ 期试验(NCT01436487)采用双盲随机对照的实验设计,共招募 126 名患者中重度脑缺血患者,脑卒中发作时间在 24~48 小时,无细胞治疗组 61 人,细胞治疗组随即给予 4×10^8 或 12×10^8 细胞剂量。长达 1 年的随访显示,对于低剂量或高剂量细胞治疗组,均未发生细胞剂量毒性事件、无输注或过敏反应、无治疗相关的有害事件,具有很好的安全性和耐受性,但是与无细胞治疗组相比,细胞治疗 90 天后的神经功能和脑卒中恢复未得到明显改善。

MultiStem 细胞在急性脑缺血患者治疗中,功能改善不明显,可能与治疗时间窗有关,进一步的临床 Ⅲ 期试验(MASTERS-2)拟招募 300 名患者,并缩短治疗时间窗(≤ 36 小时),以确认较早干预是否对脑卒中恢复治疗有效。

(三)干细胞治疗的局限性

以上研究进展为干细胞脑卒中治疗提供了大量的理论和实践依据,但干细胞治疗仍存在很多局限性和需要解决的难题。

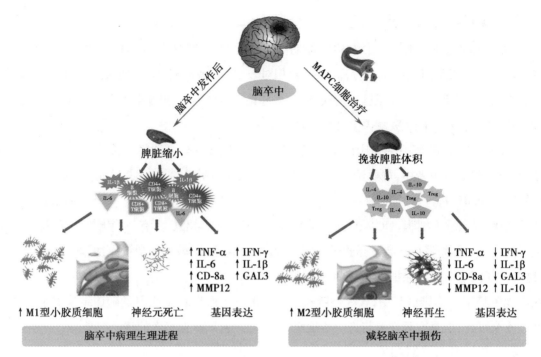

图 26-6　多能成体干细胞（MAPC）对缺血性脑卒中的治疗作用机制

注：缺血性脑卒中激活外周免疫系统，包括脾脏体积减少、脾脏中促炎细胞和炎症因子的释放。这些炎症调节因子引起 M1 小胶质细胞介导的血脑屏障破坏和中枢神经系统炎症。静脉给予 MAPC 可以逆转脾脏体积萎缩，促进脾脏中抗炎因子释放，减少血脑屏障破坏和中枢神经系统炎症，形成有利于再生的环境。

　　干细胞治疗中，需要解决的首要问题是安全性问题。细胞治疗过程中，是否存在细胞相关的有害事件，直接决定该细胞是否可应用于临床治疗。细胞剂量依赖性毒性、过敏反应、不同输注途径引发的有害事件（静脉输注引起的肺栓塞、动脉输注引起的动脉栓塞等）等，都是比较常见的安全性问题。此外，细胞来源也会带来安全性问题，如 NT2/D1 临床试验证明了其应用于脑卒中治疗的安全性和可行性，但由于该细胞来源于畸胎瘤细胞系，仍然无法排除安全性的隐忧。

　　其次，干细胞治疗的有效剂量和最佳治疗时间窗尚不清楚。自体来源干细胞的分化潜能与患者年龄、疾病等有关，不同年龄的患者，给予同一细胞剂量时，其有效剂量不一。不同的输注途径也会显著影响运往靶向区域的细胞数量。干细胞最佳治疗时间窗的选择与是否改善患者临床预后息息相关，目前尚无最佳治疗时间窗的研究报道。

　　此外，干细胞治疗中，不同的脑卒中类型，需要针对性选择合适的干细胞类型。以脑卒中类型为例，在急性脑缺血期间，脑梗死部位的趋化因子、营养因子等水平显著性地增加，随后随时间降低，此时可考虑应用具有旁分泌或免疫调节功能的干细胞，减少脑损伤区的继发性损伤，挽救和保留在体脑组织，以改善脑损伤；慢性脑缺血期间，脑损伤区已形成神经胶质疤痕，组织再造能力减弱，此时治疗可瞄准脑损伤区周围已生存下来的神经细胞，可考虑应用干细胞刺激该类型细胞，改变其功能，以替补缺失的神经功能，或者通过干细胞移植，在体诱导分化，直接进行细胞替代，以改善神经功能。

　　尽管干细胞治疗存在局限性，但脑卒中干细胞治疗仍然是一个令人兴奋、很有希望的治疗途径。未来，干细胞治疗将在更大规模、实验设计更严密的临床试验中开展，同时，可通过引进基因编辑技术、与药物治疗相结合、优化应用模式和载体系统、改善培养方法等，提高脑卒中应用中的安全性和有效性,减少或规避有害事件发生,通过基础和临床协调研究,为脑卒中提供安全、标准、有效的治疗方案。

四、展望

30 年来,脑卒中治疗研究者一直热切期盼"血管再通 + 神经保护"治疗模式的早日实现。但是,由于神经保护剂临床试验屡屡失败,使得不可接受 tPA 治疗的约 95% 脑卒中患者仍处于无药可用的境地。在这种情况下,高收入国家开展了"卒中单元(stroke-unit care)"综合性治疗并取得一定疗效,有效率为 5%(表 26-2)。特别是近年,第二代器械血管内取栓手术治疗联合 tPA 溶栓被确认优于单独 tPA 治疗,而且治疗时间窗延长,这毫无疑问是脑卒中治疗的一大进步。但这些治疗在中低收入国家实施起来依然困难,而且现有治疗的总体有效性均不高(表 26-2)。因此,在脑卒中治疗领域,人们并没有放弃对神经保护剂的寻找,国内外研究显示尚在积极探索中。最近,国家重点研发计划立项对国内临床常用神经保护剂的疗效再验证以及中药的开发,充分说明我国对这一领域的重视,希望能取得国际公认的新药成果。与此同时,国内外正在积极开展脑卒中干细胞治疗新疗法的研究,该治疗不仅可以在脑卒中急性期提供神经保护,还可以在脑卒中慢性期替代已损伤的组织(直接替代或增强内源性神经修复),希望能获得最终成功。此外,更理想的溶栓药物用于急性缺血性脑卒中的治疗也在研发中。

思考题　　　　1. 简述急性缺血性脑卒中的治疗药物。
　　　　　　　2. 简述预防脑卒中复发的治疗药物。
　　　　　　　3. 简述抗脑卒中新药研究的三个方向。

（缪朝玉　郑斯莉）

参 考 文 献

［1］缪朝玉. 心脑血管药理学, 3 版. 北京:科学出版社, 2019.

［2］WANG P, MIAO C Y. NAMPT as a therapeutic target against stroke. Trends Pharmacol Sci, 2015, 36 (12): 891-905.

［3］HANKEY G J. Stroke. Lancet, 2017, 389 (10069): 641-654.

［4］VIRANI S S, ALONSO A, APARICIO H J, et al. Heart disease and stroke statistics-2021 update: A report from the american heart association. Circulation, 2021, 143 (8): e254-e743.

［5］CHAMORRO Á, DIRNAGL U, URRA X, et al. Neuroprotection in acute stroke: targeting excitotoxicity, oxidative and nitrosative stress, and inflammation. Lancet Neurol, 2016, 15 (8): 869-881.

［6］SAVITZ S I. Are stem cells the next generation of stroke therapeutics？ Stroke, 2018, 49 (5): 1056-1057.

［7］RIJKEN D C. Relationships between structure and function of tissue-type plasminogen activator. Klin Wochenschr, 1988, 66 Suppl 12: 33-39.

［8］RIJKEN D C. Plasminogen activators and plasminogen activator inhibitors: biochemical aspects. Baillieres Clin Haematol, 1995, 8 (2): 291-312.

［9］COLLEN D, LIJNEN H R. The tissue-type plasminogen activator story. Arterioscler Thromb Vasc Biol, 2009, 29

(8): 1151-1155.

［10］ KRUITHOF E K, DUNOYER-GEINDRE S. Human tissue-type plasminogen activator. Thromb Haemost, 2014, 112 (2): 243-254.

［11］ PENNICA D, HOLMES W E, KOHR W J, et al. Cloning and expression of human tissue-type plasminogen activator cDNA in E. coli. Nature, 1983, 301 (5897): 214-221.

［12］ ROTHER J, FORD G A, THIJS V N. Thrombolytics in acute ischaemic stroke: historical perspective and future opportunities. Cerebrovasc Dis, 2013, 35 (4): 313-319.

［13］ EISSA A, KRASS I, BAJOREK B V. Optimizing the management of acute ischaemic stroke: a review of the utilization of intravenous recombinant tissue plasminogen activator (tPA). J Clin Pharm Ther, 2012, 37 (6): 620-629.

［14］ DEMAERSCHALK B M, KLEINDORFER D O, ADEOYE O M, et al. Scientific Rationale for the Inclusion and Exclusion Criteria for Intravenous Alteplase in Acute Ischemic Stroke: A Statement for Healthcare Professionals From the American Heart Association/American Stroke Association. Stroke, 2016, 47 (2): 581-641.

［15］ JAUCH E C, SAVER J L, ADAMS H r, et al. Guidelines for the early management of patients with acute ischemic stroke: a guideline for healthcare professionals from the American Heart Association/American Stroke Association. Stroke, 2013, 44 (3): 870-947.

［16］ FUGATE J E, RABINSTEIN A A. Absolute and relative contraindications to IV rt-PA for acute ischemic stroke. Neurohospitalist, 2015, 5 (3): 110-121.

［17］ POWERS W J, RABINSTEIN A A, ACKERSON T, et al. 2018 Guidelines for the Early Management of Patients With Acute Ischemic Stroke: A Guideline for Healthcare Professionals From the American Heart Association/American Stroke Association. Stroke, 2018, 49 (3): e46-e110.

［18］ JOHNSTON S C, EASTON J D, FARRANT M, et al. Clopidogrel and aspirin in acute ischemic stroke and high-risk TIA. N Engl J Med, 2018, 379 (3): 215-225.

［19］ WANG Y, LIU M, PU C. 2014 Chinese guidelines for secondary prevention of ischemic stroke and transient ischemic attack. Int J Stroke, 2017, 12 (3): 302-320.

［20］ SU D F, MIAO C Y. Reduction of blood pressure variability: a new strategy for the treatment of hypertension. Trends Pharmacol Sci, 2005, 26 (8): 388-390.

［21］ ROTHWELL P M, HOWARD S C, DOLAN E, et al. Effects of beta blockers and calcium-channel blockers on within-individual variability in blood pressure and risk of stroke. Lancet Neurol, 2010, 9 (5): 469-480.

［22］ WANG P, XU T Y, GUAN Y F, et al. Nicotinamide phosphoribosyltransferase protects against ischemic stroke through SIRT1-dependent adenosine monophosphate-activated kinase pathway. Ann Neurol, 2011, 69 (2): 360-374.

［23］ WANG P, GUAN Y F, DU H, et al. Induction of autophagy contributes to the neuroprotection of nicotinamide phosphoribosyltransferase in cerebral ischemia. Autophagy, 2012, 8 (1): 77-87.

［24］ WANG P, DU H, ZHOU C C, et al. Intracellular NAMPT-NAD+-SIRT1 cascade improves post-ischaemic vascular repair by modulating Notch signalling in endothelial progenitors. Cardiovasc Res, 2014, 104 (3): 477-488.

［25］ ZHAO Y, GUAN Y F, ZHOU X M, et al. Regenerative Neurogenesis after ischemic stroke promoted by nicotinamide phosphoribosyltransferase-nicotinamide adenine dinucleotide cascade. Stroke, 2015, 46 (7): 1966-1974.

［26］ WEI C C, KONG Y Y, HUA X, et al. NAD replenishment with nicotinamide mononucleotide protects blood-brain barrier integrity and attenuates delayed tissue plasminogen activator-induced haemorrhagic transformation after cerebral ischaemia. Br J Pharmacol, 2017, 174 (21): 3823-3836.

［27］ WEI L, WEI Z Z, JIANG M Q, et al. Stem cell transplantation therapy for multifaceted therapeutic benefits after stroke. Prog Neurobiol, 2017, 157: 49-78.

［28］ BANG O Y. Clinical trials of adult stem cell therapy in patients with ischemic stroke. J Clin Neurol, 2016, 12 (1): 14-20.

［29］ SAVITZ S I, CRAMER S C, WECHSLER L, et al. Stem cells as an emerging paradigm in stroke 3: enhancing the development of clinical trials. Stroke, 2014, 45 (2): 634-639.

［30］ TOYOSHIMA A, YASUHARA T, DATE I. Mesenchymal stem cell therapy for ischemic stroke. Acta Med Okayama, 2017, 71 (4): 263-268.

［31］ MAYS R W, SAVITZ S I. Intravenous cellular therapies for acute ischemic stroke. Stroke, 2018, 49 (5): 1058-1065.

［32］ WECHSLER L R, BATES D, STROEMER P, et al. Cell therapy for chronic stroke. Stroke, 2018, 49 (5): 1066-1074.

［33］ KALLADKA D, SINDEN J, POLLOCK K, et al. Human neural stem cells in patients with chronic ischaemic stroke (PISCES): a phase 1, first-in-man study. Lancet, 2016, 388 (10046): 787-796.

［34］ HESS D C, WECHSLER L R, CLARK W M, et al. Safety and efficacy of multipotent adult progenitor cells in acute ischaemic stroke (MASTERS): a randomised, double-blind, placebo-controlled, phase 2 trial. Lancet Neurol, 2017, 16 (5): 360-368.

［35］ DÍEZ-TEJEDOR E, GUTIÉRREZ-FERNÁNDEZ M, MARTÍNEZ-SÁNCHEZ P, et al. Reparative therapy for acute ischemic stroke with allogeneic mesenchymal stem cells from adipose tissue: a safety assessment: a phase Ⅱ randomized, double-blind, placebo-controlled, single-center, pilot clinical trial. J Stroke Cerebrovasc Dis, 2014, 23 (10): 2694-2700.

第二十七章　作用于血液系统的药物

生理状态下机体内血液凝固、抗凝血和纤维蛋白溶解过程维持动态平衡,保证循环系统中的血液处于流动状态。一旦这种平衡被打破,就会出现血栓性或出血性疾病。此外,各类血细胞数量或功能出现改变亦可导致血液系统功能障碍,如贫血、粒细胞减少、再生障碍性贫血等。

血液和造血系统疾病的药物治疗已有数百年历史。早在 16 世纪,铁剂就开始作为抗贫血药应用于临床。1916 年,Mclean 首次发现具有抗凝血活性的物质,即目前广泛应用于临床的肝素。20 世纪 30 年代以来,纤维蛋白溶解药的问世克服了抗凝血药仅能防止血栓的形成,而不能溶解已形成血栓的缺点。由于该类药物具有促进血栓溶解、重建血流和恢复脑功能等优点,在急性心肌梗死、脑梗死等血栓性疾病的治疗中发挥着重要作用。其后出现的抗血小板药物,进一步拓宽了血栓性疾病的治疗途径。属于此类的药物有 20 世纪 60 年代开始应用于临床的双嘧达莫、阿司匹林,1974 年合成的噻氯匹定等。

自 20 世纪 70 年代以来,随着各种细胞因子的发现和相关基因重组药物的出现,作用于血液和造血系统药物进入了一个新的发展时期。目前,促红细胞生成素和粒细胞-巨噬细胞集落刺激因子、粒细胞集落刺激因子和脊髓生长因子(myeloid growth factor)等基因重组产品,已经在治疗各种原因引起的血细胞数量减少和/或功能的降低中发挥着重要作用。

第一节　概　述

血栓形成是无出血时血管内"止血"栓子的病理形成。一百多年前 Virchow R. 定义了引起血栓形成的三个诱因,又称作 Virchow 三联征,即:①血管壁的损伤,例如动脉粥样斑块破裂或侵蚀;②血流改变,例如心房颤动时心脏左心耳血流改变,或者长途旅行久坐挤压导致腿部静脉血流改变;③血液凝固性异常,常见于妊娠后期或口服某些避孕药期间。因遗传性所致的血液高凝状态又称血栓形成倾向。体内形成的血栓与体外静态血形成的血凝块不同,体外血凝块是无定形凝块,由纤维蛋白相互交错重叠并不加区别地网罗红细胞、白细胞形成。与之相反,体内形成的动脉血栓和静脉血栓有不同的结构。动脉血栓即"白色血栓",它主要由纤维蛋白网罗血小板以及白细胞组成,通常在动脉粥样硬化时发生,可阻断血流,引起周围组织缺血或死亡(梗死形成)。静脉血栓即"红色血栓",由小的白色头及胶状的红色尾组成,其组成类似血凝块,顺血液流动。白色血栓易脱落形成栓子运行至肺,若栓子来源于左心室或颈动脉可运行至脑或其他器官,引起死亡或其他严重后果。

临床上只有当凝血功能障碍(如血友病凝血因子缺乏或过度抗凝治疗后)、手术止血困难或月经过多时才需要药物治疗促进止血(如应用抗纤维蛋白溶解药和止血药)。相比之下预防血栓形成或血栓栓塞的药物应用更多。临床常见的血栓形成及血栓栓塞性疾病,其后果严重,包括心肌梗死、脑卒中、深静脉血栓及肺栓子。治疗富含血小板的白色血栓主要用抗血小板药(尤其是阿司匹林)和纤维蛋白溶解药。用于预防或治疗红色血栓主要用抗凝药物。

影响止血及血栓形成的药物通过三种不同的通路发挥作用(图27-1):①血液凝固(纤维蛋白形成);②血小板功能;③纤维蛋白去除(纤维蛋白溶解)。

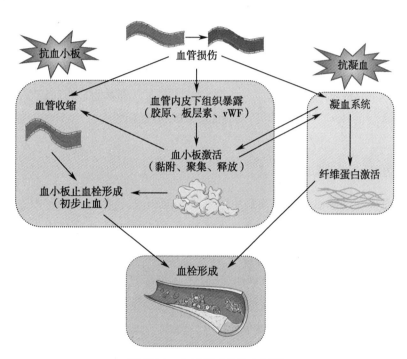

图 27-1　血栓形成的体内过程

一、血液凝固与血栓形成

血液凝固即液体状态血液变成固体凝胶或凝块。其主要过程为凝血酶等成分将可溶性纤维蛋白原转化成不溶性纤维蛋白丝,这是复杂的凝血级联反应的最后一步。这些成分(称为凝血因子)以非活性的蛋白水解酶与辅因子的前体形式(酶原)存在。经蛋白酶解活化,于其后加上后缀"a"表示活性形式。因子Ⅻa、Ⅺa、Ⅹa、Ⅸa及凝血酶(Ⅱa)均为丝氨酸蛋白酶。只需少量的活化因子便可催化形成大量的下游因子,该下游因子又可催化形成更大量的另一个下游因子,由此凝血因子便一个激活另一个,形成逐级扩大的级联反应系统。这种加速的酶级联反应必须要有抑制剂加以控制,否则体内所有血液会在凝血反应启动后数分钟内凝固。其中最重要的抑制剂之一是抗凝血酶Ⅲ,它能够中和凝血级联系统中所有的丝氨酸蛋白酶。血管内皮也积极参与限制血栓扩展的过程。

纤维蛋白通过两条主要通路形成(图27-2):①内源性通路:参与的凝血因子全部来自血液;②外源

性通路：凝血因子来自血液之外。内源性通路对控制血液凝固尤为重要,称其为体内通路更为确切;外源性通路是在血液流出血管外接触人造表面物如玻璃时激活的,故称其为接触通路更为妥当。作用于血液级联的药物可在凝血障碍或需要防止凝血时通过改变凝血级联系统而发挥作用。

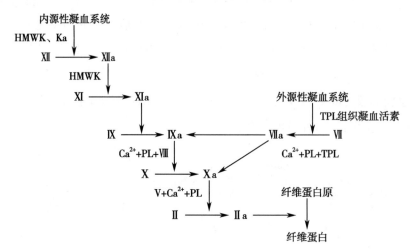

图 27-2　内源性和外源性凝血系统

二、血小板的功能与血栓形成

血小板引起的血栓在动脉血管栓塞疾病中起着重要的作用,这些作用的发挥主要依赖于血小板黏附、聚集、释放和促凝功能。正常的血管内皮具有良好的抗栓作用,主要包括表面硫酸乙酰肝素的强大负电荷和与血浆抗凝血酶产生的强大抗凝作用,阻断血小板在动脉表面黏着。同时,由血管内皮细胞分泌各种抗血小板作用的血管活性物质,如 PGI_2、一氧化氮和 ADP 酶等通过升高 cAMP 水平,中和 ADP 等而阻断血小板聚集,松弛平滑肌,维持血液流畅。当血管壁受损时,例如动脉粥样硬化斑块形成时,受损的血管壁暴露出内皮下组织的各种促栓成分,如胶原、层素和血管性血友病因子(von Willebrand factor,vWF)等,则能导致血小板快速地黏附在其表面上。血小板表面的 GP Ⅰb 通过 vWF 与血管上的胶原黏着,GP Ⅰb 也能直接与血管壁上异常巨大的 vWF 相互作用,使血小板黏附于血管壁上;血小板表面的 GPVI 和 GP Ⅰa/ Ⅱa 为胶原受体,与血管壁上的胶原发生直接作用使血小板黏附和活化。活化的血小板则能通过释放反应分泌出 ADP、5-HT 来招募循环中的血小板与已黏着在内皮下组织的血小板相互作用,产生血小板聚集。

血浆中的凝血酶、ADP、5-HT 和 TXA_2 等可溶性诱导剂通过与血小板表面的相应受体结合,通过细胞内信息传导等一系列反应致使血小板 GP Ⅱb/ Ⅲa 上纤维蛋白原受体暴露,也可导致血小板聚集。血液流动时的剪切应力也能直接激活血小板,激活后血小板 GP Ⅰb 首先与血浆 vWF 相互作用,引起血小板细胞质内钙水平升高,致使 GP Ⅱb/ Ⅲa 活化并与 vWF 相互作用,形成由两种血小板受体与 vWF 联接的聚集形式。

血小板活化时引起磷脂酶 A_2 的激活,后者使花生四烯酸从膜磷脂池中水解出来。释放的花生四烯酸在环氧化酶作用下,快速形成前列腺内过氧化合物 PGG_2 和 PGH_2,随后在血栓烷合成酶的作用下形成具有强烈缩血管作用和致血小板聚集作用的血栓烷 A_2。上述产物及 ADP 与血小板表面的受体结合进一步扩大血小板的活化过程。同时,血小板活化时其膜上的磷脂双层发生翻转,磷脂酰丝氨酸由内层翻转到膜外层表面,并形成囊泡,启动血小板参与的凝血反应。

血小板促进凝血作用主要通过参与凝血因子X、凝血酶原的形成以及参与凝血因子IX、XI的激活。血小板可加强上述促凝功能,加速形成凝血酶,而凝血酶是血小板的强激活剂,形成的凝血酶则又进一步增强血小板参与血栓形成的作用。

三、纤维蛋白溶解活性与血栓形成

血液凝固过程中形成的纤维蛋白被分解液化的过程,称为纤维蛋白溶解(fibrinolysis),主要是通过血纤维蛋白溶酶作用于纤维蛋白原或纤维蛋白,将其多肽链的赖氨酸结合部位切断使之溶解。纤溶活性异常增强,即纤溶亢进。纤溶亢进又分为原发性纤溶亢进和继发性纤溶亢进,可致出血。纤溶的激活物(纤溶酶原和纤维蛋白溶解酶即纤溶酶)和抑制物以及纤溶的一系列酶促反应,总称为纤溶系统。当凝血系统被激活时,纤维蛋白溶解系统也被一些内源性纤溶酶原激活启动,包括组织型纤溶酶原激活物(tPA)、尿激酶型纤溶酶原激活物、激肽释放酶及中性白细胞弹性蛋白酶等。tPA可被结构相关脂蛋白抑制,已证明脂蛋白水平升高是心肌梗死的独立危险因素。纤溶酶原是沉积于血栓内的纤维蛋白前体物。纤溶酶原激活物是丝氨酸蛋白酶,在循环血中不稳定,可进入血栓局部,裂解纤溶酶原,释放纤溶酶。纤维蛋白溶解(血栓溶解)药物在临床上主要用于急性心肌梗死患者闭塞冠状动脉的再通,较少用于危及生命的静脉血栓形成或肺栓塞。

第二节 影响血液凝固的药物

一、促凝血药

促凝血药是影响某些凝血因子,加速血液凝固,使出血现象停止的药物。根据其作用于血液凝固过程的不同环节分为三类。

(一)促进凝血因子活性的促凝血药

包括维生素K、酚磺乙胺(止血敏)、鱼精蛋白、凝血质、巴曲酶。维生素K是沿用已久的促凝血药,是肝内合成凝血酶原的必需物质,并参与肝脏合成凝血因子VII、IX、X,用于防止上述因子缺乏引起的出血情况。酚磺乙胺是通过影响某些凝血因子,促进或恢复凝血过程而止血。巴曲酶(促凝血特性的巴曲酶)通过类凝血酶样作用和类凝血激酶样作用,加速凝血酶生成,促进凝血过程而止血。

(二)抗纤维蛋白溶解的促凝血药

抗纤维蛋白溶解药具有抑制纤溶活性的效应,抑制纤维蛋白溶酶原的激活因子,使纤维蛋白溶酶原不能被激活,从而抑制纤维蛋白溶解。主要用于高纤溶性出血。常用药物有氨基酸类抗纤溶药(氨基己酸、氨甲苯酸、氨甲环酸等)和多肽类抗纤溶药。其中氨甲环酸的作用最强,但不良反应较氨甲苯酸多;氨甲苯酸的作用较差,排泄较慢,不良反应较少,且尚能直接抑制纤溶酶活力,减少纤溶酶激活补体的作用,从而防止遗传性血管神经性水肿的发生;氨基己酸的作用最弱。

（三）作用于血管的促凝血药

氧化纤维素（cellulose oxide）有局部止血作用，可用于外科不能缝合或结扎的中度流血。肾上腺色腙（carbazochrome）通过降低毛细血管通透性而止血，用于毛细血管损伤及通透性增加所致的出血。

维生素 K

维生素 K（vitamin K，在德文中称为"Koagulation"）是脂溶性维生素，天然存在于植物中。1929 年，Dam 观察到如果鸡的食物不足会引起以自发性出血为特征的疾病，并且血液中凝血酶原减少。随后在 1935~1936 年，Dam 和他的同事又发现如果给予一些尚不确定的脂溶性物质，这种状况就可以减轻，Dam 把它命名为维生素 K。与此同时，Almquist 和 Stok stad（1935 年）也在做同样的工作。Quick 和他的同事（1935 年）也观察到黄疸患者的止血功能缺乏是因为血浆中凝血酶原浓度降低。同年，Hawkins 和 Whipple 也报道，患有胆瘘的动物更容易发生过度出血。随后，Hawkins 和 Brinkhous（1936 年）提出由于凝血酶原缺乏造成的这种状况，给予胆盐后可以减轻。集合这些研究成果，Butt（1938 年）和 Warner（1938 年）及其合作者宣布合用维生素 K 和胆盐可以有效地治疗黄疸患者的出血倾向。至此，在维生素 K、足够的肝脏功能和正常凝血的生理机制之间的关系正式建立。

【**药理作用与作用机制**】维生素 K 为凝血因子 II、VII、IX 和 X 合成所必需。这些因子都是带有几个 γ-羧基谷氨酸（Gla）残基的糖蛋白。肽链合成后需进行 γ-羧化，羧化酶需要维生素 K 作为辅因子参与。还原型维生素在凝血因子 Xa 和凝血酶原与 Ca^{2+} 及磷脂相互结合时发挥辅因子作用。如果缺乏 γ-羧化则不会发生这种结合。凝血因子 IXa 和 VIIa 蛋白酶解活化因子 X 也需要维生素 K。另外，还有其他一些依赖维生素 K 的 γ-羧基谷氨酸蛋白质，包括蛋白 C 和 S 及骨中的骨钙素。维生素 K 对骨质疏松症的作用正在研究中。

【**临床应用**】用于维生素 K 缺乏引起的出血：①阻塞性黄疸、胆瘘、慢性腹泻和广泛胃肠切除后，继发于吸收或利用障碍所致的低凝血酶原血症；②新生儿出血（缺乏合成维生素 K 的细菌）和预防长期应用广谱抗生素继发的维生素 K 缺乏症（细菌合成维生素 K 减少）；③口服过量华法林香豆素类抗凝药、水杨酸等所致出血。

【**不良反应**】维生素 K_1（甚至大剂量）的不良反应最少，但注射速度过快时可出现面部潮红、出汗、胸闷和血压骤降等。一般以肌内注射为宜。较大剂量维生素 K_3 可引发新生儿、早产儿或缺乏葡萄糖-6-磷酸脱氢酶（G-6-PD）的特异质者发生溶血和高铁血红蛋白血症。

凝血因子制剂

药用的凝血因子制剂是从健康人体或动物血液中提取后，经分离提纯，冻干后制备的含不同凝血因子的制剂，主要用于凝血因子缺乏时的替代或补充疗法。

凝血酶（凝血因子 IIa）可以从牛、兔或猪血中提取。凝血酶可裂解纤维蛋白原，形成可溶性纤维蛋白聚合物的片段。它还可激活凝血因子 XIII（即纤维蛋白连接酶），加强纤维蛋白之间的连接，从而使血凝块加固。除此之外，凝血酶也可引起血小板聚集，刺激细胞增殖和调节平滑肌收缩。矛盾的是，凝血酶既可抑制也可促进凝血。凝血酶可结合于特异性蛋白酶活化受体（PAR），PAR 属于 G 蛋白偶联受体超家族。PAR 既可启动止血和血栓形成的细胞反应，也可启动炎症与血管发生。外科治疗常与明胶海绵同用。该药必须直接接触创面才能起止血作用,但因其具有抗原性,可产生过敏反应,切忌进入血管内。

凝血酶原复合物(prothrombin complex concentrates,PCC,人因子Ⅸ复合物)是由健康人静脉血分离而得的含有凝血因子Ⅱ、Ⅶ、Ⅸ、Ⅹ的混合制剂。这四种凝血因子的凝血作用均依赖维生素K。临床主要用于治疗乙型血友病(先天性凝血因子K缺乏)、严重肝脏疾病、香豆素类抗凝剂过量和维生素K依赖性凝血因子缺乏所致的出血。

抗血友病球蛋白(antihemophilic globulin,抗甲种血友病因子),又称人凝血因子Ⅷ,主要含凝血因子及少量纤维蛋白原。临床主要用于甲型血友病(先天性因子Ⅷ缺乏症)的治疗。还可用于治疗溶血性血友病、抗因子Ⅷc抗体所致严重出血。静脉滴注过速能引起头痛、发热、荨麻疹等症状。

巴 曲 酶

巴曲酶(batroxobin)是神经内科常用的一种药物,又称为蛇毒凝血酶。巴曲酶含有2种使血液凝固的酶,其一为"类凝血酶",具有类似凝血酶的作用。另一为"类凝血激酶",具有类似凝血激酶的作用。剂量不同,作用相反。小剂量注射巴曲酶(1~2kU/次)后仅在出血部位迅速产生止血效应。体外试验表明,当有血管破损造成出血后,"类凝血酶"在出血部位的作用与凝血酶相似,能促进出血部位的血小板聚集,形成白色血栓,产生止血效应。但在无血管破损的正常血循环中无此作用。而"类凝血激酶"是由于出血部位的血小板聚集,释放出第Ⅲ因子而被激活,然后激活Ⅹ因子,协同Ⅴ因子及磷脂,使出血部位产生更多的凝血酶而产生止血作用。高浓度的巴曲酶(50~100kU)作为一种血液抗凝血剂,该浓度下具有较强的去纤维蛋白作用,并能降低纤维蛋白活性,发挥抗凝作用。但由于产生止血作用和抗凝血作用所需剂量差距甚大,因此,临床应用巴曲酶作为止血药时不会出现抗凝血作用。

氨 甲 环 酸

氨甲环酸(tranexamic acid)为人工合成的氨基酸类化合物,又名凝血酸,同类药物有氨甲苯酸和氨基己酸。该类药物促凝血机制相同,具有竞争性抑制纤溶酶原激活的作用。氨甲环酸抗纤溶活性较强,比氨甲苯酸强7~10倍,比氨基己酸强5~10倍。临床主要用于原发性纤溶亢进所致的出血,包括急性和慢性、局限性或全身性的高纤溶出血。氨甲环酸不良反应较氨甲苯酸多,常见食欲缺乏、恶心、呕吐、胃灼热等,较适于短期应用。氨甲苯酸静脉注射过快可引起低血压。氨基己酸口服吸收迅速,50%以原型从肾排泄。不良反应表现为胃肠道反应、低血压、肌病等。

酚 磺 乙 胺

酚磺乙胺(etamsylate)又名止血敏,能增加血小板数量,增强血小板的聚集性和黏合力,促使凝血活性物质从血小板释放,缩短凝血时间,加速血块收缩,达到止血效果。还可增强毛细血管的抵抗力,降低毛细血管的通透性,减少血液渗出。临床采用肌内注射或静脉注射用于预防手术出血,也可用于血小板功能不良、血管脆性增加而引起的出血。静脉给药1小时后作用达高峰,作用持续4~6小时。口服易从胃肠道吸收,1小时后起效。大部分以原型从肾脏排泄,小部分从胆汁、粪便排出。不良反应较少,常见恶心、头痛和皮疹等,偶有过敏性休克发生。

二、抗凝血药

抗凝血药是能通过干扰凝血过程的某些环节而阻止血液凝固的药物,临床上主要用于预防血栓的形成和扩大。目前常用的抗凝血药有:注射型抗凝血药(肝素及新型凝血酶抑制药)、口服抗凝血药(香豆素类和茚满酮类)、抗血小板药以及纤维蛋白溶解药。注射型抗凝血药肝素发挥作用迅速,而口服抗凝血药需几天时间才能发挥效应。因此静脉血栓形成患者应立即注射给予抗凝血药,并一直使用到华法林起效为止。

(一) 注射型抗凝血药

1. 肝素及低分子量肝素 抗凝血酶 - Ⅲ(AT-Ⅲ)称肝素辅助因子(heparin cofactor),是肝合成的一种血浆蛋白,是生理性抗凝系统的一种成分。肝素通过活化抗凝血酶 - Ⅲ发挥抗凝作用。另外,从正常人血浆中制备的浓缩 AT-Ⅲ制剂和基因重组 AT-Ⅲ制剂,可用于 AT-Ⅲ缺乏所引起的血栓栓塞症防治;还可使对肝素耐药的患者恢复对肝素的敏感性;与肝素合用可治疗 DIC。

肝 素

肝素(heparin)最先由约翰·霍普金斯医院一名二年级医学生于 1916 年发现。那时他正进行一项假期课题,打算从不同组织中提取促凝血物质(即促凝剂),相反却发现了一种强大的抗凝血活性物质,因为最初自肝中提取,所以命名为肝素。

肝素属于硫酸化的糖胺聚糖(黏多糖)家族,与组胺一起存在于肥大细胞颗粒中。肝素通常是由猪小肠黏膜提取,因为肠黏膜富含肥大细胞,可能还包含少量其他的葡萄糖多聚糖。尽管市售的不同肝素制剂组分不尽相同,它们的生物活性却是一样的(约 150USPU/mg)。一个 USP 代表一个肝素单位,表示覆盖了 1% 的氯化钙 0.2ml 后,可在 1 小时内防止 1ml 的枸橼酸化羊血浆凝血。北美制造肝素的厂商是以 USP 来代表肝素的活性,但欧洲生产肝素的厂商则是以抗 Xa 因子活性的试验来代表。该试验方法是将人工合成的 Xa 因子加入到枸橼酸化的人血浆,然后测定 Xa 因子的活力,这种血浆是 Xa 因子的直接底物,所以被酶水解后颜色会发生改变,"在样本中肝素的浓度越高,被检测的剩余 Xa 的活力越低"。为了检测肝素的有效性,样本中残余 Xa 因子的量可与国际标准肝素的已知浓度进行比较。当用这种方法来评价时,肝素以国际单位 mg 表示。

到 2009 年 10 月 1 日,新的 USP 单位剂量已经与国际单位剂量进行了统一。促进统一的原因是:过硫酸化的硫酸软骨素(一种非肝素黏多糖)能混入肝素中,且能规避 USP 检测法,但不能规避抗 Xa 因子活力检测。这就导致新的 USP 单位剂量的效应比旧 USP 剂量单位的效应少约 10%,也就是说用新的 USP 剂量单位的话,要稍微增加剂量才能达到与过去同等的抗凝效应。这对持续皮下给药来说并无临床意义。因皮下给药时肝素的生物利用度较低且变化较大。但静脉给药时,则需要用部分凝血活酶时间来调节剂量。

肝素降解片段,如依诺肝素(enoxaparin)、达肝素(dalteparin)等均属于低分子量肝素(low molecular weight heparin,LMWH),它们正日益取代未降解的肝素应用。

【作用机制】肝素通过活化 AT-Ⅲ,AT-Ⅲ可结合于<u>丝氨酸活性位点</u>来抑制凝血酶和其他<u>丝氨酸蛋白酶</u>,从而在体内、体外产生抗凝作用。肝素通过唯一的戊糖序列结合 AT-Ⅲ,改变其构象,加快作用速率。

与凝血因子X相比较,凝血酶对肝素-AT-Ⅲ复合物的抑制作用更敏感。肝素必须同时结合凝血酶以及AT-Ⅲ,才能发挥抑制凝血酶的作用;而抑制因子X时,肝素只需结合AT-Ⅲ即可发挥作用。尽管AT-Ⅲ缺乏很罕见,但一旦缺乏,容易引起血栓形成倾向,并可抵抗肝素治疗。

LMWH分子量小,不能同时结合凝血酶及抑制剂,故只能增强AT-Ⅲ对因子Xa的作用,而不能增强其对凝血酶的作用。

【体内过程】肝素口服不被吸收;肌内注射因吸收速率不易预测,易引起局部出血和刺激症状,不予使用。通常采用静脉给药。静脉注射后,大部分(80%)与血浆蛋白结合,其分布容积小(0.05~0.07L/kg)。不能透过胸膜、腹膜和胎盘,不进入乳汁中。主要在肝脏中经肝素酶分解代谢;低剂量肝素受网状内皮系统清除和降解。其降解产物或肝素原型(高剂量时)经肾脏排泄。肝素的血浆$t_{1/2}$因剂量而异,个体差异较大,例如静脉注射100、400、800U/kg,其$t_{1/2}$分别为1、2、5小时左右。肺气肿、肺栓塞患者$t_{1/2}$缩短;肝、肾功能严重障碍患者则$t_{1/2}$明显延长,对肝素敏感性也随之提高。

【临床应用】①血栓栓塞性疾病:主要用于防止血栓形成和扩大。如深部静脉血栓、肺栓塞、脑梗死、心肌梗死、心血管手术及外周静脉术后血栓形成等。尤其适用于急性动、静脉血栓形成,肝素是最好的快速抗凝药物。②弥散性血管内凝血(DIC):这是肝素的主要适应证,应早期应用,防止纤维蛋白原及其他凝血因子耗竭而发生继发性出血。③心血管手术、心导管检查、血液透析及体外循环等的体外抗凝。

【不良反应】①出血是肝素主要不良反应,表现为各种黏膜出血、关节腔积血和伤口出血等,严重者可引起致命性出血(4.6%)。对轻度出血患者停药即可,严重者可静脉缓慢注射硫酸鱼精蛋白(protamine sulfate),每1mg鱼精蛋白可中和100U肝素。用药期间应监测活化部分凝血活酶时间(activated partial thromboplastin time,APTT)。②血小板减少症:发生率高达5%~6%。若发生在用药后1~4天,程度一般较轻,不需中断治疗即可恢复,通常认为是肝素引起一过性的血小板聚集作用所致;多数发生在给药后7~10天,与免疫反应有关。可能因肝素促进血小板因子4(platelet facter 4,PF4)释放并与之结合,形成肝素-PF4复合物,后者再与特异抗体形成PF4-肝素-IgG复合物,引起病理反应所致。停药后约4天可恢复。③其他:妊娠妇女长期用肝素可引起骨质疏松,自发性骨折,但分娩1年后可恢复正常。也可引起皮疹、发热等过敏反应。肝、肾功能不全患者,有出血倾向、消化性溃疡、严重高血压患者和孕妇禁用。不能与碱性药物合用。

低分子量肝素

低分子量肝素(LMWH)是指分子量小于7kD的肝素,是从普通肝素中分离或由普通肝素降解后再分离而得。由于其药理学和药动学的特性优于普通肝素,近年来发展很快。与普通肝素比较,LMWH具有以下特点:①抗因子Xa/Ⅱa活性比值明显增加,LMWH具有选择性抗凝血因子Xa活性,而对凝血酶及其他凝血因子影响较小,其抗因子Xa/Ⅱa活性比值为1.5~4.0,而普通肝素为1左右。分子量越低,抗凝血因子Xa活性越强,从而使抗血栓作用与出血作用分离,维持肝素的抗血栓作用而降低了出血危险。②生物利用度高,半衰期较长,体内不易被清除。③LMWH不易引起血小板释放PF4,较少引起血小板减少。LMWH逐渐取代普通肝素用于临床,但各制剂选用时仍应注意出血。常用的LMWH

有依诺肝素(enoxaparin)、替地肝素(tedelparin)、弗希肝素(fraxiparin)、那屈肝素(nadroparin)、瑞维肝素(reviparin)等。

依诺肝素为第一个上市的 LMWH,分子量为 3.5~5.0kD,抗凝血因子 Xa 与因子 Ⅱ 活性比值为 4 以上,具有强大而持久的抗血栓形成作用。皮下注射后吸收迅速、完全;注射后 3 小时出现最高活性,而血浆中抗凝血因子 Xa 活性可持续 24 小时;不易透过胎盘屏障,部分经肾脏排泄;消除 $t_{1/2}$ 为 4.4 小时。主要用于深部静脉血栓,外科手术和整形外科(如膝、髋人工关节更换手术)后静脉血栓形成的防治,血液透析时防止体外循环凝血发生。与普通肝素比较,本品抗凝剂量较易掌握、毒性小、安全、作用持续时间较长。依诺肝素常规给药途径为皮下注射,较少出现出血,如果意外地静脉注射,或大剂量皮下注射,引起出血加重,可用鱼精蛋白对抗;鱼精蛋白 1mg 可中和本品 1mg 的抗因子 Ⅱa 及部分(最多 60%)抗因子 Xa 的活性。偶见血小板减少。严重出血、对本品过敏患者,严重肝、肾功能障碍患者应禁用。

2. Xa 因子抑制剂 磺达肝癸钠(fondaparinux)和磺达肝癸钠的衍生物依达肝素(idraparinux)是以抗凝血酶(AT)肝素结合位点结构为基础合成的戊多糖。磺达肝癸钠通过非共价键以 1:1 的比例与 AT 上的戊糖结构可逆性结合,诱导产生可抑制 Xa 因子的构象改变从而间接抑制因子 Xa。但由于其聚合体长度短而不抑制凝血酶。与肝素和 LMWH 相比,该药引起血小板减少症的风险要小得多。

3. 重组人抗凝血酶 - Ⅲ 重组人抗凝血酶 - Ⅲ(recombinant human antithrombin- Ⅲ,rhAT- Ⅲ)与人血液中所提取的 AT- Ⅲ 的氨基酸序列一致,均含有 6 个半胱氨酸残基形成的 3 对二硫键及 4 个 N 连接糖基。rhAT- Ⅲ 通过多种机制阻止血栓形成:①与凝血酶结合成复合物,灭活凝血酶;②抑制凝血因子 Xa、Ⅸa、Ⅺa、Ⅶa 的活性;③抑制纤溶酶、激肽释放酶、补体及血管舒缓素活性;④抑制凝血酶诱发的血小板聚集反应;⑤阻断凝血酶通过受体对细胞的促炎反应。在肝素存在时,其抗凝作用明显增强。大规模临床试验证明 rhAT- Ⅲ 不仅可以有效抑制 DIC,而且在防治多器官功能障碍方面也取得了满意的效果。主要用于防治急性血栓形成,先天性 AT- Ⅲ 缺乏症,因 DIC、肝硬化、急性肝功能衰竭、肾病、妊娠子痫或败血症等引起的继发性 AT- Ⅲ 缺乏症,以及手术、损伤、感染、妊娠或口服避孕药所致的 AT- Ⅲ 缺乏。静脉给药可使血浆 AT- Ⅲ 活性提高 1%,剂量和用法可根据患者血浆中 AT- Ⅲ 水平而定。主要副作用有出血、发热。

4. 凝血酶抑制剂 水蛭素(hirudin)对凝血酶有高度亲和力,为最强的直接凝血酶抑制药,从医用水蛭的唾液中提取。该药能抑制凝血酶所有的蛋白水解作用,裂解纤维蛋白和纤维蛋白原,使凝血酶灭活,具有强大而持久的抗血栓作用,主要用于预防术后血栓形成、经皮冠状动脉成形术后再狭窄。但其临床试验,包括全球开放梗阻性冠状动脉疾病治疗策略 -2(GUSTO-2)和心肌梗死血栓溶解 -9(TIMI-9)试验,结果有些令人失望。

来匹卢定(lepirudin)为重组水蛭素,是高度特异性的凝血酶抑制剂。该药能不可逆地结合在凝血酶的纤维蛋白结合位点以及催化位点,形成高亲和力、不可逆的复合物,使凝血酶失去凝血活性。该药由肾脏代谢和分泌,约 35% 以原型随尿液排出。最常见的不良反应是出血、过敏反应。

阿加曲班(argatroban)是合成的低分子量凝血酶抑制药,对凝血酶具有高选择性,能可逆地抑制凝血酶活性,产生抗凝作用。临床上主要用于防治肝素诱发血小板减少症所致的血栓形成。主要不良反应是呼吸困难及过敏反应。

希美加群(ximelagatran)是选择性与凝血酶活性位点非共价键结合的肽类凝血酶抑制剂美拉加群

（melagatran）的双前体药，在体内迅速水解成为有活性的美拉加群。美拉加群具有强大、选择性抑制人α- 凝血酶的作用，二者均为口服有效的凝血酶直接抑制药。大型临床试验表明希美加群预防心房颤动患者引起的血栓性脑卒中，疗效与华法林相当，可能比华法林更安全。与阿司匹林、地西泮、双氯芬酸、硝苯地平等无相互作用。但不足之处是可引起约 6% 的患者肝功能异常，尽管 2004 年在欧洲获得批准，但美国 FDA 拒绝了其上市申请。

另一种水蛭素类似物比伐卢定（bivalirudin）是人工合成的可逆性直接凝血酶抑制剂，通过与血循环或血栓凝血酶催化位点和阴离子结合位点发生特异性结合，抑制凝血酶，产生抗凝作用。其抗凝成分是一种水蛭素衍生的 20 肽化合物。抗凝作用短暂，具有剂量依赖性，抗凝效果可以预测，无须经常调整剂量。临床上选择性用于经皮冠状动脉介入术患者、颈动脉支架置入术患者的术后缺血性并发症。

（二）口服抗凝血药

维生素 K 拮抗药——华法林

牛食用腐败的香草苜蓿饲料后会发生出血性疾病被报道后，Campbell 和 Link 于 1939 年，鉴定了这种出血性物质是双香豆素。1948 年 Krieger 等合成了许多同类产品作为非常有效的杀鼠剂，其中一种称为华法林，其英文名称 "warfarin" 的命名是根据专利所有者美国威斯康森州立大学校友研究基金会（Wisconsin Alumni Research Fundation）的第一个字母加香豆素的英文名称 coumarin 的字尾缩合而成。华法林具有较强的抗凝作用，但在临床上没有被广泛接受，部分原因是认为它具有无法接受的毒性。但在 1951 年，有一名被征入伍者服用大量含华法林的杀鼠剂企图自杀，送到医院注射维生素 K 之后，他居然奇迹般地完全康复了。这次意外事件使人们开始意识到，华法林在一定范围内是安全的，并且维生素 K 可以对抗其毒性作用。从此这些类抗凝药成为防治血栓栓塞性疾病的主要药物。

【药理作用与作用机制】华法林（warfarin）为维生素 K 拮抗药（vitamin K antagonist, VKA）（图 27-3），其抗凝作用仅体内有效，体外无效。它通过抑制维生素 K 经酶还原为其活性氢醌型，干扰凝血因子 Ⅱ、Ⅶ、Ⅸ、Ⅹ 翻译后的谷氨酸残基羧基化。此抑制作用为竞争性拮抗。由于已羧化凝血因子的降解需要时间，故需几天时间才能起效。起效时间依赖于有关凝血因子的消除半衰期。最先受药物影响的是因子Ⅶ，其半衰期为 6 小时，其后是因子Ⅸ、Ⅹ 和Ⅱ，半衰期分别为 24 小时、40 小时、60 小时。

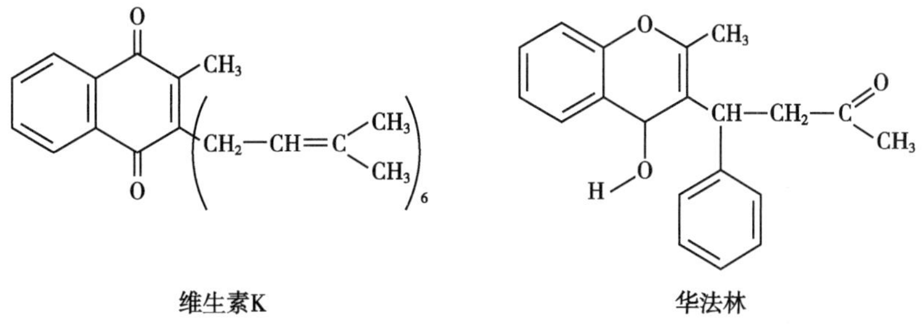

维生素K　　　　华法林

图 27-3　维生素 K 和华法林的化学结构

【体内过程】华法林口服吸收完全，生物利用度达 100%，吸收后 0.5~4 小时达血药浓度高峰，97% 与血浆蛋白结合，表观分布容积小，能透过胎盘。华法林（消旋混合物）的 R- 和 S- 同分异构体，均主要经肝脏代谢,可经胆汁排入肠道再吸收,最终从尿中排出。$t_{1/2}$ 为 42~54 小时。

【临床应用】①心房纤颤和心脏瓣膜病所致血栓栓塞,这是华法林的常规应用,此外,接受心脏瓣膜修复术的患者,需长期服用华法林;②髋关节手术患者可降低静脉血栓形成的发病率;③预防复发性血栓栓塞性疾病如肺栓塞、深部静脉血栓形成,用肝素或溶栓药后,常规用华法林维持 3~6 个月。

【不良反应】主要是出血,如血肿、关节出血、胃肠道出血等。在服药期间应密切监测 PT。一旦出血严重,应立即停药,给予维生素 K 10mg 静脉注射,一般在给药 24 小时后,PT 可恢复正常。罕见有"华法林诱导的皮肤坏死",通常发生在用药后 2~7 日内。也可引起胆汁郁滞性肝损害,停药后可消失。可致畸胎,孕妇禁用。

华法林是目前临床上最重要的口服抗凝血药,与其有相似作用机制的其他药物,例如苯茚二酮,现仅用于罕见的对华法林有特异质不良反应的患者。应用华法林及其他维生素 K 拮抗药必须频繁进行血液试验,以调整个体用药量,因此使用很不方便,并且用药安全范围窄。口服凝血酶直接抑制药如希美加群可有望替代华法林而用于大多数华法林的适应证,但因其肝毒性,被暂停应用。

苯茚二酮

苯茚二酮(phenindione)与华法林作用机制相似,口服给药后在人体内血浆半衰期为 2~3 周,作用持久。用于血栓性静脉炎、肺栓塞、冠状动脉血栓、手术后血栓等的防治。不良反应有发热、皮疹、恶心、腹泻、咽喉炎及过敏反应等。过量可引起自发性出血,可用大剂量维生素 K 对抗。肝、肾功能降低,妊娠,有出血倾向者忌用。

非维生素 K 拮抗的口服抗凝药

非维生素 K 拮抗的口服抗凝药(NOAC)是一类非维生素 K 拮抗的新型口服抗凝药,尽管无拮抗剂,但临床上发生大出血的风险并不大于维生素 K 拮抗剂(VKA)华法林。NOAC 的使用临床指征有:用于非瓣膜性房颤/房扑下的卒中预防、静脉血栓治疗、髋/膝关节置换术后静脉血栓的预防、全身情况较差患者的静脉血栓预防等 4 种情况。

NOAC 有 3 个固有属性与严重出血或施行急诊手术相关①起效快:NOAC 的抗凝峰值在口服药物后 1~3 小时,故发生出血或施行急诊手术时间与末次服用的时间间隔非常重要;②半衰期短:与华法林(36~42 小时)相比,NOAC 药物半衰期更短(10~14 小时);③肾排泄:排泄依赖肾脏,评估肾清除率对于大出血及需要行急诊手术的患者尤为重要,有效循环血量减少及手术打击都可能造成急性肾损伤,其清除率会相应下降。常用的 NOAC 主要有直接抑制凝血因子 Ⅱ 的达比加群酯和抑制凝血因子 Ⅹa 的利伐沙班。

达比加群酯

达比加群酯(dabigatran etexilate,PRADAX)是 2008 年首先在德国和英国上市的一种新型口服抗凝药,属于非肽类凝血酶抑制剂。本品为前药,在体内很快转化为有活性的达比加群,可逆地阻断凝血酶的活性中心而发挥抗凝效应。

本品口服给药后达比加群的绝对生物利用度为 6.5%,达峰时间 2 小时,血浆半衰期为 12~14 小时。

用固定剂量给药时,达比加群可以达到预期的抗凝效果而无须进行常规凝血监控。本品最初用于择期髋或膝关节置换术后预防静脉血栓形成。2010年美国FDA批准其用于心房颤动患者脑卒中的预防。本品可替换华法林作为长期抗凝治疗的药物。主要不良反应是出血,尤其是高剂量应用时,出血发生率更高。其他不良反应有恶心、呕吐、便秘、失眠、发热和水肿等。

<h2 style="text-align:center">利 伐 沙 班</h2>

利伐沙班(rivaroxaban)是一种口服的Xa因子抑制药,口服生物利用度约为80%,达峰时间3小时,血浆半衰期7~11小时。本品约1/3以原型经尿排出,其余经肝脏代谢,灭活的代谢产物经尿和粪便排出。

利伐沙班可选择性地阻断Xa因子的活性位点,却不需要辅因子(如AT-Ⅲ)以发挥其抗凝活性。抗凝作用是剂量依赖性的,以固定剂量给药则无须进行常规凝血监控。与达比加群均于2008年在加拿大和欧盟获得上市批准,批准用于择期髋或膝关节置换术后预防静脉血栓形成;用于治疗成人静脉血栓形成,降低急性静脉血栓形成后的复发和肺栓塞的风险。在已经完成的用于全髋或全膝关节置换术后血栓预防的大型临床试验中,利伐沙班预防静脉血栓栓塞症的疗效显著优于依诺肝素,而二者安全性相当。主要不良反应是出血性并发症。具有凝血异常和临床相关出血风险的肝病患者、孕妇及哺乳期妇女禁用。

（三）抗血小板药

血小板在止血和凝血过程中,具有形成血栓、堵塞创口、释放与凝血有关的各种因子等功能。临床研究结果表明,血小板聚集在动脉粥样硬化患者的急性缺血事件发生中起着关键作用,因此抗血小板治疗已成为防治这些疾病的主要方法。阻断血小板在动脉斑块上沉着及随后的血栓形成,是抗血小板药应用的主要目的。

抗血小板药具有抑制血小板的黏附、聚集和释放功能,从而防止血栓形成、延长已活化的血小板生存期,并且在治疗剂量范围内,不会导致出血等不良反应。由于血小板的功能多种,机制复杂,故本类药物的种类也较多,其作用机制也较复杂,主要通过抑制花生四烯酸代谢,增加血小板内cAMP浓度等而抑制血小板黏附、聚集和分泌功能。按作用机制可分为5种类型:

1. **抑制血小板花生四烯酸代谢药** 本类药物通过抑制环氧合酶(如阿司匹林)、抑制TXA$_2$合成酶和阻止血栓素受体(如利多格雷),或者增加内膜前列腺素合成(如硝酸甘油)及拟前列腺素(如依前列醇)等,达到抗血小板作用。

2. **增高血小板内cAMP含量药** 通过激活血小板cAMP(如腺苷,前列腺素),或抑制磷酸二酯酶(PDE)对cAMP的降解作用,使血小板内cAMP浓度增高而产生抗血小板作用(如双嘧达莫、西洛他唑)。

3. **抑制血小板释放和凝集药** 本类药物可抑制由二磷酸腺苷(ADP)、花生四烯酸、胶原、凝血酶、肾上腺素诱导的血小板凝集(如硝酸酯类),或抑制ADP和肾上腺素的二相聚集(如β受体拮抗药),或抑制胶原、花生四烯酸诱导的血小板释放作用(如钙通道阻滞药)。

4. **ADP受体拮抗药** ADP存在于血小板细胞内的高密度颗粒内,当血小板发生凝聚反应时被释放。ADP可通过血小板膜上的ADP受体对血小板的形状以及生物学行为产生影响,可进一步加速血小板的凝聚过程。血小板膜上有 3 种 ADP 受体:P_2Y_1,P_2Y_{12} 和 P_2X_1。P_2Y_1 存在于血小板和血管内皮细胞,而 P_2Y_{12} 仅存在于血小板膜上,因此 P_2Y_{12} 阻滞剂可以抑制血小板聚集而不影响 ADP 介导的血管反应。目前,临床上使用的 P_2Y_{12} 拮抗剂类药物有氯吡格雷、噻氯匹定。

5. 抑制血小板膜受体药 即血小板膜 GP Ⅱa/ Ⅱa 受体拮抗药。GP Ⅱa/ Ⅲa 受体是纤维蛋白原整合素受体,由于血小板间的结合是钙依赖性纤维蛋白原的桥联过程,即纤维蛋白原分子两端各与一血小板表面的 GP Ⅱb/ Ⅲa 结合,这是血小板激活反应的最后一步,从而将血小板连接。GP Ⅱa/ Ⅲa 受体拮抗剂抑制纤维蛋白原与血小板膜表面受体 GP Ⅱa/ Ⅲa 的结合,发挥抗凝作用。GP Ⅱa/ Ⅲa 受体被阻断,阻碍了血小板相互结合并聚集成团,即阻断了血小板聚集的最后共同通路,致使多种途径诱导的血小板聚集被抑制。目前,GP Ⅱa/ Ⅲa 受体拮抗剂可分为三类:单克隆抗体如阿昔单抗;非肽类抑制剂如替罗非班、拉米非班(lamifiban);合成肽类抑制剂如埃替非巴肽(eptifibatide)。

阿 司 匹 林

阿司匹林(aspirin)是花生四烯酸代谢过程中的环氧合酶抑制药。本品可使血小板中环氧合酶活性中心丝氨酸残基乙酰化而灭活,从而抑制 TXA_2 的生成。一次服药,对该酶抑制达 90%,呈不可逆性。但是,小剂量阿司匹林对血管内皮细胞中环氧合酶的抑制作用弱而可逆,故对 PGI_2 的生成影响小。

阿司匹林通过抑制 TXA_2 的合成,影响血小板聚集,引起凝血功能障碍,延长出血时间。临床试验证明,小剂量(40~80mg)阿司匹林即可最大限度地抑制血小板聚集,作用持续 2~3 天。因此每天给予小剂量(国内推荐每天 5~75mg)阿司匹林可防治血栓性疾病。常用于冠状动脉硬化性疾病心肌梗死、脑梗死、深静脉血栓形成和肺梗死等,作为溶栓疗法的辅助抗栓治疗,能减少缺血性心脏病发作和复发的危险,也可使一过性脑缺血发作患者的脑卒中发生率和病死率降低。由于血栓中含有大量与纤维蛋白结合的凝血酶,溶栓治疗时,这种暴露在血液中的凝血酶,可引起血小板活化和新的血栓形成。常用的抗血小板药中,阿司匹林居重要地位。

双 嘧 达 莫

欧洲脑卒中预防研究项目阐明了磷酸二酯酶抑制药双嘧达莫(dipyridamole)对有狭血性脑卒中或短暂性脑缺血发作病史患者的作用。双嘧达莫缓释片降低这些患者脑卒中和死亡的风险大约 15%,与阿司匹林(25mg,一天 2 次)相似。双嘧达莫与阿司匹林合用可增强阿司匹林抗凝血作用。双嘧达莫常见副作用为头痛,但不会像阿司匹林那样增加出血的风险。

噻吩并吡啶衍生物

此类结构的药物有氯吡格雷和噻氯匹定,均通过活性代谢物抑制 ADP 诱导的血小板聚集,是比阿司匹林更特异的抗血小板药物。

噻氯匹定(ticlopidine)口服吸收迅速,生物利用度 80%。起效慢,3~5 天达药物作用高峰,停药后可持续 7~10 天。经肝 CYP2C19 代谢转化为抗血小板活性更强的 2- 酮代谢物。对 ADP 诱导的血小板聚集具有特异、不可逆和强大的抑制作用,作用机制包括:阻止纤维蛋白原与血小板 P_2Y_{12} 受体结合;抑制

ADP诱导的α颗粒分泌黏附蛋白；拮抗ADP对腺苷酸环化酶的抑制作用，导致细胞内cAMP水平升高。其降低脑卒中的作用与阿司匹林相似，但可引起特异质不良反应，如严重的血恶病质，尤其是中性粒细胞减少症，限制了其长期应用。

氯吡格雷（clopidogrel）是继噻氯匹定之后的另一个P_2Y_{12}受体拮抗剂。临床试验显示，氯吡格雷比阿司匹林更有效地降低缺血性脑卒中、心肌梗死或血管性死亡。由于ADP拮抗药抑制血小板的活化途径与阿司匹林抑制的途径不同，故可加强阿司匹林疗效。超过45 000名患者的大样本临床试验证实，氯吡格雷与阿司匹林合用能够降低急性冠状动脉综合征和急性心肌梗死死亡率。对于经皮冠状动脉介入治疗的缺血性心脏病患者，给予氯吡格雷与阿司匹林预处理后，术后长期联合应用二药，获得良好疗效。氯吡格雷的主要不良反应是皮疹、腹泻，但中性粒细胞减少的副作用较少见。由于氯吡格雷和噻氯匹定是经肝CYP2C19代谢后活化，故CYP2C19的遗传多态性可导致用药个体差异较大。

血小板膜Ⅱb/Ⅲa受体拮抗药

血小板膜GP Ⅱb/Ⅲa受体拮抗药从理论上讲能够抑制所有的血小板活化途径（因GP Ⅱb/Ⅲa受体的活化是血小板所有活化途径汇聚的最后通路）。目前常用药物有阿昔单抗、依替巴肽、替罗非班、拉米非班和可供口服的珍米罗非班、夫雷非班和西拉非班等。

阿昔单抗（abciximab）是一种直接针对GP Ⅱb/Ⅲa受体的人源化小鼠单抗的Fab片段，被批准上市作为肝素和阿司匹林的辅助药用于冠状动脉血管成形术高风险患者。该药降低了术后再狭窄风险，但增加了出血的风险。其免疫原性限制了它只能单次给药。

替罗非班（tirofiban）和依替巴肽（eptifibatide）是含有精氨酸-甘氨酸-天冬氨酸序列（RGD）的环肽，此氨基酸序列是GP Ⅱb/Ⅲa受体的配体。作为阿司匹林和肝素制剂的辅助药物，替罗非班和依替巴肽静脉内给药可降低急性冠状动脉综合征的早期事件，但长期口服GP Ⅱb/Ⅲa受体拮抗药不仅无效，还可能有害，因其可增加出血风险。

依 前 列 醇

依前列醇（epoprostenol，PGI_2）可输入血液，用于血液透析时体外循环中血栓形成的预防，尤其适合对肝素禁忌的患者，也用于严重肺动脉高压和循环性休克。生理情况下，依前列醇不稳定，半衰期约为3分钟，故采用静脉输液泵给药。不良反应少，常见副作用与其血管扩张作用有关，如潮红、头痛及低血压等。

（四）纤维蛋白溶解药

纤维蛋白溶解药又称为溶栓药，可促进纤维蛋白溶解而使血栓溶解，包括内源性或外源性纤溶酶原激活剂，直接或间接激活纤溶酶原，使其转化为纤溶酶，而纤溶酶则能降解血栓中的成分纤维蛋白，从而溶解血栓。纤维蛋白溶解药主要分为两类：①链球菌蛋白及衍生物；②由蛇毒、蚯蚓中提纯的凝血素酶。根据溶栓药的发展分为三代，第一代溶栓药：包括链激酶（SK）、尿激酶（UK）、降纤酶、蚓激酶、葡萄球菌激酶（SAK）、蛇毒抗栓酶［如东菱抗栓酶（DF-521）］等；第二代溶栓药：包括阿替普酶（alteplase）、阿尼普酶（anistreplase，APSAC）、尿激酶原（pro-urokinase，pit-UK）等；第三代溶栓药：利用基因和单抗工程技术而开发的组织型纤溶酶原激活物（issue-type plasminogen activator，tPA）的突变体，包括替奈普酶(tenecteplase,TNK-tPA)、瑞替普酶(reteplase)、孟替普酶(monteplase)、拉诺替普酶(lanoteplase)和 tPA 的嵌合体 K_1K_2Pu 如安地普酶(amediplase)及血栓导向溶栓剂如 rscu-PA-32k/MA-15C$_5$(单链尿激酶与 MA-15C$_5$ 复合物)等。第三代溶栓药克服了第一代和第二代溶栓药缺乏纤维蛋白特异性和体内半衰期短等弊端,提高了溶栓能力、特异性并延长血浆半衰期。同时也避免了由于纤维蛋白原降解所致的出血。

链 激 酶

链激酶(streptokinase,SK)为天然的第一代溶栓药,是从 β- 溶血性链球菌培养液中提取的一种非酶性单链蛋白,分子量为 47kD。链激酶激活纤溶酶原为纤溶酶是间接作用,即链激酶先与纤溶酶原型成 SK- 纤溶酶原复合物,使其中的纤溶酶原构象发生变化,转为 SK- 纤溶酶复合物,后者激活结合或游离于纤维蛋白表面的纤溶酶原为纤溶酶,使血栓溶解。因此,SK 的活性不需要纤维蛋白存在,SK- 纤溶酶原复合物也不受血液中 α_2- 抗纤溶酶的抑制。主要用于血栓栓塞性疾病,如急性心肌梗死、静脉血栓形成、肺栓塞、动脉血栓栓塞、透析通道栓塞、人工瓣膜栓塞等。需在血栓形成不超过 6 小时内用药,疗效最佳。易引起出血,严重者可注射氨甲苯酸(或类似药),更严重者可补充纤维蛋白原或全血。本品具有抗原性,可引起过敏反应。首次给药后 4 天或更长时间,链激酶的作用可被其抗体阻断,因此再次使用需间隔至少一年。

尿 激 酶

尿激酶(urokinase,UK)是由人尿或肾细胞组织培养液提取的天然第一代溶栓药。尿激酶为体内纤溶系统的成员,可直接激活纤溶酶原为纤溶酶。纤溶酶裂解凝血块表面上纤维蛋白,也可裂解血液中游离的纤维蛋白原,故本品对纤维蛋白无选择性。进入血液中的 UK,可被循环中纤溶酶原激活剂的抑制物(plasminogen activator inhibitor,PAI)所中和,但连续用药后,PAI 很快耗竭。产生的纤溶酶可被血液中 α_2-AP 灭活,故治疗量效果不佳,需大量 UK 使 PAI 和 α_2-AP 耗竭,才可能发挥溶栓作用。UK 的 $t_{1/2}$ 约 16 分钟,作用短暂。主要用于心肌梗死和其他血栓栓塞性疾病。本品是目前国内应用最广泛的溶栓药。出血是其主要不良反应,但较链激酶轻;无过敏反应。

葡萄球菌激酶

葡萄球菌激酶(staphylokinase,SAK)是从金黄色葡萄球菌培养液中获得的,属于天然溶栓剂,现为基因工程重组产品,作用与链激酶相似。本品无酶活性,是对纤维蛋白具有专一性的纤溶酶原激活剂。SAK 先与纤溶酶原型成复合物,后者裂解纤溶酶原为纤溶酶。葡萄球菌激酶对纤维蛋白的溶解作用和对富含血小板血栓的溶栓作用均较链激酶强。已试用于急性心肌梗死患者,疗效较链激酶佳,出血副作用较少。

阿 尼 普 酶

阿尼普酶(anistreplase,APSAC),属第二代溶栓药。本品为链激酶与赖氨酸纤溶酶原以 1∶1 形成复合物的乙酰化物,分子量为 131kD。赖氨酸纤溶酶原的活性中心被茴香酰基所封闭。进入血液后,通过复合物的赖氨酸纤溶酶原活性中心与血栓的纤维蛋白结合,被封闭的乙酰基缓慢去乙酰基,自发恢复激活血栓上纤维蛋白表面的纤溶酶原为纤溶酶,溶解血栓。本品具有以下特点:①一次静脉注射即可,不必静脉滴注(缓慢去乙酰基),不受 α_2-AP 所抑制(茴香酰化);②本品是赖氨酸纤溶酶原的复合物,较易进入血液凝块处与纤维蛋白结合;③本品是选择性纤维蛋白溶栓药,很少引起全身性纤溶活性增强,故出血少。有抗原性,可致过敏反应,本品血浆 $t_{1/2}$ 为 90~105 分钟。临床应用同尿激酶。

阿替普酶和度替普酶

阿替普酶和度替普酶(duteplase)也属于第二代溶栓药,分别是单链和双链重组 tPA。其对纤维蛋白包裹的纤溶酶原作用活性比对血浆纤溶酶原的作用强,因此具有血栓选择性。重组 tPA 无抗原性,可用于那些有可能对链激酶产生抗体的患者。因其半衰期短,故需静脉输注。

瑞替普酶

瑞替普酶(雷特普酶)属第三代溶栓药。第三代溶栓药通过基因重组技术,改良天然溶栓药结构,提高其选择性溶栓效果,减少用药剂量和不良反应。瑞替普酶具有以下优点:溶栓疗效高(血栓溶解快,防止血栓再形成,提高血流量),见效快,耐受性较好,生产成本低,给药方法简便,不需要按体重调整。用于急性心肌梗死患者。常见不良反应为出血。血小板减少症、有出血倾向患者慎用。

嵌合体溶栓剂

嵌合体溶栓剂是将分别属于 2 种溶栓剂的不同结构域有选择地进行分子嵌合而构建成新的溶栓剂,旨在结合 2 种溶栓剂的优点而提高溶栓效能,并减少或消除不良反应。K_1K_2Pu 嵌合体安地普酶是由 tPA 分子上 K1 三角域和 K2 三角域与单链尿激酶(scu-PA)分子上的丝氨酸蛋白酶域构建而成的嵌合体,兼有 tPA 和 scu-PA 两种分子的优点,半衰期明显延长,溶栓活性增强,且不溶解纤维蛋白原,不激活全身溶栓系统。

(五)防治缺血性脑卒中的血管保护药物

目前,临床上用于治疗急性缺血性脑卒中的药物多为抗凝药、溶栓药、抗血小板药、扩张血管药和脑保护药等几大类药物,如阿司匹林、肝素、双嘧达莫、尿激酶、链激酶、tPA 等。这些药物的药理作用基本上是单一的,而且溶栓及抗凝药物有引起脑出血的危险,扩张血管药可加重脑水肿,给治疗缺血性脑卒中带来困难。我国研制的丁苯酞为多靶点药物,可以增加缺血区的脑血流,重建缺血区微循环,缩小脑梗死面积,保护线粒体,改善脑缺血后能量代谢,减轻局部脑缺血所致的脑水肿。

丁 苯 酞

丁苯酞(butylphthalide)与天然植物芹菜籽中的芹菜甲素结构相似,是我国自主研发的一类新药,可针对多靶点治疗缺血性脑卒中。通过增加脑血管内皮细胞产生 NO 和 PGI_2 的水平,明显增加缺血区脑血流量,增加脑梗死区微血管数量,重建脑缺血区微循环;可降低细胞内钙离子浓度,抑制谷氨酸释放,减少花生四烯酸生成,并能清除氧自由基,提高抗氧化酶活性等;可减轻脑水肿,改善脑能量代谢,减少神经细胞凋亡;还能抑制血栓形成。在缺血性脑卒中发生的各个治疗阶段都可以使用。口服用于防治轻、中度急性缺血性脑卒中。临床试验研究表明，本品对缺血性脑血管病有明显的治疗作用，可促进患者受损的神经功能恢复。不良反应较少，主要有消化道反应，如恶心、腹部不适，个别转氨酶升高，停药后可恢复正常。对本品过敏或有出血倾向的患者禁用。

第三节 其他作用于造血系统的药物

造血系统的主要成分有血液、骨髓、淋巴结和胸腺，脾、肝和肾为重要的辅助器官。血液由有形成分（红细胞、白细胞和血小板）和血浆组成，分别执行不同的功能，例如在宿主防御和止血过程中发挥重要作用。本节主要讨论红细胞。红细胞的主要功能是携带氧气，该能力取决于其血红蛋白含量。成人红细胞生成的最主要场所是骨髓，而破坏红细胞的场所则在脾。健康成人体内红细胞的损失与再生之间维持精确的平衡。肝存储维生素 B_{12} 并参与制造骨髓红细胞。肾产生红细胞生成素。不同器官的细胞均可合成、释放集落刺激因子，这些集落刺激因子调节白细胞和血小板的产生。造血系统的成分或功能异常时，则发生造血系统疾病，如各种贫血、粒细胞缺乏症、血小板缺乏症、出血性血小板增多症、获得性纤维蛋白原缺乏症、白血病等。临床常用的药物种类有抗贫血药、造血生长因子、抗白血病药物等。抗白血病药物属于抗恶性肿瘤药，不在本章赘述。

（一）贫血的分类

贫血是指血液中血红蛋白浓度低于正常范围，可出现疲劳等症状，但若是慢性贫血，常无任何症状。根据病因及发病机制通常可划分为：铁缺乏引起的缺铁性贫血；叶酸或维生素 B_{12} 缺乏所致的巨幼红细胞性贫血和各种因素导致骨髓造血功能低下所致的再生障碍性贫血，诱导因素包括各种毒素如化疗药、放疗、骨髓疾病、红细胞生成素减少或破坏过多等。

值得重视的是，抗贫血药有时也可作为其他药物或手术治疗的辅助治疗，如结肠癌外科手术（为铁缺乏常见的原因）或钩虫病（非洲和亚洲部分地区很常见的贫血原因）患者驱虫药的辅助治疗。另外，有时需要停止使用诱发贫血的药物，例如停用引起胃出血的非甾体抗炎药。

（二）常用抗贫血药

铁 剂

铁（iron）在体内作为过渡金属通常以几种氧化铁或形成稳定的配位络合物两种形式来发挥其生物学作用。70kg 体重的人体含有 4g 铁，其中 65% 作为血红蛋白的核心成分存在于血液循环中。其余的铁约一半主要以铁蛋白和含铁血黄素的形式储存于肝、脾和骨髓。这些分子中的铁主要用于血红蛋白合成。余下的存在于肌红蛋白、细胞色素类以及各种酶，不能用于血红蛋白合成。当铁缺乏时，最显著的临床表现即是贫血，因此临床应用铁剂来预防和治疗缺铁性贫血。

血红蛋白由 4 条蛋白质链亚单位（珠蛋白）组成，每一条链含有一个血红素部分。此血红素部分由含有二价铁（Fe^{2+}）的四吡咯卟啉环构成。每一个血红素基团携带一个氧分子，与二价铁和珠蛋白链上的组氨酸残基可逆地结合，该结合是氧运输的基础。

【铁的更新与平衡】食物中非血红素铁主要以三价铁的形式存在，必须被转化成二价铁后才能被吸收。三价铁在肠中性 pH 环境下溶解度低,不易被吸收;但在胃中能够溶解并结合黏蛋白,在维生素 C、果糖和各种氨基酸作用下,铁脱离其载体,形成小分子可溶性络合物,维持其在肠中的可溶性。维生素 C 一方面有助于形成可溶性铁即维生素 C 螯合物,另一方面将高价铁还原成溶解性更好的二价铁,促进铁的吸收。抗菌药物四环素(tetracycline)与铁可形成不溶性螯合物,对四环素与铁的吸收均不利。故膳食含铁量及各种影响铁利用的因素对铁的吸收有很大影响。此外,因人类没有明显的影响铁排泄的生理机制,故体内铁的代谢量极微,因此机体铁平衡调节只依赖其吸收机制来实现。

铁吸收部位在十二指肠和空肠上段两个阶段,第一阶段通过刷状缘快速摄取后从肠上皮细胞内转运至血浆,第二阶段是一个耗能的限速过程,膳食中血红素被完整吸收,在黏膜细胞被血红素氧化酶分解释放。非血红素铁以亚铁形式被吸收。细胞内亚铁被氧化为三价铁,再与细胞内的载体即转铁蛋白样蛋白质结合。当机体铁储存量高时,铁以铁蛋白形式储存于黏膜细胞;当机体铁储存低时,则转运进入血浆。

在血浆中,铁与其载体转铁蛋白结合而运输,转铁蛋白是一种 P- 球蛋白,具有两个三价铁结合位点,正常情况下只有 30% 处于饱和状态。任何时候血浆中均有 4mg 铁,但每日铁更新量为 30mg。红细胞的前体细胞每日摄取绝大部分血浆中的铁,用于合成血红蛋白。这些前体细胞能够结合转铁蛋白的转铁蛋白受体,当铁被细胞吸收后,去铁的转铁蛋白被释放出细胞外。

铁以两种形式储存:可溶性铁蛋白和不可溶性含铁血黄素。铁蛋白存在于所有细胞,尤以肝、脾和骨髓中的单核吞噬细胞含量更高,也存在于血浆中。铁蛋白的前体是大分子去铁铁蛋白,其中心腔可储存 4 500 个铁分子。去铁铁蛋白结合二价铁离子,使之氧化成三价铁并贮积于去铁铁蛋白中心,由此形成铁蛋白。铁蛋白是铁的主要储存形式,其中的铁最容易被动员利用。含铁血黄素则是铁蛋白分子中聚集状态的三价铁核与外蛋白壳崩解的降解物。

血浆中的铁蛋白实际上并未结合铁。它与细胞内储存的铁蛋白量相平衡,所以测定血浆中铁蛋白水平可作为评价体内总铁储存量的指标。人体不能主动排出铁,仅少量的铁通过含有铁蛋白的黏膜细胞脱落排出体外,更少量的铁通过胆汁、汗液和尿液而排出体外。

【常用铁剂及给药方法】最常用的铁剂有硫酸亚铁(ferrous sulfate)、琥珀酸亚铁(ferrous succinate)、葡萄糖酸亚铁(ferrous gluconate)、富马酸亚铁(ferrous fumarate)。

铁剂通常口服给药,某些特殊情况下可经胃肠外给药,例如因吸收不良综合征、外科手术或胃肠道炎症口服铁无法吸收的患者可经胃肠外给药。不能耐受口服铁的患者和慢性肾衰竭需红细胞生成素治疗患者也可经胃肠外给药,如右旋糖酐铁(iron-dextran)或蔗糖铁(iron-sucrose)。右旋糖酐铁可深部肌内注射或缓慢静脉输注。蔗糖铁可缓慢静脉输注。因可能产生过敏样反应,首剂给予小剂量。若无过敏反应发生,再给予剩余的剂量。

叶酸和维生素 B$_{12}$

维生素 B$_{12}$(vitamin B$_{12}$)和叶酸(folic acid)是人类膳食中的必需成分,为合成 DNA 使细胞增殖所必需的物质。它们的生化作用相互依赖,叶酸可纠正一部分维生素 B$_{12}$ 缺乏症状,但不能完全消除。无论维生素 B$_{12}$ 缺乏还是叶酸缺乏,均影响细胞更新迅速的组织,尤其是骨髓,但维生素 B$_{12}$ 缺乏还引起严重的神经紊乱,单用叶酸治疗不能纠正,甚至还使神经症状恶化,必须两者合用才能纠正。缺乏维生素

B_{12} 或叶酸可致巨幼红细胞性贫血（megaloblastic anemia）。当出现巨幼红细胞，使成红血细胞分化障碍，骨髓红细胞发生缺陷。由于 DNA 合成减少，骨髓出现高 RNA：DNA 比值、体积异常增大的红细胞前体细胞。这种巨红细胞大而易碎，且常变形。该贫血常伴发轻微白细胞减少和血小板减少，多形核白细胞胞核异常（分叶过多）。维生素 B_{12} 缺乏导致的神经障碍包括周围神经病变、痴呆以及亚急性脊髓联合变性。

食物中叶酸含量不足可致叶酸吸收缺乏，尤其当机体需求增加时（例如妊娠期或血红蛋白变异患者的慢性溶血）。维生素 B_{12} 必须在胃分泌的糖蛋白即"内因子"存在时才能被吸收。维生素 B_{12} 缺乏则常因内因子缺乏或回肠末端吸收受干扰所致，例如克罗恩病（原因不明的肠道炎症性疾病）患者病变回肠切除、恶性贫血患者（胃的自身免疫性损害引起萎缩性胃炎，此类患者血浆常常产生抗胃壁细胞抗体）和全胃切除的患者常缺乏内因子。发生巨幼红细胞贫血或恶性贫血时，可补充叶酸或维生素 B_{12} 来治疗。

叶酸（蝶酰谷氨酸）由蝶啶环、对氨苯甲酸和谷氨酸构成。肝和绿色蔬菜是叶酸盐的丰富来源。由于某些抗生素和抗肿瘤药是抗代谢药，能够干扰微生物叶酸的合成而导致叶酸缺乏。一个非妊娠健康人每天需要约 200μg 叶酸，但妊娠期需要量增加。

维生素 B_{12} 为含钴复合物。膳食主要来源是肉类（特别是肝）、蛋和乳制品，食物中的维生素 B_{12} 必须与内因子形成 1：1 的复合物才能经主动转运吸收。药用维生素 B_{12} 是羟钴胺（hydroxocobalamin）。无论食物或药物来源的维生素 B_{12} 均须转化成甲钴胺（甲基 - 维生素 B_{12}）或 5- 脱氧腺苷钴胺素（腺苷 - 维生素 B_{12}）才具有体内活性。艾迪生（Addison）恶性贫血（一种自身免疫疾病导致的胃萎缩）或全胃切除术患者则缺乏内因子，需要注射维生素 B_{12} 治疗。

（三）造血生长因子

造血生长因子（hemopoietic factors，HGF）是一类能刺激骨髓使造血前体细胞分化增殖的糖蛋白，主要作用是调节机体的造血功能。每 60 秒人体必须产生约 1.2 亿个粒细胞、1.5 亿个红细胞以及众多的单核细胞和血小板。持续血细胞的产生需要具有自我更新能力的多能干细胞在自我更新与分化成各类血细胞之间维持平衡。造血生长因子可调控此平衡，指导造血祖细胞分化、成熟、发育成八个系的血细胞。这些细胞生长因子是生物活性非常强的糖蛋白，10^{-12}~10^{-10}mol/L 的浓度即可发挥作用。机体处于基础代谢的情况下，血浆中的造血生长因子水平非常低，一旦受到刺激，数小时内可升高 1 000 倍或更多。造血生长因子中，红细胞生成素（erythropoietin，EPO）调控红细胞系，失血和 / 或低组织氧压刺激红细胞生成素产生。刺激白细胞系产生的主要因素是感染，集落刺激因子（colony-stimulating factor，CSF）调控髓系祖细胞分化成白细胞。所以，临床常用红细胞生成素、各种集落刺激因子和血小板生成素等来促进血液成分生成，治疗红细胞、白细胞、血小板缺乏所致的疾病，包括各种原因所致贫血、中性粒细胞缺乏症和血小板减少症等。目前，一些造血因子基因已被克隆，如重组红细胞生成素（recombinant erythropoietin），重组粒细胞集落刺激因子，如非格司亭（filgrastim）和来格司亭（lenograstim），重组粒细胞 - 巨噬细胞集落刺激因子，如莫拉司亭（molgrastim），重组血小板生成素已用于临床。

红细胞生成素

红细胞生成素（erythropoietin，EPO）主要由肾近曲小管细胞产生，也可由巨噬细胞产生，但肾外产生红细胞生成素仅占其总量的 5%~10%。红细胞生成素刺激定向红系祖细胞增殖产生红细胞。目前已有两种形式的重组人红细胞生成素用于临床，阿法依泊汀（epoetin alfa）和倍他依泊汀（epoetin beta），与内源性红细胞生成素有相同的生物活性，可作用于红细胞系发育的各阶段，包括对原始红细胞刺激增加血红蛋白的合成，以及当激素处于高浓度时，加速网织红细胞由骨髓向循环释放等作用。这两种重组红细胞生成素在临床应用上无差别，用于依赖透析的慢性肾衰相关的贫血，还用于癌症患者由于化疗引起的贫血。慢性肾衰患者静脉给药后半衰期约为 4~13 小时，肝脏是主要的清除途径，肾脏是次要的清除途径。阿法达贝泊（darbepoetin alfa）是阿法依泊汀的多糖基化形式，半衰期明显有延长，不用频繁给药。

非格司亭

粒细胞集落刺激因子（granulocyte colony stimulating factor, G-CSF）是血管内皮细胞、单核细胞和成纤维细胞合成的糖蛋白，能促进中性粒细胞成熟，并刺激成熟的粒细胞从骨髓释出进入血流，增强中性粒细胞趋化及吞噬功能。对巨噬细胞、巨核细胞影响很小。药用 G-CSF 为基因重组产品非格司亭（filgrastim），主要用于中性粒细胞减少症，包括骨髓移植后、肿瘤、白血病化疗后的中性粒细胞减少，骨髓增生异常综合征及再生障碍性贫血伴发的中性粒细胞减少，先天性、特发性中性粒细胞减少。对再生障碍性贫血、骨髓再生不良和艾滋病也有应用。可刺激粒细胞系造血，调节中性粒细胞增殖和分化，升高中性粒细胞数量，减少感染发生率。常见不良反应为过敏、骨痛等，对本品过敏者禁用。不能与化疗药物同时应用，应在化疗药物应用前或后 24 小时应用，以免发生药物相互作用。

沙格司亭

粒细胞 / 巨噬细胞集落刺激因子（granulocyte macrophage colony stimulating factor, GM-CSF）在 T-淋巴细胞、单核细胞、成纤维细胞、血管内皮细胞均有合成。它与白介素 -3 共同作用于多向干细胞和多向祖细胞等细胞分化较原始部位，因此可刺激粒细胞、单核细胞、巨噬细胞和巨核细胞等多种细胞的集落形成和增生。对红细胞增生也有间接影响。对成熟中性粒细胞可增加其吞噬功能和细胞毒性作用，但降低其能动性。药用为基因重组产品沙格司亭（sargramostim），它是一种有 127 氨基酸残基的单链糖基化多肽，可刺激髓系干细胞到成熟粒细胞（包括中性粒细胞、嗜酸性粒细胞）的增殖与分化。主要适用于治疗和预防骨髓抑制疗法所引起的粒细胞减少症。由于本品能增强单核细胞、中性粒细胞、嗜酸性粒细胞和单核巨噬细胞功能，提高机体抗肿瘤和抗感染免疫力，故亦适用于骨髓增生异常综合征（myelodysplastic syndromes, MDS）与再生障碍性贫血等骨髓衰竭患者的粒细胞低下。也可预防粒细胞减少时可能潜在的感染并发症。本品还能加快感染引起的中性粒细胞减少的恢复。最常见的不良反应为发热、骨痛及关节肌肉酸痛、皮疹或瘙痒、腹痛及腹泻等。罕见而严重的不良反应有心功能不全、室上性心动过速、毛细血管渗漏综合征等。注意不能与化疗药物同时应用，以免发生药物相互作用。需合用时，沙格司亭宜在停止化疗 24 小时后开始应用。

巨噬细胞集落刺激因子

巨噬细胞集落刺激因子（macrophage colony stimulating factor, M-CSF）是一种 40kD 的二聚体糖蛋白，主要来源于单核 - 巨噬细胞、血管内皮细胞和成纤维细胞。其功能主要是刺激骨髓单核 - 巨噬细胞的前体细胞,使之分化成熟。还可调节胎盘功能,促进骨吸收以及调节破骨细胞的活性。M-CSF 具有较强的造血作用,临床研究中将重组人 M-CSF 试用于肿瘤化疗后多种血细胞减少症,可以加速化疗所致的中性粒细胞和血小板减少的恢复,而且副作用减轻。M-CSF 还能增加单核细胞对多种白血病细胞株的反应性,因此临床研究试用于治疗前白血病状态的骨髓异型性综合征。

血小板生成素

血小板生成素(thrombopoietin, TPO)是原癌基因 c-mpl 表达产物的配体,与 EPO 有一定同源性,可促进巨核细胞前体细胞增殖和分化。对巨核细胞生成的各阶段均有刺激作用。TPO 与 EPO 相互协调共同刺激原核细胞和红细胞的生成,共同促进骨髓抑制疗法后血小板和红细胞的恢复。内源性 TPO 主要产生于肺和肾脏,其水平与血小板疾病关系密切,故 TPO 水平检测对于血小板减少或增多的原因有鉴别诊断价值,且对某些疾病的药物治疗效果可进行预测和评价。药用为重组血小板生成素(rhTPO)罗米司亭(romiplostim),用于治疗实体瘤化疗药物和放疗引起的血小板减少,慢性特发性血小板减少症。主要不良反应是过敏反应,偶有发热、肌肉酸痛和头晕。

白介素 -11

白介素 -11(interleukin-11, IL-11)是骨髓成纤维细胞和基质细胞产生的一种血小板生长因子,属于生长因子家族,能诱导巨噬细胞成熟,增加外周血小板和中性粒细胞的数量,调节肠道上皮细胞生长、破骨细胞增殖和神经生成。药用为重组人 IL-11,皮下注射给药用于治疗实体瘤、非髓细胞性白血病化疗后 Ⅲ、Ⅳ 度血小板减少症。常见不良反应有乏力、疼痛、寒战、腹痛、恶心、神经紧张及脱发等,停药后可消失。

第四节 抗血栓药和抗贫血药的研发史和研究进展

一、抗血栓药的研发史和研究进展

抗血栓药(包括抗血小板药、抗凝血药和溶血栓药)的发展有近百年历史。

(一)抗凝血药

1916 年,McLan 试图从狗肝中分离促凝物质得到的却是具有抗凝作用的物质,称之为肝素。其后发现这种物质在肠黏膜和肺组织更丰富。20 世纪 30 年代临床开始应用肝素。肝素有很好的抗凝效果,但因其可与血液中多种蛋白结合,故口服生物利用度差,使用时需要用活化部分凝血活酶时间(aPTT)监测。20 世纪 80 年代低分子肝素问世,它减轻了肝素的副作用,生物利用度提高,不需常规的监测,因而被广泛应用,近年来有取代常规肝素之势。后来将肝素活性部位的 5 个高度官能团化的单糖进行化学合成得到的磺达肝癸钠(戊糖)已经通过临床验证并且在我国上市。这 3 种肝素类药物的共同点都是间接抗凝剂,它们都需要通过激活血液中的抗凝血酶,激活后发生构象改变的抗凝血酶可与激活的凝血因子 X、IXa 和凝血酶结合而发挥抗凝作用。由于分子量不同,结合的凝血因子也不同,常规肝素可以对 Xa 和凝血酶结合,低分子肝素主要结合 Xa 和少量凝血酶,磺达肝癸钠只结合 Xa。了解肝素类药物的作用机制至关重要,因为人群中有先天性抗凝血酶缺乏者,患者中还会有获得性抗凝血酶缺乏者,意味着在这类个体中肝素类药物不起作用或作用不佳。

20世纪四五十年代从引起牛羊出血的发霉牧草中分离出双香豆素类物质,做成抗鼠药使用,之后进行结构改造合成了活性更强的华法林,并一直作为抗鼠药使用。后来因为意外事件发现华法林在人体作为抗凝药安全性较强,于1954年正式批准用于人体,从此翻开了抗凝药的历史新篇章。华法林是最常用的口服抗凝血药,其作用机制是拮抗维生素K环氧化物还原酶使依赖维生素K的凝血因子如Ⅱ、Ⅶ、Ⅹ、和抗凝血因子蛋白C(PC)、蛋白S(PS)、蛋白Z(PZ)的羧基谷氨酸不能羧基化,而γ羧基谷氨酸的作用是使这些因子能在磷脂表面浓集从而加速凝血反应。许多食物和药物对华法林有干扰而影响药效。华法林类药物个体差异大,因此在应用时需通过测定凝血酶原时间(PT)推算出国际正常化比值(INR)来调整剂量。在我国,INR值在2~2.5较为安全,超过2.5则出血危险增加。华法林"治疗窗窄"一直困惑着人们,直到2007年在国际血栓与止血会议上报道了维生素K环氧化物还原酶(VKORC1)具有基因多态性,才初步解释了这一问题。

随着对凝血过程和凝血因子的深入研究,以及基因重组技术和生化合成技术的发展,20世纪90年代以来有许多新的抗凝血药物问世。例如,20世纪90年代初一直只能在实验室应用的水蛭唾液提取物——水蛭素经基因重组技术已可大量获得并上市,随即有水蛭素的衍生物如比伐卢定也应用于临床。同时还有化学合成的阿加曲班上市,它们都是凝血酶直接抑制剂,不但与血液中游离的凝血酶结合,还可与结合在纤维蛋白上的凝血酶结合,因而抗凝血酶的作用优于肝素和低分子肝素。20世纪90年代以来研发的口服凝血酶抑制剂希美加群(ximelagatran)给人们带来希望,2004年在欧洲上市后经临床验证有良好的疗效,但发现少数服药患者肝功能损害甚至导致死亡,故于2006年退市。

抗凝剂应具有如下特点:可口服、量效关系可预测、治疗窗宽、无须监测、食物-药物相互作用少。近年针对凝血过程各阶段已研发出多个药物,如重组的活化蛋白C、组织因子途径抑制物等。口服直接Ⅹa因子抑制剂也是重要的研发方向,这类抗凝剂直接、特异性地抑制Ⅹa因子。其中,口服利伐沙班、阿哌沙班已经批准上市。与传统抗凝药华法林相比,新型口服抗凝剂利伐沙班、阿哌沙班和达比加群等,克服了传统抗凝血药的不足,特异性高,起效快,不良反应少,药动学可预测,尚未提出需要监测或剂量调整,固定剂量每日服药一到两次,药物、食物相互作用较少。

但是新型抗凝药物目前仍有一些问题亟待回答,如出血风险仍然存在,且缺乏拮抗剂;所致出血如何处理? 需要确定合适的治疗范围,常规监测是否需要还有待观察研究,长期服药的安全性未知,这些都是未来研究的方向。

(二)抗血小板药物

抗血小板药中首先应用的是阿司匹林,可以说是"老药新用"。20世纪80年代以来,在大量患者心、脑血管血栓栓塞性疾病中证明,阿司匹林对心、脑血管血栓栓塞性疾病的防治是有效的。但是阿司匹林的不良反应和"阿司匹林抵抗"也困扰着临床工作者。最初使用阿司匹林剂量过大(500~1 000mg),也是发生不良反应的原因之一。了解阿司匹林对血小板的作用机制就不难理解阿司匹林引起不良反应的原因。阿司匹林是COX-1抑制剂,使花生四烯酸不能形成前列腺素的前体PGG_2和PGH_2。二者是形成前列腺素、PGI_2和TXA_2的前体。血栓烷有激活血小板和引起血管收缩的作用,而前列环素有抑制血小板聚集和扩张血管的作用,而大剂量阿司匹林可抑制内皮细胞生成前列环素。在停用阿司匹林后 10 天左右血小板恢复正常功能,此时有可能出现"反跳现象",因此人们一度走向另一极端即服用小剂量(每天 25mg)阿司匹林,但是大量临床试验证明这一剂量是无效的。2004 年,ACCP7指南指出,在防治心血管血栓栓塞性疾病时的阿司匹林剂量是 75~160mg,阿司匹林对 COX-1 抑制是不可逆的,而且由于血小板不能生成 COX-1,因此一旦血小板被阿司匹林作用后其功能不能恢复直至被代谢。这就是为什么在应用阿司匹林或虽停用而时间短(<1 周)的患者进行手术时容易发生出血,如措施不当会发生严重后果。此时有效的止血措施是输注人血小板浓缩液。了解了阿司匹林的这些作用特点,临床用药中才能避免不良事件的发生。

随后研发的 ADP 受体拮抗药是一类作用机制和阿司匹林不同,但优于阿司匹林的抗血小板药物。第一个上市的 ADP 受体拮抗药是噻氯匹定,用于阿司匹林治疗失败或阿司匹林过敏的患者,但其在肝脏经两步代谢才能形成活性代谢产物,故起效慢。噻氯匹定不良反应明显,尤其是血液系统的不良反应非常严重。通过结构改造,第二个 ADP 受体拮抗药氯吡格雷问世,很大程度上解决了噻氯匹定不良反应大的问题,而且抗血小板效应比噻氯匹定强,现在已取代噻氯匹定广泛应用于临床。然而,氯吡格雷在肝脏经两步代谢才能形成活性产物,个体间变异较大。存在和阿司匹林类似的问题,即"氯吡格雷抵抗"的问题。第三个 ADP 受体拮抗药普拉格雷具有经肝脏一步代谢完全、起效快、作用强、个体差异小的特点。但是普拉格雷的出血风险高,FDA 给出了"黑框"警告。以上三种 ADP 受体拮抗药均属于不可逆抑制剂,而作为目前上市的唯一一种可逆的 ADP 受体拮抗药,替格瑞洛具有以下特点:原药和代谢产物均有活性,抗血小板作用强、起效快、出血风险低,无"氯吡格雷抵抗"现象,停药后抗血小板效应抵消快。因此,可逆的 ADP 受体拮抗药是极具开发价值的新型抗血栓药物。当然也有部分作用于新靶点的药物,如蛋白酶激活受体(PAR-1)抑制剂沃拉帕沙(vorapaxar)、atopaxar、SCH530348 及 E5555。vorapaxar 已于 2014 年获美国 FDA 批准上市,atopaxar 等正在研发当中。另外,其他新型抗血小板制剂也正处于研制阶段,包括口服有效、发挥直接作用的可逆性 P_2Y_{12} 拮抗药坎格雷洛(cangrelor)和替卡格雷(ticagrelor)。

坎格雷洛是一个腺苷同系物,与 P_2Y_{12} 可逆性结合并抑制其活性。本品半衰期为 3~6 分钟,先以快速静脉注射,然后以静脉滴注给药。停药后,在 60 分钟内血小板功能恢复。在冠脉介入治疗期间,比较坎格雷洛与安慰剂,或在冠脉介入治疗后,比较坎格雷洛与氯吡格雷的临床试验表明,坎格雷洛并无明显优势。

替卡格雷是口服有效的 P_2Y_{12} 可逆性拮抗药。本品每日给药 2 次,与氯吡格雷相比起效快,作用时间短,而且对 ADP 介导的血小板聚集抑制作用更强。对急性冠脉综合征患者,替卡格雷可以减少全部心血管死亡事件和心肌梗死的发生。降低卒中发生率与氯吡格雷相同,降低出血发生率无明显差异。

(三) 溶栓药

有关纤溶治疗的历史可追溯到 1933 年,当时发现溶血性链球菌肉汤培养基的滤出液可溶解纤维血凝块,在此基础上研发了链激酶,并开始用于纤维性胸膜渗出液、胸腔积血等疾病。1958 年,链激酶第一次用于急性心肌梗死,随着对急性心肌梗死发病机制的认识以及纤溶药物的不断开发,溶栓治疗成为急性 ST 段抬高心肌梗死治疗的重要里程碑。第一代溶栓药为非选择性纤维蛋白溶解剂,使血栓及血浆内纤溶酶原均被激活,导致全身溶栓及抗凝状态。第二代溶栓药具有纤维蛋白选择性,是溶栓药开发过程中的里程碑,但作用强度弱,需很高浓度才能产生溶栓作用,且出血风险高于链激酶。第三代溶栓药能选择性的激活与纤维蛋白结合的纤溶酶原,系统性出血发生率较低。新型溶栓药可增强纤溶酶内在活性,包括Ⅰ型纤溶酶原激活物抑制剂、尿激酶型纤溶酶原激活物抑制剂、活化的凝血酶激活的纤溶抑制剂(TAFIa)和因子制剂。

为了满足临床需要,还需进一步研发新型的抗血栓药物,寻找新的作用靶点,争取抗血栓治疗的获益风险比最大化。此外,需逐步积累已上市药物的临床使用经验,控制其不良反应的发生率。

二、抗贫血药与生血药的研发史和研究进展

1. 补铁剂　自1831年Blaud首次用硫酸亚铁治疗"黄萎病"后,硫酸亚铁被许多国家的药典和食品添加剂法典收载,从而开启了以硫酸亚铁为代表的第一代口服补铁剂的研究。碳酸亚铁、氯化亚铁、焦磷酸铁、焦磷酸亚铁、焦磷酸铁钠、磷酸铁钠等无机铁盐也属于第一代口服补铁剂。简单的亚铁盐便宜且吸收好,是最普遍使用的口服补铁剂。

第二代口服补铁剂主要是可溶性的小分子有机酸铁盐螯合物,如琥珀酸亚铁、富马酸亚铁、葡萄糖酸亚铁、乳酸亚铁、甘氨酸亚铁、乙二胺四乙酸铁钠、次氮基三乙酸螯合铁等。一些三价铁的螯合物能够克服三价铁不溶即生物利用度低的问题,但是与亚铁盐相比价格昂贵,且三价铁吸收前在肠黏膜表面仍然要先通过十二指肠细胞色素 b 进行还原。

大部分传统口服补铁剂会造成上消化道糜烂性黏膜损伤及恶心、呕吐、上腹不适、腹泻、便秘等不良反应。为了避免传统铁剂的不良反应,近年来研究的铁剂纳米材料由于粒径小,容易吸附于胃肠道黏膜,可延长在胃肠道内的滞留时间,进而增加肠道对铁的吸收。其他剂型如结合脂质体、多糖、纤维素、介孔二氧化硅等材料加以修饰,对铁离子可以起到缓释的作用,一定程度上减少了对胃肠道的刺激,也有很大潜力成为新一代的口服补铁制剂。

2. 维生素B_{12}　20世纪30年代,美国内科医生Castle WB发现在正常人胃部可分离出一种"内因子",但在恶性贫血病患的胃分泌物中该因子缺失,患者食用动物的肝脏之后,能改善病情。1948年,美国学者Rickes和英国的Smith及Parker各自从肝脏中分离出一种具有控制恶性贫血效果的红色晶体物质,定名为维生素B_{12}。1963年确定了分子晶体结构,1973年完成了人工合成。维生素B_{12}家族成员主要有20世纪30年代发现的氰钴胺、羟钴胺、腺苷钴胺到20世纪60年代发现的第四代——甲钴胺。其中,氰钴胺、羟钴胺没有直接的生物活性,氰钴胺属于前药,在体内转化为甲钴胺和腺苷钴胺后产生生物活性。2001年日本卫材制药株式会社的甲钴胺进入我国市场。甲钴胺是抗贫血市场中的主要品种,已进入医院许多科室,在临床中取得较好的疗效。腺苷钴胺属于维生素类药物,为氰钴型维生素B_{12}的同类物,是体内维生素B_{12}的两种活性辅酶形式之一,对细胞生长增殖和维持神经髓鞘完整性起到了决定作用。腺苷钴胺药物活性强,与机体组织细胞有较强的亲和力,排泄较慢,可直接吸收利用。临床主要适用于巨幼红细胞性贫血,营养不良性贫血、妊娠期贫血,以及多发性神经炎、神经根炎、三叉神经痛、坐骨神经痛、神经麻痹,也可用于营养性疾患以及放射线和药物引起的白细胞减少症的辅助治疗。

3. 造血生长因子

(1)促红细胞生成素:法国医生Carnot最先于1906年通过实验提出,循环血液中存在着控制红细胞生成的生长因子。他从贫血动物体内取血清注射给家兔,观察到家兔红细胞计数增加,从而推测

存在一种促血细胞生成素（hemopoietin）的因子存在。然而，直到 20 世纪 50 年代，Reissmann、Erslev、Jacobsen 及其同事才明确了现称作 "促红细胞生成素"（erythropoietin）的来源及其作用。接着，在贫血患者及红细胞增多症患者中对红细胞生成素进行了广泛的研究，成功自尿液中提纯红细胞生成素以及通过基因克隆技术得到红细胞生成素。红细胞生成素能够在细胞株中高水平表达，从而实现了红细胞生成素的提纯及其应用于贫血患者。

1989 年第一个重组人促红细胞生成素（EPO）制剂阿法依泊汀获美国食品药品管理局（FDA）批准，主要用于治疗慢性肾功能衰竭引起的贫血、癌症及骨髓衰竭导致的贫血、失血后贫血等。这类药物的应用减少了贫血患者的输血次数，但第一代促红细胞生成素制剂的体内消除半衰期较短，需要频繁给药，开发具有更长体内消除半衰期的制剂逐渐成为研究热点。第二代 EPO，相比于第一代 EPO，具有更长的半衰期和更高的生物学活性，临床上减少了给药频率，且静脉注射和皮下注射的给药剂量基本相同，在室温条件下更加稳定。例如，binocrit 于 2012 年 3 月 27 日由 Affymax 和 Takeda 公司共同研制并获得 FDA 上市批准。binocrit 在慢性肾病患者体内的半衰期为 48 小时，介于第 2 代新促红细胞生成蛋白（new erythro stimulating protein，NESP）和持续性促红细胞生成素受体激活剂（continuous erythropoietin receptor activator，CERA）之间。binocrit 的结构与 EPO 无任何同源性，但具有良好的贫血纠正效果，价格相对较低且制造工艺更为简单。遗憾的是，2013 年 2 月，binocrit 因速发型过敏反应被 FDA 撤出市场。

（2）升高白细胞的生长因子：体外试验发现，不同的条件培养基对由粒细胞和单核细胞不同组合而成的集落具有诱导生长的作用，由此提出了特异性白细胞生长因子的存在。从鼠肺培养基中分离出一种能刺激粒细胞和单核细胞生成的活性物质，由此克隆出了粒细胞 - 巨噬细胞集落刺激因子（GM-CSF），最初来源于小鼠，而后源于人体。中性粒细胞生成刺激因子的发现促进了粒细胞集落刺激因子（G-CSF）的成功克隆。继而，研究人员又提纯并克隆出了一种巨核细胞集落刺激因子，称为血小板生成素。随着 DNA 重组技术的快速发展，可以大量生产高纯度的重组人造血生长因子，除上述几种因子外，还有白细胞介素 -3（IL-3）、干细胞因子（SCF）等多种因子，已应用于临床。

第五节　抗血栓药的实验方法

凝血是一个复杂的过程，它包括血管壁完整性，血小板数量和质量以及血液凝固和溶解机制全过程，任何一个环节发生障碍，都可以造成出血现象。止血与血栓试验的目的就是通过血小板和各种凝血因子的检测从不同侧面、不同环节了解发病原因、病理过程，进而进行疾病的诊断和治疗，以及抗血栓和止血药物的研究。

一、体外试验

（一）血液凝固实验

血浆凝血酶原时间（PT）、活化部分凝血活酶时间（APTT）、凝血酶时间（TT）和纤维蛋白原含量（Fg）是检测内、外源性凝血系统功能最常用的筛查指标。

1. **凝血酶原时间(PT)**　在待检测的血浆中加入过量的含钙组织凝血活酶,重新钙化的血浆在组织因子存在时激活因子Ⅹ成为Ⅹa,后者使凝血酶原变为凝血酶,凝血酶又使纤维蛋白原转变为不溶性纤维蛋白,测定凝固所需的时间。该试验是反映外源性凝血系统疾病最常用的筛选试验,也可用于口服抗凝剂的治疗监控。

2. **活化部分凝血活酶时间(APTT)**　将待测血浆中加入部分凝血活酶溶液,在Ca^{2+}参与下纤维蛋白原变成不溶性纤维蛋白,测定凝固所需的时间即为待测血浆活化部分凝血时间。这是内源性凝血系统较敏感和常见的筛选试验,同时可用作肝素治疗监控。

3. **凝血酶时间(TT)**　将待测血浆中加入"标准化"凝血酶溶液,测定开始出现纤维蛋白丝所需时间。

4. **纤维蛋白原含量(Fg)**　在被检测血浆中加入凝血酶,血浆即凝固,其所需时间的长短和纤维蛋白含量成负相关。

（二）血小板功能试验

血小板由骨髓产生,循环于血液中,具有黏附、聚集、释放等功能,其在执行生理性止血的同时,也在病理性血栓形成过程中起重要作用。血小板功能试验主要检查血小板黏附、聚集、代谢、释放反应和血块收缩,对于临床相关疾病的诊断和抗血小板药物的筛选及相关研究有着重要的意义。

1. **光学比浊法测定血小板集合度(LTA)**　在制备的富血小板血浆中加入诱导剂使血小板发生聚集,血浆浊度降低,用光学比浊仪检测样本透光率的变化可反映血小板聚集的程度。该法较为经典,应用广泛且价格便宜,曾作为金标准评估血小板功能。但比浊法测定要求操作者经过专业培训,需专门制备富血小板血浆。样本的需求量大,操作耗时长,检测结果重复性较差。

2. **阻抗法测定LTA**　在全血中加入诱导剂使血小板发生聚集并插入电极,通过检测电极阻抗的变化反映血小板聚集的程度。阻抗法与比浊法同为检测血中依赖糖蛋白Ⅱb/Ⅲa的血小板聚集的方法,但阻抗法能检测到的血小板聚集物较比浊法小,故相对更敏感。阻抗法无须制备富血小板血浆。

3. **VerifyNow P_2Y_{12}仪检测法**　VerifyNow P_2Y_{12}仪是一种基于光学比浊法的直接检测药物对P_2Y_{12}受体作用的快速便携式血小板功能检测设备,能全自动地完成所有检测程序,以P_2Y_{12}反应单位(PRU)为检测数值,特异地反映了P_2Y_{12}介导的血小板反应性。作为特异检测P_2Y_{12}受体的装置,VerifyNow P_2Y_{12}仪无须用药前的血样本即可算出抗血小板药物对P_2Y_{12}受体的抑制率,且检测结果与LTA测定的血小板聚集率有较好的符合度。

4. **血栓弹力图(TEG)**　TEG是一种通过检测全血中血凝块的物理特性而动态地分析凝血和纤溶全过程的临床常用检测方法,早年用于围手术期凝血功能监测并指导术中输血,现已扩展至对抗血小板药物疗效的监测。TEG系统由分析仪、计算机模块和反应装置组成。检测时,装有血标本的振荡杯匀速转动,当血凝块形成时,置于其中的金属针因偶联运动切割磁感应线而产生电流,经计算机处理后描绘成TEG曲线。曲线的主要参数R时间,是从血样放入振荡杯到纤维蛋白凝块开始形成的时间。MA,即描记曲线的最大幅度,反映了正在形成的血凝块的最大强度。血小板图是TEG的重要组成部分。利用枸橼酸化抗凝、高岭土激活的血样可反映最大凝血效能(记为MATHROMBIN)。分别加入ADP和AA,可评估未被抑制的ADP受体介导的及TXA_2途径介导的血小板水平(记为MAADP和MAAA)。根据公式运算出MA抑制率用于评估阿司匹林、氯吡格雷等通过以上两种途径发挥药理作用的药物疗效。

5. 血小板功能分析仪(PFA-100)检测法 PFA-100系统包括一次性反应盒和分析仪。在高切应力下,使全血通过反应盒内包被胶原/ADP或胶原/肾上腺素的生物膜上的小孔,检测因血小板栓子形成而使小孔封闭的时间,记为封闭时间,可反映与血小板有关的初期止血过程,故又称"体外出血时间"。PFA-100的检测结果与血管性假性血友病因子、血细胞比容等因素有关。但多项研究结果显示,用胶原/ADP反应盒检测的血小板功能与氯吡格雷反应的个体差异性无良好相关性。故PFA-100用于检测抗血小板药物疗效的可靠性还不明确。

二、体内动物模型

(一)弥散性血管内凝血动物模型

弥散性血管内凝血(disseminated intravascular coagulation,DIC)是指在某些致病因子作用下凝血因子和血小板被激活,大量可溶性促凝物质(soluble thromboplastin)入血,从而引起以凝血功能失常为主要特征的病理过程(或病理综合征)。DIC始于凝血系统被激活,基本病理变化是在微小血管内形成微血栓。因此,启动凝血过程的动因和途径是DIC发病的重要方面。

国内外有多种外源性物质来制造DIC动物模型,下面主要介绍凝血酶+氨基己酸建立家兔动物模型、内毒素诱发大鼠DIC模型和兔脑粉致家兔DIC模型。

1. 凝血酶+氨基己酸建立家兔动物模型 采用凝血酶剂量为100U/kg,氨基己酸50mg/kg,给予1小时以建立典型的家兔DIC模型。

2. 内毒素诱发大鼠DIC模型 内毒素通过损伤血管内皮,激活巨噬细胞、单核细胞而释放组织因子,启动凝血过程,形成DIC。

3. 兔脑粉致家兔DIC模型 兔脑粉悬液复制DIC模型的原理是兔脑悬液富含组织因子,经静脉注入后启动外源性凝血途径,从而导致DIC的发生。

(二)血栓形成模型

1. 化学物质致血栓形成法

(1)月桂酸钠所致冠状动脉微血栓形成:利用化学物质月桂酸钠损伤血管内膜,促进血小板黏附、聚集和促进血管活性物质的释放,形成闭塞性血栓。

(2)角叉菜胶诱发鼠尾部血栓:角叉菜胶常被用作致炎因子,它所诱发的小鼠或大鼠尾动脉血栓形成与血管内炎症密切相关,此外角叉菜胶在体外也能引起血小板聚集。

2. 搔刮损伤血管内膜法 机械损伤血管内膜后,使内皮下细胞外基质裸露,促使血小板与胶原接触而被激活和黏附,启动凝血过程,导致血栓形成。

3. 电刺激损伤法 利用电刺激,破坏局部血管,使血管内膜损伤,促使血小板黏附聚集从而形成血栓。

4. 动-静脉旁路血栓法 利用大鼠体外颈总动脉-颈外静脉血流旁路法形成血小板血栓。以聚乙烯管连接动静脉,形成旁路血液循环。动脉血流中的血小板,当接触丝线的粗糙面时黏附于线上,血小板聚集物环绕线的表面形成血小板血栓,血小板的黏附聚集功能受到抑制时,形成血栓的重量就较轻。因此,从血栓重量可测知血小板的黏附聚集功能。

（三）血小板减少症模型

1. 免疫法建立特发性血小板减少性紫癜动物模型　血小板减少性紫癜是临床常见的免疫疾病，主要由于自身抗体同血小板结合，引起血小板破坏增多。目前国内对血小板减少性紫癜的实验研究主要采用免疫法造模，或者免疫法结合其他方法造模。

（1）豚鼠抗小鼠血小板抗体致血小板减少：利用豚鼠抗小鼠血小板抗体破坏血小板，从而导致血小板减少。

（2）兔抗豚鼠血小板抗体血小板减少：制备兔抗豚鼠血小板血清，给豚鼠腹腔注射，导致豚鼠体内血小板破坏，出现血小板减少，用此模型来筛选和研究升血小板药物。

2. 阿糖胞苷诱发小鼠血小板减少模型　阿糖胞苷由于具有免疫抑制和抗癌作用，引起血小板减少，利用此机制来诱发继发性血小板减少动物模型。

（四）再生障碍性贫血小鼠动物模型

1. 免疫介导性再生障碍性贫血小鼠模型　联合应用 ^{60}Co-γ 射线照射和同种异基因 DBA/2 小鼠（H-2^a，MIs^a）淋巴细胞输注，使受体 BALB/c 小鼠（H-2^a，MIs^b）出现类似于人类再生障碍性贫血的表现。用此法建立的小鼠再障模型成功率在 90% 以上，发病时间集中在 8~14 天，高峰期在第 12 天。重复性好，模型稳定，病理改变类似于人类再障。

2. 复合（Co/CY/APH）造模法建立再生障碍性贫血小鼠模型　环磷酰胺（CY）为烷化剂，可与 DNA 发生交叉联结，抑制 DNA 合成，属细胞周期非特异性药物，其细胞毒性作用强烈，所引发的骨髓抑制作用迅速，基本可逆。^{60}Co-γ 射线可引起 DNA 损伤，干扰 DNA 复制，阻断有丝分裂，抑制细胞增殖。乙酰苯肼（APH）为一缓慢性氧化药物，可导致红细胞膜损伤而减少外周红细胞数量。根据以上原理，用复合（Co/CY/APH）造模法建立再生障碍性贫血小鼠模型。复合造模方法简单，周期较短，结果稳定可靠，可作为一种较好的再生障碍性贫血模型。

思考题　　　　1. 试述新型抗血小板药物的研发进展。

2. 比较抗凝药与溶栓药的药理作用及临床应用的主要异同点。

3. 说明造血生长因子的种类和临床应用情况。

（郭秀丽）

参考文献

［1］KATZUNG B G. Basic and clinical pharmacology. 14th. New York: McGraw-Hill, Education, 2017.

［2］HERNANDEZ M A, RATHINAVELU A. Basic pharmacology: understanding drug actions and reactions. London: Taylor Francis Group, 2006.

［3］RANG H P, RITTER J M, FLOWER R J, et al. Rang & Dale's Pharmacology E-Book. 9th. New York: Elsevier Health Sciences, 2019.

［4］PLATZBECKER U. Treatment of MDS. Blood, 2019, 133 (10): 1096-1107.

［5］NAZERI A. Clinical challenges of using novel oral anticoagulantsfor stroke preventionin patients with atrial fibrillation. Tex Heart Inst J, 2018, 45 (3): 164-165.

［6］ RANDA H D, LAURENCE B. Goodman & Gilman's manual of pharmacology and therapeutics. 2nd. New York: McGraw-Hill Medical, 2013.

［7］ JELKMANN W, LUNDBY C. Blood doping and its detection. Blood, 2011, 118 (9): 2395-2404.

［8］ HALL R, MAZER C D. Antiplatelet drugs: a review of their pharmacology and management in the perioperative period. Anesthesia & Analgesia, 2011, 112 (2): 292-318.

第二十八章　肾上腺皮质激素类药物

肾上腺皮质激素（adrenocortical hormones）是由肾上腺皮质分泌的所有激素的总称,属甾体类化合物。肾上腺皮质激素类药物主要包括糖皮质激素、盐皮质激素和皮质激素抑制剂。糖皮质激素具有抗炎、免疫抑制、抗毒素、抗休克等作用,广泛应用于严重感染、抗休克治疗、抗炎治疗及防止某些炎症的后遗症、自身免疫性疾病、器官移植排斥反应和过敏性疾病等疾病的治疗;此外,还对代谢、血液和造血系统等具有一定的影响,也可应用于儿童急性淋巴细胞性白血病等血液病的治疗。盐皮质激素主要作用于水盐代谢,以醛固酮和去氧皮质酮为代表。肾上腺皮质激素类药物除天然的激素制剂外,还包括许多人工合成的结构、功能与激素类似的制剂以及一些能对抗激素作用的制剂。

肾上腺皮质激素类药物长时间使用会干扰甚至紊乱人体自身的内分泌功能,导致严重的副作用,如向心性肥胖、满月脸、肌无力、肌肉萎缩、低血钾等。因此,开发作用选择性更强、副作用更小的肾上腺皮质激素类药物是未来新药研发的主要方向。

第一节　肾上腺皮质激素类药物概论

一、肾上腺皮质激素类药物的发展历程

肾上腺皮质激素类药物的发现,可追溯到 1855 年英国医生 Addison T 及其同事发现的原发性慢性肾上腺皮质功能减退可导致艾迪生病（Addison's disease）现象。20 世纪 20 年代,通过狗肾上腺切除术发现肾上腺皮质功能对于维持生命至关重要。Rogoff J M 和 Stewart G N 在 1927 年用肾上腺匀浆提取物为切除肾上腺的狗进行静脉注射使之存活。1934 年,Kendal E C 从肾上腺皮质分离出皮质激素纯结晶,并从中得到四种类固醇化合物。1944 年根据 Kendal E C 的方法,梅尔克公司大量生产出其中的 A 化合物。1945 年,梅欧财团和梅尔克公司功地将化合物 A 转变成 E,使 E 的大量生产成为可能,而 E 就是可的松（cortisone）。1948 年由 Hench P 和 Kendal E C 博士合作,将可的松正式应用于风湿病治疗,取得了显著效果。1948 年 Hench P S 等人在应用可的松治疗风湿性关节炎时发现可的松在体内转化为氢化可的松（hydrocortisone）才具有生物活性和药理作用。因此,Hench P S、Kendal E C 和另一位化学家 Reichstein T 一起获得 1950 年的诺贝尔奖,并引发了皮质激素开发的高潮。随着科学的进展,糖皮质激

素类药物从最初的动物脏器匀浆物提取,发展到采用从薯蓣科(*dioscoreaceae*)薯蓣属(*dioscorea*)植物如山药、穿山龙等的块根中提取出来的薯蓣皂苷苷元作为合成起始物,合成氢化可的松,大大降低了生产成本。Fieser 首先采用微生物转化的方法使得氢化可的松的低成本合成成为可能。

随后在一名肾癌患者的尿液中发现一种具有 16α- 羟基的甾体化合物曲安西龙,它既具有很好的糖皮质激素作用,又避免了氢化可的松引起的钠潴留。1958 年,人们在研究氢化可的松体内代谢的过程中,发现了稳定性更好、抗炎活性更佳、钠潴留更低的地塞米松。同年,Arth G E 和 Oliveto E P 等分别成功合成地塞米松,现已被世界卫生组织列入基本药物标准清单,是公卫体系基础必备药物之一。随后,相继在地塞米松的甾体母环上引入甲基、卤素等基团,陆续开发出了倍氯米松、倍他米松、氟轻松等药物,极大丰富了肾上腺皮质激素类药物的种类。

二、肾上腺皮质激素分类

人体所需的皮质激素由肾上腺(adrenal gland)皮质部分进行合成分泌。肾上腺位于两侧肾脏的上方,其腺体分为外周的肾上腺皮质和内部的肾上腺髓质两部分。肾上腺皮质与髓质在发生学上的来源不同,肾上腺皮质来源于中胚层,而髓质来源于外胚层,两者在胎儿期相互靠近,形成肾上腺。肾上腺皮质主要合成分泌皮质激素,而肾上腺髓质主要合成分泌肾上腺素。

肾上腺皮质由外向内依次分为球状带、束状带及网状带三层。球状带约占皮质的 15%,因缺乏 17α- 羟化酶故只能合成醛固酮(aldosterone)和去氧皮质酮(desoxycorticosterone)等盐皮质激素(mineralocorticoid);束状带约占 78%,合成氢化可的松(hydrocortisone)等糖皮质激素(glucocorticoids);网状带约占 7%,主要合成性激素(sex hormones)(图 28-1)。肾上腺皮质激素(adrenocortical hormones)是上述几类激素的总称,结构上属甾体类化合物,又称甾体激素。肾上腺皮质激素的分泌和生成受促肾上腺皮质激素(adreno corticotropic hormone,ACTH)的调节,而 ACTH 的分泌受昼夜节律的影响。

糖皮质激素与盐皮质激素的基本结构均为甾核,其共同的结构特点为甾核 A 环的 C4~5 之间为一双键,C3 上有酮基,C20 上有一个羰基,这些结构是保持其生理功能所必需的。糖皮质激素的结构特征是在固醇核 D 环的 C17 上有 α 羟基,而在 C 环的 C11 有氧(如可的松)或羟基(如氢化可的松)。这类皮质激素具有较强的影响糖代谢及抗炎等作用,而对水、盐代谢的影响较弱,故称糖皮质激素。盐皮质激素

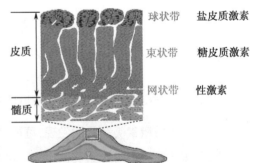

图 28-1　肾上腺基本结构及激素分泌类型

结构的特征是在甾核 D 环的 C17 上无 α- 羟基及 C 环的 C11 上无氧(如去氧皮质酮),或虽有氧但与 18 位碳结合(如醛固酮),因其对水、盐代谢有较强的作用,而对糖代谢的作用很弱,故称为盐皮质激素。

甾体激素发挥生理作用的主要途径有基因组途径和非基因组途径。传统理论认为甾体激素是通过与细胞内受体结合形成配体 - 受体复合物,改变受体构象而进入核内,继而调节转录而影响相关蛋白质形成,发生基因组途径效应。甾体激素基因组作用的特点是作用时间长达数小时至数天。近期众多证据表明甾体激素还存在快速的非基因组效应,作用时间非常短,通常发生在激素使用后数分钟内,不依赖于胞内受体,且不依赖于转录和翻译过程。

第二节　糖皮质激素

糖皮质激素(glucocorticoids,GC)具有广泛而复杂的生理学和药理学作用,且随剂量不同而变化。生理情况下分泌的糖皮质激素主要起调控物质代谢的作用;而在超生理剂量(药理剂量)的糖皮质激素除影响物质代谢外,还具有抗炎、免疫抑制和抗休克等广泛的药理作用。

一、药理作用及机制

(一) 对物质代谢的影响

1. 糖代谢　糖皮质激素在维持血糖正常水平和肝脏、肌肉内的糖原含量方面起重要作用,是调节机体糖代谢的重要激素之一,其主要机制有:①促进糖原异生,特别是利用肌肉蛋白质代谢中的一些氨基酸及其中间代谢产物作为原料合成糖原;②减弱葡萄糖分解为CO_2的氧化过程,促进中间代谢产物如丙酮酸、乳酸等在肝脏和肾脏再合成葡萄糖,增加血糖的来源;③减少机体组织对葡萄糖的摄取利用。

2. 蛋白质代谢　糖皮质激素能加速肌肉、胸腺、骨等组织蛋白质分解代谢,增加尿中氮的排泄量,造成负氮平衡;大剂量糖皮质激素还能抑制蛋白质合成,故用药后常引起肌肉萎缩骨质疏松、皮肤变薄、淋巴组织萎缩等副作用。因此,在蛋白质损失严重的肾病患者及多种蛋白质代谢紊乱的疾病中,采用此类激素治疗(尤其长期治疗)时须联用蛋白质同化类激素。

3. 脂肪代谢　短期使用对脂肪代谢无明显影响,但长期大剂量使用可增加血浆胆固醇,激活四肢皮下的脂酶,促使皮下脂肪分解,并使脂肪重新分布在面部、上胸部、颈背部、腹部和臀部,形成向心性肥胖,表现为"满月脸、水牛背",呈现面圆、背厚、躯干部发胖而四肢消瘦的特殊体形,伴有高血压、继发性糖尿病、痤疮、紫纹和骨质疏松等症状,称为"库欣综合征"(Cushing syndrome)。

4. 核酸代谢　糖皮质激素对各种核酸代谢的影响主要是通过影响敏感组织中的核酸代谢来实现的。研究发现氢化可的松可诱导合成某种特殊的mRNA,表达一种抑制细胞膜转运功能的蛋白质,从而抑制细胞对葡萄糖、氨基酸等能源物质的摄取,继而抑制细胞合成代谢。

5. 水和电解质代谢　糖皮质激素有较弱的盐皮质激素样保钠排钾作用,可通过增加肾小球滤过率和拮抗抗利尿激素的作用,减少肾小管对水的重吸收,还有一定的利尿作用。肾上腺皮质功能不足患者,排水能力明显降低,严重时可出现"水中毒",如补充适量的糖皮质激素即可缓解水中毒现象。此外,长期用药导致小肠对钙的吸收和肾小管对钙的重吸收减少,促进尿钙排泄,造成骨质脱钙。

(二) 允许作用

糖皮质激素在某些组织细胞虽无直接活性,但可给其他激素发挥作用创造有利条件,称为允许作用(permissive action)。例如糖皮质激素可增强胰高血糖素的血糖升高作用和儿茶酚胺的血管收缩作用。

(三) 抗炎作用

炎症是机体对各类物理、化学、生物因素等损伤所产生的,以血管渗出为中心的,以防御为主的应答性反应,其主要特征是组织和血液中的白细胞升高。糖皮质激素具有强大的抗炎作用,在炎症初期,能增强血管紧张性、降低毛细血管通透性、减轻充血;同时抑制白细胞浸润及吞噬反应,减少各种炎症因子的释放,进而降低渗出和水肿,改善红、肿、热、痛等症状。在炎症后期,糖皮质激素通过抑制毛细血管和成纤维细胞增生,防止胶原蛋白、黏多糖的合成及肉芽组织增生,防止粘连及瘢痕形成,减轻后遗症。但由于炎症反应是一种以防御为主的机体应答性反应,糖皮质激素的不当使用,可使机体本身的抵抗力下降,导致感染扩散、创面愈合延迟。

糖皮质激素抗炎作用的基本机制分为基因调控和非基因水平调控机制,以基因调控为主。糖皮质激素作为一种脂溶性分子,易于通过细胞膜进入细胞,与细胞质内的糖皮质激素受体(glucocorticoid receptor,GR)结合而介导糖皮质激素的基因转录调控效应。GR 存在 GRα 和 GRβ 两种亚型,约由 800 个氨基酸构成,两者的主要区别在于羧基端激素结合域不同。GRα 结合激素后活化而产生经典激素效应,而 GRβ 不具备与激素结合的能力,作为 GRα 拮抗体而存在。对激素不敏感的哮喘患者可见 GRβ 表达升高。未活化的 GRα 在细胞质内与热休克蛋白 90(heat shock protein 90,HSP90)等结合成复合体,阻止 GRα 入核而对 DNA 产生效应。但当 GRα 复合体与激素结合后,构型发生变化,HSP90 等成分与 GRα 分离,随之 GC-GRα 复合体易位进入细胞核,并与 DNA 启动子区上的糖皮质激素反应元件(glucocorticoid response element,GRE)相结合,协同激活物 CBP/p300、P/CAP 和 SRC-1 等向 GR-DNA 复合物招募,激活抗炎基因转录,发挥抗炎作用。GRE 为一段含有 15 个特定碱基序列 AGAACAnnnTGTTCT(n 代表任意核苷酸)的顺式作用元件。DNA 序列上还有一段负性糖皮质激素反应元件(negative glucocorticoid response element,nGRE),GC-GR 复合物与其结合后,抑制转录因子与该基因的结合,可抑制某些炎症介质的基因转录,也可发挥抗炎作用。

1. 对炎症抑制蛋白及某些靶酶的影响

(1)诱导脂皮质蛋白 1(lipocortin 1)的生成,继之抑制磷酸酶 A2,影响花生四烯酸代谢的连锁反应,从而降低炎症介质 PGE2、PGI2 和白三烯类(LTA4、LTB4、LTC4 和 LTD4)等分子的水平,产生抗炎作用;

(2)抑制诱导型 NO 合成酶(iNOS)和环氧合酶 2(COX-2)等的表达,从而阻断 NO 等相关促炎介质的产生,发挥抗炎作用。

2. 对细胞因子及黏附分子的影响　糖皮质激素不仅能抑制如 TNFα、IL-1、IL-2、IL-6、IL-8 等多种炎性细胞因子的产生,且可在转录水平上直接抑制如 E- 选择素、ICAM-1(intercellular adhesion molecule 1)等黏附分子的表达,影响细胞因子及黏附分子的生物效应发挥。最近研究发现糖皮质激素还可以通过影响一些基质细胞上相应抗炎因子的表达而发挥抗炎作用。

3. 对细胞凋亡的影响　糖皮质激素诱导的细胞凋亡是 GR 依赖性的,因为其可被 GR 拮抗剂 RU38486 所阻断。糖皮质激素诱导细胞凋亡可分为初始期(initiation stage)、决定期(decision stage)和执行期(execution stage)三期。首先是由 GR 介导基因转录变化,最终激活细胞凋亡蛋白酶(caspase)和特异性核酸内切酶而导致细胞凋亡。

近年认识到,非基因效应介导的快速效应是糖皮质激素发挥作用的另一重要机制。非基因效应对转录和蛋白质合成抑制剂不敏感,如血浆内肾上腺皮质酮与 ACTH 之间的负反馈机制在数分钟内对细胞发挥作用,显然不是基因效应的结果。又如大剂量激素的抗过敏作用也可在数分钟内发生,并且拮抗放线菌素 D,提示是类固醇非基因效应的结果。糖皮质激素非基因水平调控主要是通过改变血管张力和通透性;抑制巨噬细胞、单核细胞和中性粒细胞等炎症细胞向炎症部位聚集;抑制中性粒细胞和巨噬细胞释放氧自由基,减轻组织损伤;增强溶酶体膜的稳定性,减少溶酶体对这些酶的释放,避免刺激细胞,抑制炎症反应过程。此外,在炎症恢复过程中,抑制成纤维细胞,减少胶原蛋白和氨基多糖的生成,减少肉芽组织生成。近期表明,快速效应的可能机制是:

①细胞膜类固醇受体:除了类固醇核受体外,尚存在一些细胞膜类固醇受体,与类固醇的快速非基因效应相关。目前此受体的主要结构已被解析,并成功克隆。②非基因的生化效应:近来证实了激素对细胞能量代谢的直接影响,如线粒体氧化呼吸、阳离子循环等。甲基泼尼松龙溶解于细胞膜,并影响细胞膜的生化特性,其对线粒体内膜的直接影响将导致离子通透性增加,继而导致氧化磷酸化解偶联。此外,激素还可以在不减少细胞内 ATP 产生的情况下直接抑制阳离子循环。③细胞质 GRα 复合体的受体外成分介导的信号转导:糖皮质激素与 GR 结合后,GRα 与 HSP90 等成分分离,随之 GC-GR 复合体易位进入细胞核(产生基因效应);而 HSP90 等受体外成分则还可激活某些信号通路(如 Src)产生快速效应。

（四）抗休克作用

常用于严重休克,特别是感染中毒性休克的治疗。大剂量糖皮质激素抗休克作用机制可能是:①抑制炎性因子的产生,减轻全身炎症反应综合征及组织损伤,恢复微循环血流动力学,改善休克状态;②稳定溶酶体膜,减少心肌抑制因子(myocardial depressant factor,MDF)的生成;③扩张血管,缓解血管收缩痉挛,兴奋心脏、加强心脏收缩力;④提高机体对细菌内毒素的耐受能力,但对外毒素则无防御作用。

（五）免疫抑制与抗过敏作用

1. **对免疫系统的抑制作用**　糖皮质激素对免疫系统有多方面的抑制作用,但有明显的动物种属差异性。糖皮质激素能使小鼠、大鼠、家兔的胸腺缩小、脾脏淋巴结减少、血液淋巴细胞溶解;而豚鼠、猴和人对糖皮质激素的敏感性则较低。糖皮质激素不溶解正常人淋巴细胞,也不降低免疫球蛋白合成或补体代谢,更不抑制特异性抗体合成。但糖皮质激素可干扰淋巴组织在抗原刺激下的分裂和增殖,阻断致敏 T 淋巴细胞所介导的单核细胞和巨噬细胞聚集等,在抑制组织器官的移植排异反应、皮肤迟发性过敏反应和一些自身免疫性疾病中具有一定疗效。

目前认为糖皮质激素抑制免疫的主要机制是:

(1)诱导淋巴细胞 DNA 降解。这种由甾体激素诱导的核 DNA 降解现象只发生于淋巴组织中,并具有糖皮质激素特异性。

(2)影响淋巴细胞的物质代谢。抑制淋巴细胞中 DNA、RNA 和蛋白质的生物合成,减少葡萄糖、氨基酸以及核苷酸的跨膜转运过程,减少淋巴细胞中 ATP 的生成量。

(3)诱导淋巴细胞凋亡。可诱导 CD4/CD8 双阳性的未成熟淋巴细胞、B 淋巴细胞凋亡。体内、外实验均出现胸腺细胞皱缩、膜起泡、染色体凝缩、核碎裂,形成凋亡小体。

(4)抑制核转录因子 NF-κB 活性。NF-κB 是一种重要的转录调节因子,其过度激活可导致多种炎性细胞因子的生成,这与移植物排斥反应、炎症等疾病发病有关。糖皮质激素一方面通过其受体直接与 NF-κB 异源二聚体的 p65 亚基相互作用,阻断 NF-κB 与靶基因的 DNA 序列结合,干扰相关基因转录;另一方面增加 NF-κB 信号上游抑制蛋白 IκBα 基因的转录,通过上调的 IκBα 蛋白与 p65 结合并将其阻滞在细胞质内,继而抑制 NF-κB 活性,从而发挥免疫抑制作用。

2. 抗过敏作用 糖皮质激素能在短时间内快速抑制肥大细胞脱颗粒,减少组胺、5-羟色胺、过敏性慢反应物质、缓激肽等物质的释放,从而改善一系列过敏性反应症状。然而,糖皮质激素受体拮抗剂及蛋白合成抑制剂不能阻断其效应,提示其抗过敏作用为一种非基因快速效应。目前糖皮质激素已经成为临床一线平喘药物,是最有效的抗变态反应药物。但糖皮质激素并不能治愈哮喘,因此医护人员需要根据患者病情选择合适的剂量和疗程,并及时减量甚至停用。

（六）其他作用

1. 退热作用 在严重的中毒性感染中使用糖皮质激素常具有迅速而良好的退热作用。机制可能与其能抑制体温中枢对致热原的反应、稳定溶酶体膜、减少内源性致热原释放有关。但需注意的是在发热诊断未明前,不可滥用,以免掩盖症状,给准确诊断带来困难。

2. 对心血管系统的作用 糖皮质激素通过增加血管壁肾上腺受体的表达而增强血管对其他活性物质的反应性。少数使用合成糖皮质激素的患者和糖皮质激素分泌过多的库欣综合征患者可出现高血压。

3. 对血液与造血系统的作用 糖皮质激素能刺激骨髓造血功能,增加红细胞数量和血红蛋白含量。大剂量使用可使血小板增多、纤维蛋白原浓度升高,缩短凝血酶原时间;刺激骨髓中的中性粒细胞释放入血而使循环中中性粒细胞数增多,但却降低其游走、吞噬、消化及糖酵解等功能,因而减弱对炎症区的浸润与吞噬活动。可使血液中淋巴细胞减少,临床上可见肾上腺皮质功能减退者淋巴组织增生、淋巴细胞增多;而肾上腺皮质功能亢进者会出现淋巴细胞减少、淋巴组织萎缩。

4. 对中枢神经系统的作用 可提高中枢的兴奋性。长期大量应用糖皮质激素可使部分患者出现欣快、激动、失眠等现象,偶可诱发精神失常;还可降低大脑的电兴奋阈值,诱使癫痫发作,故精神病患者和癫痫患者应慎用。还有研究发现糖皮质激素受体介导的杏仁核代谢可塑性可对恐惧记忆产生适应性调节,而糖皮质激素受体抑制剂的应用可以降低成瘾性等。此外,有报道称大剂量糖皮质激素应用能致儿童惊厥。

5. 对骨骼的作用 长期大量应用本类药物时可出现骨质疏松,特别是脊椎骨,易发生腰背痛、压缩性骨折、鱼骨样及楔形畸形等,其机制可能是糖皮质激素抑制成骨细胞活力、减少骨中胶原的合成、促进胶原和骨基质的分解、使骨质形成发生障碍。

二、临床应用

（一）严重感染或严重炎症

1. 严重感染 糖皮质激素主要用于中毒性感染或同时伴有休克者,如暴发型流行性脑膜炎、败血症及中毒性菌痢等,在应用有效抗菌药物治疗感染的同时,可用糖皮质激素作辅助治疗,增加机体对毒物的耐受性,减轻中毒反应,有利于争取时间,进行抢救。目前缺乏有效抗病毒药物,因此,病毒性感染一般不用激素,以免因使用后机体防御能力减低而使感染扩散加剧。大剂量糖皮质激素应及早、短时间突击使用,待微循环改善、脱离休克状态时停用,且尽可能在抗菌药物之后使用,停药则在撤去抗菌药物之前。对过敏性休克,糖皮质激素为次选药,可与首选药肾上腺素合用,对病情较重或发展较快者,可同时静脉滴注 200~400mg 氢化可的松,以后视病情决定用量,好转后逐渐减少用量。对低血容量性休克,在补液、补电解质或输血后效果不佳者,可合用超大剂量的皮质激素。但近期大规模临床研究及 meta 分析显示,糖皮质激素的应用并不能降低感染性休克患者的死亡率,且机制尚不清楚。因此,其在感染性休克中的应用现在饱受争议。目前国内、外学者认为对严重的感染性休克患者可以应用糖皮质激素,尤其是社区获得性肺炎导致的感染性休克可能效果会更好。一般应用氢化可的松 20mg/d 持续静脉泵入维持应用,疗程应严格控制在休克未纠正期,休克一旦纠正应立即停药。

对于多种结核病的急性期,特别是渗出为主的结核病,如结核性脑膜炎、胸膜炎、心包炎、腹膜炎,在早期应用抗结核药物的同时辅以短程糖皮质激素,可迅速退热,减轻炎症渗出,使积液消退,减少愈合过程中发生的纤维增生及粘连。但剂量宜小,一般为常规剂量的 1/2~2/3。目前认为,在抗结核药物有效的背景下,糖皮质激素的治疗并不引起结核病灶的恶化。

2. 抗炎治疗及防止某些炎症的后遗症 应用于结核性脑膜炎、脑炎、心包炎等人体重要器官的炎症,或风湿性心瓣膜炎、损伤性关节炎、睾丸炎以及烧伤后瘢痕挛缩等引起的炎症损害,减轻由于炎症损害或恢复时产生粘连和瘢痕,以保护重要器官功能。对眼科疾病如角膜炎、虹膜炎、视网膜炎及视神经炎等非特异性眼炎,应用后也可迅速消炎止痛、防止角膜混浊和瘢痕粘连的发生,但有角膜溃疡者禁用。

(二)自身免疫性疾病、器官移植排斥反应和过敏性疾病

1. 自身免疫性疾病 如严重风湿热、风湿性及类风湿性关节炎、风湿性心肌炎、自身免疫性贫血、全身性红斑狼疮和肾病综合征等,应用糖皮质激素可缓解症状。对多发性皮肌炎,糖皮质激素为首选药。一般采用综合疗法,不宜单用,以免引起不良反应。

2. 器官移植排斥反应 糖皮质激素可预防异体器官移植手术后所产生的免疫性排斥反应。一般器官移植术前 1~2 天开始口服给予 100mg/d 泼尼松,术后一周改为 60mg/d,以后逐渐减量。若已发生排斥反应,可采用大剂量氢化可的松静脉滴注控制排斥反应,而后逐步减少剂量至最小维持量,并改为口服。还可考虑与环孢素 A 等免疫抑制剂合用以增加疗效并减少两药的用量。

3. 过敏性疾病 肾上腺素受体激动药和抗组胺药物联用可应用于荨麻疹、血管神经性水肿、支气管哮喘和过敏性休克等发作快的疾病。对严重病例或其他药物无效时,也可用本类激素作辅助治疗,抑制由抗原 - 抗体反应所引起的组织损害和炎症反应。此外,吸入型糖皮质激素防治哮喘效果较好且安全可靠,副作用少。

(三)IgA 肾病

IgA 肾病是一种常见的原发性肾小球疾病,以肾小球系膜区 IgA 沉积、伴或不伴有其他免疫球蛋白在肾小球系膜区沉积为特征性病理表现。IgA 肾病可分为原因不明的原发性 IgA 肾病,以及由紫癜性肾炎、HIV 感染、血清阴性脊柱关节炎、肿瘤、麻风病、肝脏疾病、家族性 IgA 肾病等引起的继发性 IgA 肾病。患者多在上呼吸道感染 1~3 天后出现肉眼可见的血尿,持续数小时至数天后转为镜下血尿和不同程度的蛋白尿,部分患者会逐渐发展为终末期肾脏病。由于免疫反应在其发病过程中的重要地位,近年来很多研究者探索糖皮质激素在 IgA 肾病中的治疗作用。临床研究发现糖皮质激素的使用虽可改善IgA 肾病的预后,但亦具有明确的副作用。糖皮质激素对早期出现高蛋白尿的慢性肾病患者的治疗效果并不确定;而对于晚期慢性肾病患者,由于强大的副作用导致其肾脏保护作用降低。因此,使用糖皮质激素治疗 IgA 肾病仍需综合评估糖皮质激素对肾功能保护效果及副作用。

(四)血液病

糖皮质激素与抗肿瘤药物联合的多药并用方案可用于治疗儿童急性淋巴细胞性白血病,但对急性非淋巴细胞性白血病的疗效较差。此外,还可用于粒细胞减少症、再生障碍性贫血、血小板减少症和过

敏性紫癜等血液病的治疗,但停药后易复发。

近来研究发现糖皮质激素联合治疗可使川崎病(Kawasaki disease)患者受益。川崎病又名小儿皮肤黏膜淋巴结综合征(mucocutaneous lymph node syndrome,MCLS),在 1967 年由日本的川崎富作首次报道。该病是一种急性发热出疹性小儿疾病,以全身血管炎为主要病变表现,主要表现为发热、眼结合膜充血、杨梅舌、皮疹、掌跖红斑、手足硬性水肿、颈部淋巴结肿大等。目前对该病的临床治疗主要为静脉输注免疫球蛋白,一般用药后 1~2 天可迅速减轻发热和其他炎症反应。糖皮质激素联合静脉注射免疫球蛋白可使心血管并发症的总体相对风险降低,且对高风险患者在初始时就进行干预疗效会更明显。对于静脉注射免疫球蛋白治疗无效的患儿,联合使用糖皮质激素的治疗效果更加显著。联合糖皮质激素治疗也会更好地改善发热症状,且未明显增加副作用。但对于使用哪种糖皮质激素以及如何使用仍有待新的临床试验进行研究。

(五)局部应用

局部采用氢化泼尼松、氢化可的松或肤氢松等软膏、霜剂或洗剂对肛门瘙痒、接触性皮炎、银屑病、湿疹等均有疗效。还可将醋酸氢化可的松或醋酸氢化泼尼松混悬液加入 1% 普鲁卡因注射液用于肌内注射,也可注入韧带压痛点或关节腔内以消炎止痛,应用于肌肉韧带或关节劳损。

(六)替代疗法

用于急、慢性肾上腺皮质功能不全者,如脑垂体前叶功能减退及肾上腺次全切除术后。

(七)突发性耳聋

突发性耳聋(sudden deafness)是指在数分钟、数小时或数日内发生的感音神经性听力损失,可伴有耳鸣、眩晕、恶心等症状。该病病因复杂,通常认为与内耳微循环障碍有关。尽管本病自愈率可达 30%~60%,但目前临床上多主张早期积极治疗和干预。临床常用地塞米松和甲泼尼龙等糖皮质激素药物治疗突发性耳聋。治疗时间一般在发病后 2 周内,治疗 2 周内能够改善听力症状的患者往往会获得较好的最终听力恢复,而 2 周内听力提高不明显的患者在 4 个月后仍无法获得良好的听力恢复。糖皮质激素可引起患者全身不良反应(如消化性溃疡、血糖升高、骨质疏松等),限制了其临床应用。

(八)围手术期

手术,尤其是大型手术,会导致患者循环中炎症因子迅速上升,增加深静脉血栓形成等并发症的风险。Goodman 等人发现全膝关节置换术的患者在围手术期应用糖皮质激素可显著降低血清 IL-6 水平,发生严重疼痛的概率更低且使用自控镇痛的量更低,术后 3 个月有功能改善的趋势。

(九)围产期

1. 产前使用糖皮质激素,可以降低足月儿、晚期早产儿的呼吸系统疾病风险。Saccone 等利用荟萃分析发现孕妇在妊娠 34 周后使用糖皮质激素(倍他米松)可有效降低新生儿严重呼吸窘迫综合征(respiratory distress syndrome,RDS)、新生儿暂时性呼吸困难(新生儿湿肺)的发生率。在分娩前 48 小时使用糖皮质激素还可显著降低计划性剖宫产出生的新生儿以上相关风险指标。

2. 产前使用糖皮质激素,可以降低早产儿死亡率。Norman 等的人群研究发现对妊娠 28.5 周左右出生的新生儿在产前 12~36 小时预防性使用糖皮质激素,可显著降低新生儿出院死亡率,但对其他严重疾病的发病率无明显作用。因此,根据现有的数据可认为对于不得不选择提前分娩且不愿意放弃新生儿治疗的案例,可产前使用糖皮质激素和采取积极强化治疗等措施,降低新生儿出院死亡率。

三、研究进展

糖皮质激素治疗用途受到各种副作用的限制,如骨质疏松症、高血糖胰岛素抵抗干扰脂肪沉积、高血压和肌肉萎缩等,还有一个致命缺点就是糖皮质激素抵抗(glucocorticoids resistance,GCR)。GCR 发生在诸多严重疾病中,如哮喘、慢性阻塞性肺病、类风湿性关节炎和败血症等。因此,克服糖皮质激素的这些缺点需要改进其化学结构、药动学,更为重要的是对其作用机制进行深入了解。因此,进一步阐明糖皮质激素的药理机制以及尝试向糖皮质激素的有益抗炎作用倾斜平衡是目前糖皮质激素研究的重点。

(一)糖皮质激素结构优化进展

糖皮质激素上有 C3 和 C11 的羰基、C17 和 C21 的羟基四个可以提供结构修饰的官能团,氢化可的松就是将 C11 羰基还原为羟基。目前,对氢化可的松的结构修饰主要集中在 C3 的羰基和 C17、C21 的羟基上,因为氢化可的松 C11 上的羟基为其药效官能团需保留。现报道的氢化可的松衍生物在临床前研究中发现其抗炎活性较氢化可的松均有所提升,但尚无进入临床阶段的药物。对单一官能团进行改造也获得了多个衍生物,如化合物 1、2 和 3 在 C21 的羟基上分别引入 2- 甲硫基喹啉、糖环和丁二酸。也有研究对两个官能团进行改造,如化合物 3、4 和 5 在 C21 的羟基上分别引入 2- 乙酰胺 -3- 巯基丙酸。而 C17 的羟基上则用不同的取代基如二氧戊环(4 和 5)和呋喃(6)进行修饰。也有将三个官能团同时进行结构改造,如化合物 7、8 和 9 在 C17 和 C21 的羟基上分别引入 2- 呋喃甲酸和苯乙胺,用不同取代基的苯并吡唑修饰 C3 羰基(图 28-2)。

(二)糖皮质激素靶向递送研究进展

使用糖皮质激素治疗慢性炎症性疾病会引起许多副作用,但糖皮质激素的副作用很多情况下是剂量依赖性的,因此减少剂量可减少副作用。通过乳膏、鼻腔喷雾剂、吸入器等方式实现组织局部递送糖皮质激素,可以减少全身剂量而治疗各种炎症性疾病。例如,吸入的糖皮质激素可到达肺部,抑制气道炎症。虽然肺部给药已被广泛使用,但主要局限性是经典的强效糖皮质激素类药物如地塞米松表现出次优药动学特征,它从肺部吸收后又迅速进入血液。为了克服上述缺点,可通过 PEG 修饰来改善其物理化学性质以产生大分子亲水性前药,具有较高的肺潴留和较少的副作用。

糖皮质激素的药动学特征也可以通过增加其亲脂性来促进脂质结合。丙酸氟替卡松是一种高度亲脂性的糖皮质激素,很容易渗透磷脂双层细胞膜并具有强效作用。所以,丙酸氟替卡松作为吸入糖皮质激素是理想的,因为它具有更长的肺保留时间和作用时间。然而,一旦全身吸收,该药物也积聚在其他身体组织中并引起副作用。相比之下,脂质结合是糖皮质激素与组织内脂肪酸之间的化学反应,可产生糖皮质激素储存池。该反应是可逆的,因此可以缓慢释放糖皮质激素并延长活性,减少给药次数。此外,在糖皮质激素中添加关键酯键可使其被血液中的酯酶失活,这种策略对肺部等局部给药特别有意义。糖皮质激素 - 内酯含有环酯,在这方面看起来很有前景。最近研究发现糖皮质激素可通过共价键更紧密的结合糖皮质激素受体,产生弹头效应(warhead),可使糖皮质激素更强烈地刺激糖皮质激素受体,大大降低糖皮质激素的抗炎作用剂量。

最近,还有研究通过抗体 - 药物或肽 - 药物复合物,实现糖皮质激素的靶向递送。如地塞米松和 CD163 的偶合物特异性靶向活化巨噬细胞。该偶合物在 LPS 处理后在体内、外均减少了活化巨噬细

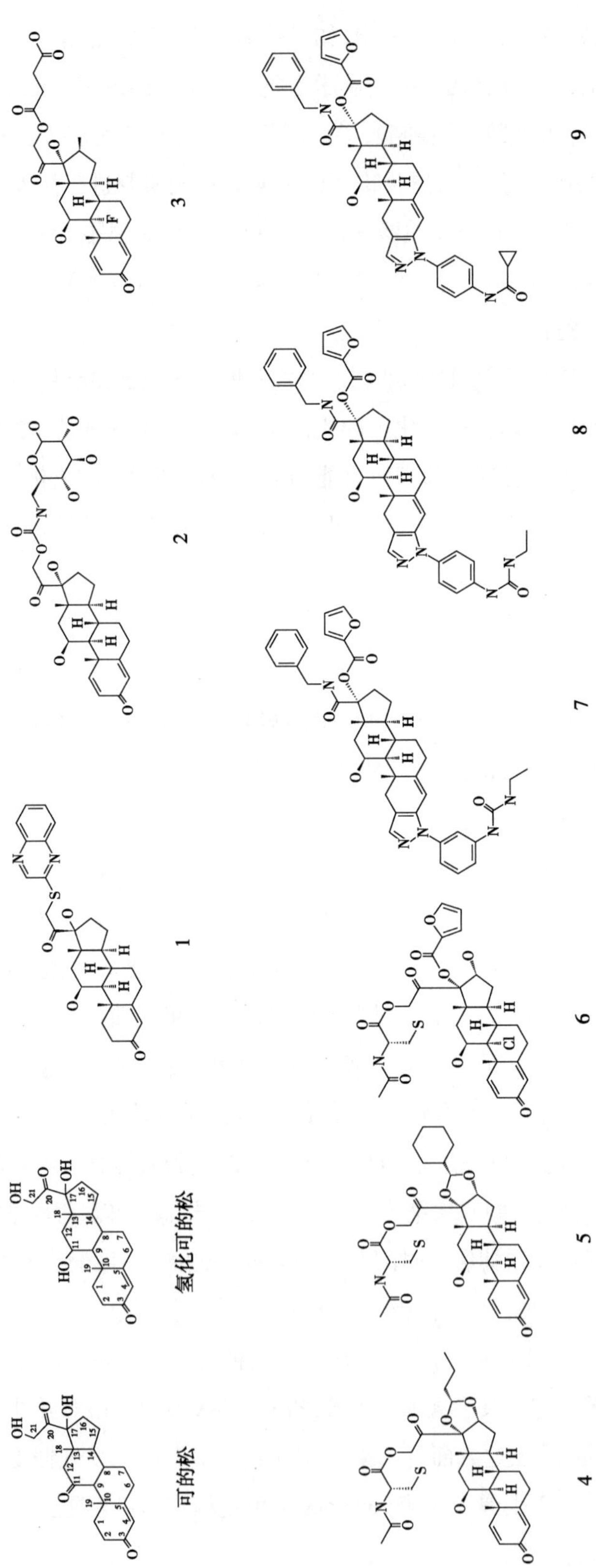

图 28-2 基于氢化可的松的衍生物

胞的细胞因子释放,其对巨噬细胞的抑制效果比游离的地塞米松高约 50 倍。此外,胰高血糖素样肽 -1 (GLP1)结合地塞米松,选择性地将地塞米松递送至高表达 GLP-1 受体的细胞中,在代谢性炎症和肥胖症的抗炎作用中效果显著,可逆转下丘脑和全身系统性炎症,可提高葡萄糖耐量和胰岛素敏感性,且副作用非常小。鉴于这些成功案例,因此发展其他抗体或肽 -GC 缀合物是非常需要的,例如特异性靶向肠上皮细胞用于治疗克罗恩病和溃疡性结肠炎。

使用脂质体等将糖皮质激素封装是另一种使其全身浓度最小化的策略。如利用脂质体将糖皮质激素有针对性地输送到炎症部位,显著增加其在类风湿性关节炎、克罗恩病、结肠炎、多发性硬化和动脉粥样硬化等炎性病变中抗炎作用。由于脂质体增强糖皮质激素渗透性和组织保留时间,在炎症部位或肿瘤组织的血管渗漏的组织中积聚,延长了糖皮质激素在患病部位的停留时间,提高了治疗效果,同时减少了副作用。目前,已经完成了脂质体 - 泼尼松龙治疗类风湿性关节炎的 II 期临床试验,证实了其相比于游离泼尼松龙具有更好的安全性和有效性。

此外,鉴于糖皮质激素受体(GR)与氧化物酶体增殖物激活受体(peroxisome proliferator activated receptor alpha,PPAR)在基因调控上具有很大的重叠和互补性,联合使用二者的激动剂可以一定程度上降低糖皮质激素用量,增加其治疗效果。

(三) 逆转糖皮质激素抵抗(GCR)研究进展

GCR 发生的概率相对较高,有 4%~10% 哮喘患者、30% 的 RA 患者以及几乎所有 COPD 和败血症患者均可能发生 GCR。GCR 在限制糖皮质激素治疗效果的同时往往保留其不利影响。因此,避免炎症性疾病中 GCR 现象的最有吸引力的选择是扭转 GCR 成因。GCR 可能是由糖皮质激素信号传导中不同水平的缺陷引起,例如 GR 表达降低、GC 与 GR 结合减少、核转位受损或辅因子活性改变。GC 信号传导的缺陷可以是遗传获得的(如由 *nr3c1* 基因突变引起或病理生理过程的后果)。多种细胞类型和炎性细胞因子可促进 GCR 的发展。因此,已尝试多种方式来抑制炎症途径以恢复 GCR。例如,TNF-α 中和抗体恢复哮喘小鼠中的 GC 应答;在患有自身免疫性内耳疾病的患者中,用阿那白滞素(anakinra)抑制细胞因子产生而恢复 GCR;在炎症性肠病中应用 IL-2 阻断性抗体可逆转患者 GCR。此外,还可靶向细胞因子下游信号传导途径,如针对哮喘的 p38 和 c-Jun 或 JNK、RA 和 JAK3。GCR 也可以在 GR 生理学水平上逆转。例如,招募组蛋白脱乙酰酶 2(HDAC2)至激活炎症基因区域是 GR 抑制炎症基因表达的一种方式,而炎性细胞因子和氧化应激可显著降低 HDAC2 的活性并导致 GCR。茶碱(theophylline)通过重新激活 HDAC2 而恢复 GC 灵敏度,目前低剂量茶碱联合 GC 应用的临床试验正在进行中。茶碱通过抑制 PI3Kd 恢复 HDAC2 活性,这意味着 PI3Kd 抑制剂也可以恢复 GC 敏感性。

(四) 作用于糖皮质激素受体的其他药物研究进展

随着对糖皮质激素受体(glucocorticoid receptor,GR)生理和病理学作用研究的深入,一批糖皮质激素受体的拮抗剂被研发出来。此外,还有一些非糖皮质激素物质,如一些天然化合物的药理学作用机制被证实与激动糖皮质激素受体有关。天然化合物人参皂苷类物质的抗炎作用机制有可能与其激活 GR 相关,但有待进一步明确构效关系。

近期研究还发现糖皮质激素受体在抑郁症的发生发展中扮演着重要角色。长期应激刺激会导致糖皮质激素水平升高,引起糖皮质激素受体表达丰富的海马区糖皮质激素受体受损,从而导致下丘脑 - 垂

体 - 肾上腺轴(hypothalamic-pituitary-adrenal axis, HPA 轴)脱抑制,进而出现糖皮质激素、ACTH 等应激激素水平显著升高,参与抑郁症的发生。因此,拮抗高水平糖皮质激素对该受体的毒性作用有望成为新的抗抑郁治疗靶点。糖皮质激素受体拮抗剂受到了研究者的关注。研究发现,具有糖皮质激素受体抑制活性的米非司酮(mifepristone)能够缓解糖皮质激素增高,引起 GR 代偿性表达升高,继而增强 HP 轴的负反馈作用,给药数日后即可出现显著的抗抑郁作用。尽管目前除米非司酮外,国内临床上尚无其他糖皮质激素受体拮抗剂广泛使用,但鉴于其在糖脂代谢及其他领域的潜在巨大应用空间,对糖皮质激素受体拮抗剂的研究并未受到冷落。目前主要有非选择性 GR 拮抗剂米非司酮和选择性 GR 拮抗剂 RU-43044 和 CP-409069,其中 RU-43044 和 CP-409069 进入了临床研究阶段。

肾上腺皮质激素生成抑制剂。米托坦(mitotane)为杀虫剂滴滴涕(DDT)类化合物,能够选择性地对肾上腺皮质细胞线粒体产生直接的细胞毒作用,使束状带及网状带细胞萎缩、坏死,但不影响球状带细胞,故不影响醛固酮分泌。本品还可阻断促皮质素对肾上腺皮质的刺激作用。临床上用于治疗肾上腺皮质癌,也可用于肾上腺皮质增生或肿瘤所致的皮质醇增多症。用药后血、尿中氢化可的松及其代谢物迅速减少。主要不良反应包括畏食、恶心、腹泻、嗜睡、头痛、乏力、中枢抑制、皮疹及运动失调等。用药期间为避免发生肾上腺皮质功能不足,可根据情况适当补充糖皮质激素。

美替拉酮(metyrapone)是 11β- 羟化酶抑制剂,能抑制氢化可的松以及醛固酮等皮质醇的合成,降低其血浆水平,但也能够反馈性地促进促皮质素的分泌。不良反应较少,主要包括恶心、呕吐、眩晕,也可引起高血压和低钾性碱中毒。

第三节　盐皮质激素

盐皮质激素的主要代表是醛固酮和去氧皮质酮,在正常生理条件下其分泌受肾素 - 血管紧张素 - 醛固酮系统的调节。此外,心血管系统还存在独立的醛固酮形成系统,也可以使醛固酮以自分泌或旁分泌的形式在局部发挥作用。醛固酮既可能通过膜受体,又可能通过核受体发挥快速非基因组作用。非基因组作用可以激活细胞内多种信号转导通路。另外,非基因组作用与基因组作用之间还存在整合和交互对话途径。醛固酮通过与其受体——盐皮质激素受体(mineralocorticoid receptor, MR)结合而发挥作用。MR 有多重配体,其中包括醛固酮和皮质醇等。在正常情况下,醛固酮起着 MR 激动剂的作用,而皮质醇(如糖皮质激素)则起着拮抗剂的作用,两者与 MR 几乎具有同等的结合力。心力衰竭、慢性肾脏病、原发性醛固酮增多症、高血压、代谢性疾病等疾病与激活状态的 MR 水平增加密切相关。在病理过程中,醛固酮能够通过肾小球重吸收,造成水钠潴留,也能通过诱导氧化应激、炎症反应和促纤维化作用,促进胶原合成。醛固酮水平过高会造成心肌及血管间质纤维化,导致心室重构,血管壁增厚,大动脉顺应性降低,心脏功能恶化,使组织传导不均一,引发心律失常。醛固酮还可以阻断心肌细胞摄取儿茶酚胺,使细胞外儿茶酚胺增加,加重心肌缺血。有研究表明醛固酮含量过高时会诱发白细胞浸润并会造成冠状动脉损伤以及心肌缺血性坏死。另有研究显示,心肌梗死的发生和进程会促进炎症因子骨调素(OPN)、单核细胞趋化因子(MCP-1)和环氧合酶 -2(COX-2)对醛固酮的应答,从而引起血管炎症。

研究者们 1987 年就克隆了 MR 的 cDNA。第一代合成甾体类 MR 拮抗剂(MRA)螺内酯已在临床中使用 30 余年。随后几十年,以 17- 螺内酯构建体为基核,研究和开发了以依普利酮为代表的第二代产品。现在,新型的非甾体 MR 拮抗剂,如 apararenone、esaxerenone 和 finerenone 等正处于心力衰竭、慢性肾病、高血压、肝脏疾病及代谢性疾病等疾病的晚期临床试验研究中(图 28-3)。finerenone 在 5 个 II 期临床试验中已有超过 2 000 名心力衰竭和慢性肾病的患者接受治疗,具有较好的应用前景。

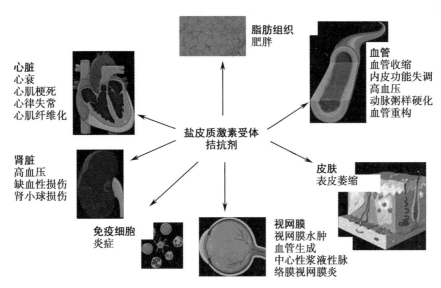

图 28-3　盐皮质激素受体拮抗剂可用于治疗的疾病

一、甾体类盐皮质激素受体拮抗剂

目前临床使用的甾体类 MR 拮抗剂主要包括螺内酯、坎利酮和依普利酮。螺内酯和依普利酮都被认为是目前治疗心血管疾病非常有效的药物。临床经验证实,慢性心力衰竭(chronic heart failure,CHF)患者在使用地高辛和血管紧张素转换酶抑制剂(ACEI)的基础上,加用螺内酯可明显降低病死率,同时改善左心室心肌纤维化、血流动力学及临床症状,降低室性心律失常的发生率,但单用螺内酯效果较差。因此,现临床建议将 ACEI、β 受体拮抗剂和 MR 拮抗剂作为治疗射血分数降低型心力衰竭的"金三角"。

螺内酯及其代谢产物坎利酮的分子结构与醛固酮相似,是醛固酮的竞争性拮抗剂。因此,仅在体内有醛固酮时才能发挥其利尿作用,如果切除动物肾上腺则利尿作用消失。同时,该药能拮抗雄激素受体,容易导致男性阳痿、性功能障碍和女性男性化,患者不宜长期服用,但停止服药后上述副作用会消失。第二代选择性醛固酮受体拮抗剂依普利酮,其抗醛固酮活性是螺内酯的 2 倍,且克服了螺内酯的副作用,具有广阔的临床使用前景。有慢性肾脏病或糖尿病病史的患者使用一代或二代 MR 拮抗剂时发生高钾血症的风险会增加,应密切监测血清钾水平和肾功能。

二、新型非甾体盐皮质激素受体拮抗剂

在过去 15 年中,由于 MR 拮抗剂在心力衰竭和肾脏疾病中具有较为广泛的治疗适应证,但又有导致高钾血症的严重副作用,因此,研究者致力于寻找具有更高效力、更高价值的新型 MR 拮抗剂。目前

发现了几种非甾体化合物可作为新型 MR 拮抗剂。L 型钙通道拮抗剂二氢吡啶(dihydropyridines)在体内、外均被证实具有 MR 拮抗剂的作用,因此,研究者努力优化二氢吡啶结构使其缺乏 L 型钙通道拮抗剂的作用,近年来获得了几种有效的新化合物和衍生物。例如,拜耳 BR-4628 化合物被确定为一个强有力的选择性 MR 拮抗剂,其作用方式不同于经典的甾体 MR 拮抗剂,它可使 MR 螺旋 12(MR helix 12,MR 激活的关键蛋白)突出,从而使其形成一个不稳定的受体复合物,可以迅速被降解,因此不能招募共同调控因子,导致 MR 失活。针对 BR-4628 的优化产生了第三代 MR 拮抗剂 BAY94-8862(又名 finerenone)。目前,finerenone 处于心力衰竭患者和轻度肾功能不全患者的 Ⅱa 期临床试验中。finerenone 被证明比螺内酯更为安全,且高脂血症的发生率也较螺内酯显著降低,且 finerenone 在大鼠心脏和肾脏分布相当,而螺内酯和依普利酮在肾脏累积比心脏多三到六倍。因此,低剂量 finerenone 可以使其在肾脏外组织发挥作用,且减少高钾血症的发生概率。

其他非甾体 MR 拮抗剂如 apararenone、esaxerenone、PF-03882845 和 SM-368229 在临床前模型中也被证明是安全有效的,目前正在进行临床试验。

新型非甾体 MR 拮抗剂的开发,为 MR 拮抗剂在临床心血管疾病、肾脏疾病及代谢性疾病中的应用带来了新的希望。

思考题

1. 作用于糖皮质激素受体类药物较糖皮质激素类药物是否具有一定优势?优势有哪些?

2. 新型非甾体 MR 拮抗剂未来研发面临的困境有哪些?

(邓有才　李晓辉)

参考文献

［1］VANDEWALLE J, LUYPAERT A, DE BOSSCHER K, et al. Therapeutic Mechanisms of Glucocorticoids. Trends Endocrinol Metab, 2018, 29 (1): 42-54.

［2］HERRERA C, MARCOS M, CARBONELL C, et al. Association between allelic variants of the human glucocorticoid receptor gene and autoimmune diseases: A systematic review and meta-analysis. Autoimmun Rev, 2018, 17 (5): 449-456.

［3］SUNDBØLL J, HORVÁTH-PUHÓ E. Preadmission Use of Glucocorticoids and 30-Day Mortality After Stroke. Stroke, 2016, 47 (3): 829-835.

［4］COPPO R. Corticosteroids in IgA Nephropathy: Lessons from Recent Studies. J Am Soc Nephrol, 2017, 28 (1): 25-33.

［5］SACCONE G, BERGHELLA V. Antenatal corticosteroids for maturity of term or near term fetuses: systematic review and meta-analysis of randomized controlled trials. BMJ, 2016, 355: i5044.

［6］CHEN S, DONG Y, KIUCHI M G, et al. Coronary artery complication in kawasaki disease and the importance of early intervention: a systematic review and meta-analysis. JAMA Pediatr, 2016, 170 (12): 1156-1163.

［7］GOODMAN S M, SPRINGER B, GUYATT G, et al. 2017 American College of Rheumatology/American Association of hip and knee surgeons guideline for the perioperative management of antirheumatic medication in patients with rheumatic diseases undergoing elective total hip or total knee arthroplasty. Arthritis Rheumatol, 2017, 69 (8): 1538-1551.

［8］KOLKHOF P, BÄRFACKER L. 30 years of the mineralocorticoid receptor: mineralocorticoid receptor antagonists: 60

years of research and development. J Endocrinol, 2017, 234 (1): T125-T140.

［9］ NORMAN M, PIEDVACHE A, BØRCH K, et al. Association of short antenatal corticosteroid administration-to-birth intervals with survival and morbidity among very preterm infants: results from the EPICE cohort. JAMA Pediatr, 2017, 171 (7): 678-686.

［10］ VANDEWALLE J, LUYPAERT A, BOSSCHER K D, et al. Therapeutic mechanisms of glucocorticoids. Trends Endocrinol Metab, 2018, 29 (1): 42-54.

［11］ GIBBISON B, LÓPEZ-LÓPEZ J A, HIGGINS J P, et al. Corticosteroids in septic shock: a systematic review and network meta-analysis. Crit Care, 2017, 21 (1): 78.

第二十九章 治疗甲状腺疾病药

甲状腺激素是由甲状腺滤泡上皮细胞合成、分泌的一类碘化酪氨酸的衍生物,是维持机体正常代谢和生长发育所必需的。当甲状腺功能减退或亢进时都会引起甲状腺激素分泌的异常,进而引起各类临床症状,应以甲状腺激素或抗甲状腺药物治疗。

第一节 甲状腺激素

甲状腺激素(图 29-1)是由甲状腺(thyroid)所分泌激素的总称,包括甲状腺素(thyroxine,T_4)和三碘甲状腺原氨酸(triiodothyronine,T_3)。正常人每日释放 T_4 与 T_3 的量分别为 75μg 及 25μg。

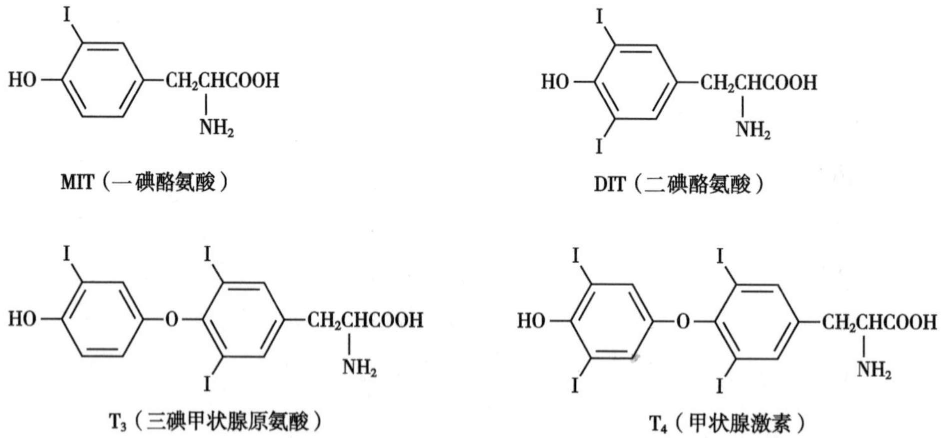

MIT(一碘酪氨酸) DIT(二碘酪氨酸)

T_3(三碘甲状腺原氨酸) T_4(甲状腺激素)

图 29-1 甲状腺激素的结构

一、甲状腺激素的生物合成、分泌及调节

碘的主动摄取:甲状腺滤泡上皮细胞可通过碘泵主动摄取血液循环中的碘离子,正常时甲状腺中碘化物浓度为血浆中浓度的 20~50 倍,甲状腺功能亢进(简称甲亢)时可达 250 倍。

甲状腺素的合成:碘化物在过氧化物酶的作用下被氧化成活性碘(I^0 或 I^+),活性碘与甲状腺球蛋白(thyroglobulin,TG)上的酪氨酸残基结合,生成一碘酪氨酸(monoiodotyrosine,MIT)和二碘酪氨酸

（diiodotyrosine，DIT）。在过氧化物酶的作用下，两个 DIT 偶联生成一分子 T_4，而一个 DIT 和一个 MIT 偶联生成一分子 T_3。合成的 T_4、T_3 贮存于滤泡腔内的胶质中，T_4、T_3 的比例取决于碘的供应，正常时 T_4 较多，缺碘时 T_3 相对较多。

甲状腺素的释放：当机体需要时，甲状腺滤泡通过胞饮的作用，将滤泡腔的胶质吸收到滤泡内形成胶质滴，并与溶酶体结合形成吞噬酶体。溶酶体中的蛋白水解酶与肽酶将 T_3 和 T_4 从甲状腺球蛋白上水解下来并释放入血。

甲状腺素合成和释放的调节：甲状腺激素的合成与分泌受多种因素的正、负反馈调节。垂体分泌的促甲状腺激素（thyroid stimulating hormone，TSH）可促进甲状腺激素合成与分泌的全过程，而 TSH 分泌又受到下丘脑分泌的促甲状腺激素释放激素（thyrotropin releasing hormone，TRH）的调节。应激状态、环境温度的改变和某些疾病都可通过 TRH 影响甲状腺的功能。同时，血中 T_4、T_3 浓度对 TSH、TRH 的释放均有负反馈调节作用。

二、甲状腺素的药理作用、临床应用和不良反应

（一）药理作用

1. 维持机体正常生长发育　甲状腺激素为人体正常生长发育所必需，能促进蛋白质合成及骨骼、中枢神经系统的生长发育。甲状腺激素分泌不足或过量均可引起疾病。当缺碘或因母体应用抗甲状腺药引起甲状腺功能不足时，可致胎儿和婴幼儿神经细胞轴突和树突形成发生障碍，神经髓鞘形成缓慢，引起呆小病（克汀病），表现为身材矮小，肢体短小、智力低下；成人甲状腺功能低下时，可引起水钠潴留，细胞间液增多，大量黏蛋白沉积于皮下组织，产生黏液性水肿，表现为中枢神经兴奋性降低，记忆力减退等。T_4、T_3 还与多种早产儿疾病有关，如 T_4、T_3 可加速胎儿肺发育，新生儿呼吸窘迫综合征常与 T_4、T_3 不足有关。

2. 促进代谢　甲状腺激素能维持蛋白质、糖和脂肪的正常代谢，促进物质代谢，增加耗氧量，提高基础代谢率，增加产热量。甲亢患者常出现怕热多汗、疲乏无力和消瘦等症状，而甲状腺功能低下者，基础代谢率降低，产热减少，畏寒怕冷。

3. 神经系统及心血管效应　T_4、T_3 能提高机体对儿茶酚胺的反应性，作用机制可能与其增加肾上腺素受体有关。甲亢患者常表现出神经过敏、情绪易激动、急躁、震颤与失眠不安等，严重者可发生甲亢性心脏病，表现为心率加快、心律失常、血压增高、心脏增大和心力衰竭等。

（二）药动学

口服易吸收，血浆蛋白结合率高于 99%，主要与甲状腺素结合球蛋白（thyroxine-binding globulin，TBG）结合。TBG 的升降可影响血浆总 T_4、T_3 浓度，但游离 T_4、T_3 的浓度不受 TBG 的影响。妊娠、口服避孕药或雌激素类药物可升高血浆 TBG 浓度，使血浆总的 T_4、T_3 水平升高；高龄、肾脏疾病或雄激素均可使血浆 TBG 浓度降低，血浆总的 T_4、T_3 水平下降；某些药物如苯妥英纳、阿司匹林、香豆素类及口服降糖药等可与 T_4、T_3 竞争性结合 TBG。

T_3 对血浆蛋白的亲和力低于 T_4，血浆中游离的 T_3 约为 0.2%~0.5%，而 T4 约占 0.03%。约 35% 的 T_4 在效应器组织内脱碘成 T_3 后才产生效应，所以，T_3 作用快而强、维持时间短，T_4 作用弱而慢、维持时间较长。T_3 用药后 6 小时起效，24 小时达高峰；T_4 用药后 24 小时内无明显作用，7~10 天后药物作用达

高峰。某些药物如丙硫氧嘧啶、糖皮质激素等能抑制 T_4 脱碘生成 T_3,应予注意。

T_4、T_3 主要在肝、肾的线粒体内膜脱碘,并与葡萄糖醛酸和硫酸结合经肾排出。此外,T_4、T_3 可通过胎盘,也可进入乳汁,故妊娠期和哺乳期应慎用。

（三）临床应用

1. 呆小病 甲状腺功能减退始于胎儿或新生儿,应尽早诊治使身体与智力发育均达正常水平。如治疗过晚,则智力仍然低下。治疗应从小剂量开始,逐步调整剂量,有效者应终身治疗。

2. 黏液性水肿 甲状腺片治疗应从小剂量开始,逐渐增大至足量并终身服药。儿童和青年可迅速采取足量,老年、循环系统疾患者须慎用。对伴有垂体功能减退者,应先用皮质激素,再给甲状腺片,伴有昏迷者应立即静脉大量注射 T_4 或 T_3,待患者苏醒后改为口服。

3. 单纯性甲状腺肿 在补充含碘食盐、食物预防的基础上,也可用甲状腺片作补充治疗。适量的甲状腺片不仅可补充内源性激素的不足,还可通过抑制 TSH 的分泌,缓解或减轻甲状腺体的代偿性增生。

4. T_3 抑制试验 用于摄碘率高的患者进行鉴别诊断。患者口服 T_3 60~100μg 共 6 天,重复 [131]I 摄碘试验。单纯性甲状腺肿患者的摄碘抑制率应超过服用 T_3 前的 50% 以上,而甲亢患者应低于 50%。

（四）不良反应

适量使用一般无不良反应发生;使用过量时则出现甲亢的临床表现,在老年和心脏病患者中可致心绞痛和心肌梗死,宜用 β 受体拮抗药对抗,并立即停用甲状腺素。

第二节 抗甲状腺药

抗甲状腺药(antithyroid drug)包括硫脲类、碘及碘化物、放射性碘和 β 受体拮抗剂四类,主要用于治疗甲亢。

一、硫脲类

硫脲类是常用的抗甲状腺药,可分为两类:①硫氧嘧啶类(thiouracil),包括甲硫氧嘧啶(methylthiouracil)和丙硫氧嘧啶(propylthiouracil),②咪唑类(imidazole),包括甲巯咪唑(thiamazole,他巴唑 tapazole)和卡比马唑(carbimazole)。硫脲类抗甲状腺药的化学结构式如图 29-2 所示。

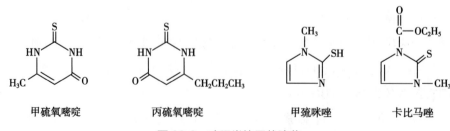

甲硫氧嘧啶　　　丙硫氧嘧啶　　　甲巯咪唑　　　卡比马唑

图 29-2 硫脲类抗甲状腺药

（一）药理作用

1. 抗甲状腺作用 本类药物通过抑制甲状腺过氧化物酶所介导的酪氨酸碘化与偶联过程,使氧化碘不能结合到甲状腺球蛋白上,从而抑制甲状腺的生物合成。对已合成的甲状腺素无效,需待其消耗后才能完全生效。一般用药 2~3 周才能使症状减轻,1~3 个月后恢复基础代谢率。治疗早期可使甲状腺腺体缩小,但长期应用后,由于血中甲状腺素水平显著下降,反馈性地增加 TSH 分泌而引起腺体代偿性增生,肿大充血,严重者可出现压迫症状。

2. 抑制外周组织的 T_4 转化为 T_3 丙硫氧嘧啶能迅速控制血清中生物活性较强的 T_3 水平,故在重症甲亢和甲状腺危象治疗中列为首选。

3. 免疫抑制作用 硫脲类药物具有轻度的免疫抑制作用,能抑制免疫球蛋白合成,使血中甲状腺刺激性免疫球蛋白(thyroid stimulating immunoglobulin,TSI)下降。所以对自身免疫性甲亢还具有一定的病因治疗作用。

（二）药动学

口服吸收迅速,20~30 分钟起效,2 小时血药浓度达峰值,生物利用度为 80%。血浆蛋白结合率为 75%,分布于全身各组织,但多浓集于甲状腺,能通过胎盘,且可以进入乳汁,故妊娠和哺乳期妇女应慎用或不用。硫脲类药物主要经肝代谢灭活,$t_{1/2}$ 约 2 小时。甲巯咪唑血浆 $t_{1/2}$ 约为 4~9 小时,在甲状腺组织中可维持有效药物浓度 16~24 小时;卡比马唑在体内需转化成甲巯咪唑后才能发挥作用,作用缓慢,不宜用于甲状腺危象的救治。

（三）临床应用

1. 甲亢的内科治疗 适用于轻症和不宜手术或 ^{131}I 治疗者,如儿童、青少年及术后复发而不适用于放射性碘治疗者,也可用于放射性碘的辅助治疗。开始用大剂量对甲状腺激素的合成产生最大的抑制作用。1~3 月后,当症状明显减轻,基础代谢率基本接近正常时,可递减药量至维持量,疗程 1~2 年。

2. 手术前准备 为减少甲状腺次全切除手术患者在麻醉过程中的并发症,并防止术后产生甲状腺危象,一般在手术前先服硫脲类药物使甲状腺功能恢复或接近正常,然后于术前两周加服碘剂,以利手术进行,减少出血。

3. 甲状腺危象的辅助治疗 甲亢患者可因精神刺激、感染、手术、外伤等诱因,使甲状腺激素突然大量释放入血,导致病情恶化,出现高热、心力衰竭、肺水肿、电解质紊乱等危及生命的表现,即甲状腺危象。此时除应用大剂量碘剂和采取其他综合措施外,还可用大剂量丙硫氧嘧啶作为辅助治疗,使血液中 T_3 水平迅速降低。若与 β 受体拮抗药合用则疗效更佳。

（四）不良反应

1. 一般反应 多表现为畏食、呕吐、腹痛、腹泻等胃肠道反应,有时出现头痛、关节痛和眩晕等。

2. 过敏反应 可见瘙痒、药疹等,停药后可自行消退,少数患者可发生剥脱性皮炎等严重过敏反应,需用糖皮质激素处理。

3. 粒细胞缺乏 是最严重的不良反应,老年人易发生。多在停药后 2~3 个月发生,应定期查血,若用药后出现咽痛和发热等早期症状时应立即就诊检查,及时停药。

4. 甲状腺肿和甲状腺功能减退 常为用药过量所致,一般多不严重,及时停药后可恢复,必要时可考虑替代疗法。

二、碘及碘化物

碘(iodine)为人体所必需的微量元素,正常人每日需碘量约100~150μg。目前临床常用的制剂为复方碘溶液(含5%碘、10%碘化物),也可单用碘化钾或碘化钠。

（一）药理作用

不同剂量的碘化物对甲状腺功能产生不同的作用。

1. 小剂量碘剂促进甲状腺激素合成　人体碘的最低生理需要量是100μg,若长期摄碘不足可使甲状腺素合成不足,反馈性使TSH分泌增加,甲状腺增生,产生单纯性甲状腺肿。

2. 大剂量碘剂产生抗甲状腺作用　大剂量的碘可抑制蛋白水解酶,使T_3、T_4不能和甲状腺球蛋白解离,抑制甲状腺素的释放。此外,大剂量的碘还能抑制甲状腺素合成,抑制TSH对甲状腺增生的刺激作用。大剂量碘的抗甲状腺作用快而强,用药1~2天后起效,10~15天达最大效应。此时,甲亢症状和体征明显改善,甲状腺腺体缩小变硬,血管减少,有利于手术切除。若继续用药,碘的摄取反而受到抑制,胞内碘离子浓度下降,失去抑制甲状腺激素合成的效应,甲亢症状又可复发。因此,碘化物不能单独用于甲亢的内科治疗。

（二）临床应用

1. 单纯性甲状腺肿　在食盐中加入碘化钾或碘化钠可在单纯性甲状腺肿流行地区有效地防止发病。早期患者可用复方碘溶液或碘化钾治疗,必要时可考虑加用甲状腺片抑制腺体增生。

2. 甲亢的术前准备　一般在硫脲类药物控制症状的基础上,于术前两周加用复方碘溶液,使甲状腺腺体缩小变韧,血管减少,利于手术。

3. 甲状腺危象　大剂量碘剂可抑制甲状腺素释放,可用碘化钾0.5g加于10%的葡萄糖溶液中静脉滴注,每8小时一次,一般24小时即可充分发挥作用,并在两周内逐渐停药。需同时配合硫脲类药物。

（三）不良反应

1. 过敏反应　少数患者在服药后很快发生,表现为皮疹、发热、血管神经性水肿,严重者可因呼吸道黏膜水肿和喉头水肿而窒息。

2. 慢性碘中毒　长期应用可出现口腔及咽喉烧灼感、流涎、鼻炎和结膜刺激等症状,停药后可消退。

3. 诱发甲状腺功能紊乱　长期应用可诱发甲亢。碘可通过胎盘和乳汁引起新生儿甲状腺肿,故孕妇和哺乳期妇女应慎用。

三、放射性碘

（一）药理作用

甲状腺具有高度摄碘功能,^{131}I能被甲状腺摄取和浓集,并释放β射线(99%)和γ射线(1%)。β射线在组织内的射程仅为0.5~2mm,其辐射作用仅限于甲状腺实质,而且增生组织对辐射更为敏感,所以辐射损伤很少波及周围组织。γ射线射程较远,能在体外测得,因此可用于测定甲状腺摄碘功能。

（二）临床应用

1. 治疗甲亢　^{131}I适用于不宜手术或手术后复发者、对其他药物无效或过敏者。^{131}I的剂量决定其疗效和远期并发症,应以甲状腺重量和最高摄碘率计算用量,并注意个体差异。^{131}I 作用缓慢,一般用药后一个月才开始见效,经 3~4 个月后可达最大疗效,因此,见效前应用其他抗甲状腺药物控制症状。

2. 检查甲状腺功能 小剂量 ^{131}I 可用于检查甲状腺功能。甲状腺功能亢进时,摄碘率高,摄碘高峰前移。而甲状腺功能低下时,摄碘率低,摄碘高峰后延。检查前两周应停用任何可能影响甲状腺摄取和利用碘的药物和食物。

(三) 不良反应

剂量过大时易致甲状腺功能低下,一旦发生可补充甲状腺激素进行治疗。服用本药应严格控制适应证与剂量,服用 ^{131}I 前 2~4 周应避免使用碘剂和其他含碘食物。年龄小于 20 岁的患者,孕妇,哺乳期妇女及严重肝、肾功能不全者禁用。

四、β 受体拮抗剂

β 受体拮抗剂主要通过阻断 β 受体,缓解甲亢患者的症状。此外,还可抑制甲状腺激素分泌及外周组织 T_4 脱碘成为 T_3。已用于临床的药物有阿替洛尔、美托洛尔等。

本类药物主要用于控制甲亢症状、甲亢术前准备及甲状腺危象的辅助治疗。其作用迅速,可快速减轻焦虑、震颤及窦性心动过速等症状;甲亢患者术前大剂量应用本类药物可避免甲状腺充血,缩短手术时间;静脉注射给药有助于甲状腺危象患者度过危险期。若与硫脲类药物合用则疗效更佳。本类药物还能用于不适宜用抗甲状腺药、手术和 ^{131}I 治疗的甲亢患者。

思考题　　　　1. 简述甲状腺素的生物合成、释放、调节过程和代表性药物。
　　　　　　　2. 简述甲状腺素的药理作用和临床应用。
　　　　　　　3. 简述硫脲类药物的药理作用和临床应用。
　　　　　　　4. 简述抗甲状腺药物的分类与药理作用特点。

(黄 卓)

参考文献

[1] 杨宝峰,陈建国.药理学.9版.北京:人民卫生出版社,2018.

[2] 王克威.药理学.2版.北京:北京大学医学出版社,2018.

[3] RITTER J, FLOWER R, HENDERSON G, et al. Rang & Dale's Pharmacology. 8th Edition. New York: Elsevier, 2016.

[4] BERTRAM G and KATZUNG. Basic & Clinical Pharmacology. 14th edition. New York: Lange Medical Books/McGraw-Hill, 2017.

第三十章　治疗糖尿病药

糖尿病（diabetes mellitus，DM）是一种以长期血糖、蛋白质、脂肪、水及电解质紊乱为特征的代谢性疾病。DM 是由于遗传因素、微生物感染、免疫功能紊乱等致病因子引起胰岛素分泌绝对 / 相对不足或胰岛素抵抗导致的。临床上以慢性血糖升高为主要特征，典型症状为多饮、多食、多尿和消瘦。糖尿病的危害来自血糖过高引发的并发症，如肾、眼、足等部位不可治愈的致残或致死性病变。

糖尿病分为 1 型胰岛素依赖性糖尿病和 2 型非胰岛素依赖性糖尿病。1 型糖尿病多与自身免疫相关，患者血中存在抗胰岛素自身抗体或者抗胰岛细胞自身抗体，导致胰岛素分泌严重不足，多发于青少年。2 型糖尿病由遗传、进食过多、久坐、肥胖等多因素综合作用导致患者体内产生胰岛素抵抗和 / 或胰岛素分泌缺陷。糖尿病患者可通过改善饮食、增加运动、自我监测及药物疗法等综合治疗方式，积极改善糖代谢，将血糖调整至正常或接近正常水平。

自 1921 年首次发现胰岛素以来，人类不断探索治疗糖尿病的药物。目前临床上用于糖尿病治疗的药物除了胰岛素及类似物，还有降血糖药，包括促胰岛素分泌药、促进外周组织增加葡萄糖利用的药物、抑制葡萄糖吸收的药物及靶向胰高血糖素样肽 -1 的药物。近百年来，人类在糖尿病药物治疗领域取得了重大成果和突破。随着糖尿病新靶点的探索和新药物的研发，将有更高效、更安全的药物诞生，不断提高人类对糖尿病发病的认识和临床糖尿病药物治疗的效果。

第一节　胰岛素及其类似物

一、胰岛素

胰岛素（insulin）是由胰脏内胰岛 β 细胞受刺激而分泌的一种蛋白质激素。内源性或外源性物质如葡萄糖、乳糖、核糖、精氨酸及胰高血糖素等物质都可刺激胰岛 β 细胞分泌胰岛素。胰岛素由 21 个氨基酸残基的 A 链以及 30 个氨基酸残基的 B 链通过两个二硫键以共价相连组成，属酸性蛋白质。胰岛素是机体内唯一降低血糖的激素，同时也可促进糖原、脂肪、蛋白质合成。目前胰岛素仍是治疗 DM 的重要药物，尤其是 1 型糖尿病。胰岛素结构存在种属差异，可引起过敏反应，因此猪胰岛素 B 链的第 30 位丙氨酸需用苏氨酸替代而获得人胰岛素。此外也可通过 DNA 重组技术人工合成胰岛素。

【体内过程】胰岛素易被消化酶破坏,口服无效,必须注射给药。腹部(除脐区和腰带区)是注射胰岛素的首选部位。腹部皮下脂肪丰富,可避免注射至肌肉引起低血糖。此外,大腿上端外侧、上臂外后侧及臀部上端外侧也是常用部位。其 $t_{1/2}$ 约 10 分钟,但降血糖作用可维持数小时。胰岛素经肝、肾灭活,主要经胰岛素降解酶(insulin-degrading enzyme,IDE)降解为短肽和氨基酸。10% 的胰岛素以原型从尿中排出。严重肝肾功能不足影响其清除。

【药理作用】胰岛素通过调节糖代谢以维持血糖在正常水平。此外,胰岛素还参与脂肪和蛋白质代谢。

1. **糖代谢** 胰岛素促进肌肉和脂肪组织对葡萄糖的摄取、加速葡萄糖的氧化和酵解;促进葡萄糖转化为脂肪;促进葡萄糖合成糖原并贮存。胰岛素抑制肝内葡萄糖的生成;抑制糖原分解并减少糖异生。

2. **脂肪代谢** 胰岛素能加速脂肪酸转运,增加丙二酰辅酶 A 的浓度,促进脂肪的合成与贮存,使血中游离脂肪酸减少;同时抑制脂肪的分解氧化,减少游离脂肪酸和酮体生成。

3. **蛋白质代谢** 胰岛素促进细胞对氨基酸的摄取和蛋白质的合成,同时抑制肌肉和其他组织蛋白质的分解和肝脏氨基酸的氧化。

4. **非代谢作用** 胰岛素激活细胞膜 Na^+,K^+-ATP 酶,促进 K^+ 内流,增加细胞内 K^+ 浓度,降低血 K^+ 水平;胰岛素促进 DNA、RNA 及 ATP 的合成;胰岛素具有抗炎作用,通过减少 NF-κB 的核转位,使肿瘤坏死因子 -α(TNF-α)等炎症因子在转录水平上减少从而发挥抗炎作用。

【作用机制】胰岛素与靶细胞(如肝、肌肉和脂肪组织)膜上胰岛素受体结合,激活下游信号通路发挥作用。胰岛素受体由 2 个 α 亚基和 2 个 β 亚基通过二硫键连接组成。含有胰岛素结合部位的 α 亚基在胞外,β 亚基跨膜,其胞内结构含有酪氨酸蛋白激酶(tyrosine protein kinase,TPK)活性。胰岛素与 α 亚基结合快速触发 β 亚基的自身磷酸化,进一步激活 TPK,导致胰岛素受体底物的连续磷酸化反应,从而产生一系列的信号转导,最终实现包括葡萄糖转运,糖原、脂质、蛋白质合成酶的激活以及相关基因的转录。

【临床应用】

1. **糖尿病** 胰岛素适用于各型糖尿病:①所有 1 型糖尿病是胰岛素的主要适应证。无论有无急性或慢性并发症,患者均需终身胰岛素替代治疗。②2 型糖尿病患者及时加用胰岛素治疗。③糖尿病急性代谢紊乱包括酮症酸中毒、非酮症高渗性昏迷和乳酸性酸中毒者均可适用。④糖尿病合并重度感染、消耗性疾病、高热、妊娠、创伤和手术者。

2. **细胞内缺钾** 胰岛素可用于防治①心肌梗死时的严重心律失常:胰岛素、葡萄糖与氯化钾三者同用,使 K^+ 进入细胞内,促进细胞膜极化状态的恢复;②烧伤引起的血钾过高:胰岛素、葡萄糖合用,可纠正血钾过高。

3. **其他** 胰岛素和 ATP 及辅酶 A 组成能量合剂可增加食欲、恢复体力,辅助治疗心力衰竭、肝硬化、肾炎、急慢性胰腺炎等。

【不良反应和注意事项】

1. **低血糖** 最重要、最常见的不良反应,难以避免。多发生在胰岛素过量、运动过量、未按时进食以及合并肾功能不全的情况下。多数是轻微症状包括饥饿感、出汗、心跳加快、焦虑、震颤，一般可自行恢复或通过摄食和饮用糖水缓解。严重者出现低血糖性惊厥、休克或者昏迷，可造成严重脑损伤或致死，应立即静脉注射 50% 葡萄糖溶液或者注射胰高血糖素解救。

2. 胰岛素抵抗 糖尿病患者应用超过常用量的胰岛素，没有出现明显的降糖效果，需加大剂量。

(1)急性抵抗：短时间内增加胰岛素剂量至数百甚至数千单位。①感染、创伤、手术等应激状态下，血液中抗胰岛素物质增多；②酮症酸中毒时，血中大量游离脂肪酸和酮体妨碍葡萄糖的摄取利用；③pH 降低可减少胰岛素与受体结合。针对诱因，积极调整酸碱、水电平衡，加大胰岛素剂量，通常可取得良好疗效。

(2)慢性抵抗：每日需用胰岛素 200 单位以上，且无并发症者。①机体产生抗胰岛素抗体，胰岛素与抗体结合，不能发挥作用；②胰岛素受体密度减少或亲和力下降，对胰岛素反应性降低；③体内抗胰岛素物质增多。可改换不同种类胰岛素，联合口服降糖药物，顽固型抵抗可加用激素。

3. 过敏反应 随着高纯度胰岛素制剂生成工艺的不断进步，胰岛素过敏反应已明显减少。可能与胰岛素制剂中的其他成分(如鱼精蛋白、Zn^{2+}、酚等)有关。一般表现为轻微、短暂的注射部位瘙痒、肿胀和红斑，少数可出现荨麻疹血管神经性水肿，偶尔可见过敏性休克。可考虑换用不同种类胰岛素，必要时可给予抗组胺药或糖皮质激素处理。

4. 血管损伤 在我国约 50% 的糖尿病患者死于心脑血管并发症，其血管损伤不仅仅来源于高血糖引起的血管糖毒性作用，还与高胰岛素血症及胰岛素抵抗密切相关。近来越来越多的研究表明大量的胰岛素可：①促进血管平滑肌由分化静止表型转化为去分化合成表型；②诱导血管内皮细胞表达细胞黏附分子；③调控交感神经活性、水钠潴留、血管活性物质导致血压升高，从而直接或间接造成心脑血管损害。

5. 脂肪萎缩 多发生在注射部位，女性多于男性。可能与胰岛素制剂不纯有关。停止在该部位注射后可缓慢自行恢复，应每次更换注射部位。应用高纯度胰岛素制剂后已少见。

二、胰岛素类似物

胰岛素在糖尿病治疗中不可缺少，但注射胰岛素不能模拟正常人的胰岛素分泌，时常会导致低血糖反应，血糖控制欠佳。为了解决上述问题，具有更佳作用时间和作用效果的胰岛素类似物在 90 年代初应运而生。胰岛素类似物指对人胰岛素的两条肽链进行某些修饰，包括改变某些氨基酸的排列顺序或对肽链末端进行修饰等，使其聚合特性发生改变，从而改变药物的药动学，或吸收更快，或吸收缓慢平稳，但这些变化并未改变人胰岛素主要的生物学功能，并较重组人胰岛素能更好地模拟内源性胰岛素的分泌模式。

目前已上市用于临床的有短效胰岛素类似物包括赖脯胰岛素(insulin lispro，IL)、门冬胰岛素(insulin aspart，IA)、赖谷胰岛素(insulin glulisine，IG)；长效胰岛素类似物包括甘精胰岛素(insulin glargine，IG)和地特胰岛素(insulin determir，ID)。

短效胰岛素类似物的特点是注射后能很快分解，从而在皮下吸收迅速，约 5~20 分钟起效，但作用持续时间只有 30~60 分钟。与胰岛素比较，血药峰值浓度增加一倍而达峰时间减少一半，峰值时间正好与进餐后血糖升高峰值时间吻合，能更准确地纠正餐后血糖。而且不需要餐前 30 分钟注射，餐时立即注射,方便了糖尿病患者。短效胰岛素类似物也可用于重症糖尿病并发症(酮症酸中毒和高渗性昏迷)的抢救和胰岛素泵的治疗。

长效胰岛素类似物注射后在皮下形成微沉淀,在24小时内持续吸收入血,不产生明显的血药峰值浓度,血药浓度曲线平坦,比传统的中性鱼精蛋白锌胰岛素更加贴近生理基础胰岛素分泌曲线。长效胰岛素类似物主要应用于胰岛素的基础治疗。IG和ID均为澄清溶液,与传统添加锌的中、长效混悬制剂比较,注射剂量更易准确掌握。

预混胰岛素类似物是指将速效胰岛素类似物(赖脯胰岛素或门冬胰岛素)与精蛋白锌速效胰岛素类似物按一定比例混合而成的胰岛素制剂,包括低预混胰岛素类似物和中预混胰岛素类似物。预混胰岛素类似物的速效成分在注射后起效迅速,可很好地模拟餐时胰岛素分泌模式,患者无须等待,可立即进餐,大大提高了患者的生活质量;其中的中效成分,作用持续时间长,可补充基础胰岛素,能有效降低空腹血糖。因此,预混胰岛素类似物全面控制餐后血糖和空腹血糖,给患者带来更多的临床获益,在我国应用最为广泛。常用预混胰岛素类似物见表30-1。

表 30-1 预混胰岛素类似物种类及特点

种类	成分	起效时间 /min	峰值时间	作用持续时间 /h
赖脯胰岛素 75/25	25% 赖脯胰岛素 +75% 精蛋白锌赖脯胰岛素	15	30~70min	16~24
门冬胰岛素 30	30% 门冬胰岛素 +70% 精蛋白锌门冬胰岛素	10~20	1~4h	14~24
赖脯胰岛素 50	50% 赖脯胰岛素 +50% 精蛋白锌赖脯胰岛素	15	30~70min	16~24
门冬胰岛素 50	50% 门冬胰岛素 +50% 精蛋白锌门冬胰岛素	10~20	1~4h	14~24

尽管以上预混胰岛素类似物的上市使得更多糖尿病患者的血糖尤其是空腹血糖的控制得到改善,但仍然存在作用时间不够长及不稳定等问题。对此,研究者们积极探寻更好的降糖措施以全面改善糖尿病治疗。新一代的超长效胰岛素类似物——德谷胰岛素(insulin degludec, IDeg),日渐成为人们的关注焦点。目前,IDeg已经在欧洲以及日本、印度、墨西哥和美国上市。IDeg皮下注射前具有稳定的可溶性,皮下注射后呈现超长效、无峰的药代动力学曲线,作用时间超过42小时,能平稳地降低空腹血糖,大大减少患者的注射次数,使用方便。而且与甘精胰岛素相比,IDeg药物分布更均匀,降糖更平稳,低血糖风险小。IDeg的高效性、安全性和方便性极大地推动了糖尿病的治疗。

第二节 促胰岛素分泌药

促胰岛素分泌药通过作用于胰岛 β 细胞膜受体,促使胰岛素释放,从而产生降低血糖的效果。主要分为磺酰脲类和格列奈类。

一、磺酰脲类

磺酰脲类药是使用最早、应用最广的口服降糖药。本类药物具有磺酰脲结构,他们的作用和毒性相似,但作用强度、起效及持续时间因结构上的差异有所不同。第一代磺酰脲类降糖药包括甲苯磺丁脲和氯磺丙脲,因不良反应大目前基本淘汰。第二代有格列本脲(glibenclamide)、格列吡嗪(glipizide)、格列齐特(gliclazipe)和格列喹酮(gliquidone),降糖作用明显增加且不良反应较少。格列美脲(glimepiride)属于第三代磺酰脲类药物,其降糖作用强、时间长,用量少,安全性大。此外,研究表明磺酰脲类药物还具有利尿、抗肿瘤、抗血小板凝集等生理活性。因此,磺酰脲类药物有着广阔的应用前景。

【体内过程】磺酰脲类药物口服吸收迅速且完全,在血液中和血浆蛋白结合率高,多数药物在肝内氧化成羟基化合物,随胆汁或尿液排出。第二代和第三代磺酰脲类药物药代动力学特征见表30-2。

【药理作用】

1. 降血糖作用　该类药物可降低正常人及胰岛功能尚存的患者血糖,对胰岛功能完全丧失者或切除胰腺的动物无效。磺酰脲类药物:①刺激胰岛 β 细胞释放胰岛素;②提高肌肉和脂肪组织对葡萄糖的摄取和利用;③增加胰岛素受体密度,增强外源性胰岛素作用。

2. 抗利尿作用　格列本脲和氯磺丙脲促进抗利尿激素分泌并增强其作用,对尿崩症有效。

3. 对凝血功能的影响　格列美脲减弱血小板黏附力,刺激纤溶酶原的合成,抵抗血栓素诱导的活化和聚集。抗血小板聚集的作用提示其对糖尿病微血管慢性并发症有一定的作用。

表 30-2　磺酰脲类药物药代动力学特征

药物	给药途径	药效	起效时间 /min	达峰时间 /h	$t_{1/2}$/h	维持时间 /h	代谢途径
格列本脲	口服	最强	20~30	2~6	10~16	24	50% 胆汁 50% 尿液
格列吡嗪	口服	强	30	1~3	2~4	6~12	3% 胆汁 97% 尿液
格列齐特	口服	温和	30	2~6	10~12	12~20	30% 胆汁 70% 尿液
格列喹酮	口服	温和	快	2~3	3	8~12	95% 胆汁 <5% 尿液
格列美脲	口服	温和	快	2~3	9	>24	40% 胆汁 60% 尿液

【作用机制】

1. 促进胰岛素释放的机制　胰岛 β 细胞上有磺酰脲受体,当该类药物结合到受体后,一方面使细胞膜上 ATP 敏感的 K^+ 通道关闭,使得 K^+ 外流受限,β 细胞内 K^+ 浓度升高,细胞膜去极化,从而使细胞膜上 L 型电压依赖的 Ca^{2+} 通道开放,细胞外 Ca^{2+} 进入 β 细胞,细胞内 Ca^{2+} 浓度上升,促使胰岛素的小

囊泡由 β 细胞骨架向细胞表面运动,并向细胞外释放胰岛素;另一方面,引起与之偶联的 CIC-3 氯离子通道活性增加,后者与分泌颗粒膜上的 v 型质子泵(v-H⁺-ATPase)协同作用,分别将细胞质中的 Cl⁻ 和 H⁺ 转运入分泌颗粒内,使颗粒内的微环境极度酸化,引起胰岛素以胞吐的方式分泌。

2. 促进糖原和脂肪合成的机制 大多数磺酰脲类药物可不同程度地促进这一过程:第二代格列本脲和第三代格列美脲均能刺激糖原合成,较基础水平增加 2.5 倍,脂肪合成较基础水平增加 4 倍。主要机制包括:①上调葡萄糖转运子 4(GLUT4)表达水平并促进其去磷酸化,不依赖胰岛素作用改善葡萄糖的转运系统;②上调糖原合成关键酶糖原合酶和脂质合成关键酶 3- 磷酸 - 甘油乙酰转移酶的活性;③激活糖基化 - 磷脂酰肌醇 - 特异性磷脂酶(GPI-PLC)。总的效应就是提高肌肉和脂肪组织对葡萄糖的摄取和利用。

【临床应用】

1. **2 型糖尿病** 磺酰脲类药物是非肥胖型、经饮食控制无效的 2 型糖尿病的首选药。此类患者的胰岛功能尚存者,磺酰脲类与胰岛素合用,可刺激内源性胰岛素分泌,减少外源性胰岛素用量。

2. **尿崩症** 格列本脲、氯磺丙脲促进抗利尿激素分泌,增强抗利尿激素的作用。

【不良反应和注意事项】

1. **持久性低血糖反应** 该类药物作用时间长,停药后低血糖反应可持续几天,须反复静滴葡萄糖解救。老人及肝、肾功能不良者较易发生。新型磺酰脲类较少见。

2. **胃肠道反应** 容易产生消化道反应,出现恶心、呕吐、腹泻、腹痛等。

3. **肝损** 引起黄疸、转氨酶升高,氯磺丙脲多见,定期检查肝功能。

此外,可见体重增加,偶见骨髓抑制,需定期检查血象。

本类药物起效慢,故需在餐前半小时服用。1 型糖尿病,肝、肾功能不全的 2 型糖尿病,白细胞减少,对磺胺类过敏者及孕妇禁用。

【药物相互作用】磺酰脲类药物与血浆蛋白结合率较高的药物合用,可使游离型增多,作用加强甚至诱发低血糖,如水杨酸类、磺胺类、保泰松、双香豆素类、甲氨蝶呤等;与氯霉素、保泰松等肝药酶抑制剂合用,可使半衰期延长,诱发低血糖。

二、格列奈类

继 20 世纪 70—80 年代磺酰脲类促胰岛素分泌药的成功研发,90 年代出现一类新型结构促胰岛素分泌药,化学结构不同于磺酰脲类,但作用机制相似,称为格列奈类,也称为餐时血糖调节药。目前格列奈类药物有瑞格列奈(repaglinide)、那格列奈(nateglinide)和米格列奈(mitiglinide)。

【体内过程】该类药物口服吸收快,0~30 分钟起效,1~2 小时达峰,$t_{1/2}$ 约为 1 小时,在肝内迅速代谢为无活性或微弱活性产物,92% 随胆汁排除,仅约 8% 随尿液排出。

【药理作用及机制】该类药物可刺激胰腺释放胰岛素从而快速降低血糖水平,还可直接使胰岛 β 细胞膜上 ATP 敏感的 K⁺ 通道关闭,使 K⁺ 外流受限,β 细胞内 K⁺ 浓度升高,细胞膜去极化,从而使细胞膜上 L 型电压依赖的 Ca²⁺ 通道开放,促使细胞内 Ca²⁺ 浓集,增加内源性胰岛素的分泌。

【临床应用】与磺酰脲类相比,格列奈类药物具有吸收快、起效快、消除快、维持时间短,疗效确切,发生低血糖风险低的优点,因此临床上用于 2 型糖尿病早期餐后高血糖阶段或以餐后血糖升高为主的患者、轻度肾功能不全、老年糖尿病患者。因其结构中不含硫,适用于对磺酰脲类药物过敏者。

【不良反应和注意事项】不良反应主要是低血糖,但发生率低,且程度轻,限于餐后;胃肠道反应包括腹痛、腹泻、恶心或者呕吐;个别病例有肝酶轻度而短暂升高及过敏反应。

本类药物起效迅速,通常餐前即刻服用。1 型糖尿病,严重肝、肾功能不全的 2 型糖尿病,糖尿病酮症酸中毒等急性并发症患者禁用。孕妇和哺乳期妇女禁用。

第三节 胰岛素增敏药

胰岛素增敏药通过增强胰岛素的活性、靶细胞对胰岛素的敏感性,进而促进胰岛素刺激的葡萄糖利用,达到降低血糖的目的。本类药物包括噻唑烷酮类和双胍类。

一、噻唑烷酮类

20 世纪 80 年代初噻唑烷酮类化合物研制成功。本类药物具有 2,4- 二酮噻唑烷结构,也称格列酮类,包括曲格列酮(troglitazone)、罗格列酮(rosiglitazone)、吡格列酮(pioglitazone)、环格列酮(ciglitazone)和恩格列酮(englitazone)。临床上作为胰岛素增敏药,改善 β 细胞功能,减轻胰岛素抵抗,增加机体对胰岛素的敏感性。

【药理作用】

1. **改善胰岛 β 细胞功能** 噻唑烷酮类药物可增加胰腺胰岛面积、密度和胰岛素含量但对胰岛素分泌无影响,通过减少细胞死亡来阻止胰岛 β 细胞的衰退。

2. **改善胰岛素抵抗和降低血糖** 噻唑烷酮类药物降低靶细胞的胰岛素抵抗,使空腹血糖、餐后血糖、血浆胰岛素水平明显降低。

3. **纠正脂质代谢紊乱** 噻唑烷酮类药物降低血浆游离脂肪酸(FFA)、甘油三酯(TG)水平,增加高密度脂蛋白(HDL)水平。

4. **防治 2 型糖尿病的血管并发症** 噻唑烷酮类药物抑制血小板聚集、炎症反应及内皮细胞增生,延缓动脉粥样硬化的发生,可延缓蛋白尿的发生,使肾小球的病理改变明显减轻。

【作用机制】噻唑烷酮类药物靶标为过氧的化物酶体增殖活化受体 -γ(peroxisomal proliferator activated receptorγ,PPAR-γ)。通常情况下 PPAR-γ 与维 A 酸 X 形成异二聚体(RXR),此时没有调控转录活性。当噻唑烷酮类药物与 PPAR-γ 结合,使 PPAR-γ 立体空间结构发生变化,与维 A 酸 X 形成的异二聚体解离。解离后 PPAR-γ 激活启动 β 细胞中多个调控葡萄糖及脂类代谢的胰岛素相关基因的转录,增加脂肪细胞、肝细胞及骨骼肌细胞对胰岛素的敏感性,促进胰岛素靶细胞对血糖的摄取、转运和氧化利用,同时降低血糖及游离脂肪酸的水平。研究表明,噻唑烷酮类药物介导 PPAR-γ 激活能增强葡萄糖转运子 -1 和葡萄糖转运子 -4 对葡萄糖的转录和蛋白合成,增加葡萄糖的摄取,降低血糖;噻唑烷酮类药物还能降低脂肪细胞瘦素(leptin)和 TNF-α 的表达,从而改善 TNF-α 通过干扰胰岛素受体酪氨酸磷酸化及丝氨酸磷酸化所引起的对体内外胰岛素的抵抗。

【临床应用】主要用于治疗 2 型糖尿病,尤其是已经出现胰岛素抵抗者。

【不良反应和注意事项】该类药物低血糖发生率低,一般不需要药物治疗。不良反应主要有体重增加、水肿、四肢疼痛等;进一步导致或加重心力衰竭、增加骨质疏松和骨折的风险。曲格列酮其分子结构式含有一个类似维生素 E 的结构,该结构类型经体内代谢后的代谢产物对肝脏有一定毒副作用,目前已不再使用。罗格列酮、恩格列酮及环格列酮等新一代噻唑烷酮类药物不含有类似维生素 E 的结构,肝脏毒副作用明显低于曲格列酮,但对活动性肝病或转氨酶升高超过正常值上限 2.5~3 倍的患者应禁用。罗格列酮及其复方制剂由于潜在的导致心血管事件的作用应限制使用,并定期进行心血管疾病风险评估。对本类药物成分过敏者、糖尿病酮症酸中毒、1 型糖尿病、妊娠和哺乳期妇女禁用。

二、双胍类

双胍类药物于 20 世纪 50 年代开始应用于临床,比磺脲类药物稍晚,其主要药物有苯乙双胍(phenformine)和二甲双胍(metformine)。苯乙双胍的不良反应比较大,很多国家在 70 年代已经停止使用,我国也在 2016 年底停止使用该药。目前应用于临床为二甲双胍,其不良反应少,应用广泛。

【体内过程】二甲双胍主要由小肠吸收,约 2 小时达峰,$t_{1/2}$ 约 2 小时,作用可持续 5~6 小时。二甲双胍在体内稳定,与血浆蛋白结合率低,大部分以原型随尿液排出。

【药理作用】

1. **降低血糖** 其降血糖作用不依赖于胰岛功能的完整性,对于胰岛功能完全丧失的糖尿病患者,仍有降血糖作用。但对正常人无降血糖作用,而且对胰岛细胞无刺激作用。

2. **改善血脂** 二甲双胍可降低胆固醇、低密度脂蛋白、甘油三酯,对高密度脂蛋白没有明显影响。

3. **改善血压** 二甲双胍可轻度改善血压,尤其适用于伴有高血压的糖尿病患者。

4. **减少心血管疾病** 二甲双胍可减少糖尿病患者发生心脑血管疾病的风险。

5. **改善脂肪肝** 在没有明显肝功能损害时,使用二甲双胍可以减轻肝脏炎症、脂肪变性和纤维化。

6. **改善多囊卵巢综合征** 多囊卵巢综合征患者常常表现为肥胖、多毛、月经紊乱和不孕。二甲双胍可平衡女性体内的多种激素,从而改善多囊卵巢综合征患者的多毛症,使月经规律,诱导排卵。

7. **抗肿瘤** 糖尿病是乳腺癌、胰腺癌、结直肠癌、子宫内膜癌等多种肿瘤的危险因素。二甲双胍通过改善糖尿病来预防肿瘤的发生。

【作用机制】其降血糖机制包括:①促进葡萄糖在肝中无氧酵解和利用;②抑制肠道对葡萄糖的吸收;③抑制肝糖原异生和葡萄糖的生成;④增强机体对胰岛素的敏感性;⑤抑制胰高血糖素的分泌;⑥降低食欲。

【临床应用】中年以上发病的 2 型糖尿病患者,尤其是经饮食和运动治疗无效的肥胖型患者,首选此类药物;1 型和 2 型糖尿病患者使用胰岛素治疗时,都可以加用二甲双胍,以减少胰岛素剂量,防止出现低血糖反应;磺酰脲类药物出现原发性或继发性失效后,可改用双胍类药物或与之联合使用;有胰岛素抵抗的糖尿病患者,可加用双胍类药物,以稳定病情。

【不良反应和注意事项】

1. 胃肠道反应 胃肠道反应率较磺酰脲类高,可见食欲下降、恶心、腹部不适、腹泻、口中有金属味等。

2. 乳酸血症 苯乙双胍增加糖的无氧酵解,产生大量乳酸,长期大量使用会引起乳酸血症、酮血症。肝肾功能不良者更易发生。

3. 维生素 B_{12} 缺乏 二甲双胍影响维生素 B_{12} 的吸收,患者可以通过适当摄入富含维生素 B_{12} 的食物或通过口服维生素 B_{12} 来补充。

严重肝肾功能不良、低血容量休克、心力衰竭、严重心肺功能不全、重症贫血和尿酮体阳性者禁用。对 2 型糖尿病患者伴有酮症酸中毒、酗酒者、维生素 B_{12} 和叶酸缺乏者、严重感染和外伤患者,孕妇、哺乳期妇女、10 岁以下儿童禁用。用药期间应定期检查空腹血糖、尿糖及尿酮体。使用碘造影剂时,应停用二甲双胍,因为可能造成急性肾功能损害,导致乳酸酸中毒。

第四节 葡萄糖吸收抑制药

一、α-葡萄糖苷酶抑制药

α-葡萄糖苷酶抑制药(α-glucosidase inhibitors,AGI)是 2 型糖尿病治疗中应用广泛的一线治疗药物。我国现已上市 AGI 药物有阿卡波糖(acarbose)、伏格列波糖(voglibose)及米格列醇(miglitol)。

【药理作用】

1. 降低血糖,对餐后高血糖的作用比较明显。

2. 降低糖尿病患者发生心血管病变的概率,对心肌梗死的改善作用最为显著。

【作用机制】 小肠黏膜刷状缘的 α-葡萄糖苷酶水解淀粉为葡萄糖,可促进食物消化和吸收。α-葡萄糖苷酶抑制药通过抑制肠黏膜上的 α-葡萄糖苷酶,使淀粉分解速度减缓,减少和延缓小肠对葡萄糖的吸收。葡萄糖苷酶抑制药不刺激胰岛素的分泌,单独使用本类药物通常不会引发低血糖,因此可帮助减少血糖波动。

【临床应用】

1. 经控制饮食无效的轻、中度 2 型糖尿病,特别是空腹血糖正常而餐后血糖明显升高者。

2. 采用磺脲类治疗的 2 型糖尿病且餐后高血糖控制不理想者。

3. 采用胰岛素治疗、血糖波动大的 1 型患者。

【不良反应和注意事项】 该类药物不良反应较少,主要表现为胃肠道反应,包括腹胀、腹痛、腹泻、恶心、呕吐,也可出现胃肠痉挛性疼痛、顽固性便秘等。少数患者可见乏力、眩晕及皮肤瘙痒等。从小剂量开始,逐渐加量是减少不良反应的有效方法。

药物一般在饭前吞服或与食物一起嚼碎。严重肾功能损害者、孕妇及哺乳期妇女禁用;有明显消化和吸收障碍的慢性胃肠功能紊乱患者禁用。因可出现肝脏损害,不适用于 18 岁以下患者。α-葡萄糖苷酶抑制药与其他口服降糖药或胰岛素联合应用时,如发生低血糖,应静注或口服葡萄糖治疗,服用蔗糖或一般甜食无效。

二、钠-葡萄糖协同转运蛋白2抑制药

近年来研究表明肾脏在生理和病理状态下对维持血糖稳态也发挥了重要作用。肾脏对血糖稳态的调控包括摄取血液中的葡萄糖满足自身能量供给,同时进行糖异生释放糖进入血液循环。正常情况下,肾糖释放约占人内源性糖输出的20%。糖尿病患者与非糖尿病患者相比,肾脏和肝脏葡萄糖输出都增多,其肾糖释放增加了近3倍,而肝糖释放只增加了30%。肾脏还负责对血浆进行过滤以及随后在近曲小管水平重吸收超滤液中的葡萄糖,糖尿病患者对于葡萄糖的摄取也显著增多,造成肾脏中糖原聚积。钠-葡萄糖共转运蛋白(sodium-glucose cotransporter, SGLT)是一类表达于小肠和肾脏中的葡萄糖转运蛋白,其功能是介导葡萄糖跨膜转运。SGLT家族有12个成员,其中最重要的是SGLT1(由 slc5a1 基因编码)和SGLT2(由 slc5a2 基因编码),也是目前研究的热点。SGLT1主要表达于小肠刷状缘细胞及肾近曲小管 S3 段等部位,是一类高亲和力、低容量膜转运蛋白;而SGLT2几乎仅表达于肾近曲小管的 S1 段,是低亲和力、高容量膜转运蛋白,对经肾小球滤过的葡萄糖重吸收可达97%。

SGLT2抑制药是一类新型抗糖尿病药物。目前全球共有6种SGLT2抑制药上市,分别为坎格列净(canagliflozin)、达格列净(dapagliflozin)、恩格列净(empagliflozin)、依格列净(ipragliflozin)、鲁格列净(luseogliflozin)以及托格列净(tofogliflozin)。其中,坎格列净是美国FDA批准的首款SGLT2抑制药。达格列净和恩格列净已经通过国家药品监督管理局(NMPA)的批准在中国上市。2017版《中国2型糖尿病防治指南》中,SGLT2抑制药已经被纳入降糖治疗药物。SGLT1对肾脏和肠道中葡萄糖转运也发挥了重要作用,有望成为糖尿病治疗的新靶点。

【体内过程】SGLT2抑制药口服后快速吸收,主要在肝脏经过 O-葡萄糖醛酸结合酶(UGT1A9 和 / 或 UGT2B4)代谢,少部分经过细胞色素 P450(CYP)3A4 代谢为无活性的代谢物,随粪便和尿液排出。坎格列净、达格列净和恩格列净药代动力学特征见表30-3。

表30-3　SGLT2抑制药药代动力学特征

药物	给药途径	生物利用度	达峰时间 /h	$t_{1/2}$/h
坎格列净	口服	~65%	1~2	14~16
达格列净	口服	78%	1~2	12
恩格列净	口服	>60%	1~1.5	12

【药理作用】

1. 降低血糖　SGLT2抑制药主要通过减少葡萄糖的重吸收和增加排泄实现降糖。

2. 保护胰岛 β 细胞功能　该类药物对胰岛素分泌没有影响,但具有胰岛素节约效应,这对改善胰岛 β 细胞功能,降低细胞糖毒性具有积极作用。

3. 减轻体重　SGLT2抑制药阻止肾小管对于葡萄糖的重吸收,增加尿糖排泄,初始阶段体质量减轻可能是源于利尿导致的液体丢失,而持续的热量丢失则可导致皮下和内脏脂肪减少。

4. 保护心血管系统　SGLT2抑制药可降低血压、还可改善血管内皮功能及抑制交感神经活动。

5. 保护肾脏作用　该类药物降低血糖水平,对于轻、中度肾功能不全患者还有潜在的肾脏功能保

护作用。

【作用机制】SGLT2 抑制药的糖苷配基通过与葡萄糖竞争性结合转运蛋白,有效抑制肾脏近曲小管 SGLT2 的活性,减少肾小管上皮细胞对葡萄糖的重吸收,增加尿中葡萄糖的排泄,从而达到降低血糖的目的。

【临床应用】成人 2 型糖尿病,当饮食和运动不能使血糖得到满意控制或二甲双胍不能耐受时,可单独使用,也可与其他口服降糖药物及胰岛素联合使用,患者肾小球滤过率 eGFR 需 >60。

【不良反应和注意事项】

1. 泌尿生殖道感染　泌尿生殖道局部的葡萄糖浓度导致发生细菌和霉菌感染的机会增加。在女性中多为阴道念珠菌病、外阴阴道炎等,大部分发生在用药的初始 4 个月内;在男性中多为念珠菌性龟头炎和阴茎包皮炎,常发生于治疗后 1 年内。有感染疾病史的患者感染率升高。

2. 低血糖　SGLT2 抑制药与胰岛素或磺脲类药物联用时,低血糖发生风险增加。注意调整联用胰岛素或磺脲类药物的剂量。

3. 糖尿病酮症酸中毒

4. 低血容量 / 低血压　由于 SGLT2 抑制药增加钠盐及葡萄糖从尿中的排泄,尿量也会随之增加,导致低血容量和低血压,但发生率低。

5. 低密度脂蛋白胆固醇(LDL-C)升高　目前机制尚不明确,与 SGLT2 抑制药下调 LDL 受体表达,减少 LDL-C 代谢有关。

第五节　胰高血糖素样肽 -1 靶向药

胰高血糖素样肽 -1(glucagon-like peptide-1,GLP-1)是回肠和结肠 L 细胞分泌的一种多功能肽类激素,它由胰高血糖素原基因编码,因其与胰高血糖素有 50% 的同源性,故而得名。内源性 GLP-1 可葡萄糖依赖性地促进胰岛素的合成和分泌并能减轻体重。GLP-1 在体内易被二肽基肽酶 - Ⅳ(dipeptidyl peptidase Ⅳ,DPP-Ⅳ)降解,$t_{1/2}$ 仅 2 分钟左右。DPP-Ⅳ是一种丝氨酸蛋白酶,可特异性识别 GLP-1 的 N 末端第二位丙氨酸残基,并在此处切除二肽使 GLP-1 失活。糖尿病和肥胖病患者 GLP-1 分泌减少,且糖尿病患者体内分泌的 GLP-1 可能因糖基化而导致生理活性减弱。针对内源性 GLP-1 的优点和不足,人们从 GLP-1 受体激动药和 DPP-Ⅳ抑制药两个方面进行新药设计。

一、胰高血糖样肽 -1 受体激动药

近年来 GLP-1 受体激动药类药物是糖尿病治疗药物研发领域的热点之一。目前 GLP-1 受体激动药的研发主要集中在抗酶解突变和长效化,按照其临床持续作用时间长短可大致分为三代。第一代的艾塞那肽(exenatide)于 2005 年上市,是一种天然的 GLP-1 类似物分子,与 GLP-1 具有 53% 的同源性,且体内半衰期有所延长。第二代 GLP-1 受体激动药包括利拉鲁肽(liraglutide)与利司那肽(lixisenatide)。第三代 GLP-1 受体激动药则包括艾塞那肽缓释微球(exenatide LAR)、阿必鲁肽(abiglutide)、杜拉鲁肽(dulaglutide)以及刚刚完成Ⅲ期临床研究的索玛鲁肽(semaglutide)和目前正处于

临床研究阶段的洛赛那肽(PEX-168)。

【药理作用】

1. **降低血糖** GLP-1受体激动药类可促进β细胞再生,抑制其凋亡,并呈血糖依赖性地促胰岛素分泌、抑制胰高血糖素分泌。

2. **改善胰岛素抵抗** 该类药物还可改善外周胰岛素抵抗,外周组织胰岛素抵抗的减轻反过来补偿胰岛β细胞的糖敏感性下降。

3. **延缓胃排空、降低体重** GLP-1受体激动药类药物作用于胃肠道可以延缓胃排空,从而减少餐后血糖波动和减轻体重。

4. **抑制食欲、减少食物摄取** 作用于中枢系统不受血脑屏障保护的GLP-1受体结合抑制食欲、增加饱腹感,从而减少摄食。

5. **保护心血管系统** GLP-1受体激动药类药物能够提高心脏与内皮组织功能。

【作用机制】GLP-1受体属于G蛋白偶联胰高血糖素受体家族。GLP-1受体激动药类药物与受体特异性结合后,通过G蛋白激活腺苷环化酶,使第二信使cAMP水平增高,导致细胞膜上K^+通道关闭,细胞去极化,诱发电压依赖性Ca^{2+}通道开放,Ca^{2+}内流增加,触发胰岛素的合成和释放。

GLP-1受体激动药类药物可提高某些胰腺内分泌细胞中转录因子的表达,如胰腺十二指肠同源盒(PDX-1),从而增加β细胞的数量。

【临床应用】治疗血糖控制不充分的2型糖尿病患者。可与二甲双胍、磺酰脲类药物、噻唑烷酮类化合物联合应用,安全有效地降糖。

【不良反应和注意事项】常见不良反应为胃肠道反应,包括恶心、呕吐、腹泻等,但症状多轻微,无须特殊治疗。但偶发的胰腺炎、皮疹等严重不良反应需要特别引起注意。

GLP-1受体激动药不能替代胰岛素,不适用于1型糖尿病或者糖尿病酮症酸中毒治疗。严重胃肠道疾病患者、妊娠期和哺乳期妇女及儿童不推荐使用。如果怀疑发生胰腺炎,应立即停用。与磺酰脲类药物合用时低血糖发生率升高,应适当减少磺酰脲类药物的剂量。

二、二肽基肽酶-Ⅳ抑制药

DPP-Ⅳ是一种细胞表面的丝氨酸蛋白酶。DPP-Ⅳ在肠道中表达最高,在肝脏、胰腺、胎盘、胸腺也有表达。DPP-Ⅳ可灭活多种生物活性肽,如GLP-1和葡萄糖促胰岛素多肽(GIP)。DPP-Ⅳ抑制药,又称列汀类药物,是目前治疗糖尿病的主攻方向之一。自2006年西格列汀(sitagliptin)获得美国FDA批准成为第一个上市的DPP-Ⅳ抑制药,陆续有新的DPP-Ⅳ抑制药出现,包括维格列汀(vildagliptin)、沙格列汀(saxagliptin)、阿格列汀(alogliptin)、利格列汀(linagliptin)、吉格列汀(gemigliptin)和替格列汀(teneligliptin)等。

【体内过程】DPP-Ⅳ抑制药在各自的治疗剂量下对DPP-Ⅳ的抑制率大体相似。DPP-Ⅳ抑制药口服吸收迅速,具有较高的口服生物利用度,且不受进食与否影响;吸收快,达峰时间通常在1~2小时。DPP-Ⅳ抑制药中只有沙格列汀主要由CYP3A4/5代谢,其他DPP-Ⅳ抑制药发生药物相互作用的风险较低。除利格列汀通过肝肠循环排泄外,其余都主要通过肾脏排泄。

【药理机制】DPP-Ⅳ抑制药使DPP-Ⅳ失活,从而抑制GLP-1和GIP分解,提高内源性GLP-1和

GIP 水平,促进胰岛 β 细胞释放胰岛素,同时抑制胰岛 α 细胞分泌胰高血糖素,从而提高胰岛素水平,降低血糖,且不易诱发低血糖和体重增加。

【临床应用】可用于血糖控制不好且经常发生低血糖的成年 2 型糖尿病患者。

【不良反应和注意事项】本类药物耐受性较好。常见不良反应为胃肠道不适包括恶心、呕吐、腹泻和便秘等。增加感染的发生率,包括鼻咽炎、尿路感染和上呼吸道感染,可能与 DPP-Ⅳ抑制药破坏了 DPP 在免疫系统中的作用有关。皮肤相关不良反应包括皮肤干燥、过敏反应、接触性皮炎和皮疹等。应用西格列汀后增加头晕和头痛现象,但程度较轻。单一用药和与二甲双胍或吡格列酮合用时易发生低血糖症。伴有肥胖、高胆固醇血症或高三酰甘油患者使用 DPP-Ⅳ抑制药可能会增加急性胰腺炎的发生。

思考题　　　　1. 治疗 2 型糖尿病的药物分为哪几类?各自的作用机制是什么?

　　　　　　　2. SGLT2 抑制剂除了用于 2 型糖尿病外,还可能具有哪些临床用途?

(童园园　何朝勇)

参 考 文 献

［1］MATHIEU C, GILLARD P, BENHALIMA K. Insulin analogues in type 1 diabetes mellitus: getting better all the time. Nat Rev Endocrinol, 2017, 13: 385-399.

［2］DEFRONZO R A, NORTON L, ABDUL-GHANI M. Renal, metabolic and cardiovascular considerations of SGLT2 inhibition. Nat Rev Nephrol, 2017, 13: 11-26.

［3］MILLER S, ST ONGE E L. Sitagliptin: a dipeptidyl peptidase Ⅳ inhibitor for the treatment of type 2 diabetes. Ann Pharmacother, 2006, 40: 1336-1343.

［4］廖二元. DPP-4 抑制剂——糖尿病治疗新里程碑. 药品评价, 2011, 8 (21): 6-7.

第三十一章　治疗骨质疏松症药

骨质疏松症（osteoporosis）是一种以骨量减低、骨组织微结构损坏，导致骨脆性增加、易发生骨折为特征的全身性骨病。骨质疏松症分为原发性骨质疏松症和继发性骨质疏松症两大类。其中，原发性骨质疏松症包括绝经后骨质疏松症（Ⅰ型）、老年骨质疏松症（Ⅱ型）和特发性骨质疏松症（包括青少年型）；继发性骨质疏松症指由任何影响骨代谢疾病和／或药物及其他明确病因导致的骨质疏松症。本章主要阐述原发性骨质疏松症的发病机制和相应药物治疗的研究及进展。

第一节　骨质疏松症概述

一、骨质疏松症的病因

骨质疏松症是老龄化社会所面临的重要健康问题，骨质疏松症的最大隐患是增加骨折风险。据估计，目前美国、欧洲和日本有近1亿人口罹患骨质疏松症。根据2015年中国统计年鉴，我国60岁以上人口已超过2.1亿，约占总人口的15.5%，65岁以上人口近1.4亿，约占总人口的10.1%。随着我国老龄化加速，骨质疏松症以及骨质疏松症所带来的骨折（如脊柱、髋关节骨折）发病率也不断上升。2016年中国60岁以上的老年人骨质疏松症患病率为36%，其中男性为23%，女性为49%。因此，骨质疏松症已成为我国面临的重要公共卫生问题。根据流行病学调查，2010年我国骨质疏松性骨折患者达233万，其中髋部骨折36万，椎体骨折111万，其他骨质疏松性骨折86万，为此医疗支出649亿元。据预测，至2050年，我国骨质疏松性骨折患者将达599万，相应的医疗支出高达1 745亿元。因此，骨质疏松症也将给我国社会经济带来重大的负担。

多种风险因素导致骨质疏松症的发生，其中有可控和不可控两种因素。不可控因素与原发性骨质疏松症发生直接相关，主要包括年龄、绝经、脆性骨折及家族性脆性骨折等因素。可控因素与继发性骨质疏松症发生直接相关，主要包括低体重、大量饮酒、高钠摄入、低骨密度、钙和／或维生素D摄入减少、制动、吸烟、日常活动减少、跌倒、疾病和药物因素。疾病因素主要包括以下几种疾病①内分泌疾病：糖尿病、甲状旁腺功能亢进、甲状腺功能亢进、原发性甲状旁腺功能亢进、垂体前叶功能减退症、性腺功能减退症、库欣综合征、神经性厌食、雄激素抵抗综合征、高尿钙症等；②风湿免疫性疾病：类风湿性关节炎、系统性红斑狼疮、强直性脊柱炎、其他风湿免疫性疾病等；③消化系统疾病：炎症性肠炎、吸收不良、慢性肝病、胃肠道旁路或其他手术、胰腺疾病、乳糜泻等；④神经肌肉疾病：癫痫、阿尔茨海默病、帕金森病、多发性硬化症、脑卒中、脊髓损伤、肌萎缩等；⑤血液系统疾病：多发性骨髓瘤、淋巴瘤、白血病、单克隆免疫球蛋白病、血友病、镰状细胞贫血、系统性肥大细胞增多症、珠蛋白生成障碍性贫血等；⑥其他疾病：中度至重度慢性肾脏疾病、哮喘、慢性代谢性酸中毒、慢性阻塞性肺疾病、器官移植后、充血性心力衰竭、抑郁、艾滋病、淀粉样变等。药物因素主要包括以下几种药物：促性腺激素受体激动剂、糖皮质激素、抗凝药（如肝素）、质子泵抑制药、抗抑郁药、抗癫痫药、噻唑烷二酮类增敏剂、芳香化酶抑制药、肿瘤化疗药、巴比妥类药物、抑酸药、环孢素 A、他克莫司、甲状腺激素、选择性 5- 羟色胺再摄取抑制药和抗病毒药。继发性骨质疏松症需要在纠正这些可控的因素后，进一步进行抗骨质疏松症的药物治疗。

二、骨质疏松症的病理生理

（一）骨代谢的生理过程

骨代谢包括成骨细胞的骨形成以及破骨细胞的骨吸收这两个偶联过程，骨吸收与骨形成之间达到动态平衡的过程称为骨重构（remodeling），骨重构贯穿于生命全过程。骨重构过程中成骨细胞与破骨细胞在骨表面同一部位相继活动，组成了一个基本多细胞单位（basic multicellular unit，BMU）。一个基本多细胞单位大致可以分为五个阶段①激活相：骨重构信号使骨表面从静息进入激活状态，转录激活破骨前体细胞的招募分子，并进一步诱使破骨细胞分化和激活，启动骨重构。②骨吸收相：成骨细胞等释放单核细胞趋化蛋白 -1 等招募破骨前体细胞进入骨表面，另外，成骨细胞分泌骨保护素（osteoprotegerin，OPG）减少的同时，却增加巨噬细胞集落刺激因子（macrophage colony-stimulating factor，M-CSF）和核因子 κB 受体活化因子配体（receptor activator of NF-κB ligand，RANKL）产生，促使破骨前体细胞增殖、分化为成熟的破骨细胞，并进一步锚定于骨基质 RGD 序列结合位点，形成局部吸收微环境。③翻转相：在局部吸收微环境中，破骨细胞与骨表面接触部位形成皱褶缘（ruffled border），细胞经皱褶缘分泌酸性物质形成了一个降解矿物化基质的局部酸性吸收微环境，在溶酶体酶、酸性蛋白酶作用下，使骨基质中的无机质和有机质崩解，这些崩解的产物被重吸收入破骨细胞，再排出细胞外，转运至循环，完成了破骨细胞对旧骨的破骨作用并在局部形成骨陷窝。与此同时，间充质干细胞在各种成骨刺激因子的诱导下，分化为成骨前体细胞并进一步与 RGD 序列结合锚定于骨陷窝。④骨形成相：来源于降解的骨基质和成熟破骨细胞的刺激信号、甲状旁腺素和机械刺激等信号诱导成骨前体细胞分化为成骨细胞，并减少骨细胞的硬骨素（sclerostin）表达，解除硬骨素对 Wnt 信号的抑制作用，激活 Wnt 信号促使成骨细胞分化和矿物化，形成新骨。⑤终止相：当硬骨素的表达下降发生逆转后，骨形成即行终止。生理状况下，新形成的骨相当于吸收的骨，使骨量达到动态平衡。骨吸收相时间相对较短，约持续 2~4 周，而骨形成相时间较长，约持续 4~6 月，这与破骨细胞的生命周期远远短于成骨细胞的生命周期有关（图 31-1）。因此，骨质疏松症的药物治疗，同样需要较长的疗程。若被破骨细胞吸收的陷窝未被新骨填满，新形成的骨少于被吸收的骨即发生负平衡，导致骨量的丢失而引起骨质疏松症。

（二）骨代谢的失调与骨质疏松症的发生

骨重构过程中来自循环的系统性调节因子和骨微环境中局部调节因子互相协调而维持骨量的稳定，由于这些因子的精密调控，在生理性骨代谢中骨形成和骨吸收达到动态平衡而维持机体的骨量

（图 31-2）。各种原因所致骨吸收和骨形成调控失偶联可导致骨量改变,而当骨形成低于骨吸收时,长此以往便形成了骨质疏松症。

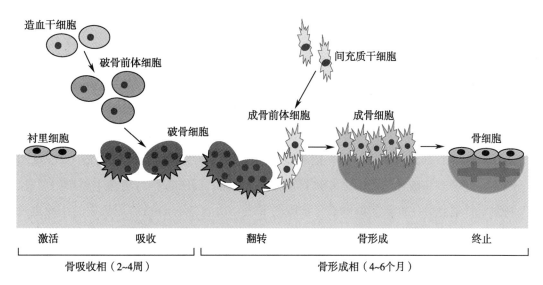

图 31-1　骨重构过程

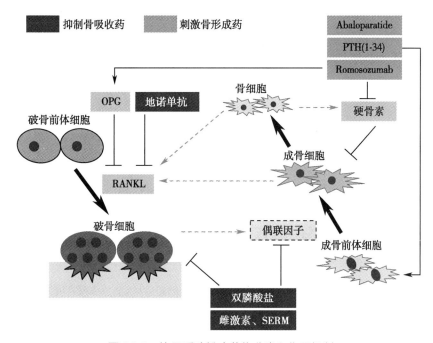

图 31-2　抗骨质疏松症药物分类和作用机制

系统性调节因子包括循环中的甲状旁腺素(parathormone,PTH)、降钙素、甲状腺素、维生素 D、皮质激素、前列腺素、雌激素、睾酮、孕激素、血小板衍生生长因子、肿瘤坏死因子 -α 和 T 细胞分泌的白介素 -4(interleukin-4,IL-4)和干扰素 -γ 等。系统性调节因子中的甲状旁腺素、雌激素、睾酮、孕激素、前列腺素和血小板衍生生长因子促进成骨细胞的增殖和分化,而皮质激素诱导成骨细胞凋亡,并阻止骨的形成。系统性调节因子也能影响破骨细胞的形成及其活性,其中,甲状旁腺素、维生素 D 和甲状腺素能通过上调间质细胞和成骨细胞前体的 RNAKL 表达而刺激破骨细胞成熟并激活破骨细胞,肿瘤坏死因子-α 刺激破骨前体细胞分化为成熟的破骨细胞,雌激素和降钙素抑制破骨前体细胞分化为成熟的破骨细胞,而 T 细胞分泌的细胞因子,包括 IL-4、IL-18 和干扰素-γ 却抑制破骨细胞的分化和功能。

骨微环境中局部调节因子包括调节破骨细胞功能的 IL-6、IL-1、RANKL、M-CSF 和 OPG 以及调节成骨细胞分化的 Wnt 蛋白、骨形态蛋白、成纤维细胞生长因子、胰岛素样生长因子和转化生长因子-β等。其中,骨形态蛋白、成纤维细胞生长因子、胰岛素样生长因子和转化生长因子-β 能促进成骨细胞增殖和分化,而核心结合蛋白因子(runt-related transcription factor 2,Runx2)是成骨细胞分化的关键转录因子,runx2 基因敲除的小鼠由于成骨细胞分化受阻,矿物化组织完全缺失而表现为软骨性骨组织。另外,成骨细胞产生和分泌的 RANKL、M-CSF、IL-6、IL-1 和前列腺素能诱导破骨细胞的形成,而 OPG 则相反。M-CSF 或 RANKL 基因敲除的小鼠表现为破骨细胞缺失所致的骨石化症,相反,OPG 基因敲除小鼠却由于破骨细胞增多和破骨能力增强导致骨量丢失。Wnt/β-catenin 信号虽然主要作用于成骨细胞,但其不仅刺激成骨细胞分化而且能抑制破骨细胞的形成和功能,β-catenin 基因缺失的小鼠也表现为软骨性骨组织矿物化缺失。

(三)影响骨代谢的骨质疏松症治疗药物

根据药物作用的特点,目前国内外主要的骨质疏松症治疗药物有两大类(图 31-2):一类是抑制骨吸收药,另一类是刺激骨形成药。抑制骨吸收药物主要包括雌激素、雌激素受体抑制剂、双膦酸盐、RANKL单克隆抗体制剂等,刺激骨形成药主要包括甲状旁腺素、甲状旁腺素相关肽类似物和抗硬骨素单克隆抗体等。双膦酸盐主要抑制破骨细胞功能同时也促进成骨细胞分化而增加骨量;雌激素和小剂量的雌激素受体抑制剂,如雷诺昔酚,具有激动内源性雌激素受体的作用,主要抑制破骨细胞的功能同时也增强成骨细胞分化而增加骨量;地诺单抗(denosumab,狄诺塞麦,AMG-162)拮抗 RANKL 的作用抑制破骨细胞分化和功能;PTH(1-34)和甲状旁腺素相关肽类似物 abaloparatide 作用于甲状旁腺素受体,不仅通过减少硬骨素分泌而且通过直接促进成骨细胞分化而增加骨量;硬骨素单抗 romosozumab 激活 Wnt/β-catenin 信号增加 OPG 产生而抑制破骨细胞分化,并直接促进成骨细胞分化而增加骨量。

第二节 药 物 分 类

增加维生素 D 和钙摄入一直被推荐为抗骨质疏松症治疗的基础,特殊的骨质疏松症药物治疗需与钙和维生素 D 一起摄入才能表现出更好的功效。雌激素缺乏是绝经后妇女骨质疏松症的病因,到目前为止,雌激素补充一直被视为绝经后妇女骨质疏松症的首选疗法。自 1977 年依替膦酸盐正式上市和 2002 年 PTH(1-34)被 FDA 批准,双膦酸盐和 PTH(1-34)是目前骨质疏松症治疗和相关骨病预防的主要措施。随着对骨生物学研究的深入,全新的抗骨质疏松症药物靶点不断被发掘,继 FDA 于 2010 年 11 月批准完全人 RANKL 单克隆抗体地诺单抗用于预防恶性肿瘤转移所致的骨损害,2011 年 6 月 FDA 又批准地诺单抗用于治疗有高骨折风险的绝经后妇女骨质疏松症。2017 年 FDA 批准甲状旁腺素相关肽类似物 abaloparatide 用于绝经后妇女骨质疏松症的治疗。经过多次波折,2019 年日本厚生劳动省和 FDA 相继批准抗硬骨素单抗 romosozumab 上市用于治疗高骨折风险的骨质疏松症。

一、雌激素和雌激素受体调节药

（一）雌激素

长期以来,雌激素补充一直被视为绝经后妇女骨质疏松症的首选治疗方法,临床用于绝经后妇女骨质疏松症预防和治疗的雌激素主要是雌二醇(estradiol)、炔诺酮(norethindrone)以及结合雌激素(conjugated estrogen)。

1. 药理作用和临床应用　雌激素受体(estrogen receptor,ER)包括 ERα 和 ERβ 是经典的核受体。雌激素直接作用于雌激素受体,抑制破骨细胞活性并诱导破骨细胞凋亡,同时促进成骨细胞的增殖、分化,导致骨量增加。但雌激素抑制骨吸收的机制至今仍不清楚,目前认为雌激素可通过直接和间接作用参与对骨稳态平衡的调节。直接作用是通过雌激素受体起作用;关于间接作用,一般认为是某种激素具有促进骨吸收的作用,与雌激素抑制骨吸收的作用相拮抗,使骨的重建过程保持平衡。因此,小剂量雌激素补充一直被认为是绝经后妇女骨质疏松症预防和治疗的主要手段。

2. 存在的问题　单用雌激素适用于不需要保护子宫内膜的妇女,如子宫切除者,但对于有完整子宫、需要保护子宫内膜的妇女,常合用孕激素。另外,雌激素有气胀、乳房触痛、阴道出血、子宫出血,以及长期替代治疗有潜在的诱发子宫内膜癌、乳腺癌和深静脉血栓发生的危险。因此,长期使用雌激素必须权衡其使用的利弊。

3. 历史与现状　小剂量雌激素用于绝经后妇女骨质疏松症的治疗和预防已有上百年历史,而且目前仍是绝经后妇女骨质疏松症治疗和预防的首选药物。20 世纪 60—70 年代,利用雌激素补充治疗和预防骨质疏松症和绝经后妇女综合征几乎达到了高峰。然而,1980 年流行病学调查显示,单用雌激素可增加子宫内膜癌的风险,对此,人们提出了合用孕激素治疗可减少雌激素带来的不良反应。之后,人们修改了雌激素使用的相关适应证,认为单用雌激素适用于不需要保护子宫内膜的妇女,如子宫切除者,但对于有完整子宫、需要保护子宫内膜的妇女,常合用孕激素。目前临床常用结合雌激素而非单纯的雌二醇或炔诺酮治疗和预防绝经后骨质疏松症。结合雌激素为口服制剂,含有从孕马尿液中提取的雌激素混合物,是水溶性雌激素硫酸钠盐、雌酮硫酸钠与马烯雌酮硫酸钠的混合物,还含有硫酸钠结合物、17α- 二氢马烯雌酮、17α- 雌二醇和 17β- 二氢马烯雌酮。

（二）雌激素受体调节药

雌激素受体调节药(selective estrogen receptor modulator,SERM)主要包括第一代的 SERM 他莫昔芬(tamoxifen)、第二代的 SERM 雷洛昔芬(raloxifene)和屈洛昔芬(droloxifene)和第三代的 SERM 巴多昔芬(bazedoxifene)和拉索昔芬(lasofoxifene)。用于绝经后妇女骨质疏松症治疗的为第二代和第三代 SERM。

1. 药理作用和临床应用　SERM 与雌激素受体高度结合,选择性地作用在不同靶组织发挥雌激素受体激动剂或拮抗剂的作用。雷洛昔芬和屈洛昔芬在乳腺组织和子宫内膜癌中有抗雌激素样作用(常为较大剂量);而在骨组织中则具有雌激素样激动作用(常为小剂量),可提高股骨颈骨密度、降低椎体骨折发生。因此,SERM 用于预防或治疗绝经后妇女的骨质疏松症,同时也用于乳腺癌和子宫内膜癌中抗雌激素的治疗。

2. 存在的问题　雷诺昔芬常见不良反应为潮热和下肢麻痹,罕见不良反应为深静脉血栓形成。

因此,有栓塞性疾病史、难以解释的子宫出血和子宫内膜癌患者禁用。另外一个问题是雷诺昔酚可加重绝经后妇女的血管收缩。第三代 SERM 虽同样具有明显的抗骨质疏松症效果,但其不良反应却更少。

3. 历史与现状 雷诺昔芬由于能明显地增加骨密度并减少腰椎压缩性骨折风险,1999 年被批准用于骨质疏松症的预防和治疗。单独应用第二代或第三代 SERM 仍为临床治疗和预防绝经后妇女骨质疏松症的主要方法之一。第二代或者第三代 SERM 与结合雌激素的复方制剂是新一类组织选择性的雌激素复合物,较单纯的第二、第三代 SERM 或结合雌激素具有更好的抗绝经后妇女综合征和骨质疏松症的效果。两者的联合应用,在减少雌激素用量的同时,也可防止雌激素相关不良反应的发生,被认为是绝经后妇女综合征理想的激素替代疗法。

二、双膦酸盐类药物

双膦酸盐(bisphosphonate)是一类强有力的骨吸收抑制剂。该类药品为目前开发的热点。临床应用的双膦酸盐类药物已有三代产品。第一代为依替膦酸盐(etidronate)、氯屈膦酸盐(clodronate),在治疗剂量时会引起骨矿化障碍;第二代有帕米膦酸盐(pamidronate)、阿仑膦酸盐(alendronate)和伊班膦酸盐(ibandronate),现多用于恶性肿瘤引起的高钙血症和溶骨性癌转移引起的骨痛;第三代包括利塞膦酸盐(risedronate)和唑来膦酸盐(zoledronate)等,是目前作用最强的骨吸收抑制剂。

1. 药理作用和临床应用 本类药物在骨重构方面,抑制破骨细胞对骨的吸收且诱导破骨细胞凋亡,并且对磷酸钙具有高度亲和性,吸附在骨羟基磷灰石结晶表面,阻止钙流失。同时,本类药物对成骨细胞也有抑制作用,可抑制骨形成和骨矿物化。其主要药理作用特点为:抑制破骨细胞形成以及骨吸收;钙亲和力高而易被骨组织摄取;对水解反应稳定,能长期滞留于骨内;间歇性给药能诱发长期和持续的骨量增加,逆转骨质疏松症的骨量减少。

本类药物的临床应用包括以下几个方面。

(1)骨质疏松治疗及骨折预防:主要用于预防和治疗妇女绝经后骨质疏松症,也用于糖皮质激素诱发的继发性骨质疏松症。减轻骨质疏松症进程的基础上,有效维持骨密度,减少脊柱、腕关节和髋关节骨折的风险。

(2)甲状旁腺功能亢进和恶性肿瘤引起的代谢性骨病:用于多发性骨髓瘤、乳腺癌、前列腺癌及肺癌等恶性肿瘤骨转移和甲状旁腺功能亢进引起的骨代谢异常所致的高钙血症,并能减轻高钙血症并发的恶心、呕吐、多尿、口渴及中枢神经等症状,改善患者的生活质量。

(3)骨病防治:防治佩吉特病(Paget disease)、畸形性骨炎、成骨不全等疾病。

2. 存在的问题 虽然三代双膦酸盐广泛用于骨质疏松症和骨代谢相关疾病的治疗,也是强大的骨吸收抑制剂,但双膦酸盐偶发的骨坏死(颌骨坏死和非典型股骨骨折)以及用药依从性差限制了其使用。另外,本类药物可引起上消化道紊乱,表现为吞咽困难、食管炎、食管或胃溃疡,还可引起腹泻、腹痛、恶心、便秘等;其他不良反应如流感样综合征、头痛、头晕、皮疹、关节痛等限制了其使用。本类药物不宜与阿司匹林或非甾体抗炎药同服,重度肾功能损害者慎用本类药物。

3. 历史与现状 临床应用的双膦酸盐是无机焦磷酸盐的有机类似物,均具有两个膦酸基团连接在中心 C 原子上即 P-C-P 结构,是产生活性的必要条件。双膦酸盐形成的三维结构能螯合二价阳离子如 Ca^{2+},因此,双膦酸盐与骨表面特别是被吸收的骨表面有强大的亲和力。双膦酸盐类药物的作用强度取决于 C 原子上取代侧链的类型。第一代双膦酸盐包括依替膦酸盐和氯屈膦酸盐,是在双膦酸盐中心 C 原子侧链(R1 和 R2)上轻微修饰而得。R1 和 R2 由氯原子取代而得的氯屈膦酸盐,其抗骨吸收强度为依替膦酸盐的 10 倍。如 R2 为—OH 基,R1 为含 N 原子的侧链取代,其作用强度更大,帕米膦酸盐和阿仑膦酸盐分别比依替膦酸盐强 100 倍和 1 000 倍。R1 侧链的 N 原子上加入甲基和戊基得到的伊班膦酸盐,其活性比依替膦酸盐强 10 000 倍。R1 上的 H 原子被吡啶甲基取代也可使抗骨吸收作用提高,如利塞膦酸盐的强度为依替膦酸盐的 5 000 倍(图 31-3)。依替膦酸盐是第一个双膦酸盐,最初于 20 世纪 60 年代用于降低血钙浓度,1977 年上市正式用于各种骨病的预防和治疗。治疗剂量的依替膦酸盐连续给药可引起骨矿物化障碍,但间歇给药可导致持续的骨吸收抑制而不引起骨矿物化障碍。1986 年,第一个二代双膦酸盐帕米膦酸盐进入研发,第二代双膦酸盐治疗剂量并不阻碍骨矿物化,替鲁膦酸盐能用于治疗佩吉特病,也用于预防骨质疏松症的骨折发生;帕米膦酸盐常用于治疗恶性骨疾病和佩吉特病。1998 年,第一个三代双膦酸盐利塞膦酸盐被批准上市,三代双膦酸盐并不阻碍骨矿物化,而且抗骨吸收疗效明显增强,是目前最强的骨吸收抑制药(图 31-3)。主要用于 I 型骨质疏松症、佩吉特病、甲状旁腺功能亢进、骨肿瘤等骨吸收增强的代谢病,以及糖皮质激素诱发的继发性骨质疏松症的预防和治疗。双膦酸盐的作用强度依赖于其抑制法尼基焦磷酸合酶的强度和与骨矿物化基质结合的强度,抑制法尼基焦磷酸合酶的强度依次为唑来膦酸盐 > 利塞膦酸盐 > 伊班膦酸盐 > 阿仑膦酸盐,而与骨矿物化基质结合强度依次为唑来膦酸盐 > 阿仑膦酸盐 > 伊班膦酸盐 > 利塞膦酸盐。

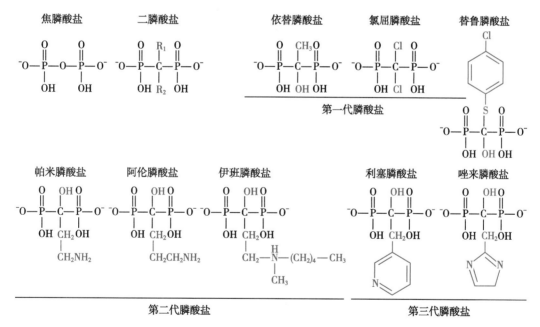

图 31-3　双膦酸盐的构效关系

三、地诺单抗

随着对破骨细胞生物学研究的深入,阐明了 RANKL/RANK 信号在破骨细胞分化、成熟和骨吸收中的重要地位,发展了完全人 RANKL 单克隆抗体即地诺单抗(denosumab,狄诺塞麦,AMG-162)。

1. 药理作用和临床应用　地诺单抗主要作用于破骨细胞。RANKL 是一种对破骨细胞形成、功能和生存具有重要作用的可溶性蛋白，通过与破骨细胞及其前体细胞表面的受体 RANK 而起作用。RANKL 单克隆抗体阻止 RANKL 活化其受体，阻止 RANKL/RANK 相互作用而抑制破骨细胞的形成、功能和生存，因此减低骨再吸收、增加皮质骨和骨小梁骨的质量和强度；与钙亲和力高而易被骨组织摄取；因对水解反应稳定，能长期滞留于骨内，间歇性给药能诱发长期和持续的骨量增加，逆转骨质疏松症的骨量减少。RANKL 单克隆抗体主要用于下列情形的防治。

（1）高骨折风险的绝经后妇女骨质疏松症治疗：地诺单抗可有效降低受试者脊柱、髋骨以及其他部位的骨折发生率。

（2）实体瘤骨转移所致的相关骨事件的预防和治疗：地诺单抗的另一适应证为骨折、骨性疼痛，但不适用于在多发性骨髓瘤患者中预防骨骼相关事件。

（3）用于治疗成人和某些青少年骨巨细胞瘤。

2. 存在的问题　地诺单抗除了最常见不良反应包括疲劳、虚弱，低磷酸盐血症和恶心外，较为严重的不良反应有①低血钙：可引起严重低钙血症，因此，地诺单抗治疗前必须纠正已存在的低钙血症，必要时监视钙水平，并且给予钙、镁和维生素 D；②颚骨坏死：表现为颚骨痛、骨髓炎、骨炎、骨侵蚀、牙或牙周感染、牙痛、龈溃疡形成或齿龈侵蚀。

3. 历史与现状　RANKL/RANK/OPG 系统最早发现于 20 世纪 90 年代，其在破骨细胞分化、成熟和骨吸收中的重要作用和地位为骨重构调控的分子机制揭开了新的一面。FDA 于 2010 年 11 月批准完全人 RANKL 单克隆抗体（地诺单抗）用于预防恶性肿瘤转移所致的骨损害，2011 年 6 月 FDA 又批准地诺单抗用于治疗有高骨折风险的绝经后妇女骨质疏松症，2013 年 FDA 又批准地诺单抗的另一适应证，即用于治疗成人和某些青少年的骨巨细胞瘤。地诺单抗给药后骨量呈直线的上升且不呈现明显的平台期。地诺单抗具有对破骨细胞非常显著和特异的作用，其用药频率低（每 6 个月一次给药）而且用药的依从性高使得地诺单抗成为高效的抗骨质疏松症制剂。一些严重的不良反应发生虽然不多，但在一定程度上也限制了其使用。颚骨坏死的发生率与双膦酸盐相当，而且与 PTH（1-34）合用具有协同增强骨密度的效应。

四、甲状旁腺素和甲状旁腺素相关肽类似物

甲状旁腺分泌的甲状旁腺素（parathyroid hormone，PTH）在维持人体钙磷代谢平衡中有重要的作用。大剂量 PTH 促进破骨细胞的分化和功能，而小剂量 PTH 具有明显的刺激骨形成的作用，而其 N- 端 34 个氨基酸残基的活性片段保留了其全部的成骨活性。目前临床常用的是基因重组的人 PTH（rhPTH）的 N 端 34 个氨基酸片段即特立帕肽（teriparatide）。甲状旁腺素相关肽（parathyroid hormone-related peptide，PTHrP）的 N 末端含 PTH 同源序列，与 PTH 作用相似。abaloparatide 是第一个 FDA 批准用于绝经后妇女骨质疏松症治疗的 PTHrP 类似物。

1. 药理作用和临床应用　PTH 具有促进骨吸收和刺激骨形成的双重作用。持续给予 PTH 导致骨吸收增加，而间歇地给予 PTH 则主要表现为刺激骨形成。成骨细胞是 PTH 作用的主要靶细胞，其通过激活 Ⅰ 型 PTH 受体（PTH1R）增加成骨细胞内的 cAMP 水平而促进骨形成，同时，PTH 能诱导钙从基质中快速释放，增加细胞内钙水平而促进骨的形成。rhPTH（1-34）经皮下注射间歇性给药，用于治疗绝

经后妇女骨质疏松症,是骨质疏松症治疗的首选药物之一。

2. 存在的问题 虽然动物实验表明特立帕肽可增加骨肉瘤的发生率,但这一不良反应的临床相关性尚未证实。特立帕肽禁用于发生骨肉瘤风险的患者,包括佩吉特病患者、原因未知的碱性磷酸酶升高患者、具有开放性骺端的患者以及以前经历过骨骼放疗的患者。另外,有些女性对 rhPTH(1-34)产生抗体,但其对 rhPTH(1-34)的生物活性不产生中和作用或出现任何临床副作用。

3. 历史与现状 早在以前,PTH 连续给药或者高循环 PTH 水平被认为是导致骨密度以及骨质减少的重要原因。在 20 世纪 30 年代,Selye 首次提出间歇给予 PTH 可刺激骨形成,但长期以来这一概念被忽视。20 世纪 70 年代初,科学家着眼于研究 PTH 促进骨形成的作用,并证实 PTH 的 N 端 1~34 个氨基酸片段保留了 PTH 全长(1~84)全部的成骨活性。2005 年,FDA 终于批准人 PTH(1-34)即特立帕肽用于骨质疏松症的治疗。2017 年 4 月 FDA 批准 PTHrP 类似物 abaloparatide 用于绝经后妇女骨质疏松症的治疗,其通过直接激活 PTH1R 而刺激骨的形成。一项Ⅲ期临床试验结果表明,1 901 例绝经后妇女骨质疏松症患者中,与安慰剂和特立帕肽相比较,abaloparatide 能有效地减少脊椎或非脊椎骨折的发生。特立帕肽是 FDA 批准的第一个应用于绝经后妇女骨质疏松症的促骨形成药物,目前,PTH(1-34)仍是骨质疏松症治疗的首选药物之一。abaloparatide 是目前临床上 FDA 批准的第一个 PTHrP 类似物用于绝经后妇女骨质疏松症的促骨形成药。由于 abaloparatide 与特立帕肽相比,能产生更高的药物副反应(包括心血管事件)风险,欧洲药品管理局目前尚未批准 abaloparatide 上市。

五、抗硬骨素单抗

硬骨素是骨细胞 *sost* 基因编码的产物,主要由骨细胞分泌,此基因功能缺失或突变可引起骨量增高的代谢性骨病如骨硬化性狭窄(sclerosteosis)和 Van Buchem 病。romosozumab(AMG-785)刺激骨形成的同时也抑制骨的吸收,增加骨量进而减少骨质疏松症患者骨折发生的风险。

1. 药理作用和临床应用 romosozumab 与硬骨素结合后可增强 Wnt/β-atenin 信号通路从而刺激骨的形成;同时,硬骨素可刺激骨细胞产生 RANKL 促进骨吸收,而 romosozumab 与硬骨素结合后则可减少骨的吸收。临床主要用于治疗高骨折风险的骨质疏松症。

2. 存在的问题 FDA 药物评估和研究中心主任、医学博士 Hylton V. Joffe 提到,"romosozumab 经批准的新适应证,为患有绝经后骨质疏松症的女性提供了一种新的治疗方法,可以降低骨折风险。但 romosozumab 可能会增加脑卒中、心脏病发作和心血管死亡的风险,因此,采取此种治疗方案前应严格筛选患者类型,如果患者在之前的 1 年内曾出现心脏病发作或脑卒中,应避免使用此药。"同时,FDA 相关专家也提到"医生应衡量使用 romosozumab 治疗所带来的裨益与可能对患有心脏病及其他危险因素患者的治疗风险之间的关系,如果患者在治疗期间出现脑卒中或者心脏病发作,则应立即停止使用"。

3. 历史与现状 Ⅰ期临床试验表明,romosozumab 用药后骨形成指标呈剂量依赖上升,而骨吸收指标呈剂量依赖下降,骨密度明显改善,其中 3mg/kg romosozumab 耐受性最好,21 天后骨形成标志物增加了 60%~100%。与阿仑膦酸盐对比,临床Ⅲ期治疗严重骨质疏松症试验显示 romosozumab 既能增加骨形成又能减少骨吸收,其增加骨密度的疗效明显优于阿仑膦酸盐。但是,Ⅲ期临床试验显示 romosozumab 有增加心血管事件等潜在的不良反应。因此,一开始 FDA 拒绝批准 romosozumab 上市,认为有待于进一步评价。但日本厚生劳动省却在 2019 年 1 月批准 romosozumab 上市用于治疗高骨折风险的骨质疏松症。同年,FDA 对关键性Ⅲ期临床中的疗效和安全性数据进行进一步审查后,委员会以 18 票赞成和 1 票反对的投票结果,支持批准 romosozumab 用于高骨折风险的绝经后女性骨质疏松症的治疗,同时,该委员会强调了上市后跟进的必要性。romosozumab 是第一个被批准上市的硬骨素中和单抗,另外,目前尚有临床试验中的两个产品,包括 Eli Lilly 公司的人源化硬骨素中和单抗 blosozumab 和 Novartis 公司的全人源化的硬骨素中和单抗 BPS804。

第三节　治疗骨质疏松症药物研究进展

随着人们对骨代谢生物学的深入研究以及骨质疏松症发病机制的认识,调控骨重构的多条信号转导通路,包括调控破骨细胞的 RANKL/RANK 信号通路和整合素(integrin)αvβ3 信号通路,调控成骨细胞的 Wnt/β-catenin 信号通路、钙敏感受体(Ca^{2+}-sensing receptor,CaSR)信号通路和 BMP 信号通路等被发现,以及抗骨质疏松症药物治疗新靶点的不断发现,新的抗骨质疏松症药物或在临床试验中的药物层出不穷。本节就新的抗骨质疏松症药物的研究进展进行论述。

一、信号通路靶向制剂研究进展

(一) Wnt/β-catenin 信号通路靶向药物

Wnt 配体与 Frizzled 受体结合,然后与共受体 LRP5/6 一起在细胞表面形成受体复合物,Wnt 受体复合物激活后抑制 GSK3β 活性,从而减少靶蛋白 β-catenin 的蛋白酶体降解,稳定的 β-catenin 入核并在核内结合 LEF/TCF 转录因子,激活 Wnt/β-catenin 信号靶基因的转录。激活 Wnt/β-catenin 信号不仅促进成骨细胞分化和骨的形成,而且抑制破骨细胞的骨吸收功能。

1. 抗硬骨素单抗　生理条件下,骨细胞分泌的硬骨素(sclerostin)能与 LRP5/6 结合,抑制 Wnt 配体与其受体和共受体结合,下调 Wnt/β-atenin 信号从而抑制骨的形成。同样,Dickkopf-1(DKK-1)也能直接与 LRP5/6 结合或通过跨膜蛋白 Kremen 与 LRP5/6 结合,抑制 Wnt 配体与其受体和共受体结合,下调 Wnt/β-atenin 信号从而抑制骨的形成。虽然氯化锂(激活 Wnt/β-catenin 信号)和 GSK3β 抑制剂也曾进行试验用于骨质疏松症的治疗,但它们的作用广泛,骨组织特异性较差,以及可能的脱靶效应限制了其使用。

2. 抗 DKK-1 单抗　DKK-1 与硬骨素相似,也是 Wnt/β-atenin 信号负向调节剂,DKK-1 在多发性骨髓瘤患者中高表达,并参与多发性骨髓瘤的溶骨性病变过程,DKK-1 单克隆抗体 BHQ-880 能够抑制多发性骨髓瘤的溶骨性病变并促进骨形成。目前用于治疗骨质疏松症的 DKK-l 抗体的临床试验尚未开展,由于 DKK-1 广泛表达,DKK-1 抗体仍然要解决特异性的问题,其对骨骼外其他器官的毒副作用是今后研究的关键。除了 BHQ-880,另外尚在研发中的相关的 DKK-1 单克隆抗体有 RH2-18、PF-04840082 和 RN564。

(二) 整合素信号通路靶向药物

1. 整合素 α$_v$β$_3$ 靶向抑制剂　骨细胞表面的 α$_v$β$_3$ 整合素的 β 亚单位能识别骨基质的玻连蛋白、骨桥蛋白、骨涎蛋白的 RGD(Arg-Gly-Asp)序列,并与之连接,然后通过 pax/Tal/Vin/Pyk2/Src/Cas,pax/Tal/Vin/pyk2/Src/Cbl,pax/TaL/Vin/Pyk2/P13K/Ser 等信号通路,促使破骨细胞与骨表面形成封闭间隙,终止破骨细胞迁移并形成刷状缘,升高细胞内 Ca^{2+} 的浓度。细胞内 Ca^{2+} 浓度的升高导致破骨细胞向封闭间隙释放 H^+、组织蛋白酶 K 及基质金属蛋白酶,促使骨矿盐溶解和骨基质蛋白降解。L-000845704 是一种小分子三肽 RGD 序列的整合素抑制剂,能与破骨细胞表面的整合素 $\alpha_v\beta_3$ 结合,阻断整合素与骨基质蛋白的 RGD 序列结合,从而抑制破骨细胞与骨表面结合。Ⅱ期临床试验显示 L-000845704 能有效地增加骨密度且没有出现严重的并发症,目前Ⅲ期临床试验尚未开展。

2. c-Src 酪氨酸激酶抑制剂 c-Src 酪氨酸激酶是整合素 $\alpha_v\beta_3$ 信号通路的重要的信号分子,Src$^{-/-}$ 小鼠的破骨细胞会出现功能障碍。因此,探索 c-Src 酪氨酸激酶抑制剂对骨骼的作用也许是治疗骨质疏松症新的希望。目前 c-Src 酪氨酸激酶抑制剂 saracatinib 正在进行Ⅱ期临床试验,c-Src 酪氨酸激酶抑制剂 NCT00752206 用于治疗骨肉瘤,NCT00558272 用于治疗骨转移瘤,而用于治疗骨质疏松症的临床试验由于各种原因而停止。

3. 蛋白激酶 C 结合蛋白 NELL1 蛋白激酶 C 结合蛋白 NELL1 发现于单侧颅缝早闭患者,其高表达 NELL1。NELL1 与蛋白激酶 C 结合调节 Runx2 的活性,同时刺激 Wnt/β-catenin 信号促进骨形成并抑制间充质干细胞的成脂分化。临床中 NELL1 的多态性与骨密度减少密切相关,而小鼠中 *nell1* 基因的单拷贝缺失易发生骨质疏松症。在大鼠、羊和非人类灵长类,NELL1 促进腰椎融合并明显地增加皮质骨和松质骨的骨量。在卵巢切除的小鼠中给予重组的人 NELL1 蛋白,不仅增加骨量而且明显地减少破骨细胞数目,这可能归因于其减少 RANKL 水平而增加 OPG 水平。各种动物实验中进一步证明,给予重组人 NELL1 蛋白有效地刺激骨的形成,减少破骨细胞数目并增加骨量和骨的强度。因此,临床前的研究提示 NELL1 有望成为新一类的骨质疏松症治疗药物。

(三)钙敏感受体信号通路靶向药物

钙敏感受体(CaSR)属于 G 蛋白偶联受体 C 家族,有 7 次跨膜域,主要在钙代谢器官中广泛表达,如甲状旁腺、肾脏、小肠以及骨骼等,CaSR 在维持钙稳态过程中起到重要作用。Ca^{2+} 是 CaSR 的主要激动剂,CaSR 通过 PLC 途径介导信号转导,最终激活细胞内 IP3 受体导致内源钙库释放 Ca^{2+},也可激活细胞膜 Ca^{2+} 通道开放引起 Ca^{2+} 内流。此外,CaSR 还可通过 PKC 激活促分裂原活化蛋白激酶信号途径。甲状旁腺细胞的 CaSR 激活可抑制甲状旁腺分泌 PTH;破骨细胞的 CaSR 可调节破骨细胞的分化;成骨细胞的 CaSR 能促使成骨细胞的增生和分化,提高矿化能力。CaSR 拮抗剂 calcilytics(JTT-305/MK-5442)增加内源性 PTH 释放,从而促进骨形成。然而,在一项Ⅱ期临床剂量研究中,绝经后妇女骨质疏松症患者使用默沙东的口服 CaSR 拮抗剂 MK-5442 进行治疗,显示骨形成指标增加,但药物不能提升骨密度。MK-5442 的开发商默沙东尚未表示是否继续研发 CaSR 拮抗剂类药物用于骨质疏松症治疗。然而,MK-5442 已被该公司发布的临床在研产品目录中撤除。在这之前,日本一项类似试验发现这种药物几乎没有明显收益,提前终止对该类药物的研发。

二、组织蛋白酶 K 抑制剂研究进展

组织蛋白酶 K 属于溶酶体半胱氨酸蛋白酶中的番木瓜蛋白酶超家族成员,积聚在溶酶体小囊,位于破骨细胞刷状缘,在封闭间隙的酸性环境中能降解骨基质中 Ⅰ 型胶原、骨黏连蛋白和骨桥蛋白,是破骨细胞选择性表达的最主要的、溶骨活性最强的一种半胱氨酸蛋白酶。早期的非特异性组织蛋白酶 K 抑制剂 balicafib 由于同时阻滞了皮肤成纤维细胞所表达的组织蛋白酶 B、L 和 S,出现了皮肤不良反应,

包括皮肤瘙痒和皮肤硬皮样改变,目前已停止研发。最近正在研发的是特异性组织蛋白酶 K 抑制剂 odanacatib,II 期临床试验对 399 名绝经后妇女进行了为期两年的安慰剂或 odanacatib 3mg、10mg、25mg 或 50mg 治疗,1 次 / 周。给予 odanacatib 50mg 时,受试者的腰椎和全髋关节 BMD 分别较基线水平增加 5.5% 和 3.2%,s-CTX 较基线水平降低 52%。对骨形成标志物只有微小而短暂的影响,因此不影响骨形成。odanacatib 组的不良反应与安慰剂组无统计学差异,并且没有出现皮肤硬皮样改变。根据已获得的 III 期临床数据,odanacatib 能够有效增加骨密度并降低骨折风险,但不幸的是,该药同时也增加了房颤和脑卒中的风险。经过仔细权衡,2016 年默沙东忍痛放弃 odanacatib 的研发。此外,还有很多组织蛋白酶 K 抑制剂如 ONO-5334 以前也曾在研发中,但由于各种原因,组织蛋白酶 K 抑制剂抗骨质疏松症的研发目前处于停滞状态。

第四节　治疗骨质疏松症药物研究展望

近 30 年来,骨生物学的研究特别是成骨细胞和破骨细胞生物学研究几乎达到新的顶峰,各种新的抗骨质疏松症药物层出不穷。虽然骨细胞是骨微环境中数目最多的细胞类型,但其一直被认为是静息状态的细胞,因此,骨细胞生物学以及其与骨质疏松症的关系较少受到关注。近年来,由于成骨细胞和破骨细胞相关的研究相对成熟,因此,越来越多的研究者将目光投向骨细胞生物学及其与骨质疏松症相关的研究。

一、骨细胞在骨质疏松症中的作用和药物靶点

自从认识到骨细胞分泌的硬骨素在骨代谢和稳态维持中的重要作用,骨生物学家们逐渐将研究视野拓展到一直被认为是静息的而且被忽略的骨细胞。目前,骨细胞在骨机械传导和骨稳态维持中的核心的角色已逐渐被认可。骨微环境中,骨细胞不仅是感受机械应力刺激而且也是协调破骨细胞和成骨细胞功能的关键细胞。

(一)骨局部微环境中的骨细胞

骨细胞数量在成年个体中占骨组织细胞 95% 以上,均匀地分布在矿化基质的骨陷窝(lacuna)中,每个细胞大约伸出 40~100 个细胞突起(dendritic processes),通过细胞突起互相连接并与骨基质表面的细胞连接形成网状结构,而细胞突起在矿化的骨组织中形成细小通道即骨小管(canaliculi)。骨细胞、骨陷窝和骨小管形成骨细胞—骨陷窝骨小管系统,在老龄个体中这一系统发生显著的退行性改变,包括骨细胞和骨小管数目明显减少,同时伴随着细胞连接的大量消失(图 31-4),这些结构的改变与骨组织老化、退行性变以及老年性骨质疏松症的发生密切相关。近 10 年研究表明,骨细胞是直接调控成骨细胞和破骨细胞功能完成骨重构的关键力学感应细胞,也是研究骨重构所不能忽视的细胞类型。

(二)骨细胞介导机械应力刺激

在机械应力刺激感受过程中,骨细胞适宜地传导机械应力对骨局部微环境的刺激,骨细胞的这一作用在骨强度维持中具有重要的意义。骨细胞感受机械刺激依赖于骨细胞体的形状、骨细胞突起的数目和长度、细胞骨架结构和原始纤毛的存在。其中,骨陷窝形状被认为能直接传导机械应力对骨微环境的

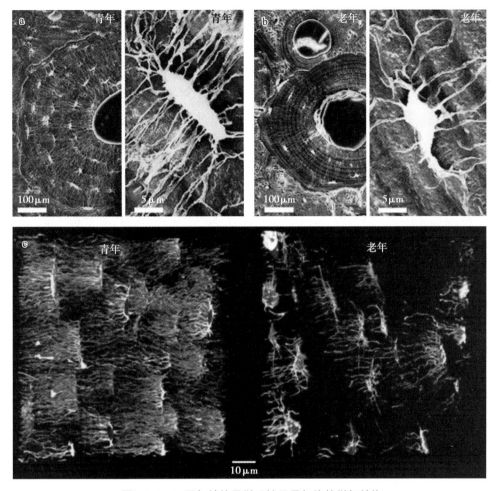

图 31-4　不同年龄的骨微环境及骨细胞的微细结构

作用,而骨细胞的形状受各种因素如年龄因素的影响,也在传导机械应力的作用中扮演了重要的角色。老年性骨质疏松症患者中,骨陷窝和骨细胞的形状改变,以及骨细胞突起数目和长度的减少直接导致了机械应力信号传导受阻,在骨质疏松症的发生中起了一定的作用。

（三）骨细胞调控成骨细胞的功能

在成骨细胞功能调控中,骨细胞突起与成骨细胞直接相连接,参与了对成骨细胞功能的直接调控。另外,骨细胞分泌各种活性物质,包括小分子活性物质如前列腺素、一氧化氮和核苷酸以及广泛作用的细胞因子和生长因子如胰岛素样生长因子-1、血管内皮生长因子和转移生长因子-β,作用于成骨细胞并调控成骨细胞的功能。近年,骨细胞分泌的硬骨素以及 DKK-1 受到更多的关注。负重这一机械应力刺激减少骨细胞分泌硬骨素和 DKK-1,从而导致成骨细胞 Wnt/β-catenin 信号的激活而增加骨形成。相反,失重导致骨细胞分泌硬骨素和 DKK-1 增加,抑制成骨细胞的 Wnt/β-catenin 信号活性而减少骨形成。另外,骨细胞也介导 PTH 刺激骨的形成,这一作用与 PTH 减少骨细胞分泌硬骨素有关。

（四）骨细胞调控破骨细胞的功能

在调控破骨细胞功能中,骨细胞突起与破骨细胞间的细胞接触同样构成了对破骨细胞的直接调控。另外,骨细胞中敲除 *rankl* 的小鼠具有骨石化症的表型,而且几乎完全消除失负荷诱导的骨量丢失,提示骨细胞分泌的 RANKL 直接作用于破骨细胞促进骨吸收。同样,骨细胞也分泌骨保护素抑制破骨细胞介导的骨吸收。骨细胞除了通过分泌 RANKL/OPG 调控机械应力诱导骨重吸收,也接受 PTH 的刺激增加 RANKL 的产生而介导 PTH 对骨吸收的效应。

(五)骨细胞的内分泌功能

骨陷窝骨小管系统里流动的骨小管细胞间质液是骨组织循环的重要组成,也是骨细胞和循环进行物质交换的重要结构。利用激光共聚焦显微镜观察骨硬组织切片也证实了骨小管系统可以直接和循环相连接,研究证实 ≤ 70kD 分子量的物质可以从循环分布到骨陷窝骨小管中。这种骨小管细胞间质液和循环系统的连接使得骨细胞同样暴露于远端组织器官分泌的循环激素中,也为骨细胞分泌的激素和其他蛋白进入循环而作用于远端靶器官提供了通道。因此,骨细胞的网络结构被视为一种内分泌组织,并可产生内分泌因子调节远端组织器官的功能,特别是在调节机体磷的代谢中起到至关重要的作用。成纤维生长因子 23(FGF23)最初在下丘脑的腹外侧核被发现,但是骨组织中含量最高,而且主要由骨细胞产生。自 2000 年被发现以来,FGF23 一直被视为骨细胞最重要的内分泌因子,尤在低磷血症时含量增高,而 FGF23 的主要靶器官是肾脏。因此,骨组织和肾脏之间的信号主要取决于循环中 FGF23 水平,在维持血磷水平稳态中起到至关重要的作用。FGF23 降低肾组织钠磷协同转运蛋白的表达从而抑制肾脏中磷的重吸收。此外,过量的 FGF23 降低 1α- 羟化酶的表达,抑制 25- 羟化维生素 D 的羟化,使 25- 羟化维生素 D 不能转化成 $1,25(OH)_2D$。这种肠腔中的 $1,25(OH)_2D$ 的减少影响钠磷协同转运蛋白的表达,使得小肠中磷的吸收减少,导致低磷血症。除了 FGF23 是骨细胞的内分泌因子,磷调节性中性内肽酶(phosphate regulating neutral endopeptidase,Phex)、牙本质基质蛋白 -1(dentin matrix protein-1,DMP1)和基质细胞外磷酸糖蛋白(matrix extracellular phosphoglycoprotein,MEPE)也是骨细胞的内分泌因子,参与调节血磷的稳态。

二、治疗骨质疏松症药物的序贯或联合应用

各种抗骨质疏松症药物各有强大的临床优势而且也得到广泛的应用,但也各有利弊。此外,骨质疏松症的不同疾病状态也需要抗骨质疏松症药物的联合或者序贯应用。序贯或联合应用抗骨质疏松症药物目的是获得最理想的治疗效果,以下几种情况除了需改变单独用药的方法外也可考虑序贯或联合应用抗骨质疏松症药物:① ≥ 2 部位的脆弱性骨折发生;②一个部位的骨折发生的同时合并有高骨转化标记物水平和 / 或显著的骨密度减少;③虽无骨转化标记物水平的明显改变但有显著的骨密度减少。改变单独用药方法进行补救治疗包括:①以更强的同类抗骨吸收药物替换弱的抗骨吸收药物;②以静脉注射制剂替换口服制剂;③促进骨形成的药物代替强的抗骨吸收药物。

序贯或联合应用抗骨质疏松症药物原则如下。

(一)抗骨质疏松症药物的序贯应用

1. 促骨形成药物治疗后再加抗骨吸收药物治疗　骨密度增加往往会在促骨形成药物治疗停止后消失。因此,序贯使用促骨形成药物和抗骨吸收药物治疗的临床试验得以开展。几种方案的有效性均得到临床验证,包括:PTH(1-84)与阿仑膦酸的序贯疗法、PTH(1-84)与雷诺昔酚的序贯疗法、abaloparatide 与阿仑膦酸盐的序贯疗法。这些序贯疗法均能进一步增加骨密度。同时,临床试验也证实 abaloparatide 与阿仑膦酸盐的序贯疗法较之阿仑膦酸盐的单独使用可以更好地减少骨质疏松症骨折的风险。

2. 抗骨吸收药物后再加促骨形成药物治疗　曾有报道先用双膦酸盐再序贯使用特立帕肽进行治疗,导致特立帕肽增加骨密度没有达到预期水平。但临床试验显示,先用双膦酸盐再序贯使用 romosozumab 或者特立帕肽进行治疗,romosozumab 较之特立帕肽更加有效地增加骨密度,其中,romosozumab 明显增加皮质骨的量,而增加松质骨的量与特立帕肽相当。

(二) 抗骨质疏松症药物的联合应用

最理想的抗骨质疏松症药物治疗应该是既抑制骨吸收又能刺激骨形成,先用特立帕肽再用地诺单抗进行治疗,地诺单抗不仅能维持特立帕肽的治疗效果而且能够进一步增加骨量。同样,特立帕肽和地诺单抗联用 2 年较单一使用特立帕肽或地诺单抗治疗能显著地增加骨密度。进一步,PTH(1-84) 与阿仑膦酸盐联用较单独使用 PTH(1-84) 或者阿仑膦酸盐具有明显地增加髋部骨密度的效应,但对腰椎骨密度的影响没有明显的差异。特立帕肽与阿仑膦酸盐的联用却比阿仑膦酸盐单用的效果要差;唑来膦酸盐与特立帕肽的联用增加髋部骨密度的效果与单用唑来膦酸盐相当,增加腰椎骨密度的效果与特立帕肽相当。综合各种临床试验结果,阿仑膦酸盐被认为是理论和实际可行的继 PTH 类似物、abaloparatide 或雷诺昔酚的有效的治疗药物;romosozumab 较特立帕肽更能有效地维持双膦酸盐的治疗效果,而双膦酸盐与特立帕肽的联合却可能弱化特立帕肽的治疗效果。

思考题

1. 双膦酸盐类药物包括哪些,其构效关系如何?

2. 地诺单抗和 romosozumab 的作用机制分别是什么?

3. 骨细胞在骨重构中的作用和机制是什么?

(吴希美)

参考文献

[1]《中国老年骨质疏松症诊疗指南》(2018) 工作组 , 中国老年学和老年医学学会骨质疏松分会 . 中国老年骨质疏松症诊疗指南 (2018). 中国骨质疏松杂志 , 2018, 24 (12): 1541-1565.

[2] TANAKA S. Molecular understanding of pharmacological treatment of osteoporosis. EFORT Open Rev, 2019, 4 (4): 158-164.

[3] HEMMATIAN H, BAKKER A D, KLEIN-NULEND J, et al. Aging, osteocytes, and mechanotransduction. Curr Osteoporos Rep, 2017, 15 (5): 401-411.

[4] CREMERS S, DRAKE M T, EBETINO F H, et al. Pharmacology of bisphosphonates. Br J Clin Pharmacol, 2019, 85 (6): 1052-1062.

[5] STONE J A, MCCREA J B, WITTER R, et al. Clinical and translational pharmacology of the cathepsin K inhibitor odanacatib studied for osteoporosis. Br J Clin Pharmacol, 2019, 85 (6): 1072-1083.

[6] FONTALIS A, KENANIDIS E, KOTRONIAS RA, et al. Current and emerging osteoporosis pharmacotherapy for women: state of the art therapies for preventing bone loss. Expert Opin Pharmacother, 2019, 20 (9): 1-12.

[7] RUSSOW G, JAHN D, APPELT J, et al. Anabolic therapies in osteoporosis and bone regeneration. Int J Mol Sci, 2018, 20 (1): 83.

[8] EASTELL R, O'NEILL TW, HOFBAUER L C, et al. Postmenopausal osteoporosis. Nat Rev Dis Primers, 2016, 2: 16069.

［9］ APPELMAN-DIJKSTRA N M, PAPAPOULOS S E. Clinical advantages and disadvantages of anabolic bone therapies targeting the WNT pathway. Nat Rev Endocrinol, 2018, 14 (10): 605-623.

［10］ LAURENCE B, BJORN K, RANDA H D. Goodman & Gilman's The Pharmacological Basis of Therapeutics. 13th ed. New York: McGraw-Hill, 2017.

第三十二章 治疗细菌感染性疾病药

化学治疗（chemotherapy，化疗）主要是指针对所有病原体（包括微生物、寄生虫、肿瘤细胞）所致疾病的药物治疗。抗菌药（antimicrobial drug）是指用于治疗细菌感染性疾病的药物。此类药物选择性地作用于各类细菌，在抑制或杀灭细菌同时而对人体细胞几乎没有损害。

应用各类抗菌药治疗细菌所致疾病的过程中，应注意机体、细菌和药物三者之间在防治疾病中的相互关系（图32-1）。理想的抗菌药物应具备以下特点：对细菌有高度选择性；对人体无毒或毒性很低；细菌不易产生耐药性；具有很好的药动学特点；最好为强效、速效和长效的药物；使用方便；价格低廉。

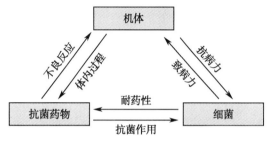

图 32-1　机体、细菌和药物三者之间在防治疾病中的相互关系

第一节　细菌感染的病理生理机制

一、细菌的形态结构及传播途径

（一）细菌的形态结构

细菌是一类原核细胞型微生物，其体积微小、结构简单、无核膜和核仁、无高尔基体、无内质网、有细胞壁，但不能进行有丝分裂。细菌的形态有球菌、杆菌、螺形菌三种结构。细菌的结构包括基本结构和特殊结构：基本结构包括细胞壁、细胞膜、细胞质、细胞核，特殊结构有荚膜、鞭毛、菌毛、芽孢。

1. **细胞壁**　细胞壁是位于胞外紧贴胞膜的一层无色透明，坚韧而有弹性的结构。它具有固定细菌形状，保护细菌免受外力损伤阻挡大分子物质进入细胞，协助鞭毛运动协助细胞分裂的作用。细菌种类不同，细菌细胞壁组成各异。革兰氏阴性菌由脂多糖和肽聚糖组成，革兰氏阳性菌细胞壁由肽聚糖和磷壁酸组成，共同成分是肽聚糖，也是基本组成成分。肽聚糖是由 N- 乙酰胞壁酸和 N- 乙酰葡糖胺，以及四肽侧链和五肽交联桥组成的大分子复合体，此交联过程是通过膜外转肽反应完成。

2. **细胞膜**　细胞膜位于细胞壁内侧，紧包裹着细胞质。基本结构是脂质双层，其间镶嵌有多种蛋白。它维持细胞内正常渗透压,交换和运送物质,参与细胞壁鞭毛和荚膜等的生物合成,参与生物氧化和能量产生。

3. 细胞质　细胞质是细胞膜包绕的胶状物质,基本成分是水、无机盐、蛋白质、核酸和脂类等。胞质内重要结构有核蛋白体、质粒和胞质颗粒等。核蛋白体沉降系数为 70S,由 50S 和 30S 亚基组成;化学成分由 RNA 和蛋白质组成,是细菌合成蛋白质的场所。mRNA 是蛋白质合成的模板,tRNA 是转运氨基酸的载体。

4. 核质　核质是由大型环状 DNA 和 RNA 聚集而成。DNA 有四种拓扑异构酶,其中酶Ⅱ又称促旋酶,参与 DNA 超螺旋形成。DNA 促旋酶催化 DNA 超螺旋和连锁的分离,复制姐妹染色体,在复制循环末尾,拓扑异构酶Ⅳ通过解开姐妹复制子连环体分离染色体,而引起超螺旋 DNA 松弛。

(二) 细菌的传播途径

细菌感染的来源可分为外源性和内源性感染。有少数细菌在正常情况下,寄生于人体内,不引起疾病。当机体免疫力下降时,或者由于外界因素的影响,如长期大量使用抗生素引起体内正常菌群失调,由此而造成的感染称之为内源性感染。外源性感染是指由来自宿主体外的病原菌所引起的感染。传染源主要包括传染病患者、恢复期患者、健康带菌者,以及病畜、带菌动物、媒介昆虫等。外源性细菌感染的传播途径,包括空气传播、水传播、食物传播、接触传播、医源性传播等。

1. 经空气传播(airborne transmission)　是呼吸系统传染病的主要传播方式,包括飞沫传播、飞沫核传播和尘埃传播三种传播途径。

2. 经水传播(water-borne transmission)　包括经饮用水传播和接触疫水传播两种方式,一般肠道传染病经此途径传播。水源被污染的情况可由自来水管破损、污水渗入所致,也可因粪便、污物污染水源所致。许多肠道传染病,若干人畜共患疾病以及某些寄生虫病均可经水传播。

3. 经食物传播(food-borne transmission)　主要为肠道传染病、某些寄生虫病、少数呼吸系统疾病的传播方式。当食物本身含有病原体或受病原体污染时,可引起传染病传播。

4. 接触传播(contact transmission)　通常分为直接接触传播和间接接触两种。直接接触传播是指在没有任何外界因素参与下,传染源与易感者直接接触而引起的疾病传播,例如性病、狂犬病等。间接接触传播是易感者因接触被传染源排泄物或分泌物所污染的日常生活用品如毛巾、餐具、门把手、电话柄等所造成的传播,故将此种传播方式又称为日常生活接触传播。多种肠道传染病、某些呼吸道传染病、人畜共患病、皮肤传染病等均可经此途径传播。被污染的手在间接传播中起特别重要的作用。

5. 经节肢动物传播(arthropod-borne transmission)　经节肢动物传播亦称虫媒传播,是以节肢动物作为传播媒介而造成的感染,包括机械性携带和生物性传播两种方式。作为传染病传播媒介的节肢动物甚多,有昆虫纲的蚊、蝇、蚤、虱等。蜘蛛纲的蜱和螨。经吸血节肢动物传播的疾病为数极多,例如鼠疫、斑疹伤寒、疟疾、绦虫病等。还包括大约 200 种以上的虫媒病毒性疾病。

(1)机械性携带:节肢动物接触或吞食病原体后,病原体在它的体表或体内均不繁殖,一般能存活 2~5 天。当它们再次觅食时,通过接触、反吐或随同它们的粪便将病原体排出体外而污染食品等,当人们食用这类食品后被感染。例如苍蝇能通过这种方式传播伤寒、细菌性痢疾等肠道传染病。

(2)生物性传播:吸血节肢动物叮咬处于菌血症、立克次体血症或病毒血症时的宿主,病原体可随着宿主的血液进入节肢动物肠腔,使肠细胞或其他器官造成感染,病原体在节肢动物体内进行繁殖,然后再通过节肢动物的唾液、呕吐物或粪便进入易感机体。病原体在吸血节肢动物体内增殖或完成生活周期中某些阶段后开始具有传染性,其所需要时间称外潜伏期(extrinsic incubation period)。外潜伏期长短常受气温等自然因素的影响。

6. **医源性传播**(iatrogenic transmission) 医源性传播是指在医疗及预防工作中,由于未能严格执行规章制度和操作规程,人为地引起某种传染病传播,如,使用消毒不严格的器械造成了细菌的感染。

二、细菌感染性疾病的特点

(一)细菌感染性疾病的发病机制

细菌感染性疾病是由细菌入侵人体或人体正常菌群稳态出现变化导致的疾病。细菌等病原体侵入人体后能否引起疾病,主要取决于病原体的致病能力和机体的免疫功能。

1. **细菌的致病能力包括以下几个方面**

(1)侵袭力:侵袭力是指病原体侵入人体并在机体内生长、繁殖的能力。有些病原体可以直接入侵人体,如钩端螺旋体等。有些病原体需要经消化道或呼吸道进入人体,先黏附于肠或支气管黏膜表面,再入侵人组织细胞,产生毒素,引起病变,如志贺菌、结核分枝杆菌等。有些病原体的侵袭力比较弱,需要经伤口进入人体,如破伤风杆菌等。

(2)毒力:毒力由毒素和其他毒力因子组成。毒素包括外毒素与内毒素,前者是细菌在生长过程中由细胞内分泌到细胞外的毒性物质。能产生外毒素的细菌大多数是革兰氏阳性菌,少数是革兰氏阴性菌,例如白喉毒素、破伤风痉挛毒素、肠毒素等。外毒素通过与靶细胞受体结合,进入细胞内起作用。内毒素是细菌细胞壁各层上的特有结构,内毒素为外源性致热原,它可激活中性粒细胞等,使之释放出一种内源性热原质,作用于体温调节中枢引起发热。细菌内毒素的主要化学成分为脂多糖。其他毒力因子有穿透能力、侵袭能力、溶组织能力以及抑制其他细菌生长有利自身生长繁殖的能力。

(3)数量:在同一种感染性疾病中,病原体入侵的数量一般与致病能力成正比。在不同的感染性疾病中,能引起疾病的最低病原体数量有较大差异,如伤寒需要 10 万个菌体,而细菌性痢疾仅为 10 个菌体。

(4)变异性:细菌可因环境、药物或遗传等因素而发生变异,变异后细菌的毒力、侵袭力、耐药性可发生变化,导致严重的后果。

2. **机体的免疫功能** 在细菌等病原微生物入侵人体时,机体可出现抵抗病原体的保护性免疫应答。保护性免疫应答包括非特异性免疫应答和特异性免疫应答两类。非特异性免疫是机体对侵入病原体的一种清除机制,包含天然屏障、吞噬作用、体液因子等。非特异性免疫有种族间差异,具有稳定性,可遗传给子代。特异性免疫是对抗原特异性识别而产生的免疫,包括细胞免疫和体液免疫。保护性免疫应答的出现,可使得机体免受细菌感染。对于免疫功能较弱的人群,可以通过增强机体免疫力辅助治疗感染性疾病。此外,正常人的体表以及与外界相通的腔道,如口腔、鼻咽部、肠道、生殖道等,存在各种微生物,它们在人体免疫功能正常条件下,对人体有益无害,称为正常菌群。当机体抵抗力减低时或由于各种原因引起免疫防御功能减低时(如衰老、糖尿病、肝硬化、肿瘤、血液病;化疗或放疗;应用免疫抑制剂、激素及抗菌药物等),原来正常寄居菌或致病力很低的细菌,也可能侵入人体其他部位而引起感染,这类细菌又称为机会致病菌(条件致病菌)。

(二)细菌感染性疾病的阶段性

急性细菌性感染性疾病的发生、发展和转归通常分为以下四个阶段

1. 潜伏期(incubation period) 从病原体侵入人体至开始出现临床症状为止的时期称为潜伏期。潜伏期相当于病原体在体内定位、繁殖和转移、引起组织损伤和功能改变导致临床症状出现之前的整个过程,其时间长短不一,随病原体的种类、数量、毒力与人体免疫力的强弱而定,短的仅数小时(如细菌性食物中毒),大多数在数天内(如白喉、猩红热、细菌性痢疾等),有的可延至数月,甚至数年以上。潜伏期的长短通常与病原体的感染量成反比。如果主要由毒素引起病理生理改变,则与毒素产生和播散所需的时间有关。如细菌性食物中毒,毒素在食物中已预先存在,则潜伏期可短至数十分钟。

2. 前驱期(prodromal period) 从起病至症状明显开始的时期称为前驱期。在前驱期中的临床表现通常是非特异性的,如头痛、发热、疲乏、食欲下降和肌肉酸痛等,与病原体繁殖产生的毒性物质有关,为许多感染病所共有,一般持续 1~3 天。起病急骤者可无前驱期。

3. 症状明显期(period of apparent manifestation) 急性传染病患者渡过前驱期后,转入症状明显期。在此期间该传染病所特有的症状和体征都通常获得充分的表现,如具有特征性的皮疹、发热、食欲减退、腹泻、黄疸、肝脾大、脑膜刺激征等。

4. 恢复期(convalescent period) 当机体的免疫力增长至一定程度,体内病理生理过程基本终止,患者的症状及体征基本消失,临床上称为恢复期。在此期间,体内可能还有残余的病理改变(如伤寒)或生化改变(如病毒性肝炎),病原体尚未能被完全清除(如霍乱、痢疾),但食欲和体力均逐渐恢复,血清中的抗体效价亦逐渐上升至最高水平。

(三)细菌感染性疾病的临床表现

细菌感染性疾病通常具有发热、皮疹、毒血症、单核巨噬细胞系统反应等临床表现。

1. 发热 大多细菌感染性疾病都可引起发热,如败血症、结核病、感染性心内膜炎(infective endocarditis)等。以口腔温度为标准,发热的程度可分为低热,体温 37.5~37.9℃;中度发热,体温 38~38.9℃;高热,体温 39~40.9℃;超高热,体温 41℃以上。细菌性疾病的热型可见稽留热、弛张热、间歇热、不规则热等。发热持续的时间也随疾病的性质有短期、长期之别。某些细菌引起的急性疾病如肺炎链球菌性肺炎,发热时间较短,一般不超过 2 周;但结核病,发热时间较长。

2. 皮疹 有些细菌性疾病发热的同时伴有皮疹,皮疹形态可见斑丘疹、出血疹、疱疹、荨麻疹等。注意,皮疹的出现多为病毒感染所致。

3. 毒血症状 病原菌的各种代谢产物,如细菌毒素,可引起除发热以外的多种症状,如疲乏、全身不适、畏食、头痛、肌、关节和骨疼痛。严重者可有意识障碍、谵妄 / 脑膜刺激征、中毒性脑病、呼吸衰竭及休克等表现,有时还可引起肝、肾损害,表现为肝、肾功能改变。

4. 单核巨噬细胞系统反应 在病原菌及其代谢产物的作用下,单核巨噬细胞系统可出现充血、增生等反应,临床上表现为肝、脾和淋巴结肿大。

（四）细菌感染性疾病的临床诊断

细菌性疾病诊断要综合分析患者临床资料、常规实验室检查和细菌病原学检查等资料。

1. 临床资料 全面而准确的临床资料来源于详尽的病史询问和细致的体格检查。发病诱因、起病方式、热型及伴随症状，如腹泻、头痛、黄疸等对疾病的诊断都有重要的参考价值。

2. 常规实验室检查 一般实验室检查包括血液、大小便常规和生化检查。血常规检查中白细胞总数显著增高常见于化脓性细菌感染，如流行性脑脊髓膜炎、败血症等。革兰氏阴性菌感染时白细胞总数往往升高不明显，甚至减少，如伤寒、副伤寒等。尿常规检查有助于尿路感染的诊断。大便常规检查有助于肠道细菌感染的诊断。炎性因子检查包括 C 反应蛋白（C-reactive protein，CRP）、白介素（interleukin，IL）-6、降钙素原（procalcitonin，PCT）等。细菌感染时，CRP、IL-6、PCT会有不同程度的升高。PCT 是诊断和监测细菌炎性疾病感染的一个参数，并可用来鉴别细菌性和非细菌性感染。

3. 细菌病原学检查 临床实验室常用于细菌诊断的病原学检查方法如下。

（1）显微镜直接检查：取患者待检标本，涂片染色后用显微镜直接检查，该方法可在短时间内作出初步诊断或确定诊断。如痰涂片经抗酸染色查抗酸杆菌、脑脊液墨汁染色查新生隐球菌等。

（2）细菌分离培养与鉴定：根据细菌培养要求、生化反应的不同，可对细菌进行菌种鉴定。目前，各种细菌培养基的标准化、商品化，使细菌分离培养简便易行。生化反应试剂条可快速简便地对分离的微生物进行鉴定。另外，自动化微生物分析系统不仅能够快速进行细菌鉴定，而且还能提供药敏数据。

（3）免疫学检查：保护细菌性感染病特异抗体检查，特异性 IgM 或 IgG 抗体的出现或补体结合及凝集抗体的滴度增高，提示某一急性感染。细菌抗原检查：利用特异性抗体检查对应细菌的抗原物质，从而判定某种细菌感染。

（4）分子生物学检测技术：主要有聚合酶链反应（PCR），其可将标本中极少的 DNA 片段进行数百万倍的扩增。目前该技术已广泛应用于结核杆菌、淋病奈瑟球菌和幽门螺杆菌的鉴定诊断；还有微生物 DNA 杂交与基因探针技术，通过细菌核酸杂交可以对细菌种属的亲缘关系作出分类和鉴定，基因鉴定技术特别适用于直接检出临床标本中的病原微生物，而不受非病原微生物的影响。此外，其他检查还包括支气管镜、胃镜、结肠镜等内镜检查、超声检查、磁共振成像和计算机断层扫描等影像学检查和活体组织检查等。

第二节 细菌感染性疾病的药物治疗

一、抗菌药物的作用机制和常见不良反应

（一）抗菌药物的作用机制

1. 干扰细胞壁合成 霉素、环丝氨酸、杆菌肽、糖肽类及 β- 内酰胺类属于干扰细胞壁合成的抗菌药物，其中 β- 内酰胺类抗生素又包括单环内酰胺类、青霉素类、头孢菌素类、青霉烯类等。β- 内酰胺类

抗生素通过与合成细胞壁的一种酶 - 青霉素结合蛋白（PBP）结合，使 β- 内酰胺环的 -CO-N- 链裂解，进而使转肽酶酰基化，从而抑制肽聚糖交联。细菌细胞壁肽聚糖合成受抑制后，细胞壁形成缺损，外面水分进入内部，引起细胞胀破死亡。PBP 按分子量不同可分成多种亚型，如 PBP1、PBP2、PBP3、PBP3A、PBP3B、PBP2X、PBPZB 等。碳青霉烯类抗生素主要结合革兰氏阳性菌的 PBP1 和 PBP2，对于流感嗜血杆菌和大肠埃希菌等革兰氏阴性菌，其主要结合 PBP2 和 PBP3。四代头孢与流感嗜血杆菌的 PBP3A 和 PBP3B 与肺炎链球菌的 PBP2X 有较强亲和性，青霉素易与肺炎链球菌的 PBPZB 结合。肽聚糖中的 N- 乙酰胞壁酸含有 5 个氨基酸残基组成的肽链，有亲水性，其进入细胞膜需通过磷酰脂肪酸载体协助，与主动转运至细胞膜 N- 乙酰葡萄糖胺结合，然后表达至细胞膜外，利用壁酸 5 肽末端的丙氨酸解离释放能量，在转肽酶作用下使 N- 乙酰葡萄糖胺和 N- 乙酰胞壁酸的多糖链发生交联。环丝氨酸通过阻碍胞质内胞壁酸的形成发挥抑菌作用。糖肽类抗生素如万古霉素、替考拉宁等是通过与细胞壁前体肽聚末端的 D- 丙氨酰 -D- 丙氨酸高亲和力结合抑制细胞质膜糖肽末端释放氨基酸，进而妨碍糖肽交联，使细胞壁形成受限。以上抗生素都是繁殖期杀菌剂，因人体细胞无细胞壁，所以此类抗生素对人体的毒性作用较低。

2. 损伤细胞膜渗透性 多肽类、多烯类属于损伤细胞膜渗透性类的药物。杆菌肽通过阻碍细胞膜上磷酰化大分子脂质载体的重新利用发挥作用。多黏菌素为阳离子多肽，其分子含亲水和疏水基团，能破坏细胞膜的磷脂结构，使菌体内细胞质外渗而细菌死亡。此类抗生素属于静止期杀菌剂，同样对人体细胞膜有损害、有毒性作用。

3. 抑制细菌蛋白质合成 氨基糖苷类、氯霉素、红霉素、林可霉素、四环素类及大环内酯类属于抑制细菌蛋白质合成的药物。氨基糖苷类抗生素是由链霉菌小单孢菌和细菌所产生的具有氨基糖苷结构的抗生素，如庆大霉素、卡那霉素、妥布霉素、阿米卡星和奈替米星等，主要抑制细胞膜上蛋白质的合成。当细胞外膜与内膜融合时，使药物向内转移并向与膜相连的核蛋白体 30 亚基上不断聚集，从而抑制蛋白质合成；膜结构遭到破坏，细胞内物质外泄致使细胞死亡。大环内酯类抗生素如 14 元环红霉素、罗红霉素、克拉霉素、氟红霉素、地红霉素、15 元环阿奇霉素、16 元环交沙霉素、卡波霉素和乙酰螺旋霉素等，是透过细菌细胞膜与细菌核糖体 50 亚基的 23S rRNA 可逆性结合，阻断转移核糖核酸时阻断多肽链的转移，抑制细菌依赖于 RNA 蛋白质的合成。

4. 抑制细菌核酸合成 利福平、磺胺类、新生霉素、灰黄霉素及喹诺酮类属于抑制细菌核酸合成的抗生素，其中喹诺酮类抗生素如环丙沙星、氧氟沙星、左氧氟沙星、诺氟沙星、莫西沙星和加替沙星等就是通过作用于 DNA 的拓扑异构酶使该酶受到抑制而达到杀菌作用的。此类药物对革兰氏阴性菌主要是作用于酶 I（促旋酶），对于革兰氏阳性菌，则主要作用于酶 IV。酶 I 或酶 IV 与双链 DNA 结合，使其中一条链断裂，引入一对交错的单链缺口。当药物作用于酶时形成喹诺酮 - 拓扑异构酶 -DNA 复合物，DNA 末端会受到喹诺酮介导性的抑制作用抑制 DNA 复制，进而引起 DNA 断裂等一系列损伤，最终导致细胞死亡。细菌不能直接利用其生长环境中的叶酸，而是利用环境中的对氨苯甲酸（PABA）、二氢喋啶和谷氨酸，在菌体内的二氢叶酸合成酶催化下合成二氢叶酸。二氢叶酸在二氢叶酸还原酶的作用下形成四氢叶酸，四氢叶酸作为一碳单位转移酶的辅酶，参与核酸前体物（嘌呤、嘧啶）的合成。磺胺类抗生素的化学结构与 PABA 类似，能与 PABA 竞争二氢叶酸合成酶，影响了二氢叶酸的合成，因而使细菌生长和繁殖受到抑制。

(二) 抗菌药物的常见不良反应

抗菌药物在临床中的应用范围不断扩大,该类药物的使用涉及诸多科室,在抗感染治疗中起不可替代的作用,使用抗菌药物进一步减少了重症感染致死率。但抗菌药物的使用所产生的药品不良反应,会对患者的机体造成很大损伤。抗菌药物常见不良反应主要包括变态反应和毒性反应。

1. **变态反应**　在抗原和抗体相互作用影响下,抗菌药物有可能出现变态反应,是除毒性反应之外,最为常见的不良反应类别。几乎任何一种抗菌药物均会产生此类反应,通常难以预测。对于不同的个体来说,变态反应和剂量关联性不大,即便在减少给药量后,因变态反应引起的相关症状也不会消失,只有停止使用药物,才能消除不良反应。该类型反应会累及到全身各个器官系统组织,具体表现为支气管哮喘、皮疹、血清病样反应、血管神经性水肿、溶血性贫血和接触性皮炎等。

2. **毒性反应**　所谓毒性反应,主要指的是因使用抗菌药物后导致的生化生理等相关功能异常,或者器官组织出现病理性变化。毒性反应的严重情况会随着剂量增加以及治疗时间延长而增加。就药物作用机制来看,其除了能够由药物本身作用导致之外,也会由于人体蛋白质合成功能受阻,原有遗传缺陷或者病理性状态而引起毒性反应。

(1) 肾损害:出现这种情况的原因,主要由于原型或者代谢物经过肾脏排出抗菌药物所致。一般见于糖肽类、两性霉素 B、氨基糖苷类药物、喹诺酮等。值得说明的是,使用磺胺类药物后,容易形成尿结晶,进而引起肾脏受损。

(2) 肝损害:出现肝损害的原因主要由于肝脏代谢的抗菌药物所致。最为常见的肝损害类型主要有两种:①胆汁淤滞,此类不良反应主要由林可霉素、氯霉素和磺胺类药物导致;②肝细胞损伤,出现这种不良反应的药物主要有氯霉素、四环素、大环内酯以及大剂量 β- 内酰胺类药物。

(3) 消化道反应:就宏观角度来讲,几乎所有的抗菌药物均有可能引起不良反应,主要临床表现为腹胀、便秘、恶心以及呕吐等。特别是在使用大环内酯四环素类、第三代头孢菌素、抗真菌药以及克林霉素后消化道不良反应尤为严重。

(4) 神经系统毒性:使用抗菌药物导致的神经系统毒性主要体现在中枢神经系统受累方面。在出现该症状后,患者的视力、听力以及周围神经系统发生病变,神经肌肉传导阻滞。引起神经系统毒性的药物主要分为氨基糖苷类以及克林霉素,其会导致神经肌肉传导阻滞作用。高剂量青霉素、喹诺酮、碳青霉烯类会对中枢神经造成兴奋作用,容易引起癫痫病。

(5) 双硫仑样反应:也称为戒酒样反应,因为双硫仑会对机体的内醛糖氧化还原酶加以抑制,减少乙醇代谢,产生不适感。患者会出现一系列醉酒症状,比如恶心、心动过速、腹痛、面部潮红等。疾病严重时,还会引起心梗、呼吸抑制、急性心力衰竭等。容易造成双硫仑样反应的药物包括:头孢菌素类、硝基咪唑类、氯霉素、灰黄霉素等。

二、常用抗菌药物

(一) 青霉素类抗生素

目前应用的青霉素类药物有:①主要作用于革兰氏阳性菌的青霉素,如青霉素、普鲁卡因青霉素、苄星青霉素、青霉素 V;②耐青霉素酶青霉素,如苯唑西林、氯唑西林、氟氯西林等;③广谱青霉素,包括对部分肠杆菌科细菌具有抗菌活性的青霉素,如氨苄西林、阿莫西林;对多数革兰氏阴性杆菌包括铜绿假单胞菌具有抗菌活性的青霉素,如哌拉西林、阿洛西林、美洛西林。

【体内过程】青霉素类半衰期为30~60分钟,可广泛分布于体内各组织和体液,如胸腔、腹腔、关节腔液和乳汁中。阿莫西林、氨苄西林、派拉西林、美洛西林在胆汁的浓度高于血药浓度数倍;青霉素、苯唑西林、氨苄西林、阿莫西林可透过胎盘屏障。本类药物主要从肾排泄(为60%~75%),也有少量通过胆汁来排泄。青霉素类不易透过血脑屏障,只有在脑膜有炎症时,脑脊液中可达到相当浓度。

【药理作用】此类药物为繁殖期杀菌剂,抗菌作用的主要机制是此类药物与细菌细胞壁中的青霉素结合蛋白(PBP)结合,导致细菌细胞壁出现缺损状态,细菌失去细胞壁的渗透屏障,最终杀死细菌。

【临床应用】

1. **青霉素** 青霉素适用于A组溶血性链球菌、肺炎链球菌等革兰氏阳性球菌所致的感染,包括血流感染、脑膜炎、肺炎、咽炎、扁桃体炎、中耳炎、猩红热、丹毒等,也可用于治疗草绿色链球菌和肠球菌心内膜炎,以及破伤风、气性坏疽、炭疽、白喉、流行性脑脊髓膜炎、李斯特菌病、鼠咬热、梅毒、淋病、雅司病、回归热、钩端螺旋体病、樊尚咽峡炎、放线菌病等。青霉素尚可用于风湿性心脏病或先天性心脏病患者进行某些操作或手术时,预防心内膜炎发生。

普鲁卡因青霉素的抗菌谱与青霉素基本相同,供肌内注射,对敏感细菌的有效浓度可持续24小时。适用于敏感细菌所致的轻症感染。

苄星青霉素的抗菌谱与青霉素相仿,为长效制剂,肌内注射120万单位后血中低浓度可维持4周。本药用于治疗A组溶血性链球菌咽炎及扁桃体炎,预防A组溶血性链球菌感染引起的风湿热;本药亦可用于治疗梅毒。

青霉素V对酸稳定,可口服。抗菌作用较青霉素差,适用于敏感革兰氏阳性球菌引起的轻症感染。

2. **耐青霉素酶青霉素类** 本类药物抗菌谱与青霉素相仿,但抗菌作用较差,对青霉素酶稳定;因产酶而对青霉素耐药的葡萄球菌对本类药物敏感,但耐甲氧西林金黄色葡萄球菌对本类药物耐药。主要适用于产青霉素酶的甲氧西林敏感葡萄球菌感染,如血流感染、心内膜炎、肺炎、脑膜炎、骨髓炎、皮肤及软组织感染等。肺炎链球菌、A组溶血性链球菌或青霉素敏感葡萄球菌感染时则不宜采用。

3. **广谱青霉素类** 氨苄西林与阿莫西林的抗菌谱较青霉素广,对革兰氏阳性球菌作用与青霉素相仿,对部分革兰氏阴性杆菌亦具抗菌活性。本类药物适用于敏感细菌所致的呼吸道感染、尿路感染、胆道感染、皮肤及软组织感染、脑膜炎、血流感染、心内膜炎等。氨苄西林为肠球菌、李斯特菌感染的首选用药。

哌拉西林、阿洛西林和美洛西林对革兰氏阴性杆菌的抗菌谱较氨苄西林广,抗菌作用也较强。除对部分肠杆菌科细菌外,对铜绿假单胞菌亦有良好抗菌作用,适用于肠杆菌科细菌及铜绿假单胞菌所致的呼吸道感染、尿路感染、胆道感染、腹腔感染、皮肤及软组织感染等。

【不良反应】

青霉素类毒性较低,主要不良反应为过敏反应,轻者可出现皮疹、皮肤瘙痒等,重者可出现过敏性休克,使用前必须做青霉素皮试。

【注意事项】

1. 对青霉素或青霉素类抗菌药物过敏者禁用本品。

2. 无论采用何种给药途径,用青霉素类抗菌药物前,必须详细询问患者有无青霉素类过敏史、其他药物过敏史及过敏性疾病史,并须先做青霉素皮肤试验。

3. 青霉素钾盐不可快速静脉注射。

4. 青霉素可安全地应用于孕妇,少量本品可经乳汁排出,哺乳期妇女应用青霉素时,应停止哺乳。

5. 老年人肾功能呈轻度减退,本品主要经肾脏排出,故治疗老年患者感染时宜适当减量应用。

(二)头孢菌素类抗生素

头孢菌素是以冠头孢菌培养得到的天然头孢菌素 C 作为原料,经半合成改造其侧链而得到的一类抗生素。常用头孢菌素类约 30 种,按其发明年代的先后和抗菌谱的不同分为一、二、三、四和五代。临床应用的主要品种为第一代头孢唑林、头孢拉定和头孢氨苄;第二代头孢呋辛和头孢克洛;第三代头孢他啶、头孢曲松和头孢哌酮;第四代头孢吡肟;第五代头孢洛林和头孢吡普。除对部分革兰氏阴性菌具有良好抗菌活性外,对多重耐药革兰氏阳性菌,如耐甲氧西林金黄色葡萄球菌(MRSA)、耐甲氧西林凝固酶阴性葡萄球菌(MRCNS)、耐青霉素肺炎链球菌(PRSP)亦具较强抗菌活性。

中国细菌耐药监测网(CHINET)2012 年数据显示,头孢他啶对大肠埃希菌、肺炎克雷伯菌敏感率为 63% 左右,头孢吡肟则略高,为 66%~74%。由于头孢他啶可被肠杆菌科细菌产生的超广谱 β- 内酰胺酶(ESBL)和 AmpC 酶水解,而头孢吡肟稳定,因此肠杆菌科细菌对头孢他定的耐药率(34.3%)明显高于头孢吡肟(12.2%)。两者对铜绿假单胞菌耐药率相仿(19.6% vs 18.3%),对鲍曼不动杆菌的耐药率均较高,分别为 64.5% 和 59.6%。

【体内过程】 各种头孢菌素类抗生素具有相似或不同的药动学特点,如头孢唑林钠,正常成人的消除半衰期为 1.5~2.0 小时,老年人与肾衰竭患者半衰期可延长。头孢菌素类药物在体内不代谢,大部分以原型通过肾小球滤过,部分通过肾小管分泌经尿液排出。头孢西丁钠给药 24 小时约 80%~90% 以原型随尿液排出极少量(0.13%)从胆汁中排泄;血液透析清除比较缓慢;腹膜透析不能有效清除。头孢呋辛酯消除半衰期为 1.2~1.6 小时。药物吸收后在体液组织中分布良好,在胸膜液、关节液、胆汁、痰液、眼房水、骨及脑膜炎患者的脑脊液中均可达治疗浓度。产妇肌内注射头孢呋辛钠后,羊水中药物浓度与血药浓度相近。此外,药物也能分布至腮腺液和乳汁中。头孢呋辛钠的血浆蛋白结合率为 31%~41%,静脉注射或肌内注射给药的半衰期约为 80 分钟,新生儿和肾功能不全者半衰期可延长,约 89% 的药物在给药后 8 小时内经肾排泄。血液透析或腹膜透析可降低本药的血清浓度。头孢他啶和头孢吡肟消除半衰期为 2~3 小时,两药在各种组织体液如胆汁、水疱液、气管黏膜、痰液、前列腺液和尿液广泛分布,可达到有效治疗药物浓度,两药在脑膜有炎症时穿透性更强。两药以原型自肾脏排出给药量的 80%~90%。

【药理作用】 头孢菌素为杀菌药,抗菌原理与青霉素相同,能与细菌细胞膜上 PBP 结合,妨碍肽聚糖的形成,抑制细胞壁合成。

【临床应用】

1. **第一代头孢菌素** 注射剂代表品种为头孢唑林。主要适用于甲氧西林敏感葡萄球菌、A 组溶血性链球菌和肺炎链球菌等所致的上、下呼吸道感染,尿路感染,血流感染,心内膜炎,骨、关节感染及皮肤及软组织感染等;亦可用于流感嗜血杆菌、奇异变形杆菌、大肠埃希菌敏感株所致的尿路感染以及肺炎等。头孢唑林常作为外科手术预防用药。

头孢拉定、头孢氨苄等口服制剂的抗菌作用较头孢唑林差,主要适用于治疗敏感菌所致的轻症病例。

2. 第二代头孢菌素 注射剂代表品种为头孢呋辛。主要用于治疗甲氧西林敏感葡萄球菌、链球菌属、肺炎链球菌等革兰氏阳性球菌,以及流感嗜血杆菌、大肠埃希菌、奇异变形杆菌等敏感株所致的呼吸道感染、尿路感染、皮肤及软组织感染、血流感染、骨关节感染、腹腔感染、盆腔感染。用于腹腔感染和盆腔感染时需与抗厌氧菌药合用。头孢呋辛也常是围手术期预防用药。

头孢克洛、头孢呋辛酯、头孢丙烯等口服制剂主要适用于上述感染中的轻症病例。

3. 第三代头孢菌素 主要品种有头孢噻肟、头孢曲松、头孢他啶、头孢哌酮。适用于敏感肠杆菌科细菌等革兰氏阴性杆菌所致严重感染,如下呼吸道感染、血流感染、腹腔感染、肾盂肾炎和复杂性尿路感染、盆腔炎性疾病、骨关节感染、复杂性皮肤及软组织感染、中枢神经系统感染等。治疗腹腔、盆腔感染时需与抗厌氧菌药(如甲硝唑)合用。头孢噻肟、头孢曲松尚可用于 A 组溶血性链球菌、草绿色链球菌、肺炎链球菌、甲氧西林敏感葡萄球菌所致的各种感染。头孢他啶、头孢哌酮尚可用于铜绿假单胞菌所致的各种感染。

第三代口服头孢菌素主要用于治疗敏感菌所致轻、中度感染,也可用于经第三代头孢菌素注射剂治疗后的序贯治疗;但需注意第三代口服头孢菌素均不宜用于铜绿假单胞菌和其他非发酵菌的感染。

4. 第四代头孢菌素 抗菌谱和临床适应证与第三代头孢菌素相似,可用于对第三代头孢菌素耐药而对其敏感的产气肠杆菌、阴沟肠杆菌、沙雷菌属等细菌所致感染,亦可用于中性粒细胞缺乏伴发热患者的经验治疗。

5. 第五代头孢菌素 对 G^+ 菌的作用强于前四代,尤其对耐甲氧西林的金黄色葡萄球菌、耐万古霉素金黄色葡萄球菌、耐甲氧西林的表面葡萄球菌、耐青霉素的肺炎链球菌有效,对一些厌氧菌也有很好的抗菌作用,对革兰氏阴性菌与第四代头孢菌素相似。

所有头孢菌素类对耐甲氧西林金黄色葡萄球菌、肠球菌属抗菌作用均差,故不宜用于治疗上述细菌所致感染。

【不良反应】本类药物不良反应轻而少见,过敏反应和胃肠道反应最常见。本类药物与青霉素类有一定的交叉过敏性,因此,对有青霉素类、其他 β- 内酰胺类及其他药物过敏史的患者,有明确应用指征时,应谨慎使用。

【注意事项】

1. 禁用于对任何一种头孢菌素类抗菌药、青霉素有过敏性休克史的患者。

2. 用药前必须详细询问患者既往是否有对头孢菌素类、青霉素类或其他药物的过敏史。有青霉素类、其他 β- 内酰胺类及其他药物过敏史的患者,有明确应用指征时应谨慎使用本类药物,建议头孢菌素用前进行皮试。在用药过程中一旦发生过敏反应,须立即停药。如发生过敏性休克,须立即就地抢救并予以肾上腺素等相关治疗。

3. 本类药物多数主要经肾脏排泄,中度以上肾功能不全患者应根据肾功能适当调整剂量。中度以上肝功能减退时,头孢哌酮、头孢曲松可能需要调整剂量。

4. 氨基糖苷类和第一代头孢菌素注射剂合用,可能加重前者的肾毒性,应注意监测肾功能。

5. 头孢哌酮可导致低凝血酶原血症或出血,合用维生素 K 可预防出血;本类药物亦可引起双硫仑样反应,用药期间及治疗结束后 72 小时内应戒酒或避免摄入含酒精饮料。

(三)碳青霉烯类抗生素

临床常用的碳青霉烯类有亚胺培南(imipenem)、美罗培南(meropenem)、帕尼培南(panipenem)、厄他培南(ertapenem)、比阿培南(biapenem)。

【体内过程】碳青霉烯类抗生素均为水溶性药物,一次给药量为 0.5g 或 1g 可在体内达到良好分布,如痰液、肺组织、胆汁、胆囊、肠腹腔内,脑脊液的浓度为血药浓度的 8%~16%。半衰期约为 1 小时,一般为每日 2~4 次给药;厄他培南半衰期较长(4.3~4.6 小时),故可每日一次给药。本类药物蛋白结合率大多比较低,在 20% 以下,仅厄他培南蛋白结合率达到 95%,在白蛋白水平低下或与其他蛋白结合率高的药物联用时,可引起游离药物浓度的增高,增强药效和不良反应。本类药物主要从肾排泄(为60%~75%),肾功能减退者可能使其在体内蓄积,半衰期延长,故肾功能减退的患者应按肌酐清除率相应减少剂量。碳青霉烯类均能不同程度穿透脑脊液,其中美罗培南可较好进入脑脊液,帕尼培南在正常人脑脊液中浓度较低。

【药理作用】本类药物的作用机制为抑制胞壁肽聚糖合成酶,即青霉素结合蛋白(PBP),从而阻碍细胞壁肽聚糖合成,使细菌胞壁缺损,菌体膨胀致使细菌细胞质渗透压改变和细胞溶解而杀灭细菌。

碳青霉烯类药物的共同特点为抗菌谱极广,抗菌活性强,对各种革兰氏阳性菌、革兰氏阴性菌(包括铜绿假单胞菌和鲍曼不动杆菌)、需氧菌、厌氧菌、产超广谱 β- 内酰胺酶(ESBL)的大肠埃希菌和肺炎克雷伯菌、产 AmpC 酶的阴沟肠杆菌、沙雷菌属、枸橼酸杆菌属等多重耐药肠杆菌科细菌均具有良好抗菌作用,对 MRSA、嗜麦芽窄食单胞菌和黄杆菌等抗菌作用弱或耐药,对非典型病原菌无效。

【临床应用】

1. 多重耐药但对本类药物敏感的需氧革兰氏阴性杆菌所致严重感染,包括由肺炎克雷伯菌、大肠埃希菌、阴沟肠杆菌、柠檬酸菌属、黏质沙雷菌等肠杆菌科细菌、铜绿假单胞菌、不动杆菌属等细菌所致败血症、下呼吸道感染、肾盂肾炎和复杂性尿路感染、腹腔感染、盆腔感染等。用于铜绿假单胞菌所致感染时,需注意在疗程中某些菌株可出现耐药。

2. 脆弱拟杆菌等厌氧菌与需氧菌混合感染的重症患者。

3. 病原菌尚未查明的免疫缺陷患者中重症感染的经验治疗。

本类药物不宜用于治疗轻症感染,更不可作为预防用药。

【不良反应】

1. 本类药主要有恶心及呕吐等胃肠道不反应(尤在静脉滴注速度过快时)、皮疹、药物热、静脉炎,以及血清转氨酶增高。

2. 有中枢神经系统不良反应,尤其亚胺培南西司他丁。

【注意事项】

1. 本类药不能口服,其中亚胺培南进入人体后被脱氢肽酶水解失活,故与等量的脱氢肽酶抑制剂西司他丁配比成复方制剂,供注射用,以降低肾毒性和增加原药的浓度。

2. 禁用于对本类药物及其配伍成分过敏的患者。

3. 本类药物不宜用于治疗轻症感染,更不可作为预防用药。

4. 本类药物所致的严重中枢神经系统反应多发生在原本患有癫痫等中枢神经系统疾病患者及肾功能减退患者未减量用药者,因此上述基础疾病患者应慎用本类药物。中枢神经系统感染患者不宜应用亚胺培南 / 西司他丁,有指征可应用美罗培南或帕尼培南 / 倍他米隆时,仍需严密观察抽搐等严重不良反应。

5. 肾功能不全者及老年患者应用本类药物时应根据肾功能减退程度减量用药。

6. 碳青霉烯类抗菌药物与丙戊酸或双丙戊酸联合应用,可能导致后两者血药浓度低于治疗浓度,增加癫痫发作风险,因此不推荐本类药品与丙戊酸或双丙戊酸联合应用。

(四) β- 内酰胺酶抑制剂

细菌对 β- 内酰胺类抗菌药物耐药最重要的机制是产生各种 β- 内酰胺酶,影响 β- 内酰胺类抗菌药物的临床应用,β- 内酰胺酶抑制剂可以抑制 β 内酰胺酶,与 β- 内酰胺类组成的复方制剂可以恢复对产 β- 内酰胺酶细菌的抗菌活性,因此,β- 内酰胺类 /β- 内酰胺酶抑制剂复合制剂已成为临床治疗细菌感染的重要选择。目前,临床上应用的 β- 内酰胺酶抑制剂有克拉维酸、舒巴坦、他唑巴坦 3 种。与 β- 内酰胺类组成合剂主要品种包括:阿莫西林 / 克拉维酸、替卡西林 / 克拉维酸、氨苄西林 / 舒巴坦、头孢哌酮 / 舒巴坦和哌拉西林 / 他唑巴坦。

【体内过程】β- 内酰胺酶抑制剂与 β- 内酰胺类的药动学特征基本吻合,如消除半衰期相近和分布相似,两者在体内的有效浓度能共同维持足够的作用时间,以发挥更好的协同杀菌效果。

【药理作用】β- 内酰胺类 /β- 内酰胺酶抑制剂复合制剂的抗菌作用,主要取决于其中 β- 内酰胺类药物的抗菌谱和抗菌活性,除舒巴坦合剂对不动杆菌属抗菌活性较强,其他 β- 内酰胺酶抑制剂仅具有微弱的抗菌作用,一般不增强与其配伍药物对敏感细菌或非产 β- 内酰胺酶耐药细菌的抗菌活性,主要对多数质粒介导的和部分染色体介导的 β- 内酰胺酶有强大抑制作用,与阿莫西林、氨苄西林、哌拉西林、替卡西林、头孢哌酮等联合后可保护上述抗菌药物不被细菌产生的灭活酶水解。由于广谱抗菌药物在临床上广泛应用,出现了能水解青霉素类、头孢菌素及单环酰胺类等 β- 内酰胺类抗菌药物的 ESBL,产 ESBL 菌株对不同的复合制剂体外抗菌药物敏感性存在较大差异,如头孢哌酮 / 舒巴坦和哌拉西林 / 他唑巴坦绝大部分敏感,而阿莫西林 / 克拉维酸、氨苄西林 / 舒巴坦和替卡西林 / 克拉维酸敏感率较低。该类合剂对部分基因型的 ESBL 并无抑制作用,国内各地区耐药率差异较大,部分地区耐药率很高,因此给产 ESBL 菌株感染的抗菌治疗带来了困难。

【临床应用】β- 内酰胺类 /β- 内酰胺酶抑制剂复合制剂临床主要应用于产 β- 内酰胺酶,并对本类药物敏感细菌所致的感染。本类药物为基础联合其他抗菌药物,可用于多重耐药的革兰氏阴性菌引起的严重感染,如舒巴坦及含舒巴坦的 β- 内酰胺类合剂联合碳青霉烯类、替加环素、多黏菌素类等,可用于 MDR、XDR 不动杆菌属引起的严重感染;哌拉西林 / 他唑巴坦或头孢哌酮 / 舒巴坦联合氨基糖苷类、碳氢酶烯类、多黏菌素类等,可用于 MDR、XDR 治疗铜绿假单胞菌所致的严重感染;复方磺胺甲噁唑常联合头孢哌酮 / 舒巴坦或替卡西林 / 克拉维酸用于嗜麦芽窄食单胞菌引起的感染。

【不良反应】主要过敏反应如皮疹、皮肤瘙痒,严重者出现过敏性休克。头孢哌酮 / 舒巴坦偶见维生素 K 缺乏和出血倾向,必要时应补充维生素 K,并监测凝血酶原时间。既往有青霉素类和头孢菌素类药物过敏史者必须应用时,应严密监护。

【注意事项】

1. 应用阿莫西林 / 克拉维酸、氨苄西林 / 舒巴坦、替卡西林 / 克拉维酸和哌拉西林 / 他唑巴坦前,必须详细询问药物过敏史,并进行青霉素皮肤试验,对青霉素类药物过敏者或青霉素皮试阳性患者禁用。对以上复合制剂中任一成分过敏者亦禁用该复合制剂。

2. 有头孢菌素类或舒巴坦过敏史者禁用头孢哌酮 / 舒巴坦。有青霉素类过敏史的患者确有应用头孢哌酮 / 舒巴坦的指征时,必须在严密观察下慎用,但有青霉素过敏性休克史的患者,不可选用头孢哌酮 / 舒巴坦。

3. 应用本类药物时如发生过敏反应,须立即停药;一旦发生过敏性休克,应就地抢救,并给予吸氧及注射肾上腺素、肾上腺皮质激素等抗休克治疗。

4. 中度以上肾功能不全患者使用本类药物时,应根据肾功能减退程度调整剂量。

(五)氨基糖苷类抗生素

氨基糖苷类是一类由氨基醇环与氨基糖分子以苷键相结合的碱性抗菌药物,包括天然和半合成产品两大类。天然来源的由链霉菌和小单孢菌产生,包括链霉素、卡那霉素、妥布霉素、庆大霉素、大观霉素和新霉素等。半合成抗生素有奈替米星、依替米星、阿米卡星、异帕米星等。氨基糖苷类对需氧革兰氏阴性杆菌有强大的抗菌活性,CHINET 2020 年数据显示庆大霉素和阿米卡星对克雷伯菌属、肠杆菌属细菌仍保持 70% 及以上的敏感率;对铜绿假单胞菌敏感率亦达到 90% 及以上;阿米卡星对大肠埃希菌敏感率(97.3%)明显高于庆大霉素(62.6%),对不动杆菌敏感率(49.3.0%)亦高于后者(34.7%)。阿米卡星对产 ESBL 或喹诺酮类耐药肠杆菌属的耐药性较庆大霉素和妥布霉素低。一些研究数据显示妥布霉素对铜绿假单胞菌和鲍曼不动杆菌 MIC 值低于庆大霉素 2~4 倍,异帕米星由于对细菌所产生的多种氨基糖苷类钝化酶稳定,因此,许多对庆大霉素、妥布霉素耐药的菌株对其仍敏感。

【体内过程】氨基糖苷类肌肉或静脉给药。血清蛋白结合率大多低于 10%。肾功能正常者血浆消除半衰期为 2~3 小时,注射给药后在多数组织中的浓度低于血药浓度,脑脊液浓度不到血药浓度 1%。该类药物约 90% 以原型经肾小球滤过排出,多次给药后可在肾脏皮质、内耳内外淋巴液中积蓄,肾皮质内药物浓度可达血药浓度 10~50 倍,并消除缓慢。同时该类药物内耳外淋巴液药物浓度亦下降缓慢。因此,浓度越高者,耳、肾毒性越严重。血液透析可以清除大部分药物。

【药理作用】本类药物主要作用于细菌体内核糖体,干扰蛋白质的起始、延长和终止而抑制细菌蛋白质的合成,还能破坏细菌细胞膜的完整性。

【临床应用】

1. 中、重度肠杆菌科细菌等革兰氏阴性杆菌感染。

2. 中、重度铜绿假单胞菌感染。治疗此类感染常需与具有抗铜绿假单胞菌作用的 β- 内酰胺类或其他抗菌药物联合应用。

3. 治疗严重葡萄球菌属、肠球菌属或鲍曼不动杆菌感染的联合用药之一(非首选)。

4. 链霉素或庆大霉素亦可用于土拉菌病、鼠疫及布鲁氏菌病,后者的治疗需与其他抗菌药物联合应用。

5. 链霉素、阿米卡星和卡那霉素可用于结核病联合疗法。

6. 口服新霉素可用于结肠手术前准备,或局部用药。

7. 巴龙霉素可用于肠道隐孢子虫病。

8. 大观霉素仅适用于单纯性淋病。

【不良反应】 氨基糖苷类最主要的毒性作用为对肾、听力、前庭器官的损害和神经肌肉阻滞作用。其主要损害肾近曲小管,程度与给药剂量、疗程成正比。临床报道该类药物治疗严重感染患者的肾毒性发生率为 5%~10%,大多损害为可逆性,停药后数日逐渐恢复。耳毒性主要表现为前庭功能失调和耳蜗神经损害。

【注意事项】

1. 对氨基糖苷类过敏的患者禁用。

2. 氨基糖苷类的任何品种均具肾毒性、耳毒性(耳蜗、前庭)和神经肌肉阻滞作用。因此,用药期间应监测肾功能(尿常规、血尿素氮、血肌酐),严密观察患者听力及前庭功能,注意观察神经肌肉阻滞症状。一旦出现上述不良反应先兆时,须及时停药。需注意局部用药时亦有可能发生上述不良反应。

3. 氨基糖苷类抗菌药物对社区获得上、下呼吸道感染的主要病原菌肺炎链球菌、A 组溶血性链球菌抗菌作用差,又有明显的耳、肾毒性,因此,对门/急诊中常见的上、下呼吸道细菌性感染不宜选用本类药物治疗。由于其耳、肾毒性反应,本类药物也不宜用于单纯性上、下尿路感染初发病例的治疗。

4. 肾功能减退患者应用本类药物时,需根据其肾功能减退程度减量给药,并应进行血药浓度监测,调整给药方案,实现个体化给药。

5. 新生儿应尽量避免使用本类药物。确有应用指征时,应进行血药浓度监测,根据监测结果调整给药方案。婴幼儿、老年患者应慎用该类药物,如确有应用指征,有条件亦应进行血药浓度监测。

6. 妊娠期患者应避免使用,哺乳期患者应避免使用或用药期间停止哺乳。

7. 本类药物不宜与其他肾毒性药物、耳毒性药物、神经肌肉阻滞剂或强利尿剂联用。与注射用第一代头孢菌素类合用时可能增加肾毒性。

8. 本类药物不可用于眼内或结膜下给药,因可能引起黄斑坏死。

(六)四环素类抗生素

临床常用四环素类由链霉菌属发酵分离获得,包括四环素及半合成四环素多西环素、米诺环素和替加环素等。四环素类药物的共同特点为广谱抗菌作用,对革兰氏阳性菌的抗菌活性优于革兰氏阴性菌,葡萄球菌属、化脓性链球菌、肺炎链球菌、炭疽芽孢杆菌、破伤风杆菌、产气荚膜杆菌、产单核细胞李斯特菌、以色列放线菌、蜡样芽孢杆菌等对其敏感;诺卡菌属对米诺环素敏感。B 组链球菌、肠球菌属常对其耐药。四环素类对多数肠杆菌科细菌(大肠埃希菌、肠杆菌属、克雷伯菌属等)、霍乱弧菌、空肠弯曲菌、幽门螺杆菌具抗菌活性;脑膜炎奈瑟球菌、淋病奈瑟球菌、流感嗜血杆菌、卡他莫拉菌、百日咳杆菌等对其敏感,但目前耐药菌株多;米诺环素及多西环素对嗜麦芽窄食单胞菌、嗜肺军团菌在体外具抗菌活性,对变形杆菌、铜绿假单胞菌及普罗威登斯菌属无作用。

【体内过程】

四环素类经胃及小肠吸收,各个品种生物利用度差别大,其中四环素盐酸盐可吸收 60%~70%,四环素碱仅吸收 30%~40%,多西环素及米诺环素几乎完全吸收,生物利用度分别为 93% 及 95%。药物能很好渗透到大多数组织和体液中,如肺、痰、腮腺、胆汁、前列腺及女性生殖器官,且可以进入细胞内。半合成四环素如多西环素、米诺环素在组织中的浓度高可能与其脂溶性有关。药物能储存于肝、脾、骨、骨髓、牙质及牙釉质中,并能进入胎儿循环及羊水,在乳汁中的浓度相当高。四环素类大部分品种(如四环素、多西环素、替加环素)均不易透过血脑屏障进入脑脊液,而米诺环素在中枢神经系统可达较高血药浓度。四环素类主要经肾小球滤过、由尿液排泄,少部分经胆道排出,只有少部分药物在肝脏代谢灭活。

【药理作用】四环素类药物与核糖体 30S 亚单位 A 位上特异性结合,阻止氨基酰 -tRNA 与核糖体结合,从而抑制肽链延长和蛋白合成。还可与线粒体的 70S 核糖体结合,抑制线粒体的蛋白合成。

【临床应用】

1. 四环素类作为首选或可选药物用于下列疾病的治疗:①立克次体病,包括流行性斑疹伤寒、地方性斑疹伤寒、洛矶山热、恙虫病、柯氏立克次体肺炎和 Q 热;②支原体感染,如支原体肺炎、解脲脲原体所致的尿道炎等;③衣原体属感染,包括肺炎衣原体肺炎、鹦鹉热、性病淋巴肉芽肿、宫颈炎及沙眼衣原体感染等;④回归热螺旋体所致的回归热;⑤布鲁氏菌病(需与氨基糖苷类联合应用);⑥霍乱;⑦土拉弗朗西斯杆菌所致的兔热病;⑧鼠疫耶尔森菌所致的鼠疫。

2. 四环素类亦可用于对青霉素类抗菌药物过敏患者的破伤风、气性坏疽、雅司病、梅毒、淋病和钩端螺旋体病的治疗。

3. 也可用于炎症反应显著的痤疮治疗。

4. 近年来,鲍曼不动杆菌对各类抗菌药的耐药性高,治疗困难,米诺环素可作为治疗多重耐药鲍曼不动杆菌感染的联合用药之一。

【不良反应】主要是胃肠道反应,大剂量给药产生肝毒性。学龄前儿童用药可致牙齿黄染,抑制胎儿及幼儿骨骼生长。

【注意事项】

1. 禁用于对四环素类过敏的患者。

2. 牙齿发育期患者(胚胎期至 8 岁)使用四环素类可产生牙齿着色及牙釉质发育不良,故妊娠期和 8 岁以下患者不可使用该类药物。

3. 哺乳期患者应避免应用或用药期间暂停哺乳。

4. 四环素类可加重氮质血症,已有肾功能损害者应避免应用四环素,但多西环素及米诺环素仍可谨慎应用。

5. 四环素类可致肝损害,肝病患者不宜应用,确有指征使用者应减少剂量。

(七) 氯霉素

临床常用氯霉素类抗菌药物有氯霉素、甲砜霉素。氯霉素具广谱抗微生物作用,对流感嗜血杆菌肺炎链球菌、淋病奈瑟球菌及脑膜炎奈瑟球菌具高度抗菌活性,具杀菌作用,对葡萄球菌属、化脓链球菌、草绿色链球菌等具抑制作用,对耐甲氧西林葡萄球菌、肠球菌属、铜绿假单胞菌、不动杆菌属、肠杆菌属、黏质沙雷菌、吲哚阳性变形杆菌属及黄杆菌属通常耐药。氯霉素对厌氧菌的抗菌活性强,对消化球菌属、消化链球菌属、破伤风杆菌、产气荚膜杆菌、放线菌属、乳杆菌属、真杆菌属、双歧杆菌属、丙酸杆菌属、脆弱拟杆菌等拟杆菌属梭菌属及韦容球菌属等均具抗菌作用。氯霉素对梅毒螺旋体、钩端螺旋体、支原体属、立克次体属亦具抗微生物作用。近年来由于常见病原菌对氯霉素的耐药性增加及其骨髓抑制等严重不良反应,氯霉素在国内外的应用普遍减少。

【体内过程】氯霉素口服后吸收迅速且完全,脂溶性强,渗透性高,在全身各组织、体液中的浓度高。可进入胸腔积液、腹水及关节液,在感染性腹腔或关节腔中的浓度常超过同时期血药浓度。无论脑膜有无炎症,氯霉素均可很好透过血脑屏障进入中枢神经系统,脑脊液的药物浓度可达到血药浓度的45%~99%。氯霉素对眼组织的通透性也很好,无论全身或局部用药,均能在眼内获得有效浓度,全身用药后房水中的浓度为血药浓度的50%。氯霉素也可进入乳汁、唾液腺,可通过胎盘进入胎儿体内。氯霉素在肝脏与葡萄糖醛酸结合而灭活,约90%无活性代谢产物(包括结合的氯霉素及少量氨基水解产物)经肾小管分泌排出,5%~10%以原型从肾小球滤过排出;2%~3%的氯霉素由胆汁排泄,约1%由大便排出。

【药理作用】氯霉素与细菌核糖体50S亚基结合并抑制肽基转移酶,使氨基酰-tRNA复合物中的氨基酸无法连接至核糖体,从而抑制肽链的形成和抑制细菌生长,此过程为可逆性。本品为抑菌剂,但对流感嗜血杆菌、肺炎链球菌和脑膜炎奈瑟球菌具杀菌作用。

【临床应用】

1. 细菌性脑膜炎和脑脓肿　氯霉素可用于氨苄西林耐药流感嗜血杆菌、脑膜炎奈瑟菌及肺炎链球菌所致的脑膜炎。青霉素与氯霉素合用可用于需氧菌与厌氧菌混合感染引起的耳源性脑脓肿。

2. 伤寒　成人伤寒沙门菌感染的治疗以氟喹诺酮类为首选,氯霉素仍可用于敏感伤寒沙门菌所致伤寒的治疗。

3. 厌氧菌感染　氯霉素对脆弱拟杆菌具较强抗菌活性,可与其他抗菌药物联合用于需氧菌与厌氧菌所致的腹腔和盆腔感染。

4. 其他　氯霉素对Q热等立克次体感染的疗效与四环素相仿。

【不良反应】本类药物不良反应对造血系统影响较大,以氯霉素最突出,其次用于早产儿和新生儿时会发生灰婴综合征。

【注意事项】

1. 对氯霉素有过敏史的患者禁用本药。

2. 用药期间定期监测周围血象,如外周血细胞显著降低,应及时停药,并作相应处理。避免长疗程用药。

3. 禁止与其他骨髓抑制药物合用。

4. 妊娠期患者避免应用。哺乳期患者避免应用或用药期间暂停哺乳。

5. 早产儿、新生儿应用本药后可发生"灰婴综合征",应避免使用氯霉素。婴幼儿患者必须应用本药时需进行血药浓度监测。

6. 肝功能减退患者避免应用本药。

（八）大环内酯类抗生素

大环内酯类抗菌药物是一类含有 14、15 和 16 元大环内酯环的具有抗菌作用的抗生素。第一代大环内酯类抗生素对金黄色葡萄球菌、表皮葡萄球菌、各组链球菌和革兰氏阳性杆菌具有强大的抗菌活性,某些革兰氏阴性菌如脑膜炎球菌、淋球菌、流感杆菌、百日咳杆菌、布鲁氏菌属等也对本品敏感。对嗜肺军团菌、弯曲菌、支原体、非结核分枝杆菌等也具有良好的作用,对病毒、真菌和酵母菌无效。对耐甲氧西林金黄色葡萄球菌(MRSA)和产 β- 内酰胺酶的葡萄球菌有一定的抗菌活性。以红霉素为代表,因其抗菌谱窄、不良反应多和易耐药等问题,临床应用受到限制。第二代半合成的大环内酯类抗生素抗菌谱与红霉素相仿,但与红霉素相比,对需氧革兰氏阳性球菌有更强的抗菌后效应(PAE),增强了对流感嗜血杆菌、黏膜炎莫拉菌等革兰氏阴性菌的作用,其中以阿奇霉素为最强,其次为克拉霉素。加强了对厌氧菌、空肠弯曲菌、军团菌、衣原体、分枝杆菌和弓形虫等病原体的作用。第二代大环内酯类抗生素有罗红霉素、阿奇霉素、克拉霉素和交沙霉素等,因其具有很好的抗生素后效应,现已广泛用于呼吸道感染。第二代大环内酯类抗生素主要是药动学性质得到改善,对耐药菌的抗菌活性仍较弱,故不能完全满足临床需求。第三代大环内酯类抗生素是对大环内酯进行结构改造得到的一类新抗生素,也称为酮内酯类抗生素,代表药有泰利霉素和喹红霉素。这类抗生素因与细菌核糖体亚基的结合位点有所改变,故能克服部分细菌的耐药,不仅对原大环内酯类抗生素敏感菌有效,且对部分多重耐药菌有一定活性。非达霉素是新一代大环内酯类抗生素,其作用机制新颖,虽然抗菌谱较窄,但却通过抑制细菌的 RNA 聚合酶而产生迅速的抗难治梭状芽孢杆菌感染作用。

目前大环内酯类抗生素对多数革兰氏阳性菌耐药率仍较高,对革兰氏阴性菌相对较敏感。CHINET 2020 年数据显示,红霉素对青霉素敏感的成人和儿童肺炎链球菌的耐药率分别达 93.3% 和 98.0%,对青霉素中度敏感的成人和儿童肺炎链球菌的耐药率分别为 99% 和 100%,对 β- 溶血性链球菌的耐药率约 69.2%,对粪肠球菌和屎肠球菌的耐药率分别为 61.2% 和 86.4%,对甲氧西林敏感金黄色葡萄球菌(MSSA)和 MRSA 的耐药率分别为 48.7% 和 78.9%,对甲氧西林敏感凝固酶阴性葡萄球菌(MSCNS)和耐甲氧西林凝固酶阴性葡萄球菌(MRCNS)的耐药率分别为 55.9% 和 86.8%,阿奇霉素对医院流感嗜血杆菌的耐药率为 30.6%,敏感性高。因此,大环内酯类抗生素尤其是第一、二代,在临床应用中因耐药性问题受到限制。

【体内过程】第一代大环内酯类抗生素不耐酸,易被破坏,口服吸收少,临床上常采用肠溶片或衍生物以增加口服吸收率,但肠溶型药物生物利用度差。第二代大环内酯类抗生素都具有吸收性良好,口服生物利用度高,对胃酸稳定,半衰期($t_{1/2}$)长和组织穿透力强的特点。吸收后血药浓度较低,极少能透过血脑屏障,但能广泛分布到全身各种体液和组织中。在肝、肾和肺等组织中的浓度可高于同期血药浓度的数倍,在胸、腹水、脓液、痰、尿和胆汁等也可达到有效浓度。

红霉素是少数能扩散进入前列腺并聚集在巨噬细胞和肝脏的药物之一,其血药浓度和细胞内浓度较其他药物高,主要在肝脏代谢,并通过与细胞色素 P-450 系统相互作用而抑制许多药物的代谢,最后以活性形式聚集和分泌在胆汁中,部分药物经肠肝循环重吸收。罗红霉素吸收后分布广泛,在扁桃体、鼻窦、中耳、肺、痰、前列腺及其他泌尿生殖道组织中的药物浓度均可达有效治疗水平。少部分在肝脏代谢,主要以原型药物从粪便中排出,少部分经肺和尿排出。交沙霉素体内分布快而广,在肺、胆汁、尿、骨、牙龈、扁桃体和巨噬细胞中有较高的浓度。主要以代谢物从胆汁排出,尿排泄量小于20%。阿奇霉素在血浆中浓度较低,吸收后主要分布在中性粒细胞、巨噬细胞、肺、痰、皮下组织、胆汁和前列腺等,不经肝脏代谢,大部分从胆汁排泄,小部分从尿中排泄。克拉霉素在肝脏被氧化成仍具有抗菌活性的14-羟基克拉霉素后,迅速分布到全身各组织中,在肺和扁桃体中浓度最高,最后经肾脏排出体外。

【药理作用】该类药物主要通过抑制细菌蛋白质的合成发挥抗菌作用,常用做需氧革兰氏阳性菌、阴性菌和厌氧球菌等感染的治疗。

【临床应用】

1. 红霉素(含琥乙红霉素、依托红霉素、乳糖酸红霉素)等沿用大环内酯类

(1)作为青霉素过敏患者的替代药物,用于以下感染:① A 组溶血性链球菌、肺炎链球菌敏感株所致的咽炎,扁桃体炎,鼻窦炎,中耳炎及轻、中度肺炎;②敏感溶血性链球菌引起的猩红热及蜂窝织炎;③白喉及白喉带菌者;④气性坏疽;⑤梅毒、李斯特菌病;⑥心脏病及风湿热患者预防细菌性心内膜炎和风湿热。

(2)军团病。

(3)衣原体属、支原体属等所致的呼吸道及泌尿生殖系统感染。

(4)其他:口腔感染、空肠弯曲菌肠炎、百日咳等。麦迪霉素、乙酰麦迪霉素、螺旋霉素、乙酰螺旋霉素及交沙霉素主要用于革兰氏阳性菌所致呼吸道、皮肤及软组织、眼耳鼻喉及口腔等感染的轻症患者。

2. 新大环内酯类 除上述适应证外,阿奇霉素、克拉霉素尚可用于流感嗜血杆菌、卡他莫拉菌所致的社区获得性呼吸道感染,与其他抗菌药物联合用于鸟分枝杆菌复合群感染的治疗及预防。克拉霉素与其他药物联合,可用于治疗幽门螺杆菌感染。

【不良反应】主要为消化系统反应,偶可见肝功能异常、药疹、耳鸣、听觉障碍、过敏反应。近年陆续有心脏毒性、血液、神经、呼吸等系统不良反应的报道。心脏毒性表现为心脏复极异常及室性心律,是该类药物特有的不良反应。哮喘患者用药后出现喘息加重,呼吸困难。

【注意事项】

1. 禁用于对红霉素及其他大环内酯类过敏的患者。

2. 红霉素及克拉霉素禁止与特非那定合用,以免引起心脏不良反应。

3. 肝功能损害患者如有应用指征时,需适当减量并定期复查肝功能。

4. 肝病患者和妊娠期患者不宜应用红霉素酯化物。

5. 妊娠期患者有明确指征用克拉霉素时,应充分权衡利弊,决定是否采用。哺乳期患者用药期间应暂停哺乳。

6. 注射给药可引起局部刺激,不宜用于肌内注射。静脉滴注时应稀释至 0.1% 以下,滴入速度不宜过快。

7. 注射用乳糖酸红霉素使用时必须首先以注射用水完全溶解,加入生理盐水或 5% 葡萄糖溶液中,药物浓度不宜超过 0.1%~0.5%,缓慢静脉滴注。

8. 该类药物可抑制茶碱的正常代谢,可致茶碱浓度异常升高而引起中毒,甚至死亡,必须使用时应

到医院进行茶碱浓度监测。

(九) 喹诺酮类抗生素

目前,常用喹诺酮类抗生素为第三代氟喹诺酮类药物,如左氧氟沙星、环丙沙星和依诺沙星等,以及第四代氟喹诺酮类药物莫西沙星、加替沙星等。此类药物脂溶性大,对组织细胞的穿透力强,组织浓度高,半衰期长,大大增加了抗菌谱和杀菌效果。对革兰氏阴性杆菌中肺炎克雷伯菌、肠杆菌属、变形杆菌属等肠杆菌科细菌具有良好抗菌活性。对不动杆菌属、铜绿假单胞菌和嗜麦芽窄食单胞菌等亦有良好抗菌活性,喹诺酮类中对铜绿假单胞菌抗菌活性最强者为环丙沙星,左氧氟沙星与环丙沙星相仿;莫西沙星对嗜麦芽窄食单胞菌抗菌活性强于其他两药。

近年来,革兰氏阴性菌对该类药物的耐药性逐渐增长,不同品种间呈交叉耐药,其中耐药性上升最明显的是大肠埃希菌,我国大肠埃希菌对环丙沙星耐药率在 60% 左右,CHINET 2012 年数据显示产 ESBL 及非产 ESBL 菌株的耐药率分别为 71% 及 39%。肺炎克雷伯菌对环丙沙星的耐药率为 24%,其中产 ESBL 菌株的敏感率为 38%。

【体内过程】氟喹诺酮类药物口服后吸收均较快,给药后 1~3 小时均达血药峰浓度,并且左氧氟沙星和莫西沙星吸收完全,口服生物利用度高达 90% 及以上。可广泛分布至各种组织体液中,尤在前列腺、胆汁、肺组织、支气管分泌物等,在白细胞和巨噬细胞内也可达到较高浓度,且在感染部位可达有效抑菌或杀菌浓度。对于重症或不能口服用药患者可先静脉给药,病情好转后改为口服进行序贯治疗。莫西沙星的消除半衰期较长(约 12 小时),其次为左氧氟沙星、环丙沙星,因此,每天给药 1 至 2 次即可。左氧氟沙星主要自肾脏排泄,环丙沙星和莫西沙星则通过肾脏和非肾脏两条途径排泄。

【药理作用】本类药物属杀菌药,通过抑制细菌 DNA 回旋酶和拓扑异构酶Ⅳ发挥快速杀菌作用。

【临床应用】

1. 泌尿生殖系统感染 本类药物可用于肠杆菌科细菌和铜绿假单胞菌等所致的尿路感染;细菌性前列腺炎和非淋菌性尿道炎以及宫颈炎。诺氟沙星限用于单纯性下尿路感染或肠道感染。但应注意,目前国内尿路感染的主要病原菌大肠埃希菌中,耐药株已达半数以上,应尽量参考药敏试验结果选用。本类药物已不再推荐用于淋球菌感染。

2. 呼吸道感染 环丙沙星、左氧氟沙星等主要适用于肺炎克雷伯菌、肠杆菌属、假单胞菌属等革兰氏阴性杆菌所致的下呼吸道感染。左氧氟沙星、莫西沙星等可用于肺炎链球菌和 A 组溶血性链球菌所致的急性咽炎和扁桃体炎、中耳炎和鼻窦炎等,及肺炎链球菌、支原体、衣原体等所致社区获得性肺炎,此外亦可用于敏感革兰氏阴性杆菌所致下呼吸道感染。

3. 伤寒沙门菌感染 在成人患者中本类药物可作为首选。

4. 志贺菌属、非伤寒沙门菌属、副溶血弧菌等所致成人肠道感染。

5. 腹腔、胆道感染及盆腔感染 需与甲硝唑等抗厌氧菌药物合用。莫西沙星可单药治疗轻症复杂性腹腔感染。

6. 甲氧西林敏感葡萄球菌属感染。

7. 部分品种可与其他药物联合应用,作为治疗耐药结核分枝杆菌和其他分枝杆菌感染的二线用药。

【不良反应】 胃肠道反应最常见,多数表现为食欲缺乏、消化不良、恶心等,程度较轻。中枢神经系统不良反应发生率仅次于胃肠道,表现为失眠、头晕、头痛,停药后可缓解,较为严重的中枢反应如烦躁、焦虑,癫痫样发作和短暂性视力损害等,易在肾功能减退患者未减量用药、有中枢神经系统基础疾患或药物相互作用的患者中发生。喹诺酮类不推荐用于儿童及骨骼生长期的患儿。

【注意事项】

1. 对喹诺酮类药物过敏的患者禁用。

2. 18 岁以下未成年患者避免使用本类药物。

3. 制酸剂和含钙、铝、镁等金属离子的药物可减少本类药物吸收,应避免同用。

4. 依诺沙星、培氟沙星等与咖啡因、丙磺舒、茶碱类、华法林和环孢素同用,可减少后数种药物的清除,使其血药浓度升高。

5. 妊娠期及哺乳期患者避免用本类药物。

6. 本类药物偶可引起抽搐、癫痫、意识改变、视力损害等严重中枢神经系统不良反应,在肾功能减退或有中枢神经系统基础疾病的患者中易发生。因此,本类药物不宜用于有癫痫或其他中枢神经系统基础疾病的患者。肾功能减退患者应用本类药物时,需根据肾功能减退程度减量用药,以防发生由于药物在体内蓄积而引起的抽搐等中枢神经系统严重不良反应。

7. 本类药物可能引起皮肤光敏反应、关节病变、肌腱炎、肌腱断裂(包括各种给药途径,有的病例可发生在停药后)等,并偶可引起心电图 Q-T 间期延长等,加替沙星可引起血糖波动,用药期间应注意密切观察。

8. 应严格限制本类药物作为外科围手术期预防用药。

(十) 磷霉素和克林霉素

磷 霉 素

本品抗菌谱广,对葡萄球菌属、大肠埃希菌、沙雷菌属和志贺菌属等均有较高抗菌活性,对铜绿假单胞菌、变形杆菌属、产气杆菌、肺炎杆菌、链球菌和部分厌氧菌也有一定抗菌作用,但均较青霉素类和头孢菌素类为差。细菌对本品和其他抗生素间不产生交叉耐药性。磷霉素的体内作用较体外作用为强。

【体内过程】 本品和血浆蛋白不结合,半衰期为 1.5~2.0 小时,进入体内后组织分布广,以肾组织中浓度为最高,其次为心、肺、肝等组织,在胎儿循环、胆汁、乳汁、骨髓、脓液、脑、眼房水及支气管分泌物中也有相当浓度;本品也可透过血脑屏障,炎症时脑脊液浓度可达同时期血药浓度的 50% 以上。磷霉素也可进入胸腹腔、支气管分泌物和眼房水中。口服本品后约各有 1/3 自尿、粪中排泄,肌内注射或静脉注射本品后 24 小时内 90% 由尿中排出。血液透析能清除 70%~80% 的药物,故血透后宜加用 1 次全量。口服磷霉素钙后,约 30%~40% 可自胃肠道吸收,其吸收不受食物的影响。磷霉素分子量小,不与血浆蛋白结合,$t_{1/2}$ 为 1.5~2 小时,肾功能减退时略有延长,但对血药浓度无明显影响。磷霉素吸收后广泛分布于各组织和体液中,表观分布容积为 22L/kg。口服磷霉素钙后约 1/3 于 24 小时自尿中排出,1/3 在 72 小时内随粪便排出。静脉注射或肌内注射磷霉素钠后 24 小时内约 90% 自尿中排泄。

【药理作用】其作用机制为抑制细菌细胞壁的早期合成而导致细菌死亡。

【临床应用】磷霉素钙口服适用于敏感菌（金黄色葡萄球菌、沙雷菌属、志贺菌属、肺炎杆菌、产气杆菌等）所致的皮肤软组织感染、尿路感染和肠道感染（包括菌痢等）。磷霉素钠注射的适应证为敏感菌所致的呼吸道感染、败血症、腹膜炎、脑膜炎、骨髓炎等。磷霉素的口服制剂（如磷霉素钙或者磷霉素氨丁三醇）适用于敏感菌引起的轻、中度尿路感染、肠道感染、皮肤和软组织感染等。严重感染则需大剂量静脉给药（如磷霉素钠），且常需与其他抗生素如 β- 内酰胺类或氨基糖苷类合用治疗由多重耐药所致的败血症、骨髓炎、脑膜炎等严重感染。磷霉素也可与万古霉素等合用，以治疗耐甲氧西林金黄色葡萄球菌（MRSA）感染。

【不良反应】主要为轻度胃肠道反应，如恶心、胃纳减退、中上腹不适、稀便或轻度腹泻等，一般不影响继续用药。偶可发生皮疹、嗜酸性粒细胞增多、丙氨酸氨基转移酶升高等。肌内注射局部疼痛和硬结；静脉给药过快可致血栓性静脉炎、心悸等。

【注意事项】

1. 对磷霉素过敏者禁用。

2. 磷霉素与 β- 内酰胺类、氨基糖苷类联合时多呈协同抗菌作用。

3. 磷霉素钠主要经肾排出，肾功能减退和老年患者应根据肾功能减退程度减量应用。

4. 磷霉素钠盐每克含 0.32g 钠，心功能不全、高血压病及需要控制钠盐摄入量的患者应用本药时需加以注意。

5. 静脉用药时，应将每 4g 磷霉素钠溶于至少 250ml 液体中，滴注速度不宜过快，以减少静脉炎的发生。

克 林 霉 素

【体内过程】口服吸收快而完全，不受进食影响，空腹时生物利用度为 90%。除脑脊液外，广泛分布于体液及组织中。在骨组织、胆汁及尿液中可达高浓度，可经胎盘进入胎儿循环。主要在肝脏内代谢，经胆汁和粪便排出。半衰期成人为 2.4~3 小时，儿童为 2.5~3.4 小时。肾衰竭及严重肝脏损害者半衰期略有延长（3~5 小时），血液透析及腹腔透析液不能清除。

【药理作用】克林霉素（clindamycin）为林可霉素的半合成衍生物，抗菌谱与林可霉素相同，细菌对两药呈完全交叉耐药性，但克林霉素的抗菌作用较林可霉素强 4~8 倍。对肺炎链球菌、其他链球菌属及葡萄球菌属等需氧菌和脆弱拟杆菌等多数厌氧菌具良好抗菌作用。

【临床应用】主要用于厌氧菌（包括脆弱拟杆菌、产气荚膜杆菌、放线菌等）引起的腹腔和妇科感染（常需与氨基苷类联合以消除需氧病原菌）。还用于敏感的革兰氏阳性菌引起的呼吸道、关节和软组织、骨组织、胆道等感染及败血症、心内膜炎等。本品是金黄色葡萄球菌骨髓炎的首选治疗药物。

【不良反应】

1. 可导致过敏性休克、过敏样反应（皮疹和剥脱性皮炎等）、高热、寒战等。

2. 呼吸系统不良反应主要表现为喉头水肿、呼吸困难等。

3. 泌尿系统损害主要表现为血尿、急性肾功能损害等。

4. 其他不良反应有抽搐、肝功能异常、恶心、呕吐、晕厥、白细胞数减少、溶血、腹痛、低血压、过敏性紫癜、耳鸣、听力下降等。

【注意事项】 与林可霉素有交叉耐药性。本品不可推注,可致低血压和心搏暂停。本品可致恶心、呕吐,偶可致假膜性肠炎,先驱症状为腹泻,应立即停药,必要时用去甲万古霉素口服治疗。肝功能不全、胃肠疾病、哮喘、过敏体质者慎用。对本品及林可霉素有过敏史者、孕妇及哺乳期妇女和新生儿禁用。4 岁以下儿童不宜用本品。

(十一) 磺胺类药物

磺胺类药物属广谱抗菌药,对革兰氏阳性菌和革兰氏阴性菌均具抗菌作用,但目前细菌对该类药物的耐药现象普遍存在。根据药动学特点和临床用途,本类药物可分为:口服易吸收可全身应用者,如磺胺甲噁唑、磺胺嘧啶、磺胺多辛、复方磺胺甲噁唑(磺胺甲噁唑与甲氧苄啶,SMZ/TMP)、复方磺胺嘧啶(磺胺嘧啶与甲氧苄啶,SD/TMP)等;口服不易吸收者如柳氮磺吡啶(SASP);局部应用者,如磺胺嘧啶银、醋酸磺胺米隆、磺胺醋酰钠等。磺胺类药对许多革兰氏阳性菌和一些革兰氏阴性菌、诺卡氏菌属、衣原体属和某些原虫(如疟原虫和阿米巴原虫)均有抑制作用。在阳性菌中高度敏感者有链球菌和肺炎球菌;中度敏感者有葡萄球菌和产气荚膜杆菌。阴性菌中敏感者有脑膜炎球菌、大肠埃希菌、变形杆菌、痢疾杆菌、肺炎杆菌、鼠疫杆菌。对病毒、螺旋体、锥虫无效。对立克次氏体不但无效,反能促进其繁殖。

【体内过程】 口服磺胺类药物主要在小肠吸收,血药浓度在 4~6 小时内达到高峰。药物吸收后分布于全身各组织中,以血、肝、肾含量最高。多数磺胺类药物能透入脑脊液中。药物吸收入血后有相当一部分与血浆蛋白结合,结合后的磺胺类药物暂时失去抗菌作用,不能透入到脑脊液中,不被肝代谢,不被肾排泄。但结合比较疏松,时有小量释放,故不影响药效。长效磺胺与血浆蛋白结合率高,所以在体内维持时间长。磺胺类药物还能透入脑积液和其他积液,以及通过胎盘进入胎循环,故孕妇用磺胺治疗应慎重。

磺胺类药物主要在肝内代谢,部分与葡萄糖醛酸结合而失效,部分经过乙酰化形成乙酰化磺胺而失效。磺胺乙酰化后,溶解度降低,特别在酸性尿中溶解度更小,易在尿中析出结晶,而损害肾脏。各种磺胺类药物的乙酰化程度不同。磺胺类药物(难吸收的除外)的主要排泄器官是肾脏。以原型和乙酰化磺胺以及少量葡萄糖醛酸结合物从尿中排出。

【药理作用】 磺胺类药物的化学结构与对氨基苯甲酸(PABA)类似,能与 PABA 竞争二氢叶酸合成酶,影响了二氢叶酸的合成,因而使细菌生长和繁殖受到抑制。

【临床应用】

1. **全身应用的磺胺类药物** 本类药物适用于大肠埃希菌等敏感肠杆菌科细菌引起的急性单纯性尿路感染,敏感大肠埃希菌、克雷伯菌属等肠杆菌科细菌引起的反复发作性、复杂性尿路感染,敏感伤寒和其他沙门菌属感染,肺孢菌肺炎的治疗与预防,小肠结肠炎耶尔森菌、嗜麦芽窄食单胞菌、部分耐甲氧西林金黄色葡萄球菌感染以及星形奴卡菌病等。磺胺多辛与乙胺嘧啶等抗疟药联合可用于氯喹耐药虫株所致疟疾的治疗和预防。

磺胺类药不宜用于 A 组溶血性链球菌所致扁桃体炎或咽炎以及立克次体病、支原体感染的治疗。

2. 局部应用磺胺类药物　磺胺嘧啶银主要用于预防或治疗Ⅱ、Ⅲ度烧伤继发创面细菌感染,如肠杆菌科细菌、铜绿假单胞菌、金黄色葡萄球菌、肠球菌属等引起的创面感染。醋酸磺胺米隆适用于烧伤或大面积创伤后的铜绿假单胞菌感染。磺胺醋酰钠则用于治疗结膜炎、沙眼等。柳氮磺吡啶口服不易吸收,主要用于治疗溃疡性结肠炎。

【不良反应】过敏反应,最常见为皮疹、药热,特别多见于儿童。磺胺类药物之间有交叉过敏,一旦发生过敏反应,应立即停药。由于乙酰化磺胺溶解度低,尤其在尿液偏酸时,易在肾小管中析出结晶,引起血尿、尿痛、尿闭等症状,老年患者和肾功能不良者应慎用。磺胺类药物能抑制骨髓白细胞形成,引起白细胞减少症。偶见粒细胞缺乏,停药后可恢复。长期应用磺胺类药物治疗应检查血象。磺胺类药物服用量过大会导致中枢神经系统和胃肠道反应。

【注意事项】

1. 禁用于对任何一种磺胺类药物过敏以及对呋塞米、砜类(如氨苯砜、醋氨苯砜等)、噻嗪类利尿药、磺脲类、碳酸酐酶抑制剂过敏的患者。

2. 本类药物引起的过敏反应多见,可表现为光敏反应、药物热、血清病样反应等,偶可表现为严重的渗出性多形红斑、中毒性表皮坏死松解型药疹等。因此,过敏体质及对其他药物有过敏史的患者应尽量避免使用本类药物。

3. 本类药物可致粒细胞减少、血小板减少及再生障碍性贫血,用药期间应定期检查周围血象变化。红细胞中缺乏葡萄糖-6-磷酸脱氢酶患者,易发生溶血性贫血及血红蛋白尿,在新生儿和儿童中较成人多见。

4. 本类药物可致肝脏损害,引起黄疸、肝功能减退;严重者可发生肝坏死,用药期间需定期监测肝功能。肝病患者应避免使用本类药物。

5. 本类药物可致肾损害,用药期间应监测肾功能。肾功能减退患者、失水患者、休克患者及老年患者应用本类药物,易加重或出现肾损害,应避免使用。

6. 本类药物可引起脑性核黄疸,因此,禁用于新生儿及2月龄以下婴儿。

7. 妊娠期、哺乳期患者应避免用本类药物。

8. 用药期间应多饮水,维持充分尿量,以防结晶尿的发生,必要时可服用碱化尿液的药物。

(十二)硝基咪唑类抗菌药物

硝基咪唑类抗菌药物主要包括甲硝唑、替硝唑、奥硝唑、塞克硝唑等,本类药物对厌氧菌、滴虫、阿米巴和蓝氏贾第鞭毛虫具有强大抗微生物活性。

【体内过程】口服吸收良好(>80%)。本品在体内分布广泛,可进入唾液、乳汁、肝脓肿的脓液中,也可进入脑脊液(正常人脑脊液中的浓度可达血液的50%)。在体内,经侧链氧化或与葡萄糖醛酸结合而代谢,药物代谢物也有一定活性,有20%药物不经代谢。甲硝唑及其代谢物大量由尿排泄,少量由粪排出(6%~15%)。$t_{1/2}$约为8小时。

【药理作用】除用于抗滴虫和抗阿米巴原虫外,近年来,广泛地应用于抗厌氧菌感染。本品的硝基,在无氧环境中还原成氨基而显示抗厌氧菌作用,对需氧菌或兼性需氧菌则无效。对下列厌氧菌有较好的抗菌作用:拟杆菌属包括脆弱拟杆菌、梭形杆菌属、梭状芽孢杆菌属包括破伤风杆菌、部分真杆菌、消化球菌和消化链球菌等。

【临床应用】

1. 可用于各种需氧菌与厌氧菌的混合感染,包括腹腔感染、盆腔感染、肺脓肿、脑脓肿等,但通常需与抗需氧菌抗菌药物联合应用。

2. 口服可用于艰难梭菌所致的假膜性肠炎、幽门螺杆菌所致的胃窦炎、牙周感染及加德纳菌阴道炎等。

3. 可用于肠道及肠外阿米巴病、阴道滴虫病、贾第虫病、结肠小袋纤毛虫等寄生虫病的治疗。

4. 与其他抗菌药物联合,可用于某些盆腔、肠道及腹腔等手术的预防用药。

【注意事项】

1. 禁用于对硝基咪唑类药物过敏的患者。

2. 妊娠早期(3个月内)患者应避免应用。哺乳期患者用药期间应停止哺乳。

3. 本类药物可能引起粒细胞减少及周围神经炎等,神经系统基础疾患及血液病患者慎用。

4. 用药期间禁止饮酒及含酒精饮料。

5. 肝功能减退可使本类药物在肝脏代谢减慢,而导致药物在体内蓄积,因此,肝病患者应减量应用。

（十三）糖肽类

糖肽类抗生素目前应用的主要品种为万古霉素、去甲万古霉素和替考拉宁等。糖肽类抗菌药对葡萄球菌属、肠球菌属、链球菌属均显示良好的抗菌作用。万古霉素和替考拉宁对厌氧菌亦具抗菌活性,对艰难梭菌、拟杆菌属和梭杆菌属也具有一定抗菌作用。近年来耐万古霉素的肠球菌属比例有升高趋势,CHINET 2020年数据显示肠球菌属有少数耐药菌株:屎肠球菌对万古霉素和替考拉宁的敏感率分别为98.9%和98.7%,粪肠球菌敏感率高于屎肠球菌,对二者的敏感率分别为99.9%和99.8%。另外,葡萄球菌属中MRCNS有0.4%的菌株对替考拉宁耐药,其余未发现对万古霉素耐药的菌株。替考拉宁对MRCNS的作用较万古霉素略差,对金黄色葡萄球菌的抗菌活性与万古霉素相似,对肠球菌的抗菌活性强于万古霉素。

【体内过程】 糖肽类抗菌药物口服不吸收。静脉给药分布较广,血清、心包、胸膜、腹膜、腹水和滑膜液中可达有效抗菌浓度。万古霉素可透过血脑屏障,脑膜炎时可达有效抗菌浓度,蛋白结合率约55%,成人消除半衰期平均为6小时,24小时内80%~90%以原型经肾排泄.严重肾功能不全者可延长至7.5天。替考拉宁在脑脊液中浓度甚低,但是在皮肤和骨组织中浓度高,蛋白结合率为90%~95%,药物大部分以原型随尿液排泄,半衰期可达47~100小时。

【药理作用】 糖肽类药物对革兰氏阳性菌主要作用机制为抑制细菌的细胞壁合成而产生杀菌作用。

【临床应用】

1. 耐药革兰氏阳性菌所致的严重感染,包括MRSA或MRCNS、氨苄西林耐药肠球菌属及青霉素耐药肺炎链球菌所致感染;也可用于对青霉素类过敏患者的严重革兰氏阳性菌感染。替考拉宁不用于中枢神经系统感染。

2. 粒细胞缺乏症并高度怀疑革兰氏阳性菌感染的患者。

3. 万古霉素尚可用于脑膜炎败血黄杆菌感染治疗。

4. 口服万古霉素或去甲万古霉素,可用于重症或经甲硝唑治疗无效的艰难梭菌肠炎患者。

5. 万古霉素或去甲万古霉素通常不用于手术前预防用药。但在 MRSA 感染发生率高的医疗单位和 / 或一旦发生感染后果严重的情况,如某些脑部手术、心脏手术、全关节置换术,也有主张(去甲)万古霉素单剂预防用药。

6. 替考拉宁在皮肤软组织、骨关节中药物浓度较高,治疗此部位的感染具有较好疗效。

【不良反应】万古霉素快速静脉滴注可发生类过敏反应,宜减慢滴速,少见不良反应有耳肾毒性、白细胞减少。

【注意事项】

1. 替考拉宁与万古霉素可能有交叉过敏反应,故对万古霉素过敏者慎用,用万古霉素曾发生"红人综合征"者可权衡利弊使用。

2. 不宜用于外科手术前常规、中心或周围静脉导管留置术、持续腹膜透析或血液透析的预防用药;低体重新生儿感染的预防;MRSA 带菌状态的清除和肠道清洁;粒细胞缺乏伴发热患者的经验治疗;单次血培养凝固酶阴性葡萄球菌生长而不能排除污染可能者。不作为治疗假膜性肠炎的首选药物,不用于局部冲洗。

3. 本类药物具一定肾、耳毒性,用药期间应定期复查尿常规与肾功能,监测血药浓度,注意听力改变,必要时监测听力。

4. 有用药指征的肾功能不全者、老年人、新生儿、早产儿或原有肾、耳疾病患者,应根据肾功能减退程度调整剂量,同时监测血药浓度,疗程一般不超过 14 天。

5. 妊娠期患者应避免应用糖肽类药物。确有指征应用时,需进行血药浓度监测,据以调整给药方案。哺乳期患者用药期间应暂停哺乳。

6. 应避免将本类药物与各种肾毒性、耳毒性药物合用。

7. 与麻醉药合用时,可能引起血压下降。必须合用时,两药应分瓶滴注,并减缓滴注速度,注意观察血压。

(十四)噁唑烷酮类

利 奈 唑 胺

利奈唑胺为噁唑烷酮类抗菌药物,通过抑制细菌蛋白质合成发挥抗菌作用。利奈唑胺对金黄色葡萄球菌(包括 MRSA)、凝固酶阴性葡萄球菌(包括 MRCNS)、肠球菌属(包括 VRE)、肺炎链球菌(包括青霉素耐药株)、A 组溶血性链球菌、B 组链球菌、草绿色链球菌均具有良好抗菌作用。对卡他莫拉菌、流感嗜血杆菌、淋病奈瑟菌、艰难梭菌均具有抗菌作用。对支原体属、衣原体属、结核分枝杆菌、鸟分枝杆菌、巴斯德菌属和脑膜炎败血黄杆菌亦有一定抑制作用。肠杆菌科细菌、假单胞菌属和不动杆菌属等非发酵菌对该药耐药。

【体内过程】口服给药后,利奈唑胺吸收快速而完全。给药后约 1~2 小时达到血浆峰浓度,绝对生物利用度约为 100%。利奈唑胺的给药无须考虑进食时间。当利奈唑胺与高脂食物同时服用时,达峰时间从 1.5 小时延迟到 2.2 小时,峰浓度约下降 17%。利奈唑胺能快速地分布于灌注良好的组织。利奈唑胺的血浆蛋白结合率约为 31%,且具有浓度依赖性。在健康志愿者中,利奈唑胺的稳态分布容积平均为

40~50L。利奈唑胺在唾液与血浆中的比率为 1.2∶1；在汗液与血浆中的比率为 0.55∶1。利奈唑胺的主要代谢为吗啉环氧化,它可产生两个无活性的开环羧酸代谢产物:氨基乙氧基乙酸代谢物(a)和羟乙基氨基乙酸代谢物(b)。非肾脏清除率约占利奈唑胺总清除率的 65%。稳态时,约有 30% 药物以利奈唑胺的形式、40% 以代谢产物 b 的形式、10% 以代谢产物 a 的形式随尿排泄。

【药理作用】利奈唑胺是细菌蛋白质合成抑制剂,与细菌 50S 亚基上核糖体 RNA 的 23S 位点结合,从而阻止形成 70S 始动复合物。利奈唑胺不影响肽基转移酶活性,只作用于翻译系统的起始阶段,抑制 mRNA 与核糖体连接,从而抑制了细菌蛋白质的合成。

【临床应用】

1. 万古霉素耐药屎肠球菌感染,包括血流感染。

2. **医院获得性肺炎**　由 MRSA 或青霉素不敏感的肺炎链球菌引起的医院获得性肺炎。

3. **皮肤及软组织感染**　包括未并发骨髓炎的糖尿病足部感染,由 MRSA、A 组溶血性链球菌或 B 组链球菌所致者。

4. 由青霉素不敏感的肺炎链球菌所致的社区获得性肺炎,包括伴发血流感染。

【不良反应】最常见的不良反应为腹泻、头痛和恶心。其他不良反应有呕吐、失眠、便秘、皮疹、头晕、发热、口腔念珠菌病、阴道念珠菌病、真菌感染、局部腹痛、消化不良、味觉改变、舌变色、瘙痒。此外,还有骨髓抑制(包括贫血、白细胞减少、各类血细胞减少和血小板减少)、周围神经病和视神经病(有的进展至失明)、乳酸性酸中毒。

【注意事项】

1. 利奈唑胺的适应证不包括革兰氏阴性菌的治疗,如果怀疑或确认感染了革兰氏阴性菌,应立即进行针对性的治疗。

2. 在抗菌药物的分级管理中,利奈唑胺被列入特殊管理。

3. 由于在治疗导管相关性感染的严重病例研究试验中,利奈唑胺组的死亡率与对照组相当或更高,因此利奈唑胺没有被批准用于导管相关性血流感染、导管接触部位感染。

4. 对使用利奈唑胺的患者应每周进行全血细胞计数检查。对发生骨髓抑制或骨髓抑制发生恶化的患者应考虑停用利奈唑胺。

5. 几乎所有抗菌药物包括利奈唑胺,均有假膜性结肠炎的报道。因此对于使用任何抗菌药物后出现腹泻的患者,诊断时要考虑是否是假膜性结肠炎。

6. 如患者出现视力损害的症状时,如视敏度改变、色觉改变、视物模糊或视野缺损,应及时进行眼科检查,以判断是否继续用药。

7. 使用利奈唑胺过程中,有乳酸性酸中毒的报道。患者在接受利奈唑胺治疗时如发生反复恶心或呕吐、有不明原因的酸中毒或低碳酸血症,需要立即进行临床检查。

磷酸特地唑胺(tedizolid phosphate)

磷酸特地唑胺是第二代噁唑烷酮类抗生素,口服或静脉给药后,通过磷酸酯酶转化成活性抗菌成分特地唑胺。

【体内过程】口服 3 小时后血药浓度达到最高峰,生物利用度 91%,半衰期可达 12 小时。磷酸特地唑胺血浆蛋白结合率为 70%~90%,特地唑胺在体内主要经肠道粪便排泄,无肝肠循环。

【药理作用】特地唑胺通过与细菌核糖体 50S 亚基结合,抑制细菌蛋白质的合成,发挥抗菌作用,与其他类别的抗生素之间不易产生交叉耐药。与利奈唑胺相比,具有更长的半衰期。

【临床应用】用于严重革兰氏阳性菌皮肤软组织感染的治疗。

【不良反应】常见不良反应包括恶心、呕吐、腹泻、恶心、头晕。此外还有贫血、心动过速、视物模糊、口腔念珠菌病、结肠炎、白细胞减少、外阴阴道霉菌感染、感觉异常、高血压和荨麻疹等,发生率较低。

【注意事项】孕妇禁用。

（十五）其他类抗菌药物

Bezlotoxumab

Bezlotoxumab 是一种人源单克隆抗体药物,可以中和艰难梭菌毒素 B。

【体内过程】群体药动学分析发现 Bezlotoxumab 的清除率为 0.317L/d,分布容积为 7.33L,消除半衰期约为 19 天。Bezlotoxumab 的清除率随体重增加而增加,通过降解代谢被消除。

【药理作用】Bezlotoxumab 本身不具有抗菌活性,通过结合艰难梭菌毒素 B 中和其效应。

【临床应用】可以用于 18 岁或以上接受艰难梭菌感染(CDI)抗菌药物治疗,并有高危复发风险的患者。

【不良反应】恶心、发热和头痛

【注意事项】心力衰竭患者使用本品应权衡利弊。

达 托 霉 素

达托霉素是自链霉菌发酵液中提取得到一种全新结构的环脂肽类抗生素,该抗生素不仅具有新颖的化学结构,而且作用模式也与任何一个已获批准的抗生素都不同。

【体内过程】达托霉素在血液中基本以非代谢的原药形式存在,血浆蛋白结合率为 90%~93%,肾脏为主要的代谢器官,78% 左右的达托霉素从尿中排出体外,在尿中存在达托霉素的代谢产物,达托霉素在体内的分布情况尚不完全清楚。败血症和心内膜炎患者每隔 12 小时静脉注射达托霉素 3mg/kg,与健康志愿者相比,血峰浓度(C_{max})平均为 35.45μg/ml,比健康人偏低,稳态分布容积(V_{ss}=0.21L/kg)增大,而且清除率也提高了 22%。

【药理作用】本品仅对革兰氏阳性菌敏感,如对糖肽类敏感的葡萄球菌、对甲氧西林耐药的肠球菌、对甲氧西林敏感和耐药的金黄色葡萄球菌、凝固酶阴性葡萄球菌、对耐药的金黄色葡萄球菌和表皮葡萄球菌、对青霉素敏感和耐药的肺炎链球菌、草绿色链球菌、化脓性链球菌、无乳链球菌、C 族和 G 族链球菌、嗜酸性乳酸杆菌、嗜酪蛋白乳酸杆菌鼠李糖亚种、万古霉素敏感和耐药的粪肠球菌。本品对单核细胞增多性李斯特杆菌的效果相对较差,对于革兰氏阴性病原体基本无效。通过扰乱细菌胞膜对氨基酸的转运,阻碍细菌细胞壁肽聚糖和胞壁酸酯的生物合成,改变细胞膜电位,破坏细菌的细胞膜,使其内容物外泄等多方面作用破坏细菌细胞膜的功能,达到抗菌的作用。

【临床应用】 用于治疗由一些革兰氏阳性敏感菌株引起的并发性皮肤及皮肤结构感染,如脓肿、手术切口感染和皮肤溃疡。

【不良反应】

1. **心血管系统** 可出现低血压、高血压、水肿、心力衰竭和室上性心律失常等不良反应。

2. **中枢神经系统** 主要表现为头昏、头痛、失眠、焦虑、意识错乱、眩晕和感觉异常。

3. **代谢／内分泌系统** 可引发低血钾、高血糖、低血镁、血清碳酸盐增加和电解质紊乱。

4. **呼吸系统** 表现为呼吸困难。

5. **肌肉骨骼系统** 可发生肢体痛、关节痛、肌痛、肌痉挛、肌无力和骨髓炎。

6. **肾脏** 可导致肾衰竭。

7. **肝脏** 可导致肝功能异常,如碱性磷酸酶和乳酸脱氢酶升高以及黄疸。

8. **胃肠道** 表现为恶心、呕吐、腹泻、便秘、消化不良、腹痛、食欲下降、口腔炎和腹胀。

9. **血液** 可发生贫血、白细胞增多、血小板减少(或增多)、嗜酸细胞增多和国际标准化比值升高。

10. **皮肤** 可发生皮疹、瘙痒和湿疹。

11. **其他** 可有注射部位反应、发烧和过敏反应。

【注意事项】

1. 有肌肉骨骼病史者,使用本品有恶化的可能,应慎用。

2. 肾脏损害者慎用。

3. 本品是否通过乳汁排泄尚不清楚,哺乳期妇女慎用。

4. 18岁以下患者,尚未确定本品的安全性和有效性。

5. 应将本品稀释于0.9%的氯化钠注射液中,静脉给药时间应持续30分钟。

6. 本品组织穿透性弱,可能对深层感染疗效不佳(如心内膜炎、骨感染),即使高剂量也如此(如6mg/kg)。

7. 用药前后及用药时应当定期进行血常规、肾功能、血生化、肌酸磷酸激酶项目检查。

三、抗菌药物的合理应用原则

(一)诊断为细菌性感染者方有指征应用抗菌药物

根据患者的症状、体征、实验室检查或放射、超声等影像学结果,诊断为细菌、真菌感染者方有指征应用抗菌药物;由结核分枝杆菌、非结核分枝杆菌、支原体、衣原体、螺旋体、立克次体及部分原虫等病原微生物所致的感染,亦有指征应用抗菌药物。缺乏细菌及上述病原微生物感染的临床或实验室证据,诊断不能成立者,以及病毒性感染者,均无应用抗菌药物指征。

(二)尽早查明感染病原,并根据药物敏感试验结果选用抗菌药物

抗菌药物品种的选用,原则上应根据病原菌种类及病原菌对抗菌药物敏感性,即细菌药物敏感试验(以下简称药敏试验)的结果而定。因此,有条件的医疗机构,对临床诊断为细菌性感染的患者,应在开始抗菌治疗前,及时留取相应合格标本(尤其血液等无菌部位标本),送病原学检测,以尽早明确病原菌和药敏结果,并据此调整抗菌药物治疗方案。

（三）抗菌药物的经验治疗

对于临床诊断为细菌性感染的患者，在未获知细菌培养及药敏结果前，或无法获取培养标本时，可根据患者的感染部位、基础疾病、发病情况、发病场所、既往抗菌药物用药史及其治疗反应等推测可能的病原体，并结合当地细菌耐药性监测数据，先给予抗菌药物经验治疗。待获知病原学检测及药敏结果后，结合先前的治疗反应调整用药方案；对培养结果阴性的患者，应根据经验治疗的效果和患者情况采取进一步诊疗措施。

（四）按照药物的抗菌作用及其体内过程特点选择用药

各种抗菌药物的药效学和人体药动学特点不同，因此，各有不同的临床适应证。临床医师应根据各种抗菌药物的药学特点，按临床适应证正确选用抗菌药物。

（五）综合患者病情、病原菌种类及抗菌药物特点制订抗菌治疗方案

根据病原菌、感染部位、感染严重程度和患者的生理、病理情况及抗菌药物药效学和药动学证据，制订抗菌治疗方案，包括抗菌药物的选用品种、剂量、给药次数、给药途径、疗程及联合用药等。在制订治疗方案时应遵循下列原则。

1. **品种选择**　根据病原菌种类及药敏试验结果，尽可能选择针对性强、窄谱、安全、价格适当的抗菌药物。进行经验治疗者可根据可能的病原菌及当地耐药状况选用抗菌药物。

2. **给药剂量**　一般按各种抗菌药物的治疗剂量范围给药。治疗重症感染（如血流感染、感染性心内膜炎等）和抗菌药物不易达到的部位感染（如中枢神经系统感染等），抗菌药物剂量宜较大（治疗剂量范围高限）；而治疗单纯性下尿路感染时，由于多数药物尿药浓度远高于血药浓度，则可应用较小剂量（治疗剂量范围低限）。

3. **给药途径**　对于轻、中度感染的大多数患者，应予口服治疗，选取口服吸收良好的抗菌药物品种，不必采用静脉或肌内注射给药。仅在下列情况下可先予以注射给药：不能口服或不能耐受口服给药的患者（如吞咽困难者）；患者存在明显可能影响口服药物吸收的情况（如呕吐、严重腹泻、胃肠道病变或肠道吸收功能障碍等）；所选药物有合适抗菌谱，但无口服剂型；需在感染组织或体液中迅速达到高药物浓度以达杀菌作用者（如感染性心内膜炎、化脓性脑膜炎等）；感染严重、病情进展迅速，需给予紧急治疗的情况（如血流感染、重症肺炎患者等）；患者对口服治疗的依从性差。肌内注射给药时难以使用较大剂量，其吸收也受药动学等众多因素影响，因此，只适用于不能口服给药的轻、中度感染者，不宜用于重症感染者。接受注射用药的感染患者经初始注射治疗病情好转并能口服时，应及早转为口服给药。

尽量避免抗菌药物的局部应用，皮肤黏膜局部应用抗菌药物后，很少被吸收，在感染部位不能达到有效浓度，反而易导致耐药菌产生，因此，治疗全身性感染或脏器感染时应避免局部应用抗菌药物。抗菌药物的局部应用只限于少数情况：全身给药后在感染部位难以达到有效治疗浓度时，加用局部给药作为辅助治疗（如治疗中枢神经系统感染时某些药物可同时鞘内给药，包裹性厚壁脓肿脓腔内注入抗菌药物等）；眼部及耳部感染的局部用药等；某些皮肤表层及口腔、阴道等黏膜表面的感染可采用抗菌药物局部应用或外用，但应避免将主要供全身应用的品种作局部用药。局部用药宜采用刺激性小、不易吸收、不易导致耐药性和过敏反应的抗菌药物。青霉素类、头孢菌素类等较易产生过敏反应的药物不可局部应用。氨基糖苷类等耳毒性药物不可局部滴耳。

4. 给药次数 为保证药物在体内能发挥最大药效,杀灭感染灶病原菌,应根据药动学和药效学相结合的原则给药。青霉素类、头孢菌素类和其他 β- 内酰胺类、红霉素、克林霉素等时间依赖性抗菌药,应一日多次给药。氟喹诺酮类和氨基糖苷类等浓度依赖性抗菌药可一日给药一次。

5. 疗程 抗菌药物疗程因感染不同而异,一般宜用至体温正常、症状消退后 72~96 小时,有局部病灶者需用药至感染灶控制或完全消散。但血流感染、感染性心内膜炎、化脓性脑膜炎、伤寒、布鲁氏菌病、骨髓炎、B 组链球菌咽炎和扁桃体炎、侵袭性真菌病、结核病等需较长的疗程方能彻底治愈,并减少或防止复发。

6. 抗菌药物的联合应用 单一药物可有效治疗的感染不需联合用药,仅在下列情况时有指征联合用药:病原菌尚未查明的严重感染,包括免疫缺陷者的严重感染;单一抗菌药物不能控制的严重感染;需氧菌及厌氧菌混合感染;2 种及 2 种以上复数菌感染;多重耐药菌或泛耐药菌感染;需长疗程治疗,但病原菌易对某些抗菌药物产生耐药性的感染,如某些侵袭性真菌病;或病原菌含有不同生长特点的菌群,需要应用不同抗菌机制的药物联合使用,如结核和非结核分枝杆菌;毒性较大的抗菌药物,联合用药时剂量可适当减少,但需有临床资料证明其同样有效。如两性霉素 B 与氟胞嘧啶联合治疗隐球菌脑膜炎时,前者剂量可适当减少,以减少其毒性反应。

联合用药时宜选用具有协同或相加作用的药物联合,如青霉素类、头孢菌素类或其他 β- 内酰胺类与氨基糖苷类联合。联合用药通常采用 2 种药物联合,3 种及 3 种以上药物联合仅适用于个别情况,如结核病的治疗。此外必须注意联合用药后药物不良反应亦可能增多。

第三节　抗菌药物研发史、耐药性研究进展和研发展望

一、抗菌药物研发史

1867 年,李斯特把苯酚作为杀菌剂,来防止感染。虽然苯酚用于室内和手术器械杀毒上效果不错,可是它对于皮肤以及身体器官依旧具有腐蚀性。后来改用了更加温和的硼酸来进行手术器械的消毒,手术死亡率得到了急剧下降。

20 世纪 30 年代,美国医学会就推荐醇类作为化学消毒试剂,手术消毒情况有了进一步改善。

1928 年,英国微生物学家亚历山大·弗莱明偶然发现青霉菌产生抗葡萄球菌的生长现象。直到二次世界大战前期的 1937 年,牛津大学的 Florey、Chain 和 Heatley 组成的团队经过 3 年多的努力,首次成功提取获得青霉素样品,并证明注射青霉素可以治愈化脓性链球菌感染的小鼠,继而利用青霉素治疗细菌感染的患者。

在青霉素发现之后不过数年,德国的研究人员便在实验室中成功合成出世界上第一个磺胺类抗菌药"百浪多息",且上市时间比青霉素还早十几年。

1943 年,研究者从灰色链霉菌中分离得到链霉素。该药物可以杀灭革兰氏阴性菌,和针对革兰氏阳性菌的青霉素相辅相成。

1948 年,头孢菌素从头孢菌中分离得到,辉瑞公司从土壤样品中分离得到四环素。

1950 年,科学家分离得到万古霉素。

1970 年,科学家又从菲律宾的土壤中分离得到红霉素。与此同时,化学合成的抗菌药物也被推向了新的高度,对氨基水杨酸、异烟肼、喹诺酮等相继问世。

20 世纪 40 至 60 年代,世界抗菌药物产业进入全盛时期。据统计,这一时期各国药物研究人员共计开发上市了 14 大类、上百个抗菌药物(表 32-1)。尽管在青霉素上市后的几十年时间里不少细菌对其产生了耐药性,但随后接踵而至的新型抗菌药物很快就弥补了临床治疗上的空白,故当时医生们并不觉得对付耐药细菌有什么困难。但进入 20 世纪 70 年代,新型抗菌药物的上市速度明显放慢,面对细菌耐药问题,很多临床医生都束手无策。

表 32-1　抗菌药物研发历史

年代	开发上市的新型类别抗菌药物
1930—1939 年	主要是磺胺类药物
1940—1949 年	β- 内酰胺类和氨基糖苷类抗生素
1950—1959 年	氯霉素、四环素类抗生素、糖肽类抗生素、环丝氨酸、林可霉素类抗生素、大环内酯类抗生素、多肽类抗生素、利福霉素类抗生素和甲硝唑等
1960—1969 年	喹诺酮类药物、甲氧苄啶等
1970—1979 年	无
1980—1989 年	莫匹罗星(外用抗菌药)
1990—1999 年	氟喹诺酮类药物、碳青霉烯类抗生素和四环素衍生物
2000—2009 年	链阳菌素类抗生素、噁唑烷酮类抗生素、达托霉素、短侧耳菌素(仅供外用)
2010—2018 年	噁唑烷酮类、环脂肽类、截短侧耳素类、台勾霉素类、二芳基喹啉类、二氮杂二环辛烷类、单克隆抗体

近年来,抗菌药物耐药性问题引起了医疗界和制药界的广泛关注。2000 年以来,一共有 34 个新化学实体的抗菌药物和 3 个 β- 内酰胺类内酰胺酶抑制剂的复方抗菌药物投放市场。新上市的抗菌药中有 6 个新结构类别,分别为:2000 年上市的噁唑烷酮类利奈唑胺、2003 年上市的环脂肽类达托霉素、2007 年上市的截短侧耳素类瑞塔帕林、2011 年上市的台勾霉素类非达霉素、二芳基喹啉类贝达喹啉以及 2015 年上市的二氮杂二环辛烷类 β- 内酰胺酶抑制剂阿维巴坦;2014、2015 和 2017 年,头孢洛扎 /三唑巴坦、头孢他啶 / 阿维巴坦和 vaborbactam/ 美罗培南分别在美国上市用于革兰氏阳性菌的感染。FDA 在 2015 年批准了 Emergent BioDefense Operations 公司的一款疫苗产品 BioThrax 与特定抗生素疗法联用,用于疑似或确诊炭疽暴露后的炭疽热预防。2016 年 FDA 分别批准了 Elusys Therapeutics 公司的单克隆抗体 Anthim(obiltoxaximab)注射液与特定抗生素联用,用于治疗吸入性炭疽感染,在不适合替代疗法时预防吸入性炭疽热;以及批准了默沙东公司的单克隆抗体 Zinplava(bezlotoxumab),其作用不是直接杀菌,而是中和艰难梭菌毒素 B,治疗该毒素引起的腹泻。新上市的药物在治疗耐药菌感染方面发挥了重要的作用。

二、抗菌药物耐药性研究进展

(一)抗菌药物耐药性概述

抗菌药物耐药性,又称抗药性,系指细菌对于抗菌药物作用的耐受性,耐药性一旦产生,药物的化疗作用就明显下降。耐药性根据其发生原因可分为获得耐药性和天然耐药性。目前,研究认为耐药基因的产生和来源主要有 3 种途径:①天然存在,由于某些原因微生物在自身进化过程中产生碱基错配,出现一些耐药个体;②抗生素压力选择,指细菌为生存和繁殖,通过基因突变和自身代谢调节而产生适应环境的群体;③来源于耐药基因通过可移动基因元件(如质粒、转座子、整合子等)在细菌间的转移,这也是目前认为产生耐药致病菌的主要途径。细菌的某一株因存在天然耐药性,当长期应用某类抗生素时,占多数的敏感菌株不断被杀灭,耐药菌株就大量繁殖,代替敏感菌株,而使细菌对该种药物的耐药率不断升高。因此,不论是获得耐药性,还是天然耐药性都是抗菌药物研究所要解决的问题。

随着 1940 年青霉素应用于临床,7 年之后,便发现耐青霉素的金黄色葡萄球菌。1964 年庆大霉素投入使用后,第 4 年即出现耐庆大霉素铜绿假单胞菌。1968 年耐甲氧西林金黄色葡萄球菌出现,此时甲氧西林上市 8 年。抗菌药物耐药性的出现,不光是在治疗人类细菌感染性疾病过程中出现,更重要的原因是抗菌药物大量应用于畜牧业。抗菌药物大量应用于畜牧业之后,导致环境中各类抗菌药物含量急剧升高,自然环境中抗生素的高水平暴露导致更多的耐药细菌被选择下来。在 20 世纪 50 年代,四环素混入饲料并被广泛使用,之后不久,就有耐四环素大肠埃希菌及沙门菌的出现,在兽医上安普霉素使用不到 2 年就出现了耐药大肠埃希菌及沙门菌。

(二)细菌耐药机制

细菌通过基因突变和获得耐药基因而使其发生某些性质改变,从而保证其在药物作用下仍然能够生存。细菌的耐药机制主要包括:产生灭活酶、改变抗菌药物作用靶位、改变细菌外膜通透性、主动外排系统等。

1. 产生灭活酶或钝化酶 灭活酶是细菌对 β- 内酰胺类、氨基糖苷类、氯霉素类、头孢菌素类及青霉素类抗生素产生耐药性的主导机制。灭活酶中最主要的是 β- 内酰胺酶,可水解 β- 内酰胺环的酰胺键,使得 β- 内酰胺类抗菌药作用消失。细菌对氨基糖苷类药物耐药的主要机制是产生了氨基糖苷类抗生素钝化酶,其可以将腺苷酰基、磷酰基和乙酰基连接到氨基糖苷类药物的氨基或羟基上,使氨基糖苷类药物的结构改变而失去抗菌活性。此外还有其他酶类如细菌可产生氯霉素乙酰转移酶灭活氯霉素;产生酯酶灭活大环内酯类抗生素;金黄色葡萄球菌产生核苷转移酶灭活林可霉素等。

2. 抗菌药物作用靶位改变 细菌可以通过以下方式改变靶位:

(1)由于改变了细胞内膜上与抗生素结合部位的靶蛋白结构(例如靶蛋白结构突变),降低与抗生素的亲和力,使抗生素不能与其结合,导致抗菌作用降低。如肺炎链球菌对青霉素的高度耐药就是通过此机制产生的。

(2)细菌与抗生素接触之后产生一种新的、原来敏感菌没有的靶蛋白,使抗生素不能与新的靶蛋白结合,产生高度耐药。如耐甲氧西林金黄色葡萄球菌(MRSA)通过携带 *meca* 基因,比敏感金黄色葡萄球菌的青霉素结合蛋白组成多编码生成一个青霉素结合蛋白 2a(PBP2a),与 β- 内酰胺类抗生素的亲和力极低,从而产生高度耐药。

(3)靶蛋白数量的增加,即使药物存在时仍有足够量的靶蛋白可以维持细菌的正常功能和形态,导致细菌继续生长、繁殖,从而对抗菌药物产生耐药。如肠球菌对 β- 内酰胺类的耐药性则是既产生 β- 内酰胺酶又增加青霉素结合蛋白的量,同时降低青霉素结合蛋白与抗生素的亲和力,形成多重耐药机制。

3. 改变细菌外膜通透性 很多广谱抗菌药都对铜绿假单胞菌无效或作用很弱,主要是抗菌药物不能进入铜绿假单胞菌菌体内,故产生天然耐药。细菌接触抗生素后,可以通过改变通道蛋白(porin)的性质和数量来降低细菌的膜通透性而产生获得性耐药。正常情况下,细菌外膜的通道蛋白以 OmpF 和 OmpC 组成非特异性跨膜通道,允许抗生素等药物分子进入菌体,当细菌多次接触抗生素后,菌株发生突变,产生 OmpF 蛋白的结构基因失活而发生障碍,引起 OmpF 通道蛋白丢失,导致 β- 内酰胺类、喹诺酮类等药物进入菌体内减少。在铜绿假单胞菌还存在特异的亚胺培南转运体 OprD2 蛋白通道,该通道允许亚胺培南通过而进入菌体,而当该蛋白通道丢失时,同样产生特异性耐药。

4. 影响主动流出系统 某些细菌能将进入菌体的药物泵出体外,这种泵因需要能量,故称主动流出系统(active efflux system)。由于这种主动流出系统的存在及它对抗菌药物选择性的特点,使大肠埃希菌、金黄色葡萄球菌、表皮葡萄球菌、铜绿假单胞菌、空肠弯曲杆菌对四环素、喹诺酮类、大环内酯类、氯霉素、β- 内酰胺类产生多重耐药。细菌的流出系统由蛋白质组成,主要为膜蛋白。

(三)细菌耐药机制与药物选择

迄今,耐药菌株感染事件发生率在临床逐年增加,给抗感染治疗带来了极大的问题。通过细菌学检查,判断其耐药机制,可有针对性地选择有效的抗菌药物。

1. 产超广谱 β- 内酰胺酶(ESBL)菌株 ESBL 能水解青霉素类、广谱头孢菌素和氨曲南,可根据药敏试验结果选择加酶抑制剂的复方制剂、氨基糖苷类和碳青霉烯类等。

2. 产 AmpC 酶的菌株 AmpC 酶是肠杆菌科细菌和铜绿假单胞菌由染色体或质粒介导产生的一类 β- 内酰胺酶,可水解头霉素类抗菌药物,酶抑制剂克拉维酸或他唑巴坦对其活性无抑制作用。可根据药敏试验结果选择碳青霉稀类、第四代头孢菌素、氨基糖甘类和喹诺酮类抗菌药物等。

3. 产碳青霉烯酶的菌株 碳青霉烯酶的水解谱在 ESBL 和 AmpC 酶的基础上进一步增强,可水解碳青霉烯类抗菌药物如亚胺培南或美罗培南,且其活性不被酶抑制剂克拉维酸或他唑巴坦所抑制。产碳青霉烯酶的菌株往往表现出泛耐药特征,治疗可选抗菌药物较少。可根据药敏试验结果选择氨基糖苷类、喹诺酮类抗菌药物、磺胺类、替加环素或多黏菌素等。

4. 青霉素结合蛋白改变菌株 金黄色葡萄球菌中的 *meca* 基因可编码青霉素结合蛋白 PBP2a,该蛋白与药物的亲和力显著减低,对绝大多数的 β- 内酰胺类抗菌药物耐药。可根据药敏试验结果选用糖肽类、利奈唑烷、达托霉素、磺胺类、氟喹诺酮类、利福平和磷霉素等抗菌药物。

5. 产氨基糖苷类钝化酶的菌株 近年来质粒介导的氨基糖苷类钝化酶不断被发现,如 rmtA、rmtB 和 rmtC 等。产酶株对阿米卡星和庆大霉素等高度耐药,因此选用时应将氨基糖苷类药物除外。

6. 携有万古霉素耐药基因菌株 目前在肠球菌中已发现 9 种万古霉素耐药基因,基因不同,对万古霉素和替考拉宁的耐药表型不同。如 *vana* 或 *vand* 基因菌株对万古霉素和替考拉宁均表现耐药;而 *vanb* 或 *vanc* 基因菌株仅对万古霉素耐药,对替考拉宁敏感。

三、抗菌药物研发展望

随着细菌耐药率和耐药程度逐年加重,耐药谱不断扩大,多重耐药和交叉耐药的菌株不断增多。目前抗菌药物的临床使用受到了极大挑战,因此对新型抗菌药物的研发非常关键。

1. **基于阻断细菌侵袭因子的抗菌药物研发** 细菌感染机体的典型过程包括:细菌利用鞭毛和纤毛黏附于宿主细胞,然后分泌群体感应信号以募集大量细菌的聚集,进而分泌有害毒力因子,如毒素和降解细胞的酶。基于阻断细菌侵袭(毒力)因子原理,近年来科学家发现了一些非常有效的小分子化合物可通过抑制细菌侵袭因子发挥抗菌活性。葡萄球菌黄素是由金黄色葡萄球菌产生的一种能够促进抵御活性氧和中性粒细胞杀灭细菌的物质,是细菌感染机体的毒力因子。葡萄球菌黄素的生物合成过程与人体内胆固醇的合成相似,其共同前体为法尼基二磷酸。研究者发现 BPH-652、萘替芬能够抑制法尼基二磷酸到前角鲨烯合成酶 CrtM,有效阻断葡萄球菌黄素的合成,发挥很好的抗菌活性。

2. **基于抗体—抗菌药物偶联策略的新药发现** 常规的 MIC 所表征的是抗菌药物抑制游离细菌的能力,而一旦细菌进入宿主细胞,其 MIC 大幅上升。有研究表明,进入宿主细胞的细菌能够获得对抗生素的抵御能力:如万古霉素、达托霉素、利奈唑胺和利福霉素的 MIC 分别为 1、4、0.3 和 0.004μg/ml,而对小鼠巨噬细胞内的 MIC 分别大于 100、大于 100、大于 20 和 50μg/ml。因此,需要有足够多的抗菌药物分子进入宿主细胞,才能达到完全控制感染的效果。抗体—抗菌药物偶联分子能够达到这样的效果。这种抗体偶联药物已经在抗肿瘤治疗中得到了应用,另外还有多种药物正在进行临床和临床前研究。Mariathasan 等设计了一种针对金黄色葡萄球菌的抗体并偶联万古霉素,该药物能够使抗生素分子仅仅在溶酶体蛋白水解酶的环境下释放,以保证其能够进入感染细菌的细胞。实验证实其抗感染效果明显优于单独的万古霉素给药,且证明了宿主细胞内的细菌是导致侵袭性感染的重要因素。

3. **纳米技术与抗菌药物** 纳米技术的应用范围非常广泛,很多种类的金属及其氧化物被用于抗菌活性的研究,如 Au、Ag、TiO_2、CuO、Fe304 和 ZnO 等。这些纳米金属物质具有广泛的抗菌机制,如扰乱细菌细胞膜、扰乱嘌呤的代谢、破坏蛋白和 DNA、破坏呼吸链、诱导氧化压力和自由基的产生、致突变,以及干扰 DNA 复制等。此外,采用纳米材料装载抗菌药物,可以提高抗菌药物的生物利用度和抗菌药物的作用效果。该类材料已应用于隐形眼镜、涂层支架、整形外科植入物、口罩和皮肤消毒等。尽管这些纳米金属物质进入体内后的毒性和一些不可预测的不良反应有待进一步研究,但其依然具有潜在的开发价值。

4. **基于特异性筛选模型的新药发现** 尽管至今为止临床使用的所有微生物来源的抗生素及其先导化合物都是通过传统的全细胞筛选技术获得的,但其存在着三个明显的不足:一是随着越来越多的代谢产物被分离,许多在天然产物样品中含量非常低的抗生素无法被探测到;二是许多已知的抗生素类物质频繁出现于被研究过的微生物发酵产物中,极大地干扰了新抗生素的发现;三是不能排除所筛选获得的物质是细胞毒作用还是靶标作用所致,即特异性差和敏感性低。因此,近年来各种新的特异性筛选模型被用来发现微生物代谢产物中的新抗菌物质,如基于基因沉默技术的超敏全细胞抗生素筛选模型、多点抗性排除已知抗生素的全细胞筛选模型,以及基于基因敲除技术的增效剂筛选模型等。但是,尽管基于分子靶标的体外筛选方法对小分子化合物的筛选起重要作用,但也存在两方面不足:一是由于微生物代谢产物的复杂性导致产生假阳性或假阴性;二是难以辨别药物进入细胞的可能性。

5. 合成生物学与新型抗生素的发现 抗生素组合生物合成可以理解为对已有"部件"进行"重构"的一种"简单"的合成生物学,其基本原理是在掌握了某个天然产物的生物合成机制后,进行定向的和"自由"组合的操作,使其产生结构多样的新型"非天然"杂合天然产物。例如,Kaznessis 等对一株人体益生菌乳酸球菌进行了"新部件的建造":在乳酸球菌中装载肠球菌的信息素 cCF10 质粒,用于探测具有致病性的粪肠球菌,以及装载 3 种具有很强抗菌作用的细菌素。其在体外不仅能够灵敏地探测到粪肠球菌和屎肠球菌,且能够有效地抑制乳酸球菌周围的这两种病原菌。

6. 基因挖掘与新抗生素的发现 早在 20 世纪末,科学家就提出了"一株菌多种刺激代谢产物"的理论,这揭示了天然化合物的多样性,表明通过环境和培养条件的改变,某一菌株可产出多样的天然产物。但是,由于难以深入洞悉这些菌株的生理生态特性,因此其潜在的活性代谢产物往往在实验室条件下难以被发现;而传统的新化合物发现大都是以生物活性为导向的开发策略,这种方式易导致已存在化合物的重复发现,事倍功半。DNA 测序技术的突飞猛进,使得基因组挖掘具有更加快速和低成本的优势,以及提高了发现新型抗生素的可能性。随着不断增长的大量基因组数据的获得,人们可以清楚地认识到现在已经被鉴定和分离的化合物仅仅是冰山一角,仍然有大量的天然产物资源等待挖掘。

7. 新的化学合成思路与新抗菌药物发现 起因于染料研究的第一个磺胺类药物的发现和应用,引领着"半合成"和"全合成"抗菌药物的发现和发展。至今为止,几乎随着每一种新结构类别的微生物来源的抗生素被发现,很快就会形成相应的"产品树"。但是,基于天然产物可被化学修饰的位点非常有限,因而导致难以得到结构多样性衍生物。因此,从合成的角度出发,需要对这些已知的抗生素分子进行化学"重构",以发现更多的结构多样性衍生物。

8. 基于 CRISPR-Cas 系统的抗菌"基因疗法" CRISPR-Cas 是近年刚刚发展起来的基因编辑技术。2014 年,研究人员发现利用 CRISPR-Cas 系统能够序列特异性和可定量地将不同细菌的株和种从混杂细菌群体中去除,这用传统的抗菌药物、噬菌体、选择性标志物,以及通过定制生长方式等都是不可能达到的。但是这种方法在体内的传递过程还无法有效解决,一旦解决传递效率问题将很有可能成为新一代抗菌"基因疗法"。

第四节 抗菌药物常用疾病模型和研究方法

一、抗菌药物的体内抗菌效果评价的疾病模型

在动物模型中,可评价抗菌药物治疗某些已经明确感染的潜在应用价值,这些模型可用于探索联合治疗的优缺点、药效学问题(如 PAE)、药物穿透进入的感染部位、预防的时间选择、网状内皮系统对病原体的清除作用以及细胞内杀菌作用。目前,已建立的动物细菌感染模型主要包括全身感染模型和局部

细菌感染模型,其中公认的一些局部细菌感染模型包括感染性心内膜炎、脑膜炎、肺部细菌感染、泌尿系统感染等。

(一) 细菌全身感染模型

机体与病原菌相互作用中,由于机体的免疫功能薄弱,不能将病原菌控制于局部,以致病原菌及其毒素向周围扩散,经淋巴道或直接侵入血流,引起全身感染。细菌引起的全身性感染性疾病包括:菌血症、毒血症、败血症、脓毒血症、内毒素血症等。多种模式动物均可以用作全身性感染性疾病模型,如大小鼠、兔等。

建立单一细菌全身性感染性模型时,可将细菌悬液通过血液或腹腔直接注射入动物体内,所选菌株一般为金黄色葡萄球菌、肺炎链球菌、肺炎克雷伯菌和大肠埃希菌。对感染力不强的菌株,单次血液注射可能难以造模成功。如建立兔大肠埃希菌全身性感染性模型时,应从耳缘静脉连续多天多次注射菌液。腹腔注射细菌悬液较为简单,大、小鼠单次腹腔注射细菌悬液即可造模成功。细菌全身性感染性模型可以用动物的体重、存活率、血液及各组织细菌定植数量、组织病理改变为指标来评价抗菌药物疗效。

脓毒症是一种由细菌全身性感染引起的临床综合征,可导致全身炎症反应,病死率较高。以啮齿类动物腹腔感染多种细菌的方法构建该类模型,其感染方式主要包括腹腔注射粪便悬液、盲肠穿刺结扎(CLP)、腹腔持续置管引流(CASP)。以上模型均模拟多种细菌感染,其中粪便悬液腹腔注入方法相对简单,而 CLP 则按预先设计好的严重程度结扎不同位置的盲肠,然后刺穿结扎部位至盲肠盲端,并将盲肠回纳,缝合腹腔。CLP 脓毒症模型被认为是研究脓毒症潜在机制的理想模型,其主要优点是能够诱导产生不同严重程度的脓毒症。脓毒症的严重程度与盲肠结扎长度、穿孔针的大小和穿孔数量等有关。CASP 方法是通过将一固定管径支架植入鼠的升结肠壁,使肠腔与腹腔相通,持续感染形成腹膜炎导致脓毒症和器官衰竭,最终导致死亡。这种病理变化与临床上肠瘘的病理变化过程相仿,腹腔内有肠内容物漏出但基本观察不到明显的缺血坏死灶。脓毒症造模成功后动物会出现发热,心率、呼吸频率明显加快,口鼻腔分泌物增多,精神萎靡,嗜睡,蜷缩,竖毛,少动,拒食或少食,眼角出现分泌物等症状,血细菌培养为阳性。

(二) 肺部感染动物模型

哺乳类动物因其与人类接近的解剖结构和生理特点而被广泛应用于肺炎模型建立。不同种类的啮齿类动物及家兔被应用于铜绿假单胞菌研究,其中以啮齿类动物居多。肺部细菌感染以铜绿假单胞菌和肺炎链球菌为致病菌,铜绿假单胞菌感染一般选择 BALB/c、C57BL/6、C3H/HeN 近交品系小鼠或 Wistar、Sprague-Dawley 远交品系大鼠最为常见。最常见方式为鼻内接种,即麻醉后直立实验动物,吸取细菌悬浮液滴于小鼠的一侧或两侧鼻孔,细菌悬浮液体积为 5~50μl 不等,菌液体积较少,可能导致滞留于上呼吸道,而增加菌液体积又可能导致实验动物窒息死亡。

除了鼻滴,还可以选择气道内接种,直接将细菌菌液滴入下呼吸道,保证进入下呼吸道的菌液体积,避免菌液被上呼吸道清除及滴入食管的可能。主要有两种方式:一种方式为切开颈部皮肤,暴露上段气管,用 24G 的 Y 型静脉留置针经气管插管,拔出针芯,导管完全进入气管后,由留置针帽端处注入菌液,该方法多用于大鼠。另一种方式为经口气管插管进行气道内接种,用带胶管的气管插管针从口腔插入气管,可辅助使用耳内镜进行可视操作,检查见有气体从胶管中喷出则证明气管插管成功。该法操作方便,创伤少,外科并发症少而应用较广。培养的细菌悬浮液需进行计数,并稀释成不同浓度,接种至动物体内,观察接种后的体温、心率、氧合指数、死亡率等,并确定其细菌的LD_{50}。肺炎链球菌肺部感染可以使用小鼠或家兔作为模型动物,家兔肺炎链球菌接种方式也可使用气管插管接种,正式实验前,应确定接种的细菌量。以体温、心率、白细胞计数、氧合指数、肺部病理切片观察、部分肺组织匀浆微生物培养等指标评价细菌性肺炎抗菌药物的疗效

(三) 细菌性脑膜炎动物模型

在世界范围内,细菌性脑膜炎依然是引起新生儿和儿童疾病的重要原因。细菌性脑膜炎不仅死亡率非常高,而且容易带来神经系统后遗症,是危害人类健康的一类重要疾病。故建立细菌性脑膜炎动物模型,筛选合适的抗菌药物非常必要。细菌性脑膜炎动物模型主要以小鼠、大鼠和兔为模式动物。该模型造模时,首先应找到小脑延髓池,垂直进针,有明显突破感后,回抽可见清亮脑脊液(可回抽部分脑脊液备用),再从此位置注入细菌悬液,并缓慢拔针。注入速度过快会引起颅内压急剧升高,而拔针速度过快则会导致注入液体溢出,因此要严格控制好注入和拔针的速度。判断该模型,首先应观察动物在注菌后 24~72 小时内,有无昏迷、能否直立、自发活动有无减少等表型的变化。评价抗菌药物效果时,以脑脊液细菌菌落数、脑组织干/湿重比、脑部病理变化、死亡率等为主要指标。

(四) 泌尿系统细菌感染模型

泌尿系统感染是人类常见感染性疾病,由病原微生物入侵泌尿系统造成,根据感染部位可分为上尿道感染(肾盂、输尿管)和下尿道感染(膀胱、尿道)。致病菌主要为革兰氏阴性菌,包括大肠埃希菌、克雷伯菌、粪链球菌、结核分枝杆菌、淋病奈瑟菌等。泌尿系统细菌感染可以小鼠、大鼠、兔、犬为模型动物。以犬或兔为模型时,应将动物麻醉后从尿道插管至膀胱,排空膀胱尿液,从插管逆行注入细菌悬液,连续注入 3~5 天。可收集晨尿进行尿细菌培养,验证动物模型是否成功。对于小鼠和大鼠,可在动物麻醉后打开腹腔,将细菌从膀胱内注入,同时用线绳系紧动物阴茎,防止菌液排出,1~4 小时后松开。评价抗菌药物疗效的指标有:动物排尿次数、尿常规、尿细菌培养以及泌尿系统组织器官的病理学观察。

(五) 感染性心内膜炎模型

感染性心内膜炎主要采用大鼠和兔为动物模型动物。相对于其他细菌感染模型,本模型建立较为复杂,首先需要麻醉大鼠或兔,固定动物,用手术剪在动物颈部中心偏右的地方开一小口,用镊子小心分离皮下组织及肌肉,分离出右侧颈总动脉。用手术缝合线将远心端结扎,在近心端用动脉夹夹闭,并且准备一根手术缝合线在近心端打一小结(未结扎),以便在后续过程中快速结扎,减少大鼠出血量。用眼科手术剪在右侧颈总动脉剪一小斜切口,插入导管,去掉动脉夹,将导管缓慢向前推入至左心室。随后,对近心端进行结扎和导管末端封口处理。清理手术过程中的血液之后,可以看到导管随心脏有较强的搏动感,表明导管已进入左心室腔内。手术后 24 小时,大鼠尾静脉或耳缘静脉注射菌液进行感染,可选择甲型流血链球菌、金黄色葡萄球菌等标准菌株或耐药菌株。心内膜炎模型建立成功的评判标准主要为:①导管插入心脏后,是否可以观察到导管规律性搏动;②动物处死剖取心脏观察,导管前端应插入左心室腔内;③主动脉瓣应有赘生物形成。不符合标准的动物淘汰;④血液培养细菌阳性。该模型可根据动物存活率、血液菌落计数、赘生物重量和菌落计数等评价抗菌药物的

疗效。

细菌感染动物模型除了以上所述外,还有阴道细菌感染、皮肤软组织感染、眼部感染、肠道感染等。动物模型可用于发现人类的哪些疾病最适合抗感染新药的临床试验,还有助于设计给药方案,以及确定给药间隔时间和给药速度以及合并用药。但由于动物研究结果与人体内结果可能有很大的差异,将动物实验研究结果推向人体需要谨慎。

二、抗菌药物体外抗菌效果评价

抗菌药物的体外抗菌效果研究又称药敏试验,可为抗菌药物的筛选提供依据。抗菌药物的体外抗菌效果包括扩散法、最低抑菌浓度法(minimal inhibitory concentration,MIC)和最低杀菌浓度试验法(minimum bactericidal concentration,MBC)。此外,各种病原菌对抗菌药物的敏感性不同,同种细菌的不同菌株对同一药物的敏感性有差异,检测细菌对抗菌药物的敏感性,可筛选最有疗效的药物,同时对于临床控制细菌性传染病的流行至关重要。

（一）抗菌药物体外抗菌效果评价方法

1. 扩散法　首先将实验菌混入琼脂培养基中并倾倒成板,或将试验菌均匀涂于琼脂平板表面。然后用不同的方法将药物置于已含试验菌的琼脂平板上。根据加药的操作方法不同而有滤纸片法、打洞法、管碟法及挖沟法等。被测细菌对药物敏感,加药位置周围的细菌生长就会被抑制,出现大小不等的抑菌环,抑菌环越大,药物的敏感性越好。细菌对药物不敏感,就不出现抑菌环。

2. MIC 法和 MBC 法　将抗菌药物在培养液(基)中稀释为不同浓度,通常为二倍稀释,按每毫升加入含有 10^5 至 10^4 细菌悬液,培养 16~20 小时后,以肉眼观察,药物最低浓度管无细菌生长者,即为受试菌的 MIC。MBC 法需要在先测定药物的 MIC 后,取 0.1ml 自肉眼观察认为无菌生长试管移种于平板中,涂板,37 度再培养 18 小时,平皿上菌落数小于 5 个的最小稀释度的药物浓度即为 MBC。

（二）药敏结果的判读

根据药敏标准判读药敏结果,我国尚未制定自己的药敏标准体系,临床主要参考美国临床实验室标准化研究所(Clinical & Laboratory Standards Institute,CLSI)制定的标准。因细菌耐药性的不断出现及其耐药菌比例的增加,药敏标准也在不断更新。

药物敏感结果的判读需要结合药效学浓度标准(即 MIC 值)、药动学(PK/PD)标准和临床疗效标准(临床症状改善和病原清除)进行。判读为"敏感"表示药物的 MIC 居敏感范围 PK/PD 可达到有效的靶值和取得好的临床疗效。

药效学浓度标准,是采用抗菌药物对临床分离细菌中 >85% 菌株的 MIC 值作为敏感标准,表示临床采用常规剂量治疗应该有效。药动学 / 药效学(PK/PD)标准按浓度依赖性抗菌药物和时间依赖性抗菌药物作用类型的不同,而有所差异。浓度依赖性抗菌药物采用药时曲线下面积与 MIC 的比值(AUC/MIC)和最高血药浓度与 MIC 的比值(C_{max}/MIC),如万古霉素,其 AUC/MIC 达到或超过 400,C_{max}/MIC>5~8,表示采用常规剂量治疗有效;时间依赖性抗菌药物采用二次用药间隔中药物浓度超过 MIC 时间比值(T>MIC),如头孢菌素达到 40%~50%,碳青霉烯类达到 30%~40%,临床可达疗效。

临床标准 MIC 值是体外药敏标准,PK/PD 是体内标准,临床疗效与 MIC 值和 PK/PD 的动态密切相关。治疗方案应参考二者结合制定,另外纸片扩散药敏结果应与 MIC 药敏结果一致。

（三）MIC 测定的临床价值

1. 有助于调整给药剂量 细菌一旦开始对抗菌药物产生耐药性,MIC 值就会出现增高,MIC 值可以直观地反映野生菌和耐药株,并能直接反映与用药剂量的关系。如头孢吡肟药敏 MIC 为 0.25~4μg 时,给药剂量 1g q.8h. 的 $T>MIC$ 可全部达到 50%;当 MIC 为 8μg 时,剂量必须加倍按 2g q.8h. 才能获得同样效果。

2. 有助于调整用药方案 时间依赖性抗菌药物在剂量足够的前提下,延长给药时间可增加 $T>MIC$ 比例,获取更好疗效;浓度依赖性抗菌药物在一定条件下,可增加剂量,缩短给药时间,优化 AUC/MIC 或 C_{max}/MIC,提高疗效。但值得注意的是,这种调整的效果有一定限度,与药物的生物利用度和组织分布密切相关。

（四）药敏试验的局限性

1. 由于某些标本送检获取的是定植菌或污染菌,而不是致病菌,此时的药敏未获取致病菌的药敏试验时,药敏结果将对临床用药发生严重干扰与误导。常发生于含污染菌或定植菌的样本,如极易被口腔和呼吸道定植菌污染的痰标本。

2. 目前采用的药敏标准以血药浓度为基础确定,采用该标准作出的药敏结果用于血流感染以外的其他部位感染,必定有差异。如头孢哌酮用于胆道感染,因其用药后 1~3 小时在胆汁中的浓度可达血浓度的 100 倍,即使药敏结果显示耐药,临床仍可达治疗效果。

3. 体外药敏试验不能完全反映药物在体内的抗感染过程,参考利用药敏结果时,应结合药物的 PK/PD、患者感染部位和临床反应综合判定。

思考题

1. 细菌感染性疾病的临床表现有哪些?
2. 细菌耐药性发生的机制有哪些?
3. 如何治疗耐甲氧西林金葡萄球菌（MRSA）感染?
4. 艰难梭菌的敏感抗生素有哪些?
5. 青霉素类抗生素在应用时容易出现哪些不良反应?
6. 可以抑制细胞蛋白合成过程的抗生素是哪些?
7. 抗菌药物的应用原则是什么?

（李 俊）

参考文献

［1］李俊.临床药理学.6版.北京:人民卫生出版社,2018.

［2］杨宝峰,陈建国.药理学.9版.北京:人民卫生出版社,2018.

［3］张幸国,胡丽娜.临床药物治疗学各论(上册).北京:人民卫生出版社,2015.

［4］《抗菌药物临床应用指导原则》修订工作组.抗菌药物临床应用指导原则.北京:人民卫生出版社,2015.

［5］陈代杰.新世纪以来全球新型抗菌药物研发及前沿研究进展.中国抗生素杂志,2017,42(3):161-168.

［6］徐铮奎.抗菌药物开发史和研发方向.上海医药,2011,32 (5): 256-257.

［7］MARIATHASAN S, TAN M W. Antibody-antibiotic conjugates: a novel therapeutic platform against bacterial infections. Trends Mol Med. 2017, 23 (2): 135-149.

［8］KAZNESSIS Y N. Models for synthetic biology.［2019-06-24］. http://doi: 10. 1186/1752-0509-1-47.

第三十三章　治疗结核病药与麻风病药

结核病,是由结核分枝杆菌引起的慢性传染病,以肺部受累最为多见,也可入侵其他脏器。作为全球头号传染性疾病,结核病是一种历史长的慢性消耗性疾病,在链霉素等抗结核药物出现之前曾被视为绝症。结核导致的死亡是全球十大死亡原因之一。《中华人民共和国传染病防治法》将肺结核病列为乙类管理中需要重点防治的疾病之一。合理的化疗是控制疾病发展、复发及防治耐药性关键。然而,耐多药分枝结核杆菌(MDR-TB)甚至极端耐药分枝结核感染(XDR-TB)正日益严重。据 WHO 统计结果显示,2017 年全球约有 1 000 万结核病患者,其中利福平(最有效的一线药物)耐药新发病例约有 55.8万,82% 患者为 MDR-TB 患者。160 万人因该病死亡(其中包括 30 万艾滋病毒感染者)。新发结核病例多发生在 30 个结核病高负担国家(约占 87%),我们国家位列印度之后,排名第二。到 2030 年遏制结核病流行是可持续发展目标中的卫生相关目标之一。

第一节　结核病和麻风病的病理生理和分子机制

一、结核病的病理生理和分子机制

结核分枝杆菌是一种细胞壁富含脂质的专性需氧菌,结核分枝杆菌有 4 型:人型、牛型、非洲型和鼠型。其中前两型是人类主要致病菌,非洲型甚少,鼠型不致病。因其染色后可抵抗盐酸及酒精的脱色,又称抗酸杆菌。结核分枝杆菌本身无运动能力,且生长缓慢(每分裂一次需要 14~22 小时),有休眠状态,最好生长环境为 pH 7.4,PO_2 为 100~140mmHg。常生长在药物不宜到达的特殊环境中,如巨噬细胞内、纤维化结核灶、干酪样组织或厚壁孔洞内。巨噬细胞吞噬结核分枝杆菌后可以递呈结核抗原,释放细胞因子,引起局部炎症反应和免疫反应,巨噬细胞最终形成结核肉芽肿(granuloma)。随着肉芽肿周围组织纤维化,进入肉芽肿血管消失,形成干酪样坏死(caseous necrosis)。大部分感染者体内结核分枝杆菌处于间断性生长或长时间处于休眠状态,药物起效缓慢,需要时间长。

在感染患者身上常存在多种不同生长速度结核分枝杆菌:①快速生长菌,存在于早期活动性病灶内、肺空洞壁内(PO_2 最高,pH 呈中性,最适合结核菌大量生长繁殖)。快速生长菌易被抗结核药物杀灭,对异烟肼高度敏感,其次是利福平、乙胺丁醇和链霉素。②缓慢生长菌,存在于巨噬细胞或感染部位,这些部位 pH 较低,结核分枝杆菌繁殖速度慢,对吡嗪酰胺(在 pH<5.5 时杀菌效果较好)特别敏感,而异烟肼、利福平和乙胺丁醇活性较弱,链霉素无效。③间断繁殖菌,存在于大多数干酪样病灶中,这些部位氧含量低,且 pH 呈中性。结核分枝杆菌数量少,呈间断性生长,利福平对其活性最强;②和③菌群又名"持续存活菌",是结核复发的原因。④休眠菌,有些细菌长时间处于完全休眠状态,除贝达喹啉外其他药物均对这种细菌无效。按生长繁殖速度对细菌进行分组可指导临床合理用药。采用抗结核治疗目的:①杀死分裂活跃(dividing)菌,有早期杀菌作用药物可快速减少患者细菌负荷,使痰液转阴,消除患者传染性,症状很快缓解;②杀灭持续存活菌,防止复发;③抑制耐药菌出现,使细菌对药物持续敏感。

二、麻风病的病理生理和分子机制

麻风病是由麻风分枝杆菌引起的慢性传染病,主要侵害皮肤、黏膜及外周神经,若诊治不及时将导致畸形甚至残疾,使患者家庭和社会产生巨大的精神压力以及经济压力。

麻风分枝杆菌是 1873 年由 Armauer Hansen 发现的,从染色特性而论,其和结核分枝杆菌一样,是一种抗酸菌。由于在进化过程中,编码厌氧电子传递系统的酶基因缺失,故在厌氧的条件下不能生存。麻风分枝杆菌的倍增时间(doubling time)长(14 天),为需氧细胞内寄生菌,因此,人工培养很难成功,基础研究缓慢,目前没有疫苗可以预防。麻风分枝杆菌为胞内寄生菌,当侵入人体后,首先被巨噬细胞吞入,经处理后部分抗原可表达于巨噬细胞表面,被 T 细胞识别后引起免疫反应,促进巨噬细胞清除麻风结核杆菌,形成郎格汉斯细胞(Langerhans cell)。由于含有低水平超氧歧化酶和过氧化物酶,有抗氧化和防止细菌被宿主清除的作用,因而在组织中麻风杆菌死菌比例高,并呈多形性表现,故其发病更多与细胞免疫有关。多数健康者对其有免疫力,故受染者多而发病者少。

第二节 结核病和麻风病的药物治疗

一、治疗结核病的药物

治疗结核病药物按杀菌力强弱分为①全杀菌药:在常规剂量下细胞内外分布浓度能达到 MIC 的 10 倍以上,对细胞内外、酸性与碱性环境、生长繁殖快与慢细菌都有效。包括异烟肼、利福平、利福定、利福喷丁及利福布汀等。②半杀菌药物:仅在细胞外、碱性环境下,药物分布浓度达到 MIC 的 10 倍以上有杀菌作用的药物,如链霉素;仅细胞内、酸性环境下有杀菌作用的药物,如吡嗪酰胺。③抑菌药物:常规剂量下在细胞内外分布浓度达不到 MIC 的 10 倍,对细菌仅起到抑制作用,如乙胺丁醇、对氨基水杨酸、氨硫脲及卷曲霉素。抑菌药物在化疗中起辅助治疗作用,可用于延缓耐药菌产生。

该类药物主要作用机制①抑制核酸和蛋白合成:氟喹诺酮类,靶向拓扑异构酶抑制 DNA 合成和超螺旋。利福霉素类,靶向 RNA 聚合酶抑制 RNA 合成。链霉素类,靶向核糖体 30S 亚单位抑制蛋白合成。大环内酯类,靶向核糖体 23S RNA,抑制肽基转移酶。双环硝基咪唑类,抑制分枝菌酸和蛋白合成,也可产生反应性氮类物质。②干扰细胞膜和细胞壁合成:异烟肼和乙硫异烟胺,抑制分枝菌细胞壁特有的重要成分分枝菌酸(mycolic acid)合成。乙胺丁醇,除了干扰结核分枝菌的 RNA 合成,还能抑制细胞壁成分阿拉伯聚糖的聚合反应。吡嗪酰胺,抑制反式翻译及抑制生存所需伯泛酸辅酶 A 等多种途径。氯法齐明通过抑制 DNA 依赖 RNA 聚合酶,阻止 RNA 的合成抑制细菌蛋白质的合成。

二、结核病的药物治疗

按照临床效果可划分为一线抗结核药物和二线抗结核药物。一线抗结核药物包括异烟肼、利福平、吡嗪酰胺、乙胺丁醇和链霉素,该类药物特点是疗效好和毒性低。二线抗结核药物包括对氨基水杨酸、乙硫异烟胺、卷曲霉素、利福定、氟喹诺酮类药物(如莫西沙星、加替沙星)、环丝氨酸、阿米卡星及卡那霉素等,该类药物特点是疗效较差,毒副作用强,主要用于一线药物产生耐药性或不能耐受患者。结核病化学治疗原则是:早期(结核杆菌处于增殖期,患者抵抗力较好,对药物较敏感)、联合(强调采用二联、三联甚至四联用药)、长期全程规律用药(开始阶段多采用强化治疗,待病情得到控制后可采用维持治疗以巩固疗效防止复发)。目前临床推荐药物治疗方案:①如无耐药现象,首先用异烟肼、利福平和吡嗪酰胺三药联合治疗 2 个月,接着用异烟肼和利福平治疗 4 个月;②异烟肼和利福平联合治疗 9 个月。

(一) 一线抗结核药物

1. 异烟肼(isoniazid)　又名雷米封(rimifon),是 1952 年发现的对结核分枝杆菌具有强大抑制和杀灭作用药物,不仅对增殖期结核杆菌有快速杀灭作用,而且对静止期细菌也有抑制作用,对细胞(巨噬细胞)内和细胞外结核菌均有强效杀灭作用,无论是酸性还是碱性环境活性相当。尽管出现部分耐药,仍作为治疗结核的首选药物和必选药物。

【作用机制】异烟肼对分枝杆菌没有直接毒性,但在过氧化氢酶-过氧化物酶(KatG)催化下可活化成异烟肼自由基,后者与 NAD 和 NAPD 作用,产生十几种加合物。其中烟酰基-NAD 异构体可抑制烯酰基-酰基载体蛋白还原酶(InhA)和 KasA 的活性,抑制分枝杆菌细胞壁必需成分分枝菌酸的合成,导致细菌细胞死亡。而另一种加合物烟酰-NADP 异构体,可强效抑制分枝杆菌二氢叶酸还原酶,从而干扰核酸合成。分枝菌酸为结核分枝杆菌细胞壁专有成分,因此,异烟肼仅对结核分枝杆菌作用强,而对其他微生物几乎无作用。KatG 催化异烟肼产生的其他产物(包括超氧化物:过氧化氢、烷基氢过氧化物和一氧化氮自由基)也可能有助于异烟肼对分枝杆菌杀灭作用。分枝杆菌由于缺乏对自由基具有脱毒作用烷基氢过氧化物还原酶(由 *ahpc* 编码),因此对自由基损伤特别敏感。增加细菌 *ahpc* 基因表达可降低异烟肼有效性。

【耐药性】未治疗肺结核患者病灶空洞内含有多达 10^7 至 10^9 个结核菌,天然耐药菌约占总菌群 $1/10^6$,单独应用异烟肼可能引发这些自发耐药菌选择性增殖,因此治疗结核病多采用两种或更多种药物联合。两种药物联合应用产生耐药概率下降为 $1/10^{12}$。WHO 推荐标准化抗结核方案治疗新发患者中,对异烟肼耐药患者失败率和复发率均比不耐药者高。

对异烟肼耐药最常见的原因是编码 KatG 基因缺失突变,细菌不能产生异烟肼反应性代谢物,这种耐药性不能被克服,需要停药。KatG 血红素结合催化结构域中的单点突变,特别是 315 位丝氨酸转变为天冬酰胺是其耐药最常见机制。InhA 和 KasA 突变也可致异烟肼耐药,这种耐药属于低度耐药,可以使用高剂量异烟肼克服。异烟肼从细菌体内的外流增加也是其耐药性产生的原因之一,与其他抗结核药物间无交叉耐药性。

【体内过程】异烟肼口服或注射均易吸收,迅速分布到全身各组织器官。其中脑脊液、胸腹水、关节腔、肾组织、纤维化或干酪样结核病灶内和淋巴结中药物浓度较高,脑膜炎时脑脊液中浓度与血浆相近。约 75%~95% 药物在肝脏经乙酰转移酶作用下形成 N- 乙酰异烟肼,在肝脏进一步水解为异烟酸和乙酰肼,后者具有肝毒性,从尿中排出体外。异烟肼在肝乙酰化速度存在个体差别,存在快、慢两种代谢型。快者 $t_{1/2}$ 为 70 分钟左右,慢者 $t_{1/2}$ 为 5 小时左右。对于代谢慢患者,采用每日给药法不良反应较重;而对于代谢快者若采用间歇给药,特别是每周一次给药则疗效相对较差。故应根据不同患者代谢类型确定用药方案。

【临床应用】异烟肼为目前治疗各种活动性肺结核和结核潜伏感染最有效的一线基本治疗药物之一,特别是结核性脑膜炎治疗,临床上常与其他抗结核药合用。

【不良反应】异烟肼在治疗量时不良反应较少,大剂量时或慢代谢型患者较易出现不良反应,主要表现如下。

(1)神经系统毒性和用量有关:可表现为周围神经炎、感觉异常、精神紊乱及偶发惊厥等。可能与其干扰维生素 B_6 生物合成及增加维生素 B_6 排泄有关,可用维生素 B_6 对抗。糖尿患者、慢性嗜酒者、营养不良者、孕妇、哺乳妇、HIV 感染患者及应用高剂量异烟肼,需要预防性服用吡哆醇以减轻神经系统毒性作用。

(2)肝损伤:是主要的副作用,在老年人和嗜酒者(酒精可诱导 CYP2E1 产生肝毒性代谢物)更为常见,用药期间应定期查肝功能。

(3)其他:关节痛、贫血、口干和上消化道不适等。

2. 利福平(rifamycin)及其衍生物 利福平(甲哌利福霉素)为大环抗生素利福霉素 B (rifamycin B)人工半合成衍生物,为广谱杀菌药。利福喷丁(RPT)和利福定(rifandin)是具有抗结核活性利福霉素衍生物,其杀菌活性弱于利福平。对分枝杆菌属中的所有结核杆菌亚型和麻风杆菌均有强大的杀灭作用,对静止期和繁殖期结核菌均有较强的杀菌作用,但对缓慢生长菌和中期分裂菌的作用最强,亦可杀灭多种革兰氏阳性菌和革兰氏阴性菌。对细胞内和细胞外细菌均有效是很好消毒剂。对结核杆菌抗菌活性和异烟肼相当,并强于所有其他药物。整体条件下,利福平可增强异烟肼和链霉素抗结核杆菌作用,并延缓耐药性产生。利福喷丁的 MIC 和利福平类似,利福布汀体外具有比利福平更好的 MIC,且半衰期较利福平长 4~5 倍。利福喷丁可一周两次给药用于结核病加强期治疗,而后一周一次用于持续期治疗。全疗程总用药量减少,便于执行,因此易于被患者接受。是一种长效、高效抗结核药物。

利福平可以浓度依赖方式进入到细胞内与 *rpob* 基因编码的 DNA 依赖性 RNA 聚合酶 β 亚基结合,形成一种牢固药 - 酶复合物阻断其聚合功能而干扰细菌 mRNA 合成。对哺乳动物 RNA 聚合酶影响小。利福布汀脂溶性强于利福平,故其透过细胞壁进而干扰 RNA 合成的作用强于利福平,也更能集中分布于巨噬细胞中而具有较强的活性。单独使用利福平治疗分枝杆菌和其他微生物感染时,耐药性发展迅速,但发生率低。耐药发生主要是由于药物的结合靶位 *rpob* 基因突变致细菌和利福平的结合降低,86% 病例耐药是由于 *rpob* 基因 526 和 531 密码子突变。利福喷丁、利福定和利福平三者间存在交叉耐药现象,与其他抗结核病药之间无交叉耐药,外排泵基因突变也与利福霉素耐药性有关。

利福平口服给药不规则,食物可抑制利福平吸收,而高脂饮食可使利福喷丁药-时曲线下面积(AUC)增加 50%,食物对利福布汀吸收无影响。因此,利福平应该空腹服用,而利福喷丁可以和食物同服。组织穿透能力强,在体内分布广泛,可进入细胞内、结核空洞、干酪样组织、痰液和胎盘。虽然利福平易于透过血脑屏障,但部分可被脑内 p-糖蛋白泵出,在脑脊液中浓度仅为血浆浓度 1/5。主要在肝脏代谢,利福平可被肝脏微粒体 B-酯化酶(microsomal B-esterase)和胆碱酯酶(cholinesterase)代谢。利福布汀一个主要消除途径是 CYP3A。由于自我诱导,所有的利福霉素类药物在重复给药时都可以减少他们自身 AUC。药物和其去乙酰化代谢物主要在胆汁分泌,随着粪便排出,原型和代谢物在尿中排出量仅占 1/3。由于利福平和其乙酰化物主要在胆汁排泄,因此存在肝肠循环,连续应用需要注意其用药剂量。在临床可用于①各种类型结核病:是目前治疗结核病主要药物之一,常与异烟肼及吡嗪酰胺固定剂量组合以增强疗效,防止耐药性产生;②麻风病:是目前治疗麻风病最重要的药物之一;③预防脑膜炎球菌和流感嗜血杆菌引起的脑膜炎;④与 β-内酰胺类抗生素或万古霉素合用,利福平可用于治疗特定葡萄球菌性心内膜炎或骨髓炎,特别是对青霉素"耐受"葡萄球菌引起感染。

【不良反应】利福平:患者一般耐受良好。常规剂量不良反应发生率低,可出现过敏反应及胃肠反应,非特异性神经系统症状等,多不严重。慢性肝病、酗酒或与老年人较易出现严重肝损伤,用药期间应定期检查肝功。利福平可透过胎盘,潜在致畸性未明,妊娠早期最好不要应用。因药物及其代谢物为橙褐色,用药者皮肤可出现橙褐色斑疹,以脸部和头皮多见。粪便、尿液、泪水、汗水和痰液等可染成橙褐色,称为红人综合征(red-man syndrome)。高剂量利福平可出现流感样症状。其他严重而罕见副反应包括:紫癜、溶血、休克及肾功能衰竭。

利福布汀一般耐受良好。导致停药主要原因包括皮疹、胃肠紊乱及中性粒细胞减少。流感样症状、溶血和肝炎等少见。其特有的副作用包括多发性肌痛、假性黄疸和前葡萄膜炎。

3. 吡嗪酰胺(pyrazinamide) 是由烟酰胺(nicotinamide)合成的吡嗪类似物,其化学结构和异烟肼类似。吡嗪酰胺和异烟肼一样,仅对结核杆菌有较强的杀灭作用,其抗结核杆菌作用弱于异烟肼、利福平和链霉素。在酸性环境中抗菌作用较强。在感染前 2 个月,因炎症反应可使局部 pH 下降,故吡嗪酰胺在感染初期作用强,又因其对胞内残存细菌有效,故吡嗪酰胺是一个很好的"消毒"剂,与异烟肼合用可缩短治疗时间和减少复发,有显著协同作用。与异烟肼一样,吡嗪酰胺作为前体药物,可以被动扩散方式进入结核分枝杆菌细胞内,在 pnca 基因编码的吡嗪酰胺酶催化下脱氨基形成离子化形式的吡嗪酸(POA$^-$),后者以被动扩散形式到达细胞外。在细胞外酸性微环境中,部分 POA$^-$ 质子化为非极性形式 POAH,脂溶性变强,从而能再进入菌体,由于缺乏有效的外排泵可在细菌体内累积,并可能和异烟肼不同的脂肪酸合成酶结合抑制分枝菌酸合成。RpsA 编码核糖体蛋白 S1 可能是嗪酰胺特定靶标,吡嗪酰胺也可能破坏细菌细胞膜并干扰其转运功能。

【耐药性】单独应用吡嗪酰胺耐药性产生迅速,主要和结核杆菌 pnca 基因突变有关。然而,该种突变不能解释吡嗪酰胺所有的耐药现象。研究表明,POA$^-$ 流出率可用于预测细菌对吡嗪酰胺耐药性(其灵敏度和特异性超过 93%),利用生物素化吡嗪酸与结核分枝杆菌蛋白质组芯片孵育反应,可鉴定出四种外排蛋白 Rv0191、Rv3756c、Rv3008 和 Rv1667c。其过表达均可引起细菌耐药性,而加入外排泵抑制剂如利血平、维拉帕米和胡椒碱,过表达这 4 种外排蛋白,结核杆菌敏感性相应增强,但对其他药物无影响。表明外排泵参与吡嗪酰胺或吡嗪酸外排,是细菌耐药机制之一,与其他抗结核病药无交叉耐药现象。

【体内过程】吡嗪酰胺口服易吸收,生物利用度超过 90%。在体内分布广泛,在脑脊液及肺内浓度高,因此,结核性脑膜炎和肺炎可用。主要在肝脏通过微粒体脱酰胺酶代谢为 POA,随后羟基化为 5- 羟基 -POA,肾脏排泄,血浆 $t_{1/2}$ 为 6~10 小时。

【治疗用途】吡嗪酰胺与异烟肼或利福平共同给药,导致抗结核治疗持续时间缩短三分之一,结核病复发率减少三分之二。导致治疗时间缩短至 6 个月,即目前 “短程” 化疗,用于其他抗结核病药疗效不佳患者。

【不良反应】常规用量不良反应少,常见副作用是胃肠功能紊乱和关节痛。大剂量时可出现肝毒性,每日用量限定为 25~30mg/kg 时肝毒性发生率低,有肝脏疾病者禁用。本药抑制尿酸盐在肾小管分泌致高尿酸血症,可诱发痛风。糖尿患者偶见血糖失控现象,应定期检测血糖。现在认为,妊娠期妇女可以使用吡嗪酰胺。

4. **乙胺丁醇**(ethambutol) 乙胺丁醇是一种合成直链复合物,属于仅对 MAC 和其他分枝杆菌有效的抑菌药。对快速繁殖细菌更敏感。加到利福平、异烟肼和链霉素三联药物方案中可加速痰菌转阴速度和抑制耐药性发展,后者是使用该药最主要目的。抗菌机制是抑制 embab 基因编码阿拉伯糖基转移酶Ⅲ,从而阻碍阿拉伯糖形成阿拉伯半乳聚糖,干扰分支菌酸组装到细胞壁中。细菌对乙胺丁醇耐药性发生缓慢,通常是由于 embab 基因突变使酶和乙胺丁醇亲和力下降所致,与其他抗结核药间无交叉耐药现象,在临床分离对乙胺丁醇具有耐药性菌株中,30%~70% 是 embab 基因密码子 306 处突变。然而,在乙胺丁醇敏感分枝杆菌中也遇到了该密码子突变,推测这种突变是乙胺丁醇必要而非重要条件。外排泵活性增强可在体外诱导对乙胺丁醇耐药性。口服吸收率约 75%,在体内分布广泛。进入脑脊液量和脑膜状态有关,炎症时进入增多。少部分在肝脏代谢,大部分以原型经尿排泄,$t_{1/2}$ 约为 4 小时。目前常用量为每日 15mg/kg。肾功能不良者使用应注意。患者对乙胺丁醇耐受良好,不良反应少。较严重的毒性反应为球后视神经炎,表现为弱视、视野缩小及红绿色盲等,发生率与剂量有关,在早期识别和及时停药情况下,视神经毒性可在很大程度上改善。由于婴幼儿早期视觉功能减退不能被及时发现,故应禁忌或严密监控使用。孕期可安全使用。

5. **链霉素**(streptomycin) 链霉素属于氨基糖苷类抗生素,通过氨酰基 -tRNA 和核糖体 30S 亚基结合,抑制 70S 始动复合物形成,并在翻译过程中导致遗传密码误读使肽链延伸受阻而影响细菌蛋白合成,最终导致结核菌生长受阻而死亡,是最早临床于应用抗结核病药,杀菌效力弱于异烟肼或利福平。其不能透过血脑屏障,仅在 pH 呈中性时对细胞外结核菌有效,酸性环境作用差。单独应用链霉素结核杆菌耐药性产生迅速,大多数患者易复发。最近的研究提示,链霉素耐药性正在世界范围内迅速提高,加之长期应用安全范围小(耳毒性和肾毒性,特别是老年人和肾功能减退者),仅用于一线抗结核药物辅助治疗。一次使用最长 6 个月,因此,常被标注为一线补充用药。

(二)治疗结核的二线药物

二线抗结核药物有效性或耐受性较低,仅在结核杆菌对一种或多种一线药物耐药或患者不耐受 /

禁忌时使用。

1. 卡那霉素(kanamycin)和阿米卡星(amikacin)　这些氨基糖苷类抗生素在抗结核作用、药动学特点和典型不良反应等方面与链霉素非常相近,对链霉素耐药和 MDR 结核菌株对这些药物仍然敏感。多用于 MDR-TB 强化治疗期,其中,阿米卡星毒性弱于卡那霉素。卡那霉素和卡那霉素交叉耐药性非常多见。两者耳毒性主要表现为听力缺失,而肾毒性相似。患者如果出现眩晕和耳鸣等应告知医生,使用该药应进行听力和肾功能监测。

2. 卷曲霉素(capreomycin)　是一种环型肽类抗生素,可抑制细菌蛋白合成而抗菌。其化学结构不同于其他氨基糖苷类,但杀菌活性、耳毒性和肾毒性相似。常见嗜酸性粒细胞增多症、皮疹、发热和注射部位疼痛。该药只能肌内注射,仅在其他氨基糖苷类药物无效时使用。许多对来那霉素、阿米卡星耐药和 MDR-TB 结核分枝杆菌分离株对卷曲霉素仍然敏感。

3. 氟喹诺酮类(fluoroquinolone)　1996 年,WHO 推荐氟喹诺酮类可用于耐药结核病治疗,且作为 MDR-TB 核心药物,如氧氟沙星、左氧氟沙星、环丙沙星和莫西沙星。其中,莫西沙星的抗结核作用最强,然后依次是左氧氟沙星、氧氟沙星和环丙沙星。氟喹诺酮类可以穿透细胞膜,对寄存于巨噬细胞内杆菌也有杀灭作用。氟喹诺酮类主要适应证是用于耐药结核治疗,对初发患者也曾尝试作为一线药物应用。然而,氟喹诺酮类可导致 DNA 回旋酶突变使细菌迅速产生耐药,因此,不能单独使用。

4. 对氨基水杨酸钠(sodium para-aminosalicylate)　对氨基水杨酸钠可破坏结核分枝杆菌叶酸代谢,对结核杆菌仅有抑制作用,其作用远弱于异烟肼、利福平和链霉素。本药毒性低,但不良反应发生率可高达 10%~30%,胃肠刺激症较常见。其乙酰化物溶解度低,尿中浓度较高,少数患者可在肾脏析出结晶而损伤肾组织,加服碳酸氢钠可减轻这一不良反应。对氨基水杨酸钠可干扰甲状腺摄碘,使腺体肿大,停药后可恢复。

5. 乙硫异烟胺(ethionamide)　乙硫异烟胺是硫代异烟酰胺同系物。单用此药易出现耐药性,不良反应多,患者难以耐受,故仅用于一线抗结核药物治疗无效患者,需要和其他药物联合使用。

6. 环丝氨酸(D-cycloserine)和特立齐酮(ziprasidone)　为 D- 丙氨酸类似物,其作用机制是竞争性抑制外旋体 L- 丙氨酸和连接两个 D- 丙氨酸残端酶抑制细菌细胞壁的形成。属于抑菌药物。其优点是不易产生耐药性和交叉耐药性。在临床作为联合用药的一部分用于复治耐药结核患者,可出现神经毒性及胃肠道反应。

(三) 新型抗结核药物

1. 贝达喹啉(bedaquiline)　贝达喹啉是一种阳离子两亲性药物,因此易于在组织中积累。是 Andries 等人发现,2005 年进入临床。其作用机制独特,可以和结核分枝杆菌 ATP 合成酶 C 亚基(*atpe* 基因编码)结合,抑制 ATP 合成酶质子泵活性,导致 ATP 合成受阻,细菌能量供应障碍,产生强烈抑菌和杀菌作用。因此,该化合物靶向细菌能量代谢。对人的 ATP 合成酶作用弱。对快速繁殖菌及休眠杆菌均有杀灭作用。贝达喹啉的 MIC 极低($0.03\sim0.12\mu g/ml$),对 MDR-TB 和 XDR-TB 均有极强杀灭作用。在体外,可抑制许多非结核分枝杆菌和麻风杆菌。由于其作用机制不同于传统抗结核药物,因此,和其他药物间无交叉耐药性。目前认为 *atpe*、*rv0678* 和 *pepq* 为其耐药相关基因。*atpe* 基因突变使细菌和贝达喹啉的结合力减弱,*rv0678* 基因突变导致 MmpS5-MmpL5 外排泵上调是其耐药的原因之一。

口服吸收好,脂类饮食可改善其吸收。和血浆蛋白结合率高,组织分布广。主要在肝脏被CYP3A4 代谢,其代谢物同样有效。CYP3A4 诱导剂和抑制剂可影响其代谢进而影响血药浓度。由于其可在脂质积累,半衰期极长(约 160 天),主要经肠道排泄。对临床肺脏 MDR-TB 患者,将贝达喹啉加入到 WHO 推荐方案中可减少痰菌转阴时间。在 2 个临床试验中,尽管抗菌效果良好,但 BDQ 组患者死亡率高于仅接受常规背景治疗组。由于所有的死亡均发生停用 BDQ 后,这种死亡似乎和 BDQ无关。其不良作用包括关节痛、肝毒性和 Q-T 间期延长。和其他可延长 Q-T 药物应注意其药物协同作用。

2. **硝基咪唑类(nitroimidazole)**　代表药物德拉马尼(delamanid),对于经二线抗结核治疗痰菌仍持续阳性结核病患者,在宣布治疗失败前可采用一种新药和几种老药联合方法,又称补救疗法,德拉马尼是 WHO 推荐用于耐药 TB 治疗。在常规治疗基础上,加用德拉马尼可提高多重耐药结核病患者疗效。德拉马尼与 Q-T 间期延长有关。2017 年 2 月,德拉马尼得到了 CFDA 药品审评中心优先审评资格,并在 1 年后成功上市。

3. **噁唑烷酮类抗生素(oxazolidinone antibiotics)**　包括利奈唑胺(linezolid)、泰地唑胺(tedizolid)、sutezolid。该类药物在临床使用已经十多年了,作为细菌蛋白合成抑制剂,用于治疗革兰氏阳性球菌感染。利奈唑胺和泰地唑胺在治疗结核病方面疗效显著,但是不良反应发生率高,只能用于MDR-TB 治疗,泰地唑胺和 Sutezolid 相对来说,副作用较少。

三、麻风病的药物治疗

麻风病治疗除了麻风本病治疗外,还有麻风病并发症治疗。麻风病并发症主要有麻风反应、麻风病溃疡和麻风病畸形。WHO 曾提出 20 世纪末全球消灭麻风病计划,取得了显著的成绩,但目前麻风病仍是一个重要的公共健康问题。随着 WHO 倡导联合化疗方案流行,麻风病发病率已大幅度下降,据中国疾病预防控制中心数据显示,2018 年 1~6 月中国麻风病发病数为 333 例。麻风病有空间聚集特性,在我国,麻风患者主要聚居于云南、四川及贵州等地。联合化疗药物通用的有 3 种,即氨苯砜、氯法齐明和利福平。

(一)氨苯砜

氨苯砜(dapsone)为砜类(sulfones)抗麻风分枝杆菌药物,对寄生虫及真菌也有效,是目前治疗麻风病最重要的药物,砜类抗麻风病药还有苯丙砜(solasulfone)和醋氨苯砜(acedapson)。

氨苯砜对麻风杆菌具有抑菌作用和微弱的杀菌作用。对其他微生物几乎无作用。其抗菌机制与磺胺类药物相似,抑制细菌二氢叶酸合成酶,干扰叶酸(folic acid)合成,其抗菌作用为对氨苯甲酸所拮抗。此外,尚有抗炎和清除自由基作用,作为联合化疗一部分,既可用于少菌型麻风和多菌型麻风强化治疗,又可作为单药治疗用于后期防复发治疗(少菌型 3~5 年,多菌型 10 年)。

【体内过程】

氨苯砜口服吸收快而完全,用药后 2~8 小时血药浓度达峰值,常规量氨苯砜血药浓度一般为10~15μg/ml。体内分布广,皮肤、肌肉,尤其肝脏和肾脏药物浓度较高。病变皮肤部位药物浓度远高于正常皮肤。氨苯砜在肝乙酰化,可形成肝肠循环,约 70%~80% 药物以代谢物形式从尿排泄。$t_{1/2}$ 约为20~30 小时。

【不良反应】氨苯砜较易引起溶血和发绀,偶尔可出现溶血性贫血,特别是葡萄糖-6磷酸-脱氢酶缺乏患者更易发生,因此,应用该药前应先做葡萄糖-6磷酸-脱氢酶缺乏测试。剂量过大可致肝损伤和剥脱性皮炎。治疗早期或增量过快可出现麻风病症状加重反应即"砜综合征",表现为发热、周身不适、剥脱性皮炎、肝坏死和贫血等,此时应减量或改用其他抗麻风病药。"砜综合征"也可使用沙利多胺(thalidomide,反应停)或糖皮质激素类药物治疗。

(二)氯法齐明

氯法齐明(clofazimine),又名氯苯吩嗪,是一种可抑制麻风杆菌生长染料,作用较氨苯砜慢。与其他抗分枝杆菌药合用对结核分枝杆菌包括MDR-TB及XDR-TB均有效。另外,还具有抗炎作用,对治疗和预防Ⅱ型麻风反应结节性和多形性红斑等均有效。抗菌机制尚不清楚,可能与其与可干扰敏感菌DNA模板功能和改变细胞膜结果及其转运功能及紊乱线粒体电子传递链有关。常与氨苯砜或利福平合用于治疗各型麻风病。主要不良反应为皮肤及角膜部位出现红色色素沉着,尿、痰和汗液可呈红色。本药口服吸收后,可在巨噬细胞及皮下脂肪中累积,排泄极慢,$t_{1/2}$约为70天。可用于反向反应或结核性红斑麻风治疗。

(三)利福平

利福平(rifampicin)是麻风病联合化疗方案中杀菌力最强药物,其作用较氨苯砜出现快,可快速抑制麻风病传染性。然而,利福平高杀菌力可致细菌抗原大量释放,出现迟发超敏性麻风反应,又名升级(反向)反应,严重者可出现麻风结核性红斑,必须给予糖皮质激素治疗。有麻风反应及麻风结核性红斑患者及肝、肾功能不全患者禁忌使用。乙硫异烟胺抗麻风作用显著,但耐受性差,10%患者可出现肝毒性,可作为氯法齐明替代品使用。

第三节 药物研发史和研究进展

一、传统治疗结核病药物研发史

20世纪初,对结核治疗主要采用休息和加强营养辅以肺空洞压缩等方法。然而,由于缺乏有效的治疗药物,患者复发率和死亡率非常高。

1881年,德国细菌学家罗伯特·科赫(Robert Koch)采用固体培养基进行的"细菌纯培养法",结合亚甲蓝染色和苯胺复染技术第一次从肺结核患者痰液标本中分离并发现了病原菌,因形如杆状,命名为结核杆菌,并在1882年3月24日,罗伯特·科赫在柏林生理学会议上宣读了这一发现,在1884年制定了至今通用的发现细菌病原菌"科赫法则"。1890年,罗伯特·科赫培养出了结核菌素并用于预防和治疗结核病,因此被称为"细菌学鼻祖、瘟疫克星",并在1905年荣获诺贝尔生理学奖和医学奖。对结核病病原体确立是控制结核病历史上最重要的里程碑。为了推动结核病在全球防治工作,在罗伯特·科赫发现结核杆菌100周年之际,WHO联合国际结核和肺部疾病防治联盟(IUATLD)决定将每年3月24日定为"世界防治结核病日"。由于结核杆菌呈分枝生长特性,属于分枝杆菌属,1896年Lehman和Neuman将其命名为结核分枝杆菌(Mycobacterium tuberculosis)。结核分枝杆菌在体内以休眠状态存留时间较长,给治疗造成较大的困难。

1921 年,法国学者卡迈尔(Leon Calmette)与介兰(Camile Guerin)用减毒牛型结核杆菌变种制成疫苗,对正常儿童进行预防接种,有效降低了儿童结核病感染率,因此,这一预防结核病疫苗被命名为"卡介苗"。目前,世界上多数国家都将卡介苗列为计划免疫接种疫苗之一。1921 年前后,Selman A. Waksman 和他的同事对多种分枝杆菌进行了检验并分离,发现链霉素可有效抑制结核分枝杆菌生长并在 1944 年命名,由此开始了结核病防治化疗时代。1952 年,Selman A. Waksman 也由于发现了第一个可有效对抗结核药物而获得该年度诺贝尔生理或医学奖。

1940 年,Bernheim 注意到将水杨酸加到结核杆菌培养液中能刺激结核杆菌呼吸。读到这一报告 Lehmann 据此想到水杨酸样物质可阻断结核菌代谢活动,并在 1946 年合成了对氨基水杨酸(para-amino salicylic acid,PAS),后者对结核杆菌有竞争性抑制作用,1947 年用于临床,和链霉素合用疗效明显优于单独用药,且结核杆菌耐药性明显降低。然而其价格相对昂贵,随着其他抗结核药物相继发现,对氨基水杨酸使用逐渐下降。

1952 年前后,异烟肼(isoniazid,INH)和吡嗪酰胺(pyrazinamide,PZA)相继问世,异烟肼与吡嗪酰胺或链霉素联合应用疗效明显强于单独应用异烟肼,由此形成了以上三药联合应用"标准"化疗方案,治疗 18~24 个月,效果可达到最优化。然而用药时间过长,患者常难以坚持而影响疗效。1954 年合成了氯法齐明,主要用于麻风病治疗,也可用于耐多药结核菌(XDR-TB)治疗。1961 年乙胺丁醇(ethambutol,EMB)及氨硫脲(TB1)问世,在发展中国家作为对氨基水杨酸替换品使用。1965 年对利福平研发成功和 70 年代对吡嗪酰胺用途新认识使结核化疗方案得以重新修订,1970 年代开发了奎宁衍生物甲氟奎,这些化疗药物出现使结核病得到了有效控制。

从 1971 年开始,人们开始试着联合应用异烟肼和利福平等两个以上杀菌剂,因其有较强的杀菌(对快速繁殖细菌)和抑菌(对持续存活菌)作用,使疗程进一步缩短到 6~9 个月,而治愈率和复发率和常规化疗相同。因此,短程化疗以增强患者依从性成为近年来的研究热点。

1985 年前后,由于抗结核新药研发进程缓慢及治疗不规范等,结核耐药问题日趋严重。相对于敏感型结核杆菌感染治疗,耐药结核菌对化疗药物反应慢、需要周期更长,费用也更为昂贵。特别是 MDR-TB 和 RR-TB 出现使结核治疗非常困难,疫情有复燃趋势,且范围变得更广,重新成为威胁人类健康严重传染病。因此,WHO 目前正在对耐多药结核治疗方案进行调整。包括对治疗耐多药结核现有药物优先等级进行了新的排序,其次,将完全口服疗法作为耐药结核病首选疗法之一。

1995 年,WHO 提出新的"WHO 结核病控制战略"即"控制传染源"和"直接督导下短程化疗(directly observed treatment short-course,DOTS)",推荐对结核病治疗采用 6~8 个月多药联合短程方案,并在 1997 年有专家组对不同类型结核患者制订了明确治疗法规,目前依然是控制结核战略核心要素。

抗结核药物的研究获得进一步发展,最主要的是氟喹诺酮类和利福平同系物也相继发现有抗结核作用。喹诺酮类抗生素是 WHO 推荐治疗 MDR-TB 基本药物,然而,由于喹诺酮类抗生素在临床应用广泛,其耐药性也在不断增加,需要新的策略来应对这一问题。2016 年 WHO 更新了《耐药结核病治疗指南》,提出利奈唑胺和氯法齐明用于 MDR-TB 及 XDR-TB 治疗效果良好,并将其列为核心药物。

近年来的研究表明,靶向结核杆菌能量代谢系统能够显著地克服现有药物耐药问题,其作为治疗耐药结核病新型药物靶向系统,正受到大家关注。贝达喹啉(bedaquiline)和德拉马尼(delamanid)是这方面代表。其中,贝达喹啉是全球近 50 年来首个上市的新型抗结核药物。

2012 年 12 月,贝达喹啉被美国 FDA 加速审批用于治疗成人 MDR-TB 治疗。2013 年 6 月,WHO 组织颁布了《贝达喹啉治疗耐多药结核病暂行策略指导》。2016 年 12 月,我国批准将富马酸贝达喹啉片作为联合治疗一部分,用于成人耐药肺结核治疗。然而,贝达喹啉具有肝毒性及 Q-T 间期延长等不良反应,可增加患者死亡率,因而收到 FDA 黑框警告。因此,2017 年 WHO 再次更新了《贝达喹啉治疗耐多药结核病指南》,主要是作为二线抗结核药物重要的有益补充,用于 HIV 和 MDR-TB 患者。口服贝达喹啉可作为耐药结核治疗一线药物。

2014 年 4 月,另一个具有全新作用机制(干扰 MTB 细胞壁新陈代谢)抗 TB 新药——德拉马尼同样在仅完成 II 期临床试验后直接被欧盟 EMA 批准与优化背景方案联合治疗 MDR-TB。然而,贝达喹啉和德拉马尼目前仍均处于 III 期临床,因存在心脏毒性(已有死亡病例报道),仅被 WHO 推荐用于没有其他临床方案可供选择的成人 MDR-TB 治疗。

截止到 2018 年 8 月,共有 20 种药物进行 I、II 和 III 期临床试验。这包括 11 种新化合物:contezolid、delpazolid、GSK-3036656、macozinone、OPC-167832、pretomanid(PA-824)、Q203、SQ109、sutezolid、TBA-7371 和 TBI-166 等,未来有望用于 MDR-TB 的治疗。正在进行下一步研究的 7 种改良药物是氯法齐明、利奈唑胺、左氧氟沙星、莫西沙星、硝唑尼特、利福平(高剂量)和利福喷丁。而基因测序工作的完成,为设计新的治疗靶点和缩短疗程提供了可能。利用 DNA 序列信息开发新的治疗药物是目前的研究方向之一。

呼吸作用是生命体内最基础能量代谢活动之一。由于结核杆菌体内参与呼吸作用的超级复合物结构,与人体内能量代谢复合物的结构显著不同,可以利用此关键点进行抗结核特异性药物研发,达到消灭病菌而不影响人体健康目的。2018 年 10 月 26 日,中国科学院院士饶子和团队应用非致病性耻垢分枝杆菌模拟其高度同源结核分枝杆菌,采用稳态强磁场实验装置联合 SHMFF 低温电子自旋共振设备,对结核杆菌能量代谢奥秘进行了研究,揭示了分枝杆菌体内能量分子 ATP 合成动力的来源,为贝达喹啉和 telacebec 等靶向该系统新药开发和优化提供了重要的科学基础,直接拓展了现有研究对细胞能量代谢和微生物免疫抵抗认知,具有里程碑式重要意义,该研究成果因此入选 2018 年度中国科学十大进展。

二、新型治疗结核病药的研究进展

抗结核治疗难点在于结核分枝杆菌易产生耐药性。MDR-TB 是对两种最有效的一线药物异烟肼和利福平均没有反应的结核菌导致结核病。对于 MDR-TB,可用包含二线药物疗法治疗,但疗程需要持续 18 个月以上甚至更长。尽管持续时间长,治疗成功率并不满意,且副作用比较大,致使很多患者终止治疗。

更近一些时候,出现 XDR-TB 感染,又称严重耐药结核感染。XDR-TB 是除了对多种抗结核药物耐药之外,对氟喹诺酮类药物或二线注射药物(硫酸卷曲霉素、卡那霉素和阿米卡星)中至少一种具耐药性的结核。世界范围内,目前仅有 55% 的 XDR-TB 成功得到治疗。完全耐药结核病(totally drug-resistant TB)耐所有当前使用的药物。由于细菌多药抗性出现和艾滋病蔓延,结核防治变得雪上加霜。目前临床上迫切需要找到一些可缩短结核治疗,且可用于 HIV 耐药结核治疗方案。

2016 年,对于 XDR-TB 患者,WHO 批准了快速诊断检测,并推荐采用短疗程治疗方案包括 4 至 6 个月"强化"治疗阶段,由 4 种二线药物组成,以及 5 个月"持续"治疗阶段,由 2 种药物组成。7 种推荐药物是卡那霉素、莫西沙星、丙硫异烟胺、氯法齐明、异烟肼(高剂量)、乙胺丁醇和吡嗪酰胺。推荐用于治疗非复杂性 MDR-TB 患者，如有些药物对治疗 MDR-TB 最重要二线药物不耐药个体。短疗程方案还推荐用于治疗未使用二线药物的患者。广泛耐药结核患者或对二线抗结核药物出现耐药患者则不能使用这一治疗方法，这时就需要采用更为长期的耐多药结核病治疗方案，且可能需要补充其中一种新型药物(贝达喹啉和德拉马尼)。

抗结核治疗一般需要疗程较长，平均治疗为 18 个月，由于治疗时间长，患者依从性较差，断断续续用药常可导致耐药性发生。如何缩短治疗时程提高患者依从性成为结核病面临重要问题。70 年代利福平问世并且成为强化期治疗药物，明显缩短了化疗时程。后来随着氟喹诺酮的应用，在敏感期用加替沙星或莫西沙星代替乙胺丁醇和异烟肼后可缩短治疗疗程到 6 个月。继续开发疗程短且服药更为方便剂型以提高患者依从性是目前新药研发热点之一。

三、治疗麻风病药物研发史

1941 年报道氨苯砜对结核杆菌无明显影响，却可明显抑制麻风杆菌生长，开始将氨苯砜用于麻风病治疗，其疗效可靠，且毒性低，是 50~70 年代治疗麻风病首选药。然而，采用单一氨苯砜疗法，患者症状减轻及细菌转阴需要时间较长，细菌易产生耐药性且停药易复发等，1962—1963 年相继报道氯法齐明和利福平对麻风杆菌有效。20 世纪 60~70 年代，相继发现对氨苯砜和利福平等耐药麻风杆菌。为了减少耐药性及缩短治疗周期，消除持续存在病原菌(如休眠菌)，1981 年 WHO 引入了利福平、氨苯砜及氯法齐明多药疗法方案(multi-drug therapy，MDT)，于 1982 年推荐用于麻风病治疗，使麻风病治疗从单一药物治疗转入多种药物联合化疗。中国则在 1986 年开始普及联合化疗免费治疗，使麻风病治疗期显著缩短。1998 年 WHO 推荐多菌型麻风病采取 1 年期治疗，而少菌型患者 6 个月疗法已被普遍接受。另外，氧氟沙星、米诺环素、克拉霉素及乙硫异烟胺也相继被证实有抗麻风病作用，可作为 MDT 方案补充。同时，新型抗麻风病药物问世，使得短程化疗成为可能。

第四节　常用结核病和麻风病模型

一、结核杆菌感染动物模型

结核分枝杆菌感染动物模型是研究结核病基础。理想的结核分枝杆菌感染动物模型是：①动物对结核分枝杆菌敏感，少量即可致病；②组织中单核巨噬细胞浸润出现较早，有干酪样坏死、液化、空洞等病理改变出现；③能观察到原发感染征，并且通过血行感染其他部位；④激发免疫应答与人类感染类似；⑤具有与人类结核病相似临床症状和病程转归，并对临床常用结核病化疗方案有效。目前常用结核分枝杆菌感染动物模型有：小鼠、豚鼠和兔等，非人灵长类、果蝇及斑马鱼等也有报道。研究者可根据实际情况，选择合适动物进行造模。

(一)小鼠结核杆菌感染模型

结核分枝杆菌主要靠呼吸道传播，其感染动物模型必须在 P3 实验室完成。小鼠具有价格低廉、遗传及免疫背景清楚及有相对成熟转基因技术等优点,是目前最常用动物模型,包括 CD4$^+$T 细胞缺陷小鼠(研究 CD4$^+$T 细胞在结核肉芽肿形成过程中的作用)、糖尿病 MTB 感染模型及重度联合免疫缺陷(severe combined immunodeficient,SCID)小鼠模型,后者是研究艾滋患者合并结核分枝杆菌感染动物模型。小鼠模型缺点是小鼠对结核分枝杆菌敏感性较差,初次感染症状和人相比,呈慢性进行性过程。小鼠形成肉芽肿难以出现干酪样坏死,与人结核病发病过程存在一定的差异,难以准确评价药物治疗作用。

（二）豚鼠结核杆菌感染动物模型

豚鼠对人型及牛型结核分枝杆菌高度敏感,且与人体感染结核杆菌在肺中造成损伤相似,是比较好的复制人体感染结核分枝杆菌动物模型,可用于结核病发病机制的研究。由于豚鼠对结核菌素(PPD)皮试诊断试剂具有良好反应以及对结核分枝杆菌高度敏感,是评价新型疫苗较好模型。然而,由于针对豚鼠相关细胞因子和抗体等免疫试剂相对缺乏,限制了豚鼠用于结核杆菌感染免疫机制研究。

（三）兔结核杆菌感染动物模型

兔对牛结核杆菌比小鼠更加敏感,且能够形成与人类似的肉芽肿,肺部感染结核分枝杆菌后局部发生坏死和液化,并形成空洞,是唯一可用于结核空洞防治研究的动物模型。菌苗采用皮下注射、皮内注射、食管镜注入、支气管镜感染及气溶胶等方式给药,可精确复制出人体感染结核杆菌后皮肤反应。缺点是感染实验操作复杂,费用较高。

（四）大鼠结核杆菌感染动物模型

大鼠对结核分枝杆菌不敏感,但由于结核分枝杆菌对大鼠肺组织有相对较高的亲和力,且大鼠具有抵抗力强、血标本容易采集及免疫试剂易获得等优点,更能适应大批量科研的需要。

（五）牛结核分枝杆菌感染动物模型

牛对牛分枝杆菌天然易感,因此其感染模型可用于卡介苗的研究和细胞免疫机制的研究。缺点是动物体型巨大,操作起来难度较大,且成本高。

（六）非人灵长类杆菌感染动物模型

非人灵长类是与人类亲缘关系最近动物群体,是研究结核合并艾滋病最佳模型,其与小鼠和豚鼠相比,对自然途径感染结核分枝杆菌敏感,能出现与人类似的疾病特征(如肺部病变、疾病转归)、组织病理学变化和免疫学改变,现有的 BCG 疫苗可以起到保护作用,因此,非人灵长类感染动物模型能提供更有参考价值参数,具有其他常规动物不可替代优点。然而,目前本类模型报道尚少,常用动物模型有猕猴、短尾猴和恒河猴。该类动物模型缺点是成本高,操作复杂,研究费用昂贵,且很难维持 P3 环境。然而,在研究结核发生免疫致病机制和疫苗有效性的研究及药物研发非临床试验中,具有不可替代地位。

（七）其他动物模型

1. 果蝇结核杆菌感染动物模型 果蝇有和脊椎动物类似吞噬细胞和固有免疫信号途径如 Toll 和 Imd 途径,其固有免疫在进化过程是高度保守,因此,可用于结核病免疫机制的研究。该动物模型特点是：成本低、繁殖快、操作简单适合进行高通量筛选;果蝇是遗传学研究经典模式动物,全基因组序列已知,可以进行结核发病遗传学分析,但其缺乏 T 细胞和 B 细胞,因此只能用于研究固有免疫。

2. 斑马鱼结核杆菌感染动物模型 斑马鱼作为结核分枝杆菌感染模型的研究尚处于初级阶段,且斑马鱼与人体生理相差较大,其结果需要其他模型实验结果综合分析。

二、麻风杆菌感染动物模型

麻风杆菌是目前唯一不能人工培养细菌,故相关动物模型在不断探索中,主要有小鼠、犰狳和裸鼠。小鼠足垫感染模型可出现瘤型麻风样改变,但由于饲养过程中动物死亡率高,小鼠寿命较短,无法深入研究麻风病慢性过程。犰狳由于具有体温低(直肠温度为 30~36℃)、免疫力差及寿命长特点,有利于麻风病慢性病程的观察。裸鼠是一种先天性无胸腺小鼠突变种,细胞免疫功能严重缺失,需要生长在 SPF 级环境中,结果更可靠。非人灵长类也正在适用于麻风病感染动物模型中,但均处于起步阶段。

思考题　　　　1. 比较一线抗结核病药各药异同点。

2. 异烟肼有哪些特点? 有哪些不良反应? 可采取哪些方法防治不良反应?

3. 抗结核病治疗为什么需要早期用药、联合用药、长期用药、全程规律用药?

(苏素文　贾庆忠)

参 考 文 献

[1] LAURENCE B, BJORN K, RANDA H D. Goodman & Gilman's The Pharmacological Basis of Therapeutics. 13th ed. New York: McGraw-Hill, 2017.

[2] GONG H R, LI J, XU A, TANG Y T, et al. An electron transfer path connects subunits of a mycobacterial respiratory supercomplex. Science, 2018, 362 (6418): eaat8923.

[3] BlOWER T R, WILLIAMSON B H, KERNS R J, et al. Crystal structure and stability of gyrase-fluoroquinolone cleaved complexes from Mycobacterium tuberculosis. Proc Natl Acad Sci U S A, 2016, 113 (7): 1706-1713.

[4] TRIPATHI K D. Essentials of Medical Pharmacology. 8th ed. New Delhi: Jaypee Brothers Medical Publishers Ltd, 2019, 851-837.

[5] 张晓东, 王洪生. 结核分枝杆菌感染动物模型的研究进展. 国际皮肤性病学杂志, 2012, 38 (3): 190-193.

[6] 李桂莲, 万康林. 结核分枝杆菌异烟肼耐药性 - 一个不容忽视的问题. 中国人兽共患病学报, 2019, 35 (6): 475-479.

[7] TORFS E, PILLER T, COS P, CAPPOENN D. Opportunities for overcoming mycobacterium tuberculosis drug resistance: emerging mycobacterial targets and host-directed therapy. Int J Mol Sci, 2019, 20 (12): 2868.

[8] VILANI-MORENO F R, BARBOSA A S, SARTORI B G C, et al. Murine experimental leprosy: Evaluation of immune response by analysis of peritoneal lavage cells and footpad histopathology. Int J Exp Pathol, 2019, 100 (3): 161-174.

第三十四章　治疗真菌感染性疾病药

第一节　真菌感染的概况

真菌感染按照受累部位的不同,可以分为浅部真菌感染和深部真菌感染。浅部真菌感染主要侵及皮肤、毛发、指(趾)甲等。深部真菌感染则能侵及黏膜、深部组织和内脏器官。浅部真菌感染发病率高,而深部真菌感染病情常较重,部分严重患者可引起全身播散性感染,发展为侵袭性真菌病。

真菌感染性疾病多具有病程缓慢、难于诊断、现有药物难以根除的特点。近年来,随着广谱抗菌药物、抗肿瘤药物、糖皮质激素以及免疫抑制剂的使用,各种介入治疗的开展以及人类免疫缺陷病毒(human immunodeficiency virus,HIV)感染患者数量的增多,真菌感染尤其是侵袭性真菌感染的发病率逐年增多。目前每年有约 150 万人死于侵袭性真菌感染,其中 40% 为侵袭性假丝酵母菌感染,隐球菌感染和曲霉菌感染各占 30%。抗真菌药物的研发日益凸显其重要性,但真菌的耐药性也在不断加重,耐药真菌的感染往往是临床抗真菌治疗失败的主要原因之一。因此,迫切需要进一步开发高效、安全、抗耐药的抗真菌药物。

真菌是真核细胞,在生物学机制上与哺乳动物细胞存在更大的相似性。开发有效杀灭真菌而对宿主细胞无影响的药物,其难度远大于抗细菌药物的开发。截至目前,常用的抗真菌药物主要包括:①抗生素类,如两性霉素 B、制霉菌素、灰黄霉素等;②嘧啶类,如氟胞嘧啶等;③唑类,如克霉唑、咪康唑、酮康唑等咪唑类药物以及氟康唑、伊曲康唑、伏立康唑等三唑类药物;④棘白菌素类,如卡泊芬净、米卡芬净等;⑤丙烯胺类,如特比萘芬、布替萘芬等。

第二节　药　物　分　类

一、抗生素类抗真菌药物

(一)多烯大环内酯类

多烯大环内酯类抗真菌药物是一类从链霉菌的培养液中提取得到的抗生素。不同的链霉菌可以合成内酯、蒽醌等多种不同结构的代谢物,从中已经发现多种具有抗细菌、抗真菌的活性成分,如红霉素、万古霉素、两性霉素 B、制霉菌素等。多烯大环内酯类抗真菌药物都具有一个环内酯和共轭多烯结构，但不同于红霉素等大环内酯类抗生素，此类药物对真菌有较强的抑制作用，而多数对细菌无效。由于其良好的抗真菌作用，此类药物可用于治疗浅部真菌感染及深部真菌感染，同时也在食品行业作为天然生物来源的防腐剂使用。目前临床应用于治疗真菌感染的多烯类药物主要包括两性霉素 B（amphotercin B）和制霉菌素（nystatin）。

1. 两性霉素 B 两性霉素 B 最初从结节链霉菌培养液中提取得到，由于两性霉素 B 具有亲脂性的多烯结构和亲水性的多羟基基团，同时其氨基糖上的氨基以及内酯环上的羧基又使该物质兼具酸碱两性，因此称为两性霉素 B。

（1）药理作用和临床应用：两性霉素 B 具有较广泛的抗真菌谱，对于假丝酵母菌属、新型隐球菌、皮炎芽生菌、荚膜组织胞浆菌病、申克孢子丝菌、球孢子菌属、巴西副球孢子菌、曲霉菌、马尔尼菲青霉菌、镰刀菌属、毛霉菌均具有良好的抗菌作用，但对细菌无作用。

两性霉素 B 的主要抗真菌机制为影响细胞膜的通透性。该药物的多烯结构可与真菌细胞膜上的麦角固醇结合形成固醇 - 多烯复合物，使细胞膜形成多个微孔，细胞膜通透性增加，细胞质小分子物质、离子外漏出细胞，导致真菌细胞死亡。同时，由于两性霉素 B 可增加真菌细胞膜的通透性，因而可以使一些联合应用的药物（如氟胞嘧啶）更易进入真菌细胞内，产生系统作用。由于细菌细胞膜无麦角固醇，因此两性霉素 B 对细菌无效。真菌细胞膜的麦角固醇与哺乳动物细胞膜中的胆固醇也存在着结构上的差异，因此，两性霉素 B 对真菌细胞的作用更加明显。但两性霉素 B 的选择性不高，仍可作用于哺乳动物细胞膜上的胆固醇，损害人体细胞，表现出严重的毒性反应。

尽管两性霉素 B 的应用历史较长，但该药物的耐药性相对较少。目前发现，少数土曲霉菌及构巢曲霉菌对两性霉素 B 耐药。其中部分耐药真菌由某些前体甾醇类物质取代了麦角固醇作为细胞膜成分，部分耐药真菌中参与麦角固醇合成的基因（如 ERG2、ERG3、ERG5、ERG6 或 ERG11）发生突变，导致麦角固醇生成减少。

该药物目前主要用于治疗深部真菌感染，通常采用静脉滴注的方式。对于部分真菌感染如侵袭性毛霉菌病，两性霉素 B 仍是首选治疗方案，同时在新型隐球菌脑膜炎的治疗中，两性霉素 B 与氟胞嘧啶联合用药仍是经典治疗方案之一。两性霉素 B 亦可以用于严重或快速进展的组织胞浆菌病、芽生菌病、球孢子菌病、青霉病。口服给药可治疗胃肠道真菌感染。同时亦可采用局部给药治疗皮肤、指（趾）甲、黏膜等浅部真菌感染。

（2）存在的问题：两性霉素 B 最常见的急性不良反应是静脉滴注初期出现的发热和寒战，该症状与两性霉素 B 通过 TLR2 和 CD14 诱导的炎症反应有关。预先服用解热镇痛抗炎药或糖皮质激素药物可减少此风险。两性霉素 B 最严重的不良反应是肾毒性，长时间用药后 80% 的患者可出现短暂肾功能减退、氮质血症，25% 的患者可出现低钾血症、低镁血症，亦可出现肾小管性酸中毒。两性霉素 B 治疗过程中亦常见血液系统不良反应，患者表现为低色素性、正色素性贫血。此外亦有患者出现肝毒性、心血管系统毒性等症状。鞘内注射给药可出现中枢神经系统毒性反应。局部应用可引起皮疹。由于其毒性相对较大，目前已逐渐被唑类药物及棘白菌素类药物替代。

两性霉素 B 水溶性很低，口服、肌内注射均难于吸收，治疗深部真菌感染主要采用静脉滴注的方式。该药物血浆蛋白结合率较高，约 90% 以上。其组织穿透能力较弱，不易透过血脑屏障、血眼屏障。

因此通常使用鞘内注射、眼内注射等方式治疗中枢神经系统、眼部真菌感染。该药物主要以原型形式通过肾脏排泄，但消除缓慢，停药2个月之后通常仍能在尿中检出药物。

（3）发展现状：传统的两性霉素B（conventional amphotericin B，C-AMB）为两性霉素B的脱氧胆酸盐，可增加两性霉素B的水溶性，近年来又相继开发了一系列两性霉素B新剂型以改变其药物分布及代谢，降低其毒性。

1）两性霉素B胶体分散体（amphotericin B colloidal dispersion，ABCD）：该剂型包括等摩尔浓度的两性霉素B和胆固醇硫酸酯，其稳定性明显好于C-AMB。ABCD在体内快速被肝脏摄取，然后缓慢释放入血，因此ABCD的血药浓度低于C-AMB，肾毒性的发生率也明显低于C-AMB，但发热、寒战的发生率较高。

2）两性霉素B脂质体（liposomal amphotericin B，L-AMB）：该剂型将AMB包裹在由类脂质双分子层组成的微型囊泡体中。该剂型能够降低与人体细胞膜胆固醇的结合，而增强对真菌细胞膜麦角固醇的结合。因此增强了药物的杀菌能力，同时降低了药物的毒性。小鼠急性毒性实验证实，C-AMB的半数致死量（median lethal dose，LD$_{50}$）为2.3mg/kg，而L-AMB的LD$_{50}$为175mg/kg，提示L-AMB的毒性明显小于C-AMB。

3）两性霉素B脂质复合物（amphotericin B lipid complex，ABLC）：该剂型是由两性霉素B与两个磷脂类物质（二肉蔻酰磷脂酰胆碱和二肉蔻酰磷脂酰甘油）制成的磷脂复合物。相同剂量下，该药物的血药浓度低于C-AMB，提示该药物表观分布容积较大，可用于治疗各种深部真菌感染，对于C-AMB无效的患者，可能仍然有效。

除了剂型上的改造之外，亦可从结构上对两性霉素B进行修饰，部分化合物在保留原有抗真菌作用的同时，亦表现出毒性的降低。提示通过对两性霉素B进行药学方面的改进，能够使这一经典抗真菌药物的毒性降低，继续发挥有效的抗真菌作用。

2. 制霉菌素 制霉菌素亦属于多烯大环内酯类抗生素，该药物从诺尔斯链霉菌培养液中提取得到。制霉菌素的药理作用和体内过程多与两性霉素B相同。主要对假丝酵母菌有效，但由于其毒性较大，不作为注射用药。该药物口服不易吸收，因此对于深部真菌感染无作用。目前主要用于皮肤、口腔、阴道等部位假丝酵母菌感染，但对于指甲、高度角质化的皮肤真菌感染无效。此外，口服制霉菌素亦可用于免疫缺陷患者或肿瘤患者防治消化道假丝酵母菌病。该药物局部用药刺激性小，不良反应少见。口服用药可引起恶心、呕吐、腹泻等胃肠道症状。

与两性霉素B相似，目前也有实验室从事制霉菌素的剂型开发工作，例如将制霉菌素包裹于多层脂质中制备成制霉菌素脂质体，不同于制霉菌素其他剂型，该脂质体通过静脉滴注给予，目前已进行Ⅲ期临床研究，已有研究证实制霉菌素脂质体对于两性霉素B、唑类耐药的假丝酵母菌病仍然有效。

（二）非多烯类抗真菌抗生素

灰黄霉素（griseofulvin）是从灰黄青霉菌培养液中提取的具有窄谱抗真菌作用的抗生素类药物。该药物仅对各种皮肤癣菌（包括表皮癣菌属、毛癣菌属、小孢子菌属）有效，而对其他真菌或细菌无效。该药物仅能抑制真菌，无杀灭真菌的作用。

1. 药理作用和临床应用 灰黄霉素可通过与微管蛋白结合，抑制微管功能，并进一步抑制纺锤体的组装，抑制真菌细胞的有丝分裂。由于该药物可抑制微管蛋白，这也引发了人们对于灰黄霉素是否可以类似长春新碱发挥抗肿瘤作用的猜测。临床前研究显示灰黄霉素具有一定的抗肿瘤作用，但目前尚没有临床研究的数据。

灰黄霉素需口服用药,口服生物利用度差异较大,约25%~70%。该药物水溶性较低,胃肠道吸收受药物溶出速率的影响明显,目前主要通过微粉化灰黄霉素的方法增加其溶解及胃肠吸收。药物可以分布全身,在毛发、皮肤等组织中的含量较高。该药物可大量沉积在皮肤、毛发的角蛋白前体细胞内,在此发挥抗真菌作用。其半衰期为24小时,但该药物在皮肤等组织内可蓄积较长时间。

该药物主要用于治疗各种皮肤癣菌引起的头癣、体癣、甲癣等浅部真菌感染,但需口服治疗,局部应用无效。

2. 存在的问题 该药物仅有抑制真菌的作用,因此治疗时间较长,需持续至感染组织被新生正常皮肤、毛发、指(趾)甲完全替代之后,因此头癣、体癣需持续1个月,而甲癣需持续6~9个月,脚趾真菌感染需持续至少1年。目前该药物已被伊曲康唑、特比萘芬等药物逐渐替代。

灰黄霉素可诱导CYP3A4的活性,因此可能会加快一些属于CYP3A4底物的药物的代谢,如华法林、环孢素等,降低其浓度及药理作用。

该药物严重不良反应的发生率较低,15%的患者可出现头痛,部分也表现出胃肠道症状、肝功能损伤。血液系统不良反应可以表现为白细胞减少、嗜中性粒细胞减少、单核细胞增多等症状。治疗初期应每周进行血液学检测。大鼠、小鼠动物实验显示,灰黄霉素具有致畸性。

二、唑类抗真菌药物

唑类是目前应用最广泛的抗真菌药物,根据结构的差异,可以分为咪唑类(imidazole)和三唑类(triazole)。咪唑类药物主要包括克霉唑(clotrimazole)、咪康唑(miconazole)、酮康唑(ketoconazole)、益康唑(econazole)、布康唑(butoconazole)、奥昔康唑(oxiconazole)、舍他康唑(sertaconazole)、硫康唑(sulconazole)、噻康唑(tioconazole)、卢立康唑(luliconazole)等,此类药物主要用于治疗浅部真菌感染。三唑类药物包括氟康唑(fluconazole)、伊曲康唑(itraconazole)、伏立康唑(voriconazole)、泊沙康唑(posaconazole)、拉夫康唑(ravuconazole)、艾氟康唑(efinaconazole)、艾沙康唑(isavuconazole)等,此类药物主要用于治疗深部真菌感染。唑类药物与两性霉素B比较,不良反应相对较少,但由于药物广泛的应用,耐药性日益严重,同时存在着不同程度的药物间相互作用(见表34-1),使其临床疗效受到了影响。

(一)药理作用

唑类药物多具有相对广谱的抗真菌作用,对假丝酵母菌属、皮炎芽生菌、荚膜组织胞浆菌、巴西副球孢子菌、皮肤癣菌具有明显的杀菌作用。而对曲霉菌、镰刀菌属、球孢子菌的杀菌作用中等。而多数药物对毛霉菌无效,仅泊沙康唑及艾沙康唑对毛霉菌感染有效。

唑类药物可以抑制真菌细胞羊毛甾醇14-α-去甲基酶(CYP51),进而抑制真菌细胞麦角固醇的合成,同时导致14-α-甲基固醇蓄积以及毒性产物14-α-甲基-3,6-二醇的生成,导致细胞膜破损,通透性增加,抑制真菌生长或直接杀灭真菌。由于哺乳动物细胞膜无麦角固醇,因此唑类药物对真菌具有一定的选择性作用。但该药物对于人的CYP也具有一定影响,因而从作用机制上决定了该药物可能引起药物间相互作用。

(二)唑类药物的耐药性

目前,随着唑类药物的广泛使用,药物耐药性成为唑类药物治疗失败的一个重要原因,不同真菌的耐药程度不一，常见的耐药致病真菌为曲霉菌、假丝酵母菌属及新型隐球菌。其中25%的曲霉菌对唑类耐药，而侵袭性耐药曲霉菌感染后预后极差，死亡率超过80%。其耐药机制主要如下。

1. 靶酶变化　如编码14-α-去甲基酶的基因ERG11发生突变，药物与靶酶的亲和力下降，或者ERG11过表达，导致14-α-去甲基酶的生成增加，原有药物浓度不能完全抑制酶的活性。

2. 药物外排数量增加　如ATP结合盒转运蛋白（ATP binding cassette transporter，ABCT）或主要协助转运蛋白超家族（major facilitator suprefamily，MFS）表达增多，促进药物主动外排，细胞内药物浓度降低。

3. 麦角固醇合成通路发生变化　如编码5,6-固醇去饱和酶的基因ERG3发生突变，导致毒性产物14-α-甲基-3,6-二醇的生成减少。

（三）常用咪唑类药物

咪唑类药物是局部应用治疗浅部真菌感染的最常用的一类药物。如咪康唑（miconazole）、克霉唑（clotrimazole），此类药物多口服吸收差，静脉给药不良反应多，因此主要采用外用剂型（霜剂、软膏、洗剂、搽剂等）局部应用治疗浅部真菌感染，如皮肤、阴道真菌感染。但多数外用剂型对于毛发、指甲的真菌感染（如甲癣、头癣）疗效较差。局部应用的咪唑类药物的主要不良反应为皮肤刺激，包括皮肤刺痛感、水肿、红斑、水疱、荨麻疹、局部瘙痒、烧灼感等。

酮康唑（ketoconazole）在体内可抑制CYP3A4，引起严重的药物相互作用。由于该药可以抑制睾酮和肾上腺皮质激素的生成，亦可引起肾上腺皮质功能抑制。临床研究显示，4%~20%口服酮康唑的患者可出现不同程度的肝损伤，严重者可导致急性肝损伤及死亡。鉴于其严重肝损伤、肾上腺皮质功能抑制及药物相互作用的风险，2015年我国已经停用了酮康唑口服剂型。目前酮康唑主要用于局部治疗皮肤、毛发、阴道等部位的真菌感染。

（四）常用三唑类药物

1. 第一代三唑类药物　氟康唑（fluconazole）和伊曲康唑（itraconazole）是第一代三唑类药物，与咪唑类药物比较，此类药物具有较好的安全性。

（1）氟康唑

1）药理作用和临床应用：氟康唑对于大多数假丝酵母菌属有效，但对于克柔假丝酵母菌天然耐药。对于新型隐球菌感染，氟康唑也具有较高的活性，但对于镰刀菌属无效。

氟康唑目前可作为口腔、食管、阴道等部位假丝酵母菌感染的首选治疗药物。氟康唑亦可以用于治疗新型隐球菌所致肺部感染以及艾滋病患者新型隐球菌脑膜炎。此外，由于与两性霉素B比较，氟康唑具有较好的透过血脑屏障的能力、较低的毒性，该药物可以作为首选用于治疗球孢子菌脑膜炎。氟康唑对于荚膜组织胞浆菌病、皮炎芽生菌病、孢子丝菌病等无明显作用，对于曲霉菌、毛霉菌无效。

氟康唑口服吸收完全，且不受食物以及胃酸pH值的影响，生物利用度接近100%。口服给药与静脉给药的血药浓度基本相同。该药物吸收后可以分布全身组织、体液，脑脊液浓度较高。与多数三唑类药物不同的是，氟康唑极少在肝脏代谢，70%的氟康唑以原型形式经肾小球滤过排出，尿药浓度较高，因此肝功能不全患者可以安全应用，同时其尿中浓度高的特点适用于治疗泌尿系统真菌感染，但需要注意的是，氟康唑的用药剂量应根据患者的肾功能情况进行相应调整。

氟康唑的不良反应较其他抗真菌药物少见，主要表现为恶心、头痛、皮疹、呕吐、腹痛和腹泻。长期应用可导致可逆性脱发。

2)存在的问题：氟康唑为 CYP3A4 及 CYP2C9 的抑制剂，因此需要注意潜在的药物相互作用。常用三唑类药物对 CYP 的影响见表 34-1。

表 34-1　常用三唑类药物对 CYP 的影响

氟康唑	伏立康唑	伊曲康唑	泊沙康唑	艾沙康唑
CYP3A4、5、7 抑制剂（中等强度）	CYP3A4、5、7 抑制剂	CYP3A4、5、7 抑制剂及底物	CYP3A4 抑制剂（强）	CYP3A4 抑制剂及底物
CYP2C9 抑制剂（强）	CYP2C9 抑制剂及底物			CYP2B6 抑制剂
CYP2C19 抑制剂	CYP2C19 抑制剂及底物			

(2)伊曲康唑（itraconazole）

1)药理作用和临床应用：伊曲康唑在药动学方面与氟康唑存在较大区别。不同剂型伊曲康唑口服吸收特点不尽相同，胶囊制剂与食物同服可促进吸收，而伊曲康唑口服溶液则空腹状态吸收最好。不同于氟康唑，该药物主要在肝脏经 CYP3A4 及 CYP3A5、CYP3A7 代谢，同时，伊曲康唑又是其抑制剂，药物相互作用明显。该药物体内分布较广，但脑脊液浓度偏低，因此不适合作为中枢神经系统感染的治疗药物。尿液中伊曲康唑浓度较低，亦不能用于治疗泌尿系真菌感染。该药物在指（趾）甲部位长时间蓄积，停药后半年仍可在病灶甲床中检出，因此治疗甲癣效果较好。

与氟康唑比较，伊曲康唑具有更广的抗真菌谱，对于氟康唑敏感的假丝酵母菌、新型隐球菌、球孢子菌仍然有效，对于曲霉菌属感染也有效，但对镰刀菌属无效。由于其药动学的众多不足以及药物相互作用的风险，该药物已经逐渐被第二代三唑类药物取代。目前伊曲康唑仍用于治疗中枢神经系统外的球孢子菌病、芽生菌病、组织胞浆菌病等真菌感染。

2)存在的问题：伊曲康唑最严重的不良反应为肝脏毒性，少数可以导致肝功能衰竭甚至死亡。伊曲康唑胶囊可引起腹泻、腹痛、恶心、食欲减退等症状。亦有出现高甘油三酯血症、低钾血症或转氨酶增高。该药物吸收受胃酸影响，因此抑制胃酸分泌的药物可能影响药物的吸收，降低伊曲康唑的血药浓度。同时由于该药物可抑制 CYP3A4、CYP3A5 及 CYP3A7，与部分药物合用时，可引起后者血药浓度增加，如伊曲康唑可增加环孢素的血药浓度，亦可抑制西沙必利的代谢，增加西沙必利的浓度，引起严重致死性心律失常。

2. 第二代三唑类药物

(1)伏立康唑（voriconazole）

1)药理作用和临床应用：该药物结构与氟康唑类似，可以口服用药也可以静脉给药。口服生物利用度较高，但高脂饮食可以抑制该药物吸收，因此通常空腹服用。与氟康唑类似，该药物体内分布较广，并具有良好的中枢通透性。

该药物具备比第一代三唑类药物更广泛的抗真菌谱，且活性更强。对于假丝酵母菌属、新型隐球菌、镰刀菌属、申克孢子丝菌有效。同时对于氟康唑无效的曲霉菌具有较强活性，但对于接合菌无效。

伏立康唑目前是治疗侵袭性曲霉菌病的首选药物，作用强于两性霉素 B。同时亦可用于治疗假丝酵母菌、足放线菌属及镰刀菌属所引起的严重感染。对于器官移植患者，伏立康唑预防性给药可以降低真菌感染的风险。

2)存在的问题:患者之间血药浓度的巨大差异是伏立康唑应用过程中需要关注的关键问题。该药物主要通过 CYP2C19 及 CYP2C9 代谢,CYP3A4 作用较弱。CYP2C19 的基因多态性是血药浓度差异大的主要原因。20% 的亚洲人群为慢代谢型,而欧美慢代谢型患者不足 2%,为此有必要通过治疗药物监测以调整不同患者的给药方案。该药物主要通过肾脏以代谢产物形式排泄,由于尿中原型药物浓度低,亦不适于治疗泌尿系真菌感染。

伏立康唑耐受性较好,肝脏毒性罕见。需要注意的是,该药物可以延长 Q-T 间期,需要注意诱发尖端扭转性室性心动过速(torsades de pointes,Tdp)的风险。用药初期常见的不良反应为可逆性视觉障碍及过敏反应,6% 的患者可出现皮疹。静脉注射给药由于制剂中含有具有肾毒性的环糊精,因此对于肾衰患者需慎用静脉制剂。

伏立康唑为 CYP2C19、CYP2C9、CYP3A4 抑制剂,因此可增加一些经该酶代谢的药物的浓度,如西罗莫司,与伏立康唑合用时,西罗莫司浓度可增加 10 倍,因此两药禁止联合应用。伏立康唑与奥美拉唑合用时,由于伏立康唑可抑制奥美拉唑代谢,奥美拉唑的剂量也需要减半。

(2)泊沙康唑(posaconazole)

1)药理作用和临床应用:泊沙康唑是伊曲康唑的类似物,药动学特点与伊曲康唑相似,如食物可促进其口服吸收、中枢通透性弱、吸收受胃酸影响等。该药物具有较伊曲康唑更广的抗真菌谱,同时其抗菌活性明显强于伊曲康唑,对于假丝酵母菌属、新型隐球菌、双态真菌、曲霉菌均有效。此外,不同于其他多数唑类药物,泊沙康唑对于接合菌感染仍然有效。

泊沙康唑目前可以用于侵袭性假丝酵母菌感染及曲霉菌感染、口咽部假丝酵母菌感染的治疗,尤其适用于难治性真菌感染。此外,亦可用于 13 岁以上免疫功能低下患者假丝酵母菌感染及曲霉菌感染的预防。

2)存在的问题:该药物不良反应主要以胃肠道症状和头痛为主,发生率约30%。由于泊沙康唑是 CYP3A4 抑制剂,该药物可以抑制部分 CYP3A4 底物的代谢,增加诸如环孢素、他克莫司、西罗莫司、咪达唑仑等药物的浓度。该药物亦具有延长 Q-T 间期的作用,因此不能与同样具有延长 Q-T 作用的药物如美沙酮、奎尼丁、氟哌啶醇、利培酮等药物同用。

(3)艾沙康唑(isavuconazole):艾沙康唑是 2015 年美国食品药品监督管理局(Food and Drug Administration,FDA)批准使用的三唑类抗真菌药物。该药物可采用口服和静脉注射给药,口服吸收受食物影响较少。同时其血药浓度波动较泊沙康唑和伏立康唑小。静脉注射剂型由于无环糊精,因此无明显肾毒性。目前该药物被批准用于侵袭性曲霉菌和侵袭性毛霉菌病的治疗,而关于对侵袭性假丝酵母菌感染的治疗作用尚待研究。

目前的研究显示,该药物不良反应较少,患者耐受良好。该药物是 CYP3A4 抑制剂,仍存在药物相互作用风险,但艾沙康唑对于 Q-T 间期无影响。

三、棘白菌素类抗真菌药物

棘白菌素类(echinocandins)药物是目前最新的一类抗真菌药物,此类药物是一类具有环状六肽母核的环脂肽类化合物。

（一）药理作用

棘白菌素类药物的作用机制与前述抗真菌药物存在很大差异。该药物可以选择性作用于真菌细胞壁，由于哺乳动物细胞无细胞壁，因此棘白菌素类药物对哺乳动物细胞无明显影响，不良反应较少。与两性霉素 B、唑类药物比较，棘白菌素类药物具有较高的抗真菌活性、较低的药物相互作用风险以及较少的耐药性。

棘白菌素可选择性抑制真菌细胞膜上的 β-(1,3)-D- 葡聚糖合酶，该酶主要催化细胞壁主要成分 β-(1,3)-D- 葡聚糖的合成，因此其合成是真菌细胞壁结构完整性的关键。棘白菌素可以非竞争性与酶的催化亚单位 Fks p 亚单位结合，从而阻断 β-(1,3)-D- 葡聚糖的合成。该物质的合成受阻可引起细胞膜通透性增加，细胞内外出现渗透压的不平衡，从而引起胞内容物泄漏而死亡。

棘白菌素类药物对假丝酵母菌属及两性霉素 B、唑类耐药的菌株均具有强大的杀菌作用，而对曲霉菌具有抑菌作用。但对于新型隐球菌、镰刀菌、毛霉菌、毛孢子菌感染未显示出治疗作用。

（二）棘白菌素类药物的耐药性

截至目前，棘白菌素类药物耐药性的发生率比较低，主要发生在假丝酵母菌感染患者。部分耐药菌株葡聚糖合酶 Fks 亚单位发生了点突变，导致该酶对棘白菌素类药物敏感性降低。对于多数假丝酵母菌，主要突变位点是葡聚糖合酶 FKs1p 亚单位 HS1 区和 HS2 区。而光滑假丝酵母菌突变位点主要是 Fks1p 和 Fks2p 亚单位两个位点。除了耐药性之外，棘白菌素类药物体外药敏实验研究中亦发现另一种药物作用减弱的现象，称为矛盾现象（paradoxical effect），该现象表现为在较低抑菌浓度时，棘白菌素可抑制真菌生长，而增加至一定浓度时，某些真菌的生长繁殖会持续，但进一步增加浓度，这些真菌又恢复对药物的敏感性。目前在关于棘白菌素的多种真菌的体内和体外试验中均发现了矛盾现象。但矛盾现象的机制以及该现象与临床治疗的相关性尚不清楚。而揭示矛盾现象的分子机制并探索调控矛盾现象的方法将有助于增加棘白菌素抗真菌的疗效，减少不良反应的发生风险。

（三）常用棘白菌素类药物

目前常用的棘白菌素类药物主要包括：卡泊芬净（caspofungin）、米卡芬净（micafungin）和阿尼芬净（anidulafungin）。

1. 卡泊芬净　卡泊芬净是第一个棘白菌素类药物，该药物是以 *Glarea lozoyensis* 发酵产物为原料制备的半合成肽类物质。与其他棘白菌素类药物相同，该药物口服不吸收，需静脉滴注给药。卡泊芬净血浆蛋白结合率高达 96%，不易透过血脑屏障。药物主要通过肝脏代谢，并以代谢产物形式随尿液和粪便排出。患者的肝脏功能可以影响该药物的代谢及血药水平，但肾功能减退患者无须调整剂量。

卡泊芬净主要用于治疗侵袭性假丝酵母菌感染以及对于两性霉素 B 或伏立康唑等治疗无效的侵袭性曲霉菌感染。

卡泊芬净药物相互作用风险较小，但可增加他克莫司的血药浓度，因此需要对他克莫司进行治疗浓度监测。利福平等药物可通过诱导 CYP3A4 活性轻度降低卡泊芬净水平。

2. 米卡芬净、阿尼芬净　药物抗菌机制与抗菌谱与卡泊芬净类似，均主要用于治疗侵袭性假丝酵母菌感染。三个药物由于结构不同，导致药动学特点存在区别。

米卡芬净是以 *coleophoma empedri* 发酵产物为原料制备的半合成棘白菌素类药物。该药物需静脉滴注给药，其主要通过肝脏芳基硫酸酯酶以及儿茶酚 -*O*- 甲基转移酶（catechol-*O*-methyltransferase，

COMT)代谢,并随尿便排泄。与卡泊芬净不同,轻中度肝功能不全患者无须调整米卡芬净的剂量。米卡芬净具有轻度 CYP3A4 抑制作用,因此可提高硝苯地平、西罗莫司等药物浓度,但对他克莫司无影响。

阿尼芬净是从构巢曲霉菌(aspergilus nidulans)培养液中提取得到的半合成药物。该药物的体内过程不同于其他棘白菌素类药物,该药物不通过肝脏代谢,而是通过缓慢的化学降解过程,并通过胆汁排泄随粪便排出。因此,肝功能衰竭或肾功能衰竭患者均可安全使用该药物,无须调整剂量。目前尚未发现有关与阿尼芬净相关的药物相互作用风险的报道。

四、丙烯胺类抗真菌药物

丙烯胺类(allylamine)抗真菌药物主要包括特比萘芬(terbinafine,TBF)、布替萘芬(butenafine)及萘替芬(naftifine),其中布替萘芬以及萘替芬口服无效,仅能局部应用,而特比萘芬口服、外用均可。

(一) 药理作用和临床应用

丙烯胺类药物主要的作用靶点为真菌细胞鲨烯环氧酶,该酶可催化鲨烯生成羊毛固醇。通过抑制鲨烯环氧酶,丙烯胺类药物可以抑制鲨烯转化为羊毛固醇,并进一步减少羊毛固醇向麦角固醇的转化,导致麦角固醇合成障碍,细胞膜结构、功能受影响,细胞膜通透性增加。此外鲨烯的蓄积对于真菌细胞具有直接的毒性作用,亦可导致真菌死亡。

丙烯胺类药物在抑制真菌细胞麦角固醇合成的同时,是否对哺乳动物细胞胆固醇合成有影响,这是丙烯胺类药物研究中重点关注的问题。哺乳动物细胞与真菌细胞不同,前者可直接摄取食物中的胆固醇。关于丙烯胺类药物对于胆固醇合成的抑制作用已经进行了系统的研究,结果显示,萘替芬以及布替萘芬局部用药对胆固醇合成无影响,特比萘芬对于真菌鲨烯环氧化酶的抑制常数(Ki)为 30nmol/L,而对于哺乳动物细胞鲨烯环氧化酶的 Ki 值为 77μmol/L,说明在治疗浓度下特比萘芬对胆固醇无影响,对于哺乳动物细胞毒性较小。

特比萘芬具有极强的亲脂性,该药物口服吸收良好,但由于首过效应,其生物利用度仅为 40%。该药物体内分布较广泛,尤其高浓度聚集在指(趾)甲、毛发、皮肤等部位,口服特比萘芬 12 周后,药物可在甲板存留 6~9 个月。该药物主要在肝脏代谢,并通过肾脏排泄。该药物对于 CYP 无明显影响,因此药物相互作用风险较低。特比萘芬的抗真菌谱较广,对于不同的真菌敏感性差异较大。对各种皮肤癣菌如表皮癣菌属、毛癣菌属、小孢子菌属均具有杀菌作用,而对白假丝酵母菌感染或肺隐球酵母菌感染作用较弱。

目前,特比萘芬的主要临床应用为口服或外用治疗皮肤癣菌引起的甲癣、手足癣和体癣。特比萘芬不良反应较少,主要以胃肠道不良反应为主,肝损伤发生率较低。

布替萘芬的主要剂型为外用乳膏、霜剂等,与特比萘芬相似,该药物也具备着较高的皮肤渗透性。可广泛用于治疗浅部真菌感染,对皮肤癣菌的疗效优于萘替芬和咪唑类抗真菌药。药物不良反应较少,主要表现为用药部位的刺激性。

(二) 存在的问题

有研究证实特比萘芬是强效的 CYP2D6 抑制剂,因此可抑制卡马西平的代谢,需要注意避免药物的联用。

五、嘧啶类抗真菌药物——氟胞嘧啶

(一) 药理作用和临床应用

氟胞嘧啶(flucytosine)是 5- 氟尿嘧啶(5-fluorouracil,5-FU)的前体药物,该药物本身无抗真菌作用,氟胞嘧啶可经真菌细胞胞嘧啶通透酶的作用,转运入细胞内。在真菌细胞内,在胞嘧啶脱氨酶的作用下,氟胞嘧啶转化为 5-FU。5-FU 可以进一步转化为三磷酸氟尿嘧啶核苷(fluorouridine triphosphate,FUTP),而后者可替代嘧啶掺入 RNA 中,引起编码错误,抑制蛋白质合成;同时 5-FU 可以转化为氟尿嘧啶脱氧核苷酸(FdUMP),后者可抑制胸腺嘧啶核苷合成酶,抑制 DNA 复制。通过抑制 DNA 复制和蛋白质合成,氟胞嘧啶可抑制真菌生长,高浓度具有杀菌作用。

氟胞嘧啶主要采用口服和静脉给药。该药物具有较高的口服生物利用度(80%),药物吸收后分布广泛,并可透过血脑屏障,亦可分布于关节腔、房水。该药物主要以原型形式通过肾脏排泄,因此对于肾衰患者,需针对性调整剂量。

该药物目前主要用于敏感的假丝酵母菌、新型隐球菌、着色真菌感染。通常采用与两性霉素 B 合用的方法治疗新型隐球菌脑膜炎。目前,两药联用仍是治疗 HIV 感染者隐球菌脑膜炎的金标准。

(二) 存在的问题

氟胞嘧啶对于真菌的作用具有一定程度的选择性。因为哺乳动物细胞无胞嘧啶通透酶,因此哺乳动物细胞不能转化氟胞嘧啶为 5-FU。理论上氟胞嘧啶为一个理想的抗真菌药物,但当氟胞嘧啶血药浓度超过 100mg/L 时,用药患者可出现类似 5-FU 特征性不良反应(血液系统毒性、胃肠道症状)。有研究证实,人肠腔中的微生物可能参与了口服氟胞嘧啶转化为 5-FU 的过程。但最近的研究也发现,无论是口服或静脉给予氟胞嘧啶,均可在部分患者血浆中检出 5-FU。如何避免氟胞嘧啶对哺乳动物细胞的损伤,增强氟胞嘧啶抗真菌的选择性,是目前氟胞嘧啶应用中需要解决的问题。

氟胞嘧啶抗菌谱较窄,仅对假丝酵母菌、新型隐球菌、着色真菌等有效,对其他多数真菌的抗菌活性差。同时,其耐药性问题亦限制了氟胞嘧啶的临床应用。氟胞嘧啶耐药性的原因主要与胞嘧啶通透酶、胞嘧啶脱氨酶缺乏或胞内嘧啶生成增多有关。

氟胞嘧啶的主要不良反应为骨髓抑制,可引起白细胞减少或血小板减少,此风险多常见于有血液系统疾病或服用其他骨髓抑制药物的患者。其他不良反应包括皮疹、恶心、呕吐、腹泻等。部分患者(5%)可出现转氨酶—过性增高。氟胞嘧啶不良反应发生率与剂量有一定的相关性,血药浓度超过 100μg/ml 时多发。

第三节　抗真菌药物的研发历史

最初,抗真菌药物的研发采用与抗细菌药物研发相同的方式,但其发展远远不及抗细菌药物。真菌的治疗在相当长的一段时间内主要采用弱酸或酚类染料,在无抗真菌药物的时代,白假丝酵母菌引起的鹅口疮曾一度被认为是致命的疾病。

第一个抗真菌药物为制霉菌素,受青霉素发现的启发,Elizabeth Lee Hazen 和 Rachel Fuller Brown

两位科学家于 20 世纪 40 年代开始筛选来自全世界的数百份土壤样本,以观察其对假丝酵母菌及新型隐球菌的作用,最终于 1950 年从诺尔斯链霉菌中提取出制霉菌素。1954 年美国 FDA 批准该药物用于治疗口腔、皮肤、胃肠道假丝酵母菌感染。但该药物由于口服生物利用度低,对全身真菌感染无效。

第一个用于治疗全身真菌感染的药物为两性霉素 B,该药物于 1958 年由 Squibb 实验室从结节链霉菌中提取得到,而结节链霉菌采自委内瑞拉奥里诺科河流域的土壤中。最初从中分离出两种抗真菌成分:两性霉素 A 和两性霉素 B,但两性霉素 B 作用更强。该药物具有广谱抗真菌作用,两性霉素 B 的发现开创了药物治疗全身性真菌感染的先河,但两性霉素 B 只能静脉用药,同时也存在着明显的肾毒性、血液系统毒性、肝毒性等问题。

与两性霉素 B 相似,灰黄霉素也是从微生物中提取得到的抗生素。灰黄霉素于 1939 年从灰黄青霉菌中提取,最初用于家畜皮癣的治疗。1959 年美国 FDA 批准其用于临床治疗皮肤真菌感染。该药仅能抑制真菌增殖,但不能杀灭真菌,因此该药物的治疗需要数周至数月,且容易复发或再次感染。

氟胞嘧啶最初于 1957 年合成,该药物为胞苷类似物,首先曾被作为一个抗肿瘤药物进行研究,但未见明显的抗肿瘤作用。1963 年,小鼠实验研究证实该药物对于假丝酵母菌及新型隐球菌感染有效,1968 年,氟胞嘧啶开始用于治疗人类假丝酵母菌病、隐球菌病,并一直沿用至今。但该药物的耐药性、骨髓抑制作用、肝脏毒性限制了其广泛应用,主要与其他药物合用治疗部分真菌感染。

随着人们追寻更加安全、有效抗真菌药物的历程的深入,20 世纪 70 年代开始进入了唑类抗真菌药物快速发展的阶段。1944 年 Wooley 报道了第一个具有抗真菌作用的唑类化合物苯并咪唑。但直至 1958 年唑类药物的抗真菌作用才开始得到人们的关注。此类药物主要通过抑制细胞膜麦角固醇的合成,发挥抗真菌作用。由此多个实验室相继进行了数十个唑类化合物的抗真菌作用筛选工作。1979 年第一个咪唑类抗真菌药物咪康唑上市,但该药物口服吸收差,静脉给药不良反应严重,仅适合局部真菌感染的治疗。

为了寻找更有效的抗真菌药物,杨森实验室合成了大量的咪康唑类似物,研究发现在咪康唑结构上加入二氧环戊烷可增强其脂溶性及抗真菌活性,因此 1981 年,酮康唑作为第一个口服咪唑类抗真菌药物被批准应用于全身真菌感染的治疗。但酮康唑口服可明显抑制 CYP3A4,引起严重的药物相互作用,使得酮康唑最终的临床应用仅限于局部皮肤真菌感染的治疗。

在对咪唑类化合物的结构改造过程中,20 世纪 90 年代,一系列三唑类药物应用于临床,三唑类药物的主要结构特点是在咪唑类药物的咪唑环上引入 N 原子。1990 年辉瑞公司研制的氟康唑经美国 FDA 批准应用于真菌感染的治疗,与咪唑类药物比较,氟康唑具有更高的口服生物利用度以及药物相互作用风险较低等特点,使之迅速成为治疗全身真菌感染的常用药物。但该药物对霉菌感染作用较弱,同时对于部分假丝酵母菌天然耐药。1992 年另一个上市的三唑类药物伊曲康唑部分解决了氟康唑的不足,该药物具有更广泛的抗真菌谱,对曲霉菌作用明显。

2002 年起,第二代三唑类抗真菌药物伏立康唑、泊沙康唑和拉夫康唑等陆续上市,此类药物多为氟康唑、伊曲康唑的衍生物,具有抗菌谱广、耐药真菌少、口服生物利用度高、药物相互作用风险少等优点。

在第二代三唑类药物快速发展的同时,2001 年棘白菌素类药物被批准用于真菌感染的治疗。棘白菌素类药物的发现最初源于从真菌培养液中筛选抗真菌药物的工作。第一个棘白菌素类药物棘白菌素 B 提取自构巢曲霉菌,但由于溶血这一不良反应不能用于临床。通过对棘白菌素 B 半合成衍生物的研究,相继发现了卡泊芬净、米卡芬净和阿尼芬净。此类药物不同于其他抗真菌药物，其作用机制在于选择性地抑制真菌细胞壁的合成，对于无细胞壁的哺乳动物细胞无明显影响，因而被称为抗真菌药物中的青霉素。可以作为治疗敏感真菌病的首选药物。

与唑类抗真菌药物类似，丙烯胺类药物也是通过抑制麦角固醇的合成，抑制或杀灭真菌。第一个丙烯胺类药物为萘替芬，于1985年开始作为外用抗真菌药物使用，1996年第一个口服丙烯胺类药物——特比萘芬被美国FDA批准用于真菌感染的治疗。与唑类药物比较，丙烯胺类对人CYP没有影响，因此药物间相互作用风险较低。同时，在皮肤、指甲、毛发中浓度较高，且存留时间较长，因此主要用于癣、手癣、足癣、体癣的治疗。

第四节　抗真菌药物研发现状

尽管目前已经有多种不同作用机制的抗真菌药物，但现有抗真菌药物仍无法满足目前日益增多的真菌感染性疾病治疗需要。主要原因在于现有药物存在一定程度的毒副作用，且真菌耐药性现象日益明显，部分药物存在药物相互作用等问题。进一步开发新型、强效、广谱、低毒的抗真菌药物，将是未来抗真菌药物发展的关键。

（一）建立在已有靶点上的新药开发

目前限制唑类药物临床应用的主要问题是较高的药物相互作用风险。进一步开发高选择性作用于真菌CYP51而对哺乳动物细胞CYP无影响的药物，将有助于解决这一问题。Viamet公司采用四唑结构替代原有三唑结构的方法，开发了VT-1161、VT-1129、VT-1598等特异性抑制CYP51的抑制剂。此类药物经结构修饰，对于CYP51的特异性较哺乳动物细胞CYP的特异性更强，从而减小了药物相互作用风险。2016年美国FDA授予了VT-1129治疗新型隐球菌脑膜炎的快速审核资格。VT-1161目前正处于治疗阴道假丝酵母菌感染（VVC）的Ⅲ期临床试验阶段。

棘白菌素类药物的靶点为葡聚糖合成酶，通过抑制酶的活性，抑制真菌细胞壁主要成分β-(1,3)-D-葡聚糖的合成。该药物的毒性反应及药物相互作用风险较小，临床应用的主要限制因素是给药途径上需要每天静脉注射。通过改变药物的药动学特点有望解决棘白菌素的这一缺点。CD101（Biafungin）是一个新的棘白菌素类药物，该药物的抗菌作用与其他棘白菌素类药物相似，但具有较长的半衰期（>80小时），该药物主要采用静脉给药，但每周一次即可。2019年初该药物已经开始启动Ⅲ期临床研究。另一种正处于Ⅲ期临床研究的棘白菌素类药物是SCY-078，该药物是第一个可以口服的棘白菌素类药物，2018年美国FDA也授予SCY-078治疗VVC的快速审核资格。

（二）寻找作用于新靶点的药物

1. 抑制糖基磷脂酰肌醇锚定蛋白的生物合成　糖基磷脂酰肌醇（glycosylphosphadidylinositol，GPI）锚定蛋白在真菌黏附宿主细胞构成中发挥重要的作用。AX001可通过抑制肌醇酰基转移酶，抑制GPI锚定蛋白的成熟。由于AX001对哺乳动物细胞肌醇酰基化无影响，因此该药物可发挥特异性广谱抗真菌作用。

2. 抑制真菌嘧啶的合成　F901318可特异性抑制二氢乳清酸脱氢酶，该酶主要参与嘧啶的生物合成。尽管哺乳动物细胞也含有该酶,但 F901318 对于真菌具有很强的酶活性抑制作用,半数抑制浓度(half-inhibitory concentration, IC_{50})为 40nmol/L,对于哺乳动物细胞酶活性抑制作用较弱($IC_{50}>100\mu mol/L$)。体外研究已证实该药物具有广谱的抗真菌作用,但对毛霉菌无效。目前该药物正在进行 II 期临床研究。

3. 靶向海藻糖的合成　海藻糖(trehalose)即 α-D- 吡喃葡萄糖基 -α-D- 吡喃葡糖苷,海藻糖的生成及水平受海藻糖 -6- 磷酸合成酶(Tps1)及海藻糖 -6- 磷酸磷酸酶(Tps2)调控。该物质主要在糖酵解过程中发挥重要作用。目前发现,敲除 Tps2 可抑制真菌细胞壁的完整性,促进细胞裂解。海藻糖 -6- 磷酸(T6P)亦可通过抑制 Tps1 的活性,抑制真菌生长。提示 Tps1、Tps2 可能作为新的抗真菌药物的靶点。但目前尚未进行相关的药物研究。

4. 靶向作用于真菌线粒体　T-2307 的结构类似于芳香双脒类药物,研究显示 T-2307 可通过主动转运的方式选择性地被真菌细胞摄取,并破坏真菌线粒体结构。与其他双脒类药物相比,T-2307 具有更高的安全性,临床前体内和体外研究显示,该药物对于耐唑类、棘白菌素类假丝酵母菌、新型隐球菌、曲霉菌感染有效。目前,T-2307 正处于 I 期临床研究阶段。

思考题　　　　1. 抗真菌药物的分类及作用机制,请举例说明。
　　　　　　　2. 简述唑类药物的药理作用及临床应用。

（余　鹰）

参 考 文 献

［1］ANDERSON T M, CLAY M C, CIOFFI A G, et al. Amphotericin forms an extramembranous and fungicidal sterol sponge. Nat Chem Biol, 2014, 10 (5): 400-406.

［2］CASADEVALL A. Fungal diseases in the 21st century: the near and far horizons. Pathog Immun, 2018, 3 (2): 183-196.

［3］FISHER M C, HAWKINS N J, SANGLARD D, et al. Worldwide emergence of resistance to antifungal drugs challenges human health and food security. Science, 2018, 360 (6390): 739-742.

［4］REVIE N M, IYER K R, ROBBINS N, et al. Antifungal drug resistance: evolution, mechanisms and impact. Curr Opin Microbiol, 2018, 45: 70-76.

［5］WIEDERHOLD N P. The antifungal arsenal: alternative drugs and future targets. Int J Antimicrob Agents, 2018, 51 (3): 333-339.

［6］BRUNTON L L, DANDAN R H, KNOLLMANN B C. Goodman & Gilman's the pharmacological basis of therapeutics. 13th ed. New York: McGraw-Hill, 2017.

第三十五章 治疗病毒感染性疾病药

病毒是地球上最小的生物之一,作为结构极其简单的生命形式,其参与了绝大多数传染性疾病,其中 3/4 以上的人类传染性疾病为病毒性感染。部分病毒性感染表现为发病率高、死亡率高的特点,21 世纪以来,新型冠状病毒肺炎(corona virus disease 2019,COVID-19)、严重急性呼吸综合征(severe acute respiratory syndrome,SARS)、中东呼吸综合征(Middle East respiratory syndrome,MERS)、禽流感、埃博拉病毒(Ebola virus)感染、寨卡病毒(Zika virus)感染等疾病所引起的世界性恐慌,使人们越来越意识到病毒感染性疾病的预防和治疗是非常重要的公共卫生问题。

病毒感染性疾病的防治措施主要包括疫苗接种和抗病毒药物治疗。除少数治疗性疫苗外,多数疫苗主要用于病毒感染的预防。由于部分病毒存在一定的抗原变异性,疫苗的免疫效果很大程度上受到限制。因此,抗病毒药物治疗仍然是病毒感染性疾病防治的重要手段。此类药物主要以病毒复制周期的某个环节为靶点进行选择性干预,以达到抑制病毒的作用。但由于病毒的复制、蛋白质合成以及病毒组装都是在宿主细胞内进行,如何选择性地杀死病毒而不影响宿主细胞,是抗病毒药物研发的关键。目前有效的抗病毒药物仍然较少,且多存在抗病毒作用弱、副作用大、易耐药等问题。随着对病毒结构以及病毒复制周期的深入了解,抗病毒药物的研究已由简单的随机筛选发展为以病毒生物学、生物信息学、基因工程等技术为依托的理性开发阶段。

第一节 病毒感染的概况

一、病毒感染的基本过程

根据病毒的结构和核酸类型的差异,病毒可分为 DNA 病毒、RNA 病毒和亚病毒,不同病毒的感染过程各具特点,但基本可分为以下步骤,即吸附、穿入及脱壳、核酸复制及蛋白质合成、病毒的装配及释放等。

(一) 病毒的吸附

通过病毒颗粒表面病毒吸附蛋白与宿主细胞表面受体的相互作用,病毒可特异性地吸附在宿主细胞膜上,此过程为病毒感染的第一个步骤。宿主细胞表面受体存在明显的种属、组织特异性,特异性的表面受体的表达是病毒感染的先决条件。例如,流感病毒可通过病毒表面的血凝素(hemaglutinin,HA)

与敏感宿主细胞表面的唾液酸受体结合,而吸附于细胞表面。通过抑制 HA 介导的流感病毒吸附,可有效预防或治疗流感。目前已经有靶向 HA 的流感疫苗上市,不同于传统灭活流感疫苗的是,此类疫苗采用各种方法对 HA 进行修饰,如删除 HA 头部、修饰 HA 茎部或制备成嵌合 HA,刺激机体产生针对不同 HA 亚型的广谱中和抗体。通过与流感病毒结合,该抗体可抑制病毒的吸附作用,拮抗流感病毒感染。除此之外,人类免疫缺陷病毒(human immunodeficiency virus,HIV)可通过病毒外膜糖蛋白 gp120 与宿主细胞表面的 CD4 受体特异性结合,吸附于细胞表面。Fostemsavir(BMS-663068)可在体内转化成具有活性的 BMS-626529,进而特异性地与 gp120 蛋白相应位点结合,阻止 HIV 吸附并进入宿主免疫细胞。截至目前,该药物正处于 III 期临床试验阶段。

（二）**病毒的穿入及脱壳**

病毒吸附到宿主细胞膜后,不同的病毒可以通过胞饮、融合、直接穿入等不同方式进入细胞质内。无包膜的病毒如部分小 RNA 病毒多通过胞饮方式进入宿主细胞;而有包膜的病毒如流感病毒则通过病毒外膜与细胞膜的融合,将病毒的核酸释放入细胞。病毒的脱壳是指病毒去掉蛋白质外壳,释放核酸的过程。部分病毒在穿入细胞时已经开始脱壳并释放核酸。通过影响病毒的穿入或脱壳亦可发挥抗病毒作用。例如,流感病毒与细胞膜的融合以及脱壳依赖于酸性条件下 HA 构象变化,而金刚烷胺可作用于流感病毒基质蛋白 M2 离子通道,抑制 H^+ 进入病毒颗粒,进而抑制 HA 构象变化以及病毒的融合、脱壳过程,发挥抗流感病毒作用。此种方式也为开发抗 HIV、埃博拉病毒、寨卡病毒药物提供了新的思路。

（三）**病毒的核酸复制及蛋白质合成**

病毒核酸脱壳后,可利用宿主细胞提供的原料合成病毒核酸和蛋白质。病毒按照核酸类型不同可分为 DNA 病毒(双链 DNA 病毒、单链 DNA 病毒、DNA 逆转录病毒)、RNA 病毒(单正链 RNA 病毒、单负链 RNA 病毒、双链 RNA 病毒、逆转录病毒)等多种类型。不同核酸类型及结构的病毒,其核酸复制及蛋白质合成过程存在较大区别,如双链 DNA 病毒主要利用宿主细胞核内 RNA 聚合酶完成 DNA 的转录;而单链 DNA 病毒则首先利用宿主细胞核内 DNA 聚合酶复制产生子代 DNA;单负链 RNA 病毒含有依赖 RNA 的 RNA 聚合酶,可通过该酶作用,转录生成正链 RNA;逆转录病毒则是在逆转录酶的作用下,以 RNA 为模板,合成负链 DNA,并进一步复制成双链 DNA,后者再转录生成子代 RNA 以及病毒蛋白质。深入了解不同病毒的核酸复制以及蛋白质合成过程,将有助于开发选择性抑制病毒复制的抗病毒药物。多个抗病毒药物可通过抑制不同病毒的相应复制酶而发挥抗病毒作用。

（四）**病毒的装配及释放**

病毒核酸以及蛋白质合成后,大多数 DNA 病毒在细胞核内组装成新的病毒,而大多数 RNA 病毒的装配将在细胞质内进行。装配完成后,无膜病毒主要通过宿主细胞破裂而释放病毒,有包膜的病毒通常不引起细胞死亡,而通过出芽、胞吐等方式释放到细胞外。目前已经有抑制病毒装配或释放的药物开发,如 NVR3-778 可通过抑制乙型肝炎病毒(hepatitis B virus,HBV)衣壳蛋白装配,进而抑制 HBV 的复制。该药物已经完成临床前研究,并进入 I 期临床试验阶段。

二、抗病毒药物的主要作用靶点

由于病毒只能在易感的宿主细胞内增殖,因此抗病毒药物需要具有较高的安全性。抗病毒药物应选择性作用于病毒,而不影响宿主细胞的功能。目前抗病毒药物的主要作用靶点包括抑制病毒复制的早期、抑制病毒基因复制、抑制病毒的晚期复制。

（一）抑制病毒复制的早期

病毒复制的早期阶段主要包括病毒的吸附、穿入和脱壳,通过抑制病毒复制的早期可以阻止病毒进入宿主细胞。

1. 抑制病毒的吸附 如 Fostemsavir 靶向作用于 HIV 病毒 gp120,抑制 HIV 吸附于宿主细胞。DAS181 可通过作用于宿主细胞膜上的唾液酸受体,抑制流感病毒与细胞结合。

2. 抑制病毒穿入或脱壳 如金刚烷胺可抑制流感病毒的脱壳,阻碍病毒进一步复制。Enfuvirtide 可与 gp41 结合,抑制 HIV 与宿主细胞膜融合,进而抑制病毒穿入。

（二）抑制病毒基因复制

病毒酶在病毒基因复制过程中发挥着重要的作用,因此各种酶活性抑制剂的研发始终是抗病毒药物的研究重点。此类药物多为酶底物的衍生物,对病毒酶产生竞争性抑制作用。抑制病毒基因复制的抗病毒药物作用靶点见表 35-1。

表 35-1 抑制病毒基因复制的抗病毒药物作用靶点

病毒	作用靶点	药物
HIV	逆转录酶	齐多夫定、拉米夫定、依曲韦林
HIV	蛋白酶	沙奎那韦、洛匹那韦
HIV	整合酶	雷特格韦、埃替格韦
单纯疱疹病毒	DNA 聚合酶、胸腺嘧啶核苷激酶	阿昔洛韦
流感病毒	神经氨酸酶	奥司他韦、扎那米韦
乙型肝炎病毒	DNA 聚合酶	拉米夫定、阿德福韦、恩替卡韦
丙型肝炎病毒	NS3/4A 丝氨酸蛋白水解酶	特拉匹韦
丙型肝炎病毒	依赖 RNA 的 RNA 聚合酶	Nesbuvir
多种病毒	肌苷 5′- 单磷酸脱氢酶	利巴韦林

除了通过抑制相关复制酶抑制病毒基因复制之外,亦有部分药物可以通过选择性降解病毒基因,抑制病毒的复制,如干扰素在调节免疫功能的同时,也可降解病毒的 RNA,抑制病毒的复制。目前也有一些正处于开发阶段的反义治疗药物,通过与病毒 mRNA 的特定序列结合,进而阻止病毒基因复制。

（三）抑制病毒的晚期复制

病毒的晚期复制主要指病毒的装配及释放。部分药物具有抑制病毒装配或释放的作用,成为病毒成熟抑制剂(maturation inhibitor,MI)。如 Bevirimat(PA-457)可通过抑制 HIV 病毒未成熟病毒颗粒的 Gag 蛋白的裂解,进而影响衣壳蛋白形态变化,并抑制衣壳蛋白装配成熟病毒颗粒的形成。而 BAY41-4109 可以通过诱导衣壳蛋白错误装配,抑制 HBV 正常成熟病毒颗粒的形成,抑制 HBV 的晚期复制。

第二节 治疗病毒感染的药物

根据其临床用途的不同,治疗病毒性感染的药物主要包括抗流感病毒药物、抗疱疹病毒药物、抗艾滋病病毒药物、抗肝炎病毒药物等。

一、抗流感病毒药物

流感病毒属于正粘病毒科的单负链 RNA 病毒。根据病毒核衣壳核蛋白(nuclear protein,NP)及包膜基质蛋白(matrix protein,MP)抗原性的差异,流感病毒可分为甲、乙、丙三种。根据病毒表面血凝素(hemagglutinin,HA)及神经氨酸酶(neuramidinase,NA)的不同,甲型流感病毒又可分为多种亚型(HxNy)。甲型流感病毒具有广泛的宿主性,可以感染人、禽类、猪、马等动物;同时具有较大的变异性,通过抗原性漂移或抗原性转变,导致新亚型病毒的形成,人群对变异的新亚型病毒缺乏免疫力,因此甲型流感病毒已经引起多次大规模流行,并具有较高的发病率及死亡率。如 2009 年由墨西哥暴发并蔓延世界各地的 H1N1 流感、2013 年至今我国部分地区出现的 H7N9 禽流感。乙型流感病毒的变异性较小,主要引起流感的局部流行。而丙型流感病毒抗原稳定,致病力较弱。目前,国际上公认的抗流感病毒药物包括金刚烷胺类、神经氨酸酶抑制剂、利巴韦林等。

(一)金刚烷胺类

主要包括金刚烷胺(amantadine)及金刚乙胺(rimantadine)。

1. 药理作用和临床应用 金刚烷胺为三环胺类化合物,金刚乙胺为其 α- 甲基衍生物。两种药物均可口服经胃肠道迅速吸收。其中金刚乙胺吸收较缓慢,半衰期亦明显高于金刚烷胺。两种药物均仅对甲型流感病毒有效,而对乙型流感病毒无效。其抗病毒作用靶点为病毒包膜上具有离子通道功能的基质蛋白 2(M2),通过抑制 H^+ 经 M2 通道进入病毒内部,影响病毒颗粒内部 pH 降低,抑制 HA 构象变化、HA 参与的病毒包膜与细胞膜融合并脱壳的过程。此外,通过抑制 HA 构象变化,亦可抑制成熟病毒颗粒的装配,影响病毒的晚期复制过程。金刚烷胺类药物主要用于甲型流感的预防和治疗。

2. 存在的问题 由于此类药物的长期使用,金刚烷胺类药物的耐药性包括交叉耐药性比较严重。病毒对金刚烷胺类药物耐药的主要原因也与编码 M2 蛋白跨膜结构域的 RNA 序列突变有关。自 2004 年开始,H1N1、H3N2 等病毒亚型相继出现对金刚烷胺类药物的耐药,在多次世界性流感流行中,100% 的病毒株均对药物耐药。鉴于其高耐药率,2006 年美国疾病预防与控制中心(Center for Disease Control and Prevention,CDC)已经不推荐金刚烷胺类药物用于甲型流感的预防或治疗。

(二)神经氨酸酶抑制剂

主要包括扎那米韦(zanamivir)、奥司他韦(oseltamivir)、帕拉米韦(peramivir)等药物。

1. 药理作用和临床应用 神经氨酸酶广泛存在于各种生物体中,其中流感病毒神经氨酸酶主要水解宿主细胞唾液酸与病毒颗粒糖蛋白之间的 α- 糖苷键,在病毒的感染和复制过程中均发挥重要的作用。其功能主要包括:①在病毒复制后期,促进病毒颗粒自宿主细胞表面释放;②通过液化呼吸道黏膜表面的黏液,降低其黏度,利于病毒到达宿主细胞表面;③水解新合成的子代病毒间的 α- 糖苷键,抑制子代病毒的自我聚集,促进其扩散。流感病毒尽管具有很强的变异性,但甲型和乙型流感病毒神经氨酸酶活性位点的分子结构高度保守,是一个较好的药物开发靶点。

通过对流感病毒神经氨酸酶晶体结构、活性位点的解析,扎那米韦是第一个利用计算化学方法,通过计算机辅助技术开发的流感病毒神经氨酸酶抑制剂。扎那米韦对流感病毒神经氨酸酶具有较强的亲和力和选择性,而对人的神经氨酸酶作用极弱。药物酶抑制常数(Ki)研究结果显示,两者相差百万倍以上,提示扎那米韦安全性较高。不同于金刚烷胺仅对甲型流感病毒有效,扎那米韦对于甲型、乙型流感病毒均有抑制作用,其降低病毒滴度的作用为金刚烷胺的 100~1 000 倍。扎那米韦目前主要用于成人或儿童甲型或乙型流感的预防或症状在 2 天以内的治疗。

2. 存在的问题　扎那米韦分子极性高,组织穿透能力差,不能口服用药。给药途径为滴鼻或口腔吸入给药。作为吸入制剂,该药物主要的不良反应为喘鸣、支气管痉挛等症状。对于有慢性呼吸道疾病的患者,可能会增加支气管痉挛的危险。伴哮喘或慢性阻塞性肺疾病(chronic obstructive pulmonary disease,COPD)的患者使用扎那米韦可能加重病情,甚至导致死亡。目前该药物尚未批准用于 5 岁以下儿童流感的治疗和预防。

扎那米韦的耐药性发生率较金刚烷胺类少,但 2013 年已经发现人感染 H7N9 流感病毒对扎那米韦耐药,其主要机制与病毒血凝素或神经氨酸酶变异有关,如神经氨酸酶与药物结合位点发生突变,减少了扎那米韦与病毒的结合。

3. 神经氨酸酶抑制剂发展现状　为克服扎那米韦不能口服的问题,通过结构优化,已经开发了多个扎那米韦类似物以及注射用扎那米韦,部分产品处于临床前或临床研究阶段。

(1)奥司他韦:结构上与扎那米韦类似,均为唾液酸类似物。是继扎那米韦之后第二个神经氨酸酶抑制剂。该药物解决了扎那米韦口服吸收的问题,口服吸收迅速。奥司他韦在神经氨酸酶的作用位点不同于扎那米韦,因此两个药物之间没有交叉耐药性。

奥司他韦是第一个口服神经氨酸酶抑制剂,该药物广泛用于甲型或乙型流感的治疗和预防。对于 1~12 岁儿童以及成年人均可应用。由于口服的优势以及对儿童流感的治疗作用,该药物的使用较扎那米韦广泛,因而目前已经出现了对奥司他韦耐药的流感病毒株,包括 H1N1、H3N2、H5N1 以及乙型流感病毒。其耐药机制也是与神经氨酸酶变异有关。但由于变异的位点不同,因此奥司他韦与扎那米韦无明显交叉耐药性。对奥司他韦耐药的病毒,对于扎那米韦可能仍然具有敏感性。其主要不良反应为胃肠道症状,该症状多可自行消失。部分患者可出现头疼、失眠症状。此外,亦有服药后出现严重精神异常甚至自杀的个别报道。

(2)帕拉米韦:该药物是美国 FDA 2014 年批准用于流感治疗的静脉用神经氨酸酶抑制剂。该药物的抗病毒活性与奥司他韦和扎那米韦相当或更强。由于口服生物利用度差,该药物需静脉注射给药。其消除半衰期约为 20 小时,明显长于扎那米韦(2.5~5 小时)及奥司他韦(6~10 小时),目前其主要适应证为 18 岁以上且症状出现在 2 天以内的流感患者。由于其安全性和疗效资料较少,目前是否能够用于儿童流感治疗尚待进一步确认。目前帕拉米韦的耐药性较扎那米韦及奥司他韦少,但已经存在 3 个药物之间的交叉耐药性。

(三) 利巴韦林

1. 药理作用和临床应用　利巴韦林(ribavirin,RBV),又名病毒唑(virazole)、三氮唑核苷,是广谱抗病毒药物,对多种 RNA 和 DNA 病毒均有抑制作用,包括甲型和乙型流感病毒、呼吸道合胞病毒、麻疹病毒、甲型肝炎病毒、丙型肝炎病毒、流行性出血热病毒。

利巴韦林对病毒的抑制作用涉及多种机制:①该药物在细胞内经腺苷激酶作用生成利巴韦林单磷酸,后者可抑制肌苷单磷酸脱氢酶,减少鸟苷酸合成及鸟苷三磷酸(guanosine triphosphate,GTP)水平,从而阻断 DAN、RNA 病毒复制过程;②抑制病毒 RNA 聚合酶,影响病毒 RNA 合成;③诱导病毒变异,抑制病毒复制；④免疫调节作用，诱导 γ 干扰素（interferon-γ，IFN-γ）、肿瘤坏死因子 α（tumor necrosis factor-α，TNF-α）、白细胞介素（interleukin，IL）-2 的表达，抑制 IL-4、IL-9 的表达，激活 T 细胞介导的免疫反应。

利巴韦林可以采用口服、静脉注射、吸入、滴鼻等多种给药途径。气溶胶气雾给药可以用于呼吸道病毒感染的治疗，如流感病毒、呼吸道合胞病毒等。静脉滴注可用于流行性出血热病毒感染及严重流感。此外，口服利巴韦林亦可与直接抗病毒药物联合应用治疗难治性丙型肝炎。

2. 存在的问题　利巴韦林在体内排泄缓慢，半衰期约为 24 小时，由于该药物易蓄积在红细胞，因此全身用药的主要不良反应为溶血性贫血。而吸入、滴鼻很少发生血液系统不良反应。

3. 发展现状　为避免利巴韦林的不良反应，目前开发了多个利巴韦林衍生物，如塔利韦林（taribavirin），该药物的抗病毒活性和利巴韦林相当，但药物主要靶向肝脏分布，在血细胞浓度较低，因此避免了利巴韦林的血液系统毒性。

二、抗疱疹病毒药物

疱疹病毒（herpes virus，HV）为一组 DNA 病毒，目前已发现 100 多种，其中可以感染人的有 8 种，包括单纯疱疹病毒 1 型（herpes simplex virus type 1，HSV-1）和单纯疱疹病毒 2 型（HSV-2）、水痘 - 带状疱疹病毒（varicella-zoster virus，VZV）、人类巨细胞病毒（human cytomegalovirus，HCMV）、人类疱疹病毒 6 型（human herpes virus type 6，HHV-6）和人类疱疹病毒 7 型（HHV-7）、EB 病毒（Epstein-Barr virus，EBV）、人类疱疹病毒 8 型（HHV-8）。HV 在人群中感染极为普遍，HV 通过一次感染，可以长期潜伏于宿主细胞，甚至终身带毒，在免疫功能低下等特定状态下，潜伏病毒可以重新激活导致感染复发。抗疱疹病毒药物主要通过抑制病毒 DNA 复制发挥作用，依据结构的不同，可分为核苷类似物以及非核苷类抗病毒药物两种。

（一）核苷类似物

核苷类似物为治疗疱疹病毒的主要药物。其中第一代核苷类似物如碘苷、曲氟尿苷、阿糖腺苷等药物由于毒性及耐药性的问题，临床已基本不用。目前主要应用的为阿昔洛韦、伐昔洛韦、更昔洛韦等第二代、第三代核苷类似物。

1. 阿昔洛韦

（1）药理作用和临床应用：阿昔洛韦（aciclovir，ACV），又名无环鸟苷，是第二代核苷类似物的代表药物，为开环的鸟苷类似物。该药物对 HSV 具有选择性抑制作用，对于 VZV、EBV 也有较弱的抑制作用。其作用机制主要与 DNA 合成抑制有关。阿昔洛韦可被 HSV 基因编码的特异性胸苷激酶（thymidine kinase，TK）磷酸化生成三磷酸阿昔洛韦，后者可抑制病毒 DNA 聚合酶，抑制 DNA 合成。由于 HCMV 无 TK，因此阿昔洛韦对于 HCMV 感染无效。阿昔洛韦对于病毒 TK 的亲和力是宿主细胞 TK 亲和力的 200 倍，因而对于宿主细胞影响较小。病毒对阿昔洛韦耐药性的主要机制也在于病毒 TK 产生减少、DNA 聚合酶变异或者 TK 底物的变化（失去磷酸化阿昔洛韦的作用）等。

阿昔洛韦目前主要的临床适应证为 HSV 感染，口服或静脉注射可用于 HSV 脑炎、生殖器疱疹、免疫抑制患者 HSV 感染。局部用药可治疗 HSV 角膜炎、结膜炎、单纯疱疹、带状疱疹。

阿昔洛韦的不良反应较少，偶见恶心、腹泻、皮疹、头痛等不良反应。极少病例报道有血尿素氮及肌酐水平升高等肾功能减退及意识模糊、幻觉等中枢神经系统症状。需要避免和其他有肾毒性的药物合用。

(2)存在的问题：阿昔洛韦的给药途径包括口服、静脉注射、经皮给药等多种方式。由于口服生物利用度较低(10%~30%)，因此口服用药需采用较大剂量、多次给药的方式。

(3)发展现状：为解决阿昔洛韦口服生物利用度低的问题，目前已经开发了阿昔洛韦的前体药物伐昔洛韦(valacyclovir，VCV)。伐昔洛韦为阿昔洛韦的缬氨酸酯前药，该药物在体内可水解为阿昔洛韦，并发挥抗病毒作用。其水溶性较高、口服生物利用度较高(55%~70%)，且无明显副作用，耐药性亦较少。

2. 更昔洛韦

(1)药理作用和临床应用：更昔洛韦(ganciclovir，GCV)也是阿昔洛韦的类似物，该药物除对 HSV、VZV 具有与阿昔洛韦类似的抑制作用之外，主要特点在于对于 HCMV 具有更强的抑制作用，其活性是阿昔洛韦的 10 倍以上。尽管 HCMV 没有 TK，但 HCMV UL97 编码的磷酸转移酶可催化更昔洛韦生成三磷酸更昔洛韦，后者可竞争性抑制病毒 DNA 聚合酶的活性。其耐药性的主要机制也与更昔洛韦的作用靶点变异有关，如 DNA 聚合酶的变异或病毒磷酸转移酶的变异等。该药物主要用于治疗 HCMV 感染，如艾滋病患者伴 HCMV 视网膜炎以及器官移植患者的 HCMV 感染。此外，更昔洛韦眼用凝胶亦可用于 HSV 角膜炎的治疗。

(2)存在的问题：更昔洛韦口服生物利用度亦较低(6%~9%)，因此其主要给药途径为静脉滴注。更昔洛韦主要的不良反应为骨髓抑制。15%~40% 的患者可见中性粒细胞减少，血小板减少的发生率约为 5%~20%。多数患者可以在停药 1 周内恢复，但亦有致死性粒细胞缺乏的病例报道。部分患者(5%~15%)可出现头痛、行为异常、惊厥、昏迷等中枢神经系统症状。

(3)发展现状：缬更昔洛韦(valganciclovir，VGCV)为更昔洛韦的缬氨酸酯前药，在肠道内可以水解为更昔洛韦。该药物能够口服吸收，具有较高的生物利用度(60%)，且食物可以进一步增加其生物利用度。因此口服缬更昔洛韦与静脉滴注更昔洛韦的作用相当。

3. 其他核苷类似物

(1)喷昔洛韦(penciclovir，PCV)：为阿昔洛韦和更昔洛韦的类似物，该药物的抗病毒谱以及作用机制与阿昔洛韦相同，对于 HSV、VZV 有效，但对于 HCMV 作用较差。喷昔洛韦口服生物利用度低(<5%)，因此主要通过静脉及外用的方式，用于治疗 HSV、VZV 感染。

(2)泛昔洛韦(famciclovir，FCV)：为喷昔洛韦的二乙酰酯前体药物，通过在体内转化为喷昔洛韦而进一步发挥抗病毒作用。与喷昔洛韦比较，该药物口服生物利用度高(77%)，明显优于喷昔洛韦和阿昔洛韦。该药物半衰期长达 20 小时，口服每天 2 次，其效果与喷昔洛韦静脉注射相当。其特点类似于伐昔洛韦，但目前认为伐昔洛韦在口服治疗带状疱疹上优于泛昔洛韦。

(3)西多福韦(cidofovir，CDV)：为胞苷类似物。西多福韦可在宿主细胞内胞嘧啶核苷单磷酸激酶以及细胞激酶作用下转化为二磷酸形式，后者结构类似于脱氧胞苷三磷酸(deoxycytidine triphosphate，dCTP)，可特异性抑制病毒 DNA 聚合酶，抑制 DNA 的复制。与阿昔洛韦等开环鸟苷类似物比较，该药物具有更广泛的抗病毒谱，对多种 DNA 病毒有效。可有效抑制 HSV、VZV、HCMV、EBV、HHV 等各种疱疹病毒，对于 TK 缺乏或 TK 靶点改变的耐阿昔洛韦的 HSV、VZV 感染或耐更昔洛韦的 CMV 感染均有效。同时亦可抑制腺病毒、乙肝病毒、人乳头瘤病毒、痘苗病毒等。临床适应证主要包括静脉注射治疗 HIV 感染患者 HCMV 视网膜炎、耐阿昔洛韦 HSV 角膜炎及生殖器疱疹、器官移植患者腺病毒感染等疾病。

由于口服生物利用度较低(22%),主要用药方式为静脉注射、肌内注射或局部用药。其活性形式西多福韦二磷酸酯在细胞内半衰期约为 87 小时,因此可以每周一次用药或每 2 周一次用药。该药物主要排泄方式为经肾排泄,具有剂量依赖性肾毒性。为了克服西多福韦口服生物利用度以及肾毒性大的缺点,已有西多福韦的类似物正处于临床试验阶段。brincidofovir(CMX001)是西多福韦的前体药物,该药物为西多福韦脂质体,可以在细胞内缓慢释放西多福韦,胞内西多福韦浓度较高而血中浓度较低,目前研究显示该药物生物利用度较高,肾毒性相对较低。

(4)曲氟尿苷(trifluridine):为氟化胸苷类似物,该药物对于 HSV-1、HSV-2、HCMV、牛痘病毒等具有一定的抑制作用,包括耐阿昔洛韦病毒。该药物在细胞内转化为三磷酸曲氟尿苷,后者可抑制胸苷酸合成酶,并进一步抑制胸苷三磷酸掺入 DNA 分子中,抑制 DNA 合成。目前该药物采用局部用药治疗 HSV-1、HSV-2 感染所致角膜炎、结膜炎。其作用药优于碘苷滴眼液。主要不良反应为眼部刺激症状。

(二)非核苷类抗病毒药物

1. 膦甲酸　膦甲酸(phosphonoformate,foscarnet)为焦磷酸盐类似物,该药物属于非核苷类抗病毒药物。该药物具有非常广的抗病毒谱。对于多种 DNA 病毒(HSV、VZV、HCMV、HHV、EBV、HBV)以及 RNA 病毒(流感病毒、HIV)均有一定程度的抑制作用。

其主要作用机制是竞争性抑制 DNA 聚合酶、RNA 聚合酶、逆转录酶。该药物可与 DNA 聚合酶的焦磷酸盐结合位点结合,并抑制焦磷酸自脱氧核苷三磷酸解离,进而抑制 DNA 链的延长。

该药物口服吸收较差,主要给药途径为静脉注射。可用于治疗艾滋病患者 HCMV 视网膜炎及其他感染,包括耐更昔洛韦的病毒感染。同时可用于治疗耐阿昔洛韦 HSV、VZV 感染。主要不良反应为低钙血症以及肾毒性。需要进行电解质的监测及钙质的适当补充。

2. 1-二十二烷醇　1-二十二烷醇(docosanol)是一种长链饱和一元脂肪醇,该物质曾作为化妆品传统的润肤剂、乳化剂。2000 年开始,美国 FDA 批准其作为抗疱疹病毒药物使用。

1-二十二烷醇对病毒无直接杀灭作用,仅具有预防病毒的作用,通过抑制病毒与宿主细胞的融合,阻断病毒进入细胞。对于 HSV-1、HSV-2、VZV、HCMV、HHV 感染具有一定作用。

由于该药物口服不吸收,因此主要采用 10% 霜剂外用,目前是第一个非处方唇疱疹治疗药物使用。

三、抗艾滋病病毒药物

获得性免疫缺陷综合征(acquired immunodeficiency syndrome,AIDS),又称艾滋病,是人类免疫缺陷病毒(human immunodeficiency virus,HIV)即艾滋病毒引起的蔓延全球的传染性疾病。截至 2019 年底,全球 HIV 感染者约 3 800 万,其中 2017 年新增感染者 170 万,AIDS 的防治是全球非常重要的公共卫生问题。HIV 分为两型,HIV-1、HIV-2。其中 HIV-1 感染遍布全球,而 HIV-2 更多地集中在西非地区。

HIV 感染的过程涉及如下环节:首先,HIV 包膜糖蛋白 gp120 可以与宿主 CD4+ T 淋巴细胞表面的 CD4 分子特异性结合,吸附于细胞表面,然后再与相应的辅助受体(CCR5、CXCR4)结合,促使病毒包膜与宿主细胞膜融合。借此过程,病毒核衣壳进入宿主细胞并脱壳,释放 RNA。在宿主细胞内,在病毒逆转录酶的作用下,病毒 RNA 逆转录为负链 DNA,并进一步形成双链 DNA。后者在整合酶的作用下,整合入宿主细胞染色体 DNA,成为前病毒,此时进入病毒潜伏状态。前病毒可以在宿主细胞 RNA 聚合酶的作用下,转录成 mRNA,并经翻译生成前体蛋白,后者可进一步经酶切、修饰成为病毒的结构蛋白,并与病毒 RNA 结合,装配成新的子代病毒颗粒。子代病毒可以出芽形式释放出细胞,病毒蛋白酶可切割病毒 Gag、Gag-pol 聚蛋白,最终形成成熟的病毒颗粒,进一步感染其他宿主细胞。

目前抗病毒药物主要是针对 HIV 感染的各个关键环节进行特异性筛选开发的。主要包括核苷及核苷酸逆转录酶抑制剂、非核苷类 HIV 逆转录酶抑制剂、HIV 蛋白酶抑制剂、HIV 整合酶抑制剂、病毒入胞抑制剂等。

(一) 核苷及核苷酸类 HIV 逆转录酶抑制剂

核苷及核苷酸类 HIV 逆转录酶抑制剂(nucleoside reverse transcriptase inhibitor,NRTI)主要为核苷类化合物,目前获批上市的有 8 个药物。其中齐多夫定(zidovudine,ZDV,AZT)、司他夫定(stavudine,d4T)为脱氧胸苷类似物;扎西他滨(zalcitabine,ddC)、拉米夫定(lamivudine,3TC)、恩曲他滨(emtricitabine,FTC)为脱氧胞苷类似物;地丹诺辛(didanosine,ddI)、替诺福韦酯(tenofovir disoproxil fumarate,TDF)、阿巴卡韦(abacavir,ABC)为脱氧鸟苷类似物。此类药物可在宿主细胞内经磷酸化转化为相应的三磷酸化合物。后者可插入 HIV 的 DNA 链中,抑制 DNA 的合成,同时三磷酸化合物可以与逆转录酶结合,从而阻断 HIV 的逆转录。

1. 脱氧胸苷类似物 齐多夫定是第一个批准用于 HIV 感染治疗的此类药物,其作用在活化的细胞中比静止的细胞更为明显,因为活化的细胞内胸苷激酶浓度更高,该酶可以催化齐多夫定转化为二磷酸齐多夫定。该药物目前可用于成年人及儿童 HIV 感染的治疗以及预防母婴垂直传播,亦可用于医护、研究人员意外被 HIV 感染的预防。该药物最常见的副作用为剂量依赖性骨髓抑制,表现为巨幼红细胞性贫血或粒细胞减少。同时由于一定程度上抑制宿主细胞 DNA 聚合酶,长期应用可造成可逆性肌病。同类药物司他夫定作用机制基本与齐多夫定相似,但该药物骨髓毒性较低,其主要不良反应为外周神经病变,也可出现高乳酸血症及肝功能异常。齐多夫定能够抑制司他夫定的磷酸化,因此两药不能联合应用。由于毒性的问题,齐多夫定和司他夫定目前应用较少。

2. 脱氧鸟苷类似物 替诺福韦酯(TDF)是替诺福韦(tenofovir,TFV)的亲脂性衍生物,可提高 TFV 的口服生物利用度。该药物口服后可在细胞外经羧酸酯酶作用转化为 TFV。入细胞后,TFV 可通过与其他 NRTI 类似的机制抑制逆转录酶,发挥对 HIV-1、HIV-2 的抑制作用。研究显示 TDF 可引起肾功能障碍和骨代谢异常。目前已有其衍生物替诺福韦艾拉酚胺(tenofovir alafenamide,TAF)获批上市,该药物为 TDF 的前体药物,用药剂量更低,肾脏和骨骼不良反应风险更小。

3. 脱氧胞苷类似物 拉米夫定目前仍在广泛使用,该药物与齐多夫定、司他夫定及蛋白酶抑制剂联合应用具有协同作用,同时对于耐齐多夫定的 HIV 仍然有效。与其他 NRTI 比较,拉米夫定对宿主细胞 DNA 聚合酶以及线粒体的抑制作用较弱,因此不良反应相对较少。

(二) 非核苷类 HIV 逆转录酶抑制剂

非核苷类 HIV 逆转录酶抑制剂(non-nucleoside reverse transcriptase inhibitor,NNRTI)是一类结构上与核苷无关,特异性抑制 HIV-1 逆转录酶的化合物。截至目前共有 5 个 NNRTI:奈韦拉平(nevirapine,NVP)、地拉韦定(delavirdine,DLV)、依非韦仑(efavirenz,EFV)、依曲韦林(etravirine,ETR)、利匹韦林(rilpivirine,RPV)。此类药物能够直接与 HIV-1 逆转录酶催化活性中心位点 p66 疏水区结

合,使酶构象发生变化,导致酶的活性丧失,因此该药物选择性抑制 HIV-1,而对 HIV-2 无作用。不同于 NRTI,此类药物仅抑制 HIV 逆转录酶,对宿主细胞 DNA 聚合酶无影响,毒性相对较小。同时,该药物不需要在宿主细胞内经磷酸化作用,对不同状态细胞内的病毒均有作用。该药物也可结合细胞外的逆转录酶,因此可以降低病毒的感染性。此类药物极易产生耐药性,因此必须与其他抗 HIV 药物合用。NNRTI 多通过 CYP450 代谢,对于不同亚型 CYP 具有诱导或抑制作用,因此此类药物受到一定的药物相互作用的限制。

奈韦拉平为第一个 NNRTI,该药物亲脂性高,可透过胎盘,亦可通过乳汁分泌,因此可用于预防 HIV 母婴传播。此类药物耐药毒株产生迅速,因此一般作为联合用药的一种,通常三药联用可以获得良好效果。该药物主要通过 CYP3A4 代谢,并可诱导 CYP3A4 的活性,药物联合应用时,需要考虑剂量变化。奈韦拉平最常见的副作用为皮疹,多轻微且短暂。0.3% 的患者可能会出现严重甚至致命的史 - 约综合征。

依曲韦林结构上尽管为核苷类似物,但功能与 NNRTI 一致,均对酶产生直接的抑制作用。该药物可诱导 CYP3A4 的活性,同时可抑制 CYP2C9、CYP2C19 的活性,因此该药物可能与多个药物存在药动学的相互作用。该药物对于 NRTI、蛋白酶抑制剂耐药的病毒仍然具有抑制作用。

(三) HIV 蛋白酶抑制剂

HIV 蛋白酶抑制剂(protease inhibitor,PI)通过抑制 HIV 蛋白酶,阻止病毒前体蛋白的裂解并抑制成熟病毒颗粒的形成。目前,已有 10 个蛋白酶抑制剂批准临床使用,包括第一代的沙奎那韦(saquinavir,SQV)、茚地那韦(indinavir,IDV)、利托那韦(ritonavir,RTV)、奈非那韦(nelfinavir,NFV)、安谱那韦(anprenavir,APV),第二代的洛匹那韦(lopinavir,LPV)、阿扎那韦(atazanavir,ATV)、替拉那韦(tipranavir,TIV)、福沙那韦(fosamprenavir,FMP)和达芦那韦(darunavir,DRV)等药物。此类药物多具有较强的抗 HIV 作用,但多具有 CYP3A4 的抑制作用,因此药物相互作用相对较常见。

沙奎那韦是第一个 HIV 蛋白酶抑制剂,该药物对于 HIV-1 及 HIV-2 的蛋白酶均有抑制作用,可有效抑制对齐多夫定敏感的或耐药的 HIV,但对宿主细胞蛋白酶无明显影响。沙奎那韦主要经 CYP3A4代谢,对 CYP3A4 活性具有较强的抑制作用。

利托那韦是通过蛋白酶活性位点结构设计的模拟肽类的蛋白酶抑制剂。该药物具有与齐多夫定相似的抑制 HIV-1 作用,对于 HIV-2 作用较弱。此药物是一个 CYP3A4 强抑制剂。利用利托那韦的药动学特点,该药物可与洛匹那韦合用。洛匹那韦为第二代蛋白酶抑制剂,体外抗 HIV 活性比利托那韦强10 倍,但该药物单用可迅速被 CYP3A4 代谢。两药联用时,利托那韦可以通过抑制 CYP3A4 减慢洛匹那韦的代谢,提高其药物浓度。此外,由于洛匹那韦主要针对耐药病毒株而设计,因此该药物对于多个耐药病毒株敏感。除了治疗 HIV 感染之外,目前洛匹那韦与利托那韦亦用于 2020 年新型冠状病毒肺炎的治疗。

(四) HIV 整合酶抑制剂

HIV 整合酶抑制剂(integrase strand transfer inhibitor,INSTI)可竞争性结合整合酶的催化位点,抑制病毒 DNA 与宿主细胞基因组的共价键结合,抑制病毒 DNA 的复制。此类药物目前已经有 3 个批准上市:雷特格韦(raltegravir,RAL)、埃替格韦(elvitegravir,EVG)和多替拉韦(dolutegravir,DTG)。

雷特格韦为第一代整合酶抑制剂,该药物对于敏感 HIV 及耐 NRTI 和蛋白酶抑制剂的 HIV 均有作用。与其他类抗 HIV 药物合用具有协同作用。近年已发现对雷特格韦耐药的病毒,但与其他药物间无交叉耐药现象。该药物的主要临床适应证是与其他药物联合治疗多重耐药的 HIV 感染。

多替拉韦是第二代整合酶抑制剂,该药物有较高的耐药屏障。对约 90% 的耐雷特格韦、埃替格韦的病毒仍然有效,但目前亦发现多替拉韦的耐药病毒。新的整合酶抑制剂正处于临床研究中。

（五）病毒入胞抑制剂

病毒颗粒与细胞膜融合并进入细胞是病毒感染的第一步,病毒入胞抑制剂可通过阻断融合或阻断相应受体发挥抑制病毒入胞复制的作用。截至目前,病毒入胞抑制剂主要分为以下两类:①融合抑制剂(fusion inhibitor,FI)恩夫韦肽(enfuvirtide,T-20);②趋化因子受体 5(chemokine receptor 5,CCR5)拮抗剂马拉韦罗(maraviroc,MVC)。

1. 恩夫韦肽　恩夫韦肽是含 36 个氨基酸的合成多肽,通过与 HIV-1 包膜糖蛋白 gp41 亚单位结合,该药物可抑制病毒与宿主细胞膜的融合,选择性抑制 HIV-1,但对 HIV-2 无影响。

该药物的给药途径不同于其他药物,口服生物利用度低,只能采用皮下注射或静脉注射方式。由于作用机制不同于其他药物,因此对于耐药 HIV 可能仍然有效,临床上多用于多重耐药患者的治疗。皮下注射给药可引起注射部位刺激症状,因此限制了该药物的临床应用。

2. 马拉韦罗　马拉韦罗是目前唯一批准应用于临床的 CCR5 拮抗剂。通过阻断 CCR5,该药物可以抑制病毒的包膜 gp120 与宿主细胞 CCR5 结合,抑制 HIV 进入宿主细胞。

该药物可作为 HIV 联合治疗的药物之一,用于对其他药物耐药的 HIV 感染。需要注意的是,HIV-1 的辅助受体有两个:CCR5、CXC 趋化因子受体 4(CXC chemokine receptor 4,CXCR4)。马拉韦罗仅对 CCR5 嗜性的 HIV 有效,对 CXCR4 嗜性的 HIV 无效。建议患者在开始治疗前进行病毒嗜性的检测。

除此之外,目前已经有特异性抑制病毒黏附的药物 Fostemsavir 正处于临床研究阶段。

（六）抗 HIV 药物的联合应用

由于病毒耐药性的问题,不建议使用单一药物进行抗 HIV 治疗。目前的共识是,无论患者 HIV 载量及 CD4 水平高低,所有 HIV 感染者均需进行联合抗病毒治疗(combination antiretroviral therapy,cART)。联合治疗由于针对 HIV 不同的靶点,可产生抗 HIV 的协同作用,并延缓了耐药毒株的出现,同时由于用药剂量的降低,相应地降低了药物的不良反应。

多药联合治疗方案包括两种 NRTI 与一种 INSTI、NNRTI 或 PI 等组成。目前美国一线的治疗方案为 INSTI+2NRTI,如多替拉韦 + 阿巴卡韦 + 拉米夫定、多替拉韦 + 替诺福韦酯 + 恩曲他滨;欧洲的一线方案为 2NRTI+INSTI 或者 2NRTI+NNRTI(如替诺福韦酯 + 恩曲他滨 + 利匹韦林)或者 2NRTI+PI(如替诺福韦酯 + 恩曲他滨 + 达芦那韦)。

联合治疗在改善 HIV 症状方面作用明显,但长期治疗过程中仍然存在耐药性、依从性、非 HIV 相关疾病(心脏、肾脏、肝脏疾病、脂质代谢障碍)发病率死亡率增加等问题,因此需要寻找新的联合治疗方案,或对现有方案进行适当优化。

四、抗肝炎病毒药物

肝炎病毒按照病原学分类可分为甲型肝炎病毒(hepatitis A virus,HAV)、乙型肝炎病毒(hepatitis

B virus,HBV)、丙型肝炎病毒(hepatitis C virus,HCV)、丁型肝炎病毒(hepatitis D virus,HDV)、戊型肝炎病毒(hepatitis E virus,HEV)、庚型肝炎病毒(hepatitis G virus,HGV)6 种。6 种病毒分属于 5 个不同的病毒科,其传播途径、临床表现及危害存在很大差异。其中 HBV、HCV 所致乙型肝炎和丙型肝炎是严重危害人类健康的传染病。截至目前,全球 HBV 慢性感染者约 3.5 亿,而 HCV 慢性感染者近 1.6 亿。部分慢性乙型肝炎或丙型肝炎患者可发展为肝纤维化、肝硬化甚至肝癌。HBV 和 HCV 存在着明显差异。HBV 为 DNA 病毒,而 HCV 为 RNA 病毒;HBV 感染目前可以用 HBV 疫苗进行预防,而 HCV 亚型众多、变异快,暂无疫苗可用;HCV 感染目前可以用药物治愈,而 HBV 感染暂无药物能完全清除。

(一) 抗 HBV 药物

关于 HBV 的抗病毒治疗主要包括干扰素及核苷(酸)类似物如恩替卡韦、替诺福韦、拉米夫定、阿德福韦、替比夫定等,此类药物可以抑制 HBV DNA 聚合酶。由于目前 HBV 尚无法完全清除,因此治疗目标主要是抑制病毒复制、使血清谷丙转氨酶(GPT)恢复正常以及促进乙型肝炎表面抗原(hepatitis B surface antigen,HBsAg)转阴并出现乙型肝炎 e 抗体(hepatitis B e antibody,HBeAb)阳性。

1. 干扰素(interferon,IFN) 目前美国 FDA 批准用于慢性乙型肝炎治疗的 IFN 主要包括 IFN-α、聚乙二醇 - 干扰素 -α(Peg-IFN-α)。IFN-α 的抗 HBV 作用可能与其诱导抗病毒蛋白产生以及免疫调节作用有关。通过诱导 2′-5′ 寡聚腺苷酸合成酶合成,可裂解病毒单链 RNA;而诱导蛋白激酶产生可选择性灭活真核细胞翻译起始因子 2(eukaryotic initiation factor 2,Eif-2),抑制病毒蛋白质合成。此外 IFN-α 亦可调节 HBV 感染的免疫反应,如诱导主要组织相容性复合体(major histocompatibility complex,MHC)抗原表达,促进细胞毒性 T 细胞对病毒的裂解作用。

该药物可作为乙型肝炎、丙型肝炎的治疗药物,但丙型肝炎治疗中 IFN 已逐渐被直接抗病毒药物取代。Peg-IFN-α 是 IFN-α 与聚乙二醇的复合物,可减慢 IFN-α 的降解,明显延长药物的半衰期至 80~90 小时,减少给药次数,提高依从性及抗 HBV 疗效。

IFN 的主要不良反应为急性流感样症状,表现为发热、寒战、头痛、肌肉痛、关节痛、恶心呕吐等。该症状多于服药 12 小时内缓解。

2. 核苷(酸)类似物

(1)恩替卡韦(entecavir,ETV):恩替卡韦是鸟苷类似物,该药物在宿主细胞内生成三磷酸恩替卡韦,后者可抑制 HBV DNA 聚合酶活性,进而抑制前基因组 RNA(pregenomic RNA,pgRNA)逆转录为负链 DNA,并进一步抑制负链 DNA 合成正链 DNA。该药物对宿主细胞 DNA 聚合酶以及线粒体 DNA 聚合酶的抑制作用较弱,与拉米夫定等药物比较,该药物对 HBV DNA 聚合酶的抑制作用强,且耐药性相对较低。目前作为抗 HBV 的一线药物使用,可降低 HBV DNA 水平,恢复 ALT 正常水平,降低肝癌风险。

该药物的不良反应较少,曾有报道停止包括恩替卡韦在内的抗 HBV 治疗后部分患者出现严重的急性乙型肝炎发作,因此停药数月内需要进行肝功能的严密监测。

(2)替诺福韦酯(tenofovir disoproxil fumarate,TDF):替诺福韦酯除了可抑制 HIV 逆转录酶外,对于 HBV DNA 聚合酶也具有抑制作用。目前,暂未发现与替诺福韦酯有关的 HBV 耐药突变。不良反应亦较少,与恩替卡韦相同,作为抗 HBV 的一线药物使用。

(3)其他抗 HBV 药物:目前具有抗 HBV 作用的药物还包括拉米夫定(lamivudine,3TC)、阿德福韦

(adefovir)、替比夫定(telbivudine),此类药物分别是胞苷、鸟苷、胸苷类似物,具有抑制 HBV DNA 聚合酶的作用,其中拉米夫定亦有抗 HIV 逆转录酶的作用。目前,上述药物耐药性比较明显,拉米夫定应用 4 年,71% 的患者出现耐药,而治疗 2 年,替比夫定的耐药率近 22%;5 年治疗后,阿德福韦的耐药率近 29%,因此,已不作为抗 HBV 的一线药物。

(二) 抗 HCV 药物

HCV 早期的治疗方案主要是 IFN-α 与利巴韦林联合用药。但目前 IFN-α 已逐渐被直接抗病毒药物(direct-acting antiviral agent,DAA)取代,而利巴韦林主要与 DAA 合用,以提高持续病毒学应答(sustained virologic response,SVR)。DAA 的主要靶点包括 HCV NS3 蛋白酶、NS5B RNA 多聚酶以及 NS5A。

1. 索非布韦(sofosbuvir,SOF)

(1)药理作用和临床应用:索非布韦是尿苷类似物单磷酸前体药物,该药物在细胞内可以生成其活性型药物(GS-461203),后者可抑制 NS5B RNA 多聚酶,阻断 RNA 的复制。由于宿主细胞不表达 NS5B RNA 多聚酶,因此此类药物不良反应较少。索非布韦的作用靶点是 HCV NS5B RNA 多聚酶高度保守的位点,因此索非布韦对于 HCV 所有基因型均具有抑制作用。

(2)存在的问题:尚未发现索非布韦应用过程中严重的毒性反应。此药物对于 CYP 无明显影响,因此该药物的药动学相互作用风险较低。但需要注意的是,索非布韦是外排型转运体 P- 糖蛋白(P-glycoprotein,Pgp)和乳腺癌耐药蛋白(breast cancer resistance protein,BCRP)的底物,因此不能与上述转运体的诱导剂(如利福平、苯妥英、卡马西平等)联用。此外,有报道发现,包括索非布韦在内的 DAA 治疗可能导致患者心动过缓,而同服胺碘酮的患者可能出现危及生命的心脏骤停,目前尽管机制不清楚,但可能与药效学相互作用有关。建议避免同时服用胺碘酮和索非布韦,或在用药早期(2 周内)进行密切的心脏监测。

2. 雷迪帕韦(ledipasvir,LDV)

(1)药理作用和临床应用:雷迪帕韦是一个 NS5A 抑制剂。NS5A 蛋白在保持病毒高复制方面发挥重要作用,NS5A 区域位点的突变可导致该病毒不复制。通过与 NS5A 结合,并抑制 NS5A 的作用,雷迪帕韦可阻断 HCV 的复制。

2014 年美国 FDA 批准雷迪帕韦 / 索非布韦(LDV/SOF)联合应用治疗基因型 1、4、5、6 的 HCV 感染或 HCV/HIV 共感染患者以及失代偿肝硬化的 HCV 感染患者,治疗 12 周后 SVR 率可达到 96%~99%。雷迪帕韦对于基因型 2、3 的 HCV 感染作用较弱,因此此基因型患者不建议应用 LDV/SOF 治疗。

(2)存在的问题:LDV/SOF 治疗过程中主要不良反应为乏力、头痛,加用利巴韦林后不良反应发生率会增高。需要注意的是,雷迪帕韦的吸收依赖于酸性环境,因此需要注意雷迪帕韦与抗胃酸药物的使用。与索非布韦相同,雷迪帕韦也是 Pgp 和 BCRP 的底物,不能与转运体强诱导剂联合应用。

3. 达卡他韦(daclatasvir,DCV)

达卡他韦也是一个 NS5A 抑制剂,该药物可以直接与 NS5A 的 N 端结合,抑制 RNA 的复制和病毒的装配。该药物目前主要与索非布韦联用治疗基因型 3 的 HCV 感染以及 HIV/HCV 共感染患者,治疗 12 周后 SVR 率可升至 86%~90%,肝硬化患者治疗后 SVR 率略低(63%),对于此类患者可以加用利巴韦林。此外,达卡他韦也可与 HCV NS3/4A 蛋白酶抑制剂阿舒瑞韦（asunaprevir）联用。

目前暂未发现达卡他韦的严重不良反应，患者耐受性好，常见不良反应主要为头痛。由于该药物经CYP3A4代谢，因此不能与CYP3A4强诱导剂合用，与CYP3A4抑制剂合用时需适当降低剂量。

4. 西咪匹韦（simeprevir，SIM） 西咪匹韦是HCV NS3蛋白酶抑制剂，通过抑制蛋白酶的作用，可以抑制病毒复制复合体的裂解，防止病毒RNA的合成。

西咪匹韦和索非布韦联合用药（SIM/SOF）可以用于基因型1、4的HCV感染的治疗，其中12周治疗后非肝硬化患者的SVR率可达到97%，肝硬化患者的SVR率可升至83%。

SIM/SOF的不良反应也主要以头痛、乏力为主。该药物也通过CYP3A代谢，并作为Pgp、多药耐药相关蛋白2（multidrug resistance protein 2，MRP2）、BCRP的底物，需要注意药物相互作用的可能。

5. 其他联合治疗方案 由于HCV的高度变异特性，基因型种类较多，单一DAA效果较差，作用于不同靶点的DAA联合应用具有更好的治疗作用及较低的耐药风险。除了上述的联合治疗方案外，还包括：①利托那韦（ritonavir）+帕利瑞韦（paritaprevir）+奥比他韦（ombitasvir）+达萨布韦（dasabuvir），其中利托那韦为CYP3A4抑制剂，帕利瑞韦为NS3蛋白酶抑制剂，奥比他韦为NS5A抑制剂，达萨布韦为NS5B RNA多聚酶抑制剂，可抑制上述药物代谢，具有药动学的增强作用；②格佐普韦（grazoprevir）+依巴司韦（elbasvir），其中格佐普韦为NS3/4A蛋白酶抑制剂，伊巴司韦为NS5A抑制剂。

第三节　抗病毒药物的研发历史

按照时间先后顺序，抗病毒药物的研发可分为三个阶段。

一、初创阶段

20世纪60年代至80年代，此阶段主要是从具有抗菌活性或抗肿瘤活性的化合物中筛选抗病毒药物。药物的抗病毒谱也主要局限于当时已知的几种病毒：疱疹病毒、流感病毒。

碘苷（idoxuridine，IDU）是第一个抗病毒药物，开创了抗病毒药物研发的先河。该药物最初作为细胞毒性抗肿瘤药物于1959年由Prusoff合成，1961年Herrmann采用鸡胚培养实验证实碘苷对于单纯疱疹病毒具有抑制作用，1962年眼科医生Kaufman首次将碘苷用于家兔疱疹病毒角膜炎的治疗，被美国FDA批准生产。但由于其细胞毒作用，仅作为外用抗病毒药物。

金刚烷胺（amantadine）是第一个口服抗病毒药物，该药物于1959年合成，1964年Hoffmann首次通过细胞培养、鸡胚、小鼠实验证实该药具有抑制甲型流感病毒感染的作用，经过一系列临床试验，1967年美国FDA批准该药物作为口服抗病毒药物，用于预防A2型流感病毒感染。

阿糖腺苷（vidarabine，Ara-A）是第一个具有抗病毒作用的腺苷类似物，该药物于1960年在美国斯坦福研究中心合成，最初作为一个抗肿瘤化合物进行研究。1964年发现其对单纯疱疹病毒以及巨细胞病毒感染有效。1976年美国FDA批准该药物作为静脉注射用抗病毒药物。

利巴韦林（ribavirin，RBV）是第一个广谱抗病毒药物，该药物作为肌苷衍生物，于1970年在美国合成,1972 年通过细胞培养及动物实验证实其具有广谱抗病毒作用,对于流感病毒、呼吸道合胞病毒等感染性疾病具有治疗作用。20 世纪 80 年代美国 FDA 批准该药物气雾剂、注射剂用于病毒感染性疾病治疗,1999 年发现口服利巴韦林联合干扰素治疗可用于治疗丙型肝炎。

二、探索阶段

20 世纪 80 年代至 90 年代为抗病毒药物研发的探索阶段。

阿昔洛韦(acyclovir,ACV)是第一个特异性抗疱疹病毒药物,该药物为鸟嘌呤核苷类化合物,于 1977 年合成,同年 Elion 发现该药物具有选择性抗疱疹病毒作用。此药物的发现标志着抗病毒治疗新时代的开始。与第一代抗疱疹病毒药物不同,该药物对宿主细胞毒性小,而对病毒则具备有效的抑制作用。由于其毒性较小,阿糖腺苷已经被阿昔洛韦取代。从干扰微生物、肿瘤物质代谢入手,Elion 相继发明了阿昔洛韦、齐多夫定、疏嘌呤、硫唑嘌呤等一系列抗病毒、抗肿瘤药物,基于此,Elion 获得了 1988 年诺贝尔生理学或医学奖。

齐多夫定(zidovudine,ZDV,AZT)是第一个特异性抗艾滋病病毒药物。该药物于 1964 年合成,AZT 结构上与胸腺嘧啶核苷类似,主要作为抗肿瘤化合物研究,但未见阳性结果。1974 年发现 AZT 可以抑制一种鼠逆转录病毒——Friend 鼠白血病病毒。1983 年随着艾滋病致病病原体的确认,全世界相关实验室开始采用 HIV 细胞培养方式进行抗 HIV 药物的筛选,1984 年确认 AZT 具有抗 HIV 作用,1987 年被美国 FDA 批准上市,成为第一个抗 HIV 药物。

干扰素(interferon,IFN)是人类发现的第一个细胞因子,1957 年由 Isaacs 利用鸡胚实验研究病毒干扰现象时发现,并相继证明其对流感病毒、疱疹病毒、天花病毒具有抑制作用。1960 年 Kari Cantell 首次从患者白细胞中提取 IFN,1977 年 Tan YH 首次提纯制备了 IFN-α,以上方法由于制备数量较少,价格昂贵,无法用于临床。1980 年美国基因技术公司首次通过基因工程技术,将编码人 IFN-α 的基因导入大肠埃希菌,并成功制备出 IFN-α,使 IFN 大量生产并应用于临床成为可能。1986 年美国 FDA 批准 IFN-α 用于临床。之后,IFN-α2a、IFN-α2b、聚乙二醇干扰素(polyethylene glycol interferon,PEG-IFN)陆续上市,成为治疗 HBV、HCV 感染的有效药物。

三、快速发展阶段

自 20 世纪 90 年代,随着病毒生物学、基因工程等技术在各个学科的广泛应用,抗病毒药物的研发进入了快速发展阶段。

首先,多个经典的抗病毒药物(如阿昔洛韦、膦甲酸钠、齐多夫定)的作用机制得以阐明,并明确了若干个抗病毒药物的特异性靶点,建立了通过靶酶筛选开发抗病毒新药的方法。

其次,病毒结构生物学的发展、计算机辅助设计及药物高通量筛选等技术的应用,加快了抗病毒药物研发的速度。例如,1992 年,神经氨酸酶晶体结构被解析,通过 X 射线晶体技术、计算机化学技术,相继开发出扎那米韦(zanamivir)、奥司他韦(oseltamivir)、帕拉米韦(peramivir)等一系列特异性抑制神经氨酸酶的抗流感病毒药物。

再次,基因工程技术的发展,使具有抗病毒活性的细胞因子类药物大量生产成为可能。重组 IFN-α、IFN-β、IFN-γ 及重组 IL-2、IL-12 相继问世,开辟了基因工程药物治疗的新领域。

新病毒感染性疾病的发现,不断推动抗病毒药物的开发与研究。比如拉米夫定于1998年被美国FDA批准用于乙型肝炎的治疗。2013年索非布韦(sofosbuvir)、达卡他韦(daclatasvir)相继上市用于丙型肝炎的治疗。法匹拉韦(favipiravir)于2014年日本上市销售,该药物对于流感病毒、埃博拉病毒等感染有效。瑞德西韦(remdesivir)于2020年2月在中国启动针对新型冠状病毒肺炎的临床试验。抗病毒药物以及疫苗的广泛应用也进一步促进了病毒的耐药性,围绕病毒耐药性机制的研究也相应的促进了新型抗病毒药物的开发以及抗病毒药物联合用药和复方制剂的广泛应用,如自1995年开始广泛采取"鸡尾酒疗法"用于艾滋病的治疗。

第四节　抗病毒药物的研发方法

抗病毒药物临床前药效学研究是抗病毒药物研发的重要环节。通常药物的筛选及评价会按照分子水平→细胞水平→整体水平进行,首先通过体外研究筛选可能具有抗病毒作用的先导化合物,然后再应用体外和体内实验进一步确认其抗病毒活性。

一、分子水平研究

目前很多抗病毒药物通过抑制病毒复制过程的关键酶而发挥特异性作用,如DNA聚合酶、RNA聚合酶、反转录酶等。应用体外靶向筛选系统,以特异性病毒酶作为靶标,体外检测待测化合物对相应靶酶活性的抑制程度,从而完成大批量药物的初步筛选工作。如利用流感病毒的神经氨酸酶寻找抗流感病毒药物,利用HIV蛋白酶、整合酶筛选抗HIV药物。该方法用药量少,简便、快速,适合用于药物的高通量筛选。

二、细胞水平研究

病毒的复制需要在宿主细胞内进行,因此药物的分子水平研究结果需要在细胞水平上进一步验证。此外,抗病毒药物的研发需要同时考虑抗病毒的作用以及对宿主细胞的毒性。细胞水平研究既可以观察病毒复制过程,同时亦可以观察待测化合物对细胞的毒性,因此,细胞培养研究是最常用的抗病毒药物筛选模型。

细胞水平研究可以选取原代细胞或细胞系进行。根据病毒的差异,选择病毒最为敏感的宿主细胞。宿主细胞接种一定量的病毒后,即可加入待检测化合物并孵育一定时间,选择相应方法测定待测化合物的抗病毒活性,并计算其半数有效浓度,同时亦可通过对细胞毒性的测定计算其半数毒性浓度。

三、动物水平研究

动物水平研究也需要考虑合适宿主的选择。不同的病毒自然易感动物不同,如流感病毒自然易感动物为雪貂,而单纯疱疹病毒1型、2型自然易感动物为家兔、豚鼠、小鼠。部分病毒具有更严格的种属特异性,如HIV易感动物仅为人、长臂猿、黑猩猩等灵长类动物,而非人灵长类动物感染HIV并不发展为艾滋病。HIV研究可用猴艾滋病病毒或人猴免疫缺陷嵌合病毒,此两种病毒均可感染猕猴属,并可出现类似艾滋病的症状。已有实验室将此类模型用于抗病毒药物的研究。此外,亦可应用非灵长类动物如 SCID-hu 小鼠或 nef 转基因鼠、LTR 转基因鼠、全病毒基因转基因鼠等转基因模型用于 HIV 的药物研究。

思考题

1. 简述抗病毒药物的主要作用靶点。
2. 简述抗流感病毒药物的分类及作用机制,并举例说明。
3. 简述抗艾滋病病毒药物的分类及作用机制,并举例说明。

(余 鹰)

参 考 文 献

[1] YATES M K, SELEY-RADTKE K L. The evolution of antiviral nucleoside analogues: a review for chemists and non-chemists. Part Ⅱ: complex modifications to the nucleoside scaffold. Antiviral Res, 2019, 162: 5-21.

[2] DAVIDSON S. Treating influenza infection, from now and into the future. Front Immunol, 2018, 9: 1946.

[3] GRENNAN D. Treating hepatitis C. JAMA, 2018, 320 (21): 2280.

[4] WHITLEY R, BAINES J. Clinical management of herpes simplex virus infections: past, present, and future. F1000Res, 2018, 7. pii: F1000 Faculty Rev-1726.

[5] BRUNTON L L, DANDAN R H, KNOLLMANN B C. Goodman & Gilman's the pharmacological basis of therapeutics. 13th ed. New York: McGraw-Hill, 2017.

第三十六章　治疗寄生虫感染的药物

寄生虫病是一类严重危害人类健康的疾病,寄生虫病种类繁多,在世界卫生组织(World Health Organization,WHO)确定的人类十大热带病中,疟疾为第一位,血吸虫病和丝虫病名列第二和第三位。2006 年,中国宣布已经消除了丝虫病,2007 年 5 月 9 日,WHO 审核认可中国成为全球第一个宣布消除丝虫病的国家。因此,本章中不再介绍乙胺嗪、伊维菌素等丝虫病治疗药物。另外,由于甲苯达唑、阿苯达唑、哌嗪和左旋咪唑等抗肠蠕虫药物已能很好地控制了肠蠕虫感染,因此,本章也不再介绍抗肠蠕虫药物。本章主要介绍仍多发于我国的疟疾、血吸虫病和阿米巴病相关药物的历史、现状和研究进展。

第一节　我国寄生虫病的控制和流行概况

一、我国寄生虫病控制历史

我国幅员辽阔且地跨热带、亚热带、暖温带、中温带、寒温带和青藏高原等区域,有平原、丘陵、盆地和高原等多种地理类型,也有黄河、长江、太湖、鄱阳湖和洞庭湖等大型河流湖泊,因此,复杂的生态环境为寄生虫病流行提供了广阔的区域。我国不仅寄生虫种类繁多而且人群感染率高、危害严重。中华人民共和国成立初期,疟疾、血吸虫病、丝虫病、钩虫病和黑热病被定义为对健康危害最严重的五大寄生虫病。据防治初期调查,全国丝虫病患者约 3 000 万人,疟疾患者约 3 000 万人,黑热病患者约 53 万人,血吸虫病患者超过 1 000 万人,而钩虫感染者达 2 亿多人。经过近几十年积极防治,寄生虫病的防治取得了举世瞩目的成就。1958 年基本消灭黑热病,1994 年达到丝虫病基本消灭的标准,而 2006 年实现阻断丝虫病传播的目标。2005 年第 2 次全国人体寄生虫病抽样显示,较之 1990 年,其中钩虫、蛔虫、鞭虫等线虫感染率分别下降了 60.72%、71.29% 和 73.60%。至 2015 年底,12 个血吸虫病流行省、直辖市和自治区中,已有福建、上海、广东、浙江、广西等 5 个省、直辖市和自治区达到了传播阻断标准,而安徽、四川、江苏、云南、湖北、江西、湖南等 7 个省也达到了传播控制标准。2015 年全国报告疟疾病例 3 288 例,其中,本地感染仅为 40 例而境外输入感染为 3 248 例。自 2010 年我国实施消除疟疾行动以来,我国疟疾消除工作取得巨大成就,2017 年全国首次实现无本地病例报告。

二、我国寄生虫病流行现状

由于受极端气候、自然环境变化、自然灾害、人口迁移与流动和城市化等多种自然和社会因素的影响，增加了我国寄生虫病发生与流行的不确定性。血吸虫病中间宿主钉螺的广泛扩散将会影响消除血吸虫病目标的实现；蚊虫等传播媒介的剧增增加了疟疾潜在的传播风险；国际交往的日益频繁带来了更多输入性寄生虫病的风险。因此，我国寄生虫病防治工作仍任重而道远，尤其是新发和突发寄生虫病的防控尤为重要和严峻。

（一）突发疫情引起的寄生虫病卫生事件

我国寄生虫流行与传播相关的各种因素依然存在，如遇突发疫情，极易造成寄生虫病疫情的复燃和/或扩散，甚至引起公共卫生事件。近年来我国发生了多起因寄生虫病突发疫情引起的突发公共卫生事件。如 2006 年 6—9 月，北京市报告广州管圆线虫病例 160 例，其中住院病例 100 例，重症病例 25 例。2008 年 9 月，新疆维吾尔自治区报告黑热病病例急剧增加，累计报告 215 例。2007 年 7 月，贵州省从江县下江镇巨洞村发生了一起 93 例疟疾突发疫情。2005 年 7 月，四川省喜德县（为血吸虫病传播阻断地区）东河乡出现急性血吸虫病暴发，感染人数达 121 人，包括多名儿童。2015 年云南省洱源县起胜村，因婚宴上生食猪皮，导致 5 例旋毛虫病病例暴发。

（二）自然灾害引起的寄生虫病突发事件

洪涝灾害和地震等自然灾害不仅威胁群众的生命财产，而且会加剧钉螺、蚊媒等寄生虫中间宿主或媒介的孳生扩散，同时，在救灾、生产自救等工作中，因更多地接触不卫生的水体或暴露在野外作业等，增加了感染寄生虫病的风险。如 1998 年长江中下游流域特大洪水，引起沿江多地堤岸决口洪水泛滥，导致钉螺大范围扩散蔓延，血吸虫病疫情严重回升。2008 年的汶川特大地震不仅夺去了成千上万群众的生命和财产，而且极大地改变了当地的自然环境，使一些已控制血吸虫病地区再度流行的风险增大。

（三）人口流动增加输入性突发寄生虫病事件

随着社会经济的发展，我国与国际社会的交流日益增多和广泛，尤其是国际社会间经贸往来、劳务合作、旅游观光等活动的增多，人员流动更加频繁，输入性寄生虫病病例大大增多，导致输入突发的寄生虫病事件的风险日益增大。如 2007 年，湖南省血防所陆续接诊了许多因赴非洲务工而感染曼氏和埃及血吸虫病的回国人员。2013 年，广西壮族自治区上林县暴发 1 251 例非洲归国人员的输入性疟疾病例。我国也发现了一些自境外输入的罕见寄生虫感染的病例。2014 年 9 月，江苏省报告了 1 例输入性非洲锥虫病患者。

第二节　药　物　分　类

根据疟原虫的生活史，抗疟药主要分为：控制症状的抗疟药，如青蒿素；控制疟疾复发和传播的抗疟药，如伯氨喹；预防发作和阻止传播的抗疟药，如乙胺嘧啶。抗疟治疗虽然取得了长足的进步，但疟原虫的耐药性仍然是亟待解决的世界难题。杀灭血吸虫可使得血吸虫病患者恢复健康，另外，通过杀灭血吸虫成虫,杜绝虫卵的产生可消除其传播,吡喹酮是目前抗血吸虫的首选药物。抗阿米巴药根据其作用部位分成三类:肠内抗阿米巴药物,如巴龙霉素;肠外抗阿米巴药物,如氯喹;兼有肠内外抗阿米巴作用的药物,如甲硝唑。甲硝唑同时也是常用的抗滴虫药。

一、治疗疟疾的药物

(一)控制症状的抗疟药

用于控制疟疾症状的抗疟药包括氯喹、奎宁、青蒿素、蒿甲醚、甲氟喹、咯萘啶、阿托伐醌和氯胍复合剂等,此类药物主要杀灭红细胞内期裂殖体,控制症状。

氯　喹

1. **药理作用和临床应用**　氯喹(chloroquine),又称氯化喹啉,主要药理作用和临床应用如下。

(1)抗疟:氯喹能有效地杀灭红细胞内期的间日疟、三日疟和非耐药的恶性疟的裂殖体,其起效快、疗效高并且作用持久,但机制目前尚未明确。对红细胞外期疟原虫及配子体无效,故不能用作病因预防,也不能阻断传播。

(2)抗肠外阿米巴:氯喹对肠外阿米巴原虫有较好的杀灭作用,由于肝内浓度高,可用于阿米巴肝脓肿的治疗。

(3)免疫抑制作用:大剂量的氯喹具有免疫抑制作用,偶用于类风湿关节炎、系统性红斑狼疮、肾病综合征等的治疗,但大剂量氯喹容易导致毒性反应。

2. **存在的问题**　用于治疗疟疾时不良反应较少,但用药量大和疗程长时,可能会导致眼毒性、耳毒性、心脏毒性、药物性精神病、白细胞减少、紫癜、皮疹、皮炎、光敏性皮炎乃至剥脱性皮炎、银屑病、毛发变白、脱毛、神经肌肉痛等。与氯丙嗪合用时,易加重肝脏损害;与链霉素合用时,可加重对神经肌肉接头的直接抑制作用;与洋地黄合用时,易加重传导阻滞;与肝素或青霉胺合用时,可增加出血机会;与伯氨喹合用时,部分患者可产生严重心血管系统不良反应,可改为序贯服用以降低不良反应的发生。氯喹治疗疟疾最大的问题是产生耐药性,有些国家和地区因耐药性问题而停用了氯喹。

3. **历史与现状**　氯喹从1944年开始应用于临床,最初用来治疗疟疾,以后用途逐渐扩大。1951年开始,氯喹也作为免疫抑制剂使用。氯喹曾是抗疟的奇迹,由于价廉、使用方便和副作用小曾在欧洲南部和美国南部根除疟疾中发挥重要作用。但氯喹的广泛应用也为此付出了高昂的代价,20世纪70至80年代,在南美、亚洲蔓延并迅速波及整个非洲的疟疾对氯喹产生了抗药性。但到目前为止,氯喹在某些地区的抗疟治疗中仍然有效。

奎　宁

奎宁(quinine)俗称金鸡纳霜,是茜草科植物金鸡纳树及其同属植物的树皮中的主要生物碱。南美洲的印第安人发现了金鸡纳树的树皮能治疟疾。他们将树皮剥下,晾干后研成粉末,用以治疗疟疾。17世纪末,奎宁由欧洲传入我国,曾称为"金鸡纳霜",当时是非常罕见的药。后来,瑞典科学家里纳尤斯对这种植物的树皮进行了认真的研究,提取出了其中的有效成分,起名为"奎宁"。"奎宁"这个词在秘鲁文字中是树皮的意思。随着医学上对奎宁需求量的增长,人们希望此天然药物能以人工方法制造出来。英国化学家霍夫曼设想奎宁可能从煤油的衍生物中制造出来,结果没有成功。直到1945年,奎宁才实现了人工合成。奎宁可以快速杀灭疟原虫红细胞内期裂殖体,以氢键与疟原虫DNA双螺旋形成复合物,阻止其转录与蛋白质合成。奎宁对各种红细胞内期疟原虫均有杀灭作用,能控制症状但效果较氯喹弱,且毒性大、作用时间短,目前较少应用。但因极少产生抗药性,故主要用于抗氯喹的恶性疟治疗,尤其是脑型恶性疟,有助于昏迷患者的抢救。对心肌有较弱的抑制作用,剂量过大或静脉滴注过速可引起心脏抑制,血压下降。

<h3 style="text-align:center">青蒿素及其衍生物</h3>

青蒿素(artemisinin)是从复合花序植物黄花蒿茎叶中提取的一种无色针状晶体,是我国科学家屠呦呦课题组发现的抗疟疾药物。

1. 药理作用和临床应用　青蒿素主要通过对疟原虫线粒体等的功能进行干扰产生抗疟作用。首先作用于疟原虫食物泡膜、表膜、线粒体,其次作用于核膜、内质网,对核内染色质也有一定的影响,最终导致虫体结构的瓦解,而不是借助于干扰疟原虫的叶酸代谢。其作用机制也可能主要是干扰表膜-线粒体的功能,作用于食物泡膜,阻断营养摄取的最早阶段,使疟原虫较快出现氨基酸饥饿,从而迅速形成自噬泡并不断排出虫体外,最终疟原虫损失大量细胞质而死亡。具体药理作用分两步:第一步是活化,青蒿素被疟原虫体内的铁催化,其结构中的过氧桥裂解,产生自由基;第二步是烷基化,所产生的自由基与疟原虫蛋白发生络合,形成共价键,使疟原虫蛋白失去功能而死亡。

青蒿素不仅能治疗恶性疟,而且能治愈抗药性疟疾。对红细胞内期裂殖体有杀灭作用,对红细胞外期疟原虫无效。临床上用于间日疟、恶性疟,特别用于耐氯喹疟原虫引起的疟疾。因其易于通过血脑屏障,对脑型恶性疟的治疗有良效。但该药治疗疟疾的复发率较高,与伯氨喹合用可降低复发率。

2. 存在的问题　青蒿素挽救了成千上百万疟疾患者的生命,其发现为疟疾治疗揭开了新的一页。青蒿素的不良反应较少,几乎不导致严重的不良反应。值得注意的是青蒿素可能潜在的致畸效应和新生儿的毒性效应,因此,≤5kg的婴儿以及早孕妇女禁用。目前,对青蒿素耐药的疟原虫越来越多,在一定程度上限制了其使用。

3. 历史与现状　青蒿素发现的历史将在第三节重点介绍。世界卫生组织认为,青蒿素联合疗法是当下治疗疟疾最有效的手段,也是抵抗疟疾耐药性效果最好的药物。除了青蒿素,目前有多种青蒿素衍生物可用于疟疾的治疗。蒿甲醚的抗疟强度为青蒿素的10~20倍。青蒿琥酯是唯一水溶性制剂的青蒿素衍生物,效价高且不易产生耐药性。双氢青蒿素也比青蒿素具有更强的抗疟作用。另外,蒿甲醚、蒿乙醚、青蒿琥酯和双氢青蒿素等已在很大程度上克服了青蒿素治疗疟疾复发率高的弊端。

<h3 style="text-align:center">甲　氟　喹</h3>

甲氟喹(mefloquine)和奎宁都属喹啉-甲醇衍生物。鉴于奎宁对多药耐药虫株至少还保留部分抗疟作用,通过改变奎宁的结构而获得甲氟喹。甲氟喹也是一种杀灭红细胞内期裂殖体的药物,用于控制症状,但见效较慢。

咯 萘 啶

咯萘啶（malaridine）为中国疾控中心创制的抗疟药物，能杀灭裂殖体，抗疟疗效显著。对氯喹有抗药性的疟原虫亦有效，适用于治疗各种疟疾，包括脑型疟和凶险疟疾的危重患者。本品与磺胺多辛及乙胺嘧啶合用可增强疗效，延缓抗药性的产生，与伯氨喹合用可防止疟疾复发。

阿托伐醌和氯胍复合制剂

阿托伐醌（atovaquone）和氯胍（proguanil）复合制剂马拉龙（malarone）由于在抗疟原虫上具有协同作用，特别适用于对其他抗疟药可能耐药的患者。阿托伐醌为羟基 1,4- 萘喹啉，是辅酶 Q 的同系物，具有抗多种原虫的活性。对疟原虫属，其作用部位为细胞色素 bc1 结合点（结合点Ⅲ），通过辅酶 Q 连接线粒体阻碍电子传递，进而阻止吡啶的合成。氯胍为双胍衍生物，在体内主要被细胞色素 P450 的 CYP2C19 代谢成具有活性的环氯胍（cycloguanil）而发挥作用，环氯胍则通过抑制疟原虫的二氢叶酸还原酶，耗竭嘧啶核酸库存，从而导致核酸合成和细胞复制受到破坏。本品对耐药的恶性疟原虫也有效，其活性可能是因为阿托伐醌和氯胍盐酸盐有协同作用，且两药联合治疗比单一药物治疗产生抗药性的可能性要小。氯胍盐酸盐本身还是一种免疫增强剂，而阿托伐醌还具有杀灭卡氏肺囊虫的作用。阿托伐醌和氯胍复合制剂马拉龙主要用于预防和治疗脑型疟（恶性疟），包括对氯喹已产生耐药性的脑型疟。另外，阿托伐醌单独也用于治疗复方新诺明无效的卡氏肺囊虫病。

（二）控制疟疾复发和传播的抗疟药

伯氨喹和他非诺喹主要用于控制疟疾复发和传播，该药通过作用于疟原虫的红细胞外期和配子体，根治间日疟复发和阻断疟疾的传播。

伯 氨 喹

1. 药理作用和临床应用　伯氨喹（primaquine），又名伯喹、伯氯喹啉，其抗疟作用原理可能是其代谢产物具有氧化性质，干扰疟原虫红细胞外期三磷酸吡啶核苷酸的还原过程，影响疟原虫的能量代谢和呼吸而导致其死亡。对良性疟红细胞细胞外期及各型疟配子体均有较强的杀灭作用，故可作为控制疟疾复发及流行、传播的首选药。对红细胞内期作用弱，特别对恶性疟红细胞内期疟原虫无效，因此不能控制症状发作，通常与氯喹合用。

2. 存在的问题　伯氨喹毒性比其他抗疟药大，每日剂量超过 52.8mg 时，易发生疲乏、头昏、恶心、呕吐、腹痛、发绀、药热等症状，停药后可自行恢复。少数特异质者因其红细胞缺乏葡萄糖 -6- 磷酸脱氢酶可发生急性溶血性贫血，应立即停药，给予地塞米松或泼尼松可缓解，并静脉滴注 5% 葡萄糖氯化钠注射液，严重者输血。如发生高铁血红蛋白血症，可静脉注射亚甲蓝 l~2mg/kg。由于其用药剂量较大，毒副反应明显以及用药依从性差，一定程度上限制了其临床用药。与其他抗疟药一样，伯氨喹耐药同样也是疟疾防治中的主要问题之一。

3. 历史与现状　1891 年，人们发现亚甲蓝（methylene blue）具有弱的抗疟活性，而 8- 氨基喹啉类药物是在亚甲蓝结构基础上合成的，到了第二次世界大战期间，为了寻找更强的 8- 氨基喹啉类抗疟药物，发展了第一个用于疟疾防治的 8- 氨基喹啉类化合物即伯氨喹。目前，伯氨喹仍然是主要的控制疟疾复发和传播的抗疟药,但一些间日疟对伯氨喹耐药。

他 非 诺 喹

与恶性疟原虫不同,间日疟原虫可在肝脏内潜伏数月甚至数年之久,其引起疟疾复发的风险、频率以及间隔时间,随地区和宿主的变化而变化。60 年来,伯氨喹是唯一一个用于根治间日疟的药物。2018 年 7 月美国 FDA 批准他非诺喹(tafenoquine)用于正在接受适当抗疟药物治疗急性间日疟感染的 16 岁及以上疟疾患者,根治(预防复发)由间日疟原虫导致的疟疾,使他非诺喹成为过去 60 多年来治疗间日疟的首个新药。

（三）预防疟疾的抗疟药

用于疟疾预防的抗疟药有乙胺嘧啶和磺胺类药物,是最为早期和传统的抗疟药。甲氟喹、阿托伐醌和氯胍复合剂马拉龙是近年出现的预防和治疗恶性疟,特别是耐药恶性疟的新抗疟药。

乙 胺 嘧 啶

乙胺嘧啶(pyrimethamine)可抑制疟原虫的二氢叶酸还原酶,因而干扰疟原虫的叶酸正常代射。对恶性疟及良性疟的原发性红细胞外期有效,是较好的病因性预防药。因排泄慢,作用持久,服药一次可维持一周以上。对红细胞内期的未成熟裂殖体也有抑制作用,但对成熟者无效,因此不能迅速控制症状。对配子体无直接杀灭作用,但含药的血液被按蚊吸入后,影响疟原虫在蚊体内的有性生殖,起到阻止传播的效果。

二、抗疟药物的治疗原则

为指导各级各地卫生医疗机构合理规范使用抗疟药,2016 年 5 月 20 日国家卫生与计划生育委员会发布了《抗疟药使用规范》(WS/T485—2016)(下称《规范》)的卫生行业标准,对抗疟药的使用原则、药物选择及用药方案进行了规范。

（一）间日疟和卵形疟

首选磷酸氯喹加磷酸伯氨喹,磷酸氯喹无效时可选用磷酸哌喹、磷酸咯萘啶或青蒿素为基础的复方(artemisinin-based combination therapy, ACT)加磷酸伯氨喹。我国推荐采用"氯 - 伯 8 日疗法"。值得强调的是,因为间日疟和卵形疟存在肝内期休眠子,而磷酸伯氨喹是有效清除肝内期和杀灭配子体的唯一药物,所以无论首选哪种药物都必须与磷酸伯氨喹共同使用以清除体内原虫,防止复发。

（二）恶性疟

选用 ACT 或磷酸咯萘啶。妊娠 3 个月以内孕妇患恶性疟选用磷酸哌喹。需要说明的是,非重症恶性疟患者应选择口服 ACT 而非青蒿素针剂。此外,WHO 建议消除疟疾国家恶性疟治疗时在使用 ACT 的同时加服一次单剂量的磷酸伯氨喹,以杀灭配子体,阻断传播。但我国并未要求加服磷酸伯氨喹。

（三）三日疟

首选磷酸氯喹,磷酸氯喹无效时可选用磷酸哌喹、磷酸咯萘啶或 ACT。近年来我国三日疟输入性病例占比不低,由于我国三日疟本地感染病例很少且局限在少数地区,临床对三日疟药物的选择和使用不太熟悉。

（四）混合感染

总的原则是根据混合感染的虫种有针对性地选择药物,如恶性疟原虫与间日疟或卵形疟原虫混合感染,则选择针对恶性疟的药物 ACT 或磷酸咯萘啶,加上针对间日疟或卵形疟的药物磷酸伯氨喹;如恶性疟原虫与三日疟原虫混合感染,则仅选用针对恶性疟的治疗药物即可。

（五）重症疟疾

选用青蒿素类注射液或磷酸咯萘啶注射液。需要指出的是,重症疟疾治疗属于临床抢救,除病因（抗疟）治疗外,临床救治措施尤为重要。抗疟治疗药物选择最快速起效的注射液,我国市面上有青蒿琥酯注射液和蒿甲醚注射液两种,WHO 目前偏向推荐青蒿琥酯注射液为首选,理由是该药给药途径是静脉推注,且体内代谢较快,可达到快速起效的抢救目的。

（六）预防用药

作为症状抑制性预防用药可选用磷酸氯喹或磷酸哌喹。实际上目前尚无既安全有效、副作用小,又半衰期较长、理想的症状预防药物。针对目前我国大量出境人员预防疟疾症状的现状,且由于境外感染绝大多数为恶性疟,建议携带青蒿素类药物 ACT 及注射液,以防一旦感染发病进行假定性治疗或抢救。作为病因预防用药,乙胺嘧啶和磺胺类药物作为首选。

（七）休止期根治

间日疟或卵形疟由于存在肝内休眠子易出现复发,我国一般在非传播季节（休止期）单用磷酸伯氨喹进行抗复发治疗。

三、抗血吸虫病药物

长期以来,酒石酸锑钾是抗血吸虫病主要的特效药,但其具有毒性大、疗程长、必须静脉注射等缺点。20 世纪 70 年代,研究发现吡喹酮（praziquantel）高效、低毒、疗程短、口服有效,是血吸虫病防治史上的一个突破,已完全取代酒石酸锑钾。

吡　喹　酮

吡喹酮为吡嗪异喹啉衍生物,为广谱抗吸虫药和驱绦虫药,尤以对血吸虫有杀灭作用。

1. 药理作用和临床应用　吡喹酮使虫体肌肉发生强直性收缩而产生痉挛性麻痹,吡喹酮对虫体皮层有迅速而明显的损伤作用,最终导致表皮糜烂、虫体溃破,吡喹酮还可抑制虫体核酸与蛋白质的合成。本品对血吸虫、绦虫、囊虫、华支睾吸虫、肺吸虫、姜片虫均有效,尤其对血吸虫有杀灭作用。吡喹酮对慢性日本血吸虫病的远期治愈率可达 90% 以上,对急性血吸虫病有迅速退热和改善全身症状的作用,远期疗效也可达 87%。

2. 存在的问题　吡喹酮常见的副作用有头昏、头痛、恶心、腹痛、腹泻、乏力、四肢酸痛等,一般程度较轻,持续时间较短。少数患者出现心悸、胸闷等症状,心电图显示 T 波改变和期外收缩,偶见室上性心动过速、心房纤颤。少数患者可出现一过性转氨酶升高。偶可诱发精神失常或出现消化道出血。

3. 历史与现状　吡喹酮作为广谱抗寄生虫药已广泛应用于临床,为了增加其疗效与用途,降低毒副作用,克服首过效应、生物利用度低和半衰期短等缺点,将其制成了脂质体、微囊等新制剂。目前,吡喹酮对大部分的血吸虫有效,由于耐药的原因,也有报道认为与巴西的曼氏血吸虫相比,需要更高剂量的吡喹酮用于治疗非洲曼氏血吸虫。

四、抗阿米巴药物

目前抗阿米巴药物主要作用于滋养体,对包囊几乎没有作用。按照药物在体内作用部位不同,可将抗阿米巴药物分成三类:肠内抗阿米巴药物,如巴龙霉素;肠外抗阿米巴药物,如氯喹;兼有肠内外抗阿米巴作用的药物,如甲硝唑、替硝唑。

(一)肠内抗阿米巴药物

巴 龙 霉 素

巴龙霉素(paromomycin)为氨基糖苷类抗生素,口服吸收少,肠道浓度高。巴龙霉素可以抑制蛋白质合成,直接杀灭阿米巴滋养体;间接抑制肠内阿米巴共生菌,影响阿米巴的生存和繁殖。临床用于肠内阿米巴的治疗,包括急性阿米巴痢疾。

二 氯 尼 特

二氯尼特(diloxanide furoate)是目前最有效的杀包囊药。其作用机制可能与阻断虫体蛋白质的合成有关。单独应用时是治疗无症状或仅有轻微症状的携带包囊者的首选药,对慢性阿米巴痢疾也有效,对急性阿米巴痢疾效果差,但在甲硝唑控制症状后再用二氯尼特清除肠腔内的小滋养体,可有效地预防复发。

(二)肠外抗阿米巴药物

氯 喹

氯喹除主要用于抗疟外,还有抗组织内阿米巴的作用。由于在肝、肺、脾、肾等组织内的浓度高于血浆数百倍,因而对治疗阿米巴肝脓肿、肺脓肿有效。由于其在肠壁组织内分布较少,所以对阿米巴痢疾无效。

(三)兼具肠内外抗阿米巴作用的药物

兼具肠内外抗阿米巴作用的药物主要有甲硝唑和依米丁(emetine),其中依米丁因其毒性大目前基本上被甲硝唑取代。

甲 硝 唑

甲硝唑(metronidazole),又名灭滴灵,具有抗阿米巴作用,对溶组织内阿米巴滋养体有很强的杀灭作用。此外,甲硝唑对阴道滴虫、贾第鞭毛虫也有杀灭作用;对厌氧性革兰氏阳性和阴性杆菌以及球菌都有较强的抗菌作用。甲硝唑是治疗阿米巴病的首选药,不仅可用于治疗阿米巴肝脓肿等组织内阿米巴病,也可用于治疗急、慢性阿米巴痢疾及带虫者。因其在肠内浓度偏低,对小滋养体及包囊作用较弱,所以在治疗阿米巴痢疾时宜与肠内抗阿米巴药物交替使用。在治疗阿米巴肝脓肿时,与氯喹等交替使用疗效更显著。

综合上述作用于阿米巴的药物,其治疗原则包括:对于无症状的排包囊者,首选二氯尼特,次选巴龙霉素;对于轻中度阿米巴痢疾,选用甲硝唑加用二氯尼特或巴龙霉素;对于急性阿米巴痢疾,选用甲硝唑加二氯尼特,病重不能口服者可静脉注射甲硝唑,甲硝唑禁用者可选用依米丁;对于肠外阿米巴病,包括阿米巴肝脓肿、脑阿米巴病或其他肠外阿米巴病,首选甲硝唑和二氯尼特。

五、抗滴虫药物

滴虫性阴道炎是妇科常见的一种寄生虫病,由阴道鞭毛滴虫所引起,也可寄生于男性尿道及前列腺部位,多通过性接触而传染。除了甲硝唑、乙酰胂胺和曲古霉素外,也可用替硝唑(tinidazole)、塞克硝唑(secnidazole)治疗阴道毛滴虫的感染。

甲　硝　唑

甲硝唑除具有抗阿米巴滋养体的作用外,还具有强大的杀灭滴虫的作用。口服剂量即可杀死精液及尿液中的阴道毛滴虫,而不影响阴道内正常菌丛的生长,是治疗阴道滴虫病的首选药。

乙　酰　胂　胺

乙酰胂胺(acetarsol)是五价胂剂,毒性较大。以乙酰胂胺片剂置于阴道穹窿部有直接杀灭阴道滴虫的作用。此药有轻度局部刺激作用,可使阴道分泌物增多。

第三节　抗寄生虫药物的发现史和研究进展

一、抗疟药的发现史

(一)抗疟药的发展历史

17世纪30年代,发生了疟疾史上最重要的事件之一:西班牙人在秘鲁发现金鸡纳树皮能治疗疟疾。此后200~300年间,世界各地都使用金鸡纳。1820年药学家分离出金鸡纳树皮的主要生物碱即奎宁。之后两个多世纪奎宁在预防和治疗疟疾中起到了重要作用。直至1944年才有化学合成的奎宁问世。德国科学家经过反复研究合成了扑疟喹啉,开辟了疟疾化学治疗的新纪元。隔了十多年又先后找到了阿的平和氯喹,后来又合成了伯氨喹。临床上的大量应用,证明氯喹和伯氨喹具有相当的优越性。在1949年又增加了一种疟疾预防药物,即乙胺嘧啶。随着现代医学的发展,新技术和方法的应用,使抗疟药物不断更新换代,逐渐转向化学合成药物的研究方向。近十年来,已研制出一些高效、低毒的抗疟药并取得了可喜的成效。我国科学家屠呦呦领导的团队所研制的青蒿素及其衍生物是抗疟药研发史上的重要突破,而2018年美国FDA批准的他非诺喹也为根治间日疟带来了希望。

(二)青蒿素的发现史

抗疟药青蒿素的发现是近代中国新药发现史上最为重要的事件,"因为发现青蒿素——一种用于治疗疟疾的药物,挽救了全球特别是发展中国家数百万人的生命",2011年9月拉斯克临床医学奖以及

2015年10月诺贝尔生理学或医学奖,颁给了中国科学家屠呦呦。青蒿素的发现经历以下的一些主要阶段(图36-1)。

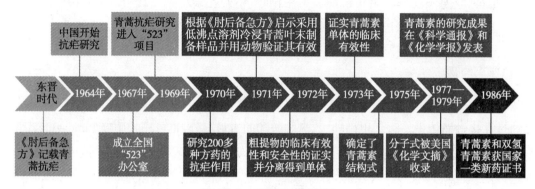

图36-1 青蒿素的发现史

20世纪60年代,由于恶性疟原虫对氯喹等原喹啉类药物产生抗药性,致使重症疟疾患者陷入无药可治的境地。因此,全世界的药物研发人员针对抗疟药开展了大量工作,然而,所有这些研究并未取得重大突破。青蒿为常用中药,是菊科植物黄花蒿(*Artemisia annua* L.)的干燥地上部分。青蒿具有清虚热、除骨蒸、解暑热、截疟、退黄之功效,青蒿入药最早见于马王堆三号汉墓(公元前168年)出土的帛书《五十二病方》用于治疗痔疮,关于青蒿抗疟的记载,首见于一千多年前东晋葛洪所著《肘后备急方》。中国自1964年起即在军内开展了抗疟研究,时至1967年成立了"全国疟疾防治研究领导小组办公室"(简称全国"523"办公室)。青蒿抗疟研究项目于1969年以后加入"523"项目。1969年1月21日,经全国"523"办公室动员,卫生部中医研究院(现为中国中医科学院)参加了抗疟药研究的项目。中国中医科学院接受任务后,组建了以屠呦呦为组长的抗疟药科研组。该科研组从收集整理历代医籍、本草入手,结合民间验方与名医献方,历经3个月整理出以640余个方药为主的《抗疟单验方集》。此方集中包含中药青蒿的相关内容,从此青蒿成为全国"523"项目的研究对象,国内也有多个单位开展了针对青蒿的抗疟研究。

屠呦呦科研组在《抗疟单验方集》的基础上开展了以鼠疟动物模型筛选中药的实验研究工作。1969年5月到1970年8月,屠呦呦科研组重点研究了200多种方药的抗疟作用,实验结果却不令人满意。1971年7月以后,屠呦呦历经多方协调后组建了一个四人抗疟药科研小组,在古文献《肘后备急方》"青蒿一握,水一升渍,绞取汁,尽服之"的启示下,采用低沸点溶剂冷浸青蒿叶末制备的样品,显示出对鼠疟100%的抑制率,其后开展的猴疟药效结果一致。1972年3月8日,屠呦呦在全国疟疾防治药物专业会议上报告了青蒿中性提取物的实验结果。其后,鉴于青蒿抗疟已取得了重大进展,全国"523"办公室要求中国中医科学院当年进行临床观察疗效。在开展安全性试服后,研究组在海南昌江疟区现场,验证间日疟11例,恶性疟9例,混合感染1例。临床试验结果显示:青蒿提取物能使患者退烧,大幅度杀灭疟原虫至转阴,疗效优于氯喹。此后,又在北京302医院也观察到其良好的疗效。1972年11月17日,屠呦呦在大会上报告了30例青蒿提取物抗疟全部有效的疗效总结。由此,进一步引发了全国范围内对青蒿抗疟的研究高潮。此后,科研组在获得青蒿有效部位后开展了分离有效成分的工作。经鼠疟药效筛选,该科研组于1972年11月8日分离提纯得到的一个化合物对鼠疟筛选有效,该物质为白色结晶,熔点为 156~157℃,50~100mg/kg 可使原虫转阴。然后科研组逐步累积有效单体,经临床前试验和单体安全性确定后,于 1973 年 8 月在海南昌江疟区进行了临床验证。初试 5 例,虽有 3 例有效,但效果不够理想,究其原因是片剂崩解度不合格。使用青蒿素原粉胶囊进行 3 例临床疗效观察,结果显示,总剂量 3~3.5g,全部有效,临床证实此单体是青蒿抗疟的有效成分。1973 年 11 月 2 日,全国"523"办公室致函中国中医科学院,通知召开"疟疾防治药物(包括化学合成)研究专业会议",讨论有关"中西医结合寻找新药问题",特别明确"青蒿是重点药物,请把有关资料整理带往交流"。之后,屠呦呦汇报了青蒿抗疟研究的有关情况,此次会议后将有效单体命名为青蒿素。

此后,为了提高青蒿素的疗效、溶解度、稳定性,降低疟疾复发率,中国青蒿素及其衍生物研究协作集体从 1986 年至 2003 年,先后研制出青蒿素栓剂、青蒿琥珀酸酯、蒿甲醚、二氢青蒿素、复方蒿甲醚和双氢青蒿素哌喹片等 6 种抗疟新药。蒿甲醚(artemether)是青蒿素的 12-β- 甲基二氢衍生物。其溶解度较大,可制成澄明的油针剂注射给药。抗疟活性比青蒿素强,近期复发率比青蒿素低,与伯氨喹合用,可进一步降低复发率。

二、抗寄生虫药物的研究进展

(一)抗疟药的研究进展

青蒿素的问世使得抗疟治疗取得了重大突破,但疟原虫的耐药性仍然是抗疟治疗失败、复发或者无效的主要原因。近年来,除了 2018 年美国 FDA 批准他非诺喹用于根治(预防复发)间日疟,也有几种复方制剂获得了注册。除阿托伐醌和氯胍的复方制剂外,还有咯萘啶和青蒿琥酯复合制剂用于恶性疟和间日疟的红细胞内期治疗;蒿甲醚及本芴醇复方制剂(co-artemether)用于治疗无并发症恶性疟;氯丙胍及氨苯砜复方制剂由氯丙胍(chlorproguanil)和氨苯砜(dapsone)组成,用于治疗无并发症疟疾。主要的新抗疟药见表 36-1。

表 36-1 新研发的抗疟药

药名	作用机制	研究阶段	临床应用
他非诺喹(tafenoquine)	未明	2018 年美国 FDA 获批	间日疟预防复发
NITD609(spiroindolone)	选择性地在虫体细胞膜抑制 P 型 Na^+-ATPase,破坏虫体细胞内 Na^+ 稳态	Ⅱ期临床试验	红细胞内期疟原虫、配子体、裂殖体
二茂铁喹(ferroquine,SR-97193)	可能以正铁血红素为靶点抑制疟原虫色素形成	Ⅱ期临床试验	与氯喹作用相似,解决氯喹耐药性
咯萘啶和青蒿琥酯复合制剂(pyronaridine artesunate,Pyramax®)	青蒿琥酯和咯萘啶的作用	2015 年欧洲药品质量管理局获批	恶性疟和间日疟的红细胞内期
阿奇霉素和氯喹复合制剂(azithromycin-chloroquine)	50S 核糖体抑制剂	Ⅲ期临床试验	感染疟原虫的妊娠妇女

(二)抗血吸虫病药物的研究进展

自吡喹酮问世以来,以其高效、低毒、使用方便、价格低廉等优点成为近 30 年来控制和治疗血吸虫病的首选药物。然而,由于出现了对吡喹酮的不敏感株,呋咱(furoxan)和甲氟喹(mefloquine)等新药可能发展为吡喹酮的替代品。

呋咱为恶二唑-2-氧化物。血吸虫的硫氧还蛋白谷胱甘肽还原酶(thioredoxin glutathione reductase, TGR)是一种含硒的多功能酶,兼有谷胱甘肽还原酶和硫氧还蛋白还原酶的功能,维持虫体内氧化还原的平衡。由于血吸虫氧化型谷胱甘肽和硫氧还蛋白的还原依赖单一的 TGR 调节,其失活将对维持虫体氧化还原的平衡造成很大的损害。呋咱可以抑制 TGR,使虫体内氧化还原失衡而致虫体死亡。不仅低浓度有很好的体外抗虫作用,体内试验显示其对不同发育期幼虫和成虫均有很好的疗效。

甲氟喹属于抗疟药,对血吸虫幼虫和成虫均有很强的杀灭作用。一系列实验研究证明甲氟喹是一种有效的抗曼氏血吸虫和日本血吸虫的新类型药物,甲氟喹对不同发育期的曼氏血吸虫和日本血吸虫的幼虫和成虫有相仿的杀灭作用,等剂量下甲氟喹的疗效优于吡喹酮。甲氟喹可用于治疗和预防,而吡喹酮则仅用于治疗。从动物试验结果评价甲氟喹是现有抗血吸虫药物中最好的一种。

(三) 抗阿米巴病和抗滴虫病药物的研究进展

甲硝唑是治疗阿米巴病和滴虫病的重要药物,在甲硝唑的基础上,发展了新一代抗阿米巴和抗滴虫病的药物,主要有塞克硝唑(secnidazole)和奥硝唑(ornidazole)。它们的药理作用与其他 5-硝基咪唑类药物相同,对厌氧微生物有选择性毒性,并具有低的抗兼性和需氧微生物的活性,同时具有抗阴道滴虫、抗阿米巴原虫作用。

思考题

1. 控制疟疾症状的药物、控制疟疾复发和传播的药物、预防疟疾的药物有哪些?

2. 抗阿米巴病药物的有哪些? 其作用部位为何?

3. 浅谈你对青蒿素的发现的思考。

(吴希美)

参 考 文 献

[1] 程思佳, 符林春. 青蒿素类药物治疗疟疾研究进展. 中国热带医学, 2018, 18 (7): 670-674,681.

[2] 王满元. 青蒿素类药物的发展历史. 自然杂志, 2012, 34 (1): 44-48.

[3] 曹淳力, 孙乐平, 洪青标, 等. 我国突发寄生虫病事件应急响应体系的构建. 中国血吸虫病防治, 2017, 29 (4): 397-401.

[4] BERMAN J D. Approval of tafenoquine for malaria chemoprophylaxis. Am J Trop Med Hyg, 2019, 100 (6): 1301-1304.

[5] LLANOS-CUENTAS A, LACERDA M V G, HIEN T T, et al. Tafenoquine versus primaquine to prevent relapse of plasmodium vivax malaria. N Engl J Med, 2019, 380 (3): 229-241.

[6] MARTIN R E, SHAFIK S H, Richards S N. Mechanisms of resistance to the partner drugs of artemisinin in the malaria parasite. Curr Opin Pharmacol, 2018, 42: 71-80.

[7] ASHLEY E A, PHYO A P. Drugs in development for malaria. Drugs, 2018, 78 (9): 861-879.

[8] BRUNTON L L, DANDAN R H, KNOLLMANN B C. Goodman & Gilman's the pharmacological basis of therapeutics. 13th ed. New York: McGraw-Hill, 2017.

第三十七章　影响自体活性物质的药物

自体活性物质是机体普遍存在、具有广泛生物学（药理）活性的物质的统称，通常由局部产生，以旁分泌方式到达邻近部位发挥作用，又称局部激素，半衰期短暂。自体活性物质包括花生四烯酸（前列腺素、白三烯）、血小板活化因子、5- 羟色胺、组胺、活性肽类（P 物质、激肽类、血管紧张素、利尿钠肽、血管活性肠肽、降钙素基因相关肽、神经肽 Y 和内皮素）等，具有不同的结构和药理学活性。正常情况下自体活性物质以其前体或贮存状态存在，当受到某种因素影响而激活时，组织而非特定器官释放少量自体活性物质，产生广泛且强烈的生物效应。本章主要描述了数种天然或人工合成的自体活性物质及相关药物。

第一节　花生四烯酸

花生四烯酸是人体的一种必需脂肪酸。细胞受到刺激时，细胞膜磷脂在磷脂酶 A2（phospholipase A2，PLA2）的作用下释放出花生四烯酸（arachidonic acid，AA）和血小板活化因子（platelet activating factor，PAF），游离 AA 经两条路径被转化：环氧合酶途径，AA 被催化成前列腺素类（prostaglandins，PG）和血栓素类；脂加氧酶（lipoxygenase，LOX）途径，生成羟基过氧化二十碳四烯酸、白三烯类（leukotriene，LT）、羟基二十碳四烯酸和脂氧素。其中 PG 和 LT 具有广泛的生物学活性，参与了炎症、血栓形成和速发型过敏反应等多种病理过程，与心脑血管疾病、哮喘和休克等的发病有密切关系。

一、前列腺素

前列腺素是二十碳不饱和脂肪酸花生四烯酸经酶促代谢产生的一类脂质介质。前列腺素对血管、呼吸道、消化道和生殖器官平滑肌均有明显作用，对血小板、单核细胞、传出神经和中枢神经系统也有显著影响。前列腺素与特异的受体结合后参与介导细胞增殖、分化、凋亡等一系列细胞活动以及在调节雌性生殖功能和分娩、血小板聚集等过程中发挥作用。此外，前列腺素也参与炎症、癌症、多种心血管疾病的病理过程。前列腺素类药物具有代谢快、作用广泛等特点，部分合成的前列腺素类药物已用于治疗消化系统、心血管系统和生殖系统等疾病。

（一）米索前列醇

米索前列醇为合成的前列腺素 E_1 的衍生物，具有刺激黏液及碳酸氢盐分泌、增加黏膜血流量的作用,因而对胃和十二指肠黏膜具有保护作用,有利于溃疡愈合;对基础胃酸分泌或组胺、五肽胃泌素及食物刺激引起的胃酸、胃蛋白酶分泌均有抑制作用。临床用于治疗十二指肠溃疡和胃溃疡,也可用于急性胃黏膜损伤和出血、应激性溃疡,尤其适合于治疗和预防由于口服非甾体抗炎药引起的溃疡。在保护胃黏膜不受损伤方面比西咪替丁更有效。米索前列醇的主要不良反应为稀便或腹泻,其他可有轻微短暂的恶心、头痛、眩晕和腹部不适。脑血管或冠状动脉病变的患者应慎用。

此外,因其具有前列腺素 E_1 的作用,故可使宫颈胶原降解,纤维组织软化,还可引起子宫平滑肌、结肠收缩。目前该药与米非司酮配伍广泛用于终止早孕,也可用于中期引产。孕妇及前列腺素类过敏者禁用。

(二) 罗沙前列醇

罗沙前列醇主要用于胃溃疡、十二指肠溃疡、胃炎、十二指肠炎、医源性胃和十二指肠病变。

(三) 前列地尔

前列地尔(alprostadil),又称前列腺素 E_1(prostaglandin E_1,PGE_1),是广泛存在于体内的生物活性物质,为前列腺素家族中的一员,是一种公认的内源性生理活性物质。PGE_1 可以直接作用于血管平滑肌,扩张血管,提高血流量,改善微循环灌注;还可以抑制血小板聚集和血栓素 A_2 生成,具有保护血小板细胞膜、防止血栓形成的作用。PGE_1 还能扩张外周小血管和冠状动脉,降低外周血管阻力与血压。PGE_1 能保护缺血心肌,缩小心肌梗死面积,抵抗心力衰竭。有研究发现其能抑制动脉粥样硬化、脂质斑与免疫复合物形成。还有研究发现,PGE_1 还能扩张肾血管,增加肾血流量,清除非蛋白氮,调节水钠平衡,具有利尿和保护肾功能的作用。其半衰期为 5~10 分钟。临床用于治疗冠心病心绞痛、心肌梗死、肺动脉高压、慢性动脉闭塞等。

(四) 贝前列腺素钠

贝前列素钠是抗凝血药贝前列素的钠盐形式,能抑制血小板聚集、血小板黏附及其释放反应;扩张小动脉与小静脉,尤其是肺动脉血管床,从而降低肺动脉压与肺血管阻力。此外,贝前列素钠也能增加毛细血管密度,降低微循环中存在的炎症介质和 5-羟色胺及组胺导致的血管通透性增加,促进内源性纤溶活性,并具有一定的抗炎作用,增加心排血量,改善混合静脉血氧饱和度。适用于肺动脉高压、慢性动脉闭塞性疾病、疼痛和冷感等症状。本品性质稳定,可口服为其特点。临床用于慢性动脉闭塞性溃疡、疼痛、冷感等循环不良表现。

(五) 比马前列素

比马前列素是合成的前列酰胺 F2α 衍生物,能选择性地模拟体内产生的前列胺的作用,使房水产生速度增加,房水外流阻力减小,通过增加小梁网通道和葡萄膜巩膜通道的房水流出量而降低眼压,被认为是目前降眼压作用较好的局部抗青光眼药物。适用于治疗开角型青光眼或用其他降眼压药物无效的高眼压症患者。最新研究发现,比马前列素可以通过影响细胞间通讯,促进眉毛、睫毛以及头发的生长,被用于治疗脱发症。

(六) 地诺前列酮

地诺前列酮(dinoprostone),又名前列腺素 E_2(prostaglandin E_2,PGE_2),为天然前列腺素,可以引起子宫的强烈收缩,影响胎盘血液供应和胎盘功能,而发生流产。其收缩子宫平滑肌的机制,可能与增加子宫平滑肌细胞内游离钙释放有关。PGE_2 对各期妊娠子宫均有兴奋作用,且比较温和,用于妊娠催产、中期妊娠引产和治疗性流产,对子宫颈有转化及扩张作用,可用于人工流产手术前扩张宫颈。可以静脉滴注,也可以阴道内给药或者羊膜腔内给药。少数患者可有寒战、呕吐、轻度腹泻,一般短时间内可自行缓解,或经对症处理后很易控制。静脉滴注时有类似静脉炎的症状,停药后自行消失。用药过程中需严密观察宫缩情况,随时调整给药剂量,以防宫缩过强而发生子宫破裂。

二、白三烯及其拮抗药

白三烯是花生四烯酸经 5-脂氧合酶途径代谢产生的一组炎性介质。实验表明,它对人体支气管平滑肌的收缩作用明显强于组胺和血小板活化因子。它还可刺激黏液分泌,增加血管通透性,促进黏膜水肿形成。白三烯还是中性粒细胞的强趋化剂与激活剂,可吸引嗜酸性粒细胞和中性粒细胞向肺内迁移聚集,诱导中性粒细胞黏附到血管内皮、脱颗粒和释放溶酶体酶。

抗白三烯药物包括白三烯受体拮抗剂(leukotriene receptor antagonist,LTRA)和 5-LOX 活性抑制剂。前者与位于支气管平滑肌等部位的受体选择性结合,竞争性地阻断半胱氨酸白三烯(Cys-LT)的作用,进而阻断器官对白三烯的反应,后者则通过花生四烯酸的 5-LOX 途径而抑制白三烯的合成。

LTRA 是非激素类抗炎药物,其抗炎作用没有激素强,但它的优点是口服用药,服用方便,不含激素,副作用小。使用 LTRA 可迅速扩张气道,有效缓解气道痉挛,改善血浆渗漏,降低气道高反应性,改善哮喘症状。对阿司匹林哮喘、运动性哮喘均有较好疗效;使慢性哮喘症状减轻,改善肺功能;与 β_2 激动剂及肾上腺皮质激素有协同作用。尤其在减少糖皮质激素用量的过程中,LTRA 有助于防止哮喘症状的加剧。不能耐受阿司匹林的哮喘患者,具有慢性鼻炎、反复发生鼻息肉、哮喘及不耐受类似阿司匹林药物的特征,这种哮喘用常规治疗是很难控制的,此类患者常伴有半胱氨酸白三烯的过度产生及 LTC_4 合成酶的上调。LTRA 可减轻由阿司匹林诱发的哮喘、面部潮红和腹痛,这种作用与抑制白三烯过度产生有关。

LTRA 主要包括扎鲁司特、普鲁司特、孟鲁司特,主要应用于轻度哮喘及合并过敏性鼻炎患者的长期控制治疗,尤其适用于 2 岁以上儿童。对于中、重度哮喘患者可以在吸入激素的同时联合用药,其作用互补,效果叠加,可以减少吸入激素的剂量。

扎鲁司特能特异性地拮抗引起气道超敏反应的白三烯受体,有效地预防白三烯多肽所致的血管通透性增加、气道水肿和支气管平滑肌收缩,抑制嗜酸性粒细胞、淋巴细胞的升高,减少因肺泡巨噬细胞刺激所产生的过氧化物,而不影响前列腺素、血栓素、胆碱和组胺受体,从而减轻气管收缩和炎症反应,减轻哮喘症状,减少哮喘发作及夜间憋醒次数,减少 β_2 受体激动剂的使用,改善肺功能。扎鲁司特还能抑制各种刺激(如二氧化硫、运动和冷空气)引起的支气管痉挛,降低各种抗原(如花粉、猫毛屑、豚草和混合抗原)引起的速发型及迟发型反应,能预防运动和过敏原引起的哮喘发作。

第二节　血小板活化因子

血小板活化因子(platelet activating factor,PAF)是体内一种重要的磷脂类递质。PAF 主要由中性粒细胞、血小板、肥大细胞、内皮细胞和巨噬细胞等产生,在体内具有广泛的生物活性。PAF 发挥生物效应主要是通过与细胞膜表面的 PAF 受体(PAF receptor, PAFR)结合而实现, PAFR 属于 G 蛋白偶联受体家族, 含 342 个氨基酸, 有 7 个疏水的跨膜片段。PAF 与其受体结合后, 可与 G 蛋白产生偶联。接着, 磷脂酶 C 被激活, 它作用于 4,5- 二磷酸磷脂酰肌醇, 使其分解产生三磷酸肌醇和甘油二酯, 前者可诱导细胞内 Ca^{2+} 浓度的升高, 后者可激活蛋白激酶 C。除磷脂酶 C 外, 磷脂酶 A_2 和磷脂酶 D 也参与 PAF 受体反应, 磷脂酶 A_2 使细胞内前列腺素 E_2 浓度增高, 磷脂酶 D 则与磷脂酶 C 一起促进胞内甘油二酯的产生。蛋白激酶 C 由甘油二酯激活后, 在高 Ca^{2+} 浓度下可使特定的蛋白质或酶上的某些氨基酸如丝氨酸、苏氨酸残基磷酸化并由此产生广泛的生物学效应。

PAF 可以引起血小板聚集、脱颗粒, 激活中性粒细胞, 使其聚集、趋化、释放氧自由基和白三烯, 抑制 T 细胞增殖, 刺激 B 细胞合成免疫球蛋白 G(immunoglobulin G, IgG)和免疫球蛋白 E(immunoglobulin E, IgE)。PAF 可以抑制心肌收缩力, 增加血管通透性, 引起体循环血压下降、肺动脉高压、支气管收缩、呼吸抑制、过敏反应和炎症反应等。在心脑血管疾病(如动脉粥样硬化等)、炎症、内毒素性休克、过敏性疾病、支气管哮喘、急性胰腺炎、肠胃溃疡、血栓形成等多种临床疾病中发挥作用。

PAF 受体拮抗剂可以拮抗或阻断 PAF 与受体结合, 阻止 PAF 发挥生物学效应, 对心脑血管疾病、哮喘、关节炎、急性胰腺炎等的预防和治疗具有显著疗效。自然界中发现的 PAF 受体拮抗剂是多种多样的, 在临床治疗上亦多有使用。目前, PAF 受体拮抗剂可以分为天然和合成两大类。

一、天然的血小板活化因子受体拮抗剂

天然植物中很多成分都有 PAF 的拮抗作用, 目前发现中草药中有拮抗 PAF 作用的植物有川芎、山蒟、石楠藤、海风藤、银杏、前胡、辛夷、白果、防己、十大功劳叶等。目前研究较多的天然 PAF 受体拮抗剂是银杏苦内酯 B(BN52021), 临床研究表明, BN52021 对烧伤、顺铂诱导的肾毒性、多发性硬化症、关节炎等具有治疗作用, 对败血性休克效果较好。从中草药海风藤中提取出的海风酮(kadsurenone)对 PAF 受体拮抗活性很高, 能阻断 PAF 与人血小板膜结合。另外, 研究者从樟科植物外拉樟桂中提取的木脂素类化合物外拉樟桂脂素(veraguensin)也是良好的 PAF 受体拮抗剂。槲寄生中的有效活性成分高圣草素 -7-O-β-D- 葡萄糖苷也具有抗血小板活化因子的活性。近年来的研究还证明有些黄酮类化合物具有抗 PAF 的生物活性, 如从槐花中提取的成分芦丁可拮抗 PAF 与兔血小板膜受体的特异性结合, 抑制兔血小板黏附, 进而阻断 PAF 诱发的反应; 芦丁的苷元斛皮素也有拮抗血小板活化因子的功能; 红花中提取的有效成分山柰酚(kaempferol, Kae)是一种黄酮醇类化合物, 可抑制 PAF 介导的兔血小板聚集、5- 羟色胺释放及细胞质内钙离子浓度升高; 此外, 红花中的杨梅素也有类似的作用。微生物中也存在特异的 PAF 受体拮抗剂, FR900452、FR49175 就是从微生物发酵中分离出的具有拮抗 PAF 活性的化合物。

二、人工合成的血小板活化因子受体拮抗剂

在 PAF 受体拮抗剂的研究中人们更多的是研究人工合成的 PAF 拮抗剂, 因为人工合成品药效强大, 生物利用度高, 药物供应量充足。常见的人工合成的 PAF 受体拮抗剂有 ORP4874、STY2108、RP248740 等。Schmidt 等用樟科植物中提取的木脂素化合物外拉樟桂脂素(veraguensin)为先导物, 合成了效价更强的一系列二芳基四氢呋喃类 PAF 拮抗剂。Fujita M 等合成的氨基甲酸酯 3B 既能拮抗 PAF 受体, 也能抑制血栓素合酶, 可用于治疗血栓性疾病。上海交通大学医学院药物研究所与法国科学

家合作,通过模拟 PAF 分子结构,成功研制了一系列具有 PAF 受体拮抗和胆碱酯酶抑制双重活性的化合物,是一类具有潜在价值的治疗药物。随着对 PAF 的进一步研究,将开发出一些选择性强、效价高、副作用小的 PAF 受体拮抗剂,为 PAF 致病机制的研究提供了有力的工具。

第三节　5- 羟色胺

5- 羟色胺(5-hydroxytryptamine,5-HT)又名血清素,它既是一种神经递质,也是一种血管活性物质,同时也能作为激素调节机体的生理活动。

人体内的 5-HT 约 5% 存在于中枢神经系统中,95% 存在于胃肠道,主要由肠嗜铬细胞分泌产生,通常与 ATP 等物质一起储存于细胞颗粒内。由于血脑屏障的作用,外周的 5-HT 很难进入中枢神经系统,因此中枢和外周的 5-HT 分属两个独立的系统。神经细胞细胞质中 5-HT 的合成以色氨酸为原料,色氨酸经过羟化和脱羧两步酶促反应生成 5-HT,而后 5-HT 被摄取入囊泡,并贮存在囊泡内。5-HT 释放至突触间隙并发挥作用后,通过重摄取和酶降解机制被消除,其中以位于突触前膜的 5-HT 特异性转运体介导的重摄取为主。重摄取后,5-HT 部分进入囊泡再贮存,部分则被线粒体膜上的单胺氧化酶氧化。

5-HT 受体在神经系统的发育过程中至关重要,参与神经系统的分化发育、轴突生长和突触形成。5-HT 能神经元在中枢神经系统中分布广泛,组成了复杂的网络投射系统,且受到其投射脑区的严格调控,从而参与各种精神活动和疼痛信号的调节。5-HT 作为神经递质,参与痛觉、睡眠和体温等生理功能的调节,5-HT 含量或功能的异常可能与偏头痛、精神障碍等多种疾病相关。有研究证实,5-HT 在焦虑、害怕等情绪调节中发挥重要作用。

在胃肠道中,5-HT 激动胃肠道平滑肌 5-HT$_2$ 受体或者肠壁内神经节细胞 5-HT$_4$ 受体均可引起胃肠道平滑肌收缩,使胃肠道张力增加、肠蠕动加快。最新的研究发现,5-HT 参与调节葡萄糖代谢、脂质代谢、骨质密度以及包括肥胖和 2 型糖尿病在内的代谢综合征相关疾病。

还有研究表明,5-HT 被证实是一种促有丝分裂因子,可以作用于正常细胞和肿瘤细胞。在侵袭性癌症中,5-HT 通过 5-HT$_1$ 和 5-HT$_2$ 受体发挥促进肿瘤细胞生长的作用。但是,还有研究发现,低剂量的 5-HT 可以通过减少肿瘤的血供来抑制肿瘤的生长,这表明 5-HT 在肿瘤中的作用是取决于浓度的。5-HT 还参与调控肿瘤的转移和转移过程中的血管新生。5-HT 的水平可以用于评估膀胱癌、前列腺癌和肾癌的预后情况。在某些情况下,5-HT 受体拮抗剂、选择性 5-HT 转运体抑制剂已经成功地用于预防肿瘤细胞生长。

5-HT 诱发的生理功能由不同的 5-HT 受体介导,根据结构、功能和药理学作用的不同,5-HT 受体分为 7 种亚型。除 5-HT$_3$ 受体为配体门控离子通道外,其余亚型均为 G 蛋白偶联受体。

一、5- 羟色胺受体激动剂

(一) 丁螺环酮

丁螺环酮为新一代非苯二氮䓬类抗焦虑药,具有抗焦虑作用,主要作用于海马部位的 5-HT$_{1A}$ 受体和多巴胺受体,使 5- 羟色胺功能向下调节而产生抗焦虑效果,为高选择性抗焦虑药物。本品具有抗焦虑作用,不具有催眠、肌肉松弛和抗惊厥作用。因起效慢而不适用于急性患者。亦可用于焦虑伴有轻度抑郁者。最大优点为不产生依赖,因而无滥用危险。在治疗剂量时,丁螺环酮的镇静作用小于苯二氮䓬类。另外,尚无身体或心理依赖的证据或停药综合征的报告,即使有较大药物依赖性的人服用,它的潜在滥用性也较小。

(二) 西沙必利

西沙必利是一种胃肠促动力药,其作用机制是通过 5-HT_{4A} 受体作用于胃肠道器官壁内肌神经丛节后末梢,促使壁肌乙酰胆碱的释放增加,刺激整个消化系统器官而发挥促动力效果。但不影响黏膜下神经丛,不改变黏膜的分泌,属前动力药物。本品可增强人的食管、胃和十二指肠的收缩和蠕动,改善胃窦 - 十二指肠部的协调功能,防止胃 - 食管和十二指肠部的反流,加强胃和十二指肠的排空,并可促进大肠和小肠的蠕动。主要用于功能性消化不良,缓解上腹饱胀、早饱、恶心、呕吐、嗳气、上腹灼痛等症状。还用于胃食管反流性疾病,包括食管炎的治疗及维持。

(三) 盐酸芬氟拉明

盐酸芬氟拉明是一种苯丙胺类食欲抑制剂。本品主要药理作用是减肥、降压和降血糖。其作用机制为促使下丘脑释放 5-HT,并阻断 5-HT 的再摄取,即兴奋下丘脑饱觉中枢的活性,从而降低食欲,降低人体脂肪组织内甘油三酯的合成,减少人体对脂肪的吸收与合成,增加脂肪与胆酸的排泄;增加机体外周组织对糖的摄取和对胰岛素的敏感性。盐酸芬氟拉明治疗单纯性肥胖有一定疗效,同时有降低血压、甘油三酯、胆固醇、总血浆脂质的作用,还有轻度降低血糖的作用。故对伴有高血压、糖尿病、高血脂和肥胖症的患者更为适宜。本品主要用于体重超过正常值 20% 以上的患者。

二、5- 羟色胺受体拮抗药

(一) 甲磺酸多拉司琼

5-HT_3 受体拮抗药能选择性阻断中枢及迷走神经传入纤维的 5-HT_3 受体,产生强大的止吐作用。对抗肿瘤药引起的呕吐,止吐作用迅速、强大,对晕动病和去水吗啡引起的呕吐无效。临床用于肿瘤化疗、放疗引起的恶心、呕吐。

(二) 盐酸格拉司琼

本品是一种高选择性的 5-HT_3 受体拮抗剂,对因放疗、化疗及手术引起的恶心和呕吐具有良好的预防和治疗作用。放疗、化疗及外科手术等因素可引起肠嗜铬细胞释放 5-HT,5-HT 可激活中枢或迷走神经的 5-HT_3 受体而引起呕吐反射。本品控制恶心和呕吐的机制是通过拮抗中枢化学感受区及外周迷走神经末梢的 5-HT_3 受体,抑制恶心、呕吐的发生。本品选择性高,无锥体外系反应、过度镇静等副作用。

(三) 昂丹司琼

昂丹司琼可选择性阻断 5-HT_3 受体,具有强大的镇吐作用,主要用于癌症患者手术和化疗伴发的严重恶心和呕吐。

(四) 帕洛诺司琼

帕洛诺司琼可选择性阻断 5-HT_3 受体,作为第二代 5-HT_3 受体拮抗药,其与 5-HT_3 受体的亲和力明显高于第一代药物如格拉司琼、昂丹司琼、阿扎司琼,其半衰期也显著不同。主要用于癌症患者手术和化疗伴发的严重恶心和呕吐,具有强大的镇吐作用。多项临床试验结果提示帕洛诺司琼对急性呕吐的疗效以及迟发性化疗所致恶心、呕吐的预防作用明显优于第一代 5-HT$_3$ 受体拮抗药。

（五）利培酮

本品是新一代的抗精神病药,其活性成分是一种具有独特性质的选择性单胺能拮抗剂,它与 5-HT$_2$ 受体和多巴胺(dopamine,DA)的 D$_2$ 受体有很高的亲和力。利培酮也能与 α$_1$ 受体结合,并且以较低的亲和力与 H$_1$ 组胺受体和 α$_2$ 受体结合。利培酮是强有力的 D$_2$ 拮抗剂,可以改善精神分裂症的阳性症状。利培酮对中枢神经系统 5-HT 和 DA 拮抗作用的平衡可以减少发生锥体外系副作用的可能。治疗初发或复发的急性期精神分裂症疗效很好。

（六）氯氮平

本品为非经典抗精神病药,对 5-HT$_2$ 受体有较强的阻滞作用,同时能选择性阻断中脑边缘系统 DA 受体。故具有较强的抗精神病作用,不会引起僵直反应。氯氮平能够直接抑制中脑网状结构上行激活系统,具有强效镇静催眠作用。其可用于精神分裂症,对幻觉、妄想症状疗效较好。由于本品与经典抗精神病药阻断 DA 受体的作用机制不同,故对一些经典抗精神病药疗效不佳的患者,改用本品可能有效。也可用于躁狂发作和改善顽固睡眠障碍。

第四节　组胺和组胺受体拮抗药

一、组胺

组胺是由组氨酸特异性的组氨酸脱羧酶脱羧产生,是广泛分布于体内的具有多种生理活性的自体活性物质之一。外周的组胺主要分布于皮肤、肠黏膜、结缔组织、心肌、肥大细胞、嗜碱性粒细胞以及肺部,而在中枢神经系统中组胺则由特定的神经细胞合成。

1910 年,Dale 和 Laidlaw 首次报道了组胺的化学分子式。他们发现当把这种物质注射到动物的体内以后,会引起血管舒张,增强气道、肠道和子宫平滑肌的收缩,引起心率加快以及临床上类似休克症状的出现。进一步的研究发现组胺还能引起胃酸分泌的增加。1924 年,Lewis 和 Grant 发现了组胺的"三联反应":毛细血管扩张出现红斑;毛细血管通透性增加,在红斑上形成丘疹;通过轴索反射致小动脉扩张,丘疹周围形成红晕。1927 年,人们从肝脏和肺中分离出了组胺。1937 年,研究者发现组胺可以介导过敏反应的发生。1952 年,Riley 和 West 证实外周中组胺主要由肥大细胞分泌产生。1955 年,研究者发现血细胞中的组胺主要由嗜碱性粒细胞分泌产生。

天然组胺以无活性的形式(结合型)存在,在组织损伤、炎症、神经刺激、某些药物或一些抗原/抗体反应条件下,以活性形式(游离型)释放,作用于组胺受体,发挥相应的生物学效应。

目前发现的组胺受体有 H$_1$、H$_2$、H$_3$、H$_4$ 四种亚型,其中 H$_1$ 受体多分布于毛细血管、支气管、肠道平滑肌,当 H$_1$ 受体活化时,可引起过敏性荨麻疹、血管神经水肿伴随的瘙痒、喉痉挛及支气管痉挛等反应。H$_2$ 受体则主要分布于胃壁细胞及血管平滑肌细胞,具有促进胃酸分泌及毛细血管扩张等作用。H$_3$ 受体则广泛分布于中枢和外周神经末梢,参与调节组胺及其他神经递质的释放,进而调节中枢和外周器官的活动。H$_4$ 受体是新发现的组胺受体,主要在和炎症反应相关的组织和造血细胞中表达,被认为可能是一种重要的炎症性受体,参与介导粒细胞的分化、肥大细胞和嗜酸性细胞的趋化等。

组胺可以介导一系列的细胞反应,包括过敏反应、炎症反应、胃酸分泌以及中枢神经系统中神经的传导。另外,它对于心血管系统以及平滑肌的收缩也有明显的调控作用。组胺对心血管系统的作用呈剂量依赖性,而且不同种属之间的差异较大。在人体以及某些种属动物中,组胺可以通过 H_2 受体直接作用于腺苷酸环化酶,增加心肌环腺苷酸(cyclic adenosine monophosphate,cAMP)水平,产生正性肌力的作用;但在豚鼠中则表现出 H_1 受体介导的负性肌力的作用。组胺可以激动平滑肌细胞上的 H_1 受体,引起支气管平滑肌收缩,导致呼吸困难,支气管哮喘的患者对此尤为敏感。对多种动物的胃肠道平滑肌都有兴奋作用。不同动物的子宫平滑肌对于组胺的敏感性也不同。

二、组胺受体拮抗药

组胺受体是在 1937 年被发现的,Bovet 首先发现经典的抗组胺药即 H_1 受体拮抗药,1972 年成功研制出了 H_2 受体拮抗药。迄今,已经有第一代和第二代共几十余种抗组胺药供临床使用。

(一) H_1 受体拮抗药

组胺为乙基伯胺,而 H_1 受体拮抗药则具有和组胺分子类似的乙基叔胺的结构,这是与组胺竞争结合受体的必须结构。已经有第一代、第二代药物供临床使用。常用的第一代药物有苯海拉明、异丙嗪、曲吡那敏等,因对中枢神经活性强,受体的特异性差,故引起明显的镇静和抗胆碱作用。第二代药物有西替利嗪、阿司咪唑、阿伐斯汀及氯雷他定等,第一代和第二代 H_1 受体拮抗药的药理作用和临床作用基本相似。H_1 受体拮抗药主要通过阻断 H_1 受体,可对抗组胺引起的支气管、胃肠道平滑肌的收缩作用。此类药物多数还可以通过血脑屏障,可有不同程度的中枢抑制作用,尤其以第一代药物为甚,表现为镇静、嗜睡。苯海拉明、异丙嗪等具有阿托品样抗胆碱作用,止吐和防晕作用较强。

1. 苯海拉明 能降低组织对机体的反应,消除各种过敏症状,具有较强的中枢抑制作用和轻度的镇静及镇吐作用。用于荨麻疹、花粉症、血管神经性水肿、血清病、接触性皮炎、过敏性结膜炎。可防止晕动病,如晕船、晕车、孕期呕吐和震颤性麻痹等。

2. 西替利嗪 对组胺 H_1 受体有拮抗作用,且选择性高,作用时间长,能抑制组胺引起的毛细血管扩张和通透性增加,抑制组胺引起的支气管痉挛,高浓度可抑制嗜碱性粒细胞脱颗粒作用,可减轻皮肤过敏反应;对抗 5-HT 作用差,对乙酰胆碱引起的支气管痉挛无效。主要用于治疗过敏性哮喘、过敏性鼻炎、花粉症、荨麻疹、过敏性结膜炎。

3. 氯雷他定 氯雷他定是一种常用的抗过敏药,属第二代长效三环类抗组胺药物,起效快,作用强,人体吸收后代谢为活性更强的地氯雷他定,通过竞争性地抑制组胺 H_1 受体,抑制组胺所引起的过敏症状,无明显的抗胆碱和中枢抑制作用。临床上用于缓解过敏性鼻炎有关的症状,如喷嚏、流涕和鼻痒以及眼部瘙痒和烧灼感;也用于缓解慢性荨麻疹及其他过敏性皮肤病的症状。

(二) H_2 受体拮抗药

H_2 受体拮抗药竞争性地阻断胃壁细胞基底膜的 H_2 受体,对基础胃酸分泌的抑制作用最强,对进食、胃泌素、迷走神经兴奋以及低血糖等诱导的胃酸分泌也有抑制作用。因此本类药物对于基础胃酸分泌以及夜间胃酸分泌都具有良好的抑制作用。临床上此类药物的应用可以减少胃酸分泌,减轻溃疡引起的疼痛,促进胃和十二指肠溃疡的愈合,因此成为治疗胃及十二指肠溃疡疾病的首选药物。此外,也可应用于无并发症的胃食管反流综合征的治疗和应激性溃疡的预防。

H$_2$ 受体拮抗药可以特异性地阻断 H$_2$ 受体，不影响 H$_1$ 受体，常见的药物有西咪替丁、雷尼替丁、法莫替丁和尼扎替丁等。其中西咪替丁有显著抑制胃酸分泌的作用，能明显抑制基础和夜间胃酸分泌，也能抑制由组胺、胃泌素、胰岛素和食物等刺激引起的胃酸分泌，并使其酸度降低，对因化学刺激引起的腐蚀性胃炎有预防和保护作用，对应激性胃溃疡和上消化道出血也有明显疗效。口服每次 200~400mg，每日 800~1 600mg。饭后和临睡前各服一次。疗程一般为 4~6 周。

（三）H$_3$、H$_4$ 受体拮抗药

H$_3$ 受体是一种新型组胺受体，属于 G 蛋白偶联受体家族，广泛分布于中枢和外周神经末梢，包括大脑皮层、海马以及纹状体等，其在下丘脑中的分布密度最高。它是一种突触前受体，在突触后也有分布，既能调节组胺的合成和释放，又能调节包括 5-HT、肾上腺素、谷氨酸、DA、胆碱等在内的其他神经递质的释放，进而调节中枢和外周器官的活动。有研究发现，H$_3$ 受体与阿尔茨海默病、注意缺陷多动障碍、帕金森病等神经行为失调有关；H$_3$ 受体拮抗药能改善大鼠的学习和记忆能力；另外 H$_3$ 受体拮抗药可以减少食物的摄取，可能具有减肥的作用；H$_3$ 受体拮抗药还能抑制癫痫的发作，这些作用使得包括thioperamide、GT2277、ciproxifan 和 pitolisant 等 H$_3$ 受体拮抗药的临床应用前景良好，正在进行临床试验。2016 年，H$_3$ 受体的反向激动剂 pitolisant（Wakix）已经通过了欧盟的认证，用于治疗嗜睡症。

H$_4$ 受体是新发现的组胺受体，主要在和炎症反应相关的组织和造血细胞中表达，被认为可能是一种重要的炎症性受体，参与介导粒细胞的分化、肥大细胞和嗜酸性细胞的趋化等。提示 H$_4$ 受体拮抗药有可能作为炎症和过敏的治疗药物。

H$_4$ 受体的发现为临床上提供了一种新型抗组胺药。研究者发现，一种特异性的 H$_4$ 受体拮抗药 JNJ 7777120 可以在炎症以及皮肤瘙痒症中发挥较好的治疗效果。虽然效果显著，但是也有明显的缺点，在大鼠和狗的体内实验中发现，该药物的半衰期较短，而且会导致肾上腺皮质功能减退，这些缺点使得该化合物不能成功地用于临床。在此研究的基础上，研究者进一步发现了另外一种 H$_4$ 受体拮抗药 JNJ 39758979，该拮抗药被应用到了临床研究阶段，发现它同样可以有抗炎和抗瘙痒的作用，且副作用较 JNJ 7777120 低很多。但是后期的临床研究发现该拮抗药会引发粒细胞缺乏症，所以最终也未能成功地用于临床。后来，人们发现了一种具有新化学结构的 H$_4$ 受体拮抗药，名为 toreforant。该拮抗药不会出现上述副作用，已经用于类风湿关节炎、哮喘等患者的临床研究中。

第五节 活 性 肽 类

两个或以上的氨基酸以酰胺基（也称肽键）脱水缩合形成若干个肽键从而组成一个肽，多个肽进行多级折叠组成一个蛋白质分子，所以肽是介于氨基酸和蛋白质之间的化合物片段，是生命的物质基础。人体内存在多种多样、成千上万种肽，主导人体的生长、发育、繁衍和代谢等生命过程。

一、P 物质

P 物质（substance P，SP）是由 Von Euler 和 Gaddum 于 1931 年首次从马的脑和小肠中提取出来的一种能使家兔血压降低、离体肠管收缩且不被阿托品阻滞的一种神经肽，由11个氨基酸残基组成，又称为十一肽，广泛分布于神经系统和机体各组织器官中，参与调节各种生命活动。SP由神经元胞体合成，主要来源于前速激肽原。当初级神经纤维受到各种刺激时，冲动以动作电位的形式传导，引起神经末梢离子通道开放和钙离子内流，SP释放入突触间隙，与突触后膜上的神经激肽 K（neurokinin-K，NK）受体结合，介导神经信息的传递，从而调控生理作用。

在中枢端末梢释放的SP能直接或间接通过促进谷氨酸的释放参与痛觉传递，同时通过促进脑啡肽的释放发挥镇痛作用。此外，SP还具有广泛的外周生理功能调节作用，参与免疫调节，在胃肠运动、血管扩张、呼吸运动、生殖内分泌功能调节、伤口愈合等过程中都扮演一定角色，在机体的不同系统中具有不同的生理学效应。因此，SP不仅是一种神经肽，也是一种传递信息、调节机体反应的重要信使物质。

SP可与3种速激肽受体（NK-1、NK-2、NK-3受体）结合而发挥其生物学效应，其中SP与NK-1受体的亲和力最强，对NK-2和NK-3受体的亲和力较低。目前根据速激肽与受体结合的结构-效应关系，合成了被内源性速激肽选择性更高的激动剂。目前了解最多、作用最强的速激肽受体拮抗剂是 Spantide Ⅱ，它主要拮抗 NK-1 受体，对 NK-2 受体的作用较弱，可抑制脊髓背角神经元的伤害性反应和产生镇痛作用。由于速激肽受体拮抗剂还存在一些缺陷，如神经毒性、局部麻醉、调节和拮抗其他递质等作用，因此其应用目前还受到很大限制。最近发现的非肽类 NK-1 受体拮抗剂 CP-96345 是可逆性竞争性拮抗剂，专一选择性高，并可全身应用，其应用前景可观。

二、激肽类

激肽是由其前体激肽原（单链糖蛋白）在激肽释放酶的作用下产生的一类激素，包括缓激肽、胰激肽和甲胰缓激肽，它们是不同激肽酶作用下的结构基本相同的产物，其中缓激肽和胰激肽是体内最强的血管舒缓剂之一。血浆中有两种激肽原，即高分子量激肽原（分子量为76 000）和低分子量激肽原（分子量为48 000），主要由肝脏和肾脏合成。同时，体内也存在两种激肽释放酶：存在于血浆中的激肽释放酶（分子量约为10万），存在于颌下腺、胰腺、肾上腺、前列腺等组织中的组织激肽释放酶（分子量不到3万）。

缓激肽是一种具有心脏保护作用的9肽物质，由血浆中高分子量激肽原经血浆激肽释放酶催化裂解而成，主要存在于血浆中。缓激肽是一种强大的内皮依赖性血管舒张剂，会导致非血管的平滑肌收缩，增加血管通透性，也可导致尿钠增多，降低血压。分娩后婴儿首次分泌缓激肽会导致动脉导管收缩并最终使其退化，形成肺动脉干与主动脉弓之间的动脉韧带。而缓激肽的活性过高被认为在一种名叫遗传性血管性水肿的罕见疾病中扮演了角色，这种疾病曾被称为遗传性血管-神经水肿。

胰激肽由组织中低分子量的激肽原经组织激肽释放酶催化裂解而成，主要存在于组织和腺体内。正常条件下，机体内缓激肽的存留时间很短，因为血液中存在能破坏激肽的水解酶，激肽生成后很快被组织或血浆中的激肽水解酶降解失活，只有在病理情况下体内激肽释放酶才被大量激活导致激肽累积。激肽水解酶分为激肽水解酶Ⅰ和激肽水解酶Ⅱ，其中激肽水解酶Ⅰ（羧肽酶）存于血浆中，激肽水解酶Ⅱ（血管紧张素转化酶）同时存在于血液和组织中。因此，缓激肽既可使激肽（血管扩张剂）失活，也可激活血管紧张素（血管收缩剂）。

激肽通过与靶细胞膜表面的激肽受体 B1 和 B2 结合产生作用，其机制可能与激活 PLA2、释放 AA、产生 PG 及对靶组织的直接作用有关。影响激肽释放酶 - 激肽系统的药物主要有抑蛋白酶多肽和胰肽受体拮抗药。

（一）抑蛋白酶多肽

抑蛋白酶多肽（aprotinin）多提自牛肺，是一种由 58 个氨基酸组成的激肽释放酶抑制剂，使激肽原不能形成激肽。此外，对胰蛋白酶、糜蛋白酶等蛋白水解酶也有抑制作用。临床用于预防和治疗急性胰腺炎、纤维蛋白溶解引起的出血及弥漫性血管内凝血。临床应用前溶于 5% 葡萄糖注射液，静脉滴注，5 万 ~10 万单位 / 次，一天不超过 20 万单位。

（二）胰肽受体拮抗药

艾替班特（icatibant）是一种对缓激肽 B2 受体选择性的竞争性拮抗剂。2011 年 8 月艾替班特获美国 FDA 批准上市，商品名为 Firazyr。该药为注射剂，用于 18 岁及以上人群治疗遗传性血管性水肿的急性发作。

三、血管紧张素

肾素 - 血管紧张素系统（renin-angiotensin system，RAS）是一种生物活性物质，主要包括肾素、血管紧张素（angiotensin，Ang）、血管紧张肽原（angiotensinogen，AGT）、血管紧张素转换酶（angiotensin converting enzyme，ACE）及 Ang Ⅱ受体，在调节血压、纠正水 - 钠平衡、促进细胞生长、稳定心血管微环境中占据重要地位。而 RAS 的过度激活会引起血压升高、靶器官损伤，导致肾脏疾病、糖尿病及高血压发生。Ang 是一类具有极强的缩血管和刺激肾上腺皮质分泌醛固酮等作用的肽类物质，参与血压及体液的调节，可分为 Ang Ⅰ~Ⅶ，目前关于 Ang Ⅰ~Ⅲ的研究较多。

Ang Ⅱ可直接促进全身微动脉收缩，使血压升高，也可促进静脉收缩，使回心血量增多；可作用于交感缩血管纤维末梢上的突触前 Ang Ⅱ受体，使交感神经末梢释放递质增多；还可作用中枢神经系统内的一些神经元，使中枢对压力感受性反射的敏感度降低，交感缩血管中枢紧张加强；且能够促进神经垂体释放血管升压素和缩宫素，增强肾上腺皮质激素释放激素的作用。因此，Ang Ⅱ可通过中枢和外周机制，使外周血管阻力增大，血压升高；可强烈刺激肾上腺皮质球状带细胞合成和释放醛固酮，后者可促进肾小管对 Na^+ 的重吸收，并使细胞外液数量增加。Ang Ⅱ还可引起或增强渴觉，并导致饮水行为。

心脏内局部 RAS 对心脏的主要作用包括正性变力作用、致心肌肥大、调节冠状动脉阻力和抑制心肌细胞增长。血管内局部 RAS 的主要作用包括舒缩血管、影响血管的结构和凝血系统功能。目前临床常用的 RAS 抑制剂主要有肾素抑制剂、ACE 抑制剂（angiotensin converting enzyme inhibitor，ACEI）及 Ang Ⅱ受体拮抗剂（angiotensin receptor blocker，ARB）等。

（一）肾素抑制剂

肾素是一种由 AGT 向 Ang Ⅱ转化的限速酶，研究发现，肾素抑制剂可抑制肾素释放或拮抗肾素活性，从源头阻断 RAS 激活，通过对底物的显著特异性控制血容量和血压，防止 Ang Ⅰ和 Ang Ⅱ的生成，而发挥降压作用。早期由于肾素具有种属特异性，虽具有较好的选择性和疗效，但由于存在分子量较大、生物利用度低、作用时间短且减压作用弱等问题,临床使用受限。随后合成了一系列如雷米克林、依那克林等分子量较小的肽类肾素抑制剂,继而致力于研发由肽类向非肽类结构转化,寻找选择性高且口服有效的药物。而随着首例可口服非肽类肾素抑制剂——阿利吉仑上市,肾素抑制剂在高血压治疗中的应用逐渐广泛。

(二) ACE 抑制剂(ACEI)

ACE 是 Ang Ⅱ 生成的限速因素,ACEI 是 20 世纪 70 年代发现的抗高血压药物,通过抑制组织中 ACE 的活性,避免 Ang Ⅰ 向 Ang Ⅱ 转化,促进缓激肽降解减少,前列腺素和一氧化氮含量增高,发挥扩张血管、保护内皮功能、降低血压的积极作用。ACEI 具有显著的靶器官保护作用,如促进血管壁和心脏正常重塑,恢复其结构和功能;抑制血管内皮过度增生,发挥内皮保护作用;抑制血管平滑肌增生,防止血栓形成,避免动脉粥样硬化发生;增加高血压患者对胰岛素的敏感性,改善胰岛素抵抗;预防和逆转肾小球基底膜糖化。而由于其靶器官保护作用明显,降压效果确切,因此在临床治疗中应用广泛。目前临床常用的 ACEI 主要分为含磷酰类(福辛普利)、含羧基类(赖诺普利、依那普利)、含巯基类(西拉普利、佐芬普利、利托普利)3 种。

(三) Ang Ⅱ受体拮抗剂(ARB)

ARB 是一种以受体为作用靶点的新型抗高血压药物,主要选择性作用于 RAS 的最后环节,通过阻断由 ACE 或非 ACE 途径产生的 Ang Ⅱ 与其受体 AT_1R 的特异性结合,而发挥扩张血管、降低血压的作用。ARB 与 ACEI 同样具有心脏保护作用,可明显减轻心脏负担,降低蛋白尿水平、改善肾血流量、糖耐量和冠脉储备情况,同时与 ACEI 相比,ARB 无停药反跳、持续性干咳和体位性低血压等不良反应,且不良反应不会因剂量增多而增加,因此其临床推广应用价值更高。目前临床常用的 ARB 药物主要为 Ang Ⅱ 受体 Ⅰ 型拮抗剂,根据其化学结构可分为联苯四氮唑类(厄贝沙坦、缬沙坦、氯沙坦、坎地沙坦)和非联苯四氮唑类(替米沙坦、依普沙坦)两类。

四、利尿钠肽

利尿钠肽(natriuretic peptide,NP)是分子结构相似、基因来源不同的激素家族,主要包括心房钠尿肽(atrial natriuretic peptide,ANP)、脑钠肽(brain natriuretic peptide,BNP)和 C 型利尿钠肽(C-type natriuretic peptide,CNP),具有排钠利尿、舒张血管等作用。人类 ANP 基因主要在心房、心室、肾脏细胞中表达,与高血压及心肌肥厚有关;BNP 基因主要在心室、心房中表达,与心室的纤维化有关;CNP 基因在脑、软骨细胞,暴露于细胞因子的上皮细胞中高度表达,它的缺乏与矮小症及因软骨骨化受损而致的夭折有关。NP 与其特异的受体结合后发挥生物学作用,目前已发现的利尿钠肽受体(natriuretic peptides receptor,NPR)有 3 种:NPRA、NPRB 和 NPRC。

ANP 是钠肽家族中最早被发现的一种主要由心房分泌的利尿、利钠类激素,可作用于肾小球,引起排尿、排钠增多,加快肾血流,增大入球小动脉管径、缩小出球小动脉管径,扩大肾小球表面积,并最终导致排尿、排钠增多。同时,ANP 还可以松弛血管平滑肌,引起血压下降。研究发现,血浆 ANP 水平不仅可以反映多种心血管疾病,还可以评价其严重程度,在心力衰竭患者中静脉给予 ANP 能明显改善心脏神经系统活性和左心室的重构。

BNP 由心室细胞分泌的 BNP 前体转化而来,目前认为 BNP 是机体进行自身调节的一种保护性机制,被称为"心脏负荷应急救援分子",主要的生理学作用包括:拮抗 RAS,选择性舒张肾动脉,提高血流量,抑制肾对钠离子的转运,从而发挥强大的利尿利钠作用;对交感神经系统的拮抗作用,舒张血管平滑肌,降低血压,减少心脏后负荷;舒张冠脉,在缺血心脏可以扩张心外膜下冠状动脉,降低冠脉血流阻力,增加冠脉血流,被称为"内源性硝酸酯";抑制心肌纤维化,抑制血管平滑肌增生,抑制系膜细胞及纤维母细胞增生,在心室重构中作为一种局部调节因子发挥作用;此外,还可以抑制纤溶酶原激活物抑制因子的表达,防止血栓形成。

CNP 最早于 1990 年被 Sudoh 等从猪脑的提取物中发现,但最主要的合成部位是血管壁,与其他两个成员相比,CNP 缺乏利钠利尿的功能,以自分泌和旁分泌的方式发挥作用。CNP 在血管损伤后抑制内膜增生具有重要作用,此外它可能还有抑制细胞增殖、增生、抗纤维化作用,这在心肌梗死后预防心室重构中具有重要作用,除了在心血管系统中的作用之外,还参与调节软骨及骨组织的稳态。

五、血管活性肠肽

血管活性肠肽(vasoactive intestinal peptide,VIP),又称为舒血管肠肽,是 1970 年 Said 和 Mutt 从猪的小肠中纯化促胰液素时首次分离出来的,是肠神经系统中具有代表性、研究最深入的神经肽,是重要的肽类神经递质之一。VIP 广泛分布于循环、免疫、生殖、消化系统以及中枢、外周神经系统中。VIP 在生物体内具有双重作用,既是胃肠道激素,又是神经肽,所以被认为是脑肠肽的一种。VIP 功能多样,与临床多种疾病相关,尤其与胃肠道疾病关系密切。VIP 主要通过与其受体结合发挥生理功能。VIP 受体分为 3 类:VPAC1、VPAC2、PAC1,同属于 G 蛋白偶联受体,也称之为胰泌素受体家族。VPAC1 受体为 VIP 特异性受体,分为 VR-1 和 VR-2 两种亚型,VR-1 主要在肺内表达,VR-2 主要在周围组织表达,VIP 与其受体结合后可激活腺苷酸环化酶,通过环磷酸腺苷第二信使系统发挥其生物学效应。VPAC2 又称为神经自分泌 VIP 受体,VIP 与其结合可调节细胞增殖与分化、昼夜节律,作为中枢神经系统和肿瘤细胞的营养因子,抑制多种细胞因子的合成与分泌和参与机体免疫调节。

(一) 生物学功能

1. 胃肠道激素功能 在胃肠道中,VIP 主要以神经递质的方式发挥局部作用,使平滑肌松弛,血管舒张,促进分泌和吸收功能以增强肠道中水和电解质的分泌,刺激胰液、小肠液的产生。

2. 神经肽功能 VIP 能引起觉醒效应,提高体温,激活脑组织的 cAMP;刺激生长激素、黄体生成素、胰高血糖素、生长抑素释放;参与昼夜节律调节,在外周神经中 VIP 具有神经递质的作用;作为一个非肾上腺素能、非胆碱能的神经传递素,在 5-HT 诱导 Cl⁻ 的分泌中起调节作用;作为催乳素释放因子,具有刺激和调节催乳素释放的作用。它也在神经元和星形胶质细胞中发挥信号转导作用,而且对星形胶质细胞具有保护作用。

3. 免疫功能 VIP 作用于辅助性 T 淋巴细胞(Th)等效应细胞,可调节多种 Th 细胞中特异性因子的水平,同时抑制 FasL 的表达,阻止抗原诱导的 Th2 细胞克隆的清除,有助于记忆 CD4⁺Th2 细胞的局部产生,并使存活的细胞抵抗凋亡,因此在体内外 VIP 可使 CD4⁺Th2 细胞分化,产生以 Th2 为主的免疫应答。近年来多数研究证实,VIP 对淋巴细胞特别是 T 淋巴细胞的活动有抑制作用。VIP 在胸腺细胞的增殖、分化、成熟中发挥一定的调节作用,同时 VIP 对免疫细胞的黏附、迁移以及体内再分布均有一定的影响。

(二)血管活性肠肽受体拮抗剂

目前的研究发现,血管活性肠肽受体抑制剂 VIPhybrid 可有效减缓鸡形觉剥夺性近视眼的发展,下调鸡的视网膜中 VIP 蛋白质和 mRNA 的表达,可能为人类近视眼的药物治疗提供一条新思路。

六、降钙素基因相关肽

降钙素基因相关肽(calcitonin gene related peptide,CGRP)是人类用分子生物学方法发现的第一个活性多肽,由 37 个氨基酸组成。存在于人体中的 CGRP 有 α 和 β 两种亚型,其中 α-CGRP 的基因编码与降钙素完全相同。CGRP 与 CGRP 受体结合后,发挥强大的生理学作用,在疾病的诊断与治疗中具有重要意义。目前发现的 CGRP 受体是由降钙素受体样受体、受体活性修饰蛋白 1 和受体组分蛋白三部分组成。

(一)生物学作用

CGRP 在人体内分布广泛,在神经系统和心血管系统中,主要以一种神经介质的形式存在,具有多种生物学活性,包括参与心血管系统的功能保护与修复、神经系统的保护、肺功能保护、调控骨的损伤修复过程,并介导体内多种免疫调节机制等。

1. **血管调节修复作用** CGRP 是目前已知的作用最强的内源性扩血管物质,其扩张血管作用的强度是异丙肾上腺素的 10~1 000 倍,通过此作用 CGRP 使血流在机体不同器官中重新分布。研究发现 CGRP 能抑制蛛网膜下腔出血所致的脑血管痉挛,显著缩小缺血性脑梗死患者的梗死面积,并在一定程度上抑制脑水肿的发生;对原发性高血压患者应用外源性 CGRP 能对血压起到良好的控制作用;CGRP 可抑制动脉粥样硬化发展过程中血管平滑肌的增殖,修复血管内皮细胞的损伤,从而抑制动脉粥样硬化的发生发展;在同种异体器官移植术后,移植血管组织中 CGRP 水平升高,可抑制炎症细胞、炎症因子的浸润,减轻移植后血管细胞损害,抑制细胞凋亡,从而保护移植器官存活。

2. **心脏保护作用** 研究表明 CGRP 对人或其他动物的心脏均可产生正性变时、变力作用,其效果强于去甲肾上腺素,并且 CGRP 可抑制由去甲肾上腺素诱导的心肌细胞凋亡。在大鼠急性心肌缺血的模型中,CGRP 可增强心室的舒张功能并降低心肌组织的耗氧量以保护心肌细胞。此外,拮抗内源性 CGRP 后,心律失常的持续时间及发生率都明显增加,提示 CGRP 参与了正常的心肌电生理调节。

3. **神经保护作用** 脑缺血时,脑组织中 CGRP 水平上升可减少缺氧对细胞结构的损害和细胞内钙超载,减轻缺血再灌注损伤,维护神经细胞的功能。CGRP 能增加胰岛素样生长因子的产生,增加突出的传递而诱导大鼠海马区域的血管生成及神经形成。此外,CGRP 可诱导神经元和胶质细胞间相互作用,保护损伤的神经元存活,并促进其功能恢复。临床研究中发现,CGRP 是一种可准确反映神经系统损害程度的重要标志物,可反映癫痫发病后早期神经损伤的程度。

4. **肺保护作用** CGRP 普遍分布于呼吸道感觉神经纤维末端及神经内分泌细胞中。急性肺损伤模型中,CGRP 能显著减轻肺内炎症反应和肺水肿程度;在高氧导致的肺损伤中,CGRP 能够促进机体清除细胞因子与自由基,减轻过强的免疫反应对肺组织的损伤;此外,慢性缺氧小鼠中 CGRP 基因过表达可有效减小肺动脉压力,降低血管阻力,改善血管重塑,提示 CGRP 可用于肺动脉高压的治疗。

5. **骨修复调节作用** 大量的体内外实验证实,CGRP 能够促进血管再生与形成,促进骨折修复过程中骨细胞增殖生成骨痂,通过影响成骨细胞的功能调节骨质疏松等。

(二)影响降钙素基因相关肽的药物

最早使用的 CGRP 受体拮抗剂是 CGRP(8-37),研究证实其可对抗三叉神经释放过多 CGRP 引起的脑血管舒张,用于治疗偏头痛。2002 年,BIBN4096BS 药物经证实较 CGRP(8-37)更有效,对 CGRP 诱导的全身多处血管扩张具有抑制作用,并在临床应用中也得到了较好的治疗效果。近年来,一种口服的 CGRP 受体拮抗剂 MK-0974 被证实既能达到相同的治疗效果,又有较好的耐受性,目前该药已进入Ⅲ期临床试验阶段。

七、神经肽 Y

神经肽 Y(neuropeptide Y,NPY)是 Kazuhiko 等人于 1982 年首次从猪脑中提取纯化出的由 36 个氨基酸残基组成的多肽,属于胰多肽家族,广泛分布于哺乳动物中枢和外周神经系统及组织、器官和腺体中,是含量最丰富的神经肽之一,一般以前体形式存在,释放的有活性的 NPY 主要通过与其受体结合参与体内多种生理调节过程,如肥胖、心脑血管疾病、糖尿病、高血压、高脂血症、癫痫、焦虑、激素分泌与生理节律等。NPY 受体包括 Y1、Y2、Y3、Y4、Y5、Y6、Y7、Y8,Y1 和 Y2 是 NPY 发挥收缩血管作用的关键受体,Y1、Y2 和 Y5 是 NPY 调节动物摄食行为的关键受体,Y1、Y2 和 Y4 是 NPY 调节动物焦虑、沮丧行为的必要受体。

1. **收缩血管作用** NPY 受体是 NPY 释放后的结合点。在心血管系统中,NPY 受体中主要是 Y1 和 Y2 发挥着重要的调控作用,Y4 受体可调控心血管系统的自律平衡状态,调节骨骼肌血管的收缩。NPY 通过其 Y1 受体发挥持续、较强的缩血管作用,且影响 L- 型钙离子通道的开放与钙离子浓度变化,从而刺激人血管平滑肌细胞增殖,影响血管通透性;调节肺部血管通透性与纤维蛋白诱导的肺水肿;提高 NPY 含量与改变神经肽 Y1 和 Y2 受体活性可显著增加自发性高血压大鼠动脉的神经源性收缩。经常与去甲肾上腺素(noradrenaline,NA)一起存在于去甲肾上腺素神经元。作用于突触前可减少 NA 的释放,作用于突触后可引起血管收缩。

2. **影响摄食行为** NPY Y1 受体抑制剂能够显著抑制大、小鼠的摄食行为;实验证明 NPY Y2 基因突变可阻止肥胖症的发生,调节食物摄取;NPY Y5 受体反义寡核苷酸可特异性地阻断 NPY 作用,并显著影响大鼠 C 肽水平、血清胰岛素及脂肪组织中肿瘤坏死因子 α 基因 mRNA 的表达,进而抑制大鼠摄食,减轻体重,减少肥胖症的发生,甚至改善大鼠体内的高胰岛素血症。

3. **影响焦虑和沮丧行为** 在对心理状态影响免疫防卫的分子机制进行的研究中发现,NPY 受体 Y1 在免疫系统中既是 T 细胞的有力调控因子,又是抗原呈递细胞的关键性激活剂,NPY Y1 是影响焦虑的重要因素;同时,NPY Y2 的缺失可减少某些大脑区域的神经元兴奋性,从而减少焦虑相关行为的发生;此外,研究发现去除 Y4 受体基因可减少焦虑性和沮丧性行为,并提出 Y4 受体在行为性稳态调解中发挥着重要作用。

4. **影响神经肽 Y 的药物**

(1)NPY 受体激动剂:NPY Y1 受体激动剂包括[Leu31,Pro34]NPY、[Phe7,Pro34]NPY 和[Cys7, 21,Pro34]NPY 等;NPY2R 的激动剂包括 NPY13-36、N-acetyl[Leu28,31]NPY24-36 等;NPY5R 激动剂[d-Trp34]NPY 可以显著提高大鼠的食物摄取,还能阻断 CGP71683A 引起的食欲降低;研究发现

［Ala31，Aib32］NPY 是第 1 个真正的 NPY5R 特异性激动剂,它的促摄食能力甚至比 NPY 还要大。

(2)NPY 受体拮抗剂:NPYY1 受体拮抗剂包括 BIBP3226、1229U91、BIBO3304、J-115814、J-104870、［d-Tyr27,36,d-Thr32］NPY(27-36)、SR120819A、CP-617,906、LY-357897,均可显著抑制 NPY 诱导的进食增加;NPY Y2 受体拮抗剂包括 PYY3-36、BIIE-246、T4-［NPY(33-36)]4 ;NPY Y3 受体拮抗剂包括 CGP71683A、NPY5RA-972。

八、内皮素

内皮素(endothelin,ET)是由日本学者 Yanagisawa 等于 1988 年首次从培养的猪主动脉内皮细胞上清液中分离纯化出的一种含 21 个氨基酸残基的活性多肽,有 4 种异构肽,即 ET1、ET2、ET3 和血管肠收缩素。通过分子杂交、放射免疫等方法已经证明 ET 广泛存在于血管内皮以及心脏、脑、肾上腺、胎盘等器官的非内皮组织,以旁分泌、自分泌的方式作用于靶细胞上特异性 ET 受体(ET-A、ET-B、ET-C),通过与受体结合而产生极广泛的生物学效应。体内 ET 的来源主要由内皮素前体原经肽酶水解后形成内皮素前体再经转化酶作用生成,目前发现体内有 3 种内皮素转化酶,以金属蛋白酶的研究较多。ET 是迄今为止作用最强、最持久的缩血管物质,其缩血管效应是去甲肾上腺素的 100 倍。

(一) 生物学作用

1. 收缩血管作用 ET 对静脉、脑、肾、肠系膜和冠状动脉有极强的收缩力,研究发现它参与血压的长期调节,然而在各种高血压动物模型的血浆中发现 ET 浓度显著升高,因此 ET 可能与高血压的产生和维持有关。与此同时,ET 通过调节血管张力和血流量,影响各脏器的功能状态。ET1 对冠状血管有极强的收缩力,给动物注入 ET1 常导致心律失常或死亡。ET 的收缩血管作用可能还与其他心血管疾病(心肌缺血、心肌梗死)、脑血管疾病(脑缺血、脑卒中)及肾衰竭等有关。

2. 促进平滑肌细胞分裂 ET 可通过激活 *fos*、*myc* 原癌基因的表达,或诱导心肌肌球蛋白轻链、α- 肌球蛋白和肌钙蛋白的基因表达,促进血管白细胞介素 -1、血小板生长因子和 Ang Ⅱ 等的合成与释放,促进血管平滑肌增殖,这是动脉粥样硬化、各种高血压及缺氧肺动脉高压发病的关键因素之一。

3. 神经调节作用 中枢内的 ET 主要位于神经元内,作为神经肽、神经递质和神经激素调节肽参与行为调节,同时还参与中枢的循环、内分泌、生殖和消化等功能的调控,在不同程度上参与急性肝坏死、出血性胰腺炎、胎儿发育迟缓、青光眼等疾病的发病过程。

4. 收缩内脏平滑肌 ET 对多种平滑肌(支气管、消化道、泌尿生殖道)有强大的收缩作用,ET 使气管和支气管收缩,肺血容量及灌注压增高,与支气管哮喘有密切关系;使胃及小肠收缩引起溃疡及出血;妊娠分娩时 ET 可使子宫平滑肌发生自律性收缩和持续性收缩,是分娩发动的始动因子之一;初乳汁中高含量 ET 可促进新生儿胃肠蠕动和消化。

5. 正性肌力作用 增强心脏(心房肌、心室肌)的收缩力,作用强大持久,使心肌耗氧量增高,加重心肌缺血。

6. 细胞信息传递 ET 与受体结合后,通过 G 蛋白 - 磷酸肌醇系统激活蛋白激酶 C,增加细胞内钙浓度,产生 ET 快速效应。细胞内钙浓度升高又可激活 Cl⁻ 通道,促进 Cl⁻ 外流,降低膜电位,进而激活电压依赖的 Ca^{2+} 通道,使 Ca^{2+} 进一步内流,产生 ET 持续效应。

（二）内皮素拮抗剂

1. 多肽类受体拮抗剂 是第一代内皮素拮抗剂,最早发现的肽类受体拮抗剂有 BQ-123 和 FR139317,均为 ET-A 受体拮抗剂。BQ-123 具有抑制蛛网膜下腔出血后大脑半球血管意外和内皮素受体拮抗作用;FR-139317 能改善血流动力学和降低血浆 ET-1 水平,降低充血性心衰小鼠的死亡率。

2. 非肽类受体拮抗剂 是第二代内皮素拮抗剂,包括磺酰胺类、羟丁内酯类、芳基茚羧酸类及其他结构类,其中芳基磺胺类是最重要的一种,它的发现促进了人们对 ET 及其受体的病理生理作用的了解。ET-A 拮抗剂的主要代表药物有西他生坦、阿曲生坦、安倍生坦、达卢生坦、WS009A;ET-B 选择性拮抗剂为 BQ-788。非选择性拮抗剂的主要代表药物有 Ro46-2005(2)、波生坦、SB209670、特佐生坦、替唑生坦及恩拉生坦等。

3. 内皮素转化酶抑制剂（ECE inhibitor,ECEI） 被认为是一类具有良好开发前景的心血管类药物,正在研究之中。

4. 其他内皮素生物效应拮抗剂 包括心房钠尿肽（atrial natriuretic peptide,ANP）、海洋硫酸多糖（D-polymannuronic sulfated,DPS）和尼莫地平。ANP 属于心血管活性多肽,由心血管前房分泌,可促进肾小管前的小动脉扩张及肾小球后的小动脉收缩,导致肾脏肾小球滤过率上升;DPS 通过促进体内一氧化氮的合成及降低 ET-1 生成,抑制平滑肌细胞的过度增殖,进而显著降低肾性高血压大鼠的动脉收缩压和舒张压;尼莫地平除了能有效扩张脑血管、改善脑供血外,还可使血浆 ET 浓度明显下降,从而在分子水平减轻脑损伤。

第六节 总 结

前列腺素、白三烯以及血小板活化因子参与炎症、血栓形成和速发型过敏反应等多种病理过程,与心脑血管疾病、哮喘和休克的发病有密切关系。5-羟色胺通过介导相应受体发挥作用,不同类型的 5-羟色胺受体激动剂以及受体拮抗剂可用于减轻偏头痛、抗焦虑、增加胃动力、镇吐以及降血压等。组胺本身无治疗用途,但是其拮抗剂具有抗过敏、防晕止吐、抑制胃酸分泌、调节免疫以及治疗神经退行性疾病等作用。

肽是生命的物质基础,主导人体的生长、发育、繁衍和代谢等生命过程,具有广泛的中枢和外周生理功能,参与调节高血压、心脑血管疾病、胃肠道疾病、神经系统疾病（焦虑、癫痫）和糖尿病等疾病过程。目前,针对活性肽类在不同疾病系统中发挥的重要调控作用已开发出多种抑制剂,部分已大规模应用于临床,例如血管紧张素转换酶抑制剂,对靶器官保护作用明显,降压效果确切;而有部分抑制剂依然存在如神经毒性、局部麻醉、生物利用度低等缺陷,尚需进一步改善。

思考题　　　　1. 简述 H_4 受体（组胺受体）拮抗剂的研究进展和临床应用。

　　　　　　　2. 收缩血管和舒张血管的自体活性物质分别有哪些?

（季 勇）

参 考 文 献

［1］ MARCINKIEWCZ C A, MAZZONE C M, D'AGOSTINO G, et al. Serotonin engages an anxiety and fear-promoting circuit in the extended amygdale. Nature, 2016, 537 (7618): 97-101.

［2］ FUKUI H, MIZUGUCHI H, NEMOTO H, et al. Histamine H_1 receptor gene expression and drug action of antihistamines. Handb Exp Pharmacol, 2017, 241: 161-169.

［3］ SOLIMAN A M, FATHALLA A M, MOUSTAFA A A. Adenosine role in brain functions: pathophysiological influence on Parkinson's disease and other brain disorders. Pharmacol Rep, 2018, 70 (4): 661-667.

［4］ KAMINSKA K, NOWORYTA-SOKOLOWSKA K, JURCZAK A, et al. Risperidone and escitalopram co-administration: a potential treatment of schizophrenia symptoms with less side effects. Pharmacol Rep, 2017, 69 (1): 13-21.

［5］ 袁奇, 张小华, 乔延江. 血小板活化因子及其受体拮抗剂的研究进展. 中华中医药杂志, 2011, 26 (7): 1568-1571.

［6］ MASHAGHI A, MARMALIDOU A, TEHRANI M, et al. Neuropeptide substance P and the immune response. Cell Mol Life Sci, 2016, 73 (22): 4249-4264.

［7］ FORRESTER S J, BOOZ G W, SIGMUND C D, et al. Angiotensin Ⅱ signal transduction: an update on mechanisms of physiology and pathophysiology. Physiol Rev, 2018, 98 (3): 1627-1738.

［8］ REICHMANN F, HOLZER P. Neuropeptide Y: a stressful review. Neuropeptides, 2016, 55: 99-109.

［9］ REGOLI D, GOBEIL J R F. Critical insights into the beneficial and protective actions of the kallikrein-kinin system. Vascul Pharmacol, 2015, 64: 1-10.

［10］ 李彬, 杨水祥. 利钠肽在心脏衰竭中的研究进展. 中国心血管病研究, 2018, 16 (9): 782-786.

第三十八章　靶向细胞因子治疗慢性炎症性疾病的生物制剂

第一节　炎症性疾病的概念及种类

炎症(inflammation)是正常机体对于有危害的"入侵"(例如感染、损伤和毒素)的一场战斗,同时激活机体的免疫反应(immune response)来共同对付"入侵"的不速之客。这些免疫反应可能导致血流加速流向受损组织或者产生抗体(antibody)和蛋白质(protein)来抵御外来"入侵"。如果是急性炎症(acute inflammation),这个过程可能持续不长(一般从几个小时到数十个小时不等)。而慢性炎症性疾病(chronic inflammatory systemic disease,CID)是指一组由于固有免疫对内源性和/或外源性刺激的异常反应所导致的、临床以明显的全身炎性反应但缺乏高度的自身抗体为特征的综合征,多表现为反复发作的发热、关节痛、皮疹、关节炎等症状,包括类风湿关节炎、系统性红斑狼疮和多发性硬化症等。

慢性炎症性疾病和急性炎症性疾病的主要区别在于疾病的持续时间。急性炎症是指组织或器官因为有害物质的刺激而产生的一种快速出现且一过性早期的反应,通常发生在最快短至数分钟长至数天等较短的时间之内。急性和慢性炎症有很强的关联性,急性期发作之后没有得到治愈会转成慢性炎症,而慢性炎症蓄积到一定程度又会诱导"暴发"急性炎症。越来越多的科学研究证实自身免疫性疾病的免疫反应诱导机体产生"炎症刺激"而使体内呈现慢性炎症过程,这也是为何自身免疫性疾病和慢性炎症一般是相伴左右。

第二节　慢性炎症性疾病的免疫调节及其病理机制

慢性炎症性疾病的主要特点是炎症性反应物质升高,具有全身性和/或局部表现,周期性而非进行性。自身免疫性疾病主要由适应性免疫应答的失调或自身反应性 T 细胞过度活化引起。慢性炎症性疾病的发病涉及多种机制,包括巨噬细胞活化、核因子 κB(nuclear factor-κB,NF-κB)信号转导通路激活、未折叠蛋白反应(unfolded protein response,UPR)及线粒体应激等。在慢性炎症性疾病中,T 细胞作为炎症的驱动因素,其功能发生障碍与发病机制相关,因此靶向 T 细胞功能的免疫抑制疗法,以及调节以 T 细胞为代表的免疫细胞所分泌的细胞因子,已成为临床治疗慢性炎症性疾病的重要策略。此外,在慢性炎症性疾病中,单核 - 巨噬细胞功能失调可直接促进炎症的发生。

根据慢性炎症性疾病的发病机制,主要的治疗药物包括以下几类:①非类固醇消炎药(nonsteroidal anti-inflammatory drug,NSAID),又名非甾体抗炎药,具有抗炎(较高剂量)、解热镇痛(低剂量)的作用,是慢性炎症性疾病治疗中最为常用的药物,适用于活动期等各个时期的患者。常用的药物包括阿司匹林、布洛芬、奈普生、双氯芬酸、萘丁美酮、美洛昔康、塞来昔布等;②抗风湿药(antirheumatic drug,ARD),又名改善病情抗风湿药(disease-modifying antirheumatic drug,DMARD),常用的有甲氨蝶呤、柳氮磺吡啶、来氟米特等;③糖皮质激素类药物,包括可的松、氢化可的松、强的松等;④生物制剂,包括 TNF-α 单克隆抗体、TNF-α 受体拮抗剂、IL-12 和 IL-23 p40 亚基的单克隆抗体以及 IL-6 受体拮抗剂等。

第三节　细胞因子在慢性炎症性疾病中的作用

细胞因子(cytokine)是一种分布广泛且疏松的小蛋白质及多肽(分子量约为 8~30kDa),包括趋化因子、干扰素、白细胞介素、淋巴因子和肿瘤坏死因子。细胞因子可由多种细胞产生,包括巨噬细胞、T 淋巴细胞、B 淋巴细胞和肥大细胞等免疫细胞,以及内皮细胞、成纤维细胞和各种基质细胞,一种细胞也可以产生多种细胞因子。细胞因子作为免疫调节剂通过参与自分泌信号转导、旁分泌信号转导和内分泌信号转导,对自身及周围细胞的功能产生影响。

一、致炎细胞因子及其在慢性炎症性疾病中的作用

致炎细胞因子是一种从免疫细胞如辅助性 T 细胞、巨噬细胞以及其他特定的细胞中分泌出的细胞因子,可促进炎症的发生发展(如图 38-1 所示)。致炎细胞因子包括白细胞介素 -1(interleukin-1,IL-1),白细胞介素 -12(interleukin-12,IL-12)、白细胞介素 -18(interleukin-18,IL-18)、肿瘤坏死因子(transforming growth factor-α,TNF-α)、γ 干扰素(interferon-γ,IFN-γ)以及粒细胞 - 巨噬细胞集落刺激因子(granulocyte-macrophage colony-stimulating factor,GM-CSF),在调节先天免疫反应中具有重要作用。致炎细胞因子主要由炎症反应的上调产生,并进一步促进炎症反应。

TNF-α 是参与全身性炎症和构成急性期反应的细胞因子之一,主要由活化的巨噬细胞产生,其他类型的免疫细胞如 CD4[+]T 淋巴细胞、自然杀伤细胞(nature killer cell,NK 细胞)、中性粒细胞、肥大细胞、嗜酸性粒细胞等也可产生。TNF-α 的主要作用是调节免疫细胞的功能,作为一种内源性致热原,它能够促使发热,引起细胞凋亡,引发败血症,引起恶病体质,引发炎症,阻止肿瘤发生和病毒复制。但过量的 TNF-α 可能造成多种病理损伤,促进多种慢性炎症性反应的发生,进而引发与自身免疫性疾病相关的临床疾病,如类风湿关节炎、强直性脊柱炎、炎性肠病、银屑病、化脓性汗腺炎和难治性哮喘等。

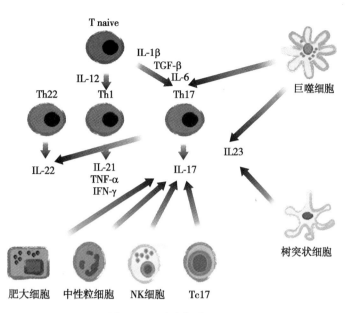

图 38-1 致炎细胞因子

白细胞介素 6（interleukin-6，IL-6）是一种白细胞介素，可发挥致炎性细胞因子和抗炎性细胞因子的作用，主要由单核细胞、巨噬细胞、T 淋巴细胞和骨髓基质细胞分泌。当发生感染和组织损伤时，机体快速、短暂地产生 IL-6，通过刺激急性期反应、造血功能和免疫反应，有助于宿主的免疫防御，是发热和急性期反应的重要介质。IL-6 合成的持续性失调在慢性炎症性疾病和自身免疫性疾病中具有关键的病理性作用。

IL-1 细胞因子家族包括 IL-1α 及 IL-1β 等，这些细胞因子由多种细胞产生，包括单核细胞和巨噬细胞。IL-1β 是诱导淋巴细胞生长和分化，发挥炎症反应的主要介质，通常在先天性免疫中发挥重要作用。IL-1β 通过信使的作用，调节先天性免疫系统应对感染和损伤。IL-1β 表达水平和功能受 IL-1 家族成员及其受体的复杂系统的严格调节。IL-1β 通过白细胞介素 -1 受体 Ⅰ 型（IL-1 receptor type Ⅰ，IL-1R Ⅰ）和白细胞介素 -1 受体辅助蛋白（IL-1 receptor accessory protein，IL-1RAcP）发挥作用，它们共同构成了活跃的信号转导复合体。此外，IL-1β 还结合白细胞介素 -1 受体 Ⅱ 型（IL-1 receptor type Ⅱ，IL-1R Ⅱ），IL-1R Ⅱ 与 IL-1R Ⅰ 竞争性与 IL-1 结合，对 IL-1 介导的信号进行负调控。IL-1β 过表达是自身炎症性疾病发病机制的关键，如血清中 IL-1β 水平升高与疾病的发展、严重程度以及 IL-1β 受体拮抗剂治疗这些疾病的有效性息息相关。

白细胞介素 17（IL-17）是致炎性细胞因子，该细胞因子由 IL-23 刺激后的一组辅助性 T 细胞（Th17 细胞）生成。IL-17 通过与细胞表面受体 IL-17R 相互作用而发挥生物学作用。IL-17R 至少有三个异构体，分别为 IL-17RA、IL-17RB 和 IL-17RC。IL-17 与受体结合后会激活几个信号级联反应，进一步诱导趋化因子的表达，趋化因子将单核细胞和中性粒细胞等免疫细胞募集到炎症部位。

白细胞介素 -12（IL-12）在 Th1 细胞介导的炎症反应中发挥关键作用。细胞因子 IL-23 和 IL-12 共用 p40 亚单位发挥作用，也属于 IL-12 家族，参与 Th17 细胞活化。通常情况下，在慢性炎症中 IL-17、IL-23、TNF-α 和 IL-1β 等多种细胞因子协同发挥作用，共同促进炎症反应。

二、抗炎细胞因子及其在慢性炎症性疾病中的作用

抗炎因子包括转化生长因子 -β（transforming growth factor-β，TGF-β）、IL-10（interleukin-10，IL-10）、

IL-13(interleukin-13,IL-13)、粒细胞集落刺激因子(granulocyte colony stimulating factor,G-CSF)等。TGF-β可与细胞表面的TGF-β受体结合并激活该受体,影响多种细胞的生长、分化、凋亡及免疫调节等功能。IL-10是多功能的细胞因子,能够抑制炎性因子和趋化因子的产生,阻止炎性级联反应和减轻炎性损害。

第四节　靶向细胞因子的生物制剂

生物疗法是利用基因工程、细胞工程、发酵工程等生物学技术制成的免疫制剂或有生物活性的制剂。其作用机制为模拟或干扰体内某种蛋白分子的功能,主要用于疾病的预防、诊断和治疗。

针对细胞因子的生物疗法包括细胞因子单克隆抗体(monoclonal antibody,mAb)和细胞因子受体拮抗剂等治疗方式。单克隆抗体疗法是一种使用单克隆抗体特异性结合某些细胞或蛋白质的免疫疗法,目前在临床应用较广泛的单克隆抗体药物见表38-1。

表38-1　临床应用较广泛的单克隆抗体药物

靶点	产品	类型	适应证
TNF-α	英夫利西单抗(infliximab)	嵌合型	克罗恩病、溃疡性结肠炎、银屑病关节炎、强直性脊柱炎及类风湿关节炎
	阿达木单抗(adalimumab)	人重组型	关节炎等
	依那西普(etanercept)	人重组型	关节病性银屑病、中重度斑块状寻常性银屑病、红皮病性银屑病、多发性肌炎、皮肌炎
IL6	托珠单抗(tocilizumab)	人重组型	研究证实托珠单抗在系统性红斑狼疮患者使用中整体耐受良好
	司妥昔单抗(siltuximab)	嵌合型	人类免疫缺陷病毒阴性和HHV-8阴性的多中心型巨大淋巴结增生症
	sarilumab	全人源化	既往接受一种或多种生物类或DMARD治疗缓解不足或不耐受的中度至重度活动性类风湿关节炎成人患者
IL-1β	康纳单抗(canakinumab)	全人源化	类风湿关节炎
	anakinra	人重组型	类风湿关节炎
	secukinumab	全人源化	中度及重度斑块状银屑病及强直性脊柱炎
IL-17	伊珠单抗(lxekizumab)	全人源化	成人中重度斑块状银屑病
	brodalumab	全人源化	中重度银屑病
IL-12/IL-23	ustekinumab	全人源化	中度至重度斑块性银屑病及银屑病性关节炎适应症
	guselkumab	全人源化	中至重度斑块性银屑病的Ⅲ期临床试验结果中显示良好的治疗效果

一、靶向 TNF-α 的单克隆抗体制剂

TNF-α单克隆抗体可通过直接结合TNF-α实现对相关疾病的治疗作用,包括英夫利西单抗、阿达

木单抗和戈利木单抗等。

英夫利西单抗

英夫利西单抗(infliximab)是鼠 - 人嵌合单克隆抗体,由鼠 IgG Fab 段与人类 IgG 的 Fc 段嵌合而成,与可溶性及细胞膜表面的 TNF-α 结合,使 TNF-α 丧失活性,用于治疗克罗恩病、溃疡性结肠炎、银屑病关节炎、强直性脊柱炎及类风湿关节炎。美国 FDA 在 2006 年批准该药用于治疗中、重度银屑病。

阿达木单抗

阿达木单抗(adalimumab)是人重组 IgGl 型抗 TNF-α 单克隆抗体,其通过与细胞表面的 TNF 受体 p55 和 p57 相互作用,从而阻断 TNF-α 的生物学作用,与英夫利西单抗相比,其免疫源性低,刺激机体产生中和抗体的能力弱。

依 那 西 普

依那西普(etanercept)是 TNF-α 受体拮抗剂,是由人 P57 TNF-α 受体与人 IgGl 的 Fc 段组成的一种融合蛋白,能够特异性结合 TNF-α 和 TNF-β 而抑制其作用。依那西普目前已上市使用。临床试验表明,该药对于关节病性银屑病、中重度斑块状寻常性银屑病、红皮病性银屑病、多发性肌炎及皮肌炎均具有较好的疗效。

二、靶向 IL-6 的单克隆抗体制剂

托 珠 单 抗

托珠单抗(tocilizumab)是首批批准的 IL-6 受体单克隆抗体,它可以阻止 IL-6 与膜结合型 IL-6R/可溶性 IL-6R 结合,抑制炎症的产生。研究证实托珠单抗在系统性红斑狼疮患者的应用中整体耐受良好。但在临床试验中部分患者出现白细胞减少,多数患者出现感染。有关托珠单抗的疗效,有待进行更多临床试验。

司妥昔单抗

司妥昔单抗(siltuximab)是第二批批准的针对 IL-6 的单克隆抗体,被批准用于治疗人类免疫缺陷病毒阴性和人类疱疹病毒 8 型(human herpes virus 8,HHV-8)阴性的多中心型巨大淋巴结增生症患者。司妥昔单抗与紫杉醇可联合用于治疗多种癌症,包括转移性前列腺癌、肾细胞癌以及卵巢癌等,已经进入 I / II 期临床研究。

sarilumab

sarilumab 是首个直接靶向 IL-6 受体复合物 α 亚基(IL-6rα)的全人源化单克隆抗体,能够特异性结合可溶性和膜结合型 IL-6 受体,通过抑制这些受体介导的细胞信号转导发挥作用。sarilumab 于 2017

年获得加拿大卫生部批准,用于既往接受过一种或多种生物类或 DMARD 治疗缓解不足或不耐受的中度至重度活动性类风湿关节炎成人患者。

三、靶向 IL-1β 的单克隆抗体制剂

靶向 IL-1β 的首个全人源单克隆抗体药物康纳单抗(canakinumab)于 2009 年上市,之后类似的单克隆抗体制剂,如阿那白滞素(kineret)、利那西普(rilonacept)和 gevokizumab 陆续获得批准上市。这些药物可以不同水平地抑制 IL-1β。最近有研究表明,康纳单抗每 3 个月 150mg 的剂量可显著降低心血管疾病复发,并且与脂质水平降低无关。anakinra 则是一种人重组 IL-1 受体拮抗剂,用于治疗类风湿关节炎。

四、靶向 IL-17 的单克隆抗体制剂

2015 年 1 月,美国 FDA 批准使用 secukinumab,它是一种全人源 IgG1κ 型抗 IL-17A 的单克隆抗体,用于治疗中度及重度斑块状银屑病及强直性脊柱炎。另外,secukinumab 已被日本批准用于治疗银屑病关节炎。2016 年,人源化单克隆抗体伊珠单抗(ixekizumab)成为第二个获准上市的 IL-17A 单抗,用于治疗成人中重度斑块状银屑病,之后抗 IL-17A 受体的单克隆抗体 brodalumab 获准用于治疗中重度银屑病,成为第一个受体水平阻断 IL-17A 信号通路的单抗。上述三种靶向 IL-17A 的抗体均可通过皮下注射对银屑病产生良好的治疗效果。

五、靶向 IL-12/IL-23 的单克隆抗体制剂

ustekinumab 是通过靶向 IL-12/IL-23 p40 亚基阻断细胞因子效应的全人源单克隆抗体,可用于治疗中度至重度斑块性银屑病及银屑病性关节炎。2016 年底,靶向 IL-23 p19 亚单位的单克隆抗体 guselkumab 在治疗中度至重度斑块性银屑病的Ⅲ期临床试验中显示了良好的治疗效果,其疗效明显优于阿达木单抗。

六、小分子活性物质在抗炎中的应用

近年来,气体信号分子硫化氢(hydrogen sulfide,H_2S)在不同炎症性疾病模型中有着广泛的治疗作用,但其中共同的调节机制尚不是很明确。直接调控炎症相关的下游基因改变可能是 H_2S 抗炎效果的分子基础。明确 H_2S 在抗炎中的作用能够为炎症性疾病的治疗提供新的靶点与思路。H_2S 是继一氧化碳和一氧化氮之后被确认为第三种在机体内发挥重要生理学功能的新型气体信号分子,它能够抑制炎症因子,继而抑制细胞的炎症反应。内源性的 H_2S 是在胱硫醚 -γ- 裂解酶(cystathionine-γ-lyase,CSE)、胱硫醚 -β- 合成酶以及 3- 巯基丙酮酸转移酶的催化作用下产生的,而在心血管系统内 H_2S 主要由 CSE 催化产生。大量研究已表明 H_2S 可通过多途径,如抑制内皮细胞炎症、泡沫细胞形成、平滑肌细胞增殖、血管钙化、内膜增生及调节脂质代谢等,发挥抗动脉粥样硬化作用。研究者发现 CSE/H_2S 在动脉粥样硬化过程中反馈性升高,但其确切机制尚不明确。科学研究阐明了 H_2S 能够显著抑制内皮细胞炎症反应,延缓心血管疾病的发生。最新的研究表明 H_2S 能够通过调控 Src-FAK/Pyk2-Rac 信号通路促进巨噬细胞的迁移,从而发挥缺血心肌保护作用。进一步研究表明其作用与其抑制巨噬细胞向 M1 型转化并

可促进其向 M2 型转化相关。另有研究报道 H_2S 能够抑制 oxLDL 诱导的巨噬细胞 M1 表型转化及炎症反应。综合以上文献资料和前期工作提示 CSE/H_2S 在免疫炎症过程中有积极作用,同时 H_2S 在免疫炎症过程中的新作用为 H_2S 治疗免疫缺陷性伴有炎症的疾病开辟了新思路。近年来,表观遗传学的深入研究揭示了 JMJD3 参与炎症过程。JMJD3 参与巨噬细胞的分化,表达升高后可促进 M2 型巨噬细胞的转化。有报道表明 JMJD3 既可以增强抗炎反应,也可以增强促炎反应,在不同炎症中发挥不同作用。最新的研究表明抗炎症内源性 CSE/H_2S 的作用至少是由介导部分组蛋白去甲基化酶的 JMJD3 组成。胱硫醚 -γ- 裂解酶可以改善组蛋白去甲基化酶 JMJD3 介导的自身免疫类风湿关节炎。内源性 CSE/H_2S 通过抑制转录降低 JMJD3 蛋白水平介导因子 Sp-1,导致 H3K27me3 标记富集 TLR2 基因的启动子,其进一步改善类风湿关节炎(图 38-2)。

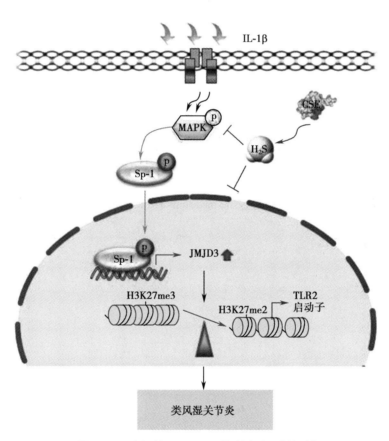

图 38-2　内源性 CSE/H_2S 抑制炎症及其机制

虽然 H_2S 在体内的化学相互作用和抗炎免疫的生理功能还有待进一步研究,但 H_2S 参与人体抗炎免疫的过程已经逐步被证明,虽然在细胞环境中是否发生硫交换反应及其他化学反应,参与抗炎和免疫调节仍有待进一步。重要的是确定 H_2S 是否以足够的血中含量参与全身介导的生理系统内的抗炎免疫作用。同样重要的是,自然界中存在的其他硫分子是否具有与已知多硫化物相似的化学特性和抗炎免疫作用? 以上研究结果可以作为研究生物体内抗炎免疫气体信号系统的新工具、新思路。

思考题　　　　1. 请简述慢性炎症性疾病的主要特点及相关机制。

2. 根据慢性炎症性疾病的发病机制，简述主要治疗药物的分类及代表性药物。

3. 请简述临床上靶向细胞因子的生物制剂及其作用机制。

4. 请简述气体信号分子硫化氢在抗炎中的研究进展。

（李　婷　朱依谆）

参考文献

［1］WU W, QIN M, JIA W, et al. Cystathionine-γ-lyase ameliorates the histone demethylase JMJD3-mediated autoimmune response in rheumatoid arthritis. Cell Mol Immunol, 2019, 16 (8): 694-705.

［2］YEILDING N, SZAPARY P, BRODMERKEL C, et al. Development of the IL-12/23 antagonist ustekinumab in psoriasis: past, present, and future perspectives-an update. Ann N Y Acad Sci, 2012, 1263: 1-12.

［3］SHEPPARD M, LASKOU F, STAPLETON P P, et al. Tocilizumab (Actemra). Hum Vaccin Immunother, 2017, 13 (9): 1972-1988.

［4］SMOLEN J S, AGARWAL S K, ILIVANOVA E, et al. A randomised phase Ⅱ study evaluating the efficacy and safety of subcutaneously administered ustekinumab and guselkumab in patients with active rheumatoid arthritis despite treatment with methotrexate. Ann Rheum Dis, 2017, 76 (5): 831-839.

［5］ROSE P, MOORE P K, ZHU Y Z. Garlic and gaseous mediators. Trends Pharmacol Sci, 2018, 39 (7): 624-634.

第三十九章　影响免疫功能的药物

第一节　概　　述

免疫功能是机体识别和清除外来入侵抗原及体内突变或衰老细胞并维持机体内环境稳定的功能总称,机体的免疫功能由免疫器官、免疫细胞和免疫分子组成的免疫系统来实现。免疫功能可以概括为:①免疫防御,防止外界病原体的入侵及清除已入侵的病原体。免疫防御功能过低或缺如,可发生免疫缺陷病;若过强或持续时间过长,可导致机体的组织损伤或功能异常,如发生超敏反应等。②免疫监视,随时发现和清除体内出现的"非己"成分,如基因突变而产生的肿瘤细胞以及衰老、死亡的细胞。免疫监视功能低下,可导致肿瘤的发生。③免疫自稳,通过自身免疫耐受和免疫调节等机制来达到机体内环境的稳态。一般情况下,免疫系统对自身组织细胞不产生免疫应答,称为免疫耐受。一旦免疫耐受被打破,免疫调节功能紊乱,会导致自身免疫疾病和过敏性疾病。

一、免疫应答

免疫应答是指免疫系统识别和清除"非己"物质的整个过程,可以分为固有免疫和适应性免疫两大类。固有免疫,又称先天性免疫或非特异性免疫;适应性免疫,又称获得性免疫或特异性免疫。

固有免疫是机体抵抗病原体入侵的第一道防线,参与固有免疫的细胞如单核/巨噬细胞、树突状细胞、粒细胞和自然杀伤细胞(NK 细胞)等,可通过一类模式识别受体去识别病原生物表达的称为病原体相关模式分子的结构,从而产生固有免疫应答。适应性免疫是体内 T、B 淋巴细胞接受抗原刺激后,自身活化、增殖、分化为效应细胞,产生一系列生物学效应的全过程。其又包括体液免疫和细胞免疫两类。体液免疫由 B 淋巴细胞产生抗体介导,针对细胞外病原体和毒素,细胞免疫由 T 淋巴细胞介导,主要针对细胞内病原体。

固有免疫和适应性免疫关系密切。固有免疫是适应性免疫的先决条件和启动因素;适应性免疫的效应分子也可大幅度促进固有免疫应答。机体通过有序的固有免疫和适应性免疫过程,保证对病原体的清除。

二、免疫性疾病

免疫系统的组成和功能发生异常导致的疾病称为免疫性疾病。常见的免疫性疾病包括免疫系统分化发育异常导致的免疫缺陷病,免疫应答及免疫调节异常导致的自身免疫病、肿瘤、超敏反应等。此外,在肝、肾等移植手术中,免疫系统亦可攻击移植器官,造成器官排异。

免疫缺陷病是由遗传因素或其他原因(如 HIV 感染)造成免疫系统先天发育障碍或后天损伤所致的综合征,如 T、B 淋巴细胞联合免疫缺陷病,患者出现体液免疫和细胞免疫功能异常,易发呼吸道感染、慢性腹泻等感染性疾病,严重者可见耳聋、行为障碍、肋软骨异常和肝毒性等症状。

自身免疫病是自身免疫系统对宿主自身抗原发生正性应答,造成其组织或器官的病理性损伤,影响其生理功能并最终导致的各种临床症状,如自身免疫性溶血性贫血、类风湿关节炎、系统性红斑狼疮、多发性硬化症等。多数自身免疫病是自发或特发性的,而感染、药物等外因也可能是其诱因。

第二节 常用的免疫调节剂

免疫调节剂是一类能够调节免疫系统,对机体的免疫反应具有激活作用或抑制作用的物质,主要包括免疫抑制剂和免疫增强剂。

一、免疫抑制剂概述

免疫抑制剂是对免疫有抑制作用的药物,在临床上主要用于治疗自身免疫性疾病和防止脏器移植排斥。不同类型的药物分别作用于免疫反应及免疫调节的不同环节。自身免疫病患者的免疫系统认己为敌而发生反应,有损于组织和脏器,有害健康,这种免疫反应是有害无益的,所以需要抑制它;器官移植后,机体的免疫系统识别出植入物是异物,会发生程度不同的排斥反应,有损于植入器官,有悖于移植疗法的目的,因此也必须用免疫抑制剂来抑制这种排斥反应。另外当机体处于重症危急状况下,为提高应激能力以渡过难关,需要适当使用某些免疫抑制剂类药物如糖皮质激素类药物等。按照药物的来源、化学结构、生产工艺等可将免疫抑制剂分为甾体类抗炎免疫药、中药制剂和生物制剂等。

二、常用的免疫抑制剂

(一)甾体类抗炎免疫药

糖皮质激素是临床上使用最早和应用最广泛的、具有多种生物活性的免疫抑制剂之一。除了免疫抑制作用外,糖皮质激素还具有强大的抗炎、抗休克等广泛的生理活性,是迄今为止最有效的抗炎免疫抑制药物,用于哮喘、变态反应性疾病、自身免疫病等的治疗,并可抑制器官移植排斥反应。临床常用的糖皮质激素类药物有氢化可的松、泼尼松(强的松)、泼尼松龙、地塞米松和倍他米松等。

【体内过程】

1. 口服和注射均可吸收。口服吸收速度与各药的脂溶性及其在肠内的浓度成正比。

2. 氢化可的松口服吸收迅速而完全,1~2 小时血药浓度达峰值,作用维持 8~12 小时,吸收入血后 90% 可与血浆蛋白结合,其中 80% 与皮质激素转运蛋白结合。

3. 泼尼松和地塞米松与转运蛋白的结合率较低(约 70%)。肝病和肾病患者蛋白含量减少,血中游离糖皮质激素增多,氢化可的松半衰期延长;甲状腺功能亢进患者,其半衰期缩短。

4. 可的松和泼尼松须在体内分别转化为氢化可的松和泼尼松龙方生效,故严重肝功能不全患者,只宜应用氢化可的松或泼尼松龙。糖皮质激素主要在肝中代谢失效,大部分与葡萄糖醛酸或硫酸结合后由肾排出。

【药理作用】

1. 抗炎作用　其抗炎作用机制可能是通过下列途径:①抑制膜磷脂类释放花生四烯酸,减少前列腺素与白三烯的形成;②增加毛细血管对儿茶酚胺的敏感性;③稳定肥大细胞和溶酶体膜,减少脱颗粒和溶酶体酶的释放;④干扰补体激活,减少炎症介质的产生;⑤抑制免疫反应所致的炎症;⑥减少炎症组织的粘连及瘢痕形成;⑦直接抑制成纤维细胞的增殖与分泌功能,使结缔组织基质如胶原、黏多糖等的合成受到抑制。

2. 免疫抑制作用

(1)抑制巨噬细胞吞噬和处理抗原的作用。

(2)引起淋巴细胞数量和分布的明显变化。

(3)抑制敏感动物的抗体反应。

(4)阻碍补体成分附着于细胞表面。

(5)干扰和阻断淋巴细胞识别。

(6)抑制炎症因子的生成。

3. 其他作用　抗毒、抗休克作用。

【临床应用】

1. 急性炎症

(1)细菌感染:对于感染引起的急性炎症,使用糖皮质激素可以减轻炎症症状,防止对心、脑等重要器官的损害。对中毒性肺炎、中毒性脑膜炎等,因糖皮质激素可增加机体对有害刺激的耐受性,减轻中毒反应,有利于争取时间,进行抢救。由于其免疫抑制作用,糖皮质激素必须与足量有效的抗生素同时使用,否则将导致症状减轻的情况下,入侵细菌大量繁殖而产生严重后果。对严重中毒性感染,常选用氢化可的松作静脉滴注,首次剂量为 0.2~0.3g,一日量可达 1g 以上,疗程一般不超过 3 天。也可用相当剂量的地塞米松。疗程不超过 3~5 天者,可以突然停药。

(2)结核病:在有效抗结核药物的作用下,糖皮质激素治疗并不引起结核病灶的恶化,对于多种结核病的急性期,特别是渗出为主的结核病,如结核性脑膜炎、胸膜炎、心包炎、腹膜炎,在早期应用抗结核药物的同时辅以短程糖皮质激素,可迅速退热,减轻炎性渗出,使积液消退,减少愈合过程中发生的纤维增生及粘连。剂量宜小,一般为常规剂量的 1/3~1/2。

(3)病毒感染:因目前缺乏强有效的抗病毒药物,糖皮质激素有促进病毒扩散的危险,原则上不宜使用。对于急性暴发型肝炎及急性肝炎后黄疸持续、有肝内胆汁淤积者或黄疸持续、伴有高转氨酶和高球蛋白血症的患者,可以应用。对于并发睾丸炎和脑炎者,糖皮质激素可减轻炎性反应、毒血症及不良后果。对于流行性出血热,可在发热早期使用,可以减轻毒血症和毛细血管中毒现象。对于病毒性结膜炎、角膜炎等,局部用药即可奏效。

2. 器官移植排斥反应　广泛用于防治器官移植的排斥反应。术前 1~2 天开始口服泼尼松,按每日 100mg 口服,术后第一周改为每日 60mg,以后逐渐减少剂量。若发生排斥反应,可改用大剂量氢化可的松静脉滴注,排斥反应控制后再逐渐减少剂量,并改为口服。若与环孢素等免疫抑制剂合用,疗效更好,并可减少两药的剂量。

3. 风湿热 风湿热累及心脏而出现心肌炎时,用糖皮质激素能迅速控制心肌炎的发展。

4. 自身免疫病

(1)类风湿关节炎(rheumatoid arthritis,RA):低剂量糖皮质激素治疗 RA 的疗效、安全性受到重新评价。糖皮质激素一般不作为首选药或单独使用,仅在其他药物无效时才采用。①抗炎:若应用非甾体抗炎药(nonsteroidal anti-inflammatory drug,NSAID)不能缓解 RA 患者的疼痛、晨僵、疲劳等症状,或患者对 NSAID 不能耐受,可以考虑应用低剂量的泼尼松。②介导疾病调修药治疗:泼尼松初始剂量 10mg/d 或 15mg/d,连续 1 个月,可抑制大部分炎症症状,然后减至 10mg/d,加用疾病调修药,或用糖皮质激素"脉冲"疗法。③特殊适应证:糖皮质激素是孕期和哺乳期 RA 患者的安全治疗药,在轻中度肾衰、老年、胃肠病变患者中,低剂量泼尼松较 NSAID 更为有效安全。类风湿性血管炎可用大剂量泼尼松 1mg/(kg·d)。

(2)系统性红斑狼疮(systemic lupus erythematosus,SLE):对于重症患者如出现肾病综合征、溶血性贫血、血小板减少症、急性脉管炎、中枢神经受累或胸、腹膜有大量渗出液等症状时,应首选糖皮质激素。一般可用泼尼松 40~100mg/d,对中枢神经系统受累的患者,则宜用氢化可的松,每 12 小时一次,静脉滴注或肌内注射,每次 250~500mg,有的甚至需长期用药才能控制症状,疗程可达 6~12 个月,症状控制后,亦可采用每日 1 次或隔日 1 次的给药方式。

(3)多发性肌炎或皮肌炎:糖皮质激素为首选药,通常用泼尼松,开始剂量为 1mg/(kg·d),分次服,直到炎症控制后,逐渐改为维持用药,并将 1 日总量于清晨 1 次服用或 2 日总量隔日 1 次清晨服用。

(4)慢性活动性肝炎:对于慢性活动性肝炎,特别是狼疮性肝炎及慢性肝炎,证实血清中有免疫复合物或抗补体现象者,应用皮质激素效果显著。泼尼松口服,开始每日 30~60mg,待好转后,逐渐减量,一般需用维持量。如并用硫唑嘌呤,可减少皮质激素用量。

(5)慢性肾病:常用泼尼松,晨服,每日 40~80mg。如用药后尿蛋白量减少,尿量增加,则应持续用药 4~8 周后逐渐减量。以后每 2 周减量 1 次,直至最小维持量,并保持尿蛋白阴性或微量,一直服药 1 至 2年。有时仍可复发,加用环磷酰胺可减少复发率。

(6)溃疡性结肠炎:一般多采用柳氮磺吡啶,无效时再用泼尼松。口服 40~60mg/d,好转后,逐渐减量,数月后停药。为防止复发,可继续服用柳氮磺吡啶。

(7)特发性血小板减少性紫癜:糖皮质激素为首选药。一般用泼尼松,口服,40~60mg/d。危重时,可加大至 2~3mg/(kg·d),好转后逐步减量并需较长时间服用维持量药物。

(8)重症肌无力:对严重全身型患者,主张用大剂量突击加小剂量维持的疗法。泼尼松开始每日50~100mg,以后逐渐减至每日 30mg 以下。此法显效快,复发率低、维持时间久,但副作用多。开始有病情加重现象,适当降低胆碱酯酶抑制剂的用量,即可减轻。采用小剂量(5~10mg/d)长期持续治疗,可使大多数患者症状改善和缓解,副作用较少,但显效较慢,适用于轻度全身型患者。

5. 其他疾病 糖皮质激素适用于下述疾病的严重患者或经其他药物治疗无效者。

(1)支气管哮喘:糖皮质激素能兴奋腺苷酸环化酶,抑制磷酸二酯酶,增高环腺苷酸(cyclic adenosine monophosphate,cAMP)水平,从而解除支气管痉挛。适用于重度发作(哮喘持续状态)时对一般平喘药疗效不佳者及经常反复发作或慢性发作而其他药物疗效不佳者。对重度发作者,可采用大剂量,症状控制后改用其他平喘药继续治疗。新药倍氯米松(二丙酸氯地米松)气雾剂,止咳疗效好,但应将剂量控制在 0.4mg/d 以下,否则易出现不良反应。

(2)药物性皮炎:用药原则仍以开始剂量大,以后逐渐减小为好。重者如剥脱性皮炎、大疱性药疹,开始可用氢化可的松静脉滴注,300~400mg/d,病情好转后逐渐减量,并以口服代替。一般药疹可给泼尼松,20~40mg/d,好转后逐渐减量至停药。

【不良反应】糖皮质激素治疗作用明确,但长期应用可引起较多不良反应。

1. 医源性肾上腺皮质功能亢进 一般无须特殊治疗,停药后可自行消退,必要时可采取对症治疗。

2. 医源性肾上腺皮质功能不全 这是由于长期大剂量使用糖皮质激素,反馈性地抑制了垂体-肾上腺皮质轴所致,往往需要 0.5~2 年才能恢复。防治办法:停用激素后连续采用促肾上腺皮质激素(adrenocorticotropic hormone,ACTH)治疗 7 天左右;在停药后 1 年内如遇应激情况(如感染或手术等),应及时给予足量的糖皮质激素。

3. 反跳现象 可能是患者对长期应用激素产生了依赖或疾病症状尚未完全控制所致,故减量太快或突然停药会使原有疾病症状迅速重现或加重。防止办法是缓慢地减量至停药。

4. 其他 诱发或加重感染,妨碍溃疡和伤口的愈合,使胃溃疡恶化,抑制儿童骨成长,妊娠早期应用可致胎儿畸形;偶可诱发精神病;可致骨质疏松,伤口愈合延迟。

凡患有严重精神疾病和癫痫,活动性溃疡病,新近胃肠手术、骨折、严重高血压、糖尿病、孕妇、水痘等禁用糖皮质激素。

【注意事项】

1. 与强心苷和利尿药合用,应注意补钾。

2. 儿童和绝经期妇女应用糖皮质激素易致骨质疏松甚至自发性骨折,可补充蛋白质、维生素 D 或钙盐。

3. 苯巴比妥和苯妥英钠等肝药酶诱导剂能加速糖皮质激素代谢,合用时需调整用量。

4. 糖皮质激素的用法与疗程有下述几种。

(1)冲击疗法:适用于急性、危及患者生命疾病的抢救,常采用氢化可的松静脉给药,首剂 200~300mg,一日剂量可超过 1g,以后逐日减量,疗程不超过 3~5 天。例如抑制器官移植急性排斥危象时,可采用氢化可的松静脉给药,3 天序贯用量为 3、2、1g,必要时加用环磷酰胺,常可迅速见效。大剂量应用时宜并用氢氧化铝凝胶等以防止急性消化道出血。

(2)一般剂量长期疗法:多用于结缔组织病和肾病综合征等。常用泼尼松口服,开始为 10~30mg/d,3 次/d,获得临床疗效后,逐渐减量至最小维持量,持续用药数月。

(3)小剂量替代疗法:用于艾迪生病和肾上腺皮质次全切除手术后的患者,可的松每日 12.5~25mg 或氢化可的松每日 10~20mg 口服。

(4)隔日疗法:糖皮质激素分泌具有晨高晚低的昼夜节律性,在采用长期疗法治疗某些慢性疾病(结缔组织病宜除外)时配合这种节律性,将一日或两日糖皮质激素总量于一日或隔日早晨一次给予,疗效好,对肾上腺皮质功能影响较小。隔日服药以选用泼尼松较好。

(二) 环孢素

环孢素,又称环孢素 A(cyclosporin A,CsA),是于 1972 年从真菌中提取出来的由 11 个氨基酸组成的亲脂性环状多肽。环孢素具有较强的免疫抑制作用,首先被用于预防肾移植患者的排异反应,近年来,发现其可以用于多种免疫性疾病的治疗。

【体内过程】CsA 为结晶性粉末,口服吸收慢而不完全,口服 600mg 后 3~4 小时血药浓度达峰值,口服绝对生物利用度为 20%~50%,首过效应可达 27%。大部分经肝代谢,通过胆汁和粪便排出,约 1% 经尿排泄,有明显肝肠循环,胆汁排泄是影响药物吸收的重要因素。体内过程具有个体差异,受多因素影响。

【药理作用】环孢素对多种类型的免疫细胞均具有抑制作用。环孢素可选择性抑制 T 细胞活化,使辅助性 T 细胞(helper T cell,Th 细胞)明显减少并降低 Th 细胞与抑制性 T 细胞(suppressor T cell,Ts 细胞)的比例。抑制效应 T 细胞介导的细胞免疫反应,如迟发型超敏反应。对 B 细胞的抑制作用弱,可部分抑制 T 细胞依赖的 B 细胞反应。对巨噬细胞的抑制作用不明显,对自然杀伤细胞(natural killer cell,NK 细胞)的活力无明显抑制作用,但可间接通过 γ 干扰素(interferon-γ,INF-γ)的产生而影响 NK 细胞的活力。当抗原与 Th 细胞表面受体结合时,引起细胞内 Ca^{2+} 浓度增加。Ca^{2+} 与钙调蛋白结合从而激活钙调磷酸酶(calcineurin),进而活化相关转录因子,调节白细胞介素(interleukin,IL)-2、IL-3、IL-4、肿瘤坏死因子 α(tumor necrosis factor-α,TNF-α)、INF-γ 等细胞因子的基因转录。环孢素能进入淋巴细胞,与亲环蛋白(cyclophilin)结合,进而与钙调磷酸酶结合形成复合体,抑制钙调磷酸酶的活性,从而抑制 Th 细胞的活化及相关基因的表达。此外,环孢素还可增加 T 细胞内转化生长因子 β(transforming growth factor-β,TGF-β)的表达,TGF-β 对 IL-2 诱导的 T 细胞增殖有强大的抑制作用,也能抑制抗原特异性的杀伤性 T 细胞产生。

【临床应用】广泛用于肾、肝、胰、心、肺、皮肤、角膜及骨髓等器官移植,防止排异反应;适用于治疗其他药物无效的难治性自身免疫性疾病如类风湿关节炎、系统性红斑狼疮、银屑病、皮肌炎等疾病。

【不良反应】发生率较高,其严重程度、持续时间均与剂量、血药浓度相关,多为可逆性。最常见及严重的不良反应为肾毒性,发生机制复杂,发生率为 70%。肾毒性可表现为血清肌酐和尿素氮水平呈剂量依赖性升高、少尿、肾小球血栓、肾小管受阻、蛋白尿、管型尿等。其次为肝毒性,多见于用药早期,为一过性肝损害,多表现为无症状的血清胆红素升高、碱性磷酸酶活性升高、低蛋白血症、高胆红素血症、血清转氨酶升高,减量或停药后可恢复。继发感染也较为常见,多为病毒感染。部分患者服药时会出现神经系统损伤,如小脑综合征及精神紊乱、震颤、感觉异常等。继发肝肿瘤发生率约为一般人群的 30 倍,以淋巴瘤和皮肤瘤多见。此外还有食欲减退、嗜睡、多毛症、牙龈增生、胃肠道反应、过敏反应等。

【注意事项】

1. 静脉给药偶可见胸、面部发红、呼吸困难、喘息及心悸等过敏反应。一旦发生应立即停药,严重者静脉注射肾上腺素和给氧抢救。

2. 静脉滴注时应使用玻璃输注瓶,若使用塑料瓶必须符合欧洲药典关于血液制品用塑料容器规定,且不含聚氯乙烯(polyvinyl chloride,PVC)。静脉给药建议剂量为 3~5mg/kg,约相当于口服剂量的 1/3。

3. 血中环孢素水平的日常监测至关重要,可应用单克隆抗体酶联免疫法进行监测。

4. 1 岁以下儿童不宜用。

（三）他克莫司

他克莫司，又名FK506，是从链霉菌属分离出来的一种23元大环内酯类免疫抑制剂。

【体内过程】脂溶性好，口服吸收不完全；血浆蛋白结合率>98%；主要被CYP3A酶系（CYP3A4和CYP3A5）代谢，少量经由肠肝循环代谢，97%的代谢物随胆汁排出，其余以药物原型从尿或粪便中排泄。

【药理作用】通过抑制钙调蛋白依赖的蛋白磷酸酶，降低IL-2转录水平，抑制T细胞活化而发挥免疫抑制作用。抑制T细胞增殖反应的作用比CsA强50~100倍。

【临床应用】主要用于器官移植，是肝脏及肾脏移植患者的首选免疫抑制药物。肝脏及肾脏移植后排斥反应对传统免疫抑制耐药者，也可选用该药物。对自身免疫性疾病有一定的疗效，可用于类风湿关节炎、肾病综合征、胰岛素依赖型糖尿病等的治疗。

【不良反应】他克莫司的不良反应同环孢素大致相似。肾毒性及神经毒性不良反应的发生率更高，而多毛症的发生率较低。此外，还可引起药物性肝损伤、认知障碍、高钾血症、高血糖、贫血、胃肠道反应及代谢异常。

【注意事项】

1. 孕妇、哺乳期妇女、有细菌或病毒感染者及对本品或大环内酯类抗生素过敏者禁用。

2. 高血压、糖尿病、心绞痛及肾功能不良者慎用。

3. 口服吸收不规则，个体差异大，需进行血药浓度监测。

4. 注射液中含聚乙烯氢化蓖麻油，可引起过敏反应。不能使用PVC塑料管道及注射器。

（四）抗代谢药类

硫唑嘌呤（azathioprine，AZA）、甲氨蝶呤（methotrexate，MTX）与巯嘌呤（6-mercaptopurine，6-MP）等是常用的抗代谢药。其中AZA最为常用，它通过干扰嘌呤代谢的所有环节，抑制嘌呤核苷酸合成，进而抑制细胞DNA、RNA及蛋白质的合成，从而发挥抑制T、B细胞及NK细胞的效应，故能同时抑制细胞免疫和体液免疫反应，但不能抑制巨噬细胞的吞噬功能。T细胞较B细胞对该类药物更为敏感，但不同亚群的T细胞敏感性亦有差别。该类药物主要用于肾移植的排异反应和类风湿关节炎、系统性红斑狼疮等多种自身免疫性疾病的治疗。最主要的不良反应为骨髓抑制，此外尚有其他一些毒性效应包括胃肠道反应恶心、呕吐等，口腔、食管溃疡，皮疹及肝损害等。

（五）环磷酰胺

环磷酰胺（cyclophosphamide，CTX）是一种常用的烷化剂。其免疫抑制作用强而持久，抗炎作用较弱。

【体内过程】口服易吸收，服后1小时血药浓度达峰值。粪便中有相当量的原型药物排出，血浆半衰期约7小时。与别嘌醇合用时，半衰期可明显延长。环磷酰胺可经肝中混合功能氧化酶系转化为活性代谢物，后者再被代谢形成无活性的代谢物迅速由尿排出。

【药理作用】CTX不仅杀伤增殖期淋巴细胞，亦影响某些静止细胞，故使循环中淋巴细胞数目减少；对B细胞比对T细胞更为敏感，因而能选择性地抑制B细胞；还可明显降低NK细胞的活性，从而抑制初次和再次体液与细胞免疫反应。

【临床应用】临床常用于防止排斥反应、移植物抗宿主反应和糖皮质激素不能长期缓解的自身免疫性疾病。与其他抗肿瘤药物合用时对一些恶性肿瘤有一定的疗效。此外,尚可用于流行性出血热的治疗,通过减少抗体产生,阻断免疫复合物引起的病理损伤,从而阻断病情的发展。

【不良反应】不良反应有骨髓抑制、胃肠道反应、出血性膀胱炎及脱发等。偶见肝功能障碍。

（六）吗替麦考酚酯

吗替麦考酚酯又称霉酚酸吗啉乙酯、麦考酚酸、霉酚酸酯。

【体内过程】口服后吸收快速,并被代谢为具有药理活性的酶酚酸,平均生物利用度为 94%。服药 1 小时后血药浓度迅速达到高峰,之后快速下降。在肝脏经葡萄糖醛酸化代谢为稳定的、无药理活性的葡萄糖醛酸苷,从尿液中排泄。在肠道经肠肝循环,出现第二个血浆霉酚酸高峰（服用后 6~12 小时）。

【药理作用】抑制淋巴细胞嘌呤从头合成途径中次黄嘌呤核苷酸脱氢酶的活性,因而具有强大的抑制淋巴细胞增殖的作用。

【临床应用】

1. 用于肾脏或肝脏移植,防止排异反应,与环孢素或他克莫司和皮质类固醇同时应用。

2. 与激素等联用有协同作用,可用于多种自身免疫性疾病如类风湿关节炎、系统性红斑狼疮、狼疮肾、银屑病等。

【不良反应】耐受性好,毒副作用少,主要的不良反应如下。

1. 胃肠道反应较轻微,偶可发生严重不良反应如胆囊炎、出血性胃炎、肠穿孔、胰腺炎及肠梗阻。

2. 骨髓抑制,如贫血、白细胞减少及血小板减少,其中以贫血和白细胞减少最常见。

3. 易发生淋巴瘤和淋巴增殖性疾病,如非黑素瘤性皮肤肿瘤。

4. 可引起机会性感染,如巨细胞病毒感染、带状疱疹及念珠菌感染。

【注意事项】对本药或霉酚酸过敏者禁用。孕妇、严重的活动性消化性疾病患者、骨髓抑制（含严重的中性粒细胞减少症）患者、伴有次黄嘌呤鸟嘌呤磷酸核糖基转移酶遗传缺陷的患者慎用。

（七）来氟米特

来氟米特化学名为 $\alpha,\alpha,\alpha,$- 三氟 -5- 甲基 - 异噁唑 -N- 酰基 - 对甲苯胺。

【体内过程】在体内转化为活性代谢物 A771726,A771726 主要分布在肝、肾和皮肤组织内,脑组织中含量低,血浆蛋白结合率为 99.3%。A771726 在体内进一步代谢,43% 经肾从尿中排泄,48% 经胆汁从粪便排泄。在两个代谢途径中,最初 96 小时主要是从肾脏排泄,以后粪便排泄占主导地位。

【药理作用】

1. 抑制细胞免疫和体液免疫。其活性代谢产物 A771726 能抑制细胞的嘧啶合成,抑制增生活跃的 T、B 淋巴细胞,降低 IL-2 和免疫球蛋白产生。

2. 抑制单核细胞黏附作用及诱导性 COX-2 通路。

3. 抑制 NF-κB 活性和 NF-κB 依赖的基因表达。

【临床应用】

1. 对类风湿关节炎有良好的疗效,可改善类风湿关节炎患者的临床症状和实验室指标,提高患者关节功能,降低血沉及 C 反应蛋白,可能是早期轻型类风湿关节炎的首选药物。

2. 可用于器官移植,实验室研究发现其可应用于控制多种动物器官移植反应,与低剂量环孢素合用优于单独使用。

【不良反应】皮疹、一过性转氨酶升高和白细胞下降、可逆性脱发、胃肠道反应等。

【注意事项】

1. 肾脏损害的患者要慎重使用。

2. 对来氟米特及其代谢物过敏的患者禁用。

3. 孕妇、哺乳期妇女禁用来氟米特,育龄期妇女在使用来氟米特时要采取可靠的避孕措施。

4. 对于伴有明显肝脏损害、乙型肝炎或丙型肝炎血清标志物阳性、严重免疫缺陷、骨髓发育不良或严重感染者不主张使用来氟米特,患者服用来氟米特期间不得接种疫苗。

（八）柳氮磺吡啶

本品为具有 5-氨基水杨酸(5-ASA)的磺胺吡,属磺胺类药物,临床用于急、慢性溃疡性结肠炎及局限性回肠炎,并可长期维持治疗。

【药理作用】为磺胺类抗菌药,口服不易吸收。5-氨基水杨酸与肠壁结缔组织络合后停留在肠壁组织中起到抗菌消炎和免疫抑制作用,如减少大肠埃希菌和梭状芽孢杆菌,同时抑制前列腺素的合成以及其他炎症介质白三烯的合成。

【临床应用】主要用于炎症性肠病,即克罗恩病(Crohn's disease)和溃疡性结肠炎。

【不良反应】

1. 过敏反应较为常见,表现为药疹,严重者可发生渗出性多形红斑、剥脱性皮炎和大疱表皮松解萎缩性皮炎等;也表现为光敏反应、药物热、关节及肌肉疼痛、发热等反应。

2. 中性粒细胞减少或缺乏症、血小板减少症及再生障碍性贫血。

3. 溶血性贫血及血红蛋白尿。

4. 高胆红素血症和新生儿胆红素脑病。

5. 肝脏损害,可发生黄疸、肝功能减退,严重者可发生急性肝坏死。

6. 肾脏损害,结晶尿、血尿和管型尿。偶有发生间质性肾炎或肾管坏死的严重不良反应。

7. 恶心、呕吐、胃纳减退、腹泻、头痛、乏力等。一般症状轻微,不影响继续用药。偶有患者发生艰难梭菌肠炎,此时需停药。

8. 甲状腺肿大及功能减退偶有发生。

9. 中枢神经系统毒性偶可发生,表现为精神错乱、定向力障碍、幻觉、欣快感或抑郁感。一旦出现均需立即停药。

10. 罕见有胰腺炎、男性精子减少或不育症。

【注意事项】血清磺胺吡啶及其代谢产物的浓度与毒性有关。当浓度超过 $50\mu g/ml$ 时,具有毒性,故应减少剂量,避免毒性反应。

（九）沙利度胺

沙利度胺(thalidomide)为谷氨酸衍生物,对于 II 型麻风病效果好;也可用于多种皮肤病,如盘状红斑狼疮、亚急性皮肤型红斑狼疮、贝赫切特综合征等。

【体内过程】药动学属一室、一级吸收和消除的模型,4~5 小时血浆药物浓度达峰值,沙利度胺口服后无明显肝脏代谢,主要清除途径是非酶水解作用,清除半衰期为 5~7 小时。

【药理作用】稳定溶酶体膜,抑制中性粒细胞的趋化性,产生抗炎作用。

1. 抗炎及免疫调节作用。抑制细胞因子 TNF-α 的生成,降低单核细胞与中性粒细胞对化学诱导物的敏感性,减少吞噬作用及过氧化物与氢氧自由基的产生,拮抗前列腺素 E$_2$ 和 F$_2$、组胺、5- 羟色胺及乙酰胆碱的作用,并与糖皮质激素类似,可稳定溶酶体膜。

2. 抑制血管生长的作用。抑制血管内皮生长因子和成纤维生长因子,下调内皮细胞 αvβ3 整合素的表达及调节细胞黏附分子的表达,从而抑制新血管生长。

【临床应用】

1. 适用于系统性红斑狼疮,对于红斑狼疮皮肤损害及黏膜溃疡的缓解作用比较明显。缓解时间大约为服药后 1~12 周。

2. 治疗白塞综合征皮肤黏膜溃疡的疗效比较肯定,缓解率一般都在 80% 以上。

3. 对于强直性脊柱炎、系统性硬化病、成人斯蒂尔病和干燥综合征等疾病也具有治疗作用。

4. 对多发性骨髓瘤、急性髓系白血病、子宫肿瘤、前列腺癌等有抗肿瘤血管生成作用。

【不良反应】

1. 具有致畸作用,可能与沙利度胺抑制血管生成有关,与剂量大小无关。

2. 可引发外周神经病,主要表现为下肢有痛性感觉异常和“针刺”样感觉。运动障碍往往很轻且停药后可以恢复,但感觉障碍症状将持续或只能部分改善。所致的外周神经病绝大多数停药后可恢复,患者可通过服用维生素 B$_1$、B$_6$、B$_{12}$ 及叶酸等减轻症状。

3. 其他副作用包括便秘、疲倦、嗜睡、皮疹、震颤、性格改变、头疼、深静脉血栓,少见有中毒性上皮坏死、严重的肝功能损害、甲状腺功能减退、心动过缓。

（十）JAK 抑制剂

目前已上市的 JAK 抑制剂有鲁索替尼(ruxolitinib)、巴瑞克替尼(baricitinib)和托法替尼(tofacitinib)。

【药理作用】鲁索替尼和巴瑞克替尼是 JAK1/JAK2 抑制剂,托法替尼是 JAK3 抑制剂。

【临床应用】

1. 鲁索替尼适用于治疗中间或高危骨髓纤维化,包括原发性骨髓纤维化、真性红细胞增多症后骨髓纤维化和原发性血小板增多症后骨髓纤维化。

2. 托法替尼适用于甲氨蝶呤标准治疗无效或不能耐受的中度至重度活动性类风湿关节炎患者。

3. 巴瑞克替尼可以用于类风湿关节炎、强直性脊柱炎、银屑病、特应性皮炎、系统性红斑狼疮、溃疡性肠炎、斑秃等自身免疫病的治疗。巴瑞克替尼还可用于对一种或多种肿瘤坏死因子抑制剂疗法反应不足的中度至重度活动性类风湿关节炎成人患者的治疗。

【不良反应】

1. 鲁索替尼最常见的血液学不良反应(发生率 >20%)是血小板计数减低和贫血,最常见的非血液学不良反应(发生率 >10%)是瘀斑、眩晕和头痛。

2. 托法替尼常见的不良反应为感染。美国 FDA 将托法替尼可导致严重感染和诱发肿瘤的黑框警告加入到该药的说明书中。

3. 巴瑞克替尼的不良反应为上呼吸道感染、头痛、腹泻以及鼻腔和咽上部的炎症反应。

【注意事项】巴瑞克替尼可作为单药或与甲氨蝶呤或其他非生物抗风湿疗法联合。不推荐将巴瑞克替尼与其他 JAK 抑制剂、生物类抗风湿药、强效免疫抑制剂(如硫唑嘌呤和环孢素)联合应用。

（十一）雷公藤总苷

雷公藤总苷（tripterygium glycosides，TG）是从卫矛科植物雷公藤根中提取精制而成的一种脂溶性混合物，为我国首先研究利用的抗炎免疫调节中草药，有"中草药激素"之称。目前，其剂型有雷公藤多苷片、雷公藤内酯软膏等。

【药理作用】雷公藤总苷的免疫调节机制包括抗炎和免疫抑制作用。

1. 抗炎作用。通过抑制多种炎症细胞因子（如 IL-1、IL-6、IL-8、TNF-α）的产生而发挥抗炎作用。

2. 免疫抑制作用。在细胞免疫方面，大剂量（60mg/kg）TG 可使动物胸腺萎缩，治疗剂量 TG 可抑制 T 细胞的增殖反应和 T 细胞对伴刀豆凝集素 A（concanavalin A，ConA）的增殖反应；在体液免疫方面，TG 可明显降低小鼠脾脏中对绵羊红细胞特异的免疫球蛋白 M（immunoglobulin M，IgM）和空斑形成细胞数，明显抑制小鼠脾细胞对细菌脂多糖的增殖反应，抑制作用和剂量成正相关。

【临床应用】

1. TG 可抑制类风湿关节炎患者外周血单个核细胞体外培养生成前列腺素 E_2（prostaglandin E_2，PGE_2）的作用。TG 可联合小剂量甲氨蝶呤治疗老年性类风湿关节炎。

2. TG 联合环磷酰胺治疗难治性狼疮肾炎的疗效确切。

3. TG 可用于治疗肾炎、肾病综合征、肾小球疾病，对狼疮模型的肾小球硬化具有明确的保护作用。

4. TG 可用于治疗其他疾病，包括重症肌无力、皮肌炎、银屑病、急性前葡萄膜炎、溃疡性结肠炎等，TG 还可降低子宫内膜异位症术后复发率，也是治疗过敏性紫癜的有效药物。

【不良反应】主要有皮肤过敏反应，心血管系统不良反应，消化系统反应，造血系统反应，神经系统不良反应，生殖系统不良反应，肝、肾不良反应；其他不良反应还包括脱发、色素沉着、腰痛等。服药期间血小板、白细胞减少，引起月经紊乱及精子活力降低、数量减少，停药后可恢复正常。

【注意事项】孕妇忌服。老年患者及严重心血管病患者慎用。

（十二）白芍总苷

白芍总苷（total glucosides of paeony，TGP）是从传统中药白芍中分离得到的有效部位，其成分包括芍药苷、羟基芍药苷、芍药花苷、芍药内酯苷、苯甲酰芍药苷等，其中芍药苷是 TGP 的主要活性成分。TGP 作为中药来源的西药 Ⅱ 类已被批准生产上市，用于治疗类风湿关节炎。

【体内过程】体内的血药浓度 - 时间曲线均符合二室开放模型，生物利用度低，吸收和消除速度快，在肝脏内很少代谢。在体内各个组织分布广泛，可透过血脑屏障。

【药理作用】

1. TGP 可调节免疫细胞因子的产生，调节免疫细胞信号转导，TGP 的免疫调节作用是其发挥治疗关节炎作用的重要基础。

2. 具有一定的抗炎镇痛作用，TGP 的抗关节炎作用与其抑制炎症细胞因子如 PGE_2、IL-1、白三烯 B4、TNF-α 等有关。

【临床应用】

1. TGP 能改善类风湿关节炎患者的临床症状和体征，降低血沉和类风湿因子，降低患者升高的 IL-1 水平。TGP 对幼年特发性关节炎有效，疗效与甲氨蝶呤相当，可以减少激素的用量，缩短激素的疗程,不良反应少。

2. TGP 可用于治疗系统性红斑狼疮(systemic lupus erythematosus,SLE),对合并有白细胞减少症的 SLE 患者安全、有效,并且可以降低 SLE 患者感染的发生率。TGP 与糖皮质激素联合治疗 SLE 疗效显著,且可减少激素用量,不良反应轻,耐受性好。

3. TGP 对老年骨关节炎(osteoarthritis,OA)具有较好而稳定的疗效,安全性好。TGP 组在缓解疼痛、改善下肢功能方面与萘丁美酮组疗效相近,但不良反应发生率低。

4. TGP 和柳氮磺吡啶联合应用是强直性脊柱炎的有效治疗方案。联合治疗组的不良反应尤其是肝脏损伤明显下降。

5. 对病毒性肝炎具有治疗或辅助治疗作用。50% 左右的患者在服药后主诉食欲增加,乏力消失或好转。

6. TGP 对干燥综合征患者有良好的治疗作用,TGP 能明显增加唾液流率,降低血沉,改善便秘症状。

【不良反应】TGP 的不良反应少,发生率低,副作用轻微,偶有软便和稀便,长期使用患者耐受性好。

(十三) 抗淋巴细胞球蛋白

采用人淋巴细胞或胸腺细胞、胸导管淋巴细胞或培养的淋巴母细胞免疫动物(马、羊、兔等)获得抗淋巴细胞血清,经提纯得到抗淋巴细胞球蛋白(antilymphocyte globulin,ALG),其中用人的胸腺细胞免疫动物得到的制品,又称抗胸腺细胞球蛋白(antithymocyte globulin,ATG)。

【体内过程】ALG 分子大,可大量地停留在循环中,肾脏清除约为 1%,组织液浓度很低,具体分布情况不详,但其可通胎盘屏障进入乳汁。ALG 血浆水平个体差异较大,马 ALG(IgG)的半衰期平均为 6 天(1.5~12 天)。

【药理作用】ALG 可选择性地与 T 细胞结合,在血清补体的参与下,使外周血淋巴细胞裂解,对 T、B 细胞均有破坏作用,但对 T 细胞的作用较强。ALG 可通过封闭淋巴细胞表面受体,使受体失去识别抗原的能力,能有效抑制各种抗原引起的初次免疫应答,对再次免疫应答作用较弱。

【临床应用】防治器官移植的排斥反应,可与硫唑嘌呤或糖皮质激素等合用预防肾移植排斥反应,可延迟排斥反应,减少皮质激素的用量,提高器官移植的成功率。临床还试用于白血病、多发性硬化症、重症肌无力及溃疡性结肠炎、类风湿关节炎和系统性红斑狼疮等疾病。

【不良反应】常见的不良反应有寒战、发热、血小板减少、关节疾病和血栓性静脉炎等。静脉注射可引起血清病及过敏性休克,还可引起血尿、蛋白尿,停药后消失。长期应用可使机体的免疫监护功能降低。

【注意事项】注射前需作皮肤过敏试验,发生变态反应或过敏体质者禁用,有急性感染者慎用。

(十四) 阿达木单抗

是首个获准的重组全人源化肿瘤坏死因子 -α(tumor necrosis factor-α,TNF-α)单克隆抗体。

【体内过程】健康成人单剂量皮下注射阿达木单抗 40mg 后,吸收和分布缓慢,绝对生物利用度平均为 64%。推荐剂量为 40mg 每隔 1 周皮下注射。

【药理作用】特异性、高亲和力结合 TNF-α,阻止 TNF-α 与细胞表面的 TNF-α 受体 p55 和 p75 结合,从而拮抗 TNF-α 的生物活性。

【临床应用】

1. 用于中度至重度活动性类风湿关节炎的一线治疗。可单独应用或与甲氨蝶呤或其他抗风湿药物联用。

2. 用于银屑病关节炎(psoriatic arthritis,PsA)的治疗,可减轻活动性关节炎症状和体征。可单独应用,也可与 DMARD 联用。

3. 对活动性类风湿关节炎的治疗安全、有效,可有效控制疾病活动性,显著改善类风湿关节炎患者的身体功能及生活质量,且此改善作用可维持 3 年以上。

4. 可用于对英夫利昔单抗无效或不耐受的活动性克罗恩病患者。

5. 用于接受系统治疗或光疗,但又不适合其他系统治疗的中重度斑块型银屑病患者。

6. 治疗 4 岁以上中度至重度多关节型幼年特发性关节炎(juvenile idiopathic arthritis,JIA),可单独应用或与甲氨蝶呤联用。推荐剂量:体重 ≥ 30kg,40mg 每隔 1 周皮下注射;体重 15~30kg,20mg 每隔 1 周皮下注射。

【不良反应】常见的不良反应包括感染(上呼吸道感染、鼻窦炎、支气管炎、泌尿系统感染)、注射部位反应(发红、瘙痒、出血、疼痛、肿胀)、头痛和皮疹。最严重的不良反应包括严重感染、神经系统反应和恶性肿瘤。恶性肿瘤,如淋巴瘤的发生率高于普通人群的 3 倍。严重感染的发生率为 3.1%,过敏反应的发生率约为 1%。脱髓鞘病(0.06%)和系统性红斑狼疮(0.03%)是罕见的严重不良反应。

(十五) 托珠单抗

托珠单抗(tocilizumab)是免疫球蛋白 IgG1 亚型的重组人源化 IL-6 受体单克隆抗体。

【体内过程】静脉注射后,进行双相清除。总清除率呈浓度依赖性,包括线性和非线性清除。在低托珠单抗浓度时,浓度依赖的非线性清除发挥了主要作用。在高托珠单抗浓度时,清除的主要表现为线性清除。

【药物作用机制】IL-6 是一种多效性促炎细胞因子,由多种细胞类型产生,包括 T 细胞和 B 细胞、淋巴细胞、单核细胞和成纤维细胞。IL-6 参与了多种生理过程,如 T 细胞活化、免疫球蛋白分泌的诱导、肝急性期蛋白合成的启动、造血前体细胞增殖和分化的刺激。IL-6 也由滑膜细胞和内皮细胞产生,导致受风湿性关节炎等炎症过程影响的关节局部产生 IL-6。托珠单抗可特异性结合可溶性及膜结合型 IL-6 受体,抑制其介导的信号转导。

【临床应用】与甲氨蝶呤联合可作为中、重度活动性类风湿关节炎的有效治疗方法,对 TNF 拮抗药难治的类风湿关节炎患者能够达到快速持久的临床改善。

【不良反应】

1. 可发生严重输液反应,但发生率低。一旦出现,应进行如下紧急处理:维持气道通畅、吸氧、皮下注射肾上腺素。

2. 长期应用可导致细菌感染、结核感染、肝炎病毒感染及其他感染,如 EB 病毒感染。

【注意事项】

1. 具有肿瘤发生风险,对恶性肿瘤患者不推荐使用托珠单抗治疗。

2. 有消化道溃疡或憩室炎病史的患者应慎用托珠单抗。

3. 长期应用需检查血脂、肝转氨酶、中性粒细胞。对于治疗过程中出现某些剂量相关性实验室参数改变,推荐将 8mg/kg 剂量降至 4mg/kg。

4. 其他注意事项包括:

(1)建议在进行大型外科手术前至少 14 天停用托珠单抗。

(2)不推荐使用活疫苗。

(3)在整个妊娠期间不推荐使用托珠单抗。

(十六) Sarilumab(商品名 Kevzara)

Sarilumab 是新一代针对 IL-6 受体的单克隆抗体药物,2017 年在美国、澳大利亚、欧美等地区上市。

【药理作用】Sarilumab 与可溶性和膜结合型 IL-6 受体结合,并通过这些受体抑制 IL-6 介导的信号转导,从而抑制免疫反应。

【临床应用】用于对一种或多种生物制品或非生物制品疾病调节性抗风湿药物不充分响应或不耐受的中度至重度活动性类风湿关节炎成人患者。

【不良反应】最常见的不良反应是中性粒细胞减少、谷丙转氨酶升高、注射部位红斑、上呼吸道感染和尿路感染。其他不良反应包括脂质异常、胃肠道穿孔、免疫抑制、过敏反应、严重感染。

(十七) 苏金单抗

苏金单抗(secukinumab)是一种重组、高亲和性、全人源免疫球蛋白 G1κ 单克隆抗体。

【药理作用】IL-17A 是一种自然产生的免疫因子,参与正常的炎症和免疫反应。苏金单抗可选择性地与 IL-17A 结合从而中和 IL-17A 的作用。

【临床应用】用于银屑病的治疗。

【不良反应】

1. **感染** 在有慢性感染或复发性感染病史的患者中慎用。如发生严重感染,终止使用。

2. **结核** 开始用药治疗前,评价结核感染。

3. **克罗恩病** 对活动性克罗恩病患者应慎用,苏金单抗可能会加重克罗恩病。

4. **过敏反应** 如发生过敏反应,立即终止使用,并对症适当治疗。

5. **疫苗接种** 用药期间不接种活疫苗。

(十八) Ixekizumab

Ixekizumab 为新上市的第二种 IL-17A 单克隆抗体药物。

【药理作用】Ixekizumab 可选择性地与 IL-17A 受体相互作用,抑制促炎细胞因子和趋化因子的释放。

【临床应用】适合全身治疗或光疗的成人中至重度斑块型银屑病的治疗及成人活动性银屑病关节炎的治疗,还可用于强直性脊柱炎的治疗。

【不良反应】

1. **血液学和肿瘤学反应** 中性粒细胞减少,血小板减少症。

2. **感染** 包括上呼吸道感染、口腔感染、再发感染。

3. **局部反应** 注射部位反应,最常见的是红斑和疼痛。

4. **皮肤反应** 癣。

5. **胃肠道反应**　恶心。

6. **其他不良反应**　过敏反应、血管性水肿、结膜炎、克罗恩病、流感、口腔念珠菌病、鼻炎、严重感染（维持期）、溃疡性结肠炎、荨麻疹。

（十九）阿仑单抗

阿仑单抗（alemtuzumab）是第一个对烷化剂或氟达拉滨治疗无效的患者仍具有显著疗效的药物。

【药理作用】CD52 是一个存在于 B、T 淋巴细胞表面的抗原，在大多数单核细胞、巨噬细胞、NK 细胞和粒细胞亚群中存在。阿仑单抗可与 B、T 淋巴细胞表面的抗体结合，导致抗体依赖性的细胞毒性和补体介导的细胞裂解。

【临床应用】用于多发性硬化症的治疗。

【不良反应】

1. **血细胞减少**　在治疗期间每周监测全血细胞计数及血小板计数，治疗后监测 CD4 计数直到恢复至 ≥ 200 个 /μl；自身免疫性出血或重度出血不良反应患者应永久停药。

2. **感染**　可能诱发严重的或持续性的淋巴细胞减少以及增加感染风险，若出现严重感染，暂停用药直到感染症状消失；在用药期间避免注射活体疫苗。

3. **其他不良反应**　包括恶心、呕吐、腹泻、失眠。

（二十）Tildrakizumab

Tildrakizumab 是印度太阳药业有限公司生产的单克隆抗体药物，2018 年在美国、澳大利亚等国家上市。

【药理作用】Tildrakizumab 能够选择性地结合 IL-23 的 p19 亚基并抑制其与 IL-23 受体的相互作用，进而抑制促炎细胞因子和趋化因子的释放。

【临床应用】Tildrakizumab 适用于成人中至重度斑块性银屑病，可进行皮下注射和静脉注射。

【不良反应】

1. 最常见不良反应为上呼吸道感染、注射部位反应和腹泻。

2. 在临床试验中，经 Tildrakizumab 治疗的受试者中有发生血管水肿和荨麻疹。若发生严重超敏性反应，立即终止 Tildrakizumab，开始适当治疗。

3. Tildrakizumab 可能增加感染的风险。

（二十一）阿巴西普

阿巴西普（abatacept）为一种可溶性细胞毒性 T 细胞抗原 -4 和 IgG Fc 段的融合蛋白（CTLA-4-Ig），可抑制 T 细胞协同刺激信号。

【体内过程】阿巴西普在类风湿关节炎患者和健康人体内的药动学特征相似，类风湿关节炎患者给予 10mg/kg 阿巴西普静脉注射后，血浆峰浓度（C_{max}）为 295mg/ml，半衰期为 13.1 天。在类风湿关节炎患者中，多次静脉输液后（2~10mg/kg 剂量范围内），阿巴西普的药动学表现为 C_{max} 和血药浓度 - 时间曲线下面积（AUC）的成比例增加。阿巴西普剂量为 10mg/kg 时，血清浓度在第 60 天达到稳定状态，平均谷浓度为 24mg/ml。随着患者体重增加，阿巴西普在体内清除率增强，然而年龄、性别及其他免疫调节药物（甲氨蝶呤、非甾体抗炎药、糖皮质激素等）对药物清除率无影响。

【药理作用】阿巴西普是一种选择性共刺激调节剂，通过与抗原呈递细胞（antigen presenting cell，APC）上的 CD80 和 CD86 结合来抑制 T 细胞的激活，从而阻断 APC 和 T 细胞之间所需的 CD28 相互作用。

【临床应用】

1. 治疗中度至重度活动性多关节型幼年特发性关节炎,可作为单一疗法或与甲氨蝶呤联合使用。

2. 适用于成人银屑病关节炎(PsA)的治疗。

3. 治疗中度至重度活动性成人类风湿关节炎,可作为单一疗法或与其他 DMARD 联合使用。

【不良反应】

1. 慢性阻塞性肺疾病患者发生慢性阻塞性肺疾病相关不良反应的概率增加(慢性阻塞性肺疾病加重、咳嗽、呼吸困难、肺炎等)。

2. 其他不良反应包括:头痛、恶心、鼻咽炎、上呼吸道感染、高血压、皮疹、消化不良、腹痛腹泻、严重感染、尿路感染、单纯疱疹感染、流感、注射部位反应、肢体疼痛、咳嗽、支气管炎、肺炎、鼻炎、鼻窦炎等。

【注意事项】不能与 anakinra 或肿瘤坏死因子拮抗剂联合使用。

(二十二)依他西脱

依他西脱(etanercept)是由肿瘤坏死因子(tumor necrosis factor,TNF)受体 p75 蛋白的膜外区与人 IgG 的 Fc 段融合构成的二聚体。依他西脱与血清中可溶性 TNF-α 和 TNF-β 有较高的亲和力,可结合 TNF-α 和 TNF-β,并由此阻断二者与细胞表面的 TNF 受体的结合,抑制由 TNF 受体介导的异常免疫反应及炎症过程。依他西脱含 934 个氨基酸,相对分子量为 1.5×10^5,半衰期较长,为 115 小时。皮下注射 10~25mg,每周 2 次,主要用于治疗类风湿关节炎。不良反应主要是局部注射的刺激反应,其他仍有待于进一步观察。

三、免疫增强剂概述

免疫增强剂(immunoenhancer)是指单独或同时与抗原使用时能增强机体免疫应答的物质,主要用于免疫缺陷病和慢性感染性疾病,也常作为肿瘤的辅助治疗药物。随着人们对疾病治疗观念的转变,治疗的重点已经由直接杀伤外源性病原体转向调整生物机体自身功能,因而免疫增强剂也称免疫调节剂,在医学中的应用引起了广泛的关注。免疫增强剂种类繁多,包括提高巨噬细胞吞噬功能的药物如卡介苗等,提高细胞免疫功能的药物有左旋咪唑、转移因子及其他免疫核糖核酸、胸腺素等,提高体液免疫功能的药物有丙种球蛋白等。

四、常用的免疫增强剂

(一)免疫佐剂

卡介苗(bacille calmette-guérin,BCG)是牛型结核分枝杆菌的减毒活菌苗,为非特异性免疫增强剂。

【药理作用】具有免疫佐剂作用,即增强与其合用的各种抗原的免疫原性,加速诱导免疫应答,提高细胞和体液免疫水平。BCG 能增强巨噬细胞的吞噬功能,促进 IL-1 产生,促进 T 细胞增殖,增强抗体反应和抗体依赖性淋巴细胞介导的细胞毒性,增强天然杀伤细胞的活性。给动物预先或早期应用 BCG,可阻止自发、诱发或移植肿瘤的生长,致部分肿瘤消退,其抗癌作用机制尚未阐明。

【临床应用】除用于预防结核病外,主要用于肿瘤的辅助治疗,如白血病、黑色素瘤和肺癌。近年来,BCG 也用于膀胱癌术后灌洗,可预防肿瘤复发。

【不良反应】接种部位红肿、溃疡形成、过敏反应。瘤内注射偶见过敏性休克,甚至死亡。剂量过大可降低免疫功能,甚至可促进肿瘤生长。

（二）干扰素

干扰素(interferon,INF)是一种可诱导的分泌型糖蛋白,主要分为 INF-α、INF-β、INF-γ,是免疫系统产生的细胞因子。现已可采用 DNA 重组技术生产重组人干扰素。

【体内过程】口服均不吸收。肌内或皮下注射,INF-α 的吸收率在 80% 以上,而 INF-β 和 INF-γ 的吸收率较低。一般在注射后 4~8 小时达血药浓度峰值。INF-γ 吸收不稳定,全身给药后,可再分布至呼吸道分泌物、脑脊液、眼和脑;INF-α、INF-β、INF-γ 的血浆消除半衰期分别为 2、1、0.5 小时,主要在肝和肾发生生物转化。

【药理作用】INF 具有抗病毒、抗肿瘤和免疫调节作用。INF-α 和 INF-β 的抗病毒作用强于 INF-γ。INF-γ 具有免疫调节作用,能活化巨噬细胞,表达组织相容性抗原,介导局部炎症反应。

【临床应用】INF 对感冒、乙型肝炎、带状疱疹和腺病毒性角膜炎等感染有预防作用。已试用于人肿瘤的治疗,对成骨肉瘤患者的疗效较好,对其他肿瘤(如多发性骨髓瘤、乳腺癌、肝癌、肺癌、各种白血病)也具有一定的临床辅助疗效,可改善患者的血象和全身症状。

【不良反应】主要有发热、流感样症状及神经系统症状(嗜睡、精神紊乱)、皮疹、肝功能损害。大剂量可致可逆性白细胞和血小板减少等。5% 的患者用后产生抗 INF 抗体,原因不明。

（三）白细胞介素 -2

白细胞介素 -2(interleukin-2,IL-2),也称 T 细胞生长因子,系辅助性 T 细胞(helper T cell,Th 细胞)产生的细胞因子,现已能够应用基因工程生产,称人重组白细胞介素 -2。

【药理作用】与反应细胞的 IL-2 受体结合后,可诱导 Th 细胞和杀伤 T 细胞(killer T cell,Tc 细胞)增殖;激活 B 细胞产生抗体,活化巨噬细胞;增强自然杀伤细胞(nature killer cell,NK 细胞)和淋巴因子激活的杀伤细胞(lymphokine-activated killer cell,LAK 细胞)的活性,诱导干扰素的产生。

【临床应用】临床主要用于治疗恶性黑色素瘤、肾细胞癌、霍奇金淋巴瘤等,可控制肿瘤发展,减小肿瘤体积及延长生存时间。本品尚可与抗艾滋病药物合用治疗艾滋病,使患者的卡氏肉瘤缩小,并暂时增加 Th 细胞的绝对数,使部分患者的迟发型过敏反应增至正常水平。

【不良反应】较为常见。全身性不良反应如发热、寒战,胃肠道不良反应如厌食、恶心、呕吐等,皮肤反应如弥漫性红斑,此外尚有心肺反应、肾脏反应、血液系统反应及神经系统症状等。

（四）左旋咪唑

左旋咪唑(levamisole,LMS)系一种口服有效的免疫调节药物,属于合成噻唑类化合物的衍生物。

【体内过程】易从消化道吸收,主要在肝内代谢,经肾排泄的原型药物不到口服量的 5%。本品及其代谢物的消除半衰期分别为 4 小时和 16 小时。但单剂量的免疫药理作用往往可持续 5~7 天,故目前常用每周一日的治疗方案。

【药理作用】对正常人和动物几乎不影响抗体的产生,但对免疫功能低下者,可促进抗体生成。可使低下的细胞免疫功能恢复正常,如增强或恢复免疫功能低下或缺陷者的迟发型皮肤过敏反应,促进植物血凝素(phytohemagglutinin,PHA)诱导的淋巴细胞增殖反应等;还能增强巨噬细胞的趋化和吞噬功能。其机制可能与提高淋巴细胞内环鸟苷酸（cyclic guanylic acid，cGMP）水平，降低环腺苷酸（cyclic adenylic acid，cAMP）水平有关。

【临床应用】 主要用于免疫功能低下者恢复免疫功能，可增强机体抗病能力。与抗癌药合用治疗肿瘤，可巩固疗效，减少复发或转移，延长缓解期。可改善多种自身免疫性疾病如类风湿关节炎、系统性红斑狼疮等免疫功能异常症状。

【不良反应】 主要有恶心、呕吐、腹痛等，少数有发热、头痛、乏力等现象，偶见有肝功能异常、白细胞及血小板减少等。

（五）转移因子

转移因子（transfer factor，TF）是从健康人白细胞中提取的一种多核苷酸和低分子量多肽，无抗原性。可以将供体的细胞免疫信息转移给未致敏受体，使之获得供体样的特异和非特异的细胞免疫功能，其作用可持续六个月，本品可起佐剂作用。但不转移体液免疫，不起抗体作用。临床用于先天性和获得性免疫缺陷病如胸腺发育不全、免疫性血小板减少性紫癜以及某些抗生素难以控制的病毒性和真菌感染，对恶性肿瘤可作为辅助治疗。其不良反应较少，少数患者可出现皮疹，注射部位产生疼痛。

（六）胸腺素

胸腺素（thymosin）是从胸腺分离的一组活性多肽，少数已提纯，现已成功采用基因工程方法进行生物合成。可诱导 T 细胞分化成熟，还可调节成熟 T 细胞的多种功能，影响胸腺依赖性免疫应答反应。用于治疗胸腺依赖性免疫缺陷病（包括艾滋病）、肿瘤及某些自身免疫性疾病和病毒感染。少数出现过敏反应。

（七）异丙肌苷

异丙肌苷（isoprinosine）为肌苷与乙酰基苯甲酸和二甲胺基异丙醇酯以 1∶3∶3 组成的复合物。具有免疫增强作用，可诱导 T 细胞分化成熟，并增强其功能；增强单核巨噬细胞和 NK 细胞的活性，促进 IL-1、IL-2 和干扰素的产生，恢复低下的免疫功能；对 B 细胞无直接作用，但可增加 T 细胞依赖性抗原的抗体产生。此外，兼有抗病毒作用。临床用于急性病毒性脑炎和带状疱疹等病毒性感染及某些自身免疫性疾病，还可用于肿瘤的辅助治疗、改善艾滋病患者的免疫功能。不良反应少，安全范围较大。

（八）免疫核糖核酸

免疫核糖核酸（immunogenic RNA，iRNA）是动物经抗原免疫后从其免疫活性细胞，如脾细胞、淋巴结细胞中提取的核糖核酸，作用类似于转移因子，可以传递对某抗原的特异免疫活力，使未致敏的淋巴细胞转为免疫活性细胞，传递细胞免疫和体液免疫。核苷酸是维持机体正常免疫功能的必需营养成分，当机体缺乏核苷酸时，免疫细胞的数量减少，免疫细胞的活性下降；当给机体补充外源性核苷酸时，不仅可以恢复免疫细胞的功能，增强机体的免疫功能，有助于维持细胞免疫和体液免疫应答，而且还能部分解除免疫抑制。免疫核糖核酸的免疫调节机制包括能特异性诱导巨噬细胞移动抑制因子（macrophage migration inhibition factor，MIF）、集落刺激因子（colony stimulating factor，CSF）、IFN-γ 等淋巴因子的产生，激活 NK 细胞、T 淋巴细胞及 B 淋巴细胞的活性，协助大颗粒淋巴细胞（large granular lymphocyte，LGL）增强 NK 细胞的活性，提高机体的免疫功能。临床用途与转移因子相似，主要用于恶性肿瘤的辅助治疗,试用于流行性乙脑和病毒性肝炎的治疗。

第三节　影响免疫功能药物的研发史

一、免疫抑制剂

中国古代,素有以中药汤药治疗风湿的历史,东汉著名医学家张仲景所著《金匮要略》即记载使用白虎加桂枝汤和乌头汤治疗风湿疾病。白虎加桂枝汤以知母、炙甘草、生石膏、粳米、桂枝等熬制汤剂,具有治疗温疟,其脉如平,身无寒但热,骨节疼烦等病症。乌头汤以麻黄、芍药、黄芪、炙甘草各、川乌等几味药煎制而成,具有温经祛寒、除湿解痛的作用。目前,在国内,中药治疗风湿仍具有广泛的应用。现代中药药理研究还发现上述药方中的桂枝、芍药、炙甘草等中药材的有效成分均有免疫抑制作用。

中国民间很早就开始应用雷公藤治疗风湿病,虽然疗效较好,但其毒性较大。20世纪60年代,国内各研究机构便开始进行雷公藤制剂及其药理毒性的研究。雷公藤及其提取物的成分复杂,迄今已从雷公藤中提取分离出80余种成分,包括生物碱、二萜类、三萜类、倍半萜、苷类、糖类、有机酸和卫矛醇等。目前已证实其有效抗炎及免疫抑制活性成分为环氧二萜内酯化合物,包括雷公藤内酯醇、雷公藤氯内酯醇、雷公藤内酯二醇、雷公藤内酯、16-羟基雷公藤内酯醇、雷公藤内酯三醇等。雷公藤内酯醇、雷公藤氯内酯醇是其中抗炎、抗免疫活性较强的两个单体。雷公藤制剂有雷公藤片、雷诺酯片、雷公藤多苷片等,均以雷公藤植株为原料采用提取法制备。随后,开发的中药制剂还有白芍总苷、青藤碱等药物制剂。

自1855年以来人们一直在研究肾上腺皮质激素的生理作用和临床应用,1927年英国科学家罗格夫和斯特沃特用肾上腺匀浆提取物为切除肾上腺的狗进行静脉注射使之存活,证明了肾上腺皮质激素的存在,有人根据这个实验推测,提取物的生物活性是由单个物质引起的,但后来人们从提取物中分离出来47种化合物,其中就包括内源性糖皮质激素氢化可的松和可的松。可的松发现后不久,Hench等即证实其具有治疗风湿性关节炎的作用,自此糖皮质激素成为第一个真正意义的免疫抑制剂登上了历史的舞台,其在风湿免疫疾病、器官移植排斥反应的预防和治疗中发挥重要作用。20世纪早期,化学结构分析和化学工业还比较落后,糖皮质激素的制备主要靠从动物内脏匀浆中提取,生产成本很高。后来随着甾体化学和有机合成的发展,甾体类激素已可以由最简单的有机化合物合成。在合成氢化可的松的基础上人们继续研究糖皮质激素的结构优化,人们从一个肾癌患者的尿液中提取出一种具有16α-羟基的甾体化合物曲安西龙,发现它具有很好的糖皮质激素的作用,同时又不像氢化可的松那样会引起钠潴留。通过对氢化可的松的体内代谢过程进行研究,1958年人们又发现了具有更好稳定性、更好抗炎活性和更低钠潴留的地塞米松。在地塞米松的基础上人们又通过向甾体母环上引入甲基、卤素等结构,陆续开发出了倍他米松、倍氯米松、氟轻松等药物。

第一个化学合成的免疫抑制剂为环磷酰胺,该药物是烷基化化合物,其发现是基于第二次世界大战时期对芥子气的研究。1954年,环磷酰胺首次被美国FDA批准作为一种标准的抗癌药上市,随后广泛用于霍奇金病、淋巴瘤、白血病、乳腺癌、卵巢癌等多种肿瘤的治疗。进入 20 世纪 60 年代,研究发现环磷酰胺可抑制抗体的产生,随后该药被用于骨髓移植以及生殖性狼疮性肾炎的治疗。20 世纪 40 年代,另一个重要的发现就是叶酸拮抗药甲氨蝶呤以及后来的腺嘌呤代谢抑制物 6- 硫唑和巯嘌呤。这类药物一开始用于白血病的治疗,随后发现这类药物具有重要的免疫抑制作用,用于痛风、类风湿关节炎以及器官移植后的免疫排异反应。环孢素是 1976 年 Borel 等从土壤真菌中分离出来的环状 11 肽抗生素。Kronke 等于 1984 年发现环孢素可抑制活化 T 细胞 IL-2 基因表达,随后还发现环孢素与细胞内一类特定的蛋白质亲环素结合形成复合物后可抑制钙调磷酸酶(calcineurin,CaN)的活性。环孢素被证实具有强大的免疫抑制作用,可以用于器官移植,防止排异反应;还可适用于治疗其他药物无效的难治性自身免疫性疾病如类风湿关节炎、系统性红斑狼疮、银屑病、皮肌炎等。随着免疫药理学的发展,其他的一些免疫抑制药物如他克莫司、霉酚酸酯、来氟米特等相继被开发出来用于防止器官免疫排异或风湿免疫性疾病的治疗。

1997 年美国 FDA 批准嵌合抗体利妥昔单抗(美罗华)上市,单抗药物的发展得到了极大的改善。利妥昔单抗主要用于非霍奇金淋巴瘤、CD20 阳性慢性淋巴细胞白血病,此外还发现其可用于治疗 TNF 单克隆抗体疗效不佳的类风湿关节炎患者。2002 年,全球第一个全人源单克隆抗体被美国 FDA 批准上市,它就是现在大名鼎鼎的阿达木单抗,是目前全球所有药物中最畅销的生物药物之一。随后,一系列的针对免疫分子和炎症因子的单克隆药物相继上市,并应用于炎症免疫性疾病的治疗。

二、免疫增强剂

免疫增强剂也称免疫佐剂,是一类通过非特异性途径提高机体对抗原或微生物特异性反应的物质,主要分为微生物来源的药物、人或动物免疫系统的产物、化学合成的药物、真菌多糖类以及中药来源的药物等。1925 年,法国免疫学家兼兽医 Gaston Ramon 发现在疫苗中加入某些与之无关的物质可以特异地增强机体对白喉和破伤风毒素的抵抗反应,证实了免疫增强剂的存在。20 世纪 40 年代,Pillemer 博士首次发现并报道酵母细胞壁有一种物质具有提高免疫力的作用。之后,经过图伦大学 Diluzio 博士进一步研究发现,酵母细胞壁中提高免疫力的物质是一种多糖(β- 葡聚糖),并从面包酵母中分离出这种物质。β- 葡聚糖能使受伤机体淋巴细胞产生细胞因子(IL-1)的能力迅速恢复正常,有效调节机体的免疫功能。大量实验表明,β- 葡聚糖可促进体内 IgM 抗体产生,以提高体液免疫能力。这种葡聚糖活化细胞会激发宿主非专一性防御机制,故在肿瘤、感染病与治疗创伤方面深受瞩目。

香菇多糖也是一类重要的免疫增强剂,其研究开始于 20 世纪 60 年代,1968 年日本科学家千原吴郎首先利用热水从香菇子实体中浸提出 6 种多糖成分,此后香菇多糖的活性成分不断地被发现,临床与药理研究表明,香菇多糖具有抗病毒、抗肿瘤、调节免疫功能和刺激干扰素形成等作用。目前,我国已有多种香菇多糖的口服和注射制剂用于肿瘤及感染性疾病的辅助用药。除了香菇多糖外,还有一些中药活性成分如云芝多糖、黄芪多糖、姜黄素等不断被开发出来。另一方面,在 1971 年,化学合成的驱虫药左旋咪唑被发现具有免疫调节活性,其能够调节或恢复有缺陷的细胞免疫功能以及受到抑制的细胞的免疫功能,可用于免疫功能有缺陷的患者的慢性感染、慢性炎症。

卡介苗是第一个用于人类疾病免疫的微生物来源的免疫增强剂,1908 年爱伯特·卡脉特得到了毒力弱化的牛型结核分枝杆菌,并开始接种到动物体内进行研究,经过了13年的努力,卡脉特终于有把握将毒性弱化为零的杆菌注入结核病的婴儿体内,该婴儿最终健康长大。据统计,1928年,仅在法国就有5万多名新生儿接种这种疫苗。目前,该疫苗也是我国新生儿必须接种的药物,除了用于预防结核病,还用于肿瘤的辅助治疗,尤其近年来,用于膀胱癌术后灌洗,预防肿瘤复发。

随着基因工程技术的飞速发展,干扰素、白细胞介素、转移因子、胸腺素等生物制剂相继被开发出来以增强人体免疫功能。此外,免疫核糖核酸近年来也受到医学界的关注,免疫核糖核酸是动物体内或人白细胞中提取的一种具有转移免疫性功能的生物大分子,是一种重要的免疫触发剂或免疫调节剂。1967年Alexander通过用肉瘤免疫绵羊制取的淋巴细胞核糖核酸对大鼠进行实验,发现核糖核酸能抑制大鼠同一肿瘤的生长,甚至消除,首次证实了免疫核糖核酸能传递免疫信息。1982年林单坤等人把从免疫羊肝中提取得到的免疫核糖核酸做成制剂注入体内,发现对肿瘤有明显的疗效并能提高机体的免疫功能,而且未出现不良的副作用,从脾脏中提取得到的免疫核糖核酸直接制成针剂注入体内,可激活人体T细胞及B细胞的活性,同样有提高人体免疫功能的作用。免疫核糖核酸对于一些与人体免疫功能下降有关的疾病(如慢性支气管炎、哮喘、慢性乙型肝炎等)和恶性肿瘤(如胃癌、乳腺癌、大肠癌、鼻咽癌、肺癌等)有显著的疗效。虽然免疫核糖核酸在国内外都已经用于临床治疗,但是其药理机制、生产工艺及活性测定等仍需进一步明确。

第四节　常用的风湿免疫性疾病模型和研究方法

一、类风湿关节炎动物模型

类风湿关节炎(rheumatoid arthritis,RA)是一种以侵蚀性关节炎为主要表现的全身性自身免疫病,女性发病较多。RA控制不佳可致残,因此研究本病的发病机制,探索控制或延缓病情进展的治疗方法,对提高患者的生活质量具有重要作用。然而如何复制出接近RA的动物模型一直成为困扰风湿免疫疾病研究者的难题,寻找与RA发病机制更为接近的动物模型对研究疾病潜在病理、药物发现和疗效验证具有重要意义。综合近年来的研究,RA动物模型主要有胶原诱导性关节炎(collagen-induced arthritis,CIA)模型和佐剂性关节炎(adjuvant arthritis,AA)模型,此外,还有胶原抗体诱导性关节炎(collagen antibody induced arthritis,CAIA)模型、降植烷诱导的关节炎(pristane induced arthritis,PIA)模型、重症联合免疫缺陷病(severe combined immunodeficiency,SCID)小鼠模型和卵清蛋白(ovalbumin,OVA)诱导的兔RA模型等。

(一)胶原诱导性关节炎模型

胶原诱导性关节炎模型是1977年由Trentham研究团队构建的免疫性炎症关节炎模型,以多发性的四肢末端关节炎为主要临床表现。CIA发病是由T细胞诱导的免疫反应激活、炎性因子释放、Ⅱ型胶原抗体产生等环节共同决定的。该法是用双蒸水将冰醋酸稀释成0.01mol/L,用0.2μm微孔膜过滤除菌,在4℃保存过夜。用2.5ml冰醋酸稀释10mg牛Ⅱ型胶原,制成终质量分数为4mg/ml的溶液。用锡箔纸保存避光,在4℃环境下完全溶解过夜。使用时根据动物数量与完全弗氏佐剂按1:1比例混合,在

0 天时鼠尾根部皮内注射,每只 DBA/1 小鼠给予 0.1ml 乳剂,21 天后加强免疫(与不完全弗氏佐剂等比混合),建立 CIA 模型。此外,C57BL/6 小鼠需使用鸡 II 型胶原。运用 CIA 造模,30 天后出现炎症高峰,表现为实验动物双侧足爪肿胀明显,可累及前爪,造模时间与疾病进行性加重呈正相关。该模型的优势是免疫学过程和关节表现与人类具有较高的一致性。

(二)佐剂性关节炎模型

该模型又称弗氏佐剂关节炎模型,是一种使用广泛的风湿性关节炎动物模型,可用于预测许多药物对 RA 的临床疗效。致病原理主要是基于抗原模拟机制,位于结核杆菌上的某个蛋白分子在结构上与关节滑膜上的某个糖蛋白分子相似,由此形成的抗体可诱发针对关节的免疫反应。该模型的造模方法是将热灭活的结核分枝杆菌混悬于 0.1ml 弗氏完全佐剂,以 0.1ml 剂量皮下注射 6 周龄 Lewis 大鼠。该诱导模型表现为致炎 18 小时后出现足肿胀,通常于造模后 2~3 周内达炎症高峰,随后有自愈倾向,继发病变一般出现于 10 天左右,20 天左右达高峰。虽然所有的大鼠发病过程相似,但它们的炎症表现不尽相同,这为探索初期炎症的严重程度和关节功能之间的联系提供了机会。该模型中早期炎症反应的部位常出现在造模对侧和前爪,呈进行性加重,活动不便,耳和尾部出现类风湿结节,实验动物体质量下降,特别是继发性自身免疫性肿胀,这些表现与人 RA 表现相近,提示 AA 模型大鼠与 RA 患者在关节肿胀方面具有相似性。AA 模型具有发病迅速的特点,病程具有自限性,缺乏慢性改变过程,造模 43 天后病理改变基本恢复正常。

(三)胶原抗体诱导性关节炎模型

早在 1998 年,人们就在运用胶原抗体诱导 RA 的 CAIA 模型。此模型适用于 BALB/C 小鼠、DBA/1 小鼠,而 C57BL/6 小鼠模型反应性低。此模型是研究 RA 发病机制和治疗药物筛选的理想模型。该法选择 8 周龄雄性 DBA/1 小鼠,在 0 天时腹膜腔注射鼠单克隆 II 型胶原抗体,每只 10mg/ml,3 天后,腹膜腔注射大肠埃希菌脂多糖,每只 500μg/ml。炎症达峰期在 14 天左右,发病率为 83% 左右。该诱导模型的小鼠关节炎症评分通常在第 10 天达高峰,有大量炎性细胞浸润,侵蚀滑膜并破坏软骨。这与 RA 关节病理存在高度一致性。该模型具有发病率高、发病迅速、稳定性高和可重复性好的优势,同时该模型的建立不需要弗氏佐剂的诱导,亦不受主要组织相容性复合体的限制,各种品系的小鼠均可诱导发病,所以该模型的应用范围更广,更适宜于各种干预性药物实验研究。

(四)降植烷诱导的关节炎模型

降植烷(2,6,10,14-四甲基十五烷)是叶绿素分解后的产物,是一种常用的致炎剂,能促进小鼠 B 淋巴细胞瘤的发生,诱导实验小鼠产生狼疮特异性抗体,可表现出明显的系统性红斑狼疮特征。造模时可选择 6~8 周雌性 BALB/C 小鼠,分别于 0、9、18 周尾根部皮下注射 0.5ml 降植烷,21 周时实验小鼠表现出明显的关节炎症状,发病率为 73.7%,炎症达峰期为 8~13 天。该诱导模型的小鼠关节滑膜有大量炎性细胞浸润,以单核细胞和中性粒细胞为主,滑膜增生,有血管翳形成,软骨和骨组织破坏明显,与人 RA 病理表现类似。此外,还可选择近交系 DA、E3 及 LEW 大鼠,采用尾部皮下注射 0.15ml 降植烷,2~3 周可出现关节炎改变。

降植烷是一种非免疫原性佐剂,主要通过免疫系统的非特异性刺激引起自身反应性 T 淋巴细胞活化,而非影响 T 细胞或 B 细胞特异性识别。降植烷所致急性关节炎症,在短暂的急性炎症期后随即进入慢性进展和反复发作阶段,表现为一个较长的慢性迁延期。因此,该法在免疫学特征方面更类似于

RA 患者,更适于 RA 病理机制的研究。

（五）重症联合免疫缺陷病模型

SCID 小鼠由于其免疫缺陷的特点,可用于建立人鼠嵌合模型。近年来研究发现,植入 SCID 小鼠背部的 RA 滑膜能维持其特征 12 周以上,可用于研究发病机制,特别是用于研究新药的疗效和机制,并可作为人源化 RA 模型。该模型需使用 4~8 周龄天然免疫及适应性免疫均缺乏的 SCID-NOD 小鼠,无菌条件下麻醉小鼠,在其背部正中做一切口,取一大小约 0.1~0.2cm³ 的人 RA 滑膜组织植入其皮下,植入物需避开切口。移植后第 3、6 或 12 周又可将移植物取出冻存于冰箱,以备后用。个别学者在滑膜植入期间,配合使用荧光染料标记的人外周血淋巴细胞鼠尾静脉输注,以提高成模率。实验证明,在第 3 周和 12 周时 RA-SCID 小鼠血清中可检测到人 IL-6 和免疫球蛋白。该 RA-SCID 诱导模型小鼠血清中炎症因子 TNF-α 水平显著升高,RA 组织滑膜增生、软骨侵蚀和软骨降解过程与人 RA 病理非常类似。由于动物模型与人的种属差异是研究中一个重要影响因素,RA-SCID 小鼠作为人源化滑膜侵蚀模型,在探讨 RA 病理机制特别是软骨破坏及治疗方面可能有明显优势。

（六）卵清蛋白模型

卵清蛋白诱导模型首次出现在 1962 年,其机制在于以抗原的形式刺激关节腔出现抗体,持续形成抗原 - 抗体 - 补体(C3)复合物,募集大量的淋巴细胞、单核巨噬细胞、中性粒细胞,从而引起局部的炎症反应,刺激滑膜产生血管翳,导致关节破坏。此法将 20mg/ml 的卵清蛋白乳剂于兔肩胛间区进行皮内注射,每次选 5 个部位,每周 1 次,连续 3 次,进行基础致敏。28 天后在胫骨结节最高点与髌骨下缘连线之中点的髌韧带两侧,以质量分数为 10mg/ml 的鸡卵清蛋白乳剂双膝各注射 1ml 加强免疫。该模型造模 4 周后即可出现明显的关节肿胀、僵硬,活动受限,不能负重,甚至关节变形。该方法廉价且易于复制,模型成功率可高达 100%,适合较大规模的饲养与造模,同时本模型血清学、病理学改变均接近人 RA。

二、系统性红斑狼疮动物模型

系统性红斑狼疮(systemic lupus erythematosus,SLE)是一种复杂的自身免疫性疾病,多见于育龄女性,其病因尚不十分明确,推测可能与遗传因素和环境因素共同作用所引起的机体免疫功能紊乱有关。该疾病病程反复,涉及全身各个系统,最易受累的是肾脏,患者血清中产生多种自身抗体,主要以抗核抗体(antinuclear antibody,ANA)、双链脱氧核糖核酸(double stranded deoxyribonucleic acid,dsDNA)抗体、单链脱氧核糖核酸(single-stranded DNA,ssDNA)抗体为代表。目前国内外研究的 SLE 模型主要分为两种,即自发性、诱导性小鼠红斑狼疮模型。自发性小鼠模型具有良好的遗传背景及遗传稳定性,在探究遗传因素对 SLE 的影响中意义重大;人工诱导性小鼠实验周期短,大部分小鼠在诱发 SLE 后 5 个月左右死亡。

（一）自发性小鼠 SLE 模型

1. NZB 与 NZW 杂交小鼠和 BXSB 小鼠　1963 年 Helyer 在 NZB 鼠与 NZW 鼠的杂交一代中发现可自发地出现与人类狼疮性肾炎相似的改变,其亲代任一方均不发生病变。此模型小鼠 4~5 月龄左右发病,5~6 月龄会出现明显的肾小球肾炎症状,10~12 月龄则发展为严重狼疮,常出现肾衰竭乃至死亡;此类模型小鼠发病症状与人类相似,因此,该小鼠为 SLE 的经典模型。1976 年 Murphy 和 Roths 相继培育出了新的 MRL 和 BXSB 鼠 SLE 模型,进一步促进了对 SLE 模型的研究;BXSB 鼠为

C57BL6/J 雌性鼠与 SB/Le 雄性鼠杂交获得的子一代雄性鼠,与 SB/Le 回交的子代小鼠可见淋巴组织增殖,此品系小鼠由于雄鼠 Y 染色体的突变基因 Yaa 可加速自身免疫疾病的发生,从而导致雄鼠比雌鼠发病早且病情严重。研究表明 Yaa 小鼠严重依赖 IL-21,且 IL-21 信号对 B 细胞信号转导的所有相关疾病是至关重要的,此特征可作为狼疮的发病机制,其结果显示,在 BXSB 鼠自身免疫中,IL-21 具有促进疾病和抑制疾病的作用。此类模型小鼠平均生存周期为 5 个月,增生性肾小球肾炎是其主要致死原因。通过杂交获得的 SLE 模型的缺点是发病晚,周期长,易受环境因素影响,且实验过程不易控制。

2. MRL/lpr 小鼠 目前国际上常用的 SLE 模型是雌性无特定病原体(specific pathogen free, SPF)级 MRL/lpr 小鼠,亦是最为经典的动物模型,1978 年由 Murphy 等人建立此模型,该鼠是由 LG/J、AKR/J、C3H/HeDi 和 C57BL/6J 品系小鼠复杂交配至第 12 代时产生的。此类小鼠由于缺失 FAS 基因,出现淋巴增生基因,导致 T 细胞死亡率降低,淋巴结肿大,以致自身反应性淋巴细胞不能通过凋亡途径清除,进而产生自身免疫疾病症状,其症状和人类 SLE 十分相似,其特征是产生大量的 ANA、anti-dsRNA、anti-ssDNA 等自身抗体,肾小球肾炎为其致命性因素,发病早,且无性别优势。

(二)诱导性小鼠 SLE 模型

1. 淋巴细胞活性染色质诱导的 SLE 小鼠模型 此方法采用 ConA 活化 BALB/c 小鼠脾淋巴细胞,再根据改良的 Chiu 法提取染色质。将活性染色质于尾根部及背部皮内注射 4 次免疫 BALB/c 小鼠,造模时间为 28 天。该诱导模型小鼠尿蛋白水平升高,肾脏、脾脏的病理发生改变(造模后 60 天肾脏病变较轻,84 天后肾脏病变明显),血清中抗体水平升高,与人 SLE 十分相似。此方法具有造模时间短、造模成功率高的优势。

2. 空肠弯曲菌诱导的 SLE 小鼠模型 空肠弯曲杆菌(campylobacter jejuni,CJ)为人畜共患的食物和水源性病原体,可引发多种疾病。将空肠弯曲杆菌细菌悬液伴等量弗氏完全佐剂(Freund's complete adjuvant,FCA)混匀,取 0.2ml 于 0、15 天于足趾或尾静脉输注 BALB/c 小鼠体内,1 个月后,可出现抗 dsDNA 等自身抗体及多器官的炎症等类似于 SLE 的症状。该诱导方法由我国学者孙兵等于 1991 年首创,其机制可能是细菌外膜蛋白与核抗原之间存在模拟交叉反应,从而引起自身免疫紊乱。空肠弯曲杆菌在诱导过程中是必需的,而 FCA 起重要促进作用。此模型肾脏炎症反应较轻,但其诱导所需时间较短,且产生与 SLE 相似的自身免疫症状,故亦常作为研究 SLE 的实验材料。

3. 烃类化合物诱导的 SLE 模型 多种烃类化合物可以诱导小鼠自身抗体的产生,而降植烷(pristane)是研究较多且最成功的一种。经腹腔注射该物质的小鼠可产生抗 dsDNA、抗 Sm 等多种自身抗体及免疫复合物性肾小球肾炎,具备 SLE 的重要特征。

一次性腹腔注射 0.5ml 降植烷 1 个月后陆续出现各种自身抗体,且出现抗体小鼠的比例及抗体滴度和种类逐渐增多。6 个月后大部分小鼠出现肾脏病变,表现为免疫复合物性肾小球肾炎,典型狼疮病变形成。各品系小鼠均能诱导成功,在 C57BL/10 小鼠中的研究发现,几乎所有模型鼠最终会形成肺毛细血管炎并伴有血管周围多种淋巴细胞浸润,抗中性粒细胞胞质抗体阴性。SJL/J 鼠注射降植烷后 3~6 个月时约半数死亡,存活者有广泛淋巴结增殖,90% 于 12 个月时产生滤泡性 B 细胞淋巴瘤。而 BALB/c 鼠存活至少可达 1 年以上。

降植烷诱导产生的抗体是鼠系非特异性的,但其类别、频率在不同鼠系间存在差别。细菌环境对小鼠狼疮样症状及自身抗体的产生有促进作用。该方法需 6 个月才能诱发大部分小鼠病变形成,所需时间较长,但小鼠产生的病变与人类 SLE 极其相似,且能成功诱导多种非狼疮易感性的小鼠品系,故在化学物质诱导的模型中具有代表性。

4. 脂多糖诱导的 SLE 模型　脂多糖(lipopolysaccharide,LPS)是革兰氏阴性菌细胞外壁的主要成分,是一种多克隆 B 细胞激活剂,作为 Toll 样受体 4(Toll-like receptor 4,TLR4)的配体,一般产生辅助性 T 细胞 I 型免疫反应。给予 BALB/c 等品系小鼠腹腔注射 LPS 50μg,1 周 2 次,2 周后血清即可出现抗 Sm 抗体等多克隆 B 细胞激活的表现,形成肾小球基底膜有 IgM、IgG 和 C3 沉积的免疫复合物性肾小球肾炎。持续诱导至 4~5 周,可基本形成狼疮样病变。BALB/c 小鼠经上述剂量注射 LPS 4 周后,小鼠肾脏形态学上表现较轻的肾小球肾炎,甚至无蛋白尿,继续注射 LPS,其肾脏病变较停止注射的小鼠逐渐减轻甚至消失,该方法诱导的模型肾脏病变较轻微,但诱导方法简便,所需时间短,故多应用于短期研究。

思考题

1. 常见的免疫性疾病有哪些?

2. 固有免疫和适应性免疫有何联系?

3. 糖皮质激素的临床应用有哪些?

4. 糖皮质激素的治疗方案有哪些?

5. 用于抑制器官排异反应的药物有哪些?

6. 治疗类风湿关节炎的化学药物有哪些?

7. 免疫增强剂适用于哪些疾病的治疗?

8. 免疫抑制剂的常用不良反应是哪些?

9. 阿达木单抗的临床应用有哪些?

(李　俊)

参 考 文 献

[1] 李俊. 临床药理学. 6 版. 北京: 人民卫生出版社, 2018.

[2] 杨宝峰. 药理学. 9 版. 北京: 人民卫生出版社, 2018.

[3] SAMY E, WAX S, HUARD B, et al. Targeting BAFF and APRIL in systemic lupus erythematosus and other antibody-associated diseases. Int Rev Immunol, 2017, 26 (1): 3-19.

[4] 赵烨, 刘玺, 王人虞, 等. CD40/CD40L 系统对 B 淋巴细胞的作用研究进展, 2015, 31 (5): 716-719.

[5] BRIGHTBILL H D, SUTO E, BLAQUIERE N, et al. NF-κB inducing kinase is a therapeutic target for systemic lupus erythematosus. Nat Commun, 2018, 9 (1): 179.

[6] 曹雪涛. 医学免疫学. 北京: 人民卫生出版社, 2018.

[7] AGRAWAL B, GUPTA N, KONOWALCHUK J D. MUC1 mucin: a putative regulatory (checkpoint) molecule of T cells. Front Immunol, 2018, 9: 2391.

[8] ALETAHA D, SMOLEN J S. Diagnosis and management of rheumatoid arthritis: a review. JAMA, 2018, 320 (13): 1360-1372.

［9］ DI BATTISTA M, MARCUCCI E, ELEFANTE E, et al. One year in review 2018: systemic lupus erythematosus. Clin Exp Rheumatol, 2018, 36 (5): 763-777.

［10］ 吴岚, 同凯, 张立超, 等. 系统性红斑狼疮动物模型及其发病机制研究进展. 药学实践杂志, 2018, 36 (6): 481-492.

［11］ 吴晶金. 类风湿关节炎动物模型研究进展. 风湿病与关节炎, 2016, 5 (12): 70-73.

第四十章 治疗呼吸系统疾病的药物

呼吸系统原发性疾病种类繁多,包括上呼吸道感染、支气管炎、肺炎、支气管哮喘、慢性阻塞性肺疾病、肺源性心脏病、肺纤维化、支气管扩张、肺肿瘤、肺寄生虫病等。其中,咳、痰、喘和呼吸困难是呼吸系统疾病最常见的症状,起因于各种原发疾病。呼吸系统疾病中支气管哮喘(asthma,也称哮喘)和慢性阻塞性肺疾病(chronic obstructive pulmonary disease,COPD)是最常见的慢性气道疾病,炎症是哮喘和慢性阻塞性肺疾病发病的根本原因。因此,抗炎治疗是哮喘和慢性阻塞性肺疾病最根本的治疗,而扩张支气管是主要的症状治疗。本章主要介绍哮喘和慢性阻塞性肺疾病治疗药物的历史、现状和进展。

第一节 哮喘和慢性阻塞性肺疾病的概况

一、哮喘的概况

(一)哮喘的流行病学

支气管哮喘以慢性气道炎症、气道重构和气道高反应性为特征,临床上表现为反复发作的喘息、胸闷、气急、咳嗽等症状,常在夜间和/或清晨发作、加剧,伴有可变的气流受限。近年来,哮喘的发病率在全球有逐年增长的趋势。目前,全球哮喘患者至少有 3 亿,而中国哮喘患者约有 3 000 万。亚洲地区哮喘流行病学调查显示,亚洲成人哮喘患病率为 0.7%~11.9%,平均不超过 5%,近年来亚洲地区平均哮喘患病率也呈上升趋势。中国的哮喘患病率同样也逐年上升,2010 年在中国 7 个地区的 8 个省市进行"全国支气管哮喘患病情况及相关危险因素流行病学调查",采用多级随机整群抽样入户问卷调查,共调查了 14 岁以上 164 215 人,结果显示 14 岁以上人群中哮喘患病率为 1.24%。另外,有研究表明中国轻度哮喘占全部哮喘患者的 75% 左右,而轻度哮喘同样会影响患者生命质量,导致活动受限或者误工。

(二)哮喘的病因

哮喘是一种具有多基因遗传倾向的疾病,患病个体的过敏体质与外界环境的相互影响是发病的重要因素,上呼吸道感染、各种变应原、药物、食物、寒冷和运动刺激等诱因会导致哮喘急性发作。

(三)哮喘的发病机制和病理

变应原接触机体后被抗原呈递细胞(如树突状细胞、巨噬细胞、嗜酸性粒细胞)内吞并激活淋巴结中的 T 淋巴细胞，一方面，活化的 Th2 细胞产生白细胞介素（如 IL-4、IL-5 和 IL-13 等）激活 B 淋巴细胞，使之合成特异性 IgE，后者结合于肥大细胞和嗜碱性粒细胞等细胞表面的 IgE 受体。若变应原再次进入体内，可与结合在细胞表面的 IgE 交联，使之合成并释放多种活性介质，导致气道平滑肌收缩、黏液分泌增加和炎症细胞浸润等，产生哮喘的临床症状。另一方面，活化的 Th2 细胞分泌的白细胞介素等细胞因子可直接激活肥大细胞、嗜酸性粒细胞及肺泡巨噬细胞等，使之在气道浸润和聚集。这些炎症细胞相互作用并进一步分泌多种炎症介质、细胞因子及趋化因子，构成了一个炎症细胞相互作用的复杂网络，导致气道慢性炎症。炎症释放的炎症介质（如组胺和白三烯等）刺激气道平滑肌出现过强或过早的收缩反应，导致气道高反应性；同时，炎症介质如 IL-4、IL-5、IL-13、转移生长因子 -β、血管内皮生长因子、白三烯等刺激气道上皮细胞黏液化生、平滑肌肥大增生、上皮基底膜胶原沉积和纤维化、血管和腺体增生的持续性支气管阻塞即气道重构（图 40-1）。

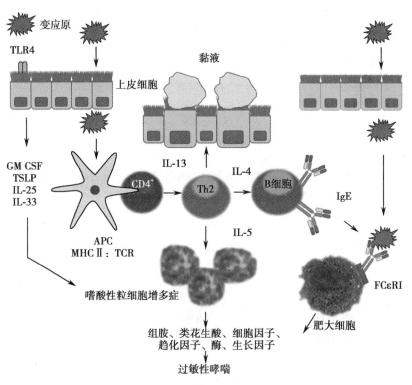

图 40-1　过敏性哮喘的发病机制

二、慢性阻塞性肺疾病的概况

（一）慢性阻塞性肺疾病的流行病学

慢性阻塞性肺疾病是一种以持续气流受限为特征并伴有肺气肿的慢性支气管炎症，可进一步发展为肺源性心脏病和呼吸衰竭的常见慢性疾病。气流受限多呈进行性发展，与气道和肺对有毒颗粒或气体的慢性炎症反应增强有关。急性加重和合并症对患者整体疾病的严重程度产生影响。慢性气流受限由小气道疾病（阻塞性支气管炎）和肺实质破坏（肺气肿）共同引起，两者在不同患者中所占比重不同。慢性阻塞性肺疾病在我国和全世界范围内患病率均较高，危害重大，带来极大的社会经济负担，也是全球性的公共卫生问题。慢性阻塞性肺疾病目前在全球常见致死原因中占第 4 位，预计到 2020 年将上升至第 3 位、经济负担占各类疾病第 5 位。2007 年对我国 7 个地区 20 245 名成年人的调查显示,≥ 40 岁人群中慢性阻塞性肺疾病的患病率高达 8.2%。2018 年中国成人肺部健康研究(the China Pulmonary Health Study,CPHS)对 10 个省市 50 991 名人群调查显示,20 岁及以上成人的慢性阻塞性肺疾病患病率为 8.6%,40 岁以上则高达 13.7%,首次明确我国慢性阻塞性肺疾病患者人数接近 1 亿,慢性阻塞性肺疾病已经成为与高血压、糖尿病 "等量齐观" 的慢性疾病,构成重大疾病负担。据统计 2013 年中国慢性阻塞性肺疾病死亡人数约 91.1 万,占全世界慢性阻塞性肺疾病死亡人数的 1/3,远高于中国肺癌年死亡人数。

(二)慢性阻塞性肺疾病的病因

慢性阻塞性肺疾病也是遗传与环境因素共同作用的结果,其发病原因如下:①遗传因素。慢性阻塞性肺疾病有遗传易感性,其中,α1 抗胰蛋白酶缺乏与非吸烟者的肺气肿形成有关。②吸烟。吸烟是慢性阻塞性肺疾病最重要的环境发病因素,被动吸烟也可导致呼吸道症状及慢性阻塞性肺疾病的发生。③空气污染。空气中的烟尘或二氧化硫可诱发慢性阻塞性肺疾病急性加重,燃烧物和粉尘如 PM2.5 和 PM10 水平的升高与慢性阻塞性肺疾病的发生也显著相关。④职业性粉尘和化学物质。职业性粉尘及化学物质的浓度过大或接触时间过久,均可导致慢性阻塞性肺疾病的发生。⑤感染。呼吸道感染是慢性阻塞性肺疾病发病和急性加重的另一个重要因素,病毒和 / 或细菌感染是气道炎症加剧以及慢性阻塞性肺疾病急性加重的常见原因。⑥社会经济地位。慢性阻塞性肺疾病的发生风险与患者的社会经济地位呈负相关,可能与低社会经济状态与室内及室外空气污染暴露、拥挤、营养状态差或其他因素有关。

(三)慢性阻塞性肺疾病的发病机制和病理

慢性阻塞性肺疾病的特征性病理改变表现在气道、肺实质及肺血管等不同部位出现的特异性慢性炎症,以及反复损伤与修复后出现的病理改变。修复过程导致气道壁结构重构,胶原沉积及瘢痕形成,最终造成气道狭窄以及固定性气道阻塞。同时,黏液高分泌、纤毛功能失调、小气道炎症、纤维化及管腔内渗出、气流受限、肺气肿和肺过度充气、气体交换异常、肺动脉高压和肺源性心脏病以及全身的不良效应也会导致慢性阻塞性肺疾病。黏液高分泌和纤毛功能失调导致慢性咳嗽及多痰;外周气道阻塞、肺实质破坏及肺血管异常等降低了肺气体交换能力,产生低氧血症,并可出现高碳酸血症;长期慢性缺氧可导致肺血管广泛收缩和肺动脉高压,晚期出现肺动脉高压合并肺源性心脏病及右心衰,预后不良。主要的发病机制包括:①慢性炎症反应。以外周气道、肺实质和肺血管中巨噬细胞数目增加为特征,还伴有活化的中性粒细胞和淋巴细胞,急性加重期较稳定期炎症反应更为明显。这些炎症细胞和上皮细胞及其他结构细胞释放多种炎症介质,招募更多的循环中的炎症细胞,放大炎症过程,诱导结构改变。②氧化应激。氧化应激可能是慢性阻塞性肺疾病重要的炎症放大机制,急性加重时氧化应激进一步加重。氧化剂由香烟及其他吸入颗粒刺激产生,并通过巨噬细胞和中性粒细胞等活化的炎症细胞释放。③蛋白酶 - 抗蛋白酶失衡。慢性阻塞性肺疾病患者肺组织中蛋白酶与抗蛋白酶表达失衡,是肺气肿形成的重要原因。④细支气管周围和间质纤维化。慢性阻塞性肺疾病或无症状吸烟者中存在细支气管周围和间质纤维化,吸烟者或有气道炎症的慢性阻塞性肺疾病患者中发现有过量的生长因子,炎症可先于纤维化发生,或气道壁反复损伤本身导致肌纤维组织过度产生,从而促进小气道气流受限的发生,最终导致气道闭塞并继发肺气肿(图 40-2)。

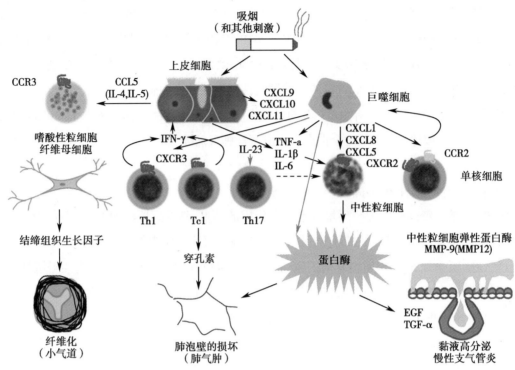

注:CCR,CC 趋化因子受体;CXCL,趋化因子 CXC 配体;CXCR,趋化因子受体;CCL,趋化因子配体。

图 40-2　慢性阻塞性肺疾病的发病机制

第二节　呼吸系统抗炎药

无论是哮喘还是慢性阻塞性肺疾病(chronic obstructive pulmonary disease,COPD),气道炎症是这些疾病发病的根本原因,因此,抗炎是哮喘和 COPD 治疗的首要任务。糖皮质激素类抗炎药是目前临床中哮喘病因治疗的首选药物,主要应用吸入糖皮质激素制剂;抗过敏药物能预防哮喘发作;而炎症介质白三烯的受体拮抗药也能减轻哮喘的炎症反应;哮喘的抗炎治疗不仅是病因治疗,也能部分有效地缓解喘息症状,因此,用于哮喘治疗的抗炎药物也称为抗炎性平喘药。虽然糖皮质激素对于 COPD 症状改善有一定的贡献,但对于病程的改善以及病死率几乎没有作用,而磷酸二酯酶 4(phosphodiesterase 4,PDE4)抑制剂如罗氟司特,用于 COPD 慢性炎症的防治,在降低病死率的同时,还能提高生活质量。喘息不仅是哮喘的主要症状,而且也是 COPD 的主要症状,应用支气管扩张药缓解支气管平滑肌痉挛对于哮喘和 COPD 的症状治疗同样有重要的地位。

一、糖皮质激素类药物

糖皮质激素具有强大的抗炎作用,通过抑制气道炎症反应,达到长期防止哮喘发作的效果,已成为平喘药中的一线药物。全身应用此类药物(如氢化可的松、泼尼松和地塞米松)作用广泛,不良反应多。因此,近年来,吸入糖皮质激素(inhaled corticosteroid,ICS)在呼吸道局部应用成为主流,其不仅发挥强大的局部抗炎作用,而且可尽可能地减少全身不良反应。与哮喘相比,大部分 COPD 患者对糖皮质激素反应性差,此类药物对中度以上 COPD 有一定的疗效,可减缓病程恶化并减少、减轻急性加重发作。但糖皮质激素在不同的 COPD 患者中疗效差异较大,而且对 COPD 的病死率和病程进展没有裨益。早期的 ICS 包括布地奈德(budesonide,BUD)、倍氯米松(beclomethasone)、曲安奈德(triamcinolone acetonide,TAA)等。近年来,新一代的 ICS 陆续上市,主要有丙酸氟替卡松(fluticasone propionate)、糠酸氟替卡松(Fluticasone furoate)、氟尼缩松(flunisolide,FNS)、环索奈德(ciclesonide)和糠酸莫米松(mometasone furoate)。

(一)药理作用

糖皮质激素能进入靶细胞内与受体结合成复合物,然后进入细胞核内,调节炎症相关基因的转录,抑制炎症相关蛋白(如细胞因子类、诱导型一氧化氮合酶、磷脂酶 A_2、环氧合酶等)的表达,还可增强抗炎症蛋白(脂皮素、β_2 受体等)的表达,进而表现出抗炎效应。其主要的药理学作用如下。

1. 抑制多种参与哮喘和 COPD 发病的炎症细胞及免疫细胞 可抑制血液中吞噬细胞、中性粒细胞、T 淋巴细胞及肺巨噬细胞的功能;减少肺肥大细胞数量;减少嗜酸性粒细胞在支气管的聚集和介质释放;减少支气管上皮中树突状细胞数量;抑制炎症细胞与内皮细胞的相互作用,并降低微血管通透性;减少免疫球蛋白(包括 IgE)的产生等。

2. 抑制细胞因子与炎症介质的产生 抑制多种细胞因子、趋化因子、黏附分子的产生;诱导生成抑制性蛋白——脂皮素(lipocortin),进而抑制磷脂酶 A_2 的活性,从而抑制由花生四烯酸分解而产生的炎症介质,如白三烯类、前列腺素类、血栓烷 A_2、血小板激活因子等;通过稳定溶酶体膜,抑制溶酶体蛋白水解酶类的释放。

3. 抑制气管高反应性 由于抑制炎症反应,可降低哮喘患者吸入抗原、胆碱受体激动剂、二氧化硫、冷空气以及运动后的支气管收缩反应,也有利于支气管黏膜损伤上皮的修复。

4. 增强支气管以及血管平滑肌对儿茶酚胺的敏感性 使体内儿茶酚胺类物质的支气管扩张及血管收缩作用加强,有利于缓解支气管痉挛和黏膜肿胀。

(二)临床应用

本类药物在呼吸系统疾病中的临床应用主要如下。

1. 哮喘慢性炎症的治疗 用于支气管扩张药不能满意控制病情的慢性哮喘,反复应用本药可减少或终止发作,减轻病情严重程度,但不能缓解急性症状。常用气雾吸入,但对于哮喘持续状态,因气道狭窄不能吸入足够的气雾量,往往不能发挥作用,故不宜应用吸入制剂。吸入糖皮质激素常与支气管扩张药联合应用。

2. 伴有严重气流受阻并反复发作而急性加重的慢性阻塞性肺疾病 糖皮质激素常与支气管扩张药联合应用于 COPD 的治疗,其可减少 COPD 气道炎症,改善肺功能,并在一定程度上减少急性发作次数。

(三)存在的主要问题

长期吸入糖皮质激素可发生口腔霉菌感染(鹅口疮)与声音嘶哑,吸入大剂量后可发生全身反应,表现出对下丘脑 - 垂体 - 肾上腺皮质功能的抑制作用。大部分哮喘患者对糖皮质激素敏感,但仍有小部分患者对糖皮质激素反应性差。另外,对于严重的哮喘或者哮喘持续状态,吸入糖皮质激素常不足以起效,系统性给药仍然是首选方式,但对下丘脑 - 垂体 - 肾上腺皮质功能的抑制却不可避免。虽然糖皮质激素可以改善 COPD 的症状,但其对 COPD 的疗效尚有较大的争论,而且一部分 COPD 患者由于

组蛋白脱乙酰化酶活性降低或表达下降等原因而对糖皮质激素耐受。目前,国际上公认糖皮质激素对
COPD 的病死率和病程进展并无显著的贡献。

(四) 研究和应用现状

糖皮质激素仍然是一线的抗炎性平喘药,其在哮喘中的抗炎地位目前仍是无可取代的状态。糖皮
质激素虽广泛应用于 COPD 患者,但疗效仍不确定,而且大部分 COPD 患者对糖皮质激素耐受并且反
应性差。糖皮质激素在 COPD 中的角色和地位仍需进一步的评价。糖皮质激素常与 β_2 受体激动剂联
用,用于哮喘和 COPD 的治疗,特别是吸入糖皮质激素。

二、磷酸二酯酶 4 抑制剂

磷酸二酯酶 4(phosphodiesterase 4,PDE4)抑制剂具有广泛的抗炎作用,可用于呼吸系统炎症性
疾病的治疗。罗氟司特(roflumilast)是第一个于 2010 年和 2011 年分别被欧盟和美国批准上市用于
COPD 治疗的药物,也是第一个用于临床的选择性 PDE4 抑制剂。

(一) 药理作用

PDE4 主要分布于炎症细胞,包括肥大细胞、巨噬细胞、淋巴细胞和嗜酸性粒细胞,以及气道上皮细
胞和平滑肌细胞。PDE4 是细胞内特异性的 cAMP 水解酶,PDE4 抑制剂能够抑制 PDE4 的活性,增加
细胞内 cAMP 水平,从而发挥作用。其主要的药理效应如下。

1. 抑制炎症细胞聚集和活化 罗氟司特能够抑制 PDE4 的活性而减轻气道内上皮细胞、中性粒细
胞、$CD8^+T$ 细胞、巨噬细胞和嗜酸性粒细胞等炎症细胞的聚集和活化,减少前炎症因子包括 TNF-α、IL-1
等的释放,PDE4 抑制剂具有强大的抗炎作用,因而可以缓解气道炎症。

2. 扩张气道平滑肌 罗氟司特具有轻度的扩张气道平滑肌的作用,从而缓解气道高反应性。

3. 缓解气道重塑 罗氟司特除了能降低气道高反应性外,还能减少上皮细胞基底的胶原沉着、气
道平滑肌细胞增厚、杯状细胞增生和黏蛋白的分泌,促进气道上皮纤毛运动,从而促进排痰。

(二) 临床应用

由于糖皮质激素治疗不能明显阻止 COPD 病程进展和肺功能丧失,也没有降低 COPD 的病死率和
改善患者的生活质量,罗氟司特被批准用于治疗反复发作并加重的成人重症 COPD,常与长效支气管扩
张药联合应用。对于慢性喘息型支气管炎和 COPD 伴有喘息的患者具有较好的疗效。哮喘不是罗氟司
特的适应证,但临床试验表明其治疗轻至中度哮喘安全且有效,但不能作为缓解急性支气管痉挛的用药。

(三) 存在的主要问题

罗氟司特不用于原发性肺气肿患者的 COPD 治疗,而用于反复发作并加重的成人重症 COPD。美
国 FDA 批准的罗氟司特用药指导信息显示,其潜在的精神健康风险包括情绪、思维或行为的改变,以及
不明原因的体重减轻。罗氟司特不建议用于 COPD 的其他症状,包括肺气肿的治疗。罗氟司特不能用
于突发性呼吸问题(急性支气管痉挛)的治疗,也不推荐用于 18 周岁以下的患者。

(四) 研究和应用现状

罗氟司特尚未在我国上市,但作为第一个 COPD 治疗药物而倍受关注。罗氟司特在中国有化合物
专利"氟烷氧基取代的苯甲酰胺类及其制备方法和应用"(WO09501338、CN94192659),该专利于 1994
年 7 月 2 日申请,1999 年 12 月 1 日授权,保护了该化合物、制备方法以及在治疗气道疾病或皮肤病的

应用。该专利于 2014 年 7 月 2 日到期。国内相关药企也已进入研发过程中。

三、抗过敏药

本类药物主要抑制变态反应时炎症介质的释放,并抑制非特异性刺激引起的支气管痉挛,部分药物还能拮抗组胺受体。临床用于预防或治疗哮喘,还可用于皮肤过敏症等。

色 甘 酸 钠

1. **药理作用** 色甘酸钠(disodium cromoglycate)无直接扩张支气管的作用,但可抑制特异性抗原以及非特异性刺激引起的支气管痉挛,其主要的药理作用包括两个方面。

(1)抑制抗原引起的肥大细胞释放炎症介质:可抑制抗原激发诱导的速发反应和迟发反应。稳定肥大细胞膜,阻止抗原诱导的肥大细胞脱颗粒。

(2)抑制非特异性支气管痉挛:抑制 SO_2、冷空气、运动等非特异性刺激引起的支气管痉挛。这与抑制感觉神经肽释放,从而降低支气管高反应性有关。

2. **临床应用** 色甘酸钠为预防哮喘发作的药物,须在接触哮喘诱因前 7~10 天用药。对外源性(过敏性)哮喘疗效较好,特别是对抗原已明确的年轻患者;亦可预防运动性哮喘;但对内源性(感染性)哮喘疗效较差。常年发作的慢性哮喘(不论外源性或内源性)患者长期应用本品后,半数以上患者有不同程度好转;糖皮质激素依赖型哮喘患者用本品可以减少激素用量。粉雾剂吸入给药用于哮喘防治。另外,口服还可用于过敏性鼻炎、溃疡性结肠炎和直肠炎的治疗。

3. **存在的主要问题** 本品仅作为预防性用药,起效慢,提前并保持规律用药非常重要。喷雾吸入可致刺激性咳嗽,对急性哮喘发作和哮喘持续状态无作用。停药时应逐渐减量,以预防因突然停药致哮喘复发。

4. **研究和应用现状** 色甘酸钠仍然是目前常用的预防哮喘发作的抗过敏药物。

曲 尼 司 特

曲尼司特(tranilast)的药理作用与色甘酸钠相似。对支气管哮喘、过敏性鼻炎及过敏性皮炎疗效较好,对荨麻疹及过敏性结膜炎也有效。主要副作用为胃肠道反应,如恶心、腹痛、胃部不适等。

酮 替 芬

酮替芬(ketotifen),又名噻哌酮,其药理作用和临床应用与色甘酸钠相同,本品另外还有 H_1 组胺受体拮抗作用。口服给药,部分患者可见镇静、疲倦、头晕、口干等副作用,连续用药几天可自行减轻。驾驶员、精密机器操纵者慎用。

奈多罗米钠

奈多罗米钠(nedocromil sodium)具有较强的抗炎作用,能抑制炎症细胞的功能并抑制呼吸道感觉神经末梢释放 P 物质。吸入方式给药,与支气管扩张药合用可提高本品的疗效。不良反应轻微,约 10% 的患者有异常味觉,偶见恶心、呕吐、咽部刺激、咳嗽、头痛等。

四、半胱氨酰白三烯受体拮抗药

炎症介质参与哮喘的病理生理过程,但目前仅有白三烯类调节药物有较好的抗哮喘作用。白三烯类(leukotriene,LT)是花生四烯酸经 5- 脂加氧酶(5-lipoxygenase,5-LOX)代谢后的产物,其中,LTB_4 与炎症细胞趋化有关;半胱氨酰白三烯类(cysteinyl leukotriene,CysLT)包括 LTC_4、LTD_4、LTE_4,与产生炎症效应如平滑肌痉挛、微血管渗漏、促进黏液分泌等密切相关。目前,用于临床的白三烯类调节药物有半胱氨酰白三烯受体 1($CysLT_1$ 受体)拮抗药和 5-LOX 抑制剂,后者已停用。$CysLT_1$ 受体拮抗药主要有扎鲁司特(zafirlukast)、孟鲁司特(montelukast)和普仑司特(pranlukast)。

(一) 药理作用

本类药物是选择性 $CysLT_1$ 受体竞争性拮抗药,可拮抗 LTC_4、LTD_4、LTE_4 的炎症效应。本品可拮抗 LTD_4、抗原、运动、冷空气、二氧化硫、血小板激活因子诱导的支气管痉挛;还能抑制气管炎症及抗原诱导的迟发性支气管收缩反应;可减少糖皮质激素及 β_2 受体激动药的用量。

(二) 临床应用

$CysLT_1$ 受体拮抗药临床主要应用于以下场合。

1. 轻、中度慢性哮喘的预防和治疗　在轻、中度哮喘患者中,本品可单用,或作为糖皮质激素的替换用药;在长效 β_2 受体激动药与糖皮质激素合用的患者中,可作为 β_2 受体激动药的替代用药。尤其适用于阿司匹林哮喘,还可用于伴有鼻息肉、过敏性鼻炎的患者;但不能单独用于哮喘急性发作的治疗。

2. 严重哮喘的辅助治疗　对于糖皮质激素抵抗型哮喘,或吸入糖皮质激素和 β_2 受体激动药的严重患者,本品可作为辅助用药增强疗效,或减少激素用量。

(三) 存在的主要问题

少数服用本品的糖皮质激素依赖型患者,激素减量或停用后,可发生以全身血管炎为特征的 Chung-Strauss 综合征(变应性肉芽肿性血管炎),可有哮喘、嗜酸性粒细胞增多、肺浸润、多发性神经病变、鼻窦炎、血管外嗜酸性粒细胞浸润等表现,这可能是由于激素掩盖了血管炎性病变,撤停激素后表现出这些症状,与拮抗 $CysLT_1$ 受体无直接关系。

(四) 研究和应用现状

扎鲁司特、孟鲁司特和普仑司特是目前最常用的 $CysLT_1$ 受体竞争性拮抗药,主要用于哮喘的预防和辅助治疗。LT 来源于花生四烯酸,经 5- 脂加氧酶代谢产生,因此,5- 脂加氧酶抑制剂齐留通(zileuton)具有抑制 LTB_4、LTC_4、LTD_4 和 LTE_4 产生的作用,曾用于哮喘的治疗,但其作用强度和特异性不及 $CysLT_1$ 受体竞争性拮抗药,而且副作用较 $CysLT_1$ 受体竞争性拮抗药大,因此,目前临床不用 5- 脂加氧酶抑制剂治疗哮喘。毕竟 $CysLT_1$ 受体竞争性拮抗药只是作为哮喘的辅助治疗药物,新的制剂目前尚无进展。另外,$CysLT_1$ 受体竞争性拮抗药也较多用于过敏性鼻炎的治疗。

第三节　支气管扩张药

支气管扩张药是解除哮喘以及 COPD 喘息症状、缓解呼吸困难的最有效的手段,也是哮喘急性发作的首选药物。常用的支气管扩张药包括 β 受体激动药、茶碱类药物和抗胆碱药。

一、β受体激动药

用于平喘的 β 受体激动药分为非选择性 β 受体激动药和选择性 $β_2$ 受体激动药两类；前者包括肾上腺素、异丙肾上腺素，后者包括沙丁胺醇、福莫特罗。本类药物主要的作用机制是兴奋支气管平滑肌 $β_2$ 受体，激活腺苷酸环化酶，增加细胞内 cAMP 合成，进而激活 cAMP 依赖的蛋白激酶，引起平滑肌松弛，支气管口径扩大。本类药物还有一定程度抑制肥大细胞释放炎症介质，抑制毛细血管通透性增高，促进黏液 - 纤毛系统清除功能的作用，这些都可加强平喘作用。本类药物收效较快，用于控制哮喘症状及减轻喘息性支气管炎症状。非选择性 β 受体激动药除了平喘作用外，对心血管有较强作用，应慎用；选择性 $β_2$ 受体激动药对呼吸道的选择性高，疗效好而不良反应少，是控制哮喘症状的首选药物。常用的 β 受体激动药的药理作用与临床应用、药动学特征以及不良反应见下表（表 40-1）。

表 40-1　常用的 β 受体激动药

类别	药物	药理作用与临床应用	药动学特征	不良反应
非选择性 β 受体激动药	异丙肾上腺素 (isoprenaline)	激动 $β_2$ 受体，松弛支气管平滑肌，抑制组胺释放，扩张外周血管，减轻心脏负荷。激动 $β_1$ 受体，兴奋心脏。用于哮喘、心源性或感染性休克、房室传导阻滞、心搏骤停。由于低选择性，已较少用于哮喘的治疗	吸入 2~5 分钟起效，作用维持 0.5~2 小时。舌下给药 15~30 分钟起效，作用维持 1~2 小时。静脉注射维持不到 1 小时。半衰期为一至数分钟	口干、心悸不安、心动过速、震颤、多汗和乏力等
选择性 $β_2$ 受体激动药	短效激动药　沙丁胺醇 (salbutamol)	选择性激动 $β_2$ 受体，松弛支气管平滑肌，用于哮喘、其他原因的支气管痉挛、喘息型支气管炎及 COPD 伴喘息的治疗	吸入 5~15 分钟起效，作用维持 3~6 小时，半衰期为 3.8 小时。口服 30 分钟起效，作用持续 6 小时，半衰期为 2.7~5 小时	震颤、恶心、心动过速
	特布他林 (terbutaline)	选择性激动 $β_2$ 受体，松弛支气管平滑肌，作用弱于沙丁胺醇。用于哮喘、其他原因的支气管狭窄的肺部疾病治疗	吸入 5 分钟起效，持续 4~6 小时；口服 60~120 分钟起效，持续 4~8 小时，静脉注射 15 分钟以内起效，作用持续 1.5~4 小时	震颤、强直性痉挛、心悸等
	长效激动药　福莫特罗 (formoterol)	选择性激动 $β_2$ 受体，兼具扩张支气管平滑肌和抗炎作用。用于哮喘持续状态、夜间发作性和运动诱发哮喘，以及其他原因急性支气管痉挛的治疗	吸入 2~5 分钟起效，作用持续 12 小时。口服作用维持 24 小时	肌肉震颤、头痛、心悸、心动过速等
	班布特罗 (bambuterol)	选择性激动 $β_2$ 受体，松弛支气管平滑肌，并抑制内源性致痉挛物释放、减轻水肿及增加纤毛清除。用于哮喘、COPD 和喘息型支气管炎的治疗	是特布他林的前药。口服吸收后缓慢代谢成特布他林，2~6 小时内达峰值，作用持续 24 小时	肌肉震颤、头痛、心悸、心动过速等
	茚达特罗 (indacaterol)	选择性激动 $β_2$ 受体，松弛支气管平滑肌，并抑制内源性致痉挛物释放、减轻水肿及增加纤毛清除。用于 COPD 和喘息型支气管炎的治疗	单剂或多剂吸入给药后，达峰的中位时间大约为 15 分钟。每日一次吸入给药 150~600μg	鼻咽炎、上呼吸道感染、咳嗽、头痛以及肌肉痉挛

(一) 短效选择性 β₂ 受体激动剂

短效选择性 β₂ 受体激动剂主要有沙丁胺醇(salbutamol)和特布他林(terbutaline)等。

1. 药理作用 本类药物以沙丁胺醇为例,对呼吸道有高选择性,对支气管平滑肌 β₂ 受体的作用远大于对心脏 β₁ 受体的作用,对 α 受体基本无作用。其支气管扩张作用与异丙肾上腺素相近,但作用更持久,对心脏的兴奋作用轻微。虽然本类药物有一定的抗炎作用,对慢性顽固性哮喘,由于其不能有效抑制炎症,仅能控制症状而不能根治,需要配合其他有效的抗炎治疗。

2. 临床应用 用于各种类型的哮喘,气雾吸入的药物直接作用于支气管平滑肌,吸入给药起效快,而心脏和其他全身作用小,可迅速缓解哮喘症状。

3. 存在的主要问题 虽然沙丁胺醇等 β₂ 受体激动剂副作用小,但长期用药也可导致明显的不良反应。

(1)心脏反应:一般治疗量时少见,如超过治疗量数倍至数十倍,可见窦性心动过速,甲状腺功能亢进患者应慎用。

(2)骨骼肌震颤:好发于四肢和面颈部,可随用药时间延长而逐渐减轻或消失。这是由于兴奋了骨骼肌慢收缩纤维的 β₂ 受体,使之收缩加快,干扰快慢收缩纤维之间的融合。

(3)血钾降低:过量应用或与糖皮质激素合用可降低血钾,必要时补充钾盐。

(4)低敏感性:长期应用由于受体下调可使部分患者疗效降低,停药 1~2 周后可恢复敏感性,可以有计划地与其他类型平喘药交替应用,但不应盲目频繁大剂量使用本品。

4. 研究和应用现状 表 40-1 中所列的选择性 β₂ 受体激动药仍然是目前常用的制剂,可吸入、口服和注射给药。对于支气管痉挛患者,由于支气管堵塞,吸入给药常不能有效地缓解支气管痉挛,需要考虑注射给药缓解急性症状。

(二) 长效选择性 β₂ 受体激动药

长效选择性 β₂ 受体激动药主要有福莫特罗(formoterol)、班布特罗(bambuterol)和茚达特罗(indacaterol),其中班布特罗起效的是其代谢物特布他林。本类药物作用强而持久,一次吸入给药后,作用可持续 12 小时。除了支气管平滑肌扩张作用外,本品还有明显的抗炎作用。用于慢性哮喘与 COPD 的维持治疗与预防发作。不良反应与其他 β₂ 受体激动药相似。沙美特罗起效比福莫特罗慢,但作用持续时间更长。

(三) 非选择性 β 受体激动药

非选择性 β 受体激动药主要包括肾上腺素和异丙肾上腺素,由于其既激动 β₁ 受体又激动 β₂ 受体,作用的特异性差,因此,此类药物对伴有多种心血管疾病、甲状腺功能亢进、糖尿病等的患者应慎用或禁用。目前,基本上已经被选择性 β₂ 受体激动药取代。

肾 上 腺 素

肾上腺素(adrenaline)对 α、β 受体均有强大的激动作用,激动 β₂ 受体可扩张支气管平滑肌,激动黏膜血管的 α 受体可收缩血管、减轻黏膜充血水肿,有利于改善通气功能。口服无效,皮下注射可迅速缓解症状,只适用于哮喘急性发作。本品可引起心动过速、心律失常、血压升高,还可引起不安、头痛、面色苍白、手指震颤等反应。

异丙肾上腺素

异丙肾上腺素（isoprenaline）对 β_1 和 β_2 受体均有明显的激动作用，气雾吸入或注射给药，口服无效，主要用于控制哮喘急性症状。有明显的心脏兴奋作用，可诱发心动过速、心律失常和心绞痛。

二、茶碱类药物

茶碱（theophylline）是甲基黄嘌呤类衍生物、非选择性的磷酸二酯酶抑制剂，也是目前临床上常用的支气管扩张剂。氨茶碱（aminophylline）为茶碱与二乙胺的复盐，水溶解度较茶碱大 20 倍，可做成注射剂。二羟丙茶碱（diprophylline）又称甘油茶碱，水溶性较高，作用较弱，对胃肠道刺激性小。胆茶碱（cholinophylline）为茶碱与胆碱的复盐，水溶性更大，胃肠道刺激较轻，患者易耐受。多索茶碱（doxofylline）无腺苷受体拮抗作用，因此，对心血管、中枢神经系统的作用轻，并具有一定的镇咳作用。

（一）药理作用

茶碱类药物的主要药理作用如下。

1. **扩张支气管平滑肌**　这是其主要作用，比 β_2 受体激动药的作用弱。其机制与下述因素有关：①抑制磷酸二酯酶。茶碱为非选择性 PDE 抑制剂，使细胞内 cAMP 水平升高而舒张支气管平滑肌。然而茶碱在体内有效浓度低，对酶活性的抑制作用不明显，因此，茶碱的扩张支气管效应可能有其他的作用机制。②促进内源性肾上腺素释放。使肾上腺髓质释放儿茶酚，间接扩张支气管。③阻断腺苷受体。茶碱在治疗浓度时阻断腺苷受体，减轻内源性腺苷所致的气道收缩作用。

2. **抗炎作用**　近年来发现长期应用小剂量茶碱类药物，可抑制肥大细胞、巨噬细胞、嗜酸性粒细胞等炎症细胞的功能，减少呼吸道 T 细胞，降低微血管通透性，抑制支气管炎症，降低气管反应性。

3. **增强呼吸肌（主要是膈肌）收缩力**　减轻呼吸道阻塞、呼吸负荷增加造成的呼吸肌疲劳，这一作用对 COPD 患者尤为重要。

4. **免疫抑制作用**　长期服用茶碱（血药浓度 <10mg/L）可明显抑制 CD_3^+ 刺激的淋巴细胞增殖，抑制 T 淋巴细胞由外周血向气道黏膜转移。减少支气管肺泡灌洗液中 CD_3^+、CD_4^+、CD_8^+ T 淋巴细胞的数目。促进 B 淋巴细胞凋亡，减少 IgE 的合成与分泌。

5. **有利于 COPD 的作用**　茶碱还能促进气道纤毛运动，增强纤毛的转运速度，还有呼吸中枢兴奋作用，这些对 COPD 患者非常有利。

（二）临床应用

本类药物的主要临床应用如下。

1. **支气管哮喘**　β_2 受体激动药不能控制的急性哮喘，氨茶碱静脉注射可收到满意疗效。慢性哮喘可口服茶碱制剂防止其发作，如能掌握适宜的剂量，可获得满意疗效。氨茶碱还可以直肠给药，对夜间哮喘发作者还可用茶碱的缓释制剂。

2. **慢性阻塞性肺疾病**　对于 COPD 伴有喘息、COPD 伴有右心功能不全的心源性喘息患者有明显的疗效，这是由于茶碱不仅具有上述作用，还具有扩张肺动脉及降低肺动脉压、强心和利尿的作用。

3. **中枢型睡眠呼吸暂停综合征**　茶碱具有中枢兴奋作用，对于脑部疾病或原发性呼吸中枢病变导致通气不足的患者，可使通气功能明显增强，改善症状。

（三）存在的主要问题

本类药物治疗窗窄，容易产生药物中毒，尽可能在血药浓度监测下使用。茶碱类的不良反应与其血药浓度密切相关，血药浓度超过 20μg/ml 时，易发生不良反应。严格掌握用药量、及时调整剂量是避免茶碱中毒的主要措施。其主要不良反应如下。

1. 胃肠道反应　有些制剂口服后有较强的刺激作用引起明显的胃肠道反应。

2. 中枢兴奋　多见不安、失眠、易激动等反应，必要时可用镇静药对抗。

3. 急性毒性　静脉注射过快或浓度过高，可引起心动过速、心律失常、血压骤降、谵妄、惊厥、昏迷等，甚至呼吸、心跳停止而死亡。静脉注射氨茶碱时应充分稀释，并且缓慢注射，防止急性毒性的发生，儿童更应谨慎。

（四）研究和应用现状

目前临床仍然广泛应用茶碱类药物治疗哮喘和 COPD，但由于其治疗窗窄，限制了本类药物的使用。然而由于其价廉有效，在我国农村或经济不发达地区，茶碱类药物依然广泛应用。常用茶碱片、茶碱缓释剂或者茶碱控释剂。

三、抗胆碱药

气道 M 胆碱受体至少有 M_1、M_2、M_3 三个亚型，选择性 M_1 胆碱受体拮抗药可抑制副交感神经节的神经传递，从而引起气道松弛，但作用较弱，无治疗价值。慢性阻塞性肺疾病患者的 M_2 胆碱受体的功能失常，抑制性反馈调节作用明显减弱，胆碱能神经节后纤维末梢释放的乙酰胆碱增加，从而促使气道收缩加剧，因此不予考虑。M_3 胆碱受体主要位于气道平滑肌与黏膜腺体，受体激动时可使气道平滑肌收缩，黏液分泌增加；选择性 M_3 胆碱受体拮抗药可引起气道平滑肌松弛，充分发挥平喘效果，是目前重点研发的靶点。

M_3 胆碱受体主要存在于人的大、小气道平滑肌，也存在于气道黏膜下腺体与血管内皮细胞，气道上皮细胞虽有存在，但不丰富。M_3 胆碱受体激动时，可使气道平滑肌收缩，气道口径缩小，促进黏液分泌、血管扩张等。选择性 M_3 胆碱受体拮抗药可以松弛气道平滑肌，减少黏液分泌及血管渗出等，可有明显的平喘作用，成为新一类平喘药的特点，但迄今尚未找到这类阻滞药。噻托溴铵（tiotropium）可能有一定的选择作用。异丙托溴铵（ipratropium）与氧托溴铵（oxitropium）均为非选择性 M 胆碱受体拮抗药，对 M_1、M_2、M_3 胆碱受体均能阻断。由于 M_2 受体被阻断，取消了该受体的抑制性反馈调节作用，可使胆碱能神经节后纤维释放过多的乙酰胆碱，从而可以部分拮抗它们对 M_3 胆碱受体的阻断作用。在 COPD 患者中，吸入低剂量异丙托溴铵可以加强迷走神经介导的气道收缩反应，或者吸入其他抗胆碱药也能引起反常的气道收缩反应。

本类药物主要有异丙托溴铵（ipratropium）、氧托溴铵（oxitropium）、噻托溴铵（tiotropium）和格隆溴铵（glycopyrrolate bromide），是阿托品的衍生物，常采用气雾吸入给药。

本类药物对支气管平滑肌具有较高的选择性作用，对心血管系统的作用不明显。对伴有迷走神经功能亢进的哮喘、夜间哮喘和喘息性支气管炎有较好疗效，对其他类型哮喘的疗效不如 β_2 受体激动药。在哮喘的治疗中，一般用作 β_2 受体激动药疗效不满意时的替代药，或与 β_2 受体激动药联合应用。

在慢性阻塞性肺疾病中，小气道有纤维化，往往有不可逆性气道狭窄，黏液分泌过多，特别是肺气肿时,小气道还失去弹性,可压迫肺泡壁。此时胆碱能神经的张力高低可明显影响气道的口径,应用抗胆碱药使胆碱能神经张力降低,可明显改善肺通气功能。抗胆碱药对 COPD 的平喘疗效通常较对哮喘的平喘疗效更佳,有时平喘疗效比 β_2 受体激动药更好。

第四节　哮喘和慢性阻塞性肺疾病治疗药的研究进展

抗炎、扩张支气管和祛痰是哮喘和 COPD 的核心治疗,随着对哮喘和 COPD 发病机制的进一步认识以及生物医学研究的发展,各种新的抗炎、扩张支气管的药物不断被发现,本节就目前治疗哮喘和 COPD 的药物研究进展作一简述。

一、抗炎药物的研究进展

近年来,呼吸系统抗炎药物和生物制剂得到广泛的研究,新的已上市或者临床试验中的药物和生物制品层出不穷。用于哮喘治疗的主要有人源化 IgE 单克隆抗体、人源化 IL-5 单克隆抗体和前列腺素 D2 受体 2(DP2,CRTH2)拮抗剂,用于 COPD 治疗的有 PED3/4 双靶点抑制剂等。

(一)人源化 IgE 单克隆抗体

IgE 通过与 IgE 受体结合而发挥作用,IgE 受体分为高亲和力受体 FcεR Ⅰ 和低亲和力受体 FcεR Ⅱ。FcεR Ⅰ 主要在肥大细胞、嗜碱性粒细胞表面表达,在树突状细胞、淋巴细胞、上皮细胞等表面也有表达,但受体数目较少。FcεR Ⅱ 主要在巨噬细胞、嗜酸性粒细胞、B 细胞和 T 细胞中表达。IgE 与肥大细胞、嗜碱性粒细胞表面的 FcεR Ⅰ 结合,使效应细胞致敏。当同种过敏原再次进入人体,致敏的效应细胞表面的 IgE 受体复合物交联,即发生速发相变态反应。表现为细胞脱颗粒,释放组胺、前列腺素和白三烯等炎性介质,引起气道平滑肌收缩、血管通透性增加、黏液分泌亢进等。IgE 与树突状细胞的 FcεR Ⅰ 结合后,促使 Th2 细胞分化并分泌 IL-4 和 IL-13 等细胞因子,可级联放大 IgE 的生成,发生迟发相变态反应。虽然 IgE 在循环中的半衰期较短,但与 FcεR Ⅰ 结合后可稳定达数周以上。目前认为 IgE 是哮喘和其他过敏性疾病的主要发病因素之一。

奥马珠单抗(omalizumab)是第一个抗 IgE 人源化单克隆抗体,于 2002 年在澳大利亚首先上市,2003 年在美国上市,2005 年在欧盟上市。奥马珠单抗与 IgE 结合后,可阻断 IgE 与 FcεR Ⅰ 和 FcεR Ⅱ 的结合,减少过敏性介质的释放,奥马珠单抗也是第一个治疗哮喘的生物靶向药物。奥马珠单抗可减少 96%~99% 的游离 IgE,下调肥大细胞、嗜碱性粒细胞、树突状细胞表面的 FcεR Ⅰ,减少支气管黏膜的 IgE 和 FcεR Ⅰ,减少支气管黏膜与肥大细胞的 IL-4,减少血液、痰液和组织中的嗜酸性粒细胞,减少 IgE 的产生。在临床上奥马珠单抗使用后可减少呼出气一氧化氮,减少组胺释放,减轻皮肤过敏反应。

对于经吸入糖皮质激素和支气管扩张药治疗后哮喘仍没有达到良好控制的成人和 6 岁以上儿童中重度过敏性哮喘患者,使用奥马珠单抗治疗可获得很好的疗效,尤其是血清 IgE 水平增高者疗效更佳。2014 年,全球哮喘防治倡议(global initiative for asthma,GINA)中,奥马珠单抗已列为哮喘第 5 步规范化治疗的药物之一。2014 年,美国胸科学会和欧洲呼吸学会共同制定的难治性哮喘诊治指南中,奥马珠单抗也列为治疗的主要药物之一。奥马珠单抗已作为重度哮喘的附加治疗写入我国的哮喘治疗指南中。

奥马珠单抗为皮下注射制剂,吸收缓慢,注射后 7~8 天才达到峰浓度,其生物利用度为 62%,半衰期约为 26 天。奥马珠单抗上市以来有较好的安全性和耐受性。奥马珠单抗与安慰剂的不良事件发生率相仿,为轻度或中度不良反应。主要的不良反应是注射部位局部皮肤反应、上呼吸道感染、恶心、头痛和乏力等。奥马珠单抗已完成在我国的临床研究注册,其疗效和安全性与国外研究相仿,该药已在我国上市,它将给我国的重度哮喘患者带来福音。

(二) 全人源化 IL-5 单克隆抗体

大部分过敏性哮喘是以嗜酸性粒细胞浸润为主要特征的气道炎症性疾病,IL-5 是 Th2 细胞因子,在过敏性哮喘中扮演了重要的角色,其可以调节嗜酸性粒细胞的分化、活化和存活,也是嗜酸性粒细胞从骨髓迁移至肺的重要信号分子。

2015 年,美国 FDA 肺 - 过敏药物顾问委员会全体一致推荐 IL-5 的单克隆抗体即美泊利单抗(mepolizumab)作为附加维持治疗药物,用于治疗 18 岁及以上的严重嗜酸性粒细胞哮喘患者。委员会以 10∶4 的投票反对推荐美泊利单抗用于 12~17 岁儿童,因为缺乏此人群的相关数据。

美泊利单抗与人 IL-5 结合,可阻断 IL-5 的 α 链与嗜酸性粒细胞表面受体的结合,抑制 IL-5 对受体的结合作用,降低血液、组织、痰液中的嗜酸性粒细胞水平,减少嗜酸性粒细胞介导的炎症反应。美泊利单抗用于治疗开始时循环嗜酸性粒细胞 ≥ 150 细胞 /μl,或者过去 12 个月内循环嗜酸性粒细胞 ≥ 300 细胞 /μl 的严重嗜酸性粒细胞性哮喘。

安全性上,美泊利单抗的耐受性良好。有研究报道,4 例接受安慰剂的患者出现眩晕、膀胱癌、意外怀孕和哮喘恶化,3 例接受美泊利单抗 250mg 的患者出现脑积水 / 脑血管疾病、便秘和肠胃紊乱,2 例接受美泊利单抗 750mg 的患者出现哮喘恶化,这些严重的不良事件可能与药物相关。美泊利单抗最常见的不良事件包括上呼吸道感染、哮喘、头痛、鼻炎、支气管炎、鼻窦、病毒感染、损伤、背痛、恶心和咽炎等。

另外,COPD 患者的表型分类中,以嗜酸性粒细胞浸润为主导表型与 COPD 病情加重风险相关。英国葛兰素史克公司启动了一项Ⅲ期临床研究,评估美泊利单抗作为一种辅助疗法用于重度 COPD 治疗的疗效和安全性。该项目招募约 1 500 例接受标准疗法但仍存在高风险 COPD 病情加重的患者。

(三) CRTH2 拮抗剂

哮喘患者肺泡灌洗液中前列腺素 D2(prostaglandin D2,PGD2)的浓度显著增加,提示 PGD2 对于哮喘发病起着很重要的作用。PGD2 为一种生理作用广泛的细胞因子,可调节机体的多种功能,而由肥大细胞释放的 PGD2 则是变态反应和炎症反应的调节因子。PGD2 主要通过 DP1 和 DP2 两种亚型受体发挥作用,DP2 受体又称为 Th2 细胞趋化因子受体同源分子(chemoattractant receptor homologous molecule expressed on Th2 cells,CRTH2)。DP1 和 CRTH2 均为 7 次跨膜的 G 蛋白偶联受体,能分别与 Gs 与 Gi 两种作用相反的 G 蛋白相结合。DP1 在细胞表面与 Gs 偶联,当 PGD2 结合 DP1 后,通过 Gs 活化腺苷酸环化酶,使细胞内 cAMP 浓度增加,产生趋化细胞,抑制细胞因子分泌,发挥抗炎效应;而 CRTH2 与细胞内的 Gi 相结合,抑制 cAMP 的产生,促进 cGMP 的合成,导致细胞内 Ca^{2+} 上调,调节 Th2 细胞因子表达,并可诱导化学趋化作用,使微血管通透性增加,嗜酸性粒细胞浸润,产生炎症效应等。体外研究中采用细胞趋化试验证明,PGD2 通过与 CRTH2 的结合,产生强有力的嗜酸性粒细胞趋化效应,而 PGD2 与 DP1 受体结合则不能产生同样的趋化效应。体内通过建立哮喘和变应性皮炎的动物模型也证实了在体内激活 CRTH2 受体同样能够促进嗜酸性粒细胞浸润并会加重疾病的病理生理过程。在呼吸道过敏性疾病模型中,CRTH2 激活药可加重呼吸道的炎症,而 CRTH2 拮抗药则能减轻炎症。国际上很多制药公司都在进行 CRTH2 拮抗药的研究开发,已有至少 18 个 CRTH2 拮抗药陆续进入临床阶段,大多数都将哮喘作为主要适应证,也有几家公司研究治疗变态性鼻炎的效果。据 Clinicaltrail.gov 网站显示,目前已进入 Ⅱ 期临床试验并且状态活跃的有 6 个项目,另外还有 30 多个 CRTH2 拮抗药处于临床前或 Ⅰ 期临床试验阶段。国内已有两家公司合成具有自主知识产权的 CRTH2 拮抗药,目前进入临床试验阶段。

(四) PDE3/4 双靶点抑制剂

磷酸二酯酶到目前为止被发现有 11 种同工酶,被命名为 PDE1~PDE11,每种同工酶同时包含多个可变剪辑体,组成了庞大的 cAMP 或者 cGMP 水解酶家族。不同种类的 PDE 由于其组织分布、底物和调节激酶的特异性以及蛋白 - 蛋白相互作用的特异性而发挥不同的生物学功能。作为 cAMP 的水解酶,PDE4 含有 PDE4A、PDE4B、PDE4C 和 PDE4D 四个亚型,除了 PDE4C 外,其他 PDE4 亚型主要表达于炎症细胞,包括 T 细胞、B 细胞、嗜酸性粒细胞、中性粒细胞,同时也表达于气道上皮细胞和血管内皮细胞。其中,PDE4B 与气道高反应性密切相关,而人气道平滑肌细胞的 cAMP 水解主要依赖于 PDE4D。自从 PDE4 抑制剂罗氟司特被批准用于 COPD 的治疗以后,对于 PDE4 抑制剂的研发方兴未艾。PDE3 既水解 cAMP 又水解 cGMP,但水解前者的效率是水解后者效率的 10 倍。PDE3 包括 PDE3A 和 PDE3B 两个亚型,PDE3A 在气道平滑肌中的表达最为丰富,而 PDE3B 主要表达于脂肪组织。呼吸系统中,PDE3 主要在肺泡巨噬细胞、内皮细胞、血小板和气道平滑肌中发挥生物学效应,因此,抑制 PDE3 的活性可发挥强大的扩张支气管的效应。

单纯抑制 PDE4 虽然能发挥强大的抗炎效应,但扩张支气管的作用甚微;单纯抑制 PDE3 的活性则主要表现为支气管扩张的药理效应,但抗炎的药理效应却弱于抑制 PDE4。基于上述 PDE3 和 PDE4 的生物学效应,既能抑制 PDE3 又能抑制 PDE4 的 PDE3/4 双靶点抑制剂理论上应该既能扩张支气管又能发挥强大的抗炎作用,理应成为呼吸系统疾病包括哮喘和 COPD 的理想用药。基于上述理论依据,PDE3/4 双靶点抑制剂目前已在发展用于 COPD 和哮喘的治疗。

RPL554 是最早研发的吸入给药的 PDE3/4 双靶点抑制剂。临床研究结果显示,RPL554 能显著地改善 COPD 患者的通气功能(FEV_1 改善),也能明显地改善哮喘的气道高反应性,而且与安慰剂对比没有明显的不良反应,目前处于临床 Ⅲ 期过渡阶段。国内也有厂家在研究具有自主知识产权的 PDE3/4 双靶点抑制剂,目前尚处于临床前研究阶段。

二、支气管扩张药的研究进展

支气管扩张药主要包括 β_2 受体激动药、M 胆碱受体拮抗药和茶碱类药物。临床上已有多种高效的 β_2 受体激动药,因此,其研究进展不多。茶碱类药物由于治疗窗窄,其研发处于相对停滞状态。目前,更多的研究者关注抗胆碱药的研发。

(一) 抗胆碱药

异丙托溴铵是第一个上市的抗胆碱药,能快速起效,对支气管起到扩张作用,同时不良反应少。但该药物属于短效抗胆碱药,作用时间短,且对 M 胆碱受体无选择性,无法长期扩张支气管,每日需吸入3~4 次才能有效扩张支气管,给患者造成了极大的不便。

噻托溴铵是第一个用于临床的长效抗胆碱药,可作用 24 小时,能选择性阻断 M_1 和 M_3 受体,且不良反应少。对噻托溴铵治疗 COPD 的有效性及安全性进行荟萃分析发现,噻托溴铵可显著提高 COPD 患者的第一秒用力呼气量(forced expiratory volume in first second,FEV_1)、用力肺活量(forced vital capacity,FVC)并降低 COPD 急性加重的发生率,因而在 COPD 的治疗中发挥着重要作用。

阿地溴铵(aclidinium bromide)、芜地溴铵(umeclidinium bromide)和格隆溴铵(glycopyrrolate bromide)是近年来上市的长效抗胆碱药,均能持续作用 24 小时。阿地溴铵对 M_3 胆碱受体具有高度选择性,且起效快,明显优于噻托溴铵,安全性好。阿地溴铵可抑制肺部成纤维细胞转化为肌成纤维细胞,从而抑制气道重塑,也有望成为哮喘的治疗用药。格隆溴铵亦能选择性阻断 M_3 胆碱受体,吸入后 5 分钟即可起效。格隆溴铵可有效扩张 COPD 患者的支气管,减少急性发作次数,提高生活质量,且安全性及耐受性均较好。另外,格隆溴铵联合 PDE3/4 双靶点抑制剂 RPL554 具有较好的协同作用,导致中、小气道的舒张更明显。阿地溴铵、芜地溴铵和格隆溴铵的治疗效果明显,同时具有起效快及安全性好的优势,已在 COPD 的临床治疗中得到广泛应用。

(二) S- 亚硝基谷胱甘肽还原酶抑制剂

一氧化氮(nitric oxide,NO)在炎症过程中扮演了重要的角色,利用 NO 的供体上调或下调不同炎症因子的表达已被广泛用于调控炎症反应的进程,以往的相关研究多关注于一氧化氮合成对炎症因子的调控,尤其是对诱导型一氧化氮合酶的作用研究较多。但随着对 NO 信号通路的深入研究,越来越多的证据表明体内 NO 信号通路不仅受 NO 合成的调控,还与 NO 代谢密切相关。S- 亚硝基谷胱甘肽还原酶(GSNOR)是体内亚硝基化谷胱甘肽(GSNO)的主要代谢酶,GSNO 是细胞内 NO 的主要存在形式,GSNOR 通过代谢 GSNO 参与调控体内的 NO 信号通路(图 40-3),对呼吸系统、心血管系统、神经系统功能的发挥都具有重要的生理意义。GSNO 和亚硝基硫醇(SNO)在呼吸系统中的生物学效应如下。

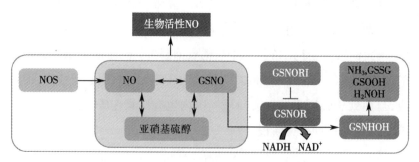

图 40-3 GSNOR 介导的 GSNO 的生物转化

1. GSNO 和 SNO 对支气管的扩张作用 SNO 和 GSNO 均为亚硝酸盐形式的脂,这类物质具有NO 的生物学活性,可以舒张气道平滑肌,扩张支气管,是气道中抗痉挛的重要的内源性活性物质;同样,GSNO 和 SNO 在哮喘中也有显著的支气管扩张作用。

2. GSNOR 在免疫和炎症中的作用 GSNOR 可以保护淋巴细胞的发育,巨噬细胞中 GSNOR 介导的 NO 产生具有杀灭细菌的天然免疫作用。哮喘患者中,高巨噬细胞水平与高 GSNOR 活性密切相关,哮喘患者中抑制 GSNOR 的活性可明显恢复炎症标记分子的水平,提示抑制 GSNOR 具有一定的抗炎作用。临床研究证实了类似的效应,Gaston 等发现哮喘儿童的气道 SNO 浓度和 GSH 浓度都较正常儿童显著降低,表明 SNO 在哮喘条件下降解,同时 SNO 代谢的增加会加大 GSH 的消耗。

许多小分子化合物被发现具有抑制 GSNOR 活性的作用,其中 N6022 和 N91115 由 Nivalis 制药公司制备,而 SPL-334 则由 SAJE 制药公司制备,被认为是安全和有效的 GSNOR 抑制剂。临床前研究发现,静脉给予 N6022 不仅能够有效地改善哮喘动物模型中的气道高反应性,而且可有效地降低嗜酸性粒细胞数目,其药效与联合吸入异丙托溴铵和沙丁胺醇相当。小规模的临床探索性试验表明,静脉给予 N6022 后 24 小时不能显著地改变中度嗜酸性粒细胞性哮喘患者的气道高反应性,但在给药后第 7 天却能明显地改善肺功能。目前为止,N6022、N91115 和 SPL-334 进入临床研究阶段,有望成为新一类的哮喘治疗药物。

三、治疗呼吸系统疾病复方药物的研究进展

复方药物在哮喘和 COPD 治疗中是重要的组成,复方不仅可减少给药频率,而且能增加患者用药的依从性,复方药物也可使治疗达到相加或者协同的效应。哮喘和 COPD 治疗药物复方的配比主要有以下几种情况:吸入糖皮质激素(inhaled corticosteroid,ICS)和长效 β_2 受体激动剂(long-acting β_2 agonist,LABA)的复方制剂,LABA 和长效抗胆碱药(long-acting anticholinergic,LAMA)的复方制剂,ICS 和 LAMA 的复方制剂。

(一) ICS+LABA 复方

炎症是哮喘和 COPD 发病的基础,ICS 成为中重度哮喘和严重 COPD 加重患者的基础治疗。ICS+LABA 是目前市场上应用最为广泛的哮喘和 COPD 治疗复方,受到多个国际呼吸病相关组织的推荐,包括全球哮喘防治倡议(GINA)。

ICS+LABA 复方的药理学依据主要体现在 ICS 和 LABA 联用可产生协同效应。其中,ICS 增强 LABA 作用的分子机制为:①糖皮质激素可增加 β_2 受体基因转录和表达,使得 LABA 的效应得到增强,也可减少长期使用 LABA 的哮喘患者由于 β_2 受体下调所导致的对 LABA 的耐受;②糖皮质激素可增加 β_2 受体与 G 蛋白的偶联,增加 LABA 激动 β_2 受体的效率,并逆转由于炎症导致的 β_2 受体与 G 蛋白的失偶联。LABA 增强 ICS 作用的机制为:① LABA 可增加糖皮质激素受体核转位,增强糖皮质激素的抗炎效应;② LABA 如福莫特罗(formoterol)而不是沙美特罗(salmeterol)能逆转氧化应激诱导的糖皮质激素耐受,维持哮喘患者对糖皮质激素的敏感性。

很大一部分 COPD 患者对糖皮质激素不敏感,而对于糖皮质激素敏感的 COPD 患者来说,ICS+LABA 复方与 LABA 单用相比,可减少 COPD 患者的肺功能丧失以及 COPD 的加重并提高患者的生存质量。虽然 ICS+LABA 复方在改善 COPD 患者死亡率上显著优于安慰剂,但与 LABA 单用相比没有明显的差异。由于 LABA 能增加 ICS 的敏感性,ICS+LABA 复方对于有明显 COPD 症状或 COPD 加重的患者仍有一定的价值。

ICS+LABA 复方主要有以下几种:丙酸氟替卡松 + 沙美特罗,布地奈德 + 福莫特罗,倍氯米松 + 福莫特罗,丙酸氟替卡松 + 福莫特罗,糠酸莫米松 + 福莫特罗,糠酸氟替卡松 + 维兰特罗(vilanterol),糠酸莫米松 + 茚达特罗,环索奈德 + 福莫特罗。ICS+LABA 复方大部分已经在临床应用,这些 ICS+LABA

复方的药理作用和作用机制相似,药效学上的差异尚不得而知。这些 ICS+LABA 复方在药动学上却有明显的差异,药动学上的差异决定了其药效和安全性的差异。

(二) LABA+LAMA 复方

哮喘或者 COPD 中,支气管张力受多种神经系统支配,特别是 COPD 患者中,单纯激动 β_2 受体或者抗胆碱常不足以获得满意的或者最大的支气管扩张效应。沙美特罗和异丙托溴铵的复方可使 2/3 的 COPD 患者肺功能得到逆转(FEV$_1$ 增加 ≥ 15%)。因此,LABA+LAMA 复方对于 COPD 患者的支气管扩张尤为重要。

LABA+LAMA 复方的药理学依据主要基于胆碱能神经元和肾上腺素能神经元在突触前和突出后的相互作用,包括以下几点:①在突触后水平 β_2 受体信号能限制 M$_3$ 胆碱受体信号,因此,激活 β_2 受体的同时也导致 M$_3$ 胆碱受体信号的受限;②抗胆碱药可抑制突触后的 M$_2$ 胆碱受体,维持 β_2 受体激动剂对支气管平滑肌的松弛,也维持细胞内腺苷酸环化酶的活性,从而极大地影响 β_2 受体激动剂诱导的支气管松弛;③抑制突触前的 M$_2$ 胆碱受体,增加乙酰胆碱的释放,而 β_2 受体激动剂在突触前通过钙敏感的钾通道调节胆碱能神经传递,减少乙酰胆碱的释放。基于上述理论,研究证实 LABA+LAMA 复方对人离体支气管具有协同的舒张效应,而临床试验结果也表明,COPD 患者中 LABA+LAMA 复方对扩张支气管具有中等程度的协同效应。有关茚达特罗 + 格隆溴铵复方(QVA149)的 Ⅲ 期临床试验表明,该复方能显著改善呼吸困难、肺功能以及缓解 COPD 加重,LABA+LAMA 复方对于 COPD 患者夜间喘息症状的缓解是非常理想的选择。

目前,LABA+LAMA 复方主要有以下几种:茚达特罗 + 格隆溴铵(QVA149),维兰特罗 + 芜地溴铵,olodaterol+ 噻托溴铵。临床试验结果表明,这些复方不仅能改善肺功能,而且在生活质量改善、运动力维持、呼吸困难改善方面具有显著的疗效。

(三) ICS+LAMA 复方

ICS+LAMA 复方的临床研究鲜有报道,对于 ICS+LAMA 复方尚需要更多的研究和临床证据。但对于噻托溴铵 +ICS 复方,越来越多的证据表明,两者联用对于重度哮喘并伴有持续气流受阻的患者能显著地改善症状和肺功能并减少哮喘的加重。因此,全球哮喘防治倡议中也提议 ICS+LAMA 复方用于重度哮喘的治疗。ICS+LAMA 复方的药理学依据主要有:①糖皮质激素可减弱胆碱乙酰转移酶的活性,因此,糖皮质激素可减少 LAMA 的用量;②糖皮质激素在气道平滑肌中可直接减少 M$_2$ 和 M$_3$ 胆碱受体的表达。目前,糠酸氟替卡松 +umeclidinium 复方尚处于临床试验阶段。

(四) ICS+LABA+LAMA 复方

越来越多的证据表明了 ICS+LABA+LAMA 三联治疗对 COPD 患者的有效性。对于 LABA+ICS 治疗仍然有症状的患者来说,慢性阻塞性肺疾病全球倡议(global initiative for chronic obstructive lung disease,GOLD)推荐使用三联治疗。其依据是由于三者分别以不同的机制作用于不同的靶点,因此,三者的用药量均可减少。目前,印度市场上已有三联的压力定量吸入剂,其配方为环索奈德(200μg)+ 富马酸福莫特罗(6μg)+ 噻托溴铵(9μg),每日一次吸入给药。另外,布地奈德 + 富马酸福莫特罗 + 格隆溴铵复方和倍氯米松 + 福莫特罗 + 格隆溴铵复方两种气雾剂每日两次吸入给药,糠酸氟替卡松 + 维兰特罗 +umeclidinium 复方每日一次吸入给药目前均在临床发展阶段。糠酸莫米松 + 茚达特罗 + 格隆溴铵复方每日一次吸入给药也在发展之中。

思考题　　　　1. 支气管扩张药有哪几类？其作用机制是什么？

2. 呼吸系统抗炎药主要有哪几类？其作用机制是什么？

3. 目前有哪些支气管扩张药和呼吸系统抗炎药在研发中？

（吴希美）

参 考 文 献

［1］中华医学会, 中华医学会杂志社, 中华医学会全科医学分会, 等. 慢性阻塞性肺疾病基层诊疗指南 (2018 年). 中华全科医师杂志 , 2018, 17 (11): 856-870.

［2］中华医学会, 中华医学会杂志社, 中华医学会全科医学分会, 等. 支气管哮喘基层诊疗指南 (2018 年). 中华全科医师杂志 , 2018, 17 (10): 751-762.

［3］BARNES P J, BURNEY P G, SILVERMAN E K, et al. Chronic obstructive pulmonary disease. Nat Rev Dis Primers, 2015, 1: 15076.

［4］BARNES P J. Targeting cytokines to treat asthma and chronic obstructive pulmonary disease. Nat Rev Immunol, 2018, 18 (7): 454-466.

［5］BLONDER J P, MUTKA S C, SUN X, et al. Pharmacologic inhibition of *S*-nitrosoglutathione reductase protects against experimental asthma in BALB/c mice through attenuation of both bronchoconstriction and inflammation. BMC Pulm Med, 2014, 14: 3.

［6］MAGLIONE M, POETA M, SANTAMARIA F. New drugs for pediatric asthma. Front Pediatr, 2019, 6: 432.

［7］MATERA M G, PAGE C, CAZZOLA M. PDE inhibitors currently in early clinical trials for the treatment of asthma. Expert Opin Investig Drugs, 2014, 23 (9): 1267-1275.

［8］CAZZOLA M, PAGE C, CALZETTA L, et al. Ensifentrine (RPL554): an inhaled 'bifunctional' dual PDE3/4 inhibitor for the treatment of asthma and chronic obstructive pulmonary disease. Pharm Pat Anal, 2018, 7 (6): 249-257.

［9］PAGE C P, BARNES P J. Pharmacology and therapeutics of asthma and COPD. Switzerland: Springer International Publishing AG, 2017.

［10］BRUNTON L L, DANDAN R H, KNOLLMANN B C. Goodman & Gilman's the pharmacological basis of therapeutics. 13th ed. New York: McGraw-Hill, 2017.

［11］GASTON B, SINGEL D, DOCTOR A, et al. S-nitrosothiol signaling in respiratory biology. Am J Respir Crit Care Med, 2008, 173 (11): 1186-1193.

第四十一章　治疗消化系统疾病的药物

消化系统疾病是临床中的常见病、多发病,病因繁多、病种复杂;其中消化性溃疡的发病率最高。本章主要介绍治疗消化性溃疡的药物和消化功能调节药及其研究进展。消化性溃疡是指发生于胃和十二指肠的慢性溃疡,其发病机制复杂,迄今尚未完全阐明,这可能是其复发率较高、难以治愈的重要原因。目前治疗消化性溃疡的药物主要包括抗酸药、抑酸药、胃黏膜保护药和抗幽门螺杆菌药四大类。消化功能调节药主要包括助消化药、止吐药、增强胃肠动力药、止泻药、泻药和利胆药六大类。

第一节　治疗消化性溃疡的药物

消化性溃疡主要指发生于胃和十二指肠的慢性溃疡,通常因上消化道"自身消化作用"而产生深达黏膜下层组织的损伤,虽然其死亡率较低,但复发率高,且难以治愈,严重影响患者的健康和生活质量。消化性溃疡的发病机制复杂,迄今尚未完全阐明。传统的主流观点认为,消化性溃疡的发生是由于胃酸 - 胃蛋白酶攻击因素和胃、十二指肠黏膜防御因素二者失去平衡所致。当胃酸 - 胃蛋白酶攻击因素[包括胃酸过高、非甾体抗炎药(nonsteroidal anti-inflammatory drug,NSAID)长期使用、幽门螺杆菌(helicobacter pylori)慢性感染等]增加,或胃、十二指肠黏膜防御因素(饮食、精神因素、遗传和体质等)降低时,均可导致消化性溃疡的形成。目前胃酸过高、胃黏膜屏障功能减弱以及幽门螺杆菌感染被认为是导致消化性溃疡形成的主要原因。与此相对应,抗酸、抑制胃酸分泌、保护胃黏膜以及根除幽门螺杆菌感染是目前治疗消化性溃疡的主要药理学基础。

一、抗酸药及抑酸药

自1910年英国学者 Schiwatz 提出"无酸,便无溃疡"的观点以来,胃酸已被确认为消化性溃疡及与酸有关的紊乱性疾病(如反流性食管炎)最主要的致病因素,因此,中和胃酸及抑制胃酸分泌成为治疗消化性溃疡的最主要措施。

(一)抗酸药

抗酸药又称胃酸中和药,是应用最早的抗消化性溃疡药物。该类药物主要通过中和胃内过多的胃酸,减少胃酸对胃黏膜及溃疡面的刺激和侵蚀,进而缓解疼痛,促进溃疡愈合。部分抗酸药如三硅酸镁、氢氧化铝等还能在溃疡面上形成胶状保护膜,利于溃疡的愈合。

抗酸药包括碳酸钙、氢氧化镁、三硅酸镁、碳酸氢钠、氢氧化铝、铝酸铋、氧化镁、氢氧化镁铝、碳酸镁、铝碳酸镁等,按其效应可将抗酸药分为:①吸收性抗酸药,口服后除在胃中中和胃酸外,还易被肠道吸收,用于酸血症和碱化尿液,如碳酸氢钠等;②非吸收性抗酸药,含有难吸收的阳离子,口服后直接中和胃酸而不被肠道吸收,如碳酸钙、氧化镁、氢氧化铝、三硅酸镁等,临床主要用于消化性溃疡、非溃疡性消化不良等。单一抗酸药有较多不良反应,如碳酸钙可引起反跳性胃酸分泌增加,碳酸氢钠中和胃酸产生的二氧化碳可引起继发性胃酸分泌增加,含铝抗酸药可引起便秘,含镁抗酸药可引起腹泻等。为减少不良反应,增强治疗效果,临床多使用几种抗酸药组成的复方或将抗酸药与胆碱受体拮抗药组成复方(如复方三硅酸镁、复方氢氧化铝和复方铝酸铋等),用于消化性溃疡的治疗。

(二)抑酸药

有效抑制胃酸分泌已成为促进溃疡愈合的首要手段,抑酸药是指抑制胃酸分泌的药物。胃黏膜中有泌酸腺、贲门腺和幽门腺三种外分泌腺,其中的泌酸腺由壁细胞、主细胞和黏液颈细胞组成。胃酸由胃黏膜的壁细胞分泌。胃黏膜壁细胞的基底膜上存在 M 胆碱受体、胃泌素受体和组胺 H_2 受体。胃酸分泌是一个复杂的连续过程,受到神经(乙酰胆碱,acetylcholine,ACh)、旁分泌(组胺)和内分泌(胃泌素)的共同调控。迷走神经兴奋释放的乙酰胆碱、胃窦 G 细胞分泌的胃泌素、壁细胞邻近的肠嗜铬样细胞(enterochromaffin-like cell,ECL)分泌的组织胺,可分别与壁细胞上的 M 胆碱受体、胃泌素受体和组胺 H_2 受体结合并激活相应受体,继之通过一系列复杂的生化过程,最终均激活 H^+-K^+-ATP 酶(H^+ 泵,也称质子泵),催化 ATP 水解供能,驱动跨膜 H^+-K^+ 交换,使壁细胞分泌 H^+,再由质子泵泵入胃腔内而形成胃酸。此外,在肠嗜铬样细胞上也有 ACh 和胃泌素受体分布,ACh 和胃泌素除直接兴奋壁细胞外,还能通过激活肠嗜铬样细胞上的 ACh 受体和胃泌素受体,促进肠嗜铬样细胞释放组胺,间接刺激胃酸分泌。

抑酸药的主要作用机制是通过阻断上述胃酸分泌的不同阶段,达到抑制胃酸分泌的作用。根据它们的作用机制可将抑酸药分为 M 胆碱受体拮抗药、胃泌素受体拮抗药、H_2 受体拮抗剂、质子泵抑制剂四大类。目前常用的抑酸剂是 H_2 受体拮抗剂和质子泵抑制剂。

1. M 胆碱受体拮抗药 M 受体(毒蕈碱型受体)至少可分为 M_1、M_2 和 M_3 等亚型。其中,M_1 受体主要分布于交感节后神经和胃壁细胞,激动时引起兴奋和胃酸分泌;M_2 受体主要分布于心脏,激动时引起心脏收缩力和心率降低;M_3 受体主要分布于平滑肌(以胃肠道平滑肌为主)和腺体,激动时引起胃肠道平滑肌收缩和腺体分泌。M 胆碱受体拮抗药一方面可阻断胃壁细胞上的 M_1 受体,抑制胃酸分泌;另一方面可阻断 ACh 对胃黏膜中肠嗜铬样细胞和 G 细胞上 M 受体的激动作用,减少组胺和胃泌素的释放,间接减少胃酸分泌。M 胆碱受体拮抗药包括阿托品、哌仑西平、替仑西平等,多用于十二指肠溃疡患者,有解痉止痛作用。传统的 M 胆碱受体拮抗药如山莨菪碱等因对 M_1 及 M_2 受体均有阻断作用,其副作用较多。哌仑西平是选择性 M_1 胆碱受体拮抗药,在一般治疗剂量时仅抑制胃酸的分泌,故其副作用较少。由于此类药物抑制胃酸的效果较弱,加之其对 M 受体的选择性相对较低,与 M 受体拮抗相关的不良反应较多,目前已较少用于溃疡的治疗。

2. 胃泌素受体拮抗药 1905 年,英国学者 Edkins 首次在犬胃窦发现一种刺激因子,命名为胃泌素。1964年,Gregry和Trace成功分离了胃泌素并确定了其结构。1989年日本学者首次证实在大鼠胃黏膜中存在胃泌素受体。胃泌素是主要由胃窦G细胞分泌的胃肠激素,可与胃泌素受体特异性结合,刺激胃酸分泌和产生对胃肠黏膜的营养作用。胃泌素受体拮抗药通过阻断壁细胞胃泌素受体,抑制胃酸分泌,主要代表药为丙谷胺(proglumide)。丙谷胺是异谷氨酸的衍化物,其化学结构与胃泌素的末端相似,可竞争性阻断胃泌素受体,抑制胃酸分泌,对胃黏膜也有保护和促进愈合作用,用于治疗胃溃疡和十二指肠溃疡。

3. **H_2受体拮抗剂**　1976年James Black等研发出H_2受体拮抗剂。该类药物能选择性地与壁细胞基底膜的H_2受体结合,竞争性拮抗组胺对H_2受体的作用,抑制胃酸分泌,保护胃黏膜及溃疡部分免受胃酸侵蚀,达到预防溃疡产生及促进溃疡面愈合的作用。该类药物主要用于胃和十二指肠溃疡的治疗,亦可用于无并发症的胃食管反流的治疗,预防应激性溃疡的发生,品种不断更新。

(1)西咪替丁(cimetidine):第一代H_2受体拮抗剂。西咪替丁口服吸收迅速完全,生物利用度约为75%。西咪替丁对基础胃酸分泌、夜间胃酸分泌及各种刺激引起的胃酸分泌均有抑制作用,对十二指肠溃疡的疗效比胃溃疡好。但该药具有抗雄激素作用,可引起男性乳房发育、精子减少,女性乳溢等;此外,突然停药易导致胃酸度反跳性升高,有使溃疡穿孔的危险。

(2)雷尼替丁(ranitidine):第二代H_2受体拮抗剂。雷尼替丁口服后1~2小时内达血药高峰浓度,生物利用度为52%。其活性是西咪替丁的4~9倍,其生物效价是西咪替丁的5~12倍。本品对复合溃疡、多发性溃疡、幽门管溃疡等均有良好疗效;此外,对阿司匹林、吲哚美辛等引起的胃或十二指肠黏膜损伤有保护或对抗作用。具有口服剂量小,无抗雄激素作用等优点。但近年来有研究发现,该药可引起可逆性精神错乱、致幻和抑郁等不良反应,宜予以注意。

(3)法莫替丁(famotidine):第三代H_2受体拮抗剂。口服法莫替丁的生物利用度约为50%。法莫替丁抑制胃酸分泌的作用是西咪替丁的40~50倍。法莫替丁具有特异性高和抑制夜间胃酸分泌作用显著的特点,对胃酸分泌量的抑制能维持在12小时以上,长期服用不引起激素拮抗作用。临床上用于治疗胃溃疡、十二指肠溃疡、吻合口溃疡、上消化道出血和反流性食管炎。但该药也有致幻、精神错乱、定向力障碍和木僵等不良反应。

(4)尼扎替丁(nizatidine):尼扎替丁系西咪替丁、雷尼替丁和法莫替丁之后的又一新型的第三代组胺H_2受体拮抗剂。尼扎替丁抑制胃酸分泌的作用是西咪替丁的8~9倍,其口服生物利用度达90%,食物对其吸收无影响。尼扎替丁对十二指肠溃疡的愈合和各种症状的缓解疗效显著,其中尤以解除夜间疼痛效果最佳。该药安全指数高,无抗雄激素和促催乳素分泌的作用。长期应用对心血管、内分泌系统和中枢神经系统无不良反应。

(5)乙溴替丁(ebrotidine):第四代组胺H_2受体拮抗剂。乙溴替丁除了具有拮抗组胺H_2受体的作用外,还可促进胃黏膜层粘连蛋白受体增加,增加黏液层厚度,增加胃黏膜血流量,对黏膜具有保护作用。

尽管H_2受体拮抗剂对基础胃酸分泌的抑制作用强,对以基础胃酸分泌为主的夜间胃酸分泌具有良好的抑制作用,但该类药物对进餐后酸分泌抑制作用弱,抑酸疗效不及质子泵抑制剂(proton pump inhibitor,PPI),需要频繁服用,一些发达国家已不把它作为主要用药。

4. **质子泵抑制剂**　质子泵抑制剂又被称为酸泵抑制剂,是继H_2受体拮抗剂后的一类重要的抑制胃酸分泌药,也是目前抑制胃酸分泌作用最强的一类药物。临床上主要用于治疗胃、十二指肠溃疡,胃食管反流,上消化道出血等,是胃酸分泌异常及相关疾病的一线治疗药物。

质子泵是胃酸分泌过程中最重要的终末环节,根据作用机制的不同,可将质子泵抑制剂分为不可逆型质子泵抑制剂(irreversible proton pump inhibitor)和可逆型质子泵抑制剂(reversible proton pump inhibitors)两类。

(1)不可逆型质子泵抑制剂:主要是以苯并咪唑为母核的脂溶性化合物,pK_a 为 4.0~5.0,在碱性环境中不易解离,可通过细胞膜进入低 pH 环境的胃壁细胞的分泌小管内,质子化后转变为次磺酸活性体,然后迅速与 H^+-K^+-ATP 酶上半胱氨酸残基的巯基以二硫键共价结合,形成酶-抑制剂复合物,导致 H^+-K^+-ATP 酶不可逆地失活,从而抑制胃酸分泌,降低胃酸对胃黏膜的损伤作用。临床常用的奥美拉唑(omeprazole)、兰索拉唑(lansoprazole)、泮托拉唑(pantoprazole)、雷贝拉唑(rabeprazole)、埃索美拉唑(esomeprazole)、艾普拉唑(ilaprazole)、泰妥拉唑、莱米诺拉唑等均为不可逆型质子泵抑制剂。

1)奥美拉唑:第一代不可逆型质子泵抑制剂,用于消化性溃疡、反流性食管炎、佐林格-埃利森综合征(Zollinger-Ellison syndrome,ZES)的治疗,其脂溶性好,疗效佳。不良反应有头晕、头痛、口干、恶心、呕吐、促男性乳腺发育、皮疹等。

2)兰索拉唑:第二代不可逆型质子泵抑制剂。本品的结构类型、作用机制、作用范围及特点均与奥美拉唑相似,其抗胃酸分泌作用强于奥美拉唑。

3)泮托拉唑:第三代不可逆型质子泵抑制剂,是美国 FDA 批准的第一个注射用质子泵抑制剂。泮托拉唑对消化性溃疡的治疗效果较第一代质子泵抑制剂更好,且能显著降低胃溃疡的复发率,在反流性食管炎的治疗中疗效好、安全、副作用少。

4)雷贝拉唑:第三代不可逆型质子泵抑制剂,在抗胃酸分泌能力和缓解症状、治愈黏膜损害的临床效果方面远优于其他抗酸药物。

5)埃索美拉唑:奥美拉唑的 S 异构体,该药对基础胃酸分泌或者刺激所致胃酸分泌均有显著的抑制作用。口服给药后,1~2 小时即可达到血药浓度高峰,作用时间长,首过清除率低,抑酸作用个体差异小,临床疗效良好。

6)艾普拉唑:与奥美拉唑比较,该药具有更长的半衰期,药效维持时间更久,对夜间酸突破防治效果好。

7)泰妥拉唑:与其他质子泵抑制剂不同,泰妥拉唑不是苯并咪唑类化合物而是咪唑并吡啶类化合物,血浆半衰期较其他质子泵抑制剂明显延长;该药抑制胃酸分泌的作用不受食物和服药时间等其他因素的影响。

8)莱米诺拉唑:突出特点为除具有抑制胃酸分泌的作用外,还具有刺激胃内黏液合成进而保护胃黏膜的作用。

(2)可逆型质子泵抑制剂:与不可逆型质子泵抑制剂"与质子泵发生共价结合"不同,可逆型质子泵抑制剂是竞争性抑制胃壁细胞上质子泵中高亲和部位的 K^+ 结合位点,抑制细胞质中 H^+ 与胃分泌管中 K^+ 间的相互交换,从而达到抗胃酸分泌的作用。该类药物具有亲脂性、弱碱性、解离常数高和在低 pH 值时稳定的特点,临床和动物实验表明,可逆型质子泵抑制剂比不可逆型质子泵抑制剂或 H$_2$ 受体拮抗剂起效更快,抑制胃酸分泌的作用更强。此外,可逆型质子泵抑制剂还具有以下特点:①不可逆型质子泵抑制剂主要由肝脏内细胞色素 P450 的同工酶 CYP2C19 和 CYP3A4 代谢,而人体内 CYP2C19 和 CYP3A4 基因分型及其表达酶活性高低各不相同,故不可逆型质子泵抑制剂的药效存在明显的个体差异,且药物相互作用比较复杂。而可逆型质子泵抑制剂不依赖细胞色素 P450 的同工酶 CYP2C19 代谢,药效个体差异小。②在酸性环境下,可立刻离子化,通过离子型结合抑制质子泵,迅速抑制胃酸分泌,离解后酶活性恢复,对其他酶及机体生理功能的影响很小,更易耐受。目前尚处于研究中的可逆型质子泵抑制剂包括氨基喹啉类、吡啶并咪唑类,如 SCH28080、BY-841、AZD-0865 和 PF-03716556 等,以及其他类如 RQ-00000004 和 BYK-405879 等。目前已经上市的可逆型质子泵抑制剂有瑞伐拉赞(revaprazan)和沃诺拉赞(vonoprazan)、索雷普兰(soraprazan)、雷维普兰(raveprazan)等。

1)瑞伐拉赞:第一个临床应用的以嘧啶为母核的可逆型质子泵抑制剂,用于治疗十二指肠溃疡、胃炎与短期治疗消化性溃疡。

2)沃诺拉赞:具有强而持久的抑制胃酸分泌作用,用于糜烂性食管炎、胃溃疡、十二指肠溃疡的治疗以及幽门螺杆菌的根除治疗。

与其他抑酸剂比较,质子泵抑制剂抑制胃酸的作用强而持久,其抑制胃酸分泌的效率高,对胃酸的抑制可达 90% 以上,在大剂量使用时,可导致零胃酸的状态。其中,可逆型质子泵抑制剂抑制胃酸分泌的作用更加迅速、强劲和持久,具有更加优越的安全性和有效性,是未来质子泵抑制剂类药物的主要研发方向之一。

二、胃黏膜保护药

胃黏膜保护药具有预防和治疗胃黏膜损伤,保护胃黏膜,促进组织修复和溃疡愈合的作用。该类药物主要包括以下几类:①胶体铋剂,如枸橼酸铋钾,在酸性环境中能形成高黏度溶胶,可在胃黏膜表面形成一层牢固的保护膜,增强胃黏膜的屏障功能,对消化性溃疡和慢性炎症有较好的治疗作用。②前列腺素及其衍生物,如米索前列醇,具有强大的细胞保护作用,并可通过降低细胞 cAMP 水平减少胃酸分泌,增加胃、十二指肠黏膜黏液分泌碳酸氢盐,增加黏膜的血流量,对 NSAID 引起的胃黏膜损伤有保护和防治作用,临床上主要用于防治 NSAID 引起的胃黏膜损伤。③其他,如硫糖铝,具有局部抗溃疡和细胞保护作用。硫糖铝能与胃黏膜蛋白质络合形成大分子复合物,覆盖于溃疡表面,形成一层保护屏障,阻止胃酸、胃蛋白酶和胆汁酸对溃疡的渗透,并能吸附胃蛋白酶和胆汁酸,抑制其活性。

三、抗幽门螺杆菌药

消化性溃疡的诊断和治疗经历了 200 多年的历史变革。伴随着 20 世纪 70 年代 H$_2$ 受体拮抗剂西咪替丁的问世,以及 20 世纪 80 年代末质子泵抑制剂奥美拉唑的出现,消化性溃疡的治愈率明显提高。然而,溃疡愈合后仍有较高的复发率。为此,控制复发、根治溃疡成为治疗消化性溃疡的研究热点。近年来的研究表明,消化性溃疡的复发可能与幽门螺杆菌感染密切相关。幽门螺杆菌是由 Warren 和 Marshall 于 1982 年分离得到的一种多鞭毛、微需氧性革兰氏阴性菌,广泛分布于胃的黏液层、胃腔中的胃黏液分泌腺细胞表面,且在胃中能够在一个很宽的 pH 范围内生存,易产生耐药性。目前抗幽门螺杆菌药物主要包括抗生素、质子泵抑制剂和铋剂三大类。抗生素类药物主要通过杀灭或抑制幽门螺杆菌发挥作用,该类药物包括甲硝唑、替硝唑、阿莫西林、克拉霉素、环丙沙星、呋喃唑酮、庆大霉素和四环素等。质子泵抑制剂主要通过抑酸作用升高胃内 pH,达到维持抗生素结构稳定和提高抗生素活性的目的,该类药物包括奥美拉唑、泮托拉唑、兰索拉唑、雷贝拉唑和艾普拉唑等。铋剂类则通过保护胃黏膜屏障以及直接杀灭幽门螺杆菌,达到与抗生素发挥协同作用的目的。虽然上述抗幽门螺杆菌的药物较多,但却很少有单独使用能完全根除幽门螺杆菌的药物,目前临床治疗多采用以质子泵抑制剂为基础的治疗方案和以铋剂为基础的治疗方案,一般为质子泵抑制剂加两种抗生素的标准三联疗法以及含铋剂的四联治疗方案。加入铋剂的四联疗法与常规的三联疗法相比,其抗幽门螺杆菌的有效率明显提高,且无明显增加不良反应发生率的作用。综上,铋剂和质子泵抑制剂与抗生素联合治疗能够发挥协同作用,提高抗生素稳定性,有效杀灭幽门螺杆菌,同时还能降低患者的不良反应和幽门螺杆菌的耐药性。为此,联合用药治疗幽门螺杆菌感染仍是目前和未来的主要策略。

第二节　消化功能调节药

一、助消化药

助消化药是指能促进胃肠道消化功能的药物。通常分为两类:一类是消化液内的正常成分,当消化道分泌功能不足时,起到补充和替代治疗的作用;另一类是能够促进消化液分泌或制止肠道内过度发酵的药物,用于消化不良的辅助治疗。包括胃蛋白酶(pepsin)、胰酶(pancreatin)、乳酶生(lactasin)、卡尼汀(carnitine)等。

胃蛋白酶:胃黏膜分泌的蛋白水解酶,能使胃酸分泌后凝固的蛋白质分解成多肽和寡肽。常与稀盐酸同服,用于食用蛋白性食物后消化不良、病后恢复期的消化功能减退以及食欲不振与慢性萎缩性胃炎等。

胰酶:主要含胰蛋白酶、胰淀粉酶和胰脂酶,用于消化蛋白、淀粉和脂肪等。用于消化不良、食欲不振、胰液分泌不足等。

乳酶生:干燥活的乳酸杆菌制剂。能分解糖类产生乳酸,提高肠内容物的酸性,抑制肠内腐败菌繁殖,减少发酵和产气。用于消化不良、腹泻及小儿消化不良性腹泻等。

卡尼汀:氨基酸衍生物,具有调节胃肠功能、增进食欲、促胃液分泌的作用。用于消化不良、食欲不振、慢性胃炎等,亦适用于老年性消化不良、妊娠引起的胃肠障碍、婴幼儿厌食与食欲缺乏。

二、止吐药

止吐药(antiemetic drug)是指防止或减轻恶心和呕吐的药物。止吐药通过不同环节抑制呕吐反应,包括以下几类:①H_1 受体拮抗剂,如苯海拉明等,具有抑制前庭神经和镇静作用,常用于晕动病、放射病呕吐。②M 胆碱受体拮抗药,如阿托品等,阻断呕吐反射中枢 M 受体,发挥止吐作用。③多巴胺受体拮抗药,如氯丙嗪、硫乙拉嗪等,主要抑制延髓催吐化学感受区,对各种呕吐均有效。④5-HT₃

受体拮抗剂,如昂丹司琼(ondansetron)、托烷司琼(tropisetron)、帕洛诺司琼(palonosetron)、格拉司琼(granisetron)、阿扎司琼(azasetron)、雷莫司琼(ramosetron)、多拉司琼(dolasetron)等,通过选择性阻断外周和中枢的 5-HT$_3$ 受体,从而有效控制化疗引起的呕吐。⑤神经激肽-1(neurokinin-1,NK-1)受体拮抗剂,神经递质 P 物质(substance P,SP)是 NK-1 受体内源性配体,通过 NK-1 受体介导发生呕吐;而选择性 NK-1 受体拮抗剂则能抑制其致吐。2003 年新药阿瑞匹坦(aprepitant)上市,标志着新一代化疗止吐药物 NK-1 受体拮抗剂正式进入临床应用,其适应证为预防包括顺铂在内高致吐性癌症化疗引起的急性和迟发性恶心、呕吐,预防致吐性癌症化疗引起的中度恶心、呕吐,预防手术后的恶心、呕吐。2008 年美国 FDA 批准阿瑞匹坦的前药——福沙匹坦二甲葡胺(fosaprepitant dimeglumine)注射剂上市,用于防治中等催吐和大剂量催吐的抗癌药化疗(包括大剂量顺铂)初始和反复用药引起的急性和迟后的恶心和呕吐。2015 年罗拉匹坦(rolapitant)获美国 FDA 批准上市,可联合其他止吐药用于延迟性化疗所致恶心呕吐,并能避免药物间相互作用。

三、增强胃肠动力药

增强胃肠动力药包括以下几类。

(一)多巴胺 D$_2$ 受体拮抗药

1. 甲氧氯普胺(metoclopramide)　对氨基苯甲酸的水溶性衍生物,于 1961 年合成并应用于临床,是多巴胺 D$_1$ 和 D$_2$ 受体拮抗剂。甲氧氯普胺可拮抗外周的多巴胺受体,产生胆碱样作用,且能增强胆碱样作用,使胆碱释放增加或受体对乙酰胆碱的敏感性增强。对于胃胀气性消化不良、食欲不振、嗳气、恶心、呕吐有较好的疗效。

2. 多潘立酮(domperidone)　又名吗丁啉,通过特异性拮抗胃肠道平滑肌的 D$_2$ 受体发挥其促动力作用,它能降低发生蠕动反射的压力阈值,增加纵行平滑肌的收缩频率和振幅,增强胃的紧张性收缩和蠕动,加快固体和液体的排空,尤以固体为明显;多潘立酮还能协调胃窦十二指肠运动,这种协调运动对于维持正常的胃排空和防止胃、十二指肠反流具有重要作用。对中度以上功能性消化不良的患者可使餐后上腹胀、上腹痛、嗳气、早饱等症状完全消失或明显减轻。可作为胃溃疡的辅助治疗药物,用以消除胃窦部潴留。在我国多潘立酮为非处方药,由于该药不易通过血脑屏障,不良反应少且大多在停药后消失,故通常认为其安全性高,很多医生视它为"万能药",也有不少患者将其当作助消化药长期使用。然而,随着多潘立酮临床应用的不断增加,国内外关于多潘立酮产生严重心脏不良反应的报道引起了国际上的广泛关注。2012 年,加拿大卫生部发布警告称马来酸多潘立酮与严重室性心律失常和心源性猝死风险有关,建议患者在用药期间出现头晕、心悸、眩晕的症状时要立即停药并及时就医。2014年,在发生服用多潘立酮药物猝死事件后,欧洲药品管理局(European Medicines Agency,EMA)建议心脏不好者、肝脏功能受损者、同时服用影响心脏功能药物的患者慎用多潘立酮,且仅建议用多潘立酮来治疗恶心和呕吐,不再用来缓解腹胀、胃部不适等症状。目前该药在美国也被禁止上市。关于多潘立酮片在国外被禁的新闻被多方报道后,我国国家食品药品监督管理总局于 2016 年 9 月,发布了一条关于修订多潘立酮制剂说明书的公告(2016 年第 152 号),对多潘立酮制剂(包括马来酸多潘立酮制剂)非处方药和处方药说明书的不良反应、禁忌、注意事项、用法用量等项进行了修订。主要修改内容包括以下几点:①关于用药量和疗程。将吗丁啉说明书上的推荐疗程"在没有咨询医师的情况下,不得超过 14

天"改为"成人一日 3 次,每次 10mg,每日不得超过 40mg。用药 3 天,症状未缓解,则需要咨询医师或药师。药物常规使用时间不得超过一周"。②删除了"建议儿童使用多潘立酮混悬液",即多潘立酮混悬液不再适用于儿童。③在不良反应上,增加了和心脏疾病相关的风险提示,指明"有报道日剂量超过 30mg 和 / 或伴有心脏病患者、接受化疗的肿瘤患者、电解质紊乱等严重器质性疾病的患者、年龄大于 60 岁的患者中,发生严重室性心律失常甚至心源性猝死的风险可能升高"。④增加了"中重度肝功能不全的患者禁用"的警示。

(二) 5-HT$_4$ 受体激动剂

1. 西沙必利(cisapride)　又名为普瑞博思(prepulsil),是苯甲酰胺衍生物。该药能激动肠肌间神经丛的 5-HT$_4$ 受体,促使肌间神经丛节后神经元释放乙酰胆碱,从而促进胃肠道平滑肌的运动,改善胃肠道运动障碍的基本症状。西沙必利促胃肠动力作用极强,疗效显著。用于治疗功能性消化不良、反流性食管炎的治疗。

2. 莫沙必利(mosapride)　莫沙必利对 5-HT$_4$ 受体有极强的选择性,能激动肠肌间神经丛的 5-HT$_4$ 受体,使神经末梢的 ACh 释放增加,从而促进胃排空。临床用于治疗慢性胃炎、功能性消化不良、胃食管反流性疾病及手术伴随的一系列胃肠道症状。该药的临床疗效好,安全性好。

(三) 胆碱脂酶抑制剂和 M 自身受体拮抗剂

KW-5092 能抑制胆碱脂酶的活性,同时还能促进 ACh 的释放,促进胃窦十二指肠的协调活动,加快胃的排空。Z-338 可通过拮抗调节 ACh 释放的 M$_1$ 和 M$_2$ 自身受体,促进 ACh 从胆碱能神经末梢释放,发挥促胃动力的作用。

四、止泻药

止泻药(antidiarrheal drug)为治疗腹泻的药物,主要用于剧烈腹泻或长期慢性腹泻,以防止机体过度脱水、水盐代谢失调、消化或营养障碍。按其药理作用可分为以下几类。

(一) 阿片及其衍生物

主要通过提高胃肠张力,抑制肠蠕动、制止推进性收缩而起止泻作用。药物有地芬诺酯、苯乙哌啶、盐酸洛哌丁胺等。用于急、慢性功能性腹泻及慢性肠炎。

(二) 收敛剂

通过凝固蛋白形成保护层而使肠道免受有害因子的刺激。药物有鞣酸蛋白、次碳酸铋。适用于急性胃肠炎及各种非细菌性腹泻等。

(三) 吸附剂

通过药物表面的吸附作用,吸收肠道中水、气体、病毒、细菌等,阻止它们被肠黏膜吸收或损害肠黏膜而止泻。药物有药用炭、白陶土等。用于腹泻及胃肠胀气,还用于各种原因引起的急慢性肾衰竭、尿毒症、高尿酸血症等。

(四) 保护药

具有形成肠道保护膜的作用,使之不受刺激缓解腹泻。药物有碱式碳酸铋等。

(五) 其他

通过治疗肠消化不良而止泻,如乳酶生、双歧杆菌、盐酸小檗碱等;通过在肠内与胆酸络合而止泻,如消胆胺等;通过抑制肠道前列腺素合成,抑制细胞分泌而达到止泻,如阿司匹林等;通过抑菌或杀菌而止泻,如盐酸黄连素和肠道杀菌剂等。

五、泻药

泻药(cathartics)是指能增加肠内水分,促进蠕动,软化粪便或润滑肠道促进排便的药物。临床主要用于功能性便秘,包括以下几类。

(一)容积性泻药

在肠道难以吸收,大量口服形成高渗压而阻止肠内水分的吸收,扩张肠道,刺激肠壁,促进肠道蠕动,如硫酸镁和硫酸钠。此外镁盐还能引起十二指肠分泌缩胆囊素,刺激肠液分泌和蠕动。临床主要用于排出肠内毒物及某些驱肠虫药服后连虫带药一起排出等需快速清洁肠道的患者。

(二)接触性泻药

又称"刺激性泻药",是指作用于肠神经系统,增强肠道动力和刺激肠道分泌从而导致排便的一类药物,包括比沙可啶、蒽醌类药物和蓖麻油等。用于急、慢性便秘。

1. **比沙可啶(bisacodyl)** 在接触大肠黏膜或黏膜下神经丛时,比沙可啶刺激神经末梢,兴奋副交感神经,引起正常的反射性蠕动增强而导致排便。另外,比沙可啶也可作用于肠黏膜,减少水分和离子的吸收,增加直肠水分和离子的积聚,软化大便,从而进一步提高通便的效果。因其疗效确切、剂量小、毒性低,多年来被广泛使用。美国FDA将其定为非处方药物,我国也将其收入了国家第一批非处方药物目录。比沙可啶主要用于治疗便秘,也可用来排出肠道毒物及服用某些驱虫药后排出虫体和药物,以及手术前后、腹部放射检查的肠排空等。

2. **蒽醌类(anthraquinones)** 含有蒽醌苷类的大黄、番泻叶和芦荟等植物,口服后被大肠内细菌分解为蒽醌,能增加结肠推进性蠕动。常用于急、慢性便秘。

(三)滑润性泻药

滑润性泻药是通过局部滑润并软化粪便而发挥作用。适用于老人及痔疮、肛门手术患者。

1. **液体石蜡(liquid paraffin)** 为矿物油,不被肠道消化吸收,产生滑润肠壁和软化粪便的作用,使粪便易于排出。

2. **甘油(glycerin)** 灌肠剂以50%浓度的液体注入肛门,由于高渗压刺激肠壁引起排便反应,并有局部润滑作用,数分钟内引起排便。适用于儿童及老人。

(四)高渗性泻药

如硫酸镁、氧化镁、乳果糖、山梨醇等,因所含无机(有机)离子不被吸收而形成肠内高渗状态,水分从体内进入肠腔而帮助排便。

(五)膨胀性泻药

如聚乙二醇类药物,在肠内吸收水分后膨胀形成胶体,使肠内容物变软,体积变大,促进排便。

六、利胆药

利胆药是具有促进胆汁分泌或胆囊排空的药物。常用药物有苯丙醇(phenylpropanol)、非布丙醇、羟甲烟胺、曲匹布通、羟甲香豆素、茴三硫、腺苷蛋氨酸、去氢胆酸(dehydrocholic acid)、熊去氧胆酸

（ursodesoxycholic acid，UDCA）等。

苯丙醇：具有较强的促进胆汁分泌作用，使胆汁中水分及胆酸、胆固醇、胆色素等固体成分均增加，从而改变胆汁稠度；能加速胆固醇转变成胆酸的过程，因而有降低血胆固醇的作用等。适应于胆囊炎、胆石症、胆道感染、胆道运动功能障碍、胆道术后综合征和高胆固醇血症等。

去氢胆酸：为胆酸合成衍生物，有利胆和促进胆汁分泌的作用，它可刺激肝细胞分泌大量低比重、低黏度的胆汁，促进胆汁的引流而有利于胆道和胆囊内细菌、炎症性产物、毒素、胆砂和小结石的排出，起着冲洗清洁胆道系统的作用。适用于胆囊及胆道功能失调、胆囊切除术后综合征、胆石症、慢性胆囊炎及某些肝脏疾病和促进胆囊造影剂的排出等。

熊去氧胆酸：能增加胆汁酸的分泌，导致胆汁酸成分发生变化，使其在胆汁中含量增加，有利胆作用。用于胆固醇、胆结石、胆汁淤积、胆汁反流性胃炎的治疗。

牛磺熊去氧胆酸（tauroursodeoxycholic acid，TUDCA）：与 UDCA 相比，TUDCA 具有更强的亲水性、更高的生物利用度，其毒性更低，在胆汁淤积症中表现出更强的黏膜保护作用，更适合于治疗胆囊胆固醇结石、原发硬化性胆管炎、原发胆汁性肝硬化和慢性丙型病毒性肝炎等常见疾病。

思考题　　　　　　1. 治疗消化性溃疡的药物主要包括哪几类？其主要作用机制有何不同？

2. 与不可逆性质子泵抑制剂比较，可逆性质子泵抑制剂的主要特点是什么？

3. 止泻药主要包括哪几类？其主要作用机制有何不同？

（李淑慧　李晓辉）

参 考 文 献

［1］KUNA L, JAKAB J, SMOLIC R, et al. Peptic ulcer disease: a brief review of conventional therapy and herbal treatment options. J Clin Med, 2019, 8 (2): 179.

［2］MALFERTHEINER P, KANDULSKI A, VENERITO M. Proton-pump inhibitors: understanding the complications and risks. Nat Rev Gastroenterol Hepatol, 2017, 14 (12): 697-710.

［3］ABE K, IRIE K, NAKANISHI H, et al. Crystal structures of the gastric proton pump. Nature, 2018, 556 (7700): 214-218.

［4］SAVARINO V, MARABOTTO E, ZENTILIN P, et al. The appropriate use of proton-pump inhibitors. Minerva Med, 2018, 109 (5): 386-399.

［5］HERRSTEDT J. The latest consensus on antiemetics. Curr Opin Oncol, 2018, 30 (4): 233-239.

［6］WANG X, ZHANG Z Y, WANG J, et al. Pharmacokinetics, safety, and tolerability of rolapitant administered intravenously following single ascending and multiple ascending doses in healthy subjects. Clin Pharmacol Drug Dev, 2019, 8 (2): 160-171.

［7］KAMBOJ A K, COTTER T G, OXENTENKO A S, et al. Helicobacter pylori: the past, present, and future in management. Mayo Clin Proc, 2017, 92 (4): 599-604.

［8］RAY K. Helicobacter pylori hideout in gastric glands. Nat Rev Gastroenterol Hepatol, 2019, 16 (7): 390.

［9］LLOYD B R, LEIMAN D A. An updated approach to evaluation and treatment of helicobacter pylori infection. South Med J, 2019, 112 (7): 392-398.

［10］ HE H S, LI B Y, CHEN Q T, et al. Comparison of the use of vonoprazan and proton pump inhibitors for the treatment of peptic ulcers resulting from endoscopic submucosal dissection: a systematic review and beta-analysis. Med Sci Monit, 2019, 25: 1169-1176.

［11］ YÜKSEL K, TUĞLULAR I. Critical review of european medicines agency (EMA) assessment report and related literature on domperidone. Int J Clin Pharm, 2019, 41 (2): 387-390.

［12］ PARK J H, CHO J H, KIM D S, et al. Revaprazan-loaded surface-modified solid dispersion: physicochemical characterization and in vivo evaluation. Pharm Dev Technol, 2019, 24 (6): 788-793.

第四十二章 治疗男科疾病的药物

泌尿系统(urinary system)由肾脏、输尿管、膀胱、尿道及相关的血管、神经组成。勃起功能障碍与良性前列腺增生是两种常见的男性泌尿系统疾病(urologic disease)。本章主要对这两种疾病进行讨论。

第一节 勃起功能障碍

一、概述

勃起功能障碍(erectile dysfunction,ED)是指阴茎无法维持勃起以完成性行为的疾病,是一种常见的男性疾病。

(一)阴茎的勃起机制

阴茎在松弛状态下受到性刺激后,以一氧化氮(nitric oxide,NO)为信号分子激活鸟苷酸环化酶,催化鸟苷三磷酸(guanosine triphosphate,GTP)形成环鸟苷酸(cyclic guanosine monophosphate,cGMP),产生的 cGMP 可降低细胞内 Ca^{2+} 浓度,导致海绵体平滑肌松弛,增加血液流入量,导致血窦膨大压迫静脉,减小血液流出量,从而使阴茎勃起。其中,cGMP 的作用时间受磷酸二酯酶(phosphodiesterase,PDE)的控制如图 42-1 所示。

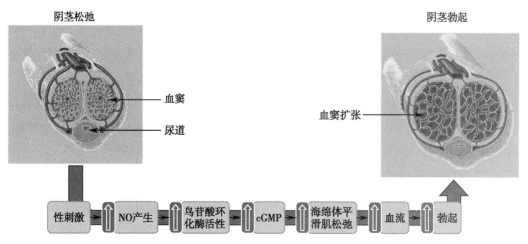

图 42-1 阴茎的勃起机制

（二）勃起功能障碍的致病因素

1. 血管性因素　血管病变导致阴茎血流量减少或流出量增大是 ED 产生的主要原因，包括动脉流入受损、平滑肌 - 海绵体松弛受损、慢性缺血导致的海绵体 - 平滑肌收缩增加、海绵体纤维化、静脉闭塞性功能障碍等。衰老也是导致 ED 的重要因素，其原因在于年龄增加导致海绵体平滑肌功能退化，并使得静脉闭塞机制受损。吸烟、糖尿病、肥胖等血管疾病高发因素也会显著增加 ED 的发病率。

2. 神经性因素　许多神经疾病，包括脊髓损伤、多发性硬化和骨盆癌术后海绵状神经损伤，如根治性前列腺切除术或前切除术，通常导致 ED。帕金森病和脑血管意外等中枢神经疾病也可引发 ED。

3. 内分泌性因素　睾酮可以调节海绵体神经的结构和功能、一氧化氮合酶的表达和活性、磷酸二酯酶 5（phosphodiesterase 5，PED5）和下体平滑肌细胞的生长和分化，垂体及睾丸功能不全引发的睾酮分泌不足会导致 ED 产生。性腺功能减退、高催乳素血症也会引起 ED。

4. 药物性因素　有些药物的副作用可引起 ED，如帕罗西汀、度洛西汀等选择性 5- 羟色胺（5-hydroxytryptamine，5-HT）再摄取抑制剂类抗抑郁药物、尼古丁、乙醇、毒品等。

5. 心理性因素　许多心理因素，如焦虑、压力、抑郁、内疚、精神紊乱、性虐待史或夫妻婚姻关系问题等均会导致 ED。

二、治疗勃起功能障碍的药物及分类

根据治疗的靶点，治疗勃起功能障碍的药物可分为磷酸二酯酶 5 抑制剂和合成的 PGE_1。

（一）磷酸二酯酶 5 抑制剂

应用磷酸二酯酶 5（phosphodiesterase 5，PDE5）抑制剂可以引起 cGMP 蓄积，激活下游通路，保持勃起状态。

PDE5 抑制剂主要有西地那非（sildenafil）、伐地那非（vardenafil）、他达拉非（tadalafil）和阿伐那非（avanafil）。它们治疗勃起功能障碍的效果几乎相同，副作用也相似，但是作用时长和食物对其吸收的影响有差异。

本类药物中第一个上市的药物为西地那非，西地那非的研发开始于 20 世纪 80 年代，但是其研究的初衷并不是治疗勃起功能障碍，而是治疗冠心病，但是临床试验并未取得预期效果，奇怪的是受试者通常不愿意归还西地那非，研究人员意外地发现，西地那非可诱导勃起，最终该适应证获得美国 FDA 批准。近年来又发现西地那非能够对抗肺动脉高压，并于 2000 年获得美国 FDA 批准。这是一个典型的通过药物的副作用发现新药和新适应证的实例，这也为我们研制新药提供了启示。

西地那非（sildenafil）

【药动学】 本品为短效 PDE5 抑制剂，因此要在性活动前 1 小时服用。本品口服吸收迅速，生物利用度约为 40%，口服后约 30~120 分钟达到血浆峰浓度，在与高脂肪食物同服时，吸收速率减慢，达峰时间变长。本品主要为肝脏代谢，主要通过肝脏的微粒体酶细胞色素 CYP3A4（主要途径）和细胞色素 P4502C9（次要途径）清除，因此肝药酶抑制剂，如西咪替丁等会导致西地那非血浆浓度升高。其代谢产物为 N- 去甲基化物，与西地那非有相似的活性。其排泄途径主要是代谢产物随粪便排泄，少量随尿液排泄。

【**药理作用**】西地那非为选择性 PDE5 抑制剂,性刺激引起局部的 NO 释放,西地那非可抑制 PDE5,从而导致 cGMP 水平升高,维持勃起。因此,西地那非无直接舒张人体海绵体的作用,但能抑制 PDE5,从而增强 NO 的作用。体外试验显示,西地那非对 PDE5 有着较高的选择性,这种选择性作用是 PDE1 的 80 倍,PDE2 和 PDE4 的 700 多倍,PDE3 的 4 000 多倍,由于 PDE3 和心肌收缩力有关,心肌细胞不存在 PDE5,因此西地那非不会直接影响心肌收缩功能。

【**临床应用**】

1. 治疗勃起功能障碍　西地那非作为选择性 PDE5 抑制剂,能够有效维持勃起状态,增加勃起时阴茎硬度。西地那非为世界上第一个上市的治疗勃起功能障碍的药物,于 1998 年获美国 FDA 批准上市。西地那非最初是作为一种治疗心血管疾病的药物,但是疗效并不好,由于其具有增加勃起时阴茎硬度的副作用,辉瑞公司将其开发成了治疗勃起功能障碍的药物并引起了世界范围内的轰动,这是利用药物副作用开发药物的典型案例。

2. 西地那非的新进展　大量研究证实了西地那非可以舒张肺血管,迅速降低肺动脉压,因此可用于肺动脉高压的治疗。也有研究表明西地那非可以改善子宫和卵巢的血供,有利于内膜的发育,提高人工授精的成功率。

【**不良反应**】

1. 常见的 PDE5 抑制剂的不良反应　有头痛、咳嗽、消化不良和鼻塞,这些不良反应通常是轻微的。

2. 对视网膜色觉系统的影响　西地那非虽然可选择性地作用于 PDE5,但是其对 PDE5 的抑制效果仅为 PDE6 的 10 倍,因此可能造成与 PDE6 相关的副作用。PDE6 主要分布于视网膜,与视网膜光的转化通路有关,在颜色视觉成像过程中起重要作用,因此在血浆西地那非水平较高时会出现色觉异常的不良反应。第二代 PDE5 抑制剂他达那非(希爱力)则较少干扰 PDE6 的功能,因此上述不良反应较为罕见。

3. 与其他药物的相互作用　由于西地那非具有扩血管作用,会产生血压下降的不良反应。在任何时候,正在服用硝酸甘油等任何剂型硝酸酯类药物的患者绝对不能同时服用西地那非。如果将西地那非与任一种硝酸酯类药物合用,患者的血压可能会突然下降至不安全或危及生命的水平。

他达那非(tadalafil)

【**药动学**】与西地那非相比,他达那非的药动学性质更优异,具体体现在其平均 16~30 分钟后起效,达峰时间约为 120 分钟,半衰期约为 18 小时,肾功能不全时,半衰期延长。临床报告显示服用他达那非后有效率可达 83%。由于其优良的药动学性质,其副作用较小,持续时间长,可在 2~3 天后有明显效果。

【**药理作用**】他达那非也是 PDE5 抑制剂,药理作用与西地那非相同。

【**临床应用**】

1. 治疗勃起功能障碍　他达那非作为新型的副作用更小的 PDE5 抑制剂使用。同时其用量小,维持时间长,西地那非用量通常为 120~150mg,维持时间为 4~6 小时,他达那非的用量为 20~25mg,维持时间可达 48 小时以上。

2. 治疗前列腺增生　松弛前列腺平滑肌,改善尿流率,缓解前列腺增生症状。

3. 治疗男性勃起功能障碍　保持阴茎海绵体和血管平滑肌细胞内环鸟苷酸（cGMP）水平，增强海绵窦扩张，增强勃起功能。

【不良反应】少数人群会有不良反应，一般为口干、背部肌肉疼痛、肌无力、头痛、心率加快、面部微有潮红等。但与西地那非相比，其不良反应轻微而不常见，尤其是不具有色觉异常的不良反应，这与他达那非不干扰视网膜的 PDE6 有关。

（二）合成的前列腺素 E$_1$

前列地尔（alprostadil）是一类合成的前列腺素 E$_1$（prostaglandin E$_1$，PGE$_1$），其注射液商品名为"凯时"。PGE$_1$ 可使阴茎海绵体平滑肌舒张，达到维持勃起状态的效果。其作用机制是增加了环腺苷酸（cyclic adenosine monophosphate，cAMP）的浓度，进而激活了蛋白激酶 A（protein kinase A，PKA），使血管平滑肌舒张，阴茎血流量增加，维持勃起状态。尽管 PDE5 抑制剂是现在治疗勃起功能障碍的一线用药，但是对于不能口服的患者，前列地尔可以做成尿道栓剂或注射剂使用。与 PDE5 抑制剂相比，合成的 PGE$_1$ 类药物在临床上的应用较少。

前列地尔（alprostadil）

【药动学】前列地尔的生物利用率较低，一旦被吸收会迅速代谢。当以尿道栓剂形式给药时，起效时间为 5~10 分钟，注射给药时为 2~25 分钟。导致的勃起可维持 30~60 分钟，并具有个体差异。

【药理作用】其导致平滑肌舒张的机制并不完全明确，一般认为前列地尔提高了海绵体组织中 cAMP 的浓度，激活了蛋白激酶 A，从而导致平滑肌舒张和阴茎海绵体动脉扩张，引发勃起。

【临床应用】其临床应用不如 PDE5 抑制剂广，但是可以作为 PDE5 抑制剂的补充，例如对于不能口服的患者，可以制成前列地尔注射液或尿道栓剂使用。

【不良反应】PGE$_1$ 诱导的血管舒张可能会导致低血压和头痛等不良反应。局部不良反应包括阴茎疼痛、睾丸疼痛、尿道疼痛等。

第二节　良性前列腺增生

良性前列腺增生（benign prostatic hyperplasia，BPH）指前列腺基质细胞和表皮细胞异常增生，以致尿道压迫。BPH 是男性患下尿路症状（lower urinary tract symptom，LUTS）的主要原因之一。

一、良性前列腺增生的发病机制

BPH 的发生发展过程非常复杂。很多危险因素比如年龄、糖尿病等代谢病、肥胖、饮食、遗传因素等都会增加 BPH 的发生率。现有研究表明，性激素水平变化、前列腺平滑肌收缩特性改变、炎症的发生以及膀胱结构功能改变等是导致 BPH 发生的重要原因。

（一）性激素水平变化

睾丸产生的雄性激素睾酮（testosterone）在前列腺细胞的增殖和凋亡过程中起重要作用。睾酮以扩散的形式进入前列腺表皮细胞和基质细胞。在前列腺表皮细胞中，睾酮与雄激素受体（androgen receptor，AR）结合后，被转运到核膜上并与雄激素受体反应元件（androgen response element，ARE）结合，促进编码一些生长因子［包括角质细胞生长因子（keratinocyte growth factor，KGF），表皮生长因子（epidermal growth factor，EGF），胰岛素样生长因子（insulin-like growth factor，IGF）等］的基因表达，从而促进表皮细胞的增殖。在前列腺基质细胞中，睾酮则会在类固醇 5α- 还原酶 2 的作用下转化为双氢睾酮（dihydrotestosterone，DHT），然后与 AR 结合，发挥促进细胞增殖的作用。同时，DHT 也会调节凋亡相关的转化生长因子 -β（transforming growth factor-β，TGF-β）的表达。在正常的前列腺细胞中，DHT 对细胞增殖和凋亡的调节处于平衡状态。但随着年龄的增加或一些代谢水平的变化，导致前列腺内性激素水平发生变化，就会打破这种平衡，且向增殖的方向偏移，从而导致 BPH 的发生。

（二）前列腺平滑肌收缩特性改变

前列腺很大一部分腺体是由平滑肌组成。与绝大多数器官的平滑肌相同，前列腺平滑肌受到交感神经的调控。其中分布最广泛的肾上腺素能受体是兴奋性受体 α_{1A}。BPH 患者的前列腺平滑肌上分布有更高密度的 α_{1A} 受体。当 α_{1A} 受体被激活时，前列腺平滑肌收缩，从而压迫尿道。

（三）炎症的发生

炎症主要通过改变某些细胞因子促进前列腺细胞的增殖。当炎症发生时，细胞内的 IL-2、IL-4、IL-7、IL-17、IFN-γ 等细胞因子及其受体水平会有所升高，其中 IL-2、IL-7 和 IFN-γ 会促进前列腺基质细胞的增殖。同时，炎症还会使表皮细胞中的环氧合酶 -2 水平升高，促进促炎前列腺素的产生，从而促进前列腺细胞的增殖。

（四）膀胱结构功能改变

膀胱对外界环境的变化、年龄增长、神经或代谢疾病非常敏感。当 BPH 刚发生或其他原因导致的下尿路症状发生时，膀胱会发生功能和结构上的改变。这些改变包括胞内钙信号异常、细胞通信受阻、线粒体功能障碍等，外在表现主要为逼尿肌过度活动；此外胞内收缩蛋白、肌球蛋白和肌丝蛋白表达增加，使膀胱壁增厚。这些结构功能的变化加快了 BPH 的发展进程。

二、良性前列腺增生药物的分类

（一）α₁ 肾上腺素能受体拮抗剂

通过阻断膀胱颈、前列腺包膜以及基质平滑肌中的 α_{1A} 和 α_{1B} 受体，使平滑肌松弛，降低尿道阻力，改善排尿量。临床上常用哌唑嗪、阿夫唑嗪、坦索罗辛和西洛多辛等治疗良性前列腺增生导致的膀胱出口梗阻。

坦索罗辛（tamsulosin）

【药动学】坦索罗辛经由肝脏 P450 酶系统代谢，血浆蛋白结合率约为 99%，代谢产物大部分经由尿液排出，少部分经肠道随粪便排出。

【药理作用】选择性阻断 α_{1A} 受体，抑制交感神经元兴奋，使前列腺平滑肌舒张，降低膀胱颈及尿道内压力，降低排尿阻力，改善尿流率，缓解前列腺炎症。由于对 α_{1A} 选择性高，对尿道、膀胱颈及前列腺平滑肌具有高选择性阻断作用，其舒张外周血管、降低血压等副作用减少。

【临床应用】用于前列腺增生引发的下尿路症状，如尿频、排尿困难，适用于轻、中度以及未导致严重排尿障碍的患者。

【不良反应】

1. 中枢神经系统症状 可能出现头晕、疲惫、头痛、困倦等中枢神经系统症状。

2. 直立性低血压,心率加快。

3. 肝脏谷丙转氨酶(GPT)、谷草转氨酶(GOT)、乳酸脱氢酶(LDH)升高,停药后可恢复正常。

4. 其他 胃肠道反应的主要症状表现为食欲不振、恶心、呕吐、腹痛等;偶见皮疹、浮肿等。

直立性低血压、冠心病、肾功能不全患者慎用。

【药物相互作用】 与西咪替丁等 CYP3A4 和 CTP2D6 酶抑制剂合用可能增加坦索罗辛的血药浓度,抑制肝脏对坦索罗辛的代谢速度,产生毒副作用。

(二) 5α- 还原酶抑制剂

类固醇 5α- 还原酶可将睾酮转化为双氢睾酮,双氢睾酮促进细胞增殖的活性强于睾酮,是导致腺体增大的主要原因之一,抑制 5α- 还原酶可以减小前列腺体积,改善尿流率,同时降低急性尿潴留风险,从而缓解症状。临床上常用非那雄胺和度他雄胺。

非那雄胺(finasteride)

非那雄胺为一种 4- 氮杂甾体化合物,是选择性 I 型 5α- 还原酶抑制剂,能降低血浆中双氢睾酮水平而不影响睾酮浓度,长期服用可使前列腺体积缩小,尿流率增加,与 α_{1A} 肾上腺素能受体拮抗剂合用可治疗前列腺增生。

【药动学】 非那雄胺经肝脏 P450 途径代谢,血浆蛋白结合率高,半衰期为 6~16 小时,口服后 57% 经由粪便排泄,39% 以代谢产物形式经尿液排泄。

【药理作用】 通过抑制 5α- 还原酶,降低血浆双氢睾酮含量,缩小前列腺体积,减小排尿阻力,增强尿流率,从而缓解尿路梗阻症状,临床用药 4~6 周后出现前列腺缩小的疗效,用药 3~6 个月可达到最大治疗效果。

【临床应用】

1. 前列腺增生症 需长期用药,并能与 α_{1A} 肾上腺素能受体拮抗剂合用治疗前列腺增生引起的排尿障碍。

2. 脱发 降低头皮和血浆中的双氢睾酮可以预防脱发。

【不良反应】

1. 性欲减退、阳痿、射精减少 双氢睾酮浓度降低可能会导致男性性功能异常。

2. 致畸 孕妇及男性婴儿应当避免接触及服用,容易导致生殖器发育异常。

妇女及儿童无效,不适用于怀疑前列腺癌患者。

(三) PDE5 抑制剂

他达那非是目前上市的唯一用于治疗前列腺增生的 PDE5 可逆性抑制剂,PDE5 广泛分布于膀胱和前列腺,通过降解环腺苷酸或环鸟苷磷等第二信使,抑制相关信号通路作用,目前机制尚未明确,可能的假说包括:①提高前列腺中 NOS 的浓度及 NO 的活性;②钝化 cGMP 介导的蛋白激酶活性(ρ-Kinase);③抑制膀胱、前列腺和阴茎的自主活动;④减少骨盆区组织缺血缺氧;⑤抑制前列腺间质细胞增生;

⑥直接松弛前列腺平滑肌（药物性质、临床应用以及不良反应请参考治疗勃起功能障碍的药物章节中的他达那非章节）。

思考题

1. 简述男性阴茎勃起的分子机制以及勃起功能障碍药物的主要治疗靶标和药理作用。
2. 简述良性前列腺增生药物的主要分类并列举代表性药物。

（黄 卓）

参考文献

［1］GORBACHINSKY I, AKPINAR H, ASSIMOS D G. Metabolic syndrome and urologic diseases. Rev Urol, 2010, 12 (4): e157-e180.

［2］MCMAHON C G. Erectile dysfunction. Intern Med J, 2014, 44 (1): 18-26.

［3］REW K T, HEIDELBAUGH J J. Erectile dysfunction. Am Fam Physician, 2016, 94 (10): 820-827.

［4］刘丽霞. 西地那非临床应用新进展. 中医临床研究, 2016, 8 (10): 130-131.

［5］CHUGHTAI B, FORDE J C, THOMAS D D. Benign prostatic hyperplasia. Nat Rev Dis Primers, 2016, 2: 16031.

［6］THOMAS D, CHUGHTAI B, KINI M. Emerging drugs for the treatment of benign prostatic hyperplasia. Expert Opin Emerg Drugs, 2017, 22 (3): 201-212.

［7］张宝仲, 李嘉宾, 李万伟, 等. 治疗良性前列腺增生的药物研究进展. 广东化工, 2017, 44 (12): 148-150.

［8］KATZUNG B G. Basic & clinical pharmacology. 14th edition. New York: Lange Medical Books/McGraw-Hill, 2017.

第四十三章　子宫平滑肌兴奋药和抑制药

子宫平滑肌兴奋药简称子宫兴奋药,是指可选择性地兴奋子宫平滑肌的药物,包括缩宫素、垂体后叶素、麦角生物碱和前列腺素类等。子宫平滑肌抑制药可抑制子宫平滑肌收缩,这类药物包括 β₂ 受体激动药、硫酸镁、钙通道阻滞药、前列腺素合成酶抑制药和缩宫素受体拮抗药等。

第一节　子宫平滑肌兴奋药

子宫平滑肌兴奋药(smooth muscle stimulant),因子宫的生理状态和用药剂量的不同,它们的药理作用也有差异,即收缩节律性或强制性。在临床上,可用于催产、引产、产后止血及产后子宫复原。例如,当用于催产或引产时,可以利用其能够引起近似分娩的节律性的收缩作用;当用于产后止血或子宫复原时,则可以利用其强直性收缩的药理作用。此类药物如果使用不当可造成子宫破裂、胎儿窒息等严重后果,故临床应用必须严格掌握其适应证。

一、缩宫素

缩宫素(oxytocin),又名催产素(pitocin),是一个含有二硫键的 9 肽,由下丘脑室旁核、视上核神经元产生的激素原裂解生成的神经垂体激素,并沿下丘脑 - 垂体束转运至神经垂体后,与同时合成的神经垂体转运蛋白结合形成复合物,贮存于神经末梢。在适宜的刺激下,神经激素与转运蛋白被同时释放入血,随血液循环到达靶器官而发挥药理作用。目前,临床应用的缩宫素多为人工合成品或者从牛、猪的神经垂体提取分离的药物制剂。从动物神经垂体提取的药物制剂中含有缩宫素和少量的加压素(vasopressin,又称抗利尿激素),但人工合成品内不含加压素。一个效价单位(U)相当于 2μg 缩宫素。缩宫素和加压素都是含有二硫键的 9 肽,只是 3 位和 8 位的氨基酸不同。

【体内过程】缩宫素口服后,在消化道易被消化酶破坏而失效,所以口服无效,通常采取其他途径给药。缩宫素可经鼻腔和口腔黏膜吸收;肌内注射吸收良好,3~5 分钟生效,作用可维持 20~30 分钟;静脉注射起效更快,但维持时间较短,故通常都以静脉滴注维持药效。缩宫素大部分经肝脏及肾脏破坏,少部分以结合形式经肾脏排泄。在妊娠期间血浆中会出现缩宫素酶,可使缩宫素的链断裂而失活。缩宫素的半衰期较短,只有 5~12 分钟。

【药理作用】人体子宫平滑肌细胞膜上存在特异性的缩宫素受体,并且在妊娠期的不同阶段,缩宫素受体表达的密度会有所不同。缩宫素发挥宫缩作用的基础是由于其与缩宫素受体结合所致。缩宫素作用于 G 蛋白偶联受体,与其结合,激活磷脂酶 C(phospholipase C,PLC),使肌醇三磷酸(inositol triphosphate,IP3)生成增多,随后 Ca²⁺ 向子宫平滑肌细胞内大量转移,细胞内 Ca²⁺ 增加,从而增强子宫平滑肌的收缩力,增加子宫平滑肌的收缩频率。此外,动物实验还证明,缩宫素可促使子宫内膜和蜕膜产生并释放前列腺素,这也可能影响其对子宫的收缩效应。

缩宫素能够直接兴奋子宫平滑肌,加强子宫平滑肌的收缩力,增加收缩频率。子宫平滑肌的收缩强度取决于缩宫素的剂量及子宫的生理状态。小剂量的缩宫素(2~5U)可加强子宫(特别是妊娠末期子宫)的节律性收缩作用,其收缩性质与正常分娩近似,使子宫底部产生节律性收缩,对子宫颈可产生松弛作用,促使胎儿顺利娩出。大剂量的缩宫素(5~10U)则可使子宫平滑肌发生持续的强直性收缩,这样不利于胎儿的娩出。子宫平滑肌对缩宫素的敏感性受性激素的影响,雌激素能够提高子宫平滑肌对缩宫素的敏感性,孕激素则可降低其对缩宫素的敏感性。在妊娠的早期,孕激素的水平较高,子宫对缩宫素的敏感性低,可以保证胎儿的安全发育;在妊娠的后期,雌激素的水平较高,特别是在临产时子宫对缩宫素的反应更加敏感,这样有利于胎儿的娩出,故此时只需小剂量的缩宫素即可达到引产、催产的目的。

乳腺小叶分支被具有收缩性的肌上皮细胞包绕,缩宫素能使乳腺腺泡周围的肌上皮细胞(属平滑肌)收缩,引起射乳反射,促进乳汁排泄。大剂量缩宫素还能短暂地松弛血管平滑肌,从而引起血压下降,但易产生快速耐受性,催产剂量的缩宫素不引起血压下降。

【临床应用】缩宫素在临床上主要用于催产、引产。对无产道障碍、胎位正常、头盆相称、由于宫缩乏力难产者,小剂量缩宫素可增强子宫节律性收缩,促进分娩。对于死胎、过期妊娠或其他原因需提前终止妊娠者,可用缩宫素引产。

产后出血时,可立即于皮下或肌内注射较大剂量的缩宫素,大剂量缩宫素迅速引起子宫平滑肌发生强直性收缩,压迫子宫肌层内的血管而起到止血作用。因其作用时间短,常需加用麦角制剂。

近年来,缩宫素被探索性地应用于非产科领域,包括妇科手术促子宫收缩、精神疾病(如产后抑郁症、精神分裂症、自闭症等)治疗、降低疼痛敏感性、代谢障碍疾病(如糖尿病和肥胖症等)治疗等方面。

缩宫素过量可引起子宫高频率甚至持续性强直收缩,从而可能导致胎儿宫内窒息或子宫破裂等严重后果,因此在缩宫素被用作催产或引产时,必须注意以下两点:①需严格掌握剂量,避免子宫强直性收缩的发生;②严格掌握用药指征,凡产道异常、胎位不正、头盆不称、前置胎盘以及 3 次妊娠以上的经产妇或有剖宫产史者均禁用,以防止引起子宫破裂或胎儿宫内窒息。缩宫素的人工合成品不良反应较少,应用缩宫素的生物制剂,偶见过敏反应。在大剂量使用缩宫素时,可导致抗利尿作用的发生。如果患者输液过多或过快,可出现水潴留和低血钠体征。

二、垂体后叶素

垂体后叶素(pituitrin)是从牛、猪的垂体后叶中提取的粗制品,内含缩宫素和加压素两种成分,两者的化学结构基本相似。加压素具有抗利尿、收缩血管、升高血压和兴奋子宫的作用。临床上可用于治疗尿崩症及肺出血。垂体后叶素中因加压素含量较多,现在产科多已不用,且对子宫平滑肌的选择性不高,故作为子宫兴奋药的应用已被缩宫素代替。不良反应主要有面色苍白、心悸、胸闷、恶心、腹痛及过敏反应等。因其收缩血管可诱发心绞痛,故冠心病、心力衰竭、妊娠高血压综合征、妊娠后期及肺源性心脏病患者禁用。

三、麦角生物碱

麦角(ergot)是寄生在黑麦及其他禾本科植物上的一种麦角菌的干燥菌核。400年前开始作为子宫兴奋药用于临床,目前已用人工方法生产。麦角中含有多种生物碱,均为麦角酸的衍生物,按化学结构可分两类:①胺生物碱类,代表药有麦角新碱(ergometrine)和甲基麦角新碱(methylergometrine),均易溶于水,对子宫的兴奋作用强而快,但药效维持时间较短;②肽生物碱类,代表药有麦角胺(ergotamine)和麦角毒(ergotoxine),均难溶于水,对血管作用显著,起效缓慢,但药效维持时间较久。麦角生物碱除了可激动或拮抗5-羟色胺(5-hydroxytryptamine,5-HT)受体外,还可作用于 α 受体和多巴胺(dopamine,DA)受体。

麦角生物碱类均可以选择性地兴奋子宫平滑肌,其中以麦角新碱最为显著。其作用强度取决于子宫的生理状态及药物剂量。与缩宫素相比,麦角生物碱类用药剂量稍大时即可引起包括子宫体和子宫颈在内的子宫平滑肌发生强直性收缩,妊娠后期子宫对麦角生物碱类的敏感性会增强,因此,此类药物只可用于产后止血和子宫复原,不宜用于催产和引产。

麦角胺可直接作用于动、静脉血管使其收缩。大剂量使用麦角生物碱类药物还会损伤血管内皮细胞,长期使用可以导致肢端干性坏疽和血栓。麦角胺能使脑血管收缩,减少脑动脉搏动幅度,从而减轻偏头痛。

氨基酸麦角碱类可阻断 α 受体,翻转肾上腺素的升压作用,使升压作用变为降压,同时抑制中枢,使血压下降。

麦角新碱和甲基麦角新碱主要用于预防和治疗产后由于子宫收缩乏力造成的子宫出血,通过强直性收缩子宫平滑肌而机械压迫血管止血。当产后子宫复原缓慢时,应用麦角生物碱类药物可通过收缩子宫加速子宫复原。麦角胺能使脑血管收缩,可用于偏头痛的诊断及其发作时的治疗。咖啡因与麦角胺联合应用可以在收缩脑血管方面产生协同作用。此外,麦角胺可引起手、趾、脸部麻木和刺痛感、下肢水肿,偶见焦虑或精神错乱、幻觉、胸痛、胃痛,应用时应当给予充分注意。氢化麦角碱对中枢神经系统有抑制作用,可以与异丙嗪、哌替啶组成冬眠合剂,用于人工冬眠。

注射麦角新碱可引起恶心、呕吐及血压升高等症状,伴有妊娠毒血症的产妇应谨慎使用此药。用药过程中偶见过敏反应,严重者可出现呼吸困难、血压下降。麦角流浸膏中含有麦角毒和毒角胺,长期应用可损害血管内皮细胞。血管硬化及冠心病患者忌用麦角生物碱类药品。

四、前列腺素类

前列腺素(prostaglandin,PG)是一类广泛存在于体内的不饱和脂肪酸,对心血管、呼吸及消化等系统有广泛的生理作用和药理作用。作为子宫兴奋药应用的前列腺素类药物包括地诺前列素(dinoprost,$PGF_{2\alpha}$,前列腺素 $F_{2\alpha}$)、硫前列酮(sulprostone)和地诺前列酮(dinoprostone,PGE_2,前列腺素 E_2)等。

前列腺素有收缩子宫的作用,其中以 PGE_2 和 $PGF_{2\alpha}$ 的活性最强,尤其在分娩中具有重要意义。前列腺素对妊娠各期子宫都有兴奋作用,对分娩前的子宫更为敏感。前列腺素引起子宫收缩的特性与生理性的阵痛相似,在增强子宫平滑肌节律性收缩作用的同时,尚能使子宫颈松弛。可以用于终止早期或中期妊娠,还可以用于足月或过期妊娠引产,发生良性葡萄胎时可用于排除宫腔内的异物。

不良反应主要为恶心、呕吐、腹痛、腹泻等消化道平滑肌兴奋现象。$PGF_{2\alpha}$ 能收缩支气管平滑肌,诱发哮喘,不宜用于支气管哮喘患者。$PGF_{2\alpha}$ 能升高眼压,不宜用于青光眼患者。引产时的禁忌证和注意事项与缩宫素相同。

第二节　子宫平滑肌抑制药

子宫平滑肌抑制药又称为抗分娩药(tocolytic drug),可以抑制子宫平滑肌的收缩,使子宫平滑肌的收缩力减弱,收缩节律减慢,临床上主要应用于防治早产和痛经。常用的子宫平滑肌抑制药主要有 β_2 受体激动药、硫酸镁、钙通道阻滞药、前列腺素合成酶抑制药、缩宫素受体拮抗药等。

一、β_2 受体激动药

子宫平滑肌细胞膜上分布有较多的 β_2 受体,β_2 受体激动药首先通过激动这些受体,增加细胞内 cAMP 的水平,继而降低细胞内钙的水平,最终引起子宫平滑肌松弛,进而抑制子宫收缩。这类药物在孕妇和胎儿使用后,均能引起心率加快、心肌耗氧量增加、血压上升、血糖升高、水钠潴留、血容量增加等,对于合并心脏病、重度高血压、未经控制的糖尿病、支气管哮喘、肺动脉高压等疾病的患者,此类药物均属于禁忌。

利托君(ritodrine)、特布他林(terbutaline)、沙丁胺醇(salbutamol)、海索那林(hexoprenaline)等激动子宫平滑肌的 β_2 受体激动药,具有松弛子宫平滑肌的作用,在人的子宫平滑肌上,β_2 受体占优势,这类药物对非妊娠和妊娠子宫均可产生抑制作用,可用于治疗先兆早产。本类药物可引起心血管系统的不良反应,主要表现为心率增加、心悸、血压升高以及过敏反应。有报道极个别患者出现肺水肿而发生死亡。本类药物禁忌证较多,使用时应严格掌握适应证,在具有抢救条件的医院并在医生的密切观察下使用。

二、硫酸镁

硫酸镁(magnesium sulfate)可显著抑制子宫平滑肌的收缩,可用于防治早产。硫酸镁还可以抑制中枢神经系统,抑制运动神经 - 肌肉接头乙酰胆碱的释放,降低血管平滑肌的收缩作用,缓解外周血管痉挛发作,因而对妊娠期高血压、子痫前期和子痫均具有预防和治疗作用。硫酸镁能够降低中枢神经兴奋性,减少耗氧量;扩张血管,增加中枢供氧;抑制机体炎症反应对神经系统的损害,其针对 32 周以前胎儿中枢神经系统的保护作用已经得到充分证实。硫酸镁静脉注射后常可以引起潮热、出汗、口干,注射速度过快可引起头晕、恶心、呕吐、眼球震颤等;极少数患者还会发生血钙降低、肺水肿。用药剂量过大甚至可能引起肾功能不全、心脏抑制和呼吸抑制等严重不良反应。大剂量长期使用硫酸镁还可对胎儿骨骼产生影响。虽然目前还缺乏硫酸镁与安慰剂对照的资料证据,但是已经有研究显示,在抑制宫缩的效果上硫酸镁并不逊色于利托君,其在不良反应方面相对利托君还有较大优势。

三、钙通道阻滞药

钙通道阻滞药主要作用于子宫平滑肌细胞动作电位的复极阶段,通过阻断钙离子通道,降低平滑肌细胞内钙离子浓度,从而抑制钙离子依赖性的肌球蛋白和肌动蛋白相互作用,起到松弛平滑肌、抑制子宫收缩的作用。如硝苯地平(nifedipine)可拮抗缩宫素引起的子宫兴奋作用,故可以用于早产的治疗。

四、前列腺素合成酶抑制药

前列腺素合成酶抑制药如吲哚美辛(indometacin)对子宫收缩呈现非特异性抑制作用,可用于早产的治疗。但因其能引起胎儿动脉导管提前关闭,导致肺动脉高压继而损害肾脏,减少羊水等,故本药在临床使用时应十分慎重,仅在 β_2 受体激动药、硫酸镁等药物使用无效或使用受限时应用,且限用于妊娠 34 周之内的妇女。

五、缩宫素受体拮抗药

阿托西班是一种合成的肽类物质,是唯一具有子宫特异性的宫缩抑制剂,其保胎作用机制是与缩宫素竞争子宫肌层、蜕膜、胎膜上的缩宫素受体,拮抗缩宫素作用,从而达到抑制子宫收缩的作用。由于作用靶点的选择性更强,阿托西班在临床应用中的表现优于其他宫缩抑制剂,特别是在不良反应方面,除了少数患者可能伴发轻微的呼吸困难、母儿心动过速,目前尚未发现严重的、对母儿健康有害的不良反应,故适用于早产的治疗。阿托西班能通过胎盘,胎儿体内血药浓度约为母体水平的 12%,该药尚未证实能导致新生儿心血管或酸碱平衡的改变。目前认为阿托西班的使用尚无绝对禁忌证。英国皇家妇产科协会将其定为子宫平滑肌舒张的一线药物,许多其他欧洲国家也将阿托西班作为子宫平滑肌舒张药物使用,中华妇产科协会也将其列入早产的治疗指南,但阿托西班由于费用昂贵在临床上使用有限。

思考题　　　　1. 试述缩宫素的用药剂量与药效之间的关系。

2. 简述麦角胺与咖啡因合用治疗偏头痛的药理学基础。

3. 麦角生物碱为什么不宜用于催产和引产?

（魏敏杰）

参考文献

［1］杨宝峰,陈建国.药理学.3 版.北京:人民卫生出版社,2015.

［2］谢幸,孔北华,段涛.妇产科学.9 版.北京:人民卫生出版社,2018.

［3］TREVOR A J, KATZUNG B G, KNUIDERING-HALL M. Katzung & Trevor's pharmacology examination and board review. 12th edition. New York: McGraw-Hill, 2015.

［4］KATZUNG B G. Basic & clinical pharmacology. 14th edition. New York: Lange Medical Books/McGraw-Hill, 2017.

第四十四章　性激素类药及避孕药

性激素（sex hormone）是指由性腺所分泌的激素，主要包括雌激素、孕激素和雄激素，属于甾体化合物。临床应用的性激素多为人工合成品及其衍生物，多数也属于甾体化合物。性激素除可用于治疗某些疾病外，目前主要应用于避孕，常用避孕药多为雌激素与孕激素的复合制剂。

性激素的产生和分泌受下丘脑-垂体前叶的调节，体内性激素的水平又通过正/负反馈影响下丘脑和垂体前叶的功能。下丘脑可分泌促性腺激素释放激素（gonadotropin releasing hormone，GnRH），促进垂体前叶分泌促卵泡素（follicle stimulating hormone，FSH）和黄体生成素（luteinizing hormone，LH）。对于女性，FSH 可刺激卵巢滤泡的发育与成熟，使其分泌雌激素，同时使 LH 受体数目增加，LH 则可促进卵巢黄体生成，并促使卵巢黄体分泌孕激素；对于男性，FSH 可促进睾丸曲细精管的成熟和精子的生成，对生精过程有启动作用，LH 可促进睾丸间质细胞分泌雄激素，加速睾酮的合成，维持生精过程。

性激素对下丘脑及腺垂体的分泌有正、负反馈调节作用，从而维持人体性激素水平的动态平衡和正常的生殖功能。这种反馈调节主要通过三种途径完成，以女性为例：①长反馈，是性激素对下丘脑及腺垂体的反馈作用。例如，在排卵前期，雌激素水平较高，可直接或间接通过下丘脑促进垂体前叶分泌 LH，引发排卵，这一反馈过程是正反馈调节；而在黄体期（月经周期的分泌期），雌、孕激素水平都较高，可使下丘脑 GnRH 的分泌减少，从而抑制排卵，这一反馈过程是负反馈调节，绝大多数常用甾体避孕药就是根据这一负反馈调节而设计的。②短反馈，是指腺垂体分泌 FSH、LH，通过负反馈作用使下丘脑的 GnRH 释放减少。③超短反馈，是腺体内的自行正反馈调节，例如，下丘脑分泌的 GnRH 作用于自身，促进 GnRH 分泌，从而实现自行调节；雌激素可局部刺激成熟的卵泡，增加卵泡对促性腺激素的敏感性，从而促进雌激素的合成。

第一节　雌激素类药及抗雌激素药

一、雌激素类药

人体内主要存在三种内源性雌激素（estrogen）：雌二醇（estradiol，E_2）、雌酮（estrone，E_1）和雌三醇（estriol，E_3），其中，雌二醇是由卵巢和睾丸分泌的主要天然雌激素，效应最强，而雌酮、雌三醇等其他雌激素,多为雌二醇的肝脏代谢产物。雌激素具有广泛的生物学活性,在心血管、中枢神经系统、骨骼系统、生殖系统等的生长、发育与功能调节方面均具有重要意义。

天然雌激素的活性较低,常用的雌激素类药多是以雌二醇作为母体,人工合成的高效和长效甾体衍生物,主要有口服强效雌激素药——炔雌醇(ethinylestradiol,EE,又称乙炔雌二醇)、口服长效雌激素药——炔雌醚(quinestrol,又称炔雌醇环戊醚)以及一次肌内注射后药物疗效可持续数周的戊酸雌二醇(estradiol valerate)等。人工合成的类固醇雌激素还有美雌醇、马烯雌酮等。替勃龙(tibolone,又称 7- 甲基异炔诺酮)是人工合成的组织特异性甾体激素,用于绝经后女性的激素替代治疗,其代谢产物兼有雌、孕、雄激素三种激素的活性。妊马雌酮(conjugated estrogens)是雌酮硫酸盐和马烯雌酮硫酸盐的混合物,因应用方便、长效、不良反应较少等特点被广泛应用。此外,一些结构较简单的非甾体类药物也具有雌激素样作用,如己烯雌酚(diethylstilbestrol,又称乙菧酚)等。

【体内过程】雌二醇口服后经胃肠道吸收,在肝脏内被迅速代谢,故生物利用度低,需注射给药。其代谢产物绝大部分会形成葡萄糖醛酸或硫酸酯,随尿排出,小部分可通过胆汁排出,从而形成肝肠循环。血浆中的雌激素可与性激素结合球蛋白或白蛋白相结合,结合率可达到 50% 以上。雌二醇透皮贴片可通过皮肤缓慢而稳定地吸收,避免了肝脏的首过消除作用,其血药浓度比口服给药稳定。

人工合成的己烯雌酚、炔雌醇等药物在肝脏内代谢速度缓慢,其中炔雌醇被吸收后,大量贮存于脂肪组织中,逐渐缓慢释放,不易被肝脏代谢,故口服疗效较好,持续时间长。酯类衍生物制剂在注射局部吸收缓慢,作用时间长。大多数雌激素可通过皮肤及黏膜吸收,因此也可通过改变其剂型而进行局部给药。

【药理作用】人体雌激素在体内靶组织众多,不仅能影响卵巢、子宫和乳腺等器官的生长、分化及功能,还能对神经系统、心血管系统和骨组织等发挥作用。

雌激素可促进子宫肌层和内膜增殖变厚,其引起的子宫内膜异常增殖可导致子宫出血;雌激素与孕激素共同调节月经周期的形成;可显著增加子宫平滑肌对缩宫素的敏感性;可促使子宫颈管腺体分泌黏液,有利于精子的穿透和存活。雌激素还可促进输卵管肌层发育及收缩,使输卵管管腔上皮细胞分泌增加及纤毛生长;刺激阴道上皮细胞的增生,使阴道黏膜增厚及成熟、浅表层细胞角化。在乳酸杆菌的作用下雌激素使阴道环境 pH 呈酸性,维持阴道的自净功能。

在女性中,雌激素可促使色素沉着于大、小阴唇,使脂肪在体内呈女性分布,促进性器官的发育和成熟,维持女性第二性征;此外,小剂量的雌激素能刺激乳腺导管及腺泡的生长发育,在孕激素的配合下,还可刺激促性腺激素分泌,从而促进排卵,而大剂量的雌激素通过负反馈机制可减少促性腺激素释放,从而抑制排卵,还能抑制催乳素对乳腺的刺激作用,减少乳汁分泌。在男性中,雌激素能拮抗雄激素,幼年时雌激素缺乏会显著延缓青春期的发育,成年时雌激素会抑制前列腺的增生。

在心血管系统中,雌激素可以增加一氧化氮和前列腺素的合成,舒张血管,抑制血管平滑肌细胞的异常增殖和迁移,并且通过减轻心肌缺血 - 再灌注损伤、抗心律失常等作用发挥保护心脏的功能。雌激素可激活肾素 - 血管紧张素 - 醛固酮系统,使醛固酮分泌增加,促进肾小管对水、钠的重吸收,故可致轻度的水钠潴留和血压升高。雌激素在儿童中可显著增加骨骼的钙盐沉积,促进长骨骨骺愈合,在成人中则能增加骨量,改善骨质疏松。大剂量的雌激素则能升高血清甘油三酯、磷脂和高密度脂蛋白,降低血清胆固醇和低密度脂蛋白;雌激素可以减少胆酸的分泌,降低女性结肠癌的发病率。雌激素还可以降低糖耐量。雌激素可增加凝血因子Ⅱ、Ⅶ、Ⅸ、Ⅹ的活性,从而促进血液凝固,还能增加纤溶活性。雌激素可使真皮增厚,结缔组织内胶原分解减慢,使表皮增殖,保持皮肤弹性及改善血液供应。

研究发现,雌激素能促进神经细胞的生长、分化、存活与再生,并且促进神经胶质细胞的发育及突触的形成;此外,雌激素还能够促进乙酰胆碱、多巴胺、5-羟色胺等神经递质的合成。动物实验、体外细胞实验和临床试验的研究结果表明,雌激素具有神经保护作用,其机制是多方面的。雌激素通过与不同靶细胞内的雌激素受体(estrogen receptor,ER)结合,启动细胞内不同的信号转导途径发挥神经保护作用,也可通过抗炎症、抗氧化、增加局部血流量等途径发挥保护神经细胞的作用。目前,国外已在临床上针对绝经期女性使用雌激素替代疗法预防和治疗缺血性脑血管病,但其临床疗效评价不一。雌激素神经保护作用的深层机制以及雌激素临床治疗合理的剂型、剂量、给药途径等问题尚需进一步的基础和临床研究。

ER有两种亚型,分别为ER-α与ER-β,为不同基因表达的产物。通过雌激素调节特异性靶基因的转录而发挥"基因型"调节效应,属于甾类激素受体超家族。ER-α在女性生殖器官表达最多,另外ER-α也存在于乳腺、下丘脑、内皮细胞和血管平滑肌;ER-β表达最多的组织是前列腺和卵巢。雌激素信号转导包括经典的核启动的类固醇信号转导、膜启动的类固醇信号转导和G蛋白偶联雌激素受体(G protein-coupled estrogen receptor,GPER,也称GRP30)信号转导。核启动的类固醇信号转导由经典的雌激素受体介导,雌激素与ER结合后再与特殊序列的核苷酸——雌激素反应因子相结合形成ER-DNA复合物。ER-DNA复合物会征集类固醇受体辅激活因子-1和其他蛋白,随后引起组蛋白乙酰化,进而引起靶基因启动子区域重新排列,启动转录过程,合成mRNA以及相应的蛋白质,发挥其药理作用。膜启动的类固醇信号转导由膜蛋白介导,主要通过离子信号通路、一氧化氮信号通路、丝裂原活化的蛋白激酶/胞外信号调节激酶信号通路、磷脂酰肌醇-3-激酶/蛋白激酶B信号通路以及G蛋白偶联的信号通路等途径发挥快速的细胞功能调节及药理作用。

雌激素的靶器官主要是乳腺、子宫、卵巢、前列腺、骨骼及血管系统等。研究发现,雌激素受体不仅与乳腺癌、子宫内膜癌、卵巢癌等肿瘤的发生有关,也在肝癌、胃癌、肺癌和结直肠癌等雌激素非靶器官中广泛表达,这证实了雌激素受体与雌激素非靶器官肿瘤的发生和发展可能存在着密切关系。目前以雌激素受体为靶点的药物研发在乳腺癌的治疗中已取得一定成果,其靶向药物的研发不仅在乳腺癌、卵巢癌、子宫内膜癌等雌激素靶器官肿瘤方面取得一定进展,针对雌激素受体信号通路的靶向治疗在肺癌等非靶器官肿瘤中的应用也逐渐受到重视。因此,通过研究雌激素受体在肿瘤发生和发展过程中的作用机制,可为肿瘤治疗提供更加科学合理的依据。

【临床应用】雌激素类药的临床应用较广泛。

1. **围绝经期综合征**　又称更年期综合征,是指由于卵巢功能降低,雌激素分泌不足,垂体促性腺激素分泌增多,导致内分泌平衡失调而引起的一系列症状,如面颈红热、失眠、情绪不安等。应用雌激素进行替代治疗,可抑制垂体促性腺激素的分泌,从而减轻更年期综合征症状。雌激素还可降低绝经期女性冠心病的发生风险,对于绝经期女性,可应用小剂量的雌激素预防冠心病和心肌梗死等心血管疾病的发生。

2. **卵巢功能不全和闭经**　用雌激素可以对原发性或继发性卵巢功能低下的患者进行替代治疗,可以促进子宫、外生殖器及第二性征的发育。将雌激素与孕激素合用,可产生人工月经。

3. **功能性子宫出血**　雌激素可促进子宫内膜增生,修复出血创面而止血,也可以适当配伍孕激素,以调整月经周期。

4. **乳房胀痛及退乳**　有些女性在停止授乳后,由于乳汁继续分泌而会引起乳房胀痛,大剂量的雌激素则能干扰催乳素对乳腺的刺激作用,使乳汁分泌减少而退乳消痛。

5. **绝经后晚期乳腺癌**　绝经期女性的卵巢停止分泌雌二醇,此时肾上腺分泌的雄烯二酮在周围组织中可转化为雌酮,持续作用于乳腺则可能引起乳腺癌。大剂量的雌激素可抑制垂体前叶分泌促性腺激素,进而减少雌酮的产生。因此,雌激素可缓解绝经后晚期乳腺癌不宜手术患者的症状,但绝经期前乳腺癌患者禁用,因为雌激素可促进肿瘤的生长。

6. **前列腺癌**　大剂量的雌激素可以明显抑制垂体促性腺激素的分泌,使睾丸萎缩和雄激素分泌减少,同时又能拮抗雄激素的作用,故可用于治疗前列腺癌。

7. **抗骨质疏松的作用**　雌激素对骨的作用表现出剂量依赖关系,较高剂量的雌激素增加骨密度的效果更明显。雌激素能阻止绝经早期的骨丢失,在绝经前5~10年内开始应用激素疗法对预防骨质疏松症效果最佳。虽然激素疗法预防骨质疏松的作用有目共睹,但是长期应用外源雌激素仍存在很大的隐患,接受激素疗法的妇女心脏病、脑卒中、浸润性乳腺癌的发病风险都有所增加,这也是目前限制激素疗法仅作短期治疗的主要原因。为了减轻激素疗法的副作用,临床通常采用比标准剂量更小的剂量来预防和治疗骨质疏松症。

8. **痤疮**　多见于青年男女,青春期痤疮是由于雄激素分泌过多,刺激皮脂腺分泌,引起腺管阻塞及继发感染所致。雌激素可抑制雄激素的分泌,并可拮抗雄激素的作用。

9. **避孕**　雌激素与孕激素合用可避孕。

10. **神经保护作用**　小剂量雌激素可促进神经元突触的形成,对阿尔茨海默病有一定的治疗作用。

【不良反应】雌激素的常见不良反应有厌食、恶心及头晕等,减少剂量或从小剂量开始逐渐增加到达治疗剂量可减轻不良反应的症状。大剂量雌激素可引起水、钠潴留,因此,高血压患者慎用。长期大剂量使用雌激素可使子宫内膜过度增生,从而引起子宫出血,故子宫内膜炎患者慎用。雌激素对前列腺癌及绝经后乳腺癌患者有治疗作用,但禁用于其他肿瘤患者。绝经后雌激素替代疗法可明显增加子宫内膜癌的发病风险,若同时辅用孕激素可减少其危险性。此外,雌激素可加重偏头痛和诱发抑郁症。妊娠期间不应使用雌激素,以免引起胎儿的发育异常;本药主要在肝脏代谢,肝功能不良者还可引起胆汁淤积性黄疸,故肝功能不良者需慎用。

二、抗雌激素类药

本类药物根据作用机制的不同主要分为雌激素受体拮抗药、选择性雌激素受体调节药和芳香酶抑制药。

(一) 雌激素受体拮抗药

该类药物可竞争性拮抗雌激素受体,从而抑制雌激素的作用。常用的雌激素受体拮抗药有氯米芬(clomiphene)。氯米芬与己烯雌酚的化学结构相似,有较弱的雌激素活性和中等程度的抗雌激素作用。此类药物可拮抗下丘脑的雌激素受体,消除雌二醇的负反馈抑制,促使垂体前叶分泌促性腺激素,诱发排卵。在临床上可以用于功能性不孕症、功能性子宫出血、绝经后晚期乳腺癌及长期应用避孕药后发生的闭经等疾病的治疗。主要不良反应有多胎及视觉异常等。长期大剂量应用可引起卵巢肥大。卵巢囊肿患者禁用。

（二）选择性雌激素受体调节药

本类药物与不同组织的雌激素受体亲和力不同，可作为部分激动药或部分拮抗药而发挥作用，也被称为组织特异性雌激素受体调节药，常用药物为他莫昔芬（tamoxifen，又称三苯氧胺）、雷洛昔芬（raloxifene）等。他莫昔芬能与雌雌激素受体形成稳定的复合物，阻止染色体基因开放，使癌细胞的生长和发育受到抑制。主要用于晚期乳腺癌和乳腺癌术后辅助治疗。雷洛昔芬能特异性拮抗骨组织的雌激素受体而发挥作用，临床可用于骨质疏松症的治疗。

（三）芳香酶抑制药

芳香酶是细胞色素 P450 含血红蛋白酶复合物超家族的一个微粒体成员，是催化形成雌激素的限速酶，存在于卵巢、脑、脂肪、肌肉、骨骼等组织中，抑制芳香酶可减少雌激素的生成。常用药物为来曲唑（letrozole），临床多用于雌激素依赖性肿瘤的治疗。

到目前为止，持续地暴露于雌激素下被认为是一个已确立的诱发乳腺癌的病因。流行病学等研究提示前列腺癌、卵巢癌、肺癌和子宫内膜癌的病因均与雌激素有关。因此，抗雌激素治疗是治疗激素相关肿瘤的有效途径。70% 的乳腺癌细胞生长依赖于雌激素和有功能的 ER-α，因此通常对 ER-α 阳性乳腺癌给予抗雌激素化疗，如使用他莫昔芬。自 1978 年被美国 FDA 批准为新药以来，他莫昔芬的辅助化疗在过去几十年降低了乳腺癌等疾病的复发率并使得乳腺癌的病死率明显下降。2006 年雷洛昔芬被证实具有与他莫昔芬同样的预防乳腺癌复发的作用。另外，芳香酶抑制药也已被成功地用于治疗和预防乳腺癌，且对晚期疾病作用更佳。从雌激素受体作用的分子机制和激素相关肿瘤治疗的进展可以看出，雌激素相关肿瘤的治疗策略是选择性靶向 ER，相信雌激素受体转录激活作用的分子机制必将在未来获得更深入的研究，而雌激素相关肿瘤也必将获得更有效的治疗。

第二节　孕激素类药及抗孕激素类药

一、孕激素类药

天然孕激素（progestogen）主要指由黄体分泌的黄体酮（progesterone，又称孕酮），睾丸和肾上腺皮质也能少量分泌。天然的孕激素含量很低，且口服无效。临床应用的孕激素均系人工合成品或其衍生物。按照化学结构，孕激素类药可分为两类。

17α- 羟孕酮类由黄体酮衍生而来，如氯地孕酮（chlormadinone）、甲羟孕酮（medroxyprogesterone，又称安宫黄体酮，provera）、甲地孕酮（megestrol）等。在此类孕激素的 17 位加上长的酯链则使其治疗作用时间延长。

19- 去甲睾酮类由炔孕酮衍生而获得，结构与睾酮相似，如炔诺酮（norethisterone，norlutin）、双醋炔诺酮（ethynodiol diacetate）、炔诺孕酮（norgestrel，又称 18- 甲基炔诺酮、高诺酮）等。

【体内过程】黄体酮口服后可以在胃肠道和肝脏内被迅速代谢,故口服无效,需注射给药。血浆蛋白结合率较高,主要在肝脏代谢,代谢产物多与葡萄糖醛酸结合,从肾脏排出。人工合成的高效炔诺酮、甲地孕酮等,在肝脏代谢较慢,可口服给药。甲羟孕酮和甲地孕酮的未结晶混悬液和己酸孕酮的油溶液可肌内注射给药,因在局部吸收缓慢而发挥长效作用。

【药理作用】黄体酮的受体主要有两种,分别为 PRA 和 PRB,黄体酮与其受体结合后,可使受体磷酸化,征集辅助激活因子,或者直接与通用转录因子相互作用,从而引起蛋白构象发生改变来发挥治疗效应。PRB 能介导黄体酮的刺激反应,而 PRA 则能抑制其效应。

在月经后期,黄体酮在雌激素作用的基础上,促进子宫内膜继续增厚、充血、腺体增生并且产生分支,由增殖期转为分泌期,有利于受精卵的着床和胚胎的发育;在妊娠期可降低子宫对缩宫素的敏感性,抑制子宫平滑肌的收缩,有保胎作用;抑制子宫颈管腺体分泌黏液,从而减少精子进入子宫。黄体酮可抑制输卵管的节律性收缩和纤毛的生长,并加快阴道上皮细胞的脱落。黄体酮可与雌激素共同促进乳腺腺泡的发育,为哺乳做准备。大剂量黄体酮可抑制腺垂体黄体生成素的分泌,从而抑制排卵。

在化学结构上,黄体酮与醛固酮相似,故可通过竞争性对抗醛固酮的作用,增加 Na^+ 和 Cl^- 的排泄,从而产生利尿作用;黄体酮还可促进蛋白质的分解,增加尿素氮的排泄;增加血中低密度脂蛋白,对高密度脂蛋白无或仅有轻微的影响。

黄体酮可通过下丘脑体温调节中枢影响散热过程,轻度升高体温,使月经周期的黄体期基础体温升高;有中枢抑制和催眠的作用,还能增加呼吸中枢对 CO_2 的通气反应,从而降低 CO_2 分压。此外,黄体酮还是肝药酶的诱导剂,可以促进药物的代谢。

【临床应用】临床上,黄体功能不足可引起子宫内膜不规则的成熟与脱落,导致子宫发生持续性的出血。应用孕激素类药则可以使子宫内膜同步转变为分泌期,在月经期有助于子宫内膜的全部脱落。对于痛经和子宫内膜异位症患者,常使用雌、孕激素复合避孕药抑制子宫痉挛性收缩,从而治疗痛经;长周期大剂量孕激素如炔诺酮片可使异位的子宫内膜萎缩退化,从而治疗子宫内膜异位症。对于黄体功能不足导致的流产,可以使用大剂量孕激素类药来安胎,但是对于习惯性流产,该方法疗效并不确切。19- 去甲睾酮类激素不宜用于先兆流产以及习惯性流产的治疗,其具有雄激素样作用,可使女性胎儿男性化。大剂量孕激素类药可影响肿瘤细胞的 DNA 转录,抑制肿瘤细胞的生长并促使其向成熟转化。目前疗效并不十分确切。大剂量孕激素类药可以反馈地抑制垂体前叶分泌间质细胞刺激激素(interstitial cell stimulating hormone,ICSH),减少睾酮的分泌,从而促进前列腺细胞的萎缩退化,产生治疗作用,故可用于前列腺肥大和前列腺癌的治疗。

【不良反应】孕激素类药常见的不良反应为子宫出血、经量改变,甚至停经。用药过程中偶见恶心、呕吐、头痛、乳房胀痛及腹痛。有些不良反应与雄激素活性有关,如性欲改变、多毛或脱发、痤疮。另外大剂量使用 19- 去甲睾酮类还可以引发肝功能障碍等。

二、抗孕激素类药

抗孕激素类药可干扰黄体酮的合成和代谢,主要包括:①黄体酮受体拮抗药,如米非司酮(mifepristone);② 3β- 羟甾脱氢酶抑制剂,如曲洛司坦(trilostane)。

米非司酮是炔诺酮的衍生物,由于炔诺酮 17α 位上的乙炔基被丙炔基取代,所以显著提高了米非司酮与孕激素受体的亲和力;另外,炔诺酮 11β 位连接的二甲胺苯基也增加了米非司酮与受体结合的稳定性,米非司酮几乎无孕激素样内在活性。米非司酮不仅同时具有抗孕激素和抗皮质激素的活性,而且还具有较弱的雄性激素样活性。

米非司酮口服有效,生物利用度较高,血浆蛋白结合率较高,血浆半衰期长,可有效延长下一个月经周期,故不宜持续给药。由于米非司酮可以对抗黄体酮对子宫内膜的作用,具有明显的抗着床作用,故米非司酮可单独用作房事后避孕的有效措施;米非司酮具有抗早孕作用,可用于终止早期妊娠,但有可能出现一些不良反应,例如阴道出血等,一般无须特殊处理。贫血、正在接受抗凝治疗和糖皮质激素治疗者不宜使用米非司酮。

第三节　雄激素类药和抗雄激素类药

一、雄激素类药

天然雄激素(androgens)主要是睾酮(testosterone),由睾丸间质细胞分泌。肾上腺皮质、卵巢和胎盘等也能够分泌少量的睾酮。在临床上,多使用人工合成的睾酮衍生物,例如丙酸睾酮(testosterone propionate,又称丙酸睾丸素)、美睾酮(mesterolone)和氟甲睾酮(fluoxymesterone)等。

【体内过程】睾酮口服后极易被肝脏破坏,故生物利用度低,一般使用睾酮的油溶液进行肌内注射或植入皮下给药。睾酮的酯类化合物吸收缓慢,故作用持续时间长。睾酮的代谢产物与葡糖醛酸结合后随尿液排出。甲睾酮不易被肝脏破坏,既可口服,也可舌下给药。

【药理作用】睾酮可促进男性生殖器官的发育和成熟,形成并维持男性第二性征,促进精子的生成与成熟。大剂量睾酮可负反馈抑制垂体前叶分泌促性腺激素,对于女性可减少卵巢雌激素的分泌,并有直接抗雌激素的作用。睾酮能明显促进蛋白质的合成(同化作用),减少蛋白质的分解(异化作用),从而形成正氮平衡,促进肌肉的增长,体重的增加,减少尿氮的排泄,同时还可引起水、钠、钙、磷的潴留。当骨髓造血功能低下时,大剂量睾酮可促进肾脏分泌促红细胞生成素(erythropoietin),也可直接刺激骨髓细胞的造血功能,使红细胞的生成增加。睾酮还可促进免疫球蛋白的合成,增强机体免疫功能和巨噬细胞的吞噬功能,具有一定的抗感染能力,并且具有糖皮质激素样抗炎作用。此外,睾酮可通过激活雄激素受体和偶联 K$^+$ 通道,对心血管系统进行良好的调节,主要表现为影响脂质代谢,降低胆固醇;调节凝血和纤溶过程;使血管平滑肌细胞舒张,血管张力降低等。

【临床应用】雄激素类药的临床应用范围较广。

1. **替代疗法**　对无睾症(先天或后天两侧睾丸缺损)或类无睾症(睾丸功能不足)的患者以及男子性功能低下的患者,可用睾酮作为替代疗法。

2. **围绝经期综合征与功能性子宫出血**　通过对抗雌激素的作用,使子宫平滑肌收缩、子宫血管收缩,并逐渐使子宫内膜萎缩而止血。更年期患者更为适用。对于严重出血的患者,可注射己烯雌酚、黄体酮和丙酸睾酮三药的混合物,从而达到止血的目的,因停药后易发生撤退性出血,故停药时应逐渐减少药量。

3. 晚期乳腺癌 雄激素能够缓解部分患者的病情。这可能与雄激素对抗雌激素的活性以及抑制垂体前叶分泌促性腺激素的作用有关。另外,雄激素还可对抗催乳素对乳腺癌组织的刺激作用。其治疗效果与乳腺癌细胞中雌激素受体的含量呈正相关。

4. 贫血 丙酸睾酮或甲睾酮可以改善骨髓的造血功能,故可被用于再生障碍性贫血以及其他贫血性疾病。

5. 虚弱 由于雄激素的同化作用,各种消耗性疾病、骨质疏松、生长延缓、长期卧床、损伤、放疗等身体虚弱状况可用小剂量的雄激素进行治疗,可使患者食欲增加,加快患者体质恢复。

6. 预防良性前列腺增生 雄激素可降低前列腺内双氢睾酮的水平,预防良性前列腺增生,但治疗效果并不显著。

【不良反应】 女性长期应用雄激素后,可出现男性化的改变如痤疮、多毛、声音变粗、闭经、乳腺退化等。男性患者则可能发生性欲亢进,也有部分患者可出现女性化,这主要是由于雄激素在性腺外组织转化为雌激素所引起,长期用药后的负反馈作用使睾丸萎缩,精子生成减少。17α 位由烷基取代的睾酮类药物可干扰肝内毛细胆管的排泄功能,此类药物应用过程中如出现黄疸应立即停止用药。孕妇及前列腺癌患者禁用雄激素类药。肾炎、肾病综合征、肝功能不良、高血压及心力衰竭患者也应慎用。

二、抗雄激素类药

抗雄激素类药指能够对抗雄激素生理效应的药物,包括雄激素合成抑制剂和雄激素受体拮抗剂等。根据化学结构,又分为甾体抗雄激素药和非甾体抗雄激素药。

环丙孕酮是 17α- 羟孕酮类化合物,为雄激素受体拮抗剂,具有较强的孕激素样作用,可反馈抑制下丘脑 - 垂体系统,降低血浆中的 LH、FSH 水平,从而降低睾酮的分泌水平。另外,环丙孕酮还可通过拮抗雄激素受体,从而抑制内源性雄激素的药理作用,抑制男性严重性功能亢进。对于前列腺癌患者,当其他药物使用无效或患者无法忍受时,可服用环丙孕酮。环丙孕酮与雌激素合用可治疗女性严重痤疮和特发性多毛症。由环丙孕酮 2mg 与炔雌醇 $35\mu g$ 组成的复方避孕片,避孕效果良好。围绝经期女性应用环丙孕酮可显著降低心血管不良事件的发生率。因本药抑制性功能和性发育,故禁用于未成年人。因其可影响肝功能、糖代谢和肾上腺皮质功能等,故用药期间需严密观察。

氟他胺(flutamide)属于非甾体抗雄激素类药,通过在靶组织抑制雄激素的吸收或结合而起作用。在前列腺内,它在细胞水平上阻断二氢睾丸素与细胞核内受体结合,而二氢睾丸素是睾丸素在细胞内的活性形式,氟他胺还能抑制睾丸素转变为二氢睾丸素,因此能使雄激素对前列腺的生长刺激作用受到抑制,从而明显抑制 DNA 的合成,即氟他胺与雄激素竞争雄激素受体,并与之结合成受体复合物,进入细胞核内与核蛋白结合,从而抑制依赖雄激素的肿瘤细胞生长。临床可用于治疗不能手术根治或放疗的晚期前列腺癌。

第四节 避 孕 药

生殖过程主要包括精子和卵子的形成、成熟、排放、受精、着床及胚胎发育等多个环节,如果阻断了其中任何一个环节均可以达到避孕或终止妊娠的目的。避孕药是指阻碍受孕或终止妊娠的一类药物。使用避孕药是一种安全、有效、使用方便的避孕方法。现有的避孕药多为女用避孕药,男用避孕药较少。

一、主要抑制排卵的避孕药

本类药物中多数药物为不同类型的雌激素和孕激素配伍组成的复方制剂。目前常用的甾体避孕药多属于此类药物。此类药物具有高度有效、使用方便、停药后恢复生育能力快、调节月经周期、降低某些癌症发病率等优点。

甾体避孕药主要通过两方面发挥作用:一是通过对中枢的抑制作用,干扰下丘脑 - 垂体 - 卵巢轴,从而抑制排卵;二是通过对生殖器官的直接作用,抗着床、抗受精。目前复方口服避孕药的研究方向主要是研发新型孕激素,降低雌激素剂量以及发展多相型的复方口服避孕药剂型,其主要目的是降低或减少甾体激素的副作用,使其能成为更多的育龄妇女选择的避孕方法之一。

甾体避孕药对排卵有显著的抑制作用,用药期间避孕成功率可高达 90% 以上。外源性的雌激素通过负反馈机制抑制下丘脑 GnRH 的释放,减少 FSH 的分泌,使卵泡的生长成熟过程受到抑制,同时孕激素又可抑制 LH 的释放,两者发生协同作用而进一步抑制排卵的发生。甾体避孕药通过抑制子宫内膜的正常增殖,促使其逐渐萎缩,最终使受精卵着床困难。还可增加宫颈黏液的黏稠度,使精子不易于进入宫腔。此外,甾体避孕药还可以影响子宫及输卵管平滑肌的正常生理活动,使受精卵难以在适当的时间到达子宫;另外,还可抑制黄体内甾体激素的生物合成。

现有的几种国内常用的甾体避孕药可分为口服制剂、长效注射制剂、缓释制剂以及多相片剂 4 类。

(一) 口服制剂

1. 短效口服避孕药 如复方炔诺酮片、复方甲地孕酮片及复方炔诺孕酮片等。药物服法:从月经周期第 5 天开始,每晚服药 1 片,连服 22 天,期间不能间断。一般于停药后 2~4 天就可能发生撤退性出血,并且形成人工月经周期。下次服药仍然需要从月经来潮的第 5 天开始。如停药 7 天后仍然没有月经来潮,则应立即开始服用下一周期的药物。一旦发生漏服时,应于 24 小时内补服 1 片。短效避孕药避孕效果良好,避孕成功率可高达 99.5%。

2. 长效口服避孕药 是以长效雌激素类药炔雌醚与孕激素类口服避孕药(如氯地孕酮等)配伍制成的复方片剂。常用药物有复方甲基氯地孕酮片、复方炔诺孕酮片等。药物服法:从月经来潮当天算起,第 5 天服用第 1 片,最初两次间隔时间为 20 天,以后每月服用 1 次,每次服用 1 片,避孕成功率可高达 98%。

3. 探亲口服避孕药 是由大剂量孕激素组成,如三烯高诺酮、醋炔诺醚、dl- 炔诺孕酮等,优点是服药方法较灵活,可以在探亲期间临时服用,避孕效果良好,成功率可高达 99.5% 以上。

（二）长效注射制剂

1. 单纯孕激素长效注射制剂 将甲羟孕酮（150mg）做成微晶水混悬液，首次在月经周期第5日注射，之后每3个月注射1次。将庚炔诺酮（200mg）做成油剂注射，首次在月经周期第5日注射，之后每两个月注射1次，避孕有效率可高达99.7%。

2. 复方甾体长效注射剂 复方甲地孕酮注射液为微晶水混悬液，复方己酸孕酮注射液为油剂。首次在月经周期第5日注射，在第7日注射第2次，以后每个月在月经周期第10~12日注射1次，按照月经周期给药并且不能间断。

（三）缓释剂

将孕激素（甲地孕酮、炔诺孕酮和三烯高诺酮等）放在以聚二甲基硅氧烷等硅橡胶为材料制成的阴道环、宫内避孕器内，分别置入阴道、宫腔内，使甾体激素缓慢释出，从而达到长期的避孕作用。

（四）多相片剂

为了使服用者的性激素水平近似正常的月经周期水平，并减少月经期间出血的发生率，可将避孕药物制成多相片剂，如炔诺酮双相片、炔诺酮三相片和炔诺孕酮三相片等。

1. 炔诺酮双相片 开始10天每日服一片含炔诺酮0.5mg和炔雌醇0.035mg的片剂（此片剂为第一相片），在之后11天每日服一片含炔诺酮1mg和炔雌醇0.035mg的片剂（此片剂为第二相片），这种服药方法，很少引起突破性出血。

2. 炔诺酮三相片 开始7天每日服一片含炔诺酮0.5mg和炔雌醇0.035mg的片剂（此片剂为第一相片），中期7天每日服用一片含炔诺酮0.75mg和炔雌醇0.035mg的片剂（此片剂为第二相片），最后7天每日服用一片含炔诺酮1mg和炔雌醇0.035mg的片剂（此片剂为第三相片），其效果较双相片更好。

3. 炔诺孕酮三相片 开始6天每日服用一片含炔诺孕酮0.05mg和炔雌醇0.03mg的片剂（此片剂为第一相片），中期5天每日服用一片含炔诺孕酮0.075mg和炔雌醇0.04mg的片剂（此片剂为第二相片），最后10天每日服用一片含炔诺孕酮0.125mg和炔雌醇0.03mg的片剂（此片剂为第三相片），这种服药方法更符合人体内源性激素的变化规律，临床效果更好。

（五）不良反应

避孕药的主要不良反应如下。

1. 类早孕反应 多在用药初期，由雌激素引起，可出现头晕、恶心、择食、乳房胀痛等轻微的类早孕反应。一般在持续用药2~3个月后该症状可减轻或消失。

2. 闭经 少数女性服药后可发生闭经，如果服药后连续两个月发生闭经，则应立即停止用药。

3. 乳汁减少 少数哺乳期女性用药后则可引起乳汁减少。

4. 子宫不规则出血 常发生于用药后最初的几个周期，可加服炔雌醇。

5. 凝血功能亢进 甾体避孕药可引起血栓性静脉炎和血栓栓塞，如肺栓塞和脑血管栓塞等。

6. 轻度损害肝功能 可能引起肝脏良性腺瘤及肝脏局灶性结节增生，用药女性应定期检查肝脏。

7. 其他 用药后可能出现痤疮、皮肤色素沉着、血压升高等反应。

充血性心力衰竭或有其他水肿倾向的患者需慎用。急慢性肝病、糖尿病需用胰岛素治疗者不宜使用本类药品。避孕药可减少子宫内膜癌、卵巢癌、子宫肌瘤以及乳腺纤维囊性和纤维腺性病变的发生率，但是可以显著增加子宫颈癌和乳腺癌的发生率。如长期用药后出现乳房肿块，此时应立即停止用药。宫颈癌患者绝对禁用此类避孕药。肝药酶诱导剂,例如苯巴比妥、苯妥英钠等,可加速本类避孕药在肝脏内的代谢速率,影响避孕效果,甚至导致突破性出血。

二、其他避孕药

(一) 抗早孕药

米非司酮(mifepristone)口服能拮抗孕激素活性,具有终止早孕、抗着床、诱导月经及促进宫颈成熟等作用,米非司酮与孕酮受体的亲和力比孕酮强 5 倍,但并不显示生物活性,故可与孕酮竞争受体而显示抗孕激素作用。在临床上用于抗早孕、房事后紧急避孕,也可以用于诱导分娩。少数用药者可能发生严重出血,应当在医师指导下用本类药物。

此外,本类药物还有前列腺素衍生物,如卡前列素、吉美前列素、硫前列酮等。

(二) 男性避孕药

棉酚(gossypol)是棉花根、茎和种子中所含的一种黄色酚类物质。临床应用的制剂有乙酸棉酚、普通棉酚、甲酸棉酚等。棉酚可破坏睾丸细精管的生精上皮,从而使精子数量减少,直至完全无精子生成。停药后可以逐渐恢复。如每天服用 20mg 棉酚,连服用两个月即可达到节育标准,避孕有效率可高达99% 以上。不良反应有胃肠道刺激症状、肝功能改变等,但因为棉酚可引起不可逆性精子生成障碍,从而限制了棉酚作为常规避孕药的使用。

环丙氯地孕酮是一种强效孕激素,为抗雄激素药,可在雄激素的靶器官竞争性对抗雄激素。大剂量的环丙氯地孕酮可抑制促性腺激素的分泌,减少睾丸内雄激素结合蛋白的产生,抑制精子的生成,干扰精子的成熟过程。

孕激素和雄激素在较大剂量时可反馈性地抑制腺垂体促性腺激素的分泌,从而抑制精子的发生。将两者合用,制成孕激素 - 雄激素的复合制剂,两者有协同作用,可减少各药的剂量,从而减少其副作用。雄激素可以补充体内睾酮的不足,用以维持正常的性功能。

(三) 外用避孕药

常用的外用避孕药多是一些具有较强杀精功能的药物,可以被制成胶浆或栓剂等剂型。将此类药物放入阴道后,药物可自行发生溶解并同时分散在子宫颈表面和阴道壁,发挥杀精作用,从而达到避孕的目的。这种避孕方法的副作用很小,极少产生全身性反应。例如 0.2% 的孟苯醇醚(menfegol)溶液就可以迅速杀死精子。将该药放入阴道深部就能够快速溶解从而发挥杀精作用,并且同时可以形成黏液,阻碍精子的运动。杀精剂使用简便,不会影响人体生理状态的内分泌功能,但杀精剂的避孕失败率明显高于其他的屏障避孕法。

思考题

1. 雌激素和孕激素对水盐代谢的影响有何不同?

2. 用于治疗功能性子宫出血的性激素有哪几类? 各自的作用机制是什么?

3. 甾体避孕药用于避孕的药理基础是什么?

4. 氟他胺和雌激素治疗前列腺癌的机制分别是什么?

(魏敏杰)

参 考 文 献

［1］杨宝峰，陈建国. 药理学. 3 版. 北京：人民卫生出版社，2015.

［2］谢幸，孔北华，段涛. 妇产科学. 9 版. 北京：人民卫生出版社，2018.

［3］马丁. 妇产科疾病诊疗指南. 3 版. 北京：科学出版社，2013.

［4］TREVOR A J, KATZUNG B G, KNUIDERING-HALL M. Katzung & Trevor's pharmacology examination and board review. 12th edition. New York: McGraw-Hill, 2015.

［5］KATZUNG B G. Basic & clinical pharmacology. 14th edition. New York: Lange Medical Books/McGraw-Hill, 2017.

第四十五章 治疗恶性肿瘤的药物概论

    恶性肿瘤是指机体细胞失去正常调控,过度增殖而引起的疾病,这些过度增殖的细胞会侵润周围组织,甚至经由体内循环系统转移到身体的其他部位。随着近年来肿瘤生物学基础研究的发展,治疗恶性肿瘤的药物也从传统的细胞毒类化疗药物发展到分子靶向药物及免疫治疗药物,尤其是免疫治疗药物,使得药物治疗从延缓肿瘤进展向长期控制肿瘤的目标迈进。抗肿瘤药物的类型越来越丰富,除了传统的小分子化合物及大分子抗体类药物等外,细胞治疗也已进入临床肿瘤治疗的应用范畴。本章简要介绍治疗恶性肿瘤药的现状及面临的一些问题与展望。

第一节 概 述

(一) 肿瘤生物学的发展

    肿瘤生物学的发展与抗肿瘤治疗息息相关。人们只有在深入理解肿瘤的病因及发病机制的基础上,才能更好地预防和治疗肿瘤,开发新的有效的抗肿瘤治疗手段。过去三十多年,随着生命科学技术的飞跃发展,人类对肿瘤的病因和发病机制等有了更深入的认识,并催生了多种新的抗肿瘤治疗手段。抗肿瘤药物已从传统的细胞毒类药物,发展到分子靶向抗肿瘤药物、抗肿瘤免疫治疗药物以及细胞治疗,这些治疗方法的发展离不开肿瘤基础理论研究的突破。特别是近年来人们对肿瘤基因组的深入研究,如大规模的人类肿瘤样本的基因组高通量测序,包括美国发起的癌症基因图谱研究(the cancer genome atlas,TCGA)及国际合作的癌症基因图谱研究(international cancer genome consortium,ICGC),使人们对各种肿瘤相关的基因异常有了更深入的认识,肿瘤的分子分型更为丰富和精准,并促使了许多药物治疗新靶点的发现;同时,随着多种新兴生物技术、组学技术及生物信息学的发展,人们对肿瘤相关的异常信号通路有了更为整体的认识。人们发现肿瘤是涉及大量分子改变的复杂性疾病,不仅是由于肿瘤细胞中分子改变的结果所致,也受到肿瘤细胞周围微环境的深刻影响。

    依据近年来肿瘤生物学的研究进展,Douglas Hanahan 和 Robert A.Weinberg 于 2011 年总结了肿瘤生物学行为的十大特征,包括维持增殖信号、逃避生长抑制因素、抵抗细胞死亡、永生化、诱导血管生成、激活侵袭和转移、能量代谢异常、基因组不稳定和突变、逃避免疫破坏及促进肿瘤的炎症等。根据这些生物学特征,研究人员发现了许多肿瘤治疗的新靶点,并开发了相应的靶向治疗药物,这也是近年来肿瘤治疗的重要突破口,即基于分子靶点的抗肿瘤药物。这类药物往往对肿瘤细胞更为特异,因此在毒性上通常比传统非特异性的细胞毒类药物要轻,但具有不同的毒副作用。不同的肿瘤类型具有不同的生物学特征,这些多样的生物学特征预示其治疗的复杂性,因此在治疗学上,应根据肿瘤的具体生物学特征,开展个性化的治疗,以期达到最佳的抗肿瘤治疗效应。

(二)抗肿瘤药物的发展历程

现代的抗肿瘤药物通常认为始于1946年的烷化剂氮芥,用于治疗晚期恶性淋巴瘤。历经七十余年的发展(图45-1),抗肿瘤药物已从传统的细胞毒类化疗药物,发展到分子靶向药物、免疫治疗药物及细胞治疗药物。抗肿瘤药物从非特异性靶向到特异性靶向肿瘤细胞发展,从靶向肿瘤细胞到肿瘤微环境发展,抗肿瘤治疗的特异性、有效性和安全性在不断提高。这七十余年的抗肿瘤药物发展历程可分为三个阶段,分别为1946年至1996年、1997年至2010年及2011年至今。

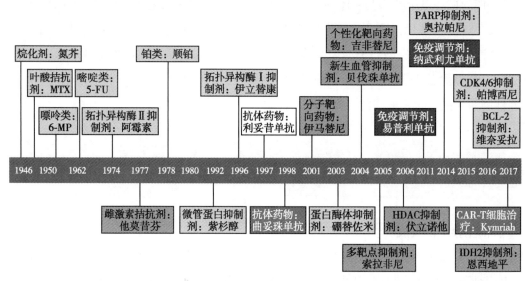

图45-1 抗肿瘤药物的发展历程

第一阶段为1946年至1996年。这五十年的抗肿瘤药物发展主要以细胞毒类化疗药物为主,从天然植物类提取成分筛选抗肿瘤活性分子,然后经化学结构改造获得成药性的化合物。这些化合物往往对肿瘤细胞和正常细胞均有细胞毒作用,虽然其中也有一些类型的化合物对快速增生的细胞有一定的选择性,但总体来看,这些化疗药物的毒性较大。现代第一个抗肿瘤化疗药物为20世纪40年代开发的烷化剂氮芥,它利用其亲电性物质的化学反应特性作用于细胞内的亲核性物质,非特异性地杀伤肿瘤细胞,于1946年批准用于晚期恶性淋巴瘤的治疗。随后在1950年至1960年,围绕核酸合成的基本物质需求,研究人员开发了多种类型的抗肿瘤化疗药物,包括叶酸拮抗剂、嘌呤类似物及嘧啶类似物。于20世纪60年代发现的喜树碱类化合物具有抗肿瘤活性,但由于毒性较大,直到1996年其衍生物伊立替康和拓扑替康才获批用于结肠癌、卵巢癌等实体瘤的临床治疗;基于对喜树碱类化合物的研究推动了拓扑异构酶结构和功能的发现,以及拓扑异构酶Ⅰ抑制剂和拓扑异构酶Ⅱ抑制剂的开发。阿霉素和柔红霉素是在20世纪60年代发现的第一代蒽环类抗生素,后来发现具有抗肿瘤活性,属于拓扑异构酶Ⅱ抑制剂,阿霉素于1974年获批用于临床上抗肿瘤的治疗。拓扑异构酶Ⅱ抑制剂除了蒽环类抗生素外,还有蒽醌类和表鬼臼毒素类。另外两类比较有代表性的化疗药物为铂类药物和微管蛋白抑制剂。铂类药物是一类抗肿瘤金属配合物,于 1978 年获批用于睾丸癌和卵巢癌的治疗。微管蛋白抑制剂中最具代表性的化合物为紫杉烷类,紫杉烷类化合物在 20 世纪 60 年代就已发现具有抗肿瘤活性,1971 年鉴定其活性成分为紫杉醇,但直到 1992 年才获批治疗卵巢癌等实体瘤;此外,微管蛋白抑制剂还包括长春花生物碱类等其他类型。这期间还出现最早的分子靶向抗肿瘤药物,即雌激素受体拮抗剂他莫昔芬,用于乳腺癌的治疗。尽管传统化疗药物的毒性较大,但许多药物仍然沿用至今,而且一直是临床上抗肿瘤药物治疗的重要成员,同时也是抗肿瘤联合治疗的基本组分。

第二阶段为 1997 年至 2010 年。这期间的分子靶向抗肿瘤药物飞速发展,以小分子类抗肿瘤靶向药物为主,同时生物大分子抗体类药物也在发展。1997 年,靶向 CD20 的利妥昔单抗治疗 B 细胞非霍奇金淋巴瘤,开启了生物类抗体药物治疗肿瘤的时代,随后 1998 年靶向人表皮生长因子受体 2(human epidermal growth factor receptor 2,HER2)治疗乳腺癌的曲妥珠单抗上市,进一步推动了抗体药物和肿瘤靶向治疗的热潮。2001 年,靶向 Bcr-Abl 融合基因治疗慢性粒细胞白血病的伊马替尼,开启了小分子靶向抗肿瘤药物的时代。这期间伴随着人类基因组测序完成及生物技术和计算机技术的飞速发展,包括基因组、转录组、蛋白组学技术及生物信息学等的发展,促使了许多抗肿瘤新靶点的发现,并催生了多种新型的抗肿瘤药物,包括激酶类抑制剂、新生血管抑制剂、表观调节剂及蛋白酶体抑制剂等;同时由于小分子类化合物的合成及代谢等多方面的优势,因此,这阶段小分子靶向抗肿瘤药物发展迅速。2004 年,表皮生长因子受体(epidermal growth factor receptor,EGFR)抑制剂吉非替尼,针对 EGFR 敏感突变的患者群体,引领了个性化抗肿瘤药物的时代。同年,从靶向肿瘤细胞的治疗发展到靶向肿瘤微环境即新生血管抑制剂,贝伐珠单抗被批准用于转移性结肠癌的治疗,确立了抑制新生血管治疗肿瘤的疗法。2005 年,多靶点激酶抑制剂如索拉非尼获批用于肝癌的治疗,它能够同步靶向 VEGFR、B-RAF、KIT 及 PDGFR 等激酶,证实了靶向多个激酶治疗肿瘤的策略。此外,基于肿瘤表观遗传异常的分子靶向抗肿瘤药物于 2006 年获批,即组蛋白脱乙酰酶(histone deacetylase,HDAC)抑制剂伏立诺他,用于皮肤 T 细胞淋巴瘤的治疗。这期间还发展了一些新型的细胞毒类药物,如 2003 年获批上市的蛋白酶体抑制剂硼替佐米,用于多发性骨髓瘤的治疗。

第三阶段为 2011 年至今,这阶段以 2011 年获批的免疫调节检查点抑制剂即易普利单抗为起点,肿瘤治疗进入了免疫治疗的时代。易普利单抗是靶向细胞毒 T 淋巴细胞相关抗原 -4(cytotoxic T lymphocyte associated antigen-4,CTLA-4)治疗晚期黑色素瘤的抗体药物,客观响应率为 10%~20%,虽然响应率不高且有较高的毒副作用,但部分患者存活时间可达十年以上,显示了肿瘤治疗可通过调节免疫反应达到长期缓解或治愈的目标。随后,2014 年程序性死亡蛋白 -1(programmed cell death protein 1,PD-1)抗体纳武利尤单抗及帕博利珠单抗上市,用于治疗黑色素瘤和非小细胞肺癌,这些靶向肿瘤局部微环境的免疫治疗具有较低的毒副作用和良好的抗肿瘤效应,因此靶向 PD-1/ 程序性死亡配体 -1 (programmed cell death 1 ligand 1,PD-L1)通路成为近年来抗肿瘤治疗的热点。PD-1/PD-L1 抑制剂治疗肿瘤的平均响应率为 20% 左右,因此基于生物标志物的用药及联合用药方案陆续开展。同时,除了 CTLA-4 抑制剂和 PD-1/PD-L1 抑制剂外,其他多个免疫治疗靶点调节剂也在开发中。事实上,抗肿瘤免疫治疗在 20 世纪 80 年代已开始,如白细胞介素 -2(IL-2)治疗肾癌和黑色素瘤,干扰素治疗慢性髓细胞性白血病及卡波西肉瘤等,不过由于响应率低及毒副作用大,发展缓慢。近年来靶向肿瘤局部微环境的抗肿瘤免疫策略由于具有安全性高等特点,发展较快。并且,基于免疫反应的 T 细胞治疗即嵌合抗原受体 T 细胞(chimeric antigen receptor T cell,CAR-T)治疗也获得了发展,2017 年批准了首个 CAR-T 治疗,即靶向 CD19 治疗 B 淋巴细胞白血病和 B 细胞淋巴瘤的 Tisagenlecleucel,商品名为 Kymriah。此后,CAR-T 治疗在全球范围内掀起研究的热潮。在此阶段,分子靶向抗肿瘤药物进一步发展,出现了多个新靶点的抑制剂,如 2014 年出现基于协同致死的多腺苷二磷酸核糖聚合酶[poly(ADP-ribose) polymerase,PARP]抑制剂奥拉帕尼,用于治疗携带 BRCA 突变的卵巢癌和乳腺癌;2015 年出现首个细胞周期靶向抑制剂,即周期蛋白依赖性激酶(cyclin-dependent kinase,CDK)4/6 抑制剂帕博西尼,用于乳腺癌的治疗;2016 年出现首个细胞凋亡靶向抑制剂,即 B 细胞淋巴瘤/白血病 -2(B cell lymphoma/leukemia-2,Bcl-2)抑制剂维奈妥拉,用于慢性淋巴细胞白血病的治疗;2017 年出现首个肿瘤代谢酶突变靶点抑制剂,即异柠檬酸脱氢酶 2(isocitrate dehydrogenase 2,IDH2)抑制剂恩西地平,用于急性髓细胞性白血病的治疗。此外,由于肿瘤激酶等分子靶点容易出现耐药性,研究人员又相继开发了新型的抑制剂。最具代表性的是 EGFR 抑制剂,由于第一代抑制剂吉非替尼治疗后出现基因突变导致耐药,因此相继开发了第二代抑制剂如阿法替尼及第三代抑制剂如奥希替尼,而且第四代抑制剂也正在开发中,使得肿瘤的治疗如慢性病的治疗一样,逐步得到控制,不断延长生存时间。

(三)抗肿瘤药物的发展特点

人们对肿瘤的认识经历从模糊到逐步清晰的过程,因此抗肿瘤药物的治疗,也从最初的非特异性细胞毒类药物发展到特异性靶向肿瘤细胞的分子靶向抗肿瘤药物,进而从靶向肿瘤细胞的疗法发展到靶向肿瘤微环境及免疫治疗的过程。纵观现代抗肿瘤药物的发展历史,具有以下一些发展特点。

1. **从粗糙到精准** 人们在早期对肿瘤的认识还非常模糊,对于肿瘤的发病原因和发病机制还不清楚,而且由于当时的生物学技术手段有限,因此肿瘤的药物治疗以杀伤肿瘤细胞为目的;从化学试剂和天然植物提取物出发,筛选和分离杀伤肿瘤细胞或抑制肿瘤细胞增殖的活性成分,再经结构改造开发药物;这样的药物对肿瘤细胞和正常细胞均有杀伤作用,毒副作用较大,如烷化剂、抗代谢药物及铂类等。随着现代生物学技术的发展,人们对肿瘤的病因和发病机制有了较深入的认识,发现肿瘤是细胞内和周围微环境改变导致的复杂性疾病,涉及细胞增殖信号异常、凋亡抵抗、能量代谢异常、基因组不稳定和突变、促进肿瘤的炎症及免疫逃逸等多种因素,因此针对肿瘤细胞的异常生物学行为特征,开发了涉及这些异常机制的抑制剂,如激酶抑制剂、表观遗传异常抑制剂、抗激素类药物、细胞周期及凋亡调节剂、肿瘤代谢酶抑制剂及免疫检查点抑制剂等;这些化合物对于肿瘤细胞有一定的选择性,而对正常细胞的作用则相对较弱。

2. **从单一性到多样化** 传统的抗肿瘤药物主要以细胞毒类为主,如烷化剂、抗代谢药、铂类及微管蛋白抑制剂等,品种相对单一;现在由于对肿瘤发病机制的深入理解,以及化学合成技术及生物制药的发展,多种不同类型的靶点抑制剂治疗肿瘤取得了成功,因此目前发展出了多种不同类型的抗肿瘤药物,包括激酶抑制剂、表观遗传异常抑制剂、新生血管抑制剂及免疫治疗靶点的调节剂等,品种越来越丰富,而且还将继续拓展。

3. **从靶向肿瘤细胞到靶向肿瘤微环境** 原先的抗肿瘤治疗以肿瘤细胞为核心,对于肿瘤微环境的认识还不够深入。事实上,"种子"和"土壤"学说一直都存在,这方面的努力也未放弃过。因此,开发出了新生血管抑制剂,这一策略的成功阐释了靶向肿瘤微环境的重要性,进而免疫治疗的成功也大大推动了人们对肿瘤局部微环境和机体免疫系统的关注。肿瘤不仅仅是肿瘤细胞内部的病变,而且是涉及局部微环境改变和免疫逃逸的结果,因此肿瘤的治疗需同步关注肿瘤细胞和肿瘤周围的微环境,甚至关注机体的整体环境。

4. 从小分子药物到大分子药物　过去小分子药物是抗肿瘤药物的主要力量,但随着生物技术的发展,抗体药物在近些年来得到快速发展,获批上市的数量在逐年增加;这主要是由于抗体药物在特异性、活性和代谢等多方面具有优势;然而,大分子药物不能取代小分子药物,小分子药物仍有其优势所在,特别是细胞内的靶点,仍需通过小分子药物来起作用,因此今后应是小分子药物和大分子药物并存的局面。

5. 从缓慢到快速　过去开发一种细胞毒类抗肿瘤药物经历了漫长的时间,如紫杉醇和拓扑异构酶抑制剂伊立替康和拓扑替康,从 20 世纪 60 年代发现到 20 世纪 90 年代批准上市治疗肿瘤,经历了 30 多年;铂类药物顺铂的开发也经历了近 20 年的时间,其他一些细胞毒药物也至少经历了 10 年以上的时间。目前由于分子、细胞和动物模型的筛选和评价体系的完善以及临床评价体系如快速通道的建立等,抗肿瘤药物开发最短可缩至 5 年左右的时间,因此新药开发的时间周期明显缩短。

(四) 抗肿瘤药物的种类

目前,全球上市的抗肿瘤药物总共有 500 余个,处于新药申请和临床试验阶段的候选药物有 4 000 余个。抗肿瘤药物大致可分为两大类型:一是传统的细胞毒类抗肿瘤药物,二是分子靶向抗肿瘤药物。传统的细胞毒类抗肿瘤药物可分为烷化剂、抗代谢药、铂类、微管蛋白抑制剂、拓扑异构酶抑制剂等。分子靶向抗肿瘤药物可分为小分子药物和大分子药物。其主要包括激酶抑制剂、抗激素类药物、表观遗传调节剂、细胞周期抑制剂、细胞凋亡诱导剂、代谢酶抑制剂、新型的细胞毒类药物如 PARP 抑制剂及蛋白酶体抑制剂、Hedgehog 通路抑制剂、靶向细胞膜表面激酶受体或 CD 抗原的单克隆抗体药物,以及免疫检查点抑制剂等。事实上,抗肿瘤药物的分类不能严格地区分药物种类,许多抗肿瘤药物同属于不同的亚类,因此这些分类方法只是粗略地进行归类。现将临床上比较常见的抗肿瘤药物进行总结和分类,代表性药物见表 45-1。

表 45-1　代表性抗肿瘤药物

类型	亚类/靶点	代表性药物
烷化剂	氮芥类	美法仑、苯丁酸氮芥、环磷酰胺、异环磷酰胺
	氮丙啶类	噻替派
	烷基磺酸盐类	白消安
	亚硝脲类	卡莫司汀、链佐星
	三氮烯类	达卡巴嗪、替莫唑胺
抗代谢药	叶酸拮抗剂	甲氨蝶呤、培美曲塞、普拉曲沙
	嘧啶类	氟尿嘧啶、卡培他滨、阿糖胞苷、吉西他滨
	嘌呤类	巯嘌呤、氟达拉滨、克拉屈滨、氯法拉滨
铂类药物	脱氧核糖核酸	顺铂、卡铂、奥沙利铂

续表

类型	亚类/靶点	代表性药物
微管蛋白抑制剂	紫杉烷类	紫杉醇、多西他赛
	长春花生物碱类	长春碱、长春新碱、长春瑞滨、长春地辛及长春氟宁
	其他类型	雌莫司汀、埃博霉素、美登木素和奥瑞斯汀
拓扑异构酶抑制剂	拓扑异构酶Ⅰ	伊立替康、拓扑替康
	拓扑异构酶Ⅱ	阿霉素、柔红霉素、表柔比星、伊达比星、米托蒽醌、放线菌素、依托泊苷、替尼泊苷
抗激素类药物	选择性雌激素受体调节剂	他莫昔芬、托瑞米芬、雷洛昔芬、氟维司群
	芳香化酶抑制剂	来曲唑、阿那曲唑、依西美坦
	促性腺激素释放激素类似物	戈舍瑞林、亮丙瑞林
	促性腺激素释放激素拮抗剂	地加瑞克
	抗雄激素类	氟他胺、比卡鲁胺、醋酸阿比特龙
其他化疗药物		来那度胺、泊马度胺、门冬酰胺酶、高三尖杉酯碱、三氧化二砷
激酶抑制剂	EGFR	吉非替尼、厄洛替尼、阿法替尼、奥希替尼
	HER2	阿法替尼、拉帕替尼
	Bcr-Abl	伊马替尼、达沙替尼、尼洛替尼、博舒替尼
	ALK	克唑替尼、色瑞替尼、艾乐替尼、布格替尼、劳拉替尼
	BTK	依鲁替尼、acalabrutinib
	BRAF	威罗菲尼、达拉非尼
	MEK	曲美替尼、卡比替尼
	PI3K	idelalisib、aliqopa
	mTOR	坦罗莫司、依维莫司
	多靶点	索拉非尼、舒尼替尼
血管新生抑制剂	VEGFR	乐伐替尼、司马沙尼、凡德他尼、卡博替尼
表观遗传调节剂	HDAC	伏立诺他、罗米地辛、贝利司他、帕比司他、西达本胺
	DNMT	氮杂胞苷、地西他滨
代谢酶抑制剂	IDH1/2	恩西地平、ivosidenib
PARP抑制剂	PARP	奥拉帕尼、卢卡帕尼、尼拉帕尼
蛋白酶体抑制剂	蛋白酶体	硼替佐米、卡非佐米、伊沙佐米
细胞周期抑制剂	CDK4/6	帕博西尼、瑞博西尼、verzenio
细胞凋亡诱导剂	BCL-2	维纳妥拉
Hedgehog通路抑制剂	SMO受体	维莫德吉、索尼德吉、glasdegib

类型	亚类/靶点	代表性药物
单克隆抗体	EGFR	西妥昔单抗、帕尼单抗、尼妥珠单抗、耐昔妥珠单抗
	HER2	曲妥珠单抗、帕妥珠单抗、ado-trastuzumab emtansine
	VEGFR	贝伐珠单抗、阿柏西普、雷莫芦单抗
	PDGFR	奥拉单抗
	CD20	利妥昔单抗、奥滨尤妥珠单抗、奥法木单抗、托西莫单抗
	CD22	依帕珠单抗、依托珠单抗
	CD30	本妥昔单抗
	CD38	达雷木单抗
免疫治疗药物	CTLA-4	易普利单抗
	PD-1	纳武利尤单抗、帕博利珠单抗、特瑞普利单抗
	PD-L1	阿特珠单抗、avelumab、durvalumab
CAR-T 细胞治疗药物	CD19	kymriah、yescarta

第二节　抗肿瘤药面临的问题与展望

一、肿瘤异质性

长期以来已经认识到单个肿瘤内的基因组多样性。事实上，早在 1958 年，进化生物学家朱利安·赫胥黎评论了癌症中的"遗传不均匀性"，并指出，"发现这种新变异的程度及其发生的速度将是非常有意义的"。肿瘤异质性是肿瘤治疗面临的重要挑战，特别是对于分子靶向类抗肿瘤药物。肿瘤异质性是涉及众多因素参与影响肿瘤细胞进化和促进转移的结果，包括大规模染色体的改变、基因突变以及肿瘤细胞与微环境之间的相互作用等。下一代测序技术的发展，提高了人们对肿瘤异质性的分析，以及对肿瘤细胞和免疫微环境之间相互作用的理解。采用下一代测序技术对肿瘤的基因组进行深入研究，结果显示，空间或时间上不同的肿瘤区域的基因组存在令人眼花缭乱的多样性。这些研究揭示了肿瘤的高度异质性，原发灶肿瘤和转移灶或复发部位肿瘤之间存在显著的异质性。

目前发现肿瘤的异质性主要与以下一些因素有关，包括：①肿瘤细胞进化的多样性。肿瘤细胞采用适者生存的"达尔文"进化模式，这些进化可能是并行进化，以及渐进或宏观进化的模式；在一些癌症类型中，例如非小细胞肺癌和膀胱癌，大的亚克隆突变负担的存在可以归因于胞苷脱氨酶 APOBEC 家族的作用；在结直肠癌和前列腺癌中，错配修复或校对机制的改变有时会在克隆和亚克隆突变的产生中发挥关键作用。②进化机制的多样性。包括染色体数量或结构的不稳定性、体细胞突变及表观遗传异质性等；如许多表观遗传学机制，包括 DNA 甲基化、染色质重塑和组蛋白翻译后修饰，都可能导致肿瘤内部的多样性。③肿瘤微环境的影响。如肿瘤细胞在发生发展过程中，在外源诱变剂的参与下，如紫外线和烟草致癌物等，可导致肿瘤细胞的亚克隆突变；还有肿瘤微环境中的免疫编辑，即免疫系统杀伤识别的肿瘤细胞,使得免疫逃逸的肿瘤细胞亚克隆存活下来,导致肿瘤的异质性。④抗肿瘤药物治疗的影响。如用烷化剂替莫唑胺治疗胶质母细胞瘤后,复发的亚克隆突变直接与治疗诱导的突变有关,而这种突变又会因错配修复机制的丧失而加剧。特别是分子靶向药物,如EGFR抑制剂使用后会产生随机新的耐药突变或其他代偿机制,耐药的细胞亚克隆存活下来,导致肿瘤的异质性。尽管肿瘤异质性研究取得了进展,但在治疗环境中仍很少考虑肿瘤异质性和克隆进化以及耐药亚克隆的出现等因素,因此,在今后的研究中需着重考虑这些因素,特别是在临床试验研究的实验设计上加以考虑。

二、肿瘤转移与复发

肿瘤转移是一个多步骤连续的过程,也称为侵袭转移级联反应,涉及将肿瘤细胞传播至解剖学上的远处器官以及随后适应新的组织微环境。这些事件由肿瘤细胞内遗传或表观遗传改变的获得以及非肿瘤基质细胞共同选择驱动。在恶性肿瘤中,上皮间质转化(epithelial-mesenchymal transition,EMT)过程使得原发瘤肿瘤细胞能够完成扩散到远处的大部分步骤。扩散的肿瘤细胞进入循环系统后经历机体免疫系统的攻击,部分扩散的肿瘤细胞逃避免疫系统的清除后浸润组织。主动转移定殖取决于能够重新引发肿瘤生长的肿瘤细胞的播散,它们的子代产生适应性的、器官特异性的定殖能力,以及建立有利于转移的微环境。虽然以上原则阐明了一般概念,但与这些概念相关的一些关键机制的细节仍有待确定。

肿瘤转移通常被认为与90%的癌症死亡有关,患者最终会死于转移性癌症或治疗过程中出现的并发症。目前转移瘤的治疗策略基本上与针对相应原发肿瘤的治疗策略相同。虽然在转移部位的组织微环境中成功定居的细胞经常而且可能总是进化出适应性程序,使得它们能够在这些部位进行增殖,但是这种额外进化是否会带来更高的治疗抗性仍不清楚。目前还不清楚转移瘤对治疗的反应率是否与相应原发肿瘤相当,或者是它们对治疗更有抵抗力。通常来说,转移瘤和原发肿瘤对药物的反应率可能相当,因为它们的遗传背景相似;但转移瘤也可能存在增强的药物抵抗,因为转移瘤来源于原发肿瘤内细胞的特定侵袭性亚群,或者转移来源于向远处扩散后进一步进化成更高级别的恶性肿瘤。因此,更好地理解原发肿瘤与其转移性后代之间的生物学相似性和差异,特别是关于它们表现出的异质性、可塑性和耐药程度,开发专门用于预防或治疗转移瘤的新方法,对于控制转移瘤的传播和生长将是必不可少的。

肿瘤复发是肿瘤治疗面临的重要困境。肿瘤复发可能是由化疗或其他方式治疗后的微小残留病灶导致,其中一个重要来源是休眠肿瘤细胞。不幸的是,目前几乎所有的细胞毒性疗法都优先杀死增殖细胞,而不是那些已经退出活跃细胞周期的细胞,这使得休眠细胞本质上对几乎所有目前可用的疗法更具抵抗力。这些休眠的转移灶肿瘤细胞和原发肿瘤的活跃循环细胞的行为形成鲜明对比。针对休眠转移灶的新型药物的开发更加复杂,对于各种类型的癌症,只有在非常长的随访期之后,当复发可能出现时,才能判断真正的疗效。尽管如此,针对休眠转移灶肿瘤细胞及其临床复发的预防性辅助治疗具有重要意义。

三、肿瘤的耐药性

耐药分为原发性耐药和获得性耐药,原发性耐药指肿瘤细胞对抗肿瘤药物固有存在的无反应或低反应性,获得性耐药指肿瘤细胞原先对抗肿瘤药物治疗存在反应,但治疗一段时间后,出现了耐药。抗肿瘤药物的耐药是目前肿瘤治疗的最大瓶颈之一,肿瘤患者的原发性耐药占40%~50%,即使最初敏感的患者大多数最终也难以避免出现继发性耐药,因此耐药是决定临床药物治疗成败与否的重大科学问题。抗肿瘤药物耐药是一个复杂的综合性问题,涉及基因、蛋白、表观遗传及微环境等多层次影响。不同类型的抗肿瘤药物耐药机制有所不同。

传统的细胞毒类抗肿瘤药物的耐药机制主要有以下几点:①药物吸收和转运的改变,如 P- 糖蛋白和多药耐药基因(multi-drug resistance,MDR)引起的烷化剂、紫杉醇及叶酸拮抗剂等耐药;②合成酶或代谢酶的改变,如二氢叶酸还原酶的基因扩增或蛋白表达增加 / 突变,导致叶酸拮抗剂的耐药;胞苷三磷酸(cytidine triphosphate,CTP)合成酶表达的增加导致竞争性核苷酸底物即脱氧胞苷三磷酸(deoxycytidine triphosphate,dCTP)的浓度增加,导致阿糖胞苷耐药;5- 氟尿嘧啶(5-fluorouracil,5-FU)的分解代谢酶(如二氢嘧啶脱氢酶)的表达增加与其耐药有关;③靶标的改变,如胸苷酸合成酶的基因突变导致 5-FU 代谢物氟脱氧尿苷单磷酸(FdUMP)与其结合的亲和力降低;一些紫杉烷耐药突变细胞系的 α- 微管蛋白和 β- 微管蛋白存在结构上的改变,且聚合成微管的能力受到损害;④细胞内核酸损伤的耐受力或修复能力增加,如烷化剂与铂类的耐药;⑤细胞凋亡相关蛋白的改变,如烷化剂、铂类及微管蛋白抑制剂的耐药。此外,还有其他一些因素,包括前药未能活化、激活自噬、缺氧、肿瘤微环境代谢改变等,以及一些未发现的耐药机制。

分子靶向药物的耐药机制与上述有所不同,主要有以下几点:①靶标的突变,靶标突变是分子靶向药物常见的耐药因素,典型代表为 EGFR 抑制剂如吉非替尼,临床中患者使用后会出现 EGFR T790M 突变导致耐药,采用针对 EGFR T790M 突变的抑制剂奥希替尼后,发现患者会出现 C797S 等耐药突变;②旁路途径,如靶向 BRAF V600E 突变的抑制剂威罗菲尼,在黑色素瘤患者中使用 8~12 个月后出现耐药,主要是通过 NRAS-RAF1 等旁路激活 MEK/ERK;吉非替尼治疗的部分非小细胞肺癌患者,其肿瘤细胞会发生 c-MET 基因扩增和异常活化,表达高水平的 c-MET 蛋白,进而磷酸化 HER3 及激活 AKT 信号通路,产生获得性耐药;③靶点下游通路的活化;④肿瘤细胞发生 EMT 改变;⑤肿瘤细胞产生凋亡抵抗。其他还有药物代谢及肿瘤细胞的表观遗传因素等改变,也可导致耐药。

抗肿瘤免疫治疗的耐药机制有其独特性,包括肿瘤细胞的内在因素和外部因素。肿瘤细胞的内在因素包括肿瘤相关抗原的缺乏、肿瘤抗原呈递的缺陷、肿瘤组织对 T 细胞的排斥及肿瘤细胞对 T 细胞的作用不敏感等。此外,受 T 细胞识别的肿瘤细胞特异性抗原发生下调,肿瘤细胞的基因突变及表观遗传改变等也可导致耐药。肿瘤细胞的外部因素指肿瘤微环境中除肿瘤细胞外的其他介导免疫治疗耐药的因素,包括 T 细胞的缺失、免疫抑制细胞的存在、免疫抑制分子的存在及异常代谢微环境。此外,一些肿瘤如胰腺癌,存在大量的纤维组织包裹肿瘤,导致 T 细胞无法进入肿瘤组织发挥作用,也可影响抗肿瘤免疫反应。

四、毒副作用

传统细胞毒类抗肿瘤药物的毒性靶器官通常是具有快速增生细胞的组织器官,包括骨髓与胃肠道,常引起骨髓抑制与胃肠道毒性等。烷化剂、抗代谢类、微管蛋白抑制剂及拓扑异构酶抑制剂的主要剂量限制性毒性为骨髓抑制,导致白细胞与血小板减少等;其次是胃肠道毒性,包括恶心、呕吐、厌食、腹泻、腹痛及口腔黏膜炎等;肝、肾功能损伤也比较常见,包括血清转氨酶升高、胆红素升高及蛋白尿等,见于烷化剂、叶酸拮抗剂等;神经毒性在一些化疗药类型中比较常见,如微管蛋白抑制剂与铂类等,可引起周围神经病变;此外,还包括脱发、耳毒性、关节痛、肌痛、机会感染、肺炎、致畸和致癌等。

分子靶向药物对肿瘤细胞的选择性增强,其毒性作用谱也发生相应改变,其中皮肤黏膜相关毒性和心脏毒性有所增加。如 EGFR 抑制剂吉非替尼、厄洛替尼和奥希替尼等,具有对肿瘤细胞选择性高、低毒性的显著特点,常见的不良反应包括皮疹、瘙痒、痤疮、腹泻等,通常是可逆性的;少数患者可出现 3 级以上不良反应,如严重消化系统病变、间质性肺炎等。ALK 抑制剂克唑替尼和色瑞替尼等,最常见的不良反应为腹泻、恶心、呕吐、腹痛、疲乏、便秘及肝脏转氨酶升高;此外,少见间质性肺疾病 / 肺炎、Q-T间期延长、高血糖、心动过缓及胚胎毒性等。总体而言,与细胞毒类抗肿瘤药物相比,分子靶向药物的毒副作用相对较低。

肿瘤免疫治疗的不良反应有较大不同,它主要是免疫介导的自身免疫炎症反应,如免疫相关肺炎、肝炎、结肠炎、皮肤炎症、内分泌器官炎症及感染。最常见的症状包括皮疹、疲劳、肌肉或骨骼或关节疼痛、腹泻、食欲下降、上呼吸道感染、头痛、恶心、咳嗽、便秘、背痛、发热及胃痛。比较严重的毒副作用是细胞因子释放综合征和神经毒性两类,最严重的毒副反应可危及生命导致死亡,可发生于治疗期间及治疗后。因此,若发现患者有不良反应或恶化,需进行严密监控并及时处理,若有严重的毒副作用,可延缓或停止治疗。

由于不同类型抗肿瘤药物的毒副作用有所差异,药物的毒性作用谱发生改变,因此对新药研发的安全性评价要求和治疗过程中毒性监控的重点应进行调整,在临床用药过程中重点关注药物相关的严重毒副作用,减少严重不良后果的发生。

五、生物标志物

生物标志物是一种对生理、病理或某种治疗反应进行客观测量和评价的特征性指标。生物标志物既可以作为疾病诊断或预后评估的依据,又可以作为药物疗效评价的参数。以往对生物标志物的研究多侧重于肿瘤诊断及预后评估,近年来,随着分子靶向抗肿瘤药物在临床上的广泛使用,发现患者由于个体化差异导致的药效差异十分显著,因此寻找可指征药物敏感性及疗效监控的生物标志物已经成为抗肿瘤药物研究的前沿热点。这些生物标志物的应用,将可以指导临床上抗肿瘤药物的个体化治疗及新药研发。

生物标志物的物质种类广泛,包括 DNA、RNA、蛋白质及代谢产物等可被检测的分子,也包括特定的细胞或某些结构功能改变等。通常而言,DNA 水平的改变包括点突变、微卫星改变、启动子区高甲基化、线粒体 DNA 点突变,以及染色体异常如拷贝数异常、易位、杂合子缺失等;RNA 水平的改变包括表达异常、点突变、微小 RNA(miRNA)的改变等;蛋白质水平的改变包括结构异常、修饰改变、活性改变、定位异常及表达量改变等;代谢产物的改变包括糖代谢产物、蛋白质代谢产物、脂质代谢产物及核酸代谢产物的改变等;此外,血液中的循环肿瘤细胞、血管结构功能改变以及影像学改变等均能成为具有某些指示作用的生物标志物。目前,用于生物标志物发现研究的样本主要来源于以下两大类:一是生物体液样本,如血液、尿液等;二是病理组织样本。

生物标志物的研究进展带动了药物精准治疗与药物研发领域的巨大变革。在药物精准治疗方面,人们通过对患者生物标志物的分析,选择合适的药物对患者进行个体化治疗。对于易感人群或早期患者采用必要的预防措施,做到早期诊断、早期治疗,并应运而生了 P4 个体化医学,即预测、个体化、预防及全民参与的医学。在药物研发领域,生物标志物的研究已贯穿于新药研发的整个过程,极大地推动了抗肿瘤药物研发的进程。

药物反应的个体差异是临床上极其普遍的现象,即不同患者对同一种药物在疗效上存在显著的差异。个体化医学一词最早见于 1956 年美国德州大学生化研究所 Williams 教授的专著 *Biochemical Individuality* 中,Williams 教授大力提倡基于生物化学个体性的个体化医学,但一直未引起医学界的足够重视。随着基因组学及蛋白组学技术的发展以及分子靶向药物的出现,个体化医学的重要性被重新认识。个体化治疗是以患者的个体信息为基础来选择和确定治疗方案,即以基因组成或表达修饰变化的差异等来预测药物的治疗效果或毒副作用,为每个患者选择最适宜的治疗方案。生物标志物的新发现将推动癌症个体化治疗从概念到现实的转变。基于肿瘤生物标志物的个体化治疗,已经在临床实践中得到了验证和应用,代表性例子见表 45-2。

表 45-2 生物标志物在肿瘤个体化治疗中的应用

生物标志物	类型	肿瘤类型	代表性药物
ALK	易位	非小细胞肺癌、淋巴瘤	克唑替尼、色瑞替尼
Bcr-Abl	易位	慢性粒细胞白血病	伊马替尼
BRAF	突变	黑色素瘤、结肠癌	威罗菲尼
BRAC1/2	突变	卵巢癌、乳腺癌	奥拉帕尼、卢卡帕尼
c-Kit	突变	胃肠道间质肿瘤	舒尼替尼、伊马替尼
EGFR	突变、扩增	非小细胞肺癌、多形性胶质母细胞瘤、结肠癌	吉非替尼、厄洛替尼、奥希替尼
ER	过表达	乳腺癌	他莫昔芬、氟维司群
HER2	扩增	乳腺癌	曲妥珠单抗、拉帕替尼
KRAS	突变	结肠癌、非小细胞肺癌	西妥昔单抗、帕尼单抗
PDGFR-α	突变	多形性胶质母细胞瘤、胃肠道间质肿瘤	索拉非尼、舒尼替尼、伊马替尼
PDGFR-β	易位	慢性粒单核细胞白血病	索拉非尼、舒尼替尼
RET	突变、易位	甲状腺癌	卡博替尼
mTOR	活化	肾癌	坦罗莫司、依维莫司

近年来,生物标志物研究取得了显著的进展,在指导肿瘤药物个体化治疗和新药研发方面发挥了重要的作用。由于肿瘤发病的复杂性及靶向药物治疗的多样性,大量的生物标志物有待于进一步的研究开发,因此目前生物标志物的研究尚处于起步阶段。高通量组学技术的运用,使我们能够对血液或组织样本进行多种分子层面的高通量分析,产生了大量的生物学数据。然而,这些技术在运用过程中,由于一些低质量的研究,会产生假阳性或假阴性的结果,影响生物标志物的发现进程。导致研究结果发生偏差的原因有很多,除了研究设计、样本采集、患者随访信息及统计学分析等误差因素外,实验技术也是其中的一个重要因素,实验技术的内在缺陷或操作误差等都会导致假阳性和假阴性的结果,因此使得人们很难判断这些研究结果是偶然现象还是可重复的结果。

肿瘤生物标志物研究的成功与否取决于我们能否从大量的科学数据中挖掘出有效的数据,在临床上得到验证并应用于临床,这需要科学家和临床学家等有计划有步骤地参与合作。在将来,我们有可能通过检测个人的遗传特征、表观遗传特征及蛋白质的相互作用等来预测患者的预后、选择治疗方式及动态监测药效,真正将系统生物学或网络生物学应用于临床实践中。在临床肿瘤药物治疗中,不再是单一根据肿瘤发生部位及组织病理学改变来选择治疗方案,而是综合根据肿瘤的分子特征来选择相应的治疗方案,做到早期诊断、早期预防,以及安全有效的治疗。

六、联合用药

化疗药物的联合用药在 1966 年被首次提出,并成为肿瘤临床药物治疗的基本原则。联合用药也是针对肿瘤细胞的异质性特征,即同一肿瘤内包含多种处于不同发展阶段、对药物敏感性可能有很大差异的肿瘤细胞;使用单一药物常常难以产生好的治疗效应,即使能够获得较好的疗效,也常因获得性耐药的产生而最终导致抗肿瘤治疗的失败。因此,抗肿瘤治疗需要进行联合用药以提高疗效。联合用药已成为肿瘤药物治疗的基本原则之一。

联合用药的目的是提高药物的治疗效应和克服或延缓耐药的产生,以及降低毒副作用。联合用药的方式包括传统化疗药物之间的联用、分子靶向药物之间的联用、免疫治疗药物之间的联用、传统化疗药物与分子靶向药物或免疫治疗药物三者之间的交叉联用以及与其他治疗方式如放射治疗、中医药治疗的联用等。

在过去,不同作用机制的化疗药物联用是抗肿瘤联合用药的主要方式,如结肠癌化疗的 FOLFOX 方案,即联用氟尿嘧啶、亚叶酸钙和奥沙利铂来提高对结肠癌的治疗效应。随着分子靶向药物的发展,分子靶向药物之间以及分子靶向药物与化疗药物之间的联用逐渐在临床上得到推广。尤其近年来抗肿瘤免疫治疗的发展极大地推动了联合用药方案的实施,特别是以免疫治疗为核心的联合用药方案,在临床试验中得到了大量的开展。如 PD-1/PD-L1 抑制剂的单药治疗,仅对少部分患者有效及治疗中存在不同的耐药机制,因此,以 PD-1/PD-L1 抑制剂为核心,正与其他各种治疗方法在临床患者中进行联合用药的试验,包括免疫检查点抑制剂、免疫激活因子、免疫代谢调节剂、巨噬细胞调节剂、肿瘤疫苗、化疗药物、放疗及分子靶向药物等,这些联合用药的疗效还需等待最终的临床分析报告。

虽然不同抗肿瘤药物之间联合用药的效果显著优于单药治疗,但值得注意的是其毒副作用也成比例增加。因此,联合用药的方案需进行优化,包括不同的抗肿瘤药物之间需采用合适的剂量及比例、优化疗程和临床给药方案,以及与具有减毒功能的其他药物进行联用等,才能真正达到联合用药的目标,即增效减毒。因此,联合用药是抗肿瘤治疗的基本原则之一,但是如何进行联合用药,仍是目前基础研究和临床治疗遇到的重要科学问题,这对于抗肿瘤治疗的成败至关重要。

思考题　　　　　1. 简述抗肿瘤药物的发展特点及类型。

2. 请简述抗肿瘤药物面临的问题与展望。

（谢作权　耿美玉）

参 考 文 献

［1］ HANAHAN D, WEINBERG R A. Hallmarks of cancer: the next generation. Cell, 2011, 144 (5): 646-674.

［2］ MCGRANANHAN N, SWANTON C. Clonal heterogeneity and tumor evolution: past, present, and the future. Cell, 2017, 168 (4): 613-628.

［3］ LAMBERT A W, PATTABIRAMAN D R, WEINBERG R A. Emerging biological principles of metastasis. Cell, 2017, 168 (4): 670-691.

［4］ CHIN L, ANDERSEN J N, FUTREAL P A. Cancer genomics: from discovery science to personalized medicine. Nat Med, 2011, 17 (3): 297-303.

［5］ HANASH S M, BAIK C S, KALLIONIEMI O. Emerging molecular biomarkers—blood-based strategies to detect and monitor cancer. Nat Rev Clin Oncol, 2011, 8 (3): 142-150.

［6］ JANNE P A, GRAY N, SETTLEMAN J. Factors underlying sensitivity of cancers to small-molecule kinase inhibitors. Nat Rev Drug Discov, 2009, 8 (9): 709-723.

第四十六章 肿瘤化学治疗药

现代的抗肿瘤药物治疗始于化学药物治疗,其在恶性肿瘤治疗中发挥重要的作用。尽管近 30 年来肿瘤治疗从传统的细胞毒类化疗药物发展到分子靶向药物、免疫治疗药物及细胞治疗药物,但化学治疗药仍然是目前临床上抗肿瘤药物治疗的重要成员,同时也是抗肿瘤联合治疗的基本组分。深入理解化学治疗药的特点,合理有效地进行临床使用,对于抗肿瘤药物治疗有着重要的意义。本章简要介绍传统抗肿瘤化学治疗药的特点、作用机制、毒副作用及耐药机制研究方面的相关内容。

第一节 抗 代 谢 药

一、叶酸拮抗剂

叶酸在单碳代谢中起着关键作用,它们对嘌呤、胸苷酸和蛋白质的生物合成至关重要。抗叶酸化合物是二氢叶酸还原酶的抑制剂,二氢叶酸还原酶是叶酸代谢的关键酶。二氢叶酸还原酶在维持细胞内叶酸池的还原状态中起着关键作用,这些化合物是合成胸苷酸、嘌呤核苷酸和某些氨基酸所需的单碳载体。甲氨蝶呤、培美曲塞和普拉曲沙各自生成的聚谷氨酸盐代谢物介导其细胞毒作用。此外,这些聚谷氨酸盐代谢物是几种叶酸依赖酶的有效直接抑制剂,包括二氢叶酸还原酶、胸苷酸合成酶、甘氨酰胺核糖核苷酸(glycinamide ribonucleotide,GAR)甲酰转移酶和 5- 氨基咪唑 -4- 甲酰胺核苷酸(AICAR)甲酰转移酶。

甲 氨 蝶 呤

氨基蝶呤是 20 世纪 40 年代发现的治疗儿童急性白血病的第一种抗代谢药物。这种抗叶酸类似物随后被叶酸的 4- 氨基 10- 甲基类似物即甲氨蝶呤取代,其仍然是最广泛使用的抗叶酸类似物,具有抗多种癌症的活性,包括血液恶性肿瘤,如急性淋巴细胞白血病、非霍奇金淋巴瘤,以及许多实体肿瘤,如乳腺癌、头颈癌、骨肉瘤、膀胱癌和妊娠滋养细胞癌。

甲氨蝶呤的主要副作用是骨髓抑制和胃肠道反应。对于肾功能受损的患者,即使是小剂量的甲氨蝶呤也可能导致严重的毒性。甲氨蝶呤引起的肾毒性主要是在酸性尿液中甲氨蝶呤及其代谢物在肾小管内的沉淀所致,它也可能对肾小管产生直接毒性作用。剧烈的水化和尿碱化大大降低了接受大剂量方案患者肾衰竭的发生率。高剂量治疗期间经常观察到血清转氨酶水平的急性升高和高胆红素血症,但这些通常在十天内恢复正常。甲氨蝶呤与放射治疗一起使用可能增加软组织坏死和骨坏死的风险。此外,还有肺炎及神经毒性。

培美曲塞和普拉曲沙

培美曲塞是具有吡咯并嘧啶结构的多靶点的抗叶酸类似物,靶向叶酸代谢中涉及的多种酶,包括胸苷酸合成酶、二氢叶酸还原酶、GAR 甲酰转移酶和 AICAR 甲酰转移酶。这种药物对实体肿瘤具有广谱活性,包括恶性间皮瘤、乳腺癌、胰腺癌、头颈癌、非小细胞肺癌、结肠癌、胃癌、宫颈癌和膀胱癌。

普拉曲沙是进入临床的第三种抗叶酸化合物,与甲氨蝶呤相比,其以更高的亲和力与还原的叶酸载体转运蛋白结合,导致其向肿瘤细胞膜的转运增强。它也是叶酰聚谷氨酸合成酶的改进底物,导致具有细胞毒性的聚谷氨酸代谢物的形成增加。与甲氨蝶呤相比,这种类似物是一种更有效的针对叶酸代谢过程中多种酶的抑制剂,包括胸苷酸合成酶、二氢叶酸还原酶、GAR 甲酰转移酶和 AICAR 甲酰转移酶。普拉曲沙主要用于治疗复发或难治性外周 T 细胞淋巴瘤。

培美曲塞和普拉曲沙主要的毒副作用为剂量限制性骨髓抑制、黏膜炎及皮肤潮红,通常表现为手足综合征。其他毒性包括可逆转的血清转氨酶升高、厌食、疲劳及胃肠道毒性,患者服用叶酸和维生素 B_{12} 可减轻这些毒副作用。

肿瘤细胞对叶酸拮抗剂产生耐药是影响其临床疗效的主要因素。叶酸拮抗剂存在多种耐药机制,包括叶酸载体或受体减少导致的转运改变;叶酰聚谷氨酸合成酶表达减少或分解代谢酶 γ- 谷氨酰水解酶的表达增加导致的聚谷氨酸盐减少;二氢叶酸还原酶或胸苷酸合成酶的基因扩增或蛋白表达增加或突变。在体内外实验体系中,甲氨蝶呤和其他抗叶酸化合物处理后,二氢叶酸还原酶或胸苷酸合成酶的蛋白水平可急剧增加,这种响应药物的靶蛋白急剧增加由翻译调节机制介导。

二、嘧啶类似物

氟 尿 嘧 啶

氟尿嘧啶(5-fluorouracil,5-FU)于 20 世纪 50 年代中期合成,1962 年开始临床使用。5-FU 及其衍生物可用于各种实体瘤的治疗,包括胃肠道恶性肿瘤(如食管癌、胃癌、胰腺癌、结肠直肠癌、肛门癌和肝细胞癌)、乳腺癌、头颈癌和皮肤癌。5-FU 一直是用于治疗转移性结直肠癌的联合方案的基本组分,也用于早期结肠癌的辅助治疗。

5-FU 通过尿嘧啶碱基转运机制进入细胞,然后通过几种生化途径合成各种细胞毒性的核苷酸形式。5-FU 通过多种机制产生细胞毒作用,包括抑制胸苷酸合成酶、嵌入 RNA 及嵌入 DNA。此外,在敏感细胞中抑制胸苷酸合成酶后,可激活程序性细胞死亡途径。

5-FU 的毒性与给药剂量和给药方案有关,主要的毒副作用为腹泻、黏膜炎和骨髓抑制。5-FU 输注疗法常见皮肤性手足综合征。急性神经症状也有报道,包括嗜睡及小脑共济失调等。5-FU 治疗在罕见的情况下会引起冠状动脉血管痉挛,导致胸痛、心肌酶升高和心电图改变等。

　　5-FU 的治疗存在多种耐药机制。其中,靶标胸苷酸合成酶的变化是最常见的耐药机制,如胸苷酸合成酶活性或蛋白水平的增加,或胸苷酸合成酶蛋白突变导致 5-FU 代谢物氟脱氧尿苷单磷酸与胸苷酸合成酶蛋白的亲和力降低。关键激活酶的表达减少或活性降低可能干扰具有细胞毒性的 5-FU 代谢物的形成,如错配修复酶人 mutL 同源物 1(human mutL homolog 1,hMLH1)和人 mutS 同源物 2(human mutS homolog 2,hMSH2)的表达减少。另外,5-FU 的分解代谢酶如二氢嘧啶脱氢酶的表达增加也与其耐药有关。然而,在实际的临床使用中,这些机制对 5-FU 产生耐药性的贡献仍不清楚。

卡 培 他 滨

　　卡培他滨是口服氟嘧啶氨基甲酸酯,其被设计为选择性地在肿瘤组织中进行 5-FU 活化。这种口服药物最初被批准用于对蒽环类和紫杉类耐药的乳腺癌,随后被批准与多西他赛联合使用,作为转移性乳腺癌的二线治疗,并与拉帕替尼联合使用。卡培他滨也被批准用于转移性结直肠癌的一线治疗。卡培他滨的主要副作用包括腹泻和手足综合征。与 5-FU 相比,卡培他滨导致的骨髓抑制、中性粒细胞减少症、黏膜炎、脱发和恶心呕吐的发生率较低。可以观察到间接血清胆红素升高,但通常是短暂的,临床上没有症状。

阿 糖 胞 苷

　　阿糖胞苷是从一种海绵(*Cryptotethya cripta*)中分离出来的脱氧胞苷核苷类似物,由于其糖部分的2- 羟基反转,不同于生理对应物。阿糖胞苷主要用于血液肿瘤的治疗,包括急性髓细胞性白血病、非霍奇金淋巴瘤、慢性髓细胞性白血病和急性淋巴细胞白血病。阿糖胞苷对实体瘤无抗肿瘤活性。

　　阿糖胞苷通过核苷转运蛋白进入细胞,在细胞内需要激活才能产生细胞毒作用。第一个代谢步骤是由脱氧胞苷激酶将阿糖胞苷转化为单磷酸盐形式的阿糖胞苷单磷酸盐,随后分别磷酸化为二磷酸盐和三磷酸盐代谢物。阿糖胞苷三磷酸盐是 DNA 聚合酶的有效抑制剂,因此可干扰 DNA 链的延伸、合成和修复。阿糖胞苷三磷酸盐也直接掺入 DNA 中,起到 DNA 链终止剂的作用,干扰链的延伸。阿糖胞苷的分解代谢涉及两种关键酶,胞苷脱氨酶和脱氧胞苷脱氨酶。这些分解酶将阿糖胞苷和阿糖胞苷单磷酸盐分别转化为非活性代谢物阿糖尿苷和阿糖尿苷单磷酸盐。细胞内活化和降解之间的平衡对于确定最终转化为阿糖胞苷三磷酸盐以及随后的细胞毒性至关重要。

　　阿糖胞苷的毒副作用与给药剂量和疗程有关。骨髓抑制是剂量限制性毒性。白细胞减少症和血小板减少症是最常见的毒副作用,用药后 7~14 天出现最低点。胃肠道毒性通常表现为轻度至中度厌食、恶心、呕吐、黏膜炎、腹泻和腹痛。在极少数情况下,观察到急性胰腺炎。阿糖胞苷综合征在患有血液恶性肿瘤的儿童中出现过,通常在药物输注后 12 小时内开始,其特征是发热、肌痛、骨痛、斑丘疹、结膜炎、不适和阵发胸痛。

　　阿糖胞苷的耐药机制包括跨膜转运受损、合成代谢速率降低和分解代谢速率增加。胞苷脱氨酶的活性与接受含阿糖胞苷方案诱导化疗的急性髓细胞性白血病患者的临床反应相关。

吉 西 他 滨

　　吉西他滨是一种二氟脱氧胞苷类似物。尽管吉西他滨在结构、代谢和作用机制上与阿糖胞苷相似,但其抗肿瘤活性更为广泛。吉西他滨对一些实体瘤具有显著的活性,包括胰腺癌、胆管癌、胆囊癌、肺癌、膀胱癌、卵巢癌、乳腺癌,以及血液恶性肿瘤,即霍奇金淋巴瘤和非霍奇金淋巴瘤。

吉西他滨通过核苷转运蛋白进入细胞。吉西他滨本身是无活性的,需要在细胞内激活才能产生细胞毒作用。吉西他滨在细胞内的激活与阿糖胞苷类似,都是通过相同的酶促反应机制,产生活性的三磷酸吉西他滨,然后掺入至 DNA 中,导致链终止并抑制 DNA 的合成和功能,三磷酸吉西他滨还可以直接抑制 DNA 聚合酶,进而干扰 DNA 链的延伸、合成和修复。三磷酸代谢物也是核糖核苷酸还原酶的有效抑制剂,它通过降低关键脱氧核苷酸池的水平进一步介导 DNA 生物合成的抑制。

吉西他滨单用时是耐受性相对较好的药物,其主要的剂量限制性毒性是骨髓抑制,伴随中性粒细胞减少及相对较少的血小板减少。毒性与疗程有关,长时间的输注可引起更大的血液毒性。瞬时的流感样症状,包括发热、头痛、关节痛及肌痛,在 45% 的患者中发生。另外,可能发生血液中的转氨酶瞬时升高。

三、嘌呤类似物

巯 嘌 呤

嘌呤类似物的开发始于 20 世纪 50 年代合成的硫嘌呤,包括巯嘌呤(6-mercaptopurine,6-MP)和 6-硫代鸟嘌呤(6-thioguanine,6-TG)。6-MP 在急性淋巴细胞白血病的维持治疗中有重要作用,而 6-TG 在急性髓细胞性白血病的诱导缓解和维持治疗中有较好的疗效。6-MP 和 6-TG 的作用相似,在各自的单磷酸核苷酸形式中,它们抑制涉及嘌呤从头合成和嘌呤相互转化反应的酶。三磷酸核苷酸形式可以直接掺入细胞 RNA 或 DNA 中,分别导致 RNA 和 DNA 合成和功能的抑制。

巯嘌呤的主要剂量相关毒性是骨髓抑制和胃肠道毒性,表现为恶心、呕吐、厌食、腹泻和口腔炎。在 6- 硫嘌呤甲基转移酶缺乏的患者中,必须将剂量降低到标准剂量的 5%~25%,以防止严重的过量毒性。肝毒性发生在高达 30% 的成人患者中,主要表现为胆汁淤积性黄疸,也可见肝脏转氨酶的升高。巯嘌呤也是细胞介导免疫的有效抑制剂,长期治疗会增加细菌和寄生虫感染的易感性。

巯嘌呤的耐药是由于细胞毒性关键核苷酸代谢物的水平降低,包括形成的减少或降解的增加。现已鉴定出耐药细胞中激活酶即次黄嘌呤 - 鸟嘌呤磷酸核糖转移酶的表达完全或部分缺失。在来自急性髓细胞性白血病患者的临床样品中,耐药性与膜结合碱性磷酸酶或 6- 硫嘌呤甲基转移酶的浓度增加有关,最终使得细胞毒性的硫嘌呤核苷酸的形成减少。此外,错配修复酶(hMHL1 和 hMHL2)的表达减少也与耐药有关。

氟 达 拉 滨

氟达拉滨(F-ara-AMP)是治疗慢性淋巴细胞白血病(chronic lymphocytic leukemia,CLL)的药物。它还对非霍奇金淋巴瘤、前淋巴细胞白血病及皮肤 T 细胞淋巴瘤等有效,此外在套细胞淋巴瘤中也显示活性,但对实体瘤没有活性。

发挥作用的细胞毒性代谢物是三磷酸代谢物即 F-ara-ATP,它与脱氧腺苷三磷酸(deoxyadenosine triphosphate,dATP)竞争掺入 DNA,是高效的链终止剂。此外,F-ara-ATP 可直接抑制参与 DNA 复制的酶,包括 DNA 聚合酶、DNA 连接酶 I 和核糖核苷酸还原酶。F-ara-ATP 也可掺入 RNA 中,抑制 RNA 的功能、加工及翻译。与其他抗代谢物相比,氟达拉滨对非分裂细胞有活性。氟达拉滨的效应可能主要通过激活细胞的凋亡,但具体机制尚不明确。

氟达拉滨的主要副作用是骨髓抑制和免疫抑制,属于剂量限制性因素。氟达拉滨引起的免疫系统抑制中,对 T 细胞功能的影响大于对 B 细胞功能的影响。通常在中性粒细胞减少的情况下,20%~30% 的患者出现发热。淋巴细胞数量,特别是 CD4$^+$ T 细胞,在治疗开始后迅速减少,CD4$^+$ T 细胞恢复到正常水平可能需要 1 年以上的时间。常见的机会致病菌包括水痘 - 带状疱疹病毒、念珠菌和卡氏肺孢子菌。

在临床前模型中,激活酶即脱氧胞苷激酶的表达减少是主要的耐药机制之一。脱氧胞苷激酶的减少可导致多种核苷类似物的交叉耐药,包括阿糖胞苷、吉西他滨、克拉屈滨和氯法拉滨。此外,氟达拉滨的细胞转运减少也引起耐药。

克 拉 屈 滨

克拉屈滨是嘌呤脱氧腺苷类似物,可作为毛细胞白血病的治疗药物。克拉屈滨可用于干扰素 α 或脾切除术治疗后患者的补救治疗,与一线治疗同样有效。克拉屈滨再治疗可使高达 60% 的复发患者完全缓解。此外,克拉屈滨在慢性淋巴细胞白血病和非霍奇金淋巴瘤患者中具有良好的活性。

克拉屈滨进入细胞后,通过脱氧胞苷激酶的催化反应,初步转化为克拉屈滨单磷酸盐,进而代谢为活性代谢物克拉屈滨三磷酸盐。三磷酸代谢物可竞争性地抑制正常 dATP 核苷酸掺入 DNA,导致链延长的终止。三磷酸代谢物的逐渐积累导致脱氧核糖核苷酸池的不平衡,从而进一步抑制 DNA 的合成和修复。此外,三磷酸代谢物是核糖核苷酸还原酶的有效抑制剂,也可导致 DNA 合成的抑制。

骨髓抑制是剂量限制性因素。经过一个疗程的药物治疗后,血小板减少症通常会在 2~4 周内恢复,而中性粒细胞减少症会在 3~5 周内恢复。胃肠道毒性一般较轻,伴有恶心 / 呕吐和腹泻。15% 的患者会出现轻度至中度神经毒性,但停药后部分是可逆的。免疫抑制是克拉屈滨治疗患者晚期复发的原因。淋巴细胞数量,特别是 CD4$^+$ T 细胞,在给药后 1~4 周内会下降,并且可能会持续数年处于抑制状态。停药后,完全恢复正常 CD4 阳性计数的中位时间最多可能需要 40 个月。虽然机会性感染会发生,但比氟达拉滨治疗要少。

克拉屈滨的耐药归因于细胞内药物代谢的改变。脱氧胞苷激酶活性的降低是耐药的主要因素。单磷酸和三磷酸代谢物被细胞质中的 5′- 核苷酸酶去磷酸化,也可导致耐药。

氯 法 拉 滨

氯法拉滨是嘌呤脱氧腺苷的核苷类似物,用于治疗儿童复发或难治性急性淋巴细胞白血病。氯法拉滨的原型是无活性的,和其他嘌呤类似物一样,它需要在细胞内经脱氧胞苷激酶活化形成单磷酸核苷酸,再进一步代谢为具有细胞毒性的三磷酸代谢物。然后,三磷酸氯法拉滨掺入 DNA 中,导致链终止,抑制 DNA 的合成和功能,或者三磷酸形式可以直接抑制 DNA 聚合酶 α、β 和 γ,进而干扰 DNA 链的延伸、合成和修复。三磷酸代谢物也是核糖核苷酸还原酶的有效抑制剂,通过降低脱氧核糖核苷酸池的水平,进一步介导 DNA 生物合成的抑制。

骨髓抑制是剂量限制性因素,涉及中性粒细胞减少、贫血和血小板减少。此外,还可引起毛细血管渗漏综合征,表现为呼吸急促、心动过速、肺水肿和低血压,这种不良事件是肿瘤溶解综合征的一部分,是治疗后外周白血病细胞迅速减少的结果。其他副作用可能包括恶心/呕吐、可逆的肝功能障碍、肾功能障碍及心脏毒性。

耐药机制包括合成代谢酶即脱氧胞苷激酶的表达减少、核苷转运蛋白的胞内转运减少,以及 CTP 合成酶表达的增加导致竞争性生理核苷酸底物 dCTP 的浓度增加,但目前与临床相关的耐药机制仍有待确定。

第二节　烷　化　剂

烷化剂是最早开发的抗肿瘤化合物,主要包含六种结构类型:氮芥类、氮丙啶类、烷基磺酸盐类、环氧衍生物类、亚硝基脲类及三氮烯类。这些不同结构类型的化合物具有共同的特性即亲电性,它们含有一个亲电子的烷基团或取代的烷基团能共价结合至细胞内亲核部位。亲电性是通过形成正碳离子中间体且生成含靶分子的过渡态复合体,最后通过烷化大范围亲核分子形成共价连接,其中包括 DNA 分子中的碱基,这被认为是其细胞毒性和治疗效应的基础。尽管烷化剂与细胞周期各个阶段的细胞产生反应,但它们的效应和毒性主要是作用于快速增生的组织。

一、化学特点

亲电性物质的反应特性提示细胞内亲核性物质(如硫醇、磷酸盐、氨基酸中的氨基和咪唑基团及核苷酸碱基中的各个活性位点)的烷基化速率主要依赖于它们的势能状态,因此基于它们活性中心的极性,可分为"硬亲核性物质"和"软亲核性物质"。含烷基正碳离子最易与硬亲核性物质反应(含高度极化的负电荷密度),即那些具有高势能的跃迁态物质。一个来自氮芥的烷基化活性物质可显示对细胞内亲核性物质的选择性,顺序依次如下:① RNA 和 DNA 磷酸根内的氧;②嘌呤和嘧啶内的氧;③嘌呤碱基内的氨基;④蛋白的一级和二级氨基;⑤甲硫氨酸的硫原子;⑥蛋白与谷胱甘肽内半胱氨酸残基的硫醇基。不易反应的物质仍会发生反应,但速度极慢,除非其受到催化。

二、分类

(一)氮芥类

氮芥类药物包括二氯甲基二乙胺、左旋苯丙氨酸氮芥(美法仑)、苯丁酸氮芥、环磷酰胺及异环磷酰胺等。美法仑、苯丁酸氮芥、环磷酰胺及异环磷酰胺均衍生于二氯甲基二乙胺,这些衍生物的氮原子上具有取代的吸电子基团,可降低氮的亲核性并使其反应性降低,但增强了它们的抗肿瘤效应。二氯甲基二乙胺可用于霍奇金淋巴瘤的治疗,主要不良反应为恶心、呕吐及骨髓抑制。美法仑可用于治疗多发性骨髓瘤、卵巢癌及黑色素瘤,主要不良反应为恶心、呕吐及骨髓抑制,其对黏膜的损伤是这类药物中最轻的。苯丁酸氮芥是可口服的治疗慢性淋巴细胞白血病的药物,主要不良反应为骨髓抑制、胃肠道不适、中枢神经系统反应、皮肤反应及肝毒性。环磷酰胺和异环磷酰胺均是前药,需在体内被细胞色素 P450 代谢为有活性的烷化基团发挥作用。环磷酰胺是临床上最广泛使用的烷化剂,可用于各种类型淋巴瘤、白血病及实体瘤的治疗,主要不良反应为恶心、呕吐、骨髓抑制、腹泻、皮肤及指甲变黑、脱发、乏力及出血性膀胱炎。异环磷酰胺可用于睾丸癌、乳腺癌、非霍奇金淋巴瘤、软组织肉瘤、骨肉瘤、肺癌、宫颈癌及卵巢癌等的治疗,其不良反应与环磷酰胺类似。

(二) 氮丙啶类

氮丙啶类是氮芥闭环中间体的类似物,化学活性较低,但它们具有同等的治疗效应。这类药物主要为噻替派,可用于乳腺癌、卵巢癌及膀胱癌的治疗,主要不良反应为骨髓抑制。噻替派及其主要代谢产物替派(TEPA)的烷化是通过打开氮丙啶的环,作用机制与氮芥类似。

(三) 烷基磺酸盐类

烷基磺酸盐类主要为白消安,它可用于慢性粒细胞白血病的治疗。白消安对巯基具有亲核选择性,表明它可能通过蛋白质烷基化而不是通过 DNA 发挥细胞毒性。与氮芥和亚硝脲不同,白消安对髓样细胞的作用大于淋巴样细胞,因此可用于慢性粒细胞白血病的治疗。主要不良反应为肺纤维化、色素沉着过度及血小板减少症。可口服或非肠道途径给药,高剂量可引起肝静脉闭塞性疾病。

(四) 亚硝脲类

亚硝脲类包括卡莫司汀和链佐星等。卡莫司汀可用于神经胶质瘤、多发性骨髓瘤及淋巴瘤的治疗,主要不良反应为骨髓抑制及肺毒性。链佐星可用于胰腺癌的治疗,主要不良反应为恶心、呕吐及肾毒性。

(五) 三氮烯类

三氮烯类包括达卡巴嗪和替莫唑胺等。达卡巴嗪可用于恶性黑色素瘤和霍奇金淋巴瘤的治疗,主要不良反应为恶心、呕吐及骨髓抑制。替莫唑胺可用于神经胶质瘤、星型胶质瘤及转移性黑色素瘤的治疗,主要不良反应为恶心、呕吐及骨髓抑制。

三、毒副作用

烷化剂的组织分布及毒性的严重程度呈现出较大的差异,其主要的剂量限制性毒性是骨髓功能的抑制,其次是胃肠黏膜的增生细胞。骨髓功能严重低下和药物过敏是使用烷化剂的禁忌证,其他需要警惕的因素包括致癌性、致突变性及生育能力受损。烷化剂的毒副作用具有共性特征,常见的包括:①恶心、呕吐;②骨髓抑制;③肾脏和膀胱毒性;④间质性肺炎和肺纤维化;⑤性腺毒性、致畸和致癌;⑥脱发;⑦过敏反应;⑧免疫抑制。

四、耐药机制

由于烷化剂的治疗窗口较小,耐药的出现会对其临床治疗效果产生重大影响。促进对烷化剂耐受的一些因素包括:①药物吸收和转运的改变;②药物诱导核酸损害的修复功能增加;③未能活化烷基化前药;④非必需的细胞亲核分子清除药物;⑤药物代谢酶的活性增加;⑥细胞凋亡相关蛋白的改变。

第三节 铂 类 药 物

铂类药物是一类独特的抗肿瘤化合物。1965 年,Barnett Rosenberg 博士及其同事在研究电磁辐射对细菌生长影响的实验中,意外地发现铂配合物具有抗肿瘤活性。细菌暴露在电场中会导致其形态发生变化,细菌分裂受阻,这种影响不是来自电场,而是来自铂电极产生的电解产物。对电解产物的分析促使人们识别出配位络合物铂的顺式异构体为活性化合物。顺铂在多个小鼠肿瘤的体内模型中显示了广谱的抗肿瘤活性。顺铂对睾丸癌有很好的疗效,与其他药物联用在卵巢癌、肺癌、头颈癌、膀胱癌及上消化道肿瘤中可显著延长生存期。早期临床试验中发现顺铂具有独特的活性和毒性,促使了具有更低毒性和更高活性的铂类类似物的开发,其中两个临床常用药为卡铂和奥沙利铂,此外也有一些其他铂类药物上市或处于临床开发中。

一、化学特点

铂以 2+ 或 4+ 氧化态形式存在,这些氧化态决定了铂原子周围配体的立体化学。铂化合物表现出方形的平面几何形状,其中氨配体相对稳定,而相反的,更极性的配体(离去基团)更容易被置换,因此赋予带电大分子(包括 DNA)的反应性。铂络合物的立体化学对其抗肿瘤活性至关重要。在水溶液中,顺铂的氯化物离去基团(chloride leaving group)进行单取代和二取代,特别是在氯化物浓度低于 100 mmol/L 时,这是细胞内环境的特征。因此,顺铂在高氯化物溶液(通常是生理盐水)中的给药有助于稳定性。细胞内形成的部分和完全水合复合物可产生氯代氨基甲酸和氢代氨基甲酸顺铂以结合 DNA。

二、代表性药物

顺 铂

顺铂最早于 1978 年在美国获批用于治疗睾丸癌和卵巢癌,其后获批用于多种癌症的化疗,包括宫颈癌、乳腺癌、膀胱癌、头颈癌、食管癌、肺癌、间皮瘤、脑肿瘤和神经母细胞瘤,静脉注射给药。尽管在早期的多种肿瘤临床试验中显示药效,但严重的肾脏及胃肠道毒性几乎导致弃用,后续研究显示这些毒性在积极的预水化后可得到改善,重新激发了人们对其临床应用的兴趣。顺铂在化学和药动学方面的研究进展指导了其类似物的开发。

卡 铂

卡铂分子具有与顺铂相同的氨态载体配体,它于 1972 年获得专利,1986 年被批准用于临床治疗。卡铂用于治疗多种癌症,包括卵巢癌、肺癌、头颈癌、脑癌和神经母细胞瘤等。卡铂是一种化学更稳定的铂类似物,其主要的副作用是骨髓毒性,而不是肾毒性。有效剂量的卡铂比顺铂产生的恶心、呕吐、肾毒性和神经毒性更少。此外,骨髓抑制与药代动力学密切相关。卡铂通过基于暴露量的给药策略,毒性可以变得更可预测及剂量变化更小。除了少数几种肿瘤类型外,卡铂的临床活性与顺铂没有区别。

奥沙利铂

20 世纪 60 年代后期 Connors 博士合成了具有不同理化特性的铂配位化合物,发现含有二氨基环己烷(DACH)载体基团的系列化合物在体外和体内癌症模型中有活性。随后的研究支持了基于 DACH 的铂络合物对顺铂不具有交叉抗性,DACH 衍生物与顺铂和卡铂相比具有独特的细胞毒性特征。Kidani 及其同事在 20 世纪 70 年代早期合成了一种 DACH 类似物即奥沙利铂,并被开发出来用于临床。奥沙利铂是 DACH 载体基团和草酸盐离去基团的配位化合物,在顺铂耐药肿瘤模型中具有活性,它于 1976 年获得专利,并于 1996 年被批准用于临床治疗。与顺铂一样,奥沙利铂优先在鸟嘌呤的 N7 位形成加合物,其次是腺嘌呤。然而,有证据表明 DNA 加合物的三维结构和它们引发的生物反应不同于顺铂。奥沙利铂可用于治疗结直肠癌,通常与亚叶酸钙和氟尿嘧啶一起使用,称为 FOLFOX。奥沙利铂还可用于胰腺癌、胃癌和食管癌的治疗,在所有这些癌症中,奥沙利铂都是活性更高的铂衍生物。

三、作用机制

(一) DNA 加合物的形成

长期以来,人们一直认为 DNA 是铂类化合物的主要靶标。细胞毒作用的一部分由形成的 DNA 加合物的结构和相对量决定。顺铂及其类似物优先在鸟嘌呤和腺嘌呤残基的 N7 位反应,形成多种单功能和双功能的加合物。单加合物可以形成链内或链间交联。铂类化合物结合 DNA 时的主要损伤是形成 d(CpG)Pt 链内交联。顺铂还在相对链上的鸟嘌呤残基之间形成链间交联,这些占 DNA 结合铂总量的不到 5%。加合物和交联的形成与治疗效应有关。这些加合物可能引发药物的细胞毒性,因为它们阻碍了某些需要分离 DNA 链的细胞过程,如复制和转录。在培养细胞中卡铂与 DNA 反应形成的加合物和顺铂的加合物基本相同。然而,由于卡铂的水合速率较慢,需要更高浓度的卡铂(细胞水平为 20~40 倍)来获得相等的总铂 -DNA 加合物水平。奥沙利铂链内加合物形成得更慢,是由于单加合物的转化速率较慢;然而,它们形成与顺铂加合物相似的 DNA 序列和区域。在相同毒性剂量下,奥沙利铂比顺铂形成更少的 DNA 加合物,提示奥沙利铂形成的损伤比顺铂形成的损伤更具细胞毒性。

在二氨基(如顺铂和卡铂)和二氨基环己烷(如奥沙利铂)铂类化合物之间观察到的细胞毒性差异可能不依赖于所形成的加合物的类型和相对量,而是取决于所形成的加合物的整体三维结构及其被各种细胞蛋白质的识别。它们之间的主要区别是奥沙利铂的乙二胺部分突出到 DNA 的主要沟槽中,因此产生比顺铂更大的加合物。这种体积更大、疏水性更强的加合物似乎被参与感受 DNA 损伤的细胞蛋白质所区分和识别。在正常情况下,识别和参与 DNA 反应的蛋白质如聚合酶可能会受到干扰,而由识别受损 DNA 的调控蛋白可能会被激活,这些蛋白参与 DNA 损伤修复及细胞存活或死亡的信号通路。

(二) DNA 链间交联

尽管 DNA 加合物会导致鸟嘌呤残基链间交联,就像经典的烷化剂一样,但程度较低。通过阻断 DNA 代谢的基本步骤,例如复制和转录,链间交联具有高度细胞毒性。研究人员关注这些损伤的细胞毒性及不同的修复机制,包括复制依赖的和非依赖的机制。这些研究可能对根据肿瘤的修复能力选择治疗患者具有临床意义。

（三）铂诱导 DNA 损伤后的细胞反应

在铂 -DNA 加合物形成后，可能会出现多种细胞结果，包括细胞凋亡、坏死或有丝分裂灾难导致的细胞死亡，或者激活各种保护机制导致的细胞存活，包括 DNA 修复、DNA 损伤信号通路、细胞周期阻滞和自噬。

导致铂类药物诱导细胞死亡的初始事件是铂 -DNA 损伤识别蛋白的结合，然后这种结合孕育了一种大的蛋白质复合物的聚集，该复合物既能发出 DNA 损伤信号，又能修复受损的 DNA。DNA 结合蛋白中有高迁移率族蛋白 1（high mobility group protein 1，HMG1）和高迁移率族蛋白 2（high mobility group protein 2，HMG2），这些蛋白质能够弯曲 DNA 以及识别弯曲的 DNA 结构，如顺铂产生的 DNA 结构，并且在结构研究中观察到顺铂和奥沙利铂加合物的不同特异性。其他的铂 -DNA 损伤识别蛋白包括组蛋白 H1、RNA 聚合酶 1 转录的上游结合因子（upstream binding factor，UBF）、TATA 结合蛋白（TATA-binding protein，TBP）和参与错配修复的蛋白（mismatch repair，MMR）。MMR 复合物与顺铂的敏感性有关。研究表明，MMR 复合物中的 MSH2 和 MLH1 蛋白参与识别顺铂形成的 DNA 加合物，但不参与识别奥沙利铂形成的 DNA 加合物，这可能导致了这两种铂类之间细胞毒性谱的差异。

铂类药物治疗细胞后，已显示许多信号通路发生改变。例如，参与细胞周期检查点活化的 ATM 和 ATR 蛋白被顺铂激活。这些激酶磷酸化并激活调节细胞周期、DNA 修复、细胞存活和凋亡的几个下游效应物，包括 P53、CHK2 和丝裂原活化蛋白激酶（mitogen-activated protein kinase，MAPK）途径的成员（ERK、JNK 及 P38 激酶）。这种应激反应的多效性只会增加，因为这些分子中的每一个随后都会控制更多蛋白质的活性和表达。这些信号通路不仅影响肿瘤细胞，还可能与细胞的微环境有关，微环境的反应也可能决定治疗的有效性。

（四）其他因素

尽管 DNA 是铂类药物作用的最主要靶标，但它不是唯一靶标。一些研究显示铂类药物还可以作用在质膜、脂肪酸、血栓烷系统中的代谢产物和环氧基 -1 途径，以及肿瘤微环境，这些因素也影响铂类药物的抗肿瘤活性。

四、毒副作用

顺铂的毒副作用包括恶心、呕吐、肾毒性、耳毒性、神经病变和骨髓抑制。罕见的毒性包括视力损伤、癫痫、心律失常、急性缺血性血管事件、葡萄糖耐受不良和胰腺炎。恶心和呕吐可用 5-HT$_3$ 拮抗剂来控制，通常用糖皮质激素。水化作用可以改善肾毒性，但不能完全阻止。肾小球和肾小管的肾损害是累积的。顺铂引起内耳损伤的耳毒性是累积的和不可逆转的。周围神经病变也是累积性的，通常是可逆的，尽管通常恢复很慢。

卡铂引起的骨髓抑制通常不如顺铂严重，但这是卡铂的剂量限制性毒性。卡铂对血小板前体的毒性最大，中性粒细胞减少和贫血也常见。卡铂的其他毒性通常比顺铂更轻微，耐受性更好。恶心和呕吐虽然频繁，但不如顺铂治疗严重，持续时间更短，更容易止吐。肾损害并不常见，脱发很常见，尤其是含紫杉醇的组合。神经毒性不如顺铂常见，耳毒性也不常见。

奥沙利铂的剂量限制性毒性是感觉神经病变。这种副作用有两种形式。第一种是四肢刺痛，可能也会涉及口腔周围区域，这种情况发生得很早，通常会在几天内消失。重复给药时，症状在两次循环之间的持续时间可能更长,但似乎不是累积性的。咽喉痉挛和冷感觉障碍也有报道,但与显著的呼吸症状无关,可以通过延长输液时间来预防。第二种是神经病变,影响四肢,并随着重复剂量的增加而增加。但神经病变的确切生理特征难以界定,它们随着连续的周期变得更加显著且持续时间更长;然而,与顺铂不同,它们随着药物的停止是可逆的。奥沙利铂无耳毒性及肾毒性,骨髓抑制也不常见。恶心和呕吐会发生,通常对 5-HT$_3$ 拮抗剂有反应。

五、耐药机制

铂类的耐药机制主要包括:细胞内药物积聚减少、细胞内解毒、DNA 损伤修复能力增加、DNA 损伤耐受力提高以及激活细胞的防御机制(如自噬)。此外,还有外源性影响肿瘤微环境中物理化学条件(如缺氧)的机制,这可能由其他细胞、代谢物介导。

第四节　微管蛋白抑制剂

微管是一种重要的动态细胞骨架聚合物,在细胞分裂、信号转导、囊泡运输、形态和极性方面发挥着重要作用,这使得微管成为抗癌治疗的重要靶标。微管由 13 条聚合 α/β- 微管蛋白异二聚体的线性原丝组成,这些异二聚体围绕圆柱轴平行排列,并与调节蛋白如微管相关蛋白、tau 和运动蛋白如 Kinesin 和 Dynein 等结合。微管的特殊生物学功能是由于它们独特的聚合动力学。微管蛋白聚合是由成核 - 伸长机制介导的。微管的一端称为正端,在动力学上更有活力,另一端称为负端。微管动力学由 GTP 水解驱动的两个主要过程控制:一是"踏步"即微管一端的净增长和另一端的净缩短,二是动态不稳定性即微管末端在缓慢持续生长和快速解聚状态之间自发切换的过程。抗微管剂包括:与微管蛋白结合的药物、微管蛋白相关支架激酶的抑制剂或与其相关的有丝分裂运动蛋白的抑制剂,最终破坏微管动力学。根据对微管聚合的影响,抗微管剂被分为微管稳定剂和微管去稳定剂。

一、紫杉烷类

紫杉烷是首个微管稳定药物。紫杉烷类化合物是 1963 年对三万多种植物提取物进行药物筛选得到的,这促使了对太平洋红豆杉树皮提取物的活性鉴定。1971 年,紫杉醇被鉴定为活性成分,报道了其在癌细胞系中的活性。从更丰富和可用的红豆杉针叶中鉴定紫杉烷促使了多西他赛的发展,多西他赛是通过向 10- 脱乙酰基浆果赤霉素 III(一种非活性紫杉烷前体)中添加侧链合成的。紫杉醇和多西他赛的紫杉烷环与连接在环 C13 位置的酯侧链相连,这对于抗微管和抗肿瘤活性至关重要。纳米颗粒白蛋白结合型紫杉醇(nab-paclitaxel)是一种能够避免非水溶性紫杉醇和多西他赛溶剂相关副作用的制剂。

紫杉醇最初于 1992 年在美国获得批准,用于治疗一线或后续化疗失败的卵巢癌患者。随后,它被批准用于其他几个适应证,包括蒽环类药物治疗后的晚期乳腺癌、淋巴结阳性乳腺癌的联合化疗、晚期卵巢癌的联合化疗、艾滋病相关卡波西肉瘤的二线治疗和非小细胞肺癌的联合化疗。此外,紫杉醇还广泛用于其他几种肿瘤类型,如来源不明的癌症、膀胱癌、食管癌、胃癌、头颈癌和宫颈癌。

多西他赛于 1996 年首次在美国被批准用于蒽环类化疗后进展或复发的转移性乳腺癌患者,后来扩大到其他适应证。随后,它在Ⅱ期乳腺癌的辅助化疗中与阿霉素和环磷酰胺(TAC)联用获得批准,并作为局部晚期或转移性乳腺癌的一线治疗。此外,多西他赛的适应证包括:在顺铂治疗失败或联合顺铂治疗后,用于不可切除、局部晚期或转移性非小细胞肺癌;与泼尼松联合治疗转移性去势抵抗性前列腺癌;与顺铂和5-FU联合,用于胃腺癌的一线治疗以及不能手术的局部晚期头颈部鳞状细胞癌。

卡巴他赛是在天然紫杉烷10-脱乙酰基浆果赤霉素Ⅲ中加入两个甲氧基的半合成衍生物,它是P-糖蛋白外排泵的弱底物,克服了紫杉醇和多西他赛对P-糖蛋白外排泵的敏感性。因此,它可用于治疗多西他赛耐药的前列腺癌,并于2010年获得批准。卡巴他赛的药动学与多西他赛相似,然而卡巴他赛具有更大的分布体积和更长的半衰期。此外,它可穿透血脑屏障,对多种癌细胞系和肿瘤模型具有活性,包括乳腺癌、黑色素瘤、肾癌、结肠癌、胰腺癌、肺癌、胃癌和头颈癌。

（一）作用机制

紫杉醇的独特作用机制最初由Schiff等人于1979年发现,它与微管腔的内表面结合,在结合位点完全不同于可交换的GTP、秋水仙碱、鬼臼毒素和长春花生物碱。紫杉烷可显著地改变微管两端的微管蛋白解离速率常数,抑制"踏步"和动态不稳定性。它可以结合并稳定β微管蛋白亚单位,抑制微管解聚和细胞分裂,导致G_2/M期阻滞及细胞死亡。通过稳定微管,它还可以阻止配体依赖的细胞内转运,如用多西他赛治疗的转移性前列腺癌患者中阻止雄激素受体向胞质的转运,并与雄激素调节基因表达减少相关,如前列腺特异性抗原。微管抑制剂在细胞间期(interphase)具有导致细胞死亡的作用。例如,紫杉醇稳定的微管作为结合pro-caspase 8的死亡效应结构域的支架,进而促进caspase-8下游信号通路。另一个机制与Bcl-2抗凋亡蛋白家族有关,紫杉醇可导致Bcl-2磷酸化及与促凋亡蛋白Bak和Bim分离。

（二）毒副作用

神经病变是紫杉醇的主要毒性。紫杉醇可引起周围神经病变,呈对称的长袜手套分布,起初短暂,然后持续。神经检查显示感觉丧失,神经生理学研究显示轴突退化和脱髓鞘。紫杉醇也经常导致中性粒细胞减少。中性粒细胞减少症是非累积性的,严重中性粒细胞减少症的持续时间通常很短,即使是经过大剂量预处理的患者。最常见的心律失常为窦性心动过缓,可以在多达30%的患者中观察到。与药物相关的胃肠道反应不常见,罕见严重的肝毒性和胰腺炎。紫杉醇的溶解性低,其溶媒(CrEL载体)可引起过敏反应,通常发生在第一次治疗后的10分钟内,并在停止治疗后完全消失。纳米颗粒白蛋白结合型紫杉醇在输液期间没有观察到过敏反应,主要的剂量限制性毒性是中性粒细胞减少和感觉神经病变,其他毒性包括脱发、腹泻、恶心、呕吐、转氨酶升高、关节痛、肌痛和乏力。

多西他赛的主要毒性是中性粒细胞减少。在早期研究中,大约有31%的患者出现过敏反应,症状包括潮红、皮疹、胸闷、背痛、呼吸困难、发热或发冷。此外,严重低血压、支气管痉挛、全身皮疹和红斑也可能发生。多西他赛诱发一种独特的液体潴留综合征,其特征是水肿、体重增加和液体聚集。液体潴留是累积的,是由于毛细渗透率增加导致的。皮质类固醇的预防性治疗已经证明可以降低液体潴留的发生率。利尿剂的积极和早期治疗已经成功地用于控制液体潴留。多达50%~75%的患者可能会出现皮肤毒性。多西他赛可产生神经毒性,其性质与紫杉醇相似;然而,与紫杉醇相比,神经感觉和神经肌肉效应通常不频繁,也不严重。

二、长春花生物碱类

长春花生物碱是化疗常见药物之一。该家族的天然成员长春碱和长春新碱是从长春花属植物长春花的叶子中分离出来的。20 世纪 50 年代末期,这些化合物被发现具有抗微管蛋白和抗肿瘤的潜力,因此被开发用于治疗儿童血液和实体恶性肿瘤,后来再用于成人的血液恶性肿瘤。由于其在联用中展现了较好的治疗效应,后续又开发出长春瑞滨、长春地辛及长春氟宁。

(一)作用机制

与紫杉烷不同,长春花生物碱可解聚微管并破坏有丝分裂纺锤体。天然存在的长春花生物碱长春新碱和长春碱、半合成类似物长春瑞滨和新型双氟化类似物长春氟宁具有相似的作用机制。这类化合物与微管蛋白二聚体 β 亚基的不同区域结合,此区域称为 vinca 结合结构域。长春碱结合并诱导微管蛋白的构象发生变化,影响微管蛋白之间的相互结合。在有丝分裂纺锤体中,微管生长、缩短或踩踏动力学的减慢阻碍了有丝分裂的进程。正常有丝分裂纺锤体组件的破坏导致细胞周期进程延迟,染色体粘在纺锤体两极,无法从中期进入后期,最终导致细胞凋亡。

组织和肿瘤对长春花生物碱的敏感性也有所不同,这在一定程度上与药物转运和积累的差异有关。尽管长春花生物碱在细胞中保留了很长时间,可能具有延长的细胞效应,但不同长春花生物碱的细胞内保留率明显不同。例如,长春碱比长春新碱或长春地辛更多地保留在亲脂性组织中。有关抗微管剂作用机制的新理论认为这些药物一个更重要的目标可能是肿瘤脉管系统。

(二)毒副作用

尽管在结构上非常相似,长春花生物碱类的安全性却有所不同。中性粒细胞减少是长春碱和长春瑞滨的主要剂量限制性毒性。血小板减少症和贫血较少发生。胃肠自主神经功能障碍,表现为腹胀、便秘、肠梗阻和腹痛,最常见于长春新碱或大剂量的其他长春花生物碱。黏膜炎在长春碱中比长春瑞滨更常见,在长春新碱中最不常见。恶心、呕吐、腹泻和胰腺炎的发生率也较低。长春新碱主要诱发神经毒性,其特征是周围对称的混合感觉运动和多发性自主神经病;其主要的神经病理学效应是由于轴突微管功能受到干扰。早期对称感觉障碍和感觉异常会发展为神经疼痛和深度腱反射的丧失,随后可能会出现脚下垂、手腕下垂、运动功能障碍、共济失调和瘫痪。长春新碱在中枢神经系统的摄取量很低,颅神经很少受到影响。长春碱和长春地辛很少出现严重的神经毒性。长春瑞滨对轴突微管的亲和力比长春新碱或长春碱都低,7%~31% 的患者出现轻度至中度周围神经病变,主要特征是感觉效应。延迟胆汁排泄或肝功能障碍的患者,以及先前患有神经系统疾病的患者,都有神经毒性倾向。长春花生物碱是有效的发泡剂。为了降低静脉炎的风险,治疗后应充分冲洗静脉。

三、其他微管蛋白抑制剂

雌 莫 司 汀

雌莫司汀是通过氨基甲酸酯桥与 17β- 雌二醇连接的正氮芥的结合物。在体内,氮芥成分可以使快速分裂细胞的 DNA 和其他细胞组分(例如微管蛋白组分)烷基化。这引起 DNA 链断裂或错误编码事件,并导致细胞死亡。1981 年,磷酸雌莫司汀在美国获批治疗去势抵抗性前列腺癌。雌莫司汀与 β 微管蛋白的结合位点不同于秋水仙素和长春花生物碱。这种药物可解聚微管和微丝,结合并破坏微管相关蛋白,并以高浓度抑制细胞生长,导致肿瘤细胞有丝分裂停滞和凋亡。雌莫司汀磷酸盐及其代谢物在特定组织中的选择性积累和作用与雌莫司汀结合蛋白(EMBP)的表达有关。恶心和呕吐是主要的毒性。与紫杉烷和长春花生物碱不同,骨髓抑制比较少见。药物雌激素部分的副作用包括男性乳房发育、乳头压痛和体液潴留,高达 10% 的患者可能会出现血栓栓塞并发症。

埃 博 霉 素

埃博霉素是最初从纤维分枝杆菌中分离的大环内酯化合物。它们通过促进微管蛋白聚合和诱导有丝分裂停止来发挥其细胞毒作用。一般来说,埃博霉素比紫杉烷更有效。与紫杉烷和长春花生物碱相比,外排蛋白 P- 糖蛋白的过度表达对埃博霉素的细胞毒性影响最小。埃博霉素包括天然埃博霉素 B 和几种半合成戊四烯化合物如氮杂戊四烯 B(伊沙匹隆)、埃博霉素 D 和一种完全合成的类似物沙戈匹隆(sigopilone)。2007 年,伊沙匹隆被批准用于治疗乳腺癌,它对之前用紫杉醇或多西他赛治疗耐药的乳腺癌仍有活性。毒性主要包括中性粒细胞减少和周围神经病变,以及疲劳、恶心、呕吐和腹泻。

美登木素和澳瑞他汀

美登木素(maytansinoids)和澳瑞他汀(auristatin)都是 vinca 结合位点的微管蛋白结合剂,并可抑制微管蛋白的聚合。它们的细胞毒性是大多数化疗药物的 100~1 000 倍。抗体偶联药物,如曲妥珠单抗 - 美坦新偶联物(trastuzumab emtansine,T-DM1)是将美登木素 -1(DM1)与曲妥珠单抗以硫醚接头进行连接,用于 HER2 阳性转移性乳腺癌患者。最常见的副作用是血小板减少、短暂性转氨酶升高,以及恶心、疲劳、肌肉痛和关节炎。单甲基澳瑞他汀 E(monomethyl auristatin E,MMAE)可与抗 CD30 单克隆抗体相连形成抗体偶联药物即本妥昔单抗(brentuximab vedotin),可用于难治性霍奇金淋巴瘤或间变性大细胞淋巴瘤的治疗。连接子为组织蛋白酶 -B 的肽基底物,因此在溶酶体 / 内涵体中释放药物。剂量限制性毒性包括血小板减少症、高血糖症、腹泻和呕吐,最常见的副作用包括周围神经病变、恶心和疲劳。

四、耐药机制

许多微管蛋白结合剂是转运蛋白的底物,如 P- 糖蛋白和多药耐药(multiple drug resistance,MDR)基因。MDR1 蛋白(由 ABCB1 基因编码)和 MDR2 蛋白(由 ABCB4 基因编码)是导致紫杉烷耐药的主要 ABC 转运体。此外,在微管抑制剂的耐药细胞中微管蛋白的亚型发生改变,可能导致了耐药,不同微管亚型的微管动力学和药物相互作用存在差异。一些紫杉烷耐药突变细胞系的微管蛋白存在结构上的改变,且聚合成微管的能力受到损害。

微管相关蛋白是微管的重要结构和调节成分,通过在有丝分裂或胞质分裂过程中稳定或破坏微管,共同重塑微管系统。微管相关蛋白的活性或平衡的改变会显著影响微管功能,影响对微管抑制剂的敏感性。微管去稳定蛋白(stathmin)的过度表达可降低对紫杉醇和长春碱的敏感性。针对淋巴结阳性乳腺癌患者临床研究中的疗效预测或预后因素分析显示,微管相关蛋白 tau 是一个预后因素,但不能预测紫杉烷的获益。

另外的研究表明,BRCA1 缺失与紫杉烷的敏感性相关。BRCA1 可间接调节微管动力学和稳定性,并能通过微管与 pro-caspase-8 的结合,影响微管对紫杉醇治疗的反应性。BRCA1 的缺失可导致紫杉烷诱导的凋亡激活受损,这是由于微管更具活力,且对紫杉烷诱导的稳定和 caspase-8 信号活化相对不太敏感。此外,微管抑制剂的耐药可能存在一些其他的机制,需要进一步探索。

第五节　拓扑异构酶抑制剂

拓扑异构酶抑制剂是一种界面抑制剂,通过结合于拓扑异构酶 -DNA 界面并捕获拓扑异构酶切割复合物,使 DNA 的末端错位并阻止降解,维持拓扑异构酶切割复合物的稳定。拓扑异构酶抑制剂细胞毒作用的机制是通过药物捕获拓扑异构酶切割复合物,而不是阻断催化活性。细胞内拓扑异构酶 I 和拓扑异构酶 II 的突变可使其对拓扑异构酶切割复合物的捕获不敏感,导致拓扑异构酶抑制剂的耐药。基于切割复合物捕获机制,拓扑异构酶抑制剂又称为拓扑异构酶切割复合物靶向药物。

一、拓扑异构酶 I 抑制剂

拓扑异构酶 I 切割复合物(Top1cc)抑制剂通过复制和转录叉碰撞导致 DNA 损伤而具有细胞毒性。碰撞导致拓扑异构酶 I 的切口 / 闭合活性减慢,将 Top1 的动力学与聚合酶和解旋酶分开,使聚合酶碰撞 Top1cc,结果导致 DNA 双链断裂和不可逆的 Top1-DNA 加合物。DNA 双链断裂通过同源重组修复。Top1-DNA 加合物可以通过两种途径去除,一种是以酪氨酰 -DNA- 磷酸二酯酶 1(tyrosyl-DNA phosphodiesterase 1,TDP1)为中心的切除途径,另一种涉及 3'- 端核酸内切酶,如 XPF-ERCC1 的核酸内切酶途径。若 DNA 双链断裂或 Top1-DNA 加合物不能被充分地修复,可导致细胞凋亡。拓扑异构酶 I 抑制剂主要在 DNA 合成的 S 期发挥其细胞毒作用。

伊 立 替 康

喜树碱是 20 世纪 60 年代 Wall 和 Wani 等研究人员在植物提取物中筛选抗肿瘤活性化合物时发现的生物碱。喜树碱含有活性内酯形式的两种水溶性衍生物,分别是伊立替康和拓扑替康,可用于多种癌症的治疗。伊立替康是一种前药,在 C-10 位含有庞大的二哌啶侧链,被肝脏和其他组织中的羧酸酯酶转化酶裂解,产生活性代谢物 SN-38。伊立替康可用于转移性结直肠癌的治疗,与氟尿嘧啶 / 亚叶酸钙联合作为一线治疗,并可以作为单药用于氟尿嘧啶治疗后进展性结直肠癌的二线治疗。伊立替康联合奥沙利铂与氟尿嘧啶可作为胰腺癌的一线治疗。伊立替康与顺铂或卡铂联合可用于小细胞肺癌、难治性食管和胃食管结合部癌、胃癌、宫颈癌、间变性胶质瘤、胶质母细胞瘤及非小细胞肺癌的治疗。

伊立替康最常见的副作用是腹泻和骨髓抑制。伊立替康引起腹泻有两种机制:给药后 24 小时内出现腹部绞痛和腹泻的急性胆碱能效应是前药抑制乙酰胆碱酯酶的结果,可以用阿托品治疗;腹泻引起的直接黏膜细胞毒性通常在 24 小时后观察到,发病率高,该症状可以用洛哌丁胺治疗。肝脏代谢和胆汁排泄占给药剂量消除的 70% 以上,其余由肾脏排泄。SN-38 通过 UGT1A1 在肝脏中被葡萄糖醛酸化,这种途径的缺陷可增加腹泻和骨髓抑制的风险。

拓 扑 替 康

拓扑替康在 C-9 位含有一个碱性侧链,提高了它的水溶性。拓扑替康被批准用于卵巢癌、小细胞肺癌的治疗,并与顺铂联合治疗宫颈癌。此外,它在急性髓细胞性白血病和骨髓增生异常综合征中也具有活性。拓扑替康及其代谢物主要由肾脏清除,因此肾功能障碍患者的剂量需要降低。拓扑替康最常见的剂量限制性毒性是骨髓抑制。先前接受广泛的放疗或骨髓抑制化疗可增加拓扑替康诱导骨髓抑制的风险。其他毒性包括恶心、呕吐、腹泻、疲劳、脱发和短暂性肝脏转氨酶升高。

二、拓扑异构酶Ⅱ抑制剂

与喜树碱不同,Top2 抑制剂不需要 DNA 复制叉碰撞就能杀死癌细胞。Top2cc 靶向药物的碰撞机制涉及 Top2 和 RNA 聚合酶Ⅱ的转录和蛋白水解。这种碰撞会导致 DNA 双链断裂,破坏 Top2 二聚体界面,或者 Top2 与二聚体界面可以通过机械张力分离。最后,药物诱导的拓扑缺陷可能会导致细胞毒性。

拓扑异构酶Ⅱ抑制剂可分为两大类:包括不同化学类型的 DNA 嵌入剂和表鬼臼毒素衍生物所代表的非嵌入剂。尽管两者都通过捕获 Top2cc 起作用,但随着药物浓度的增加,DNA 嵌入剂显示出第二种效果:通过嵌入 DNA 并破坏 Top2 与 DNA 的结合而阻止 Top2cc 的形成。因此,Top2α 和 Top2β 被蒽环类药物捕获在相对较窄的浓度范围内。嵌入剂除了捕获 Top2cc 外还具有其他作用,即抑制包括螺旋酶、聚合酶甚至核小体失稳在内的多种 DNA 加工酶。

(一)蒽环类

阿 霉 素

阿霉素和柔红霉素是 20 世纪 60 年代发现的第一批蒽环类药物。尽管阿霉素只在 14 位有一个羟基取代,但阿霉素的抗癌活性比柔红霉素要广泛得多。蒽环类抗生素是源自前链霉菌变种的天然产物。在临床批准后,它们被发现具有靶向 Top2 的良好活性。随后毒性较小的制剂和药物包括脂质体阿霉素、伊达比星和表阿霉素也获批上市。蒽环类药物是相对疏水的平面分子。蒽环类药物的醌结构增强了氧化还原反应的催化作用,从而促进了氧自由基的产生,这可能与抗肿瘤作用以及心脏毒性有关。蒽环类药物也是 P- 糖蛋白和 MRP1 的底物,药物外排是其主要的耐药因素。

阿霉素有标准盐的形式和脂质体制剂的形式。适应证包括急性淋巴细胞白血病、急性粒细胞白血病、慢性淋巴细胞白血病、霍奇金淋巴瘤、非霍奇金淋巴瘤、套细胞淋巴瘤、多发性骨髓瘤、蕈样肉芽肿、卡波西肉瘤、乳腺癌、前列腺癌、胃癌、尤因肉瘤、甲状腺癌、肾母细胞瘤、神经母细胞瘤、非小细胞肺癌、卵巢癌、移行细胞膀胱癌、宫颈癌及朗格汉斯细胞肿瘤。此外,阿霉素对其他肿瘤如软组织肉瘤、骨肉瘤、类癌及肝癌也有活性。

阿霉素的急性毒性主要包括骨髓抑制、黏膜炎、脱发、恶心和呕吐。骨髓抑制是急性剂量限制性毒性。其他毒性包括腹泻、恶心、呕吐、黏膜炎和脱发,与剂量和疗程有关。大剂量阿霉素给药时通常使用预防性止吐药,较长时间的输注会减少恶心和心脏毒性。阿霉素是一种强效的发泡剂,外渗会导致皮肤和局部组织严重坏死,需要手术清创和皮肤移植,因此建议通过中心静脉导管输液。蒽环类药物需要特别注意的是心脏毒性,应尽量减少这种严重的副作用。阿霉素的急性心脏毒性是可逆的,临床症状包括心动过速、低血压、心电图改变和心律失常。心脏毒性在蒽环类药物输注过程中或输注后几天内发生,通过减慢阿霉素输注速度,可以显著降低其发病率。阿霉素以聚乙二醇化脂质体的形式存在,可增强药物递送。当剂量超过 $500mg/m^2$ 时,脂质体阿霉素比阿霉素具有较低的心脏毒性。此外,与阿霉素相比,脂质体阿霉素产生较少的恶心和呕吐以及相对轻微的骨髓抑制。脂质体制剂特有的风险是手足综合征和急性输液反应,表现为潮红、呼吸困难、水肿、发热、发冷、皮疹、支气管痉挛和高血压。

柔 红 霉 素

尽管化学结构相似,但柔红霉素在实体肿瘤中的活性比阿霉素低得多。柔红霉素可用于治疗急性淋巴细胞白血病和急性髓细胞性白血病。柔红霉素与阿霉素有相似的毒性,包括骨髓抑制、心脏毒性、恶心、呕吐、脱发,也是一种发泡剂。柔红霉素被肝脏代谢,并被肾脏大量清除,肾功能和肝功能障碍患者需要降低使用剂量。

表 柔 比 星

表柔比星是阿霉素的差向异构体,其亲脂性增高。表柔比星被批准用于乳腺癌的辅助治疗及其他多种肿瘤的联合用药。表柔比星的毒性谱与阿霉素类似,但总体上耐受性更好。表柔比星除了在醛糖还原酶中转化为烯醇外,还具有 C-4 位羟基的独特空间构象,这使得它可以作为肝脏葡萄糖醛酸基转移酶和硫酸酯酶介导的偶联反应的底物。因此,在肝功能障碍的情况下应调整剂量。

伊 达 比 星

伊达比星是柔红霉素的合成衍生物,但缺少 4- 甲氧基。它是急性髓细胞性白血病联合化疗方案的一部分,在急性淋巴细胞白血病中也有活性。此外,伊达比星对乳腺癌和淋巴瘤也有活性。伊达比星的心脏毒性相对较低,其主要活性代谢物是伊达比西诺(idarubicinol),主要通过胆道系统消除,其次是通过肾脏排泄。肾损害患者应减少使用剂量。

(二) 蒽醌类

米 托 蒽 醌

米托蒽醌可用于治疗晚期激素难治性前列腺癌和急性髓细胞性白血病。米托蒽醌通过氢键嵌入 DNA,引起交联和链断裂,还干扰 RNA,并且是拓扑异构酶 II 的有效抑制剂。米托蒽醌对增殖和非增殖培养的人细胞均有杀伤作用,表明其缺乏细胞周期特异性。与蒽环类药物相比,米托蒽醌的心脏毒性较小,这是因为其发生氧化还原反应和形成自由基的能力较低,毒性包括骨髓抑制、恶心、呕吐、脱发和黏膜炎。累积剂量大于 $160mg/m^2$ 时,可见心脏毒性。米托蒽醌从血浆中迅速清除,并高度集中分布在组织中。大部分药物在粪便中被清除,少量药物通过肾脏排泄。肝功能障碍患者应进行剂量调整。

放 线 菌 素

放线菌素是第一种被发现具有抗肿瘤活性的抗生素,由与两个肽侧链连接的平面吩噁嗪环组成。

这种独特的结构允许其在相邻的鸟嘌呤-胞嘧啶碱基之间紧密插入 DNA，导致 Top2 和 Top1 中毒和转录抑制。它还可抑制 RNA 合成及链延伸，因而在放线菌素治疗后蛋白质合成也下降。放线菌素是最早发现由 P-糖蛋白转运的药物之一，且 P-糖蛋白是其耐药的主要机制。放线菌素可用于尤因肉瘤、妊娠滋养细胞肿瘤、转移性睾丸非精原细胞瘤、肾母细胞瘤和横纹肌肉瘤。毒性包括骨髓抑制、肝静脉闭塞性疾病、恶心、呕吐、脱发、红斑和痤疮。此外，类似于阿霉素，在外渗的情况下，它会引起严重的组织坏死。放线菌素大部分在粪便和尿液中排泄。

（三）表鬼臼毒素类

表鬼臼毒素是鬼臼毒素的糖苷衍生物，是从曼德拉草植物中提取的抗微管剂。在侧环上脱甲基的两种衍生物依托泊苷和替尼泊苷被证明主要作为 Top2 抑制剂，而不是通过抗微管机制。表鬼臼毒素通过不同于蒽环类和其他 DNA 嵌入剂的机制抑制 Top2。在没有 Top2 的情况下不插入正常 DNA。因此，它们是比蒽环类和蒽醌类更特异的 Top2 抑制剂。然而，依托泊苷和替尼泊苷通过在 DNA 和 Top2 同源二聚体界面的三元复合物中碱基堆积来捕获 Top2cc。依托泊苷耐药的机制包括：药物外排（P-糖蛋白的底物）、Top2α 定位的改变、Top2 细胞表达的减少及 Top2 磷酸化受损。

依 托 泊 苷

依托泊苷通过与拓扑异构酶 II 和 DNA 形成复合物来抑制 DNA 合成。该复合物诱导双链 DNA 的断裂并阻止拓扑异构酶 II 结合的修复，累积的 DNA 断裂阻止细胞进入有丝分裂期，并导致细胞死亡，其主要作用于细胞周期的 G_2 期和 S 期。依托泊苷可用于治疗小细胞肺癌和难治性睾丸癌，此外在血液恶性肿瘤和各种实体肿瘤中也有活性。由于对肠 P-糖蛋白的依赖，依托泊苷口服生物利用度变化很大。依托泊苷的剂量限制性毒性是骨髓抑制，白细胞计数最低点通常出现在第 10~14 天。血小板减少症不如白细胞减少症常见。此外，也可发生轻度至中度恶心、呕吐、腹泻、黏膜炎和脱发。

替 尼 泊 苷

替尼泊苷含有噻吩基团取代依托泊苷葡萄糖部分上的甲基。替尼泊苷可用于治疗难治性儿童急性淋巴细胞白血病。类似于依托泊苷，替尼泊苷的剂量限制性毒性是骨髓抑制。其他毒性包括轻度至中度恶心、呕吐、腹泻、脱发和继发性白血病。与依托泊苷相比，替尼泊苷的过敏反应发生率更高。与依托泊苷相比，替尼泊苷肝代谢相对较多，而肾清除相对较少。

此外，Top2 抑制剂治疗的主要并发症之一是急性继发性白血病，其中表鬼臼毒素的关联最大。尤其是对依托泊苷和米托蒽醌，大约 5% 的患者会发生这种情况。与治疗相关的急性髓细胞性白血病的特征是其发病相对较快，并且存在复发性平衡易位，涉及 11q23 和 50 多个伴侣基因上的混合谱系白血病位点。其分子机制可能是来自不同染色体上两个药物捕获的 Top2cc 的分离，与转录碰撞等有关。

第六节　激素拮抗剂

激素拮抗剂通常用于治疗激素反应性癌症，如乳腺癌、前列腺癌或子宫内膜癌。这类药物针对肿瘤细胞激素依赖的特性,特异靶向激素信号通路,发挥抗肿瘤效应,具有高效低毒的特点,已广泛应用于临床肿瘤患者的治疗。

一、选择性雌激素受体调节剂

他 莫 昔 芬

他莫昔芬是一种选择性雌激素受体调节剂,具有治疗和预防雌激素受体阳性乳腺癌的组织特异性活性。他莫昔芬在乳腺组织中作为雌激素拮抗剂,但其在胆固醇代谢和子宫内膜细胞增殖中作为雌激素刺激剂。他莫昔芬是一种非甾体类药物,可与雌激素受体(estrogen receptor,ER)结合,抑制 ER 的易位和核结合,改变了由该受体介导的转录和转录后事件,导致雌激素依赖性基因表达的阻断或改变。他莫昔芬与这些核染色质的长时程结合导致 DNA 聚合酶活性降低、胸苷利用受损、雌二醇摄取受阻及雌激素反应降低。他莫昔芬可能与组织中的其他共激活因子或辅阻遏物相互作用,并与不同的雌激素受体 ER-α 或 ER-β 结合,产生雌激素和抗雌激素作用。他莫昔芬可用于绝经前乳腺癌的预防、导管原位癌的治疗以及绝经前 ER 阳性乳腺癌手术切除后的治疗。

他莫昔芬经 CYP2D6 及 CYP3A4 等细胞色素氧化酶代谢为活性代谢产物 4- 羟基他莫昔芬和内昔芬(endoxifen),再通过葡萄糖醛酸化和硫酸化进行进一步代谢。4- 羟基他莫昔芬和内昔芬具有抑制 ER 依赖的乳腺癌细胞增殖的作用。与他莫昔芬相比,4- 羟基他莫昔芬对雌激素受体的亲和力提高 30~100 倍,抑制雌激素依赖性细胞增殖的效力也提高 30~100 倍。

他莫昔芬的耐药分为原发性耐药和获得性耐药。ER 水平是预测患者对他莫昔芬治疗反应的最重要因素。他莫昔芬对 ER 阴性乳腺癌无效。尽管孕激素受体(progesterone receptor,PR)表达减少或缺失与预后较差相关,但不管 PR 是否存在他莫昔芬治疗患者的响应是相同的。ER 阳性乳腺癌若存在过表达人表皮生长因子受体 2(human epidermal growth factor receptor 2,HER2),对他莫昔芬和激素治疗的反应可能会减弱。在这些肿瘤中,促分裂原活化的蛋白激酶(mitogen-activated protein kinase,MAPK)途径对 ER 配体的无关激活可能会导致耐药性。此外,在 HER2 过表达的乳腺癌中,ER 辅助激活因子 AIB1 的表达与他莫昔芬的耐药有关。尽管 ER 配体结合结构域(ligand binding domain,LBD)的突变在原发性乳腺癌中很少见,但是在复发性乳腺癌中多达 20% 的比例。这些突变导致 LBD 的构象发生变化,这模拟了配体结合受体的活化构象和组成型的、配体无关的转录活性,导致对激素治疗的抵抗。

他莫昔芬最常见的副作用是潮热,影响到大约 50% 接受治疗的女性。在有潮热史或雌激素替代史的女性中,这种现象更为突出。雌激素特性是他莫昔芬有益和有害副作用的共同原因。他莫昔芬可增加绝经后妇女子宫内膜癌的发病率,绝对风险取决于他莫昔芬给药的持续时间。他莫昔芬有益的雌激素效应包括降低绝经后妇女的总胆固醇和保持骨密度。然而,在绝经前妇女中,他莫昔芬对骨密度有负面影响。他莫昔芬一个少见的副作用是视网膜毒性,此外还会增加白内障的风险。

托 瑞 米 芬

托瑞米芬是他莫昔芬的一种类似物,其化学结构中的氯原子取代了他莫昔芬的氢原子。它是一种骨组织和胆固醇代谢的雌激素激动剂,但对乳腺和子宫组织具有拮抗作用。托瑞米芬可用于治疗 ER

阳性的转移性乳腺癌患者。托瑞米芬和他莫昔芬的活性相近,治疗 ER 阳性乳腺癌时,托瑞米芬与他莫昔芬相比,无病生存率或总体生存率没有显著差异,而且它们之间存在交叉耐药。与他莫昔芬类似,托瑞米芬被 CYP3A 代谢为 N- 去甲基替莫芬,其具有抗雌激素作用但在体内具有弱的抗肿瘤效力。托瑞米芬在组织中的浓度高于血浆中的浓度,且在组织中具有高分布体积。

雷 洛 昔 芬

雷洛昔芬是第二代选择性雌激素受体调节剂,属于苯并噻吩类雌激素激动剂和拮抗剂。雷洛昔芬在骨骼中有部分雌激素作用,可降低胆固醇;但在乳腺组织和子宫组织中具有抗雌激素作用。雷洛昔芬最初开发用于治疗骨质疏松症,保持绝经后妇女的骨矿物质密度并降低患乳腺癌的风险。与雌激素和他莫昔芬相比,雷洛昔芬与子宫内膜癌的风险增加无关,并且不会引起子宫内膜增生。雷洛昔芬被胃肠道迅速吸收,葡萄糖醛酸化首过消除率高,所以原型药物的口服生物利用度很低。虽然口服剂量约 60% 被吸收,但雷洛昔芬原型的绝对生物利用度仅为 2%。雷洛昔芬的平均血浆消除半衰期为 27~32 小时,主要经粪便排泄,小于 0.2% 的剂量在尿液中以原型排出,并且小于 6% 的剂量以葡糖苷酸结合物的形式排出。

氟 维 司 群

氟维司群是衍生自雌二醇的甾体分子,其烷基磺酰基侧链位于 7-α 位。它是一种 ER 拮抗剂,无激动剂活性。氟维司群可用于抗雌激素治疗后疾病进展的激素受体阳性转移性乳腺癌的绝经后妇女。氟维司群可竞争性和可逆性地结合癌细胞中的雌激素受体,并通过两种不同的机制实现其抗雌激素作用。首先,氟维司群与受体结合并下调其表达,使雌激素不再能够与这些受体结合;其次,氟维司群可降解与其结合的雌激素受体。这两种机制均能够抑制他莫昔芬抗性以及雌激素敏感的人乳腺癌细胞系的生长。与他莫昔芬一样,氟维司群可竞争性地结合 ER,但是亲和力更高,大约是他莫昔芬的 100 倍,因此可以阻止内源性雌激素在靶细胞中发挥作用。

由于氟维司群溶解性差,口服生物利用度低且不可预测,因此开发了氟维司群的肠胃外制剂,试图最大限度地释放药物。肌内制剂可在几周内延长药物的释放时间。氟维司群的代谢似乎涉及许多类似于内源性类固醇的生物转化途径的组合,包括氧化、芳香羟基化,以及在类固醇核的 2,3 和 17 位与葡糖醛酸或硫酸盐的结合等。CYP3A4 是唯一参与氟维司群氧化的 P-450 同工酶,然而 P-450 和非 P-450 途径在体内的相对贡献是未知的。氟维司群通过肝胆途径迅速清除,主要通过粪便排泄(约 90%)。氟维司群的体内耐受性较好,常见的药物不良反应包括注射部位反应和热潮红,以及乏力、头痛、恶心、呕吐和腹泻等胃肠道紊乱。

二、芳香化酶抑制剂

绝经后,卵巢激素的合成停止。然而,雌激素仍通过芳香化酶从雄激素中转化而来。芳香化酶是 CYP 超家族的一员,它是负责雌激素合成中最后一步的酶复合物,可将雄激素、雄烯二酮和睾酮转化为雌激素、雌酮和雌二醇,这种生物途径是开发芳香化酶抑制剂的基础。芳香化酶表达的改变与雌激素依赖性疾病的发病机制有关,包括乳腺癌、子宫内膜癌和子宫内膜异位症。芳香化酶抑制剂通常被用作绝经后雌激素反应性乳腺癌的一线治疗。

芳香化酶抑制剂以许多不同的方式分类,包括:第一代、第二代和第三代抑制剂;甾体类和非甾体类;可逆的和不可逆的。非甾体类芳香化酶抑制剂包括氨基乙酰亚胺(第一代),罗格列胺和法德罗唑(第二代),以及阿那曲唑、来曲唑和沃罗唑(第三代)。甾体类芳香化酶抑制剂包括福美斯坦(第二代)和依西美坦(第三代)。甾体类和非甾体类芳香化酶抑制剂在它们与芳香化酶的相互作用模式和它们的失活方面不同。甾体类芳香化酶抑制剂与内源性底物雄烯二酮和睾酮竞争酶的活性位点,并加工成与活性位点不可逆结合的中间体,引起不可逆的酶抑制。非甾体类芳香化酶抑制剂还与内源性底物竞争进入活性位点,然后与血红素的铁原子形成可逆键,如果去除抑制剂,酶活性可以恢复;然而,只要存在抑制剂,就会持续抑制。

来曲唑和阿那曲唑

来曲唑和阿那曲唑是非甾体类芳香化酶抑制剂,对抑制雌激素的产生具有高度特异性。它们选择性地抑制性腺类固醇生成,但对肾上腺皮质激素或糖皮质激素的合成无明显影响。来曲唑和阿那曲唑在体外的活性分别是氨基乙酰亚胺的 180 倍和 200 倍左右。来曲唑和阿那曲唑在转移性乳腺癌辅助治疗中的作用被广泛研究。与他莫昔芬相比,来曲唑和阿那曲唑在转移乳腺癌中显示出更高的反应率和无进展生存率。此外,他莫昔芬治疗后再使用阿那曲唑治疗优于单独使用他莫昔芬。在患乳腺癌高风险的女性患者中,与安慰剂相比,阿那曲唑可以显著降低浸润性乳腺癌的发病率。

阿那曲唑和来曲唑的副作用相似,包括高达 50% 的患者患有关节炎和肌痛。与他莫昔芬相比,来曲唑和阿那曲唑都与较高的骨折率有关。当长期向早期乳腺癌患者提供阿那曲唑时,对骨骼健康的关注至关重要,所有患者都应监测骨密度。前瞻性研究表明,双膦酸盐可以预防芳香酶抑制剂引起的骨丢失。来曲唑主要通过 CYP3A4 和 CYP2A6 在肝脏代谢,它被缓慢代谢为无活性代谢物,其葡糖苷酸结合物以肾脏排泄,代表主要的清除途径。阿那曲唑主要在肝脏通过 N- 脱烷基化、羟基化和葡糖醛酸化代谢为无活性代谢物,肝脏消除约占 85%,肾脏消除约占 10%。

依 西 美 坦

依西美坦为甾体类芳香化酶抑制剂,也称为芳香化酶灭活剂,因为它不可逆地与酶结合并永久灭活酶。在辅助治疗中,依西美坦在 ER 阳性乳腺癌中的无病生存期和总体生存期方面优于他莫昔芬。在他莫昔芬难治的转移性乳腺癌中,依西美坦优于醋酸甲地孕酮,中位肿瘤进展时间和中位生存期都有所改善。此外,依西美坦与非甾体药物阿那曲唑辅助治疗 ER 阳性乳腺癌后,无病生存率或总体生存率均没有差异。依西美坦在乳腺癌风险增加的患者中,可显著降低患侵袭性乳腺癌的风险。

在乳腺癌辅助治疗中,服用依西美坦的患者骨折率较高,与阿那曲唑相比骨折率没有差异。依西美坦的副作用与其他芳香化酶抑制剂相似,包括关节炎和肌痛等。依西美坦具有弱的雄激素特性,在较高剂量下使用会产生类固醇样副作用,如体重增加和痤疮。

三、促性腺激素释放激素类似物

促性腺激素释放激素(gonadotropin releasing hormone,GnRH)类似物具有导致男性"睾丸切除术"

的类似功能,它作为一种去除雄激素的手段,用于激素敏感和转移性去势抵抗性前列腺癌。由于 GnRH 类似物初始激动剂的活性会因雄激素水平的暂时升高而引起肿瘤暴发,因此联合使用抗雄激素氟他胺或比卡鲁胺可防止这种效应。GnRH 类似物也可导致激素敏感型乳腺癌的肿瘤消退,可用于绝经前妇女转移性乳腺癌的治疗。GnRH 类似物的主要副作用包括潮热、出汗和恶心。可用于临床的 GnRH 类似物包括亮丙瑞林和戈舍瑞林,这两种药物都是肌内给药制剂。

十肽 GnRH 的类似物通过氨基酸替换,增加类似物对 GnRH 受体的亲和力,降低了对酶降解的敏感性。最初给予这些化合物会刺激促性腺激素释放。然而,长期给药会导致垂体 - 性腺轴的严重抑制。在用戈舍瑞林或亮丙瑞林治疗 2~4 周后,血浆雌二醇和孕酮一直被抑制在绝经后或阉割水平。亮丙瑞林的活性是内源性 GnRH 的 80~100 倍。亮丙瑞林会引起黄体生成素(luteinizing hormone,LH)和卵泡刺激素(follicle-stimulating hormone,FSH)急剧增加,在给药后的 3~4 周内,它诱导前列腺癌患者睾酮降低至阉割水平。亮丙瑞林的作用机制包括垂体 GnRH 受体结合位点减少后的垂体脱敏,以及在 ER 阳性的人乳腺癌细胞中可能有直接抗肿瘤作用。戈舍瑞林的活性大约是内源性 GnRH 的 100 倍,它也会引起 LH 和 FSH 的急剧增加,随后给药,GnRH 受体数量减少,垂体随着 LH 和 FSH 水平降低而变得不敏感。睾酮在一个月内达到阉割水平。在女性中,戈舍瑞林可抑制卵巢雄激素的产生,但是血清中硫酸脱氢表雄酮的水平以及在较小程度上雄烯二酮的水平得到了保持。这些药物可以胃肠外缓释微胶囊制剂的形式在肌内或皮下给药,因为母体药物的胃肠外给药与快速清除有关。GnRH 类似物在肝脏、肾脏、下丘脑和垂体中进行代谢。

四、促性腺激素释放激素拮抗剂

对 GnRH 结构的修饰促使目前用于治疗前列腺癌的 GnRH 拮抗剂的开发。地加瑞克(degarelix)是一种具有 GnRH 拮抗剂活性的合成修饰化合物,于 2008 年批准用于治疗前列腺癌,可采用皮下给药的方式。它在前列腺癌治疗中的作用是阻断 GnRH 受体,从而阻止产生 LH 的触发因子,而 LH 介导雄激素合成。与 GnRH 类似物相比,地加瑞克不会因雄激素分泌暂时增加而促使肿瘤发展。最常见的副作用是注射部位出现热潮红和疼痛。

五、抗雄激素类药物

氟 他 胺

氟他胺是非甾体类抗雄激素小分子药物。它是雄激素受体拮抗剂,与雄激素受体的结合可防止双氢睾酮结合和随后雄激素 - 受体复合物易位到细胞核中。单独使用氟他胺会导致 LH 和 FSH 的产生增加,同时血浆睾酮和雌二醇水平也会增加。氟他胺可用于转移性前列腺癌患者的治疗,作为初始治疗或联合 GnRH 类似物给药,或者当转移性前列腺癌对雄激素消融治疗没有反应时。氟他胺的血浆蛋白结合率为 94%~96%,其主要代谢产物 2- 羟基氟他胺的血浆蛋白结合率为 92%~94%,2- 羟基氟他胺在血浆稳态下可达到比母体药物高 50 倍的浓度,且具有与氟他胺相同或更高的效力,可能是主要的活性成分。氟他胺最常见的毒性是腹泻,伴有或不伴有腹部不适。男性可能出现乳房发育,常发生在没有同时接受雄激素消融治疗的患者中。氟他胺很少引起肝毒性,如果早期发现,这种情况是可逆的,但是这种毒性也可能是致命的。

比 卡 鲁 胺

比卡鲁胺是另一种非甾体类抗雄激素药,主要用于治疗前列腺癌。比卡鲁胺对雄激素受体具有亲和力,比卡鲁胺可与雄激素竞争性结合雄激素受体,从而阻断刺激正常和恶性前列腺组织生长的肾上腺和睾丸来源的雄激素的作用。在晚期前列腺癌的治疗中,与氟他胺相比,比卡鲁胺的耐受性相对较好,腹泻发生率较低。比卡鲁胺对大鼠前列腺中的雄激素受体具有结合亲和力,是 2- 羟基氟他胺的 4 倍。在体内,比卡鲁胺可引起大鼠附属性器官生长的显著抑制,其效力比氟他胺高 5~10 倍。在人类中,该药物具有 5~7 天的血浆半衰期,因此可以按周给药。比卡鲁胺在人群中给药后,血清睾酮和 LH 浓度显著增加,血清 FSH 浓度基本保持不变,血清雌二醇浓度也显著增加。

醋酸阿比特龙

在最初用 GnRH 类似物和外周抗雄激素治疗失败后,前列腺癌仍对多种二线和三线激素干预有响应。因此,CYP17 作为雄激素和雌激素合成的关键酶被开发为抗肿瘤靶点。阿比特龙通过共价结合机制以选择性和不可逆的方式抑制 CYP17A1。CYP17A1 是一种催化雄激素生物合成的酶,在睾丸、肾上腺和前列腺肿瘤组织中高度表达。化学上,它是一种 3- 吡啶基类固醇孕烯醇酮衍生化合物,前药形式为醋酸阿比特龙,因为它具有比阿比特龙更高的生物利用度且更不易水解。阿比特龙可用于激素难治性前列腺癌患者的治疗。

醋酸阿比特龙的主要副作用是盐皮质激素过量症状(包括低钾血症、高血压和体液超负荷),因为持续的 CYP17 阻断导致肾上腺皮质激素升高,进而增加了 CYP17 上游的类固醇水平,包括皮质酮和脱氧皮质酮。通过共同给予类固醇可以避免这些不良反应。口服醋酸阿比特龙后,达到最高血浆阿比特龙浓度的中位数时间为 2 小时。阿比特龙在人血浆中的两种主要循环代谢物是无活性的硫酸阿比特龙和 N- 氧化物硫酸阿比特龙,它们各占暴露量的 43% 左右。CYP3A4 和 SULT2A1 是参与 N- 氧化物阿比特龙形成和结合的酶。

第七节　其他化疗药物

一、来那度胺和泊马度胺

沙利度胺及其氨基取代类似物来那度胺和泊马度胺是小分子谷氨酸衍生物,具有广泛的生物学特性,包括免疫调节、抗血管生成和表观遗传效应。它们被归类为Ⅰ类(非磷酸二酯酶 -4 抑制剂)免疫调节药物(immunomodulatory drug,IMiD)。虽然它们对抗恶性肿瘤的主要机制尚不确定,但推测 IMiD 是通过直接靶向肿瘤细胞及间接对肿瘤微环境和宿主抗肿瘤免疫的调节来发挥抗肿瘤作用。具体机制包括:抑制肿瘤细胞中核因子 κB(nuclear factor-κB,NF-κB)的转录活性及环氧合酶 -2(cyclooxygenase-2,COX-2)的活性;抑制多发性骨髓瘤细胞和骨髓基质细胞表面黏附分子的表达;抑制调节血管生成和肿瘤细胞增殖的各种生长因子（VEGF、bFGF、TNF-α 和 IL-6）的产生和释放；刺激 IL-2 和 IFN-γ 的释放及促进 Th1 分化、杀伤性 T 淋巴细胞与自然杀伤细胞的效应功能。与沙利度胺不同，来那度胺和泊马度胺在体外可导致细胞周期停滞和骨髓瘤细胞凋亡，部分研究认为与表观遗传效应有关。与沙利度胺相比，它们是对 IL-2 和 INF-γ 产生和 T 细胞增殖更有效的刺激物，并且还能抑制 Treg 细胞。临床上，来那度胺对沙利度胺耐药的多发性骨髓瘤患者具有活性，而泊马度胺对来那度胺耐药的患者具有活性。

来那度胺是一种沙利度胺衍生物，具有其母体化合物的免疫调节和抗肿瘤特性。它最初于 2005 年获批用于治疗继发于骨髓增生异常综合征的输血依赖性贫血患者。2006 年，来那度胺与地塞米松联合使用被批准用于治疗多发性骨髓瘤患者，该患者至少接受过一次多发性骨髓瘤治疗。2013 年，来那度胺被批准用于难治性套细胞淋巴瘤。来那度胺口服给药并迅速从胃肠道吸收。给药后 0.625~1.5 小时达到最大血浆药物浓度，血浆蛋白结合率约为 30%，消除半衰期约为 3 小时。两种鉴定的代谢物是羟基来那度胺和 N- 乙酰基来那度胺，每一种都不到循环中原型水平的 5%，细胞色素 P450 酶系统与来那度胺的代谢无关。大约 70% 的给药剂量通过肾脏以原型形式排泄。与沙利度胺相比，来那度胺的镇静、便秘和周围神经病变发生较少。然而，中性粒细胞减少和血小板减少形式的骨髓抑制是剂量限制性因素。与沙利度胺一样，地塞米松和来那度胺联合应用时血栓栓塞事件的发生率显著增加。

泊马度胺是另一种沙利度胺衍生物，它比沙利度胺（100 倍）和来那度胺（10 倍）更有效且毒性更小。目前已被批准用于已经接受过至少两种治疗的进行性多发性骨髓瘤患者，包括来那度胺和硼替佐米。泊马度胺口服给药并迅速吸收。摄入后 2~3 小时达到最大血浆药物浓度，血浆蛋白结合率为 12%~44%，消除半衰期为 7.5~9.5 小时。泊马度胺在肝脏中通过 CYP1A2/CYP3A4（主要）和 CYP2C19/CYP2D6（次要）代谢，主要通过肾脏进行排泄。与来那度胺一样，泊马度胺比沙利度胺在批准剂量下具有更好的耐受性，便秘、疲劳和神经病变较少。主要毒性是骨髓抑制，特别是中性粒细胞减少，是剂量限制性因素。血栓栓塞事件的风险与沙利度胺和来那度胺相似。与沙利度胺或来那度胺不同，泊马度胺很少发生皮肤毒性。泊马度胺在肝脏中由 CYP1A2 和 CYP3A4 进行代谢，母体化合物的活性比代谢物高 26 倍。

二、门冬酰胺酶

门冬酰胺酶，又称 L- 天冬酰胺酶，它催化必需氨基酸 L- 天冬酰胺水解为 L- 天冬氨酸和氨，是在一些微生物中天然存在的酶。虽然肿瘤细胞存活依赖于外源性的 L- 天冬酰胺，但正常细胞可以合成天冬酰胺。除了消耗 L- 天冬酰胺外，它还可以通过其谷氨酰胺酶效应发挥抗肿瘤活性，消耗必需的谷氨酰胺储备并导致 DNA 生物合成的抑制。聚乙二醇化 [poly（ethylene glycol），PEG]-L- 天冬酰胺酶，是一种化学修饰形式的酶，通过将天然大肠埃希菌 L- 天冬酰胺酶与聚乙二醇共价结合。PEG-L- 天冬酰胺酶可用于儿童和成人的急性淋巴细胞白血病。PEG-L- 天冬酰胺酶肌内注射后，血浆峰值水平大约是静脉注射给药的一半，在 14~24 小时内达到峰值，血浆蛋白结合率为 30%，半衰期为 5.7 天。过敏反应发生在高达 25% 的患者中，皮疹和荨麻疹是严重的过敏反应。PEG-L- 天冬酰胺酶比天然形式的酶具有较低的免疫原性。用 L- 天冬酰胺酶治疗的患者出血或血栓栓塞事件的风险增加。L- 天冬酰胺酶禁用于既往有胰腺炎病史的患者，因为其可诱导 10% 的患者发生急性胰腺炎。神经毒性包括昏睡、混乱、激动、幻觉和昏迷。与用于治疗急性淋巴细胞白血病的其他抗癌药物相比,罕见骨髓抑制。

三、三氧化二砷

20世纪70年代初,哈尔滨医科大学的医生发现了乡村中医应用含砷、汞的复方药物治疗多种恶性肿瘤。随后,通过研究发现砒霜的主要成分砷发挥了主要的治疗作用。因此,将亚砷酸作为药物的主要成分,制成针剂,去除了蟾酥,仅保留了少量的氯化低汞,这就是"癌灵Ⅰ号"注射液,并尝试将其应用于治疗白血病。1973年,张亭栋研究团队通过在哈尔滨医科大学附属第一医院治疗白血病患者的临床观察研究,报道了以亚砷酸为主要成分的"癌灵注射液"治疗白血病的效应。其后对药物进行改良,去除了汞等毒性大的成分,制成了"亚砷酸注射液"。三氧化二砷逐步成为治疗急性早幼粒细胞白血病(acute promyelocytic leukemia,APL)最有效的药物之一。尽管临床上有效,但作用机制不清,20世纪90年代起上海交通大学医学院附属瑞金医院陈竺研究团队通过研究揭示了三氧化二砷的分子作用机制,随后,在临床上通过联合使用三氧化二砷和全反式维A酸,提高了APL患者的治疗效应并大大降低了复发率。临床报道联合使用三氧化二砷和全反式维A酸,完全缓解率为95%以上,5年无病复发率为90%以上。

(一)作用机制

早幼粒细胞白血病蛋白(promyelocytic leukemia protein,PML)是APL发病的重要分子基础,PML属于一种新型核蛋白家族,具有内在的抗病毒活性,且有抑制肿瘤生长、参与造血祖细胞分化、调节基因转录、诱导细胞凋亡等多种生物学功能。PML是一种磷酸化蛋白,具有与肿瘤抑制因子Rb相似的生长抑制特性,并呈现细胞周期相关的特异性表达,在G_1期高度表达。作为一种肿瘤抑制因子,PML在多个凋亡信号通路中发挥关键性的调控作用。90%以上APL患者的细胞遗传学特点是染色体t(15;17)易位,即15号染色体上的APL基因PML和17号染色体的RARα基因相互易位融合,表达为PML-RARα融合蛋白。APL发病的主要分子基础是PML-RARα融合蛋白的过表达,它既能阻止细胞的分化,又能阻断细胞的凋亡。三氧化二砷通过结合PML-RARα融合蛋白中PML蛋白的结构域,导致PML-RARα融合蛋白的类泛素化修饰(SUMO)及随后的降解,清除其对细胞分化、凋亡的阻遏作用,发挥抗APL的效果。研究发现,低浓度的三氧化二砷可使APL细胞部分诱导分化,高浓度的三氧化二砷可使APL细胞发生凋亡。

(二)体内过程

持续2小时静脉滴注10mg三氧化二砷,测得高峰血药浓度为(0.94 ± 0.37)mg/L,峰值持续时间约为4小时。治疗过程中,24小时尿排砷量为每日给药量的1%~8%,末梢砷蓄积上升较明显,最高时可达用药前的5~7倍。砷进入人体后,约95%与细胞内的血红蛋白相结合,再分布到全身各组织器官,通过血浆、血红蛋白或组织间平衡与再分布,80%的砷停留在肝、肾、胃、肠、脾、肺等部位,大部分通过肾脏、胃肠道排出,亦可经皮肤、腺体排出微量。砷排出较为缓慢,其平均血浆分布半衰期为(0.89 ± 0.29)小时,消除半衰期为(12.3 ± 3.31)小时,故砷可在头发、指(趾)甲及骨骼内蓄积。

(三)毒副作用

砷具有珍贵的药用价值,同时又是剧毒物质,一般来说,常规剂量的砷剂治疗还是比较安全的。砷中毒剂量为10~50mg(有个体差异),致死剂量约为60mg,因此,长期用砷剂治疗的患者,应警惕砷持续蓄积所造成的慢性砷中毒,一旦发现明显的毒副作用,要立刻监测微量元素(尤其是砷),进行砷剂量蓄积测定,酌情及时停药或予以相应治疗。对接近致死剂量的患者,还必须做排砷治疗。临床上毒副作用有高白细胞血症、弥散性血管内凝血、全身多脏器损伤,尤其心血管系统毒性的发生率较高,甚至有死亡的报道,其毒性已成为限制其临床应用的关键因素。

临床报道发现,常规剂量的三氧化二砷可使部分 APL 患者出现一过性心动过速、Q-T 间期延长等不良反应。心脏的 HERG(human Ether-à-go-go-Related Gene)基因编码快速延迟整流钾电流(IKr)蛋白,其基因突变既可引起长 Q-T 综合征(long Q-T syndrome,LQTS),又可引起短 Q-T 综合征(short Q-T syndrome,SQTS),而导致死亡。研究发现三氧化二砷对 HERG 通道亦有明显抑制作用,导致 Q-T 间期过度延长,增加了致死性心律失常发生的危险性,表明 IKr/HERG 通道是三氧化二砷诱发心脏毒性的关键靶点。除了抑制心肌细胞膜上的 IKr/HERG 通道,三氧化二砷还可以明显影响 L 型钙电流(L-type calcium current,ICa-L)和内向整流钾电流(inward rectifier potassium current,IK1),使心肌复极明显减慢,导致动作电位时程(action potential duration,APD)明显延长,诱发 Q-T 间期延长,导致严重的心律失常。因此,心肌细胞离子通道失衡是三氧化二砷导致心脏毒性的关键。

三氧化二砷导致心脏毒性除了引起 LQTS,出现致死性心律失常外,还可通过影响细胞外钙内流和细胞内钙库释放,导致心肌细胞内的游离钙升高,从而导致心脏电活动紊乱,诱导心肌细胞凋亡,引起心脏功能改变。这些研究从心脏电重构及结构重构方面阐释了三氧化二砷心脏毒性的发生机制。

(四)防治策略

三氧化二砷治疗 APL 主要是通过诱导白血病细胞凋亡实现的。研究表明,三氧化二砷诱导白血病细胞分化的细胞外环境砷浓度是 0.1~0.5μmol/L,而诱导白血病细胞凋亡的浓度则应达到 1.0μmol/L 以上。应用临床上常规三氧化二砷治疗 APL 的给药方法,砷在循环血中的高峰浓度远远超过促凋亡所需的最低浓度,对正常组织细胞的不良影响大;而传统给药方法,即约 2 小时内完成一天的亚砷酸输注,造成瞬时血药浓度峰值及此后一天内长时间的促分化血药浓度,在高峰浓度后,较长时间内处于促分化浓度,对白血病细胞的促凋亡效率不高。如果通过增加亚砷酸的总用量来提高其促凋亡有效浓度,会加重砷剂不良反应,增加对患者重要脏器的毒性。亚砷酸持续缓慢静脉输注法则将传统给药方法改变为特定较长时间输注,在一天内维持较稳定的促凋亡血药浓度,细胞凋亡率高、CD33⁻/CD11b⁺ 细胞少。由此减少了细胞大量分化造成的高白细胞血症等问题,同时增加了促凋亡时间,增强了对白血病细胞的杀伤作用。在不增加亚砷酸应用总剂量的前提下,提高了促白血病细胞凋亡的作用,从而增强了其抗白血病的疗效;减弱了亚砷酸对正常组织细胞的毒性损伤,有效解决了砷剂治疗 APL 中心脏不良反应和高白细胞血症等问题。因此,亚砷酸持续缓慢静脉输注在国内外得到广泛的推广应用。

思考题　　　　　1. 请简述肿瘤化学治疗药的共性特征和个性特点。

2. 请简述肿瘤化学治疗药的发展趋势。

(谢作权　耿美玉)

参 考 文 献

［1］ DEVITA V T, LAWRENCE T S, ROSENBERG S A. Cancer. 10th edition.New York: Lippincott Williams & Wilkins, 2015.

［2］ WRIGHT D L, ANDERSON A C. Antifolate agents: a patent review (2006-2010). Expert Opin Ther Pat, 2011, 21 (9): 1293-1308.

［3］ ROSENBERG B. Fundamental studies with cisplatin. Cancer, 1985, 55 (10): 2303-2316.

［4］ CALVERT A H, NEWELL D R, GUMBRELL L A, et al. Carboplatin dosage: prospective evaluation of a simple formula based on renal function. J Clin Oncol, 1989, 7 (11): 1748-1756.

［5］ JOERGER M, OMLIN A, CERNY T, et al. The role of pemetrexed in advanced non-small-cell lung cancer: special focus on pharmacology and mechanism of action. Curr Drug Targets, 2010, 11 (1): 37-47.

［6］ POMMIER Y, CUSHMAN M. The indenoisoquinoline noncamptothecin topoisomerase I inhibitors: update and perspectives. Mol Cancer Ther, 2009, 8 (5): 1008-1014.

［7］ NITISS J L. DNA topoisomerase II and its growing repertoire of biological functions. Nat Rev Cancer, 2009, 9 (5): 327-337.

［8］ POMMIER Y, MARCHAND C. Interfacial inhibitors: targeting macromolecular complexes. Nat Rev Drug Discov, 2011, 11 (1): 25-36.

［9］ KAVALLARIS M. Microtubules and resistance to tubulin-binding agents. Nat Rev Cancer, 2010, 10 (3): 194-204.

［10］ VON HOFF D D, LORUSSO P M, RUDIN C M, et al. Inhibition of the hedgehog pathway in advanced basal-cell carcinoma. N Engl J Med, 2009, 361 (12): 1164-1172.

［11］ ZHU Y X, KORTUEM K M, STEWART A K. Molecular mechanism of action of immune-modulatory drugs thalidomide, lenalidomide and pomalidomide in multiple myeloma. Leuk Lymphoma, 2013, 54 (4): 683-687.

［12］ DAVIES C, PAN H, GODWIN J, et al. Long-term effects of continuing adjuvant tamoxifen to 10 years versus stopping at 5 years after diagnosis of oestrogen receptor-positive breast cancer: ATLAS, a randomised trial. Lancet, 2013, 381 (9869): 805-816.

［13］ TOY W, SHEN Y, WON H, et al. ESR1 ligand-binding domain mutations in hormone-resistant breast cancer. Nat Genet, 2013, 45 (12): 1439-1445.

［14］ AMIR E, SERUGA B, NIRA S, et al. Toxicity of adjuvant endocrine therapy in postmenopausal breast cancer patients: a systematic review and meta-analysis. J Natl Cancer Inst, 2011, 103 (17): 1299-1309.

第四十七章　肿瘤靶向治疗药物

肿瘤靶向药物治疗是指利用肿瘤细胞与正常细胞分子之间的生物学差异,以肿瘤的原癌基因产物或其信号转导通路为治疗靶点,通过单克隆抗体或小分子抑制剂来阻断异常信号转导通路,进而使肿瘤细胞特异性死亡,但又不会或少波及肿瘤周围的正常组织细胞,这种治疗方式称为肿瘤分子靶向药物治疗。

肿瘤靶向药物治疗是目前肿瘤治疗领域中最热点的研究领域,与传统细胞毒性化疗药物相比,具有靶向性和高效低毒的特点,对于肿瘤细胞具有靶点调节和遗传稳定作用。按其作用特点主要分为小分子药物和单克隆抗体类药物两大类;按其作用机制又主要分为针对 G 蛋白偶联受体信号通路、针对酪氨酸激酶信号转导途径以及抗微血管生成的靶向治疗药物。

第一节　针对 G 蛋白偶联受体以及相关信号转导的靶向治疗药物

一、G 蛋白与 G 蛋白偶联受体

(一) G 蛋白

G 蛋白是指能与鸟嘌呤核苷酸结合,具有 GTP 水解酶活性的一类信号转导蛋白。G 蛋白是由 α、β、γ 三个亚基组成的异源三聚体,位于细胞膜胞质侧。在激活时,G 蛋白偶联受体与它们的同源 G 蛋白相互作用。能够激活腺苷酸环化酶的 G 蛋白称之为 Gs,对该酶有抑制作用的称之为 Gi。G 蛋白信号偶联功能是靠 GTP 结合或水解产生的变构作用而完成的。

(二) G 蛋白偶联受体

G 蛋白偶联受体(G protein-coupled receptor,GPCR,鸟嘌呤核苷酸结合蛋白偶联受体)是一大类膜蛋白受体的统称,这类受体的共同点是在其立体结构中都有七个跨膜 α 螺旋,且其肽链的 C 端和连接第 5 和第 6 个跨膜螺旋的胞内环上都有 G 蛋白(鸟苷酸结合蛋白)的结合位点。G 蛋白参与很多细胞信号的转导过程,G 蛋白偶联受体能够识别各种配体,包括激素、神经递质、趋化因子、前列腺素、蛋白酶、生物胺、核苷、脂类和生长因子等,它们的主要功能是通过与 G 蛋白相互作用将细胞外的信息传递到细胞内。G 蛋白偶联受体的下游信号通路多种多样,与配体结合的 G 蛋白偶联受体会发

生构象变化,从而表现出鸟苷酸交换因子(guanine nucleotide exchange factor,GEF)的特性,使 G 蛋白的 α 亚基与 β、γ 亚基分离。这一过程使得 G 蛋白变为激活状态,并参与下一步的信号传递过程。目前研究较多的由 G 蛋白偶联的信号通路主要包括 cAMP/PKA 信号通路、Ca^{2+}/PKC 信号通路、PLC 信号通路、PKC/MEK 信号通路、PI3K/Akt 信号通路、Rho 信号通路和 JAK/STAT 信号通路等。与 G 蛋白偶联受体相关的疾病非常多,而目前临床使用的大约 33% 的药物都以 G 蛋白偶联受体作为直接靶点。

二、Ras-MAPK 信号通路与肿瘤靶向治疗

(一) Ras 蛋白及信号转导

Ras 蛋白为细胞膜结合型的 GTP/GDP 结合蛋白,定位于细胞膜内侧,它由 188 或 189 个氨基酸组成。Ras 蛋白属于鸟苷三磷酸(guanosine triphosphate,GTP)结合蛋白,通过调节 GTP 与鸟苷二磷酸(guanosine diphosphate,GDP)的相互转化来调节信息的传递。Ras 的活性受两个蛋白的控制,一个是鸟苷酸交换因子(GEF),它的作用是促使 GDP 从 Ras 蛋白上释放出来,取而代之的是 GTP,从而将 Ras 激活。另一个控制 Ras 蛋白活性的分子是 GTP 酶激活蛋白(GTPase-activating protein,GAP),其主要作用是激活 Ras 蛋白的 GTP 酶,将结合在 Ras 蛋白上的 GTP 水解成 GDP,成为失活型的 Ras 蛋白。

Ras/Raf 通路是最明确的信号转导通路,当 GTP 取代 GDP 与 Ras 结合而使 Ras 被激活后,再激活丝氨酸/苏氨酸激酶级联放大效应,募集细胞质内 Raf-1 丝氨酸/苏氨酸激酶至细胞膜上,Raf 激酶磷酸化促分裂原活化的蛋白激酶激酶(mitogen-activated protein kinase kinase,MAPKK),MAPKK 激活促分裂原活化的蛋白激酶(mitogen-activated protein kinase,MAPK),而 MAPK 被激活后转至细胞核内,直接激活转录因子 AP-1,进而启动 cyclin D1 转录,从而促使细胞从 G_1 期进入 S 期。Ras-MAPK 信号通路参与一系列蛋白激酶的磷酸化级联反应,在胚胎发育、细胞增殖和分化等生物学过程中起到重要作用。

作为原癌基因,Ras 被激活后变成癌基因,Ras 基因激活的方式主要有 3 种:基因点突变、基因大量表达、基因插入及转位。Ras 基因突变后,Ras 蛋白持续性地处于活化状态,因而信号转导紊乱,导致细胞持续增生而发生肿瘤。迄今的研究发现,其中约 30%~40% 的甲状腺癌、超过 50% 的结肠癌以及 90% 的胰腺癌中 Ras 基因显著表达。

(二) 法尼基转移酶(FTase)的分子靶向治疗药物

Ras 蛋白在肿瘤细胞中转导信号时,有一定的位置要求,即必须停靠在细胞膜内侧,方能与其他生长细胞进行信息的交换。Ras 活化的第一步为法尼基化,即在法尼基转移酶(farnesyl transferase,FTase)的催化作用下,Ras 蛋白羧基端的 CAAX 盒(CAAX 的组成中 C 为半胱氨酸,a 为脂肪族氨基酸,X 为任何氨基酸)被法尼基化。因此,能够抑制 FTase 的活性、阻止 Ras 蛋白的 CAAX 盒法尼基化的化合物,将是一类具有潜在应用价值的抗癌药物。FTase 抑制剂可通过抑制 FTase 酶,进而使 Ras 蛋白不能被法尼基化修饰而不能结合于细胞膜并发挥作用,故有抗肿瘤作用。显然,抑制 FTase 酶的活性,阻止 Ras 蛋白参与信号转导是寻找抗癌药物的重要靶点之一。

FTase 抑制剂主要集中在以下 4 大类化合物:法尼基焦磷酸酯(farnesyl pyrophosphate,FPP)类似物、CAAX 四肽类似物、双底物类似物和天然产物。

1. FPP 及其类似物　Ras 蛋白和 FPP 均为 FTase 的底物,故 FPP 类似物有可能成为 FTase 抑制剂。根据 FPP 设计出其类似物,经筛选发现 α- 羟基法尼基磷酸对 FTase 有明显的抑制作用。

2. CAAX 四肽类似物　在该类化合物中,以 CVIM 和 CVFM 的抑制活性最高,许多四肽构型与 CAAX 相似,竞争性抑制 FTase,本身并不法尼基化,但在体内易被破坏。以 3-amino-1-carboxylmethyl-5-phenyl-benzoazepine-2-one(BZA)取代 CAAX 中的 aa,得到一系列以 BZA 为骨架的化合物,具有强大的 FTase 抑制作用。

3. 双底物模拟物　根据法尼基化的研究机制和法尼基蛋白的结构分析,在 FTase 的催化作用下 FPP 转移到 Ras 的 CAAX 上。根据这个机制设计出了一系列双底物的 FTase 抑制剂。根据这个模型设计的一系列化合物中,保留了 CAAX 的特征和 FPP 的基本基团。然而,该类化合物如 BMS-185878、BMS-186511 等分子极性较大,在细胞内的活性较小,合成比较困难。

4. 天然产物　柠檬烯(limonene)实际上为植物细胞甲羟戊酸代谢途径的终产物之一,它是橘皮中的主要单萜成分。研究显示,柠檬烯对化学诱发的啮齿类动物的乳腺癌、胃癌、肺癌、前胃癌、肝癌有很强的化学预防作用。

三、PI3K/Akt/mTOR 信号转导与靶向药物

(一)PI3K/Akt 信号

PI3K/Akt 信号转导通路一直被认为在肿瘤进展和抗肿瘤治疗过程中发挥最重要的作用,因此,以 PI3K/Akt 信号转导通路为治疗靶点的抗肿瘤药物不断发展。磷脂酰肌醇 3 激酶(phosphatidylinositol 3-kinases,PI3K)因可以磷酸化肌醇磷脂肌醇环上的 3′-OH 而得名,PI3K 是一种胞内磷脂酰肌醇激酶,由调节亚基 p85 和催化亚基 p110 构成。具有丝氨酸 / 苏氨酸(Ser/Thr)激酶活性,也具有磷脂酰肌醇激酶活性。当对应的受体被配体激活后,结合并激活 p85,而后 p110 被募集到膜附近与 p85 结合形成异二聚体,随之 p110 活化,催化膜表面的磷脂酰肌醇 4,5 双磷酸(phosphatidylinositol 4,5-bisphosphate,PIP2)生成磷脂酰肌醇 3,4,5 三磷酸(phosphatidylinositol 3,4,5-trisphosphate,PIP3)。PIP3 作为第二信使,使 Akt 和磷脂酰肌醇依赖性激酶 1(phosphatidylinositol-dependent kinase 1,PDK1)通过它们各自的 PH 结构域定位到细胞膜内表面,膜上的 PDK1 将 Akt 的苏氨酸 308 位点磷酸化,导致 Akt 的部分激活。丝氨酸 473 位点被 mTORC2 磷酸化,可完全激发 Akt 的酶活性,作用于多种底物来调节细胞的生存和增殖。Akt 又称 PKB(protein kinase B),是一种丝氨酸 / 苏氨酸特异性蛋白激酶,其主要具有 3 个重要结构域:PH 结构域(对 PIP3 有亲和力,因此对于胞膜的结合至关重要)、催化结构域、调节结构域。Thr308 和 Ser473 分别位于后两个结构上,PH 结构域和催化结构域在不同的 Akt 异构体中都是相对比较保守的。哺乳动物中 Akt 有 3 种主要的异构体:Akt1、Akt2、Akt3。Akt1 在组织中广泛表达,Akt2 主要在肌肉和脂肪细胞中表达,Akt3 主要在睾丸和脑中表达。Akt 一般在底物的磷酸化(丝氨酸 / 苏氨酸,S/T)位点附近都有一个保守(motif)序列:R-X-R-X-X-S*/T*,其中 R 代表精氨酸,X 代表任意氨基酸。基于这种保守性,借助于这样的 motif 抗体,为系统地研究 Akt 下游信号通路提供了帮助。Akt 是 PI3K/Akt 通路中的关键分子,在多种细胞的生长过程中发挥关键作用,可促进肿瘤细胞的生长增殖,抑制细胞凋亡,促使细胞侵袭和转移,促进血管生成。最近在许多人类肿瘤中发现,PI3K/Akt 信号通路异常与肿瘤的发生、发展关系密切,Akt 可能成为抗肿瘤治疗的一个新靶点。

（二）PI3K/Akt 抑制剂

1. **PI3K 抑制剂**　PX-866 是靶向 PI3K 的小分子抑制剂,PX-866 能够明显抑制 HT-29 结肠癌细胞的增殖,使 HT-29 裸鼠移植瘤的体积明显缩小,其抑瘤率达到 80%,免疫印迹及免疫组化结果均显示 PX-866 可明显抑制 PI3K 下游 Akt 的磷酸化水平;另外,在卵巢癌和肺癌细胞的裸鼠移植瘤模型中,化合物 PX-866 也取得了良好的抑瘤率,目前还未见 PX-866 的临床试验研究报道。

SF1126 是一种不可逆的靶向 PI3K 的小分子抑制剂,它能够与所有 PI3K Ⅰ A 异构体以及其他 PI3K 的超家族成员包括 DNA-PK 和哺乳动物西罗莫司靶蛋白(mammalian target of rapamycin,mTOR)以共价键结合,从而抑制 PI3K/Akt 途径。研究表明,SF1126 能抑制多种肿瘤细胞的生长,并能抵抗肿瘤新生血管的形成。

2. **PKB/Akt 抑制剂**　以 Akt 为靶点的抗肿瘤药物主要靶向 Akt 的 ATP 结合位点、PH 结构域、蛋白底物结合位点。临床前试验已证明这些候选化合物可以拮抗 Akt 的抗凋亡作用,诱导细胞凋亡。

(1)靶向 ATP 结合位点的化合物:竞争性抑制 ATP 结合位点的抑制剂是 Akt 抑制剂研发中最有前途的药物,因为 Akt 与 PKA、PKC 的 ATP 结合区高度同源,因此这类化合物不但能抑制 Akt 的活性,也能抑制 PKA 或 PKC 的活性。有关 GSK69093 的 Ⅰ 期临床试验正在进行中。

(2)磷脂酰肌醇类似物:因为 PIP3 能够直接与 Akt 的 PH 结构域结合,故 PIP3 类似物可通过竞争性地与 Akt 结合,阻止 Akt 移位至细胞膜并被激活,目前,米替福新在欧洲已被批准用于局部治疗皮肤转移病灶,而哌立福辛联合放疗、吉西他滨、多西紫杉醇、紫杉醇的 Ⅰ 期临床试验以及单独应用治疗复发性乳腺癌、前列腺癌、头颈部肿瘤以及肺癌的 Ⅱ 期临床试验正在进行中。

(3)三环核苷类化合物:triciribine(TCN/API-2)是一种能够抑制肿瘤活性的三环核苷类代谢物。它能通过与 Akt 的 PH 结构域相互作用而抑制激酶的活性及 Akt 的磷酸化水平,对 Akt 下游因子如 BAD、GSK-3β 均有明显的抑制作用,然而对 PI3K、PDK1、PKC、PKA、STAT3、ERK1/2、JNK 的活性无明显抑制作用,因而 TCN/API-2 可选择性地作用于 Akt,体内裸鼠实验结果显示 TCN/API-2 具有良好的抑制肿瘤的效果。

（三）mTOR 抑制剂

mTOR 是 PI3K/Akt 的下游信号分子,活化的 Akt 可使其激活,mTOR 下游分子为真核翻译起始因子 4E 结合蛋白 1(eukaryotic translation initiation factor 4E-binding protein 1,4E-BP1)和 p70S6 激酶。西罗莫司是从链球菌属中分离的一种大环内酯类抗生素,西罗莫司结构上与免疫抑制剂 FK506 相似,在细胞中与 FK506 结合蛋白结合,使其不能与钙神经蛋白相互作用,而是与细胞内的 mTOR 结合,进而抑制 mTOR 的功能。西罗莫司主要在临床上作为免疫抑制剂,用于器官移植。近来发现其具有明显的抗肿瘤作用,如横纹肌肉瘤、神经母细胞瘤、小细胞肺癌、骨肉瘤、胰腺癌、乳腺癌和前列腺癌等。

依维莫司是特异性靶向 mTOR 的口服片剂,是西罗莫司的同系物,但水溶性比西罗莫司好,因其具有良好的免疫抑制活性,目前已被批准用于预防心脏和肾移植患者的器官排斥。依维莫司同时还具有抗肿瘤活性。依维莫司能显著延长其他靶向治疗失败的肾癌患者的无疾病进展时间。依维莫司常见的不良反应包括口腔溃疡、高血脂、高血糖、皮疹、血红蛋白低以及肺部炎症。

第二节　针对酪氨酸激酶信号转导途径的靶向治疗药物

蛋白酪氨酸激酶(protein tyrosine kinase,PTK)是一类催化 ATP 上 γ-磷酸转移到蛋白酪氨酸残基上的激酶,能催化多种底物蛋白的酪氨酸残基磷酸化,在细胞生长、增殖、分化中具有重要作用。迄今发现的 PTK 多数是属于致癌 RNA 病毒的癌基因产物,与肿瘤的关系非常密切。

受体酪氨酸激酶(receptor protein tyrosine kinase,RPTK)是迄今发现最大的一类酶联受体,是当前靶向抗癌药物研究的最热点领域。RPTK 既可以是受体,又可以是酶类,能够同配体结合,并能够将靶蛋白的酪氨酸残基磷酸化。所有的 RPTK 都是由三个部分组成,即含有配体结合位点的细胞外结构域、单次跨膜的疏水 α 螺旋区、含有 PTK 活性的细胞内结构域。细胞内段是酪氨酸蛋白激酶的催化部位,并具有自磷酸化位点。RPTK 在未与信号分子结合时是以单体形式存在的,此时没有活性,而一旦有信号分子与受体的胞外结构域结合,两个单体受体分子可在细胞膜上形成二聚体,两个受体的细胞内结构域的尾部相互接触,激活它们的蛋白激酶功能,结果使尾部的酪氨酸残基磷酸化。磷酸化的酪氨酸残基为含有 SH2(Src homology 2)、PTB(phosphotyrosine binding)结构域的细胞内信号转导因子或适配体(adaptor)提供锚定位点,目前发现 10~20 种不同的细胞内信号蛋白与受体尾部磷酸化部位结合后被激活,从而引发信号级联放大反应,促进细胞增殖。

配体在细胞外与受体结合并引起构象变化,包括导致受体二聚化(dimerization)形成同源或异源二聚体,在二聚体内彼此相互磷酸化胞内段酪氨酸残基,激活受体本身的酪氨酸蛋白激酶活性。研究最多的这类配体包括表皮生长因子(EGF)、血管内皮生长因子(VEGF)、血小板衍生生长因子(PDGF)、成纤维细胞生长因子(FGF)、胰岛素样生长因子(IGF)等,其中 EGFR 和 VEGFR 是目前研究较多的抗肿瘤药物作用靶点。

一、表皮生长因子受体家族与肿瘤靶向治疗

表皮生长因子受体(epidermal growth factor receptor,EGFR)是上皮生长因子(epithelium growth factor,EGF)细胞增殖和信号转导的受体。EGFR 属于 ErbB 受体家族的一种,该家族包括 EGFR(ErbB1)、人表皮生长因子受体 2(human epidermal growth factor receptor 2,HER2)/ErbB2、HER3/ErbB3 和 HER-4/ErbB4。EGFR 也被称作 HER1,突变或过表达一般会引发肿瘤。EGFR 是一种糖蛋白,属于酪氨酸激酶型受体,EGFR 位于细胞膜的表面,均由胞外的配体结合区、疏水跨膜结构域和胞内的蛋白酪氨酸激酶区三部分组成,依靠与配体的结合来激活,包括 EGF 和转化生长因子-α(transforming growth factor α,TGF-α)。被激活后,EGFR 由单体转化为二聚体,EGFR 形成二聚体后可以激活细胞内的激酶通路,包括 RAS-RAF-MAPK、PI3K-Akt 和 JAK-STAT 通路,诱导肿瘤细胞增殖、血管生成、肿瘤侵袭和转移等。

EGFR 在人类许多上皮性肿瘤中异常激活,EGFR 高表达主要与癌基因的异常扩增有关,但有时 EGFR 表达水平的调节异常也存在于翻译及翻译后水平。EGFR 在肿瘤中的高表达还可能与活化后降解减少有关。许多肿瘤中存在突变型 EGFR,突变型 EGFR 的作用包括具有配体非依赖性受体的细

胞持续活化。由于 EGFR 的某些结构域缺失而导致受体下调机制的破坏,异常信号转导通路被激活。EGFR 这种异常表达与肿瘤细胞增殖、新生血管形成以及肿瘤的侵袭、转移和抗凋亡等密切相关。因此研究开发针对 EGFR 家族受体的靶向药物,已经成为近年来抗肿瘤治疗的主要热点。

(一)靶向 EGFR 家族的小分子酪氨酸激酶抑制剂

1. **吉非替尼(gefitinib)** 吉非替尼是一种口服表皮生长因子受体酪氨酸激酶(epidermal growth factor receptor-tyrosine kinase,EGFR-TK)抑制剂。对 EGFR-TK 抑制可阻碍肿瘤的生长、转移和血管生成,并增加肿瘤细胞的凋亡。吉非替尼作用于细胞内,通过与 EGFR 结构域中高度保守的 ATP 结合位点竞争性结合 EGFR,选择性地抑制 EGFR 酪氨酸激酶的活性,阻断 EGFR 信号转导通路,将位于下游的 Ras-Raf-MAPK 系统功能封闭,从而阻断 EGF 诱导的体外肿瘤细胞的生长,促进细胞凋亡,同时抗血管生成。在体内,吉非替尼可广泛地抑制异种移植于裸鼠的人肿瘤细胞衍生系的肿瘤生长,并提高化疗、放疗及激素治疗的抗肿瘤活性。

EGFR 突变是癌症患者是否对酪氨酸激酶抑制剂敏感的预测因子,因此 EGFR 基因突变检测能够为肿瘤的靶向治疗提供依据。研究表明,EGFR 突变与非小细胞肺癌患者对吉非替尼的敏感性相关。临床试验已经证实,吉非替尼对于局部晚期或转移性非小细胞肺癌具有强的抗肿瘤效果。

在接受单次口服 50mg 剂量后,吉非替尼的平均半衰期是 34 小时,在肝脏经 P450 CYP3A4 酶代谢,已被批准在日本和美国用于治疗不可手术或复发性非小细胞肺癌,剂量为每天一次 250mg。

2. **厄洛替尼(erlotinib)** 厄洛替尼为喹唑啉类化合物,是一种高效、口服、高特异性、可逆的表皮生长因子受体酪氨酸激酶抑制剂。它可通过抑制 EGFR 的自身磷酸化而抑制下游信号转导与细胞增殖。厄洛替尼在体外对 EGFR 过表达肿瘤细胞受体的自身磷酸化有明显的制作用,Ⅱ期和Ⅲ期临床试验表明,厄洛替尼在 150mg/d 治疗化疗耐受的非小细胞肺癌、卵巢癌、头颈癌的抗瘤活性属于中等。主要毒性是皮肤红疹和腹泻。

3. **拉帕替尼(lapatinib)** 拉帕替尼是口服小分子 4-苯胺基喹唑啉类受体酪氨酸激酶抑制剂,其作用机制为抑制细胞内 EGFR(ErbB1)和 HER2(ErbB2)的 ATP 位点,阻止肿瘤细胞磷酸化和激活,进而阻断其 EGFR(ErbB1)和 HER2(ErbB2)的下游信号传递,例如 p-ERK、p-Akt、cyclin D1 等。拉帕替尼可抑制 HER1 或 HER2 表达的乳腺癌细胞系生长并诱导凋亡,对 EGFR 过表达的肿瘤细胞 EGFR 自身磷酸化具有抑制作用,在多种肿瘤细胞中都表现出较好的抗增殖活性和放射敏化效应。

在一项多中心Ⅲ期临床研究中,研究人员比较了拉帕替尼和卡培他滨联合治疗与卡培他滨单药治疗在曲妥珠单抗治疗失败患者中的疗效,结果表明,卡培他滨与拉帕替尼联用治疗乳腺癌的疗效优于单独用卡培他滨。2007 年拉帕替尼获美国 FDA 批准上市,与抗癌药物卡培他滨联合用于治疗晚期 HER2 阳性乳腺癌患者。拉帕替尼最常见的不良反应包括胃肠道反应(腹泻、恶心和呕吐)、皮肤反应(皮疹)和疲劳。

(二)靶向多种受体酪氨酸激酶抑制剂

1. **索拉非尼(sorafenib)** 索拉非尼是靶向丝氨酸/苏氨酸激和多种受体酪氨酸激酶的多靶点小分子抑制剂,它具有双重的抗肿瘤作用,既可通过阻断由 RAF/MEK/ERK 介导的细胞信号转导通路而直接抑制肿瘤细胞的增殖,还可通过抑制血管内皮细胞生长因子受体(vascular endothelial growth factor receptor,VEGFR)和血小板衍生生长因子(platelet derived growth factor,PDGF)受体而阻断肿瘤新生血管的形成,间接地抑制肿瘤细胞的生长。

索拉非尼是一种新型信号转导抑制剂,为可逆性的 ATP 竞争性抑制剂。体外试验结果表明,索拉非尼能通过抑制 RAF1、野生型和突变型 B-RAF 丝氨酸 / 苏氨酸激的活性,阻断 RAS/RAF/MEK/ERK 信号转导通路,直接抑制肿瘤细胞的生长;也能通过抑制 c-Kit、RET 激酶的活性对肿瘤细胞的增殖产生直接的抑制作用;另外,索拉非尼还能抑制 VEGFR-1、VEGFR-2、VEGFR-3、血小板衍生生长因子受体 (platelet derived growth factor receptor,PDGFR),阻断肿瘤新生血管的形成和切断肿瘤细胞的营养供应,间接地抑制肿瘤细胞的生长,因此被称为多靶点抑制剂。索拉非尼可用于治疗晚期肾细胞癌和不能进行手术的肝细胞癌,由于它同时具有抑制 B-Raf 激酶的活性,所以又可被用于治疗具有丝氨酸 / 苏氨酸激酶活性的黑色素瘤和乳头状甲状腺癌。索拉非尼最常见的不良反应主要有腹泻、手足综合征、乏力、皮疹、恶心、食欲下降等。

2. 舒尼替尼(sunitinib)　舒尼替尼是选择性地靶向多种受体酪氨酸激酶的口服小分子抑制剂,能够通过抑制受体酪氨酸激酶的活性,阻断肿瘤生长所需的血液和营养物质供给而"饿死"肿瘤,并具有杀死肿瘤细胞的活性,即舒尼替尼不但具有抗血管形成的作用,而且具有直接攻击肿瘤细胞的抗肿瘤作用。目前已明确舒尼替尼的作用靶点有 VEGFR-1、VEGFR-2、VEGFR-3、PDGFR、干细胞因子受体 (KIT)、FMS 样酪氨酸激酶 3(FMS-like tyrosine kinase 3,FLT3)、胶质细胞源性神经营养因子受体(RET) 等。实验表明,舒尼替尼可与 ATP 竞争结合于野生型或突变型受体酪氨酸激酶的 ATP 结合袋中,使 ATP 不能与此激酶的 ATP 位点相结合,从而抑制该激酶的活性,并阻断其下游信号转导途径。该药被批准应用于临床治疗胃肠道间质瘤和晚期肾细胞癌。

3. 凡德他尼(vandetanib)　凡德他尼是一种口服的小分子多靶点酪氨酸激酶抑制剂。它能选择性地抑制 VEGFR-1、VEGFR-2、VEGFR-3,并对 EGFR 和 RET 酪氨酸激酶也有一定程度的抑制。临床用于治疗不能切除、局部晚期或转移性髓样甲状腺癌的治疗。常见不良反应有腹泻、皮疹、恶心、头痛、高血压、上呼吸道感染等。

(三) 靶向 EGFR 家族的单克隆抗体

1. 西妥昔单抗(cetuximab)　西妥昔单抗是一种人鼠嵌合型 IgG1 单克隆抗体,由小鼠抗 EGFR 抗体和人 IgG1 的重链和轻链的恒定区域组成。其抗肿瘤机制如下。

(1) 主要作用:单克隆抗体在胞外区与 EGFR 结合时,具有更高的亲和力,可通过竞争性抑制内源性配体与 EGFR 的结合,阻断与受体相关的酶的磷酸化,使受体失去活性,阻断 EGFR 介导的细胞信号转导通路,从而起到抑制肿瘤细胞生长和存活的作用,或通过诱导凋亡和提高其他药物的细胞毒作用等发挥直接抗肿瘤作用。

(2) 次要作用:西妥昔单抗还具有激发补体介导的细胞毒作用(complement-mediated cytotoxicity,CDC)和抗体依赖性细胞介导的细胞毒作用(antibody dependent cell-mediated cytotoxicity,ADCC)发挥间接抗肿瘤作用。体外研究资料表明,西妥昔单抗与 EGFR 有很强的亲和力,能够竞争性地抑制 EGFR 与其配体 EGF 和 TGF-α 等的结合,从而阻断 EGFR 的激活及其下游信号蛋白的磷酸化。

此外,西妥昔单抗可促发 EGFR 的内吞降解,减少细胞表面的受体密度,减弱细胞生长信号的转导,抑制肿瘤的生长。体内研究资料表明,西妥昔单抗可抑制结肠癌、前列腺癌、肾癌等裸鼠移植瘤的生长,同时西妥昔单抗可通过抑制 VEGF、PDGF 等多种血管生长因子的表达对肿瘤新生血管产生抑制作用。

西妥昔单抗与多种化疗药物有相加或协同作用,临床试验数据表明西妥昔单抗与紫杉醇、顺铂、吉西他滨、伊立替康等多种化疗药物的联合治疗可以获得比单独化疗更好的治疗效果。同时,西妥昔单抗可增强肿瘤细胞的放射敏感性。

2. 曲妥珠单抗(trastuzumab、herceptin)　曲妥珠单抗是一种重组 DNA 衍生的人源化单克隆抗体,可选择性地作用于 HER2 的细胞外部位。HER2 原癌基因或 c-ErbB2 编码一个单一的受体样跨膜蛋白,分子量为 185kD,其结构上与表皮生长因子受体相似。

HER2 的异常表达可见于很多常见恶性肿瘤特别是乳腺癌、卵巢癌、肺腺癌、胰腺癌、胃癌和大肠癌等。一般认为 HER2 过表达标志着肿瘤细胞增殖迅速。曲妥珠单抗进入人体后能选择性地与 P185 糖蛋白结合。该药是一种抑制 HER2 阳性肿瘤细胞生长的 HER2 单克隆抗体,它具有显著的临床疗效,在静脉注射曲妥珠单抗后,抗体靶向性(特异性)作用于伴有 HER2 受体过表达的肿瘤细胞,抑制生长因子与肿瘤细胞的相互作用。曲妥珠单抗是抗体依赖的并具有细胞介导的细胞毒作用的潜在介质作用。曲妥珠单抗本身也具有抗肿瘤作用,此外还可以提高肿瘤细胞对化疗的敏感性,从而提高化疗的疗效等,曲妥珠单抗也能够使肿瘤细胞对循环的杀伤细胞和巨噬细胞的攻击更敏感。

3. 帕尼单抗(panitumumab)　帕尼单抗是第一个完全人源性的针对 EGFR 的 IgG2 单克隆抗体,针对 EGFR 胞外配体结合域,其结果是帕尼单抗与 EGFR 相结合,阻止了 EGFR 与 EGF 或 TGF-α 的结合,从而阻断肿瘤细胞内支配增殖、生存的主要下游信号途径。与西妥昔单抗相比,帕尼单抗与 EGFR 具有更高的亲和性,且半衰期更长,免疫原性低,治疗前不需预处理。帕尼单抗的抗肿瘤机制与西妥昔单抗相似,但由于是一种 IgG2 单克隆抗体,因此帕尼单抗缺乏 ADCC 杀伤肿瘤细胞的机制。

帕尼单抗的抗肿瘤活性在体外和体内试验中均得到了证实,并且在大量恶性肿瘤模型中(特别是肺癌、肾癌和结直肠癌)均已观察到抑制肿瘤生长。临床试验结果表明,帕尼单抗有望治疗已转移的结直肠癌。帕尼单抗是一种完全人源化的抗体,副作用较轻,该药物最常见的副作用表现为皮疹,以及其他较轻的副作用包括疲劳、呕吐和腹泻。

二、非受体酪氨酸激酶抑制剂

(一)Bcr-Abl 酪氨酸激酶抑制剂

伊马替尼(imatinib)是针对 Bcr-Abl 酪氨酸激酶的小分子抑制剂,被批准应用于临床治疗慢性粒细胞白血病(chronic myelocytic leukemia,CML)。伊马替尼的作用机制是与 ATP 竞争性结合于酪氨酸激酶的 ATP 结合袋中,使 ATP 不能与此激酶的 ATP 结合位点结合,能抑制 Bcr-Abl 酪氨酸激酶及其下游信号转导途径。

大约有 95% 的 CML 患者呈费城(Ph)染色体阳性,即 9 号染色体的原癌基因 *Abl* 易位到 22 号染色体的一段称为断裂点成簇区(breakpoint clustering region,Bcr)的癌基因上,两种基因重组在一起,产生融合蛋白 Bcr-Abl,具有较高的酪氨酸激酶活性,可刺激白细胞增殖,导致白血病。伊马替尼在体内外均可强烈抑制 Abl 酪氨酸激酶的活性,特异性地抑制 Abl 的表达和 Bcr-Abl 细胞的增殖,用于治疗 Ph 染色体阳性的 CML。

伊马替尼的生物利用度为 98%,在临床应用剂量下,伊马替尼的血浆蛋白结合率大约为 95%,主要是白蛋白和酸性糖蛋白,很少与脂蛋白结合。主要的代谢物为 N 去甲基哌嗪衍生物,伊马替尼主要经肝代谢,伊马替尼生物转化的催化酶主要为 P450 酶 CYP3A4。口服后,血浆半衰期为 18 小时,口服本品后 7 天内,约 81% 排出体外(68% 经粪便排泄,13% 经尿液排出),其中约 25% 为药物原型(尿中占5%,粪便中占 20%)。

(二) Bcr-Abl/Src 酪氨酸激酶抑制剂

达沙替尼(dasatinib)是 Bcr-Abl 和 Src 激酶的双重小分子抑制剂。它是一种强效 ATP 竞争性 Src和 Bcr-Abl 双重抑制剂,用于治疗伊马替尼耐药或不能耐受的慢性髓细胞性白血病的所有病期(慢性期、加速期、淋巴系细胞急变期和髓细胞急变期)的成人患者以及对其他疗法耐药或不能耐受的 Ph 染色体阳性的急性淋巴细胞白血病成人患者。达沙替尼最常见的不良反应为体液潴留(包括胸腔积液)、腹泻、头痛、恶心、皮疹、呼吸困难、出血、疲劳、肌肉骨骼疼痛、感染、呕吐、咳嗽、腹痛和发热。

第三节　抗微血管生成的靶向治疗药物

血管生成(angiogenesis)是指源于已存在的毛细血管和毛细血管后微静脉的新的毛细血管性血管的生长。肿瘤微血管生成是一个极其复杂的生物学过程,一般包括血管内皮基质降解、内皮细胞移行、内皮细胞增殖、内皮细胞管道化分支形成血管环和形成新的基底膜等步骤。由于肿瘤组织的这种新生微血管结构及功能异常,且微血管基质不完善,这种微血管很容易发生渗漏,因此肿瘤细胞不需经过很复杂的侵袭过程而直接穿透到血管内进入血流并在远处部位形成转移。研究表明,良性肿瘤血管生成稀少,血管生长缓慢,而大多数恶性肿瘤的微血管生成密集且生长迅速。因此,微血管生成在肿瘤的发展与转移过程中起到非常重要的作用,抑制这一过程将能明显阻止肿瘤组织的发展和扩散转移。

血管生成过程依赖旁分泌血管生成信号,这些信号可诱导参与血管生成的细胞增殖和迁移并组装成有功能的血管。在血管生成过程的后期,血管稳定和血管重塑是非常重要的事件。血管生成受一些分子的调节,包括促血管生成因子和抑制血管生成因子。

一、促血管生成因子抑制剂

(一) 血管内皮生长因子

血管内皮生长因子(vascular endothelial growth factor,VEGF)是一种高度特异性的促血管内皮细胞生长因子,具有促进血管通透性增加、细胞外基质降解、血管内皮细胞迁移、增殖和血管形成等作用。血管内皮生长因子是一个家族,包括 VEGF-A、VEGF-B、VEGF-C、VEGF-D、VEGF-E 和胎盘生长因子(placental growth factor,PGF)。通常 VEGF 即 VEGF-A,VEGF-A 可促进新生血管形成,并使血管通透性增加;VEGF-B 在非新生血管形成的肿瘤中起作用;VEGF-C 和 VEGF-D 在肿瘤组织中新生血管和新生淋巴管的形成过程中起作用;VEGF-E 也是一种潜在的新生血管形成因子;PGF 可促进新生血管形成,使血管通透性增加,在实验性脉络膜新生血管中 PGF 的表达明显增高。

与血管内皮生长因子进行特异性结合的高亲和力受体称为血管内皮生长因子受体(vascular endothelial growth factor receptor,VEGFR),主要分为 3 类 VEGFR-1、VEGFR-2、VEGFR-3。VEGFR-1和 VEGFR-2 主要分布在肿瘤血管内皮表面,调节肿瘤血管的生成;VEGFR-3 主要分布在淋巴内皮表面,调节肿瘤淋巴管的生成。VEGF-A 与 VEGFR-2 和 VEGFR-1 结合;VEGF-B 仅与 VEGFR-1 结合;VEGF-C 和 VEGF-D 均优先与 VEGFR-3 结合,但也可以与 VEGFR-2 产生相互作用;PGF 仅与 VEGFR-1 结合。VEGFR-2 是与血管生成和血管渗透性相关的最重要的受体。

缺氧是体内调节 VEGF 表达的最强调节因子之一,在组织缺氧的情况下,VEGF 基因表达能够被上调。首先,缺氧的微环境可导致体内多种转录因子活化,其中包括缺氧诱导因子(hypoxia inducible factor,HIF)。HIF-1 是由 HIF-1α 和 HIF-1β 两个亚基组成的异源二聚体,其中 HIF-1β 为组成性表达,组织中稳定存在。在含氧量正常的组织中,HIF-1α 的一个脯氨酸残基被脯氨酸羟化酶羟基化,能够与 VHL 蛋白相互作用,通过泛素化途径降解 HIF-1α。但在缺氧的情况下,HIF-1α 能够稳定存在,与 HIF-1β 结合,诱导 VEGF 基因转录,使 VEGF 表达上调,有助于肿瘤血管生成,从而改善肿瘤细胞的缺氧微环境,有利于肿瘤细胞的生长。

(二) 血管生长因子途径抑制剂

1. 贝伐珠单抗(bevacizumab)　贝伐珠单抗是重组的人源化单克隆抗体,包含 93% 的人源性结构域和 7% 的鼠源性结构域,包含了人源抗体的结构区和可结合 VEGF 的鼠源单抗的互补决定区。免疫原性低,可结合各种形式的 VEGF 分子。贝伐珠单抗能减少肿瘤组织的血管密度,与化疗药物如伊立替康、紫杉醇、顺氨氯铂等药物联合使用,可减少血管密度,增加化疗药物的局部浓度。相比单一用药可进一步缩小肿瘤体积,使患者的生存期延长。主要的副作用有身体虚弱、头痛、恶心等。贝伐珠单抗于 2004 年获得美国 FDA 的批准,它是美国第一个获得批准上市的抑制肿瘤血管生成的药。

2. 抗体 HuMV833　抗体 HuMV833 是一种人源化的鼠抗 VEGF-A 单克隆抗体,动物研究发现,抗 hVEGF-A 抗体可明显减少裸鼠体内肿瘤微血管密度,并能抑制肿瘤细胞的种植和生长。研究表明,可溶性 VEGF 受体(VEGF Trap)可阻断 VEGF 的功能,完全抑制子宫内膜再生过程中的新生血管形成,表明 VEGF 对于新生血管是必要的,但是对于这种血管床的成熟血管来说是没有作用的。抗体 HuMV833 也已进入 II 期临床试验阶段。

3. VEGF-TrapRIR2　VEGF-TrapRIR2 是最具潜力结合 VEGF,具有可溶性的 VEGFR-1 衍生物。可溶性的 VEGFR-1 由于与细胞外基质(extracellular matrix,ECM)相互作用,所以药动学特征很差。因此 VEGF-TrapRIR2 被设计成人 VEGFR-1 和 VEGFR-2 细胞外结构域与人免疫球蛋白 Fc 片段相融合的形式,既可以最小化地与 ECM 相互作用,又保持着与 VEGF 结合的能力。在临床前各种肿瘤模型中,都显示出抗肿瘤作用,包括卵巢癌、肺癌、肉瘤、黑色素瘤等肿瘤模型。副作用主要有高血压、蛋白尿和白细胞减少。

4. IMC-1C11　IMC-1C11 是由 Imclone Systems 公司开发的一种抗 VEGFR-2 的嵌合抗体,它能够特异性地与 VEGER-2 的胞外区相连,阻止 VEGF 激活 VEGFR-2,从而有效地抑制新生血管的形成。IMC-1C11 是一种针对 VEGFR-2 的嵌合型抗体,临床前实验模型显示,它不仅能够抑制实体瘤生长,也能抑制白血病细胞生长。

(三) 多靶点激酶抑制剂

1. 索拉非尼(sorafenib)　既能抑制 Raf 激酶,也能抑制 VEGFR-2、VEGFR-3、PDGFR 等,因此被称为多靶点抑制剂。临床试验显示,索拉非尼具有显著的抗肾细胞癌活性,也用于治疗具有丝氨酸/苏氨酸激酶活性的黑色素瘤和乳头状甲状腺癌。最常见的不良反应主要有腹泻、手足皮肤反应、乏力、皮疹、恶心等。

2. 舒尼替尼（sunitinib） 也是一种酪氨酸激酶，它能与磷酸化的 VEGFR 酪氨酸残基结合，从而抑制信号转导，其主要作用靶点是 VEGFR、PDGFR-β、c-Kit 基因等，既能直接抑制细胞增殖，又可抑制肿瘤血管生成，舒尼替尼于 2006 年被美国 FDA 批准上市，主要用于肾细胞癌、胃肠道间质肿瘤、晚期肺癌、直肠癌等的治疗。其不良反应主要表现为乏力、腹泻、中性粒细胞减少症、贫血等。

3. 凡德他尼（vandetanib） 是一种酪氨酸激酶多靶点抑制剂。它能够选择性地抑制 VEGFR-1、VEGFR-2、VEGER-3，并对 EGFR 也有一定的抑制作用。临床可用于治疗不能切除、局部晚期或转移性髓样甲状腺癌。常见不良反应有腹泻、皮疹、恶心、头痛、高血压、上呼吸道感染等。

二、血管抑制素和内皮细胞抑制素

血管抑制素（angiostatin）和内皮细胞抑制素（endostatin）能够抑制由碱性成纤维细胞生长因子（basic fibroblast growth factor，bFGF）诱发的血管生成，特异性地抑制血管内皮细胞的增生。血管抑制素和内皮细胞抑制素可能的抗肿瘤机制如下：①阻止血管生成因子从肿瘤或其他细胞释放；②中和已释放的血管生成因子；③阻止血管内皮细胞对血管生成因子刺激的反应。

（一）血管抑制素

血管抑制素是内源性血管生成抑制因子之一，是纤溶酶原的一个蛋白片段，分子量为 38kD，由纤溶酶原的前 4 个 kringle 区组成，是一个较强的血管生成和内皮细胞迁移、增殖抑制剂。血管抑制素可特异性地作用于内皮细胞，通过作用于内皮细胞表面的受体，抑制内皮细胞的增殖和迁移，并诱导内皮细胞凋亡。

现已发现的血管抑制素受体包括 ATP 合成酶的 α/β 亚基、整合素 α5β3 和 angiomotin。血管抑制素与 ATP 合成酶的结合会抑制 ATP 合成酶的活性，继而抑制内皮细胞的存活、增殖和迁移。血管抑制素与整合素 α5β3 的结合则会影响内皮细胞与胞外基质的相互作用，抑制内皮细胞的迁移，并影响其存活。血管抑制素抑制内皮细胞增殖并诱导内皮细胞凋亡的生物学作用由 p53 和 FasL/Fas 信号通路介导。

（二）内皮细胞抑制素

内皮细胞抑制素是 1997 年 O'Reilly 等从培养的小鼠内皮细胞瘤上清液中分离纯化的一种内源性血管生成抑制剂，分子量为 20kD，内皮细胞抑制素为胶原 18 分子 C 末端部分，共 184 个氨基酸。内皮细胞抑制素可以抑制内皮细胞的增殖和迁移，并诱导内皮细胞凋亡。内皮细胞抑制素的抗血管生成活性主要是通过抑制内皮细胞迁移实现的，机制并未完全阐明，可能的机制包括内皮细胞抑制素可与内皮细胞表面的 α5β1 整合素结合，抑制 FAK 的激活，进一步影响其下游 ERK1/p38MAPK 的活化，从而抑制细胞的迁移，影响细胞的存活。内皮细胞抑制素可以与基质金属蛋白酶 2（matrix metalloproteinase 2，MMP2）的前体蛋白结合形成稳定复合物，抑制 MMP2 和 MMP1 的催化活性，从而抑制内皮细胞的迁移。内皮细胞抑制素通过下调 β- 联蛋白（β-catenin）的转录活性，抑制 cyclin D1 的表达，引起内皮细胞 G_1 期阻滞。还可以下调抗凋亡蛋白 Bcl-2 和 Bcl-XL 的表达，诱导内皮细胞凋亡。内皮细胞抑制素具有强烈的抑制新生血管形成的能力，是目前已知最强的内源性血管形成抑制因子，在肿瘤血管形成中发挥重要作用。2005 年 9 月，我国自主研发的重组人血管内皮细胞抑制素注射液"恩度"（ENDOSTAR），被国家食品药品监督管理局正式批准为生物制品第一类抗肿瘤新药,它是世界上首例血管内皮细胞抑制素抗癌新药,可联合标准化疗方案用于治疗初治或复治的Ⅲ/Ⅳ期非小细胞肺癌患者。

三、基质金属蛋白酶及其抑制剂

细胞外基质含基质金属蛋白酶(matrix metalloproteinase,MMP),它能使基底膜降解,并降解细胞外基质中的各种蛋白成分,破坏肿瘤细胞侵袭的组织学屏障,在肿瘤侵袭转移中起关键性作用,基质金属蛋白酶是一个大家族,因其需要 Ca^{2+}、Zn^{2+} 等金属离子作为辅助因子而得名。一般由 5 个功能不同的结构域组成:①疏水信号肽序列;②前肽区,主要作用是保持酶原的稳定,当该区域被外源性酶切断后,MMP 酶原被激活;③催化活性区,有锌离子结合位点,对酶催化作用的发挥至关重要;④富含脯氨酸的铰链区;⑤羧基末端区,与酶的底物特异性有关。

金属蛋白酶组织抑制物(tissue inhibitor of metalloproteinase,TIMP)是 MMP 天然的拮抗剂,在肿瘤组织及间质细胞中均可以表达,现在至少已经有 50 余种人工合成基质金属蛋白酶抑制剂(matrix metalloproteinase inhibitor,MMPI),MMPI 分为两类:①拟肽类 MMPI,主要竞争 MMP 与底物的结合位点;②非拟肽类 MMPI,是根据 MMP 活性位点合成的。

(一)拟肽类 MMPI

马马司他(marimastat)是一类异羟肟酸衍生物,其结构类似于间质组织胶原酶降解的胶原分子,起始段能可逆地结合 MMP 含锌离子的活性区,从而抑制其活性。针对进行过手术或放疗的 162 例多形性恶性胶质瘤及神经胶质瘤患者的多中心、随机、双盲研究得出,单药治疗对生存率影响不大。

(二)非拟肽类 MMPI

普马司他(prinomastat),可通过活化和下调 PKC 而发挥作用,是 MMP-2、MMP-3、MMP-9、MMP-13和 MMP-14 的选择性抑制剂。

(三)天然的新伐司他

新伐司他是从海洋生物的软骨中分离的一种抗血管生成化合物。实验研究表明,新伐司他能够诱导内皮细胞凋亡,抑制基质金属蛋白酶的活性以及 VEGFR-2 酪氨酸磷酸化,是一种多功能的抗血管生成药物。该药口服呈现显著的抗肿瘤作用和抗肿瘤转移作用。该药的特点是毒性很小,为口服用药,未见明显的剂量相关性不良反应,目前已进入Ⅲ期临床研究阶段。

四、直接抑制内皮细胞的药物

(一)TNP-470

TNP-470 为人工合成的烟曲霉素衍生物,能够通过与Ⅱ型蛋氨酸氨肽酶结合,进而阻止其对内皮细胞增殖的促进作用。另外,TNP470 还可抑制细胞端粒酶活性并诱导细胞凋亡,活化内皮细胞 p53,抑制该酶的活性可导致内皮细胞生长停滞,同时还能够抑制特异性细胞周期蛋白的表达。TNP470 对血管内皮细胞增殖的抑制作用较烟曲霉素强 50 倍,目前已经进入Ⅲ期临床研究阶段。

(二)沙利度胺

沙利度胺(thalidomide),又名反应停,是一种谷氨酸衍生物,曾经作为一类非巴比妥药物的镇静剂使用。1994 年发现其具有抗血管活性,并发现其对多发性骨髓瘤和黑色素瘤有效。目前,沙利度胺的抗肿瘤血管机制不完全清楚，可能是因为其抑制了 bFGF、VEGF 和 TNF-α。沙利度胺不仅能够抑制血管生成，而且能够减少整合素亚基的合成，这也是其抗肿瘤机制之一。此外，还通过 COX-2 途径来降低肿瘤内微血管密度。

（三）角鲨胺

角鲨胺（squalamine）是一种氨基固醇类化合物，起初是从鲨鱼组织中分离的。角鲨胺具有抑制有丝分裂原诱导的内皮细胞增殖和迁移，并显著抑制体内血管生成的作用。研究表明，角鲨胺可通过选择性抑制 H^+-Na^+ 交换，引起细胞内 pH 的变化，从而改变内皮细胞的形状和体积。角鲨胺被内皮细胞摄取后可与钙调素结合，引起细胞内钙调素的分布发生改变，下调细胞内信号通路，有助于发挥其抗血管生成效应。目前在非小细胞肺癌、卵巢癌、前列腺癌已有较多临床研究。

五、干扰内皮细胞与细胞外基质黏附的抑制剂

（一）vitaxin

vitaxin 是一种人源化抗 αvβ3 整合素的单克隆抗体。αvβ3 整合素是一种在新生血管、某些肿瘤表面以及在许多其他类型的细胞包括巨噬细胞和破骨细胞中表达的蛋白质。临床前研究表明，αvβ3 整合素与一系列疾病过程，如肿瘤细胞的生长和转移、类风湿关节炎骨破坏以及银屑病中的炎症有关。vitaxin 在前列腺癌和黑色素瘤中可抑制血管生成，正进行临床研究。

（二）西仑吉肽

西仑吉肽（cilengitide）是一个环状 RGD 五肽［Arg-Gly-Asp-DPhe-（NMeVal）］，通过干扰 αvβ3 和 αvβ5 整合素的作用而阻止内皮细胞的黏附和迁移。西仑吉肽可通过抑制 FAK/Src/Akt 信号通路诱导内皮细胞凋亡，临床 Ⅱ 期试验显示出较高的耐受性，并能明显诱导肿瘤回缩。西仑吉肽可与整合素受体特异性结合，抑制血管生成，促进肿瘤侵袭和转移。在移植瘤实验中，西仑吉肽能明显加强放疗的细胞毒效应。在 Ⅱ 期临床研究中，高剂量西仑吉肽可用于复发性恶性胶质瘤患者的单一治疗。

第四节　抗肿瘤分子新靶点药物

一、凋亡诱导剂

（一）Bcl-2 阻断剂

ABT737 是特异性靶向 Bcl-2、Bcl-XL 和 Bcl-w 的小分子抑制剂。ABT-737 类似于原凋亡 Bcl-2 家族蛋白的 BH3 结构域，可插入 Bcl-2 家族的（立体结构）缝隙中，从而直接抑制抗凋亡蛋白 Bcl-2、Bcl-XL 和 Bcl-w 的功能，诱导细胞发生凋亡。体外试验结果显示，ABT737 对 Bcl-2 有极强的吸附力，不但能明显抑制淋巴瘤、肺癌等肿瘤细胞的增殖，ABT737 可增强肿瘤细胞对传统化疗药物和放疗的敏感性，而且在动物模型中也取得了较好的抑瘤效果。

（二）Smac

线粒体蛋白 Smac/DIABLO 和 Omi 可以与凋亡抑制蛋白（inhibitor of apoptosis protein，IAP）结

合,阻断 IAP 对半胱天冬酶的抑制,从而促使细胞凋亡的发生。此外,Smac、DIABLO 和 Omi 还可通过本身的丝氨酸蛋白酶活性诱导凋亡。Smac 类似物被当作一种新型药物广泛应用于抗肿瘤治疗中,LCL161 被应用于针对儿科血液病的临床试验中,SM164 可以治疗乳腺癌,BV6 应用于肺癌中,JP1201 对肺癌和胰腺癌有一定的疗效。

(三)多腺苷二磷酸核糖聚合酶抑制剂

多腺苷二磷酸核糖聚合酶[poly(ADP-ribose)polymerase,PARP]是一种 DNA 修复酶,在 DNA 修复通路中起到关键作用。DNA 损伤断裂时会激活 PARP,具有识别、结合到 DNA 断裂位置的功能,进而激活、催化受体蛋白的聚 ADP 核糖基化作用,参与 DNA 的修复过程。PARP 抑制剂可通过抑制肿瘤细胞 DNA 损伤修复、促进肿瘤细胞发生凋亡,从而增强放疗以及烷化剂和铂类药物化疗的疗效。除了可提高化疗药物的疗效外,PARP 抑制剂作为单药对 BRCA 突变的患者也有效。目前美国 FDA 已批准 3 个 PARP 抑制剂上市,分别为 olaparib、rucaparib 和 niraparib,用于复发性卵巢癌的维持治疗。同时 PARP 抑制剂也将被批准用于乳腺癌的靶向治疗。

二、端粒酶抑制剂

端粒(telomere)是真核细胞染色体末端的特殊结构。人的端粒由 6 个碱基重复序列(TTAGGG)和结合蛋白组成。端粒有重要的生物学功能,可稳定染色体的功能,防止染色体 DNA 降解、末端融合,保护染色体结构基因 DNA,调节正常细胞生长。端粒酶(telomerase)是在细胞中负责端粒延长的一种酶,是基本的核蛋白逆转录酶,可将端粒 DNA 加至真核细胞染色体末端,把 DNA 复制损失的端粒填补起来,使端粒修复延长,可以让端粒不会因细胞分裂而有所损耗。

端粒酶是人体内唯一携带自身 RNA 模板的反转录酶,其能以自身 RNA 为模板反转录合成端粒 DNA 序列并添加至端粒末端,以弥补细胞分裂时端粒的进行性缩短。人体的正常细胞经过有限的分裂次数后,端粒缩短到一定程度,即进入衰老阶段,在肿瘤细胞中,端粒酶的活性增强,获得了"永生化"。因此,端粒酶在细胞的永生化及癌变过程中起重要作用,端粒酶已成为新型抗肿瘤药物的作用靶点。

人端粒 DNA 由 5'-TTAGGG-3' 重复序列和一个 3' 悬突端组成,这一段单链结构有可能会形成 G 四链体,由于端粒酶对端粒的延伸需要以单链 DNA 为引物,若形成 G 四链体,端粒酶无法对端粒进行延伸,端粒的活性受到抑制,因此稳定 G 四链体的化合物,有可能抑制端粒酶的活性。因此,以 G 四链体为靶点研究和开发抗肿瘤药物非常有前景。

(一)telomestatin

telomestatin(SOT-095)是一种从链霉菌中分离的天然产物,其结构与 G 四链体很相似,能促进或稳定 G 四链体的形成,从而抑制端粒酶的活性。

(二)吖啶类化合物

BRACO-19 是根据 G 四链体结构设计的三取代吖啶类化合物,对 G 四链体结构有较高的结合力。在非细胞毒剂量下,可选择性地抑制端粒酶的活性,在亚细胞毒浓度下,可抑制肿瘤细胞生长,诱导细胞衰老。

(三)阳离子型卟啉类化合物

卟啉衍生物 TMPyP4[四 -(N- 甲基 -4- 吡啶基)卟啉]可以通过稳定 G 四链体结构,抑制端粒酶的活性,达到抗癌作用。另外,TMPyP4 还能够抑制癌基因 c-myc 的表达。

（四）二萘嵌苯类化合物

二萘嵌苯(perylene)是一类与 G 四链体相互作用较强的化合物,在该分子模型的基础上合成了 PIPER 化合物,现已通过实验证实 PIPER 是强特异性与 G 四链体作用的化合物,而与单链或双链 DNA 作用微弱。PIPER 具有良好的端粒酶和 DNA 聚合酶抑制活性。此外,该化合物具有促进 G 四链体形成的作用。

三、细胞周期蛋白激酶抑制剂

周期蛋白依赖性激酶(cyclin-dependent kinase,CDK)是一组丝氨酸 / 苏氨酸蛋白激酶,可以与 cyclin 结合形成异二聚体,其中 CDK 为催化亚基,cyclin 为调节亚基,不同的 cyclin-CDK 复合物,通过调节 CDK 的活性,催化不同底物磷酸化,驱动细胞周期各相进程,引起细胞生长和增生。研究表明,90% 以上的肿瘤,尤其是胶质瘤和软组织肉瘤,都有 CDK 过度表达。基于 CDK 在调控肿瘤细胞增生与死亡中所起的关键作用,通过抑制 CDK 来治疗肿瘤成为近年来抗肿瘤药物开发的热点之一。

夫拉平度(flavopiridol)是第一个用于临床试验的 CDK 抑制剂,其抗肿瘤作用机制是多方面的。

1. 抑制 CDK　在乳腺癌细胞中的研究表明,夫拉平度可通过抑制 CDK4 和 CDK2 将细胞阻止在 G_1 期。夫拉平度通过下调 cyclin D1 的启动子,随后降低 CDK4 的活性,从而降低 cyclin D1 的水平。

2. 诱导细胞凋亡　夫拉平度能诱导乳腺癌细胞凋亡。夫拉平度对 B 细胞淋巴瘤、T 细胞白血病、慢性淋巴细胞白血病、非小细胞性肺癌细胞及头颈上皮细胞亦有诱导凋亡的作用。

3. 下调血管内皮生长因子的抗血管生成作用　人单核细胞试验显示夫拉平度能下调低氧诱导的血管内皮生长因子的表达,从而抑制血管形成。

四、蛋白激酶 C 抑制剂

蛋白激酶 C(protein kinase C,PKC)属于多功能丝氨酸 / 苏氨酸激酶,是 G 蛋白偶联受体系统中的效应物,在非活性状态下是水溶性的,游离于细胞质中,PKC 的激活依赖于膜脂二酰甘油(diacylglycerol,DAG)和 Ca^{2+} 的存在。当 DAG 在质膜中出现时,细胞质中的 PKC 被结合到质膜上,然后在 Ca^{2+} 的作用下被激活。

PKC 是一个多基因家族,至少含有 12 个不同的亚型,分为 A、B、C 三组。A 组为传统的 PKC(cPKC),包括 α、β Ⅰ、β Ⅱ 和 γ 亚类;B 组为新型 PKC(nPKC),包括 δ、ε、η 和 θ 亚类;C 组为非典型 PKC(aPKC),由 ζ 和 λ 亚类组成。PKC 在肿瘤细胞周期、凋亡、血管生成、分化、侵袭等方面具有重要作用。因此,PKC 可作为抗肿瘤治疗靶点。

enzastaurin 是靶向 PKCβ 的一种口服丝氨酸 / 苏氨酸蛋白激酶抑制剂。已相继被美国 FDA 和欧盟委员会批准为治疗脑胶质母细胞瘤的孤儿药。enzastaurin 可竞争性地结合于 PKC 激酶的 ATP 结合袋中,使该激酶因缺乏 ATP 不能被激活,阻断了其下游多条信号转导途径包括 PI3K/Akt 通路,从而加速肿瘤细胞凋亡,抑制肿瘤细胞增殖。enzastaurin 针对复发性多形性成胶质细胞瘤患者的Ⅲ期临床试验已进行,但因为初步的临床分析数据并未显示出该药具有缓解星形胶质细胞瘤进展的作用,该药的研发公司已终止 enzastaurin 治疗脑癌的临床试验。另外,enzastaurin 作为维持疗法用于治疗乳腺癌、直肠癌、肺癌、卵巢癌及前列腺癌的临床研究目前正在进行中。

五、Aurora 激酶抑制剂

Aurora 激酶分为 Aurora-A、Aurora-B、Aurora-C 三种亚型,参与细胞中心体的成熟和分离、纺锤体的组装和稳定、染色体的浓集和中板的聚合等过程。因而,其在细胞有丝分裂过程中作为必需的激酶起着关键的作用。Aurora 激酶是细胞增殖时一种必需的酶。Aurora-A 从有丝分裂的前期到末期都位于染色体和纺锤体上,参与纺锤体的形成和染色体的分离。Aurora-B 与染色体排列和染色体分离有重要的关系,并被证实在有丝分裂期能够使 DNA 上的组蛋白 H3 磷酸化,参与染色体的浓集。Aurora-C 在胚胎期高表达,其主要功能是协助 Aurora-B 完成有丝分裂过程;而 Aurora-C 也被发现在许多肿瘤细胞或者处于炎癌转化中的细胞高表达,因而具有促进肿瘤增殖作用。

Aurora 激酶变异会增加基因组不稳定性,其过度表达和活性异常会导致纺锤体缺陷,染色体分离异常,造成细胞的非整倍性(aneuploidy),从而导致细胞恶性转化,与恶性肿瘤的发生发展密切相关。因而,Aurora 激酶家族成为新的癌症治疗靶标受到关注。Aurora 激酶抑制剂能够阻滞肿瘤细胞周期进程及其有丝分裂,诱导细胞凋亡。目前研究比较多的小分子抑制剂为抑制 Aurora-A、Aurora-B 激酶活性的药物,包括 tozasertib、PHA-680632、PHA-739358、AZD1152 等。

(一) tozasertib

tozasertib 是以 4,6-二氨基嘧啶(4,6 diaminopyrimidine)为主架的化合物,可靶向 ATP 结合位点,对所有 Aurora 激酶均有作用,它是一种 pan-Aurora 多激酶抑制剂。其中,对 Aurora-A 的抑制作用最强,而对 Aurora-B 和 Aurora-C 的抑制作用较弱。在抗肿瘤方面,tozasertib 通过抑制组蛋白 H_3 的磷酸化,抑制细胞增殖,诱导细胞凋亡。tozasertib 可通过诱导细胞凋亡,从而增强紫杉醇的抗癌作用。临床研究显示,tozasertib 对复发性或难以治愈的急性髓细胞性白血病患者有疗效。

(二) PHA739358 和 PHA680632

PHA739358 和 PHA680632 均是靶向 Aurora 激酶的小分子抑制剂,它们通过阻止细胞中 Aurora 蛋白生成而阻断细胞分化过程,抑制肿瘤生长。PHA739358 可用于治疗晚期实体瘤,PHA739358 因能显著抑制 T315I Bcr-Abl 突变细胞株的生长而成为治疗慢性髓细胞性白血病的很有前景的药物。

(三) AZD1152

AZD1152 是 Aurora-B 的选择性抑制剂,其抑制 Aurora-A、Aurora-B、Aurora-C 的半抑制浓度(half-inhibitory concentration,IC_{50})分别为 1369、0.36 和 17nmol/L,它能够在人体血浆中快速转化成活性药物 AZD1152-羟基喹唑啉吡唑酰基苯胺(AZD152-HQPA)。AZD1152 能减弱 H_3 组蛋白的磷酸化和异常有丝分裂中的细胞周期进展。临床前试验表明,AZD1152 对于结肠癌、乳腺癌、肺癌等均有活性,其机制与诱导细胞凋亡和阻断细胞周期有关。

思考题　　　　　　　　1. 目前临床使用的靶向 G 蛋白偶联受体的主要抗肿瘤药物有哪些? 它们的主要抗肿瘤作用机制是什么?

2. 为什么酪氨酸激酶抑制剂类药物成为近年来发展最快的一个研究领域？为什么目前的研究趋势已经由单一靶点转向了多靶点抑制剂？

（曲显俊　于新凤）

参考文献

［1］KHARKAR P S. Cancer stem cell (CSC) inhibitors: a review of recent patents (2012-2015). Expert Opin Ther Pat, 2017, 27 (7): 753-761.

［2］LAPPANO R, MAGGIOLINI M. Pharmacotherapeutic targeting of G protein-coupled receptors in oncology: examples of approved therapies and emerging concepts. Drugs, 2017, 77 (9): 951-965.

［3］LIU Y, AN S, WARD R, et al. G protein-coupled receptors as promising cancer targets. Cancer Lett, 2016, 376 (2): 226-239.

［4］SINGH D, ATTRI B K, GILL R K, et al. Review on EGFR inhibitors: critical updates. Mini Rev Med Chem, 2016, 16 (14): 1134-1166.

［5］NUSSINOV R, MURATCIOGLU S, TSAI C J, et al. K-Ras4B/calmodulin/PI3Kα: a promising new adenocarcinoma-specific drug target？ Expert Opin Ther Targets, 2016, 20 (7): 831-842.

［6］GROSS S, RAHAL R, STRANSKY N, et al. Targeting cancer with kinase inhibitors. J Clin Invest, 2015, 125 (5): 1780-1789.

［7］NEDAEINIA R, AVAN A, MANIAN M, et al. EGFR as a potential target for the treatment of pancreatic cancer: dilemma and controversies. Curr Drug Targets, 2014, 15 (14): 1293-1301.

［8］KNAPP S, SUNDSTRÖM M. Recently targeted kinases and their inhibitors-the path to clinical trials. Curr Opin Pharmacol, 2014, 17: 58-63.

第四十八章　肿瘤免疫治疗

第一节　概　　述

肿瘤免疫治疗是指通过重新启动并维持肿瘤免疫监测,激发、增强并恢复机体正常的抗肿瘤免疫反应,遏制肿瘤免疫逃逸,从而控制与清除肿瘤的一种治疗方法。人们对于免疫系统识别、控制肿瘤生长的认识可以追溯到 1893 年,威廉·科雷利用活细菌作为免疫刺激剂来治疗肿瘤,但由于临床疗效有限,很长一段时间内临床上对于肿瘤免疫治疗的认可度很低。临床疗效局限性的产生原因大部分是由于肿瘤细胞具有逃避免疫系统识别和清除的能力,从而使它们在宿主中定植和生长。在过去的几十年里,人们在了解肿瘤细胞逃避免疫系统的机制等方面取得了巨大的进步,这些研究为阻断肿瘤的免疫逃逸、清除肿瘤细胞提供了更多新的策略。

在机体发生肿瘤后,免疫系统必须反复经历一系列特定的步骤来发挥抗肿瘤免疫作用,我们将这些步骤称为癌症免疫周期(图 48-1)。首先,肿瘤表达的特异性抗原被树突状细胞(dendritic cell,DC)捕获处理(步骤 1)。随后,DC 捕获的抗原呈递给 T 细胞(步骤 2),从而激活针对肿瘤特异性抗原的效应 T 细胞的免疫应答(步骤 3)。由于体内存在着正向与负向调节免疫效应的多种免疫细胞,在其接受抗原刺激时会产生不同的免疫应答反应,从而维持机体免疫系统的稳态平衡,因此该步骤会决定免疫应答最终的性质,即免疫增强还是免疫抑制。效应 T 细胞与调节性 T 细胞的比例是决定最终结果的关键因素。最后,激活的效应 T 细胞向肿瘤部位迁移(步骤 4)并最终渗入肿瘤病灶(步骤 5),通过其 T 细胞受体(T cell receptor,TCR)特异性识别并结合肿瘤细胞(步骤 6),最终发挥杀伤靶细胞的作用(步骤 7)。死亡肿瘤细胞释放出的肿瘤相关抗原会再次诱导下一循环的产生,使得免疫反应不断延伸增强。但是在肿瘤患者中,癌症免疫周期通常都无法达到最佳效果。其原因可能有两种:①无法检测到肿瘤抗原,DC 和 T 细胞可能将肿瘤抗原视为自身抗原而不是外来抗原,因此产生调节性 T 细胞反应而不是效应反应;②产生的 T 细胞不能有效靶向肿瘤细胞,可能是其浸润肿瘤组织的能力受到肿瘤微环境中释放的因子的抑制。而肿瘤免疫治疗的目标就是重新启动癌症免疫周期,抑制抗肿瘤免疫时的负反馈效应,使抗肿瘤免疫反应能够不断扩大,但又应避免无限制过大从而产生自身免疫损伤。因此,最有效的方法即选择性地对肿瘤患者癌症免疫周期中各限速步骤中的免疫抑制效应进行阻断。

在步骤 1 中,可以采用放化疗杀伤肿瘤细胞并激活免疫系统,死亡肿瘤细胞释放的特异性抗原对免疫系统识别和靶向杀伤肿瘤细胞同样具有促进作用;在步骤 2 中,可以应用肿瘤疫苗,通过人为给予特异性的肿瘤相关抗原来刺激免疫反应的激活。目前,也有多个商品化肿瘤疫苗在临床应用,如1990年美国 FDA 批准的第一个肿瘤疫苗 TheraCys,用于预防和治疗经尿道切除术后原发性或复发性非肌层浸润性尿路上皮癌,又如 T-VEC(talimogene laherparepvec)是一种溶瘤性疱疹病毒,可用于治疗晚期黑色素瘤;在步骤3与步骤7中,可以采用免疫检查点抑制剂与免疫细胞表面的抑制性受体结合,从而阻断该受体与肿瘤表面的相应配体结合,阻断免疫抑制效应。基于该策略,美国 FDA 已相继批准了细胞毒 T 淋巴细胞相关抗原 -4(cytotoxic T lymphocyte associated antigen-4,CTLA-4)抑制剂易普利姆玛(ipilimumab)及程序性死亡受体 -1(programmed cell death protein 1,PD-1)抑制剂纳武利尤单抗(nivolumab)用于多种肿瘤的治疗。步骤4为淋巴细胞向肿瘤部位迁移,目前尚无针对该步骤的有效手段;步骤5中可以应用抗血管内皮生长因子(vascular endothelial growth factor,VEGF)抗体激活免疫细胞;步骤6中可以应用细胞过继免疫治疗提供大量针对肿瘤细胞的激活状态 T 细胞,增强机体的抗肿瘤免疫效应。如应用肿瘤浸润淋巴细胞(tumor infiltrating lymphocyte,TIL)、自然杀伤细胞(natural killer cell,NK 细胞)、工程 T 细胞[T 细胞受体改造的 T 细胞(T cell receptor engineered T cell,TCR-T)]和嵌合抗原受体 T 细胞(chimeric antigen receptor T cell,CAR-T)等。综上,肿瘤免疫过程各步骤的干预措施主要分为放化疗直接杀伤肿瘤细胞和免疫疗法增强肿瘤免疫作用进而间接抑制肿瘤两个方面。其中免疫疗法主要分为肿瘤疫苗、免疫检查点治疗以及过继性免疫疗法三个方面,第二节将对单抗类免疫检查点抑制剂进行介绍,细胞过继免疫治疗将在第三节进行介绍。

然而,在免疫疗法成为一种更有效的癌症治疗方法之前,仍面临许多挑战和需要克服的障碍。例如,如何通过调控肿瘤微环境来增强效应 T 细胞对肿瘤的浸润,如何增加肿瘤主要组织相容性复合体(major histocompatibility complex,MHC)的表达从而更充分地暴露肿瘤相关抗原,如何调控细胞因子的产生及其潜在的不良反应,如何降低由于各种基因工程免疫细胞造成的累积基因突变而导致的继发性恶性肿瘤的风险等。尽管存在这些挑战,免疫疗法仍然非常有望发展为标准的抗癌疗法,对肿瘤免疫治疗的研究和药物的开发具有重要的意义和广阔的前景。

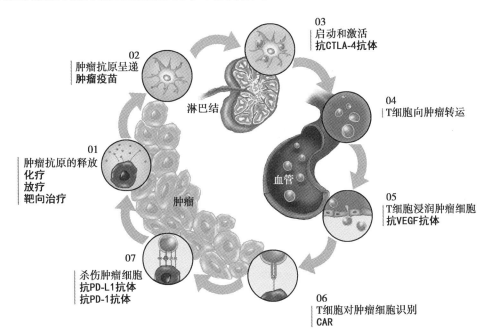

图 48-1　癌症免疫循环及免疫疗法治疗策略

第二节　免疫检查点治疗

　　各种各样的基因突变和表观遗传改变是引起肿瘤的关键诱因,也使得各种癌症具有其特异性表达的多种抗原,从而使免疫系统通过识别这些抗原将肿瘤细胞与正常细胞区分开来。以 T 细胞为例,T细胞通过以下过程实现对肿瘤细胞的识别和清除:首先,肿瘤抗原经抗原呈递细胞(antigen presenting cell,APC)摄取处理,形成 MHC 并表达于 APC 表面,T 细胞上的 T 细胞受体(T cell receptor,TCR)与MHC 特异性结合,从而启动 T 细胞识别抗原的第一信号;此后,表达于 T 细胞表面的共刺激受体(如CD28)通过与表达于 APC 表面的配体如 B7-1(CD80)或 B7-2(CD86)结合,从而产生刺激 T 细胞增殖、分泌细胞因子以及形成记忆细胞等免疫反应的第二信号(图 48-2)。T 细胞表面表达的共刺激受体分为共激活受体和共抑制受体,而抗原识别启动响应的最终幅度和质量则受共激活信号和共抑制信号之间平衡的调节,这种发挥免疫负调控作用的共抑制信号则称为免疫检查点。共激活信号和共抑制信号两者间的最终平衡决定 T 细胞识别抗原后被激活发挥免疫杀伤作用还是被抑制进入耗竭状态或凋亡。通过单克隆抗体阻断免疫细胞表面的免疫检查点从而达到激活抗肿瘤免疫的目的,称为免疫检查点治疗。

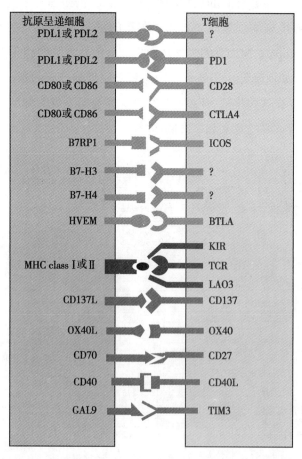

图 48-2　T 细胞表面多种共刺激和共抑制受体与抗原呈递细胞表面的相应配体

共激活受体通常表达在静息状态下的 T 细胞表面,而当 T 细胞激活时,共抑制受体表达则大幅上调,发挥其负调控作用,从而维持机体免疫系统的平衡。在正常生理条件下,免疫检查点对于维持自身耐受即预防自身免疫以及在免疫系统对病原性感染作出反应时保护组织免受损害是至关重要的。而在肿瘤产生状态下,免疫检查点蛋白的表达受肿瘤影响而上调,从而造成肿瘤的免疫逃逸。而阻断这些共抑制受体和相关信号通路则可能有利于增强机体抗肿瘤免疫应答,如今该策略正成为肿瘤免疫治疗的一种颇具前景的治疗策略。目前研究已经涉及多种免疫检查点,其中第一个发现的免疫检查点是 CTLA-4,随后又相继发现了 PD-1、LAG-3 和 TIM-3 等多种免疫检查点。下面将分别对主要的免疫检查点抑制剂予以介绍。

一、抗细胞毒 T 淋巴细胞相关抗原 -4 抗体

CTLA-4 于 1987 年在细胞毒性 T 淋巴细胞 cDNA 文库中被首次发现,它属于免疫球蛋白超家族中的分子,主要表达在活化的 T 细胞表面。当 DC 等 APC 识别和摄取肿瘤细胞表达的特异性抗原并形成 MHC 呈递给 T 细胞时,T 细胞表面结构性的共刺激受体 CD28 通过与表达于 APC 表面的配体如 B7-1(CD80)或 B7-2(CD86)结合,产生强烈的 TCR 信号,从而激活 T 细胞。而当 CD28 与 B7 分子结合产生 T 细胞活化信号后,原本表达于细胞质内的共抑制受体 CTLA-4 则受此影响大量转移至 T 细胞表面,发挥负反馈调节作用。CTLA-4 与 CD28 同源,其配体均为 B7-1(CD80)和 B7-2(CD86),而 CTLA-4 与 B7-1/B7-2 的结合能力比 CD28 与 B7-1/B7-2 的结合能力强 10~20 倍,可以通过竞争性结合 B7-1/B7-2 从而阻断免疫突触中的 B7-CD28 T 细胞激活信号,进而抑制 T 细胞的免疫应答,对免疫反应起关键负调控作用,从而导致免疫系统对肿瘤的杀伤作用有限。

在针对 CTLA-4 的临床前研究中,Allison J P 及其同事首次对 CTLA-4 进行了研究:他们采用单克隆抗体封闭 CTLA-4,从而抑制了小鼠结肠癌和小鼠肉瘤的生长。并且在动物实验中,已经成形的实体肿瘤经抗 CTLA-4 抗体处理后,免疫系统同样对肿瘤可以产生排斥反应,并且这种排斥反应可以在肿瘤细胞二次接种时再次发挥作用,从而对小鼠产生保护作用,抑制肿瘤的生长。然而,在高致瘤性但免疫原性差的肿瘤如鼠黑色素瘤 B16 中,抗 CTLA-4 抗体作为单药应用几乎没有效果。而当抗 CTLA-4 抗体与表达粒细胞 - 巨噬细胞集落刺激因子(granulocyte-macrophage colony stimulating factor,GM-CSF)的肿瘤细胞疫苗联合应用时,治愈率可从单用疫苗的 16% 提高到联合应用的 80%。但值得注意的是,在应用抗 CTLA-4 抗体而成功诱导肿瘤免疫排斥的小鼠中,由于 T 细胞对酪氨酸酶相关蛋白 -2(tyrosinase related protein-2,TRP-2)的反应过强而产生了皮肤褪色现象。

基于这些基础研究的结果,OTT 等人进行了 Ⅰ 期临床试验,对预先接种过肿瘤疫苗的黑色素瘤和卵巢癌患者进行单次输注 CTLA-4 阻断抗体 MDX-CTLA4(现称为 ipilimumab),ipilimumab 是一种抗 CTLA-4 的全人源单克隆抗体,是第一个被证实可以延长晚期黑色素瘤患者总生存期(overall survival,OS)的药物。在当时的 Ⅰ 期临床试验中,5 例(3 例黑色素瘤和 2 例卵巢癌)接受了表达自体 GM-CSF 的全肿瘤细胞疫苗的患者输注 MDX-CTLA4 后全部表现了抗肿瘤免疫增强反应,而接种了含有特定抗原的肿瘤疫苗的 4 例黑色素瘤患者则未显示出临床反应。在出现临床反应的患者的肿瘤组织中,观察到淋巴细胞和中性粒细胞浸润增加,同时出现肿瘤坏死和肿瘤血管病变。尽管导致了一些皮肤毒性,但 ipilimumab 单药治疗的耐受性良好。此后又经过 7 年,一项随机对照Ⅲ期临床试验才对 ipilimumab

的有效性进行了证实,该试验在转移性黑色素瘤患者中,将 ipilimumab 加 gp100 肽疫苗、ipilimumab 单一用药和 gp100 肽疫苗单一用药三组进行了比较,结果显示与 gp100 疫苗相比,ipilimumab 能够将患者的中位 OS 延长 4 个月。基于这一关键的Ⅲ期临床试验,ipilimumab 终于在全世界多个国家被批准用于治疗转移性黑色素瘤,具体给药以 3mg/kg 的剂量进行 4 次 3 周的序贯疗法。在第二阶段的Ⅲ期临床试验中,将 ipilimumab 单一用药与当时治疗黑色素瘤的一线药物达卡巴嗪,以及达卡巴嗪+ipilimumab(10mg/kg)的联合用药 3 组进行了比较,结果表明,与单独应用达卡巴嗪相比,达卡巴嗪与 ipilimumab 联合用药也可使患者的 OS 显著延长。Ⅱ期和Ⅲ期临床试验的数据显示,ipilimumab 可诱导 10%~15% 的患者产生明显的临床反应,并且,在大剂量给予 ipilimumab 的患者中可以观察到持久的肿瘤抑制作用。在Ⅱ期和Ⅲ期临床试验中接受治疗的近 2 000 例转移性黑色素瘤患者的总生存分析结果显示,在 ipilimumab 治疗开始后的 3 年内,21% 的患者仍然存活,此后只有少数患者死于该疾病。此外 tremelimumab、AGEN-1884 等其他 CTLA-4 抑制剂的临床试验也正在积极开展中。

CTLA-4 阻断在临床应用中也伴随着不良反应(adverse effect,AE)的发生。尽管 ipilimumab 是完全的人源 IgG1 单克隆抗体,但其在临床应用过程中确实会发生输液反应,尽管这种不良反应发生率很低。由于 CTLA-4 是 T 细胞免疫应答的负调节因子并参与对机体自身免疫反应的抑制,ipilimumab 对 CTLA-4 的阻断可诱导免疫相关的 AE(immune-related adverse event,irAE)或一些特异性的 AE。比如结肠炎、肝炎、皮炎、甲状腺炎和垂体炎、与自身免疫性疾病类似的疾病如感染性肠病、自身免疫性肝炎和皮炎以及葡萄膜炎等疾病。在一项临床试验中观察到超过 60% 的患者会产生 irAE,但是绝大多数不良反应都相对温和,大约 20% 的患者中观察到 3~4 级 irAE,这种情况下患者通常需要住院治疗和高剂量皮质醇或其他免疫抑制药物来进行进一步治疗。

二、程序性死亡蛋白 -1/ 程序性死亡配体 -1 抑制剂

程序性死亡蛋白 -1(PD-1,CD279)也是一种免疫检查点,它是 CTLA-4 的同源物,是另一种主要在活化 T 细胞上表达的负调节受体,与 CTLA-4 同属免疫球蛋白超家族,主要表达于活化的 T 细胞和 pro-B 细胞表面。1992 年,本庶佑博士及其同事发现了 PD-1 基因,它编码一种免疫球蛋白超家族的蛋白质,当胸腺细胞程序性死亡时,细胞表面就会诱导表达这种蛋白质,因此将其命名为程序性死亡蛋白。后来研究证实 PD-1 在淋巴细胞和单核细胞活化后即可诱导表达,而且它并不参与细胞的凋亡过程。与 CTLA-4 相似,PD-1 在静息状态下的 T 细胞中不表达,在 TCR 介导的 T 细胞活化时其表达可显著上调。与 CTLA-4 略有不同的是,PD-1 与配体结合时,TCR 和 PD-1 受体处于同时被激活状态,此时 PD-1 受体产生的抑制信号会阻断 TCR 信号介导的磷酸化,最终抑制 T 细胞活化,使细胞耗竭失能。研究显示,PD-1 可在慢性传染病和癌症中持续表达,PD-1 在大部分肿瘤浸润淋巴细胞(tumor infiltrating lymphocyte,TIL)中高表达,CD8$^+$ TIL 上 PD-1 的持续表达可导致 TIL 无反应性或耗竭,与 PD-1-TIL 相比,PD-1$^+$ TIL 中细胞因子产生明显减少。

与 CTLA-4 相似,PD-1 可与两种配体结合,分别为 PD 配体 -1(PD-L1,B7-H1,CD274)或 PD 配体 -2(PD-L2,B7-DC,CD273)。PD-L1 与 PD-L2 也是抗原呈递细胞表达的 B7 免疫球蛋白超家族成员,两种配体具有 37% 的序列同源性,但两种配体的组织分布不尽相同,PD-L1 的表达更为广泛,在造血细胞和非造血细胞中被炎性细胞因子 γ 干扰素(interferon-γ,IFN-γ)诱导而表达,而 PD-L2 的表达更为有

限,主要于造血细胞来源的细胞表面表达,在活化的树突状细胞和一些巨噬细胞中具有更多的选择性表达。同时,肿瘤细胞表面同样可以高表达 PD-1 配体 PD-L1 和 PD-L2,在小鼠体内肿瘤模型和人肿瘤细胞系中都观察到了 PD-L1 的高表达。研究已经证明人肿瘤中的 PD-L1 表达与肿瘤微环境中 T 细胞浸润和 IFN-γ 水平密切相关,肿瘤细胞与免疫细胞间存在相互的反馈调节,从而在机体抗肿瘤免疫应答中对肿瘤细胞起到了一定的保护作用。并且研究显示 PD-L1 和 PD-L2 的高表达与肺癌、肾癌、卵巢癌、胰腺癌等多种肿瘤的不良预后密切相关。由此表明,PD-1 与其配体的结合作为机体抗肿瘤免疫的一种负反馈调节机制,在肿瘤的免疫逃逸中发挥着至关重要的作用。

针对 PD-1/PD-L1 的各种体内外研究是目前的研究热点之一。早期研究表明,敲除 PD-1 的小鼠在晚年会出现系统性红斑狼疮样关节炎和肾小球肾炎,并且在与自身反应性 2C TCR 转基因小鼠杂交后,这些动物会产生致死性的移植物抗宿主样综合征,在真皮、肺、肾和其他组织中可见炎性细胞密集浸润。PD-1 缺陷型小鼠也可能患扩张性心肌病,这种疾病对于大多数动物而言都是致死性的。由于这种慢性心脏病在重组激活基因(recombination activating gene,RAG)缺陷的动物中是原本不存在的,因此以上的研究结果表明 PD-1 在维持机体对自身抗原的免疫耐受和预防自身免疫疾病中具有至关重要的作用。在这一发现之后不久,人们克隆了编码 PD-1 配体的基因,发现配体 PD-L1 或 PD-L2 与表达 PD-1 的 T 细胞相结合可以导致 TCR 介导的信号通路下调,最终导致 T 细胞的功能性无应答。内源性和外源性刺激均可诱导肿瘤细胞高表达 PD-L1:内在机制如抑癌基因 *PTEN* 缺失激活 PI3K 途径诱导 PD-L1 表达,外周刺激如外周活化 T 细胞分泌的 IFN-γ 诱导 PD-L1 表达。而肿瘤细胞 PD-L1 的表达可以使肿瘤特异性 T 细胞失活,从而介导肿瘤的免疫逃逸。有研究证实 PD-L1 和 / 或 PD-1 的表达与患者预后密切相关:在某些肿瘤中,这两种分子的高表达与较差的存活率呈正相关,但是在另一些肿瘤中,它们的表达却可显著改善患者预后。此外,有研究指出,转移性黑色素瘤患者的肿瘤浸润淋巴细胞通常高水平地表达 PD-1,尤其是在是肿瘤反应性 T 细胞中,因此 PD-1 的表达可以作为肿瘤反应性 T 细胞的特异性标志物。用 PD-1 或 PD-L1 的抗体阻断表达 PD-L1 的肿瘤细胞和表达 PD-1 的肿瘤特异性 T 细胞之间的相互作用可以增强 T 细胞对肿瘤细胞的细胞毒作用。

2010 年,Brahmer J R 等人首次在 I 期临床试验中证实了一种完全人源化单克隆抗体 MDX-1106,现在名为纳武利尤单抗(nivolumab),单次静脉给药在各种肿瘤类型(结直肠癌、肾细胞癌、黑色素瘤、非小细胞肺癌和去势难治性前列腺癌)的患者中均具有临床疗效,其剂量范围为 0.3~10mg/kg。无论给药剂量水平如何,在临床输注 2 个月以后,患者体内的 PD-1 受体封闭率可达到 70% 以上。经计算,纳武利尤单抗的体内半衰期为 12~20 天。虽然在一些患者中观察到 irAE,但是其安全性仍然是可接受的。基于这些非常有利的临床试验结果,研究者进一步对纳武利尤单抗和另一种抗 PD-1 人源化抗体彭布利单抗(pembrolizumab),以及两种人源化 PD-L1 单克隆抗体 MDX-1105 和 MPDL3280A 开始了一系列的临床试验。

经过一系列的临床研究,美国 FDA 最终在 2014 年批准彭布利单抗和纳武利尤单抗用于晚期黑色素瘤患者的治疗,并在 2015 年 3 月批准纳武利尤单抗用于鳞状非小细胞肺癌(non-small cell lung cancer,NSCLC)患者的治疗。在一项抗 PD-1 疗法的 III 期临床试验中,对 296 例患有 NSCLC、肾细胞、结直肠癌、去势抵抗性前列腺癌或晚期黑色素瘤的患者应用纳武利尤单抗,有 1/5~1/4 的患者表现出客观临床反应,在这些患者中药效可以维持一年以上。近期,纳武利尤单抗在治疗霍奇金淋巴瘤中的有效性也得以证实:对复发或难治性霍奇金淋巴瘤的患者给予纳武利尤单抗,其总反应率为87%,不良反应事件为1级或2级。随着靶向PD-L1途径的研究不断突破,某些被认为不具有免疫原性的肿瘤如NSCLC、膀胱癌和卵巢癌的免疫治疗也取得了成功。目前,几种抗PD-L1抗体,包括BMS-936559、MED14736、MPDL3280A和MSB0010718C也已经成功研发。

通常,PD-1和PD-L1抑制剂具有相当好的耐受性,在广泛的治疗剂量范围内均有不太严重的irAE。例如,对黑色素瘤患者应用纳武利尤单抗治疗的Ⅰ期研究报告,54%的患者发生irAE,但只有5%的患者发生3~4级irAE。在治疗的前6个月内,最常见的副作用为轻度疲劳、皮疹、瘙痒、腹泻、食欲减退和恶心并伴随与皮肤和胃肠道疾病(如白癜风和结肠炎)相关的特殊irAE。无症状性的转氨酶升高以及1~2级甲状腺炎也相对常见(10%~20%)。肺炎、白癜风、结肠炎和垂体炎等免疫相关的特殊不良事件也有报道。大多数患者在临床症状缓解后能够重新开始治疗。

与抗CTLA-4疗法相比,PD-1和PD-L1抑制剂的毒性有所降低。应用双重免疫检查点阻断疗法可对抗肿瘤免疫产生协同作用。目前,通过给予ipilimumab和纳武利尤单抗阻断PD-1/PD-L1和CTLA-4疗法的联合应用在Ⅰ～Ⅲ期临床研究中已经取得了令人信服的结果,并且其不良反应发生率也处于可接受范畴,这些结果表明多种检查点阻断疗法的联合应用可能具有良好的临床应用前景。

三、其他免疫检查点

(一)淋巴细胞活化基因-3

淋巴细胞活化基因-3(lymphocyte activation gene-3,LAG-3),又称CD223,是免疫球蛋白超家族的另一种表面分子,表达于活化的T细胞、NK细胞、B细胞和浆细胞样树突状细胞(dendritic cell,DC)上。LAG3是一种受体,其主要与配体主要组织相容性复合物(MHC)-Ⅱ类分子相互作用,目前认为其在调节DC的功能中发挥作用。MHC-Ⅱ类分子主要在上皮肿瘤细胞中高表达,在DC和TIL中同样高表达。LAG-3在免疫反应过程中及在调控T细胞增殖方面具有重要作用,此外,LAG-3在调节性T细胞(regulatory cell,Treg)中高表达,并且对调控Treg细胞的功能也具有重要作用。研究表明,LAG-3可以抑制$CD8^+$效应T细胞的功能,而抗LAG-3抗体则可以增强T细胞的增殖能力以及效应T细胞的功能。

相较于CTLA-4和PD-1而言,在LAG-3敲除的小鼠模型中则没有产生明显的自身免疫反应。在某些恶性肿瘤中,肿瘤浸润淋巴细胞中LAG-3与PD-1的共表达与$CD8^+$效应T细胞的功能受损密切相关。尽管单独的LAG-3抑制不足以恢复抗原特异性T细胞的反应性,但LAG-3和PD-1的联合阻断则可以起到协同作用。在几种肿瘤模型中应用抗体联合阻断LAG-3和PD-1均观察到抑瘤作用,而且没有观察到任何短期自身免疫反应。基于此项发现,多家公司已开发出抗LAG-3抗体:LAG3特异性抗体BMS986016(公司:Bristol-Myers Squibb)已进入癌症Ⅰ期临床试验,该试验针对抗LAG-3单一疗法或与抗PD-1联合应用的疗效进行临床观察。此外,靶向LAG-3和PD-1(公司:Tesaro/AnaptysBio)的双特异性抗体也处于临床前开发阶段。LAG-3/Fc融合蛋白IMP321(Immutep的先导化合物)在肾细胞癌、转移性乳腺癌和晚期胰腺癌中也观察到生物活性和临床反应。

（二）T 细胞免疫球蛋白黏蛋白分子 -3

T 细胞免疫球蛋白黏蛋白分子 -3（T cell immunoglobulin domain and mucin domain protein-3，TIM-3）是一种免疫检查点受体，在 T 细胞、NK 细胞和单核细胞中表达。与 TIM-3 结合的配体包括半乳糖凝集素 -9（galectin-9）、高迁移率族蛋白 B1（high mobility group protein B1，HMGB1）、磷脂酰丝氨酸和癌胚抗原相关细胞黏附分子 1（carcinoembryonic antigen-associated cell adhesion molecule 1，CEACAM1）几种。TIM-3 可以通过与其配体结合，阻断 T 细胞表面激活性受体与这些配体的结合从而抑制 T 细胞的活化。抗 TIM-3 单克隆抗体可以通过阻断 TIM-3 受体进而抑制其对免疫系统的负调控作用。

半乳糖凝集素 -9 主要在 Treg 细胞中表达，在各种类型的肿瘤中均观察到其表达上调。TIM-3 在与其配体半乳糖凝集素 -9 结合后可诱导 Th1 细胞死亡并通过 TIM-3 依赖的相关途径抑制 Th1 细胞的免疫应答。Bat3 是一种细胞质蛋白，可以通过拮抗 TIM-3 发挥保护 T 细胞的作用。抗 TIM-3 疗法可以抑制肿瘤生长并促进 T 细胞介导的抗肿瘤免疫反应。有研究显示在小鼠和人类的多数肿瘤浸润淋巴细胞（tumor-infiltrating lymphocyte，TIL）上，TIM-3 与 PD-1 通常为共表达形式存在。TIM-3$^+$PD-1$^+$TIL 细胞是各种实体瘤中含量最为丰富的一种 TIL，也是导致最严重的免疫耗竭的罪魁祸首。其可抑制 T 细胞增殖并使 T 细胞分泌 IFN-γ、IL-2 和肿瘤坏死因子 -α 的能力降低。TIM-3 阻断可增加黑色素瘤患者 IFN-γ、肿瘤坏死因子 -α 的产生，并促进 CD8$^+$ T 细胞增殖。与 PD-1 阻断相比，在动物模型中的 TIM-3 阻断已显示出相似的抗肿瘤活性，并且研究证实抗 PD-L1 和抗 TIM-3 抗体联合应用在抑制肿瘤生长以及促进抗肿瘤免疫反应方面非常有效。

免疫检查点抑制剂的应用突破了普通免疫疗法激活免疫系统后由于机体的某些负反馈调节而导致的治疗效果的局限性，重新燃起了癌症免疫治疗的希望。这种疗法革命性地改变了肿瘤治疗的传统策略和标准，正在被越来越广泛地作为一种重要的治疗手段应用于肿瘤的控制和治疗。免疫检查点抑制剂在未来将会拥有非常广泛的应用前景。尽管免疫检查点抑制剂的研究取得了巨大的成效，但它们确实存在潜在的局限性，如延迟反应、对部分患者的疗效有限等。如何选取预测性和预后性生物标志物从而更好地根据患者的个体情况选择对患者有效的免疫检查点抑制剂、如何将免疫检查点抑制剂的单一应用扩大至几种免疫检查点抑制剂组合使用或不同免疫疗法的组合使用，并降低药物的副作用及治疗成本等问题，仍然需要进一步研究。因此，基于生物标志物的研究将成为免疫检查点抑制剂应用进一步推广的重要手段，从而指导未来个性化癌症免疫疗法的发展。

第三节　细胞过继免疫治疗

细胞过继免疫治疗（adoptive cell therapy，ACT）是一种被动免疫疗法，主要是指通过体外激活和扩增肿瘤特异或非特异性杀伤细胞，回输患者体内后，直接杀伤肿瘤或激发机体肿瘤免疫效应的治疗方法。迄今为止，已经制定了许多 ACT 策略，包括肿瘤浸润淋巴细胞（TIL）、自然杀伤（NK）细胞、工程 T 细胞［T 细胞受体改造的 T 细胞（TCR-T）］和嵌合抗原受体 T 细胞（CAR-T）。本节简要介绍 ACT 的概况和发展历程，下一章中将进一步介绍 ACT 相关内容。

一、概况

Mitchison N A 于 60 年前利用小鼠首次评价了 ACT 作为治疗方法的效能。20 世纪 80 年代早期，美国国家癌症研究所（National Cancer Institute，NCI）的 Rosenberg 小组证明了淋巴因子激活的杀伤细胞（lymphokine activated killer cell，LAK）在小鼠黑色素瘤模型中具有抗肿瘤能力，LAK 细胞与白细胞介素-2（interleukin-2，IL-2）联合治疗黑色素瘤效果更好。20 世纪 80 年代后期，在 LAK 细胞的基础上，Rosenberg 小组发现来自肿瘤组织的浸润淋巴细胞（tumor-infiltrating lymphocyte，TIL）对肿瘤细胞具有较高的细胞毒性，TIL 对肿瘤相关抗原（tumor associated antigen，TAA）具有高度特异性，Rosenberg 认为这两种 ACT 是肿瘤治疗史上的一个里程碑。2005 年 Gattinoni L 小组首次阐明全身照射和淋巴清除化疗对小鼠黑色素瘤模型的 ACT 有益（图 48-3）。

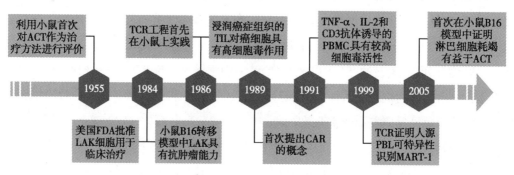

图 48-3 ACT 发展的历史线

ACT 的关键是产生有效的 T 细胞应答，这些 T 细胞必须识别肿瘤细胞主要组织相容性复合体呈递的特异性抗原，从而杀伤肿瘤细胞。尽管临床试验已证明 ACT 对黑色素瘤和血液恶性肿瘤有一定的疗效，然而，ACT 也存在多种耐药机制，限制其在体内的抗肿瘤活性，目前仍然面临着很大的困难。肿瘤的免疫抑制微环境在耐药中起重要作用。免疫抑制机制涉及肿瘤微环境中许多类型的细胞，包括调节性 T 细胞、肿瘤相关巨噬细胞、基质成纤维细胞、骨髓谱系衍生的抑制细胞，以及当前尚未定义的其他细胞类型。这些细胞会产生免疫抑制细胞因子和其他可溶性因子或表达可结合免疫检查点分子的表面分子，如 PD-1、CTLA-4、TIM-3 等都会影响 ACT 的有效性。肿瘤细胞还可以改变其生长环境以抑制免疫系统的活性，并通过趋化因子和细胞因子的活性调节血管新生过程。ACT 应用中的另一个障碍是其经济成本。大规模复杂的治疗包括患者治疗前准备、长时间的细胞培养和熟练的操作都需要很高的运行经费。

二、肿瘤浸润淋巴细胞过继免疫治疗

肿瘤浸润淋巴细胞（tumor-infiltrating lymphocyte，TIL）是一类肿瘤浸润性且具有抗原效应的细胞群，包括瘤内肿瘤浸润淋巴细胞（intratumoral TIL，iTIL）及间质中的基质肿瘤浸润淋巴细胞（stromal TIL，sTIL）。TIL 过继免疫治疗是指通过提取患者的 TIL，经扩增培养后回输进入患者体内，从而发挥抗肿瘤作用的免疫治疗手段。

1987 年，Muul L M 进行了体外研究，证明从分离的黑色素瘤中获得的人 TIL 能够识别自体肿瘤。在随后的研究中，罗森伯格等人首次报道了 TIL 可以导致转移性黑色素瘤患者的肿瘤消退。研究表明，这种治疗方案比单独使用 IL-2 治疗效果更好。2002 年，Dudley M E 等人报道了首例 TIL 试验，在自体 TIL 给药前接受非清髓性淋巴细胞清除术的 13 例黑色素瘤患者中，6 例患者有临床反应。2005 年的后续研究中，他们观察了共 35 例患者的结果，试图确定 TIL 过继免疫治疗的疗效，报告显示 35 例接受治疗的患者中，18 例（51%）患者出现了临床反应。因此，实验证明 TIL 可以介导黑色素瘤患者的肿瘤消退。研究人员对 13 例转移性黑色素瘤患者进行了临床试验，研究表明，在过继转移活化的肿瘤反应性 T 细胞之前进行非清髓性化学疗法，肿瘤消退和临床反应的总体发生率增加。此外，序列分析表明肿瘤消退与过继转移的 T 细胞克隆在外周血中保留的持久性之间存在显著的相关性，表明 T 细胞持久性的缺乏可能是限制 TIL 过继免疫治疗发挥作用的主要因素。2010 年，进一步验证了培养持续时间与临床结果之间的显著相关性，且应答组患者的 CD8$^+$ 和 BTLA$^+$ T 细胞以及分化的效应 T 细胞水平更高。研究人员进行了 Ⅰ/Ⅱ 期临床研究，以测试肿瘤反应性 T 细胞过继转移的可行性和安全性。结果表明，在应答组患者中主要检测到辅助性 T 细胞 1（helper T cell，Th1）细胞因子（IFN-γ、IL-2、TNF-α），并且在非应答组患者中主要检测到 Th2 细胞因子（IL-4、IL-5、IL-10），这项研究说明临床反应与用于输注的 T 细胞的 Th1/Th2 细胞因子谱相关。

除了上述对黑色素瘤患者的治疗外，近几年还报道了 TIL 对其他肿瘤类型治疗的一些研究。通过研究肾癌患者中 TIL 的表型和功能，研究人员发现肾癌相关的 TIL 由 CD4$^+$ 辅助 T 细胞和活化的 CD8$^+$ 效应记忆 T 细胞组成。因此，肾癌相关的 TIL 可能在表型上非常类似于在黑色素瘤病变中发现的那些表型。Mahmoud S M 等人报道，乳腺癌患者 CD8$^+$ 淋巴细胞的总数与存活率和抗肿瘤活性相关。总之，对 TIL 的研究可为患者提供可行的治疗方式，提升 TIL 的数量和质量可以改善癌症患者的预后。

三、T 细胞过继免疫治疗

虽然传统的过继免疫治疗如 TIL 过继免疫治疗在癌症治疗中已经发挥了一定的作用，但是分离这种细胞比较困难，限制了其广泛应用。近年来，基因工程 T 细胞疗法已经在临床上取得了一定的进展。这种方法主要是利用分子生物学手段克隆肿瘤特异性 T 细胞的 TCR 基因，并借助病毒载体将 TCR 基因转入正常的 T 细胞中，使这些 T 细胞因携带肿瘤特异性 TCR 而成为特异性的肿瘤杀伤细胞。通过改变 TCR 的特异性或通过将抗体样识别导入 T 细胞来对 T 细胞进行遗传修饰，被统称为 TCR-T 细胞过继免疫治疗。目前，临床研究中最重要的基因工程 T 细胞是 T 细胞受体（T cell receptor，TCR）改造的 T 细胞（TCR-T）和嵌合抗原受体（chimeric antigen receptor，CAR）改造的 T 细胞（CAR-T）。

（一）TCR-T 细胞过继免疫治疗

TCR-T 细胞治疗要选择适当的肿瘤抗原特异的 T 细胞。一般肿瘤抗原分为两类，第一类是 TSA，在病毒或肿瘤组织中表达，大多数 TSA 是由于基因突变导致的，不同的患者 TSA 有很大的不同。第二类是 TAA，TAA 是肿瘤细胞过度表达的非突变的自身抗原，不同个体之间共同表达 TAA。目前，大多数 TCR-T 细胞治疗选择的靶点都是 TAA，如黑色素瘤抗原 T 细胞 1（melanoma antigen recognized by T cell 1，MART-1）、酪氨酸酶（tyrosinase）等。除了 TAA，许多研究者在对癌 - 睾丸抗原（cancer-testis antigen,CTA)进行研究。CTA 是一种免疫原性蛋白,通常在睾丸生殖细胞中表达,已发现胎儿时期的卵巢能表达多种 CTA,成人的卵巢中 CTA 表达较少。CTA 在许多肿瘤细胞中表达异常,如膀胱癌、肺癌和肝癌。靶向 CTA 的优点在于 T 细胞会选择性地消除肿瘤细胞,而且还可以减少对正常组织的杀伤作用。除此之外,TCR-T 也可以选择突变抗原作为靶标,突变抗原由于具有特异性突变的特点,TCR-T 细胞不会杀伤正常细胞,增加了其安全性并减小了脱靶效应的风险。

除了提高 TCR 表达水平,TCR 基因疗法的关键还在于提取出与靶抗原亲和力很高的 T 细胞克隆。TCR-T 细胞可以识别和裂解肿瘤细胞,而且由于患者会对自身的肿瘤细胞产生免疫耐受,因此研究人员提出了一系列提高 TCR 亲和力的方案来改善患者对自身肿瘤抗原耐受的情况。例如采用人类白细胞抗原(human leucocyte antigen,HLA)转基因小鼠产生抗人肿瘤抗原的 TCR,运用这个方案获得的 TCR 亲和力较高,除了用转基因小鼠获得 TCR,还可以利用同种异体抗原呈递细胞与抗原肽刺激 T 细胞,从增殖产生的 T 细胞群中,可以得到具有高亲和力和高反应性的单细胞克隆,进一步克隆出 TCR。

在过去几年,对于 TCR-T 的研究已经取得了很大的进展,随着研究的深入以及技术的进步,在患有黑色素瘤、结肠癌、滑膜细胞肉瘤的患者中进行 TCR-T 细胞治疗,可以观察到理想的临床效果,说明这种方法在恶性肿瘤治疗中具有可行性。同时,值得注意的是,由于其高反应性,TCR-T 细胞能够识别与正常组织结合的抗原,对其产生毒副反应。因此,寻找特异的肿瘤抗原,发现新靶点,仍然是一项比较艰巨的任务。和其他免疫细胞疗法一样,TCR-T 细胞疗法也需要克服肿瘤微环境中的免疫耐受,因此还有很多问题有待解决,面临的挑战还有很多。

(二) CAR-T 细胞过继免疫治疗

CAR-T 细胞免疫疗法是一种肿瘤过继细胞免疫疗法,主要是利用基因工程技术修饰 T 淋巴细胞,使其表达嵌合抗原受体,以非主要组织相容性复合体(MHC)限制性的方式杀伤肿瘤细胞。CAR-T 的优势在于不受 MHC 限制,同时获得共刺激信号,通过抗原抗体结合机制特异性识别肿瘤抗原,避免了肿瘤细胞通过 MHC 下调的逃逸机制。CAR-T 细胞早期主要用于治疗血液肿瘤,近年来也应用于实体瘤的治疗。虽然 CAR-T 细胞在临床试验中取得了显著的效果,但同时也出现了诸多安全性问题,包括细胞因子释放综合征、肿瘤溶解综合征、神经毒性和脱靶效应等。

CAR 基本结构包括胞外结构域、跨膜结构域和胞内结构域。胞外结构域是由单克隆抗体的重链和轻链的抗原结合区组成的单链可变片段(scFv),它可以识别特定的肿瘤抗原;跨膜结构域有 CD4、CD7、CD8、CD28 和 CD3ζ 等蛋白分子;胞内结构域为 T 细胞受体 TCR/CD3ζ 链或免疫球蛋白 Fc 受体 FcεR Iγ 链,含有免疫受体酪氨酸活化基序(immunoreceptor tyrosine-based activation motifs,ITAM),可发挥信号转导功能。随后的 CAR 大多遵循相同的结构模式,目前已经开发出很多种类的 CAR。

正常 T 细胞的活化依靠信号来启动:第一信号由 TCR 识别 APC 表面的抗原肽-MHC 复合物启动;第二信号由 T 细胞和 APC 的共刺激分子的相互作用启动。而 CAR-T 技术中 T 细胞不依赖 MHC 分子和 APC,它通过将识别肿瘤相关抗原(tumor associated antigen,TAA)的单链抗体(scFv)、跨膜的共刺激结构域(如 CD28 和 CD4-1BB)和 T 细胞的活化基序结合为一体,然后转染 T 淋巴细胞,通过表达单链抗体,CAR-T 可以增强与肿瘤细胞的结合能力,同时激活 T 细胞,使其增殖然后特异性地识别和杀伤肿瘤细胞。

大多数抗原的表达不限于肿瘤细胞,这会导致对正常组织的不良影响。T细胞的两种特异性CAR修饰可能对肿瘤细胞具有更多特异性和有效性,此外,scFv靶向肿瘤与抗原-抗体的相互作用相似。最近,一些药物如抗生物素蛋白被设计成附着在CAR的N-末端以识别单克隆抗体,该技术可以将一种基因修饰的CAR-T细胞应用于几种类型的肿瘤,并通过利用肿瘤抗原来改善抗肿瘤效果。

CAR-T技术目前也面临着困难和挑战。CAR-T技术的靶向性,利用肿瘤靶向抗体和CAR技术,可以将淋巴细胞导向到肿瘤组织。但是,可以利用的肿瘤靶点和抗体还是屈指可数的,也存在严重的副反应:①对共表达靶抗原组织损伤的脱靶效应;②对非靶抗原的交叉毒副反应;③过敏反应及肿瘤溶解综合征(tumor lysis syndrome,TLS);④细胞因子释放综合征。同时,CAR-T临床资料收集的不够完善,缺乏应有的说服力,技术推广和普及还不够。

四、自然杀伤细胞过继免疫治疗

NK细胞的研究有30多年的历史,根据对NK细胞起源和分化的研究,目前认为NK细胞是CD3$^-$CD56$^+$的淋巴细胞。NK细胞占循环淋巴细胞的10%~15%,广泛分布于肝脏、腹腔和胎盘等外周组织。血液中静息状态的NK细胞被细胞因子激活后可游走到人体的大部分组织。NK细胞过继免疫疗法是指通过回输体外培养扩增的NK细胞,以提高机体抗肿瘤免疫功能的治疗方法。NK细胞不仅可以杀伤肿瘤细胞,还能分泌细胞因子并参与免疫调节。此外,最近的研究表明NK细胞还具有适应性免疫的特性。因此,NK细胞作为免疫系统中另一重要的细胞组分,在过继性免疫治疗中具有良好的前景。

NK细胞的表面受体对靶细胞表达的配体的识别可以启动NK细胞的杀伤作用。NK细胞膜受体可分为活化性受体和抑制性受体两类,前者主要包括膜整合素分子、细胞因子受体、免疫球蛋白样杀伤受体、识别非己抗原分子的受体(Ly49H)以及其他一些受体。NK细胞抑制性受体包括多种识别主要组织相容性复合体(MHC)-Ⅰ类分子的特异性受体(Ly49s、KIRs、CD94/NKG2A/B),其中杀伤细胞免疫球蛋白样受体(killer cell immunoglobulin-like receptor,KIR)是主要的抑制性受体。目前认为NK细胞对肿瘤细胞的杀伤作用主要由"missing-self"机制介导,即靶细胞表面MHC-Ⅰ类分子的表达下调或缺失,NK细胞的抑制受体识别信号就会降低,激活NK细胞的胞内信号通路,从而进入杀伤程序,诱导靶细胞的裂解。除了MHC-Ⅰ类分子表达下调或缺失引起的抑制信号降低外,某些活化受体识别增加导致的活化信号升高也可引起NK细胞的杀伤作用。

NK细胞杀伤靶细胞主要是通过穿孔素和颗粒酶B引起靶细胞裂解,此外,NK细胞表面表达的Fas配体(Fas ligand,FasL)和肿瘤坏死因子相关凋亡诱导配体(TNF-related apoptosis-inducing ligand,TRAIL)可通过与靶细胞上的受体结合引起靶细胞凋亡,NK细胞也可被TNF-α激活从而杀伤靶细胞。

NK细胞过继免疫治疗最早应用于肾癌和恶性黑色素瘤患者的临床研究,并且可以观察到一部分患者有临床效果。Escudier B等在10例肾细胞癌转移患者中先注射IL-2,可以达到部分病情缓解,再回输体外扩增的NK细胞,4例患者达到完全缓解,另有2例患者瘤体明显缩小,经手术切除后治愈。NK细胞体外扩增技术在日本应用比较广泛,石川等通过注射IFN-β和向患者回输NK细胞治疗恶性胶质瘤患者,结果证明NK细胞回输技术是安全有效的。总体来说,NK细胞体外扩增技术的临床应用尽管取得了一定的效果,但疗效仍不够理想,特别是实体瘤。Lister T A等采用回输体外扩增的自体NK

细胞治疗乳腺癌患者和淋巴瘤患者,观察到 NK 细胞回输后早期患者体内出现 NK 细胞作用的增强,但并没有很明显的临床疗效。Burns J C 等用自体 NK 细胞回输治疗乳腺癌或者淋巴癌患者,经皮下注射 IL-2 4~6 周后,患者外周血白细胞总数升高,其中 CD56^{bright} NK 细胞扩增至 10 倍。将外周血 NK 细胞分离后再次回输患者体内,观察到体内 NK 细胞对肿瘤细胞的杀伤作用增强,但是生存率和复发率与对照组相比并无改善。

临床试验中,往往受试者都是经过多种化疗失败的晚期患者,瘤体很大,机体免疫力差,NK 细胞的功能有严重缺陷。为了克服这些困难,异体来源的 NK 细胞是一个比较好的选择,应用于临床试验的异体 NK 细胞来自与受者有部分血缘关系的亲属,被称为半相合 NK 细胞(haploidentical NK cell)。研究人员通过这种技术治疗白血病患者,发现病情可以得到延缓,且不引起移植物抗宿主反应。从目前的临床研究结果来看,有同种异体反应的半相合 NK 细胞治疗的疗效比自体 NK 细胞扩增有明显的提高。有研究表明半相合 NK 细胞杀伤肿瘤细胞还有其他待发掘的途径,这是半相合 NK 细胞优于自体 NK 细胞之处,首先筛选出具有与受体肿瘤细胞表面配体不匹配的 KIR 半相合 NK 细胞,通过这种手段可以提高 NK 细胞的杀伤能力,而且安全性也比较可靠。研究人员用半相合 NK 细胞和 IL-2 治疗 43 例肿瘤患者,发现内源性 IL-15 水平升高明显,NK 细胞在患者体内大量增殖。19 例慢性髓细胞性白血病患者中,5 例患者被治愈。进一步的研究表明,CD56 表达水平与药效密切相关。根据 CD56 表达水平,可将 NK 细胞分为低表达 CD56 的 NK 细胞(CD56^{dim})和高表达 CD56 的 NK 细胞(CD56^{bright}),其中前者占总 NK 细胞的 90% 以上。CD56^{bright} 几乎都表达 IL-2Rα(CD25),不表达或者极少表达 IgG Fc 段受体(FCγR Ⅲ),而且还能诱导大量免疫调节细胞因子的分泌,KIR 的表达水平低,表明这类 NK 细胞的杀伤能力较弱。而 CD56^{dim} 则相反,缺乏 CD25,高表达 CD16 和 KIR,尽管细胞因子分泌水平较低,但是杀伤作用很强。

综上所述,众多 NK 细胞在肿瘤患者中过继免疫治疗的临床试验说明,无论是自体或异体 NK 细胞都是安全的,并且初步显示出一定的抗肿瘤疗效。自体 NK 细胞疗法的临床疗效并不明显,可能与肿瘤患者 NK 细胞功能缺陷有关,也可能与临床试验的患者多为终末期,肿瘤负荷较大,肿瘤细胞产生对 NK 细胞的免疫逃避有关。通过联合单克隆抗体、细胞因子、阻断抑制性受体等手段,能够部分克服 NK 细胞的缺陷。异体半相合 NK 细胞的体外扩增技术较自体细胞显示出更好的临床效果,且并未出现明显的移植物抗宿主反应。对 NK 细胞的深入研究,特别是通过 KIR 的信号转导抑制与分子靶向药物(尤其是单克隆抗体)联合应用是未来的主要发展方向,将为肿瘤免疫治疗开辟一条新路,为肿瘤患者提供更好的生活质量和更长的生存时间。

过继性免疫治疗领域正在快速发展,科学界对如何提高 T 细胞的杀伤效率、减少 T 细胞耗竭、优化 T 细胞的生成、开发更通用的 T 细胞、降低临床毒性、避免肿瘤微环境免疫抑制等问题也在进行更深入的研究。目前过继性免疫治疗在某些肿瘤中取得了较好的结果,生产制备通用型 CAR-T 细胞有望扩大其在不同肿瘤中的应用范围。因此,诱导多能干细胞和合成生物学等相关技术可以为制备结合多种有利属性(如抗原特异性、无同种异体反应、更高的组织相容性、更强的功能性)的更具普适性的 T 细胞提供更多的可能性。本节中讨论的原理也适用于设计靶向其他疾病的细胞疗法,如自身免疫病、感染、炎症、退行性疾病、伤口愈合、纤维化都是可以利用工程化效应 T 细胞或调节性 T 细胞的疾病类型。

第四节 肿瘤疫苗

肿瘤疫苗是将肿瘤抗原以多种形式导入患者体内,通过克服肿瘤引起的免疫抑制状态,增强免疫原性,从而激活患者自身的免疫系统,肿瘤疫苗是动员自体免疫系统,使免疫细胞特异性识别肿瘤抗原,杀伤肿瘤细胞达到治疗目的的一种免疫治疗手段。目前,结合肿瘤抗原基因组学和蛋白组学的分析方法,一系列靶向肿瘤抗原的肿瘤疫苗的临床前和临床研究正在不断展开。治疗性肿瘤疫苗无论是单独使用,还是联合传统抗肿瘤治疗方法均疗效显著,表现出巨大的临床应用潜力。伴随着免疫调控内在机制的不断完善,有效、可控、持久的肿瘤疫苗有望在癌症预防、癌症治疗及生存期延长等方面发挥重要作用。此外,嵌合抗原受体 T 细胞(CAR-T)、检查点阻断等肿瘤免疫疗法的研究成果,在一定程度上为肿瘤疫苗的开发提供了依据,加速了肿瘤疫苗的研发。

肿瘤疫苗通常可以分为预防性肿瘤疫苗以及治疗性肿瘤疫苗。预防性肿瘤疫苗是利用肿瘤相关物质诱导人类产生免疫反应,用于预防肿瘤发生,如乙型肝炎/丙型肝炎病毒疫苗和人乳头瘤病毒疫苗。预防性肿瘤疫苗通常适用于健康人群,而治疗性肿瘤疫苗则是直接应用于癌症患者以提升其抗肿瘤免疫力,一般通过肿瘤特异性细胞毒性 $CD8^+$ T 细胞的激活来消灭肿瘤细胞。故而,本节的焦点放在了治疗性肿瘤疫苗上,以下简称肿瘤疫苗。通常,肿瘤细胞会有别于正常细胞特异性表达一些新抗原,能刺激体内的免疫反应,当免疫系统中的自然杀伤(NK)细胞和树突状细胞(DC)检测到这些新抗原时,就会发挥其清除作用,同时进一步刺激辅助性 T 细胞(Th)分泌细胞因子,间接增强细胞毒性 T 淋巴细胞(CTL)对肿瘤细胞的攻击力,共同作用达到抗肿瘤的目的。肿瘤疫苗的疗效主要取决于免疫原性、肿瘤抗原的优先表达、宿主免疫耐受以及肿瘤疫苗的呈递等几个方面。肿瘤疫苗靶点的选择是关键,最常见的靶点包括过表达的肿瘤抗原、癌胚抗原、突变抗原、癌-睾丸抗原、癌病毒抗原和肿瘤微环境因子等。后续将对不同类型的疫苗分别阐述。除了抗原靶点的选择外,肿瘤疫苗的类型也是影响其疗效的重要因素。常见的肿瘤疫苗类型包括病毒疫苗、细胞疫苗(肿瘤细胞和免疫细胞)、基因疫苗(DNA 和 RNA)和多肽及蛋白质疫苗。本章主要阐述肿瘤疫苗临床前和临床水平研究的最新进展和研究中面临的巨大挑战。

一、溶瘤病毒疫苗

溶瘤病毒疫苗是一种通过对自然界存在的一些致病力较弱的病毒进行基因改造制成特殊的溶瘤病毒,利用靶细胞中抑癌基因的失活或缺陷选择性地感染肿瘤细胞,在其内大量复制并最终摧毁肿瘤细胞的技术。溶瘤病毒(oncolytic virus,OV)包含多种生物制剂,在癌症免疫治疗方面有很多待发掘的潜力,相关临床试验正在进行中。使用病毒治疗癌症并不罕见,早在 20 世纪,就报道了研究者对少数患者使用野生型或粗制的病毒分离株等进行癌症治疗的案例研究和小型试验。直到 20 世纪 90 年代,病毒基因工程的时代拉开序幕,基因工程技术在很大程度上增强了病毒溶瘤潜能。第一个研究报道了基于单纯疱疹病毒 1 型(herpes simplex virus type 1,HSV1)的基因工程 OV,随后许多研究迅速跟进,证明了病毒对肿瘤免疫治疗的有效性。在 OV 的早期发展过程中,研究主要焦点落在鉴定对肿瘤选择性复制的病毒或其工程变体。随着时间的推进,OV 作为一种免疫治疗剂,其有效性取决于宿主抗肿瘤免疫应答的激活。2015 年,里程碑式的肿瘤疫苗溶瘤病毒药物 T-VEC 成为第一个获得美国 FDA 批准的 OV。T-VEC 是一种典型的溶瘤性疱疹病毒,该病毒经两个基因删除修饰后产生粒细胞 - 巨噬细胞集落刺激因子(GM-CSF)以增强免疫原性。T-VEC 于 2015 年获得美国 FDA 和欧洲药品管理局(European Medicines Agency,EMA)批准,根据 III 期 OPTiM 试验数据,可用于治疗晚期黑色素瘤。病毒疫苗会感染肿瘤细胞和正常细胞,但只能在肿瘤细胞内复制。早期临床试验中,即使给予很高剂量的 OV,还是会表现出免疫细胞高度浸润且良好的安全性。该疫苗可用于全身性抗肿瘤治疗,OPTiM 试验显示 T-VEC 较 GM-CSF 的持久反应率(durable response rate,DRR)更高(16.3% vs 2.1%,$p<0.001$),IIIB 期、IIIC 期或 IV 期 M1a 黑色素瘤患者的总体缓解率(overal response rate,ORR)升高(26.4% 和 5.7%)且中位生存期增加(23.3 个月 vs 18.9 个月,$p=0.051$)。许多 OV 目前正在临床试验中,其中不乏一些具有良好的治疗作用。因此,OV 有望成为之后 20 年中肿瘤学最具潜力的治疗剂。

　　OV 能够感染肿瘤细胞并使其发生破裂,进一步释放出新生成的具有感染性的病毒颗粒,进一步消灭残余的肿瘤。OV 的免疫作用不仅体现在对肿瘤细胞的直接破坏,同时还刺激了宿主抗病毒及抗肿瘤免疫反应的发生。关于 OV 的作用机制目前在不断研究中,其中选择性杀伤肿瘤细胞和抗肿瘤免疫治疗的联合疗法实现了最大治疗效果。首先,研究者认为免疫刺激主要是由肿瘤微环境中细胞碎片和病毒抗原的释放引起的,病毒借助特异性受体介导的机制进入细胞,除了可以使肿瘤细胞破裂外,OV 还可以使肿瘤细胞的新抗原表达,激活 APC 的免疫功能,进而促进了 T 细胞的成熟及活化。只有不断完善 OV 靶向肿瘤细胞受体的特异性来增强其对肿瘤的选择性,才能达到最佳的治疗效果。其次,与正常细胞相比,具有高代谢和高增殖特性的肿瘤细胞有助于病毒的不断复制。此外,肿瘤特异性突变增加了肿瘤细胞中病毒复制的选择性。研究表明,经改造的溶瘤病毒(Pexa-Vec)自身缺乏胸苷激酶基因,因此只能在胸苷激酶活性较高的肿瘤细胞中复制,且携带有终止密码子的 Pexa-Vec 可以特异性阻断恶性肿瘤的代谢过程,而对正常细胞的影响降到最低。最后,许多肿瘤细胞在抗病毒 I 型干扰素信号通路中存在缺陷,抗病毒能力较弱的肿瘤细胞容易被病毒攻击,因此有助于病毒选择性复制。肿瘤微环境中病毒复制会导致固有免疫和适应性免疫系统激活,这种激活限制了病毒传播;但是,病毒也会导致肿瘤细胞裂解,肿瘤抗原和危险相关的分子模式的释放,逆转了肿瘤微环境中的免疫抑制,进而促进了抗肿瘤免疫作用。该免疫方法的成功是抗病毒、抗肿瘤能力以及免疫刺激等因素共同作用的结果。

　　目前,研究者将免疫刺激性 OV 与免疫检查点阻断疗法联合应用,观察其在癌症中的影响,发现两者联合可以有效地加速抗肿瘤免疫应答,同时打破抑制 T 细胞介导的肿瘤杀伤的屏障。目前 talimogene laherparepvec 正与 pembrolizumab(PD-1 抑制剂)和 ipilimumab(CTLA4 抑制剂)联合使用,经验证联合用药可以使肿瘤(例如黑色素瘤)的免疫敏感性升高,使检查点抑制剂更能较大程度地发挥其抗癌作用。免疫疗法的潜能是巨大的,但是,临床前研究如何准确地预测人类免疫治疗中最有效的 OV 与免疫检查点抑制剂的组合,是值得思考的问题。总体而言,只有评估每种免疫检查点机制类型对 OV 的直接或间接影响,才能确定最佳治疗组合,产生最大的治疗效果。许多实验室正在创建一种抑制检查点表达抗体分子的新型 OV。此项研究致力于 OV 在原位表达,避免全身呈递抗体的不利影响,并进一步增加肿瘤细胞的局部免疫应答。经工程改造的溶瘤腺病毒 Delta-24-RGDOX(DNAtrix 公司)通过表达小鼠 OX40 配体,增加免疫细胞对肿瘤相关抗原的识别,促使 CD3$^+$ T 淋巴细胞、CD3$^+$CD4$^+$ 辅助性 T 细胞、CD3$^+$CD8$^+$ 细胞毒性 T 细胞以及效应 T 细胞水平明显升高,且观察到脾脏和血细胞中 PD-1 表达增加,表明免疫系统在全身被激活。许多实验室正在开发新型 OV,除了发挥免疫刺激的作用外,正在努力改善病毒效力和肿瘤靶向作用。例如,在过去几年中,将差异表达的 miRNA 的种子序列结合到 OV 中以增加肿瘤细胞的选择性。这一战略可以应用于不同的病毒,尽可能提供一个更安全和更有效的方式,减少对正常细胞的附带损伤,并同时增加病毒的功效。目前,关于腺病毒 Ad5PTD(CgA-E1AmiR122)的临床试验中使用 miRNA-122 来稳定控制 E1A 的表达以确保肿瘤选择性复制的特性。增加 OV 对肿瘤细胞的特异性识别,使其高效裂解可能是治疗功效中的关键。提升肿瘤细胞的裂解效率,不论是缩小肿瘤体积还是提升肿瘤抗原信号引起的级联抗肿瘤免疫应答,都有不可忽视的作用。目前新一代 OV 正处于临床前开发阶段。

溶瘤病毒作为一类新型的抗癌药物,与标准药物不同,可能会在药效学、生物安全等方面面临巨大的挑战。溶瘤病毒作为活病毒会在临床治疗中增殖,就会导致有效剂量发生改变。目前,病毒剂量和体内复制速率相关的临床数据较少,建立相关临床前模型以及开展相关临床试验,完善安全有效的剂量指南十分必要。溶瘤病毒与机体蛋白结合,不会被清除,同时,宿主也会产生相应的抗病毒免疫反应,会引起特异性记忆 T 细胞应答,因此如何清除和控制机体内的溶瘤病毒就显得尤为重要。此外,目前对于溶瘤病毒的生物安全性无统一标准,应该逐步建立卫生保健工作者指南,明确标准化的操作手册。

二、全细胞疫苗

(一) 全肿瘤细胞疫苗

早期研究发现,灭活的肿瘤细胞可以有效激活小鼠的免疫应答,这正是肿瘤细胞疫苗的起源。全肿瘤细胞疫苗是一种通过涵盖全系列的肿瘤相关抗原(TAA),并能同时表达 MHC-Ⅰ和 MHC-Ⅱ类限制性抗原,引起全面有效的抗肿瘤应答、诱导形成长效记忆 T 细胞的技术手段。肿瘤细胞疫苗可分为自体和异体肿瘤细胞疫苗。与自体肿瘤细胞疫苗相比,异体肿瘤细胞疫苗通常由多种细胞类型组成,制备简单,且临床资料分析可靠。典型的同种异体全肿瘤细胞疫苗,如 G-Vax,在临床前和Ⅱ期临床试验中显示出了良好的效果。然而,G-Vax 并没有在Ⅲ期临床试验中展现出更好的疗效。因此,研究人员试图将 G-Vax 疫苗与其他免疫疗法相结合。异体肿瘤细胞疫苗的不足之处是其应用会受到个体差异的影响。目前,研究人员正尝试利用自体肿瘤细胞制备疫苗,有效克服了个体差异对治疗的干扰。自体肿瘤组织中自体肿瘤细胞的数量是制备疫苗的关键。M-vax 疫苗是一种由自体肿瘤细胞衍生而来的疫苗,由美国 Avax 公司开发,2005 年被美国 FDA 批准用于治疗黑色素瘤。采用二硝基苯基化(dinitrophenylation,DNP)修饰自体肿瘤细胞,并与卡介苗联合应用制备而成 M-vax。M-vax 治疗转移性黑色素瘤的作用机制是通过 T 淋巴细胞释放 IFN-γ 诱导炎症的发生。临床资料显示,与未修饰 DNP 的对照组相比,接受 M-vax 疫苗治疗的患者多表现出迟发性超敏反应(delayed type hypersensitivity,DTH),说明 DNP 修饰对 M-vax 疫苗的疗效至关重要。M-vax 疫苗用于Ⅲ期黑色素瘤的临床结果显示,该疫苗可使 44% 的受试患者(214 例)5 年生存率得到延长,从而证实了疫苗的有效性。

肿瘤干细胞被认为是复发、转移和治疗失败的重要原因。张树人等研究了具有耐药性和慢周期性的肿瘤干细胞,并认为其有可能成为肿瘤疫苗。他们首先利用细胞膜红色荧光探针(DiI)染料从结肠癌细胞系 CT-26 中筛选出一小部分具有耐药性、慢周期性的细胞,发现这些细胞具有肿瘤干细胞的特性,更具有致瘤性,且对结肠癌一线临床用药氟尿嘧啶具有耐药性。用丝裂霉素 C 灭活化疗和未化疗的 CT-26 细胞,制备出肿瘤疫苗用于临床前动物实验。结果表明,氟尿嘧啶处理后的具有耐药性、慢周期性的 CT-26 细胞,可以更有效地诱导脾细胞 IFN-γ 的释放和延长生存时间。

(二) DC 疫苗

树突状细胞(dentritic cell, DC)是人体最有效的专职抗原呈递细胞,它能高效地摄取、加工处理和呈递抗原,未成熟 DC 具有较强的迁移能力,成熟 DC 能有效激活初始 T 细胞,处于启动、调控、维持免疫应答的中心环节。DC 治疗是采用患者自体的单核细胞在体外培养诱导生成 DC,负载相应的肿瘤抗原,制成负载肿瘤抗原的 DC,再将这些 DC 注入体内后刺激体内的肿瘤杀伤性淋巴细胞增殖,发挥长期肿瘤监视作用和肿瘤杀伤作用,达到消灭肿瘤的目的。DC 疫苗的作用机制是提取患者机体内的单核细胞,经过一系列过程诱导分化成 DC,然后利用基因工程手段优化 DC,包括引入 miRNA 或病毒基因转导等,将经过修饰的 DC 注入到机体内刺激肿瘤特异性 T 细胞的成熟和增殖,发挥免疫监视和免疫应答等作用,从而达到抗肿瘤的目的。

Sipuleucel-T 是 2010 年美国 FDA 批准的首个治疗前列腺癌的 DC 疫苗,它是通过前列腺酸性磷酸酶(prostatic acid phosphatase, PAP)和粒细胞巨噬细胞集落刺激因子(GM-CSF)融合蛋白体外孵育 24 小时来刺激 DC 的激活。首次临床试验纳入前列腺癌患者 127 例,其中 82 例采用 Sipuleucel-T 疫苗治疗,45 例采用安慰剂治疗。结果表明,安慰剂组的无进展生存期(progression-free survival, PFS)没有显著增加(12 周 *vs* 10 周, $p=0.052$)。然而,Sipuleucel-T 治疗后总生存期(overall survival, OS)显著延长(26 个月 *vs* 21 个月, $p=0.01$)。为了进一步验证结果,随后又进行了三次临床试验,得到了类似的结果。经过 4 次临床试验,前列腺癌患者总数达到 864 例,其中接受 Sipuleucel-T 疫苗治疗 605 例,安慰剂治疗 259 例。Sipuleucel-T 疫苗是一种典型的前列腺癌症免疫治疗方法,其疗效可能不如放疗、化疗等其他治疗方法起效快,甚至在接受治疗后的短时间内肿瘤也可能增加,且患者 PFS 未显著改善,但治疗后患者的 OS 显著延长。Sipuleucel-T 的成功唤起了大家对 DC 疫苗的重视。现在使用单一或多个抗原联合其他治疗方法用于发明新型 DC 疫苗,如靶向细胞周期或肿瘤干细胞结合化疗或其他抑制剂等免疫方法进行 DC 疫苗的研发。同时,通过对 DC 疫苗作用机制的深度研究,发现靶向肿瘤编码氨基酸的替代位点的 DC 疫苗可以诱导免疫反应的发生,通过特异性结合其靶点或其他新抗原,从而抑制糖原合成酶激酶 3β(glycogen synthase kinase-3β, GSK-3β)信号通路的转导,消耗骨髓衍生抑制细胞(myeloid-derived suppressor cell, MDSC),释放可以增强 DC 疫苗疗效的细胞因子 CCL3,进而达到抗肿瘤的目的。因此,无论从深度还是广度上,都说明 DC 疫苗增强了肿瘤新抗原的特异性免疫反应。

最近,林路等进行了 DC 疫苗靶向肿瘤干细胞的研究。首先从鳞状细胞癌 SCC7 细胞和黑色素瘤 D5 细胞中分离出 5%~10% 的乙醛脱氢酶(acetaldehyde dehydrogenase, ALDH)^{high} 肿瘤干细胞(cancer stem cell, CSC),将 ALDH^{high} CSC 裂解后载于 DC 上制备 CSC-DC 疫苗,用分选的 ALDH^{low} D5 细胞和 SCC7 细胞裂解液制备对照 DC 疫苗。小鼠局部放疗后,CSC-DC 疫苗治疗较对照 DC 疫苗可以有效抑制肿瘤生长和肺转移,表明 CSC-DC 疫苗可诱导更强的免疫反应。因此,以 CSC 为靶点的 DC 疫苗有望抑制肿瘤复发。上述研究为肿瘤疫苗靶向肿瘤干细胞提供了一种新的思路与方法。

但是,DC 疫苗仍有其不足,主要缺点是制备过程复杂,需要白细胞分离方法才能刺激足够数量的 DC。

（三）核酸疫苗

核酸疫苗是利用基因工程技术将编码某种新抗原的 DNA 通过病毒或质粒作载体在机体内表达，使体内细胞产生抗原以诱发特异性抗肿瘤免疫反应的技术。DNA 疫苗是一种通过向动物或人类注射基因工程 DNA，使体内细胞产生抗原从而保护其免受疾病侵袭的技术。回顾疫苗发展历程，第一代疫苗是以弱活性或无活性的病原体有机体为基础进行研制的，无疑这些疫苗有诱发疾病的风险。到了第二代疫苗，研究者开始从病原体中提取蛋白质抗原进行入手。而第三代疫苗就发展到了 DNA 疫苗和 RNA 疫苗，即所谓的核酸疫苗。构建 DNA 表达载体，利用注射或基因枪等方式注入机体，使机体分泌抗原或表达膜抗原。但肿瘤抗原的 DNA 疫苗免疫原性较弱，单独使用效果不佳。随着基因工程的发展，可以在抗原序列中加入一些辅助因子来促进抗原的高表达。

DNA 疫苗由质粒和细菌 DNA 共同组成，质粒可以刺激固有免疫应答；而细菌 DNA 可作为刺激 Toll 样受体（toll-like receptor，TLR）的配体，TLR 是树突状细胞上的一类跨膜蛋白，可以通过识别病原体相关分子模式激活免疫反应。具体来说，细菌 DNA 较哺乳细胞 DNA 具有低甲基化 CpG 核苷酸序列的特性，因此 DNA 疫苗可以与许多免疫细胞（如树突状细胞、B 细胞和 NK 细胞）上的 TLR9 识别，同时 TLR9 的活化可以引起促炎级联反应的发生并释放大量细胞因子。局部炎症和免疫应答共同招募其余免疫细胞，产生更强大的特异性免疫应答。研究表明，TLR9 可刺激下游髓样分化因子（myeloid differention factor 88，MyD88）和干扰素调节因子（IRF-7）的产生，进而产生 I 型干扰素；同时质粒和 DNA 的存在会被 DNA 传感器（如 DAI、H2B、IFI16、DDX41、LRRFIP1、cGAS）检测到，激活 TANK 结合激酶 1（TANK-binding kinase 1，TBK1）和 STING 信号通路，同样产生 I 型干扰素。事实证明，这些因子以及信号通路对特异性 T 细胞和 B 细胞成熟具有重要作用。

张树人等报道了一种新型 DNA 肿瘤疫苗，称为趋化抗原 DNA 疫苗（chemotactic-antigen DNA vaccine，CADV），该疫苗涵盖了肿瘤相关抗原、次级淋巴组织趋化因子和 Fc 段的表达序列，因此可以招募免疫细胞，促进抗原呈递。研究者利用该技术成功地生产了靶向 HPV-16 E7、PSA-PSM-PAP、HER2/neu、P53 和 hTERT 抗原的疫苗，并在动物模型中取得了较好的疗效。近年来，纳米粒子凭借其在生物医疗领域展现出的优势，在免疫治疗中受到大量关注。据浙江大学研究团队报道，阳离子纳米颗粒通过包裹弱活性沙门菌，有望成为 VEGFR-2 DNA 口服疫苗。该疫苗的作用机制是阳离子纳米粒子通过逃避免疫细胞的吞噬作用，有效抑制肿瘤血管生成，扩增 $CD4^+$ T 细胞和 $CD8^+$ T 细胞的数量，促进 IFN-γ、IL-12 等细胞因子的分泌。

DNA 疫苗的优化可以利用分子重组技术灵活搭载多种抗原和免疫调节分子，以达到最佳理想化的治疗效果。除此之外，DNA 疫苗还具有触发固有免疫反应和适应性免疫反应，且没有致病感染等风险，亦具有热稳定性，易于储存和运输等优点。但是，DNA 疫苗具有相对低的免疫原性，导致临床治疗无法达到理想效果。因此，开发具有高免疫原性的 DNA 疫苗才是增强其临床效力的策略。

早在 1990 年，Wolff J A 等人就提出了 RNA 可以用于肿瘤疫苗。与 DNA 疫苗相比，RNA 疫苗容易降解，因此不会引起严重的自身免疫性疾病等副作用。正因为如此，RNA 疫苗通常需要与脂质体和鱼精蛋白等稳定剂联用，并且它的免疫原性还可以通过硫代磷酸等佐剂来增强。此外，研究人员将塞姆利基森林病毒（Semliki Forest virus，SFV）RNA 插入含有抗原的载体中，通过 RNA 疫苗自我复制，可在一定程度上有效促进识别抗原的特异性抗体产生以及进一步激活 $CD8^+$ T 细胞的应答。就目前的研究而言,黑色素瘤和肾细胞癌的 RNA 疫苗只进行到临床前研究阶段。

(四) 多肽和蛋白质疫苗

多肽和蛋白质疫苗是最常见的肿瘤疫苗。多肽疫苗是按照病原体抗原基因中已知或预测的某段抗原表位的氨基酸序列,通过化学合成技术制备,在佐剂的作用下,抗原呈递细胞(APC)可以有效识别、捕获和表达蛋白质疫苗。蛋白质疫苗可以刺激肿瘤特异性 CD8$^+$ T 细胞的应答,T 细胞通过特异性识别并结合肿瘤细胞表面的抗原,来达到消灭肿瘤细胞的目的。在蛋白质疫苗的制备中,如果使用计算预测的方法对 MHC- I 类分子可以识别的有效肽段进行预测,就可以缩短制备周期。与蛋白质疫苗相比,多肽疫苗具有序列已知、制备简单、经济成本较低的优点。但其缺点是序列不够长,所以只编码了很少的肿瘤相关抗原,因此不足以诱导 CD8$^+$ T 细胞的最佳应答。蛋白质疫苗常常能同时诱导 CD8$^+$ T 细胞和 CD4$^+$ T 细胞的反应,若存在适当的佐剂可进一步增强 CD8$^+$ T 细胞的免疫应答。然而,人白细胞抗原的个体差异和肿瘤的异质性严重限制了蛋白质和多肽疫苗的广泛应用。

综上所述,肿瘤疫苗的研究近年来取得了很大进展,临床应用效果也有所提高。肿瘤疫苗从早期的非特异性疫苗发展到今天的肿瘤抗原特异性疫苗,从 20 世纪 90 年代初以基因修饰肿瘤细胞为基础的疫苗发展到现在以树突状细胞为基础的肿瘤抗原特异性疫苗,都与分子生物学、免疫学及基因转移技术的发展密切相关。但以往对肿瘤疫苗的认识上,存在着期望值过高的现象。肿瘤疫苗对肿瘤的治疗仅仅是肿瘤主动特异性免疫疗法中的一类,该疗法属于肿瘤生物治疗的范畴,现阶段我们还不能期望仅仅使用该疗法就能将晚期肿瘤治愈。如何将主动特异性免疫治疗与外科手术、化学治疗、放射治疗有机地结合起来,充分发挥综合治疗的优势,将成为一个重要的研究方向。另外,在肿瘤疫苗的研制方面,对其机制的研究目前尚有待深入,其临床疗效尚有待提高,而其临床意义也有待积累更多的临床资料后进一步给予评价。

思考题

1. 肿瘤疫苗与传统疫苗有哪些相同和不同点?

2. 如何理解患者对免疫疗法的敏感程度存在差异? 通过哪些手段可以实现免疫疗法更精准、合理与个性化应用?

3. 哪些因素限制了肿瘤免疫治疗药物的开发与临床应用?

(何 侃　陈 立)

参 考 文 献

[1] AHMADI M, KING J W, XUE S A, et al. CD3 limits the efficacy of TCR gene therapy in vivo. Blood, 2011, 118 (13): 3528-3537.

[2] AHMADZADEH M. JOHNSON L A, Heemskerk B, et al. Tumor antigen-specific CD8 T cells infiltrating the tumor express high levels of PD-1 and are functionally impaired. Blood, 2009, 114 (8): 1537-1544.

[3] ANDERSEN R S, THRUE C A, Junker N, et al. Dissection of T-cell antigen specificity in human melanoma. Cancer Res, 2012, 72 (7): 1642-1650.

[4] YOUSEFI H, YUAN J, KESHAVARZ-FATHI M, et al. Immunotherapy of cancers comes of age. Expert Rev Clin

Immunol, 2017, 13 (10): 1001-1015.

［5］CHEN D S, MELLMAN I. Oncology meets immunology: the cancer-immunity cycle. Immunity, 2013, 39 (1): 1-10.

［6］PARDOLL D M. The blockade of immune checkpoints in cancer immunotherapy. Nat Rev Cancer, 2012, 12 (4): 252-264.

［7］KAUFMAN H L, KOHLHAPP F J, ZLOZA A. Oncolytic viruses: a new class of immunotherapy drugs. Nat Rev Drug Discov, 2015, 14 (9): 642-662.

［8］SAHIN U, DERHOVANESSIAN E, MILLER M, et al. Personalized RNA mutanome vaccines mobilize poly-specific therapeutic immunity against cancer. Nature, 2017, 547 (7662): 222-226.

［9］ROMERO P, BANCHEREAU J, BHARDWAJ N, et al. The human vaccines project: a roadmap for cancer vaccine development. Sci Transl Med, 2016, 8 (334): 334ps9.

［10］TWUMASI-BOATENG K, PETTIGREW J L, KWOK Y Y E, et al. Oncolytic viruses as engineering platforms for combination immunotherapy. Nat Rev Cancer, 2018, 18 (7): 419-432.

［11］YANG Y. Cancer immunotherapy: harnessing the immune system to battle cancer. J Clin Invest, 2015, 125 (9): 3335-3337.

［12］ATTIG S, HENNENLOTTER J, PAWELEC G, et al. Simultaneous infiltration of polyfunctional effector and suppressor T cells into renal cell carcinomas. Cancer Res, 2009, 69 (21): 8412-8419.

［13］WONG K K, LI W A, MOONEY D J, et al. Advances in therapeutic cancer vaccines. Adv Immunol, 2016, 130: 191-249.

［14］赵海云，吉芃，李小光. 免疫检查点抑制剂疗效相关的生物标志物研究进展. 中国癌症杂志, 2018, 28 (11): 852-857.

［15］OTT P A, HODI F S, ROBERT C. CTLA-4 and PD-1/PD-L1 blockade: new immunotherapeutic modalities with durable clinical benefit in melanoma patients. Clinical cancer research, 2013, 19 (19): 5300-5309.

［16］BRAHMER J R, DRAKE C G, WOLLNER I, et al. Phase I study of single-agent anti-programmed death-1 (MDX-1106) in refractory solid tumors: safety, clinical activity, pharmacodynamics, and immunologic correlates. Journal of Clinical Oncology, 2010, 28 (19): 3167-3175.

［17］DUDLEY M E, WUNDERLICH J R, ROBBINS P F, et al. Cancer regression and autoimmunity in patients after clonal repopulation with antitumor lymphocytes. Science, 2002, 298 (5594): 850-854.

［18］ESCUDIER B, FARACE F, ANGEVIN E, et al. Immunotherapy with interleukin-2 (IL2) and lymphokine-activated natural killer cells: improvement of clinical responses in metastatic renal cell carcinoma patients previously treated with IL2. Eur J Cancer, 1994, 30A (8): 1078-1083.

［19］ANDREA V, LOREDANA R, ANTONELLA M, et al. Natural killer cell allorecognition of missing self in allogeneic hematopoietic transplantation: a tool for immunotherapy of leukemia. Curr Opin Immunol, 2009, 21 (5): 525-530.

［20］JEFFREY S M, YVETTE S, ANGELA P M, Successful adoptive transfer and in vivo expansion of human haploidentical NK cells in patients with cancer. Blood, 2005, 105 (8): 3051-3057.

第四十九章　肿瘤的细胞治疗

肿瘤的细胞治疗是指将具有抗肿瘤反应的细胞注入至患者体内,达到治疗肿瘤的目的。这些细胞可以是从癌症患者自身的血液或实体肿瘤组织中分离的免疫细胞,或是从其他供体的骨髓、血液或脐带血中分离的免疫细胞或造血干细胞等,然后以各种方式进行处理或修饰以扩大其数量并增强其抗肿瘤活性,然后再输注至患者体内,发挥抗肿瘤的作用。体内有多种细胞类型的可被开发用于肿瘤的细胞治疗,包括 T 细胞、自然杀伤细胞、造血干细胞、树突状细胞及巨噬细胞等。本章简要介绍相对常见的 T 细胞、自然杀伤细胞及造血干细胞治疗相关内容。随着技术的发展,将会有更多的细胞类型用于肿瘤的细胞治疗。

第一节　T 细胞治疗

T 细胞治疗是指将具有抗肿瘤反应的特异性 T 细胞注入患者体内,发挥抗肿瘤作用。目前,有三种形式的 T 细胞过继免疫治疗:第一,使用从患者切除的肿瘤中分离的肿瘤浸润淋巴细胞(tumor-infiltrating lymphocyte,TIL),这些细胞在体外扩增再回输到患者体内进行治疗;第二,从外周血中分离 T 细胞并进行基因工程改造,转染表达识别特定肿瘤抗原的 T 细胞受体(T cell receptor,TCR);第三,从外周血中分离 T 细胞并进行基因工程改造,转染表达嵌合抗原受体(chimeric antigen receptor,CAR),该嵌合抗原受体由抗原结合结构域融合到 T 细胞活化部分组成。

一、肿瘤浸润淋巴细胞治疗

早期的细胞过继免疫治疗是通过高浓度 IL-2 培养来自肿瘤患者实体肿瘤组织内和周围存在的炎性浸润组织中分离出来的 TIL,并将细胞注射回患者体内。研究人员分离转移性黑色素瘤的 TIL,结合高剂量 IL-2 在体外进行大量扩增,高亲和力识别肿瘤和高增殖潜能的细胞可得到鉴定及选择性扩增,再输注至患者体内进行治疗,此研究表明细胞过继免疫治疗具有消退人类晚期转移性肿瘤的效应。这些细胞在体外大量扩增而不受体内因素的限制,另外宿主可以在细胞过继免疫治疗前进行预处理以提供优化的肿瘤微环境。

IL-2 体外诱导的 T 细胞治疗流程见图 49-1。在转移性黑色素瘤患者中,TIL 从切除的肿瘤中分离并在培养体系中鉴定较强抗肿瘤活性的细胞。这些细胞在体外进行扩增并与 IL-2 一起回输至患者体内,患者采用化疗药物环磷酰胺和氟达拉滨进行去除淋巴细胞预处理后,可显著增强转移细胞的存活和耐力,增加其体内抗肿瘤活性。

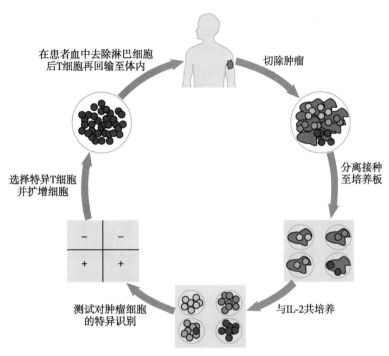

图 49-1　IL-2 体外诱导的 T 细胞治疗

大规模的基因组研究显示 TIL 介导肿瘤消退是通过识别肿瘤细胞提呈的突变肽段。使用外显子测序结合体外抗肿瘤活性测试可以筛选具有抗肿瘤活性的 T 细胞群体,这种方法现已用于识别肿瘤特异性 T 细胞。此外,TIL 中也存在自然杀伤细胞,在 IL-2 体外诱导下也可能参与抗肿瘤作用。TIL 来源组织的数量和质量不同,难以在不同的患者和癌症类型中重复产生 TIL,因此这种方法在临床上发展缓慢。由于难以从黑色素瘤以外的癌症中获得具有抗肿瘤活性的 TIL,故开始使用逆转录病毒等转导方法对淋巴细胞进行遗传修饰,促使了识别肿瘤的 TCR 插入患者正常淋巴细胞中的方法的发展。

二、T 细胞受体改造的 T 细胞治疗

(一) TCR-T 简介

采用基因工程方法对自体外周血单个核细胞(peripheral blood mononuclear cell,PBMC)中的 T 细胞受体进行基因工程改造,通过引入特异性识别肿瘤抗原的外源性高亲和力受体,如转染天然 T 细胞受体(TCR)或人工嵌合抗原受体(CAR),可引导 T 细胞的特异抗肿瘤效应。TCR 可以识别由 MHC 分子呈递的细胞内抗原,并且可以应用 TCRαβ 序列的遗传修饰改变 TCR 的亲和力,将其重定向至治疗相关抗原。使用传统 TCR 引导 T 细胞特异性结合受限于 MHC 分型,这种治疗仅对表达特殊 MHC 单倍型的患者有效。TCR-T 修饰的细胞可以在体外大量扩增,并通过类似于 TIL 的方法注射回患者体内,当 TCR-T 细胞进入体内后,它可进入肿瘤组织,与表达相应抗原的肿瘤细胞结合(图 49-2),TCR-T 细胞被激活后,释放穿孔素和颗粒酶,以及细胞因子 IFN-γ 和 TNF-α 等,介导对肿瘤细胞的杀伤效应。

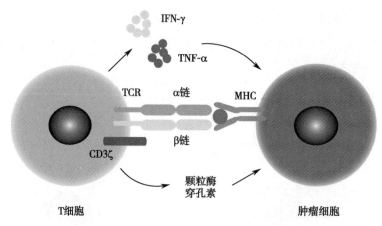

图 49-2 T 细胞作用模式图

（二）TCR-T 细胞治疗的研究

在鉴定高亲和力及特异 TCR 的基础上，采用构建 γ- 逆转录病毒或慢病毒等方法转染 TCR 至 T 细胞，T 细胞表达的 TCR 识别相应肿瘤抗原，介导抗肿瘤效应。第一个成功使用基因修饰自体 T 细胞的 TCR 为靶向 MART-1 分子，用于治疗黑色素瘤患者。这种方法是基于鉴定了自然产生的 TCR，它能够识别肿瘤抗原且具有高亲和力。肿瘤特异 TCR 直接从黑色素瘤 TIL 中克隆出来，然而，针对 MRAT-1 分子的 TCR 靶向副作用较大，可引起正常皮肤、眼睛及耳朵中的黑色素细胞破坏，属于靶向正常细胞的毒性。这个研究显示了 TCR-T 细胞治疗的潜力，也同时提示需要寻找合适的肿瘤抗原以减少对正常细胞的毒性。

癌 - 睾丸抗原仅表达于生殖细胞和肿瘤中而不表达于正常细胞，可能是比较合适的肿瘤抗原，由于睾丸中不表达 MHC- Ⅰ类分子，因此免受免疫相关不良反应。NY-ESO-1 是黑色素瘤及多种实体上皮癌细胞表达的癌 - 睾丸抗原，由 HLA-A*02 :01 分子呈递。将靶向 NY-ESO-1 的高亲和力 TCR 转染至自体 T 细胞，对黑色素瘤和滑膜细胞肉瘤患者进行治疗，结果显示 8/17 的患者（47%）有响应，2 例患者获得完全缓解。在滑膜细胞肉瘤中，9/19 的患者（47%）有客观响应，其中仅 1 例完全缓解。值得注意的是这些临床试验中无明显毒性发生。因此，靶向 NY-ESO-1 及其他癌 - 睾丸抗原是一种应用 TCR-T 细胞治疗实体瘤的重要策略。

（三）基因转导方法

选择合适的基因转移方法以实现在 T 细胞中高表达 TCR 或 CAR，对于 T 细胞治疗非常关键。基因递送平台可分为非病毒和病毒方式。非病毒基因转移有化学和物理两种方法。化学方法涉及使用带正电荷的递送载体，例如磷酸钙、阳离子脂质或聚合物，以形成能够通过胞吞作用进入细胞的 DNA 复合物。然而，T 细胞的低转染效率仍然是一个问题。物理方法包括通过显微注射将 DNA 直接递送到细胞中或通过电穿孔间接摄取 DNA。mRNA 的电穿孔可以在细胞中实现高水平的蛋白质表达，与许多病毒介导的基因递送系统相当。然而，非病毒方法的主要问题是基因转移不够稳定。为了克服这个问题，许多研究人员现在使用转座子。转座子是编码目的基因（即 TCR 或 CAR）的移动 DNA 递送元件，其可以在转座酶存在下随机整合到基因组中，从而允许稳定的基因表达。

病毒介导的基因递送是目前用于细胞过继免疫治疗最常采用的方法。逆转录病毒科是一种 RNA 病毒家族，在进入细胞后，经历逆转录过程转化为 DNA，稳定整合到宿主基因组中。两种最常见的逆转

录病毒载体是 γ 逆转录病毒和慢病毒。γ 逆转录病毒载体已在临床中使用了二十多年。在成人中,γ 逆转录病毒转导成熟 T 淋巴细胞后,没有导致克隆性过渡生长的报道。在大多数情况下,这些载体是不能复制的,但非自身失活的,因为转基因表达的启动子来自病毒长末端重复序列(long terminal repeat,LTR)。现已开发了自失活(self-inactivation,SIN)γ 逆转录病毒载体,其需要内部启动子来驱动转基因表达。非 SIN 载体的优点是能够使用多种逆转录病毒包装细胞系(如 PG13、Phoenix),以组成性表达 gag(衣壳蛋白)、pol(逆转录酶、整合酶和 RNA 酶 H)和 env(包膜蛋白)。用编码转基因的非 SIN 逆转录病毒载体转导这些包装细胞系可产生稳定的包装细胞系,其组成性地将载体释放到培养基中。这一平台可以进行大规模的载体生产。另一个是慢病毒载体平台。选择用于 T 细胞工程的慢病毒载体有一些优点,即可以转导大量最小刺激的 T 细胞,转移更复杂和更大的基因表达元件,与 γ 逆转录病毒相比,产生更安全的染色体整合谱。使用慢病毒载体的主要缺点是缺乏高产的包装细胞系,需要瞬转生产难以扩大规模。此外,病毒载体的一个问题是插入突变,虽然极为罕见,但受许多因素的影响可能发生,例如所用载体的具体类型和整合位点。

三、嵌合抗原受体 T 细胞治疗

(一) CAR-T 简介

CAR-T 细胞治疗是指将基因工程化表达的 CAR 导入 T 细胞,再回输至患者体内的细胞治疗。CAR 是基因工程受体,能够赋予 T 细胞抗原结合和激活功能,以及治疗性靶向肿瘤细胞。CAR 与先天 TCR 不同,CAR 不受限于主要组织相容性复合体(MHC)的类型,即在无 MHC 呈递的情况下仍可识别抗原,只与细胞表面表达的肿瘤抗原有关。此外,CAR 也能识别碳水化合物和脂质分子,进一步扩大了其应用范围。

CAR 包括三个主要结构域:负责抗原识别的细胞外结构域、跨膜结构域和细胞内信号转导结构域。细胞外结构域可分为信号肽和抗原识别结构域,信号肽可从细胞表面表达的成熟 CAR 中切割分离;抗原识别结构域是单链片段可变区,主要由抗原特异性免疫球蛋白的可变轻链(light chain variable region,VL)和可变重链(heavy chain variable region,VH)通过柔性接头连接组成,然后再通过间隔序列连接至跨膜结构域。跨膜结构域通常是跨细胞膜的疏水性 α 螺旋,是受体表面分子表达和稳定的基础。第三部分是细胞内结构域。在抗原结合后,细胞内结构域聚集并经历构象变化,使得下游信号转导蛋白能够被募集和磷酸化;它包含几个功能单元,其中 T 细胞共受体 CD3ζ 的胞内结构域,含有三个对信号转导很重要的免疫受体酪氨酸激活基序(ITAM),是大多数 CAR 的核心成分。

CAR-T 细胞治疗的流程见图 49-3。包括:①分离,使用标准的白细胞分离术从患者或供体的外周血中收集外周血单个核细胞,该过程从肘前静脉中输出血液,分离白细胞成分,剩余的血液回流到体内血循环。②修饰,用抗 CD3 和 / 或抗 CD28 抗体刺激,然后通过病毒(慢病毒或逆转录病毒)或非病毒(转座子)基因转移系统将对肿瘤抗原具有高亲和力的 CAR 转导到这些 T 细胞中。在该步骤中,鉴定 T 细胞表面 CAR 的表达及对肿瘤抗原的识别。③扩增,CAR-T 细胞离体扩增以达到所需的修饰 T 细胞剂量。④再灌注,将扩增至临床相关细胞数的 T 细胞输注至预先去除淋巴细胞的患者中,通过直接细胞毒性和细胞因子介导的机制实现肿瘤杀伤。

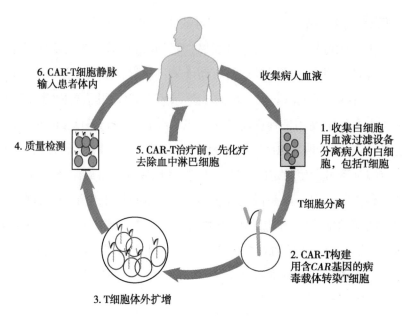

图 49-3　CAR-T 细胞治疗的流程图

（二）CAR-T 的发展历程

1989 年，Eshhar 等制备了可在 T 细胞中功能性表达的嵌合 TCR 基因，并赋予受体 T 细胞以非 MHC 限制方式特异地识别抗原；1993 年，为了实现抗体特异性和 T 细胞细胞毒活性的优势，Eshhar 等将抗体分子的单链可变区结构域与 TCR 的恒定区结构域结合，构建嵌合受体基因，随后通过产生嵌合体诱导 T 细胞表达该基因。CAR 经历了三十年的发展演变，根据细胞内结构域的结构和组成大致可分为五代 CAR（图 49-4）。第一代 CAR 含有单个 CD3ζ 细胞内结构域。由于缺乏共刺激（如 CD27、CD28、CD134、CD137）结构域和细胞因子（如 IL-2）信号转导，第一代 CAR 的初始实验显示出低细胞毒性和低增殖能力。第二代 CAR 是通过在细胞内信号转导结构域添加共刺激结构域，如 CD28 或 CD137 的部分序列，增强 T 细胞的增殖能力和细胞毒性。第三代 CAR 是在第二代的基础上再添加第三个共刺激结构域如 CD134 或 CD137。第四代 CAR 也是在第二代 CAR 的基础上增加蛋白表达，例如组成型表达 IL-12 或在 CAR 激活后诱导表达 IL-12；第四代 CAR 转导的 T 细胞被称为 TRUCK（T cells redirected for universal cytokine-mediated killing）；这些 CAR 的活化可以促进所需细胞因子的产生和分泌，从而通过几种协同机制促进对肿瘤的杀伤，如胞吐（穿孔素、颗粒酶）或死亡配体 - 死亡受体系统（FasL、TRAIL）。第五代 CAR 也是基于第二代 CAR，但它们含有截短的 IL-2R 的 β 链胞质结构域，其具有转录因子 STAT3 的结合位点。该受体的抗原特异性激活可同时触发 TCR（CD3ζ 结构域）、共刺激分子（CD28 结构域）和细胞因子（JAK-STAT3/5）信号转导，其可有效地提供生理上所需的三种协同信号，充分地驱动 T 细胞激活和增殖。

此外，还存在上述 CAR 的其他变体，例如双 CAR、拆分 CAR 和可诱导拆分 CAR。双 CAR 指表面具有不同的靶向抗原，而胞内结构域相同。拆分 CAR 指在两种不同的 CAR 上分别接上共刺激结构域（如 CD28 和 CD137）与 CD3ζ，需要两种 CAR 同时参与以完成 T 细胞的活化。这是由于目前缺乏发现癌症高度特性的抗原，因此开发同时靶向两种或更多种不同的癌症相关抗原，这种方法的优点是完全成熟的 T 细胞活化仅在两种抗原存在时发生，可以进一步提高特异性和安全性。

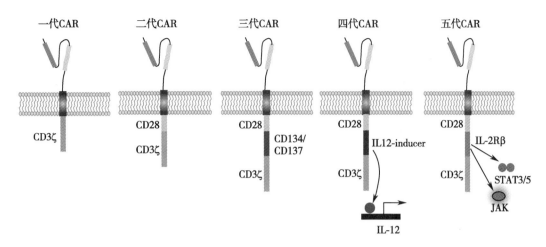

图 49-4　CAR 的结构示意图

目前,CAR 已经从最初的概念验证发展到批准用于患者治疗。然而,尽管取得了这些进展,但在体外或动物模型中观察到的近几代 CAR 的设计和改进尚未在患者中得到进一步证实,即使还没有研究比较在临床上对单一抗原特异的第一代或后代 CAR,这阻碍了对不同代 CAR 的正确比较。因此,使用给定 CAR 产生的任何考虑都是基于临床前动物模型而不是临床数据,目前尚不清楚哪种设计可为患者预后提供最佳的临床获益。

(三) CAR-T 治疗产品

2017 年,有两款 CAR-T 细胞疗法获批用于临床,分别为 tisagenlecleucel(商品名 Kymriah)和 axicabtagene ciloleucel(商品名 Yescarta),均是靶向 CD19 抗原。Kymriah 采用慢病毒载体,而 Yescarta 采用 γ 逆转录病毒载体。CD19 分子是 CAR-T 细胞治疗比较理想的靶抗原,它在几乎所有的 B 细胞恶性肿瘤中表达,在正常 B 细胞中也表达,但不表达于其他正常细胞。虽然正常 B 细胞会因表达 CD19 被杀死,但大部分患者仍可以耐受,另外寿命长的抗体产生细胞不表达 CD19 而不被杀死,所以它们可继续提供抗体介导的免疫力。

1. Kymriah　是首个获批的 CAR-T 疗法,是靶向 CD19 分子的 CAR-T 细胞免疫治疗。Kymriah 由宾夕法尼亚大学的 Carl H. June 团队研发,于 2017 年 8 月在美国获批上市,用于复发或难治性 B 细胞型急性淋巴细胞白血病(ALL)的儿童及青年患者(3~25 岁)。Kymriah 的嵌合抗原受体(CAR)蛋白由细胞外部分和细胞内部分组成,细胞外部分具有鼠抗 CD19 单链抗体片段,细胞内部分包含 T 细胞信号转导(CD3)和共刺激(CD137)结构域。在 CAR-T 细胞与表达 CD19 的靶细胞接触后,CD28 和 CD3ζ 等共刺激结构域激活下游信号级联,导致 T 细胞活化、增殖、发挥效应功能以及炎性细胞因子和趋化因子的分泌,导致表达 CD19 的靶细胞死亡。

Kymriah 有效性的主要证据基于一项 II 期临床研究(B2202)。患者接受了 Kymriah 单次静脉输注,结果治疗后受试者的客观响应率(objective response rate,ORR)为 82.5%(52/63)。Kymriah 的严重不良事件包括威胁生命的细胞因子释放综合征(CRS)和噬血细胞性淋巴组织细胞增生症(HLH)、CRS 发生时或消退后延迟的神经毒性、CRS 合并凝血病和威胁生命的感染。47% 的患者出现 3~4 级 CRS,但无死于 CRS 的患者。除了上面提到的短期安全问题,Kymriah 潜在的长期安全问题包括产生具有复制能力逆转录病毒的可能性和插入诱变导致新恶性肿瘤(遗传毒性)的可能性。B2202 研究中的安全性评估没有发现克隆生长和载体介导的延迟不良事件(例如继发性白血病)的风险。γ-逆转录病毒和慢病毒转导的免疫治疗产品,需要考虑插入诱变的潜在遗传毒性。

2. **Yescarta** 是第二款 CAR-T 疗法,也是靶向 CD19 抗原的 CAR-T 细胞治疗。Yescarta 用于使用两种或以上治疗方案仍无法控制的大 B 细胞淋巴瘤,包括弥漫性大 B 细胞淋巴瘤、原发性纵隔大 B 细胞淋巴瘤、高级别 B 细胞淋巴瘤和转化滤泡性淋巴瘤,但不用于原发性中枢神经系统淋巴瘤的治疗。

Yescarta 的有效性证据基于一项单臂、开放标记、多中心的临床试验,该研究评估了单次输注 Yescarta 在成人复发性或难治性侵袭性 B 细胞非霍奇金淋巴瘤患者中的疗效,入组患者是对最近的治疗有耐药或者在自体造血干细胞移植(HSCT)后 1 年内复发的患者。在化疗去除白细胞后,以 2×10^6 CAR-T/ 千克体重的目标剂量(最大允许剂量:2×10^8 细胞)单次静脉输注 Yescarta。共 101 例患者在去除白细胞后接受了 Yescarta 治疗。在接受治疗的患者中,大多数(76%)为弥漫性大 B 细胞淋巴瘤,16% 为滤泡淋巴瘤,8% 为原发性纵隔大 B 细胞淋巴瘤。临床试验结果显示 Yescarta 的客观响应率为 73%,其中完全缓解(CR)率为 52%,部分缓解(PR)率为 21%。

(四) CAR-T 的毒副作用

CAR-T 细胞疗法可以诱导快速和持久的临床反应,但产生一些独特的毒性,这些毒性与传统化疗、单克隆抗体和小分子靶向治疗有所不同。最常见的两种毒性是 CRS 和 CAR-T 细胞相关的脑病综合征(CAR T cell-related encephalopathy syndrome,CRES)。CRS 是最常见的毒性,其特征为高热、低血压、缺氧及多器官毒性;严重的 CRS 极少数会演变成 HLH,其特征在于严重的免疫激活、淋巴细胞浸润组织和免疫介导的多器官衰竭。CRES 是另一常见的不良事件,可与 CRS 同时或之后发生,通常以中毒性脑病状态为特征,伴有混乱和谵妄症状,偶尔也有癫痫发作和脑水肿。对严重患者采用积极支持治疗、抗 IL-6 治疗或皮质类固醇的严密监测,准确分级和及时管理毒性,可降低 CAR-T 细胞治疗相关的发病率和死亡率。此外,还需关注 CAR-T 细胞治疗可能存在的其他问题,包括靶向非肿瘤组织、过敏性反应、插入性促肿瘤发生及识别脱靶抗原等。

1. **细胞因子释放综合征** CRS 是免疫激活导致炎性细胞因子升高的标志,通常表现为全身症状,如发热、不适、厌食和肌痛,可影响身体的任何器官系统。发热通常是 CRS 的首发症状;发热的时间点变化很大,范围从 CAR-T 细胞输注后的几小时到一周以上,常伴随头痛、肌痛、关节痛和厌食症等。心血管毒性包括心动过速,随着 CRS 加重,可出现低血压、心律失常和心脏射血分数降低。CRS 可导致肺水肿、缺氧、呼吸困难和肺炎,这可能严重到需要机械通气。急性肾损伤是多因素引起的,但是可逆的,肾脏灌注减少通常是肾损伤的最重要原因,肾脏灌注减少可由细胞因子介导的血管舒张、心输出量减少或脱水引起。在 CRS 期间可发生血清转氨酶和胆红素升高,但在 CRS 缓解后可返回基线值。胃肠道不良反应还有腹泻、结肠炎、恶心和腹痛。血液学改变主要是血细胞减少,包括血小板减少、中性粒细胞减少和淋巴细胞减少等。由于中性粒细胞和淋巴细胞的减少,导致患者免疫力下降,易于发生机会性感染。此外,还有报道患者血中的肌酸激酶升高,提示肌肉损伤。

CRS 毒性发作通常发生在 CAR-T 细胞治疗后的第一周内,并且通常在细胞施用后一到两周内达到峰值。涉及 CRS 的细胞因子可以由输注的 CAR-T 细胞或其他免疫细胞产生,活化的 T 细胞释放细胞因子和趋化因子,包括 IL-6、IFN-γ、IL-2、可溶性 IL-2Rα、可溶性 IL-6R 和 GM-CSF 等;其他免疫细胞如单核细胞或巨噬细胞分泌的 IL-1RA、IL-10、IL-6、IL-8、CXCL10、CXCL9、IFN-α、CCL3、CCL4 和可溶性 IL-6R 等。在一些研究中，发现 CRS 等级增加与可溶性 IL-2R 水平、IL-6 峰值水平、铁蛋白、峰值 C 反应蛋白和更高水平的血液 CAR-T 细胞等相关，但这些结果需要在前瞻性研究中得到证实。

2. 神经毒性　CRES 包括头痛、精神错乱、幻觉、语言障碍、共济失调、面神经麻痹、震颤、辨距不良和癫痫发作等。CRES 可能发生在不同于 CRS 或不存在 CRS 毒性的时间，提示两者之间可存在不同的机制。迄今为止，在大多数患者中神经毒性是可逆的。CRES 的发病机制仍有待确定，有两种可能的原因：第一是细胞因子被动扩散到大脑中，如血清 IL-6 和 IL-15 高水平与患者神经毒性的严重程度存在相关性；第二是 T 细胞向中枢神经系统的转运，如在没有恶性中枢神经系统疾病的情况下，检测来自具有神经毒性的患者脑脊液中的 CAR-T 细胞，发现细胞数量明显高于无神经毒性的患者，且具有神经毒性的患者血循环中 CAR-T 细胞的数量也往往高于没有神经毒性的患者。与基线测量值相比，CRES 患者脑脊液中的蛋白质水平通常升高，表明血脑屏障的破坏。此外，其他器官功能障碍（肝和肾），以及低氧血症和感染，也可能导致脑病。

（五）CAR-T 治疗的问题

尽管 CAR-T 细胞治疗在血液恶性肿瘤中取得了进展，但是在大多数实体瘤中仍然存在问题，毒性大、获益小。为了拓展 CAR-T 细胞治疗的应用范围，需要开发一些新的策略，包括发现肿瘤的新抗原，增强肿瘤内免疫细胞的浸润、激活和持久性，以及克服免疫抑制微环境等。

1. CAR-T 治疗的影响因素　CAR-T 治疗受多种因素的影响，包括肿瘤抗原的特异性，T 细胞募集、激活和增殖，以及免疫抑制微环境等。值得注意的是，CAR 融合蛋白的设计和载体类型可影响以上几个因素。CAR 融合蛋白包括一个抗原识别结构域，最常来源于抗体；共刺激结构域，如 CD28 和 4-1BB（CD137）或 OX-40（CD134）；T 细胞活化结构域，通常来源于 CD3ζ 分子。目前用于 CAR-T 细胞临床试验的载体类型有 γ- 逆转录病毒、慢病毒和转座子系统。此外，其他影响因素还包括用于制备细胞的培养方法，以及在 CAR-T 细胞输注前的化疗或放疗方法等。

（1）抗原的特异性：CAR-T 治疗的首要问题是寻找肿瘤特异性抗原。事实上，肿瘤特异性抗原或表达在肿瘤及非重要组织中的抗原（如 CD19）很少被发现，当前被测试的绝大多数肿瘤靶抗原在肿瘤中过度表达，在正常组织中低水平表达。在没有真正具有肿瘤特异性的抗原的情况下，临床试验中的大多数 T 细胞疗法都面临对正常细胞的毒性问题。肿瘤细胞新抗原的发现，包括突变蛋白或截短形式蛋白或异常修饰的蛋白等，可为 CAR-T 治疗提供新的治疗靶点。

（2）CAR-T 细胞的浸润：效应 T 细胞需要到达其靶细胞，才能发挥治疗效应。趋化因子是具有趋化能力的细胞因子，参与调节各种免疫细胞和一些体细胞的迁移和运输，因此可利用趋化因子的引导促进免疫细胞募集到肿瘤。目前，CAR-T 细胞表面上已设计的同源趋化因子受体包括 CCR2、CCR4、CCR7 及 CXCR2 等，可驱动 T 细胞募集。

（3）CAR-T 细胞的激活与增殖：CAR-T 细胞进行扩增，使细胞达到足以有效消除肿瘤细胞的数量。T 细胞需要三种协同信号来驱动增殖和存活：TCR 参与、共刺激信号转导和细胞因子信号转导。向 CAR 添加共刺激信号如 CD28 或 4-1BB，以促进 T 细胞的扩增和存活。利用细胞因子信号转导来强化 T 细胞，如在小鼠体内使用 IL-15 重复给药的方法增强了抗原特异性 CAR-T 细胞的募集、浸润、增殖和细胞毒性。在第五代 CAR 中进一步实现了这种"强化"概念，其包括截短的 IL-2R 的 β 链和 STAT3 结合部分。这种 CAR 的激活可以驱动全面的 TCR 信号转导，完成共刺激和细胞因子驱动的 JAK-STAT

信号转导，以增强工程 T 细胞的增殖和存活。这些促进 T 细胞增殖和存活的方法仍处于早期研究阶段，其对未来临床治疗的潜在贡献尚不确定。

（4）免疫抑制微环境：肿瘤微环境常常处于免疫抑制的状态，导致肿瘤细胞的免疫逃逸。免疫抑制微环境涉及多方面的异常，包括免疫抑制细胞如 MDSC、Treg 和 M2 巨噬细胞等，免疫抑制性细胞因子如 TGF-β 和 IL-10 等，以及免疫抑制性代谢产物如低营养成分及低氧等，效应细胞暴露于大量抑制分子，导致 T 细胞无能和功能障碍。

2. CAR-T 在实体瘤的应用问题　CAR-T 细胞疗法在血液系统恶性肿瘤中的成功，促使人们将这项技术扩展到实体瘤。然而，CAR-T 疗法在实体瘤临床试验时报道有效的病例很少，且毒性明显。CAR-T 在实体瘤中的应用受到多种因素的影响，包括：①肿瘤抗原的异质性。实体瘤由各种不同突变的积累而发展，其中一些突变导致产生肿瘤细胞的专有表位，表现为肿瘤相关抗原多样化但又有重叠的特征。② CAR-T 细胞必须从血液进入到实体瘤的局部微环境，缺氧、血管生成不足和细胞外基质丰富的肿瘤微环境会阻止 T 细胞浸润。③免疫抑制微环境。免疫抑制性细胞、抑制性细胞表面蛋白、细胞因子或肿瘤细胞的异常代谢产物等可损害 T 细胞的活化和持久性。因此，这些生理结构和代谢障碍阻止免疫细胞的募集、激活和持久性，同时促进免疫抑制细胞的募集，使得肿瘤细胞逃脱免疫监视，甚至破坏机体的免疫系统，并且抑制 CAR-T 细胞的活性。

（六）CAR-T 治疗的展望

当前处于临床试验阶段的 CAR-T 细胞治疗靶点包括 CD20、CD22、CD30、CD123、CEA、VEGFRv Ⅲ、EPCAM、GD2、GPC3、HER2、MSLN 及 MUC1 等，涉及多种血液肿瘤和实体瘤。在血液肿瘤中，除了 CD19 靶点外，还有用于治疗 B 细胞淋巴瘤的 CD20、CD22 和 κ- 轻链等靶点，以及用于治疗霍奇金淋巴瘤和 T 细胞淋巴瘤的 CD30 靶点等。CAR-T 在实体瘤中的临床试验涉及非小细胞肺癌、间皮瘤、胶质瘤、肝癌、胆管癌、胰腺癌、结肠癌及卵巢癌等。随着这些临床试验的结束，可能会有新的适应证出现。

由于在临床试验中存在与 CAR 相关的死亡病例，因此迫切需要增强和控制 CAR 的安全性，包括靶向非肿瘤的正常细胞和脱靶效应，这些是限制其临床应用的重要因素。原则上，可以通过以下一些方式增强安全性：①通过基因编辑修饰 CAR 分子，有条件地和可控制地激活 CAR-T 细胞；② CAR-T 细胞可利用 NOT-gate 环路系统来增强功效并减少脱靶；NOT-gate 环路是指采用表达两种或更多种 CAR 的方法：第一个 CAR 将靶向肿瘤特异性抗原并含有强制性刺激（CD3ζ）和共刺激（例如 CD28 或 CD137）结构域，而第二个 CAR 将特异于通常在正常健康组织上表达的抗原，并与抑制性 CAR（iCAR）信号转导结构域（例如 PD-1 和 CTLA-4）连接；CAR 和 iCAR 在相同免疫突触内的同时接合将阻止或抑制 T 细胞的活化，并导致较差的活化或 T 细胞无反应性，从而增强肿瘤细胞和健康细胞之间的区别；③ CAR 中插入"自杀基因"，如诱导性 caspase 9，在发生不希望的和不受控制的副作用时可诱导耗尽 CAR-T 细胞；④其他正在探索降低毒性的方法包括局部激活或调节 CAR 抗原结合结构域的亲和力，来限制 CAR-T 细胞的活性；然而，在发生严重毒性时 CAR-T 细胞的消耗是否可以恢复或防止致死性或持久性组织损伤，仍然有待观察。

在未来，需要加快肿瘤新抗原的发现以最大限度地减少"靶向非肿瘤"效应，改善 CAR-T 细胞适应性的方法，以使它们能够在肿瘤微环境中存活、增殖和持续存在。今后的临床试验将继续探索新的方法,包括 CAR-T 细胞的区域递送、去除特定的免疫抑制因子、引入能够阻断 T 细胞抑制的分子、细胞因子的共同递送以提高 T 细胞的扩增和持久性,以及通过与肿瘤疫苗或溶瘤病毒等进行联合用药。此外,需要进一步研究鉴定哪些基因可增强 T 细胞的持久性和扩增,再通过基因编辑技术使 CAR-T 细胞进一步优化,最终使得 CAR-T 细胞疗法能以更安全有效的方式去治疗更多类型的肿瘤患者。

第二节　自然杀伤细胞治疗

自然杀伤(natural killer,NK)细胞是骨髓衍生的先天淋巴细胞,具有直接杀伤肿瘤细胞的效应。与 T 细胞不同,NK 细胞具有非主要组织相容性复合体(MHC)和非肿瘤抗原限制性方式消除肿瘤细胞的先天能力。虽然当前细胞治疗策略比较集中于 T 细胞治疗,然而 CAR-T 细胞疗法需要针对每个患者的自体 T 细胞进行改造,治疗步骤烦琐,限制了其广泛的临床应用,且同种异体 T 细胞具有移植物抗宿主病(graft versus host disease,GVHD)的主要风险。相比之下,同种异体 NK 细胞不会引起 GVHD,在多种临床研究中证明是安全有效的。因此,NK 细胞可作为同种异体"成品的"细胞疗法的来源。此外,还可通过引入 CAR 来重定向其特异性的 NK 细胞。因此,鉴于 NK 细胞的多种独特优势,正在被开发用于各种血液和非血液恶性肿瘤的治疗。

一、自然杀伤细胞简介

NK 细胞是先天免疫系统的淋巴细胞,参与"天然"免疫且是有效的"杀手",作为第一道防线对抗病原体和恶性肿瘤细胞。细胞表型上,NK 细胞不表达 T 细胞受体(T-cell receptor,TCR)或 CD3,而是通过 CD56 的表达来定义,在人类中,Fc 受体 CD16 的表达可变。根据 CD56 表达水平,NK 细胞可以进一步细分为两个不同的亚群:第一个亚型是 $CD16^+CD56^{dim}$,代表更成熟和高度细胞毒性的表型,主要存在于外周血中;第二个亚型是 $CD16^-CD56^{bright}$,其特征是一个较不成熟的免疫调节群体,主要存在于淋巴组织中。NK 细胞可被许多不同的细胞因子激活,包括 IL-2、IL-12、IL-15、IL-18、IL-21 和 Ⅰ型干扰素。

与其他淋巴细胞如 T 细胞或 B 细胞不同,NK 细胞不表达重排的抗原特异性受体,而表达种系编码的受体。NK 细胞表面受体分为激活型受体和抑制型受体,这些信号的平衡最终决定 NK 细胞的效应功能。在 NK 细胞受体中,研究最多的是杀伤细胞免疫球蛋白样受体(killer cell immunoglobulin-like receptor,KIR),它识别经典的 HLA- Ⅰ类分子(HLA-A、HLA-B 和 HLA-C)。其他受体属于 C 型凝集素家族(CD94 和 NKG2s,如 NKG2A、NKG2-B、NKG2-C、NKG2-D、NKG2-E 和 NKG2-F),它们识别非经典的 HLA- Ⅰ类分子(HLA-E、MICA 和 MICB)。

NK 细胞具有在没有抗原致敏的情况下杀死受感染和转化细胞的内在能力。它主要通过整合来自激活和抑制受体的信号来区分健康细胞与感染或肿瘤细胞。NK 细胞使用抑制型受体,如 KIR、NKG2A/CD94 等,与存在于正常细胞上的组成型 MHC- Ⅰ类分子结合,阻止 NK 细胞杀死自身健康细胞。肿瘤或感染细胞可以被 NK 细胞识别和杀死,因为它们通常会下调或丧失 MHC- Ⅰ类分子的表达和 / 或活化 NK 细胞表面的多种激活型受体。激活型受体包括 NKG2D、天然细胞毒性受体(NKp30、

NKp44 和 NKp46）和 CD16 等，感染或肿瘤细胞通常会增加这些激活型受体的配体表达，这些配体在其正常细胞中几乎不表达。此外，肿瘤微环境中的大量细胞因子和趋化因子也在 NK 细胞中起作用。因此，通过这种复杂的受体模式，NK 细胞可以杀死广泛的肿瘤细胞。

NK 细胞可通过几种不同的机制杀伤靶细胞，包括：① NK 细胞可以释放预先形成的含有颗粒酶和穿孔素的溶细胞颗粒来溶解肿瘤细胞；② NK 细胞表面表达死亡 Fas 配体（FasL）和肿瘤坏死因子相关凋亡诱导配体（TRAIL），通过死亡受体途径触发肿瘤细胞凋亡；③激活后 NK 细胞可分泌促炎细胞因子（如 IFN-γ 和 TNF-α），诱导肿瘤细胞溶解；IFN-γ 还能够激活细胞毒性 T 细胞，增强 Th1 极化等；活化的 NK 细胞可以通过促进树突状细胞的成熟并呈递肿瘤抗原介导抗肿瘤免疫应答，同时树突状细胞刺激 NK 细胞活化作为反馈效应；此外，NK 细胞还通过 CD16 介导的抗体介导细胞毒作用杀伤靶细胞。

二、自然杀伤细胞的来源

NK 细胞有多种来源，包括外周血、脐带血、骨髓、NK 细胞系、胚胎干细胞和诱导多能干细胞等。尽管自体 NK 细胞可用于细胞过继免疫治疗，但它们对自体肿瘤细胞的功效相当有限，且 CAR 工程可能无法轻易克服这些问题。大多数临床试验使用的同种异体 NK 细胞来自于外周血或脐带血的原代 NK 细胞或 NK-92 细胞系。每种细胞来源都有局限性，如供体依赖性、体内持久性低以及基因改造困难等。因此，需要进一步开发 NK 细胞，使之成为一种标准化的"成品的"细胞免疫治疗产品。

（一）外周血和脐带血的 NK 细胞

许多临床试验使用来自外周血或脐带血的 NK 细胞。自体 NK 细胞对患者自身肿瘤细胞的活性有限。同种异体 NK 细胞可以从健康供体的外周血中产生，也可以从脐带血中扩增。尽管供体与供体之间存在差异，但外周血 NK 细胞通常表达广泛的活化受体，包括 CD16、NKG2D 和 NCRs（NKp44 和 NKp46）。脐带血是同种异体 NK 细胞的重要来源，与外周血相比具有明显的益处，可作为现成的冷冻产品和兼容 HLA 不匹配。脐带血中 NK 细胞的比例（15%~20%）与外周血（10%~15%）相似。然而，由于脐带血的总量少，难以获得足够数量的 NK 细胞用于临床，技术上仍具有挑战性。此外，脐带血的 NK 细胞在表型和功能上不成熟，抑制性受体 NKG2A 的表达更高，活化和成熟受体如 NKp46、NKG2C、DNAM-1 和 CD57 的表达更低。为了克服这些限制，研究人员使用基于 GMP 级 K562 的人工抗原呈递细胞（artificial antigen presenting cell，aAPC）表达膜结合 IL-21（mIL-21）和 4-1BB 配体，生成来自脐带血的 GMP 级 NK 细胞，用于过继性免疫疗法。体外激活和扩增后，脐带血衍生的 NK 细胞显示出全系列的激活和抑制受体，强表达 Eomes 和 T-bet，这是 NK 细胞成熟所必需的两个因子，与外周血的 NK 细胞发挥相似的细胞毒性。这些 aAPC 也可用于制备临床级外周血的 NK 细胞，用于过继免疫疗法的人体试验。

由于外周血和脐带血来源的 NK 细胞非常依赖供体而不是单一的可再生来源，使得它们的发展潜力受到限制。同种异体 NK 细胞通常在受体环境中仅存活几周。原代 NK 细胞通常难以进行遗传修饰，因此难以设计 NK 细胞以改善抗肿瘤活性。此外，通过从外周血、骨髓或脐带获得 NK 细胞的步骤烦琐。

（二）NK 细胞系

如 NK-92、HANK-1、KHYG-1 与 NK-YS 等。其中，NK-92 是在晚期癌症患者临床试验中获得的细胞系产品,表现出一定的临床获益和较小的副作用。NK-92 是在 1992 年从患有非霍奇金淋巴瘤男性患者中分离的人 NK 细胞系,是一种无限增殖的同质的背景明确的高活性 NK 细胞群。它表达许多活化的 NK 细胞受体,如 NKp30 和 NKG2D,但缺乏大多数抑制性 KIR,除了低水平表达 KIR2DL4。NK-92 表达的其他抑制性受体是免疫球蛋白样转录物 2(Ig-like transcript 2,ILT-2)和 NKG2A/CD94。这种独特的特征使 NK-92 细胞对血液和其他肿瘤细胞具有高度的细胞毒性。

NK-92 细胞也存在一些缺点:首先,NK-92 细胞缺乏典型的激活型受体,如 CD16 和 NKp44,以及 NK-92 细胞携带多种细胞遗传学异常并且潜伏着 Epstein-Barr 病毒感染,因此,为了安全起见,必须在输注体内前照射 NK 细胞系,但这可能会对其体内增殖和持久性产生负面影响;其次,与原代 NK 细胞相比,IL-2 激活的 NK-92 细胞分泌更多的 IL-10 并对肿瘤靶标产生较弱的细胞毒性和 IFN-γ;最后,NK-92 细胞是 CD16 阴性,因而不能介导 ADCC 作用,除非经过基因修饰以表达 CD16。

(三) 胚胎干细胞和诱导多能干细胞衍生的 NK 细胞

人胚胎干细胞和诱导多能干细胞衍生的 NK 细胞已被证明具有与原代细胞相似的表型和功能,但更同质及容易进行遗传修饰,且易于扩展到临床规模。来自人胚胎干细胞和诱导多能干细胞的 NK 细胞衍生是一个复杂的过程,该领域仍在不断发展中。由人胚胎干细胞和诱导多能干细胞衍生的 NK 细胞具有一些特色。首先,人胚胎干细胞和诱导多能干细胞均匀、可重复、具有无限的 NK 细胞来源,可消除供体的变异性及数量的限制性。其次,人胚胎干细胞和诱导多能干细胞可通过使用各种基因编辑技术(如慢病毒、转座子或 CRISPR-Cas9 系统)修饰干细胞,然后诱导分化为 NK 细胞,改善抗肿瘤活性。

由胚胎干细胞和诱导多能干细胞产生 NK 细胞通常需要两个步骤。首先,必须产生 CD34⁺ 造血前体;然后,CD34⁺ 细胞进行分选并与细胞因子和饲养细胞(通常是鼠基质细胞)等共孵育诱导分化为 NK 细胞。早期研究使用鼠基质细胞系(如 S17 或 M2-10B4 细胞)从胚胎干细胞中获得 CD34⁺CD45⁺ 造血祖细胞,培养基含有胎牛血清;然后分选,再移至第二基质细胞系(如 AFT024 或 EL08-1D2 细胞),在培养基中补充干细胞因子,包括 Fms 样酪氨酸激酶 3 配体、IL-3、IL-15 和 IL-7,以诱导分化为 CD45⁺CD56⁺NK 细胞。使用该方法产生的 NK 细胞已显示出与原代 NK 细胞相似的成熟表型和功能,可杀死多种血液和实体瘤细胞系。人胚胎干细胞衍生的 NK 细胞显示出比来自脐带血分离的 CD34⁺ 细胞衍生的 NK 细胞更强的抗肿瘤活性。

为了生产更多适合临床试验的人胚胎干细胞衍生的 NK 细胞,也有采用"旋转胚状体"方案,即通过离心产生细胞聚集体,不使用基质细胞系和胎牛血清,这些无血清无基质条件产生的 CD34⁺CD45⁺ 造血祖细胞比之前条件产生的数量更多。然后,含有造血祖细胞的旋转胚状体,可以转移到补充有细胞因子的无血清培养基中的基质细胞(OP9-DL4)或未包被的培养板中,以有效地产生成熟的 CD45⁺CD56⁺NK 细胞。未涂层平板上的旋转胚状体可以形成贴壁细胞以支持附着和分化,使得整个过程在无血清和无基质中促进干细胞向成熟 NK 细胞分化,具有临床应用潜力。使用这些条件,功能性 NK 细胞可以从多种不同的人胚胎干细胞和诱导多能干细胞中有效地产生。人胚胎干细胞和诱导多能干细胞衍生的 NK 细胞表达典型的活化和抑制受体,在研究中能有效杀死血液恶性肿瘤和实体瘤细胞。

(四) CAR-NK 细胞

尽管目前实体瘤和转移灶中 CAR-NK 细胞的评估主要是在临床前研究和初步临床试验阶段,但 CAR-NK 细胞理论上可能比 CAR-T 细胞具有几个优势。首先,同种异体 NK 细胞不应引起移植物抗宿主病(GVHD);其次,成熟 NK 细胞具有相对有限的寿命,可降低长期不良事件的可能性;CAR-NK 细胞治疗预计不会发生 CAR-T 细胞治疗特有的长期问题,例如自身免疫或恶性转化的风险。由 CAR-T 细胞引发的所谓的"细胞因子风暴"可能是严重的,甚至是致命的,主要由 T 细胞产生的促炎细胞因子介导。NK 细胞产生的细胞因子,包括 IFN-γ 和 GM-CSF,具有较低的毒性特征,因而比 T 细胞更安全。此外,CAR-NK 细胞还保留通过其天然受体识别和靶向肿瘤细胞的内在能力,它们具有自发细胞毒活性,由一系列活化受体提供,以 MHC 和抗原不受限制的方式靶向肿瘤细胞。然而,使用 CAR-NK 细胞也存在一些缺点,如 NK 细胞难以获得、扩增和操作,即使使用病毒载体,它们也显示出相当低的转染效率。

迄今,已探索了针对不同来源 NK 细胞的 CAR 以引导抗肿瘤活性,包括外周血、脐带血、NK92 细胞系,以及人胚胎干细胞和诱导多能干细胞来源的 NK 细胞。大量临床前研究已经测试了 CAR-NK 细胞对血液系统恶性肿瘤各种靶抗原的疗效,如 CD19、CD20、CD138、CS1、CD3、CD5 与 CD123,以及实体瘤如 HER2、GD2、EpCAM、EGFRv Ⅲ、WT1 和 ROR-1。CAR 靶向一系列抗原的 NK 细胞在这些临床前体内模型中,显示了良好的抗肿瘤效果。

1. 原代 NK 细胞的 CAR 修饰研究　CAR 修饰的原代人 NK 细胞被重定向以对抗多种血液和实体瘤抗原,包括 CD19、CD20、GD2 和 HER2。许多对 CAR-NK 细胞的初步临床前研究集中于用抗 CD19 和 CD20 靶向 B 细胞恶性肿瘤。研究人员用 CD20/4-1BB/CD3ζ CAR 对来自健康供体的外周血 NK 细胞,采用 mRNA 核转染的方法进行遗传修饰,然后被表达膜结合 IL-15 和 4-1BB 配体的 K-562 细胞(K562/mbIL15/4-1BBL)激活。虽然核转染或电穿孔等非病毒表达技术可以产生强有力的 CAR 介导的杀伤作用,但是这些 CAR 分子的短寿命特性可能决定了临床中需要重复输注。

脐带血衍生的 NK 细胞也可采用逆转录病毒载体进行遗传修饰。如 iC9/CAR.19/IL-15,该载体整合了 CAR CD19 的基因以特异性重定向至 CD19;异位产生 IL-15,IL-15 是对 NK 细胞存活和增殖至关重要的细胞因子;表达自杀基因,诱导型 caspase-9(iC9)可以根据需要被激活以消除转导的细胞。这些基因修饰使工程改造的 NK 细胞保持足够的数量和功能,能够有效杀死异种移植小鼠模型中的 B 细胞白血病或淋巴瘤细胞。

尽管如此,原代 NK 细胞必须考虑供体之间功能的显著差异,用于修饰细胞的方法(病毒和非病毒),以及不同的扩增策略。原代 NK 细胞中的大多数临床前研究使用基于逆转录病毒或慢病毒的载体。慢病毒与逆转录病毒相比有独特的益处,如它不需要主动分裂细胞,从而使原代、非活化细胞的转染成为可能。慢病毒载体和逆转录病毒载体被设计成通过整合到宿主基因组中,来确保转基因的持续表达。此外,也在探索替代性的非病毒转导方法,如电穿孔,它通过增加细胞膜的通透性引入编码 CAR 的 mRNA,导致 CAR 分子立即表达。然而,考虑到 mRNA 电穿孔在外周血或脐带血来源的 NK 细胞中效率较低,病毒转导在修饰原代 NK 细胞时可能更合适。

2. NK 细胞系的 CAR 修饰研究　尽管有一些数据支持使用扩增活化的原代 CAR-NK 细胞,但大多数报道都利用 NK 细胞系来表达 CAR 分子。虽然存在几种 NK 细胞系,但迄今为止研究最广泛的是 NK-92 细胞。与原代 NK 细胞相比,遗传修饰 NK-92 细胞系具有许多理论上的优势,如 NK-92 是一种已建立且充分表征的同质细胞系,转染效率更加一致,并使用符合 GMP 冷冻保存的细胞库,它能"无限"生产,可以产生足够数量的 NK 细胞用于 CAR 的治疗。

Ⅰ期临床研究证明了癌症患者 NK-92 细胞输注的安全性,甚至高达 10^{10} 细胞 $/m^2$ 的剂量。未修饰的 NK-92 细胞已用于治疗晚期癌症患者,在晚期肺癌患者中观察到良好的反应。基于这些数据,一些研究设计了具有不同 CAR 的 NK-92 细胞,包括 CD19、CD20、CD38、CS-1、HER2、EGFRvⅢ、GD2、GPA7、CD5 及 CD16 等。这些经 CAR 修饰的 NK-92 细胞在体内外模型中表现出良好的抗肿瘤活性。它们不仅与亲代 NK-92 对敏感肿瘤细胞保持一致的细胞毒性,而且还对亲代细胞具有抗性的肿瘤细胞也有强大的杀伤能力。

3. 干细胞的 CAR 修饰研究　人胚胎干细胞和诱导多能干细胞衍生的 NK 细胞也可进行 CAR 修饰。人胚胎干细胞和诱导多能干细胞可以无限增殖,以提供无限量的 NK 细胞供应。人诱导多能干细胞可采用新型的 CAR 工程,含有 NKG2D 的跨膜结构域、2B4 共刺激结构域和 CD3ζ 信号转导结构域,以介导强抗原特异性 NK 细胞的信号转导。在卵巢癌异种移植模型中,与外周血 NK 细胞及未修饰的诱导多干细胞衍生的 NK 细胞等相比,CAR 修饰的诱导多能干细胞衍生的 NK 细胞具有更强的肿瘤抑制作用及更长的生存期。在相同的体内模型中,腹腔注射十天后,表达 CAR 的 NK 细胞在循环、脾和腹膜液中显示出更高的持久性。此外,也有研究从冷冻保存的脐带血中分离人多能干细胞,然后对其修饰以表达特定抗原的 CAR 分子,如表达 CD19 和 IGF1 等,这些研究正在开展中。

三、自然杀伤细胞治疗研究及问题

NK 细胞治疗在多种癌症治疗中显示出疗效和安全性,特别是血液恶性肿瘤。在早期临床试验中,用细胞因子(通常是 IL-2 或 IL-15)刺激后的自体 NK 细胞已用于癌症治疗。由于 NK 细胞的抗肿瘤活性通常被自身人白细胞抗原(HLA)分子抑制,因此使用自体 NK 细胞的临床益处是有限的。NK 细胞对急性髓细胞白血病(AML)具有治疗作用且不引起严重的副作用。除 AML 外,同种异体 NK 细胞疗法已用于测试各种实体瘤,如肝细胞癌、肺癌、卵巢癌、乳腺癌、肾细胞癌和结直肠癌。这些研究显示 NK 细胞也可以在实体瘤中发挥治疗效应,因此导致针对血液恶性肿瘤和实体瘤的基于 NK 细胞的临床试验数量大量增加。

尽管 NK 细胞治疗癌症的研究越来越多,但目前报道的临床试验效果有限,特别是对于实体瘤。NK 细胞治疗面临许多限制因素,包括:①过继转移的 NK 细胞在体内的持久性差,如过继转移的原代 NK 细胞或经辐照的 NK-92 细胞在体内具有低持久性,限制了它们的抗肿瘤功效;②肿瘤细胞的免疫逃避,如非经典 MHC 分子即 HLA-E 和 HLA-G 的上调,NK 细胞激活活性受体的配体选择性丢失,以及 MHC-Ⅰ类多肽相关序列 A/B(MICA/B)和 B7-H6 可溶性形式的脱落等;③肿瘤微环境的因素,如肿瘤微环境中的 Treg 和 MDSC 细胞,可抑制 NK 细胞的功能;免疫抑制细胞因子和代谢物,如 TGF-β、PGE2、IDO 和腺苷等,这些都与 NK 细胞功能障碍有关;④ NK 细胞的遗传操作效率低,据报道原代外周血或脐带血衍生的 NK 细胞的转染效率低于 10%;与使用原代 NK 细胞的研究相比,NK-92 细胞更容易用 mRNA 电穿孔转导,平均效率为 25%~50%。然而,由于 mRNA 转录物未被整合到基因组中,CAR 分子的表达通常比较短暂且仅在几天内可检测到,影响基因工程细胞的抗肿瘤效应。

此外,使用同种异体 NK 细胞可能输注污染的 T 细胞或 B 细胞,这在理论上可分别引起 GVHD 或移植后淋巴组织增生性疾病。NK 细胞用于免疫疗法的另一个潜在限制是与 T 细胞相比,它们对冷冻和解冻过程高度敏感,并且它们在解冻后失去活性。许多研究小组正在探索最佳冷冻保存 NK 细胞的策略,研究显示冷冻 NK 细胞的活性可以通过与细胞因子如 IL-2 一起孵育过夜来恢复。目前尚不清楚是否可以使用类似的策略来恢复冷冻 CAR-NK 细胞用于过继治疗的功能。

人类干细胞衍生的 NK 细胞的应用存在一些挑战。首先,与同种异体外周血或脐带血的 NK 细胞一样,来自 HLA 不匹配供体的未修饰多能干细胞衍生的 NK 细胞在患者中具有低持久性,因为它们会因 HLA 不匹配而受到 T 细胞的识别排斥。因此,需要多剂量和基因修饰以增加 NK 细胞的持久性;其次,多能干细胞衍生的 NK 细胞可能发生潜在的细胞毒性,如细胞因子风暴;最后,在诱导多能干细胞衍生 NK 细胞过程中,目前不能修饰可能影响从干细胞到 NK 细胞分化过程的基因。

四、展望

鉴于上述 NK 细胞的局限性,现正开发将 CAR 引入各种不同来源的 NK 细胞,包括外周血、脐带血或人多能干细胞衍生的 NK 细胞。在原代 NK 细胞上进行基因修饰仍然具有挑战性,对 NK 细胞系和人干细胞衍生的 NK 细胞进行基因修饰则相对容易。对病毒转导、基因编辑和电穿孔技术的优化,引起了通过基因工程修饰 NK 细胞的研究热潮。通过制备抗原特异性 CAR 的基因工程 NK 细胞,可增加抗肿瘤特异性和活性;通过基因工程修饰可使 NK 细胞的持续时间更长,易于到达肿瘤部位,对肿瘤具有增强的细胞毒性及更能克服免疫抑制微环境等。CAR-NK 细胞疗法正在 B 细胞恶性肿瘤、乳腺癌、卵巢癌、结肠癌、前列腺癌和肉瘤等恶性肿瘤中进行研究。提高 NK 细胞的抗肿瘤活性主要聚焦以下几个方面。

(一) 提高 NK 细胞的持久性

NK 细胞在体内存活和增殖,需要细胞因子支持,否则在循环中仅存活 1~2 周。NK 细胞中持续存在的两种最常用的细胞因子是 IL-2 和 IL-15。输注 IL-2 具有显著的副作用,包括发热、发冷、肌痛和毛细血管渗漏综合征,并且可以促进对 NK 细胞具有抑制作用的 Treg 的扩增。IL-15 不促进 Treg 扩增,但当作为外源性推注给予患有转移性黑色素瘤和肾癌的患者时,可导致剂量依赖性毒性,包括中性粒细胞减少症。另一种方法是在输注 NK 细胞前,患者采用化疗药去除淋巴细胞,如环磷酰胺和氟达拉滨,通过减少淋巴细胞对 IL-15 的利用,为 NK 细胞扩增提供了有利的环境,使得内源性 IL-15 水平显著增加。其他新技术是在 CAR 构建体内掺入 IL-2 或 IL-15 基因,以不断向 CAR 转导的细胞提供细胞因子支持。

(二) 改善 NK 细胞归巢和穿透肿瘤

将 NK 细胞归巢至肿瘤部位对于抗肿瘤效应至关重要。表达趋化因子受体 CCR7 的 NK 细胞,向淋巴结相关趋化因子 CCL19 的迁移增加,优先归巢于淋巴结。在黑色素瘤的异种移植小鼠模型中,高表达 CXCR3 的 NK 细胞向肿瘤部位迁移的能力增加,并显示更好的抗肿瘤活性。人类原代 NK 细胞表达病毒转导的 CXCR2,提高了它们迁移到肾细胞癌肿瘤部位的能力。基因修饰 NK 细胞表达 CXCR4,对分泌 CXCL12/SDF-1a 的胶质母细胞瘤细胞具有特异趋化性,可引起肿瘤消退和提高存活率。

(三) 克服免疫抑制的微环境

肿瘤的慢性炎症微环境有利于肿瘤逃避宿主的免疫监视,这些抑制因素包括 Treg、MDSC 和 M2 型巨噬细胞,以及一些抑制性细胞因子和代谢产物。TGF-β 是一种有效抑制 NK 细胞活性的细胞因子;

表达非功能性 TGF-β 受体的 NK 细胞,可增强对多种癌症类型的活性,包括胶质母细胞瘤、乳腺癌和肺癌;或通过基因编辑破坏 *TGFBR2* 基因,可以使 NK 细胞抵抗 TGF-β 的抑制作用,并增强其在异种移植小鼠的急性髓细胞性白血病模型中的活性。腺苷是肿瘤微环境中另一种重要的免疫抑制代谢物,它通过高亲和力 A2A 腺苷受体(A2AR)传递信号,阻碍 NK 细胞和 T 细胞的功能;缺乏 A2AR 的 NK 细胞在黑色素瘤、纤维肉瘤和乳腺癌的小鼠模型中显示出更强的抗肿瘤活性。因此,通过克服免疫抑制的微环境,也可以提高 NK 细胞的杀伤活性。

(四) 阻断 NK 细胞的抑制型受体

NK 细胞表面存在激活型和抑制型受体,通过调节这些受体使信号平衡偏向激活的方向进而改造 NK 细胞。NKG2A/CD94 是在 NK 细胞上普遍表达的重要抑制性受体,它们结合 HLA-E,在许多肿瘤细胞中上调,并可抑制 NK 细胞功能。敲除 NK 细胞中的 NKG2A 会触发 NK 细胞"缺失-自我"反应,并导致 NK 细胞杀伤表达 HLA-E 的肿瘤细胞。NK 细胞还组成性表达抑制性 KIR (iKIR),其与 HLA-Ⅰ类分子结合并抑制 NK 细胞对自体正常细胞的反应。在用于血液系统恶性肿瘤的半相合干细胞移植环境中,KIR 配体错配的供体有利于 NK 细胞的同种异体反应,并且与无复发生存率相关。

NK 细胞也表达 PD-1、TIGIT 及 TIM-3 等共抑制相关的多种其他蛋白质。PD-1/PD-L1 途径是限制 T 细胞和 NK 细胞抗肿瘤免疫应答的关键通路。现已发现 PD-1 在多发性骨髓瘤、卡波西肉瘤及卵巢癌等患者的 NK 细胞中表达。这些 PD-1 阳性 NK 细胞能够在抗 PD-1 抗体存在下于体外杀死自体肿瘤细胞,这表明 PD-1 阻断可通过破坏肿瘤诱导的耐受性来增强内源性 NK 细胞应答。因此,NK 细胞也可能与这些免疫检查点抑制剂进行联合用药。

(五) 增强 NK 细胞的激活型受体和 ADCC 功能

NKG2D 是一种活化型受体,在 NK 细胞抗肿瘤反应中起关键作用。NKG2D 配体包括 MICA、MICB 和 ULBPs,在许多肿瘤细胞和病毒感染细胞的表面表达上调。NKG2D-CAR 不仅识别肿瘤细胞,还识别免疫抑制细胞上表达的 NKG2D 配体,如 MDSC 和 Treg。然而,NKG2D 配体也在各种炎症下诱导,这可能引起"靶向非肿瘤"的毒性。用 NKG2D 和两种信号分子 DAP10 和 CD3ζ 组成的嵌合受体逆转录病毒后转导 NK 细胞,可增强 NK 细胞的功能,对多种肿瘤细胞系产生细胞毒性。

CD3ζ 对于 T 细胞和 NK 细胞的信号转导和活化至关重要。在 NK 细胞中,CD3ζ 同源二聚体转导 FcγRⅢ(CD16)信号,介导 ADCC 效应。尽管 CD28 是 CAR-T 细胞中最常用的共刺激结构域之一,但其在 NK 细胞功能中的作用尚不明确。尽管如此,CD28 添加至 CD3ζ 在表达 HER2 的 CAR-NK-92 中可促进抗肿瘤活性,与带有 4-1BB-CD3ζ 的 CAR 的抗肿瘤活性相当。DNAX 活化蛋白12(DNAX-activating protein12,DAP12)是跨膜蛋白,参与几种 NK 细胞活化受体的信号转导,包括 NKG2C、NKp44 和激活型 KIR。与含有 CD3ζ 的 CAR 相比,使用 DAP12 作为细胞内信号转导结构域的 CAR 能够提供更强的信号转导以诱导 NK 细胞活化。虽然 CAR-T 细胞中已经清楚地显示了在 CAR 构建体中掺入共刺激分子的重要性,但还需要进一步的研究来确定 NK 细胞的最佳共刺激分子和信号转导内结构域。另外,也有研究通过同时使用单克隆抗体,双特异性杀伤细胞参与者(BiKEs)或三特异性杀伤细胞参与者(TriKEs),或通过设计 NK 细胞来表达高亲和力 CD16,从而增加 NK 细胞介导的 ADCC 作用。

五、结语

细胞过继免疫治疗理想的产品是安全的、成品的、通用且易于制备足量以供临床使用的产品。许多研究组正在研究由脐带血、NK 细胞系或干细胞产生的通用 NK 细胞，未来几年将提供基因工程 NK 细胞的临床验证。一系列用于 NK 细胞治疗应用的组合基因操纵策略，包括 CAR 转导和 CRISPR/CAS9 或 TALEN 基因编辑，将用于重定向其抗原特异性，改善其持久性和转移，在保持其安全性的同时增强其细胞毒性，并增加其对免疫抑制性微环境的抵抗力。此外，尽管药物监管的路径仍未明确定义，这些方法可能遇到障碍和不确定性，但它们越来越多的使用和发展，可能会为癌症治疗带来新的突破。随着 NK 细胞生物学和基因工程领域的进展，NK 细胞疗法有可能被纳入基于细胞的癌症治疗中。

第三节　干细胞治疗

造血干细胞移植（hematopoietic stem cell transplantation，HSCT）是多能造血干细胞的移植，通常来源于骨髓、外周血或脐带血，它可以是自体的或同种异体的。早在 20 世纪 50 年代后期，研究人员已将同种异体 HSCT 应用于白血病患者，但由于对组织相容性抗原的不完全理解，阻碍了研究的发展。在 20 世纪 70 年代，HSCT 得到了系统的发展，可作为一些恶性肿瘤和非恶性疾病的治疗方式，特别是 E. Donnall Thomas 的工作，他因对 HSCT 的贡献于 1990 年获得诺贝尔奖。HSCT 通常预先进行放化疗，清除患者体内的恶性肿瘤细胞和破坏免疫系统，然后把预先采集的自体或异体造血干细胞经静脉回输给患者，使患者重建正常造血和免疫功能，从而达到治疗肿瘤的目的。自体 HSCT 依赖于其高剂量来治疗恶性肿瘤，而同种异体 HSCT 可对肿瘤发挥"移植物排斥肿瘤效应"。HSCT 现已成为白血病、淋巴瘤、骨髓瘤及一些实体瘤的治疗方法。

一、自体干细胞移植

自体干细胞移植可以从患者的骨髓或血液中收集造血干细胞。将收集的骨髓或血液造血干细胞悬浮在含有冷冻保护剂的平衡盐溶液中，并冷冻保存在液氮中。骨髓采集包括从髂后上棘抽吸约 1 000ml 骨髓（10~15ml/kg 体重）。然而，近年来自体移植物主要从血液中收集造血干细胞。造血干细胞通常在血液中以低水平存在，但它们可以从骨髓中进行"动员"大量释放，再通过血液分离器械收集。造血干细胞通常通过连续使用造血生长因子（如粒细胞集落刺激因子）或与化疗药（如环磷酰胺）的组合来动员。成功进行自体 HSCT 的最小造血祖细胞剂量通常是 2×10^6 CD34$^+$ 细胞 /kg 体重。最佳剂量为高于 $(4~6) \times 10^6$ CD34$^+$ 细胞 /kg 体重。大多数患者在一次或两次采血后能收集到足够的造血干细胞，但先行化疗或放射治疗可能影响它的动员。

（一）治疗浆细胞骨髓瘤

骨髓瘤和其他浆细胞疾病是自体 HSCT 的最常见适应证。与非移植治疗相比，自体 HSCT 可显著延长生存期。大多数自体 HSCT 治疗骨髓瘤是在诱导化疗后，进行"早期或前期自体 HSCT"治疗。由于骨髓瘤无法治愈，前期自体 HSCT 中受益的人可在复发时接受第二次治疗，即使那些未接受自体

HSCT 的患者也可在复发时进行移植("延迟自体 HSCT")。

(二)治疗恶性淋巴瘤

自体 HSCT 是复发性侵袭性非霍奇金淋巴瘤和经典霍奇金淋巴瘤的标准疗法,在 40%~45% 的患者中有效。自体 HSCT 在淋巴瘤中的应用受患者年龄、合并症、化学敏感性、组织学亚型等影响,主要包括滤泡性淋巴瘤、套细胞淋巴瘤、弥漫性大 B 细胞淋巴瘤、伯基特淋巴瘤、霍奇金淋巴瘤及 T 细胞淋巴瘤等,但在青少年和 T 细胞非霍奇金淋巴瘤中的作用具有争议性。在采用自体 HSCT 治疗前,淋巴瘤患者通常先进行体内预处理,常用的预处理方案包括:①环磷酰胺、依托泊苷和卡莫司汀;②卡莫司汀、依托泊苷、阿糖胞苷和美法仑;③卡莫司汀、依托泊苷、阿糖胞苷和环磷酰胺。

(三)治疗急性白血病

虽然大多数急性髓细胞性白血病年轻患者在诱导治疗后达到完全缓解,但采用预防性治疗来预防复发是必要的。首次完全缓解后的预防策略在很大程度上取决于患者的细胞遗传学风险类别。没有合适的供体以及具有中度风险特征的急性髓细胞性白血病缓解患者可以从自体 HSCT 中获益。然而,具有高风险的急性髓细胞性白血病患者不宜采用自体 HSCT 方法。在急性淋巴细胞白血病中,自体 HSCT 不替代巩固或维持治疗或同种异体 HSCT。少量的数据表明,酪氨酸激酶抑制剂加序贯化疗可导致费城染色体阳性急性淋巴细胞白血病患者的细胞显著减少,允许收集未被残留淋巴母细胞污染的造血干细胞,作为无其他供体时的自体 HSCT 治疗,减少患者复发的可能性。

(四)治疗生殖细胞肿瘤

自体 HSCT 对复发的生殖细胞肿瘤有潜在治疗作用。在高风险生殖细胞肿瘤一线治疗的Ⅲ临床研究中未证明自体 HSCT 优于传统化疗。对于初始治疗难以治愈的生殖细胞肿瘤,HSCT 可能优于补救治疗。已经发展了几种用于 HSCT 治疗后的预后模型,包括不利的风险因素,如铂耐受性、生殖细胞肿瘤高风险评分和三线或之后使用 HSCT。因此,对于在初始化疗后或未对初始化疗做出反应的高风险生殖细胞肿瘤的复发,应尽早考虑 HSCT 治疗。

(五)自体造血细胞移植后的晚期并发症

与一般人群相比,自体 HSCT 患者的预期寿命缩短,且并发症风险增加,例如机会性感染、铁超负荷、内分泌异常、骨质疏松症和继发肿瘤。应至少每年对接受者进行这些潜在疾病的监测,包括进行适当的癌症筛查和接种抗感染疫苗。长期存活者的其他推荐筛查项目包括白内障检查、心血管危险因素检查、血压监测、骨质减少或骨质疏松症检查、甲状腺功能评估及定期心理评估等。

二、同种异体干细胞移植

当放疗和化疗的抗肿瘤作用受到剂量相关的毒性限制,导致长期或永久性的全血细胞减少并使患者易患致命性感染时,可使用同种异体 HSCT 方法。同种异体干细胞在受体的骨髓中生长数周后,造血干细胞及其后代的扩增足以使血细胞计数正常化,并重新启动免疫系统。预处理和支持治疗可改善患者预后,并扩大同种异体 HSCT 的效用。

(一)预处理方案

1. 清髓性预处理　清髓性预处理方案(myeloablative conditioning,MAC)是使用强化剂量的全身化疗或与全身照射相结合,对非造血器官也产生一定的毒性。MAC 主要有两个目的:一是充分抑制受体的免疫系统以防止供体造血干细胞受到排斥，二是消除受体的恶性肿瘤细胞。移植后的主要风险是感染和可能危及生命的移植物抗宿主病（graft-versus-host disease，GVHD）。自体移植也可以使用类似的预处理方案，但是根据疾病的类型可使用许多其他化学疗法组合。

2. 非清髓性预处理　非清髓性预处理方案也称为降低强度调节（reduced intensity conditioning，RIC）。由于它们更温和的预处理方案，非清髓移植具有较低的严重感染和移植相关死亡风险，因此允许在常规同种异体 HSCT 风险过高的患者或老年患者中使用。RIC 方案虽然在治疗的早期阶段需要高剂量的免疫抑制剂，但这些剂量低于常规 HSCT 而无法根除受体的所有骨髓细胞。RIC 方案能提供足够的免疫抑制以实现供体细胞植入，受体疗效很大程度地依赖于移植物抗肿瘤（graft-versus-tumor，GVT）效应，但通常也伴有轻度 GVHD。

（二）干细胞来源

干细胞最常使用 HLA 匹配的同种异体或同源（来自同卵双胞胎）的外周血或脐带血。供体与受体编码 HLA 分子的基因不同是发生 GVHD 最重要的风险因素。因此，来自与受体相同 HLA 的供体造血细胞移植物，是同种异体 HSCT 的造血细胞优选来源。20 岁以下供体的最常见移植物来源是骨髓，20 岁以上捐赠者的移植物大多数是在用非格司亭（粒细胞集落刺激因子）刺激后动员的 $CD34^+$ 造血细胞，从外周血中收集获得。此外，对于无法鉴定出合适 HLA 匹配供体的大量患者，来自脐带血或从 HLA 不匹配或 HLA 半相合供体的骨髓或外周血获得的移植物，可作为同种异体 HSCT 的造血干细胞来源。

（三）同种异体 HSCT 的免疫效应

同种异体 HSCT 的结果在很大程度上取决于供体淋巴细胞对受体细胞上表达的同种异体抗原的识别。供体和受体之间的遗传差异是同种异体 HSCT 治疗效果的关键，也是 GVHD 产生的原因，又是其主要限制因素。GVT 和 GVHD 主要由包含在供体造血细胞移植物中或源自供体造血细胞移植物的淋巴细胞介导。GVT 活性与 GVHD 的发展密切相关，但 GVT 不需要临床上显著的 GVHD，这意味着两种现象之间存在重要的机制差异。

1. 移植物抗宿主病　可分为急性和慢性 GVHD，其发病时间过程、临床表现和对治疗的反应存在不同。急性 GVHD 的病理生理学是复杂的并且涉及由细胞毒性介导及随后的炎症释放引起的组织损伤；供体淋巴细胞识别受体抗原呈递细胞上的同种异体抗原，进而促进供体淋巴细胞的增殖和分化及向次级淋巴器官的运输，最后供体效应细胞浸润至活化的靶器官，导致靶器官损伤。慢性 GVHD 的病理生理学知之甚少，它的许多特征是自身免疫疾病的表型，例如硬皮病和干燥综合征，免疫耐受的丧失是其主要的特征。预防急性 GVHD 的药理学策略对于预防慢性形式疾病的功效有限（反之亦然），提示由不同的机制介导急性和慢性 GVHD 的发病。供体 T 淋巴细胞在介导急性 GVHD 中发挥核心作用。在整个 MHC 中基因型相同的供体移植物在受体中仍发生 GVHD，提示 MHC 外的多态性遗传基因座存在差异，导致 GVHD。这些基因座编码"次要组织相容性抗原的短肽"，它也可被 MHC 分子呈递至细胞表面。

2. 移植物抗肿瘤　介导 GVT 的机制取决于供体和受体之间的遗传差异、供体 HSCT 的来源、组成和加工，以及受体肿瘤类型。供体 T 淋巴细胞和 NK 细胞是主要的 GVT 效应细胞。供体 T 细胞识别在骨髓和淋巴样白血病细胞中过表达或异常表达的基因编码的非多态性抗原可促成 GVT 活性。对于这类受体抗原的供体 T 细胞应答，可能是由针对受体次要 H 抗原的应答产生的免疫原性环境所促成和促进的,因为它们通常未在同源移植物的受体中检测到。例如,识别在多种白血病细胞中表达的WT1 癌基因或在骨髓白血病细胞中表达的 NY-ESO-1 的 CD8⁺ T 细胞,已在 HSCT 受者的血液中检测到。供体 T 细胞识别受体表达的次要抗原可介导 GVT 活性,而不贡献于 GVHD。

同种异体反应性的供体 NK 细胞是介导 GVT 的主要因素,常发生在来自多个 HLA 不匹配和半相合供体的移植物受体中,这些患者通常先通过体内外 T 细胞耗尽以预防致死性 GVHD。供体 NK 细胞在同种异体 HSCT 中对受体靶细胞的识别,在很大程度上取决于染色体 19q 上 KIR 基因座上的供体和受体基因型,以及染色体 6p 上的 HLA-A、HLA-B 和 HLA-C 基因座。KIR 基因编码跨膜受体,其选择性地或仅在 NK 细胞和 T 细胞的亚群中表达,结合 HLA-A、HLA-B 和 HLA-C 等位基因,并参与 NK 细胞和 T 细胞对靶细胞的特异性识别。在 HLA 半相合或多重 HLA 不匹配的情况下,细胞毒性供体 NK 细胞可以消除表达其相应受体的白血病细胞。供体 NK 和受体白血病细胞的相互作用,部分由基因含量和单倍型决定,但相互作用的性质尚未完全确定。

(四) 在恶性肿瘤中的应用

同种异体 HSCT 的最常见适应证是急性髓细胞性白血病,也常用于骨髓增生异常综合征和急性淋巴细胞白血病,其次用于非霍奇金淋巴瘤和霍奇金淋巴瘤、晚期慢性髓细胞性白血病、多发性骨髓瘤和慢性淋巴细胞白血病。同种异体 HSCT 对再生障碍性贫血和其他一些非恶性疾病有治愈的潜力。

1. 治疗急性髓细胞性白血病　同种异体 HSCT 是急性髓细胞性白血病标准治疗的重要组成部分。急性髓细胞性白血病易于复发,HSCT 越来越多地被用于首次缓解患者的巩固治疗。疾病分期和骨髓细胞遗传学是影响 HSCT 治疗急性髓细胞性白血病效果的重要因素。患者年龄是影响急性髓细胞性白血病预后的重要因素之一,对于接受同种异体 HSCT 的急性髓细胞性白血病患者也是如此。然而,年龄的影响并不依赖于细胞遗传学,因为具有不利细胞遗传学的急性髓细胞性白血病患者的比例随着年龄的增长而稳定增加。

2. 治疗骨髓增生异常综合征　大多数骨髓增生异常综合征患者不适合采用 MAC,而 RIC 方案的改进使得骨髓增生异常综合征患者中有越来越多的人符合同种异体 HSCT 的要求。骨髓增生异常综合征的 HSCT 治疗效应与患者年龄、国际预后指数评分系统(international prognostic scoring system,IPSS)评分、细胞遗传学风险分类、供体类型、预处理方案和骨髓增生异常综合征的病因学相关。对于治疗相关的骨髓增生异常综合征与新发的骨髓增生异常综合征,通常前者的 HSCT 治疗患者存活较差。

3. 治疗急性淋巴细胞白血病　同种异体 HSCT 用于急性淋巴细胞白血病患儿的缓解率近 90%,通常用于化疗后复发的儿童。化疗可以诱导 65%~85% 的急性淋巴细胞白血病成年患者的缓解;然而,这些患者中的大多数会复发。一些前瞻性研究报道了同种异体 HSCT 在 59 岁以下费城染色体阴性的急性淋巴细胞白血病成年患者中的治疗效果,结果显示用于首次缓解的急性淋巴细胞白血病患者,HLA 匹配相关供体的同种异体 HSCT 优于自体 HSCT 或化疗,并且使 40%~60% 的患者治愈。费城染色体阳性的急性淋巴细胞白血病对化疗和酪氨酸激酶抑制剂的反应差,特别是在老年患者中,采用同种异体 HSCT 治疗的存活率大于单独化疗。在同种异体 HSCT 之前和之后使用酪氨酸激酶抑制剂,可能会进一步改善患者的预后。

一般认为 MAC 对于用同种异体 HSCT 治疗急性淋巴细胞白血病是重要的,特别是年轻患者。然而,许多急性淋巴细胞白血病患者年龄超过 60 岁,并且不太可能耐受强化的化疗;这时先采用 RIC 方案化疗,随后是同种异体 HSCT,在高风险急性淋巴细胞白血病患者中可能提供持久的缓解。

4. 治疗慢性髓细胞性白血病 在 2001 年伊马替尼治疗出现后,同种异体 HSCT 治疗慢性髓细胞性白血病的使用率急剧下降。尽管如此,干细胞移植仍具有治疗效用,特别对于伊马替尼等酪氨酸激酶抑制剂治疗失败或不耐受以及疾病进展超过第一慢性期的患者,可采用 HSCT 治疗。在 HSCT 之前用酪氨酸激酶抑制剂治疗不会影响干细胞移植的结果,并且 HSCT 可以有效地挽救由于 BCR-ABL 突变耐药的许多患者。因此,HSCT 是慢性髓细胞性白血病二线或后期治疗的选择。

5. 治疗其他血液肿瘤 同种异体 HSCT 可以治疗一部分慢性淋巴细胞白血病、霍奇金病淋巴瘤、非霍奇金淋巴瘤和自体 HSCT 失败的套细胞淋巴瘤患者。因为慢性淋巴细胞白血病平均年龄发生在 72 岁,所以通常使用 RIC 方案,大约 50% 的慢性淋巴细胞白血病患者在 RIC 方案后接受同种异体 HSCT。慢性 GVHD 是一个重要问题,应该在考虑患者的总体健康状况和疾病进展风险的基础上决定进行 HSCT。霍奇金病淋巴瘤、非霍奇金淋巴瘤和套细胞淋巴瘤患者的同种异体 HSCT,通常用于化疗失败和既往自体 HSCT 的患者,但即使在晚期患者中也有效果。多发性骨髓瘤易受 GVT 影响,然而这些接受 MAC 方案的患者移植相关死亡率很高,并且 RIC 和同种异体 HSCT 的作用仍在研究中。

6. 治疗实体瘤 大多数针对实体瘤 HSCT 的研究是采用具有较小杀肿瘤活性的 RIC 方案,因此观察到的肿瘤消退归因于在供体移植物中或源自供体移植物的免疫细胞的活性。在同种异体 HSCT 治疗后,可观察到肾癌、乳腺癌、结直肠癌、卵巢癌和胰腺癌的消退。抗肿瘤反应与急性和慢性 GVHD 或两者的发展相关,对肿瘤抗原和次要组织相容性抗原特异的供体 T 细胞可介导肿瘤消退。但在实体瘤治疗中相关的不良反应和死亡率非常高,其中大部分可归因于急性或慢性 GVHD,降低了该方法的实用性。将来,利用同种异体 HSCT 治疗实体瘤,需要制定选择性增强移植物抗肿瘤活性和限制 GVHD 的策略。

(五)结语

同种异体 HSCT 为血液恶性肿瘤患者提供了治疗选择,并作为转化研究工作的范例,促进了免疫生物学、抗肿瘤免疫和干细胞生物学的发展。大型志愿者供体登记、支持性护理和感染管理的改进以及 RIC 方案的发展等进展,已经使异体 HSCT 成为越来越多患有危及生命的恶性肿瘤患者的治疗选择。GVHD 和复发仍然是治疗失败的两个主要原因。随着对动物模型中 GVHD 发病机制的持续研究,人们正在开发用于预防这种严重并发症的新方法。此外,肿瘤免疫疗法的快速发展提供了越来越多的治疗选择,这些疗法也可用于同种异体 HSCT 后的复发患者。

思考题　　　　1. 比较 T 细胞治疗和 NK 细胞治疗的优劣。

　　　　　　　2. 简述肿瘤细胞治疗的发展趋势。

(谢作权)

参考文献

[1] KALOS M, JUNE C H. Adoptive T cell transfer for cancer immunotherapy in the era of synthetic biology. Immunity, 2013, 39 (1): 49-60.

[2] TOKAREW N, OGONEK J, ENDRES S, et al. Teaching an old dog new tricks: next-generation CAR T cells. Br J

Cancer, 2019, 120 (1): 26-37.

［3］ LIM W A, JUNE C H. The principles of engineering immune cells to treat cancer. Cell, 2017, 168 (4): 724-740.

［4］ NEELAPU S S, TUMMALA S, KEBRIAEI P, et al. Chimeric antigen receptor T-cell therapy-assessment and management of toxicities. Nat Rev Clin Oncol, 2018, 15 (1): 47-62.

［5］ HEYMAN B, YANG Y. Chimeric antigen receptor T cell therapy for solid tumors: current status, obstacles and future strategies. Cancers (Basel), 2019, 11 (2). pii: E191.

［6］ WANG K, HAN Y, CHO W C, et al. The rise of human stem cell-derived natural killer cells for cancer immunotherapy. Expert Opin Biol Ther, 2019, 19 (2): 141-148.

［7］ LONG E O, KIM H S, LIU D, et al. Controlling natural killer cell responses: integration of signals for activation and inhibition. Annu Rev Immunol, 2013, 31: 227-258.

［8］ ZHANG C, OBEROI P, OELSNER S, et al. Chimeric antigen receptor-engineered NK-92 cells: an off-the-shelf cellular therapeutic for targeted elimination of cancer cells and induction of protective antitumor immunity. Front Immunol, 2017, 8: 533.

［9］ LI Y, HERMANSON D L, MORIARITY B S, et al. Human iPSC-derived natural killer cells engineered with chimeric antigen receptors enhance anti-tumor activity. Cell Stem Cell, 2018, 23 (2): 181-192.

［10］ MEHTA R S, REZVANI K. Chimeric antigen receptor expressing natural killer cells for the immunotherapy of cancer. Front Immunol, 2018, 9: 283.

［11］ KLINGEMANN H. Are natural killer cells superior CAR drivers？ Oncoimmunology, 2014, 3: e28147.

［12］ LORENZO-HERRERO S, LÓPEZ-SOTO A, SORDO-BAHAMONDE C, et al. NK cell-based immunotherapy in cancer metastasis. Cancers (Basel), 2018, 11 (1). pii: E29.

［13］ DAHER M, REZVANI K. Next generation natural killer cells for cancer immunotherapy: the promise of genetic engineering. Curr Opin Immunol, 2018, 51: 146-153.

［14］ BALLEN K K, GLUCKMAN E, BROXMEYER H E. Umbilical cord blood transplantation: the first 25 years and beyond. Blood, 2013, 122 (4): 491-498.

［15］ GYURKOCZA B, STORB R, STORER B E, et al. Nonmyeloablative allogeneic hematopoietic cell transplantation in patients with acute myeloid leukemia. J Clin Oncol, 2010, 28 (17): 2859-2867.